TRAUMA PEDIÁTRICO

La presente es una publicación de:

CORPUS

www.corpuslibros.com

Trauma Pediátrico / Pablo Neira... [et al.]. - 1a ed. - Ciudad Autónoma de Buenos Aires: Corpus Libros Médicos y Científicos, 2022.
732 p.; 28 x 21 cm.

ISBN 978-987-1860-77-7

1. Pediatría. I. Neira, Pablo.
CDD 618.9209

editorial@corpuslibros.com
editorialcorpuslibros@gmail.com

www.corpuslibros.com

Tucumán 2180 - Tel/Fax: (011) 4371-7914 / 4373-5128
(C1050AAR) Ciudad Autónoma de Buenos Aires - Argentina

ISBN: 9789871860777

Pablo Neira - Ezequiel Monteverde
Alejandro Gattari - Jorge A. Neira

TRAUMA PEDIÁTRICO

Dedicatorias

A la memoria del Dr. Carlos Legarreta

Pablo

A Gaby por acompañarme y alentarme en todo momento mi amor incondicional
A Nico, Gabita, Nacho, Pancho y Mechita como cada cosa que hago en mi vida
A mis viejos y familia
Y a los que me marcaron el camino a seguir en esta carrera (algunos están en este libro) y en especial a Jorge que además de todo lo que significó y significa en mi profesión tiene el plus de ser mi hermano mayor.

Ezequiel

A los profesionales de la salud, que intentan todos los días brindar una mejor atención a los pacientes lesionados y sus familias.
A mis compañeros de la Fundación, que no se cansan de buscar estrategias para que el equipo de salud trabaje más acompañado.
A Virginia y Josefina, que le dan sentido a todo esto.

Alejandro

A mis hijos, Camila, Valentina, Santiago y Martina; a Vani que me ha acompañado todos estos años.
A Pablo y Ezequiel por haber confiado en mí nuevamente. Al Hospital de Niños Ricardo Gutiérrez, donde me formé y me sigo desarrollando.

Jorge

A Mechi por supuesto y a mi familia

Autores

Neira, Pablo

Intensivista pediátrico. Jefe de la Unidad de Cuidados intensivos Pediátrico Hospital de Niños Dr. Ricardo Gutiérrez Buenos Aires. Argentina. Coordinador de Pediatría Clínica y Maternidad Suizo Argentina. Jefe de la Unidad de Cuidados Intensivos Pediátricos Corporación Médica Gral. San Martín. Subdirector de la carrera de especialista de terapia intensiva pediátrica Facultad de Medicina Universidad de Buenos Aires. Ex presidente de la Sociedad Argentina de Medicina y Cirugía del Trauma.

Monteverde, Ezequiel

Especialista en terapia intensiva pediátrica. Especialista en estadística para Ciencias de la Salud (UBA).Médico de planta de Terapia Intensiva del Hospital de Niños Ricardo Gutiérrez. Director de Sistema de Registro Fundación Trauma.

Gattari, Alejandro

Intensivista pediátrico. Médico de la Unidad de Cuidados intensivos Pediátrico Hospital de Niños Dr. Ricardo Gutiérrez Buenos Aires. Argentina. Coordinador Terapia Intensiva Infantil. Sanatorio Anchorena. San Martín. Buenos Aires. Argentina.

Neira, Jorge A.

Médico intensivista. Miembro de Número de la Academia Nacional de Medicina. Miembro Correspondiente de la Academia de Ciencias Médicas de Córdoba. Presidente del Consejo de Certificación de Profesionales Médicos, ANM. Fellow del American College of Critical Care Medicine. Fellow de la American Association for the Surgery of Trauma. Presidente de Fundación Trauma. Ex Presidente de la Sociedad Argentina de Terapia Intensiva, de la Sociedad Panamericana de Trauma y de la Sociedad Argentina de Medicina y Cirugía de Trauma.

Colaboradores

Acero González, Ángela Rocío. Especialista en Psiquiatría, MSc., PhD. Facultad de Medicina. Universidad de La Sabana. Colombia

Allassia, Mariela. Intensivista Pediátrica. Unidad de Cuidados Intensivos Pediátricos. Hospital de Niños Dr. Orlando Alassia. Santa Fe.

Altuna, Virgina. Intensivista pediátrica. Médico de la Unidad de Cuidados intensivos Pediátrico Hospital de Niños Dr. Ricardo Gutiérrez Buenos Aires. Argentina.

Arias López, María del Pilar. Intensivista pediátrica. Medica de planta, Terapia Intermedia. Hospital de Niños Ricardo Gutiérrez. Directora del Comité de Gestión, Calidad y Escores de la Sociedad Argentina de Terapia Intensiva. Presidente de la Sociedad Latinoamericana de Cuidados Intensivos Pediátricos

Blanco, Marcelo. Sector Artroscopía y Deporte. Unidad XIII. División de Ortopedia y Traumatología. Hospital de Niños "Dr. Ricardo Gutiérrez". CABA

Bolgiani, Alberto. Médico especialista en quemados. Jefe de equipo del CEPAQ, Centro de Excelencia para Atención de quemados, de la Fundación Benaím en el Hospital Alemán de Buenos Aires. Argentina. Presidente de la Asociación Argentina de Quemaduras año 2001a 2003. Presidente Federación Latino Americana de Quemaduras año 2011 a 2013.Director de la Carrera de Cirugía Plástica y reparadora de la Universidad del Salvador, Buenos Aires, Argentina. Profesor Titular de la Cátedra de Quemaduras y Secuelas de la Universidad del Salvador.

Bosque, Laura. Licenciada en Psicología. Máster en Gerontología Social. Coordinadora del Programa de Prevención para la Comunidad, Sistema de Atención Médica de Emergencias (SAME), Ministerio de Salud, Gobierno de la Ciudad de Buenos Aires. Directora Ejecutiva, Fundación Trauma

Briggs, Susan. MD, MPH, FACS Associate Professor of Surgery, Harvard Medical School Director, International Trauma and Disaster Institute. Massachusetts General Hospital.

Brunicardi Hurtado, Rafael Arturo. Especialista Adscrito servicios de Ortopedia y Traumatología y Servicio de Cirugía de la Mano. Hospital de San José y Hospital Infantil Universitario de San José. Instructor asistente Fundación Universitaria de Ciencias de la Salud (FUCS) Bogotá. Colombia.

Bustamante Gomez, Johan. Medico de emergência del Hospital Santa Marcelina Itaim Paulista – Brazil. Residencia de Medicina Intensiva Pediátrica Hospital Israelita Albert Einstein – SP/Brazil

Cambaceres, Carlos. Médico asistente de Unidad de Cuidados Intensivos UCI 44 Hospital de Pediatría Juan P. Garrahan

Campos Miño, Santiago. MD, MSc. Profesor de Pediatría, Pontificia Universidad Católica del Ecuador. Coordinador, Comité de Nutrición, Sociedad Latinoamericana de Cuidado Intensivo Pediátrico (SLACIP). Pediatra Intensivista, Departamento de Pediatría y UCI Pediátrica, Hospital Metropolitano. Quito – Ecuador

Campos Varas, José Manuel. Servicio Cirugía Pediátrica. Hospital Dr Sótero del Rio, Santiago de Chile

Cañadas Palazón, Sonia. Pediatra intensivista. Médico adjunto. Servicio de Urgencias Pediátricas y Programa de Trauma Pediátrico. Hospital Universitario Vall d'Hebron. Barcelona (España). Universidad Autónoma de Barcelona

Cardoso de Sousa, Regina Marcia. Professora Titular do Departamento de Enfermagem Médico-Cirúrgica. Escola de Enfermagem da Universidade de São Paulo.

Cardoso, Patricia. Médica pediatra, toxicóloga y farmacóloga. Médica de planta de la Unidad de Toxicología del Hospital de Niños Dr. Ricardo Gutiérrez

Cargnel, Elda. Médica pediatra, toxicóloga y legista. Jefa de la Unidad de Toxicología del Hospital de Niños Dr. Ricardo Gutiérrez

Casagrande, Walter. Servicio de Neurocirugía, Hospital Fernández. Ciudad de Buenos Aires. Argentina

Cinquegrani, Karina. Intensivista pediátrica Jefa de Servicio de la Unidad de Terapia Intensiva Pediátrica Alta Complejidad en Red Hospital El Cruce. Florencio Varela, Provincia de Buenos Aires.

Concha Torre, Andrés. Unidad de Cuidados Intensivos Pediátricos. Área de Pediatría. Hospital Universitario Central de Asturias. Universidad de Oviedo. Oviedo. España.

Coss Bu, Jorge. Associate Professor. Director of Research. Section of Critical Care Medicine Department of Pediatrics. Baylor College of Medicine. Intensive Care Service. Texas Children's Hospital. Houston, Texas, USA

Cyunel, Mariana. Intensivista pediátrica. Hospital de Niños Ricardo Gutiérrez, ciudad de Buenos Aires, Argentina. Coordinadora Hospitalaria HNRG Ente Autárquico Instituto de Trasplante, ciudad de Buenos Aires, Argentina. Miembro del comité de Reanimación Pediátrica y del comité de shock de SATI. Miembro del comité de RCP de SLACIP.

De Alencar Domingues, Cristiane. All Trauma - Soluções em Trauma. Centro Universitário Barão de Mauá. Programa ATCN na América Latina. Comitê de Trauma Brasileiro do Colégio Americano de Cirurgiões

De Lucas, Nieves. Pediatra. Médico de Urgencias. SAMUR-Protección Civil, Madrid (España).

De Souza Nogueira, Lila. Professora Associada do Departamento de Enfermagem Médico-Cirúrgica. Escola de Enfermagem da Universidade de São Paulo.

Domínguez, Pedro. Pediatra intensivista. Médico coordinador. Unidad de Transporte SEM-Pediátrico y Programa de Trauma Pediátrico. Hospital Universitario Vall d'Hebron. Barcelona (España). Universidad Autónoma de Barcelona

Duarte dos Santos Filho, Francisco Flauber. Médico especialista de la Unidad de cuidados intensivos Pediátrico Hospital Municipal Vila Santa Catarina/Hospital Albert Einstein – SP/Brazil. Cordinador Médico de la área de emergencias del Hospital Regional Sul- SP/Brazil.

Ebensperger Orrego, Alicia. Servicio Cirugía Pediátrica. Hospital Dr Sótero del Rio, Santiago de Chile

Ejike, Janeth Chiaka. MBBS, FAAP, FCCM. Associate Professor, Pediatrics. Division of Pediatric Critical Care Medicine. Loma Linda University. 11175 Campus Street, Suite A1117. Loma Linda, CA 92354.

Eisele, Carlos Guillermo. Servicio de Hemodinamia y Radiología Vascular Intervencionista. Hospital de Niños Dr. Ricardo Gutiérrez. Ciudad de Buenos Aires. Argentina

Escalada, María. Ortopedista Infantil. Sección Patología Espinal. Hospital de Niños Dr. Ricardo Gutiérrez. Buenos aires. Argentina

Eskenazi, Eduardo. MAAC, FACS, FCCP. Especialista Universitario en Cirugía Torácica. UBA. Ex presiente de la Sociedad Argentina de Medicina y Cirugía del Trauma. Ex Charmain del Comité de Trauma/ATLS del Capítulo Argentino del American College of Surgeons. Ex coordinador del Comité de Trauma de la Asociación Argentina de Cirugía. Instructor y Regional Faculty del curso ATLS del American College of Surgeons. Docente adscripto de Cirugía General, Facultad de Medicina UBA. Jefe del Departamento de Urgencias del Policlínico Bancario.

Fidalgo Alvite, Rocio. Médica Pediatra. Instructor. Programa de Emergencias y Reanimación Avanzada Pediátrica ERA-PALS, SAP. Instructor, Centro de Simulacion CeSim Garrahan. Dirección Asociada de Docencia e Investigación, Hospital de Pediatría "Prof. Dr. Juan P. Garrahan".

Fiorentino, Jorge. Cirujano Infantil. Jefe del Departamento de Urgencias. Hospital de Niños Dr. Ricardo Gutiérrez. Buenos Aires Argentina

Firrarello. Traumatólogo Infantil. Hospital General de Niños Ricardo Gutiérrez de Buenos Aires.

Francavilla, Andrea. Intensivista pediátrica. Médica de la Unidad de Cuidados intensivos Pediátrico Hospital de Niños Dr. Ricardo Gutiérrez Buenos Aires. Argentina.

Freitas Serra, María Cristina do Valle. Medica especialista en pediatría y terapia intensiva pediátrica. Maestría en pediatría por la Universidad Federal Fluminense. Coordinadora clínica del Centro de Tratamiento de Quemados del Hospital Federal de Andarai – Rio de Janeiro. Brasil. Presidente de la Federación Latino Americana de Quemaduras (FELAQ) 2015-2017

Frontera, Daniel. Cirujano Infantil. Jefe de División Cirugía General. Hospital General de Niños Ricardo Gutiérrez de Buenos Aires.

Gallagher Norris, Rosario. Médico asistente de Unidad de Cuidados Intensivos UCI 44 Hospital de Pediatría Juan P. Garrahan

Galli, Eduardo Miguel. Servicio de Hemodinamia y Radiología Vascular Intervencionista. Hospital de Niños Dr. Ricardo Gutiérrez. Ciudad de Buenos Aires. Argentina

Guerrisi, Jorge. Jefe de la División de Cirugía Plástica, Hospital Cosme Argerich. Director del Curso Superior de Cirugía Plástica, Facultad de Medicina, Universidad Nacional de Buenos Aires. Docente Autorizado, Universidad Nacional de Buenos Aires.

Gómez Traverso, Raúl. Cirujano Pediatra ACACIP - MAT AAC. Jefe División Cirugía - Hospital General de Niños Dr. Pedro de Elizalde MSal GCABA. Coordinador Comité de Emergencia - HGNPE MSal GCABA. Sub Director CME Emergentología Pediátrica Fac Med UBA. Asesor Temporal OPS OMS. Hospitales Seguros frente a Desastres. Instructor ATLS American College of Surgeons. Instructor PALS American Heart Asssociation. Instructor AITP Asociación Prevención Trauma Pediátrico. Instructor Simulación Clínica - Center for Medical Simulation y Harvard-MIT (Boston USA) – SIMMER. Miembro Titular de la Asociación Civil Argentina de Cirugía Infantil. MAT de la Asociación Argentina de Cirugía - Miembro de la Comisión de Trauma. Miembro Fundador de la Sociedad Científica de Emergentología Argentina.

González, Gustavo. Intensivista pediátrico. Médico de la Unidad de Cuidados intensivos Pediátrico Hospital de Niños Dr. Ricardo Gutiérrez Buenos Aires. Argentina. Jefe de la Unidad de Cuidados Intensivos Pediátricos Complejo Médicol Churruca Visca. Médico Legista. Especialista de Aerotransporte pediátrico.

Grant, Catherine. Children's Surgery Program Manager, American College of Surgeons.

Hoyt, David. Executive Director, American College of Surgeons.

Ingolotti, Mariana. Oftamóloga. Hospital Materno-Neonatal Nuestra Señora del Pilar.

Iñón, Alberto. Cirujano Pediatra FACS, MAAC, MHNSAP Programa de Trauma Pediátrico

Iolster, Tomás. Médico Pediatra.Médico especialista en Terapia Intensiva Pediátrica. Jefe de la Unidad de Cuidados Intensivos Pediátricos, Hospital Universitario Austral, Pilar, Provincia de Buenos Aires. Miembro del Comité de Emergencia y Cuidados críticos de la Sociedad Argentina de Pediatría (SAP). Docente del Curso Superior de Terapia Intensiva Pediátrica –Sociedad Argentina de Terapia Intensiva. (SATI). Instructor de PFCCS y CVMP

Ivatury, Rao. MD, FACS, FCCM. Professor Emeritus. Department of Surgery. Virginia Commonwealth University Medical School. 1200 East Broad Street. Richmond, VA 23298

Johannes, Erika. Servicio de Cirugía. Hospital Dr. Pedro Elizalde. Ciudad de Buenos Aires. Argentina

Jara, Alfredo. Hospital de Clínicas-Departamento de Emergencias Pediátrica-Facultad de Medicina-Universidad Nacional de Asunción.

José, Carolina. Oftalmóloga Infantil. Hospital Universitario Austral.

José, Jorgelina. Oftalmóloga. Cirugía de segmento anterior. Clínica Oftalmológica de Avanzada. Mendoza.

Krauthamer, Juan Carlos. Sector Artroscopía y Deporte. Unidad XIII. División de Ortopedia y Traumatología. Hospital de Niños "Dr. Ricardo Gutiérrez". CABA

Landry, Luis. Intensivista pediátrico. Jefe del Área de Terapia Intensiva. Hospital de Pediatría "Prof Dr. Juan P. Garrahan"

Lawlor, David. MD, FACS. Assistant Professor of Surgery, Harvard Medical School. Department of Pediatric Surgery. Massachusetts General Hospital.

Legarreta, Carlos. Ortopedista Infantil. Jefe Sección Patología Espinal. Hospital de Niños Dr. Ricardo Gutiérrez. Buenos Aires. Argentina

López –Herce Cid, Jesús. Pediatra intensivista. Servicio de Cuidados Intensivos Pediátricos, Hospital General Universitario Gregorio Marañón. Madrid (España). Departamento de Pediatría Universidad Complutense de Madrid. Red de Salud Maternoinfantil y del Desarrollo

Macheca Toro, Marco Tulio. Especialista Adscrito servicios de Ortopedia y Traumatología Pediátrica del Hospital Infantil Universitario de San José y Fundación Hospital Pediátrico la Misericordia. Instructor asociado Fundación Universitaria de Ciencias de la Salud (FUCS) Bogotá. Colombia.

Maglio, Ignacio. Abogado. Diplomado en Salud Publica. Jefe Departamento Riesgo Médico Legal del Hospital Fco. Javier Muñiz. Asesor FUNDACION TRAUMA. Coordinador Área Promoción Derechos de FUNDACION HUESPED

Mayans, María Agustina. Médica especialista en Clínica Pediátrica y en Terapia Intensiva Pediátrica. Medica de la Unidad de Cuidados Intensivos Pediátricos, Hospital Universitario Austral, Pilar, Provincia de Buenos Aires. Docente del Curso Superior de Terapia Intensiva Pediátrica –Sociedad Argentina de Terapia Intensiva. (SATI) Miembro del Comité de Neurointensivismo de la Sociedad Argentina de Terapia Intensiva. (SATI)

McMurray, Julia. Manager, Trauma Quality Programs Operations, American College of Surgeons.

Motto, Eduardo. Intensivista pediátrico. Jefe de Clínica de la UCI 44. Hospital de Pediatría "Prof Dr. Juan P. Garrahan"

Ochoa del Portillo, Gabriel. Especialista Adscrito servicio de Ortopedia Pediátrica Hospital Infantil Universitario de San José, Instructor asistente Fundación Universitaria de Ciencias de la Salud (FUCS) Bogotá. Colombia.

Olmos, Lisandro. Director Médico Centro de Rehabilitación FLENI, Sede Escobar

Podestá, Fernanda. Intensivista pediátrica. Coordinadora de Terapia Intensiva Pediátrica, Instructora de residentes, Alta Complejidad en Red Hospital El Cruce. Florencio Varela, Provincia de Buenos Aires

Podestá , Miguel Ac. Jefe de la Unidad de Urología. Hospital General de Niños Ricardo Gutiérrez de Bs As. Prof. Urología, Facultad de Medicina (UBA)

Podestá, Miguel (h). Medico Asistente, Unidad de Urología. Hospital General de Niños Ricardo Gutiérrez de Bs As.

Poterala, Rosanna. Intensivista pediátrica. Médica de la Unidad de Cuidados intensivos Pediátrico Hospital de Niños Dr. Ricardo Gutiérrez Buenos Aires. Argentina. Jefa de Pediatría Sanatorio Anchorena. San Martín.

Profa. Dra. de Alencar Domingues, Cristiane. All Trauma - Soluções em Trauma Centro Universitário Barão de

Mauá Programa ATCN na América Latina Comitê de Trauma Brasileiro do Colégio Americano de Cirurgiões

Prof. Dr. Iramain, Ricardo. Hospital de Clínicas-Departamento de Emergencias Pediátrica-Facultad de Medicina-Universidad Nacional de Asunción.

Prof. Dr Jaborniski, Roberto. Intensivista pediátrico (SAP), Profesor Titular de Pediatría Universidad Nacional del Nordeste.

Reviriego, Juan. Ortopedista Infantil. Jefe Sección Patología Espinal. Hospital de Niños Dr. Ricardo Gutiérrez. Buenos aires. Argentina

Rey Galán, Corsino. Unidad de Cuidados Intensivos Pediátricos. Área de Pediatría. Hospital Universitario Central de Asturias. Universidad de Oviedo. Oviedo. España.

Rodríguez, Mariel. Médica Pediatra Emergentóloga. Servicio de Emergencias del Hospital Universitario Austral

Rodríguez Guerra, Pilar. Infectologia Pediátrica. Clínica Santa María. Santiago, Chile

Rositto, Gabriel. Ortopedista Infantil. Sección Patología Espinal. Hospital de Niños Dr. Ricardo Gutiérrez. Buenos Aires. Argentina

Santiso de Ralón, Lourdes. Cirujana Plástica y Reconstructiva de la Escuela del Profesor Pitanguy, Rio de Janeiro Brasil. Jefa de la Sección de Cirugía Plástica Pediátrica y Unidad de Quemaduras Pediátricas del Hospital Roosevelt, ciudad de Guatemala.

Profesor titular del post-grado en la Especialidad de Cirugía Plástica Pediátrica y Quemaduras USAC- Hospital Roosevelt (2018). Miembro fundador de la Fundación para Niños Quemados de Guatemala. Miembro de la International Society for Burns Injuries (ISBI) y actual representante regional de Centroamerica.

Sheehan, María Gabriela. Intensivista pediátrica. Médica de la Unidad de Cuidados intensivos Pediátrico Hospital de Niños Dr. Ricardo Gutiérrez Buenos Aires. Argentina.

Siaba, Alejandro. Médico especialista en Clínica Pediátrica, en Terapia Intensiva pediátrica y en Evacuación aereomedica. Coordinador de la Unidad de Cuidados Intensivos Pediátricos, Hospital Universitario Austral, Pilar, Provincia de Buenos Aires. Coordinador Académico del Curso Superior de Terapia Intensiva Pediátrica –Sociedad Argentina de Terapia Intensiva. (SATI) Docente del curso superior de Terapia intensiva Pediátrica de SATI. Miembro del Comité de Neurointensivismo de la Sociedad Argentina de Terapia Intensiva. (SATI). Instructor de PFCCS y CVMP

Simons, Adriana. Intensivista pediátrica. Médica de la Unidad de Cuidados intensivos Pediátrico Hospital Interzonal Materno Infantil Dr. Tetamanti. Mar del Plata. Argentina.

Sforza, Jesica. Intensivista Pediátrica. Unidad de Cuidados Intensivos Pediátricos. Hospital de Niños Dr. O. Alassia.

Tejada Morales, Paola Alejandra. Especialista en Psiquiatría, Msc., PhD. Fundación Meditech. Colombia

Torres, Silvio. Médico Pediatra Terapista Intensivo. Magister en Efectividad Clínica y Bioestadística. Coordinador de la Unidad de Cuidados Intensivos Pediátricos y Director del Programa ECMO del Hospital Universitario Austral.

Troster, Eduardo. Profesor de la Disciplina Humanidades I del Curso de Medicina de la Faculdad Israelita Ciências de la Saúde Albert Einstein – SP/Brasil; Cordinador del Programa de Residencia Médica de Medicina Intensiva Pediátrica – Hospital Israelita Albert Einstein- SP/Brasil.

Turina, Deborah. Intensivista pediátrica. Médica de la Unidad de Cuidados intermedios Pediátrico Hospital de Niños Dr. Ricardo Gutiérrez Buenos Aires.

Urbina Campos, Huniades. MD, PhD. Médico Pediatra-Intensivista, Universidad Central de Venezuela. Doctorado en Ciencias Médicas, Universidad del Zulia, Venezuela. Entrenamiento en manejo de desastres, University Hospital, Cleveland, USA. Presidente de la Sociedad Venezolana de Puericultura y Pediatría. urbinamedina@gmail.com

Vargas M, Víctor Alejandro. Coordinador Servicio de Ortopedia y Traumatología Pediátrica del Hospital Infantil Universitario de San José y el Laboratorio de Análisis de Movimiento -MovyLab-. Instructor asociado Fundación Universitaria de Ciencias de la Salud (FUCS). Bogotá. Colombia.

Varone, Ernesto. Traumatólogo infantil jefe miembro superior y mano pediátrica del Hospital General de Niños Ricardo Gutiérrez de Buenos Aires.

Vasallo, Juan Carlos. Médico Pediatra - Especialista en Terapia Intensiva Pediátrica. Magister en Efectividad Clínica y Sanitaria. Coordinador Docente, Dirección Asociada de Docencia en Investigación. Jefe de Trabajos Prácticos de la Catedra de Pediatría, UDH y Director de la Carrera de Especialista en Terapia Intensiva Pediátrica, Sede Garrahan - Facultad de Medicina., UBA. Responsable Académico, CeSim Garrahan. Director General, Programa de Emergencias y Reanimación Avanzada Pediátrica ERA-PALS, Sociedad Argentina de Pediatria. Presidente, Sociedad Argentina de Simulación en Ciencias de la Salud y Seguridad del Paciente.

Vivanco Allende, Ana. Unidad de Cuidados Intensivos Pediátricos. Área de Pediatría. Hospital Universitario Central de Asturias. Universidad de Oviedo. Oviedo. España.

Yeroví Santos, Rocío. MD. Pediatra Intensivista, Departamento de Pediatría y UCI Pediátrica, Hospital Metropolitano. Quito – Ecuador

Zuazaga, Marcela. Médico asistente de Unidad de Cuidados Intensivos UCI 44 Hospital de Pediatría Juan P. Garrahan

Índice

Prólogo

"Que yo sepa, nadie ha formulado hasta ahora una teoría del prólogo. La omisión no debe afligirnos, ya que todos sabemos de qué se trata".

Jorge Luis Borges. Prólogo con un prólogo de prólogos.

Buenos Aires, noviembre de 1974.

Es para mí un honor impensado, y a la vez muy particular, haber sido invitado no solo a participar como coeditor sino también a escribir el prólogo del libro "**Trauma pediátrico**", ya que no soy médico pediatra. Obviamente, esta particularidad puede deberse a algunas causas. La primera de ellas es la fraternidad con uno de los editores y la otra la amistad con el segundo. También existe la posibilidad que mi larga batalla desde hace ya más de 40 años con las consecuencias de la enfermedad trauma en el adulto haya sido un puente de unión con la pediatría.

Continuando con la cita de Borges, "el prólogo, cuando son propicios los astros, no es una forma subalterna del brindis; es una especie lateral de la crítica" podríamos comenzar proponiendo un brindis por la edición de este excelente libro sobre trauma pediátrico ya que cuenta entre sus páginas no solo con todos los aspectos imprescindibles que debe conocer el especialista pediátrico sino también con la participación de destacadísimos especialistas nacionales e internacionales (Brasil, Chile, Colombia, Ecuador, EE.UU, España, Paraguay y Venezuela) con enorme conocimiento del tema.

Con respecto a la segunda parte de la frase, *"la especie lateral de la crítica"*, es muy fácil en este caso ya que el análisis de cada capítulo y la variedad de los abordajes no hacen más que poner de relieve la calidad de su confección. Ello es debido a la enorme dedicación que Pablo, Ezequiel y Alejandro como coeditores, todos ellos especialistas pediátricos, pusieron para la decisión de los temas, la invitación a los especialistas y la coordinación editorial. Vaya a ellos mi más profundo reconocimiento, admiración y gratitud por haberme incorporado a este proyecto.

La enfermedad trauma, reconocida hace más de 50 años como "la enfermedad negada de la sociedad moderna", tuvo la posibilidad de contar con el interés del Inter Academy Partnership for Health cuyos miembros pertenecen a 78 academias de medicina o academias de ciencia e ingeniería que cuentan con importantes secciones médicas.

Fundación Trauma con el aval de la Academia Nacional de Medicina y el Ministerio de Salud presentó una propuesta que luego de una profundo análisis de revisión por los representantes de las Academias miembro culminó en le Declaración: "Llamado a la acción para declarar el trauma una enfermedad" que fue oficialmente presentado en el World Health Sumit del mes de Abril de 2019.

La enfermedad trauma es la primera causa de muerte y discapacidad entre 1-45 años, a nivel global. Es responsable de la muerte de 5.000.000 de personas cada años, de las cuales casi un millón son niños. Es importante remarcar que, por cada muerte por trauma, muchos pacientes presentan discapacidades permanentes y transitorias lo que lleva a generar costos directos en indirectos en cada país de pueden llegar a 3% del Producto Bruto interno (PBI), correspondiendo 2% a los países de mayores recursos y de 5% en los de bajos y medianos recursos. Esto sin contar el innegable impacto personal, familiar, psicológico y social que la enfermedad trauma produce entre sus víctimas.

Por este motivo, el abordaje de la enfermedad trauma debe ser sistémico y considerar todos los aspectos de su atención integral, la rehabilitación temprana y, particularmente la prevención. Es imprescindible contar con sistemas de trauma que permitan integrar acabadamente todos estos aspectos, que cuenten con registro de datos confiables que ayuden a la toma de decisiones adecuadas para lograr los mejores resultados para todos los pacientes.

En ese sentido, **Trauma pediátrico** permite el abordaje desde los aspectos organizativos que incluyen la categorización de centros de atención de pacientes traumatizados pediátricos, el desarrollo de programas de registro de pacientes en base a indicadores comparables con registros internacionales para promover programas de mejora continua de la calidad, la discusión de si el niño traumatizado debe atenderse en un centro de trauma pediátrico o en uno de adultos que cuente con las especialidades pediátricas correspondientes, tratando de no separar al niño de su familia y la evaluación de la cinemática del mecanismo lesional.

No menos importante es el desarrollo de las propuestas de prevención. Se debe tener en cuenta que se denomina prevención primaria a evitar el hecho, prevención secundaria a mitigar sus consecuencias (cinturón de seguridad, airbag, disyuntores, etc.) y prevención terciara a la necesaria una vez que se produce la lesión para que el paciente sobreviva con la menor secuela posible y se reintegre a su familia, a su comunidad y a sus labores. Se ha dicho reiteradamente que por cada dólar que se gasta en prevención primaria y secundaria se ahorran 6 dólares en prevención terciaria

Los aspectos asistenciales están magníficamente desarrollados en los respectivos capítulos, que van desde la atención inicial prehospitalaria y hospitalaria y en la UCI hasta la rehabilitación y el abordaje psicológico.

Asimismo, el trauma regional ha sido cubierto en profundidad por destacados especialistas de cada uno de los temas, evidenciando la marcada importancia que tiene la transdisciplina en la atención integral de estos pacientes que necesitan un claro liderazgo para definir sus prioridades. Se desarrollan también algunos aspectos puntuales como el ahogamiento, la intoxicación por monóxido de carbono y el ahogamiento como causas de la enfermedad trauma y aspecto sobre profilaxis que requieren desarrollar estrategias especiales para su abordaje.

Finalmente, está magníficamente desarrollados la tan necesaria gestión de enfermería, la capacitación del recurso humano, especialmente en servicio y la ineludible preparación de la respuesta institucional ante una situación de desastre.

Trauma pediátrico es un texto que contiene todos los aspectos integrales y necesarios para un adecuado desempeño institucional y personal para lograr disminuir las consecuencias de la enfermedad trauma. Estoy convencido que se transformará en una herramienta de uso obligatorio de todos aquellos lectores profesionales pediátricos que quieren sumarse a esta tarea de colaborar para mejorar el impacto de esta enfermedad en la población joven.

Jorge Neira

1 GENERALIDADES

Capítulo 1

Historia del trauma pediátrico en Argentina y Latinoamérica

Alberto E. Iñón

Introducción

El enfoque sobre las lesiones por causas externas o trauma, en particular las que afectan a los niños, sufrió cambios durante la segunda mitad del siglo XX, la génesis de las cuales merece describirse por cuanto han modificado profundamente la visión sobre esta patología.

Recordemos que el trauma es en esencia un intercambio de energía entre la persona y su entorno, esta interrelación hace que las lesiones traumáticas hayan sido parte de toda la historia de la humanidad. Esta enfermedad, que afecta tanto a niños como a adultos, impacta directamente en la calidad de vida de las personas y en el bienestar de la comunidad de manera fragosa y aguda. Constituye un riesgo inmanente para el individuo que puede llevarlo a la muerte o generarle diferentes discapacidades que sean secuelas por el resto de su vida. En los párvulos a mortalidad por trauma es la primera causa partir del primer año de vida y la cuarta antes de esa edad.

La atención de los pacientes traumatizados durante siglos estuvo orientada a la reparación de los órganos afectados por el traumatismo. La alta incidencia de esta patología y la gran variedad de lesiones observadas favorecieron el perfeccionamiento de la atención y tratamiento definitivo dentro del hospital con el consiguiente progreso en el conocimiento, fundamentalmente quirúrgico, de esta enfermedad.

En cambio llevó más tiempo entender el verdadero papel de la atención inicial de las víctimas traumatizadas. Los conflictos bélicos que se desarrollaron durante el siglo XX sumado a siniestros civiles, proveyeron diferentes escenarios en los cuales se fueron plasmando y concatenando las modalidades de atención que desembocarían en concepto unificado llamado "atención inicial del traumatizado". El reconocer la atención inicial protocolizada como el eslabón primero y fundamental de la cadena de los cuidados de las víctimas traumatizadas facilitó la articulación del proceso que colaboró a definir al trauma como una enfermedad.

Este capítulo está basado en la experiencia personal y grupal obtenida en un proyecto que impulsó la importancia de contar con registros epidemiológicos sobre trauma pediátrico y la capacitación de profesionales en la atención inicial. Esta propuesta colaboró a cambiar del concepto del trauma en pediatría en Argentina. Durante el desarrollo del mismo comentaremos aspectos conceptuales de la evolución histórica de la atención inicial, del registro de datos epidemiológicos, de la formación de recursos humanos (RR.HH.) y sobre la prevención primaria. La evolución histórica de los tratamientos definitivos del trauma no estará incluida por cuanto la diversidad y amplitud de los tópicos exceden el espacio destinado a este capítulo.

Programa de Trauma Pediátrico

Basta con remontarse unas décadas atrás para tener una idea sobre **cómo se realizaba la atención inicial de los niños traumatizados e**n nuestro país. Entre los **años** 50 a 70 del siglo XX estaba en boga el siguiente comentario *"ante la duda, la laparotomía es un método diagnóstico que puede ser también terapéutico"* o que: *"en el lugar del hecho se atiende un herido, se transporta un paciente grave y en el hospital se termina tratando un moribundo"*. Esta última frase solía citar el Dr. Luis Fumagalli, primer jefe del Departamento de Urgencias la guardia del Hospital de Niños Ricardo Gutiérrez. Este profesional tenía una genuina preocupación por el trauma en los niños y, en particular por el número creciente de víctimas relacionadas a los traumatismos vinculados al transporte.

Ante ideas como las antedichas, no es de extrañar entonces que los criterios de evaluación y tratamiento en trauma fueran dispares, de allí que la ausencia de guías estandarizadas sobre los cuidados iniciales del trauma era coherente con la concepción fragmentada del trauma de la época. La vigencia de esta perspectiva generó actitudes y factores que atentaban contra las posibilidades de sobrevida, que agravaban las lesiones residuales o que llevaban a tratamientos inadecuados. Así por ejemplo, era de práctica rutinaria que cuando llegaba a la guardia un paciente con un traumatismo de abdomen, se debía realizar una punción diagnóstica en los 4 cuadrantes, léase hipocondrios y flancos derechos e izquierdos. Punción que contaba con una prolija técnica a los efectos de minimizar lesiones de los órganos subyacentes. Si se obtenía sangre intraperitoneal el procedimiento era considerado como positivo y ese niño era llevado al quirófano en donde se le practicaba una laparotomía exploradora. Guiada por ese parámetro la atención inicial generaba una interpretación errónea basada en un solo procedimiento, que condujo a una alta tasa de laparotomías en blanco o innecesarias, dentro de este manejo tampoco se reconocía un particular ordenamiento a los criterios de reposición volumétrica control de la vía aérea y respiración Consideremos entonces que, a los estándares actuales, se practicaba una atención inicial deficiente.

Conformada la exploración quirúrgica, si ese paciente tenía un compromiso de uno o más órganos, el tratamiento de las lesiones era claro y estandarizado. Las estrategias y técnicas quirúrgicas pautadas que resultaban guías eficientes para el equipo profesional y en un beneficio para las víctimas.

Sintetizando había una clara diferencia entre lo que sucedía en los escenarios prehospitalarios y la atención de los servicios dentro del hospital.

En aquellos tiempos era imposible definir el punto de corte o estado de gravedad a partir del cual la víctima podía sobrevivir ya que no existían índices de valoración de severidad de las lesiones. El criterio clínico y la experiencia del profesional eran pautas subjetivas de uso corriente en la categorización de estos niños. No existían registros ni criterios de gravedad de las lesiones del paciente pediátrico lo cual dejaba abierta la puerta a un manejo totalmente empírico y enfocado al tratamiento de órganos y no del paciente en su totalidad.

Esta dicotomía entre lo que consideramos ahora la fase prehospital y la hospital perdió vigencia ante la elaboración de la experiencia recogida en las lesiones por causas externas durante el siglo XX. Este proceso aumentó en el conocimiento y la fisiopatología temprana de las lesiones todo lo cual aceleró el cambio conceptual sobre el trauma pediátrico.

El cambio

Se puede afirmar que el cambio comenzó a gestarse a partir de 1975 cuando a raíz de la iniciativa de un cirujano ortopedista de EE.UU, el apoyo de diversos colegios médicos estadounidenses y el American College of Surgeons nace el programa ATLS, "Advanced Trauma Life Support", con los Cursos ATLS orientados fundamentalmente hacia la capacitación en la atención inicial del paciente adulto.

Este programa llegó a los países de Sudamérica hacia fines de los años 80 difundiéndose durante los años 90, con lo cual los pacientes traumatizados de esta región se vieron beneficiados con la aplicación de este método.

El líder de este proyecto en Argentina fue el Dr. Miguel A Gómez, cirujano de adultos quien con un grupo de colaboradores, incorporaron la metodología propuesta en los Cursos ATLS y pusieron en marcha los mismos en nuestro país. Este fue entonces el ingreso a Argentina del modelo para la atención del adulto traumatizado.

El cuidado de los pacientes pediátricos en general y en particular el de los traumatizados no era reconocido como algo que requiriese una especialización. Sin embargo cabe recordarse que ya en 1928 se planteaba una diferencia conceptual en el tratamiento del adulto y del paciente pediátrico. Sir Lancelot Barrington Ward, un cirujano británico, afirmó que "un adulto puede ser seguramente tratado como un niño, pero lo inverso puede conducir a un desastre". Sin embargo aceptar este concepto llevó décadas. De hecho hasta hace unos 30 años atrás los niños traumatizados estos eran tratados con criterios del adulto. La excepción ocurría en los hospitales pediátricos de alta complejidad en donde el tratamiento definitivo de las victimas del trauma era acorde a los requerimientos evolutivos anatómicos, funcionales y psico-emocionales de los niños.

La preocupación por la patología traumática pediátrica llevó a Fumagalli y colaboradores a publicar en 1973 un trabajo basado en la recopilación de 1870 niños atendidos en el Hospital de Niños Ricardo Gutierrez durante el lapso comprendido entre 1967 a 1971. En este artículo se evaluaron los estándares de tratamiento en esa época, los criterios de atención inicial, los errores más frecuentes observados en esta serie de pacientes así como las recomendaciones de manejo de lesiones específicas.

Algunos de los criterios de atención inicial de esa época eran similares a los criterios vigentes en la actualidad, pero con un ordenamiento diferente. Así se señalaba que era necesario realizar una evaluación rápida de las lesiones, buscar el establecimiento de prioridades (asfixia, lesiones encefálicas y shock hemorrágico), proteger la integridad funcional y estética del paciente, prevenir complicaciones y el tratamiento de las lesiones. Este enfoque no tenía un orden pautado de procedimientos que constituyera un protocolo de base al cual ajustarse al momento de brindar atención inicial a todo paciente traumatizado. En el trabajo mencionado se describieron una serie de errores encontrados en el manejo de los niños, aunque en mucho menor grado, que todavía se ven en la actualidad,. Así los autores destacaron como tales el retardo en el transporte del paciente, la falta de registros de enfermedades previas, uso indiscriminado de drogas, abuso de procedimientos quirúrgicos, examen semiológico incompleto, falla en la definición de las prioridades de las lesiones.

Este dato histórico amerita ser resaltado con énfasis para recordar que durante mucho tiempo existió la falta de una normativa para la atención inicial lo cual llevó a una asistencia anárquica tanto en el lugar de hecho, durante el transporte o en la guardia hospitalaria. No se pueden excluir del proceso histórico la carencia absoluta de información epidemiológica específica, así como tampoco la poca jerarquización de la morbilidad asociada a las lesiones por causas externas y la rehabilitación temprana.

Dentro de este contexto comenzó en Argentina en 1989 el Programa de Trauma Pediátrico liderado por Alberto Iñón y colaboradores. El grupo inicial de este proyecto estuvo integrado por el Dr. Carlos Sancineto, ortopedista (Buenos Aires), los cirujanos pediatras Silvia Soler (Buenos Aires), Nelson Iglesias (Neuquén), Gerardo Boscarino (Tucumán), Alberto Fontana (La Plata), Julio Alessandría (Panamá), las enfermeras Leonor Zárate, Mónica Uitz, Mariana Felgueras (de Buenos Aires), el Prof Jorge Ungaro (Epidemiólogo de Mar del Plata), y Luis Sanjurjo (técnico veterinario). Con el correr del tiempo se incorporaron al grupo pediatras, intensivistas pediátricos, neurocirujanos pediatras, anestesiólogos., licenciados en ciencias de la educación y epidemiólogos.

Los primeros objetivos del proyecto fueron investigar lo que sucedía en nuestro país con las lesiones por causas externas y el segundo, de manera sincrónica, fue trabajar sobre un modelo de atención inicial del niño traumatizado.

Esta propuesta generó entonces el Registro de Trauma Pediátrico y los Cursos Atención Inicial en Trauma Pediátrico o Cursos A.I.T.P.

El registro de Trauma Pediátrico (RTP)

La creación del Registro de Trauma Pediátrico (RTP) fue un instrumento fundamental en el desarrollo del Programa de Trauma Pediátrico. El mismo fue pionero en su género en Argentina y luego se difundió en países de habla hispana.

EL RTP tuvo vigencia entre 1990 a 1994. Durante este lapso se recogieron datos prospectivos sobre 5013 pacientes pediátricos politraumatizados, internados en 23 hospitales de Argentina y 1 de Uruguay lo que permitió obtener información específica sobre las lesiones de causas externas. La información sobre los pacientes que brindó el RTP proveyó datos extremadamente útiles recopilados en 28 campos de registro. Así se conocieron las circunstancia de ocurrencia, tipos de traumatismos, antecedentes previos, distribución por sexo y edad, características de la atención inicial, tratamiento definitivo y estado al egreso entre otros muchos otros datos.

Resultó alarmante saber que en el lugar del hecho el 77% de los pacientes de esta serie no recibieron tratamiento inicial. El resto de las víctimas, el 23%, si bien tuvieron algún tipo de acciones terapéuticas las mismas fueron consignadas de manera confusa, ininteligible o fragmentada, lo cual era inútil para el cuidado de las víctimas. La atención inicial en las instituciones intermedias, o sea aquellas que recibieron al paciente y luego lo derivaron a una institución de mayor complejidad, también fue inadecuada por cuanto el 78% de las víctimas carecía del registro de acciones terapéuticas o sólo constaban datos insuficientes. La trasferencia de las víctimas se realizó en el 75% de los casos con personal sin entrenamiento lo cual implicó un transporte inadecuado y poco seguro.

El Índice de Trauma Pediátrico ITP se incluyó en las panillas del Registro. Este índice es un instrumento sencillo de fácil aplicación, estadísticamente validado, de gran utilidad práctica para la categorización inicial de los pacientes pediátricos traumatizados. Constituye un elemento facilitador de la comunicación entre aquellos operadores en el terreno y el centro de recepción. El uso del ITP permitió categorizar a los pacientes de esta serie según la gravedad de sus lesiones y correlacionar esta información con la mortalidad y morbilidad. El 72.3% de los pacientes tuvieron de un ITP igual o mayor de 9, grupo en el cual no se observó ningún deceso o sea que constituyeron pacientes catalogados como que no tenían en riesgo su vida. El 27,7% restante tuvo un ITP igual o menor de 8 en con una mortalidad del 10.1% la cual es muy elevada, cuando se la compara con otros estudios publicados.

Sin embargo aún al presente los profesionales que actúan en el entorno extra-hospitalario no usan al Índice de Trauma Pediátrico como se debiera esperar, desperdiciando de esa manera una herramienta muy útil que beneficia a los pacientes y a los operadores en terreno. Estos problemas observados durante la atención primaria que surgieron de la información del RTP mostraron el claro déficit asistencial en una etapa clave, que podría haber contribuido en la alta mortalidad de los pacientes. Es difícil precisar en cuanto incide la formación de recursos humanos sobre la evolución de las víctimas traumatizadas, debido a la complejidad de los factores intervinientes y la carencia de registros unificados, sin embargo se ha comprobado un efecto positivo cuando se estudió la mortalidad de dos series antes y después de la aplicación del programa docente en Argentina.

La morbilidad forma una parte importante del trauma. Las secuelas muchas veces son irreparables u otras que requieren largos y laboriosos períodos de rehabilitación, lo que conlleva un impacto negativo económico y social considerable, además de un desgaste emocional y psicológico que alcanza a toda la familia.

1. Los traumatismos ocurren por lo general en niños sanos, dato que fue observado en esta cohorte en la cual sólo el 1% de las victimas padecía algún grado de discapacidad previa. En cambio al momento del egreso un 25% de las víctimas quedaron con diversos grados de secuelas anatómicas y/o funcionales.

2. En un estudio piloto realizado sobre 89 pacientes politraumatizados que egresaron con vida de una unidad de cuidados intensivos pediátrica, cuarenta y dos o sea el 47,2% lo hicieron con algún tipo de discapacidad. La evaluación realizada un año después del trauma demostró que el 42% de estos persistían secuelas importantes.

3. La información recogida en el RTP puso en foco la magnitud del problema y el desafío que implicaba mejorar la atención inicial del niño politraumatizado. Atención que constituye la primera etapa de la cadena de cuidados de las víctimas, por lo cual la eficiencia de su aplicación condiciona la evolución de los pacientes.

4. Si además se cuenta con una adecuada información de la mortalidad y morbilidad del trauma estos parámetros pueden ser utilizados para valorar la calidad de atención de las víctimas politraumatizadas con una ecuación muy simple: los cuidados eficientes generan menos muertes y secuelas.

5. También permitió mostrar la importancia de un registro de trauma como un instrumento de investigación y docencia, al permitir el monitoreo y planificación de las acciones que derivan de los hechos observados.

Pese a todo ello el RTP no pudo proseguir más allá de los 5 años. Las razones condicionantes fueron la falta de fondos para sostenerlo, el poco interés de las instituciones en mantenerlo y la falta de operadores comprometidos en esta tarea compleja.

Capacitación del recuso humano

El primer objetivo del proyecto o sea el Registro de Trauma Pediátrico constituyó una herramienta de suma utilidad en el conocimiento de la epidemiología del trauma pediátrico y una base que sustentó proyectos. El segundo objetivo, la formación de profesionales en la atención inicial de los niños brindó un camino para lograr una mejor comprensión y cuidados de los pacientes traumatizados.

La propuesta del ACS sirvió de un núcleo para el desarrollo de un proyecto de capacitación en trauma pediátrico, lo cual no es de extrañar ya que existe una interrelación histórica en la trasferencia de conocimientos entre la cirugía pediátrica y la cirugía del adulto. La estructura de los Cursos ATLS sirvió de base para diseñar los contenidos, las estrategias y técnicas de los cursos pediátricos AITP.

La organización de los Cursos AITP se asentó sobre dos pilares. Uno fue el componente teórico sobre la etiopatogenia del trauma en los niños, la anatomía aplicada, la fisiopatología del trauma y la atención inicial. Los aspectos teóricos se estudian en un manual que recibe el alumno al comenzar la fase de capacitación a distancia. Además los contenidos se complementan con la elaboración de una monografía basada en el análisis crítico de un área de emergencia en la cual se atiendan pacientes pediátricos traumatizados. Los alumnos deben completar un cuestionario de respuestas múltiples que les sirve como guía de estudio.

La realización de actividades prácticas constituyó el segundo pilar de los Cursos. La adquisición de destrezas se estructuró mediante técnicas de simulación baja fidelidad con compleja baja. El uso de modelos pediátricos unos de muñecos, prototipos de casos clínicos reales representados por mimos así como con modelos quirúrgicos. Todos los materiales educativos necesarios para llevar a cabo la tarea fueron creados y desarrollados desde cero.

La simulación fue desde el origen la modalidad de adquisición de destrezas, moduladas por las relaciones de equipo e interpersonales. Cada una de las estaciones de destrezas se construyeron en base a pautas y a protocolos bien definidos a los efectos del aprendizaje de:

1. Diagnóstico y manejo inicial de la vía aérea
2. Diagnóstico y manejo de la suficiencia respiratoria
3. Valoración y control de la hemorragia
4. Semiología general y del sistema nervioso.
5. Procedimientos quirúrgicos de urgencia
6. Valoración radiográfica y ecográfica del paciente pediátrico politraumatizado

La estructura de los cursos permite espacios para una participación interactiva entre docentes y alumnos durante las fases de capacitación a distancia y la presencial. Los alumnos reciben una devolución de las actuaciones personales y grupales.

La evaluación final de los educandos se basa en la participación y el desempeño individual del alumno así como el conocimiento teórico, la actuación en equipo, el cumplimiento de las pautas para las destrezas, y la resolución de los problemas clínico-quirúrgicos que presenta cada prototipo. La evaluación se completa con un cuestionario de 50 preguntas de respuesta múltiple que requiere el 80% de respuestas correctas para ser aprobado.

La evaluación de los alumnos está a cargo de los docentes tanto en la teoría como en la práctica. El promedio de médicos aprobados fue del 82,6% y de enfermeros el 71,4%.

Los cursos son a su vez evaluados por los alumnos mediante una grilla de tópicos cuyo máximo teórico por tópico de 4 puntos. El promedio de las evaluaciones de los alumnos fue de 3,66 sobre 4.

Los Cursos AITP promovieron un cambio en el manejo inicial de las víctimas pediátricas traumatizadas y en la visión global del trauma. Constituyeron la primera propuesta pedagógica específica sobre la atención inicial de las lesiones por causas externas además extendieron la capacitación a los profesionales de enfermería, favoreciendo la construcción de equipos de trabajo.

Los Cursos AITP demostraron el valor de un modelo pedagógico generado en base a las necesidades y posibilidades de nuestro medio. La permanencia durante 25 años permitió actualizar las enseñanzas y adecuar a las distintas posibilidades regionales, sin desmedro del nivel de los cursos. Los Cursos AITP se dictaron en las siguientes sedes Capital Federal, Tucumán, Santa Fe, Neuquén, Corrientes, Rosario, Rio Gallegos, Córdoba, Bahía Blanca y Puerto Madryn.

La propuesta de los Cursos AITP tuvo impacto en Argentina y fue la base de proyectos docentes en España, Brasil, Paraguay y Ecuador.

En el Programa, además de los cursos AITP se generaron cursos y jornadas de distinta duración que fueron fundamentalmente teóricos, todos ellos orientados a la difusión y presentación del método protocolizado de la atención inicial. En el año 2015 en una tarea conjunta con el centro de Simulaciones Médicas Roemmers (SIMMER), comenzaron a dictar los Cursos Básicos de Trauma Pediátrico en los cuales se incorporó el uso de la simulación de última generación. Los mismos están orientados a médicos y enfermeros en formación y alumnos del último año de la carrera de medicina.

La capacitación del recurso humano en trauma en Argentina se desarrolló también con otros cursos originarios de sociedades de EE.UU en cuyos programas existe un módulo pediátrico básico.

- ATLS siglas del "Advanced Trauma Life Support" del Comité de Trauma del American College of Surgeons, curso que se gestó en 1975 y se realizó el primero de ellos en 1978. Este curso de formación en trauma de adultos que sirvió de modelo a otros cursos.
- El PHTLS "Prehospital Trauma Life Support": organizado por la NAEMT: National Association of Emergency Medical Technicians en colaboración con el American College of Surgeons son cursos con una modalidad básica y otra avanzada que capacitan para la atención de las víctimas en la escena.
- CLS y BCLS: "Advanced and Basic Cardiológic Life Support": aportan un complemento importante para el manejo de las emergencias del adulto y las pediátricas. Estos cursos son patrimonio de la American Heart Association vehiculizados por de la Fundación Cardiológica Argentina para el entrenamiento en reanimación cardiopulmonar básica (BLS) y avanzada (ACLS).
- PALS: "Pediatric Advanced Life Support": son cursos organizados por la Sociedad Argentina de Terapia Intensiva (SATI) y la American Heart Association. Cosntituyen la variedad pediátrica y neonatal del ACLS y como este último promueven destrezas en reanimación cardiopulmonar, vía aérea, accesos vasculares, soporte vital básico y arritmias.
- PROGRAMA ERA : (Programa de Capacitación en Emergencias y Reanimación avanzada) basado en el "Pediatric Advanced Life Support (PALS)" está destinado a entrenar médicos que atienden emergencias pediátricas. Es un curso eminentemente práctico para la adquisición de habilidades y destrezas con breves exposiciones de temas teóricos.
- FCCS: "Fundamental Critical Care Support" son cursos de la Sociedad Médica de Cuidados Críticos de los Estados Unidos de Norte América que dicta

la Sociedad Argentina de Terapia Intensiva (SATI) Al igual que sus similares posee una modalidad teórico práctica con evaluación final.

- Curso de Emergentologia y Trauma del Sistema de Atención Médica de Emergencias (SAME) : En 1997 el Gobierno de la Ciudad de Buenos Aires a través de la Secretaría de Salud desarrolló un curso para capacitar al personal médico en la atención de emergencia en la vía pública, domicilio o en caso de desastres en la Ciudad de Buenos Aires. La capacitación pediátrica se realiza el Hospital General de Niños Ricardo Gutiérrez y en la central operativa del SAME. Los contenidos incluyen medicina de catástrofe, reanimación cardiopulmonar, situaciones especiales de reanimación (electrocución, casi ahogamiento e hipotermia), manejo básico y avanzado de la vía aérea, reconocimiento y tratamiento del shock, atención inicial del politraumatizado pediátrico, categorización-triaje, parto en la vía pública y aspectos psicológicos del factor humano interviniente en la emergencia.
- BTLS "Basic Trauma Life Support" bajo las normas del Departamento de Transporte de EE.UU enfocan el cuidado prehospitalario del paciente traumatizado el cual es muy diferente a las acciones que se realizan en el hospital. En ellos se capacita en la secuencia correcta la atención en terreno que incluye una rápida evaluación, reanimación agresiva, inmovilización y transporte primario en el menor tiempo posible desde la escena al hospital. En Argentina los dicta la Sociedad Argentina de Medicina y Cirugía del Trauma (SAMCT). Están destinados a la capacitación de médicos y también a la de bomberos, enfermeros, paramédicos y personal auxiliar.

Residencias médicas

La Secretaría de Salud de la ciudad de Buenos Aires creó en 1997 un programa de residencias post-básicas de cirugía del trauma y emergencia con base en los Hospitales Juan Fernández, Cosme Argerich, Hospital Don Francisco Santojanni y Ricardo Gutiérrez. El programa tuvo como meta la instrucción de los profesionales abocados a esta disciplina. Con una duración de 2 años y con rotaciones especiales por diferentes servicios permitía el ingreso de un residente cada dos años. El programa formativo incluía aspectos relacionados con la prevención, el seguimiento a largo plazo las secuelas, la utilización racional de un registro informatizado de lesiones así como las implicancias médico legales de los eventos traumáticos. De este programa egresaron 6 cirujanos pediatras.

Como se puede apreciar desde 1989 la capacitación de los profesionales en trauma pediátrico se ha deslizado por varias vertientes. El único curso diseñado para la capacitación específica en trauma pediátrico es el de Atención Inicial en Trauma Pediátrico, los otros cursos vigentes incluyen un módulo pediátrico y están orientados a las emergencias en general.

Todas las propuestas pedagógicas mencionadas han contribuido al mejoramiento de la atención de los niños traumatizados que se observa en el presente y es de esperar que mejoren aún más los tres niveles de prevención.

Prevención

Es necesario tomar conciencia que en la gran mayoría de los casos los adultos son responsables por comisión u omisión de la desinformación e imprevisión del trauma en los niños, Es evidente que en Argentina no se ha progresado mucho en el campo de la prevención primaria del trauma. Por razones complejas y difíciles de entender no se ha logrado que la misma se arraigue en la población como conductas seguras para así evitar muchas de las lesiones por causas externas. El fracaso de la prevención primaria da paso como consecuencia una demanda creciente asistencia o prevención terciaria de niños y adultos.

En la bibliografía se encuentran publicaciones sobre prevención primaria del trauma en manos de distintas organizaciones, una característica común es que no perduran o fallan controles para su cumplimiento.

A lo largo de los últimos años se han concretado proyectos importantes. En el año 2005 se publicó la primera edición del Manual de Prevención de Accidentes, tarea conjunta de la Sociedad Argentina de Pediatría, del Programa de Trauma Pediátrico y de la Asociación Argentina de Cirugía Pediátrica. El Manual, ya en su la 4ta edición, aportó un material educativo sobre el rol que les compete a los adultos para lograr una adecuada protección de la salud de los niños y les ayude en la enseñanza del autocuidado de las lesiones por trauma. Los factores de riesgo están agrupados para su rápida consulta según los ámbitos donde habitualmente trascurre la vida de los niños.

Dentro del desarrollo del Programa de Trauma se concretaron proyectos de acciones preventivas en conjunto con entidades no gubernamentales y gubernamentales desarrolladas a nivel vecinal, escolar o en ciudades pequeñas. El trabajar con núcleos poblacionales pequeños favoreció la implementación de áreas de prevención primaria con una mejor relación costo-resultado para enfocar el problema del trauma.

La idea directriz que primó en todos fue destacar que las lesiones traumáticas se pueden evitar y no ocurren por obra de la fatalidad, ya que responden a una relación causal entre los hechos que anteceden a las mismas. A resultas de lo cual las lesiones por causas externas al ser el corolario de una cadena de eventos es pasible de una adecuada prevención en la medida que se interrumpa uno o más eslabones.

Otro modelo de trabajo fue el Proyecto Intersocietario de Trauma (P.I.T.) que se implementó entre 1996 y 2003. El Programa de Trauma Pediátrico la Asociación Argentina de Cirugía Infantil, la Asociación Argentina de Cirugía y la Sociedad Argentina de Pediatría se comprometieron en una tarea conjunta concebida como un proceso de transferencia de conocimiento por parte de las sociedades científicas intervinientes y de autogestión de las comunidades participantes que aceptaron participar en este proyecto. Las ciudades de Río Gallegos (Santa Cruz), Junín (Bs. As.), Rafaela (Santa Fe), Concordia (Entre Ríos) y El Dorado (Misiones) integraron voluntariamente el proyecto y en cada una de estas sedes se contactó con las autoridades y se realizaron acuerdos de cooperación.

Se diseñó un sistema de registro común de datos epidemiológicos aplicable en cada sede, que aseguraba por un lado la independencia de datos en cada comunidad y por otro la posibilidad de evaluar en conjunto la información de los datos provenientes de las ciudades. De esta manera se pudieron elaborar y desarrollar propuestas para trabajar sobre los principales factores de riesgo detectados en cada ciudad.

Las medidas preventivas se vehiculizaron fundamentalmente a través de la educación escolar y familiar, con el apoyo de campañas por medios masivos de comunicación locales. En caso de presentarse como necesario algún cambio de infraestructura física tendiente a la creación de ambientes seguros, por ejemplo remodelación de patios escolares, el apoyo de los organismos gubernamentales correspondientes permitió realizar algunas modificaciones.

La capacitación en atención inicial y primeros auxilios para bomberos, policías, maestras, choferes, enfermeras, médicos y otros grupos de la comunidad formó parte del proyecto a consecuencia del pedido de los representantes de las distintas comunidades.

De las 5 ciudades, tres lograron desarrollar total o parcialmente el proyecto. Rafaela fue la única sede que completó el programa que se mantuvo activo por 6 años, cumpliendo las metas propuestas. Río Gallegos y Junín lograron concretar el registro epidemiológico y plasmar algunas acciones preventivas parciales.

El Proyecto Intersocietario de Trauma, con sus logros y problemas demostró la importancia de contar con una información epidemiológica que sirviera como base para implementar acciones preventivas sobre los problemas individualizados. Se tuvo particular cuidado en respetar un espacio para atender otras situaciones de riesgo que fueron percibidas como prioritarias por los participantes de la comunidad.

EL PIT fue una experiencia que puede ser repetida con la comprensión que es una tarea laboriosa y prolongada en todas sus áreas operativas pero con resultados alentadores, que justifica plenamente su implementación. De acuerdo a la experiencia recogida se puede afirmar que la prevención no está enraizada en Argentina, sea esto en las personas, las entidades gubernamentales y/o las no gubernamentales.

Al revisar el camino recorrido es justo afirmar que los pasos dados han impactado positivamente en el estado actual del trauma pediátrico. Es auspicioso ver que desde fines del siglo pasado al presente hay un incremento del abordaje de esta enfermedad en las reuniones científicas, en cursos, así en la publicación de artículos y libros lo cual colabora en la mejor comprensión del problema y mejora la calidad de atención de los pacientes. Los estándares de manejo de las víctimas pediátricas se conocen y están publicados y difundidos de manera clara e incontrovertible.

Sin embargo los indicadores epidemiológicos de las lesiones por causas externas indican que pese a los esfuerzos realizados por distintas personas, grupos de trabajo e instituciones las tasas de mortalidad persisten altas. El peso de estas estadísticas recae sin duda sobre una prevención primaria deficiente. Lamentablemente los programas de prevención primaria son escasos, terreno en el cual la Sociedad Argentina de Pediatría, Luchemos por la Vida, Seguridad Vial, Academia Nacional de Medicina y otras ONG aportan campañas y mensajes en pro de fortalecer la prevención. El Ministerio de Salud dispone en la red programas de prevención de lesiones por causas externas.

No se puede afirmar o negar con certeza sobre la existencia de fondos de OG y ONG para capacitación asistencial y/o en prevención ya que no hay notificaciones. Es probable que existan proyectos provinciales pero no tienen difusión.

La meta de contar con un registro especial de los pacientes pediátricos traumatizados y su seguimiento es lejana, sobre esta patología solo hay registros administrativos de ingreso y egreso. Existen publicaciones de casuísticas generalmente retrospectivas, que se elaboran a partir de base de datos creadas de manera puntual para un determinado estudio o análisis epidemiológico.

Hay entidades como el Instituto Nacional de Epidemiología en Mar del Plata que si bien tienen un adecuado nivel de trabajo epidemiológico en general, en cuanto a trauma falta una normativa adecuada de aplicación en todas las instituciones que permita ordenar los datos fundamentalmente clínico-quirúrgicos, El Observatorio Vial Seguridad de Presidencia de la Nación trabaja sobre los siniestros viales y las víctimas fatales, ofrece información sobre trauma en general que ha tenido un mayor desarrollo. Estas estadísticas una generan información confiable y oportuna que da sustento a pospuestas legislativas para mejorar la seguridad en ese rubro (ver capítulo 3, "Registro de Trauma").

En la mayoría de las áreas de emergencia de las instituciones asistenciales de nuestro país, la atención inicial es brindada por pediatras, médicos generalistas o cirujanos de adultos así como con enfermeros no especializados, equipos que son los que primero entran en contacto con la víctima. Pese a que la mayoría de los hospitales pediátricos que atienden pacientes traumatizados cuentan de manera activa o pasiva con cirujanos pediátricos la participación de estos especialistas en la atención inicial es escasa o nula.

Las ciudades que no cuentan con hospitales para niños, tienen hospitales generales los cuales por lo general cuentan con facilidades para atender niños.

La capacitación en atención inicial en trauma no es obligatoria ni lo es la recertificación por ende la calidad de atención en Argentina es irregular y muchas veces incompleta. La capacitación depende de la iniciativa y de la economía personal ya que en general no está auspiciada por el Estado ni por empresas, si bien hay muy escasas entidades científicas o centros de docencia e investigación de hospitales que proveen ayuda financiera a los interesados en la capacitación inicial tanto para médicos como para enfermeras.

Las falencias en los tres niveles de la prevención constituyen un desafío histórico sobre el cual se han logrado progresos y solución de problemas en base a proyectos concretos. Sin embargo no se puede quedar con lo hecho ya que con el devenir de los años aparecen escenarios cambiantes, necesidades nuevas y personas jóvenes que requieren capacitación, todo lo cual mantiene vigente la necesidad de continuar la tarea realizada hasta el presente.

América latina

En América Latina la historia del trauma pediátrico tiene un desarrollo similar en los distintos países de la región por cuanto la prevención primaria, la atención inicial y los registros epidemiológicos no son prioritarios. En general se percibe el poco apoyo gubernamental lo que impacta negativamente en el desarrollo de proyectos tendientes a mitigar el impacto de esta enfermedad en niños y adolescentes.

Paradójicamente estos mismos problemas han constituido un estímulo para crear proyectos de educación y vinculación institucional con distintos países principalmente del cono sur, tal como se comenta a continuación.

A partir de 1995 se capacitaron en los Cursos Atención Inicial en Trauma Pediátrico (AITP) de Argentina pediatras y cirujanos pediatras provenientes de Caxia do Sul, ciudad de Rio Grande del Sur. Desde entonces en esta ciudad comenzaron una serie de acciones tendientes a mejorar la calidad de la atención inicial de los niños traumatizados, lideradas por el Dr. Carlos Gandara. Así se creó un centro de estudios sobre el trauma pediátrico en el Hospital Universitario, en el cual cirujanos pediátricos trabajaron con los cirujanos de adultos para generar una red de atención de trauma integral e incluyente.

Caxias do Sul tiene 4 hospitales generales en los cuales reciben atención los niños traumatizados. Uno de ellos es considerado como el mejor lugar para el tratamiento de las víctimas traumatizadas incluyendo a los niños, pese a que los pacientes pediátricos que necesitan cuidados intensivos deben ser derivados a otras instituciones que tengan esa facilidad. Los otros hospitales sean públicos o privados tienen capacidad operativa limitada aunque cuentan con pediatras, consulta con cirujanos pediatras y equipamiento como para atender chicos. Con el correr de los años notó una mejoría importante en la calidad de atención de los niños traumatizados, avances que reconocen generados por la capacitación de los médicos en los cursos AITP de Argentina.

En lo referente al registro epidemiológico todos los hospitales de esta ciudad poseen desde hace 5 años un registro electrónico de los pacientes atendidos en las salas de emergencia. De esta manera pueden generar informes anuales de un hospital o de la totalidad de los mismos y conocer el número de víctimas pediátricas traumatizadas. También han desarrollado recientemente un servicio de Epidemiología de la Salud, que si bien por ahora registra los pacientes de enfermedades infecciosas y muertes perinatales, es posible obtener información de las muertes relacionadas al trauma pediátrico.

La prevención primaria en Caixa so Sul adolece de los mismos problemas de otros países por cuanto no tienen programa sistemático de prevención primaria aunque hay proyectos de ONG en algunas ciudades

En el año 2004 se realizó el primer curso AITP en Brasil en el Hospital Pronto Socorro de Río Grande do Sul a partir de entonces la capacitación en trauma se brindó por medio de cursos similares a los AITP a cargo del Dr. Joao Bassols, también mediante los ATLS se mantiene la capacitación además cuentan con cursos para enfermeros y paramédicos. La formación es a costa del profesional ya que no hay subvención para los cursos pediátricos y de adultos excepto algunas excepciones aisladas.

Panamá

En Panamá la atención de las víctimas pediátricas del trauma se ha desarrollado de manera progresiva con un patrón similar al observado en otros países latinoamericanos. La capacitación de los médicos se hace por medio de los RCP básico, avanzado, ATLS y PALS, no se dictan en ese país los Cursos AITP. Cuentan con un programa para formación de paramédicos,

Como en otros países la información epidemiológica depende de los cierres de ingreso y altas de las historias clínicas. Esto impacta sobre los registros de las estadísticas vitales que se basan la información que le envían los hospitales los cuales son escasos y por ende hay un subregistro

Los programas gubernamentales de prevención existentes están orientados a las lesiones por transporte. Algunas entidades no gubernamentales hacen algunas campañas de prevención pero no hay ninguna ONG que se involucre en forma importante.

La participación de los cirujanos pediatras está orientada hacia el manejo hospitalario. La atención del niño traumatizado se realiza 2 hospitales pediátricos generales donde son llevados los pacientes por los servicios de ambulancia.

Paraguay

En Paraguay la falta de sistemas de información adecuada, las dificultades en la aplicación de una clasificación internacional de lesiones externas y la ausencia de una red coordinada de atención de emergencia impiden un desarrollo de un programa de trauma. Sin embargo tras esta meta se han logrado algunos objetivos preliminares a través de una fuerza de tarea integrada por profesionales de Argentina y Paraguay. Los cirujanos pediátricos y pediatras desde hace años trabajan en la prevención y manejo del trauma sin un programa bien definido.

Los hospitales cuentan con los registros y a nivel del Ministerio de Salud Pública y Bienestar Social (MSPBS), está embarcado en la tarea de crear un registro "on line" a nivel nacional. Con la informatización de los datos las estadísticas oficiales han mejorado en los últimos años.

En cuanto a la prevención existe un Programa Nacional de Control de Accidentes y Lesiones por Causas Externas, en la órbita del Departamento de Vigilancia de Enfermedades no Transmisibles del MSPBS, reforzado desde el sector privado mediante campañas para concienciación del público general para prevención de colisiones viales.

En cuanto a la capacitación existen cursos de atención inicial dirigido a los médicos, paramédicos, enfermeras y estudiantes de sector salud. Para respaldar los cursos de capacitación y de prevención existen fondos destinados a tal fin del sector público así como de organizaciones no gubernamentales.. Dr. Santiago Arias Cohl está trabajando en capacitación y prevención de lesiones vinculadas al tránsito desde la década de 80. En el año 2009 se realizó un primer curso AITP en Asunción. Si bien hay cirujanos pediatras que están involucrados en el programa de prevención y en el curso de capacitación de atención primaria la participación de los mismos es escasa no así la de los pediatras.

En Asunción existe el Hospital de Trauma (Asunción), dependencia de MSPBS, cuenta con pediatras y cirujanos pediatras de guardia que funciona desde el año 1999.

Cabe hacer una referencia con los vínculos a España ya que en ese país se desarrolló de un proyecto de capacitación en atención inicial en trauma pediátrico que comenzó 1996. Mediante un convenio de participación entre al Programa de Trauma Pediátrico y el Dr. Juan Vázquez Estévez del Hospital Gregorio Marañón. Cirujanos pediátricos y enfermeras españoles se capacitaron en los Cursos AITP y crearon los similares en una red de ciudades españolas. El grupo de Barcelona ha brindado apoyo en Ecuador para el dictado de cursos sobre atención inicial generando así la inserción de los Cursos AITP en ese país. De esta manera se sigue ampliando la propuesta que se gestara en Argentina en 1989.

Agradecimientos

Agradezco los aportes realizados sobre la evolución del trauma pediátrico en Argentina y Latino América a los Dres. Ignacio Roldan de Rio Gallegos, Horacio Bonavia de Rosario, Jorge Fiorentino de CABA) y Lorenzo Sambuelli de Rafaela, Carlos Gandara de Caxias do Sul, Rio Grande do Sul Brasil, Julio Alessandria de Panamá y al Dr. Kiichiro Matsumura Asunción Paraguay

Bibliografía

1. Boletín de Vigilancia de Enfermedades No Transmisibles y Factores de Riesgo Nro. 6 Descripción epidemiológica de la mortalidad por lesiones de causas externas en Argentina. Datos actualizados al año 2011. Ministerio de Salud Presidnecia de la Nacion
2. Advanced Trauma Life Support® Manual Library of Congress, 2012
3. (Gómez MA; Benaím F Girado M; Neira J; Faraoni H; Rubianes C; y col "Comisión de Trauma de la Asociación Argentina de Cirugía: Experiencia de 10 años". Rev. Argent.Cirug.1995; 68:163-173.)
4. "Comisión de Trauma de la Asociación Argentina de Cirugía: Experiencia de 10 años" Gómez MA; Benaím F Girado M; Neira J; Faraoni H; Rubianes C; Rivas R; Alejandre S Distéfano C e Iñón AE. Rev.Argent.Cirug.1995; 68:163173.
5. Sir Barringhton Ward, L The abdominal surgery of Children London England. Oxford University Press 1928, pag 283 Pediatric Trauma Registry- Tepas y col J.Pediatric Surg. 1989, 24:156)
6. Fumagalli LA, Rivarola A, Blanco Kuhne E, De Palma Donato, Aguilar D, Depalma D y colab. Traumatismos en el niño. Rev. Hospital Niños Buenos Aires1973 ; 63-146
7. Trauma en Pediatría: prevención, diagnóstico y tratamiento. Una perspectiva integral Ed Alberto E. Iñón. 2da Ed. Ed. AKADIA Bs As 2009.
8. Iñón, A.E.; Alessandria, J.C.; Faingold, D.; Rocca Rivaroha, M.: 8egistro de trauma pediátrico e informe epidemiológico. Arch Arç Ped. 1991; 89: 174-178.
9. "Registro de Trauma Pediátrico ". Iñón AE; Soler SS y Zárate L. Rev. Argent. Cirug. Relato. 1993. 65:5255.
10. Iñón AE; Soler S.; Iglesias N, Boscarino G, Fontana A, Frontera D y colaboradores "Formación de Recursos Humanos para la Atención de Víctimas Pediátricas Traumatizadas: Cursos A.I.T.P.: una experiencia docente." Iñón AE; Soler S.S.; Iglesias N y colaboradores: Rev. Argent. Cirug. 1998 ; 74:8490
11. Tepas JJ III, Ramenofsky ML, Barlow B, Gans BM, Harris BH, DiScala C, Butler K. National pediatric trauma registry. J. Pediatr. Surg. 1989; 24 (2) : 156-8.
12. Caring for the Injured Children of Our World: A Global Perspective. Iñón AE and Haller A. Surg Clin N Am 2002; 82: 435-445.
13. Análisis comparativo de la Mortalidad por Trauma en Pediatría. Iñón AE Ungaro JF. Iglesias N y colaboradores Rev. Argent. Cirug. 1998 ; 74:2934
14. "Morbilidad de los accidentes en pacientes pediátricos y sus familias "Iñón A.E.; Roca Rivarola R.; Herscovici C. y Alessandria J. C. Arch. Arg. Pediatr. 1993. 91;202210.
15. Stylianos S, Ford HR: Outcomes in pediatric trauma care. Semin Pediatr Surg 2008;17:110-115.
16. Polinder S, Meerding WJ, Toet H, et al: Prevalence and prognostic factors of disability after childhood injury. Pediatrics 2005;116(6):810-817.
17. Manual del curso Asistencia Inicial al Trauma Pediatrico Eds Arango Domingo J, Delgado Muñoz M, Fernendez Gallego V, García Sala Viguer, Lluna Gonzalez y Vazquez Estevez J 3ra Ed 2017 ARAN Madrid España
18. Fiorentino J Capacitación en Trauma Pediátrico. Rev. Hospital Niños Buenos Aires 2002. 44,
19. Prevención del Trauma Pediátrico Asociación Civil.Proyecto: #3012 " Creación de escenarios de factibilidad para el desarrollo de programas de prevención de lesiones en ciudades pequeñas de Argentina" Programa de Vigilancia de la Salud y Control de Enfermedades - VIGI+A,
20. Proyecto Intersocietario de Trauma (PIT) Análisis preliminar del desarrollo de un programa para control del trauma" Iñón AE, Ungaro J; Nasta C, Benaim F; Sambuelli L, Roldan I;, y colaboradores Rev.Argent.Cir 2000 79:5:198-203.
21. Sambuelli L Experiencia en Rafaela. En Capitulo 3 Prevención en Trauma en Pediatría: prevención, diagnóstico y tratamiento. Una perspectiva integral Ed Alberto E. Iñón. 2da Ed. Ed. AKADIA Bs As 2009.
22. http://injuryprevention.bmj.com/site/abstractbooks/index.xhtml
23. Gobierno https://www.argentina.gob.ar/salud,
24. Informe sobre la situación mundial de la seguridad vial Organización Mundial de la Salud Departamento de Prevención de la Violencia y los Traumatismos y Discapacidad (VIP) 20, www.who.int/violence_injury_prevention
25. Sociedad Argentina de Pediatría www.sap.org.ar/,
26. Luchemos por la vida www.luchemos.org.ar/,
27. Seguridad Vial www.cesvi.com.ar/SeguridadVial/Campañas/SeguridadCampañas.asp
28. "Diálogos con la comunidad: lesiones por causas externas o los mal llamados accidentes: su prevención, un cambio de actitud" Reunión Academia Nacional de Medicina Preside Dr. Fortunato Benaim 17 de Abril de 2006
29. www.msal.gob.ar/index.php/component/ryc_contenidos/?filter_problematica_
30. Fiorentino JA, Molise C, Stach P, Cinder P, Solla MM, Hoffman E y colaboradores Trauma en pediatría. Estudio epidemiológico en pacientes admitidos en el Hospital de Niños Ricardo Gutierrez Arch. Arg. Pediat. 2015, 113: 12-30
31. www.seguridadvial.gov.ar/observatorio-vial

Capítulo 2

Enfermedad Trauma

Laura Bosque, Jorge Neira, Ezequiel Monteverde

Introducción

Desde hace más de 50 años, el trauma es la principal causa de muerte en jóvenes, sin embargo lo cual ha recibido poca atención de la comunidad médica y aún más, cuando se la reporta en informes epidemiológicos todavía se segmenta en diferentes entidades (colisiones vehiculares, homicidios, suicidios, caídas, ahogamiento, etc.). Como resultado, esta desagregación impide que sea considerarla como una entidad única.

La lesión aguda, que usaremos como sinónimo de trauma, se define como el daño físico que resulta de una exposición a altos niveles de energía (cinética, térmica, química, eléctrica o radiante) en una magnitud tal que excede el umbral de tolerancia fisiológica y/o de la disfunción resultante de la ausencia de oxígeno (ahogamiento, inhalación de humo o estrangulación) o calor, resultante en hipotermia (pie de trinchera, hipotermia ambiental, congelamiento).

Dado que la definición original sigue vigente, es necesario considerar todas estas categorías no como entidades diferentes, sino como aspectos particulares del mismo modelo nosológico. Las lesiones traumáticas fueron negadas de la agenda mundial por décadas más allá de ser *predecibles* y *prevenibles*. Algunos ejemplos de países que mostraron un enfoque diferente de esta entidad son Canadá, Alemania y Estados Unidos, quienes lograron disminuir significativamente su impacto en términos de mortalidad y morbilidad.

La Carga de la Enfermedad

Más de 5 millones de personas mueren cada año en el mundo como consecuencia de lesiones, lo que corresponde aproximadamente a 10% de la mortalidad global, con altísima variabilidad entre países: la diferencia entre los países con las tasas de mortalidad más baja y más alta llega a 8 veces: Singapur (14/100.000) y la Federación Rusa (118/100.000), ambas estandarizadas para la edad. Las lesiones traumáticas son la principal causa de muerte en adolescentes y adultos jóvenes (15-25 años de vida), con mínimas variaciones en términos relativos entre las seis regiones geográficas de la Organización Mundial de la Salud (OMS) con excepción de África, donde todavía se ubica por debajo de las enfermedades comunicables.

La OMS define a las lesiones intencionales como "violencia interpersonal (homicidio, ataque sexual, negligencia, abandono y otras formas de maltrato), suicidios y violencia colectiva". Por otro lado, las lesiones no intencionales se definen como "la mayor parte de las lesiones asociadas al tránsito, envenenamiento, caídas, lesiones por fuego y quemaduras y ahogamiento". Las lesiones no intencionales representan el 72% de las muertes por esta causa, con diferencias mínimas en la proporción entre países con ingresos altos (PIA) y países con ingresos medianos y bajos (PIMB), mientras que el 26% del total son el resultado de hechos de violencia (suicidios y homicidios). El 2% restante corresponde a las lesiones observadas durante la guerra, para las cuales la intencionalidad no está definida.

Disparidad

Las grandes diferencias en la esperanza de vida entre países son dependientes de los ingresos: mientras en los PIA, donde se encuentra el 15% de la población global, sólo 40% fallece antes de los 70 años de vida, en los PIMB –85% de la población global– esta proporción alcanza 70%. Más aún, el 90% de las muertes asociadas a las colisiones vehiculares (CVM) ocurre en los PIMB, donde se encuentra el 85% de la población mundial pero sólo el 53% de los vehículos registrados. Datos recientes muestran una clara tendencia a una reducción de mayor magnitud en las tasas de muerte ligadas al tránsito en los PIA comparados con los PIMB. De hecho, sólo 28 países (donde reside el 7% de la población mundial) tienen leyes dirigidas a los cinco factores de riesgo vial conocidos: velocidad, consumo de alcohol, uso de casco, uso de cinturón de seguridad y uso de dispositivos de retención para niños. De no iniciarse ninguna acción, esto continuará representando un gran problema de salud pública en los próximos años. Si bien en forma global las lesiones por CVM representan la causa más importante de muerte en gente joven, en los PIMB de las Américas, la violencia interpersonal casi duplica las tasas de mortalidad por CVM en el rango de 15 a 29 años.

La disparidad entre países en el enfoque institucional del tratamiento del trauma es clave para entender la magnitud devastadora que esta entidad puede tener. La implementación de sistemas de trauma, estrategias con impacto documentado en la reducción de la morbimortalidad en PIA, todavía es mínima en PIMB. Para que iniciativas así tengan el impacto deseado, resulta fundamental la consideración de aspectos deficitarios específicos como la ausencia de asistencia prehospitalaria y hospitalaria adecuadas y la insuficiente capacitación específica en trauma de los equipos asistenciales, situación que prolonga el intervalo crítico desde el momento del trauma hasta la atención de las víctimas en el lugar correcto, en el tiempo correcto y por parte del equipo correcto, contribuyendo al incremento de la morbilidad y mortalidad. En estos contextos, las guías internacionales sobre desarrollo de sistemas de trauma y sobre tratamiento inicial adecuado tienen baja tasa de aplicación, los servicios de laboratorio e imágenes están mal equipados, los recursos son insuficientes y ciertas estrategias de tratamiento que son comunes en PIA no se implementan, situación agravada por la escasez de regulaciones de seguridad vial y la inequidad en el ingreso económico y en el acceso a recursos clave, todo lo cual contribuye más aún a las disparidades de morbilidad y mortalidad.

Concepto de Trauma como Enfermedad

Desde Robert Koch (s. XIX) la enfermedad se caracteriza como una entidad mórbida consistente en al menos tres de estos cuatro criterios: (1) agente(s) etiológico(s) conocido(s), (2) fisiopatología característica, (3) grupo identificable de signos y síntomas y (4) alteraciones anatómicas o histológicas constantes.

El marco conceptual del trauma como enfermedad biopsicosocial permite a los profesionales de la salud enfocarse en la identificación de factores clave y causas específicas, de la misma manera que sucede con otras enfermedades. Asimismo, este marco facilita el desarrollo de investigación dirigida a los factores que describen el impacto del trauma (severidad de las lesiones, disrupción fisiológica, secuelas) como así también al diseño de estrategias de prevención.

La falta de un enfoque científico para vincular las causas a la magnitud de las lesiones generó una representación social confusa acerca de su origen y cómo tratarlas, generando un error conceptual sobre el trauma que se encuentra enquistado en la comunidad en general y también en la científica. Un ejemplo de ello es la alta difusión del término *accidente* para señalar a las lesiones no intencionales. De acuerdo con su significado corriente, la palabra *accidente* designa un evento no previsto, generalmente trágico, que altera el curso normal de las cosas. Dada esta definición, la misma representa un obstáculo para el estudio del problema porque sugiere que el evento es inesperado, haciendo imposible el análisis de las acciones que llevaron al mismo. Como los *accidentes* son atribuidos también a la suerte o el destino, entorpecen y hasta evitan la implementación de estrategias de prevención. La finalidad de reemplazar el término *accidente* es lograr que los eventos relacionados con las lesiones se entiendan como la consecuencia de una cadena causal de hechos y circunstancias en los cuales el sujeto puede y debe intervenir.

Como escribió Aristóteles alguna vez, "no hay ciencia del accidente– porque todo el conocimiento científico se relaciona con cosas que se dan *siempre* o *usualmente*, entonces (...) habiendo revisado la naturaleza y causa de lo *accidental*, queda claro que no puede haber ciencia de él". Más aún, Susan Baker, pionera en el área de la investigación y prevención en trauma, afirmó: "La palabra *injury* viene del latín y significa 'no-correcto'. No puedo pensar en un término que ajuste mejor para la condición número uno en matar y discapacitar a niños y adultos jóvenes. Seguramente, eso es 'no-correcto', especialmente cuando está en nuestras manos la posibilidad de modificar la situación". La consideración del trauma como una enfermedad prevenible y evitable permitirá el desarrollo de estrategias de prevención, tratamiento y rehabilitación más efectivas.

La experiencia en enfermedades comunicables y no comunicables muestra el impacto de las políticas de Salud Pública guiadas por el concepto de enfermedad: identificar el problema, medir las consecuencias, encontrar el agente causal, desarrollar estrategias de tratamiento e implementar un plan de prevención a lo largo de un proceso continuo de medición y análisis.

Es esperable que la consideración del trauma como enfermedad resulte en la siguiente cadena de consecuencias: luego de identificar las causas y efectos de esta enfermedad, las autoridades sanitarias deberían recibir el respaldo necesario para el desarrollo de un plan de prevención y control de lesiones dirigido a reducir la morbilidad y mortalidad por trauma. Con respecto a la prevención, consideramos que un plan horizontal (con programas integrados en una estrategia de mejora global del sistema de salud) es preferible a uno vertical (dirigido a objetivos específicos) [34,35], dado que la construcción del riesgo está determinada fundamentalmente por el entorno. Algunas intervenciones, como aquellas vinculadas al control de los cinco factores de riesgo de las lesiones por transporte, podrían actuar como "balas mágicas", por lo cual un enfoque diagonal, i.e. una estrategia en la cual intervenciones explícitas hacia metas específicas (como reducir la conducción bajo efectos del alcohol) podría ser más útil al combinarse con aspectos horizontales como rutas más seguras o la promoción de leyes de uso de casco y límite de velocidad máxima.

Costos Relacionados al Trauma

A nivel mundial, el se asocia con un costo anual de aproximadamente 670 billones de dólares en costo médico directo e indirecto (pérdida de la productividad). En el caso específico de las CVM, si bien los perfiles pueden variar de acuerdo con la región, 1.2 millones de personas muere anualmente por este motivo, entre 20 y 50 millones sufren discapacidades de distinto rango y el costo global estimado se coloca por encima de los 160 billones de dólares anuales.

24 de los 25 países con mayores pérdidas en términos de años de vida ajustados por discapacidad son PIMB, mientras que el 48% de los 25 países con las mayores pérdidas en términos económicos son PIA. Esta disparidad entre impacto y costo subraya las diferencias en la disponibilidad de recursos. De hecho, algunas estimaciones recientes de la OMS sugieren que las CVM cuestan a la mayoría de los países un promedio de 3% de su producto bruto interno (PBI), aproximadamente 2% en PIA y hasta 5% en PIMB. Estas estimaciones incluyen costos directos del tratamiento médico, de la reparación de vehículos y administrativos, como también costos indirectos relacionados con la pérdida de productividad y el tratamiento de la discapacidad. Desde el punto de vista de las lesiones intencionales, las estimaciones de costo económico asociado a homicidios y suicidios oscilan entre 4% del PBI en Jamaica y 0.4% en Tailandia.

La Necesidad de Investigación

En la medida que la naturaleza prevenible de las lesiones se reconoce de manera más clara, se vuelve más relevante aún la necesidad de contar con más y mejor información sobre la variabilidad local como base para el diseño, la implementación y el seguimiento de programas de prevención efectivos.

Como fuera discutido previamente, las condiciones en los PIMB son heterogéneas y los patrones de lesiones pueden ser muy diferentes de los de los PIA. Las desigualdades entre PIA y PIMB restringen la efectividad de las intervenciones trasplantadas. Por esta razón, se requiere del desarrollo de registros que incorporen todas las facetas del trauma no sólo para justificar intervenciones racionales, sino también para informar a los diseñadores de políticas públicas, mejorar la práctica clínica e impulsar la adquisición de conocimiento basado en investigación.

El lanzamiento de la Alianza Global para el Cuidado de los Lesionados (*Global Alliance for the Care of the Injured*, GACI), una organización internacional que vincula gobiernos y organizaciones no gubernamentales de varios países con el objetivo de minimizar la carga del trauma a través del desarrollo de sistemas de trauma, es una iniciativa importante para el logro de estas metas.

La Participación de las Instituciones en el Control de la Enfermedad Trauma

En el año 2007, la Academia Nacional de Medicina de la República Argentina creó la Comisión de Prevención de la Enfermedad Trauma con el objetivo de estudiar el impacto de esta enfermedad en nuestra sociedad. Para ello, se convocó a las escuelas de medicina, a las sociedades científicas y a las organizaciones gubernamentales y no gubernamentales afines para conformar la Coalición de Entidades para la Prevención de la Enfermedad Trauma (CEPET) que abordó los distintos aspectos de la prevención (primaria, secundaria y terciaria). La CEPET se centró en la importancia de brindar a la población una atención integral una vez que se ha producido la lesión. Como resultado, se formó la Coalición Intersocietaria para la Certificación Profesional, Categorización y Acreditación institucional en Trauma, Emergencia y Desastre (CICCATED), integrada por 18 sociedades científicas que publicó el documento "Categorización de centros para la atención del paciente traumatizado en la República Argentina. Bases para la implementación de un Programa Institucional", que promueve la categorización de los centros que atienden trauma en niveles de complejidad (I, II y III).

Declaración del Trauma como Enfermedad

En el año 2019, la Organización Interacadémica Global (*Interacademy Partnership, IAP*) emitió un llamado de atención para declarar al trauma como enfermedad. Esta comunicación está soportada por una declaración firmada por representantes de 46 academias alrededor de todo el mundo y constituye el primer paso institucional de peso en 50 años desde el reconocimiento del trauma como "enfermedad negada de la sociedad moderna". El documento publicado es una versión modificada de un manuscrito original producido por la Academia Nacional de Medicina de Argentina, la Fundación Trauma y el Ministerio de Salud de la República Argentina. Los próximos pasos son la evaluación por la comisión de salud de la Organización de Naciones Unidas y la OMS.

Conclusión

La ocurrencia de un hecho traumático responde a una red de factores de riesgo y sus interacciones. El enfoque causal y secuencial permite actuar en cada uno de los niveles de prevención asociados a las tres etapas del acontecimiento traumático: prevención primaria (evitar que el hecho se produzca); prevención secundaria (evitar la lesión o reducir su gravedad mientras se produce el hecho); y prevención terciaria (lograr que la persona lesionada sea atendida de manera eficiente y eficaz para permitir la sobrevida con el mínimo de secuelas posibles, facilitando su reinserción familiar, social y laboral).

Si la comunidad científica desvincula los mecanismos causales de la magnitud de la lesión es esperable, entonces, que la comunidad general perciba solo los aspectos de atención y de reparación (prevención terciaria).

Los especialistas en prevención han insistido en que por cada moneda invertida en prevención primaria y secundaria se ahorran diez en prevención terciaria. Esto significa que la inversión en estrategias de prevención primaria y secundaria adecuadas a la evaluación de cada riesgo y acorde a las necesidades de la comunidad es altamente costo-efectiva cuando se sostiene en el tiempo y favorece la activa participación de la comunidad afectada.

Bajo este enfoque puede analizarse lo que ocurrió con la viruela, cuyo último caso reportado data de 1977 en Somalía. En 1980, la OMS declaró al planeta libre de viruela luego de haber desarrollado un plan de vacunación masivo y sostenido durante las dos décadas previas. La vacunación se llevó a cabo durante "todo el tiempo" y requirió que "todo el mundo" accediera a la intervención (es decir, que la medida beneficiara a todas las personas susceptibles de enfermar por esta causa).

En forma similar, la masividad y la continuidad de las estrategias de intervención para la prevención de la enfermedad trauma ("todo el mundo, todo el tiempo") son el desafío para su control. Sin embargo, es de destacar que los problemas de salud tienen múltiples causas y por lo tanto requieren un enfoque multidisciplinario y soluciones multisectoriales, por lo cual el desafío es sumar voluntades decididas a contribuir desde cada uno de los sectores para que el trauma deje de ser la enfermedad negada de nuestro tiempo.

Bibliografía

1. National Academy of Sciences (US) and National Research Council (US) Committee on Trauma, National Academy of Sciences (US) and National Research Council (US) Committee on Shock. Accidental Death and Disability: The Neglected Disease of Modern Society. Washington (DC): National Academies Press (US); 1966.
2. Norton R, Kobusingye O. Injuries. N Engl J Med 2013;368:1723–30. doi:10.1056/NEJMra1109343.
3. World Health Organization. International Classification of Diseases n.d. http://www.who.int/classifications/icd/en/.
4. Baker SP, O'Neill B, Karpf RS. The injury fact book. Lexington, MA: Lexington Books; 1984.
5. Holder Y, Peden M, Krug E. Injury surveillance guidelines. Geneva: World Health Organization; 2001.
6. World Health Organization. Injuries and Violence. The Facts. n.d. https://www.who.int/violence_injury_prevention/key_facts/VIP_key_fact_4.pdf?ua=1 (accessed November 27, 2018).
7. Committee on Military Trauma Care's Learning Health System and Its Translation to the Civilian Sector, Board on Health Sciences Policy, Board on the Health of Select Populations, Health and Medicine Division, National Academies of Sciences, Engineering, and Medicine. A National Trauma Care System: Integrating Military and Civilian Trauma Systems to Achieve Zero Preventable Deaths After Injury. Washington (DC): National Academies Press (US); 2016.
8. Global Health Observatory (GHO) data. Causes of death, by WHO region. n.d. http://www.who.int/gho/mortality_burden_disease/causes_death/region/en/.
9. Children's environmental health. Intentional and unintentional injuries. n.d. http: //www.who.int/ceh/risks/cehinjuries2/en/. Accessed on 2018/08/07.
10. World Health Organization. The World Health Report 2003: Shaping the Future. Geneva: World Health Organization; 2003.
11. World Health Organization. 2015 Global Status Report on Road Safety. Geneva: World Health Organization; 2015.
12. Murray CJL, López AD. Global Health Statistics: A Compendium of Incidence Prevalence and Mortality Estimates for Over 200 Conditions. Cambridge, Mass: Harvard University Press; 1996.
13. Murray CJL, López AD. The Global Burden of Disease: A Comprehensive Assessment of Mortality and Disability from Diseases Injuries, and Risk Factors in 1990 and Projected to 2020. Cambridge, Mass: Harvard University Press; 1996.
14. World Health Organization. Top 10 causes of death. n.d. http://www.who.int/gho/mortality_burden_disease/causes_death/top_10/en/.
15. MacKenzie EJ, Rivara FP, Jurkovich GJ, Nathens AB, Frey KP, Egleston BL, et al. A national evaluation of the effect of trauma-center care on mortality. N Engl J Med 2006;354:366–78. doi:10.1056/NEJMsa052049.
16. Moran CG, Lecky F, Bouamra O, Lawrence T, Edwards A, Woodford M, et al. Changing the System - Major Trauma Patients and Their Outcomes in the NHS (England) 2008–17. EClinicalMedicine 2018;2:13–21. doi:10.1016/j.eclinm.2018.07.001.
17. Sampalis JS, Lavoie A, Boukas S, Tamim H, Nikolis A, Fréchette P, et al. Trauma center designation: initial impact on trauma-related mortality. J Trauma 1995;39:232–7; discussion 237-239.
18. Mock C, Arreola-Risa C, Quansah R. Strengthening care for injured persons in less developed countries: a case study of Ghana and Mexico. Inj Control Saf Promot 2003;10:45–51. doi:10.1076/icsp.10.1.45.14114.
19. Mock CN, Quansah R, Addae-Mensah L, Donkor P. The development of continuing education for trauma care in an African nation. Injury 2005;36:725–32. doi:10.1016/j.injury.2004.12.044.
20. Quansah RE, Mock CN. Trauma care in Ghana. Trauma Q 1999;14:283–94.
21. Quansah RE. Availability of emergency medical services along major highways. Ghana Med J 2001;35:8–10.
22. Bishai D, Hyder AA, Ghaffar A, Morrow RH, Kobusingye O. Rates of public investment for road safety in developing countries: case studies of Uganda and Pakistan. Health Policy Plann 2003;18:232–235.
23. Sodemann M, Jakobsen MS, Mølbak K, Alvarenga IC, Aaby P. High mortality despite good care-seeking behaviour: a community study of childhood deaths in Guinea-Bissau. Bull World Health Organ 1997;75:205–12.
24. Williams AF. Barriers and opportunities in reducing motor vehicle injuries. Inj Prev 2001;7:83–84.
25. Van der Spuy J, Steenkamp M. Ambulance transport of trauma victims: a metropolitan profile. J Trauma Emerg Med 1996;13:9–12.
26. Merriam-Webster Medline Plus Medical Dictionary n.d. http://c.merriam-webster.com/medlineplus/disease.
27. On-line Stedman's Medical Dictionary n.d. http://stedmansonline.com/.
28. ASALE R-. accidente. «Diccionario de la lengua española» - Edición del Tricentenario n.d. http://dle.rae.es/ (accessed May 7, 2019).
29. Aristotle. Metaphysics. Metaphysics, vol. VI., n.d., p. II.12-III.3 (p. 305).
30. Baker SP. Advances and adventures in trauma prevention. J Trauma 1997;42:369–73.
31. Neira J, Bosque L. The Word "Accident": No Chance, No Error, No Destinya. Prehospital and Disaster Medicine 2004;19:188–9. doi:10.1017/S1049023X0000176X.
32. World Health Organization. The Global Eradication of Smallpox. Final Report of the Global Commission for the Certification of Smallpox Eradication, Geneva, December 1979. Geneva: World Health Organization; 1980.
33. Mendis S. Global progress in prevention of cardiovascular disease. Cardiovasc Diagn Ther 2017;7:S32–8. doi:10.21037/cdt.2017.03.06.
34. Henderson DA, Klepac P. Lessons from the eradication of smallpox: an interview with D. A. Henderson. Philos Trans R Soc Lond B Biol Sci 2013;368. doi:10.1098/rstb.2013.0113.
35. Pedersen Duncan. Vertical trauma focussed interventions versus broader horizontal psychosocial interventions. Intervention 2014;12:278–82.
36. ANTH 1310 S01. Vertical vs. Horizontal Approach: the Drawbacks of Each and a Need for a Merging or "Diagonal" Approach. 2015. n.d. https://blogs.brown.edu/anth-1310-s01/2015/10/22/vertical-vs-horizontal-approach-the-drawbacks-of-each-and-a-need-for-a-merging-or-diagonal-approach/.
37. Ooms G, Van Damme W, Baker BK, Zeitz P, Schrecker T. The "diagonal" approach to Global Fund financing: a cure for the broader malaise of health systems? Global Health 2008;4:6. doi:10.1186/1744-8603-4-6.
38. Frenk J. Bridging the Divide: Comprehensive Reform to Improve Health in Mexico n.d.:17.
39. Dalal K, Lin Z, Gifford M, Svanström L. Economics of global burden of road traffic injuries and their relationship with health system variables. Int J Prev Med 2013;4:1442–50.
40. Wesson HKH, Boikhutso N, Bachani AM, Hofman KJ, Hyder AA. The cost of injury and trauma care in low- and middle-income countries: a review of economic evidence. Health Policy Plan 2014;29:795–808. doi:10.1093/heapol/czt064.
41. Wesson HKH, Boikhutso N, Hyder AA, Bertram M, Hofman KJ. Informing road traffic intervention choices in South Africa: the role of economic evaluations. Glob Health Action 2016;9:30728.
42. Global Alliance for Care of the Injured. GACI n.d. http: //www.who.int/emergencycare/gaci/en/.
43. Coalición Intersocietaria para la Certificación Profesional y la Categorización y Acreditación Institucional en Trauma, Emergencia y Desastre (CICCATED) [Coordinador Acad. Jorge Neira]. Categorización de Centros para la Atención del Paciente Traumatizado en la República Argentina. Bases para la implementación de un Programa Institucional. Buenos Aires: Academia Nacional de Medicina; 2011.
44. IAP Health - A call for action to declare trauma as a disease n.d.
45. Fundación Trauma n.d. https://fundaciontrauma.org.ar/ (accessed June 17, 2019).

Capítulo 3

Registro de trauma

Ezequiel Monteverde, Jorge Neira

Introducción

Los registros de trauma (RT) son repositorios de datos diseñados para recolectar información sobre la fase aguda de la enfermedad de pacientes lesionados. Los criterios de inclusión en estos sistemas son específicos de cada lugar, aunque el criterio más difundido remite a la Clasificación Internacional de Enfermedades, versión 10 (CIE10) de la OMS. Los dominios de información de los RT incluyen: datos demográficos, circunstancias en las cuales ocurrió el hecho traumático, datos de la atención prehospitalaria, de la primera atención en el servicio de emergencias, pases entre servicios, comorbilidades, descripción de lesiones y variables fisiológicas, procedimientos de monitoreo, diagnóstico y terapéuticos, complicaciones, secuelas y destino al momento del egreso hospitalario.

Los RT actúan como cualquier otro registro que incluya información hospitalaria, en forma paralela al registro de datos en la historia clínica (HC), tanto electrónica como en papel, agregando información más específica que la incluida en la HC. En países de ingresos altos (PIA), los registros institucionales (hospitalarios, sanatoriales, pequeñas clínicas) se integran en un nivel superior para proveer información sobre trauma a nivel regional, estatal o nacional. Algunos ejemplos de estos registros son el National Trauma Data Bank (NTDB) norteamericano, el German National Trauma Registry y el Canadian National Trauma Registry. El ejemplo más exitoso en términos de tamaño es el NTDB, dependiente del American College of Surgeons (ACS) que recibe datos de numerosos estados norteamericanos. Esta base de datos constituye "la mayor agregación de datos reportados hasta la fecha y su utilidad es informar a la comunidad médica, al público y a los decisores una amplia variedad de elementos que caracterizan el estado actual del cuidado del paciente traumatizado". Durante 2015 recibieron información de 747 hospitales (239 Nivel I, 263 Nivel II, 196 Nivel III-IV y 36 pediátricos, niveles I y II). En su reporte anual 2016 informan que la base de datos cuenta con más de 7 millones de registros, habiéndose incorporado 861.888 sólo en 2015.

Conocer el impacto epidemiológico del trauma (a través de registros unificados) les permitió a los PIA implementar programas de prevención adecuados, integradores y fundamentalmente sostenidos en el tiempo, destinados a disminuir el impacto del trauma como problema de salud. Por el contrario, los países de ingresos medios y bajos (PIMB) están muy lejos aún de esta realidad. La falta de jerarquización del trauma como enfermedad y el enfoque monosectorial, no integrador y sobre todo discontinuo, imposibilitan una respuesta necesaria.

Criterios de inclusión

Los criterios de inclusión de los RT varían entre instituciones y es uno de los puntos centrales a tener en cuenta cuando se comparan resultados. Dado que el RT tiene que ser sensible a las necesidades locales y que las mismas suelen tener amplia variabilidad entre regiones, no se requiere que todos los RT tengan los mismos criterios pero sí que estén explicitados. Esto permitirá establecer los filtros necesarios al momento de hacer comparaciones entre diferentes centros o regiones. Un buen ejemplo de estas especificaciones es el diccionario de datos del NTDB.

Usos de los RT

Prevención

A falta de otros recursos, y con la meta en la reducción de la cantidad de pacientes que sufren lesiones, dado que hasta 30-50% de las muertes por trauma ocurren en el lugar (por lo cual quedan por afuera del sistema de salud) los RT son usados habitualmente como una fuente confiable de datos para guiar estrategias de prevención. Dos ejemplos del uso de los RT en este contexto son el registro de trauma de Canadá y el registro de trauma de Wisconsin, que se encuentra íntimamente asociado al plan de trauma del Estado.

Algunas utilidades específicas para trabajar en prevención con datos del RT son: identificar los mecanismos de trauma específicos en la población atendida (CIE10, capítulo XX), identificar la distribución por rangos etarios de la población lesionada, información sobre uso de dispositivos de prevención y datos de geolocalización. Esto permite identificar a los grupos de alto riesgo y fijar las prioridades.

Al revisar los pasos necesarios para la implementación eficiente de un programa de prevención queda claro que contar con información de calidad es un requisito de todas y cada una de las etapas: identificar lesiones prevalentes y población afectada; diseñar estrategias de intervención; desarrollar un plan de implementación; identificar, seleccionar y obtener el compromiso de organizaciones de la comunidad; orientar y entrenar a las organizaciones y a los individuos para implementar el plan; implementar el programa; monitorear la evolución; ajustar, corregir y ampliar el alcance inicial en base a la respuesta. Todo esto en un proceso continuo en el cual cada etapa modifica y determina la siguiente.

Prehospitalario

Los datos más relevantes del RT con respecto al ámbito prehospitalario son los horarios de despacho, llegada, subida al móvil de traslado y arribo al sitio de destino. Los datos del examen clínico son útiles para la definición de triaje apropiado o inapropiado (tanto "sub-triaje" como "sobre-triaje"). Dado que las centrales de gestión de móviles reciben la solicitud de auxilio y necesitan los datos de localización geográfica para poder enviar la unidad, son el sitio ideal para el registro de datos de geolocalización. Las intervenciones en el lugar son habitualmente limitadas y pueden manejarse con un checklist sencillo. Contar con registros de esta actividad permite definir cuáles son las mejores estrategias para cada ámbito.

Uno de los problemas principales en este aspecto es lograr que la información obtenida en el ámbito prehospitalario esté disponible en el hospital. Si bien la interoperabilidad entre sistemas será una estrategia fundamental para el logro de ese resultado, todavía persisten inconvenientes substanciales.

Categorización de pacientes

La categorización de pacientes de acuerdo al riesgo al momento del ingreso al hospital es una de las formas de control de calidad más difundidas. A través de esta estrategia las instituciones pueden evaluar su desempeño en relación a un marco preestablecido. El RT es el lugar donde esta categorización se lleva a cabo. Para más detalle en este tema, consultar capítulo "Categorización de pacientes traumatizados".

Mejora de la calidad

Los RT nacieron como una herramienta para la aplicación y monitoreo de estrategias de mejora de la calidad en trauma (MCT) y seguridad del paciente a nivel de cada centro, convirtiéndose luego en la piedra fundamental de la implementación de sistemas de trauma. Son el insumo básico para llevar a cabo la acreditación, verificación y designación de centros. Los RT jugaron un papel clave en la determinación de la utilidad de los sistemas de trauma al demostrar un descenso en la mortalidad asociado a su implementación. La categorización de los pacientes atendidos de acuerdo con standards es uno de los puntos clave para definir mortalidad potencialmente prevenible y guiar acciones de MCT como ateneos de morbimortalidad y paneles revisores de muertes prevenibles (ver capítulo "Mejora de la Calidad en Trauma"). El RT debe ser capaz de caracterizar el cuidado brindado a cada paciente y de identificar desvíos en el tratamiento esperado para grupos con características comunes. Cuando se agregan los datos de los RT a nivel regional o nacional proveen un marco de referencia con respecto al cual comparar el desempeño de instituciones individuales.

Investigación

Si bien la investigación sobre aspectos específicos del trauma, como nuevas estrategias, procedimientos y drogas requerirán del diseño de protocolos formales y registro de datos en formularios específicos, la investigación epidemiológica y el seguimiento de tendencias en el tiempo encuentra la fuente ideal de datos en los RT. Ejemplos de este uso son poder contar con la incidencia, requerimientos, costos y resultado de la atención de los pacientes lesionados, bruta o estratificada por sexo, edad, nivel de instrucción o características socioeconómicas. Dado que la estandarización del almacenamiento y recuperación de los datos es una característica esencial de los RT, la agregación de los mismos en niveles superiores es un proceso que debería llevarse a cabo sin mayor complejidad, brindando la posibilidad de comparación entre áreas geográficas y entre una parte y el todo.

Una búsqueda en MEDLINE a través de PubMed[1] del término "trauma registry" (texto libre, ya que no existe como MeSH) para los últimos 20 años devuelve 3385 resultados con la distribución en el tiempo que se ve en la Figura 3.1.

Más allá de los aspectos relacionados con la salud pública, los RT proveen otros dos elementos de utilidad: la agregación de datos de grandes cantidades de pacientes (útil para evaluar condiciones poco frecuentes) y un repositorio único donde se registra en forma precisa la severidad de las lesiones, dato sumamente relevante para el ajuste por "case mix" y son el lugar en el cual a partir del cual se generan las hipótesis que luego serán puestas a prueba en investigaciones formales.

Intervenciones clínicas y medición de resultados

Los RT proveen la información más precisa y oportuna para la toma de decisiones en pacientes traumatizados. Si bien la mayor calidad de información sobre intervenciones la siguen dando los ensayos clínicos aleatorizados, los datos provistos por el RT tienen otras fortalezas: reproducibilidad, oportunidad y facilidad de acceso. Por estas razones, son la fuente principal de información durante la revisión de casos. En la actualidad, la posibilidad de integrar la identificación automática de casos clave ("flags") en tiempo real hace que los procesos de revisión sean más ágiles. El proceso de benchmarking permite evaluar el resultado obtenido "ajustado" por las características de los pacientes antes de ser atendidos. En el caso del trauma el ajuste se hace por la severidad de los pacientes, que se traduce (por método TRISS, ver capítulo "Categorización de pacientes traumatizados") en una probabilidad de sobrevida, calculada a nivel individual en base al impacto fisiológico, la severidad de las lesiones y la edad. Esas probabilidades de sobrevida se suman y el resultado se compara con los sobrevivientes reales a través de

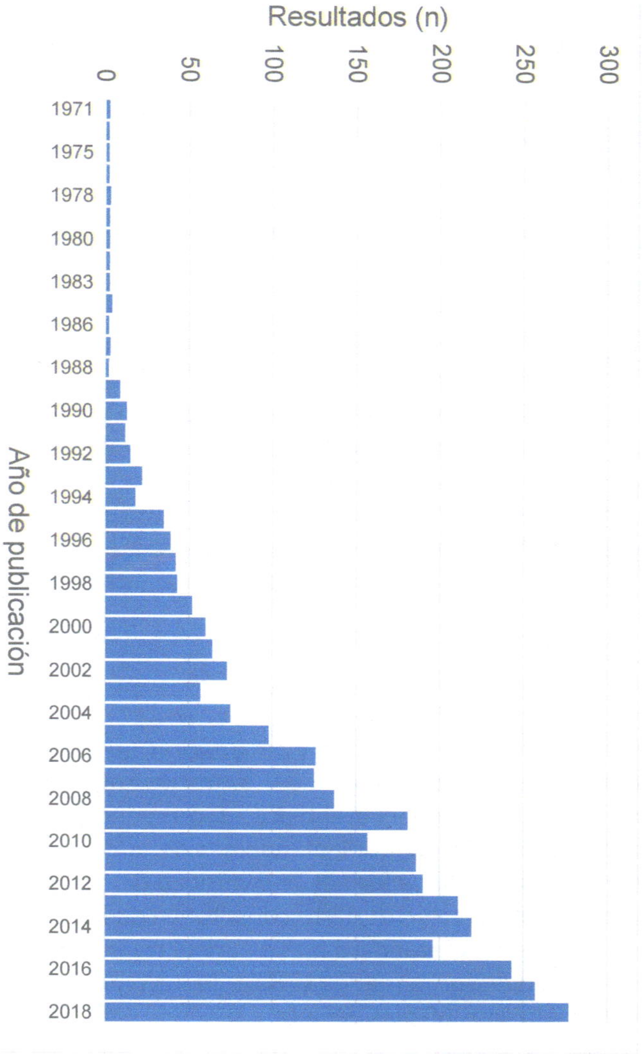

Figura 3.1: Uso de registros de trauma en publicaciones indexadas.

un cociente (observados/esperados) conocido como tasa de sobrevida estandarizada, cuyo resultado esperado es 1 (uno), o sea, igual cantidad de sobrevivientes observados y esperados. El ajuste o estandarización de acuerdo con un marco externo permite la comparación del desempeño entre centros que atienden trauma.

Sistemas de Trauma

Los sistemas de trauma no pueden funcionar en ausencia de datos. Estos datos se registran en el nivel prehospitalario, hospitalario y luego del egreso del hospital, en los centros de rehabilitación. Para que un sistema pueda funcionar correctamente, es fundamental que los datos se compartan a lo largo de todo este espectro, lo cual hasta el momento sigue siendo un desafío. En este punto existe conflicto entre los beneficios que podrían generarse para el conjunto de la población y los derechos de los individuos a la confidencialidad en

1 "Trauma registry"[All fields] AND ("1970/01/01"[PDAT]: "3000/12/31"[PDAT])"

el manejo de su información personal. Los datos relacionados con la salud son considerados datos sensibles por la Ley de Protección de Datos Personales de la República Argentina y su utilización requiere autorización de cada persona.

Atención y seguimiento luego del alta

Hasta 40% de los pacientes que egresan de centros donde recibieron tratamiento en la fase aguda del trauma requieren algún tipo de tratamiento posterior, quedando la documentación de esta fase evolutiva por afuera de la mayoría de los RT. Una excepción a esta regla es el RT del estado de Victoria, Australia, en el cual se registran las evaluaciones de independencia funcional hasta 6 meses luego del egreso hospitalario.

Requerimientos para el proceso de Designación y Verificación

Los procesos de verificación y designación, tal como los diseñó y aplica el ACS, incluyen la documentación de cantidad de pacientes atendidos, desempeño y resultados en forma longitudinal, además de la demostración de un programa formal de seguridad del paciente. Esta documentación es parte constitutiva de los RT. En este contexto, el standard fijado para el registro de los casos es que por lo menos el 80% de los egresos esté registrado a los 60 días del alta.

Creación de un Registro de Trauma

El diseño, desarrollo e implementación de un RT, como el de todo sistema de información, requiere dedicación y compromiso significativos de un equipo de trabajo multidisciplinario. Tanto si se decide encarar un desarrollo desde cero como si se opta por un producto comercial disponible en el mercado (comúnmente llamados "enlatados") se requiere de un relevamiento exhaustivo previo de los procesos de trabajo institucionales para minimizar la distancia entre éstos y su representación en el sistema. El RT deberá ser lo suficientemente robusto como para soportar la carga de standards de codificación (AIS, CIE10, SNOMED CT®, CPS) y el cálculo de índices (índice de trauma revisado –RTS–, índice de trauma pediátrico –ITP–, índice de severidad lesional –ISS–, nuevo índice de severidad lesional –NISS–, índice de trauma y severidad lesional –TRISS–, índice de severidad lesional derivado de la CIE –ICISS–, índice de Charlson, índice de Barthel) y lo suficientemente flexible como para permitir la incorporación de nuevos campos y cálculos sin requerir modificaciones profundas en la programación. Un requerimiento de los últimos diez años es la necesidad de que, más allá de compartir los standards de codificación (interoperabilidad semántica) los sistemas tengan interoperabilidad sintáctica, para lo cual el uso de standards de mensajería, como HL7, son mandatorios. En ese sentido, el NTDB trabajó junto a la asociación HL7 Internacional para definir el standard de intercambio en RT, que se encuentra disponible online.

Confidencialidad

Los hospitales tienen la obligación de asegurar la confidencialidad de los datos que registran de los pacientes atendidos. La Ley de Protección de Datos Personales de la Argentina (25.326) establece que los datos sensibles son aquellos que revelan origen racial y étnico, opiniones políticas, convicciones religiosas, filosóficas o morales, afiliación sindical e información referente a la salud o a la vida sexual. Dado que los datos de salud se encuentran comprendidos en el espectro de esta ley, deben ser tratados de acuerdo con las recomendaciones que de ahí surgen. La ley es enfática en relación a que "el tratamiento de datos personales es ilícito cuando el titular no hubiere prestado su consentimiento libre, expreso e informado, el que deberá constar por escrito, o por otro medio que permita se le equipare, de acuerdo a las circunstancias". Por otro lado, también establece que el consentimiento informado no será exigible cuando "se trate de datos personales relativos a la salud, y sea necesario por razones de salud pública, de emergencia o para la realización de estudios epidemiológicos, en tanto se preserve la identidad de los titulares de los datos mediante mecanismos de disociación adecuados" y "se hubiera aplicado un procedimiento de disociación de la información, de modo que los titulares de los datos sean inidentificables". Si bien estos considerandos exceptúan a los RT de la obligatoriedad de solicitud del consentimiento informado si se disocian los datos sensibles de los datos de identificación personal, es preciso establecer adentro de las instituciones los mecanismos necesarios para que la confidencialidad sea protegida en todos los niveles (asistencial, administrativo y legal). Sólo aquellos usuarios con un propósito claro deberían acceder a los datos de los pacientes, y en estos casos los usuarios deberían comprometerse a preservar la confidencialidad por medio de la firma de un acuerdo específico con la institución.

Recolección de Datos

La recolección de los datos que formarán parte del RT es el primero de los hitos fundamentales en la adquisición de información confiable. Sin un relevamiento preciso, oportuno y completo de la HC del paciente, los datos incluidos en el RT no tendrán la calidad requerida para sacar conclusiones de valor.

Los datos pueden incorporarse al RT directamente desde una HC electrónica a través de reglas predefinidas de mensajería entre sistemas de información, pueden pasarse manualmente entre los mismos o bien pueden recolectarse en forma primaria para el RT. Cada una de estas estrategias tiene fortalezas y debilidades y la modalidad que se use dependerá de un relevamiento minucioso de los procesos de trabajo institucionales, con la recolección completa de datos nuevos en un extremo (relevamiento primario) y la obtención completa desde una fuente externa, en el otro (relevamiento secundario). El proceso de recolección de datos ideal incluye la mejor calidad (datos precisos, válidos, consistentes, oportunos, completos, accesibles y granulares, Tabla 3.1) y el menor costo posible (eliminación de la redundancia, personal mínimo, procesos simples). Teniendo en cuenta estas premisas, y en relación con las características propias de cada institución, deberá definirse la cantidad y especificidad de los datos a recolectar, teniendo en mente que la recolección de datos no debería consumir recursos a menos que se los use para la acción, para controlar una enfermedad.

Validación y Calidad de los Datos

La información que se extraiga de un RT será tan válida como la calidad de los datos que se hayan ingresado. Como suele decirse de cualquier sistema de información: "si basura es lo que entra, basura saldrá". Un buen RT, como cualquier otro sistema de información deberá contar con restricciones para el ingreso de datos inválidos (más allá de los límites definidos) y de datos incompatibles (entre fechas, de códigos diagnósticos con rangos etarios o sexo). También tendrá que contar con revisiones automáticas periódicas que busquen incompatibilidades precisas (registro de un procedimiento quirúrgico y ausencia de pase por quirófano, lesiones asociadas a deterioro fisiológico y registro de signos vitales normales) y filtros de auditoría incumplidos (tiempo puerta-quirófano en hematoma extradural superior a 4 horas, tiempo puerta-tomógrafo en paciente con traumatismo de cráneo grave superior a 1 hora, egreso del servicio de Emergencias en traumatismo de cráneo grave sin vía aérea asegurada). Resulta útil también la revisión comparativa periódica de reportes de casos extraídos del RT contra las fuentes de datos más genéricas incluidas en la HC (parte quirúrgico, informe de tomografía computada, registro de la atención en el servicio de Emergencias).

Registros de Trauma y Bases de Datos de Trauma

Los RT comienzan su historia en la década de 1970 en Estados Unidos con el desarrollo del RT de Illinois, al que se le suman una decena más en la misma década, y especialmente luego de la publicación del estudio mayor de resultados en trauma (MTOS). El ACS desarrolló el registro NTRACS®, que sostuvo como registro oficial hasta 2005, cuando pasó a formar parte de una empresa de desarrollo de software. En forma paralela, el NTDB definió el standard de mensajería bajo el cual recibir los archivos de los centros que voluntariamente decidieran participar de la base de datos nacional. En la actualidad, una búsqueda en la web muestra que existen varios productos comerciales disponibles: Collector®, TraumaBase®, Trauma 1®, NTRACS®. Todos ellos cumplen con el requisito de generar un archivo por cada caso enviado con determinadas características para que el NTDB pueda leerlo sin errores. De esta manera, el NTDB valida los envíos de cada centro en cuatro pasos sucesivos: (1) formato o esquema: archivo. xml no válido, no estructurado de acuerdo con las reglas; (2) criterios de inclusión o valores críticos para el análisis: auditoría dirigida a la evaluación de los códigos CIE10 de inclusión y a la identificación de campos críticos con valores nulos; (3) validación lógica mayor: control de consistencia de datos habitualmente usados para reportes, tales como fecha de arribo, fecha de egreso hospitalario o condición clínica en el departamento de Emergencias; (4) validación lógica menor:

Precisión	Exacto, dice lo que quiere decir y no otra cosa.
Validez	Se presenta dentro de los límites prefijados.
Consistencia	Invariante, debe sostener el criterio de cuantificación/clasificación en sucesivas consultas.
Oportunidad	Presente en el momento que se lo requiere, recolectado en el momento que se presenta.
Completitud	La ausencia de datos clave obliga a inferir en lugar de relevar, incrementando el error.
Accesibilidad	En ausencia de acceso, el relevamiento es inviable.
Granularidad	El nivel de detalle en el cual se releva y reporta un dato es fundamental para su interpretación.

Tabla 3.1: Características que definen la calidad de los datos

campos de menor jerarquía. Todo archivo con errores de clase 1 ó 2 son rechazados y deben analizarse antes de ser reenviados.

En 2015 la alianza global para el cuidado de los lesionados (Global Alliance for the Care of the Injured, GACI) propuso el paquete mínimo de datos que debería formar parte de cualquier registro, apuntando a lograr una homogeneidad mayor entre desarrollos individuales. Estos datos se dividieron en elementos centrales y opcionales (Tabla 3.2).

De esta manera, se fijan los criterios y requerimientos para una agregación de datos consistente, pero sin perder el valor de los desarrollos específicos, que permiten un abordaje más dirigido de los problemas locales.

¿Qué pasa cuando no hay registros de trauma?

La ausencia de datos epidemiológicos locales sobre los traumatismos como causa de muerte y discapacidad, la diferencia entre los datos provenientes de distintas fuentes (incluso cuando son generados por una misma repartición), la falta de denominaciones y codificaciones comunes consensuadas por equipos técnicos de los sectores involucrados, el subregistro de datos por parte de los encargados de informar a las entidades oficiales y la no obligatoriedad en la denuncia de los traumatismos imposibilitan el logro de un adecuado diagnóstico de la situación y en consecuencia, la planificación de estrategias de acción acordes.

El desarrollo de un sistema eficiente de atención al traumatizado debe estar respaldado por sistemas de información interoperables no sólo entre áreas de

Elementos centrales	Demográficos	Identificación del hospital
		Identificación del caso: código interno, no usar datos de identificación personal.
		Lugar de residencia
		Edad
		Sexo
	Evento	Fecha y hora del hecho
		Lugar: codificar por CIE10, capítulo XX (ver anexo)
		Actividad: codificar por CIE10, capítulo XX (ver anexo)
		Intencionalidad: codificar por CIE10, capítulo XX (ver anexo)
		Mecanismo: codificar por CIE10, capítulo XX (ver anexo)
	Procesos	Fecha y hora de ingreso al hospital
		Forma de transporte (ver anexo)
		Traslado desde otro centro
		Condición de egreso del servicio de Emergencias (vivo/muerto)
		Lugar de egreso del servicio de Emergencias (ver anexo)
		Fecha y hora de egreso del servicio de Emergencias
	Severidad	Región
		Naturaleza
		Severidad
		Descripción
		Signos de vida
		Frecuencia cardíaca (FC)
		Frecuencia respiratoria (FR)
		Tensión arterial sistólica (TAS)
		Puntaje en la escala de coma de Glasgow (ECG)
		Calificador de la FR
		Calificador de la ECG
	Resultados	Fecha y hora de egreso del hospital
		Condición de egreso del hospital
Elementos opcionales	Evento	Indicador de consumo de alcohol
		Indicador de consumo de drogas
		Codificación de causas externas (CIE10, capítulo XX)
	Procesos	Cantidad de camas hospitalarias
		Fecha y hora de ingreso a la unidad de cuidados intensivos (UCI)
		Fecha y hora de egreso de la UCI
		Fecha y hora de inicio de la asistencia ventilatoria mecánica (AVM)
		Fecha y hora de finalización de la AVM
		Procedimiento
		Fecha y hora de procedimiento
	Severidad	Codificación de lesiones por escala abreviada (AIS)
		Codificación de lesiones por CIE10
		Comorbilidades
	Resultado	Complicaciones

Tabla 3.2: Paquete mínimo de datos definidos por el GACI.

apoyo sino también con otras estructuras, para lo cual es necesario:

1. Crear un Registro Nacional de Trauma, tomando como base los registros locales y regionales (jurisdiccionales).
2. Informatizar los Departamentos de Urgencia de los hospitales de referencia para la recepción de pacientes traumatizados, con un mismo nivel tecnológico que permita trabajar en red y sirva para el enlace con registros de otras áreas.
3. Diseñar un modelo informático que vincule el nivel Central con los niveles prehospitalarios y hospitalarios, tanto de hospitales de referencia como de hospitales de apoyo.
4. Proyectar un enlace de registros de salud con otras fuentes, como policía y bomberos.

Registro de Trauma. Experiencia Argentina

Desde 2010, en el marco de un programa desarrollado por una organización no gubernamental sin fines de lucro, la Fundación Trauma administra un RT en 14 hospitales de la provincia de Buenos Aires (PBA) y 3 sistemas de emergencias prehospitalarios. El RT se implementó luego de la firma de un convenio con el Ministerio de Salud de la PBA, cuyo involucramiento activo en las actividades del programa es uno de los factores claves de la exitosa experiencia. La selección de las instituciones, en ausencia de una categorización oficial, estuvo a cargo del Ministerio de Salud, luego de lo cual hubieron de firmarse convenios específicos entre los hospitales y la Fundación.

El equipo del Programa se compone de un grupo central y un equipo en cada uno de los ámbitos de aplicación, formado por un médico, un enfermero, un trabajador social y un registrador (con perfil administrativo), encargados de transmitir los fundamentos y aspectos operativos al interior de la institución. Dado que la casi totalidad de los hospitales funciona con HC en papel, el equipo del Programa trabajó con las autoridades de cada hospital para adaptar su HC de Emergencias, transformándola en un formulario de registro de datos que pudiera cumplir con las funciones habituales de la HC (registro clínico y documento legal) y de etapa intermedia para el ingreso de datos en el RT. El RT es una aplicación web que cumple con los requerimientos habituales de estos desarrollos: incluye hechos que cumplen la definición de trauma de la OMS (ver capítulo correspondiente) y que permanecen en la institución más de 23 horas, a menos que se deriven a otra institución, fallezcan o egresen sin alta médica antes de ese momento; los datos se ingresan en campos estructurados; incluye sistemas de codificación standard: CIE10, AIS versión 2005 (actualización 2008), ISS, NISS, ITP, TSR, TRISS, GOS y escalas de independencia funcional; registra procedimientos diagnósticos, terapéuticos y de monitoreo, como así también interconsultas, complicaciones y secuelas; incluye alertas y los filtros de auditoría propuestos por la Organización Mundial de la Salud; protege los datos sensibles de los pacientes, disociándolos de los datos de salud; usa datos de la HC, único documento considerado válido para este propósito.

Hasta la fecha, el RT incluye datos de más de 35.000 hechos en los hospitales, más de 20.000 auxilios en el ámbito prehospitalario y sirvió para evaluar nuevas definiciones en trauma, caracterizar el perfil de complicaciones en esta población e identificar patrones selectivos de pérdida de datos.

Anexo

Definiciones a tener en cuenta para la incorporación de datos a un registro de trauma

Elementos centrales

Lugar del trauma	
1	Domicilio (incluyendo jardín, patio y pileta)
2	Institución residencial
3	Área de servicios médicos
4	Calle, autopista, ruta
5	Vías o estación de ferrocarril
6	Área de negocios o servicios
7	Área industrial o de construcción
8	Granja o área de producción primaria
9	Mar, lago, río, represa, pozo
10	Área de deportes y atletismo
11	Área escolar
12	Área administrativa pública
13	Tierra abierta, playa, bosque, desierto
77	Otro
99	Se desconoce

Código de actividad	
1	Trabajo remunerado, incluyendo viajes
2	Otros trabajos (no remunerados), incl. educación y tareas domésticas
3	Deportes, incl. deportes escolares
4	Ocio/juego
5	Viajes, no especificados de otra manera
6	Actividades vitales, incl. descanso, sueño, alimentación, higiene
77	Otros
99	Se desconoce

Intencionalidad	
1	No intencional
2	Intencional: autoagresión o suicidio
3	Intencional: agresión interpersonal u homicidio
4	Intervención legal u operación de guerra
5	No determinado
99	Se desconoce

Mecanismo lesional	
1	Colisiones vehiculares
2	Otras lesiones al transporte
3	Mecanismo contuso (golpe por una persona, animal u objeto)
4	Caída
5	Mecanismo penetrante (corte, cuchillada)
6	Mecanismo puntual (mordedura de animal)
7	Ahogamiento, sumersión
8	Quemaduras (humo, fuego, llamas)
9	Quemaduras (contacto con calor, escaldadura)
10	Envenenamiento
11	Asfixia, ahogamiento, ahorcamiento.
12	Electrocución
13	Disparo de arma de fuego
14	Explosión
15	Envenenamiento (animal, planta)
77	Otros
99	Se desconoce

Modo de arribo al hospital	
1	A pie
2	Bicicleta
3	Motocicleta
4	Vehículo a motor de 3 ruedas
5	Taxi
6	Transporte público
7	Automóvil personal
8	Ambulancia terrestre
9	Helicóptero sanitario
10	Avión sanitario
11	Policía
77	Otro
99	Desconocido

Destino al egreso del servicio de Emergencias	
1	Sala de internación
2	Domicilio
3	Egreso sin alta médica
4	Quirófano
5	UCI
6	Muerto antes de llegar
7	Muerto en el servicio de Emergencias
8	Trasladado a otro hospital
77	Otro
99	Se desconoce

Localización de la lesión	
1	Cabeza o cuello
2	Cara
3	Tórax
4	Abdomen y pelvis
5	Extremidades y pelvis ósea
6	Externo (piel y anexos)
99	Se desconoce

Tipo de lesión	
1	Contusión o abrasión
2	Torcedura
3	Laceración superficial
4	Laceración profunda
5	Avulsión o amputación
6	Fractura cerrada
7	Fractura abierta
8	Luxación
9	Quemadura
10	Concusión
11	Lesión multiorgánica
12	Hemorragia
13	Neumotórax
77	Otro
99	Se desconoce

Severidad de la lesión	
1	Menor
2	Moderada
3	Seria
4	Severa
5	Crítica
6	Máxima (intratable)
99	Se desconoce

Signos de vida	
1	Ingreso sin signos de vida
2	Ingreso con signos de vida
77	Otro
99	Se desconoce

Calificador de la frecuencia respiratoria	
1	FR sin asistencia
2	FR con asistencia
99	Se desconoce

Calificador de la escala de coma de Glasgow	
1	Paciente sedado o con bloqueo neuromuscular
2	Obstrucción ocular
3	Paciente intubado
4	ECG válida: paciente no intubado, no sedado ni con obstrucción ocular
99	Se desconoce

Destino al egreso hospitalario	
1	Domicilio
2	Egreso sin alta médica
3	Muerto en el hospital
4	Trasladado a otro hospital
77	Otro
99	Se desconoce

Opcionales

Indicador de uso de alcohol y drogas	
1	No (no testeado)
2	No (confirmado por test)
3	Sí (confirmado por test, trazas detectables)
4	Sí (por encima de los límites legalmente aceptables)
99	99 Se desconoce / No registrado

Procedimientos hospitalarios	
0	Ningún procedimiento (no aplicable)
1	Oxígeno
2	Collar cervical
3	Intubación endotraqueal
4	RCP
5	Tubo torácico
6	Cristaloide intravenoso
7	Hemocomponentes, hemoderivados
8	Fijación externa
9	Fijación interna
10	Amputación
11	Laparotomía
12	Toracotomía
13	Craneotomía
14	Radiografía de tórax
15	Radiografía de pelvis
16	FAST
17	TC cerebro
77	Otros
99	Se desconoce

Comorbilidades	
0	Ninguna (no aplicable)
1	Otra
2	Alcoholismo
3	Ascitis dentro de 30 días
4	Trastornos hemorragíparos
5	En tratamiento con quimioterapia
6	Anomalías congénitas
7	Insuficiencia cardíaca congestiva
8	Fumador actual
9	Insuficiencia renal crónica
10	Accidente cerebrovascular (ACV), déficit neurológico residual
11	Diabetes mellitus
12	Cáncer diseminado
13	Limitación del esfuerzo terapéutico
14	Várices esofágicas
15	Dependencia funcional
16	Dolor torácico dentro de los 30 días
17	Antecedentes de infarto de miocardio
18	Antecedentes de enfermedad vascular periférica
19	Hipertensión bajo tratamiento
21	Prematurez
22	Obesidad
23	Enfermedad respiratoria
24	Uso de esteroides
25	Cirrosis
26	Demencia
27	Enfermedad psiquiátrica mayor
28	Uso o dependencia de drogas
29	PCR prehospitalario con RCP por un profesional de la salud
99	Se desconoce

Complicaciones	
0	No aplicable
1	Otras
4	Lesión renal aguda
5	Lesión pulmonar aguda (SDRA)
8	PCR con RCP por un profesional de la salud
11	Lesión por presión
12	Infección profunda del sitio quirúrgico
13	Síndrome de abstinencia de drogas o alcohol
14	Trombosis venosa profunda, tromboflebitis
15	Síndrome compartimental de extremidad
16	Fallo de injerto, colgajo o prótesis
18	Infarto de miocardio
19	Infección del espacio quirúrgico o del órgano operado
20	Neumonia
21	Embolia pulmonar
22	Accidente cerebrovascular
23	Infección superficial del sitio quirúrgico
25	Intubación no planificada
27	Infección urinaria
28	Infección asociada a catéter venoso central
29	Osteomielitis
30	Retorno no planificado al quirófano
31	Retorno no planificado a la UCI
32	Sepsis severa

Bibliografía

1. World Health Organization. International Classification of Diseases [Internet]. Available from: http://www.who.int/classifications/icd/en/
2. Annual Call for Data: National Trauma Data Bank (NTDB) [Internet]. American College of Surgeons. [cited 2019 Jun 13]. Available from: https://www.facs.org/quality-programs/trauma/tqp/center-programs/ntdb
3. TR-DGU Startseite EN - AUC [Internet]. [cited 2019 Jun 13]. Available from: http://www.traumaregister-dgu.de/index.php?id=144
4. National Trauma Registry Metadata | CIHI [Internet]. [cited 2019 Jun 13]. Available from: https://www.cihi.ca/en/national-trauma-registry-metadata
5. National Trauma Data Bank [Ed. Chang MC). NTDB Annual Report 2016 [Internet]. American College of Surgeons; 2016 [cited 2018 Dec 17]. Available from: https://www.facs.org/~/media/files/quality%20programs/trauma/ntdb/ntdb%20annual%20report%202016.ashx
6. NTDS 2019 Data Dictionary [Internet]. American College of Surgeons. [cited 2019 Jun 13]. Available from: https://www.facs.org/quality-programs/trauma/tqp/center-programs/ntdb/ntds/data-dictionary
7. Wisconsin Trauma Care Registry [Internet]. Wisconsin Department of Health Services. 2014 [cited 2019 Jun 13]. Available from: https://www.dhs.wisconsin.gov/trauma/registry.htm
8. RTAC Objectives [Internet]. [cited 2019 Jun 13]. Available from: http://www.newrtac.org/regional-trauma-plan.html
9. Peden M, Oyegbite K, Ozanne-Smith J, Hyder AA, Branche C, Rahman AF, et al., editors. World Report on Child Injury Prevention [Internet]. Geneva: World Health Organization; 2008. (WHO Guidelines Approved by the Guidelines Review Committee). Available from: http://www.ncbi.nlm.nih.gov/books/NBK310641/
10. Patel A, Krebs E, Andrade L, Rulisa S, Vissoci JRN, Staton CA. The epidemiology of road traffic injury hotspots in Kigali, Rwanda from police data. BMC Public Health [Internet]. 2016 Aug 2 [cited 2019 Jun 13];16. Available from: https://www.ncbi.nlm.nih.gov/pmc/articles/PMC4971670/
11. Rossi A, Pappalardo L, Cintia P, Iaia FM, Fernàndez J, Medina D. Effective injury forecasting in soccer with GPS training data and machine learning. Sampaio J, editor. PLOS ONE. 2018 Jul 25;13(7):e0201264.
12. Hoff JJ, Carroll G, Hong R. Presence of undertriaje and overtriaje in simple triaje and rapid treatment. Am J Disaster Med. 2017;12(3):147–54.
13. Voskens FJ, van Rein EAJ, van der Sluijs R, Houwert RM, Lichtveld RA, Verleisdonk EJ, et al. Accuracy of Prehospital Triaje in Selecting Severely Injured Trauma Patients. JAMA Surg. 2018 Apr 1;153(4):322–7.
14. Carroll G, Levy K, Pescatore R, Hong R. Examination of EMS Decision Making in Determining Suitability of Patient Diversion to Urgent Care Centers. Healthcare. 2019 Mar;7(1):24.
15. Weinlich M, Kurz P, Blau MB, Walcher F, Piatek S. Significant acceleration of emergency response using smartphone geolocation data and a worldwide emergency call support system. Kou YR, editor. PLOS ONE. 2018 May 23;13(5):e0196336.
16. Smith RM, Conn AKT. Prehospital care - scoop and run or stay and play? Injury. 2009 Nov;40 Suppl 4:S23-26.
17. Shelton D, Sinclair P. Availability of ambulance patient care reports in the emergency department. BMJ Qual Improv Rep. 2016;5(1).
18. American College of Surgeons, Committee on Trauma. Resources for optimal care of the injured patient. Chicago, Ill.: American College of Surgeons, Committee on Trauma; 2014.
19. MacKenzie EJ, Rivara FP, Jurkovich GJ, Nathens AB, Frey KP, Egleston BL, et al. A national evaluation of the effect of trauma-center care on mortality. N Engl J Med. 2006 Jan 26;354(4):366–78.
20. Sampalis JS, Lavoie A, Boukas S, Tamim H, Nikolis A, Fréchette P, et al. Trauma center designation: initial impact on trauma-related mortality. J Trauma. 1995 Aug;39(2):232-7; discussion 237-239.
21. Moran CG, Lecky F, Bouamra O, Lawrence T, Edwards A, Woodford M, et al. Changing the System - Major Trauma Patients and Their Outcomes in the NHS (England) 2008–17. EClinicalMedicine. 2018 Aug 1;2:13–21.
22. Mock C, Juillard C, Brundage S, Goosen J. Guidelines for trauma quality improvement programmes. Geneva: World Health Organization; 2009.
23. Pollock, Daniel A. Trauma Registries and Public Health Surveillance of Injuries. Available from: https://www.cdc.gov/nchs/data/ice/ice95v1/c11.pdf
24. Mehmood A, Hung YW, He H, Ali S, Bachani AM. Performance of injury severity measures in trauma research: a literature review and validation analysis of studies from low-income and middle-income countries. BMJ Open. 2019 Jan 1;9(1):e023161.
25. Zehtabchi S, Nishijima DK, McKay MP, Clay Mann N. Trauma Registries: History, Logistics, Limitations, and Contributions to Emergency Medicine Research: TRAUMA REGISTRIES. Acad Emerg Med. 2011 Jun;18(6):637–43.
26. Pollock DA. Summary of the discussion: trauma registry data and TRISS evidence. J Trauma. 1999 Sep;47(3 Suppl):S56-58.
27. Sanddal ND, Sanddal TL, Mann CN. The Impact of Challenges in Data Linkage between Prehospital and Hospital Trauma Registries. 2017;1(1):2.
28. Copes WS, Stark MM, Lawnick MM, Tepper S, Wilkerson D, DeJong G, et al. Linking data from national trauma and rehabilitation registries. J Trauma. 1996 Mar;40(3):428–36.
29. Agencia de Acceso a la Información Pública. Protección de Datos Personales [Internet]. Available from: https://www.argentina.gob.ar/aaip/datospersonales
30. Monash University: Victorian State Trauma Outcome Registry and Monitoring Group. Victorian State Trauma System and Registry Annual report. 1 July 2016 to 30 June 2017 [Internet]. State of Victoria; 2018. Available from: www.health.vic.gov.au/trauma
31. Cameron PA, Gabbe BJ, McNeil JJ, Finch CF, Smith KL, Cooper DJ, et al. The trauma registry as a statewide quality improvement tool. J Trauma. 2005 Dec;59(6):1469–76.
32. Kondo Y, Abe T, Kohshi K, Tokuda Y, Cook EF, Kukita I. Revised trauma scoring system to predict in-hospital mortality in the emergency department: Glasgow Coma Scale, Age, and Systolic Blood Pressure score. Crit Care Lond Engl. 2011 Aug 10;15(4):R191.
33. Tepas JJ, Ramenofsky ML, Mollitt DL, Gans BM, DiScala C. The Pediatric Trauma Score as a predictor of injury severity: an objective assessment. J Trauma. 1988 Apr;28(4):425–9.
34. Semmlow JL, Cone R. Utility of the injury severity score: a confirmation. Health Serv Res. 1976;11(1):45–52.
35. Samin OA, Civil ID. The New Injury Severity Score Versus the Injury Severity Score in Predicting Patient Outcome: A Comparative Evaluation on Trauma Service Patients of the Auckland Hospital. Annu Proc Assoc Adv Automot Med. 1999;43:1–15.
36. Osler T, Rutledge R, Deis J, Bedrick E. ICISS: an international classification of disease-9 based injury severity score. J Trauma. 1996 Sep;41(3):380–6; discussion 386-388.
37. Gabbe BJ, Magtengaard K, Hannaford AP, Cameron PA. Is the Charlson Comorbidity Index useful for predicting trauma outcomes? Acad Emerg Med Off J Soc Acad Emerg Med. 2005 Apr;12(4):318–21.
38. Houlden H, Edwards M, McNeil J, Greenwood R. Use of the Barthel Index and the Functional Independence Measure during early inpatient rehabilitation after single incident brain injury. Clin Rehabil. 2006 Feb;20(2):153–9.
39. HL7 Standards Product Brief - HL7 CDA® R2 Implementation Guide: Trauma Registry Data Submission, Release 2 - US Realm | HL7 International [Internet]. [cited 2019 Jun 17]. Available from: https://www.hl7.org/implement/standards/product_brief.cfm?product_id=488
40. Ministerio de Justicia y Derechos Humanos. Ley 25.326. Protección de los Datos Personales [Internet]. [cited 2019 Jun 17]. Available from: http://servicios.infoleg.gob.ar/infolegInternet/anexos/60000-64999/64790/norma.htm
41. FOEGE, Hogan RC, Newton LH. Surveillance Projects for Selected Diseases. Int J Epidemiol. 1976 Mar 1;5(1):29–37.
42. Nwomeh BC, Lowell W, Kable R, Haley K, Ameh EA. History and development of trauma registry: lessons from developed to developing countries. World J Emerg Surg. 2006 Oct 31;1:32.
43. Champion HR, Copes WS, Sacco WJ, Lawnick MM, Keast SL, Bain LW, et al. The Major Trauma Outcome Study: establishing national norms for trauma care. J Trauma. 1990 Nov;30(11):1356–65.
44. O'Reilly GM, Gabbe B, Cameron PA. Trauma registry methodology: a survey of trauma registry custodians to determine current approaches. Injury. 2015 Feb;46(2):201–6.
45. WHO | WHO Global Alliance for Care of the Injured (GACI) [Internet]. WHO. [cited 2019 Jun 17]. Available from: http://www.who.int/emergencycare/gaci/en/
46. Fundación Trauma [Internet]. [cited 2019 Jun 17]. Available from: https://fundaciontrauma.org.ar/
47. WHO | Guidelines for trauma quality improvement programmes [Internet]. WHO. [cited 2019 Jun 17]. Available from: http://www.who.int/emergencycare/trauma/essential-care/guidelines/en/

48. Monteverde E, Bosque L, Lartigue B, Macia E, Barbaro C, Ortiz C, et al. Evaluación de la Nueva Definición de Politrauma en una Cohorte de Pacientes de 10 Hospitales Argentinos. Ivatury RR, editor. Panam J Trauma Crit Care Emerg Surg. 2017;6(3):182-9.

49. Monteverde E, Bosque L, Lartigue B, Maciá E, Barbaro C, Ortiz C, et al. Perfil de Complicaciones Tempranas en la Atención del Paciente Traumatizado. Ivatury RR, editor. Panam J Trauma Crit Care Emerg Surg. 2015;4:165-71.

50. Monteverde E, Bosque L, Maciá E, Lartigue B, Barbaro C, Ortiz C, et al. Análisis del Patrón de Pérdida de Datos en Variables Fisiológicas al Ingreso Hospitalario. Ivatury RR, editor. Panam J Trauma Crit Care Emerg Surg. 2016;5(3):126-33.

Capítulo 4

Categorización del trauma y acreditación de centros

David Hoyt, Julia McMurray, Catherine Grant

Introducción

El Colegio Americano de Cirujanos (American College of Surgeons - ACS) tiene una extensa historia de trabajo en mejorar la atención quirúrgica de los pacientes. Se estableció en 1913 y se basó en los valores principales de mejorar la atención del paciente quirúrgico y fortalecer la educación de los cirujanos. El ACS ha sido líder en programas nacionales e internacionales para mejorar la calidad de la atención en hospitales y, más notablemente, en trauma, cáncer y atención quirúrgica. Este compromiso con la calidad se ilustra en las múltiples iniciativas desarrolladas que incluyen:

- 1917: Creación de los Estándares Mínimos para Hospitales, un programa conocidos ahora como Comisión Conjunta (Joint Commission).
- 1922: Establecimiento de la Comisión de Cáncer (CoC).
- 1950: Desarrollo del Comité de Trauma (COT).
- 1998: Lanzamiento del Grupo de Oncología del American College of Surgeons para conducir ensayos clínicos quirúrgicos en atención de cáncer.
- 2004: Expansión y distribución del Programa Nacional de Mejora de la Calidad Quirúrgica del ACS (National Surgical Quality Improvement Program - ACS NSQIP®), para el sector privado.
- 2005: Establecimiento de los programas de credencialización, incluyendo el Programa Nacional de Acreditación para Cáncer de Mama (NAPBC); otro sobre cirugía bariátrica, inicialmente denominado Red de Centros de Cirugía Bariátrica del ACS (Bariatric Surgery Center Network - BSCN) y ahora conocido como Programa de Mejora de la Calidad y Acreditación en Cirugía Metabólica y Bariátrica (Metabolic and Bariatric Surgery Accreditation and Quality Improvement Program -MBSAQIP) que es conducido en forma conjunta por el ACS y la Sociedad Americana de Cirugía Bariátrica y Metabólica (American Society for Metabolic and the Bariatric Surgery - ASMBS).

Las iniciativas previamente mencionadas han sido reconocidas como ejemplos de mejora de la atención quirúrgica. Los pacientes pediátricos tienen necesidades y consideraciones particulares en cuanto a recursos y estructura organizativa. Más de cinco millones de bebés y niños requieren un procedimiento quirúrgico por año en los EE. UU. El procedimiento quirúrgico varía desde procedimientos simples a muy complejos. Los resultados están influidos por múltiples factores de riesgo, incluyendo la edad, las comorbilidades médicas y las comorbilidades quirúrgicas. Los recursos apropiados son vitales para la atención de los bebés y niños que requieren procedimientos quirúrgicos ya que el potencial de complicaciones quirúrgicas es algo esperado debido al gran volumen quirúrgico. Debe contarse con entrenamiento óptimo en anestesia, manejo de vía aérea y cuidados críticos pediátricos.

Mayor cantidad de niños fallecen por trauma que de todas las otras causas combinadas. Para los niños traumatizados que sobreviven, puede aparecer una discapacidad y convertirse en un problema a lo largo de su vida, que requiere atención a largo plazo y un incremento en la carga financiera para la sociedad. Los centros de trauma deben contar con recursos especiales para la atención efectiva de los niños traumatizados. Todos los sistemas de trauma deben planificar e implementar políticas que aseguren que las necesidades particulares de los niños traumatizados sean cubiertas. Los niños traumatizados más comúnmente fallecen o quedan discapacitados por lesiones del sistema nervioso central, independientemente de la edad. La atención ideal de una población requiere un sistema planificado de atención pediátrica en servicios quirúrgicos así como muchos pacientes traumatizados pediátricos tienen necesidades particulares para las cuales la atención óptima es la provista por un hospital pediátrico especializado con experiencia en atención pediátrica y de trauma. El riesgo anestésico es el riesgo perioperatorio de neonatos y bebés que disminuye cuando los miembros del equipo tienen tratamiento pediátrico especializado. En Octubre de 2013, la Junta Americana de Anestesiología (American Board of Anesthesiology) estableció una certificación de calificación agregada en anestesiología pediátrica. La atención apropiada de los niños traumatizados se define en término de recursos. Se reconoce a los hospitales pediátricos como recursos especiales que están disponibles en algunas comunidades. Es necesario establecer recursos estándar para asegurar que las necesidades del paciente individual sean proporcionadas a los recursos institucionales disponibles para suministrar la más segura y más alta calidad de atención posible. La atención quirúrgica provista a los niños en los ambientes urbanos varía en relación con los ambientes rurales. Esto se debe a menudo a que las áreas rurales tienen menos clínicos, menos instalaciones y tecnología adecuadas. Sin embargo, en ambos ambientes, la matriz se basa en el hecho de que los niños con las necesidades más complejas deben ser tratados en las instalaciones con los mayores recursos. Para la atención óptima, las instalaciones deben interactuar entre ellas. Esto incluye a los niños con necesidades quirúrgicas. Es necesario un abordaje sistémico en una comunidad, con independencia de su tamaño. Si los recursos óptimos de atención de las necesidades quirúrgicas en los niños no son utilizados con racionalidad, podría ocurrir alguna concentración de recursos. Este tipo de distribución de recursos debería permitir a los pacientes movilizarse al nivel apropiado de atención, que idealmente debería resolver las necesidades perioperatorias del paciente individual. La distribución de la atención debería evitar el gasto excesivo, inadecuado e inapropiado en momentos de recursos limitados. Los recursos óptimos para la atención de niños con requerimientos quirúrgicos incluyen instalaciones, capital humano y tecnología. El objetivo de atención óptima asume que los recursos humanos incluyen a los profesionales más altamente entrenados y calificados disponibles para tratar las necesidades de los niños. Para la atención óptima es necesario tener pediatras y enfermeros apropiados, colaboradores y en forma inmediata para la atención de los niños críticamente enfermos de cualquier edad, cuando sea necesario. La participación quirúrgica y el compromiso son críticos para la atención de los niños traumatizados en todas sus fases. Debido a que las especialidades pediátricas son un recurso escaso en muchas áreas, es necesario que los hospitales de adultos o de adultos/niños provean atención de calidad a los niños traumatizados, en esas áreas. De esta forma, el abordaje sistemático y colaborativo, anteriormente descrito, es imperativo. Cuando un área carece de centros de trauma pediátrico, el centro de trauma de adultos puede servir como recurso pediátrico para la región y, de esta manera, puede necesitar suministrar atención inicial para el niño traumatizado. Cuando un centro de trauma de adultos atiende a un niño traumatizado, sus cirujanos de trauma deben tener certificación en atención en trauma pediátrico por la estructura de certificación del hospital. Por ejemplo, la certificación debería estar basada en el Curso Pediátrico de Apoyo Avanzado a la Vida (Pediatric Advanced Life Support), en créditos en trauma pediátrico trauma, en fellowships pediátricos aprobados y en mediciones de documentación de desempeño evaluado mediante Programas de Mejora del Desempeño (Performance Improvement Plan – PIP). Los Programas de Verificación aseguran que los pacientes pediátricos con necesidades especiales reciban una atención óptima en un ambiente con experiencia demostrada y compromiso con la atención del paciente pediátrico traumatizado. Esto requiere un sistema de atención apropiadamente diseñado, incluyendo la verificación de que cuenta con los estándares en cirugía individual pediátrica y centros de trauma.

Verificación en trauma pediátrico

Historia del Programa de Verificación de Centros de Trauma del ACS

En Agosto de 1979, el Comité de Trauma del American College of Surgeons (ACS - COT) comenzó valorando el proceso por el cual se verificaría la capacidad de una comunidad o región para evaluar su atención del paciente traumatizado y, de esta manera, identificar y designar instalaciones comprometidas en suministrar una atención de alto nivel. El ACS - COT consideró que el ingrediente esencial para que los hospitales tengan un programa exitoso de trauma era el nivel de compromiso con la excelencia del equipo de salud, la Junta de Directores y la administración.

En ese momento, el COT – ACS redactó Recursos Hospitalarios para la Atención Optima del Paciente Traumatizado (*Hospital Resources for Optimal Care of the Injured Patient)* para enfatizar la necesidad de compromiso con la atención por estos hospitales que reciben paciente traumatizados críticos. El COT delineó estándares básicos para los tres niveles de atención del paciente traumatizado, en ese documento y en una serie de apéndices con aclaraciones.

El COT, deseando asistir en la implementación de su documento propuso un programa voluntario en el cual los hospitales de Nivel I o II requirieran un verificación o consulta.

El proceso de consulta y verificación pasó a través de varias revisiones durante ese tiempo y se detuvo debido a la solicitud de la Junta Directiva (Board of Regents) para un proceso de revisión. El programa de verificación de centros se reinstauró por la Junta Directiva, en Octubre 1986.

Creación del Comité

Se organizó un grupo de trabajo que desarrolló y condujo visitas al lugar como parte del Comité de Trauma del ACS (Committee on Trauma, American College of Surgeons), en 1980.

En Octubre de 1986, se formó el Comité de Revisión de la Verificación y se nombró un director y tres miembros del Comité de Trauma.

Creación de los Estándares

El primer conjunto de estándares fue publicado en agosto de 1976, titulado Recursos Hospitalarios Óptimos para la Atención del Paciente Traumatizado (*Optimal Hospital Resources for Care of the Injured Patient),* e incluyó criterios de gobernanza de los procesos apropiados y estándares vinculados con la cirugía pediátrica. Este documento contenía 95 estándares y una lista de compromisos pediátricos esenciales para el Nivel I y deseables para el Nivel II de los centros de trauma pediátrico.

La siguiente publicación del manual de los estándares en 1987 contenía un apéndice (J) que discutía la Atención Pediátrica Planificada. Sin embargo, no fue hasta la publicación del manual Recursos para la Atención Optima del Paciente Traumatizado (*Resources for Optimal Care of the Injured Patient),* en 1990, que los criterios de Recursos de Centros Pediátricos Regionales y Centros de Trauma del Adulto (Pediatric Regional Resources Centers and Adult Trauma Centers) destinados a la atención de los pacientes pediátricos traumatizados fueron diseñados.

Iniciación del Programa de Visitas

Siguiendo a las publicaciones iniciales de los estándares, el Comité diseñó un proceso de verificación que culminó con la aprobación de la Junta de Directores a cada centro que se verificaba. La primera Visita de Verificación fue realizada en 1980. Sin embargo, la Junta de Directores mostró preocupación sobre el ambiente político relacionado con la verificación y no aprobó las primeras verificaciones hospitalarias. En lugar de ello, la Junta de Directores recomendó que el Comité extendiera el tiempo desarrollando los estándares y educando a la comunidad trauma en el proceso de verificación.

En un esfuerzo para no discontinuar un programa valioso diseñado para mejorar la atención del trauma, la Junta de Directores recomendó que el ACS COT modificara el programa por uno de consulta informal más que de verificación formal.

El Comité de Revisión de la Verificación cumplimentó esta recomendación y llevó a cabo un proceso voluntario, no exclusivo, pragmático y diseñado para ser utilizado después del proceso de designación.

Luego de posteriores revisiones de las guías y aprobado por el consejo legal, la Junta de Directores aprobó el proceso de verificación en Octubre de 1986.

El primer Centro de Trauma de Nivel I fue verificado en 1987, el primer Nivel II en 1989 y el primer Centro de Trauma de Nivel III en 1990. La primera consulta de Centro de Trauma Pediátrico fue solicitada en 1989, con la verificación del Primer Centro de Trauma Pediátrico, un año después.

Modelo Actual de Verificación de Centros de Trauma

En la edición actual de Recursos para la Atención Optima del Paciente Traumatizado (*Resources for Optimal care of the Injured Patient)* editado en 2014, hay 385 estándares que delinean la atención de pacientes lesionados desde la etapa prehospitalaria hasta la rehabilitación, prevención de lesiones y acceso. Esta edición del manual contiene un capítulo pediátrico específico diseñado para centros de trauma que requieren consulta o verificación pediátrica.

Atención Prehospitalaria

Un aspecto esencial de la atención en trauma pediátrico es la preparación de los primeros respondedores. Los primeros respondedores incluyen a los civiles y al personal de los Servicios de Emergencia Médica (SEM). Para entrenar a los civiles es conveniente buscar a los pilares de la comunidad, escuelas, iglesias y áreas recreacionales, como aliados en la lucha contra el trauma. Es importante sostener el entrenamiento en la detención del sangrado (Stop the Bleed) y en RCP en estos lugares para que los legos estén capacitados para participar en la atención antes de la llegada de los SEM.

El personal de los SEM debe tener entrenamiento apropiado en primera respuesta, pero cuando se construye un Sistema de Trauma y un Programa de verificación, debe asegurarse que dicho personal tenga un nivel mínimo de preparación en trauma pediátrico. La preparación apropiada incluye una vigilancia por un comité regional que incorpore pediatras, directores médicos de los SEM, médicos emergentólogos, cirujanos de trauma y personal de los SEM. Actualmente, las recomendaciones del Instituto de Medicina enfatizan que los SEM designen un coordinador pediatra para organizar la capacidad de los SEM en la atención de pacientes pediátricos.

Las ambulancias deben tener el equipamiento o recomendado de soporte básico de vida que incluye equipamiento de vía aérea y ventilación, monitoreo y desfibrilación, dispositivos de inmovilización (como collares cervicales), vendas, dispositivos adecuados de comunicación, kits obstétricos, protección y control de infecciones, equipamiento para prevención de lesiones y otro equipo misceláneo que incluye material apropiado de referencia como estetoscopios y equipo adecuado a la talla y dosis de acuerdo al peso. Para la lista detalladas de equipamiento, es conveniente acceder las Guías sobre Equipamiento de Ambulancias realizada por el Grupo Conjunto del ACS COT, American College of Emergency Physicians, National Association of EMS Physicians, American Academy of Pediatrics y las Guías de Equipamiento Pediátrico (Pediatric Equipment Guidelines Committee of the Emergency Medical Services for Children Partnership for Children Stakeholder).

La educación apropiada de los profesionales del SEM es esencial para el buen funcionamiento de un sistema de trauma. Los cirujanos deberían estar activamente involucrados en el entrenamiento del personal prehospitalario, en los procesos de mejora del rendimiento y en el desarrollo de los componentes de trauma del SEM. El equipo del Programa de Trauma debe estar también activamente involucrado en el entrenamiento del personal prehospitalario a través de programas como el Apoyo de Vida Prehospitalario en Trauma (Prehospital Trauma Life Support- PHTLS), recorridas de sala, ateneos de trauma y revisión de casos.

Una atención de emergencia consistente y de alta calidad requiere que todo el personal prehospitalario, en una región de trauma, conozca los criterios de triaje en trauma y los protocolos de destino, los protocolos de tratamiento, las alternativas del transporte y la capacidad de las instalaciones de trauma en su región geográfica.

Un panel de expertos con representación de los SEM, emergentólogos, cirujanos de trauma y de salud pública revisó, recientemente, el esquema de decisión de triaje de campo originalmente desarrollado por el COT del ACS (ver Figura 1). El panel fue convocado por los Centros de Control y Prevención de Enfermedades (Centers for Disease Control and Prevention - CDC), con apoyo de la Administración Nacional de Seguridad en el Tránsito (National Highway Traffic Safety Administration - NHTSA). Los contenidos de los esquemas de decisión de triaje de campo son la interpretación de un panel de expertos y no necesariamente representan la visión del CDC ni de la NHTSA.

Centros de Trauma Pediátrico

El modelo de Centros de Trauma del ACS divide a los centros de trauma verificados en dos niveles definitivos de atención al trauma – centros de trauma pediátrico Nivel I o II. Estos centros de trauma pediátrico pueden estar combinados con centros de adultos o pueden ser una instalación autónoma.

Un centro de trauma verificado de cualquier nivel debe tener un volumen suficiente de experiencia institucional en traumatismos pediátricos mayores para mantener las habilidades clínicas de los miembros del equipo de trauma pediátrico.

Los centros de trauma pediátricos que solicitan una consulta o verificación deben cumplir con los mismos requerimientos de recursos que los centros de trauma de adultos, además de los requerimientos de recursos pediátricos señalados en el Capítulo 10 de la Edición 2014 del Manual "Recursos para la Atención Optima del Paciente Traumatizado" (Resources for Optimal Care of the Injured Patient).

El COT recomienda que los centros de trauma pediátricos deben ser utilizados en su máxima extensión posible. Sin embargo, en algunas comunidades los recursos de trauma pediátrico son escasos. En estas áreas, los centros de trauma de adultos pueden funcionar como el recurso pediátrico primario para la región.

Cualquier centro de trauma de adultos que ingrese, anualmente, 100 o más pacientes pediátricos traumatizados de menos de 15 años debe cumplir con los siguientes criterios adicionales para demostrar su capacidad de atender a niños traumatizados:

- Los cirujanos de trauma deben estar certificados en atención de trauma pediátrico por la estructura hospitalaria de certificación. Por ejemplo, la certificación debería basarse en el Curso de Soporte Pediátrico Avanzado de Vida (Pediatric Advanced Life Support),

1

Evaluar signos vitales y nivel de conciencia

Escala de coma de Glasgow	≤13
Tensión arterial sistólica (mmHg)	<90
Frecuencia respiratoria	<10 o >29 ciclos/minuto o requerimiento de soporte ventilatorio (<20 en menores de 1 año)

NO

Evaluar la anatomía de las lesiones

2

Toda lesión penetrante en cabeza, cuello, torso y región proximal de extremidades
Inestabilidad o deformidad de la pared torácica (e.g. tórax móvil)
Dos o más fracturas proximales de huesos largos
Extremidad con aplastamiento, deguantamiento, amputación o sin pulso
Amputación proximal a la muñeca o tobillo
Fractura de pelvis
Fractura de cráneo abierta o deprimida
Parálisis

SI (pasos 1 y 2) → **Transporte a un centro de trauma.** Los pasos 1 y 2 intentan identificar a los pacientes más severamente lesionados. Estos pacientes deberían ser transportados preferentemente al centro con el mayor nivel de cuidado dentro del sistema de trauma.

NO

Evaluar el mecanismo lesional y la evidencia de impacto de alta energía

3

Caídas
Adultos >6 metros
Niños >3 metros o 3 veces la altura del niño
Colisión vehicular de alto riesgo
Intrusión, incluyendo una depresión de 30 cm en el sitio del ocupante o 45 cm en cualquier sitio
Eyección parcial o completa del vehículo
Muerte en el mismo compartimiento del pasajero
Datos de telemetría vehicular consistentes con alto riesgo de lesión
Colisión vehículo vs. peatón/ciclista con arrollamiento, atropellamiento o impacto significativo (>30 km/h)
Colisión en motociclista a una velocidad >30 km/h

SI → **Transporte a un centro de trauma.** Dependiendo de las definiciones del sistema de trauma, puede no ser el centro de máxima complejidad.

NO

Evaluar consideraciones especiales del paciente o del sistema

4

Personas mayores
El riesgo de muerte se incrementa luego de los 55 años
Una tensión arterial sistólica <110 mmHg puede corresponder a shock en >65 años
Mecanismos de bajo impacto (caídas desde el mismo nivel) pueden resultar en lesiones graves
Niños
Se recomienda derivación a hospitales con atención pediátrica de urgencia
Alteraciones de la coagulación o tratamiento con anticoagulantes
Los pacientes con lesión encefálica tienen un mayor riesgo de deterioro rápido
Quemaduras
Sin lesiones traumáticas asociadas: derivar a centro de quemados
Con lesiones traumáticas asociadas: derivar a centro de trauma
Embarazadas >20 semanas
Evaluación por el emergentólogo

SI → **Transporte a un centro de trauma** o un hospital con capacidad de manejo inicial de pacientes con lesiones potencialmente graves.

NO

Transporte de acuerdo con el protocolo

En caso de duda, transporte a un centro de trauma

Figura 4.1: Guías para el Triaje en Campo De Pacientes Traumatizados

Nivel I Pediátrico	Nivel II Pediátrico
Admite ≥ 200 pacientes pediátricos por año	Admite ≥ 100 pacientes pediátricos por año
Emplea a un coordinador dedicado al programa de trauma pediátrico y a un registrador de trauma pediátrico	Emplea a un coordinador dedicado al programa de trauma pediátrico y a un registrador de trauma pediátrico
La posición del coordinador del programa debe ser de tiempo completo dedicado al servicio de trauma pediátrico	El coordinador del programa de trauma pediátrico debe estar dedicado al servicio de trauma pediátrico, pero no necesita ser de tiempo completo y puede también desempeñarse como coordinador de prevención o registrador
Mantiene un programa pediátrico PIPS	Mantiene un programa pediátrico PIPS

Tabla 4.2: Requerimientos de los Centros de Trauma Pediátrico Nivel I and II.

créditos en trauma pediátrico, haber completado un fellowship en trauma o tener documentación de desempeño medido por el Programa de Mejora del Desempeño y Seguridad de Paciente (Performance Improvement and Patient Safety - PIPS).

El centro de trauma debe contener:

- Un área paediátrica en el departamento de emergencia
- Un área de cuidados intensivos pediátricos
- Un equipamiento apropiado de resucitación
- Un programa de trauma pediátrico específico de PIPS

Para los centros de trauma de adultos que admiten, anualmente, menos de 100 niños traumatizados menores de 15 años, los criterios anteriores no son requeridos, pero son deseables. Estos hospitales deben asegurar que revisan su atención pediátrica a través del Programa PIPS.

Requerimientos hospitalarios

Los centros de trauma que atienden niños deben cumplir con el requisito de equipamiento, espacio y personal para la atención adecuada de los pacientes pediátricos. La Tabla 4.3 muestra una referencia rápida a los requerimientos adicionales de centro de trauma pediátricos por arriba y por debajo de lo requerido para centros de trauma de adultos.

Todos los centros de trauma pediátrico deben tener un programa de Mejora del Desempeño y Seguridad de Paciente (PIPS). Además, todos los centros de trauma pediátrico deben contar con los siguientes programas: (1) rehabilitación pediátrica, (2) programas de apoyo al niño y la familia, (3) trabajadoras sociales pediátricas, (4) servicios de protección al niño, (5) prevención de lesiones en pediatría (6) extensión comunitaria y (7) educación para para profesionales y público general en la atención de pacientes con trauma pediátrico.

Es necesario contar con un mecanismo de detección de abuso en el niño en todos los niveles I y II de centros de trauma pediátrico. Deben estandarizarse las Guías de detección, tratamiento y referencia de niños traumatizados como resultado de maltrato. Todos los pacientes con traumatismos agudos como causa de ingreso hospitalario deben ser evaluados por el equipo de trauma y admitidos al servicio quirúrgico apropiado.

El centro de trauma pediátrico de Nivel I debe conducir la investigación en trauma pediátrico. El requerimiento de investigación pediátrica en los centros de nivel I es equivalente a los centros de adultos de Nivel I.

Los centros de trauma pediátrico deben tener protocolos escritos para el manejo de escenarios críticos que afectan a los pacientes pediátricos. Estos protocolos deben ser redactados por grupos de consenso de expertos. Los más importantes protocolos incluyen: lesión de órgano sólido, manejo de la columna cervical, traumatismo encefalocraneano (TEC) y transferencia a hospitales especializados (pediátricos), si se necesita.

La telemedicina juega un papel creciente en la atención pediátrica en lugares remotos. Es muy beneficioso establecer una relación formal con un centro de trauma si las especialidades pediátricas no están disponibles en la instalación tratante.

Un centro de trauma pediátrico de Nivel I debe ingresar 200 o más niños traumatizados menores de 15 años. Un centro de trauma pediátrico de Nivel II debe ingresar 100 o menos niños traumatizados menores de 15 años. Estos ingresos deben incluir pacientes admitidos o en observación por 23 horas, pero debe excluir pacientes ingresados por ahogamiento, envenenamiento, cuerpos extraños, asfixia o sofocación o pacientes que fallecen al llegar a la instalación. Las instituciones deben también excluir del registro aquellos pacientes con abuso sexual conocido o sospechado para el que la admisión no está relacionada con un traumatismo sino para eva-

Hospital pediátrico independiente o atención pediátrica exhaustiva en una unidad de atención pediátrica de un hospital general	Nivel I Ped	Nivel II Ped
Servicio de trauma pediátrico	Sí	Sí
Cirujano pediatra o director médico pediatra	Sí	No
Cirujano pediatra	Sí (Al menos 2)	Sí (Al menos 1)
Emergentólogos pediátricos	Sí	Sí
Intensivistas pediátricos	Sí	Sí
Otras especialidades quirúrgicas con experiencia en pediatría	Sí	Sí
Educación continua en trauma con especificidad en pediatría para los médicos pediatras	Sí	Sí
Area de emergencia pediátrica	Sí	Sí
Unidad de Cuidados intensivos pediátricos	Sí	Sí
Unidad pediátrica de atención de agudos	Sí	Sí
Rehabilitación pediátrica	Sí	Sí
Equipo de resucitación pediátrica en todas las áreas de atención de pacientes	Sí	Sí
Coordinador del Programa de Trauma Pediátrico	Sí	Sí
Registro de trauma pediátrico	Sí	Sí
Programas de apoyo al niño y la familia	Sí	Sí
Trabajadoras sociales pediátricas y servicios de protección al niño	Sí	Sí
Capacidad de detección de maltrato infantil	Sí	Sí
Programas de prevención de lesiones y extensión comunitaria (programas de educación en trauma pediátrico)	Sí	Sí
Investigación en trauma pediátrico	Sí	Sí
Número mínimo de ingresos/año de trauma pediátrico de < 15 años	200	100
Programas de Mejora de Desempeño en trauma	Sí	Sí

Tabla 4.3: Requerimientos adicionales para los centros de trauma pediátricos y de adultos que tratan niños (además de los requerimientos de los centros de trauma de adultos)

luación de los servicios sociales. En ausencia de un servicio de quemados, los pacientes quemados deberían incluirse en el registro.

Compromiso con el liderazgo

Un hospital que desee convertirse en un centro de trauma necesita el compromiso de la estructura de gobierno institucional del hospital y de sus equipos de salud. Es necesario que estas dos estructuras se comprometan en la causa de convertirse en un centro de trauma, así como que colaboren entre ellos para facilitar la asignación de recursos y el desarrollo de programas destinados a mejorar la atención de los niños traumatizados. Los elementos de un Programa de Trauma incluyen: (1) organización hospitalaria; (2) apoyo del equipo de salud; (3) director médico de trauma (DMT); (4) equipo de resucitación de trauma; (5) servicio de trauma; (6) coordinador del programa de trauma (CPT); (7) registrador de trauma; (8) personal de apoyo al Programa de Mejora del Desempeño y (9) comité multidisciplinario de revisión de pares del Programa de Mejora del Desempeño y Seguridad de Paciente (PIPS).

El apoyo de la estructura administrativa del hospital es vital para el éxito del programa de trauma. El Coordinador de Trauma debe reportar al director médico y al nivel administrativo que apoye mejor el rol y las responsabilidades de su posición. En el momento de la visita institucional, el centro de trauma debe contar con documentación administrativa de la estructura de gobierno y de los equipos de trabajo (Tabla 4.4). Este apoyo debe ser continuo y debe reafirmarse antes de cada visita. El apoyo administrativo al programa de trauma ayuda a la provisión adecuada de recursos para la atención óptima de los pacientes traumatizados. El director médico debe trabajar en conjunto con el representante administrativo para establecer y mantenerlos elementos del programa de trauma. La participación de un administrativo permite asegurar que el compromiso escrito al programa de trauma esté alineado con la atención multidisciplinaria óptima del paciente traumatizado.

La estructura administrativa del hospital debe demostrar apoyo y compromiso institucional y debe incluir a un administrador, al Director médico y al Coordinador del programa. La autoridad adecuada para el programa de trauma para lograr todos los objetivos programáticos debe estar reflejada en la estructura administrativa. El apoyo administrativo incluye a los recursos humanos, las actividades educativas, las actividades de extensión comunitaria para fomentar la cooperación comunitaria y un abordaje sistemático a la atención de los pacientes traumatizados. La institución debe proveer fondos adecuados al programa de trauma para que pueda cumplir con sus objetivos.

Atención Regional del Niño Traumatizado: Triaje y Transferencia de Pacientes

Todos los hospitales de un Sistema de trauma deben establecer relaciones de trabajo entre ellos para suministrar atención en trauma pediátrico apropiada a las necesidades del paciente. Los centros de trauma pediátricos necesitan recursos pediátricos especializados típicamente disponibles en hospitales de niños Las áreas geográficas con acceso al trauma pediátrico deberían trabajar en la integración de estos hospitales en su sistema regional a través de la invitación a la participación y al apropiado triaje de campo y de transporte interinstitucional de los pacientes pediátricos más críticamente lesionados a los hospitales de mayor complejidad. Cuando un centro de trauma pediátrico no se encuentra disponible, su rol debería ser llevado a cabo por un centro de trauma de adultos que cumple con los requerimientos para la atención óptima de los niños traumatizados.

Los criterios de Triaje están diseñados para proporcionar una detección precoz de los pacientes pediátricos que se encuentran en un riesgo elevado de discapacidad o muerte por sus lesiones y que deberían ser considerados para una rápida transferencia a un nivel más elevado de atención. Los pacientes pediátricos menores de 15 años de mayor riesgo de rápido deterioro en su condición y aquellos que pueden requerir operaciones tempranas debe ser considerados para una transferencia precoz a un centro de trauma pediátrico. El Score de Trauma Pediátrico y el Trauma Score Revisado son auxiliares adicionales de la evaluación clínica de los niños traumatizados. La referencia a un centro de trauma pediátrico debe ser definida por un protocolo y continuamente monitoreado por un proceso PIPS.

Los sistemas de trauma deben desarrollar en forma conjunta guías escritas de transferencia de pacientes traumatizado entre instituciones. Estos acuerdos deben definir el proceso de transferencia y definir qué pacientes deben ser transferidos. Como primer paso, deben estar claramente documentadas las opciones de transporte regional y las capacidades de tratamiento de cada hospital. Con esta información, los sistemas pueden desarrollar guías de resucitación rápida, de identificación de pacientes que necesitan rápida transferencia a un nivel de mayor complejidad, las opciones de transporte, de mejora del desempeño (PI) en la comunicación bidireccional entre hospitales y de sus inconvenientes y de la seguridad del paciente mediante el programa PIPS. Las mejores guías de derivación y traslado deben ser cuidadosamente consideradas, mutuamente aprobadas y deben estar escritas y revisadas con frecuencia.

Las siguientes recomendaciones de lo que debería estar incluido en las guías de derivación y traslado entre instalaciones pueden encontrarse en el Capítulo sobre Transferencia Interhospitalaria del Manual “Recursos para la Atención Optima del Paciente Traumatizado”.

Guías para la derivación de Pacientes

Responsabilidades del médico que traslada:

- Identificar a los pacientes que necesitan ser derivados.
- Iniciar el proceso de derivación mediante contacto directo con el cirujano de trauma que recibe.
- Iniciar la resucitación dentro de las capacidades de la instalación.
- Determinar la forma apropiada de transporte en consulta con el cirujano receptor.
- Transferir todos los registros médicos, resultados de exámenes y evaluaciones radiológicas a la institución receptora.
- Llevar a cabo una revisión PIPS de todas las derivaciones.

Responsabilidades del médico receptor:

- Asegurar que los recursos requeridos para la atención del paciente están disponibles en la institución receptora.
- Consultar al médico que traslada sobre aspectos específicos del traslado, evaluaciones adicionales o resucitación previas al transporte.

Se resuelve que la Junta Directiva del Hospital X (u otra autoridad administrativa pertinente) aprueba el establecimiento de nivel ___ de centro de trauma (o "solicita la verificación o reverificación de un centro de trauma de nivel ___"). La Junta se compromete a mantener los altos estándares necesarios para brindar una atención óptima a todos los pacientes con trauma. El programa multidisciplinario de mejora del desempeño del trauma tiene la autoridad para evaluar la atención en todas las disciplinas, identificar oportunidades de mejora e implementar acciones correctivas.
Personal médico
Se resuelve que el personal médico o el comité ejecutivo del Hospital X (u otro órgano rector del personal médico) respalda el establecimiento de un centro de trauma de nivel ___ (o "respalda la verificación o reverificación de un centro de trauma de nivel ___"). Esta declaración reconoce el compromiso de proporcionar atención especializada según sea necesario para respaldar la atención óptima de los pacientes traumatizados. El programa multidisciplinario de mejora del desempeño del trauma tiene la autoridad para evaluar la atención en todas las disciplinas, identificar oportunidades de mejora e implementar acciones correctivas.
Compromiso del equipo médico
Se resuelve que el equipo médico y los cirujanos de trauma del centro X reconozcan y se comprometan con los criterios esperados para un centro de trauma de nivel ___. Esto incluye, entre otros, acreditación, certificación, educación continua y participación adecuada en la mejora del desempeño. El programa multidisciplinario de mejora del desempeño del trauma tiene la autoridad para evaluar la atención en todas las disciplinas, identificar oportunidades de mejora e implementar acciones correctivas.

Tabla 4.4: Compromiso Hospitalario

- Una vez que se acepta la derivación, clarificar quien suministrará el control médico del paciente durante el transporte.
- Identificar un proceso PIPS para el transporte, facilitando la retroalimentación del cirujano de trauma receptor con el equipo de transporte o, al menos, con el director del equipo de transporte y el hospital de referencia.
- Facilitar la retroalimentación a la institución que deriva sobre las condiciones del paciente, el plan de atención y cualquier problema PIPS identificado.

Atención durante el transporte:

- Asegurar que estén disponibles el personal calificado y el equipamiento durante el transporte para poder anticipar contingencias.
- Asegurar que acompañen al paciente durante el transporte suficientes suministros como líquidos intravenosos, sangre y medicación.
- Monitorear los signos vitales con frecuencia.
- Apoyar las funciones vitales (por ejemplo, suministrar ventilación, protección de la columna y soporte de las funciones hemodinámicas y del sistema nerviosos central).
- Llevar registros durante el transporte y suministrarlos a la institución receptora durante la entrega del paciente.
- Mantener la comunicación en línea con la dirección médica durante el transporte.

Responsabilidades del Sistema de Trauma:

- Asegurar el transporte temprano una vez que la decisión de transferencia está tomada.
- Revisar todas las derivaciones mediante el método PIPS.
- Asegurar que los recursos para el transporte sean adecuados a la severidad lesional del paciente.

Para mayores detalles sobre la derivación y traslado entre instituciones, lea el capítulo correspondiente en este manual y el capítulo sobre traslado interhospitalario del Manual "Recursos para la Atención Óptima del Paciente Traumatizado".

El equipo de trauma

En un centro de trauma pediátrico Nivel I, el director médico de trauma (DMT) pediátrico debe estar apropiadamente certificado. En los EE. UU, esto significa que debe estar certificado o ser eligible para la certificación por la Junta Americana de Cirugía, de acuerdo con los requerimientos actuales para cirugía pediátrica o, alternativamente, como cirujano pediatra o fellow del ACS (Colegio Americano de Cirujanos) con especial interés en atención de trauma pediátrico. El director médico de trauma debe participar de las llamadas de trauma.

En un centro de trauma pediátrico Nivel II, el director médico de trauma (DMT) pediátrico también debe estar apropiadamente certificado. El DMT pediátrico de un centro de trauma pediátrico Nivel II debe estar certificado por la Junta como cirujano pediatra o ser elegible por la Junta Americana de Cirugía de acuerdo con los requerimientos actuales para los cirujanos pediatras para poder desempeñarse en el equipo de trauma como se define en el siguiente párrafo.

En los centros de trauma pediátricos Niveles I y II, todos los miembros del equipo de trauma deben estar apropiadamente certificados en pediatría. En aquellas circunstancias donde quienes suministran la atención de trauma pediátrico no están apropiadamente certificados por una entidad acreditante deben estar acreditados por el hospital para suministrar la atención en trauma pediátrico, ser miembros de un panel de trauma del adulto y estar aprobados por el director médico de trauma pediátrico.

En un hospital que solo atiende pacientes pediátricos, un residente de cirugía pediátrica que está apropiadamente certificado y tiene entrenamiento en cirugía pediátrica puede suministrar la respuesta inicial para la activación del más alto nivel de activación en trauma hasta que el cirujano de trauma pediátrico está disponible. Como mínimo, un centro de trauma pediátrico de Nivel I debe tener rotaciones continuas en cirugía de trauma para residentes superiores (3er a 5° año), como parte de un programa acreditado. Estas rotaciones deben incluir programas de residencia en todas las siguientes especialidades: cirugía general, emergentología, neurocirugía y en traumatología. También debe incluir el apoyo al fellow de cirugía pediátrica. En los centros de trauma pediátrico de Nivel I y II, los otros especialistas (anestesiología, neurocirugía, traumatología, emergentología, radiología y rehabilitación) que atienden a los niños lesionados y que no han tenido entrenamiento y experiencia en atención de trauma pediátrico deberían tener suficiente entrenamiento y experiencia en atención de trauma pediátrico en su especialidad y conocer el manejo actual del trauma pediátrico en sus especialidades. Suministrar educación específica de la especialidad para estos especialistas es un imperativo del programa. Esta educación puede ser externa o interna de acuerdo con que sea provista por especialista pediátrico y este claramente documentada.

El Coordinador del Programa de Trauma (CPT) es crítico en la creación, implementación y evaluación permanente del programa de trauma. Además, de su capacidad administrativa, el CPT debe mostrar experiencia clínica en la atención de pacientes lesionados y demostrar experiencia en la preparación de materiales educativos. The DMT y el CPT deben trabajar en conjunto y complementar sus esfuerzos. El éxito del programa de trauma depende de mantener una relación de apoyo mutuo y de excelente vínculo entre ambos.

Todos los centros de trauma pediátricos de Nivel I y II deben contar con un coordinador del programa de trauma pediátrico. El coordinador del programa de trauma pediátrico debe tener una dedicación a tiempo completo en el servicio de trauma pediátrico. En el centro de trauma pediátrico de Nivel II, el coordinador del programa de trauma pediátrico debería estar dedicado al servicio de trauma pediátrico, pero no necesita hacerlo a tiempo completo y puede también desempeñarse como coordinador de prevención o registrador.

Recursos de médicos pediatras

Además de los cirujanos pediatras con certificación pediátrica apropiada, los centros de trauma pediátricos deben contar con las siguientes especialidades pediátricas:

- Al menos un cirujano que tenga certificación apropiada en traumatología con interés y habilidades en la atención de trauma pediátrico.
- Al menos un cirujano que tenga certificación apropiada en neurocirugía con interés y habilidades en la atención de trauma pediátrico.
- Al menos un cirujano que tenga certificación apropiada con interés y habilidades en la atención de trauma pediátrico.
- Una Unidad de Cuidados Intensivos Pediátricos que cuente con profesionales certificados para atender trauma pediátrico en sus respectivas especialidades.
- Un departamento de emergencias pediátricas que cuente con profesionales certificados para la atención del trauma pediátrico en sus respectivas especialidades.

También son útiles:

- Médicos apropiadamente certificados o elegibles para la certificación en emergentología pediátrica
- Médicos apropiadamente certificados o elegibles para la certificación en cuidados intensivos pediátricos

Servicio de Trauma Pediátrico

Todos los centros de trauma pediátricos deben contar con un servicio de trauma pediátrico dirigido por un director médico de trauma pediátrico. Este servicio debe generar protocolos escritos para asegurar que todos los pacientes pediátricos que sufren de trauma mayor sean completamente evaluados por el equipo de trauma pediátrico y asegure una respuesta oportuna de todos los miembros del equipo. Para todos los niños que requieren una resucitación avanzada, un cirujano del equipo de trauma pediátrico debe acudir al departamento de emergencias pediátrico (Tabla 4.5). Los pacientes con trauma pediátrico que presentan lesiones traumáticas aisladas severas deben ingresar al, y/o ser evaluado por, servicio de trauma pediátrico, pero puede ser transferido o ingresado al servicio de una especialidad quirúrgica apropiada una vez que ha sido completamente evaluado y su condición estabilizada por el servicio de trauma.

Se recomienda fuertemente la colaboración activa con otras especialidades quirúrgicas y pediátricas como neurocirujanos, traumatólogos, emergentólogos e intensivistas pediátricos, pero no pueden sustituir la dirección continua del servicio de trauma pediátrico. El servicio de trauma pediátrico debe mantener la vigilancia del manejo del paciente mientras se encuentra en la unidad de cuidados intensivos. El servicio de trauma pediátrico debe trabajar en forma colaborativa con los profesionales de cuidados intensivos pediátricos, aunque todas las decisiones terapéuticas significativas deben ser aprobadas por el servicio de trauma quien debe conocer además todos los cambios significativos. El director quirúrgico de la unidad de cuidados intensivos pediátricos debe participar activamente en la administración de la unidad, como se evidencia por el desarrollo de vías y protocolos de atención de pacientes quirúrgicos en la unidad de cuidados intensivos y la mejora del desempeño basado en la unidad y debería estar certificado por la Junta en cuidados intensivos quirúrgicos. Los cirujanos pediátricos o los cirujanos de trauma con entrenamiento pediátrico deben estar incluidos en todos los aspectos de la atención de los niños lesionados ingresados a la unidad de cuidados intensivos.

Especialistas

Los cirujanos de trauma deben estar certificados en atención de trauma pediátrico por el equipo de certificación hospitalaria. Los criterios deben incluir la certificación del Curso de Apoyo Avanzado de Vida (Pediatric Advanced Life Support - PALS), créditos de educación médica continua anual en trauma pediátrico (CME) o contenidos pediátricos específicos cubiertos en los procesos de educación interna.

Debe contar con un departamento de emergencia pediátrica, un área de cuidados intensivos, equipamiento asociado de resucitación y un programa pediátrico específico PIPS. Para los centros de trauma de adultos que admiten menos de 100 pacientes lesionados menores de 15 años por año estos recursos son deseables. Los hospitales, sin embargo, deben revisar la atención de todos los pacientes lesionados a través de su programa PIPS.

Minimizando el impacto de las imágenes

Las imágenes sin radiación son las imágenes preferidas para la población pediátrica. Si se requiere una imagen con radiación, en determinadas situaciones, solo debe administrarse la dosis mínima necesaria para obtener imágenes de alta calidad diagnóstica.

Mejora del Desempeño y Seguridad del Paciente

Un programo robusto de Mejora del desempeño y Seguridad del Paciente (PIPS) es necesario para el funcionamiento apropiado de cualquier centro de trauma pediátrico. Como mínimo, el desempeño del sistema debe ser medido mediante el análisis de la mortalidad, morbilidad y estado funcional de los hospitales que atienden pacientes traumatizados. Los centros de trauma que admiten al menos 100 pacientes de trauma pediátrico por año deberían tener un programa específico pediátrico PIPS. Adicionalmente, el proceso pediátrico específico y las medidas de los resultados debe ser concurrentemente analizados en el registro de trauma por la institución y revisados periódicamente. Estas mediciones deben incluir la atención pre, intra y posthospitalaria. Las siguientes medidas son críticas para el funcionamiento de un programa pediátrico PIPS, pero deben agregarse otras mediciones necesarias para la institución. Los procesos críticos adicionales y las mediciones de resultados pueden encontrarse en el Capítulo de Mejora del Desempeño y Seguridad del Paciente (Performance Improvement and Patient Safety – PIPS) del Manual “Recursos para la Atención Optima del Paciente Traumatizado”, 2014.

- Manejo de lesiones de órgano sólido.
- Resultados en trauma encefalocraneano (TEC).
- Abordaje de la resucitación pediátrica.
- Profilaxis de la trombosis venosa profunda (TVP).
- Evaluación del maltrato infantil.
- Uso de monitoreo invasivo.
- Exposición a la radiación.
- Manejo del dolor.
- Involucramiento de pediatras/especialistas pediátricos.

Una parte vital de los procesos PIPS es el uso y el examen de los datos del registro de trauma. Un registro de trauma en una recolección de datos específicos de una enfermedad compuesto por un archivo de

Hipotensión (ajustada a la edad): tensión arterial sistólica menor a 70 mmHg + (2 * edad en años)
Heridas por arma de fuego en el cuello, tórax, abdomen o extremidades en sitios proximales al codo o la rodilla.
Puntaje en la escala de coma de Glasgow menor a 9 o deterioro de 2 puntos durante el período de observación, por una razón relacionada con el trauma.
Traslado de pacientes de otros hospitales que estén recibiendo hemocomponentes o hemoderivados para sostener sus signos vitales.
Pacientes intubados trasladados desde la escena, pacientes con compromiso respiratorio, pacientes que requieren sostén de emergencia de la vía aérea o pacientes intubados que son trasladados desde otro hospital con compromiso respiratorio activo.
Criterio del equipo tratante.

Tabla 4.5: Criterios mínimos para la activación completa de un equipo de trauma pediátrico

datos uniformes que describen un evento lesional, la demografía, la información prehospitalaria, de diagnóstico, la atención, resultados y costos del tratamiento de los pacientes lesionados. El personal del equipo responsable de la incorporación de los datos desde la historia clínica, el registrador de trauma es una parte vital e integral del equipo de trauma. Para el funcionamiento apropiado de un servicio de trauma, el registrador, el coordinador del programa de trauma y el director médico de trauma deben trabajar juntos muy cercanamente y en una base continuada.

Cada centro de trauma debe recolectar y analizar sus datos del registro de trauma. Tel registro de trauma contiene información confiable, detallada y fácilmente accesible necesaria para la operación del centro de trauma y es, de esta manera, una herramienta crítica de gestión. La agencia responsable del sistema de trauma a nivel del estado, condado o ciudad debe agregar y analizar los datos del registro de trauma hospitalario con el propósito de mejorar el desempeño del sistema. Los datos del registro de trauma deben ser recolectados de acuerdo con los Estándares del Banco Nacional de Datos de Trauma (National Trauma Data Standard - NTDS). Si los centros de trauma completan los requerimientos, deben enviar anualmente sus datos al Banco Nacional de Datos de Trauma (National Trauma Data Bank® - NTDB®). El NTDB provee importantes comparaciones nacionales de los centros de trauma en EE. UU. y Canadá para ayudar a los centros a evaluar su desempeño cuando se compara con otros que lo rodean.

Como mínimo, los centros de trauma y las agencias estatales deben recolectar el set de datos del NTDS. Se estimula a los centros de trauma y las agencias estatales a recolectar la Escala de Lesión Abreviada (Abbreviated Injury Scale - AIS) versión actualizada 05/08 para cada paciente incluido en el registro. El NTDB® está en proceso de obtener la aprobación de Nivel 7 de Salud (Health Level 7 - HL7). Una vez aprobado, el NTDS será reconocido como estándar internacional para recolección de datos de trauma. Las modificaciones menores que ocurrirán en los datos durante el proceso HL7 serán manejados como parte del proceso de actualización del NTDS y tendrá poco impacto en los registros individuales de trauma. En forma similar, el NTDB® está equipado para manejar la transición de la Modificación Clínica de la Clasificación Internacional de Enfermedades versión 10 (CIE-10).

El centro de trauma pediátrico debe tener un comité de revisión de pares como parte de su programa PIPS con el objetivo de mejorar la atención de trauma mediante la revisión de complicaciones, muertes y de eventos centinelas a fin de identificar los problemas de identidad y de respuesta apropiada. El comité debe ser dirigido por el director médico de trauma e incluir la participación del pediatra/cirujano general y el enlace con los pediatras/cirujanos pediátricos, traumatólogos, neurocirujanos, emergentólogos, cuidados intensivos pediátricos, anestesia y radiología. Como miembros críticos del equipo de trauma, los representantes de las especialidades listadas anteriormente deben atender al menos 50% de las reuniones de revisión de pares y su presencia debe estar documentada. Todos los pediatras/cirujanos generales del panel de trauma que tratan niños deben atender al menos 50% de las reuniones de revisión de pares también.

Educación en trauma pediátrico y resucitación

Es importante que todos los miembros de equipo de trauma en los centros de trauma que atienden niños lesionados conozcan las prácticas actuales en la atención del trauma pediátrico, incluyendo la resucitación pediátrica. En los centros de trauma de adultos y/o pediátricos Nivel I y II, los créditos externos verificables (CME) son otro método para mantenerse actualizado. El otro método es a través de un proceso de educación interna promovido por el proceso PIPS. En los centros de trauma pediátricos Nivel I y II, el director médico de trauma pediátrico y los enlaces con neurocirugía, traumatología, emergentología y cuidados críticos deben acumular un promedio de 16 horas anuales o 48 horas en 3 años de un CME externo verificable, de los cuales al menos 12 horas (en 3 años) deben estar relacionadas a la atención clínica en trauma pediátrico. Atender a programas proporcionados por profesores visitantes o conferencistas invitados es considerado una educación externa. Los créditos (CME) verificables externos deben incluir programas educativos estructurados en resucitación pediátrica, como el curso PALS de la Asociación Americana del Corazón y la Academia Americana de Pediatría (American Heart Association and the American Academy of Pediatrics) o el Curso de Soporte Avanzado de Vida en Pediatría, de la Academia Americana de Pediatría, el Colegio Americano de Médicos de Emergencia (American Academy of Pediatrics y el American College of Emergency Physicians) además del Curso de Soporte Avanzado de Vida en Trauma (Advanced Trauma Life Support® (ATLS®) del Colegio Americano de Cirujanos (American College of Surgeons).

Los otros cirujanos generales, traumatólogos, neurocirujanos, emergentólogos y especialistas en cuidados críticos que toman llamadas de trauma en los centros de trauma pediátricos Nivel I y II también deben conocer en forma actualizada la atención de pacientes traumatizados. Este requerimiento debe ser cumplimentado mediante la documentación de los créditos (CME) de la adquisición de las 16 horas/año, en promedio, o demostrando la participación en un proceso interno de educación (PIE) llevado a cabo por el programa de trauma siguiendo los principios de aprendizaje basado en la práctica y el programa PIPS.

Ejemplos de PIE incluyen los siguientes: capacitación en servicio, aprendizaje basado en casos; reuniones internacionales; grandes rondas de pacientes; simposios internos de trauma; publicaciones internas para diseminación de información mediante ateneos locales o una participación reciente del individuo (a través del análisis estructurado) en la revisión de un centro de trauma. El PIE debe incluir presentaciones y discusiones cuatro veces por año, como mínimo. Idealmente, esta educación debería contemplar el aprendizaje basado en casos que identifican problemas a través del proceso PIPS, con apropiada diseminación al equipo de trauma. Estas presentaciones deben estar documentadas en el proceso de mejora del desempeño. Las horas totales a través de un PIE deben ser funcionalmente equivalentes a las 16 horas de créditos (CME), anualmente.

Prevención de Lesiones y Violencia

Los centros de trauma deben tener un abordaje organizado y efectivo a la prevención de lesiones y debe priorizar sus esfuerzos basados en el registro local de trauma y los datos epidemiológicos. Los/as médicos/as, enfermeros/as y otros miembros del equipo de trauma tiene perspectivas particulares y también oportunidades particulares para enfocar sus esfuerzos en programas efectivos de prevención para la comunidad y, quizás más importante, para asociarse con expertos en prevención de lesiones y recursos. Esta colaboración contribuye a un intercambio de datos e ideas que permite un mejor análisis del problema y de sus soluciones.

La prevención de lesiones es responsabilidad de todos los miembros del equipo de trauma trabajando en colaboración con la comunidad. La organización de estos esfuerzos comienza con un liderazgo efectivo. Cada centro de trauma debe contar con alguien en una posición de liderazgo que tenga a la prevención de lesiones como parte de la descripción de su trabajo. En los centros de Nivel I, Este individuo debe ser un coordinador de prevención (separado del coordinador del programa de trauma) con una descripción de su trabajo y apoyo salarial. En los centros de Nivel II, III y IV, esta position debe ser desarrollada por el coordinador del programa de trauma con un rol específico en prevención detallado en la descripción de su trabajo, pero solo si ese rol no afecta negativamente el producto de su trabajo como coordinador del programa de trauma. El Director Médico de Trauma debe tener un rol demostrable en prevención de lesiones. También es altamente deseable que otros profesionales médicos y enfermeros de trauma participen activamente en prevención de lesiones en los centros de Nivel I, II, III y IV.

La prevención efectiva de lesiones comienza con un foco en las causas más comunes de trauma en la comunidad. Estas causas incluyen a otros factores como abuso de drogas y alcohol y problemas de comportamiento. Dichas causas están a menudo ligadas con los mecanismos más comunes de lesión que ingresan a un centro de trauma. El programa de prevención de lesiones del centro de trauma debería identificar las tres causas más comunes del lesión o muerte traumática en el centro de trauma o en la comunidad utilizando el registro de trauma u otros datos epidemiológicos disponibles. En consecuencia, el programa y las estrategias de intervención debería basarse en estos datos.

En su programa de prevención, el centro de trauma también puede vincularse con una amplia variedad de esfuerzos de prevención a nivel regional y nacional. Estas actividades incluyen a las organizaciones gubernamentales y no gubernamentales. El programa de prevención debe unirse en estos esfuerzos y mantener la colaboración con estas instituciones y las actividades de prevención resultantes. La cooperación juiciosa y enfocada mediante la gráfica y los medios de difusión también incrementan las oportunidades de prevención.

En algún punto, el desarrollo de un programa de prevención de un centro de trauma promoverá una oportunidad de trabajo con funcionarios locales elegidos y designados. La mayoría de los centros de trauma tiene una persona de enlace que puede ser el punto inicial de contacto cuando se trata de funcionarios elegidos. Cuando es posible, esta persona debería establecer el contacto con estos funcionarios, mantener una muy buena relación de trabajo y avanzar en una posición de asesoramiento pertinente. Debería ser una prioridad la participación en el asesoramiento en la legislación de prevención de lesiones.

Importantes tópicos para la prevención de lesiones y violencia en niños incluyen abuso infantil, seguridad vial, quemaduras y caídas. Ejemplos de iniciativas en prevención de lesiones pueden encontrarse en el sitio web del ACS: https://www.facs.org/quality-programs/trauma/ipc/resources.

Mejoras futuras en el modelo de verificación en trauma pediátrico

Creemos que el programa de Verificación, Revisión y Consulta de Trauma del Colegio Americano de Cirujanos (ACS) provee un excelente programa de verificación de centro de trauma basado en la evidencia y en los estándares basados en consensos que permitirán una atención de excelencia para el paciente traumatizado. Sin embargo, siempre hay espacio para mejorar. A medida que avanzamos, creemos que la atención del niño traumatizado puede mejorarse utilizando la evidencia científica para crear estándares, mejorar la integración con bases de datos clínicos, enfocarse en los resultados, particularmente en los funcionales y colaborando entre centros de trauma.

Estándares basados en la evidencia

A medida que el ACS trata de mejorar el conjunto de estándares para suministrar atención óptima a los pacientes lesionados, se asegurará que los estándares nuevos y los revisados se basen en la evidencia científica, mejoren la atención del paciente y no generen una carga indebida a otros centros de trauma. Los nuevos estándares deberían clarificar y proveer herramientas a los centros de trauma para satisfacer con éxito los estándares que ya se encuentran establecidos en nuestro programa de verificación de centros de trauma y que sean inclusivos a todas las poblaciones relevantes de pacientes.

Estándares extraídos de los datos

A medida que el programa de verificación de centros de trauma continúa evolucionando, el foco será utilizar la información proveniente de los datos y los resultados de los registros. Debemos tener en cuenta los programas de mejora de la calidad ajustados al riesgo. Utilizar los resultados de los pacientes para establecer estándares y procesos de verificación de centros de trauma cierra el círculo de la mejora continua de la calidad. Los datos de resultados juegan un rol muy importante en la visita de verificación en el sitio y en el programa hospitalario PIPS. Los centros de trauma deben ser capaces de mostrar conocimiento completo de su informe de punto de referencia de mejora de la calidad (TQIP benchmark) y demostrar como su papel en las evoluciones de los resultados de mejora de la calidad (TQIP) tuvieron lugar en su programa interno PIPS. El ACS explora opciones para evaluar la complacencia a los programas de verificación en los "años fuera de ciclo" basados en los resultados de los pacientes para asegurar que la calidad de atención de pacientes continúa prosperando entre las visitas de verificación.

Es importante que el centro de trauma pueda comparar sus resultados pediátricos con otros centros de trauma de la región. En consecuencia, el hospital debe enviar sus datos del registro a una base de datos nacional o regional que compare los resultados de los pacientes. Preferiblemente, los resultados reportados a los centros deberían estar ajustados al riesgo para evaluar la severidad de las lesiones que se atienden en el hospital.

El Programa de Mejora de la Calidad en Trauma (Trauma Quality Improvement Program - TQIP®) del ACS, es el primer programa de mejora de la calidad en trauma. El TQIP usa la información provista por el NTDB, además de las variables específicas del TQIP, para generar informes ajustados al riesgo del desempeño a nivel hospitalario. Proveer a los centros participantes con retroalimentación de su desempeño comparada con otros centros permite analizar que las mediciones de procesos y resultados pueden necesitar mejoras. Tanto los centros de trauma de adultos como los pediátricos de Nivel I, II y III participan en el TQIP.

Resultados funcionales

Aunque la recolección de datos termina típicamente con el alta hospitalaria, los centros de trauma pediátrico necesitan resultados funcionales post alta para la adecuada valoración del impacto de su atención. Como muy pocos niños mueren como consecuencia de sus lesiones, las consecuencias funcionales son los resultados que más preocupan en los pacientes pediátricos. Actualmente, existen varios subsidios para examinar los resultados funcionales en los niños que han sufrido un traumatismo de cráneo (TEC). Con que rapidez regresan a su casa, que nivel de independencia tienen cuando están en ella o cuando vuelven a la escuela son todos elementos de importancia para calibrar el éxito real de la atención de trauma en estos pacientes.

Colaboración

Programas como el TQIP, que facilitan la creación de centros de trauma colaborativos, proveen a los centros de trauma agrupados por región geográfica o especialidad con la oportunidad de examinar en conjunto sus resultados como grupo, descubrir donde existen áreas para la mejora o donde el grupo lo está haciendo correctamente. Estos grupos colaborativos reciben informes que agregan los datos de los centros participantes para examinar el desempeño del grupo. Colaboraciones más avanzadas también evidencian informes individuales de TQIP para facilitar el aprendizaje de otros actores en el grupo. Quienes tiene alto desempeño pueden compartir éxitos y los de bajo desempeños pueden solicitar ayuda. Aquellos que han mejorado las horas extras pueden compartir las intervenciones que han incorporado para facilitar la mejora.

Los centros de trauma pediátricos y los de adultos que tratan niños pueden beneficiarse mutuamente en gran medida de trabajar en red con otros centros para compartir los éxitos y los desafíos.

Modelo general del ACS para los programas de mejora de la calidad

Para los tempranos programas de calidad y verificación desarrollados en los 1980s, como la Revisión de la Verificación de los Centros de Trauma y el Programa de Consulta, el ACS ha desarrollado lo que considera que debe ser el modelo para los programas de Mejora de la Calidad (MC). Existen cuatro claves principales del modelo de MC: 1) establecer los estándares, 2) construir la infraestructura necesaria, 3) usar los datos correctos y 4) verificar con expertos externos. Estos principios guía de mejora continua de la calidad son la espina dorsal de los programas de calidad del ACS. Todos los programas de calidad requieren estándares basados en la evidencia o mediante consensos que incluyen la certificación de la Junta y los Créditos de Educación Médica Continua (CME). Los estándares también están individualizados por paciente o por enfermedad, como los estándares pediátricos y los bariátricos. Cuando se crean los estándares, el programa debe identificar y establecer el conjunto de los más altos estándares clínicos basados en los datos de resultados y en otras evidencias científicas que pueden ser individualizados por la condición del paciente. Los estándares deben ser establecidos para permitir a los cirujanos y a otros miembros del equipo elegir la atención adecuada en el momento adecuado en el aspecto adecuado de la condición particular del paciente. Los estándares deben desarrollarse tomando en cuenta las guías basadas en la evidencia y en los consensos. Un ejemplo de un estándar basado en consenso es que todos los cirujanos de trauma deben estar certificados por la Junta. Para mantener la certificación, la Junta Americana de Cirugía requiere una cantidad establecida de horas de educación médica continua de 48 horas, en un periodo de tres años. Un ejemplo de este estándar es la verificación de este cumplimiento.

Construir la infraestructura adecuada también mejora la calidad de la atención y aumenta los niveles apropiados de personal, los especialistas, el equipamiento y las listas de chequeo son esenciales en la construcción de la infraestructura adecuada. El alcance de estos elementos esenciales puede variar, dependiendo del nivel de verificación del centro de trauma. La infraestructura adecuada asegura que el hospital cumple con los estándares respectivos. Para proveer la máxima calidad de atención, las instituciones deben tener estructuras convenientes y adecuadas, como niveles de personal, número y tipo de especialistas, equipamiento apropiado y sistemas de tecnología de la información robustos.

Utilizar datos rigurosos es el tercer principio. Una vez determinado que datos es necesario medir, dichos datos deben ser útiles, fácilmente obtenibles y fáciles de analizar e interpretar. Los datos pueden ayudar a cumplir con la mejora de la calidad documentando la variación de procesos, controlando los procesos estadísticos, monitoreando los eventos raros, identificándolas oportunidades de mejora de la calidad y estableciendo tableros de calidad. En los diez años pasados, el ACS ha realizado grandes avances en utilizar los datos para el proceso de mejora. El Cuestionario de Pre-Revisión Hospitalaria (Pre-Review Hospital Questionnaire - PRQ) se utiliza en el Programa de Verificación de Trauma y Cirugía Pediátrica. El PRQ es una aplicación mediante la cual el centro que aplica para la verificación contesta las preguntas sobre los estándares del programa.

La verificación mediante expertos externos asegura que el programa de mejora de la calidad implemente el conjunto de estándares y suministre las justas evaluaciones del programa. La evaluación de pares externos, cirujanos de trauma, cirujanos de trauma pediátricos, traumatólogos, neurocirujanos, emergentólogos y enfermeras de trauma son utilizados por el programa de trauma. El programa de Verificación de Cirugía Pediátrica utiliza revisores externos como cirujanos pediatras, cirujanos pediatras especialistas, anestesiólogos pediatras y enfermeras pediátricas. La verificación genera una garantía pública que el hospital y el personal están optimizando la atención de los pacientes.

El modelo de cirugía pediátrica

La Fuerza de Tareas para la Atención de la Cirugía Pediátrica se formó debido al disbalance entre las necesidades del paciente individual y los recursos clínicos disponibles para algunos bebés y niños que necesitan cirugías en los EE. UU. y otros lugares. Esta Fuerza de Tareas fue un grupo multidisciplinario ad hoc de líderes invitados en las disciplinas relevantes que se reunió por primera vez en Mayo de 2012. Posteriormente, se reunió en 2013, 2014 y 2015 para considerar abordajes de optimización de la atención quirúrgica pediátrica en el ámbito de salud nacional competitivo actual. La Fuerza de Tareas contó con el apoyo de la Asociación de Hospitales de Niños (Children's Hospital Association) y del ACS. El objetivo fue desarrollar recomendaciones consensuadas de utilidad para los decisores de políticas y los profesionales relevantes. El Comité de Verificación de Cirugía Pediátrica del ACS (Children's Surgery Verification Committee, CSV) fue creado en 2015 para continuar, en conjunto con el ACS, el trabajo de la Fuerza de Tareas de Cirugía Pediátrica, con el objetivo de mejorar la atención del niño con requerimientos quirúrgicos. El Comité ACS CSV es un grupo multidisciplinario que incluye doce líderes en la comunidad de la cirugía pediátrica y de anestesiología pediátrica. Estableció y definió los estándares de recursos óptimos balanceándolos prospectivamente con las necesidades individuales del niño. Para alcanzar los estándares se requiere un sistema apropiadamente diseñado de atención e incluye la verificación que estos estándares se cumplen en los centros individuales de cirugía pediátrica. Los estándares se corresponden con datos existentes basados en la evidencia donde es posible combinados con opinión de expertos para establecer consensos.

La fase piloto del programa fue lanzada en Abril de 2015. Dentro del mes, se completaron seis visitas piloto al sitio en diversas instituciones en los EE. UU. Todos los sitios fueron visitados y el plan piloto concluyó exitosamente en el otoño de 2016. Los sitios piloto fueron revisados en su adherencia a los estándares de 2014. El CSV ACS finalizó el manual de estándares y el Cuestionario de Pre-Revisión (PRQ) basado en las lecciones aprendidas en la fase piloto del programa. Se identificaron un número de cambios en este proceso, como la necesidad de vías alternativas de entrenamiento para anestesiología pediátrica, emergentología pediátrica y radiología pediátrica.

El último documento de estándares fue presentado en Marzo de 2016 e incluye revisiones y actualizaciones del borrador de estándares de 2014. Los estándares de 2016 claramente definen la seguridad de los datos requeridos para todos los niveles de designación. Estos estándares son primero para los EE. UU. y solo para puntos de referencia multiespecialidad destinado a mejorar la atención quirúrgica de los bebés y los niños. Actualmente, existen 181 estándares.

El reclutamiento para los evaluadores de sitio ocurrió simultáneamente mientras la fase piloto se estaba desarrollando. Los evaluadores de sitio son expertos en cirugía pediátrica y auditan centros para verificar el cumplimiento de los estándares. A medida que el programa CSV acompaña todas las fases de la atención quirúrgica, el equipo de evaluadores debe también ser diverso. Está conformado por tres individuos: cirujano/a pediatra, anestesiólogo/a pediatra y enfermero/a pediatra. El número inicial de evaluadores fue recomendado por los miembros del CSV. Todos los evaluadores pasaron un proceso de entrevista con los miembros del comité de verificación y el personal del ACS. Después de que los evaluadores fueron recomendados, entrevistados y seleccionados, fueron entrenados y testeados sobre los estándares, los procedimientos en la visita al sitio y el proceso global de verificación. Cada visita al sitio requiere un cirujano y un anestesiólogo pediatras y el rol del tercer evaluador dependerá de la disponibilidad. El papel principal del evaluador será desempeñado por un cirujano o un anestesiólogo pediatras.

El Programa de Mejora de la Calidad del CSV del ACS comenzó oficialmente su proceso de verificación en Enero de 2017. El programa del CSV ha recibido avales clave de múltiples sociedades de especialistas incluyendo la Academia Americana de Pediatría (American Academy of Pediatrics), la Asociación Americana de Cirugía Pediátrica (American Pediatric Surgical Association) y la Sociedad de Anestesiología Pediátrica (Society of Pediatric Anesthesiology). El programa llevó a cabo la primera verificación en el sitio en Agosto de 2017.

Recursos Óptimos para la Atención Quirúrgica Pediátrica

Niveles de Centros de Cirugía Pediátrica y su rol en un Sistema de Atención

Un sistema pediátrico óptimo incluye todas las piezas identificadas como ideales para la atención quirúrgica pediátrica. Estos elementos incluyen acceso apropiado atención hospitalaria aguda y ambulatoria, debidamente desarrolladas, investigación relevante y actividades educativas excelentes. Cuando se creó el programa hubo una necesidad de identificar la creación de niveles de atención para cumplir con las necesidades quirúrgicas de los niños, pero también para evitar el derroche de recursos médicos. Se establecieron tres niveles de verificación (Tabla 4.6). Los centros quirúrgicos pediátricos de Nivel I son recursos regionales compuestos por instituciones terciarias centrales al Sistema de atención de la salud pediátrica. Estas instituciones deben tener la capacidad de proveer atención exhaustiva en todos los aspectos relacionados con la cirugía pediátrica. Los centros de Nivel I también son líderes en educación, investigación y planificación del sistema. Los centros de cirugía pediátrica de Nivel II son hospitales que proveen atención inicial quirúrgica y definitiva pediátrica cuando es apropiado. Los centros de Nivel II no tienen los mismos recursos exhaustivos que el Nivel I. De esta forma, los pacientes complejos que requieren atención multidisciplinaria deben ser transferidos a un Nivel I. Los centros de Nivel II son responsables de la educación y liderazgo regional en áreas donde no existen Centros de Nivel I. Los centros de cirugía pediátrica de Nivel III se utilizan en áreas donde no hay centros de Nivel I o II. Los centros de Nivel III son responsables de proveer evaluación rápida, resucitación, operaciones de emergencia y estabilización. Idealmente, debe haber coordinación entre todos los niveles para suministra un sistema de atención organizado.

Dadas las consecuencias potenciales en un paciente individual, la atención óptima de una población requiere un sistema planificado de atención de los servicios de los centros de cirugía pediátrica. Todos los centros de cirugía pediátrica verificados deben participar en la planificación/desarrollo y la operación de un sistema planificado estatal o regional.

Triaje y derivación de bebés y niños seriamente enfermos

El programa de verificación quirúrgica pediátrica requiere el monitoreo el triaje y la derivación de los pacientes. Un objetivo del centro es asegurar que el paciente arribe al lugar indicado en el tiempo indicado. Existen resultados adversos definidos asociados con el subtriaje de pacientes incluyendo mortalidad prevenible o morbilidad en pacientes críticos. El sobretriaje tiene menos efectos adversos, pero puede resultar en costos excesivos o aumento de la carga de transporte para las familias.

Organización Hospitalaria y el Programa de Cirugía Pediátrica

El centro de cirugía pediátrica debe comprometerse con el programa de mejora de la calidad. Dicho compromiso por parte del equipo de gobierno del hospital y su equipo médico permitirá la adjudicación de recursos para el desarrollo del programa. Los elementos del programa de cirugía pediátrica incluyen lo siguiente:

1. Organización hospitalaria
2. Apoyo del equipo de salud
3. Atención quirúrgica
4. Director Médico de Cirugía Pediátrica (DMCP)
5. Director Médico de Anestesiología Pediátrica (DMAP)
6. Coordinador del Programa de Cirugía Pediátrica (CPCP)
7. Recolección de datos
8. Programa de mejora de la Calidad y Seguridad del Paciente Pediátrico (PIPS)

Los cirujanos que tratan niños deben estar: certificados por la Junta o equivalente, clínicamente activos, mantener la educación continua y participar en organizaciones regionales o nacionales.

Servicios clínicos y recursos colaborativos

Todos los Centros de Cirugía Pediátrica deben contar con una variedad de recursos para atender a los bebés y niños con necesidades quirúrgicas. Un centro de cirugía pediátrica debe contar con:

- Servicios de anestesiología pediátrica especializados.
- Equipamiento pediátrico específico acorde a la envergadura del servicio.
- Unidad de atención posanestésica.
- Servicios de radiología.
- UCIs pediátricas y neonatales.
- Cobertura de emergentología acorde a la envergadura del servicio.
- Se requiere que los centros de Nivel I tengan un espectro completo de especialistas quirúrgicos, incluyendo: traumatólogos pediátricos, neurocirujanos pediátricos, cirujanos cardiovasculares pediátricos (congénitas), cirujanos plásticos pediátricos, oftalmólogos pediátricos, otorrinolaringólogos y urólogos pediátricos.

- Se requiere que los centros de Nivel I tengan un espectro completo de especialistas médicos, incluyendo: cardiólogos, hematólogos/oncólogos, infectólogos, gastroenterólogos, neumonólogos, endocrinólogos, genetistas, neurólogos, y nefrólogos.
- Debe contarse con diálisis pediátrica aguda en los centros de Nivel I.
- Debe contarse con soporte nutricional pediátrico en los Niveles I y II.
- Se requiere un programa de niñez en los centros quirúrgicos pediátricos de Nivel I y II.
- Un programa de trauma intencional.
- Servicios de laboratorio acorde a la envergadura del servicio.

La Tabla 4.6 de Requerimientos para los Centros de Cirugía Pediátrica por Nivel efectúa un desglose adicional del requerimiento de recursos para todos lo niveles.

Recolección de datos e informes

Se requiere que los centros quirúrgicos pediátricos Nivel I y II participen en el Programa Quirúrgico Nacional de Mejora de la Calidad del ACS (ACS NSQIP Pediatric) con la recolección de sus datos. Se requiere que todos los niveles de verificación recolecten los datos de seguridad de las Tablas 4.7 y 4.8 que es una lista seleccionada de complicaciones perioperatorias.

Requerimientos de investigación y becas

Se requiere que los centros de cirugía pediátrica Nivel I sean activos en la investigación y trabajo académico. Los centros de Nivel I tienen los recursos, infraestructura y personal, así como especialistas pediátricos con experiencia y cirujanos pediátricos, anestesiólogos pediátricos, y otros especialistas pediátricos para ser efectivos y productivos en investigación y trabajo académico.

Extensión y Educación

Igual que en el programa de trauma, los centros de cirugía pediátrica deben participar en los programas de extensión comunitaria y profesional. Todos los centros quirúrgicos verificados participan en la educación pública y profesional.

Otros Programa de Calidad del ACS

El ACS tiene una larga historia en mejorar la atención quirúrgica de los pacientes. Este compromiso con la calidad está ilustrado en las múltiples iniciativas que se han desarrollado incluyendo la Comisión de Cáncer (Commission on Cancer - COC) y la Acreditación en Cirugía Bariátrica y Metabólica y Programa de Mejora del Desempeño (Metabolic and Bariatric Surgery Accreditation and Quality Improvement Program - MBSAQIP®). Ambos programas están basados en las cuatro claves principal de los programas de calidad.

La CoC es un conglomerado de organizaciones profesionales dedicadas a aumentar la sobrevida y la calidad de vida en el paciente con cáncer a través de un conjunto de estándares, de prevención, investigación, educación y monitoreo de una atención exhaustiva de calidad. La Comisión de Cáncer y sus estándares para la atención del cáncer se originó con el ACS, quien primero estableció el Comité para el Tratamiento de Enfermedades Malignas (Committee on the Treatment of Malignant Diseases) en 1922, ya que solo estaba disponible el tratamiento quirúrgico del cáncer. El tratamiento ha cambiado con el tiempo para incluir todos los componentes de su atención. En nombre del Comité se cambió en la mitad de los años y refleja la transformación de la atención del cáncer. La CoC multidisciplinaria implementó las cuatro guías principales estableciendo los estándares relevantes con los cuales evaluar la atención en los establecimientos de salud. Los datos estandarizados se recolectan de los centros de salud acreditados para medir la calidad de la atención del cáncer. También se recolectan para vigilancia de resultados y patrones de tratamiento para aumentar el control del cáncer. La CoC establece programas educativos para mejorar la prevención, la detección precoz, la atención y los resultados en cáncer en los establecimientos de salud. También participa en la evaluación de sitios de los establecimientos de salud para determinar si el conjunto de estándares de la CoC se cumple.

La Acreditación en Cirugía Bariátrica y Metabólica y Programa de Mejora del Desempeño (Metabolic and Bariatric Surgery Accreditation and Quality Improvement Program - MBSAQIP®) trabaja para lograr atención segura y de alta calidad en pacientes que requieren cirugía bariátrica a través de la acreditación de los centros de cirugía bariátrica que pueden acceder siguiendo los procesos de mejora del desempeño del ACS. Un centro quirúrgico debe probar que puede mantener determinados recursos físicos, recursos humanos y estándares de práctica. La base de datos del MBSAQIP contiene los resultados de todos los centros acreditados mediante un registro. En un esfuerzo por promover estándares uniformes y la mejora de la calidad, el programa acredita los centros de cirugía bariátrica de internación y ambulatorios en los EE. UU y Canadá que han llevado a cabo una rigurosa revisión de pares de acuerdo con los estándares de cirugía bariátrica establecidos. El ACS publicó el primer manual de estándares de acreditación denominado Red de Centros de Cirugía Bariátrica (Bariatric Surgery Center Network - ACS BSCN) en 2005 en respuesta a una creciente necesidad de la comunidad de cirugía bariátrica. La Sociedad Americana de Cirugía Metabólica y Bariátrica (American Society for Metabolic and Bariatric Surgery - ASMBS), también publicó su propio conjunto de estándares de acreditación para Centros de excelencia de Cirugía Bariátrica (Bariatric Surgery Centers of Excellence - BSCOE) en 2004. Esto generó dos cuerpos separados pero similares de acreditación, con liderazgo de cirujanos, necesidad de equipos multidisciplinarios y de información de resultados a un registro nacional como elementos principales. Debido a que

Requerimiento	Nivel I	Nivel II	Nivel III
Médico graduado	Deseado	No	No
Hospital especializado en pediatría o unidad especialidad dentro de un hospital general	Sí	Sí	No
Servicio de cirugía pediátrica	Sí	Sí	Sí
Cirujanos pediátricos	Al menos 2	Al menos 1	Experiencia en pediatría
Anestesiólogos pediátricos	Al menos 2	Al menos 1	Experiencia en pediatría
Emergentólogos pediátricos	Sí	Deseable	Experiencia en pediatría
Radiólogos pediátricos	Al menos 2	Al menos 1	Experiencia en pediatría
Otros especialistas quirúrgicos	Mandatorio	Dentro del espectro	Variable
Equipo pediátrico de respuesta rápida	Sí	Sí	Sí
Educación médica continua en cirugía para el Director Médico del Departamento de Cirugía y colaboradores	Sí	Sí	Sí
Unidad de cuidados intensivos neonatales	Nivel IV	Nivel III o superior	No
Neonatólogos	Sí	Sí	No
Departamento de Emergencias pediátrico	Sí	Sí	Experiencia en pediatría
Unidad de cuidados intensivos pediátricos	Sí	Deseable	No
Médicos de cuidados intensivos pediátricos	Sí	Sí	No
Unidad pediátrica de cuidados agudos	Sí	Sí	No
Equipo de resucitación pediátrico en todas las áreas apropiadas	Sí	Sí	Sí
Coordinador de programa de cirugía pediátrica	Sí	Sí	Sí
Recolección de datos de cirugía	Sí	Sí	Restringido
Programas de entrenamiento de soporte vital a familias	Sí	Sí	No
Programas de trabajo social o de protección de niños	Sí	Sí	Sí
Programas comunitarios extramuros	Sí	Sí	Sí
Programas de educación de niños	Sí	Sí	Sí
Investigación en cirugía	Sí	Deseable	No
Cantidad mínima de procedimientos quirúrgicos en <18 años	1000	Sí	Sí
Programa de mejora del desempeño quirúrgico y de seguridad del paciente	Sí	Sí	Sí

Tabla 4.6: Requerimientos para Centros de Cirugía Pediátrica por Nivel

los cirujanos bariátricos adoptaron estos estándares de acreditación se ha producido una drástica reducción de la mortalidad. Esta mejoría fue facilitada no solo por los avances tecnológicos en cirugía bariátrica sino como resultado directo de los programas de calidad como muestra un reciente estudio. Lógicamente, en Abril de 2012, los programas de acreditación de la Red de Centros de Excelencia en Cirugía Bariátrica de la ASMBS Center Network se reunieron para producir nuevas mejorías en los centros quirúrgicos, continuar con los métodos de recolección estandarizados y definición de datos con requerimiento de100% de reporte de casos y creando un marco de colaboración local, estatal y regional para mejorar los resultados a través de iniciativas centralizadas de mejora del desempeño. La colaboración se encuentra ahora bajo el paraguas del ACS MBASQIP.

La base de datos de la Sociedad de Cirujanos Torácicos (Society of Thoracic Surgeons Database - STS) fue creada en 1989 con el objetivo de mejorar la calidad y la seguridad del paciente entre los cirujanos cardiotorácico. Esta base de datos contiene tres registros: cardíaco de adultos, torácico general y cardiopatías congénitas. Los registros del banco de datos se utilizan para evaluar y mejorar la calidad y desarrollar métricas nacionales. Es un modelo para muchas otras recolecciones de datos y esfuerzos de mejora de la calidad. La base de datos de la STS recolecta estadísticas del paciente intervenciones quirúrgicas y datos de proceso y resultados.

Conclusión

La atención efectiva de los niños traumatizados requiere un abordaje exhaustivo e inclusivo que reconozca a la infancia como un objetivo mayor de la salud pública, que identifique estrategias efectivas de prevención, que mejore los sistemas de atención médica de emergencia de los niños y que provea la más alta calidad de atención en trauma pediátrico incluyendo la rehabilitación en todos los niveles de la organización del sistema de trauma. Los niños traumatizados requieren recursos especiales en cualquier centro de trauma dedicado a su atención. Todos los sistemas de trauma deben considerar las necesidades particulares de los niños traumatizados y desarrollar planes apropiados para asegurar que se cumpla con estas necesidades.

Para efectuar la mejor atención a los pacientes traumatizados, los centros de trauma pediátrico deben primero enfocarse en los principios básico de la atención del trauma. A pesar de que existen diferencias anatómicas y fisiológicas entre los pacientes adultos y pediátricos, los conceptos básicos de la atención del trauma son los mismos para ambos.

El foco del proceso de verificación es evaluar la presencia de los recursos y las características diseñadas en el manual "Recursos para la Atención Optima de los pacientes Traumatizados" (*Resources for Optimal Care of the Injured Patient)* para ayudar a los hospitales a identificar áreas para la mejora. A medida que el programa de verificación en trauma fue evolucionando se hizo evidente que para que se genere una mejora de la calidad en los centros de trauma son necesarios la medición del desempeño y la retroalimentación. Este hecho condujo a la creación de estándares de mejora de la calidad, el Desarrollo del NTDB y la implementación del proceso de mejora y prácticas de revisión de pares que son centrales a los programas actuales de verificación de centros de trauma del COT.

El ACS busca mejorar el conjunto de estándares para proveer una óptima atención del paciente traumatizado y, de esta forma, asegurará que los estándares revisados y nuevos estén basados en evidencia científica, mejore la atención del paciente y no se genere una carga indebida a los centros. Los nuevos estándares deberían esclarecer y proveer herramientas a los centros de trauma para que cumplan exitosamente los estándares ya establecidos en nuestro programa de verificación de centros de trauma y ser inclusivos con todas las poblaciones relevantes de pacientes.

A medida que el programa de verificación de centros de trauma evolucione el foco estará puesto en contar con mayor cantidad de datos y resultados. Debemos lograr programas de mejora de la calidad ajustados al riesgo, como el de mejora de MC, para los datos de como los estándares conducen a los resultados. Utilizar los datos de resultados de los pacientes para establecer los estándares y los procesos de verificación de los centros de trauma cerrarán el círculo para la mejora continua de la calidad. Los datos de resultados también juegan un papel mayor en la visita al sitio del programa de verificación y en los programas PIPS del hospital. Los centros de trauma deben ser capaces de mostrar un conocimiento completo de su programa de informes de punto de referencia del programa de MC y demostrar su rol en como estos datos han participado en su programa interno PIPS. El ACS explorará opciones de evaluación de la complacencia de la verificación fuera de los períodos para asegurar que la calidad de la atención de los pacientes continua igual en los períodos entre visitas.

Debido a que la recolección de los datos de trauma finaliza con el alta del paciente, los centros de trauma pediátrico necesitan conocer los resultados funcionales post alta para evaluar adecuadamente el impacto de su atención. Los informes de resultados funcionales de los pacientes con trauma pediátrico constituyen una frontera inexplorada para los programas de trauma.

Evento	Recomendable	Obligado
Vía aérea		
Extubación inadvertida		X
Reintubación anticipada		X
Respiratorio		
Aspiración		X
Cardiovascular		
Anafilaxia severa con urticaria, sibilancias o efectos hemodinámicos		X
Paro cardíaco (que requiere compresiones torácicas o desfibrilación)		X
Hipertermia maligna: definitiva, sospechada o uso de dantroleno		X
Hemorragia (>=25 ml/kg)	X	
Protocolo institucional de transfusión masiva		X
Requerimiento no anticipado de soporte hemodinámico	X	
Requerimiento no anticipado de ECMO		X
Complicación de acceso vascular con lesión vascular o neumotórax	X	
Neurológico		
Accidente cerebrovascular o coma		X
Convulsión no anticipada	X	
Regional		
Hematoma epidural	X	
Toxicidad anestésica sistémica mayor	X	
Déficit neurológico periférico posterior a anestesia regional: bloqueo residual sensorial, motor o autonómico		X
Ascenso anestésico raquídeo no anticipado con bradicardia, insuficiencia respiratoria o intubación		X
Infección posterior a anestesia epidural o espinal; absceso, meningitis o sepsis	X	
Infección posterior a bloqueo de nervio periférico	X	
Cefalea post-punción	X	

Tabla 4.7: Reporte de seguridad quirúrgica.Eventos intraoperatorios o que ocurren dentro de las 48 horas de la cirugía

El futuro de la verificación de los centros de trauma pediátrico se basa en los estándares basados en los datos y en la evidencia, en una mejor integración con las bases de datos clínicos con un foco en los resultados funcionales y con la colaboración entre los centros de trauma para mejorar la atención de los pacientes pediátricos traumatizados.

Reconocimientos

Deseamos reconocer el trabajo del Children's Surgery Verification Committee y del Dr. Keith Oldham, M.D. en el desarrollo del programa de Verificación de Cirugía Pediátrica.

Deseamos reconocer el trabajo del Committee on Trauma Verification Review Committee y de su Coordinador actual, Todd Maxson, MD FACS, por su trabajo en el Manual "Recursos para la Atención Optima de los pacientes Traumatizados" que guió mucho de este capítulo y en la asistencia continua que ellos proveen al Trauma Center Verification, Review and Consultation program. Gracias, también, a Molly Lozada y a Tammy Morgan por la historia del VRC Committee y por ser una fuente de conocimiento.

Evento	Recomendable	Obligado
Muerte dentro de los 30 días		X
Trauma dental: pérdida no anticipada de diente permanente	X	
Vigilia intraoperatoria: estado de vigilia explícito durante la anestesia		X
Error de medicación: droga o dosificación incorrecta dentro de las 48 horas	X	
Cirugía realizada en paciente incorrecto		X
Cirugía realizada en una región corporal incorrecta		X
Realización de procedimiento quirúrgico incorrecto		X
Quemadura intraoperatoria		X
Reacción transfusional dentro de las 48 horas		X
Readmisión a la UCI no anticipada dentro de las 48 horas del egreso	X	
Regreso no planeado al quirófano dentro de los 30 días	X	
Readmisión no planeada dentro de los 30 días	X	
Traslado no anticipado a otra institución de nivel superior dentro de los 30 días	X	
Pérdida visual: alteración permanente o pérdida total de la visión		X
Lesiones por presión relacionadas con eventos en el quirófano dentro de los 30 días	X	
Evento tromboembólico dentro de los 30 días		X

Tabla 4.8: Eventos intraoperatorios o perioperatorios

Bibliografía

1. About Quality Programs. (n.d.). Retrieved August 11, 2017, from https://www.facs.org/quality-programs/about
2. Optimal Resources for Children's Surgical Care 2015
3. Resources for Optimal Care of the Injured Patient 2014
4. Resources for Optimal Care of the Injured Patient 2014
5. Optimal Resources for Children's Surgical Care 2015
6. Thompson C. Thomas, Comments on the Verification Program. Bulletin of the American College of Surgeons, August 1979
7. Thompson C. Thomas, Verification Program for Hospitals. Bulletin of the American College of Surgeons, February 1980
8. Optimal Care of the Injured Patient and Appendices A through J, February 1987
9. Resources for Optimal Care of the Injured Patient 2014 Board of Regents Minutes, American College of Surgeons, October, 1981
10. Resources for Optimal Care of the Injured Patient 2014 Board of Regents Minutes, American College of Surgeons, October, 1981
11. Board of Regents Minutes, American College of Surgeons, October, 1986
12. Stop the Bleed. https://www.dhs.gov/stopthebleed. Nota de la redacción.
13. Future of EMS in the US Health Care System, Institute of Medicine, May 17 2007 Available at www.iom.edu
14. Equipment for Ambulances, ACS COT, Revised April 2009, https://www.facs.org/~/media/files/quality%20programs/trauma/publications/ambulance.ashx
15. Resources for Optimal Care of the Injured Patient 2014
16. Performance Improvement and Patient Safety - PIPS. https://www.facs.org/quality-programs/trauma/tqp/center-programs. Nota de la redacción.
17. Resources for Optimal Care of the Injured Patient 2014
18. Quality Programs. (n.d.). Retrieved August 11, 2017, from https://www.facs.org/quality-programs
19. Optimal Resources for Children's Surgical Care 2015
20. ACS, Children's Surgery Verification program officially under way. Bulletin of the American College of Surgeons, March 2017
21. Optimal Resources for Children's Surgical Care 2015
22. Optimal Resources for Surgical Quality and Safety 2017
23. American College of Surgeons [Internet]. Chicago: American College of Surgeons; c 1996-2017 [cited 2017 August 11] About Quality Programs. Available from: https://www.facs.org/quality-programs/about.
24. ACS Children's Surgery Verification Committee. Optimal Resources for Children's Surgical Care. Chicago: American College of Surgeons; 2015.
25. Rotondo MF, Cribari C, Smith FS, editors. Resources for Optimal Care of the Injured Patient. Eds. 11th ed. Chicago: American College of Surgeons; 2014.
26. Thompson CT. Comments on the Verification Program. Chicago: Bulletin of the American College of Surgeons; August 1979.
27. Verification Review Committee. Optimal Care of the Injured Patient and Appendices A through J. Chicago: American College of Surgeons; 1987
28. Thompson CT. Verification Program for Hospitals. Chicago: Bulletin of the American College of Surgeons; February 1980
29. Board of Regents Meeting Minutes. Chicago: American College of Surgeons; October, 1981.
30. Board of Regents Meeting Minutes. Chicago: American College of Surgeons; October, 1986
31. Hoyt DB, Ko C. Optimal Resources for Surgical Quality and Safety. Chicago: American College of Surgeons; 2017.
32. American College of Surgeons. Children's Surgery Verification Program Officially Under Way. Chicago: Bulletin of the American College of Surgeons; March 2017.
33. American College of Surgeons. Cancer Program Standards: Ensuring Patient-Centered Care. Chicago: American College of Surgeons; 2016.
34. American College of Surgeons [Internet]. Chicago: American College of Surgeons; [Cited 2017 August 11] Bariatric Surgery About. Available from https://www.facs.org/quality-programs/mbsaqip/about.
35. American College of Surgeons [Internet]. Chicago: American College of Surgeons; [Cited 2017 August 11] About STS. Available from http://www.sts.org/about-sts.
36. Sasser SM, Hunt RC, Faul M, et al; Centers for Disease Control and Prevention. Guidelines for field triaje of injured patients: recommendations of the National Expert Panel on Field Triaje, 2011. MMWR Recomm Rep. 2012;61(RR-1):1-20. Available at: www.facs.org/quality-programs/trauma/vrc/resources.

Capítulo 5

Cinemática del trauma pediátrico

Cinquegrani Karina y Podesta María Fernanda

Introducción

Podemos definir como trauma a toda herida o lesión estructural o disbalance fisiológico causado por exposición aguda a alguna forma de energía mecánica, térmica, eléctrica o química, o resultante de la ausencia de calor y oxigeno.

Las lesiones por trauma son la mayor causa de morbimortalidad en niños, adolescentes y adultos menores de 40 años.

En la Argentina las estadísticas informan que las muertes por traumatismos representan entre 30 -35% (primera causa en este rango etario) del total de las defunciones en los niños de 1 a 14 años, siendo uno de los principales problemas pediátricos de la actualidad.

El trauma pediátrico tiene un gran impacto a nivel social y económico ; siendo de vital importancia implementar estrategias de prevención a todo nivel para disminuir su incidencia, así como mejorar la sobrevida a través de un adecuado sistema de atención inicial, medidas de soporte y manejo del mismo y un diagnóstico temprano y oportuno de las lesiones potencialmente mortales y ocultas.

Es muy importante conocer los mecanismos de producción y la cinemática del trauma. Un correcto interrogatorio del hecho, una historia clínica y examen físico completo y una adecuada interpretación de toda la información anterior permiten predecir en un alto porcentaje las lesiones de los pacientes que sufrieron un traumatismo.

Definición de cinemática

Consiste en el análisis de un evento traumático determinando las lesiones que pueden ser provocadas por las fuerzas y movimientos involucrados en el hecho, para lograr un tratamiento rápido y efectivo.

La ***cinemática*** del trauma explica los tipos de lesiones causadas por los diferentes mecanismos causales.

Se basa en los principios fundamentales de la física:

- ***1ªLey de Newton***: Un cuerpo en reposo permanecerá en reposo y un cuerpo en movimiento permanecerá en movimiento a menos que una fuerza externa actúe sobre ellos.
- ***2ª Ley de Newton***: intenta cuantificar el concepto de fuerza. La fuerza aplicada a un objeto causará una aceleración igual a la masa multiplicada por el tiempo de aceleración.

$$F=M \times A$$

- ***3ª Ley de Newton:*** un objeto en movimiento va a transmitir su energía a otro objeto que va perdiendo velocidad.
- ***1ª Ley de la Termodinamia:*** La energía no se crea ni se destruye, solamente se transforma (térmica, mecánica, química, eléctrica...).

La ***energía cinética*** depende directamente de la masa y de la velocidad al cuadrado dividido 2.

$$E.C. = \text{Masa} \times \text{Velocidad}^2 /2$$

La velocidad aumenta la producción de EC más que la masa. Es decir, a mayor velocidad mayor será el trauma.

Mecanismos de lesión

Trauma General

Todas las lesiones, a excepción de las lesiones térmicas y por radiación, ocurren por la interacción de un huésped con un objeto en movimiento.

En los niños se debe tener en cuenta algunas consideraciones:

- Tienen menor superficie por lo que la energía se propaga con mayor intensidad.
- El área de la superficie corporal es mayor a la masa lo que provoca mayor pérdida de energía térmica. Mayor riesgo de hipotermia
- El esqueleto es mas elástico y la osificación es incompleta
- El cerebro es más frágil por estar menos mielinizado, porque el cráneo es menos resistente y por tener mayor relación cabeza-cuerpo.
- Son más propensos a presentar lesiones multisistémicas.

Los mecanismos de lesión en Traumatismos cerrados se producen como resultado de:

1. ***Cavitación*** ocurre cuando un objeto golpea un cuerpo, las partículas de tejido son desalojadas de su posición y chocan con otras partículas de tejido formando una cavidad. Puede ser permanente y en este caso será visible al examen físico, o temporario donde se provoca una cavidad que por las propiedades elásticas del tejido afectado retornan a su posición original.

En el trauma cerrado los tejidos son sometidos a compresión o desaceleración. En el trauma penetrante, sufren el machacamiento y separación a lo largo del trayecto del objeto penetrante. En ambas situaciones se forma una cavidad.

A mayor cantidad de partículas impactadas, mayor será la cavitación.

Otro punto a tener en cuenta es la densidad del tejido que depende del número de partículas en cada área del mismo, cuanto más elástico más capacidad de volver a su forma habitual (ej músculo).

2. ***Sobrepresión*** ocurre cuando una cavidad es comprimida de manera más rápida que los tejidos que la rodea, entonces las paredes de la cavidad estallan.
3. ***Aceleración-desaceleración*** se provocan cuando una parte del cuerpo u órgano continúa en movimiento luego de que la estructura a la cual está sujeto para de moverse. Puede ser horizontal en caso de impactos frontales, laterales en incidentes automovilísticos o verticales en caso de caída de altura.
4. ***Compresión*** ocurre cuando una estructura entra en contacto con otra provocando compresión y aplastamiento de las células. En este tipo de mecanismo ocurre algún grado de cavitación.

La intensidad de la lesión va a depender de la fuerza y de la superficie, a mayor fuerza y menor superficie de impacto, mayor será la lesión producida. Ej. Golpe contuso directo.

Lesiones por explosión

Las lesiones por explosión constan de 3 componentes (Figura 5.1 A):

- Lesión 1°: producida por la onda de presión explosiva y calor (inadvertidas) se produce sobrepresión de órganos huecos llenos de aire, el aire entra por orificios naturales a gran velocidad provocando lesiones a nivel del tímpano, pulmones, ruptura esofágica y rotura del estómago e intestino.
- Lesión 2°: producida por vidrio y objetos proyectados por la explosión.
- Lesión 3°: la víctima se convierte en un misil proyectado e impacta sobre una superficie.

Caída de altura

Después de los eventos por vehículo a motor, las caídas de altura (Figura 5.1 B) son la causa más frecuente de morbimortalidad en los niños. La tasa de mortalidad varía entre el 2 y el 20%.

Factores determinantes de la gravedad de la lesión:

- Altura
- Superficie de impacto
- Objetos golpeados durante la caída
- Segmento corporal que impacta primero

El patrón lesional en el niño que cae de altura difiere del adulto, al tener mayor proporción de cartílago, el esqueleto inmaduro es menos susceptible a la fractura. El hueso del niño se caracteriza por tener menor resistencia a la incurvación, menor módulo de elasticidad y menor contenido mineral lo cual le permite disipar mejor la energía antes de fracturarse y a la vez absorber mayor energía una vez producida la fractura, lo cual evita la propagación.

En el trauma intrabdominal el hígado y el bazo al ser proporcionalmente más grandes en relación al tamaño corporal y las costillas más flexibles son los más afectados. Las lesiones que más frecuentemente se observan son la contusión o laceración de órgano sólido (bazo e

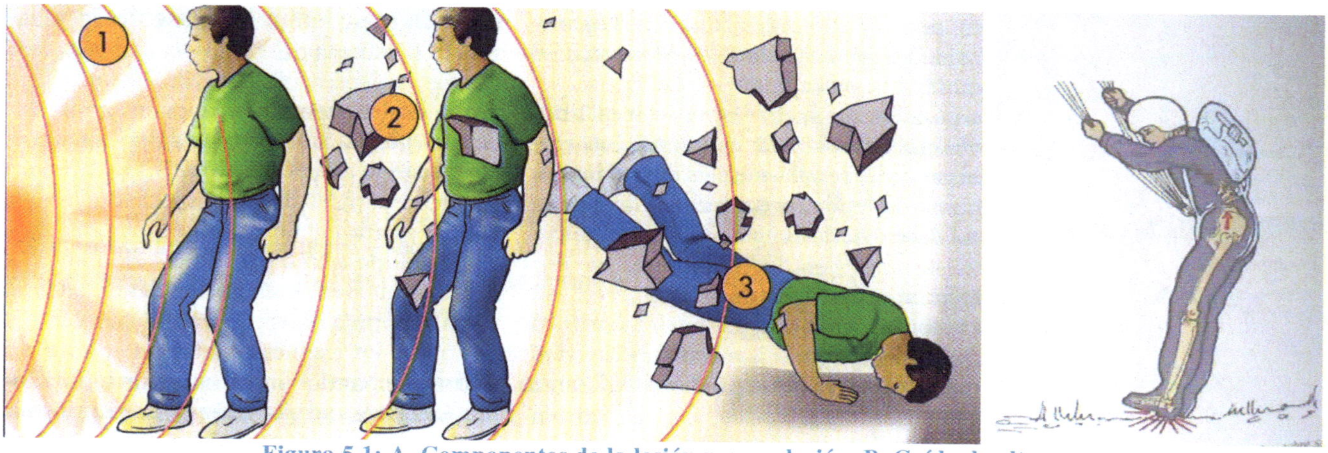

Figura 5.1: A. Componentes de la lesión por explosión. B. Caída de altura

hígado) causadas por la rápida desaceleración vertical y el trauma directo.

Entre los 0 y 2 años es mayor la relación cabeza-tronco, existe mayor flexibilidad y el esqueleto es más inmaduro. El TEC es más frecuente en este grupo etario.

Entre los 3 y 10 años existe un estado intermedio con mayor incidencia de fractura de miembros, esto se explica porque los niños no logran enderezarse por completo al momento de caer, haciéndolo sobre sus extremidades superiores e inferiores y generando traumatismos directos maxilofaciales, en tórax, abdomen y pelvis.

A partir de los 10 años las lesiones se asemejan a la de los adultos, al momento del impacto adoptan la posición erecta, de esta manera la energía se transmite a través de los miembros inferiores a la columna y genera lesiones intrabdominales como producto de la rápida desaceleración vertical.

Como lo mencionamos anteriormente en referencia a las leyes de gravedad podemos decir que a mayor altura de caída, mayor es la velocidad que experimenta el cuerpo que cae y mayor la energía cinética que absorberá al contactar con la superficie de impacto. Y que a mayor masa corporal mayor será la energía cinética que absorberá al momento del impacto. Si la superficie de impacto amortigua la caída (por ejemplo, barro, arena) la desaceleración es menor y el trauma generalmente es menos grave.

Trauma por colisión

Según datos nacionales las colisiones vehiculares representan el 34% de las lesiones por trauma representando un 46% de mortalidad.

Ante una colisión vehicular, la energía cinética en movimiento se transforma para detenerlo, deformando la estructura del mismo.

Haciendo referencia a la ecuación de la EC donde la velocidad es el determinante más importante, podemos deducir que la distancia de detención influye en la magnitud del daño ocacionado, a mayor distancia el daño producido es menor por disminucion de la fuerza de desaceleración.

Antes de la colisión el vehículo y sus ocupantes se mueven a la misma velocidad, después de la colisión el automóvil desacelera pero los ocupantes no lo hacen manteniendo un movimiento a la misma velocidad que se detiene ante un objeto por ej el volante o el parabrisas (Figura 5.2).

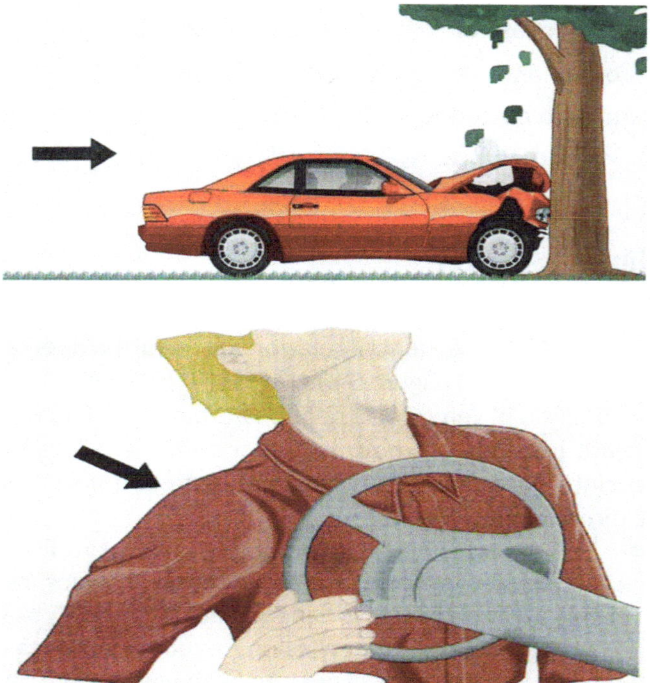

Figura 5.2: A. Impacto frontal. Primera colisión: la del vehículo. B. Segunda colisión: la del conductor

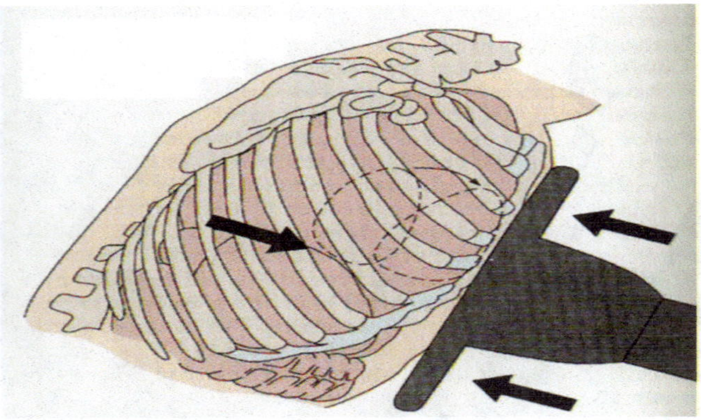

Figura 5.3: Tercera colisión: impacto de los órganos sobre las estructuras de sostén.

Durante el impacto se produce la triple colisión:

- Impacto del vehículo: el vehículo impacta sobre una estructura fija o móvil.
- Impacto del cuerpo: el ocupante impacta sobre estructuras del móvil (lesiones por compresión).
- Impacto del órgano: los órganos internos impactan contra sus estructuras de sostén, provocando desgarros o desprendimientos de las estructuras de fijación (Figura 5.3).

Mortalidad según el tipo de colisión

Tipo de colisión	Mortalidad %
Impacto frontal	50-60
Impacto lateral	20-35
Volcamiento	8-15
Impacto posterior	3-5

Tabla 5.1: Tipos de colisión y Mortalidad

Impacto frontal

En la colisión frontal la afectación de las estructuras sería en forma secuencial relacionada en forma directa con la velocidad (Figura 5.4).

Cuando el vehículo se detiene abruptamente el pasajero continua en movimiento, si no tiene colocado el cinturón de seguridad el movimiento podrá ser en 2 direcciones:

- Hacia abajo y por debajo, en este caso las rodillas impactan contra el tablero siendo los músculos los que absorban la mayor energía del impacto. El patrón clásico consiste en lesión de rodilla-fémur-cadera. Si el fémur es el que recibe mayor impacto la pelvis genera resistencia sobre la cabeza del fémur generando fractura de fémur o del acetábulo, luxación de cadera o trauma del torso.

Si la tibia proximal es el punto de impacto el fémur continua desplazándose hacia adelante cabalgando sobre la tibia y provoca luxación de rodilla, siempre debe descartarse compromiso de vasos poplíteos.

- Hacia arriba y por arriba ocurren cuando el automóvil baja su trompa generando lesiones en cara y cráneo por impacto contra el parabrisas.

Cuando el tórax impacta contra el volante el cambio de energía lo recibirá el esqueleto resultando en fracturas costales, del esternón, ruptura diafragmática,

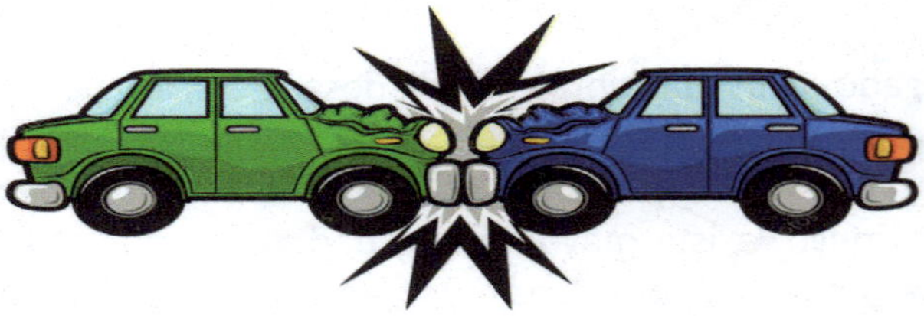

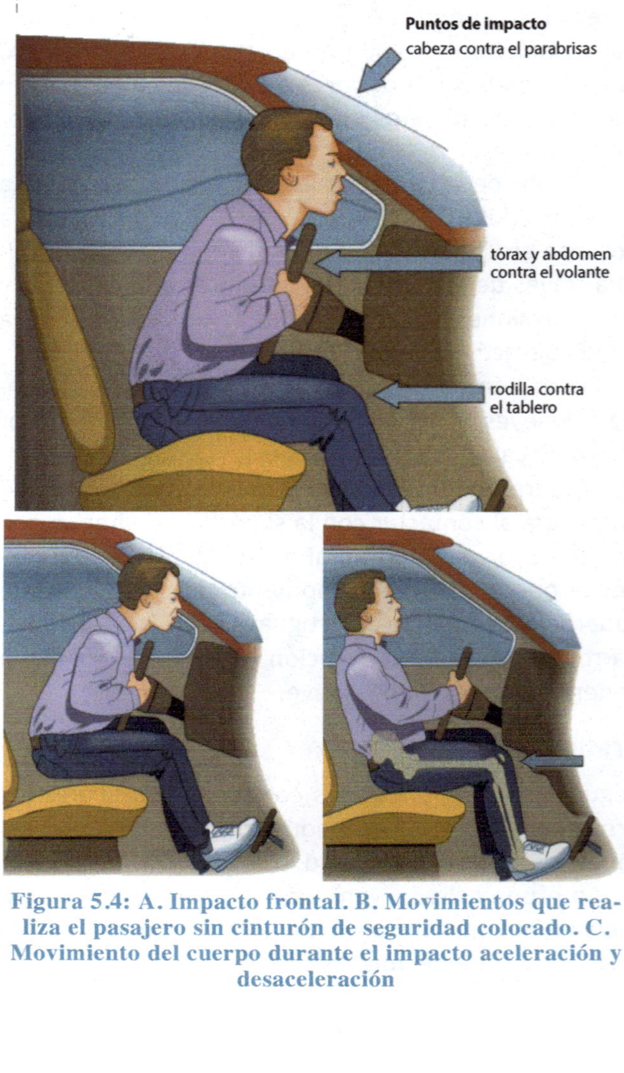

Figura 5.4: A. Impacto frontal. B. Movimientos que realiza el pasajero sin cinturón de seguridad colocado. C. Movimiento del cuerpo durante el impacto aceleración y desaceleración

hemoneumotórax y contusión pulmonar o cardiaca. Cuando el cuerpo se detiene los órganos internos continúan en movimiento hacia adelante causando desgarros en los puntos de fijación (órganos comprometidos: intestino, aorta descendente). Si el impacto ocurre a nivel abdominal se produce lesión por compresión de los órganos sólidos intrabdominales. Y por último cuando la velocidad es máxima la cabeza choca contra el volante o parabrisa respectivamente. Provocando lesión de cráneo y columna cervical: fractura de cráneo, huesos faciales y lesiones intracraneales.

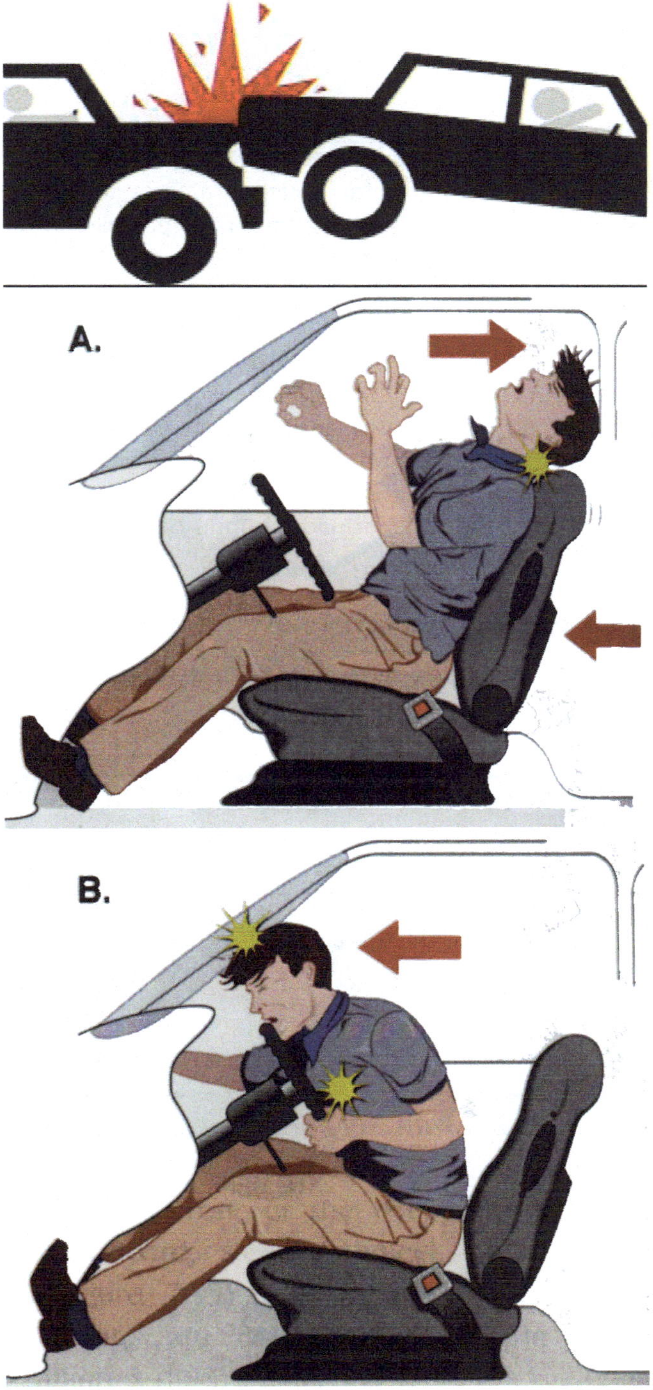

Figura 5.5: A. Impacto posterior. Primera colisión: la del vehículo. B Segunda colisión: hiperextensión cervical. C. Tercer colisión: hiperflexión cervical

Impacto posterior

Se observa cuando un objeto en movimiento impacta a otro objeto estacionado o en movimiento por detrás (Figura 5.5). La energía del impacto se transfiere inicialmente como movimiento de aceleración generando movimientos de hiperextensión cervical y posteriormente de hiperflexión, provocando lesiones en la columna cervical: esguince cervical, desgarros musculares y de las carillas vertebrales articulares.

Impacto lateral

El impacto lateral le sigue en frecuencia al impacto frontal, ocurre cuando existe una colisión contra un lado del vehículo provocando un movimiento de aceleración del pasajero opuesto a la desaceleración (Figura 5.6).

Tiene 2 componentes: el primero está provocado por la intrusión dentro del compartimiento del pasajero pudiendo provocar lesión en miembro superior, parte proximal del fémur y pared lateral del tórax y hombro.

El segundo componente está determinado por el movimiento lateral del vehículo.

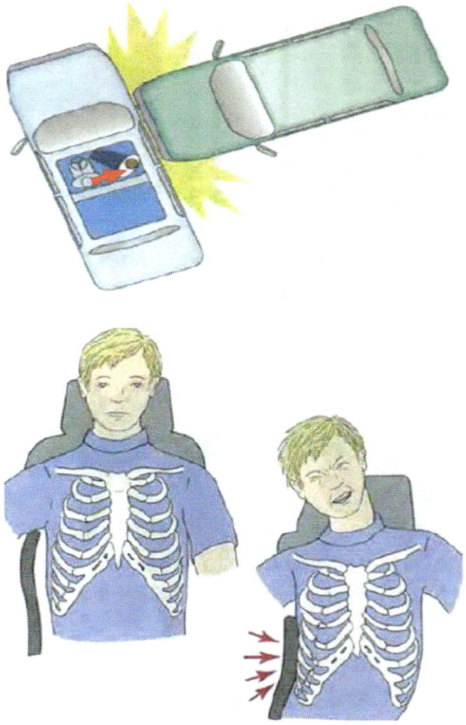

Figura 5.6: Impacto lateral.
Formacionenemergencias.blogspot.com

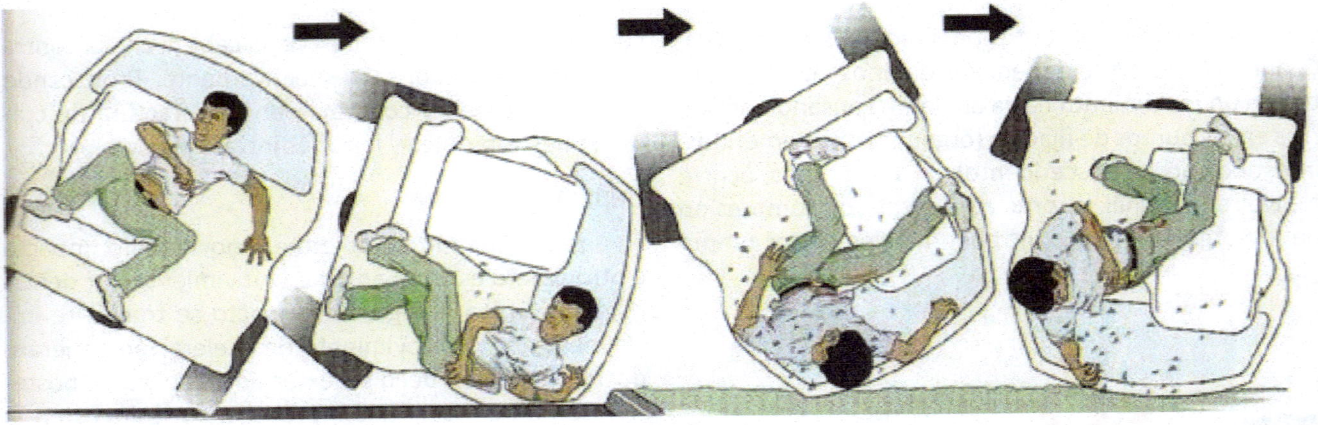

Figura 5.7: Volcamiento

Las lesiones van a estar relacionadas según el lado que reciba el impacto. Cuando el impacto ocurre del lado izquierdo las lesiones más frecuentes son fracturas costales, lesiones pulmonares izquierdas, lesiones esplénicas, lesión por desgarro de la aorta, fracturas del lado izquierdo incluyendo fracturas pélvicas por compresión.

Cuando se recibe el impacto del lado derecho las lesiones esqueléticas y torácicas son similares a las encontradas en el lado izquierdo, y además pueden presentar lesiones hepáticas y renales.

En ambos casos la unión de la cabeza con la columna cervical actúa como punto de fijación por lo cual cuando el torso es acelerado lateralmente la cabeza es fuertemente flexionada y rota hacia el lado del impacto, esto provoca rotación y dislocación de las vertebras, posible avulsión de las raíces nerviosas y del plexo braquial.

Volcamiento

Ocurre cuando un vehículo vuelca, si el pasajero tiene colocado el cinturón de seguridad en la posición correcta las lesiones son menores, aunque dependerá del terreno en el cual se produce el hecho y los objetos contra los cuales el automóvil se golpee (Figura 5.7).

Si el pasajero no lleva cinturón de seguridad está expuesto a un rango de lesiones más extenso pudiéndose observar desde trauma mínimo hasta lesiones severas y mortales.

Eyección

Ocurre cuando los ocupantes de un vehículo son eyectados total o parcialmente del mismo. Pudiendo sufrir lesiones durante el proceso de eyección y en el golpe de parada.

En la eyección parcial, una parte de cuerpo queda dentro del vehículo y otra por fuera de él, lo que puede generar grandes ablaciones, machacamiento, amputaciones, o traumas severos de la parte que ha permanecido por fuera contra la superficie del terreno u otros objetos. La eyección total incrementa hasta seis veces la posibilidad de muerte y aumenta la posibilidad de trauma de columna vertebral.

Lesión por cinturón de seguridad

Es obligatorio que los niños menores de 12 años viajen en el asiento trasero.

Los niños o lactantes de menos de 9 kilos deben ir fijados mirando para atrás, los mayores de 4 años entre 9 y 18 kg deben ir atrás con sillas de transporte con cinturón de seguridad mirando hacia adelante. Los niños mayores de 4 años o mayores de 18 kilos hasta los doce años deberán viajar en el asiento trasero mirando hacia adelante con el cinturón de tres puntos.

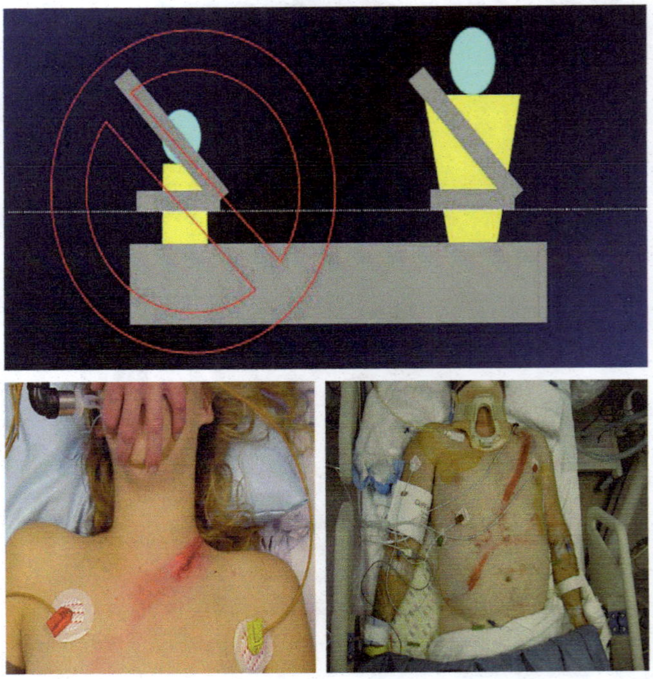

Figura 5.8: Lesiones por cinturón de seguridad

Los sistemas de sujeción, cinturones de seguridad y airbag usados apropiadamente impiden la eyección desde el vehículo, impactos contra estructuras del vehículo y reduce la cantidad y gravedad de lesiones.

El cinturón de tres puntos tiene dos cintas y el porcentaje de disminución de lesiones en todos los asientos alcanza un 70-80% en niños, así como también disminuye en un 70 % las lesiones graves.

El cinturón de seguridad no evita el mecanismo denominado latigazo cervical que puede producir lesiones cervicales como fracturas o luxaciones.

En las colisiones donde el cinturón de seguridad no está adecuadamente colocado encontrándose a nivel de la cintura en lugar de las crestas ilìacas puede provocar lesiones contusas ya que se produce un movimiento de hiperflexión con impacto de la cabeza contra el vidrio o panel delantero según se encuentre adelante o detrás, incremento de la presión abdominal con lesiones de vísceras huecas y órganos macizos (Figura 5.8).

En los niños y adultos de menos de 1,2 mts de altura que viajen en los asientos delanteros del vehículo el inflado del airbag provocará un impacto directo sobre la cara generando lesiones por aplastamiento y/o hiperextensión.

Lesiones en peatones

En las colisiones vehículo-peatón existen diferencias según sea la victima adulto (adolescente) o niño. La gravedad de las lesiones dependerá de:

- Velocidad del vehículo.
- Trayectoria de la víctima.
- Impacto con posterior arrollamiento.
- Eyección hacia adelante o atrás del vehículo.
- Ingreso de la victima dentro del vehículo con posterior lesión de él y los ocupantes del mismo.

La altura del paragolpes contra la altura del paciente es un factor crítico en la lesión específica causada. En los niños debido a su menor altura las lesiones provocadas son más graves ya que se producen a nivel más alto presentando fácilmente TEC y lesiones tóraco-abdominales. También se debe considerar que la pared abdominal al ser más delgada y los diafragmas más horizontales ofrecen menor protección con mayor predisposición a sufrir lesiones de hígado y bazo. Las costillas al ser más elásticas pueden sufrir mecanismos de cavitación transitoria sin fractura con lesiones graves de los órganos subyacentes.

Cuando el hecho ocurre en el adulto se observan 3 tipos de impactos (Figura 5.9):

1. Impacto con la defensa (Lesiones en extremidades inferiores).
2. Impacto sobre el automóvil (Lesiones tóraco-abdominales).
3. Impacto contra el suelo (TEC).

Motociclismo y ciclistas

La morbimortalidad de los incidentes que involucran motocicletas es del 30%, esto disminuye con el uso de casco. La víctima recibe todo el intercambio de energía en su cuerpo.

Existen 3 patrones clásicos según el impacto:

1. Impacto frontal

- Lesiones en extremidades inferiores por impacto contra la motocicleta y el automóvil.
- Lesiones toracoabdominales al impactar contra el automóvil
- Lesiones craneofaciales y de columna al impactar contra el suelo.

2. Impacto Angular-Tangencial

Se puede observar lesiones en partes blandas, lesión en extremidades inferiores por el impacto contra el auto, y lesiones toracoabdominales, columna y craneofaciales por la caída.

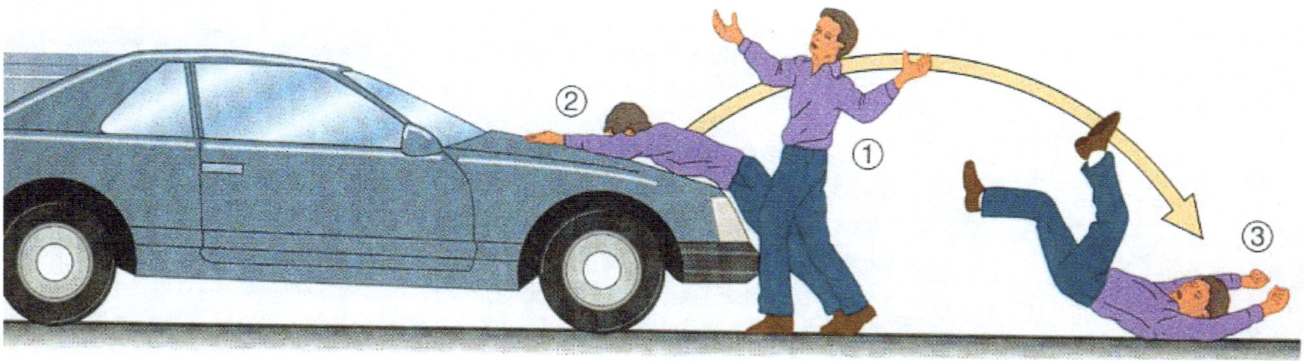

Figura 5.9: Lesiones vehículo peatón

3. Caída con arrastre o derrape de vehículo y del conductor.

Se pueden presentar quemaduras por el roce o si el conductor usa casco y vestimenta apropiada, la fricción genera un intercambio de energía (de cinética a de fricción) provocando menos lesiones, las cuales van a depender de la velocidad en que se produzca el impacto.

Traumatismo penetrante

Teniendo en cuenta la energía las armas se clasifican en:

- Armas de baja energía tipo armas corto-punzantes (objetos punzantes lanzados por la mano).
- Moderada energía (cuchillos, navajas, proyectiles tipo pistola-revólver de baja velocidad las cuales deben ser disparadas a corta distancia para provocar daño)
- Alta energía (proyectiles tipo rifles de cacería, armas de uso militar que alcanzan alta velocidad de 400 m/seg).

La gravedad de las lesiones cambia en forma significativa según se trate de armas blancas o armas de fuego.

Heridas de baja velocidad (arma blanca)

Denominamos energía de baja velocidad a aquellas donde la velocidad alcanzada es inferior a los 400 m/seg. Son el resultado de una fuerza compresiva con un elemento cortante que daña los tejidos. Ocasionan un trauma secundario de menor cuantía, el cual depende de la anatomía subyacente, forma, filo, tamaño, longitud y profundidad de la penetrancia.

La gravedad depende de la localización de la herida, estructuras lesionadas, tipo del arma y dirección de la hoja; considerándose grave más de 4 heridas en abdomen o tórax.

El síndrome del acordeón tiene en cuenta la lesión no sólo por el tamaño de la hoja sino también la fuerza desarrollada por el agresor, el cual va a ejercer fuerza en sentido antero posterior y así producir un plegamiento de tejidos, es decir de piel sobre los músculos, músculos sobre mesenterio, y este ultimo junto con las vísceras contra la columna en caso de heridas abdominales.

Heridas de mediana y alta velocidad (Armas de fuego)

Al referirnos a heridas de mediana y alta velocidad debemos hacer referencia al estudio de los proyectiles (balística) (Figura 5.10).

La balística es la ciencia que estudia el comportamiento del proyectil desde el interior del cañón, durante su trayecto al objetivo y el comportamiento a su llegada al blanco.

Se divide en interna (estudia al movimiento del proyectil dentro del arma), externa (movimiento del proyectil desde el arma hasta la víctima) y terminal (la actividad del proyectil dentro de la víctima) (Figura 5.11).

En los traumatismos por armas de fuego la velocidad del proyectil es el factor principal a tener en cuenta y el potencial daño que pueden ocasionar en relación a la energía cinética que lleva.

En las heridas de alta velocidad el proyectil es disparado por combustión de la pólvora que al impactar contra un objeto pierde velocidad producto del intercambio de energía cinética que se transfiere al mismo, esto hace que las lesiones provocadas sean impredecibles.

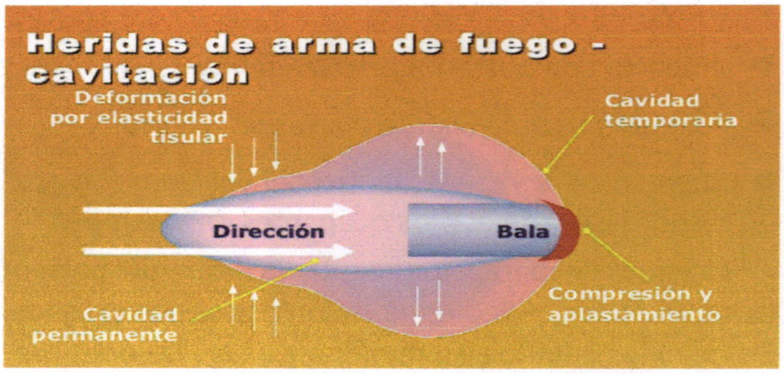

Figura 5.10: Herida por arma de fuego: Cavitación

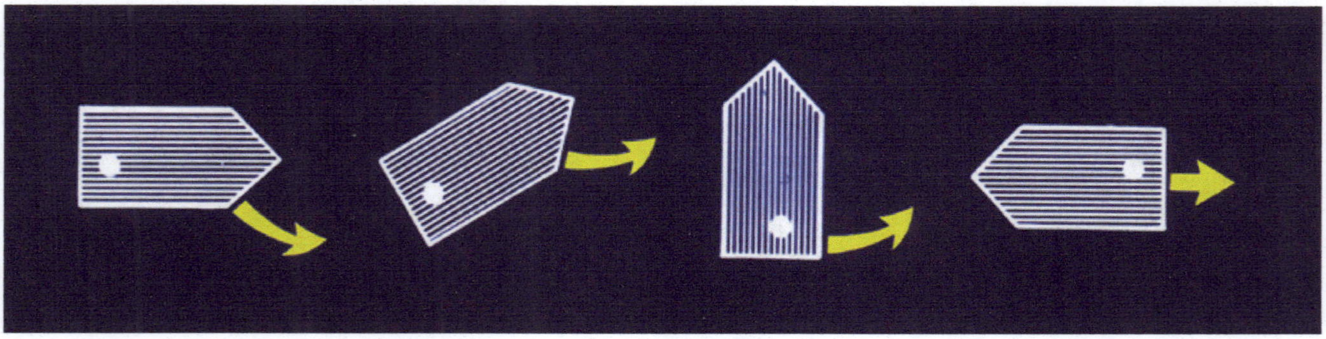

Figura 5.11: Trayectoria del proyectil

Recordando las leyes de Newton, si se duplica la masa del proyectil, se duplica la energía cinética y si se duplica la velocidad del proyectil su cuatriplica la energía cinética resultante.

La magnitud del daño va a depender del peso, de la trayectoria, distancia, forma y velocidad del proyectil, de la resistencia de la estructura a través de la cual pasa y la energía cinética al momento del impacto.

En el cuerpo humano el impacto el proyectil va a producir dos tipos de cavidades, una es la cavitación permanente que se produce por el paso del proyectil (lesión y laceración de tejidos y por la transferencia de energía en forma de calor). El segundo tipo es la energía hidrodinámica no permanente (cavitación temporaria) y por compresión de ondas de choque en donde se produce una dispersión del agua extracelular hacia la periferia produciendo siempre una cavidad transitoria con las lesiones concurrentes.

Algunos proyectiles están diseñados para rodar. El rodamiento produce mayor daño y destrucción tisular.

La fragmentación es máxima en la lesión por perdigones o postas.

Bibliografía

1. American College of Surgeons, Committee on Trauma. Advanced trauma Life Support program. Manual de Instructor. 2009.
2. De PalmaRG, Burris DG, Champion HR, Hodgon MJ, Current concepts: Blst Injuries NEJMed 2005.
3. Estadísticas vitales. Información básica e información en salud. Ministerio de Salud y Ambiente de la Nación. Diciembre 2016. Boletín SAP -Unicef. Programa Nacional de Estadística de Salud 2006: pag 25-27.
4. Johnson Carlos: Cinemática del Trauma. Atención Pre hospitalaria Fundamentos 2004.
5. Jorge Neira. Epidemiologia del Trauma. Trauma Prioridades. Año 2002; 1: 3-15.
6. Luis Alberto Bosio, Roberto Víctor Cohen y Norberto López Ramos. Accidentología vial: elemento de estudio forense. Cuadernos de Medicina Forense Argentina. Año 1 - Nº1 (55-76)
7. Manual de normas y procedimientos en trauma - Página 52.
8. María Eugenia Gordillo. Politraumatismo: Atención Inicial. Manual de Emergencias y Cuidados Críticos en Pediatría. Año 2009; 25: 245-254.
9. O Rois - Atención Pre hospitalaria Fundamentos, 2004 - Cinemática del trauma.
10. Pediatric Fundamental Critical Care Support. Traumatric Injuries in Children. Junio 2013; 9: 1-21.
11. Pitetti R, Walker S. Life-threatening chest injuries in children. Clin Pediatr Emerg Med 2005; 6:16-22.
12. Roberto Méndez Gallart. Asistencia inicial del traumatismo pediátrico. Febrero 2013.
13. Ruddy RM. An aproach to the Injured Child. En-texbook of Pediatric Emergency Medicine. Fleshier and Ludwig (5º Ed) 2006: 1339-1348.

Capítulo 6

Categorización de pacientes pediátricos traumatizados

María del Pilar Arias López y Ezequiel Monteverde

Introducción

Las lesiones intencionales y no intencionales en la infancia constituyen un problema de salud pública cada vez más reconocido en todo el mundo. Casi un millón de niños fallece cada año a causa de lesiones o violencia, y son millones los que sufren sus secuelas. A partir del primer año de vida representan una proporción cada vez mayor de las tasas generales de mortalidad, en ascenso a medida que los niños se aproximan a la edad adulta. En el continente americano, las lesiones representan la primera causa de muerte en la población de 5 a 44 años.

En Argentina, datos oficiales de 2015 muestran que fallecieron por trauma 10807 personas entre 1 y 44 años, representando la primera causa de muerte en ese rango etario. El subgrupo con la mayor proporción de muertes debidas a esta causa fue el grupo comprendido entre 15 a 24 años (67.3%). Datos oficiales de2013 informan que el 30,5% de las muertes en niños de 1-4 añosde edad fueron debidas a causas externas, al igual que el 37% en el grupo etario de 5-14 años. En el grupo etario de 10-19 años el 61% de las muertes fue secundaria a traumatismos.

El manejo del paciente traumatizado supone un reto importante para los servicios de salud, derivado principalmente del alto costo que presupone su atención y el grave costo social que implica una atención subóptima.

Los **índices de gravedad en trauma (IGT)** han jugado un papel fundamental en el desarrollo de la atención de esta patología durante los últimos 30 años. La comprensión y el uso adecuado de estos puntajes junto con el uso de pautas específicas para el tratamiento pueden contribuir significativamente a mejorar el pronóstico de los pacientes después de lesiones graves.

Los puntajes que permiten una predicción adecuada de la mortalidad, y una medición confiable de la morbilidad en el paciente traumatizado son herramientas fundamentales para la evaluación de la calidad del tratamiento instituido, permitiendo comparar los diferentes modelos de atención.

Al mismo tiempo, el uso prehospitalario de los puntajes de severidad de trauma contribuyen a un manejo más selectivo de las lesiones más graves.

En este capítulo desarrollaremos los principales puntajes validados y utilizados en la atención del paciente traumatizado pediátrico durante la etapa prehospitalaria para triaje y en la etapa hospitalaria temprana para categorizar la lesión y definir las necesidades de cuidados. Asimismo, abordaremos los puntajes pronósticos de mortalidad usados en la unidad de cuidados intensivos pediátricos (UCIP) y las escalas usadas para evaluar la morbilidad resultante.

Categorización

El término triaje define el proceso de selección de las víctimas del trauma según las necesidades de tratamiento, prioridades de traslado y hospital donde deben ser atendidas.

Una vez realizadas la evaluación y reanimación inicial del niño traumatizado, se debe categorizar al paciente para derivarlo al centro más adecuado en relación con su gravedad. Una correcta categorización permite un uso racional y eficaz de los recursos humanos y materiales, permitiendo una adecuada derivación hacia un centro con la capacidad suficiente para asistir al paciente.

El uso de IGT es un componente esencial de este proceso.

Índices de Gravedad de Trauma: definición, características, usos

Los IGT son puntajes que pretenden cuantificar las lesiones que sufre el paciente mediante una graduación numérica de los trastornos anatómicos y funcionales. La cuantificación da como resultado una categorización del paciente.

Los IGT deben ser simples, a efectos de ser recordados por quienes los emplean, válidos y con aplicación práctica. Se han desarrollado numerosos sistemas de puntuación para pacientes con traumatismo que ayudan a cuantificar la gravedad del daño, el riesgo de morbimortalidad y la posibilidad de secuelas.

El empleo de las herramientas de categorización tiene varias posibilidades potenciales entre las que se pueden mencionar:

- Evaluación de pacientes en el lugar del trauma (fase prehospitalaria).
- Uso como guía rápida y segura para no omitir componentes esenciales de la atención
- Lenguaje objetivo y común entre el reanimador y el médico del centro receptor.
- Derivación racional y con criterio al centro especializado adecuado.
- Elección adecuada del medio de transporte.
- Racionalización de recursos humanos y materiales, evitando traslados innecesarios.
- Pronóstico vital y posibles secuelas (fase hospitalaria y de rehabilitación).
- Clasificación de los pacientes en grupos homogéneos, con sus características de morbimortalidad, para análisis y comparaciones posteriores (investigación).
- Evaluación objetiva de la calidad de la atención prestada

Los sistemas de puntuación en trauma pueden ser fisiológicos, anatómicos o combinados. Con respecto al ámbito en el que se usan, se pueden dividir en sistemas de selección de pacientes o de cribaje pre-hospitalario (utilizados en la primera evaluación en el terreno y al ingreso a un centro de atención) e índices pronósticos de mortalidad, usados fundamentalmente en UCIPs.

Sistemas de selección de pacientes o de cribaje hospitalario

Escala de Coma de Glasgow yEscala de Coma de Glasgow pediátrica

La escala de coma de Glasgow (GCS, del inglés *Glasgow Coma Scale*) y su adaptación pediátrica (PGCS, *Pediatric Glasgow Coma Scale*) fueron desarrolladas, en esencia, para estandarizar la notificación de los hallazgos neurológicos y proporcionar una medida objetiva del nivel de función cerebral de los pacientes con coma.Esta escala se introdujo por primera vez en la década de 1970 para proporcionar un método simple y fiable de registrar el nivel de conciencia de los pacientes y monitorear su cambio en el tiempo. El objetivo de su construcción fue utilizar términos simples que pudieran ser fácilmente comprendidos por una amplia gama de observadores, incluidos médicos, enfermeros y otros.

Es una de las herramientas más comunes utilizadas como medio de comunicación entre los distintos actores que intervienen en la atención de los pacientes traumatizados desde la escena del trauma hasta la UCIP, ya que permite la gradación de la gravedad de la lesión cerebral utilizando observaciones simples en lugar de técnicas invasivas o del especialista.

Su uso es sencillo, incluso en el entorno prehospitalario, y mide 3 respuestas del paciente: ocular, verbal y motora (Tabla 1). La puntuación total oscila entre 3 y 15 puntos, siendo 3 el peor valor y 15 el mejor. Es de destacar que la sola mención del valor no es orientativa del estado del paciente, sino que es necesario detallar los distintos componentes. En particular, el GCS se utiliza comúnmente para predecir el resultado del paciente después del trauma. El momento más válido para evaluar la escala para el pronóstico es, por lo tanto, probablemente después de la reanimación y la estabilización. Después de la reanimación, sin embargo, muchos pacientes suelen encontrarse intubados y sedados, por lo que la evaluación de la escala completa es imposible. En esta situación, la puntuación del componente motor continúa siendo útil. En el ámbito prehospitalario, el componente motor aislado de la escala se mostró eficaz en la predicción de mortalidad tras el trauma.

Entre sus usos, la escala GCS puede evaluar la profundidad y predecir la duración del coma y se puede utilizar para seguir los cambios en los niveles de conciencia a través del tiempo.Más allá del cuidado de los pacientes, la GCS se ha utilizado para clasificar a los pacientes con traumatismo encefalocraneano (TEC) en estudios epidemiológicos en todo el mundo.

Permite clasificar a los pacientes con TEC en subgrupos:

- GCS 14-15: TEC leve.
- GCS 9-13: TEC moderado.
- GCS 3-8: TEC grave.

Esta clasificación permite identificar necesidades de cuidados particulares, Así, por ejemplo, los niños con TEC moderados y graves tienen indicación de traslado a un centro de referencia que disponga de servicio deNeurocirugía.

Para los niños menores de 1 año, se aplica la escala pediátrica de coma de Glasgow (PGSC) en lugar de GCS. Ambas escalas difieren solamente en el dominio referente a las respuestas verbales (Tabla 6.1).

En resumen, la GCS es ampliamente utilizada para la evaluación clínica, de los cambios de nivel de conciencia y para definir la gravedad del traumatismo craneal; también se puede utilizar como un predictor de resultado en TEC grave pediátrico.

Índice de Trauma Pediátrico (ITP)

La mayoría de los IGT pediátricos han sido modificaciones de puntajes de adultos. Esta extrapolación no recoge las diferencias anatomofisiológicas entre el niño y el adulto y plantea dudas sobre su fiabilidad. Por ese motivo surgió el Índice de Trauma Pediátrico (ITP) o *Pediatric Trauma Score* (PTS), un índice específico para esta población creado por J.J. Tepas y cols. El ITP es una escala de categorización aplicada a seis componentes: tres parámetros anatómicos (peso, heridas, fracturas) y tres parámetros funcionales (vía aérea, presión sistólica y evaluación del nivel de conciencia). A continuación destacamos algunas de sus características:

- El peso tiene correlación con el tamaño del paciente. Cuanto más pequeño es el paciente, menor superficie corporal y mayor gravedad potencial del traumatismo.
- Las heridas y fracturas permiten cuantificar la extensión de las lesiones recibidas.
- El mantenimiento instrumental de la vía aérea (VA) es un índice de la gravedad del daño y del compromiso funcional del paciente.
- La tensión arterial sistólica (TAS) evalúa la respuesta hemodinámica al traumatismo. La detección de pulsos tiene un valor equivalente a la TAS.
- La evaluación del nivel de conciencia determina la gravedad y el pronóstico, siendo el nivel de conciencia el signo global más importante para la evaluación.

La escala de categorización para cada componente implica la graduación de éstos como crítico o grave (-1), moderado (+1) o mínimo (+2).

La suma de las puntuaciones otorgadas a cada componente será el valor del ITP, cuyo rango oscila entre la mínima (-6) y la máxima puntuación posible (+12). Su gran ventaja es que se trata de un índice pediátrico, sencillo y fácil de aplicar en situaciones de urgencia con elevada sensibilidad y especificidad para predecir la mortalidad y la gravedad de las lesiones. El ITP no sólo predice la gravedad de la lesión por una relación inversa y lineal (la disminución del ITP implica aumento de la gravedad de la lesión) entre el ITP y el score de severidad lesional (Injury Severity Score, ISS), sino que también identifica a los niños con riesgo de muerte de no mediar una intervención adecuada. Para evaluar su valor pronóstico, Tepas estableció una comparación con el ISS, una herramienta con una excelente correlación con la mortalidad. La importancia del ITP radica en su valor predictivo, ya que casi la totalidad de los niños con puntuaciones iguales a 9 o mayores sobreviven con una atención correcta. Por debajo de 8 se eleva progresivamente el riesgo de mortalidad. Por tanto, 8 representa la puntuación por debajo de la cual

GCS	PGCS	Score
Variable	**Variable**	
Apertura ocular	**Apertura ocular**	
Espontánea	Espontánea	4
A la voz	A la voz	3
Al dolor	Al dolor	2
Ninguna	Ninguna	1
Respuesta verbal	**Respuesta verbal**	
Orientada	Palabras apropiadas, sonrisa social, fija la mirada, sigue objetos	5
Confusa	Llanto consolable	4
Palabras inapropiadas	Irritable en forma persistente	3
Ruidos incomprensibles	Agitado	2
Ninguna	Sin respuesta	1
Respuesta motora	**Respuesta motora**	
Obedece órdenes simples	Obedece órdenes simples	6
Localiza el dolor	Localiza el dolor	5
Retira al dolor	Retira al dolor	4
Flexión al dolor	Flexión al dolor	3
Extiende al dolor	Extiende al dolor	2
Ninguna	Ninguna	1

Tabla 6.1: Escala de Coma de Glasgow y Escala Pediátrica de Coma de Glasgow

un niño traumatizado debe ser derivado a un centro de alta complejidad pediátrica, idealmente especializado en trauma. La repetición del ITP durante la fase de reanimación puede indicar la respuesta del paciente a las maniobras y permite ajustarlas logrando mejores resultados. Algunos autores han expresado sus dudas acerca del ITP. Se critica que algunas definiciones son vagas y la suma con puntos positivos y negativos puede resultar engorrosa

La evaluación del sistema nervioso central en el ITP disminuye los valores ante cualquier pérdida de conocimiento, independientemente de la recuperación neurológica del paciente. Si bien existen bases racionales para considerar el desarrollo de un score de trauma específico para la población pediátrica, cuando se evaluó el ITP con otros scores disponibles, no mostró una capacidad de clasificación superior.

Índice revisado de trauma (RTS)

El índice revisado de trauma o RTS (del inglés, *Revised Trauma Score*) es un puntaje fisiológico basado en la escala de Glasgow (GCS), la tensión arterial sistólica (TAS) y la frecuencia respiratoria (FR).

Desarrollado a partir del *Trauma Score*, que incluía originalmente entre las variables a evaluar el esfuerzo respiratorio y el relleno capilar, es una escala sencilla, de uso rápido que mide la respuesta fisiológica del paciente.Su aplicación es universal.

Los resultados numéricos de la evaluación de estas tres variables son recodificados en una escala de cinco grupos, a los que se les asigna un valor de 0 a 4 de acuerdo a la Tabla 6.2.

Posteriormente, los valores recodificados (0 a 4 para cada variable, o sea, un rango de 0 a 12) se incluyen en la siguiente ecuación:

RTS = 0.9368* GCS + 0.7326 * TAS + 0.2908 * FR.

Esta ecuación arroja un valor entre 0 y 7.8404, que se correlaciona en forma directa con la probabilidad de sobrevida (Figura 6.1).

Este valor se usa para evaluar la performance del centro de acuerdo a las características de los pacientes al ingreso y puede usarse también a nivel prehospitalario (RTSt) para determinar a qué centro se debe trasladar el paciente.Para este uso, se suman los valores codificados de cada variable, lo que arroja un valor único en el rango de 0 a 12.Los niños con RTSt menor de 11 tienen una mortalidad aproximada del 10% y deben enviarse a un centro de tercer nivel. En el sistema de triaje START, un paciente con un RTSt de 12 se clasifica como "demorado" (amarillo), 11 es "urgente" (rojo) y 3-10 es "inmediato" (rojo). Aquellos con un valor de 3 o menos se consideran fallecidos (negro).

TAS	FR	GCS	Valor codificado
>89	10-29	13-15	4
76-89	>29	9-12	3
50-75	6-9	6-8	2
1-49	1-5	4-5	1
0	0	3	0

Tabla 6.2: Score de trauma revisado

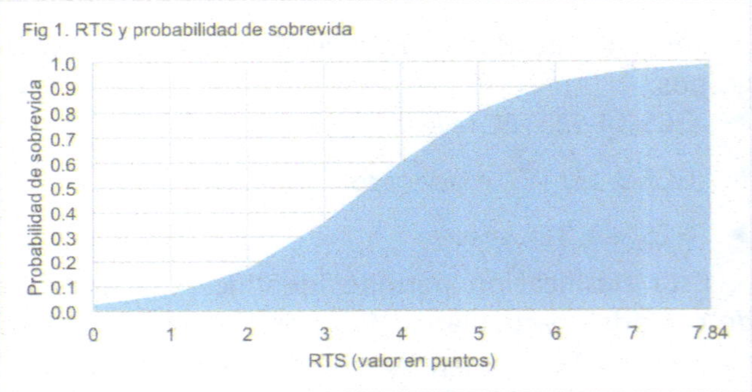

Gráfico 6.1:

Una potencial limitación del RTS al ser aplicado en pediatría tiene que ver con que las variables fueron derivadas a partir de datos de población adulta. Esta limitación es especialmente importante en los pacientes más jóvenes. Sin embargo, su uso ha sido verificado en la población pediátrica en diversos estudios

Existe una versión de este score que se desarrolló considerando las críticas efectuadas por los puntos de corte en las variables, que no tenían en cuenta la variación propia de la edad: índice de trauma pediátrico específico por edad (*age-specific pediatric trauma score*, ASPTS) (ver más adelante).

Escala abreviada de lesiones (AIS)

La escala abreviada de lesiones (*abbreviated injury scale*, AIS) no es un score en sí mismo, sino una escala en base a la cual se construyen scores de severidad. Fue desarrollada en 1969 por la Asociación para el Avance de la Medicina Automotriz (AAAM, https://www.aaam.org/) y desde ese momento ha sido sostenida por la misma organización, con actualizaciones significativas en 1985, 1990, 1998 y 2005. La versión de 1985 fue la primera en lograr una gran difusión, especialmente a partir de la elaboración de la "guía abreviada", que contaba con 198 códigos de lesiones, divididas en contusas y penetrantes, principalmente relacionadas con las colisiones vehiculares como mecanismo. Las lesiones se clasificaban en seis grados de acuerdo a su severidad: 1 menor, 2 moderada, 3 severa sin riesgo de muerte, 4 severa con riesgo de muerte, 5 crítica con sobrevida incierta y 6 supervivencia imposible, mientras que las regiones corporales eran 6: cabeza y cuello, cara, tórax, abdomen, miembros y región externa. Este sistema permitía armar dos grillas (una para lesiones penetrantes y otra para contusas) para facilitar la codificación. El sistema se complejizó con la incorporación de nuevas lesiones y otros tipos trauma, llegando a 1998 lesiones en su versión de 2005. En la actualidad, la clasificación anatómica incluye 10 regiones en lugar de las 6 originales, habiéndose agregado cuello, columna, separación entre miembros superiores e inferiores y una sección para "otros tipos de trauma" (asfixia, ahogamiento, inhalación e ingestión de cáusticos, electrocución e hipotermia). De acuerdo al último informe anual del Banco Nacional de Datos de Trauma (National Trauma Data Bank, NTDB) la versión '98 es la utilizada por la mayor cantidad de hospitales norteamericanos.

Este sistema contempla un código por cada lesión que el paciente pueda tener, sin representación específica para pacientes con múltiples lesiones, razón por la cual a un paciente le pueden corresponder 1 a n lesiones.

Es importante tener en cuenta para la comparación entre instituciones la versión de AIS usada dado que la severidad (séptimo dígito del código) varía entre versiones. Para ello, desde la versión '98 en adelante, la AAAM provee la equivalencia entre códigos de la última versión con respecto a aquélla.

Clasificación internacional de enfermedades (CIE)

La clasificación internacional de enfermedades (CIE), originalmente *international clasification of diseases (ICD)*, es una clasificación estadística cuyo origen data del siglo XVIII y que actualmente es mantenida por la Organización Mundial de la Salud (OMS). La versión actual es la décima y fue liberada en 1993. Los capítulos XIX y XX contienen las entidades que se relacionan con el trauma. De igual manera a lo que sucede con la escala AIS, es la fuente necesaria para la elaboración de scores de severidad que tienen en cuenta las lesiones específicas.

El capítulo XX, bajo el nombre genérico de "Causas externas" incluye los mecanismos (n=1346, divididos en 8 grandes grupos), contexto (o código de actividad, n=6) y lugar (n=10) en el que se producen las lesiones. El capítulo XIX, bajo el título de "Lesiones, envenenamiento y otras consecuencias de las causas externas, incluye 21 secciones para 1179 lesiones con una estructura principalmente anatómica. A diferencia de la escala AIS, esta clasificación tiene una sección para lesiones en regiones múltiples con 56 códigos e incluye otros tipos de trauma, como efectos de cuerpos extraños, quemaduras y corrosiones, congelamiento e intoxicaciones, entre otros.

Es pertinente comentar que, dado que la mayor parte de los scores anatómicos basados en CIE se desarrollaron durante las décadas del '80 y '90, están basados en la versión 9. Desde agosto de 2016 la versión 10 (ICD-10-CM) es el standard oficial de codificación en Estados Unidos, por lo cual se espera que en los próximos años, con una codificación primaria en CIE10 más difundida, comiencen a publicarse nuevos scores basados en esta versión. Hasta ahora, el único que se conoce es el ICE-ICISS, que se desarrolla más adelante en este capítulo.

Índice de Severidad de las lesiones (ISS)

Desde su publicación en 1974, el índice de severidad lesional o ISS (del inglés, *injury severity score*) continúa siendo el más difundido para caracterizar la severidad lesional de los pacientes traumatizados con lesiones múltiples. De hecho, si bien posteriormente se desarrolló una versión "mejorada" del mismo, denominada NISS (del inglés, new injury severity score) no ha logrado reemplazarlo en el uso cotidiano. Este score se basa en la escala AIS y su desarrollo fue producto de la necesidad de contar con un valor único para describir la severidad lesional de los pacientes con lesiones múltiples. En un principio, la forma de hacerlo fue con la lesión con mayor severidad de acuerdo a la escala AIS, pero rápidamente quedó claro que ese enfoque no resultaba un predictor apropiado de mortalidad. Dado que la escala AIS no tiene una relación lineal con la mortalidad (los puntajes de severidad del 1 al 6 no son equidistantes), la realización de un promedio de todas las lesiones de un paciente no reflejaba bien la severidad del mismo, optándose por una fórmula que "sumara los cuadrados de las tres lesiones de mayor severidad en cada una de las tres regiones corporales más severamente lesionadas". Este score logró una correlación más alta con la mortalidad (evaluada por subgrupos).

Sus valores se dan en un rango de 1 a 75, y es habitual que se divida en cuatro grupos:

- 1-8 trauma leve,
- 9-15 trauma moderado,
- 16-24 trauma severo
- 25-75 trauma crítico.

Es habitual también encontrar análisis en los cuales se dividen las muestras en <16 y ≥16.

Se aclara que, aunque a partir de la versión '98 del AIS las regiones corporales pasaron de 6 a 10, para el cálculo del ISS se siguen usando las regiones originales, considerando cabeza y cuello como una región, lo mismo para ambos miembros y sin una región específica para la columna. Estos ajustes son provistos por la AAAM en el manual de codificación AIS. Si bien este score posee una alta capacidad para clasificar pacientes por severidad lesional, su principal utilidad en la actualidad se relaciona con su participación en el score TRISS (ver más adelante).

Entre las limitaciones del ISS podemos mencionar que no capta la severidad de pacientes con múltiples lesiones en la misma región corporal y no pondera en forma diferencial la severidad de las lesiones por cada región.

Perfil anatómico

El perfil anatómico o AP (del inglés, *Anatomic Profile*) se publicó en 1990 como una alternativa a los problemas evidenciados con el uso del ISS, dado que pondera en forma diferencial las lesiones en la cabeza y la médula espinal y tiene en cuenta todas las lesiones que puede sufrir un paciente. Estas lesiones son caracterizadas por 4 puntajes que resultan de la raíz de la suma de los cuadrados de la severidad de las lesiones de cada una de las cuatro regiones corporales definidas (A: cabeza y columna, B: tórax y cuello, C: abdomen, pelvis, columna lumbar y D: miembros y cara). Estos cuatro puntajes podrían interpretarse como la distancia euclídea desde el estado caracterizado por la ausencia total de lesiones. Este score fue el primero en proveer una forma de clasificación única a partir de dos fuentes de codificación anatómica primaria: AIS 85 y CIE 9.

El modelo inicial llegaba hasta acá, con 4 componentes caracterizando el perfil anatómico del paciente. Posteriormente se desarrolló en score G a través de la fórmula:

$$G = 4.0801 - 0.4914*A - 0.2066*B - 0.0161*B^2 - 0.0351*C^2.$$

Se aclara que, si bien son cuatro los componentes del AP, la ecuación de regresión para la obtención del G se desarrolló sobre los tres primeros (A, B y C) dado que el componente D no agregaba valor al modelo. A partir del score G se calcula la probabilidad de sobrevida con esta fórmula:

$$Ps = 1/(1 + e^{-G})$$

Si bien este score recibió inicialmente gran atención de la comunidad vinculada al tratamiento del trauma, dada la complejidad de su cálculo y el mínimo beneficio obtenido por encima del ISS, su uso fue muy restringido.

Nuevo índice de severidad lesional (NISS)

Dadas las limitaciones mencionadas del score ISS, en 1997 se publicó una actualización del mismo que fue considerado como el "nuevo" ISS, o sea, NISS (del inglés, *New Injury Severity Score*). Este score dio solución al problema planteado de los pacientes con múltiples lesiones graves en la misma región corporal, lo cual simplificó su cálculo (suma de los cuadrados de las tres lesiones más severas independientemente de la región) y mejoró la capacidad predictiva: área bajo la curva (ABC) ROC para NISS 0.896 vs. ISS 0.869 en la publicación original, que evaluó la performance de ambos scores en dos cohortes independientes de más de tres mil pacientes cada una.

Posteriormente, el NISS fue usado para la predicción de otros desenlaces, como estadía hospitalaria, ingreso a la unidad de terapia intensiva, disfunción orgánica múltiple, complicaciones intrahospitalarias y estado funcional al egreso, en todos los casos superando el poder predictivo del ISS.

TRISS

El manual de usuario del NTDB en su versión 7.2 de marzo de 2009 (revisado en la versión enero de 2017) sigue recomendando la metodología de Flora y Hollis para el análisis de mortalidad institucional por trauma.

Este método, conocido como TRISS (del inglés, Trauma and Injury Severity Score), permite realizar benchmarking con respecto a standards internacionales combinando los beneficios del ISS y el RTS con un ajuste por edad, generando diferentes estimaciones de sobrevida para trauma contuso o penetrante. Esta probabilidad de sobrevida (Ps), calculada para cada caso individual, constituye la base para la generación de tres scores: W, Z y M, que son los que sirven para calificar el desempeño de las instituciones en la atención de pacientes traumatizados.

Las Ps generadas a partir del TRISS permiten comparar la performance interinstitucional y con respecto a la base de datos de referencia (NTDB). Para realizar el análisis de sobrevida ajustada por riesgo es necesario evaluar previamente la composición de la población: si la distribución del riesgo de muerte en la muestra analizada es muy diferente del original, la evaluación no tendrá validez. Este aspecto se evalúa con el score M, que cuantifica diferencias en la distribución de riesgo estimado entre poblaciones. Su cálculo se inicia estratificando la muestra por Ps (calculadas por TRISS) de acuerdo a los umbrales derivados de la muestra original (Tabla 6.3, tercera columna).

Luego de esto, se calculan las proporciones con respecto al total (Tabla 6.3, cuarta columna). Seguidamente, se lleva a cabo la suma algebraica de los valores mínimos de cada estrato (Tabla 6.3, sexta columna), es decir: en cada estrato se comparan la fracción de la muestra que se está evaluando (fj) y la fracción en la muestra de referencia (Fj) y se toma el menor valor (mínimo Fj, fj) y al finalizar se suman los seis valores, según la fórmula:

$$M = \sum_{j=1}^{6} mínimo(Fj, fj)$$

El score M asume valores entre 0 y 1. Valores cercanos a 1 indican distribuciones muy similares. Un valor por debajo de 0.88 limita seriamente la posibilidad de establecer comparaciones.

Luego de haber probado la similitud entre ambas distribuciones, se calculan las Ps a través del método TRISS con la fórmula:

$$Ps = 1/(1 + e^{-b})$$

donde b = b0 + b1 * TSR + b2 * ISS + b3 * índice por edad.

El índice por edad es 0 para toda la población pediátrica (es 1 para una edad ≥ 55 años). Si el paciente tiene una edad menor a 15 años, se utilizan siempre los coeficientes correspondientes a trauma cerrado. Los valores de b0 a b3 son coeficientes derivados del método de Walker-Duncan de análisis de regresión logística incluido en el estudio mayor de resultados en trauma (MTOS) (Tabla 6.4).

El score TRISS y otros pueden obtenerse usando las calculadoras disponibles online en trauma.org (http://www.trauma.org/archive/scores/). El valor final obtenido a través del método TRISS es la Ps correspondiente a cada paciente. Este valor oscilará entre 1 (probabilidad de sobrevida máxima) y 0 (probabilidad de sobrevida nula).

Una vez calculadas las Ps para todos los pacientes incluidos en el análisis, se realiza la razón de supervivencia estandarizada, que es el cociente entre los sobrevivientes observados y la sumatoria de todas las probabilidades de sobrevida de cada paciente individual. Este cociente (sobrevivientes observados / sobrevivientes esperados) brinda una idea de la performance institucional teniendo en cuenta la severidad de los pacientes (ajuste por riesgo). Si el resultado es similar al esperado, se obtendrá un valor cercano a 1 (un valor por encima de 1 indica una performance superior a la esperada, mientras que un valor por debajo de 1 indica lo opuesto). Otra forma de evaluación es la realización del score W mediante la siguiente fórmula:

W = (n fallecidos observados – n fallecidos esperados) / n total evaluados * 100

Estrato (j)	Ps (rango)	Número de hechos en la muestra que se está evaluando (nj)	Fracción de hechos en la muestra que se está evaluando (fj)	Fracción de hechos en la muestra de referencia (Fj)	Mínimo (Fj, fj)
1	0,96-1,00	x_1	$x_1/\sum x$	0,828	0,828 ó $x_1/\sum x$
2	0,91-0,95	x_2	$x_2/\sum x$	0,045	0,045 ó $x_2/\sum x$
3	0,76-0,90	x_3	$x_3/\sum x$	0,044	0,039 ó $x_3/\sum x$
4	0,51-0,75	x_4	$x_4/\sum x$	0,029	0,028 ó $x_4/\sum x$
5	0,26-0,50	x_5	$x_5/\sum x$	0,017	0,017 ó $x_5/\sum x$
6	0,00-0,25	x_6	$x_6/\sum x$	0,036	0,012 ó $x_6/\sum x$
		$\sum x$	1,000	1,000	$\sum$

Tabla 6.3: Cálculo del score M

	Cerrado	Penetrante
b_0	- 0.4499	- 2.5355
b_1	0.8085	0.9934
b_2	- 0.0835	- 0. 0651
b_3	- 1.7430	- 1.1360

Tabla 6.4: Valor de coeficientes para el cálculo de Ps por método TRISS

Este score se interpreta como la cantidad de fallecidos por encima de lo esperado cada 100 pacientes atendidos.

Si bien el score TRISS no fue desarrollado específicamente para pacientes pediátricos, la investigación original de la cual deriva incluyó 11% de pacientes menores de 15 años y su validación posterior fue satisfactoria.

TMPM

En 2008, Osler et al. publicaron un nuevo enfoque para la categorización de pacientes según riesgo de muerte en base al AIS. Los investigadores calcularon los coeficientes mediante enfoque *probit* para las 1322 lesiones del sistema AIS usando registros de 702,229 pacientes de la base de datos del NTDB (del 2001 al 2005) con un promedio de 3.1 lesiones por paciente (rango 1-44). Estos coeficientes recibieron el nombre de coeficientes de regresión promediados por el modelo (*model-averaged regression coefficients,* MARC) y ordenaron desde -1.01 para una lesión trivial (severidad 1 por AIS) hasta 4.03 para una lesión con supervivencia imposible (severidad 6 por AIS). Este nuevo enfoque tuvo como objetivo obtener para cada código AIS un valor asociado a un riesgo de mortalidad que pudiera inscribirse en una función continua monotónica, evitando los "saltos" a intervalos irregulares propios de las categorías de severidad derivadas del consenso original (rango 1-6). Como era esperable, la representación de las lesiones fue muy variable, con sólo 684 códigos (52%) presentándose más de 100 veces en la muestra. Los MARC tuvieron una marcada correlación con los grados de severidad AIS ($R^2 = 0.745$) y usando estos coeficientes se construyeron tres modelos: (1) MARC de la lesión más severa, (2) MARC de todas las lesiones y (3) MARC de las cinco lesiones más severas (TMPM, del inglés *Trauma mortality prediction model*). Los tres modelos discriminaron mejor que el ISS y el agregado de otros atributos como edad, sexo y mecanismo lesional mejoró la performance global en todos los escenarios. El modelo TMPM (5 variables) fue el que discriminó mejor, tanto en forma aislada como con los atributos adicionales, con áreas bajo la curva ROC de 0.901 (IC95% 0.898-0.906) y 0.925 (IC95% 0.922-0.929), respectivamente.

TRAM

En 2009 se publicó un nuevo score basado en un tratamiento novedoso de los datos en los tres dominios habituales de un paciente traumatizado: severidad y localización anatómica de las lesiones, impacto fisiológico agudo y reserva fisiológica. Este score (TRAM) tomó nota de algunas lecciones aprendidas en los 30 años previos:

- Severidad anatómica:
  - La descripción de las **dos** lesiones más severas es suficiente.
  - La región de la **única** lesión más severa debe ser tenida en cuenta.
  - La **ponderación** de la primera y segunda lesión debe ser diferente.
- Respuesta fisiológica
  - Los modelos de regresión no paramétricos brindan una idea más precisa de la relación entre variables que las categorías fijas.
- Reserva fisiológica
  - Algunas comorbilidades funcionan como predictores independientes de mortalidad
  - La cantidad de comorbilidades es un buen sucedáneo del estado comórbido
  - Los modelos de regresión no paramétricos brindan una idea más precisa de la relación entre la edad y la mortalidad por trauma que las categorías fijas.

El score se desarrolló sobre 72572 pacientes del registro de trauma de Québec y fue validado en una muestra de 178377 pacientes del NTDB. La ecuación para la estimación de la probabilidad de sobrevida resultó bastante más compleja, incluyendo la ordenada al origen y 12 coeficientes asociados a cinco regiones corporales seleccionadas de la versión AIS con nueve regiones, dos coeficientes para las regiones corporales de las dos lesiones más severas, un coeficiente para cada componente fisiológico (TAS, FR y GCS), un coeficiente para la edad y un coeficiente para la cantidad de comorbilidades. Esto resultó en un modelo predictivo con mejor calibración y discriminación: ABC en la muestra de validación 0.942 (TRAM) vs. 0.928 (TRISS). El beneficio marginal y la complejidad asociada a su cálculo hicieron que el score no lograra reemplazar al TRISS. Sin embargo es una herramienta muy usada específicamente para la comparación de desempeño entre instituciones con muy buenos resultados.

ICISS

De manera similar al funcionamiento del ISS y el NISS (cómputo de un valor único de severidad por paciente a partir de múltiples códigos de lesiones) algunos investigadores plantearon que podría desarrollarse un sistema de clasificación de la severidad a partir de los códigos de la CIE. Con ese criterio, Osler et al. desarrollaron el score ICISS, o score de severidad lesional derivado de la CIE (*ICD derived injury severity score*). A diferencia de la escala AIS, la CIE no cuenta con una ponderación por severidad, es decir, todos los códigos de lesiones pesan lo mismo. Por esta razón, previo al desarrollo específico del score, fue necesario ponderar cada una de las lesiones. A diferencia del AIS (consenso de expertos) la ponderación de las lesiones de la CIE fue realizada en base a datos. Los pesos asignados a cada lesión, llamados "razón de riesgo de sobrevida" (*survival risk ratio, SRR*) se obtuvieron del cociente de la cantidad (n) de sobrevivientes que padecieron una lesión específica sobre el total de pacientes registrados con esa misma lesión. Esto asignó un valor entre 0 y 1 para cada una de las lesiones contenidas en el rango 800-959.9 de la CIE9, con algunas exclusiones puntuales. Para la obtención de estas probabilidades se analizaron datos de 314402 pacientes con 504934 lesiones (1.6 lesiones/paciente) pertenecientes al registro de egresos hospitalarios de Carolina del Norte entre 1990 y 1994. Posteriormente, en cada paciente individual, la probabilidad de sobrevida (Ps) se calculó de esta manera:

Ps por ICISS = SRR lesión 1 * SRR lesión 2 * SRR lesión 3 * ... * SRR lesión n.

Se desarrollaron diez modelos (con una a diez lesiones ordenadas de mayor a menor severidad), que mostraron ABC ROC de 0.90 a 0.92, sin mejoras significativas en los modelos con más de 5 lesiones. Estos resultados se compararon con el score ISS en un nuevo set de datos de la Universidad de Nuevo Méjico (n=3142), observándose una ABC ROC 0.921 vs. 0.872. Por otro lado, la inclusión de la edad y el RTS en un nuevo modelo llamado POS (probabilidad de sobrevida, *probability of survival*) logró mejorar el ABC ROC con valores (ICISS vs. ISS) de 0.950 vs. 0.934 para trauma contuso y 0.973 vs 0.959 para trauma penetrante. Estos resultados se replicaron en estudios posteriores prediciendo además de sobrevida, costos y estadía hospitalaria.

Una estrategia similar se llevó a cabo en Canadá entre 1994 y 2000, incluyendo datos de más de un millón de pacientes del Registro Nacional de Trauma. En esta publicación se consideraron por primera vez las SRR inclusivas y exclusivas. Dado que uno de los problemas centrales a la hora de desarrollar un modelo predictivo es su capacidad de captar el impacto de las lesiones múltiples en la sobrevida de un paciente, esta discriminación es más que pertinente. Las SRR inclusivas son las que resultan de pacientes con lesiones múltiples independientemente de cuáles sean las lesiones asociadas, mientras que las SRR exclusivas son las derivadas de pacientes con lesiones únicas. Como es de esperar, las SRR exclusivas proveen una visión mucho más "optimista" en términos de probabilidad de sobrevida. En la experiencia con el Registro de Trauma Canadiense, la proporción de pacientes para el cálculo de SRR exclusivas fue 80% del total.

En 2014, con el reemplazo a nivel nacional de la versión 9 por la 10 de la CIE en una serie de países, Gedeborg et al. publicaron la primera actualización de SRR (desde ahora llamados DSP, *diagnosis-specific survival probability*) en base a CIE10. Esta iniciativa se denominó ICE-ICISS (*international collaborative effort ICISS*) e incluyó datos de siete países (Australia, Argentina, Austria, Canadá, Dinamarca, Nueva Zelanda y Suecia) y de 3.97 millones de egresos. Un detalle relevante es que, a diferencia de los desarrollos previos, éste usó el diagnóstico de egreso hospitalario y no la codificación de lesiones de cada paciente: usaron el registro hospitalario general en lugar de un registro de trauma. Los códigos incluidos fueron S00 a T79 del capítulo XIX, con exclusión del T78 (efectos adversos no clasificados en otra parte). En esta publicación se reportó que la proporción de lesiones con un tamaño muestral de al menos 100 casos para el cálculo de las DSP varió de 12% a 48% entre países y 66% en la muestra de datos agrupados. La calibración del modelo con estos nuevos estimadores se consideró generalmente buena, especialmente para probabilidades de muerte estimadas menores a 20%. Dos limitaciones importantes de este enfoque son, por un lado, la inclusión sólo del código principal de egreso en lugar de los códigos de todas las lesiones y por el otro, la ausencia de discriminación entre SRR inclusivas y exclusivas.

Puntaje de Trauma Pediátrico BIG

La puntuación BIG es un método simple y rápido para usar en el ingreso con el fin de evaluar la gravedad de la enfermedad y predecir la mortalidad en niños con lesiones traumáticas contusas y penetrantes. Este puntaje fue desarrollado en un grupo de 707 niños lesionados en un entorno militar y posteriormente validado en una población civil europea de 1100 pacientes con 96,6% de lesiones contusas. El ABC ROC fue 0,89 (IC 95%: 0,83-0,95) en la muestra de desarrollo y 0.89 (IC95%: 0.87-0.92) en la muestra de validación.

Para su cálculo requiere los valores de la relación internacional normalizada (RIN), exceso de base (EB) y el GCScombinados en la siguiente fórmula:

Score BIG= Exceso de base + [2.5 *RIN]+ [15- GCS]

A partir de este score se calcula la predicción de mortalidad según

$$Mortalidad\ predicha = 1/(1 + e^{-x})$$

siendo x = 0.2 × (score BIG) – 5.208.

Esta puntuación resulta interesante porque en su cálculo se incluyen los factores clave asociados a la mortalidad en trauma: alternación de la conciencia (como sucedáneo de la hipoperfusión cerebral o signo de lesión cerebral directa), acidosis metabólica y coagulopatía.

Estos valores pueden obtenerse rápidamente al ingreso del paciente al hospital, por lo que el puntaje BIG puede aplicarse en el Departamento de Urgencias. Puede usarse para predecir el pronóstico clínico, la mortalidad o como una herramienta de investigación para estratificar a los pacientes traumatizados en ensayos clínicos.

En el entorno prehospitalario su uso es limitado por la dependencia del laboratorio. Distintos estudios confirman que este puntaje predice con exactitud la mortalidad en niños traumatizados, independientemente de las intervenciones prehospitalarias, superando a otros sistemas de puntaje de trauma, como PTS y NISS. Una puntuación BIG <12 puntos sugiere una mortalidad <5%, mientras que un corte >26 puntos corresponde a una mortalidad>50%.

Otros puntajes

El índice de riesgo pediátrico (PRI, pediatric risk score) se desarrolló sobre el ITP, incorporando la evaluación del nivel de conciencia por GCS y el impacto anatómico por ISS. Se desarrolló sobre 5345 pacientes en la publicación original y fue testeado en 7319 pacientes de una cohorte previa, encontrando una asociación estadísticamente significativa para un valor >1 del score con mortalidad, estadía prolongada en la UCIP o alteraciones funcionales evaluadas por FIM. La cantidad de información necesaria y la complejidad de su cálculo hicieron que la difusión este índice sea mínima.

Para solucionar algunos problemas potenciales del RTS como predictor de resultados en la población pediátrica se desarrolló el índice de trauma pediátrico adaptado para la edad (ASPTS, del inglés *age-specific pediatric trauma score*) que usa las mismas variables del RTS con el agregado de la frecuencia cardíaca, pero teniendo en cuenta la variación de los parámetros vitales propia de la edad. Conceptualmente, el ASPTS ofrece dos ventajas claras sobre el RTS: (1) los umbrales para la TAS, FR y GCS son específicos para la edad y se basan en los valores medios de sobrevivientes de la muestra original (Tabla 6.5), lo cual debería mejorar la precisión del RTS, y (2) como está basado en criterios fisiológicos concretos (a diferencia del ITP) debería poder calcularse con mayor facilidad, aún retrospectivamente desde registros electrónicos. Esto hace que pueda usarse para el triaje en terreno y para el análisis de resultados. El índice se desarrolló sobre 9730 niños entre 0 y 16 años tratados en centros de trauma acreditados de Pensilvania cuyos datos se ingresaron en el registro del estudio de resultados de Pensilvania (PTOS) entre 1993 y 1996, cuyos datos generales fueron una edad media de 9 años, relación varón:mujer de 2:1 y 88% de trauma contuso. El espectro del índice va de 0 a 12 puntos con una mortalidad de 100% para un puntaje <3, 0% para un puntaje >10 y una distribución groseramente lineal entre 3 y 10. En cuanto a su uso para triaje, se considera que un puntaje <10 amerita el traslado a un centro especializado. Este score no fue validado posteriormente en otras series.

Un año más tarde del desarrollo y publicación del ASPTS, el mismo registro fue consultado para la obtención de nuevos datos de pacientes pediátricos con la intención de desarrollar un índice predictivo que incluyera tanto las variables fisiológicas (ASPTS) como información sobre las lesiones (ISS). Se usó una muestra de 7138 pacientes ingresados al registro entre 1997 y 1999 y se calcularon el TRISS, el TRISS ajustado para pediatría (PAAT, del inglés *pediatric age-adjusted TRISS*) y el ASCOT, observando mejor performance del PAAT en todo el espectro etario y perfiles lesionales. Tanto el TRISS como el ASCOT subestimaron la supervivencia significativamente. Más allá de estos resultados y de la recomendación de usar PAAT en lugar de TRISS en pacientes menores de 15 años, el score no fue validado en otras series y su uso en la práctica es mínimo.

A modo de resumen de todos los índices comentados pueden decirse dos cosas: (1) los índices que incluyen variables fisiológicas proveen mejores esti-

TAS	Pulso	FR	GCS	Valor codificado
Normal	Normal	Normal	14-15	**3**
Hipotensión leve-moderada (TAS < media – 2DS)	Taquicardia (pulso > media + DS)	Taquipnea (FR > media + DS)	10-13	**2**
Hipotensión severa (TAS < media – 3DS)	Bradicardia (pulso < media – DS)	Hipoventilación (FR < media – DS)	4-9	**1**
0	0	0 ó intubado	3	**0**

Tabla 6.5: ASPTS

maciones de sobrevida que los que se basan en información puramente anatómica, y (2) más allá de los beneficios conceptuales de contar con índices adaptados a los cambios fisiológicos que ocurren con la edad, no existe demostración empírica de que la incorporación de estas modificaciones supere el desempeño de los índices con umbrales fijos. Si bien se podrían usar ambos, la facilidad del cálculo inclina la preferencia hacia los segundos.

Indices pronósticos de mortalidad

Los índices pronósticos de mortalidad en UCIP fueron introducidos hace más de 40 años con el objetivo de utilizar los datos fisiológicos disponibles al ingreso en estas unidades para predecir la evolución individual de los pacientes.

Se basan en la presunción de que existe una relación predecible entre la severidad de la enfermedad al ingreso y el riesgo de morir. Básicamente son modelos matemáticos en los que se asigna un valor determinado a cada alteración fisiológica, obteniéndose un puntaje final que permite estimar la probabilidad de muerte y compararla con la mortalidad efectivamente observada en una determinada población.

El Riesgo de Mortalidad Pediátrico (PRISM, del inglés *Pediatric Risk of Mortality*) y el índice pediátrico de mortalidad (PIM, del inglés *Pediatric Index of Mortality*) con sus respectivas actualizaciones son los dos modelos de predicción de riesgo de muerte más comúnmente utilizados en pediatría.Estos puntajes son aplicables y están validados para todos los grupos diagnósticos de pacientes ingresados en cuidados críticos. Describiremos brevemente las versiones actualizadas de los mismos y sus consideraciones particulares.

Riesgo de Mortalidad Pediátrico PRISM IV

El índice PRISM es una cuantificación del estado fisiológico del paciente que utiliza variables hemodinámicas y fisiológicasque se transforman en categóricas a partir de rangos predeterminados (Tabla 6.6) para facilitar la predicción de mortalidad.

Su última versiónes la 4 (PRISM IV), fuepublicada en 2016 y se desarrolló a partir de una muestra de más de 10000 pacientes pediátricos críticos internados en 7 centros norteamericanos.

A diferencia de versiones anteriores del puntaje, los coeficientes son de acceso libre y la predicción se refiere a mortalidad hospitalaria y no a mortalidad en la UCIP. Otro de los cambios introducidos en la última versión es el momento de registro de las variables: en versiones previas se incluía el peor valor de las primeras 24 horas dentro de la unidad (lo cual limitaba la posibilidad de caracterizar pacientes fuera de la UCIP) mientras que en la actual se consideranlas variables fisiológicas dentro de las primeras 4 hs de ingreso a la UCIP y las variables de laboratorio en el periodo comprendido entre las 2 hs previas y las 4 hs posteriores al ingreso.

Edad (vs ≥12 meses)		0-14 días
		14 días -<1 mes
		1mes-<12 meses
Procedencia		Otro hospital
		Sala de internación
		Departamento de Urgencias
RCP en las 24 hs previas al ingreso a UCIP		
Cáncer agudo o crónico		
Disfunción primaria de sistemas de bajo riesgo (endocrinológico, hematológico,musculo-esqueletico,renal)		
Variables fisiológicas del score PRISM	**Neurológico** (reacción pupilar/ estado mental)	
	No neurológico	Cardiovascular (FC-TAS-Temperatura)
	No neurológico	Respiratorio (Po2 arterial-PH-PCo2-bicarbonato total)
	No neurológico	Análisis clínicos (glucosa-potasio-urea-creatinina)
	No neurológico	Hematológico (recuento de GB-plaquetas-protrombina-tiempo de tromboplastina parcial

Tabla 6.6: Variables incluidas en el score PRISM IV.

Índice Pediátrico de Mortalidad (PIM-2, PIM-3)

El puntaje PIM en sus distintas versiones tiene como objetivo describir cuán enfermo estaba el niño en el momento en que se inició el tratamiento intensivo. Es por ello que registra las observaciones realizadas al momento del primer contacto cara a cara (no telefónico) entre el paciente y un médico de la UCIP o un médico de un equipo de transporte pediátrico especializado.

Para el cálculo del puntaje se utiliza el primer valor de cada variable medido dentro del período desde el primer contacto hasta 1 hora después de su llegada a la UCIP. El primer contacto puede darseen la UCIP, el departamento de emergencias, en otro hospital o en otro sector del hospital.

La última versión del puntaje se denomina PIM3 y fue publicada en el año 2013 (Tabla 6.7).

Los coeficientes del modelo son de acceso libre y la probabilidad de muerte se calcula en base a la fórmula:

$$Probabilidad\ de\ muerte = e^r/(1+e^r)$$

siendo r el score PIM3.

<table>
<tr><td rowspan="2">1</td><td colspan="2">Admisión electiva a UCIP para monitoreo, procedimiento, revisión de ventilación mecánica, postoperatorio cirugía electiva</td></tr>
<tr><td>Sí = 1</td><td>No = 0</td></tr>
<tr><td rowspan="2">2</td><td colspan="2">Respuesta pupilar a luz</td></tr>
<tr><td>> de 3 mm y fijas = 1</td><td>Desconocido/otros = 0</td></tr>
<tr><td rowspan="2">3</td><td colspan="2">Asistencia respiratoria mecánica durante la primera hora de internación en UCIP</td></tr>
<tr><td>Sí = 1</td><td>No = 0</td></tr>
<tr><td rowspan="3">4</td><td colspan="2">Internación para recuperación de cirugía o procedimiento como razón principal para la admisión en UCIP</td></tr>
<tr><td>[0] No</td><td>[2] Sí, recuperación de cirugía cardiovascular sin circulación extracorpórea</td></tr>
<tr><td>[1] Sí, recuperación de cirugía cardiovascular con circulación extracorpórea</td><td>[3] Sí, recuperación de procedimiento no cardio-quirúrgico</td></tr>
<tr><td rowspan="2">5</td><td colspan="2">Diagnóstico de bajo riesgo como causa principal de ingreso (Asma, Bronquiolitis, Crup, Apnea obstructiva del sueño, Cetoacidosis diabética, Desorden convulsivo)</td></tr>
<tr><td>Sí= 1</td><td>No, o dudas=0</td></tr>
<tr><td rowspan="2">6</td><td colspan="2">Diagnóstico de alto riesgo (Hemorragia cerebral espontánea, Cardiomiopatía o Miocarditis, Síndrome de Hipoplasia de ventrículo izquierdo, Desorden neurodegenerativo, enterocolitis necrotizante como principal razón de ingreso en UCIP)</td></tr>
<tr><td>Sí= 1</td><td>No, o dudas=0</td></tr>
<tr><td rowspan="2">7</td><td colspan="2">Diagnóstico de muy alto riesgo (Paro cardiaco previo a la admisión en UCIP Severa inmunodeficiencia combinada, Leucemia / Linfoma después de la primera inducción, trasplante de medula ósea, Fallo Hepático como principal razón para la admisión en UCIP)</td></tr>
<tr><td>Sí= 1</td><td>No, o dudas=0</td></tr>
<tr><td rowspan="3">8</td><td colspan="2">Presión sistólica (en mmHg)</td></tr>
<tr><td>Desconocida = 120,</td><td>Paciente en paro cardiaco = 0,</td></tr>
<tr><td colspan="2">Paciente en shock con TA tan baja que no puede ser medida=30</td></tr>
<tr><td rowspan="2">9</td><td colspan="2">PaO2 (Concomitante a la Fi O2)</td></tr>
<tr><td colspan="2">Desconocido = 0</td></tr>
<tr><td rowspan="2">10</td><td colspan="2">FiO2 (Al mismo tiempo que la PaO2 si el oxígeno esta con TET o halo, Expresada de 0 a 1, no porcentaje)</td></tr>
<tr><td colspan="2">Desconocido = 0</td></tr>
<tr><td rowspan="2">11</td><td colspan="2">Exceso de bases en sangre arterial o capilar</td></tr>
<tr><td colspan="2">Desconocido = 0</td></tr>
</table>

Tabla 6.7: PIM 3: Variables consideradas en el cálculo

Si bien PIM3 es la versión más actualizada del puntaje, su uso no está demasiado extendido en la región de Latinoamérica, donde aun se usa PIM2 como medida de severidad de enfermedad de los pacientes ingresados a la UCIP.

Al igual que en el caso de PRISM, ninguna de las versiones de PIM ha sido desarrollada para la evaluación especifica de los pacientes con trauma. Sin embargo, PIM 2 ha sido evaluado como un predictor de la mortalidad pediátrica para los pacientes con TEC grave y mostró un desempeño superior que PTS y GCS para la discriminación entre sobrevivientes y no sobrevivientes. El ABC ROC fue 0,82 para PIM2, 0,749 para PTS y 0,74 para GCS.

En el estudio de validación del puntaje realizado en Argentina, en el que se incluyeron 2832 pacientes, el ABC ROC para los pacientes ingresados en UCIP con diagnóstico de causa externa (capítulo XX de la CIE10) fue 0,90 (IC95 % 0,83-0,97) lo cual implica que en el 90% de los casos el puntaje asigna un riesgo superior de muerte a aquellos que fallecen que a los sobrevivientes. En esta serie, PIM2 también mostró una adecuada discriminación (sin diferencia significativa entre la mortalidad observada y predicha por el puntaje).

De igual forma, en una validación del puntaje realizada en 9 países de Latinoamérica, PIM2 mostró una ABC ROC de 0,87 (0,83-0,92) en el grupo de pacientes traumatizados, aunque mostró una tendencia a la sobrestimación de mortalidad: tasa de mortalidad estandarizada (TME) 0.79 (IC95% 0.62-0.99).

En Argentina, durante el año 2016 se evaluó el desempeño de PIM3 en una muestra de 6602 pacientes egresados de 49 UCIPs argentinas. En esta población se incluyeron 617 pacientes con "causa externa" como diagnóstico de ingreso. PIM3 presentó una ABC ROC de 0,88 (IC95% 0,83-0,94) y también una adecuada discriminación con TME 0,82 (0,6-1,09).

Para tomar como criterio de inclusión de pacientes en estudios de investigación y protocolos, se necesita una puntuación que represente bien la condición del paciente antes de su ingreso ala UCIP. Para este objetivo, las distintas versiones de PIM impresionan superiores a PRISM.PIM toma en cuenta la condición del paciente directamente al llegar a la UCIP, en el momento en que la condición del paciente es menos afectada por las intervenciones terapéuticas.Por otro lado, un área donde el PIM3 claramente supera al PRISM IV es en facilidad de uso. El PIM requiere recolección de un número menor de variables al ingreso, sin necesidad de considerar rangos de acuerdo a edad.

Como consideración, es necesario recordar que incluso el mejor puntaje no puede usarse para predecir el resultado individual con la finalidad de guiar el tratamiento en pacientes individuales o para tomar decisiones de limitación del esfuerzo terapéutico.

Escalas de evaluación de morbilidad

Escala de Glasgow de Resultados (GOS) y GOS extendida

La escala de Glasgow de resultados, o GOS (del inglés, *Glasgow Outcome Scale*) es una escala de evaluación global que permite categorizar el estado funcional de los pacientes luego de una enfermedad crítica aunque la publicación original de 1975 tenía como finalidad describir a los supervivientes de TEC graves.

El objetivo del GOS fuetener un número limitado de categorías exclusivas que resumieran la capacidad social del paciente en lugar de enumerar discapacidades específicas.

De esta forma se constituyen las siguientes categorías:

1. Muerte
2. Estado Vegetativo (desconexión del ambiente y de sí mismo, sin función cortical aparente)
3. Discapacidad severa (consciente pero con incapacidad de vivir independiente)
4. Discapacidad moderada y leve(discapacidad pero que le permite vivir independiente)
5. Recuperación normal (puede retornar a las actividades habituales, estudio o trabajo)

El momento de la evaluación de resultados depende en gran medida de la finalidad de la medición. Distintos estudios han demostrado que la mayoría de los pacientes alcanzan su punto final en la escala de resultados a los 6 meses; por otro lado, este tiempo también demuestra ser un intervalo en el que la mayoría de los pacientes en un estudio puede ser seguida con éxito.

En el estudio donde el GOS se utilizó para evaluar los resultados a corto plazo de pacientes de traumatizados pediátricos a las 6 semanas, 3 meses, 6 meses y 1 año después de la lesión, los niños demostraron una mejoría en la función durante el período de 12 meses según el GOS, con diferencias estadísticamente significativas encontradas entre 6 semanas y 3 meses, y 3 y 6 meses después de la lesión. Estas mejoras parecen disminuir en los 6 meses siguientes, sin diferenciasestadísticamente significativasentre los 6 y 12 meses.

Las ventajas del GOS incluyen su facilidad de administración así como la adecuación para cualquier grupo de edad. Sin embargo, la falta de sensibilidad para detectar déficits específicos y la amplitud entre categorías llevó al desarrollo posterior del GOS extendido (GOS-E, del inglés *Extended GOS*).

Escala de Glasgow de resultados – Extendida (GOS-E)

La escala GOS-E fue desarrollada para abordar las limitaciones del GOS original como el uso de categorías amplias que son insensibles al cambio y las dificultades con la confiabilidad debido a la falta de un formato de entrevista estructurado. El GOS-E extiende las categorías originales de 5 a 8.

Cada una de las 3 categorías de GOS aplicables a los pacientes conscientes se subdivide en una banda superior y una banda inferior, resultando en las siguientes: muerte, estado vegetativo, discapacidad grave menor, discapacidad grave superior, discapacidad moderada menor, discapacidad moderada superior, recuperación buena menor y recuperación buena superior. Esta modificación en la escala se acompaña también de una entrevista estructurada para mejorar la confiabilidad de la calificación. Estas modificaciones se asocian una mejor confiabilidad inter-operador y validez de contenido para el GOS-E. Comparado con el GOS, el GOS-E ha demostrado ser más sensible al cambio en TEC leve a moderado. Tanto el GOS como el GOS-E son los patrones de oro para medir los resultados luego del TEC.

Si bien estas escalas tienen amplia validez cuando se utilizan en adultos y adolescentes, carecen de la especificidad necesaria para evaluar niños y lactantes. Es por ello que se desarrollaron otros puntajes, entre los que se puede mencionar la revisión pediátrica de GOS-E, las escalas Pediatric Cerebral Performance Category (PCPC) y Pediatric Overall Performance Category (POPC) y la escala de estado funcional (FSS, del inglés *Functional State Scale*).

Revisión pediátrica de GOS-E (GOS-E Peds)

Beers y col. modificaron la entrevista original dela escala GOS-E para la evaluación de pacientes pediátricos de acuerdo a su nivel de desarrollo. Esta entrevista administrada a los padres del niño evalúa el estado de conciencia, independencia en el hogar, independencia fuera del hogar, escolaridad, actividad social y recreativa, actividad familiar y amistades y el retorno a vida habitual.

Puntuación	PCPC	POPC
1 Normal	Normal para su edad. Escolaridad normal	Actividades apropiadas para su edad
2 Discapacidad leve	Consciente, alerta. Interactúa al nivel apropiado a su edad Escolaridad nivel inferior a su edad Puede presentar déficit neurológico leve	Problemas físicos o médicos crónicos, menores compatibles con vida normal
3 Discapacidad moderada	Consiente. Función inferior a su edad. Enfermedad neurológica no controlada y que limita sus actividades Actividades de vida diaria independientes Déficit de aprendizaje o educación especial	Las condiciones medicas y físicas son limitantes Preescolares no pueden realizar la mayoría de las actividades diarias apropiadas para la edad Escolares pueden realizar dichas actividades pero de forma limitada
4 Discapacidad grave	Consciente pero dependiente de otro para la vida diaria dado el compromiso neurológico Incapaz de acudir a la escuela	Preescolares no pueden realizar las actividades diarias apropiadas para la edad Escolares dependientes de otras personas para la mayor parte de las actividades
5 Coma o Estado vegetativo	Cualquier grado de coma Ausencia de respuesta cerebral y de signos de función de la corteza Posibilidad de alguna respuesta refleja, apertura de los ojos y ciclo sueño vigilia	Coma o estado vegetativo persistente
6 Muerte cerebral	Signos de muerte cerebral	Muerte

Tabla 6.8: Descripción resumida de las escalas de desempeño cerebral y general pediátrico

Los autores evaluaron la validez de criterio, la predicción y la discriminación de la escala en 159 sujetos después de un TEC (leve: 36%, moderado: 12%, severo: 50%) a los 3 y 6 meses después de la lesión en comparación con el GOS. El GOS-E Peds mostró una fuerte correlación positiva con el GOS a los 3 y 6 meses del trauma. El GOS-E Peds es sensible a la gravedad de la lesión y se asocia conla recuperación de secuelas del TEC en el tiempo durante los primeros 6 meses post trauma.

Al examinar la validez de la GOS-E Peds en general y dentro de los distintos grupos de gravedad de lesión no se observó ventaja sobre el GOS en la evaluación al tercer mes para aquellos niños con TEC leve. Sin embargo, a los 6 meses la escala GOS-EPeds mostró una

Dominio	Disfunción				
	Normal Score 1	Leve Score 2	Moderada Score 3	Severa Score 4	Muy severa Score 5
Estado mental	Sueño normal, con periodos de despertar. Adecuada respuesta a estímulos	Tendencia al sueño pero con despertar ante ruidos, estimulo táctil, movimientos y /periodos de ausencia de respuesta al estimulo social	Letárgico y/o irritable	Estupor, con mínimo despertar a estímulos	Sin respuesta, coma y/o estado vegetativo
Sensorial	Audición y visión intacta y respuesta al estimulo táctil	Sospecha de pérdida de audición y/o visión	No reactivo a estímulos auditivos o visuales	No reactivo a estímulos auditivos y visuales	Respuesta anormal al dolor y estimulo táctil
Comunicación	Vocalización apropiada, interactúa con el medio expresividad o gestos	Disminución de la Vocalización, interacción con el medio y gestos	Ausencia de atención	No demuestra discomfort	Ausencia de comunicación
Motor	Movimientos coordinados corporales, control muscular, obedece ordenes	Compromiso funcional de un único miembro	2 o mas miembros con compromiso funcional	Pobre sosténcefálico	Espasticidad difusa, parálisis o postura de decorticación o descerebración
Alimentación	Oral con ayuda adecuada de acuerdo a edad	Sin ingesta oral o necesita ayuda inapropiada para la edad	Alimentación mixta (oral y por sonda nasogástrica)	Nutrición parenteral con alimentación oral y sonda nasogástrica	Nutrición parenteral exclusiva
Respiratorio	Aire ambiente sin soporte ventilatorio	Necesita oxigeno o aspiración	traqueotomía	Tratamiento con presión positiva durante todo el día o algunas horas del día y/o asistencia ventilatoria mecánica durante algunas horas del día	Asistencia ventilatoria mecánica las 24 hs

Tabla 6.9: Escala de estado funcional

clara ventaja sobre el GOS presentando una asociación más fuerte con la función de la vida cotidiana medida por laspruebas específicas de adaptación y con las medidas de inteligencia. Este hallazgo sugiere que las categorías expandidas tienen mayor capacidad de explicar las sutiles diferencias en la funcionalidad cotidiana asociada con formas más leves de TEC.

Escala Pediátrica de Desempeño Cerebral (PCPC, del inglés *Pediatric Cerebral Performance Category*) y Escala Pediátrica de Desempeño General (POPC, del inglés *Pediatric Overall Performance Category*)

Las POPC y PCPC son escalas globales basadas en criterios subjetivos de los observadores y constituyen adaptaciones pediátricas del GOS, por lo cual presentan validez de contenido y facial.

La PCPC es un instrumento que fue construido para medir la discapacidad cognitiva a corto plazo luego de lesiones que amenazan la vida. Esta escala categórica se desarrolló inicialmente para evaluar el resultado al alta de las unidades de cuidados críticos.El puntaje POPC puede ser utilizado en conjunto con el PCPC para identificar déficit neurológico y compromiso en la funcionalidad general del niño.

Para ambas escalas, las puntuaciones incluyen 5 niveles (Tabla 6.8).

En líneas generales, todas estas herramientas requieren para su administración un tiempo menor a 5 minutos, deben ser completadas por el profesional de la salud a cargo dela atención del niño y son sencillas de administrar. Sin embargo, presentan una amplia variación inter-observador y no permiten distinguir los dominios más afectados en cada paciente. Al mismo tiempo sufren de falta de precisión.

Escala de Estado Funcional o Functional Status Scale (FSS)

La Escala de Estado Funcional (FSS, del inglés *Functional Status Scale*) fue desarrollada por medio de un consenso multidisciplinario integrado por pediatras, neurólogos, intensivistas, enfermeras y kinesiólogos entre otros, incluyendo pacientes egresados de 7 UCIPs de Estados Unidos.

Se trata de una escala multidimensional que tiene como finalidad medir el cambio del estado funcional de los pacientes pediátricos en su aspecto motor o cognitivo mayor luego de la necesidad de cuidados críticos. No es exclusiva para pacientes traumatizados aunque ha sido utilizada para evaluar los resultados luego del TEC.

El escenario conceptual para su desarrollo fue la medición de las actividades de la vida diaria, a semejanza de las escalas utilizadas en adultos. Dado que en pediatría estas actividades cambian según el estadio madurativo, se hace necesario evaluar el comportamiento adaptativo.

Los dominios de funcionamiento son 6 e incluyen estado mental, sensorial, comunicación, motor, alimentación y respiratorio, categorizados desde función normal (1punto) a disfunción muy severa (5 puntos). De esta forma el puntaje total puede oscilar entre 6 y 30 puntos (Tabla 6.9).

La clasificación funcional del paciente de acuerdo alos puntos obtenidos se clasifica en:

- 6-7 : Bueno
- 8-9 : Anormalidad leve
- 10-15: Anormalidad moderada
- 16-21: Anormalidad severa
- >21: Anormalidad muy severa

En la Tabla 9 se describe cada categoría.

Un cambio mayor a 3 puntos entre el estado previo al ingreso y el estado posthospitalario representa una nueva morbilidad o compromiso del estado funcional en sobrevivientes de enfermedad critica.

La FSS es una escala bien definida, rápida, cuantitativa y confiable que mide el estado funcional de los niños en forma conceptualmente similar a la medición de las actividades de la vida diaria de los adultos.No es dependiente de evaluaciones subjetivas y presenta excelente concordancia inter-evaluador. Es aplicable a todos los espectros de edades pediátricas, siendo útil para estudios multicéntricos que evalúen los resultados y morbilidad hospitalaria. Esta escala no necesita de personal especializado para su administración; requiere un tiempo menor de 5 minutosy presenta una correlación adecuada con escalas validadas como POPC y PCPC, presentando al mismo tiempo mayor precisión y granularidad que las mismas.

Conclusiones - puntos clave

Una herramienta ideal para la predicción en el trauma pediátrico sigue siendo difícil de desarrollar. El desempeño de la puntuación de trauma varía en forma significativa entre diferentes sistemas de atención, así como también entre diferentes mecanismos y severidad de las lesiones. Por esta razón, aún no se cuenta con un sistema que sea 100% confiable. Si bien algunos de los reseñados son útiles en la categorización de grupos de pacientes y para la evaluación de desempeño institucional, son de limitado valor cuando consideramos los casos individualmente.

Una herramienta ideal de medición de estado funcional debería presentar las siguientes características: poder realizarse al egreso de UCIP, ser de sencilla administración y permitir la predicción adecuada del estado funcional a largo plazo, independientementedel tratamiento recibido post UCIP. La escala FSS es una de las mejores opciones para esta finalidad, aunque su aplicación aun no está generalizada.

Bibliografía

1. About Quality Programs. (n.d.). Retrieved August 11, 2017, from https://www.facs.org/quality-programs/about
2. Optimal Resources for Children's Surgical Care 2015
3. Resources for Optimal Care of the Injured Patient 2014
4. Resources for Optimal Care of the Injured Patient 2014
5. Optimal Resources for Children's Surgical Care 2015
6. Thompson C. Thomas, Comments on the Verification Program. Bulletin of the American College of Surgeons, August 1979
7. Thompson C. Thomas, Verification Program for Hospitals. Bulletin of the American College of Surgeons, February 1980
8. Optimal Care of the Injured Patient and Appendices A through J, February 1987
9. Resources for Optimal Care of the Injured Patient 2014 Board of Regents Minutes, American College of Surgeons, October, 1981
10. Resources for Optimal Care of the Injured Patient 2014 Board of Regents Minutes, American College of Surgeons, October, 1981
11. Board of Regents Minutes, American College of Surgeons, October, 1986
12. Stop the Bleed. https://www.dhs.gov/stopthebleed. Nota de la redacción.
13. Future of EMS in the US Health Care System, Institute of Medicine, May 17 2007 Available at www.iom.edu
14. Equipment for Ambulances, ACS COT, Revised April 2009, https://www.facs.org/~/media/files/quality%20programs/trauma/publications/ambulance.ashx Figure 1
15. Resources for Optimal Care of the Injured Patient 2014
16. Performance Improvement and Patient Safety - PIPS. https://www.facs.org/quality-programs/trauma/tqp/center-programs. Nota de la redacción.
17. Resources for Optimal Care of the Injured Patient 2014
18. Resources for Optimal Care of the Injured Patient 2014
19. Resources for Optimal Care of the Injured Patient 2014
20. Optimal Resources for Surgical Quality and Safety 2017
21. Resources for Optimal Care of the Injured Patient 2014
22. Resources for Optimal Care of the Injured Patient 2014
23. Resources for Optimal Care of the Injured Patient 2014
24. Resources for Optimal Care of the Injured Patient 2014
25. Resources for Optimal Care of the Injured Patient 2014
26. Resources for Optimal Care of the Injured Patient 2014
27. Resources for Optimal Care of the Injured Patient 2014
28. Resources for Optimal Care of the Injured Patient 2014
29. Resources for Optimal Care of the Injured Patient 2014
30. Resources for Optimal Care of the Injured Patient 2014
31. Resources for Optimal Care of the Injured Patient 2014
32. Resources for Optimal Care of the Injured Patient 2014
33. Resources for Optimal Care of the Injured Patient 2014
34. Resources for Optimal Care of the Injured Patient 2014
35. Resources for Optimal Care of the Injured Patient 2014
36. Resources for Optimal Care of the Injured Patient 2014
37. Resources for Optimal Care of the Injured Patient 2014
38. Quality Programs. (n.d.). Retrieved August 11, 2017, from https://www.facs.org/quality-programs
39. Optimal Resources for Children's Surgical Care 2015
40. ACS, Children's Surgery Verification program officially under way. Bulletin of the American College of Surgeons, March 2017
41. Optimal Resources for Children's Surgical Care 2015
42. Optimal Resources for Children's Surgical Care 2015
43. Optimal Resources for Children's Surgical Care 2015
44. Optimal Resources for Children's Surgical Care 2015
45. Optimal Resources for Children's Surgical Care 2015
46. Optimal Resources for Children's Surgical Care 2015
47. Optimal Resources for Children's Surgical Care 2015
48. Optimal Resources for Surgical Quality and Safety 2017
49. Optimal Resources for Surgical Quality and Safety 2017

Capítulo 7

Prevención

Laura Bosque, Ezequiel Monteverde, Jorge Neira

Introducción

El terreno de la prevención de lesiones no difiere de cualquier otro campo de investigación que pretenda entender la complejidad de la realidad. Cualquiera que se proponga este objetivo necesita incluir el rol de la incertidumbre en sus consideraciones. La incertidumbre surge de la incapacidad de observar la verdad en forma directa. El proceso científico incluye observación, medición, registro y análisis de fragmentos *observables* de la realidad, a partir de los cuales se infiere el comportamiento de los fenómenos no observados. Este camino (la inferencia) está minado de errores, imprecisiones y ausencias, siendo estos desvíos el precio a pagar por la obtención de nuevo conocimiento. Esta distancia entre la observación y la verdad puede estudiarse en tres dimensiones constitutivas: variabilidad de los procesos, error de muestreo o, simplemente, azar. Siguiendo estos principios, brindaremos una aproximación a la prevención en trauma desde diferentes enfoques.

Enfoques de prevención

La visión convencional de las lesiones como "accidentes" (eventos imprevistos y no planeados, que alteran el curso normal de los hechos) para definir a las lesiones no intencionales sugiere que las acciones que conducen a ellas pueden atribuirse al azar, sin una asociación causal. En forma similar, vincularlas a la "suerte" o al "destino" impide la aproximación científica al problema, entorpeciendo y hasta evitando la implementación de estrategias específicas. De hecho, Aristóteles escribió hace más de 2000 años que "no hay ciencia del accidente, porque todo el conocimiento científico se relaciona con cosas que se dan *siempre o usualmente*, entonces (...) habiendo revisado la naturaleza y causa de lo accidental, queda claro que no puede haber ciencia de él".

El objetivo de eliminar el término *accidente* es lograr que los eventos relacionados con las lesiones se entiendan como la consecuencia de una cadena causal de hechos y circunstancias en los cuales el sujeto puede y debe intervenir para evitar su ocurrencia o mitigar las consecuencias. En diferentes regiones del mundo, las oficinas estatales, las sociedades científicas y las orga-

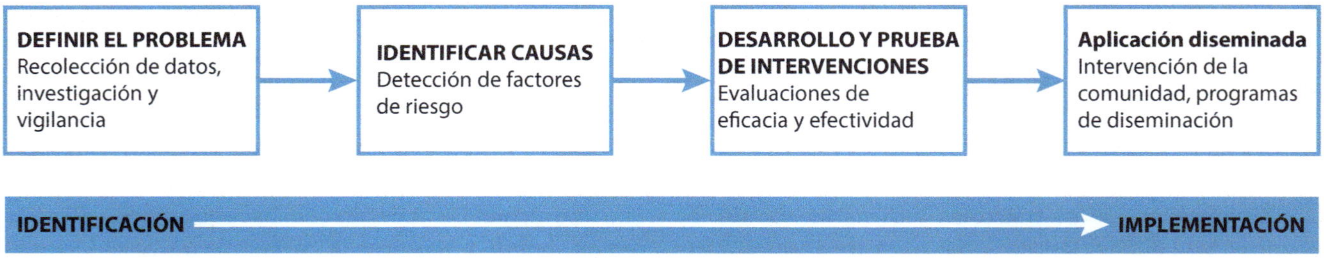

Figura 7.1: Enfoque de Salud Pública orientado a la prevención (modificado de CDC)

nizaciones civiles son cada vez más conscientes del problema que significan las lesiones infantiles, en respuesta a lo cual se están mejorando los sistemas de recolección de datos, identificando factores asociados (de riesgo y de protección), implementando y monitorizando intervenciones y difundiendo estrategias de prevención basadas en evidencia. Estos pasos, que comienzan con la identificación de casos y pasan a la implementación de programas, apuntan a la disminución de los casos de trauma y constituyen la *prevención primaria*.

El papel de la salud pública y el medio ambiente en la reducción del trauma

La salud pública es una vía para estimular un cambio de comportamiento por parte de los niños y sus cuidadores y la salud ambiental contribuye con soluciones estructurales a incrementar la probabilidad de que las conductas individuales sean más seguras y a mejorar la seguridad del medio y de los dispositivos. La evidencia demuestra que tanto las políticas de salud pública como las dirigidas al medio ambiente salvan vidas, como las regulaciones sobre buenas prácticas en fabricación, almacenamiento y distribución de sustancias tóxicas, las restricciones sobre comercialización y acceso al alcohol etílico y las políticas que incentivan el uso de dispositivos de protección, como cinturones de seguridad en automóviles y cascos en motociclistas. El abordaje integral de estos problemas (Figura 7.1) requiere la participación de miembros de la comunidad, docentes, policía, gobiernos y organizaciones no gubernamentales, además de ingenieros, trabajadores sociales, pediatras y psicólogos infantiles para la definición y aplicación de buenas prácticas para reducir las lesiones en niños.

Un aspecto clave para el abordaje es que las lesiones no intencionales no ocurren de manera aislada, sino que están determinadas por:

- las elecciones de los niños y sus familias
- la calidad y el diseño del entorno
- las reglas y regulaciones adoptadas y aplicadas por su sociedad
- los productos que usan
- las interacciones entre pares, en la escuela y en el hogar
- las características de las viviendas
- los estándares de seguridad de los vehículos y las condiciones de los caminos

Los cambios en los patrones y mecanismos de las lesiones y la capacidad del niño para responder a los riesgos están estrechamente relacionados con su desarrollo. La exploración del entorno físico es un hito fundamental del desarrollo en la primera infancia, a lo largo de la cual los niños encuentran nuevos riesgos de lesiones a la par del desarrollo de sus capacidades perceptivas y cognitivas. La adopción de riesgos es un componente muy importante del desarrollo de los niños. La idea no es buscar eliminarlos, sino más bien gestionarlos y controlarlos.

Prevención en pediatría: enfoque basado en el desarrollo

El niño es un sujeto en evolución. En ese sentido, los riesgos a los que esté expuesto variarán de acuerdo con las capacidades de cada segmento evolutivo. En términos generales podemos identificar 4 segmentos: menores de 1 año, 1-5 años, 6-12 años y adolescentes. Los menores de un año tienen una primera etapa en la cual son totalmente dependientes de los padres y una segunda, caracterizada por la adquisición de capacidades motoras y de locomoción. En este primer segmento el riesgo estará marcado sobre todo por la manera en la cual se usen ciertos dispositivos como sillas, cunas, andadores y dispositivos de retención infantil en vehículos a motor. A tal fin las recomendaciones son no dejar al niño solo, colocar cierres de seguridad y barandas en escaleras, no dejar a los niños en la cama, colocar barandas a las cunas, no usar andadores, no manipular bebidas u objetos calientes cerca de ellos y tener especial precaución con la disposición de objetos pequeños que puedan ser ingeridos. De uno a cuatro años los niños se caracterizan por la adquisición de la capacidad de deambulación, lo cual supone un nuevo riesgo en una etapa evolutiva caracterizada por la curiosidad; todo será llevado a la boca, por lo cual se incrementa significativamente la probabilidad de sufrir intoxicaciones. Al igual que en el primer segmento, el ámbito más frecuente de presentación de las lesiones es el domicilio, y otras modalidades además de las intoxicaciones son las quemaduras y caídas. En este segmento se da la mayor incidencia de muertes por ahogamiento (Figura 7.2). Entre los 5 y 12 años los niños continúan explorando su entorno, pero con más capacidad para controlar sus impulsos, mayor precisión motriz, comprensión del peligro y respeto de las normas. Lo característico de esta etapa es que gran parte de las actividades se desplazan afuera del domicilio, por lo cual aparecen las caídas en plazas y escuelas, las agresiones en el ámbito escolar, las lesiones deportivas y relacionadas con las bicicletas y las quemaduras por pirotecnia. De acuerdo con las regulaciones de cada región, pueden aparecer las primeras lesiones vinculadas a armas de fuego. Dadas estas características, las estrategias de prevención exceden al ámbito doméstico mas no al familiar, dado que es recomendable que las familias se involucren en las políticas relacionadas con los mecanismos de protección y seguridad que se implementen en escuelas, clubes y plazas a través de su participación en asociaciones civiles a nivel institucional y barrial. De igual manera a lo ocurrido en segmentos previos, es fundamental sostener las medidas de protección durante el transporte de los niños en vehículos a motor a través del uso de los dispositivos apropiados para cada edad y tamaño corporal, como así también la incorporación del uso de casco al usar bicicletas.

Durante la adolescencia la epidemiología se asemeja a la de los adultos jóvenes, con tres mecanismos lesionales principales: los vinculados al transporte, las agresiones y los suicidios. En este segmento también se encuentra con frecuencia, como factor coexistente o como mecanismo en sí, la intoxicación con alcohol o drogas. Dadas las características específicas de este rango etario, se requieren estrategias de abordaje preventivo con otros enfoques, como la intervención escolar para prevención de agresiones y el tratamiento de la temática específica del suicidio, que es la segunda causa de muerte por trauma en este rango etario, representando el 25% del total, pero que supera el 30% en el sexo femenino, siendo la primera causa de muerte traumática de 10 a 19 años en mujeres (Figura 7.2). Para el lector interesado en profundizar el conocimiento sobre dispositivos seguros, recomendamos consultar el consenso de la Sociedad Argentina de Pediatría de 2016.

Merece un comentario especial la prevención de lesiones en niños con discapacidades. La falta de conocimiento de la epidemiología específica de este grupo limita la posibilidad de desarrollar estrategias preventivas y brindar asesoramiento a los padres. Estos niños presentan un riesgo incrementado de lesiones por maltrato, aquellos con problemas motores tienen un riesgo incrementado de caídas y las alteraciones sensoriales los exponen a un riesgo incrementado en su interacción con el entorno. El asesoramiento a las familias incluye un temprano reconocimiento de las preocupaciones parentales y su abordaje precoz podría reducir la incidencia de maltrato infantil. Los padres deberían recibir capacitación para interpretar el riesgo de lesiones en sus hijos de acuerdo con su nivel cognitivo y conductual más que su edad cronológica. La evaluación longitudinal de las capacidades de cada niño es central para el diseño de un plan de prevención de lesiones individualizado. La recolección de datos es crítica no sólo para aconsejar a las familias, sino para proveer información a profesionales de la salud (pediatras, kinesiólogos, terapistas ocupacionales), a docentes, trabajadores sociales y a sectores técnicos para que desarrollen dispositivos y sistemas de prevención más seguros y eficientes, como así también el diseño de dispositivos específicos más adecuados (sillas de ruedas, prótesis). Los registros de trauma genéricos a menudo quedan a mitad de camino en estas poblaciones, dado que carecen de la capacidad para identificar las consecuencias de algunas características particulares, e. g. impacto del uso de dispositivos de retención infantil en niños con alteraciones del tono muscular o dispositivos de protección frente a la electricidad o fuentes de calor en niños con alteraciones sensoriales. La página web del Rady Children's Hospital de San Diego provee una serie de pautas para grupos específicos que resulta de mucha utilidad para el profesional interesado en esta temática.

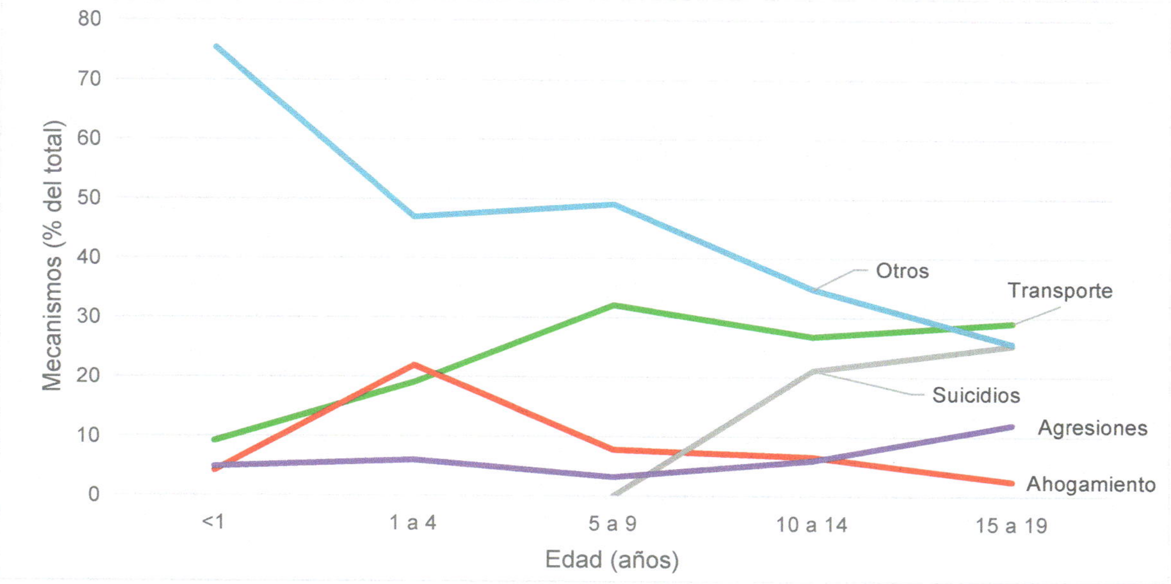

Figura 7.2: Fallecidos por mecanismos agrupados y rangos etarios. Año 2017. Diseño propio basado en datos de DEIS, 2017

El futuro de la prevención

Muchas organizaciones de todo el mundo desarrollaron políticas, estrategias o planes de acción nacionales para la prevención de lesiones infantiles que ayudan a guiar los esfuerzos en este sentido. Algunos ejemplos son el Informe mundial sobre prevención de lesiones de tránsito, las siete estrategias para terminar con la violencia contra los niños y el informe global sobre ahogamiento. Para maximizar el impacto, la OMS recomienda que las políticas, estrategias y planes de acción sobre lesiones infantiles sean concretos y contengan objetivos claros, prioridades, cronogramas y mecanismos de evaluación. Algunos temas comunes en los planes nacionales e internacionales para avanzar en la prevención de lesiones infantiles son los siguientes (modificado de Sleet et al, 2018):

1. Incluir la prevención de lesiones infantiles en un enfoque integral para la salud y el desarrollo infantil.
2. Desarrollar, implementar y evaluar las políticas y planes de acción nacionales de prevención de lesiones infantiles.
3. Implementar estrategias basadas en evidencia para prevenir y controlar las lesiones infantiles.
4. Evaluar los programas, políticas y estrategias existentes para determinar cuáles funcionan mejor.
5. Mejorar los esfuerzos para aumentar la conciencia pública sobre las lesiones a los niños y las estrategias de prevención a través de diferentes canales de comunicación.
6. Implementar y difundir programas de educación y capacitación sobre lesiones infantiles en las escuelas y en profesiones relacionadas con la salud.
7. Mejorar los sistemas de vigilancia existentes para abordar las debilidades en la recolección de datos y en el acceso a la información sobre lesiones infantiles.
8. Definir prioridades y apoyar la investigación sobre las causas, efectos, costos y prevención de lesiones en niños, incluida la identificación y reducción de las disparidades.
9. Fortalecer los sistemas asistenciales para brindar atención de calidad a los niños lesionados.
10. Apoyar la adopción e implementación de leyes y políticas efectivas que prevengan las lesiones infantiles.

Marco de referencia para la prevención de lesiones: promoción de la salud

El proceso salud-enfermedad se comprendió tradicionalmente en el contexto de las teorías monocausales: agente-huésped-ambiente, marco conceptual que deja de lado los aspectos psicosociales de la salud y refuerza un enfoque biologicista y medicalizado. Según la carta de Ottawa la promoción de la salud consiste en proporcionar a los pueblos los medios necesarios para mejorar su salud y ejercer un mayor control sobre ella. Y para alcanzar un estado adecuado de bienestar físico, mental y social, un individuo o grupo debe ser capaz de identificar y realizar sus aspiraciones, satisfacer sus necesidades y cambiar o adaptarse al medio ambiente. Dado que el concepto de salud como bienestar trasciende la idea de formas de vida sanas, la promoción de la salud no concierne exclusivamente al sector sanitario.

La carta de Ottawa se convirtió en el instrumento indispensable para abordar el proceso salud-enfermedad en toda su dimensión, elaborando políticas públicas específicas, creando ambientes favorables, reforzando la acción comunitaria, desarrollando las aptitudes personales y reorientando los servicios sanitarios.

Niveles de prevención

Mediante la prevención primaria se procura evitar que el hecho traumático se produzca, interviniendo sobre el ambiente, las conductas de las personas, los aspectos socioculturales y las reglamentaciones jurídicas. La prevención secundaria consiste en asegurar que mientras se produce la lesión, la persona tenga la protección necesaria y adecuada para disminuir y mitigar las consecuencias. La prevención terciaria consiste en lograr que la persona lesionada sea atendida de manera eficiente para obtener la máxima supervivencia con el mínimo de secuelas posibles y facilitar su reinserción social, laboral y escolar.

Matriz de clasificación

La matriz básica de clasificación fue desarrollada por William Haddon en la década del ’70, usando un enfoque de Salud Pública aplicado al problema de las colisiones vehiculares. Este modelo permite identificar las fases y factores que intervienen en la producción de las lesiones. La matriz describe la cadena causal en tres momentos: pre-evento, evento y post-evento, facilitando la visión de las instancias potenciales de intervención para modificar la conducta, el ambiente físico, los determinantes socioeconómicos y las características culturales. La fase pre-evento incluye todos los elementos que determinan si el evento tendrá lugar o no: estado del camino, mantenimiento del vehículo, pericia del conductor, estructuras de juegos infantiles, dispositivos de bloqueo de escaleras y ventanas, etc. La fase del evento incluye los factores que incidirán sobre el resultado del mismo: presencia o ausencia de lesiones, como uso de dispositivos de retención infantil, cinturones de seguridad, casco, etc. La fase post-evento se vincula con la magnitud de las consecuencias de las lesiones, y es el aspecto que más de cerca toca al sistema de salud: atención prehospitalaria adecuada, oportuna y coordinada con el centro hospitalario; recursos hospitalarios acordes a los requerimientos de los pacientes y articulación con el centro de cuidados posthospitalarios para una derivación temprana. Esta coordinación entre los diferentes actores para brindar la mejor atención posible a los pacientes encuentra su máxima expresión en el marco de un sistema de trauma.

Esta matriz básica permitió la creación de un listado de 10 estrategias generales para intervenir en el proceso de transferencia de energía – producción de lesión:

1. Prevenir la creación del peligro
2. Reducir la cantidad de peligro
3. Prevenir la liberación de un peligro existente
4. Modificar la tasa de distribución de la liberación de un peligro desde su fuente
5. Separarse en tiempo o en espacio del peligro
6. Usar barreras para separar el peligro
7. Modificar superficies y estructuras básicas para evitar el peligro
8. Incrementar la resistencia al daño
9. Combatir el daño hecho
10. Estabilizar, atender y rehabilitar a la persona lesionada

El primer paso en la elaboración de un plan es identificar en forma clara el problema a ser tratado usando información apropiada para conocer las necesidades

	Hospedero	Agente/vehículo	Entorno físico	Entorno social
Pre-evento	Alumnos en el colegio Educar a los adolescentes sobre los riesgos de llevar armas al colegio Educar a los padres sobre los riesgos de permitir el acceso a las armas a los chicos Enseñar a los alumnos a reconocer y reportar conductas escolares asociadas a violencia	Modificar las armas para que sean manejables sólo por los dueños	Instalar detectores de metales en las entradas de las escuelas Eliminar los lugares donde puedan guardarse armas (casilleros, lockers)	Adoptar procedimientos escolares para notificar a las autoridades si se sospecha que un estudiante puede tener un arma Prohibir llevar armas a las escuelas Reforzar las restricciones de la comercialización de armas a adolescentes
Evento	Enseñar a los alumnos cómo protegerse si ven armas o escuchan disparos	Reducir la capacidad de las armas de repetir disparos Modificar los proyectiles para ser menos letales	Instalar sistemas de alarma para alertar rápidamente a las autoridades	Contratar personal de seguridad para intervenir en peleas Desarrollar planes de seguridad para ayudar a los estudiantes durante episodios violentos
Post-evento	Enseñar a los alumnos primeros auxilios	Reducir la capacidad de las armas para continuar disparando	Mejorar el acceso de las ambulancias al terreno escolar	Asegurar la apropiada capacitación de los equipos de emergencias Proveer asesoramiento luego del evento a alumnos, personal escolar y familias

Tabla 7.1. Ejemplo práctico de la matriz de Haddon aplicado a la violencia escolar con armas de fuego, modificado de Runyan et al., 1998

reales de la comunidad. Antes de usar la matriz para obtener intervenciones posibles es necesario identificar el mecanismo lesional a tratar: caídas de juegos, choques en bicicletas, quemaduras, ahogamiento en piletas o baldes, maltrato. A continuación, debería uno ser capaz de definir cada fila y columna de la matriz (Tabla 7.1). La mayor parte de las lesiones ocurren como resultado de una secuencia de eventos inserta en un continuo de actividad más que de un momento puntual. Esto es relevante porque el evento puede ser definido de varias maneras posibles: en el ejemplo de la Tabla 7.1 podría ser llevar el arma al colegio, o el momento en el cual el alumno la exhibe en público, o cuando apunta a alguien en particular, o bien cuando se dispara. Si bien esta definición es arbitraria, es relevante definirlo bien para poder pensar qué vino antes y qué vendrá después. Una vez que están definidas las filas y columnas resulta útil hacer una sesión de *brainstorming* con miembros de la comunidad para rellenar cada celda con intervenciones específicas que tengan sentido para el ámbito específico en el que se van a implementar. Cuando más variado sea el equipo que se conforme, más amplia será la mirada y más ricas las propuestas.

Algunos años más tarde se propuso incorporar una tercera dimensión a la matriz de Haddon representando los criterios de valor en el proceso de toma de decisiones. Estos criterios incluyen costos, efectividad, libertad, equidad, estigmatización, preferencias comunitarias y factibilidad.

Cierre

Las lesiones son prevenibles, pero conocer qué enfoque funciona en diferentes escenarios es complejo. Los estudios epidemiológicos actuales indican que los países de ingresos medios y bajos tienen tasas de mortalidad mucho más altas que las de los países de ingresos altos. No existe una estrategia que funcione en todos los ámbitos, pero algunos principios generales, con diferentes niveles de evidencia, son: cambios del entorno, legislación y regulaciones, cambios organizacionales, educación e incentivos económicos. Una estrategia de prevención y un plan de acción deberían tener metas y objetivos, incluir la cooperación intersectorial y estimular el desarrollo de redes nacionales e internacionales. Se destaca la necesidad urgente de contar con personal entrenado, financiamiento adecuado y sostenido y la necesidad de implementar en forma urgente aquellas medidas reconocidas como eficientes.

Todas las intervenciones deberían probarse antes de ser implementadas. Es importante convencer a los tomadores de decisiones con evidencia científica, pero también es importante que cualquier sugerencia que se haga sea práctica, económica y factible.

Bibliografía

1. Bellinger DC. Applying methods of the global burden of diseases, injuries, and risk factors study to developmental neurotoxicants: a commentary. Environmental Health 2018; 17:53. Disponible en: https://doi.org/10.1186/s12940-018-0397-7
2. Bangdiwala, Shrikant I, Taylor, Baishakhi B. Statistical considerations. Inj. Res., New York: Springer Science+Business Media, LLC; 2012, p. 383-96.
3. Blanco O, Gershanik A. El papel del pediatra ante los accidentes. En: Iñón AE. Trauma en pediatría. Buenos Aires:McGraw-Hill, 2002.
4. Brussoni M, Olsen LL, Pike I, Sleet DA. Risky play and children's safety: balancing priorities for optimal child development. Int J Environ Res Public Health. 2012;9:3134-3148. Disponible en: https://www.mdpi.com/1660-4601/9/9/3134
5. Centers for Disease Control and Prevention. Injury Prevention & Control. Our Approach. Disponible en: https://www.cdc.gov/injury/about/approach.html
6. Gaebler-Spira D, Thornton LS. Injury prevention for children with disabilities. Phys Med Rehabil Clin N Am. 2002;13:891-906.
7. Keall MD, Ormandy D, Baker MG. Injuries associated with housing conditions inEurope: a burden of disease study based on 2004 injury data. Environmental Health 2011; 10:98. Disponible en: http://www.ehjournal.net/content/10/1/98
8. Mercy J, Sleet DA, Doll L. Applying a Developmental Approach to Injury Prevention. Am J Health Educ 2003;34:S6-S12.
9. Ministerio de Salud de la República Argentina. Dirección de Estadísticas e Información en Salud (DEIS). Anuario 2017. Disponible en: http://www.deis.msal.gov.ar/index.php/anuario-2017/
10. Peden M, Oyegbite K, Ozanne-Smith J et al. World Report on Child Injury Prevention. World Health Organization: Geneva, Switzerland, 2008. Disponible en: https://apps.who.int/iris/bitstream/handle/10665/43851/9789241563574_eng.pdf;jsessionid=908DEB84CEE705DCA38C542AE714B52E?sequence=1
11. Rady Children's Hospital, San Diego. Center for Healthier Communities. Injury Prevention for Children with Special Needs. Disponible en: https://www.rchsd.org/programs-services/center-for-healthier-communities/injury-prevention/injury-prevention-for-children-with-special-needs/
12. Reynolds CCO, Harris MA, Teschke K, Cript PA, Winters M. The impact of transportation infrastructure on bicycling injuries and crashes: a review of the literature. Environmental Health 2009; 8:47. Disponible en: http://www.ehjournal.net/content/8/1/47
13. Runyan CW. Using the Haddon matrix: introducing the third dimension. Inj Prev. 1998; 4: 302-307.
14. Sleet DA. The Global Challenge of Child Injury Prevention. Int J Environ Res Public Health 2018;15:0. Disponible en: https://www.ncbi.nlm.nih.gov/pmc/articles/PMC6163498/pdf/ijerph-15-01921.pdf
15. Sociedad Argentina de Pediatría. Manual de prevención de accidentes. Buenos Aires: FUNDASAP, 2005. Disponible en: https://www.sap.org.ar/docs/profesionales/manual_accidentes.pdf
16. Sociedad Argentina de Pediatría. Comité Nacional de Prevención de Lesiones. Consenso sobre mobiliario infantil seguro. 2016. Disponible en: https://www.sap.org.ar/uploads/consensos/consenso-sobre-mobiliario-infantil-seguro-nbsp2016.pdf
17. World Health Organization. INSPIRE: Seven Strategies for Ending Violence Against Children; World Health Organization: Geneva, Switzerland. 2016. Disponible en: https://apps.who.int/iris/bitstream/handle/10665/207717/9789241565356-eng.pdf?sequence=1
18. World Health Organization. Global Report on Drowning: Preventing a Leading Killer. World Health Organization: Geneva, Switzerland. 2014. Disponible en: https://www.who.int/violence_injury_prevention/global_report_drowning/en/

2

ATENCIÓN INICIAL DEL PACIENTE TRAUMATIZADO

Capítulo 8

Atención prehospitalaria del paciente traumatizado

Virginia Altuna

Introducción

Los traumatismos en pediatría tienen una alta morbimortalidad; constituyen la primera causa de muerte en niños de 1 a 14 años. Son la principal causa de "años de vida perdidos" y de adultos discapacitados.

La asistencia extrahospitalaria (in situ y transporte) es una parte esencial de la atención integral al paciente traumatizado y tiene como objetivo aplicar medidas para asegurar la supervivencia a corto plazo y disminuir la morbi-mortalidad. Para lograr este propósito es necesario contar con equipos de salud itinerantes, capacitados para recuperar o mantener las funciones vitales. Con un grado de entrenamiento que les permita iniciar el tratamiento precoz de lesiones primarias, prevenir las lesiones secundarias, evitar la progresión de las mismas durante el traslado, y decidir de acuerdo al tipo de traumatimo, el centro más adecuado para el tratamiento definitivo de estos pacientes.

La mortalidad en el paciente traumatizado tiene una distribución trimodal: primer etapa, (en los primeros minutos de ocurrido el trauma), causada principalmente por traumatismo de cráneo grave, lesiones medulares o lesiones cardiacas o de grandes vasos. La segunda etapa (en las primeras horas), por hematomas subdurales, hemoneumotorax, ruptura de vísceras o hemorragias severas por múltiples lesiones; y la última etapa (días o semanas después) suele ser por lesiones secundarias (sepsis o falla orgánica múltiple).

Fases de intervención extrahospitalaria

Comienza con la preparación del equipo y su disponibilidad, activación, ordenada por el centro de coordinación ante el conocimiento del hecho, aproximación al lugar del evento, valoración primaria de los posibles afectados con reanimación inmediata, movilización a lugar seguro, valoración secundaria, con inicio de tratamiento de las lesiones, estabilización, previo al traslado, reevaluación y mantenimiento de los cuidados durante el transporte al centro hospitalario adecuado y por último la transferencia al equipo receptor del hospital.

Preparación

Debe considerar aspectos relacionados con la formación del personal que integra los equipos de atención prehospitalaria, con una capacitación correcta para la asistencia del niño traumatizado.

Los equipamientos deben ser acordes a las distintas patologías atendidas y previsto el material para la atención de los pacientes pediátricos. Se deben incluir reglas y cintas de reanimación que aportan información rápida y fiable de los tamaños y dosis adecuadas para los niños.

Activación

Comienza cuando se recibe la llamada en el centro de coordinación, para facilitar el acceso al sistema se disponen de números telefónicos fáciles de recordar.

La llamada puede ser atendida por personal (medico/enfermero) altamente calificado que analiza la lla-

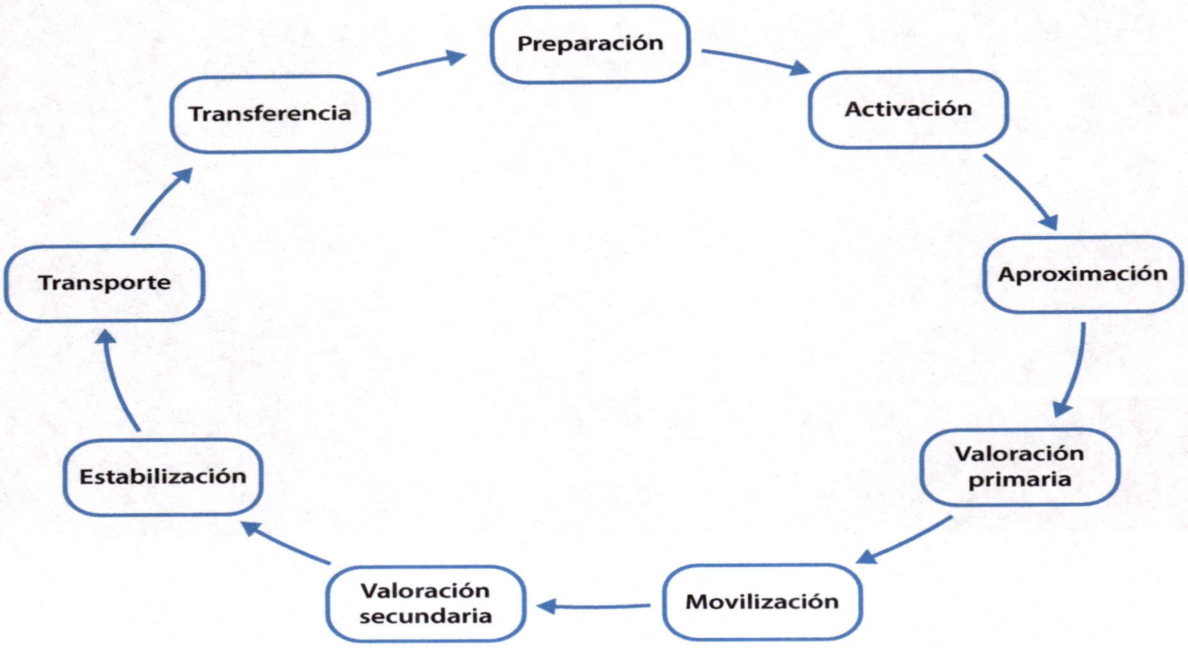

Figura 8.1: Fases de intervención extrahospitalaria

mada y envía el móvil de forma individualizada o por personal administrativo que sigue un procedimiento determinado para el envio del móvil.

La persona que realiza la llamada debe proveer la máxima información posible a fin de poder determinar con mayor precisión los datos sobre el evento, lugar donde se produjo, número de víctimas, etc.

Aproximación

Desplazamiento al lugar, acceso y valoración del escenario, medidas de seguridad, tanto para el paciente como para los miembros del equipo de atención médica.

Se debe trabajar en dos direcciones:

- Desde el centro coordinador, recabando información para ser transmitida al equipo; la gestión de los centros debe continuar más alla de la decisión del recurso a enviar, deben realizar seguimiento de la situación.
- Los equipos intervinientes deben actuar y preparar el material necesario, en función de la información recibida.

Valoración Primaria

Evaluación del paciente y obtención de información básica del mecanismo lesional.

Evaluación primaria

Via aérea, ventilación, circulación, daño neurológico y exposición corporal.

En ausencia de alteraciones de las funciones vitales, el mecanismo lesional permitirá orientar la gravedad del trauma.

Si se presentan varias víctimas debe realizarse el triaje, método de selección y clasificación de pacientes, se considera la gravedad, las necesidades terapéuticas y los recursos disponibles. Se determina un orden de prioridad y permite selección el lugar donde serán transferidos. Se utilizan códigos de etiquetas de colores.

Durante esta etapa se deben detectar anormalidades y adoptar medidas tales como: la apertura, permeabilización y mantenimiento de la vía aérea (con control cervical) oxigenación con apoyo ventilatorio y control de sangrados externos.

Las situaciones en las que no se puede demorar la toma de decisiones y se debe actuar en forma inmediata son la insuficiencia respiratoria, el shock y el paro cardiorespiratorio.

Movilización

Se debe realizar la primera atención sin movilizar a la víctima, salvo que la permanencia en el lugar del evento implica un peligro potencial para la vida del paciente o del equipo asistencial.

Para trasladar a un politraumatizado se lo debe inmovilizar; el objetivo de la inmovilización es disminuir los efectos de la lesión primaria y evitar las lesiones secundarias. Se deben tener en cuenta las diferencias anatómicas del eje cefalo-espinal, recordando que en los niños pequeños la cabeza es más grande en relación al resto del cuerpo.

La inmovilización adecuada se logra con el paciente en posición supina, sobre una tabla rigida (tabla espinal larga), manteniendo la alineación de la columna en toda su extensión. Se usa collar cervical, inmovilizadores cervicales y correas para sujeción para evitar el movimiento lateral o longitudinal del cuerpo durante el traslado.

Collar cervical

Es el elemento más importante, se coloca en primer lugar, debe cumplir ciertas características; ser rígido, tener apoyo mentoniano, apertura anterior para fácil acceso al cuello, de fácil almacenamiento, limpieza y económico. Diferentes tamaños. El más utilizado es el de Philadelphia, que consigue mayor fijeza de la columna cervical, pero no llega al 100% de restricción del movimiento.

Técnica de colocación

En primer lugar seleccionar el adecuado según el tamaño de cuello del paciente. Se coloca entre dos operadores, uno mantiene manualmente la inmovilización de la columna y el otro coloca en primer lugar la parte posterior del collar (la parte mas larga del collar se coloca hacia abajo) luego se coloca la parte anterior, por último se ajusta con el velcro. Debe quedar firme no ajustar excesivamente el cuello.

Inmovilizadores laterales evitan la flexión lateral de la cabeza.

Tabla espinal

Elemento más utilizado para movilizar a un paciente traumatizado. Es importante cuando se debe levantar a un paciente desde el suelo y rescates en el interior de un vehiculo.

Técnica de colocación

Se debe lateralizar al paciente, son necesarias al menos 3 personas, una sujeta la cabeza, otra lateraliza el cuerpo y la tercera introduce la tabla. Una vez que el paciente se encuentra sobre ella debe quedar centrado sobre la tabla, se procede a la sujeción del cuerpo con correas, estas se colocan por debajo de las axilas y sobre el tórax, a nivel de la cadera, a la mitad del fémur y cerca de los tobillos.

Los movimientos se deben realizar en forma coordinada tratando de realizar movimientos en bloque.

Los otros dispositivos de inmovilización son las férulas (rígidas, semirrígidas, moldeables y de tracción). Se usan comúnmente para estabilizar fracturas. La inmovilización de las extremidades lesionadas es clave para disminuir el dolor, controlar la hemorragia y prevenir nuevas lesiones.

Valoración secundaria

Manteniendo las medidas iniciales, se debe explorar de la cabeza a los pies, valorar el nivel de conciencia (Escala de Glasgow), reactividad y tamaño pupilar.

En esta etapa se pueden advertir lesiones de gravedad que no se identificaron en la primer valoración y controlar la evolución de las existentes. Se determina la gravedad del traumatismo, utilizando el Indice de Trauma Pediátrico, es un sistema que valora seis determinaciones clínicas, asignándoles un puntaje, predice la severidad de la lesión y la mortalidad. También es útil para determinar donde derivar a los pacientes traumatizados pediátricos.

Puntaje/ componente	+ 2	+ 1	- 1
Peso	> 20 Kg	10 a 20 Kg	< 10 Kg
Vía Aérea	Normal	Sostenible	Insostenible
P.A. sistólica	> de 90 mmHg o pulso radial palpalbe	50 - 90 mmHg o pulso femoral palpable	< 50 mmHg o pulso ausente
SNC	Despierto por completo. Lúcido	Obnubilado o pérdida de conocimiento	Coma o descerebrado
Heridas	Ninguna	Menores	Mayores o penetrantes
Fracturas	Ninguna	Cerrada	Múltiples o expuestas

Tabla 8.1: Indice de Trauma Pediatrico

Relacionando ITP y mortalidad surgen tres grupos:

1. ITP > 8: 0 % mortalidad.
2. ITP 0 a - 2: 100 % mortalidad
3. ITP 1 - 8: en este grupo existe una relación lineal entre un ITP decreciente y el aumento potencial de la mortalidad

Estabilización

Se debe realizar en el lugar del traumatismo, inmediatamente después de la valoración secundaria. Previo al traslado debe asegurarse la vía aérea y la ventilación. La estabilización hemodinámica va a depender de la distancia al centro de salud, de la gravedad del traumatizado y de la necesidad de intervención quirúrgica para detener una hemorragia.

Transporte

Este comienza con la elección del hospital de destino y del medio de transporte a utilizar en función de la gravedad, la distancia a recorrer y de la disponibilidad del mismo.

No se deben trasladar a los pacientes traumatizados a los centros más cercanos sino a los más adecuados para la atención integral del paciente traumatizado pediátrico.

Durante el transporte se debe mantener la asistencia médica iniciada y reevaluar periódicamente.

Se debe informar el estado del paciente al hospital receptor, para que a su llegada el equipo receptor esté preparado.

El traslado puede realizarse por tierra (ambulancia) o aéreo (helicóptero o avión sanitario).

Las demoras inadecuadas así como el transporte de pacientes inestables ejercen efectos adversos sobre los resultados.

Transferencia

Es el proceso de entrega del paciente al equipo receptor, informando todo lo realizado en la atención prehospitalaria, en forma verbal y escrita, lo más completa posible.

Una vez concluida la transferencia el equipo de atención prehospitalaria deberá informar al centro coordinador que el paciente está en destino e informar las condiciones en las cuales transcurrió la atención.

Se debe proceder a recuperar la operatividad del equipo en el menor tiempo posible.

Situaciones especiales

Quemados

Primera medida es detener el progreso de la quemadura. Si es extensa evitar la hipotermia usando mantas térmicas, extremando las medidas de asepsia en su manipulación.

Valorar los signos de quemaduras por inhalación, se debe sospechar ante la presencia de humo, si se produjo un incendio o la victima presenta trastorno de conciencia. Los síntomas pueden no estar presentes al inicio y progresar rápidamente. Requiere tratamiento precoz.

Quemaduras Eléctricas

Es necesaria la monitorización cardiaca por la posibilidad de fibrilación ventricular y otras arritmias malignas, aunque son más frecuentes en el primer momento. Se pueden producir fracturas de huesos largos e incluso pasar desapercibidas inicialmente lesiones en el ámbito de columna cervical y torácica, siendo recomendable inmovilizar adecuadamente al paciente.

Traumatizados con Casco

Debe retirarse una vez que el paciente sea inmovilizado correctamente y se haya explorado la columna cervical. Para retirarlo se debe emplear la técnica adecuada,

Medidas de atención inicial
Oxígeno en altas concentraciones. Estabilización de la vía aérea (cánulas, tubos endotraqueales, máscaras laríngeas) con control cervical
Ventilación con presión positiva, con bolsa y máscara, respirador de transporte.
Drenajes torácicos (neumotórax)
Control de hemorragias externas (compresión directa sobre la herida)
Accesos vasculares (periférico, intraóseo)
Medicación (analgesia, fluidoterapia, drogas de reanimación)
Estabilización columna y fracturas
Monitoreo (ECG; oximetría de pulso, TA, capnografia)
Evitar hipotermia

Tabla 8.2: Medidas de atención inicial

asegurando la posición neutra de la cabeza mediante sujeción e inmovilización del cuello. Lo ideal es que sea realizado entre 2 personas, uno estabiliza y evita la flexión del cuello y de la cabeza con las dos manos, el otro lo extrae y coloca un collar cervical. La única indicación de retiro inmediato es la falta de acceso a la via aérea y/o ventilación.

Bibliografía

1. Patrick M. Kochanek, MD, MCCM1; Robert C. Tasker, MA, MD, FRCP2,3; Michael J. Bell, MD4;P. David Adelson, MD, FACS, FAAP, FAANS5; Nancy Carney, PhD6; Monica S. Vavilala, MD7;Nathan R. Selden, MD, PhD, FACS, FAAP8; Susan L. Bratton, MD, MPH, FAAP9;Gerald A. Grant, MD10; Niranjan Kissoon, MD, FRCP(C), FAAP, MCCM, FACPE11;Karin E. Reuter-Rice, PhD, CPNP-AC, FCCM, FAAN12; Mark S. Wainwright, MD, PhD13 Management of Pediatric Severe Traumatic Brain Injury: 2019 Consensus and Guidelines-Based Algorithm for First and Second Tier Therapies. Pediatr Crit Care Med. 2019 Mar;20(3):269-279. doi: 10.1097/PCC.0000000000001737.
2. Rachel Garvin,Halinder S. Mangat. Emergency Neurological Life Support: Severe Traumatic Brain Injury. Neurocrit Care. 2017 Sep;27(Suppl 1):159-169. doi: 10.1007/s12028-017-0461-0.
3. Luis Rafael Moscote-Salazar, Andres M. Rubiano, Hernando Raphael Alvis-Miranda, Willem Calderon-Miranda, Gabriel Alcala-Cerra, Marco Antonio Blancas Rivera, and Amit AgrawalSevere Cranioencephalic Trauma: Prehospital Care, Surgical Management and Multimodal Monitoring. Bull Emerg Trauma. 2016 Jan; 4(1): 8-23.
4. Debnath Chatterjee, Rita Agarwal, Lalit Bajaj, Sarena N. Teng & Jeremy D. Prager Airway management in laryngotracheal injuries from blunt neck trauma in children. Pediatric Anesthesia. 04 de noviembre de 2015. https://doi.org/10.1111/pan.12791
5. Committee on Pediatric Emergency Medicine, Council of Injury, Violence, and Poison Prevention, Section on Criticial Care, Section on Orthopaedics, Section on Surgery, Section On Transport Medicine, Pediatric Trauma Society, And Society of Trauma Nurses, Pediatric Committee Pediatrics. Management of Pediatric Trauma. Pediatrics. 2016 Aug;138(2). pii: e20161569. doi: 10.1542/peds.2016-1569.
6. Kyle K. Sokol, MD, George E. Black, MD, Kenneth S. Azarow, MD, William Long, MD, Matthew J. Martin, MD, and Matthew J. Eckert, MD. Prehospital interventions in severely injured pediatric patients: Rethinking the ABCs. J Trauma Acute Care Surg.Volume 79, Number 6 2015
7. Heike Jakob, Thomas Lustenberger, Dorien Schneidmüller, Anna L. Sander, Felix Walcher,Ingo Marzi. Pediatric Polytrauma Management. Eur J Trauma Emerg Surg 2010
8. A Serrano, J Casado Flores. Traumatismo craneoencefálico grave. Cap 16. El niño politraumatizado, Evaluación y tratamiento. Ergon 2004
9. López, E; Bermejo Aznarez. Actualizaciones en el manejo del Traumatismo craneoencefálico grave. S. Med Intensiva. 2009;33(1):16-30
10. Casado Flores, J. Castellanos, A. Serrano, A. Teja, J.L. El niño politraumatizado. Evaluación y tratamiento.. Ergon. 2004.

Capítulo 9

Vía aérea

Rossana Poterala

Introducción

La primera medida a efectuar ante todo niño politraumatizado es proporcionar o mantener una vía aérea permeable del modo más seguro que posibilite una ventilación eficaz sin empeorar para ello el pronóstico de una eventual lesión medular. Las lesiones de la **vía aérea** y de la columna cervical pueden dificultar el manejo, y ocasionar lesiones neurológicas irreversibles. La obstrucción de la vía aérea es la principal causa de mortalidad evitable en el niño **politraumatizado.** La obstrucción puede ser completa o parcial. Si es completa, es silente y ocasiona apnea y parada respiratoria; por el contrario, si es parcial, el paciente se presenta con estridor, disnea, disfonía, afonía o retracción intercostal. Para realizar una estabilización rápida y eficaz de la vía aérea es preciso tener presentes las peculiaridades anatómicas de la misma en el paciente pediátrico y la dificultad que la sospecha de traumatismo cráneo-cervical añade a las maniobras de estabilización. La habilidad para reconocer el compromiso de la vía aérea, estabilizarla y mantenerla permeable es esencial en la práctica de todo médico que se dedique a la atención de pacientes críticos. Además, hay que tener acceso al material convencional y alternativo necesario y se deben elaborar protocolos de evaluación y procedimientos.

Anatomía y fisiología de la vía aérea

En los niños, la nariz representa cerca de la mitad de la resistencia de la vía aérea. La nariz del niño es corta, blanda y con narinas circulares. Los menores de 6 meses son respiradores nasales obligados. Las narinas pueden ocluirse con facilidad por edema, secreciones o presión externa, por lo que mejorar su permeabilidad mediante la aspiración de secreciones puede mejorar la condición respiratoria de manera significativa.

La lengua de los niños es grande con relación a la cavidad oral. Esta desproporción se incrementa en trastornos del desarrollo, como la secuencia de Pierre Robin y la micrognatia grave. Una lengua grande en una cavidad oral relativamente pequeña aumenta la dificultad para visualizar la laringe durante la laringoscopía. El desplazamiento posterior de la lengua hacia la faringe como resultado de la disminución del tono muscular debido al sueño, alteración del nivel de conciencia, sedación u otras disfunciones neurológicas, puede llevar a la obstrucción de la vía aérea superior.

El nivel de la laringe en el cuello varía con la edad, a nivel de C2 en el neonato, C3 a C4 en niños y C5 a C6 en adultos. La epiglotis de los niños está a nivel de la primera vértebra cervical y se superpone con el paladar blando. La ubicación alta de la laringe, combinada con una lengua grande y mandíbula pequeña contribuye a la especial susceptibilidad del niño a la obstrucción de la vía respiratoria.

Debido a la posición alta de la laringe en los lactantes y niños pequeños, el ángulo entre la base de la lengua y la glotis es más agudo, lo que aumenta la dificultad para visualizar las cuerdas vocales durante la laringoscopía.

La epiglotis de un bebé es larga, blanda y con forma de letra omega, por lo que es más difícil de controlar durante la laringoscopía; mientras que la epiglotis de un adulto es más corta, más rígida y plana. Con una hoja de laringoscopio recta, que levanta la epiglotis y expone las cuerdas vocales, se puede superar esta dificultad.

La laringe pediátrica tiene forma de embudo, y la porción más estrecha es el cartílago cricoides. La laringe del adulto tiene forma cilíndrica, con la porción más estrecha a nivel de las cuerdas vocales.

La longitud de la tráquea en un recién nacido es de aproximadamente 5 cm, y la tráquea de un niño de 18 meses mide alrededor de 7 cm. Dada esta corta longitud, tanto la intubación del bronquio fuente derecho como la extubación no planeada son más frecuentes. Por otra parte, también favorece la intubación selectiva del bronquio fuente derecho.

La pared torácica de los niños es relativamente débil e inestable: el uso de músculos abdominales en estados de alta demanda ventilatoria lleva al característico patrón respiratorio abdominal o en balancín. Las retracciones intercostales, supraesternales y subcostales se evidencian cuando incrementa el trabajo respiratorio debido a obstrucción aérea o enfermedad pulmonar. La fatiga de los músculos respiratorios puede conducir a la disminución del esfuerzo respiratorio y a la falla respiratoria progresiva.

Lesiones que pueden afectar la vía aérea en el trauma pediátrico

Lesiones maxilofaciales

Pueden ocasionar sangrado profuso con hematoma y obstrucción de la vía aérea que requieran intubación precoz o cricotiroideotomía. Los traumatismos cerrados de alta energía pueden afectar órbita, maxilar superior o mandíbula y tener lesiones asociadas como el trauma craneoencefálico o cervical. En las fracturas mandibulares bilaterales anteriores los músculos suprahioideo tienden a desplazar los fragmentos hacia abajo y atrás obstruyendo la vía aérea, en estos casos puede ser necesarias cánulas orofaríngeas y la laringoscopía dificultosa.

Las fracturas maxilares LeFort ocasionan sangrado importante y pueden producir obstrucción faríngea por desplazamiento de estructuras y se pueden asociar a fracturas de base de cráneo.

Lesiones de la vía aérea superior

El cartílago tiroides es el mas afectado, y produce obstrucción y dificultades en la laringoscopía. Se asocian a rotura esofágica, neumotórax, y lesión cervical. Es frecuente la necesidad de cricotiroideotomía. Las lesiones penetrantes se asocian a lesiones vasculares, torácicas o esofágicas y requieren intubación o cricotiroideotomía (Tabla 9.1).

Lesiones por inhalación o térmicas en la vía aérea

Se sospecha por la presencia de restos carbonáceos en narinas, boca o faringe, pueden causar edema y obstrucción faríngea, lesión de la vía aérea superior y obstrucción laríngea o lesión del parénquima pulmonar con alteración del intercambio gaseoso. Se recomienda la intubación precoz y electiva.

Evaluación clínica de la vía aérea

- Tono muscular y movimientos espontáneos
- Estado de conciencia e interacción con el medio
- Llanto inconsolable o agitación
- Habilidad para hablar o llorar (la fonación requiere movimiento de aire)

Lesión	Problemas en el manejo de la vía aérea
Traumatismos nasales con hemorragia	Dificulta laringoscopía
Traumatismo de cóndilos mandibulares	Riesgo de broncoaspiración
Fracturas mandibulares anteriores bilaterales y LeFort III	Limitación de apertura bucal
Lesiones de cartílagos tiroides y cricoides	Obstrucción faríngea por desplazamiento de estructuras
Lesiones térmicas y lesiones por inhalación de humo	Laringoscopía difícil
Sospecha de traumatismo raquimedular cervical	Inmovilización cervical sin extensión del cuello entorpece la estabilización de la vía aérea

Tabla 9.1: Lesiones que dificultan las maniobras de estabilización de la vía aérea en el contexto del politraumatismo pediátrico

- Daño de la vía aérea u otras condiciones asociadas que puedan afectar la evaluación y manipulación de la vía aérea (fractura cervical, quemaduras faciales)
- Signos de malformaciones congénitas de la cara, boca o lengua, que puedan contribuir a problemas respiratorios
- Volumen corriente adecuado
- Signos de obstrucción de la vía aérea debido a disminución del nivel de conciencia
- Evaluar la frecuencia respiratoria de acuerdo con los valores normales para la edad. Observar la mecánica respiratoria.
- La obstrucción incompleta puede estar asociada con ronquidos, respiración nasal y estridor (aspiración de un cuerpo extraño).
- En la obstrucción completa de la vía aérea hay un esfuerzo respiratorio visible, pero los sonidos respiratorios están ausentes.
- La asimetría en los sonidos respiratorios es un dato importante. La presencia de neumotórax, derrame pleural o desplazamiento del tubo endotraqueal (TET) se asocia a la ausencia de sonidos respiratorios en uno de los campos pulmonares.
- Evaluar la presencia de tos y reflejo nauseoso como reflejo de protección de la vía aérea.

Manejo de la vía aérea

Maniobras de apertura de la Vía Aérea

La **apertura de la vía aérea** se obtiene alineando los tres ejes que la componen: el oral, el faríngeo y el traqueal. Los menores de 2 años tienen una cabeza relativamente grande para el tamaño corporal con un occipucio prominente, lo que condiciona una ligera flexión del cuello en posición supina. Estos niños se benefician con la colocación de un resalto debajo de los hombros que permite que la cabeza se desplace hacia atrás hasta una adecuada posición. En los mayores de 2 años, un resalto debajo de la cabeza facilita la adecuada alineación de los ejes.

La obstrucción parcial o completa de la vía aérea causada por el colapso de los tejidos blandos faríngeos o el desplazamiento posterior de la lengua puede revertirse con frecuencia mediante maniobras manuales. Estas incluyen el posicionamiento del paciente para maximizar la permeabilidad de la vía aérea, y la manipulación de la mandíbula y la cabeza para abrirla. La maniobra de tracción de la mandíbula consiste en posicionar los dedos en la región posterior del maxilar inferior y traccionar la mandíbula hacia arriba y adelante. Esta maniobra suele mejorar la oxigenación en el paciente con depresión de la conciencia, y puede ser realizada de manera segura en el paciente con sospecha de traumatismo cervical.

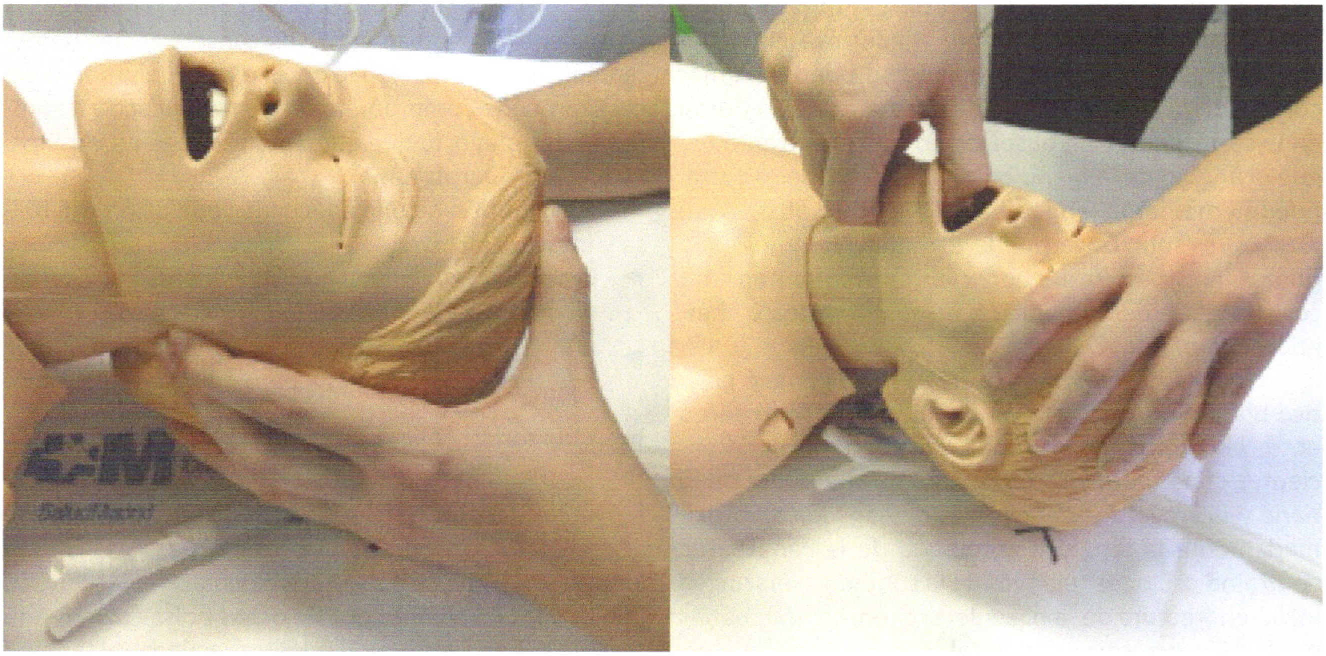

Figura 9.1: Maniobra de apertura de la vía aérea

Una maniobra complementaria para la apertura de la vía aérea obstructiva consiste en la ligera hiperextensión de la cabeza para colocar al paciente en la posición de olfateo, de manera que el conducto auditivo se ubique justo por encima o a nivel del hombro. El paciente con sospecha de traumatismo cervical debe permanecer con la cabeza en posición neutral, aun con estabilización activa si es necesario (Figura 9.1).

La posición neutra se define por la perpendicularidad del eje de la mirada con respecto al plano horizontal de apoyo. Si el paciente no necesita un manejo avanzado de la vía aérea se colocará un collar cervical. El collar debe ser adecuado al tamaño del niño, rígido, con apoyo mentoniano y esternal y con aberturas anterior y posterior. Por el contrario, si es necesario realizar un manejo instrumental se puede mantener la inmovilización bimanual y, una vez estabilizada la vía aérea, se colocará el collar.

Tras la apertura de la vía aérea conviene determinar si el paciente respira de forma espontánea y retirar seguidamente los cuerpos extraños que resulten visibles y fácilmente manipulables con las pinzas de Margil, así como la aspiración de sangre, vómitos y secreciones mediante sondas flexibles o sonda rígida.

Cánulas orofaríngeas y ofaríngeas

La cánula orofaríngea consiste en una pieza generalmente plástica y curva que provee un conducto permeable para el flujo aéreo y la aspiración. La cánula debe extenderse desde la arcada dentaria hasta la base de la lengua para mantener la permeabilidad de la vía aérea. El tamaño apropiado se puede estimar colocando la cánula al lado de la cara con el reborde en la comisura labial, observando que el extremo llegue al ángulo de la mandíbula. Si es demasiado corta, puede empujar la lengua hacia la glotis y obstruir su luz, y si es muy larga puede estimular la emesis. Se utiliza en el paciente inconsciente, y en el paciente consciente puede provocar náuseas, vómitos y laringoespasmo.

La cánula nasofaríngea es un tubo de goma o plástico blando que crea un conducto para el flujo aéreo entre las narinas y la faringe. Se puede usar en pacientes conscientes. La distancia entre la punta de la nariz y el trago del pabellón auricular indica aproximadamente la longitud apropiada de la cánula. Las contraindicaciones relativas de la cánula nasofaríngea incluyen fractura de la base del cráneo, coagulopatías e infección o deformidad nasal.

Ventilación con bolsa y máscara

Las tres claves para una proveer una adecuada ventilación son:

- Mantener la vía aérea abierta.
- Establecer un sellado óptimo entre la máscara y la cara del paciente.
- Entregar un volumen minuto óptimo a expensas del reclutamiento alveolar.

La posición adecuada del paciente es esencial. Mantener la tracción de la mandíbula, posicionando los tres dedos de una mano en la parte ósea del maxilar inferior, facilita la ventilación.

El tamaño de la mascarilla facial debe extenderse desde el puente nasal hasta el mentón y debe cubrir la nariz y la boca sin comprimir los ojos. Debe crear un sello hermético.

La técnica para ventilación con bolsa y máscara recibe el nombre de "técnica de sujeción EC". El tercero, cuarto y quinto dedo de una mano que forman una E se colocan a lo largo de la mandíbula para elevarla hacia adelante, mientras que el pulgar y el índice de la misma mano que forman una C sujetan una mascarilla sobre la cara del niño. Se debe evitar presionar la región submentoniana porque puede comprimir y obstruir la vía aérea. Una vez que la máscara es correctamente aplicada, se usa la otra mano para comprimir la bolsa hasta lograr la expansión torácica. La presión sobre el cricoides en el paciente inconsciente puede reducir la distensión gástrica y disminuir el riesgo de aspiración. Debe permitirse la espiración completa para evitar la hiperinsuflación dinámica y sus consecuencias hemodinámicas y en la oxigenación. El uso de volúmenes excesivos puede comprometer el gasto cardíaco y distender el estómago, lo que aumenta el riesgo de vómitos, aspiración y barotrauma.

La evaluación de una adecuada ventilación con bolsa y máscara incluye:

- Evaluar la expansión torácica y la presencia de sonidos respiratorios bilaterales.
- Evaluar la respuesta clínica, el aumento de la frecuencia cardíaca y la recuperación del color.
- Monitorizar la saturación de O2.

Bolsas de reanimación

Existen dos tipos de bolsas de reanimación: las autoinflables y las insuflables por flujo. Las bolsas para reanimación deben ser autoinflables y adecuadas al tamaño del paciente. Las bolsas neonatales tienen un volumen de 250 mL y pueden ser inadecuadas para mantener un volumen corriente y una presión inspiratoria eficaces en recién nacidos de término. Por lo tanto, las bolsas pediátricas que tienen un volumen de 450 a 500 mL son las más apropiadas para la reanimación de recién nacidos de término, lactantes y niños.

Muchas bolsas autoinflables están equipadas con válvula de seguridad de límite de presión regulada en 35 o 40 cm H_2O. En pacientes con distensibilidad pulmonar baja u obstrucción de la vía aérea, esta válvula puede necesitar ser inactivada para lograr una adecuada expansión torácica.

Intubación traqueal

Tubo endotraqueal (TET)

Se recomienda el uso de tubos con balón de volumen alto y presión baja a partir del mes de vida dado que no se acompañan de mayores complicaciones que las observadas con la utilización de TET sin balón. El TET debe ser estéril, desechable y fabricado de carbonato de polivinilo (PVC), traslúcido y con un marcador radiopaco en el extremo distal. Además, debe tener marcas calibradas en centímetros como punto de referencia para la introducción y fijación, y una marca para las cuerdas vocales. Cuando esta marca se ubica a nivel de la hendidura subglótica (cuerdas vocales), el extremo distal está en el tercio medio de la tráquea. El TET debe tener un diámetro interno (DI) uniforme. En el extremo proximal se fija un adaptador estándar de 15 mm de diámetro para unirlo a un dispositivo de ventilación.

La presión del balón debe ser menor de 20 mm Hg y ubicarlo debajo de la marca de las cuerdas vocales debido a que la excesiva presión en esta área puede producir una lesión por compresión de la mucosa del cartílago cricoides.

Para la monitorización de la mecánica pulmonar, la pérdida peritubo debe ser mínima o nula (menor de 20%).

Las indicaciones de intubación se citan en la Tabla 9.2.

Laringoscopios

El laringoscopio desplaza la lengua y permite la visualización directa de la laringe, las cuerdas vocales y la tráquea. Consiste en un mango con batería y una hoja con fuente de luz. La hoja del laringoscopio puede ser recta o curva, y de varios tamaños.

Para los lactantes y niños hasta 4 años, se prefiere una rama recta, que está diseñada para levantar la epiglotis y permitir visualizar la glotis en posición relativamente cefálica y anterior. Para los niños mayores se prefiere una hoja curva, que se coloca en la valécula y posee una base y un reborde más anchos, que facilitan el desplazamiento de la lengua y mejoran la visualización de la glotis.

Intubación endotraqueal

La posición de la cabeza debe ser neutra con inmovilización lateral del cuello por otro operador por el riesgo de

Obstrucción de la vía aérea	Cuerpo extraño no accesible
	Traumatismo facial, laríngeo o traqueobronquial
	Vía aérea no mantenida
Insuficiencia respiratoria	Taquipnea o bradipnea intensas
	Dificultad respiratoria progresiva
	Contusión pulmonar
	Neumotórax a tensión
	Hemotórax masivo
	Tórax inestable
	Asfixia traumática
	Síndrome de distrés respiratorio agudo (SDRA)
	Rotura diafragmática
Insuficiencia circulatoria	Shock refractario
Depresión Neurológica	Escala de coma de Glasgow de 9 puntos
	Descenso brusco del nivel de conciencia

Tabla 9.2: indicación de intubación en el paciente politraumatizado

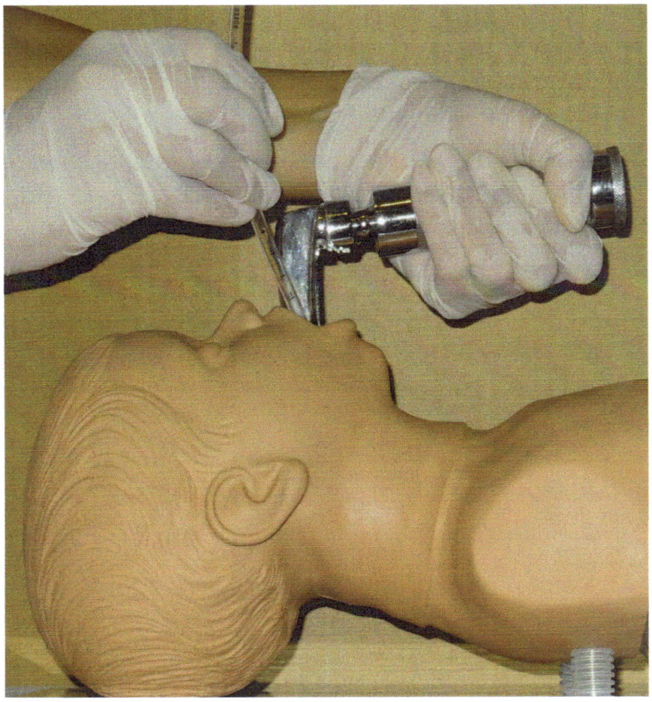

Figura 9.2: Técnica de intubación endotraqueal

lesión cervical. Preoxigenar al paciente para lograr una saturación de 100% con ventilación con bolsa y máscara antes de intentar la intubación. La laringoscopía y la colocación del tubo deben durar alrededor de 30 segundos. No todos los intentos de intubación son exitosos y la anticipación de **una vía aérea dificultosa** es parte de la evaluación previa. Una historia de intubación previa difícil, apnea obstructiva del sueño o ronquido frecuente debe alertar sobre la dificultad en la intubación. Los pacientes con anormalidades faciales, como micrognatia, hipoplasia mediofacial, boca pequeña, lengua grande y obesidad mórbida pueden ser difíciles de intubar.

Otras situaciones que condicionan la intubación son: la limitación en la movilidad de la articulación temporomandibular o de la columna cervical, el sangrado y las masas o los cuerpos extraños en la vía aérea superior.

Un plan de acción debería desarrollarse previo al procedimiento en este tipo de pacientes, en el que se debe disponer de técnicas de intubación avanzadas, equipo de cricotiroideomía, máscaras laríngeas y mandriles (Tabla 9.3).

La intubación orotraqueal es el método más común de intubación en situaciones de emergencia.

La técnica consiste en: (Figura 9.2).

- El operador se coloca en la cabecera del paciente y lo posiciona.
- Preoxigenación, analgesia, sedación y relajación.
- Tomar el laringoscopio con la mano izquierda.
- Compresión del cartílago cricoides aplicada por un asistente.
- Apertura bucal e introducción del laringoscopio.
- La rama del laringoscopio se inserta hacia el lado derecho de la boca del paciente, avanzando hasta la base de la lengua.
- Se desplaza la lengua hacia la izquierda; el control apropiado de esta es clave para la visualización de la laringe.
- La rama del laringoscopio avanza hasta la posición apropiada. La rama recta se coloca levantando la epiglotis; la rama curva se coloca en la valécula.
- Se realiza tracción a lo largo del eje del mango del laringoscopio de manera que se levante la lengua hacia arriba de la laringe para mostrar la epiglotis abierta. No se debe utilizar la rama ni el mango con un movimiento de palanca, ni usar como punto de apoyo las encías y los dientes. Estas maniobras pueden dañar los dientes, las encías y los labios.
- Las cuerdas vocales y la glotis abierta deben ser visualizadas.
- Si no se visualizan, puede ser de ayuda que un asistente presione el cartílago cricoides.
- Se debe colocar el TET entre las cuerdas vocales sosteniéndolo con la mano derecha. La profundidad de inserción se calculará según la fórmula.
- Se deben retirar el mandril y el laringoscopio con cuidado. El operador debe continuar sosteniendo el TET con firmeza.
- Se infla el manguito o balón.
- Asegurarse la correcta posición del tubo:
  - Inspeccionar y auscultar el tórax para asegurase de que la entrada de aire sea bilateral y simétrica.
  - Usar un detector de CO2 cualitativo o un dispositivo detector esofágico.
  - Observar la condensación en el TET durante la exhalación.
  - Escuchar los sonidos respiratorios a través del TET en el paciente respirando de manera espontánea o asistido con bolsa.
  - Obtener una Rx de tórax: el TET debe verse 2-3 cm por encima de la carina.
- Fijación del tubo con cinta o sistemas de fijación.

Edad	Prematuro	Menor de 6 meses	6M-1 año	1-2 años	2-5 años	5-8 años	Mayor de 8 años
Tubo endotraqueal	2,5-3	3,5	4	4,5	5	5,5-6	6,5-7
				4+(años/4)			
Cm en comisura	6,5-10	10-12	12	13-14	14-16	16-18	18-22
Laringoscopio	Recto	Miller		Curvo	Macintosh		
	0	1	1	2-3	3	3	4
Bolsa Autoinflable	250 ml	500 ml	500 ml	500 ml	1500-2000 ml	1500-2000 ml	1500-2000 ml
Mascara laríngea	1	1	1.5	2	2.5	3	4

Tabla 9.3: Material necesario para la intubación endotraqueal

Complicaciones

- Hipoxia e hipercapnia durante el procedimiento.
- Compromiso cardiovascular durante del procedimiento o inmediatamente después de este.
- Daño de dientes, labios o encías.
- Mala posición del TET (bronquio fuente, esófago).
- Daño faríngeo, laríngeo o traqueal.
- Distensión gástrica y aspiración de contenido gástrico.
- Broncoespasmo.

Dispositivos para el manejo de Vía Aérea dificultosa

Máscaras Laríngeas

Las **máscaras laríngeas** son dispositivos supraglóticos que permiten permeabilizar la vía aérea y otorgar ventilación a pacientes inconscientes. Fueron inventadas en el año 1981 por Archie Brain, anestesiólogo inglés. Desde ese momento hasta la actualidad se han desarrollado distintos tipos de máscaras con mejores mecanismos de seguridad, de sellado y con facilidades para la inserción y la intubación. Han demostrado ser un método eficaz en el manejo de la vía aérea dificultosa en niños.

Las máscaras laríngeas se pueden clasificar en dispositivos de primera y segunda generación.

Dispositivos de primera generación

Están formadas por un tubo de ventilación conectado a una máscara con un manguito inflable en el borde. El tubo se abre en la máscara por medio de tres orificios (Figura 9.3 y 9.4).

Dentro de las máscaras laríngeas de primera generación existen distintos modelos con características propias:

Clásicas

Son de silicona, reutilizables. Son con las que hay mayor experiencia clínica en pediatría.

Unique

Son de policloruro de vinilo (Figura 9.5).

Air-Q (Original)

Permite la intubación a través de ella y muestra ventajas para la intubación guiada por endoscopia con respecto a las clásicas y a las Ambu Aura-i.

Air-Q SP

No tiene tubo para inflar el manguito, la presión del mismo es autoregulable es proporcional a la presión de ventilación. Esto mejora el sellado.

Ambu Aura-i

Tiene un diseño con forma curva que facilita la intubación. Útil para la intubación guiada por endoscopía.

Dispositivo segunda generación

Además de la estructura clásica cuentan con un tubo de drenaje gástrico por donde se puede pasar una son-

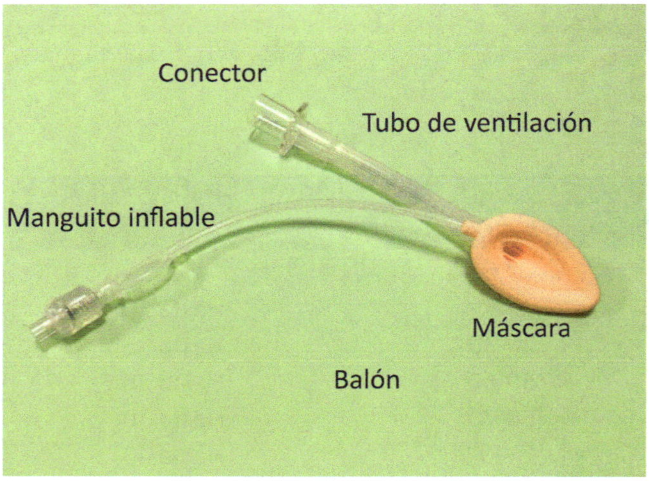

Figura 9.3: Partes de una máscara laríngea clásica

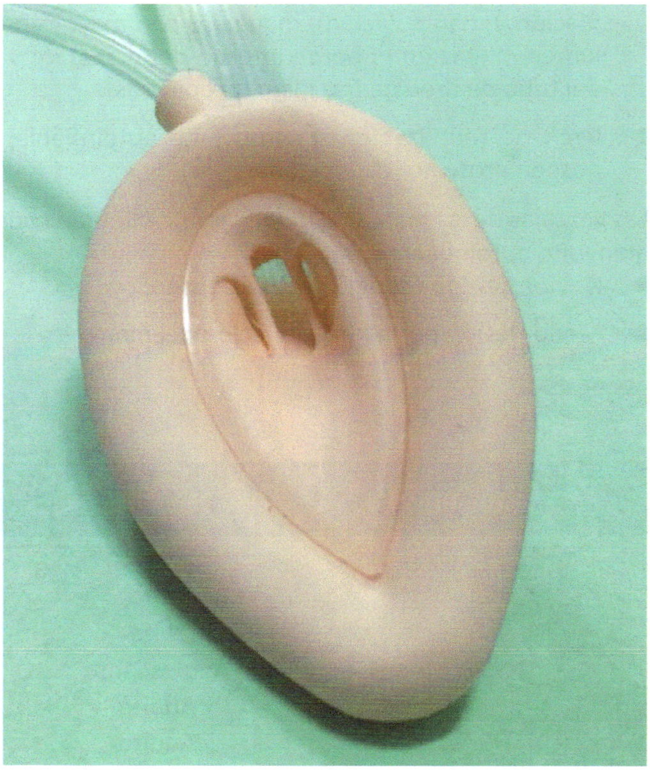

Figura 9.4: Máscara Laríngea Clásica

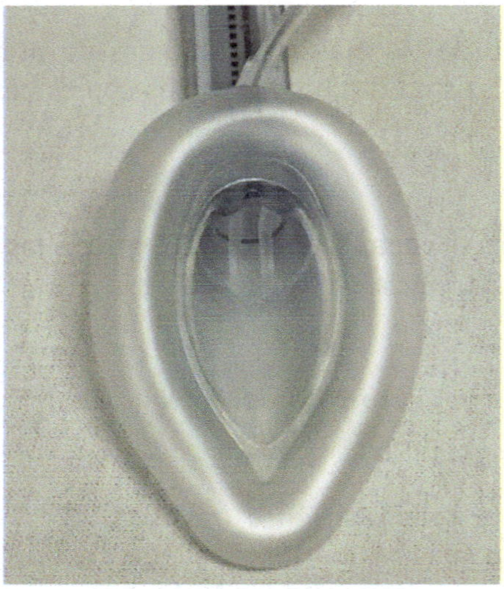

Figura 9.5: Máscara Laríngea Unique

da nasogástrica. Estas características del diseño mejoran la seguridad al proteger contra la regurgitación y aspiración y dan mejor sellado.

Modelos de máscaras laríngeas de segunda generación:

- Proseal
- Supreme: de PVC no reutilizable. Dentro de las nuevas características de diseño se encuentran: mango de introducción semirrígido con curvatura elíptica (mayor estabilidad en orofaringe, facilidad de introducción), un protector de mordida (evita obstrucción), una lengüeta dorsal (para facilitar la fijación y manipulación), manguito con mayor volumen, aletas en el borde interno del manguito y del tubo de drenaje (no migre la epiglotis).
- I-gel: no reutilizable, con manguito autoinflable, poseen protector de mordida.

Las ventajas de las máscaras laríngeas que cuentan con manguito autoinflable son:

- Menor tiempo requerido para la inserción
- Menor lesión por hiperinsuflación del manguito

A pesar del gran desarrollo en los diseños de las máscaras laríngeas en los últimos años en una encuesta realizada en el año 2013 a anestesistas del Reino Unido reportó que el 88% de los anestesistas prefieren los dispositivos de primera generación

El tamaño de la máscara se elige según el peso del paciente y la recomendación del fabricante al igual que el volumen de inflado del balón (Tabla 9.4).

Técnica de colocación: (Figura 9.6).

1. Preoxigenar.
2. Colocar al paciente en posición de olfateo.
3. Sedar (colocar a pacientes inconscientes).
4. Desinflar el manguito. Esto indica la técnica de colocación clásica, sin embargo, se ha demostrado que el balón parcialmente inflado mejora las probabilidades de éxito en la colocación. Lubricar la pared posterior de la máscara (no la anterior evitar laringoespasmo).
5. Tomar la máscara como un lápiz con el dedo índice entre el mango y la máscara.

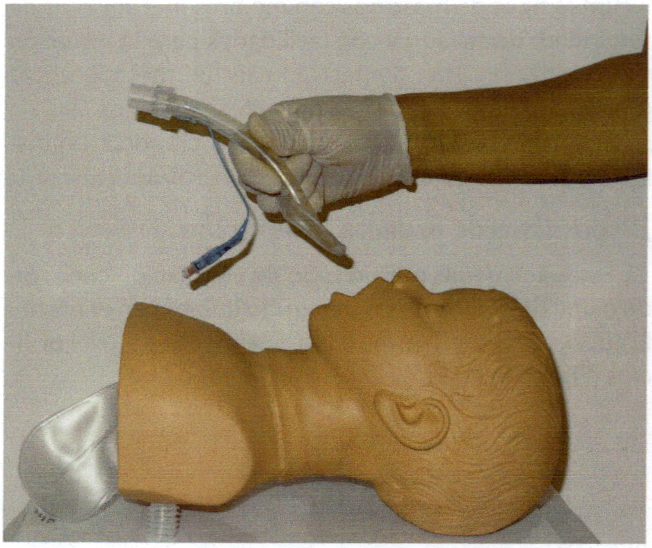

Figura 9.6: Colocación de Mascara Laríngea

Tamaño	Paciente	Peso (Kg)	Volumen del manguito (ml)
1	Lactante	< 6	2
2	Niño	6-20	Hasta 10
2,5	Niño	20-30	Hasta 15
3	Adolescente	30-60	Hasta 20
4	Adulto	60-70	Hasta 30
5	Adulto	>90	Hasta 40

Tabla 9.4: Tamaño de la máscara laríngea según el peso del paciente

6. Presionar con el índice el paladar y la pared posterior de la faringe.
7. Inflar el manguito.
8. Conectar a la bolsa de reanimación comprobar que el tórax expanda.

Las fallas en la colocación dependen en general de:

- Selección del tamaño de máscara inadecuado
- Inadecuado nivel de sedación

Las complicaciones asociadas a la utilización de las máscaras laríngeas pueden ocurrir durante la colocación, el mantenimiento o la retirada de la misma. Dentro de las complicaciones descriptas se encuentran: distensión gástrica, aspiración de contenido gástrico, fugas de aire, acodamiento, obstrucción, laringoespasmo, broncoespasmo, tos y disfonía.

La intubación a través de la máscara laríngea puede realizarse con distintas técnicas:

- A ciegas: no se recomienda por el riesgo de lesión de la vía aérea.
- Con fibrobroncoscopía: visualizando la glotis. La intubación puede realizarse colocando el tubo endotraqueal telescopado en el broncoscopio, y luego introduciendo el broncoscopio en la máscara laríngea. O utilizando un intercambiador de tubo (alambre de guía) el cual se utiliza para la introducción del tubo endotraqueal.

Tubos laríngeos

Los **tubos laríngeos** son dispositivos supraglóticos creados para la intubación a ciegas. Están constituidos por un tubo de con dos balones de baja presión, uno distal esofágico y otro proximal orofaríngeo, con dos orificios ovalados entre ellos para la ventilación (Figura 9.7).

El balón esofágico sella la vía aérea distalmente protegiéndola de la regurgitación de contenido gástrico. El balón orofaríngeo sella la cavidad oral y nasal para evitar la fuga de aire. El tubo se coloca en el esófago y la ventilación se realiza a través de los orificios de ventilación hacia la laringe.

Hay distintos modelos de tubos laríngeos:

- de primera generación: cuentan con una luz (para ventilación). Pueden ser reutilizables o no reutilizables
- de segunda generación o tubo laríngeo succión: cuentan con dos luces (una para ventilación y otra para drenaje gástrico), la luz adicional permite colocar una sonda nasogástrica. Pueden ser reutilizables o no reutilizables.

El tamaño del tubo laríngeo se elige según el peso y la talla del paciente (Tabla 9.5).

Técnica de colocación:

1. Sedar al paciente.
2. Lubricar el tubo laríngeo con los balones desinflados.
3. Tomarlo como un lápiz con la mano hábil y abrir la boca con la otra.
4. Insertar presionando el extremo distal contra el paladar duro, deslizándolo a lo largo de la línea media de la boca hasta que la línea de marcación se encuentre a nivel de los dientes.
5. Inflar los balones, el dispositivo está diseñado para que se infle primero el balón faríngeo y luego el esofágico.
6. Confirmar la correcta ventilación a través de la expansión torácica o capnometría.

Dentro de las complicaciones asociadas al uso de tubos laríngeos encuentran: distensión gástrica, laringoespasmo, disfagia, disfonía, cambios de coloración de la lengua, fenómeno transitorio que desaparece al desinflar los balones y la obstrucción de los orificios de ventilación.

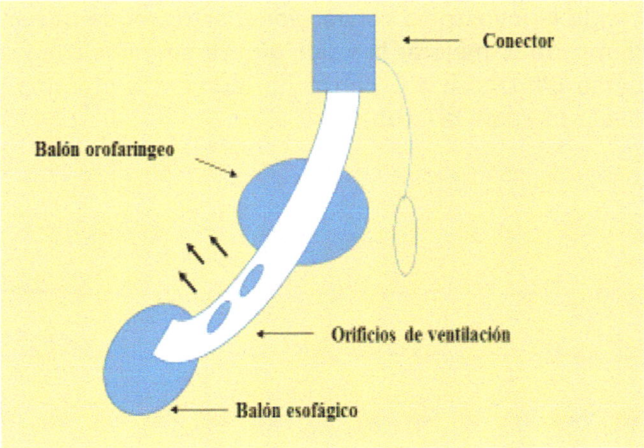

Figura 9.7: Partes del tubo laríngeo

Tamaño	Peso-Talla	Volumen del balón (cm)
0	<5 kg	15
1	5-12 kg	20
2	12-25 kg	35
3	< 155 cm	60
4	1-180 cm	80
5	>180 cm	90

Tabla 9.5: Tamaño de tubo laríngeo según peso y talla

Combitube

El combitube es un dispositivo supraglótico de doble luz que permite ventilar los pulmones independientemente de su ubicación en la tráquea o en el esófago. Este formado por un lumen esofágico y otro traqueal con un balón distal pequeño (esofágico que evita el reflujo del contenido gástrico) y otro proximal grande (que tapona orofaringe) (Figura 9.8).

El lumen esofágico presenta orificios laterales de ventilación entre ambos balones y el traqueal presenta un orificio de ventilación distal. Si el tubo se aloja en la laringe la ventilación se produce por el orificio distal, en cambio sí está en el esófago la ventilación se produce a través de los orificios laterales que conducen el aire a la laringe.

El tamaño del combitube se selecciona según la altura del paciente no hay disponibles tamaños para niños pequeños (Tabla 9.6).

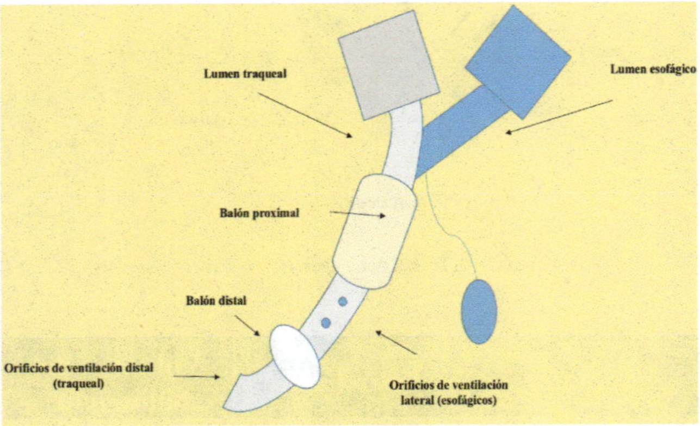

Figura 9.8: Partes del combitube

Tamaño (French)	Altura (m)
37	1,22-1,85
41	> 1,85

Tabla 9.6: Tamaño del combitube según la altura

Videolaringoscopios

Los primeros **videolaringoscopios** pediátricos eran versiones pequeñas de los videolaringoscopios diseñados para la población adulta, con lo cual no mejoraban la visión glótica y sus resultados clínicos indicaban un mayor número de fracaso en los intentos de intubación.

En los últimos años se han desarrollado distintos modelos de videolaringoscopios con características aptas para su uso en los niños. Cuando se los compara con la laringoscopía convencional estos modelos han demostrado mejorar la visión glótica en niños con vía aérea dificultosa, a expensas de aumentar el tiempo necesario para la intubación.

Su principal beneficio se basa en que para introducirlos se requiere mínima manipulación y posicionamiento de la cabeza.

Los videolaringoscopios pueden contar o no con un canal para el pasaje del tubo endotraqueal, según esta característica se clasifican en canalizados o no canalizados. Los videolaringoscopios no canalizados requieren de una guía para la intubación (Tabla 9.7).

Videolaringoscopios más utilizados en pediatría

Glidescope: Es el más utilizada en pediatría. Está formado por una pala y un mango en una sola pieza (no desmontable a diferencia de los laringoscopios convencionales). La pala tiene un ángulo de 60° y en la parte distal tiene una cámara digital cuya imagen es captada por un monitor.

Airtraq: La rama posee un canal que actúa como reservorio para introducir el tubo endotraqueal. El otro canal se extiende entre una lente distal y una cámara proximal.

Dentro de las complicaciones más frecuentes vinculadas a su uso se describen: los traumatismos de vía aérea principalmente con la utilización de guías con los videolaringoscopios no canalizados.

Cricotiroideotomía

La **Cricotiroideotomía** es la introducción de una aguja o un catéter en la tráquea a través de la membrana cricotiroidea para permitir la oxigenación cuando otras técnicas de manejo de la vía aérea dificultosa fallan.

La membrana cricotiroidea se localiza en la cara anterior del cuello entre el cartílago tiroides y cricoides. Se corresponde con una depresión trapezoidal. Está recubierta por piel, celular subcutáneo y facia y posee escasa irrigación arteriovenosa. De fácil localización en niños grandes y adultos.

En los niños pequeños el tamaño de la membrana es menor limitando el tamaño del dispositivo a pasar, la prominencia de los cartílagos también es menor que en los adultos lo cual dificulta su ubicación anatómica, la membrana tiene distinta orientación generando mayor riesgo de lesión laríngea en los intentos de pun-

Videolaringoscopios	
No canalizados	Storz
	Glidescope
	Truview
	Mc Grath VL
Canalizados	Airtraq
	Pentax

Tabla 9.7: Videolaringoscopios pediátricos

ción. Todo esto hace difícil la aplicación de esta técnica en niños aun en manos experimentadas.

Cricotiroideotomía puede ser percutánea o quirúrgica.

Cricotiroideotomía percutánea

Puede realizarse por punción directa de catéter sobre aguja o por la técnica de Seldinger.

Técnica por punción directa de catéter sobre aguja:

1. Colocar al paciente en decúbito supino con un resalto debajo de los hombros para conseguir hiperextender el cuello. Estabilizar el cartílago tiroides colocando el dedo índice de la mano no dominante en su muesca superior y el pulgar en la cara lateral.
2. Adherir una jeringa de 3-5 ml con solución fisiológica a un catéter sobre aguja.
3. Localizar la membrana cricoidea.
4. Fijar la tráquea y tensar la piel con el dedo pulgar y medio de la mano no hábil.
5. Colocar el extremo de la aguja en la línea media e inferior de la membrana, dirigiendo la aguja con un ángulo de 30-45º caudalmente.
6. Avanzar la aguja mientras se aspira con la jeringa. La visualización de burbujas en la jeringa confirma la posición intratraqueal.
7. Deslizar el catéter sobre la aguja hasta que quede su extremo seguro en la superficie de la piel.
8. Retirar la aguja y la jeringa.
9. Conectar una tubuladura de alta presión y una fuente de oxígeno al catéter.
10. Confirmar la correcta colocación con algunas ventilaciones con oxígeno.
11. Ventilar a una frecuencia adecuada abriendo y cerrando la válvula, u ocluyendo el puerto de salida o con un conector en Y.
12. Evaluar la respuesta del paciente.
13. Suturar el catéter (Figura 9.9).

Técnica de Seldinger:

Esta técnica comienza igual que la punción directa de catéter sobre aguja, una vez colocado el catéter se utilizan cuerda y dilatadores para recambiar por una cánula de mayor calibre que permita la ventilación.

Dentro de las complicaciones descriptas se encuentran: neumotórax, neumomediastino, enfisema subcutáneo, hemorragias, acodamiento, obstrucción, perforación esofágica, lesión de cuerdas vocales. Como complicación tardía se describe la estenosis subglótica

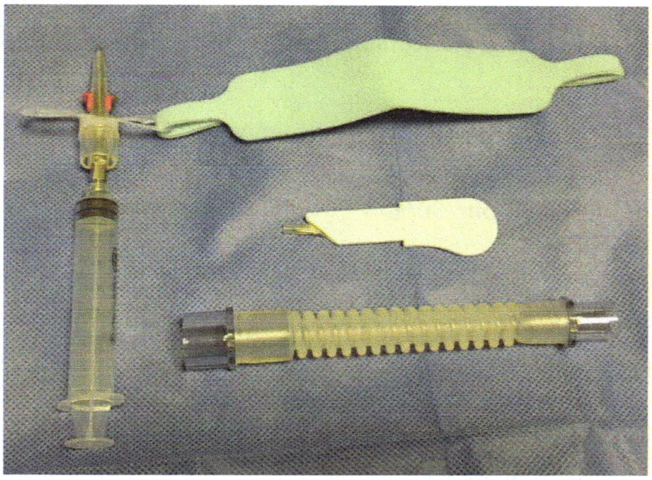

Figura 9.9: Set de cricotiroideotomía percutánea

Cricotiroideotomía quirúrgica

La principal contraindicación de esta técnica es la edad de los pacientes. La bibliografía no coincide con la edad de contraindicación de esta técnica, esta varía entre los 5 y los 12 años esto se debe sin duda a la poca experiencia clínica en niños con esta técnica.

Cuando se compararon la técnica percutánea versus la quirúrgica en 200 cadáveres se demostró que la técnica quirúrgica tenía mayor demora hasta la primera ventilación y más complicaciones.

Traqueostomía quirúrgica

La traqueotomía consiste en realizar un orificio entre el segundo y tercer anillo traqueal a través del cual se introduce una cánula que permite la ventilación y oxigenación del paciente.

Es la técnica quirúrgica de elección para establecer una vía aérea definitiva en pediatría dado que presenta menos complicaciones técnicas que la cricotiroideotomía. Técnica privativa de los especialistas (cirujanos o endoscopista pediátricos).

Puntos clave

- La estabilización de la vía aérea es la prioridad en todo niño en situación de emergencia.
- Las lesiones de la vía aérea y de la columna cervical pueden dificultar el manejo, y ocasionar lesiones neurológicas irreversibles
- La apertura de la vía aérea se obtiene alineando los tres ejes que la componen: el oral, el faríngeo y el traqueal. Los menores de 2 años se benefician con la colocación de un resalto debajo de los hombros, y en los mayores un resalto debajo de la cabeza facilita la adecuada alineación de los ejes.

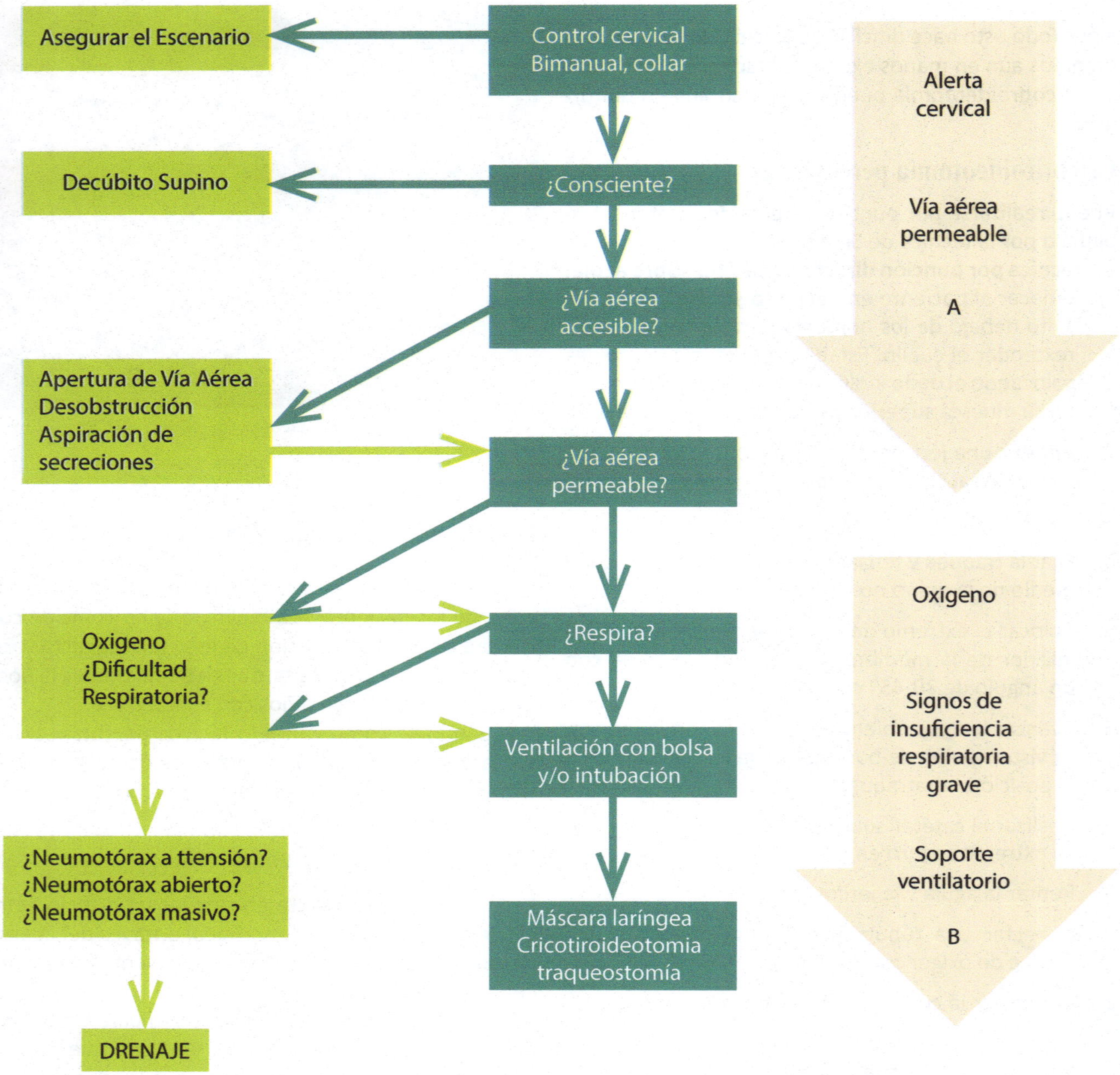

Gráfico 9.10: Manejo de la vía aérea en el paciente politraumatizado pediátrico

- El paciente con sospecha de traumatismo cervical debe permanecer con la cabeza en posición neutral, aun con estabilización activa si es necesario.
- La vía aérea dificultosa es un escenario poco frecuente en pediatría.
- Es fundamental el entrenamiento para el manejo optimo de la via aérea dificultosa en pediatra para disminuir la morbimortalidad asociada a su manejo inadecuado.
- Cada institución debe contar con un algoritmo de manejo de vía aérea dificultosa y con material para su manejo.

Se resumen los aspectos clave del manejo de la vía aérea en el paciente pediátrico traumatizado en la Figura 9.10.

Bibliografía

1. Almeida Santos L, Ruza F. Insuficiencia respiratoria aguda. En: Ruza F (editor). Tratado de cuidados intensivos pediátricos. 3.a ed. Madrid: Ediciones Norma, 2003, pp. 732-46.
2. Neema PK. Respiratory Failure. Indian J Anaesth 2003; 47:360-66.
3. Pérez A. Falla respiratoria aguda en pediatría. PROATI 2005. Décimo ciclo. Buenos Aires: Editorial Médica Panamericana. Módulo 4, pp. 93-131.
4. Powell F, Heldt G. Respiratory physiology. En: Ackerman AD, Argent AD, Biagas K, Carcillo JA, Dalton HJ, Nichols DG (editors). Rogers's textbook of Pediatric Intensive Care. 4.a ed. Filadelfia: Lippicott & Wilkins, 2008, pp. 631-61.
5. West JB. Fisiología respiratoria. 3.a ed. Buenos Aires: Editorial Médica Panamericana, 1987.
6. Menendez Cuervo A. y Cols. Manejo inicial del politraumatismo pediátrico (I). Manejo de la vía aérea en el niño politraumatizado. Boletin de la Sociedad de Pediatria de Asturas, Cantabria. Castilla y Leon. VOL. 48 Nº 203, 2008 pag 80-88
7. Kleine-Brueggened M, Nicolet A, Nabecker S, Seiler S, Stucki F, Greif R, Theiler L.. Blind intubation of anaesthesised children with supraglottic airway device AmbuAura-I and Air-Q cannot be recommended: a randomized controlled trial. Eur J Anaesthesiol 2015; 32(9): 631-639.
8. Casey ZC, Smally AJ, Grant RJ, McQuay J. Trauma intubations: can a protocol-driven approach be successful? J Trauma 2007; 63 (4): 955-60.
9. Boseley ME, Hartnick CJ. A useful algorithm for managing the difficult pediatric airway. Int J Pediatr Otorhinolaryngol. 2007; 71 (8): 1317-20.
10. Pilsbury JE, Wong E, Montgomerie J. Anaesthesic management of difficult intubation in the paediatric population when direct laryngoscopy initially has failed or is not possible: an audit of current practice at a tertiary paediatric hospital. Pediatric Anesthesia and Critical Care Journal 2015; 3(1): 1-9.
11. Bradley AE, White MC, Engelhardt T.... Britain Current UK practice of pediatric supraglottic airway devices- a survey of members of the Association of Paediatric Anaesthetists of Great and Ireland. Pediatr Anesth 2013; 23: 1006-1009.
12. Ramesh S, Jayanthi R. Supraglottic airway device in children. Indian Journal of Anaesthesia 2011; 55(5): 476-482.
13. Genzwuerker HV, Fritz A, HinKelbein J, Finteis T, Schlaerfer A, Schaeffer M, Thil E, Rapp HP. Prospective randomized comparison of laryngeal tube and laryngeal mask airway in pediatric patients. Pediatric Anaesth 2006; 16 (12): 1251-1256
14. Karsli C, Armstrong J, John J. A comparison between the Glidescope video laryngoscope and direct laryngoscope in pediatric patients with difficult airways- a pilot study. Anaesthesia 2010; 65:353-352.
15. Sun Y, Lu Y, Huang Y, Juang H. Pediatric videolaryngoscope versus direct laryngoscope: a meta-analysis of randomized controlled trial. Paediatr Anaesth 2014; 24(10): 1056-1065.
16. Fiajoe JE, Kovatsis P. Videolaryngoscopes in pediatric anesthesia: Whats new? Minerva Anestesiol 2014; 80: 76-82.
17. Echeverry Marin P y Cols. Algoritmo para el Manejo de la Via Aerea Dificil en Pediatria, Rev colombiana de Anestesiologia, 2014; 42 (4):325-334.
18. Osses C. Via Aerea Dificil en Pediatria. Rev Chil Anest, 2010; 39: 125-

Capítulo 10

Resucitación con fluidos en el trauma pediátrico

Ricardo Iramain, Alfredo Jara

Introducción

EL trauma continúa siendo la causa más frecuente de muerte y discapacidad en la niñez. La morbilidad y la mortalidad del trauma sobrepasan todas las enfermedades importantes en los niños y adultos jóvenes, haciendo del trauma el problema más serio de salud pública y de atención en esta población. Las lesiones en los niños pueden causar una pérdida importante de sangre por hemorragia, instalando un estado de anemia e hipovolemia, con reducción de la perfusión tisular privando de oxígeno a los órganos vitales, instalando un estado de shock que en muchos casos es irreversible, produciendo en el paciente una coagulopatía, falla multiorgánica y muerte.

Por consiguiente es esencial realizar una evaluación rápida y eficiente de un niño lesionado por el equipo de salud, siguiendo los protocolos estandarizados de manejo. El término "hora de oro", aunque no se define literalmente, se refiere al período temprano y crítico en el cuidado del trauma de las víctimas, durante el cual la gestión apropiada puede aumentar significativamente la tasa de supervivencia de los pacientes. Los objetivos de la estabilización inicial incluyen reconocimiento del compromiso respiratorio y circulatorio, la determinación certera del peso y la volemia del paciente, proporcionar suministro de oxígeno y ventilación adecuado, el acceso venoso, la reanimación con fluidos, la reposición sanguínea, la termorregulación, el monitoreo continuo y la prevención de daño secundario a los órganos diana.

El manejo inicial del trauma en pediatría tiene como objetivo la reversión de la hipovolemia que es la causa más común del estado de shock, manteniendo presión de perfusión adecuada de los órganos vitales. El primer pico de muerte en estos pacientes ocurre en los segundos a minutos inmediatamente después de la lesión y sólo la prevención puede afectar esta mortalidad. El segundo pico se produce en los minutos a horas después de la lesión. Durante este tiempo, conocida como la "hora dorada", la evaluación rápida y el tratamiento estandarizado dirigido por un equipo multidisciplinario, disminuyen las muertes y mejoran los resultados.

Consideraciones especiales en el trauma del niño

La gran mayoría de la literatura relacionada con la atención de trauma agudo se deriva de estudios en adultos, pero las diferencias anatómicas, fisiológicas y psicológicas entre niños y adultos tienen implicaciones importantes para la evaluación y el manejo inicial de los pacientes pediátricos con trauma. Los niños tienen menos grasa, tejido conectivo más elástico y un esqueleto flexible que protege estructuras abdominales y presentan menos fracturas. La fuerza de un impacto se transmite ampliamente a través del cuerpo de un niño, resultando en lesiones multisistémicas en casi el 50% de los niños con traumatismo grave. Su área de superficie corporal más grande a la proporción de masa corporal predispone a mayor pérdida insensible de líquidos que los adultos, lo que resulta en mayores requerimientos de fluidos y calorías. Ademas los niños son más susceptibles a la hipotermia, por lo que la resucitación pediátrica, la exposición debe ser minimizada y los fluidos a infundir deben ser previamente calentados.

La evaluación del estado de volemia de los pacientes pediátricos con trauma puede ser difícil; ya que los niños son capaces de mantener una presión arterial normal en condiciones basales con una pérdida de hasta el 20% de su volumen de sangre. Fisiológicamente, los niños tienen mejor compensación hemodinámica en las primeras etapas de la lesión, teniendo una considerable reserva cardiovascular. Los signos vitales normales iniciales no deben transmitir ningún sentido de seguridad con respecto a la situación del volumen circulante del paciente, sino la búsqueda de cambios fisiológicos sutiles manifestados por el niño en shock hipovolémico. La taquicardia es el primer signo de hipovolemia en los niños y no debe pasarse por alto, debido a que los niños tienen volúmenes pequeños de sangre y el retraso en la reanimación con líquidos puede conducir rápidamente a una disminución significativa de la volemia. Otros signos precoces de shock son los cambios en el estado mental, compromiso respiratorio, ausencia de pulsos periféricos, relleno capilar enlentecido, palidez de la piel e hipotermia.

Los signos evidentes de shock, como la hipotensión (signo tardío de hemorragia en los niños) o una disminución de la producción urinaria, no pueden ocurrir hasta que se haya perdido más del 30% del volumen sanguíneo.

Por lo tanto debe enfatizarse que, en los niños, la presión sanguínea se mantiene normal en la primera etapa del shock debido a la respuesta simpática y vasoconstrictora, predominando la taquicardia y tardíamente la hipotensión si la injuria persiste en comparación con los adultos (Figura 10.1). Por ende la reanimación con líquidos debe comenzar temprano.

Debido a su pequeño volumen de sangre, los niños pueden perder una pequeña cantidad de sangre pero un gran porcentaje de su volumen. El volumen de sangre en un niño es aproximadamente 8-9% del peso corporal, 80-90ml / kg. Las manifestaciones clínicas de shock no pueden ocurrir hasta que haya habido una pérdida de más del 20% del volumen sanguíneo circulante en el trauma pediátrico.

Manejo de fluidos en la atención inicial

El principio básico del manejo es detener la hemorragia y reemplazar la pérdida de volumen, esta pérdida de volumen requiere accesos vasculares o intraósea en la menor tiempo posible (60 a 90 segundos) para infundir grandes cantidades de fluidos y sangre.

La reanimación con líquidos y evitar la hipotensión son principios importantes en el manejo inicial de pacientes con trauma contuso, particularmente en aquellos con lesión cerebral traumática. En pacientes con trauma penetrante y hemorragia, se pueden prevenir pérdidas adicionales posponiendo una reanimación agresiva con líquidos hasta que se logre el control definitivo del sangrado. El papel de todos los líquidos claros es limitado en la reanimación por trauma debido a sus efectos adversos por la coagulopatía por probables mecanismos que indican una hipoperfusión temprana o shock conduciendo a través de la proteína C activada y otras vías anticoagulantes. La hipoperfusión local se asocia con una mayor lesión endotelial, produciendo un aumento de la proteína C activada y las concentraciones de activador del plasminógeno tisular en los pacientes con lesión traumática grave. También se postuló que el aumento de la presión de pulso con la reanimación con cristaloides podría causar la interrupción mecánica de los coágulos de sangre y empeorar el sangrado, al diluir los factores de coagulación. Otras consecuencia de la fluidoterapia en exceso es la anemia y la generación

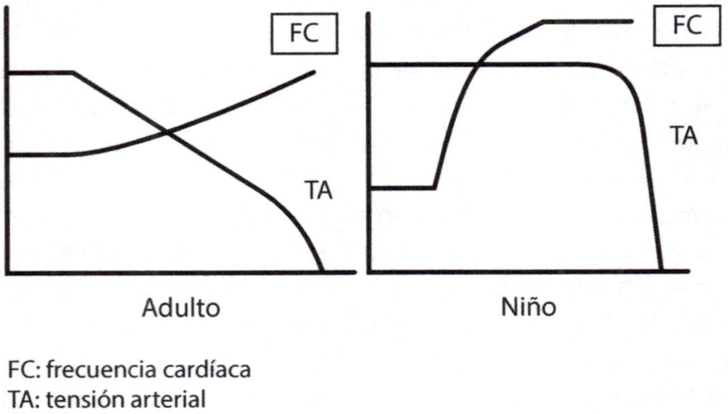

Figura 10.1: Rsepuesta fisiológica de los niños comparado con los adultos.
***Adaptado del curso de resucitación Avanzada en niños de la Sociedad de Pediatría de Singapur. Ann Acad Med Singapore 2014;43:595-604**

de edema que obstaculiza la perfusión del tejido, promoviendo la disfunción orgánica (incluido el íleo, el síndrome del compartimiento abdominal, edema cerebral y la SDRA).

Sin embargo, no se encontraron evidencias de ensayos controlados aleatorizados a favor o en contra de la administración endovenosa temprana o mayor cantidad de fluidos en hemorragia no controlada. Existe incertidumbre sobre la mejor estrategia de administración de líquidos en pacientes con traumatismos hemorrágicos. El objetivo es lograr una reanimación balanceada, juiciosa y no agresiva en la administración de fluidos en estos pacientes, evitando las consecuencias ya descriptas. La fluidoterapia además de ser parte inicial del manejo, no es un sustituto para el control quirúrgico definitivo de la hemorragia.

Fluidoterapia

El objetivo de la resucitación inicial debe ser lograr la estabilidad hemodinámica y restablecer la perfusión tisular adecuada lo antes posible. En pacientes con shock compensado después de un traumatismo contuso, se debe administrar rápidamente un bolo líquido de 20 ml / kg de solución salina normal calentada o lactato de Ringer durante 10 a 15 minutos. Los pacientes generalmente necesitan recibir volumen cristaloides que es tres veces la pérdida de sangre estimada para llegar a la estabilidad hemodinámica. En los niños, tres bolos o 60 ml / kg de solución salina normal o lactato de Ringer (dosis máxima: 3 L de volumen total) equilibraría una pérdida de sangre de 20 ml / kg (aproximadamente un tercio del volumen sanguíneo), suponiendo que se controla el sangrado. Se debe considerar una transfusión de 10 mL / kg de glóbulos rojos concentrados (GRC) si hay una mejoría clínica inadecuada después de bolos intravenosos de 40 a 60 mL / kg de solución salina normal.

En el manejo prehospitalario del trauma, la evidencia científica es escasa en cuanto al tiempo de administración (rápida vs lenta) de fluidoterapia, la cantidad de volumen de reanimación y presión arterial óptima en los niños. No existe un acuerdo con respecto al tiempo de administración de líquidos durante el cuidado prehospitalario del shock hemorrágico, excepto para la necesidad de una pronta hemostasia quirúrgica. La evidencia recomienda no administrar líquidos a las víctimas de trauma antes del control de la hemorragia si puede detectarse la presencia de un pulso radial. En pacientes con lesiones penetrantes en torso la presencia de un pulso central se considera adecuada para seguir dicha recomendación. Se ha establecido la importancia de la realización de un diagnóstico temprano del tipo, magnitud y contexto de la lesión para poder tomar las decisiones terapéuticas apropiadas. Varios estudios han mostrado que, aunque el inicio de líquidos intravenosos por parte de los paramédicos en la etapa temprana del trauma se ha asociado con un incremento en la mortalidad, esto no puede extrapolarse al paciente individual, ya que las respuestas hemodinámicas por parte de este último, su reserva funcional, así como el tipo y magnitud de la lesión son variables condicionantes que modifican el desenlace, por lo cual los esfuerzos terapéuticos deben centrarse en un control rápido de la hemorragia, un transporte rápido al centro hospitalario y una atención intrahospitalaria efectiva.

Los efectos adversos del reemplazo volumétrico con cristaloides en el manejo prehospitalario se asociaron con mayores requerimientos de transfusión, un efecto negativo en la coagulación (definida por un tiempo de protrombina prolongado) y la falla multiorgánica. No se puede establecer un protocolo estándar completo para estas situaciones. La fluidoterapia en ámbito prehospitalario en los niños más gravemente heridos está asociado con una serie de peligros y debe ser estimado críticamente, excepto en el caso de indicaciones absolutas, por ejemplo en la lesión cerebral traumática. La decisión de comenzar con una resucitación fluídica con altos volúmenes en el lugar del hecho debe evaluarse caso por caso.

El mantenimiento de la presión arterial dentro del rango normal durante el traslado al centro de referencia es crucial. Sin embargo varios estudios realizados en adultos con trauma, especialmente con los pacientes militares más jóvenes demostraron los beneficios de una hipotensión permisiva y resucitación de líquido cristaloide restringido, sin embargo estos resultados no se pueden extrapolar a los pacientes pediátricos, ya que la hipotensión es una etapa tardía del shock en los niños, por lo que se propone la presión arterial dentro del percentil normal para la edad y una resucitación fluídica juiciosa.

Existe cierto debate acerca de si Suero salino 0,9% o el lactato de Ringer es el mejor líquido de reanimación inicial. Sin embargo, cuando se limita a 60 ml / kg, es poco probable que haya una diferencia significativa en el resultado. Ringer con lactato no debe administrarse con los volúmenes de sangre a través del mismo acceso venoso porque puede causar coagulación. La carga de cloruro administrada en estos fluidos y la posible contribución a la acidosis hiperclorémica y la lesión renal puede tener consecuencias negativas. En pacientes perioperatorios mostraron una asociación significativa entre los fluidos con alto contenido de cloruro y lesión renal aguda, volumen de transfusión de sangre y tiempo de ventilación mecánica, sin afectar la mortalidad.

A pesar de ello, el 0,9% de solución salina sigue siendo ampliamente utilizado como un fluido de reanimación y sigue siendo el líquido de elección para los pacientes con lesión cerebral, hiponatremia y alcalosis metabólica.

La utilización de las soluciones salinas equilibradas se asemejan mucho al plasma humano y por lo tanto tienen un contenido más bajo de sodio y cloruro que una solución salina al 0,9% con la adición de un tampón tal como acetato o lactato. Estos fluidos (por ejemplo, el lactato de Ringer, la solución de Hartmann) tienen efectos mínimos sobre el pH, pero son hipotónicos, por lo que pueden exacerbar edema, particularmente edema cerebral en el trauma de cráneo.

No se ha demostrado que las preocupaciones sobre los efectos inflamatorios de las infusiones de lactato de Ringer, demostradas en modelos animales, influyan en los resultados en estudios en humanos. Son de mayor preocupación las consecuencias negativas de la acidosis metabólica hiperclorémica. No hay grandes ensayos controlados aleatorios que demuestren un beneficio mejorando la mortalidad a favor de la solución salina al 0,9% sobre soluciones equilibradas. Actualmente, se prefiere la solución salina en pacientes con lesión cerebral y se prefieren soluciones equilibradas en pacientes que ya presentan acidosis y en el entorno con recursos limitados, el uso de soluciones cristaloides sigue siendo la opción más barata.

La mayoría de los niños serán estabilizados únicamente con el uso de soluciones cristaloides y no requerirán sangre; este grupo es considerado como los "respondedores". Algunos niños responden a la reanimación con cristaloides y sangre (también son "respondedores"). En algunos niños hay una respuesta inicial a los cristaloides y sangre, pero luego ocurre el deterioro; este último grupo es denominado "respondedores transitorios". Otros niños no responden en absoluto a la reanimación con cristaloides ni a la infusión de sangre; este grupo es referido como los "no respondedores". Los dos últimos grupos de niños (con respuesta transitoria y sin respuesta) son candidatos a la infusión temprana de sangre adicional y a la consideración de intervención quirúrgica temprana.

La clasificación de pacientes en respondedores, respondedores transitorios o no respondedores a la resucitación inicial con fluidos es importante. La respuesta a la reanimación con fluido intravenoso se evalúa usando marcadores fisiológicos de mejoría tales como la presión arterial, la frecuencia cardíaca, restablecimiento de la diuresis, la disminución del lactato y la normalización del déficit de base con un control adecuado de la hemorragia.

Los respondedores son considerados aquellos que demuestran estas mejoras fisiológicas, mientras que los respondedores transitorios muestran una mejora inicial seguida por un deterioro fisiológico adicional. Los no respondedores son los que muestran deterioro fisiológico continuo a pesar de la reanimación inicial del líquido. La distinción requiere vigilancia y evaluaciones clínicas repetidas para identificar a aquellos pacientes con re-sangrado, o hemorragia continua, y el inicio de la reanimación de productos sanguíneos junto con la intervención quirúrgica.

Otro punto crucial en la resucitación inicial es el acceso vascular (intravenosa o intraósea) para una adecuada reanimación con líquidos puede ser un desafío en el entorno pre-hospitalario así como el hospitalario. Una revisión retrospectiva que evaluó las intervenciones del servicio médico de emergencia, incluyendo la intubación endotraqueal, el acceso intravenoso y la reanimación con líquido, demostró que el cuidado prehospitalario de los niños era sustancialmente deficiente en comparación con el que se proporcionó a los adultos, por la dificultad del acceso vascular en los niños, medido con el requerimiento de acceso vascular a su llegada al hospital. El acceso venoso se establece de preferencia con una vía periférica percutánea. Si el acceso percutáneo no es exitoso después de dos intentos, debe considerarse la infusión por vía intraósea.

Coloides vs Cristaloides

La administración intravenosa de fluidos, con soluciones coloidales o cristaloides, es el pilar del manejo no quirúrgico del sangrado pacientes traumatizados. Los coloides son mejores que las soluciones cristaloides en la expansión de la circulación porque se mantienen dentro de los vasos sanguíneos en mayor medida. Las soluciones de cristaloides se filtran rápidamente fuera de los vasos sanguíneos hacia los espacios intersticiales. Después de la infusión de un coloide el aumento en el volumen circulante es aproximadamente el mismo como el volumen del coloide infundido, mientras que sólo alrededor de un cuarto del volumen de una infusión de cristaloides permanece en la sangre. Aunque los coloides son efectivos en la expansión de la circulación no hay evidencia de que esto mejore los resultados en pacientes críticamente enfermos.

El almidón de hidroxietil y la albúmina también se han utilizado en niños con efectos adversos significantes, produciendo lesión renal e insuficiencia renal aguda, observado en adultos. La hemodilución con grandes cantidades de coloides puede tener efectos negativos sobre la hemeostasis. Comparando los efectos del hidroxietilalmidón (HES) y la albúmina humana (HA) en la coagulación en niños de 3-15 kg, se encontró una coagulación más deteriorada después del uso de HES.

El reemplazo de volumen con HA puede estar asociado con una mayor tasa de mortalidad en pacientes con traumatismos y TCE comparado con solución salina. Por lo tanto, la precaución es justificada, y los coloides no deben ser utilizados para la sustitución del volumen en los pacientes con trauma, dada la alta tasa de coagulopatía temprana y empeoramiento del trauma craneoencefálico en los niños, si esta última está presente.

Después de más de 30 años de controversia, el uso de los coloides versus cristaloides todavía se debate. Un reciente meta-análisis de 56 ensayos clínicos controlados aleatorios que comparó los coloides y cristaloides en pacientes que requirieron volumen concluyó que no existe evidencia de que la reanimación con coloides reduce el riesgo de muerte en comparación reanimación con cristaloides en pacientes con trauma, quemaduras o después de la cirugía.

En los niños traumatizados y en especial en el trauma de cráneo además de las consideraciones para la fluidoterapia de reanimación, las soluciones que contienen dextrosa no deben administrarse como reposición de volumen, porque las soluciones hipotónicas pueden conducir al desarrollo de edema cerebral y aumentar las lesiones secundarias.

Suero hipertónico

Otra cuestión no resuelta es la resucitación de suero hipertónica (solución salina al 7,5% o 7,5% de solución salina + 6% de dextrano 70) frente a solución isotónica (solución salina normal o lactato de Ringer), en pacientes que tuvieran trauma. Beneficios potenciales del suero hipertónico incluyen la restauración del volumen intravascular y perfusión tisular con volúmenes de líquido más pequeños, y atenuación de la respuesta inflamatoria e isquemia-reperfusión en la lesión secundaria. Así también, pueden reducir el desarrollo de falla orgánica múltiple (FOM), Sindrome de Distres Respiratorio Agudo Pediátrico PARDS, prevenir el edema cerebral, las lesiones intracraneales, hipertensión endocraneana en pacientes con traumatismo craneoencefálico y shock.

La reposición de la pérdida de sangre en el shock hemorrágico postraumática activa el sistema inmune innato que potencia la aparición del PARDS y FOM. El suero hipertonico es un fluido seguro y eficiente para la resucitación por shock hemorrágico y la reducción de la presión intracraneal en pacientes con lesiones cerebrales, con una serie de efectos inmunomoduladores potencialmente beneficiosos. Se ha demostrado (in vitro) que la solución salina al 7,5% modula toda la respuesta inmunoinflamatoria sistemática después de la lesión, así como disminuye la producción de citoquinas por los monocitos y la activación brusca de neutrófilos inducida por shock. La disminución de la liberación de citoquinas puede ser un efecto beneficioso adicional del suero salino hipertónico sobre la función inmune en la reanimación de pacientes post-traumáticos.

Con la administración del suero hipertónico es importante tener en cuenta que la osmolalidad de estas soluciones es mayor que la del agua intracelular, además el sodio y el cloro no pueden atravesar libremente las membranas por lo cual el gradiente es estabilizado con el paso de agua de las células al compartimiento extracelular (intravascular y extravascular). Las soluciones salinas hipertónicas incrementan más el volumen intravascular con respecto a las soluciones isotónicas, no obstante esto sucede a expensas del volumen intracelular.

Estudios en animales, han mostrado que las soluciones hipertónicas reducen el agua cerebral, tendiendo a disminuir la presión intracerebral; en varios estudios han encontrado que en pacientes con shock hemorrágico y aumento de la presión intracraneana, la reanimación con soluciones hipertónicas se asoció con una disminución presión intracraneana, comparados con el grupo que fue reanimado con las soluciones isotónicas.

En comparación con los cristaloides isotónicos convencionales, la solución salina hipertónica tiene varias ventajas, incluyendo efectos hemodinámicos, inmunomoduladores y antiinflamatorios, para su uso en pacientes con trauma para la reanimación. Los efectos colaterales de la hipernatremia causada por la reanimación con soluciones hipertónicas no se han evidenciado en forma significativa. En las hemorragias no controladas, el uso de soluciones hipertónicas puede incrementar levemente el sangrado con respecto a las soluciones isotónicas sin embargo; los estudios no han mostrado una diferencia en la mortalidad u otros resultados clínicamente importantes con el uso de solución salina hipertónica para la reanimación en pacientes con traumatismo. Una revisión Cochrane concluyó que no hay evidencia de que los soluciones hipertónicos sean mejores que los cristaloides isotónicos o casi isotónicos (Ringer lactato) para la reanimación con fluidos en pacientes traumatizados. Otro aspecto con el uso de solución salina hipertónica es que puede causar mielinólisis pontina central debido a un rápido aumento en los niveles séricos de sodio.

Consideraciones especiales en la resucitación fluidica en pacientes con lesiones penetrantes, contusas y trauma de cráneo

Hay tres grupos distintos de pacientes traumatizados,

pero a menudo hay una superposición. Lo más comúnmente encontrado es la combinación de traumatismo cerrado y traumatismo de craneo asociado. Mientras que el enfoque general de manejo avanzado de trauma (ATLS) para los tres grupos sigue siendo similar, las estrategias de terapia fluida son diferentes.

La literatura sugiere que los pacientes con lesiones penetrantes, particularmente en la región toracoabdominal, tienen mejores resultados con políticas restrictivas de resucitación de líquidos, permitiendo una presión arterial sistólica en rango para la edad hasta que el paciente pueda ser llevado al quirófano. Una vez que se ha controlado la hemorragia y se dispone de productos sanguíneos, los valores de presión pueden ser dirigidos. No ha habido grandes ensayos que comparen estrategias restrictivas y fluidas liberales en el contexto de lesiones contusas. Sin embargo, una política restrictiva es aceptable con la administración de fluido más lento favorecida sobre bolos rápidos.

Supone que esta estrategia restrictiva minimiza las hemorragias intraabdominales manteniendo la adecuada perfusión de órganos y reduciendo el riesgo de hipertensión intraabdominal y las complicaciones mencionadas anteriormente. Debe recordarse, sin embargo, que los escenarios clínicos son a menudo complicados, y los objetivos de mantener la presión arterial dentro de lo normal deben individualizarse según la fisiología del paciente, las comorbilidades y la compensación fisiológica al shock durante el tiempo de la reanimación. Una excepción a estas estrategia es el politraumatismo penetrante o contusa asociado al trauma de cráneo donde la fluidoterapia está dirigida a mantener la presión arterial normal – alto.

Fluidoterapia post-resucitación inicial

Las consecuencias de la sub-o más reanimaciones con líquidos intravenosos son tanto perjudiciales. La decisión de cuándo debe pasar de una fase inicial de reanimación a un período posterior a la reanimación es crítica. No se cuenta con mucha evidencia científica en este punto por lo que nos referimos a manejos de adultos que pudieran aplicarse a los niños con trauma.

Posterior a la resucitación fluidica inicial, los objetivos fisiológicos pueden cambiar a pesar del objetivo general de perfusión tisular adecuada que sigue siendo la meta principal. El período posterior a la reanimación puede ser considerado después de:

- Hemostasia y corrección de la coagulopatía (la sustitución del producto sanguíneo en curso ya no es necesaria).
- Evidencia de mejorar el flujo microcirculatorio (por ejemplo, mejorar los parámetros de lactato y de gas en la sangre)
- Estabilidad hemodinámica (presión arterial media en percentil para la edad) sin necesidad de soporte inotrópico o vasopresor, mejoría del pulso en presencia de analgesia apropiada).

Después de la fase de reanimación inicial (R) se produce el soporte de órganos (O) y la estabilización (S), y finalmente se puede necesitar evacuación (E) de exceso de líquido en algunos pacientes (ROSE).

Conclusión

Una resucitación con fluidos inicial juiciosa sigue siendo la recomendación en los pacientes pediátricos con trauma a pesar de la poca evidencia científica disponible actualmente. Conocer la fisiopatología del trauma en el niño, las complicaciones de la administración excesiva de fluidos así como del tipo de fluido a administrar son puntos clave para la obtención de mejores resultados.

Bibliografía

1. American College of Surgeons. Advanced Trauma Life Support - ATLS student course manual. 9th ed. Chicago, IL. 2012
2. Marjanovi V, Budi I. Fluid Resuscitation and Massive Transfusion Protocol in Pediatric Trauma. Acta facultatis medicae Naissensis. 2016;33(2):91-99.
3. Kwan I, Bunn F, Chinnock P, Roberts I. Timing and volume of fluid administration for patients with bleeding. Cochrane Database of Systematic Reviews 2014, Issue 3. Art. No.: CD002245.
4. Mc Fadyen et al. Initial assessment and management of pediatric trauma patients. International Journal of Critical Illness and Injury Science 2012;2(3):121 -127.
5. Gala P at el. Performance in Trauma Resuscitation at an Urban Tertiary Level I Pediatric Trauma Center Pediatr Emer Care 2016;32: 756–762
6. Tosounidis T., Giannoudis P. Paediatric trauma resuscitation: an update. Eur J Trauma Emerg Surg (2016) 42:297–301
7. Davis A at el. American College of Critical Care Medicine Clinical Practice Parameters for Hemodynamic Support of Pediatric and Neonatal Septic Shock Crit Care Med 2017; 45:1061–1093
8. Seid T, Ramaiah R, Grabinsky A. Pre-hospital care of pediatric patients with trauma. Int J Crit Illn Inj Sci. 2012;2(3):114–20.
9. Bankole S, et al. First responder performance in pediatric trauma: a comparison with an adult cohort. Pediatr Crit Care Med. 2011;12(4):e166–70.
10. Greene N, Bhananker S, Ramaiah R. Vascular access, fluid resuscitation, and blood transfusion in pediatric trauma. Int J Crit Illn Inj Sci. 2012;2(3):135–42.
11. Lacroix J, Demaret P, Tucci M. Red blood cell transfusion: decision making in pediatric intensive care units. Semin Perinatol 2012;36:225–231
12. Wise R. Strategies for Intravenous Fluid Resuscitation in Trauma Patients. World J Surg (2017) 41:1170–1183
13. Thyagarajan S, Edmonds N. Hemorrhagic Shock in Pediatric Trauma. Journal of Pediatric Critical Care 2017; 4 (1): 30-36.
14. Patregnani J at el. Coagulopathy and shock on admission is associated with mortality for children with traumatic injuries at combat support hospitals. Pediatr Crit Care Med 2012; 13:273–277.
15. http://www.cdc.gov/ncipc/wisqars (Acceso el 29 de agosto de 2017).
16. Lee L, Fleisher G. Trauma management: Approach to the unstable child. UpToDate 2017
17. Committee On Pediatric Emergency Medicine, Council On Injury, Violence, And Poison Prevention, Section On Critical Care, Section On Orthopaedics, Section On Surgery, Section On Transport Medicine, Pediatric Trauma Society, And Society Of Trauma Nurses Pediatric Committee. Management Of Pediatric Trauma. Pediatrics. 2016;138(2):E20161569
18. Greene N et al.: Vascular access, fluid resuscitation, and blood transfusion. International Journal of Critical Illness and Injury Science 2012;2(3):135 -142.
19. Hussmann B at el. Influence of prehospital volume replacement on outcome in polytraumatized children. Critical Care 2012, 16:R201
20. Brohi K, Cohen MJ, Ganter MT, et al: Acute coagulopathy of trauma: Hypoperfusion induces systemic anticoagulation and hyperfibrinolysis. J Trauma 2008; 64:1211–1217; discussion 1217.
21. Hess JR, Brohi K, Dutton RP, et al: The coagulopathy of trauma: A review of mechanisms. J Trauma 2008; 65:748–754.
22. Spinella PC, Holcomb JB: Resuscitation and transfusion principles for traumatic hemorrhagic shock. Blood Rev 2009; 23:231–240.
23. Iramain R. Hidratación parenteral en Pediatría. Cambios de paradigmas?. Pediatr. (Asunción) 2014; 41(2): 143 - 149.
24. Wang, J at el. Isotonic Versus Hypotonic Maintenance IV Fluids in Hospitalized Children: A Meta-Analysis. Pediatrics 2014;133:105–113
25. Perel P, Roberts I. Colloids versus crystalloids for fluid resuscitation in critically ill patients. Cochrane Database Syst Rev. 2013;2:CD000567.
26. G. Bar-Joseph et al. Pediatric Critical Care Medicine. Volume 1: Care of the Critically Ill or Injured Child Second Edition. The Multiply Injured Child 413 - 433.
27. Akech S, Ledermann H, Maitland K. Choice of fluids for resuscitation in children with severe infection and shock: systematic review. BMJ 2010;341:c4416 doi:10.1136/bmj.c4416.
28. Edwards et al. The effects of balanced blood component resuscitation and crystalloid administration in pediatric trauma patients requiring transfusion in Afghanistan and Iraq 2002 to 2012. J Trauma Acute Care Surg. 2015;78: 330 - 335.
29. Bulger E. Out-of-hospital Hypertonic Resuscitation After Traumatic Hypovolemic Shock. Ann Surg 2011;253:431-441.
30. Deitch EA, Shi HP, Feketeova E, et al. Hypertonic saline resuscitation limits neutrophil activation after trauma-hemorrhagic shock. Shock. 2003;19:328–33.
31. KIM J at el. Effects of hypertonic saline on macrophage migration inhibitory factor in traumatic conditions. EXPERIMENTAL AND THERAPEUTIC MEDICINE 2013;5: 362-366.
32. Mattox KL, Maningas PA, Moore EE, et al. Prehospital hypertonic saline/dextran infusion for post-traumatic hypotension. The U.S.A. Multicenter Trial. Ann Surg. 1991;213(5):482–491.
33. Seid T, Ramaiah R, Grabinsky A. Pre-hospital care of pediatric patients with trauma. International Journal of Critical Illness and Injury Science, 2012;2(3): 115 -120.
34. Bunn F, Roberts IG, Tasker R, Trivedi D. Hypertonic versus near isotonic crystalloid for fluid resuscitation in critically ill patients (Review). Cochrane Database of Systematic Reviews 2004, Issue 3. Art. No.: CD002045. DOI: 10.1002/14651858.CD002045.pub2.
35. Rossaint et al. The European guideline on management of major bleeding and coagulopathy following trauma: fourth edition. Critical Care 2016; 20(100): 0 -55. DOI 10.1186/s13054-016-1265-x.
36. Krajewski M, Raghunathan K, Paluszkiewicz S et al. Meta-analysis of high- versus low-chloride content in perioperative and critical care fluid resuscitation. Br J Surg 2015 102:24–36
37. Chatrath V, Khetarpal R, Ahuja J. Fluid management in patients with trauma: Restrictive versus liberal approach. Journal of Anaesthesiology Clinical Pharmacology 2015;31(3): 308 -316.
38. Malbrain M, Van Regenmortel N, Owczuk R. The debate on fluid management and haemodynamic monitoring continues: between Scylla and Charybdis, or faith and evidence. Anaesthesiol Intensive Ther 2014; 46:313–318.
39. Harris T at el. Early fluid resuscitation in severe trauma. BMJ 2012;345:e5752
40. Loaiza A et al. Tendencias actuales en reanimación con líquidos durante el trauma. Revista de la Facultad de Medicina 2002; 50 (4):200-206.
41. Wei Wu G, Jian Sun Q. Evaluation of the clinical effect of small-volume resuscitation on uncontrolled hemorrhagic shock in emergency. Therapeutics and Clinical Risk Management 2017:13 387–392.
42. Qureshi SH, Rizvi S, Patel N, Murphy G. Meta-analysis of colloids versus crystalloids in critically ill, trauma and surgical patients. Br J Surg. 2016;103(1):14-26. doi: 10.1002/bjs.9943.
43. Dubick M at el. ROC trials update on prehospital hypertonic saline resuscitation in the aftermath of the US-Canadian trials. CLINICS 2013;68(6):883-886.
44. Marín A. Trauma en pediatría. ANESTESIA EN TRAUMA 2017; 40(1): 52 - 54.
45. Young P. Saline Is the Solution for Crystalloid Resuscitation. Critical Care Medicine 2017; 44(8): 1538 - 1540.
46. Overly FL, Wills H, Valente JH. 'Not just little adults' - a pediatric trauma primer. R I Med J (2013). 2014;97(1):27-30.
47. Stelfox H at al. A systematic review of quality indicators for evaluating pediatric trauma care. Crit Care Med 2010; 38:1187–1196.

Capítulo 11

Shock hemorrágico en trauma pediátrico

Johan Bustamante Gomez, Eduardo Juan Troster, Francisco Flauber Duarte dos Santos Filho

El *shock hemorrágico* es una de las principales causas de morbilidad y mortalidad en el trauma pediátrico.

Sangrado masivo en pediatría es definido como pérdida de una o más volemias según el volumen sanguíneo estimado para la edad. Cerca de los 3 años de edad, la volemia estimada es de aproximadamente 70 ml/kg, y en edades mayores 90ml/kg.

Fundamental para un tratamiento adecuado de estos casos, es conocer la fisiopatología y su manejo, tanto en ambiente intra como extrahospitalar.

Fisiopatologia del shock hemorragico

El shock hemorrágico es una forma de shock hipovolémico en la cual la pérdida de sangre conlleva a una inadecuada entrega de oxígeno a nivel celular.

El *volumen sanguíneo* en niños es de aproximadamente 8-9% del peso corporal, 80-90ml/kg. El sangrado después del trauma lleva a hipovolemia y anemia secundaria. Las manifetaciones clinicas de shock ocurren hasta que haya una pérdida sanguinea de aproximadamente un 20% de la volemia en el trauma pediátrico.

A nivel celular, existe una entrega de oxígeno insuficiente para atender la demanda del metabolismo aeróbico. En este estado, hay transición para metabolismo anaeróbico acumulándose ácido láctico, fosfatos inorgánicos y radicales de oxígeno como respuesta a una creciente demanda de oxígeno.

El tejido lesionado activa la cascada inflamatoria llevando a una producción y liberación de citoquinas. El trauma tisular y la hipoperfusión lleva a un proceso endógeno temprano descrito como coagulopatía inducida por el trauma mediado por la activación de la *proteína C*. Dependiendo de la extensión del trauma, hay grados variables de hiperfibrinolisis, disfibrinogenemia, y compromiso de la actividad plaquetaria.

A nivel tisular, la hipovolemia y vasoconstricción causa hipoperfusión y daño orgánico múltiple, induciendo también unos cambios profundos en el endotelio vascular. Como resultado, hay incremento en la permeabilidad capilar endotelial, llevando a una transferencia masiva de líquidos, edema tisular e reducción del volumen intravascular.

Cuando la hemorragia y el shock se perpetúan, la cascada de la coagulación y las plaquetas son activadas formando un coágulo hemostático. Remoto al sitio del sangrado, incrementa la actividad fibrinolítica, presumiblemente para prevenir la trombosis microvascular. Sin embargo, el exceso de la actividad del plasminógeno puede resultar en hiperfibrinolisis patológica y coagulopatía difusa. Además, otro factor que contribuye a coagulopatía y incrementa la mortalidad es la reducción de la actividad plaquetaria.

Factores iatrogénicos pueden también exacerbar la *coagulación inducida por el trauma* (CIT) en pacientes con sangrados activos. Se conoce como tríada de la muerte a la hipoxia, hipotermia y acidosis, porque contribuyen a una exacerbación de la coagulopatía, siendo marcadores independientes de mortalidad.

Una reposición hídrica excesiva con cristaloides reduce tanto la capacidad de transportar el oxígeno como también los factores de coagulación.

La infusión de líquidos fríos exacerba la hemorragia, reduce el acumulo de energía, y disminuye la función de las enzimas de la cascada de la coagulación.

Evaluación clínica y manejo de paciente con lesión hemorrágica

La prioridad es la identificación temprana de niños con shock hemorrágico y actuar rápidamente para contener la hemorragia, considerando que la media entre inicio del shock al óbito es de 2 horas, siendo esa fase muy desafiante (Tabla 11.1).

Los niños tienen una reserva fisiológica mayor y un mejor estado de compensación, que preservan la presión arterial normal en estadios tempranos del shock, pero que puede deteriorarse si no se utilizan estrategias tempranas.

Cuidados prehospitalarios

El tratamiento de la hemorragia debe ser iniciado antes de la llegada al hospital. En el momento de la atención pre-hospitalaria, debe ser realizada una evaluación general del paciente.

Como en este escenario los recursos son limitados, la prioridad es reducir la pérdida de sangre y realizar resucitación volémica apropiada con un rápido transporte para la unidad hospitalaria.

La reposición volémica debe ser realizada con cautela, dado que el exceso de cristaloides puede llevar a la hemodilución, lo que puede agravar el sangrado. La solución más utilizada es la solución salina isotónica. No hay beneficio en el uso de salina hipertónica o uso de albúmina. El volumen administrado debe ser lo suficiente para el paciente mantener el estado mental, si es posible, y pulso periférico palpable, siempre teniendo como objetivo evitar coagulopatía por hemodilución.

Para controlar el sangrado, son realizadas maniobras como compresión directa de las heridas o torniquetes.

Actualmente se sabe que el uso de torniquete reduce la mortalidad sin aumentar el riesgo de amputación de los miembros del paciente. Se desarrollaron dispositivos compresivos para utilizar en zonas donde no es posible el uso de torniquete, como en grandes articulaciones.

Es fundamental el rápido transporte a la unidad hospitalaria capaz de atender el paciente grave. Así la hemostasia es realizada de forma más rápida, con la finalidad de evitar que el cuadro de shock se torne irreversible.

Cuidados hospitalarios

Una evaluación completa de la fuente de sangrado es vital durante el examen inicial de un niño en estado de shock. Los casos con lesiones evidentes son más fáciles de ser diagnosticadas. Sin embargo, hay muchos casos de shock hemorrágico de difícil diagnóstico, como trauma de órganos abdominales y fractura de pelvis. En adultos, debemos tener en mente aneurisma de aorta, sangrado uterino, entre otros. Considere también las causas no hemorrágicas de shock, como neumotórax a tensión, taponamiento pericárdico y shock neurogénico durante la evaluación inicial.

Dado que los niños tienen una reserva fisiológica importante, la aparición de síntomas y signos clínicos de hipovolemia aparecen después de una pérdida de sangre de aproximadamente 20% del volumen sanguíneo estimado para la edad. Debido a lo anterior, los signos vitales iniciales no son un buen predictor de he-

Clasificación de shock						
Tipo	**Pérdida de sangre (%)***	**FC (ppm)****	**PA****	**PP****	**FR (rpm)****	**Estado mental**
I	<750 (15%)	<100	Normal	Normal	14-20	Levemente ansioso
II	750-1500 (15-30%)	100-120	Normal	Estrecho	20-30	Moderadamente ansioso
III	1500-2000 (30-40%)	120-140	Disminuida	Estrecho	30-40	Ansioso, confuso
IV	>2000 (>40%)	>140	Disminuida	Estrecho	>35	Confuso, letargico

Tabla 11.1: Datos del Colegio Norteamericano de Cirujanos. *La perdida de volumen de sangre y porcentaje del volumen total sanguineo son para pacientes masculino con un peso corporal de 70 kg.

****FC: frecuencia cardiaca, PA: presión arterial, PP: Presión de pulso, FR: frecuencia respiratoria.**

morragia temprana. La *presión de pulso* pinzada puede ser el primer signo al examen físico que indique hipovolemia en la fase temprana de la hemorragia.

Debemos evaluar la frecuencia cardíaca, frecuencia respiratoria, pulso periférico, presión sanguínea y específicamente la presión de pulso, perfusión periférica y nivel de consciencia como parte de evaluación circulatoria inicial.

La monitorización invasiva debe incluir medidas frecuentes de nivel de lactato y saturación venosa mixta. Los niños así como los adultos, tienen la capacidad de compensar una baja concentración de hemoglobina aumentando la extracción de oxígeno y el gasto cardíaco.

La habilidad compensatoria en la fase temprana de la hemorragia crea una impresión de estabilidad hemodinámica. Sin embargo, la taquicardia y extremidades frías se ven con frecuencia en el inicio del cuadro. La hipotensión es una señal tardía de deterioro.

Para identificar la fuente de sangrado, debemos realizar un examen físico rápido del tórax, abdomen, pelvis, retroperitoneo, extremidades y sangrados externos.

Además, evaluaremos líquido libre de cavidades por medio de un barrido por ultrasonido. Sin embargo, debemos tener mucha precaución en la interpretación de este medio diagnóstico. Al menos, 200 a 400 ml de líquido debe tener en el retroperitoneo para ser evidenciado en la ecografía, si el resultado es negativo no excluye diagnóstico de hemorragia activa.

La evaluación de laboratorio debe incluir análisis de lactato y de exceso de base. Un valor especifico de hemoglobina es difícil de usar para activar el protocolo de transfusión masiva en el caso de hemorragia pos trauma, debido a que los niveles de hemoglobina y hematocrito no revelan una anemia significante al inicio, lo que hace que la estimación de la hemorragia sea incierta si nos basamos en las pruebas de laboratorio. Niveles de plaquetas y fibrinógeno deben ser corregidos.

Durante el cuidado, iremos a controlar los electrolitos, principalmente calcio y potasio. Otro examen importante es el tromboelastograma, que será utilizado para corregir los disturbios hemorrágicos, y controlar la coagulopatía inducida por el trauma.

En los casos de hemorragias no identificadas e inestabilidad clínica, la investigación con tomografía computadorizada puede ser realizada. Pero en general, los casos de hemorragia severa, la mejor conducta es la utilización de procedimientos que sean diagnóstico y terapéuticos, como la laparotomía exploratoria.

Resucitación volémica

El objetivo en el cuidado del paciente es realizar una reposición adecuada del volumen intravascular y controlar el local de la hemorragia. Los *principios de Resucitación para el Control de Daños* son los detallados en la Tabla 11.2.

La solución salina normal pre-calentada es administrada en bolos de 10 ml/kg para corregir la hipovolemia y prevenir la hipotermia, debiendo la respuesta ser re-evaluada rápidamente. La reducción de la frecuencia cardíaca, mejora de la presión de pulso, de la perfusión periférica, y del nivel de consciencia, son los objetivos de una resucitación hídrica.

La administración excesiva de cristaloides para reemplazar la pérdida de sangre puede exacerbar la coagulopatía y empeorar los resultados. El papel de los coloides como la albúmina humana es limitado, teniendo en cuenta el riesgo de exacerbar la coagulopatía. Así, lo ideal es evitar la infusión de cristaloide e iniciar los *protocolos de transfusión masiva* (PTM) de sangre lo mas rápido posible.

Los PTM de hemoderivados engloban la utilización de todos los componentes, como glóbulos rojos, plaquetas, plasma y/o crioprecipitado. Se sabe que la adopción de estas medidas alcanza importantes resultados en la reducción de la mortalidad.

Algunos estudios demostraron que la proporción más adecuada en la transfusión de glóbulos rojos/plasma/plaquetas es de 1:1:1. También hay estudios que en casos de hemorragias no traumáticas, pueden ser utilizadas en la proporción de plaquetas para glóbulos rojos de 1:2.

Tabla 11.2: Principios de resucitación para control de Daños
Evitar y corregir hipotermia.
Presionar directamente las heridas o uso de torniquete; utilizar los dispositivos hemostáticos en locales quando no es posible realizar torniquete.
Minimizar la infusión de cristalóides (en adultos, menos de 3 litros en 6 horas).
Utilizar protocolos de transfusión masiva.
Utilizar examenes laboratoriales funcionales para evaluar la hemostasia (tromboelastograma) para guiar el tratamiento con hemoderivados.
Utilizar fármacos para revertir casos de anticoagulación por medicación.

Recordar siempre que los hemocomponentes poseen citrato, que generalmente es metabolizado por el hígado. Sin embargo, en pacientes con shock, puede ocurrir falla en la metabolización del citrato, induciendo a hipocalcemia grave. Así, el acompañamiento del nivel sérico de calcio es fundamental para su rápida corrección.

Conclusión

El shock hemorrágico es una causa importante de muerte en todo el mundo. Los avances en el tratamiento mostraron mejorar los resultados gracias a un mejor conocimiento de la fisiopatología. En este contexto, se destaca la importancia de los cuidados prehospitalarios, así como el desarrollo de protocolos de transfusion masiva. Es necesario resaltar que la continuidad del cuidado desde el ámbito prehospitalario hasta la unidad de cuidados intensivos guiado por un equipo entrenado es el factor más relevante para conseguir los mejores resultados.

Bibliografía

1. American College of Surgeons. Advanced Trauma Life Support - ATLS student course manual. 9th ed. Chicago, IL. 2012
2. Barbee RW, Reynolds PS, Ward KR. Assessing shock resuscitation strategies by oxygen debt repayment. Shock 2010; 33:113-22.
3. Chaudry IH. Cellular mechanisms in shock and ischemia and their correction. Am J Physiol 1983;245:R117-R134.
4. White NJ, Ward KR, Pati S, Stran- denes G, Cap AP. Hemorrhagic blood failure: oxygen debt, coagulopathy, and endo- thelial damage. J Trauma Acute Care Surg 2017;82:Suppl 1:S41-S49.
5. Hoffman M, Cichon LJH. Practical co- agulation for the blood banker. Transfu- sion 2013;53:1594-602.
6. Chang R, Cardenas JC, Wade CE, Hol- comb JB. Advances in the understanding of trauma-induced coagulopathy. Blood 2016;128:1043-9.
7. Cosgriff N, Moore EE, Sauaia A, Kenny- Moynihan M, Burch JM, Galloway B. Pre- dicting life-threatening coagulopathy in the massively transfused trauma patient: hypo- thermia and acidoses revisited. J Trauma 1997;42:857-61.
8. Sihler KC, Napolitano LM. Complica- tions of massive transfusion. Chest 2010; 137:209-20.
9. Tisherman SA, Schmicker RH, Brasel KJ, et al. Detailed description of all deaths in both the shock and traumatic brain in- jury hypertonic saline trials of the Resus- citation Outcomes Consortium. Ann Surg 2015;261:586-90.
10. ingletary EM, Charlton NP, Epstein JL, et al. Part 15: first aid: 2015 American Heart Association and American Red Cross guidelines update for first aid. Circulation 2015;132:Suppl 2:S574-S589.
11. Achneck HE, Sileshi B, Jamiolkowski RM, Albala DM, Shapiro ML, Lawson JH. A comprehensive review of topical hemo- static agents: efficacy and recommenda- tions for use. Ann Surg 2010;251:217-28.
12. Richards JR, Knopf NA, Wang L, McGahan JP. Blunt abdominal trauma in children: evaluation with emergency US. Radiology. 2002; 222(3):749-54.
13. Duchesne JC, McSwain NE Jr, Cotton BA, et al. Damage control resuscitation: the new face of damage control. J Trauma 2010;69:976-90.
14. Cannon JW, Khan MA, Raja AS, et al. Damage control resuscitation in patients with severe traumatic hemorrhage: a prac- tice management guideline from the East- ern Association for the Surgery of Trauma. J Trauma Acute Care Surg 2017;82:605-17.
15. Meyer DE, Vincent LE, Fox EE, et al. Every minute counts: time to delivery of initial massive transfusion cooler and its impact on mortality. J Trauma Acute Care Surg 2017;83:19-24.
16. Holcomb JB, del Junco DJ, Fox EE, et al. The Prospective, Observational, Multicen- ter, Major Trauma Transfusion (PROMMTT) study: comparative effectiveness of a time- varying treatment with competing risks. JAMA Surg 2013;148:127-36.
17. Etchill EW, Myers SP, McDaniel LM, et al. Should all massively transfused pa- tients be treated equally? An analysis of massive transfusion ratios in the nontrau- ma setting. Crit Care Med 2017;45:1311-6
18. Shafi S, Collinsworth AW, Richter KM, et al. Bundles of care for resuscitation from hemorrhagic shock and severe brain injury in trauma patients — translating knowledge into practice. J Trauma Acute Care Surg 2016;81:780-94.

Capítulo 12

Coagulopatía inducida por trauma

Eduardo Juan Troster, Francisco Flauber Duarte dos Santos Filho, Johan Bustamante Gomez

Introducción

La **coagulopatia inducida por trauma (CIT)** ha sido reconocida desde hace décadas y contribuye al aumento de la morbimortalidad. Se caracteriza por un proceso endógeno temprano, provocado por una combinación de factores como lesión tisular, niveles altos de catecolaminas endógenas, y shock. Las alteraciones de la coagulación pueden ser de hipo e hipercoagulabilidad.

En la CIT ocurre un desbalance de mecanismos de compensación, comprometiendo la hemostasia y activando la fibrinólisis. Puede ser el resultado de alteraciones fisiológicas como acidosis, hipotermia o hemodilución relacionadas con la administración de líquidos o sangre; sin embargo, un disturbio de la coagulación también puede ocurrir en pacientes con lesiones graves independientemente de estos factores.

Aproximadamente un 40% de las muertes por trauma se deben a hemorragias no controladas en las primeras 48 horas después de la admisión hospitalaria. Esta alteración fisiopatológica se asocia a más días de ventilación mecánica, mayor estancia hospitalaria, y aumenta la incidencia de disfunción multiorgánica.

En comparación con los pacientes que no tienen coagulopatía, este disturbio tiene una mortalidad tres a cuatro veces mayor, y tienen hasta ocho veces más probabilidades de morir dentro de las primeras 24 horas después del trauma.

Epidemiología

Los disturbios en la coagulación han sido observados comúnmente en el trauma, estando presente en aproximadamente 1/3 parte de los pacientes, contribuyendo a resultados adversos en todas las edades.

La incidencia de disturbios en la coagulación es muy variada entre los estudios. Un estudio retrospectivo pediátrico demostró una incidencia de CIT en la admisión entre 10 a 77%.

Estudios realizados por Patregnani y col. con 744 pacientes menores de 18 años, observaron que la incidencia de CIT y shock fueron de 27% y 38.3%, asociado a una mortalidad de 22% y 16.8%, respectivamente. Concluyeron que la coagulopatia (RNI >1.5) en la admisión está asociado con incremento en la mortalidad.

En comparación con los adultos, el sangrado masivo es menos común en pediatria, encontrandose más casos de disturbios de la coagulación en niños con trauma cerebral agudo (TCE). Inclusive, Vavilala e col. reportaron que niveles de degradación de la fibrina por más de 1000 µg/mL predicen un resultado peor en niños menores de 16 años con Glasgow entre 7-12 con TCE.

El estudio Talving, evidencio que pacientes con TCE y escala Glasgow baja, están asociados independientemente a CIT. Encontró una tasa de mortalidad de 17.5% vs. 0.5% en pacientes con coagulotapia vs. sin coagulopatia, respectivamente.

Hendrickson e col. evaluaron CIT en 102 niños con trauma, y encontró una alta prevalencia de CIT en las primeras 24 horas de la admisión. Mostro valores anormales de tiempo de protrombina (TP) en un 72%, el tempo parcial de tromboplastina (PTTa) en 38%, fibrinógeno en 52%, hemoglobina en 58%, y plaquetas en 23%.

Fisiopatología

La fisiopatología es multifactorial, siendo el resultado de un desbalance entre factores pro y anticoagulantes, plaquetas, componentes endoteliales y fibrinógeno, con contribuciones superpuestas que dependen de la lesión y la naturaleza de la reanimación.

La hemorragia y el daño de los tejidos es el principal factor para activar la cascada de la coagulación y la formación de trombina. La lesión de los tejidos resulta en la exposición del colágeno y del factor tisular llevando a una activación de la vía intrínseca y extrínseca de la coagulación. Sin embargo, otro factor importante que está asociado a coagulopatia, es la hipoperfusión.

La hipoperfusión estimula el endotelio a liberar trombomodulina, que interactúa con la trombina para activar la proteína C, que a su vez inactiva los factores V y VIII, llevando a un estado de hipocoagulación, y consumo del inhibidor del activador del plasminógeno 1 (PAI-1). El resultado es incrementar el t-PA (activador tisular del plasminógeno), provocando una hiperfibrinolisis. Sin la limitación de PAI-1, t-PA está libre para mejorar la conversión de plasminógeno para plasmina y así aumentar la fibrinólisis. La hiperfibrinolisis ha sido identificada como factor de riesgo importante en la mortalidad de pacientes con hemorragias en el trauma (Figura 12.1).

La acidosis, hipotermia, dilución iatrogénica, consumo de plaquetas y de factores de coagulación, se han atribuido como posibles causas de CIT.

La acidosis es el resultado de shock hipovolémico y hipoperfusión tisular que puede ser también exacerbada por una administración exagerada de suero fisiológico o componentes sanguíneos. Él contribuye a la CIT debido a la activación de la vía de la proteína C, además de interferir con el ensamblaje de los complejos de los factores de coagulación que involucran calcio y fosfolípidos cargados negativamente.

Como por ejemplo, un pH < 7.2 reduce en un 50% la actividad de los factores de coagulación y de actividad de la cascada. Sin embargo, la corrección de la acidosis no siempre mejora el disturbio de coagulación, lo que indica que la lesión tisular causa coagulopatía a través de mecanismos adicionales.

La hipotermia, causada por el shock, y reposición hídrica, también exacerba la coagulopatia. El efecto de la hipotermia sobre la coagulación incluye tanto la disfunción plaquetaria y la alteración de la función enzimática. Hay deterioro de la actividad del factor tisular, de la agregación y adhesión plaquetaria a temperaturas entre 33 y 37 °C.

Kermode e col, demostraron que para cada 1°C de temperatura baja, la actividad de la cascada de coagulación disminuye un 5%. Similarmente, las interaccio-

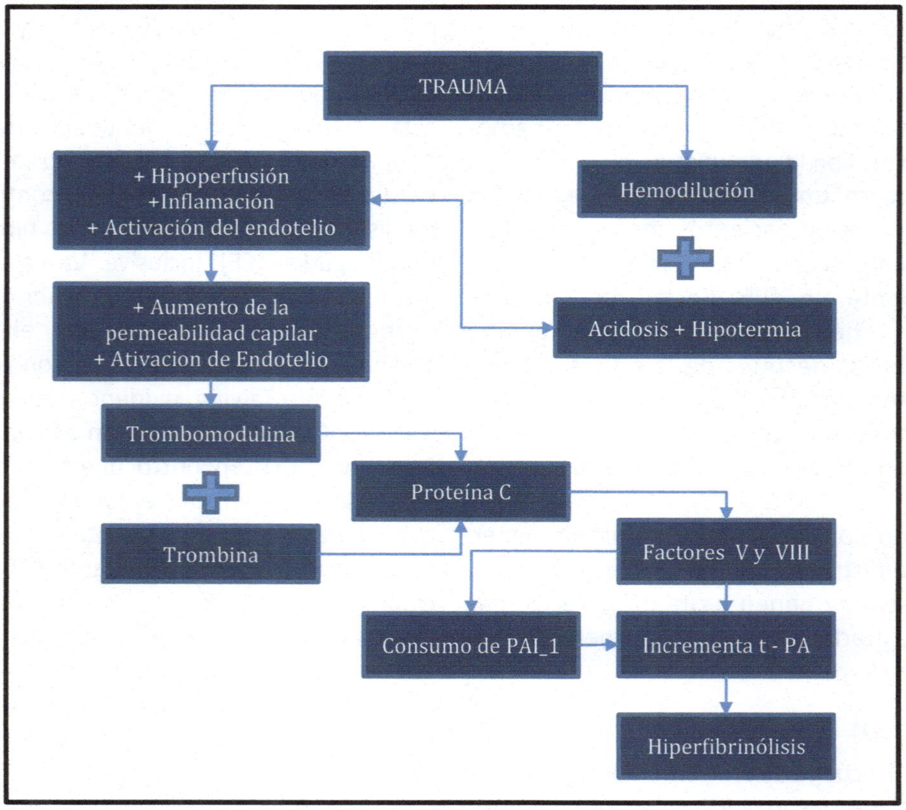

Figura 12.1: Papel de la hiperfibrinólisis en el sangrado por trauma

nes entre los factores y las glicoproteínas que activan las plaquetas, están ausentes en un 75% de los individuos con temperatura aproximadamente de 30ºC.

La acidosis y la hipotermia son sinérgicas aumentando la mortalidad cuando ambos están presentes.

Un estudio retrospectivo de 8724 pacientes en Alemania encontró una correlación entre el volumen de resucitación y coagulopatía. Fue evidenciado que la CIT estaba presente en la admisión en más del 50% de los pacientes que recibieron más de 3L de líquidos antes de la llegada al hospital, y tan solamente presente en el 10% de los pacientes de aquellos que administraron < 500 ml.

Aunque el número de plaquetas está ligeramente reducido por el trauma, no se sitúan en un nivel que se espera que contribuyan significativamente a la coagulopatía. La disfunción plaquetaria es un factor pronóstico independiente de mortalidad.

En los casos de TCE, varios mecanismos han sido propuestos para explicar los disturbios de la coagulación. Aunque no se tenga una definición, generalmente hay varias teorías que explican una combinación de estados de hipo e hipercoagulabilidad.

Diagnóstico de CIT

Pruebas de coagulación

El diagnóstico es basado en pruebas de coagulación convencional como tiempo de protrombina (TP), RIN (razón internacional normalizada), tempo parcial de tromboplastina (TPPa), fibrinógeno y conteo de plaquetas.

Estos exámenes inicialmente fueron diseñados para el screening de coagulopatías hereditarias, y subsecuentemente usadas para acompañamiento de pacientes con terapia anticoagulante.

Sin embargo, estos parámetros no reflejan los cambios fisiopatológicos reales que se ven a menudo en el trauma. Además, debido a la demora en la disponibilidad de los resultados, puede hacerlos irrelevantes a la hora de una hemorragia importante.

En pruebas de coagulación estándar han definido los criterios para CIT:

1. PT>18 segundos,
2. RIN >1,5
3. PTT > 60 segundos.

Debido a que CIT puede ocurrir en pacientes con niveles de plaquetas y fibrinógeno normales, ellas no son incluidas en los criterios diagnósticos. Un RIN >1.3 ha sido asociado a una mortalidad alta cercana al 25% en pacientes con trauma.

Tromboelastrografía

Las pruebas de coagulación estándar no reflejan adecuadamente la fibrinólisis. Así las dos técnicas más adecuadas para evaluar el estado de coagulación son tromboelastografia (TEG) y la tromboelastometria rotacional (ROTEM), que mediante visualización gráfica evalúa las propiedades mecánicas viscoelásticas de la sangre, analizando todos los estados de la coagulacion desde el desarrollo hasta la resolución del trombo, con mínimo atraso en la entrega.

El examen presenta la coagulación en ámbito general, pudiendo hacer correlaciones con patologías asociadas a la hemostasia, como la hipocoaguabilidad, hipercoagulabilidad, y hiperfibrinólisis. El TEG proporciona información al respecto de múltiples aspectos de la cascada de la coagulación. También es útil para predecir hemorragias y necesidad de transfusión masiva. Han demostrado mejor precisión para definir disturbios de la coagulación en tiempo real, a pesar de que las pruebas convencionales sean normales.

Una ventaja adicional del TEG/ROTEM es que proporciona resultados más rápidos cuando son comparados con pruebas convencionales. Los resultados pueden ser obtenidos dentro de 5 a 15 minutos, contrario a las pruebas de coagulación convencional que toman entre 30 a 48 minutos.

En un estudio detallando el uso de dispositivos que evalúan a viscoelasticidad, describieron 86 niños con trauma severo. Demostraron que el uso de TEG e ROTEM tuvieron una evaluación temprana y rápida del estado de coagulación, llevando a una mejora en el abordaje para guiar la resucitación.

Tratamiento

Se requiere una apropiada y adecuada resucitación para estabilización hemodinámica con el fin minimizar la morbilidad y mortalidad en pacientes con trauma.

El objetivo principal de la resucitación es analizar la hemostasia y la coagulación en tiempo real a través de protocolos de transfusión masiva que han venido ganando espacio en el manejo de pacientes adultos con coagulopatía por trauma.

Una estrategia rápida para transfusión, asociada a una equilibrada proporción en la transfusión de glóbulos rojos, plasma fresco y plaquetas es de 1:1:1, combinada con monitorización temprana y ágil de la coagulación, son partes esenciales del concepto de transfusión masiva.

Transfusión guiada por TEG y ROTEM

El uso de agentes hemostáticos debe ser guiado y monitorizado por TEG o ROTEM, para así evaluar la efectividad y evitar complicaciones tromboembólicas, haciendo más promisoria esta estrategia terapéutica. Las pruebas de coagulación son usadas para guiar el uso de terapia de reemplazo de productos sanguíneos, sin embargo, la administración no debe atrasarse en sangrados masivos, y pacientes inestables.

Los efectos de esta intervención, no han sido estudiados sistemáticamente en la población pediátrica. A lo contrario que los adultos, los niños tienen mejor capacidad de tolerancia a la pérdida de sangre, pues tienen una reserva fisiológica importante.

Protocolo de Transfusión masiva de sangre (PTM)

El uso temprano y liberal de productos sanguíneos en pacientes adultos politraumatizados, ha sido una tendencia actual en la estrategia de resucitación en este grupo de pacientes. Caso contrario pasa en la población pediátrica que es poco común la transfusión masiva. En niños, la respuesta al sangrado masivo es diferente que la del adulto, debido a que ellos tienen una gran reserva fisiológica y una mejor tolerancia a la pérdida de sangre.

Es importante la resucitación con apropiados volúmenes de sangre porque tanto la anemia como la hipovolemia, reducen la entrega de oxígeno a los tejidos.

La transfusión masiva es definida en adultos como el uso de > 10 unidades de glóbulos rojos durante un período de 24 horas, o transfusión de más de 4 unidades durante 1 hora con sangrado continuo no controlado. La definición en niños es más compleja, debido a que el volumen sanguíneo estimado varía según la edad.

Hence, Diab y col. definen transfusión masiva en niños como:

1. Transfusión de > 50% de la volemia estimada para la edad en 3 horas, o;
2. Transfusión de 100% da volemia estimada para la edad en 24 horas, o;
3. Transfusión para substituir la pérdida continua de sangre de al menos 10 % de la volemia estimada según la edad, por minuto.

La identificación temprana y la implementación de tratamiento visado en la coagulopatia, debe potencialmente mejorar el resultado final de los pacientes con trauma. Es así que el uso de TEG/ROTEM para evaluar CIT y para guiar la transfusion sanguínea ha sido recomendado en las guías europeas para el manejo de hemorragia masiva en pacientes con trauma.

No es bien conocido si el protocolo de transfusión masiva temprana con plasma fresco congelado y la administración de plaquetas, mejora la mortalidad en niños. Dos pequeños estudios de series no demostraron los efectos de esta estrategia en la reducción de la mortalidad en este grupo de pacientes.

Nosanov e col. realizaron un estudio retrospectivo durante 7 años, evaluaron el impacto de la transfusión de hemoderivados en el trauma pediátrico. Definieron transfusión masiva, como pérdida de sangre mayor que 50% del volumen total dentro de las 24 h de admisión. 105 pacientes recibieron transfusión masiva. No hubo impacto en la mortalidad en pacientes que recibieron PFC con GRE, comparados con aquellos que recibieron plaquetas con GRE.

En la actualidad, es controversial el nivel de conteo de plaquetas que se debe iniciar la transfusión. Pocos estudios y reporte de casos han documentado su experiencia con el uso de PTM en pediatría. Hendrickson y col. realizaron un estudio durante 15 meses con 53 pacientes que fueron predefinidos para recibir PTM siendo ellos comparadas con 49 pacientes de grupo control histórico. No se observó mejoría en la mortalidad después de la implementación de PTM, teniendo en cuenta la gravedad de la lesión, el TP y el TPPa.

Chidester y col. describió un estudio prospectivo con 55 niños, 22 de ellos recibieron PTM y 33 pacientes fueron transfundidos según criterio médico. La relación de transfusión fue de PFC/GRE de 1:3. Ellos no encontraron diferencia en la mortalidad entre los dos grupos (45% contra 45%).

En una institución escandinava, el protocolo de transfusión masiva es activado en pacientes pediátricos cuando hay hemorragias incontroladas. Ellos inician cristaloides 10 a 20 ml/kg en pacientes estables, y si paciente inicia con taquicardia, recomiendan una relación de 20:20:10 ml/kg de GRE:PFC:plaquetas basados en los resultados de TEG en tiempo real.

Plasma fresco congelado

Es el principal componente sanguíneo transfundido en el tratamiento de coagulopatia. El contiene factores de coagulación cerca a los niveles sanguíneos normales. El PFC, es un excelente expansor de volumen que contiene fibrinógeno, producto esencial para la formación del coagulo. Las mayorías de los guidelines sugieren que el plasma debe ser transfundido solamente en caso de sangrados activos, y no basado en los testes de coagulación anormales.

En los últimos estudios, se ha correlacionado que el PFC ayuda a la restauración del glicocalix del endotelio que fue lesionado por la hipoperfusión y hipoxia.

Fibrinógeno

El concentrado de fibrinógeno se comercializa desde hace varios años para el tratamiento de la hipofibrinogenemia congénita, pero actualmente se ha recomendado como terapia de reemplazo para pacientes que requieren transfusión masiva. A pesar de la evidencia apoyar el mantenimiento de niveles adecuados de fibrinógeno en pacientes con hemorragia, pocos datos están disponibles para la administración en pacientes con trauma.

La infusión de fibrinógeno guiada por trombelastometría fue descrito inicialmente en un pequeño estudio de nueve niños con sangrado masivo sometidos a craneosinostosis, así como en un reporte de caso de un niño con lesiones abdominales y pélvicas severas después de trauma.

La administración de fibrinógeno es una recomendación reciente por los guideline europeo para el manejo de sangramiento en adultos politraumatizados con niveles < 1.5 -2 g/L y hemorragia importante.

Factor recombinante VIIa

El factor recombinante VIIa fue inicialmente desarrollado para el tratamiento de hemofilia. Es efectivo en neonatos, ninhos con CIT y sangramiento clínico significativo. Recomendaciones en las dosis fueran extrapoladas en parte de la literatura en adultos, apoyados en la población con hemofilia. Factores que contribuyen a poca respuesta al tratamiento son acidosis (pH<7.2), trombocitopenia (<200000) e hipotensión. Basados en estos resultados, el máximo beneficio no es alcanzado con la administración tardía en el tratamiento de paciente con hemorragia por trauma.

Un estudio retrospectivo que incluyeron 135 niños que recibieron F VIIa, mostro una significante reducción en la administración de productos sanguíneos, pero también fueron asociados a varios eventos tromboembolicos en niños que recibieron este producto.

Bibliografía

1. Davenport R. Pathogenesis of acute traumatic coagulopathy. Transfusion. 2013; 53(Suppl 1):23S- 27S. [PubMed: 23301969]
2. S. Kauvar, R. Lefering, and C. E. Wade, “Impact of hem- orrhage on trauma outcome: an overview of epidemiology, clinical presentations, and therapeutic considerations,” Journal of Trauma—Injury, Infection and Critical Care, vol. 60, no. 6, supplement, pp. S3-S11, 2006.
3. Avarello JT, Cantor RM. Pediatric major trauma: an approach to evaluation and management. Emerg Med Clin North Am. 2007; 25(3):803-836. [PubMed: 17826219]
4. MacLeod JB, Lynn M, McKenney MG, Cohn SM, Murtha M. Early coagulopathy predicts mortality in trauma. J Trauma. 2003;55(1):39-44.
5. Miner ME, Kaufman HH, Graham SH, Haar FH, Gildenberg PL. Disseminated intravascular coagulation fibrinolytic syndrome following head injury in children: frequency and prognostic implications. The Journal of pediatrics. 1982; 100(5):687-691. [PubMed: 7069528]
6. Patregnani JT, Borgman MA, Maegele M, Wade CE, Blackbourne LH, Spinella PC. Coagulopathy and shock on admission is associated with mortality for children with traumatic injuries at combat support hospitals. Pediatr Crit Care Med. 2012; 13(3):273-277. [PubMed: 21926654]
7. Langlois JA, Rutland-Brown W, Thomas KE. The incidence of traumatic brain injury among children in the United States: differences by race. J Head Trauma Rehabil. 2005; 20(3):229-238. [PubMed: 15908823]
8. Kipfmueller F, Wyen H, Borgman MA, Spinella PC, Wirth S, Maegele M. [Epidemiology, risk stratification and outcome of severe pediatric trauma]. Klinische Padiatrie. 2013; 225(1):34-40. [PubMed: 23203384]
9. Vavilala MS, Dunbar PJ, Rivara FP, Lam AM. Coagulopathy predicts poor outcome following head injury in children less than 16 years of age. J Neurosurg Anesthesiol. 2001; 13(1):13-18. [PubMed: 11145472]
10. Talving P, Lustenberger T, Lam L, Inaba K, Mohseni S, Plurad D, Green DJ, Demetriades D. Coagulopathy after isolated severe traumatic brain injury in children. The Journal of trauma. 2011; 71(5):1205-1210. [PubMed: 21427617]
11. Hendrickson JE, Shaz BH, Pereira G, Atkins E, Johnson KK, Bao G, Easley KA, Josephson CD. Coagulopathy is prevalent and associated with adverse outcomes in transfused pediatric trauma patients. The Journal of pediatrics. 2012; 160(2):204-209. e203. [PubMed: 21925679].
12. Frith D, Brohi K. The pathophysiology of trauma-induced coagulopathy. Curr Opin Crit Care 2012; 18:631 - 636.
13. Hußmann B, Lefering R, Taeger G, et al. Influence of prehospital fluid resuscitation on patients with multiple injuries in hemorrhagic shock in patients from the DGU trauma registry. J Emerg Trauma Shock 2011; 4:465 - 471.
14. Brohi K, Cohen MJ, Ganter MT, et al. Acute traumatic coagulopathy: initiated by hypoperfusion: modulated through the protein C pathway? Ann Surg 2007; 245:812 - 818.
15. Meng ZH, Wolberg AS, Monroe DM 3rd, et al. The effect of temperature and pH on the activity of factor VIIa: implications for the efficacy of high-dose factor VIIa in hypothermic and acidotic patients. J Trauma 2003; 55:886-891.
16. Kermode JC, Zheng Q, Milner EP. Marked temperature dependence of the platelet calcium signal induced by human von Willebrand factor. Blood. 1999; 94(1):199-207. [PubMed: 10381514]
17. Maegele M, Spinella PC, Schochl H. The acute coagulopathy of trauma: && mechanisms and tools for risk stratification. Shock 2012; 38:450-458. An excellent overview of the pathophysiology and identification of traumatic coagulopathy.
18. Dempfle CE, Borggrefe M. Point of care coagulation tests in critically ill patients. Semin Thromb Hemost 2008; 34:445 - 450.
19. Jeger V, Zimmermann H, Exadaktylos AK. Can RapidTEG accelerate the search for coagulopathies in the patient with multiple injuries? J Trauma 2009; 66:1253 - 1257.
20. Vogel AM, Radwan ZA, Cox CS Jr, et al. Admission rapid thrombelastography & delivers real-time ‘actionable’ data in pediatric trauma. J Pediatr Surg 2013;48:1371 - 1376.

21. Chidester SJ, Williams N, Wang W, et al. A pediatric massive transfusion protocol. J Trauma Acute Care Surg 2012; 73:1273 - 1277.

22. Nosanov L, Inaba K, Okoye O, Resnick S, Upperman J, Shulman I, Rhee P, Demetriades D. The impact of blood product ratios in massively transfused pediatric trauma patients. American journal of surgery. 2013; 206(5):655-60. [PubMed: 24011571]

23. Pahn DR, Bouillon B, Cerny V, Coats TJ, Duranteau J, Fernández-Mondéjar E, et al. Management of bleeding and coagulopathy following major trauma: an updated European guideline. Crit Care. 2013;17(2):R76.

24. Nystrup KB, Stensballe S, Bottger M, Johansson PI, Ostrowski SR. Transfusioin therapy in paediatric trauma patients: a review of the literature. Scandinavian Journal of Trauma, Resuscitation and Emergency Medicine (2015) 23:21 DOI 10.1186/s13049-015-0097-z

25. Levi M, Toh CH, Thachil J, Watson HG. Guidelines for the diagnosis and management of disseminated intravascular coagulation. British Committee for Standards in Haematology. Br J Haematol. 2009; 145(1):24–33. [PubMed: 19222477]

26. Kozar RA, Peng Z, Zhang R, Holcomb JB, Pati S, Park P, Ko TC, Paredes A. Plasma restoration of endothelial glycocalyx in a rodent model of hemorrhagic shock. Anesth Analg. 2011; 112(6): 1289–1295. [PubMed: 21346161]

27. Kozek-Langenecker S, Sorensen B, Hess JR, Spahn DR. Clinical effectiveness of fresh frozen plasma compared with fibrinogen concentrate: a systematic review. Critical Care (London, England). 2011; 15(5):R239.

Capítulo 13

Recursos óptimos para la resucitación

Deborah Turina

Introducción

A nivel mundial, la patología traumática continúa siendo un problema de primera magnitud, desde un punto de vista sanitario, social y económico. Datos del 2010 revelan que en todo el mundo hubo 5,1 millones de muertes por trauma, lo que representa casi el 10% de todas las muertes. En niños las lesiones no intencionales seguidas de muerte se estiman en 730.000 por año, y lamentablemente, la espectativa es un aumento en las próximas décadas. En Argentina, el trauma es la tercera causa principal de muerte para todas las edades, y es la principal causa de muerte entre las personas de 1 a 46 años. El trauma es también la causa más común de años de vida perdidos en personas jóvenes, en comparación con todas las demás etiologías.

En los últimos años ha habido profundas modificaciones en el paradigma de la *resucitación del paciente traumatizado crítico* y se han desarrollado nuevos conceptos en relación con la coagulopatía inducida por el trauma (CIT). Estos cambios fueron motivados por la experiencia acumulada en conflictos armados durante esta última década, donde las estrategias de actuación son evaluadas y posteriormente trasladadas al ámbito civil.

¿Dónde resucitar a los pacientes traumatizados?

Un sistema de trauma ideal incluye todos los componentes identificados con la atención óptima del trauma, como la prevención, el acceso, cuidado y transporte prehospitalarios, la atención hospitalaria aguda, la rehabilitación y la investigación.

Está demostrado que la evolución de un niño traumatizado tienen mejores resultados cuando es atendido en hospitales pediátricos y/o centros de trauma que integren niños y adultos. Esto sustenta el triaje selectivo de niños lesionados a los centros de trauma con unidades de cuidados intensivos pediátricos (UCIP) cuando esta opción está disponible.

Datos obtenidos del Registro Nacional de Trauma de Estados Unidos (TCDB) en 2014 muestran que el 42% de los niños traumatizados atendidos en centros de trauma ingresan en una UCIP, y más del 50% de ellos tienen un puntaje de severidad de lesiones (ISS) mayor a 15, lo que evidencia la complejidad de estos pacientes. El traumatismo encéfalo craneano (TEC) y las lesiones cervicales representan las causas más comunes de ingreso (57%).

El manejo del niño lesionado requiere algunas consideraciones especiales como intentar reducir la exposición a la radiación para el diagnóstico, la presencia familiar durante la reanimación, la disponibilidad de especialistas pediátricos, el manejo de fluidos, electrolitos y hemoderivados, y protocolos de manejo del dolor, entre otros.

Las lesiones pueden pasarse por alto durante la evaluación inicial de los niños. La transferencia del paciente desde el sitio del trauma hasta el siguiente nivel de atención puede servir como un punto de control para identificar lesiones perdidas, las cuales son más frecuentes cuando hay lesiones graves o inestabilidad hemodinámica. El protocolo de evaluación del trauma del Colegio Americano de Cirugía, "Apoyo Vital Avanzado en Trauma" (Advanced Trauma Life Support - ATLS), incluye un examen de pies a cabeza para evaluar todas las lesiones, pero las desviaciones de este protocolo a menudo ocurren, incluso en centros experimentados. Y aunque la mayoría de las lesiones perdidas tienen un efecto mínimo en el resultado, el retraso en el reconocimiento de las lesiones como aquellas lesiones del intestino delgado han sido asociadas con mayor mortalidad.

Centros de trauma

Los centros de trauma deben poder proporcionar los recursos humanos y físicos necesarios (planta física y equipo) para administrar adecuadamente la atención aguda de acuerdo con su nivel de verificación.

La clasificación utilizada para la categorización de *Centros de Trauma* en Argentina es similar a la que emplea el Colegio Americano de Cirugía (American College of Surgeons – ACS), la cual se divide en tres niveles: I (el más alto), II (intermedio) y III (el más bajo), y una cuarta categoría que se denomina Hospital no categorizable (HNC) (Tabla 13.1).

En el caso de trauma pediátrico, corresponderán al nivel de HNC aquellos hospitales de adultos que cuenten con la complejidad necesaria para la estabilización inicial de pacientes pediátricos y que no cuenten con las especialidades requeridas (pediatras de guardia entrenados y capacitados en el manejo del trauma mediante cursos reconocidos AITP® ["Atención Inicial del Trauma Pediátrico"] y PALS® ["Apoyo Vital Avanzado Pediátrico"] cada día de guardia, cuidados intensivos e intermedios pediátricos, especialidades quirúrgicas pediátricas, etc).

Los centros en cada nivel juegan un papel integral en el sistema de trauma. Los estándares para la provisión de atención clínica a pacientes lesionados para el Nivel I y los centros de trauma de Nivel II son idénticos. (ACS)

Un Centro de Trauma de Nivel I debe ser un centro de recursos regional y, en general, sirve a las ciudades grandes o áreas densas en población. Esta institución debería servir como el hospital principal para un sistema. Los Centros de Trauma de Nivel I deberán recibir un volumen anual de ingresos entre 750 y 1000 traumatizados/año, por lo que debería implementarse en ciudades con un área de influencia de 1.000.000 de habitantes.

En el caso de trauma pediátrico, el hospital de recepción deberá ser un hospital general pediátrico o un

Organización del sector	Niveles			
	I	II	III	HNC
Programa de Trauma	E	D	I	I
Admisión mínima anual de 200 pacientes pediátricos lesionados menores de 15 años de edad	E	D	I	I
Director de Trauma con especialización en cirugía pediátrica, con certificación del ACS	E	D	I	I
Coordinador de Trauma	E	D	I	I
Disponibilidad de cirujanos especialistas en cirugía pediátrica con certificación en ACS	E	D	I	I
Disponibilidad de traumatólogo especializado en ortopedia y traumatología pediátrica	E	D	I	I
Disponibilidad de neurocirujano especializado en neurocirugía pediátrica	E	D	I	I
Disponibilidad de intensivistas especializados en pediatría	E	E	I	I
Disponibilidad de enfermería con formación en el cuidado del niño críticamente enfermo	E	E	I	I
Presencia del cirujano en el DE dentro de los 15 minutos de recepción de la llamada de trauma	E	D	I	I
Comité de revisión y mejoría de calidad de cuidados integrado por el director de Trauma y representantes de los sectores: cirugía general y pediátrica, ortopedia y traumatología, neurocirugía, emergencias, cuidados intensivos, anestesia y enfermería	E	D	I	I

Tabla 13.1: (Tomado de CICCATED) Organización del sector Pediatría sugerido por la ACS. E: esencial. D: deseable. I: irrelevante.

hospital general de adultos que tenga todas las especialidades pediátricas equivalentes.

En situaciones de víctimas múltiples, el centro participará del liderazgo médico, normatizando las acciones que deben ser llevadas a cabo y colaborando con el sistema de emergencias local con quien compartirá criterios de clasificación y reclasificación, de derivación y recepción de pacientes, entre otras cuestiones.

El Centro de Trauma deberá contar con normas estrictas de ingreso y egreso, ya sea desde el área de admisión a otras áreas del centro (por ejemplo, el área de diagnóstico por imágenes); también, desde esta última a otras salas de cuidados (intensivos o intermedios) o bien para su derivación a otros centros de rehabilitación (si no tuviera el propio) o a su domicilio. Para concretar la adecuada derivación es indispensable que el Centro de Trauma tenga normas de referencia de otros centros de menor complejidad pero relacionados con el primero.

La institución donde funcione el Centro de Trauma (hospital u otra institución sanitaria de alta complejidad) deberá redimensionar su banco de sangre ya que es muy frecuente en estos casos, el alto consumo de hemocomponentes, y es esencial tener una red de servicios interhospitalarios de medicina transfusional.

Atención de los niños traumatizados

El cuidado efectivo de los niños lesionados requiere un enfoque integral e inclusivo que reconozca la lesión infantil como un problema importante de salud pública, identifique las estrategias efectivas para la prevención, introduzca mejoras en los sistemas de atención médica de emergencia para niños, y proporcione la más alta calidad de atención del trauma pediátrico, incluída la rehabilitación disponible en todos los niveles de organización del sistema de trauma. Los niños heridos requieren recursos especiales en cualquier centro de trauma dedicado a su cuidado. La principal característica requerida de cualquier hospital que atiende a niños lesionados es la optimización de los recursos necesarios para satisfacer las necesidades especializadas de esa población. Debido al número limitado y distribución geográfica de los hospitales infantiles, no todos los pacientes pediátricos con lesiones graves tendrán acceso a ellos y por lo tanto, se necesitan otros hospitales como centros de trauma de adultos que cumplan con los requisitos para el cuidado óptimo de estos niños.

La mayoría de los niños traumatizados son ingresados a través del Departamento de Urgencias (DU) directamente desde la escena del incidente o como referencia de otro hospital. Habrá alguna transferencia directa de pacientes lesionados desde los hospitales de referencia a la UCIP o al piso.

Organización del Departamento de Urgencias

El *Departamento de Urgencias* desempeña un papel fundamental al brindar a la población el acceso a la atención médica. A su vez, constituye una interfaz importante para los distintos servicios y una gran proporción de las admisiones no planeadas a salas de hospitalización se realizan a través del mismo.

El diseño de un Departamento de Urgencias eficiente en el que la atención se coordina y se lleva a cabo en un entorno apropiado depende de la colaboración productiva entre una serie de partes interesadas e involucradas en el proceso de construcción y desarrollo.

Departamento de Urgencias Pediátrico

El *Departamento de Urgencias Pediátrico* que forme parte de una institución encargada de la atención integral de los niños deberá disponer de espacio de acceso, recepción y clasificación de aquellos pacientes que necesitan atención urgente (triaje y admisión), espera, consulta, exploración y tratamiento, observación, área para el personal que recibe y atiende al paciente y también para aquellos especialistas que podrían intervenir. Es necesario tener en cuenta que el niño siempre estará acompañado por al menos un adulto responsable. Idealmente se debiera tener especial cuidado para el diseño de espacios seguros, afectivos, y acogedores tanto para el infante como para sus acompañantes.

Además, las áreas en que es atendido el paciente pediátrico deben cumplir una serie de medidas de seguridad específicas: los medicamentos y material de limpieza deben estar fuera del alcance de los niños; deben existir enchufes de seguridad o con protectores, y protectores de esquinas; no deben existir juguetes u otros entretenimientos que contengan piezas pequeñas que puedan ser ingeridas o aspiradas; y debe existir fuerte sujeción de todo tipo de mobiliario y aparatos que pudiera estar al alcance del niño.

Departamento de Urgencias Mixto Adultos y Pediatría

Los *Departamentos de Urgencias* Mixtos (DUM) requieren instalaciones apropiadas para el cuidado de niños pequeños que son acompañados por sus familiares.

La cantidad de espacio dedicado a la atención de pacientes pediátricos dependerá del tamaño total del Departamento de Emergencia y el número de niños pequeños atendidos. Las instalaciones deberían incluir:

- Un área de espera dedicada que esté separada acústica y visiblemente del área de espera principal; siendo decorado apropiadamente para niños e incluyendo un área de juego.
- El tamaño de la sala de espera pediátrica debería ser adecuado para acomodar los cochecitos, padres y hermanos.
- Una sala de reanimación idealmente contigua a la de adultos o ser parte de la misma.
- Una sala de tratamiento y traslado accesibles desde el área de espera pediátrica.
- Potencialmente un consultorio de evaluación.
- Todas las habitaciones deben estar decoradas apropiadamente para la población de edad esperada.

El área de espera pediátrica debe estar visible para el personal de enfermería en todo momento.

El equipamiento debe ser similar al de adultos pero con equipo equivalente apropiado para niños.

Debe haber un área para cambio de bebé y amamantamiento, espacio adecuado para acomodar cochecitos de bebé y sillas de ruedas, y considerar instalaciones de televisión y video.

Área de trauma

En la *sala de trauma* se debe realizar la recepción, evaluación e inicio del tratamiento de aquellos pacientes sometidos a traumas importantes, y debe ser de al menos 30 m^2 para acomodar el máximo personal involucrado simultáneamente en el tratamiento del paciente y poder alojar equipos móviles como por ejemplo el ecógrafo y el ventilador mecánico. El acceso y la recepción del paciente desde la sala de espera, la ambulancia o el helipuerto en caso de tenerlo, debe ser rápido, así como la descarga del paciente que debe involucrar maniobras mínimas. Debe contar idealmente con una camilla de trauma móvil central con acceso de 360º a los pacientes. Todos los medicamentos y equipos tienen que estar disponibles y almacenados en la habitación o inmediatamente adyacentes a la misma, además de contar con estanterías adecuadas para acomodar la medicación y los equipos necesarios para la atención del trauma.

El tomógrafo y el Servicio de Radiología deben estar cerca y fácilmente accesibles, así como el quirófano y la Unidad de Cuidados Intensivos Pediátricos (UCIP). Es deseable que el DU esté equipado con equipo de rayos portátil.

Check-list

El cuidado inicial de los niños politraumatizados puede ser un desafío que requiere un enfoque sistemático para garantizar rápidamente una alta calidad de atención. El protocolo ATLS se ha desarrollado para facilitar y estructurar este cuidado. A pesar de la evidencia que apoya su efectividad, las desviaciones del protocolo ATLS pueden ocurrir incluso entre personas altamente experimentadas dejando a los pacientes vulnerables a lesiones perdidas y resultados más pobres.

La implementación de una lista de verificación o ***check-list*** durante la reanimación traumática pediátrica es una opción de bajo costo que ha demostrado reducir los errores siendo un método confiable y una ayuda cognitiva para aumentar la adherencia con el protocolo ATLS y lograr una finalización de tareas más precisa.

La tabla que presentamos es un ejemplo de Check-list diseñada para la *reanimación del traumatismo pediátrico* en el Hospital de Niños R. Gutiérrez (HNRG) y se divide en cinco secciones: plan de pre-arribo, revisión primaria, revisión secundaria, plan de egreso, y preparación para el traslado (Tabla 13.2).

Red de investigación de hemostasia traumática y oxigenación

La *Red de Investigación de Hemostasia Traumática y Oxigenación (THOR)* es un grupo internacional multidisciplinario de investigadores con un interés común en realizar investigaciones que apuntan a mejorar los resultados y la seguridad en pacientes con lesiones traumáticas graves a través de técnicas mejoradas de monitoreo y reanimación. El enfoque de la red en los métodos óptimos para identificar y tratar el shock traumático y la coagulopatía se evidencia por su trabajo actual para avanzar en la medición de la oxigenación tisular, el shock celular, la coagulación y fibrinólisis, así como para determinar los fluidos y los productos sanguíneos óptimos que se necesitan para estos pacientes. La investigación que realiza la red incluye las fases de atención tanto prehospitalaria como hospitalaria con atención a las aplicaciones militares y civiles.

Las interacciones entre los proveedores militares y civiles en la conferencia anual de la Red THOR sobre la resucitación con control del daño ha conducido a cambios en las prácticas tanto militares como civiles en Noruega, Suecia, Francia, Países Bajos, Canadá, Israel, Australia y los Estados Unidos. Estos cambios han incluido la incorporación de almacenamiento en frío de sangre entera y plaquetas, plasma liofilizado y ácido tranexámico para la atención prehospitalaria.

Pre-arribo		Confirmar roles en el equipo
		Designación del equipo de cuidado inicial
		Peso estimado
		Oxígeno conectado
		Circuito de aspiración conectada
		Tijeras de trauma disponibles
		Ropa de cama tibia disponible
		Drogas para SIR disponibles
		Equipo de intubación
		Aviso a hemoterapia
		Tabla de RCP en la cama
Revisión primaria	**A**	Confirmar VA protegida
		Confirmar inmovilización apropiada de la columna cervical
		Si se intuba: GCS pre medicación para SIR
		Tamaño del TET y profundidad de la inserción
		ETCO2
		Solicitud de Rx de tórax
	B	Confirmar la administración de oxígeno
	C	Controlar pulsos distales y centrales
		Confirmar acceso vascular
		Administración de cristaloide o sangre EV
	D	GCS (O, V, M)
		Pupilas tamaño y respuesta
	E	Retirar completamente la ropa del paciente
		Cubrir al paciente con material cálido
		Tomar temperatura
	SV	FC
		FR
		SaO2
		TA
Revisión secundaria		Cabeza
		Oídos
		Ojos / región periorbitaria
		Huesos faciales
		Nariz
		Boca
		Cuello
		Tórax
		Abdomen
		Pelvis
		Miembros inferiores
		Miembros superiores
		Dorso
		Columna cervical
Plan de egreso		Resumen de hallazgos de 1º y 2º revisión
		Designación del equipo de cuidado posterior
Preparación para el traslado		Equipo
		Medicación
		Identificar equipo a cargo
		Notificar al sector receptor

Tabla 13.2: Check-list HNRG

La red THOR está facilitando la integración de los sistemas de trauma militar y civil a nivel internacional, mientras que continúa trabajando con muchas organizaciones para lograr el objetivo de cero muertes prevenibles después de una lesión traumática.

Resucitación con control del daño

La *resucitación con control del daño (RCD)* con un esfuerzo concomitante para alcanzar el control definitivo de la hemorragia es el tratamiento hospitalario preferido en el trauma hemorrágico. Se entiende por resucitación con control del daño el conjunto de intervenciones estructuradas que se inician durante la atención al trauma grave, con riesgo elevado de muerte por shock hemorrágico. Estas actuaciones tienen que comenzar en la propia escena del incidente y deben mantenerse tanto en el quirófano como en las Unidades de Cuidados Intensivos. Los principios centrales de la RCD incluyen la minimización de cristaloides, la resucitación hemostática balanceada y la hipotensión permisiva. El objetivo de la RCD es realizar maniobras que rápidamente promuevan la hemostasia mientras se minimizan los insultos iatrogénicos que exacerbarían el sangrado combatiendo la tríada letal de hipotermia, acidosis y coagulopatía.

La reanimación controlada, también conocida como hipotensión permisiva, ha sido cada vez más frecuentemente adoptada como una estrategia para el manejo de fluídos en pacientes adultos con shock hemorrágico. La normalización de los signos vitales no son el objetivo principal de la terapia sino que el mismo es estabilizar el estado hemodinámico del paciente, pero con una tensión arterial más baja de lo normal. Se han propuesto diferentes explicaciones para dar cuenta de los beneficios potenciales de la hipotensión permisiva, que incluyen la minimización de la presión hidrostática para estabilizar el coágulo, la reducción de los efectos de la dilución de la coagulopatía, y la disminución de la mortalidad relacionado con menores complicaciones por sobrecarga de líquidos (congestión pulmonar, edema, alteraciones electrolíticas).

Debido a las diferencias fisiológicas entre niños y adultos, extrapolar los hallazgos de estudios de adultos para realizar recomendaciones para el tratamiento del shock hemorrágico en pediatría podría no ser apropiado, a pesar de la evidencia de los beneficios de la hipotensión permisiva en adultos y los datos obtenidos de estudios en animales. Hasta el momento, no hay estudios que avalen la utilización de esta estrategia en los niños. En comparación con los adultos, los niños pueden mantener una presión sanguínea normal incluso en el contexto de una pérdida significativa de sangre y en el curso de una hemorragia. A su vez, la hipotensión arterial puede no ocurrir hasta tanto la pérdida sanguínea sea tan alta como un 45% por una mayor reserva cardíaca, disminuyendo el valor de la tensión arterial como punto final para la resucitación controlada en niños.

Reanimación con fluídos

La *reanimación con fluídos* es un componente crítico del manejo temprano de los niños traumatizados. La resucitación excesiva y la resucitación insuficiente pueden tener efectos adversos.

La resucitación inadecuada puede empeorar el estado de shock, mientras que la administración de exceso de líquido puede desencadenar una cascada de eventos adversos, como trastornos de la oxigenación, mayor estadía en asistencia ventilatoria mecánica (AVM), edemas y sobrecarga hídrica, y coagulopatía dilucional. Así mismo, administrar más líquido de lo necesario puede aumentar el sangrado de los sitios de hemorragia interna. Demasiado líquido y muy poco dan como resultado un aumento de la mortalidad sugiriendo que una cantidad ideal de fluídos puede salvar vidas. Sin embargo, esta cantidad ideal es difícil de determinar en el entorno clínico porque dependería de factores desconocidos como la tasa de sangrado y la fuerza del coágulo.

Para niños hemodinámicamente inestables, las recomendaciones estándar para la reanimación inicial son administrar un bolo de 20 ml/kg de cristaloides, repetir este bolo si es necesario, y luego comenzar la transfusión de glóbulos rojos desplasmatizados (GRD) con un volumen inicial de 10 ml /kg. Una evaluación de los signos y síntomas del paciente debe dirigir la reanimación con líquidos, que incluye los signos vitales, el estado mental del paciente y la perfusión periférica. Aunque la mayoría de los niños son resucitados inicialmente con cristaloides, se prefiere la reanimación inicial con componentes sanguíneos en algunas circunstancias especiales como importante pérdida sanguínea después de la lesión con un nivel inicial de hemoglobina menor a 7 g/dl. Debido a que la administración inicial de cristaloides puede conducir a hemodilución y a la aparición de nuevos síntomas o empeoramiento de los mismos relacionados con la pérdida de sangre, los hemoderivados deben administrarse incluso en ausencia de signos o síntomas de anemia.

La controversia sobre la elección y composición óptimas de los fluidos de resucitación continúa vigente. Dos revisiones sistemáticas han comparado cristaloides con coloides, sin encontrar beneficios en la supervivencia con el uso de coloides. La mayoría de los coloides interfieren con el sistema de coagulación y la coagulopatía se asocia con mayor mortalidad en el trauma.

Reanimación con Hemoderivados

La tríada letal (acidosis, coagulopatía e hipotermia) puede ocurrir durante el *shock hemorrágico*. Cada factor afecta negativamente los otros amplificando los efectos nocivos de cada uno. Incluso en ausencia de importantes pérdidas sanguíneas, los pacientes lesionados tienen mayor riesgo de sangrado cuanto más severa sea la lesión. Esto se conoce como *coagulopatía inducida por el trauma* (CIT), la cual puede no estar relacionada con la dilución de los factores de coagulación asociada con la administración de fluídos, sino que puede ser el resultado de una lesión tisular con liberación posterior de mediadores inflamatorios. La prevalencia de la CIT en niños traumatizados puede exceder el 25%. Por lo tanto, en aquellos pacientes con requerimientos de GRD por pérdida de sangre será necesario controlar tempranamente su perfil de coagulación para corregir una eventual coagulopatía.

La CIT se encuentra asociada a un aumento en las necesidades transfusionales, una mayor incidencia de disfunción multiorgánica, una estancia en UCIP prolongada y un aumento en la mortalidad. Por todo ello, en los últimos años las estrategias de atención al trauma han ido dirigidas a evitar la progresión de la CIT como por ejemplo la implementación de pruebas viscoelásticas en las áreas de urgencia del trauma. El análisis mediante el método de tromboelastografía rotacional (ROTEM) muestra que el coágulo tendría alterado su tiempo de formación, su amplitud a los 5 min, su máxima firmeza y el ángulo alfa. Es decir que en la CIT existe una formación lenta del coágulo y una reducción en su fuerza del 40%.

El reemplazo de las pérdidas sanguíneas tras el traumatismo, mediante transfusión de hemoderivados, ha variado de forma sustancial en las últimas décadas. Aunque en algunos escenarios militares se continúe usando la transfusión de sangre total, hace años que las estrategias se modificaron hacia la administración de los componentes específicos de la sangre (GRD, plama fresco congelado [PFC], plaquetas y crioprecipitados). Las recomendaciones actuales en pacientes adultos con shock hemorrágico sugieren la transfusión de proporciones elevadas (entre 1:1 y 1:2) de PFC, GRD y plaquetas, así como realizar dicha transfusión de forma constante durante la resucitación. El estudio PROMMPT, que incluyó a 1.245 pacientes adultos en 10 centros de trauma, mostró una reducción en la mortalidad cuando las tasas de PFC y plaquetas respecto a GRD se aproximaban al 1:1. De igual forma, el uso de crioprecipitados o fibrinógeno administrados en relación con el número de GRD infundidos también mejoró la supervivencia. El uso de todos los componentes sanguíneos es esencial para el tratamiento de pacientes que reciben protocolo de transfusión masiva (PTM). Estos protocolos se han incorporado también a la práctica pediátrica, principalmente para los pacientes con trauma, aunque también para pacientes quirúrgicos. Sin embargo, aún no queda clara su utilidad. Dos estudios pediátricos que compararon la implementación de un PTM frente al tratamiento habitual guiado por el médico tratante no mostraron beneficios en la supervivencia. Ambos estudios tuvieron dificultad para lograr una adecuada relación GRD/FPC/plaquetas.

Conclusiones

La recepción y la correcta y eficaz atención de los pacientes traumatizados pediátricos involucran una compleja y minuciosa red organizativa y de acción. Si bien la prevención es fundamental para evitar y disminuir el creciente número de niños afectados por la enfermedad trauma, una vez producida la misma, deberemos trabajar para una óptima resucitación cuyo objetivo final será siempre mejorar la sobrevida evitando y/o disminuyendo las secuelas, y permitiendo una óptima reinserción a la vida cotidiana.

Bibliografía

1. AAP Committee on Pediatric Emergency Medicine, Council on injury, violence, and poison prevention, Section on Critical Care, Section on Orthopaedics, Section on Surgery, Section on Transport Medicine, Pediatric Trauma Society, Society of Trauma Nurses, Pediatric Committee. Management of pediatric trauma. Pediatrics. 2016;138(2):e20161569.
2. Advanced Trauma Life Support: ATLS Student Course Manual. 9th ed. Chicago: American College of Surgeons; 2012.
3. Ahmed O MD, Randall S, Burd, R MD, PhD. Management issues in critically ill Pediatric Patients with trauma. Pediatr Clin N Am 64 (2017) 973-990.
4. Australasian College for Emergency Medicine. Emergency Department Design Guidelines. Version 3.0, Oct. 2014.
5. Chang R MD; Eastridge B MD; Holcomb J MD. Remote Damage Control Resuscitation in Austere Environments. Wilderness & Environmental Medicine, 28, S124-S134 (2017).
6. Coalición Intersocietaria para la Certificación Profesional y la Categorización y Acreditación institucional en Trauma, emergencia y Desastre -CICCATED-Categorización de Centros para la atención del paciente traumatizado en la República Argentina. Bases para la implementación de un Programa Institucional. Primer Consenso. 2010.
7. Convertino V Ph.D. and Schiller A Ph.D. Measuring the compensatory reserve to identify shock. Journal of Trauma and Acute Care Surgery. March 13, 2017.
8. Egea-Guerrero J MD, Freire-Aragón A, Serrano-Lázaro M, Quintana-Díaz M, y Grupo de Trabajo de Trauma y Neurointensivismo de SEMICYUC. Objetivos y nuevas estrategias de resucitación en el paciente traumatizado grave. Med Intensiva. 2014;38(8):502-512.
9. Emergency Medical Services for Children (EMSC) Program and Children's National Medical Center's (Children's National) trauma team providers and Division of Trauma and Burn Surgery members. Pediatric Trauma Resuscitation Checklist. 2015.
10. Fahy A, Thiels C, Polites S, Parker M, Ishitani M, et al. Prehospital blood transfusions in pediatric trauma and nontrauma patients: a single-center review of safety and outcomes. Pediatr Surg Int (2017) 33:787-792.
11. Garnacho-Montero J, Fernández-Mondéjarb E, Ferrer-Roca R, Herrera-Gutiérrez ME, et al. Cristaloides y coloides en la reanimación del paciente crítico. Med Intensiva. 2015;39(5):303-315.
12. Iolster T, Siaba Serrate A. Shock hemorrágico. Programa de Actualización en Terapia Intensiva Pediátrica (PROTIPED) Segundo Ciclo, Módulo 1, págs. 9-35. Editorial Médica Panamericana. 2015.
13. Jenkins D MD, Rappold J MD FACS, Badloe J MD, Berséus O MD, PhD, et al. THOR position paper on remote damage control resuscitation: definitions, current practice and knowledge gaps. Shock. 2014 May; 41(01):3-12.
14. Lee L MD, MPH, Fleisher G MD. Trauma management: Approach to the unstable child. https:/upto date.com/contents/ 2017.
15. Medby C. Is there a place for crystalloids and colloids in remote damage control resuscitation? SHOCK, Vol. 41, Supplement 1, pp. 47-50, 2014.
16. Resources for optimal care of the injured patient. Committee on Trauma, American College of Surgeons. 2014.
17. Sirbaugh P DO, Srinivasan S MD. Pediatric considerations in prehospital care. https:/upto date.com/contents/ 2017.
18. Spinella P MD, Doctor A. Role of traansfused red blood cells for shock and coagulopathy within remote damage control resuscitation. SHOCK, Vol. 41, Supplement 1, pp. 30-34, 2014.
19. Spinella P MD. Zero preventable deaths after traumatic injury: An achievable goal. J Trauma Acute Care Surg, Volume 82, Number 6, Supplement 1, SS 2-8. 2017.
20. Trauma Hemostasis & Oxygenation Research. The THOR Network. https:/rdcr.org.
21. UK Health Care. Pediatric Trauma Care Guidelines 2011. Department of Surgery, Section of Pediatric Surgery.
22. Yitzhak A MD MHA, Glick Y MD, Benov A MD MHA, Nadler R MD, et al. The need for optimized crystalloid-based resuscitation. Trauma Acute Care Surg, Volume 82, Number 6, Supplement 1, SS 66-69. 2017.

Capítulo 14

Cuidados intensivos del trauma

Eduardo Motto, Luis Landry

Introducción

Según estadísticas del año 2015, en la Argentina se registraron 6751 muertes en niños entre el año y los 15 años de vida. Casi el 15% (944) correspondieron a "causas externas", en su mayoría traumas de diferente etiología, mal llamados accidentes ya que en su mayor parte pueden prevenirse. Los varones fueron los más frecuentemente implicados (599). Los traumas por vehículos de transporte terrestre son los más frecuentes dentro del grupo de causas externas. Si bien entre 0 y 4 años de edad el porcentaje del total es de solo el 5,6%, éste asciende al 27,5% en el rango etario de 4 a 14 años, y es aún mayor entre los 15 y 24 años (30,6%). A su vez por cada muerte deben contabilizarse aproximadamente 40 personas internadas y 1.000 que requirieron atención médica por lesiones no intencionales. Estas cifras no hacen más que evidenciar la envergadura del problema del trauma como causa prevenible de morbimortalidad dentro de este rango etario. Durante el año 2017, en las Unidades de Cuidado Intensivo Polivalentes (UCI) del Hospital de Pediatría "Prof. Dr. Juan P. Garrahan" (UCI 44- 45), los traumas representaron el 5,27% del total de los niños internados (56/1061). La mortalidad bruta de estos pacientes fue 5,3% (3/56).

En este capítulo haremos mención al manejo básico inherente a los *cuidados intensivos* del niño afectado por trauma de causas externas y sus posibles complicaciones. Otros aspectos específicos de diferentes tipos de trauma o lesiones derivadas de los mismos son abarcados en otros apartados de este tratado.

Organización de la unidad de cuidados intensivos pediátricos (UCIP)

Los estudios del MTOS (Mayor Trauma Outcome Study) claramente demuestran el beneficio del tratamiento de los niños en centros especializados y completamente equipados con tal finalidad.

La atención en la UCIP del niño con trauma requiere necesariamente un enfoque holístico y multidisciplinario, en el cual están involucrados diversos actores del equipo de salud, tanto propios de la unidad (médicos intensivistas, residentes, enfermeros, terapistas respiratorios, etc), como especialistas involucrados a tal fin (cirujanos, endoscopistas respiratorios, traumatólogos, neurocirujanos, especialistas en imágenes, cardiocirujanos, etc). Resulta importante contar con normas o guías de práctica clínica para la atención del niño con diferentes tipos de trauma, o en su defecto con criterios de atención de cada UCIP en particular.

La UCIP donde se interna un niño con trauma debe estar debidamente equipada con camas articuladas, con ruedas y barandas que permitan el fácil acceso al paciente y la colocación de los accesorios necesarios para realizar tracciones de tejidos blandos y óseos. El monitoreo de estos pacientes, que requiere de un equipo multiparamétrico a tal fin por cada cama, debe incluir siempre frecuencia cardíaca, respiratoria y saturometría continuas. En muchos casos también incluirá la medición continua de presiones invasivas (arterial, venosa central, intracraneal) e intermitentes (presión venosa central, intrabdominal).Cada unidad de internación deberá contar con dos bocas de oxígeno, aire comprimido y aspiración central.

Dentro del *equipamiento* e insumos necesarios en las UCI para la atención de los niños con trauma, debemos mencionar: catéteres venosos de 4 a 12 F; catéteres arteriales 24 a 18 F; catéteres para monitoreo de PIC – idealmente de fibra óptica, con equipo ad hoc-; sondas nasogástricas 33 a 9F, sondas vesicales tipo *Foley*; tubos de avenamiento torácico para lactantes, niños y adultos; collar de Philadelphia pediátrico y adulto; un electrocardiógrafo; un electroencefalógrafo – disponibilidad dentro de las 6 hs del ingreso-; frontoluz o lámparas LED direccionales; bombas de infusión de líquidos E.V. – al menos 5 por cama-; un cardiodesfibrilador; caja de vía aérea –que incluye elementos de acceso a vía aérea dificultosa-; una bolsa auto inflable por cama entre 500 mL y 1 L; materiales descartables y drogas necesarios en cualquier UCI (jeringas, llaves de tres vías, sensores de saturación periférica, bolsas colectoras con sistema cerrado, frascos bitubulados para drenajes; bombas de aspiración externa; transductores de presión; presurizadores aneroides, etc.); ecógrafo doppler –disponibilidad dentro de los 30 minutos-; capnógrafo o monitor transcutáneo de CO_2; carro de paro cardíaco completo; disponibilidad para realizar tomografías computadas dentro de la hora del ingreso, otros elementos y mobiliario común a cualquier UCIP (para más información ver las directrices de organización y funcionamiento de las unidades de cuidados intensivos e intermedios pediátricos en establecimientos asistenciales; MSN 2014).

Categorización de pacientes

Cuantificar la severidad de los traumas mediante el uso de scores colabora para tomar decisiones, adecuar tratamientos y principalmente para realizar un buen *triaje*. También permitirá evaluar el resultado de la terapéutica empleada y de acuerdo a los mismos y la evolución posterior del niño en cuestión, realizar una comparación con otras unidades de cuidados intensivos o de trauma . La descripción, uso y resultados de los mismos escapa a su desarrollo en este capítulo, ya que existe en este libro un apartado que abarca el tema.

Existen publicados múltiples scores utilizados con este fin, como son el *Pediatric Trauma Score*, el *Modified Injury Severity Score*, solo por mencionar dos los más difundidos en la especialidad. Sin embargo vale la pena hacer hincapié en un interesante trabajo de Ott y col., donde los autores realizan una comparación entre once diferentes scores, en un grupo de 261 niños politraumatizados, en términos de sobrevida, días de internación en UCI y grado de discapacidad posterior al alta.

En el mismo concluyen que la probabilidad de sobrevida puede ser adecuadamente determinada por scores fisiológicos, similares a aquellos utilizados en adultos como el *Trauma Score, Revised Trauma Score o Glasgow Score*. Paralelamente, la combinación de estos tres con el *Injury Severity Score* brinda un máximo de discriminación de sobrevida. Finalmente los autores concluyen que un score específico para la edad pediátrica no sería necesario como predictor de riesgo de vida, sino que sería adecuado contar con scores que permitan pronosticar discapacidad física o psicosocial.

Recepción del paciente en la unidad de cuidados intensivos pediátrica

Introducción

Los politraumatismos en niños y jóvenes forman hoy parte de una entidad que genera graves consecuencias sociales, altos costos económicos, la pérdida de la escolaridad y de la productividad, para la comunidad.

Existen diversas organizaciones que se han abocado a disminuir tal problemática, creando normas y protocolos de prevención y atención del paciente politraumatizado en la búsqueda de disminuir sus consecuencias, guiando y sistematizando su atención y manejo. Justamente esto hace que todos tengamos la posibilidad de hablar un "idioma similar", revisando, adaptando, adquiriendo y consensuando periódicamente la mejor evidencia y más consensuados protocolos y guías de atención de estos pacientes, aplicando las mejores técnicas de abordaje de esta patología.

Ya desde 1983, Donald Trunkey describe la distribución trimodal de mortalidad del paciente politraumatizado, la cual en la actualidad sigue teniendo vigencia (Figura 14.1).

Aquí se describe:

- Mortalidad Inmediata: ocurre instantáneamente o a los pocos minutos del traumatismo. Es debida a lesiones incompatibles con la vida, tales como lesiones encefálicas severas, del tronco cerebral, medular alta, lesión cardíaca, lesión severa de vía aérea o desgarro de grandes vasos. Podríamos simplemente decir y resumir que lo único que salva estas vidas es "la prevención"del incidente.
- Mortalidad Precoz: ocurre en las primeras 4 horas tras el ingreso, y se debe fundamentalmente a dos causas: Traumatismo encefalocraneano severo y shock hemorrágico.
- Mortalidad Diferida (o tardía): ocurre en días o semanas tras el ingreso, por complicaciones del tratamiento instaurado, de la respuesta inflamatoria desencadenada, disfunciones orgánicas múltiples, sepsis y shock séptico, entre otras.

Las causas de esa *mortalidad* son:

- Lesiones del SNC: 20-70% (1ª causa de muerte)
- Hemorragia masiva: 10-25 %
- Sepsis: 3-17%
- Fallo multiorgánico: 1-9%

La Unidad de Cuidados Intensivos (UCI) es el lugar donde el paciente politraumatizado, luego de su asistencia prehospitalaria y la probable estabilización en la guardia o quirófano, comienza a recibir sus tratamientos definitivos y a largo plazo. Aparece aquí el riesgo de la muerte tardía. Es la UCIP el lugar donde se implementa la colocación de los accesos vasculares definitivos o más estratégicos, el monitoreo permanente y el inicio de aquellos tratamientos que condicionarán su evolución. Sin embargo la UCIP forma parte de la estabilización inicial del paciente desde un primer momento, colaborando muchas veces con el servicio de emergencia, en la recepción de pacientes politraumatizados, posquirúrgicos inmediatos inestables o pacientes con regular o mal trasladados o con una mala reanimación inicial.

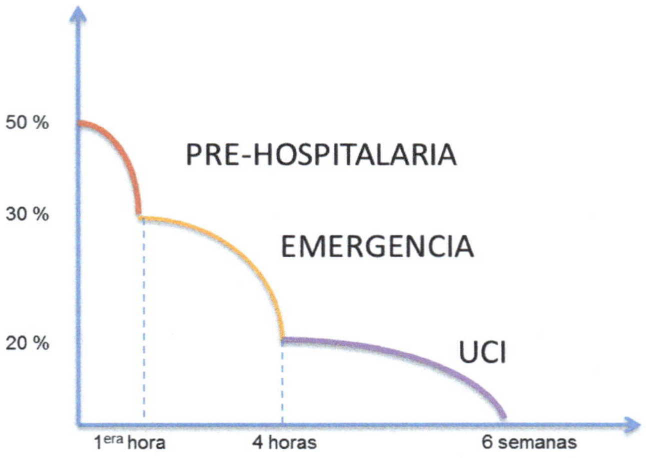

Figura 14.1: Simplificado de la curva trimodal de mortalidad del paciente politraumatizado

Preparación para la recepción del paciente politraumatizado

Previo al ingreso del paciente a la UCIP, es fundamental la preparación de la unidad y del equipo de profesionales intervinientes para el mejor manejo interdisciplinario.

Recolectar la mayor cantidad de datos posibles del paciente (edad, sexo, antecedentes, etc.), así también del mecanismo y cinética del trauma para inferir lesiones (si el paciente está en ARM, tipo de lesiones y su grado de complejidad, etc.). El médico prehospitalario debe transmitir, por ejemplo:

- Estado del paciente a la llegada del equipo de emergencia prehospitalario (ej: si salió despedido del vehículo en el que circulaba)
- Evolución del paciente
- Versión de los testigos que presenciaron el hecho
- Estado inicial de los pacientes
- Estado en que quedó el vehículo (si hubo vuelco o choque frontal)
- Si hubo víctimas mortales.

Utilizar escalas de gravedad para mejor comunicación inter e intrahospitalaria, por ejemplo: *Índice de Trauma Pediátrico* (ITP). El ITP predice la mortalidad según valoración de gravedad de las lesiones. Existe una relación lineal entre ITP decreciente y el aumento potencial de la mortalidad (Tabla 14.1) (Tabla 14.2).

- Mantener fluida comunicación con el equipo de reanimación prehospitalaria, emergencias o quirófano según corresponda, coordinando momentos de traslados y condiciones (determinar en forma

Componente	Categoría		
	+2	+1	-1
Peso	> 20 Kg	10-20 Kg	< 10 Kg
Vía aérea	Normal	Sostenible	Insostenible
TAS	90 mmHg. Pulsos centrales y periféricos centrales palpables	50-90 mmHg. Pulsos centrales palpables y periféricos ausentes	<50 mmHg. Pulsos no palpables
SNC	Despierto	Obnubilado o pérdida de conocimiento	Coma o descerebrado
Heridas	No	Menor	Mayor o penetrante
Fracturas	No	Cerrada	Abierta o múltiple

Tabla 14.1: Índice de Trauma Pediátrico (ITP).

ITP		MORTALIDAD
> 8		0 %
1 - 8	7 - 8	1 - 2 %
	5 - 6	10 %
	3 - 4	30 %
	1 - 2	60 %
0 a -3		70 %
< -3		100 %

Tabla 14.2: Riesgo de mortalidad estimado según la puntuación de ITP.

conjunta la mejor situación clínica del paciente, el medio de traslado según las distancias, condiciones climáticas y según las características del paciente y del equipo receptor)

- Todo el personal que entra en contacto con el paciente debe utilizar dispositivos de precaución universal.
- Los profesionales enfermeros que forman parte del equipo de atención del paciente politraumatizado, acondicionarán la unidad de recepción en UCI teniendo en cuenta: cama transportable, colchón térmico o antiescaras si correspondiera, monitoreo básico multiparamétrico, accesos vasculares, sondas, drenajes, etc.
- Dar aviso a los cirujanos, neurocirujanos, traumatólogos, medicina transfusional, servicio de imágenes y otros si correspondiese. El manejo interdisciplinario de éstos pacientes es fundamental para lograr resultados óptimos, rápidos y eficientes.

RECORDAR: Optimizar la cadena intrahospitalaria de atención al trauma grave.

Evaluación en UCIP

En 1973 Cowley estableció que el tiempo transcurrido entre el momento de la lesión y los cuidados definitivos, es crítico. Durante este período, se produce una inadecuada perfusión y oxigenación tisular (habitualmente por hipovolemia). Si el sangrado o la hipoxia no son controlados, y la perfusión y oxigenación tisular no se restablecen dentro de la hora de producida la lesión, las oportunidades de sobrevida del paciente disminuyen. A este período de aproximadamente 60 minutos se lo ha denominado: "la hora dorada del trauma".

Pero actuar rápido no significa hacerlo en forma desordenada y anárquica, ya que como hemos mencionado, más de la mitad de los pacientes traumatizados graves no logran arribar con vida al hospital.

Cuando un paciente llega a la UCIP probablemente ha tenido atención prehospitalaria, en el servicio de emergencias o en el quirófano. Allí se realizó la evaluación primaria del paciente. Ésta tiene como objetivos encontrar, reconocer, prevenir y tratar precozmente las causas comunes de muerte en los pacientes traumatizados. Está perfectamente sistematizada, con un orden y secuencia que debe ser respetada y nunca alterada. Dicha protocolización nos permite avanzar en la evaluación sin dejar nada por hacer, pero sin hacer de más o a destiempo.

RECUERDE: No saltear etapas de esta evaluación. El orden es prioritario en la búsqueda de las lesiones potencialmente mortales

La evaluación primaria sigue un orden y sistemática que responde al significado de las palabras en idioma *inglés* (Figura 14.2):

- A: VA -VÍA AÉREA- (*airway*) + ESTABILIZACIÓN CERVICAL.
- B: RESPIRACIÓN, VENTILACIÓN, OXIGENACIÓN (*breathing*)
- C: CIRCULACIÓN (*circulation*)
- D: DÉFICIT O DAÑO NEUROLÓGICO/DISCAPACIDAD (*disability*) evaluación rápida del estado neurológico y de conciencia del paciente.
- E: EXPOSICIÒN (*exposure*) búsqueda de lesiones o heridas que puedan comprometer en agudo la vida del paciente (ej: *scalp*, heridas penetrantes, retiro de ropas húmedas o quemadas).
- F: FAMILIA (*family*) este ítem es importante en pediatría ya que un niño politraumatizado debería estar siempre acompañado por un familiar, ya sea desde el punto de vista social como legal. Además será importante para aportar datos personales de la víctima.

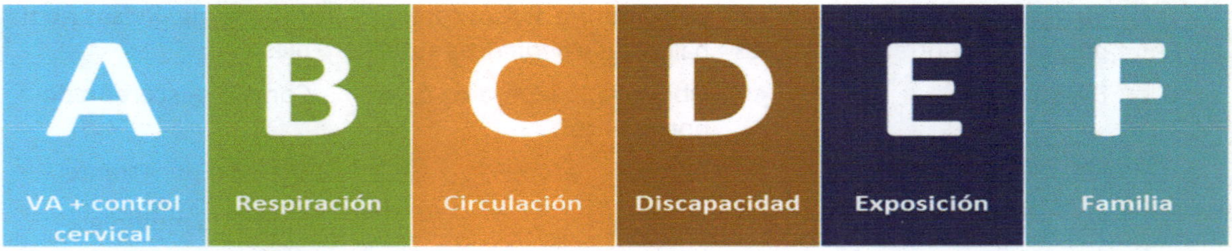

Figura 14.2: Escala de valoración primaria sistematizada para el paciente politraumatizado pediátrico.

La evaluación primaria del paciente traumatizado busca lesiones que puedan poner en peligro la vida del paciente en forma emergente como hipoxia, hipercapnia, hipovolemia, hemorragias (visibles u ocultas).

Por lo tanto, cuando el paciente llega a la UCI luego de esta evaluación inicial probablemente ya tenga algún tratamiento instaurado como drenajes, vías, estabilización inicial de fracturas etc. Es aquí cuando juega un papel fundamental la evaluación secundaria del paciente traumatizado, o dicho sea mejor, La reevaluación primaria con evaluación secundaria.

La revisión secundaria es una evaluación de cabeza a pies, es decir, una historia y un examen físico completos, incluyendo la reevaluación de todos los signos vitales.

Durante la revisión secundaria, se debe llevar a cabo un examen neurológico completo, estimando nuevamente y de ser esto posible, la escala de coma de Glasgow. También se obtienen las imágenes, según lo que indique el examen físico y las presunciones diagnósticas del caso particular. Estos exámenes se pueden intercalar durante la revisión secundaria en el momento adecuado. Los procedimientos especiales, tales como evaluaciones radiográficas específicas y estudios de laboratorio, también se llevan a cabo en este momento.

RECORDAR: La evaluación completa del paciente requiere un examen físico seriado de acuerdo a la gravedad y compromiso de cada caso en particular.

Proponemos que la reevaluación siga una secuencia ordenada y sistematizada como lo fue en la evaluación primaria, bajo el mismo esquema, lo cual será entonces más fácil de recordar e implementar:

Reevaluación general

A: VA -VÍA AÉREA- (airway) + estabilización cervical.

Los pacientes que ingresen en UCI probablemente ya tengan algún mecanismo de estabilización de la vía aérea según la situación clínica así lo amerite.

La estabilización de una vía aérea *segura* definitiva y permeable en UCI es fundamental, verificando la correcta fijación del tubo endotraqueal. En caso de utilizarse una máscara laríngea, se deberá plantear la intubación endotraqueal si el paciente requiere una vía aérea más segura o prolongada.

RECORDAR: Valorar el sostén de una vía aérea permeable para tratamiento prolongado según la necesidad del paciente.

El punto A incluye además el control de la columna cervical, buscando una posición neutra y alineada. Muchas veces en la valoración inicial prehospitalaria, esto se logra manualmente (temporal), con elementos improvisados (bolsas de arena, colchonetas, goma espuma) o como debe ser, a través de collares cervicales e inmovilizadores laterales de cuello. La inmovilización con collares cervicales (ej: collar de Philadelphia), que tengan el tamaño adecuado a cada paciente, con cuádruple apoyo (mentón, esternón, occipucio y vértebra cervical prominente), doble valva, con orificio para acceso y visualización de la laringe y cuello, sumados a inmovilizadores laterales con agarres de tipo *velcro* y *straps* para fijar a la tabla espinal son los elementos ideales para dejar la columna cervical inmovilizada "casi" totalmente durante un traslado. Sin embargo en la UCI debe revalorarse qué lesiones podría haber debajo del collar (cervical, cuello, cuero cabelludo, etc.). Se debe recordar aquella patología cervical traumática donde no se evidenciaran lesiones en piel o en otras imágenes, entidad ésta reconocida como SCIWORA. No debe olvidarse retirar la tabla de traslado cuanto antes una vez descartada la patología espinal.

RECUERDE: la columna cervical debe continuar correctamente estabilizada en la UCIP aún sin evidencia de lesiones por visión directa o radiográfica ya que todo paciente politraumatizado debe considerarse como potencial portador de una en columna cervical hasta que se demuestre lo contrario.

B: "BUENA" RESPIRACIÓN, VENTILACIÓN, OXIGENACIÓN (breathing)

Recién luego de garantizado el punto "A", comienza el punto "B": Buena respiración, ventilación y oxigenación.

Las alternativas de tratamiento en la UCIP tendrán que ver con la condición del paciente, dado que no es lo mismo un paciente que ventila espontáneamente, que otro al que hay que asistirlo ya sea porque no ventila espontáneamente, o lo hace con dificultad, o porque su condición hace necesaria la Asistencia Ventilatoria Mecánica (AVM) inminente (Por ej. paciente con una escala de coma de Glasgow $\leq$ a 8).

Para cada caso tendremos diferentes elementos para ofrecer oxígeno suplementario en altas concentraciones. Existen diferentes tipos de dispositivos utilizados en el traslado para asistir la ventilación mecánicamente, bolsa – válvula – máscara inflables y auto inflables. En la UCI se establecerá el mecanismo de oferta de oxígeno más eficiente para la situación del paciente (ej: AVM, otros).

En la UCIP se verificarán con radiografías, la posición y función de los dispositivos tales como drenajes pleurales colocados en la fase inicial de evaluación primaria del paciente. También se debe verificar semiológicamente la adecuada ventilación o la presencia de patología torácica como fracturas costales que pudiesen generar dolor y/o trastornos ventilatorios secundarios.

C: CIRCULACIÓN (circulation)

En este punto más allá de la evaluación de la situación hemodinámica del paciente post traslado, y su permanente control se deberá:

- Monitorizar la saturometría, ECG, capnografía, diuresis horaria y débito gástrico, presión venosa central, tensión arterial invasiva, etc.
- Evaluar la necesidad de nuevos accesos vasculares centrales o periféricos. Recordar que en pediatría uno de los accesos vasculares más frecuentemente utilizados en la urgencia y shock es la vía intraósea. Sin embargo una vez estabilizado el paciente ésta debe ser reemplazada por uno o varios accesos intravenosos. No se recomienda el uso de la vía intraósea por períodos mayores a 24 horas. Si los accesos vasculares presentes al ingreso en UCIP no fueron colocados en condiciones de esterilidad, deberían ser removidos cuanto antes, independientemente del tiempo que éstos hayan sido utilizados.
- El control de hemorragias (internas o externas) y el inicio de terapia anti-shock forma parte de la evaluación "C". Las patologías que provocan gran parte de los óbitos en los pacientes politraumatizados son aquellas que conducen al shock hipovolémico. Recordemos que los sitios en donde se puede perder la volemia de una persona, independientemente de las pérdidas externas, pueden ser las cavidades pleuras, peritoneal y el retroperitoneo. Debido a ello durante la evaluación inicial, primaria, se debe pesquisar la posibilidad de hemotórax, hemoperitoneo o hemoretroperitoneo con repercusión hemodinámica. Esta búsqueda requiere un alto índice de sospecha y tener en cuenta la cinemática del trauma. Reevalúe entonces el estado hemodinámico del paciente politraumatizado en UCIP considerando el uso de otros estudios por imágenes y laboratorio, así como las características de los drenajes, especialmente en los pacientes con requerimiento de politransfusiones.

RECUERDE: todo paciente traumatizado, que ingrese con compromiso de dos o más órganos, debe ser considerado en shock hipovolémico, hasta que se demuestre lo contrario.

D: DÉFICIT O DAÑO NEUROLÓGICO/DISCAPACIDAD (disability)

Esta evaluación del estado de conciencia y neurológico del paciente habitualmente se realiza detalladamente en la evaluación secundaria.

RECUERDE: el deterioro súbito del estado de conciencia puede predecir una lesión grave encefálica o hemorragia masiva.

E: EXPOSICION (exposure)

La exposición corporal completa es muy importante, pues es la única forma de evaluar al paciente, sin pasar por alto lesiones ocultas. Hay que desvestir al paciente en forma completa para ver lesiones ocultas, evaluar el vector de proyectiles, de una herida por arma blanca, su trayectoria, inferir lesiones (orificios de entrada y búsqueda de orificios de salida), evaluar el dorso del paciente, buscando estigmas de lesiones (hematomas, equimosis, etc.).

Durante la exposición del paciente se debe tener cuidado con la hipotermia que actuará como lesión secundaria y en detrimento de la mejoría de la patología del paciente, excepto en aquellos casos donde esta hipotermia forme parte de una estrategia terapéutica.

RECUERDE: evitar en todo politraumatizado la hipotermia, más aún en los niños muy pequeños.

F: FAMILIA (family)

La internación en la UCIP puede ser el momento de informarle a la familia sobre el estado del paciente de forma más tranquila y brindar una explicación detallada de lo actuado. También será ésta una buena oportunidad para solicitar antecedentes del paciente y las características del trauma, si correspondiese.

La anamnesis se enfocará en la presencia de alergias, medicación que el niño tome frecuentemente y su última administración, última comida que haya recibido, historia (vacunación, cirugías previas y cualquier antecedente personal de importancia), origen de los eventos que llevaron a la lesión actual, por ejemplo riesgos ambientales, situaciones en las que se encontraba el niño.

Evaluación de estudios complementarios en UCIP

Exámenes especializados de diagnóstico pueden ser realizados durante la revisión secundaria para identificar lesiones específicas. Estos incluyen otros exámenes radiológicos de la columna vertebral y las extremidades, las tomografías computarizadas de cráneo, del tórax, del abdomen y de la columna vertebral; urografía con contraste y angiografía, ecografía transesofágica, broncoscopia, esofagoscopia, y otros procedimientos de diagnóstico.

Durante la revisión secundaria, los estudios radiológicos completos de la columna cervical y dorsolumbar pueden ser efectuados con un equipo portátil de rayos X si la atención del paciente no se ve comprometida y el mecanismo de lesión sugiere la posibilidad de lesión a este nivel. En un paciente con obnubilación que requiere una TC de cráneo, una tomografía de la columna puede ser usada como el método de evaluación radiográfica. Siempre se debe mantener la protección de la médula espinal que se estableció durante la revisión primaria.

Una radiografía de tórax antero/posterior y proyecciones adicionales pertinentes al sitio de la lesión sospechosa puede evidenciar lesiones que inicialmente permanecieron ocultas (ej: callos óseos en niños con sospecha o antecedentes de maltrato ver Capítulos 21, 26 y 31).

A menudo, estos procedimientos requieren el traslado del paciente a otras áreas del hospital, donde el equipo y el personal para manejar las contingencias que amenazan la vida pueden no estar disponibles. Por lo tanto, estas pruebas especializadas no deben realizarse hasta que el paciente ha sido cuidadosamente examinado y estabilizado desde el punto de vista cardiorrespiratorio..

RECUERDE: Ningún paciente inestable debe ser trasladado, excepto al quirófano.

Profilaxis antimicrobiana en UCIP

La urgencia y gravedad de las situaciones a las cuales el equipo tratante se enfrenta con un niño politraumatizado no debe hacer olvidar la importancia de las profilaxis tanto antibiótica como antitetánica en estos pacientes.

Profilaxis Antibiótica Prequirúrgica en el paciente politraumatizado

Se considerará como primera medida las características de la *herida* prequirúrgica:

1. HERIDA LIMPIA: incisión en procedimientos electivos con cierre primario sin colocación de drenajes, no traumática, sin signos de inflamación o infección en el momento quirúrgico, sin penetración del tracto respiratorio digestivo o genitourinario. (Tasa de infección del sitio quirúrgico 2,1%)
2. HERIDA LIMPIA CONTAMINADA: incisión no traumática que penetra en el tracto respiratorio, digestivo o genitorurinario bajo condiciones controladas. (Tasa de infección del sitio quirúrgico 3,3%)
3. HERIDA CONTAMINADA: incisión con falla mayor de la técnica estéril quirúrgica con derrame abundante de líquido intestinal o con signos de contaminación o inflamación aguda no purulenta evidente al momento de la incisión; o herida traumática abierta de < de 4 hs. de evolución (Tasa de infección del sitio quirúrgico 6,4%)
4. HERIDA SUCIA O INFECTADA: incisión en una cirugía con perforación de víscera o con signos visibles de infección aguda purulenta o contaminación fecal al momento de la incisión o tratamiento tardío de una herida traumática vieja (>4 hs.) o con tejido desvitalizado (Tasa de infección del sitio quirúrgico 7,1%).

En líneas generales, se prefieren las cefalosporinas de 1ª y 2ª generación para la mayoría de los procedimientos quirúrgicos por su actividad contra estafilococos, mientras que en cirugías contaminadas de tracto gastrointestinal alto o genitourinario se requiere la cobertura de gramnegativos y enterobacterias (cefazolina, cefalotina, cefuroxime), o de anaerobios para tracto intestinal bajo (cefoxitina, clindamicina o metronidazol). En pacientes con alergia a beta-lactámicos, las alternativas son vancomicina o clindamicina para cobertura de grampositivos, y aminoglucósidos o fluoroquinolonas para gamnegativos.

Salvo algunas excepciones, se utiliza un único antibiótico; en algunos casos puede la profilaxis combinada puede ser necesaria (cirugía colorrectal, fracturas expuestas o amputaciones de miembros). Dentro de las alternativas se recomienda fuertemente priorizar como primera elección a los antibióticos de menor espectro y menor costo.

El tiempo que necesita un antibiótico para alcanzar una concentración tisular bactericida efectiva al momento de la incisión depende de su farmacocinética y de la vía de administración, pero en general es de unos 30 minutos. El momento ideal para administrar la profilaxis es cercano al procedimiento: 30 a 60 minutos antes de la incisión quirúrgica, idealmente durante la inducción anestésica.

Administrar una 2ª dosis intraoperatoria de antibiótico para mantener concentraciones activas en las siguientes situaciones: (a) Si la duración de la cirugía excede la vida media del antibiótico: En procedimientos prolongados (> 3 - 4 hs.) repetir la dosis cada 1-2 vidas medias del antibiótico en el intraoperatorio (en pacientes con función renal normal) para mantener concentraciones bactericidas en tejidos mientras la incisión se mantenga abierta. (Nivel de evidencia medio – recomendación fuerte) (b) si la pérdida de sangre es masiva: > 50% de la volemia (>25 ml/kg peso en niños o >1500 ml en adolescentes y adultos). (Nivel de evidencia medio–recomendación fuerte) (c) en cirugía de grandes quemados (>40%). (Nivel de evidencia medio – recomendación fuerte)

En cuanto a la duración de la profilaxis, hay evidencia sobre la falta de beneficio adicional de prolongar el esquema profiláctico en el postquirúrgico respecto de la mono dosis prequirúrgica en: cirugía mayor, cirugía de cabeza y cuello limpia-contaminada incluyendo reconstrucción con injertos libres, reducción abierta y fijación interna de fracturas maxilares y de miembros, artroplastías, cirugía vascular, gastrostomías percutáneas, cirugía del tracto biliar, cirugía colorrectal y apendicitis no perforada.

La prolongación del esquema profiláctico al período postoperatorio podría ser más eficaz para la prevención de infección del sitio quirúrgico (ISQ) en algunos tipos específicos de cirugía: colocación de implantes o prótesis o derivaciones de líquido cefalorraquídeo (no >24 hs), amputaciones de miembros (no >24 hs.), cirugía cardíaca abierta (no >48 hs.o hasta el cierre en casos de tórax abiertoposoperatorio).

Profilaxis antitetánica: Manejo de herida tetanígena

Debe efectuarse una evaluación del estado inmunitario del paciente y del tipo de heridas. Estas deben ser limpiadas y desbridadas, para eliminar quirúrgicamente, si fuera necesario, todos los restos necróticos, tejidos desvitalizados y cuerpos extraños.

Las de mayor riesgo de contaminación por Clostridium tetani son aquellas contaminadas con suciedad, heces, tierra y/o saliva; las heridas que contienen tejidos desvitalizados; las heridas necróticas o gangrenosas; las heridas por punción, congelamiento, aplastamiento, avulsión, quemaduras, explosión. (Tabla 14.3)

Los pacientes que hubieran recibido menos de 3 dosis de vacuna con toxoide tetánico, o tuvieran infección por VIH o inmunocompromiso grave, o tuvieran antecedentes de vacunación dudosos, o cuya herida fuera juzgada como francamente sucia y contaminada deberán recibir gammaglobulina antitetánica, además de la vacuna doble bacteriana.

Inmunoglobulina humana antitetánica: si correspondiera, tal como se mencionó en el párrafo anterior, se administrarán 250 U.I. por vía intramuscular. Si hubieran transcurrido más de 24 horas desde el hecho, o se sospechara que la herida tiene realmente un potencial alto de producir tétanos, o frente al caso de adultos cuyo peso sea superior de lo normal, podrá también considerarse la duplicación de la dosis de 500 UI. La dosis no debe ser menor a 5 UI/kg. La dosis pediátrica es la misma que para adultos.

Aspectos legales del paciente politraumatizado en UCIP

En República Argentina Ley 17.132 y su decreto reglamentario 6216 de la Dirección Nacional de Emergencias Sanitarias Ministerio de Salud de la Nación establecen que: "...en los casos de accidentados o víctimas de delitos, deben ponerse en conocimiento de las autoridades policiales/judiciales competentes tales hechos..." estableciendo la situación de riesgo en la cual se encuentra o encontraba la persona en el momento del incidente.

Todo profesional interviniente debe poner en conocimiento a las autoridades sobre las circunstancias del hecho y del riesgo vital del paciente lesionado de acuerdo con la legislación local. Recomendamos revisar las normativas legales en cada lugar donde el lector ejerza su actividad profesional.

Evaluación secundaria específica "de la cabeza a los pies" en UCIP

La evaluación secundaria completa del niño politraumatizado requiere un examen físico detallado y éste deberá ser constatado en la historia clínica.

Los niños son muy susceptibles a los efectos de una lesión cerebral secundaria que puede ser causada por hipovolemia, con disminución de la perfusión cerebral, hipoxia, convulsiones o hipertermia. La combinación de hipovolemia e hipoxia en el cerebro lesionado es devastadora. De ellos el peor factor de riesgo es la hipotensión causada por hipovolemia. Es indispensable restaurar rápida y apropiadamente el volumen sanguíneo circulante y prevenir la hipoxia tisular.

Evaluación secundaria de cabeza y cuello

En el niño pequeño con una fontanela abierta y líneas de sutura craneales móviles tolera mejor la expansión de una lesión intracraneal o el edema cerebral. Sin em-

Historia de vacunación (dosis anteriores)	HERIDA MENOR Y LIMPIA	CUALQUIER OTRA HERIDA
Desconocida o < 3 dosis	toxoide	toxoide + Ig antitetánica (IgT)
3 o + dosis y menos de 5 años de la última dosis o 5 años	-	-
3 o + dosis y 6-10 años de la última dosis	-	toxoide
3 o + dosis y > 10 añ**os de la última dosis**	toxoide	toxoide

Tabla 14.3: Profilaxis tétanos posexposición

bargo pequeños cambios en la clínica de un lactante como irritabilidad, rechazo al alimento o vómitos, podrían ser pródromos de lesiones severas. Los signos de masa ocupante en expansión pueden estar ocultos hasta que ocurre una descompensación rápida. Por lo tanto, un lactante que no está en coma, pero con una fontanela abombada o diastasis de suturas, debe tratarse como si tuviera una lesión más grave. Es esencial la consulta inmediata con el neurocirujano. El vómito persistente o el vómito que se hace más frecuente así como las convulsiones post traumáticas son motivo de preocupación e indican la necesidad de una tomografía computada de cráneo.

Debido a que el edema alrededor de los ojos puede dificultar más adelante un examen en profundidad, éstos deben ser reevaluados en cuanto a: la agudeza visual, el tamaño de las pupilas, hemorragia de la conjuntiva y/ o en el fondo de ojo, lesión penetrante, lentes de contacto (quitarlas antes de que se produzca el edema), luxación del cristalino, atrapamiento de los músculos extraoculares (evaluación de motilidad ocular en caso de fracturas orbitarias). Estos procedimientos suelen identificar las lesiones oculares inaparentes.

El traumatismo maxilofacial, que no está asociado con obstrucción o hemorragias graves, debe ser tratado sólo después de que el paciente esté estabilizado y se hayan tratado por completo lesiones potencialmente letales. A criterio de los especialistas adecuados, el tratamiento definitivo puede ser retrasado con seguridad, sin comprometer la salud del paciente.

Los pacientes con fracturas del tercio medio facial también pueden tener una fractura de la lámina cribosa, por lo tanto estará contraindicada la colocación de sonda nasogástrica.

En los niños con traumatismo maxilofacial o de cabeza se debe presuponer una lesión inestable de la columna cervical (por ejemplo, fractura y/ o lesiones de ligamentos), y el cuello debe ser inmovilizado hasta que se verifiquen indemnes todos los segmentos de la columna cervical. Dado que los elementos de inmovilización pueden generar úlceras por presión, éstos deben ser retirados ni bien dejen de ser necesarios.

Evaluación secundaria del tórax

La inspección visual del tórax, tanto anterior como posterior, puede identificar patologías tales como neumotórax abierto y grandes segmentos de tórax inestable. Una evaluación completa involucra la palpación de toda la caja torácica, incluyendo las clavículas, costillas y esternón.

Presionando el esternón se puede producir dolor si está fracturado o si existen separaciones condrocostales. Las contusiones y hematomas de la pared torácica deben alertar al pediatra sobre la posibilidad de una lesión oculta.

Evaluación secundaria abdomen

Es necesario el conocimiento del mecanismo de la lesión, la identificación de las lesiones asociadas, y un alto índice de sospecha.

Las lesiones abdominales agudas que descompensan al paciente deben ser identificadas y tratadas agresivamente en la fase de evaluación primaria. El diagnóstico específico no es tan importante como su reconocimiento y determinar la necesidad de una intervención quirúrgica. Un examen inicial normal del abdomen no excluye una lesión intraabdominal significativa. La observación minuciosa y la reevaluación frecuente del abdomen, de preferencia por el mismo observador, son determinantes en el manejo de trauma abdominal cerrado, ya que con el tiempo, los hallazgos abdominales pueden cambiar. Es esencial la participación temprana de un cirujano.

En aquellas adolescentes en edad fértil politraumatizadas, será necesario realizar pruebas de embarazo.

Evaluación secundaria musculoesquelética - avulsión

Las extremidades deben ser inspeccionadas en busca de contusiones y deformidades. La palpación de los huesos, el examen de la sensibilidad al dolor y la presencia de movimientos anormales son de ayuda en la identificación de las fracturas ocultas.

Los miembros avulsionados que pueden acompañar al paciente deben ser correctamente conservados en caso que pudieran ser reimplantados a la brevedad.

Las fracturas que afectan a los huesos de las manos, las muñecas y los pies a menudo no son diagnosticadas durante la revisión secundaria en el departamento de urgencias. A veces, solo después de que el paciente ha recuperado la conciencia y/u otras lesiones importantes se han resuelto, es cuando el dolor en la zona evidencia su presencia.

La movilidad de la pelvis en respuesta a la presión anteroposterior sutil de ambas espinas ilíacas anteriores y la sínfisis del pubis con las palmas de las manos puede sugerir la disrupción del anillo pélvico en pacientes inconscientes. Debido a que esta manipulación puede reiniciar o incrementar un sangrado no deseado, se debe hacer solo una vez y, preferentemente, por el cirujano ortopédico responsable del cuidado paciente.

El examen musculoesquelético no estára completo sin un examen del dorso del paciente.

Las lesiones en los tejidos blandos alrededor de las

articulaciones se diagnostican a menudo después que el paciente comienza a recuperarse. Por lo tanto, es esencial la reevaluación frecuente. Se debe mantener un alto nivel de sospecha para evitar el desarrollo de un síndrome compartimental.

Evaluación secundaria neurológica y de la médula espinal

En todo paciente con traumatismo craneoencefálico, la evaluación neurológica del paciente en UCI, (motora, sensorial, nivel de conciencia, tamaño y respuesta pupilar a la luz) debe ser compartida con servicio de neurocirugía,. El neurocirujano decidirá si las afecciones tales como hematomas epidurales y subdurales requieren evacuación, y si las fracturas de cráneo con hundimiento requieren intervención. Los déficits neurológicos deben ser adecuadamente documentados.

Las lesiones de médula espinal en niños son poco frecuentes. Solo el 5% de las lesiones de médula espinal ocurren en la edad pediátrica. Sin embargo se requiere la protección de la médula espinal en todo momento hasta que la lesión de la columna sea excluída. Un error común es el de inmovilizar la cabeza, pero dejar libre el tronco, lo que permite que la columna cervical se flexione con el cuerpo como un pivote. Es necesaria la consulta temprana con un neurocirujano o un cirujano ortopédico si se detecta una lesión de columna.

Cualquier aumento de la presión intracraneal (PIC) puede reducir la presión de perfusión cerebral y conducir a una lesión cerebral secundaria. La intubación por ejemplo; en pacientes con trauma craneoencefálico, se debe realizar con rapidez, de la mejor manera posible y por el personal más experimentado.

Monitoreo

El *monitoreo* es imprescindible en la evaluación y control del paciente crítico. La tecnología evoluciona rápidamente en todas las áreas de la vida y la UTIP no escapa a tal efecto. El intensivista debe estar familiarizado y actualizado con la tecnología a la cual tiene acceso, no olvidando que hasta el momento, ninguna tecnología reemplaza al examen físico frecuente, sino que lo complementa.

El propósito de monitorear a un paciente es detectar anomalías en marcadores fisiológicos que puedan indicar la presencia de patologías que requieran nuestra atención o generar una conducta determinada (Ej. titulación de PEEP). Los monitores pueden ser invasivos o no invasivos, continuos o intermitentes, y proporcionar valores absolutos o tendencias.

Los signos vitales básicos como la frecuencia cardíaca (FC), presión arterial (PA), frecuencia respiratoria (FR), saturación de oxígeno (SaO_2) y temperatura representan una pequeña parte de los parámetros fisiológicos disponibles.

Hemodinámico

Electrocardiograma (ECG)

La monitorización de la actividad eléctrica del corazón es un estándar en la UCI. Se usan de 1 a 3 derivaciones en forma continua. El ECG de 12 derivaciones es obligatorio ante la sospecha de una alteración (Ej: trauma torácico anterior) o para completar un estudio cardiológico, pero no es más que un registro instantáneo de un momentode la actividad cardíaca.

El monitoreo continuo del ECG va a informar de alteraciones en la frecuencia, del ritmo y patrones isquémicos. Las alteraciones de la frecuencia son frecuentes e inespecíficas, pueden informar desde una falta de sedación hasta un cuadro de hipovolemia grave. Resulta fundamental colocar las alarmas ajustadas para la edad.

Los trastornos del ritmo en pediatría son frecuentes y corresponden en general a trastornos del medio interno. En el paciente con trauma de tórax, la aparición de arritmias debe alertar entre otras causas a trauma cardíaco lo que obliga a completar la evaluación con otros estudios.

Los patrones de isquemia y de infarto son poco frecuentes de observar en el paciente pediátrico. Se observan en el paciente hemodinámicamente inestable, pos PCR o con patología cardíaca estructural.

Presión arterial

Al igual que otros parámetros de monitoreo en la UCIP, la PA en forma aislada brinda escasa información diagnóstica e igual que la FC, puede verse modificada por una variedad importante de eventos. Esto obliga a poner los datos en el contexto de cada paciente, evitando así generar conductas intempestivas y potencialmente erróneas.

La presión arterial se mide en forma no invasiva y en forma invasiva. En el paciente con descompensación hemodinámica la *presión arterial invasiva* (PAI) da un soporte fundamental para el manejo terapéutico.

La PAI tiene varias indicaciones, brindando mayores beneficios en aquellos pacientes con una hemodinamia inestable, requerimiento de inotrópicos, ARM con parámetros altos, en el trauma grave con o sin TEC, en la sepsis severa, etc. Un beneficio indirecto, es la extracción de muestras de sangre por el catéter arterial. Las mediciones de gases en sangre y otros laboratorios son una constante en el paciente inestable, facilitando así, la rápida obtención de las muestras.

La medición se realiza insertando un catéter directamente en la arteria y conectándola mediante una guía a un transductor externo que a su vez se conecta al monitor del paciente. Se recomienda utilizar arterias periféricas tanto para disminuir las complicaciones mecánicas como las infecciosas. Las ubicaciones más utilizadas son la arteria radial, pedia y tibial posterior, dejando la arteria axilar y excepcionalmente la arteria femoral para casos de difícil colocación. Evitar insertar catéteres en la arteria cubital y en la humeral.

Dentro de las complicaciones se puede observar, sangrado por desconexión de la guía o pericatéter, hematoma, infección, daño del nervio, embolias e isquemia distal a la colocación. En el paciente pequeño, las múltiples punciones pueden provocar vasoespasmo e incluso trombosis. La maniobra de Allen en la región palmar puede servir como herramienta para diagnosticar algún tipo de alteración circulatoria en la mano.

También es de utilidad el análisis de la onda arterial. Para ello el buen funcionamiento del catéter se torna fundamental. El vasoespasmo, la trombosis o un pequeño artefacto hacen que la morfología esté alterada y por consiguiente su análisis incorrecto.

PVC (Presión venosa central)

El uso de la PVC en el monitoreo hemodinámico es frecuente, pero por sí sola la información que brinda es limitada. Se requiere de un catéter central intratorácico, preferentemente cercano a la aurícula derecha. En el shock hipovolémico, el más frecuente en pacientes traumatizados, la PVC es baja al correlacionarse con la disminución en la precarga. Esto también se observa en patologías que cursan con shock distributivo (séptico y anafiláctico). Por el contrario la PVC puede verse aumentada en el taponamiento cardíaco traumático o en otros casos donde el drenaje venoso hacia la aurícula derecha se vea obstruído. Esto ocurre así cuando la ARM con altos parámetros o la ventilación de alta frecuencia disminuyen el retorno venoso por aumento de la presión intratorácica, observándose entonces valores normales o altos de PVC con un precarga disminuida. Cuando el catéter está en la posición correcta, también puede ser utilizado para medir $SvcO_2$.

Termodilución transpulmonar y análisis de la onda de pulso (PICCO®)

El manejo de pacientes con una hemodinamia inestable, se basa en el conocimiento de variables fisiológicas, la precarga, la postcarga y la contractilidad, a través de las mismas se podrá inferir el gasto cardíaco (GC).

El método clásico de la monitorización del GC ha sido en los últimos 35 años la inserción de un catéter en la arteria pulmonar o catéter de SwansGanz, método utilizado casi exclusivamente en adultos y no exento de complicaciones.

Existen varias alternativas más recientes al uso del mismo. Una de ellas es el sistema PiCCO® (PULSION Medical Systems AG, Munich, Germany), menos invasivo y que cuenta con una mayor experiencia en pediatría. Esta tecnología utiliza la termodilución transpulmonar y el análisis del contorno de la onda de pulso para calcular el GC y otros parámetros que aportan información sobre la precarga y la postcarga.

Se requiere un catéter venoso central, en donde se coloca uno de los sensores capaz de medir la temperatura de la solución inyectada y una vía arterial (pacientes pediátrico, femoral) en donde se mide las variaciones de la temperatura en el momento de la calibración, además de medir la PAI.

El sistema nos proporciona una serie de parámetros de forma continua y otros que pueden ser medidos en forma periódica. Con la ecuación de Stewart-Hamilton se obtienen una serie de datos, entre los cuales se encuentra el GC, a partir del cálculo latido a latido del análisis del contorno de la fase sistólica de la onda de pulso.Los parámetros se pueden observar de manera absoluta o indexados, teniendo en cuenta la altura, peso y sexo del paciente en estudio.

Para tomar decisiones con la tecnología PICCO se debe conocer que datos se obtiene y con que están relacionados. Éstos son:

1. Parámetros que informan de la precarga:
    - Volumen global al final de la diástole (GEDV).
    - Volumen de sangre intratorácica (ITBV).
    - Variación del volumen sistólico (VVS).
    - Variación de la presión del pulso (PPV).
2. Parámetro que informa de la postcarga:
    - Resistencias vasculares sistémicas (RVS).
3. Parámetros que informan de la contractilidad cardíaca:
    - Fracción de eyección global (FEG).
    - Índice de función cardíaca (IFC).
    - Velocidad de aumento de presión ventricular pico (dPmx).
4. Parámetros que informan del exceso de agua pulmonar y el posible origen del mismo:
    - Agua pulmonar extravascular (EVLW).
    - Índice de permeabilidad pulmonar vascular (PVPi).

El sistema PICCO® puede ayudar a tomar decisiones respecto al uso de volumen *vs* inotrópicos y/o vasopresores, teniendo en cuenta que las mediciones de las resistencias vasculares periféricas y del agua pulmonar extravascular (EVLW) pueden no ser reales. Estos datos deben ser interpretados en contexto de cada paciente en particular y sumando el resto de los parámetros fisiológicos medidos.

Saturación venosa central

El disbalance entre el consumo y la demanda de O_2 puede ser causado por diferentes razones como hipovolemia, anemia, bajo gasto cardíaco, SIRS entre otras (Tabla 14.4). Todos ellos pueden estar presentes en el paciente politraumatizado en UCIP. La saturación venosa central ($SvcO_2$) puede orientar hacia un correcto diagnóstico y un tratamiento etiológico del problema.

La disponibilidad de oxígeno (DO_2) va a depender del gasto cardíaco (GC) y del contenido arterial de oxígeno (CaO_2) (1). A su vez, el GC va a depender del volumen sistólico y la FC, mientras que CaO_2 dependerá de la hemoglobina, y la Saturación de oxígeno (2), despreciando la cantidad de O_2 disuelto (0.003 x PO_2).

(1) $DO_2 = CO \times CaO_2$

(2) $CaO_2 = (Hb \times 1.36 \times SaO_2) + (PaO_2 \times 0.0031)$

El consumo de oxígeno (VO_2) que se puede resumir como la demanda de oxígeno, se expresa con el principio de Fick, siendo este el producto del CO y la diferencia del contenido de arterio-venoso de oxígeno (3).

(3) $VO_2 = CO \times (CaO_2 - CvO_2)$

La oxigenación tisular se define como la DO_2 adecuado a la demanda del mismo. Por otro lado, la demanda de O_2 se modifica de acuerdo a los requerimientos metabólicos de los tejidos, por lo que se puede deducir de acuerdo al VO_2 y al porcentaje de extracción (% Ext O_2).

En el shock o en la hipoxemia grave existe disminución DO_2. El VO_2 se mantiene gracias a la compensación determinada por el % Ext O_2, lo que representa una falta de correlación entre el aporte y el consumo de oxígeno hasta que se llega al aporte crítico del mismo. Aquí, el consumo se hace dependiente del aporte y la extracción de oxígeno no compensa el descenso del DO_2 (Tabla 14.5).

Para obtener la $SvcO_2$, se requiere colocar un catéter cercano a la entrada de la aurícula derecha donde se obtienen mediciones que pueden ser continuas o intermitentes. Ambas tienen ventajas y desventajas.

La medición continua se realiza a través de un catéter con una fibra óptica. Las desventajas de la misma son el alto costo, el requerimiento de calibraciones frecuentes y la posición adecuada para la medición. La ventaja de la medición continua es la observación continua del valor de la $SvcO_2$ en una pantalla. La medición intermitente se realiza extrayendo sangre del catéter central y analizándola en un equipo de gases. El manipuleo del catéter central con posibilidades de que este se infecte o se tape junto a la intermitencia del método, serían cuestiones a tener en cuenta ante

Disminución de la $SvcO_2$
↑ Consumo de O_2
Stress
Dolor
Hipertermia
Temblores
↓ de la Oferta
Bajo CaO2 (anemia, hipoxemia)
Bajo gasto cardíaco
Aumento de la $SvcO_2$
↑ de la oferta O_2
Aumento del CaO_2
Aumento del gasto cardíaco
↓ del consumo de O_2
Analgesia
Sedación
ARM
Hipotermia

Tabla 14.4:. Condiciones clínicas donde se observa el desacople entre la demanda y la oferta de O_2

$SvcO_2 > 70\%$
Extracción normal
Disponibilidad O_2 > demanda O_2
$SvcO_2 > 70 - 50\%$
Extracción compensatoria
Aumento de demanda 0_2
Descenso de la disponibilidad O_2
$SvcO_2 > 30 - 50\%$
Extracción máxima
Inicio de acidosis láctica
Disponibilidad O_2 < demanda O_2
$SvcO_2 > 25 - 30\%$
Acidosis láctica
$SvcO_2 < 25\%$
Muerte celular

Tabla 14.5: Valores de la $ScvO_2$ y perfusión tisular

los beneficios que puede aportar. Los valores que se consideran normales son $SvcO_2 \approx 70\%$ o una diferencia no mayor de 30% de la saturación arterial.

La etapa inicial del paciente politraumatizado se basa en el control de las hemorragias y de la intervención quirúrgica temprana. En este contexto, la reanimación con fluidos y/o drogas vasoactivas guiados por la FC, TAI y PVC puede beneficiarse con el monitoreo de la SvcO2.

Monitoreo respiratorio

Saturometría de pulso

Ya descripto desde la década del 90 como el quinto signo vital, es fundamental para evaluar la oxigenación arterial. Tiene la ventaja de ser no invasivo, de bajo costo y no requerir calibración. Sin embargo resulta poco confiable con valores menores de 75% (ej: cardiopatías cianóticas). Es también de importancia la plestimografía que puede dar algún indicio sobre el estado de la hemodinamia.

Capnografía

La capnografía es fundamental en el monitoreo de un paciente en AVM. Idealmente todo paciente en AVM debería contar con un capnógrafo. Hay varios modelos con mayor o menor precisión cuyos costos varían. La capnografía brinda el valor y la curva de la CO_2 espirada ($PetCO_2$). En condiciones normales, el valor obtenido es muy similar a PCO_2 arterial. Cuando existe alguna alteración V/Q (asma, tromboembolismo pulmonar, etc.), los valores de $PetCO_2$ pueden ser muy diferentes a la PCO_2 arterial, es aquí en donde juega un rol esencial la interpretación de la morfología de la curva.

Diferentes patrones de la misma, asociados a la $PetCO_2$ y la saturación de oxígeno, pueden colaborar al diagnóstico y a una rápida toma de conductas terapéuticas.

Mecánica ventilatoria

La mayoría de los respiradores que se encuentran en el mercado muestran una gran variedad de curvas que evalúan permanentemente las fuerzas resistivas del sistema toracopulmonar. La identificación de diferentes patrones de curvas o bucles facilita la detección y prevención de complicaciones, aportando información sobre el estado evolutivo del paciente.

La medición y monitorización de la presión, volumen y flujo puede realizarse dentro del respirador o directamente en el tubo endotraqueal. Esta última es la preferida por ser más exacta.

Presión inspiratoria

Durante la insuflación con flujo constante, en la que se programa un volumen corriente, el valor máximo de la presión depende de las características mecánicas del pulmón. Al valor máximo se lo denomina presión pico. Cuando se establece una pausa inspiratoria, sin flujo, la presión cae hasta alcanzar una presión meseta que es representativa de la presión alveolar. El análisis de la curva presión/tiempo permite evaluar la diferencia entre las presiones pico y meseta. Ésta diferencia representa las resistencias no elásticas, importante en las patologías obstructivas. Las curvas también dan información sobre la presencia de auto PEEP (presión positiva al fin de la espiración) y cuando el PEEP debe ser aumentado.

Presión positiva al final de la espiración (PEEP)

La PEEP es de importancia para el reclutamiento alveolar en patologías restrictivas. La titulación de la Peep, es uno de los pilares en el tratamiento de la injuria pulmonar aguda severa. La misma se realiza aumentando progresivamente el valor del PEEP (de a 2 o 3 cm H_2O cada 15 o 20 minutos) y observando la mejor saturación, o el mejor valor de compliance pulmonar. En patologías en donde hay aumentos de las resistencias o durante la AVM con tiempos espiratorios bajos, se puede observar auto PEEP (en la curva de flujo/ tiempo, comienza la inspiración antes que la espiración llegue al flujo 0). Esto se debe al vaciamiento incompleto de los alveolos al final de la espiración y puede alterar el V/Q a la par de provocar, trastornos hemodinámicos.

Volumen

El volumen corriente, se observa en la mayoría de los respiradores como variable independiente o dependiente. Como ya se ha mencionado, en modos controlados por presión, el volumen (en este caso medido en la espiración) va a estar determinada por las características del pulmón (Tabla 14.1).

La evidencia apoya que controlando el volumen en un rango de 6-8 ml/k, entre otras variables, se evitaría la injuria inducida por el respirador (volutrauma).

Compliance respiratoria

La determinación del componente elástico o resistivo se utiliza con frecuencia. Con la simple oclusión al final de la inspiración durante unos segundos, se obtiene información de la compliance estática y dinámica, dando una idea de la elasticidad y resistencias totales pulmonares.

Compliance estática = Volumen corriente / (Presión meseta – Peep total)

Resistencia total = (Presión pico - Presión meseta) / Volumen corriente.

Existen respiradores que monitorizan estas variables, que también pueden ser medidas con monitores externos.

El monitoreo de gases en sangre es muy importante, pero tiene la desventaja de ser tardío a eventos, que muchas veces necesitan rápida resolución. Los equipos de análisis de gases dentro de la UCIP, son de gran ayuda.

La Rx. de tórax es un examen rutinario que según la patología, evolución y/o sospecha de complicaciones se solicita con mayor o menor frecuencia.

Monitoreo Neurológico

Presión intracraneana (PIC)

El monitoreo de la presión intracraneal es esencial para guiar la terapéutica en el traumatismo craneoencefálico grave (TECG). Si bien existen otros métodos para estimar la presión intracraneana, ninguno, por el momento, ha sido lo suficientemente eficaz para reemplazar el monitoreo intracraneal invasivo.

Existen indicaciones absolutas y relativas para el monitoreo de la PIC en el TECG. El Glasgow ≤ 8 con o sin lesiones ocupantes es una indicación absoluta. El TEC con caída de 3 o más puntos del Glasgow en las 1$^{eras.}$ 24 hs es una indicación relativa. Siempre que se decida medir la PIC en el TECG, es de elección la inserción de un catéter intraventricular, ya que este, además de suministrar el valor continuo de la PIC, puede ser utilizado en el caso que se requiera, para extraer líquido cefalorraquídeo y así disminuir la PIC transitoriamente.

En algunas situaciones el intensivista y neurocirujano prefieren el monitoreo de la PIC con un catéter subdural o bien intraparenquimatoso. El catéter intraparenquimatoso es de fácil colocación, requiriendo poca experiencia del neurocirujano, tiene menor tasas de infección y brinda un valor de PIC confiable cuando los ventrículos están colapsados. Las desventajas son su alto costo y la imposibilidad de re calibración. Como se mencionó anteriormente, no sirve para extraer LCR. El valor de PIC que se toma como techo en el TECG para tomar conducta terapéutica es de 20 mmHg, valor extrapolado de pacientes adultos, no existiendo bibliografía concluyente en ese aspecto para pediatría.

Un monitoreo que se extrapola de la PIC y de la PAM, es la Presión de Perfusión Cerebral (PPC=PAM - PIC). En el TECG se altera la autorregulación, por lo que el intensivista tiene que actuar sobre alguno de los otros 2 parámetros para mantenerla en valores aceptables. Esto valores varían con la edad, considerándose normales en lactantes alrededor de 45mmHg y en pacientes adolescentes/adultos en el rango de 65 mmHg.

Doppler transcraneal

Desde la década de los 80 diferentes grupos comenzaron a utilizar el doppler transcraneal para investigar las arterias intracraneales. En la actualidad es una herramienta muy útil para el intensivista, cumpliendo las premisas de todo monitoreo, no invasivo, confiable y factible en el lugar que se encuentra el paciente.

En pediatría, el doppler transcraneal está restringido para mayores de 2 años (cuando las fontanelas y suturas están completamente cerradas). Las arterias que se exploran son las arterias intracraneales del polígono de Willis, dando información de la velocidad de la sangre ante diferentes situaciones, intra y extracerebrales. En el TEC puede ser una herramienta ya en la recepción del paciente, estimando la PIC y el riesgo de evolucionar a HEC.

En el diagnóstico de muerte cerebral, el Ministerio de Salud de la Nación Argentina lo aprueba como método instrumental de estudio de flujo en mayores de 2 años con lesión primaria.

La sensibilidad y especificidad del método es alta, requiere la evaluación del territorio anterior (arteria cerebral media) y territorio posterior (arteria basilar), buscando los patrones sonográficos aceptados para demostrar la parada circulatoria. Estos patrones se los conoce como flujo reverberante y espigas sistólicas aisladas.

Otros patrones pueden observarse en la HEC, como el aumento de velocidades sistólicas y la separación sístole/diástole. Ambos son potencialmente reversibles con la terapéutica adecuada.

Los patrones sonográficos de isquemia que se observan tanto en la hemorragia subaracnoidea postraumática o en el TECG, reflejan la evolución del paciente y permiten ajustar la terapéutica.

Electroencefalograma (EEG)

La monitorización de la actividad electroencefalográfica en Terapia Intensiva juega un rol necesario en la detección temprana de anormalidades neurológicas, favoreciendo así su rápido tratamiento. Es una herramienta no invasiva, económica, siendo intermitente o continua. Requiere un entrenamiento básico del intensivista para su interpretación y debe contar con la posibilidad de guardar la información para el posterior análisis del especialista. En el paciente con TECG, el EEG puede identificar status epilépticos sin traducción clínica como así también la efectividad del tratamiento con Tiopental (paroxismo-supresión). El EEG forma parte de los estudios a realizarse en el diagnóstico de muerte cerebral y debe estar informado por un neurólogo. Los monitores que dispone el mercado, incorporan módulos de EEG al monitoreo continuo, además cuentan con software de identificación automática de diferentes patrones, lo que favorece a su rápida identificación.

Espectroscopia infrarroja cercana (NIRS)

Es una técnica no invasiva que mide a nivel regional la $SatO_2$. Se coloca sensores en la frente de los pacientes midiendo la saturación cerebral de esa región. Su uso es frecuente en los lactantes con cirugías cardíacas. Algunos estudios validan su eficacia en el TECG, pero por el momento no es un monitoreo de rutina.

BIS (Indice biespectral)

Es un monitoreo que se basa en el análisis del registro EEG, obtenido por un sensor de 4 electrodos que se colocan en la región frontal-temporal del paciente.

El algoritmo BIS calcula un índice sobre una escala lineal de 0 a 100 (0 EEG isoeléctrico-100 ausencia de efecto hipnótico/despierto). Representa una medida directa del estado cerebral, reflejo de las variaciones en la actividad eléctrica que se producen por la administración de medicamentos o por cualquier otra situación.

Es un monitoreo interesante ante pacientes con sedoanalgesia, ya que refleja la profundidad de la misma, guiando así su dosificación.

Ante la ausencia de EEG, el BIS facilita la detección temprana del status eléctrico y la profundidad del coma inducido por barbitúricos en el TECG. Es importante controlar la colocación adecuada de los sensores dado que pueden dar falsas interpretaciones.

Sedación y analgesia

El dolor es una consecuencia casi ineludible de la mayoría de las lesiones traumáticas y su tratamiento insuficiente puede derivar en graves complicaciones (ej: aumento de la presión intracraneana en el TEC). La agitación y la ansiedad pueden ser un epifenómeno del dolor o bien componentes aislados del niño traumatizado, y así contribuir en la génesis de complicaciones mayores. La sedación tiene indicación para el control de estos efectos indeseables así como para mejorar la adaptación a la AVM. Otras indicaciones llamadas neuro- específicas pueden ser la reducción de la demanda metabólica cerebral y la tolerancia del tejido cerebral a la isquemia.

Existen diferentes escenarios para el dolor en el paciente pediátrico y esto dependerá del tipo y magnitud del trauma, así como de los órganos o aparatos comprometidos y la necesidad o no de controlar la vía aérea y/o de asistir la respiración. Mitigar el dolor y la ansiedad/agitación del paciente pediátrico con un trauma resulta necesario tanto en el traslado del paciente, como para su atención en la sala de emergencias o en la UCIP.

En este sentido la *ketamina* produce una anestesia disociativa con excelente efecto analgésico, sin producir hipotensión y manteniendo patentes los reflejos de protección de la vía aérea. Rara vez puede producir colapso cardiovascular y/o bradipnea o apneas. Su comienzo de acción es rápido (1 a 2 minutos) y su efecto se extiende durante 10 a 15 minutos, lo cual la hace muy útil en procedimientos de corta duración (intubación endotraqueal, colocación de accesos vasculares, drenajes torácicos, etc.). La dosis recomendada en estos casos es de 1 a 2 mg/ Kg, por vía endovenosa (EV). Su metabolismo es hepático y se excreta por riñón. Si bien sus efectos simpaticomiméticos (taquicardia, hipertensión, broncodilatación, sialorrea) son frecuentes, el aumento de la presión intracraneana (PIC) no ha sido fehacientemente demostrado. Más aún, una revisión sistemática reciente concluye que no eleva la PIC en forma directa. Otra ventaja de la ketamina es su vía de administración que también puede ser intramuscular, oral e intranasal, con dosis adecuadas a cada una de éstas.

La asociación sedoanalgésica más utilizada en las UCI resulta de la combinación de un opiáceo con una benzodiazepina. Dicha combinación es frecuentemente utilizada en pacientes que requieren asistencia respiratoria mecánica, siendo específicamente "fentanilo- midazolam" la más difundida entre los médicos intensivistas. También resulta usual reemplazar el fentanilo por morfina, manteniendo el *midazolam*, o aún con rescates intermites de lorazepam. Resulta obvio que la respuesta a la sedoanalgesia es diferente en cada niño/adolescente y que su titulación a la menor dosis posible para lograr los efectos deseados es fundamental, balanceando dichos efectos con otros indeseables o colaterales.

Si bien realizar una descripción farmacológica de estos agentes supera los objetivos del capítulo, nos detendremos a revisar someramente algunas propiedades de los principales y más utilizados agentes sedo-analgésicos en las UCIP. El prototipo del analgésico opioide es la morfina. Este derivado natural del Papaver somniferum, más conocido como amapola, posee efectos analgésicos y sedantes. Actúa sobre cualquier tipo e intensidad de dolor, aunque sus efectos sobre el dolor neuropático son escasos. Reduce la respuesta del centro respiratorio al aumento de $PaCO_2$, causando bradipnea y disminución de la ventilación minuto, efecto adverso peligroso, aún en ciertos casos donde se utilizan dosis terapéuticas. Produce miosis pupilar y tiene efecto histamino liberador. Eventualmente la morfina, puede desencadenar náuseas y vómitos, así como constipación o aún globo vesical e hipotensión arterial. Su vida media en sangre es de unas 2 hs en niños, pero esta aumenta a 6,5 hs en neonatos y hasta 9 hs en infantes pretérminos. Por ello la dosis en menores de 3 meses de vida debe ser el 50% menor que en niños, en los cuales se administra en bolos de

0,05 a 0,1 mg/Kg. La dosis en goteo EV continuo oscila inicialmente entre 10 y 30 mcg/Kg/hr. Su metabolismo es principalmente hepático y sus metabolitos son eliminados en orina casi completamente en 24 hs. La morfina desarrolla tolerancia a partir del tercer día de su administración con aumentos en los requerimientos de la misma, especialmente a sus efectos sedantes y algo menos a la analgesia que ella genera. El *fentanilo* es quizás el opioide sintético más utilizado en diferentes escenarios de las unidades de cuidados intensivos. Su potencia es 100 veces mayor a la morfina y carece de muchos de los efectos secundarios de la meperidina. No produce liberación de histamina. Sus efectos cardiovasculares son escasos y en raras ocasiones puede desencadenar una rigidez muscular, conocida como "tórax rígido", reversible con naloxona y BM, especialmente cuando se usan bolos mayores a 5 mcg/ Kg. El efecto de una dosis a 1-2 mcg/ Kg es rápido y su duración no mayor a los 30 minutos, por ello se utiliza en goteo EV a razón de 1 a 4 mcg/ Kg/ hr. Dado el desarrollo de tolerancia, suelen utilizarse dosis mayores después de unos días de la infusión. El metabolismo del fentanilo es predominantemente hepático. Por el contrario, el remifentanilo, se metaboliza rápidamente por las estearasas plasmáticas, por lo cual su vida media es ultra corta. La dosis depende de los efectos buscados y oscila entre 0,1 a 2 mcg/ Kg / min. No produce liberación de histamina y sus efectos cardiovasculares son leve hipotensión y bradicardia. El *tramadol* es un opioide con buen efecto analgésico, sin efectos antinflamatorios y escaso efecto sedativo. Su dosis oral es 1 a 2 mg/ Kg cada 6 hs sin exceder 6 mg/ Kg/ día. También puede administrarse por vía EV. Las dosis deben corregirse en casos de insuficiencia hepática o renal.

Entre las benzodiacepinas (BZD) se encuentran los agentes sedantes más utilizados en las UCI. Su función se ejerce a través del aumento de los receptores post sinápticos $GABA_A$. A sus efectos sedantes pueden sumarse otros como la amnesia, ansiólisis, hipotonía muscular, anticonvulsivantes, neuroendócrinos y dependencia. Las BDZ son depresores del sistema cardiovascular y no poseen efecto analgésico. El diazepam fue una de las primeras drogas de esta familia de fármacos en ser utilizada en la UCI. Su vida media ronda las 24 hs, pero se prolonga en la disfunción hepática. Es una BDZ liposoluble que puede ser administrada por vía oral, rectal o EV. La vía intramuscular es poco usada debido al dolor local que genera. En contraste con ella el midazolam tiene una vida media de solo 2 hs y es una droga hidrosoluble, lo cual la hace menos irritante para su uso EV. También puede administrarse por vía intra nasal, oral o rectal. La dosis para infusión continua oscila entre 0,05 a 0,2 mg/ Kg/ hora. Dado que el 94 % del midazolam se una a las proteínas, el porcentaje de droga libre puede modificarse sustancialmente ante cuadros de hipoproteinemia severa o la administración de drogas como heparina. La disfunción hepatorrenal puede aumentar sus niveles en forma significativa. Cabe destacar que su uso prolongado en UCI puede llevar un tiempo prolongado de recuperación. Otra BDZ muy utilizada en las UCI es el *lorazepam*: su vida media larga, permite su uso en bolos y especialmente en situaciones de rescate de episodios de excitación y ansiedad.

Sea cual fuere la droga que se utilice, ya sea en los procedimientos (intubación endotraqueal, colocación de accesos vasculares) como en la sedoanalgesia prolongada (manejo de la hipertensión endocraneana o asistencia respiratoria mecánica), es fundamental realizar un monitoreo continuo de las funciones vitales de éstos niños. Se debe recordar que el 80% de los errores durante el uso de drogas sedoanalgésicas ocurren por problemas de la vía aérea/ respiratorios. A tal fin se debe, en primer lugar, tener una adecuada capacitación en el conocimiento de resucitación cardiopulmonar avanzada (ej: PALS). En segundo lugar contar con los dispositivos de monitoreo multiparamétrico que nos permitan evaluar continuamente las frecuencias cardíaca y respiratoria, la saturación periférica de oxígeno, registro de tensión arterial (no invasiva o invasiva según el caso) e idealmente también la capnografía, más aún si se utiliza más de una droga, máxime si esto implica el uso de drogas bloqueantes musculares. No es menor el hecho del control del nivel de conciencia del niño con sedoanalgesia. Para ello suele ser útil la escala de Ramsay. Los controles deben ser frecuentes, especialmente cuando se utilizan en los procedimientos cortos drogas con potencial acción residual, o combinación de dos drogas (benzodiacepina/ opiáceo o benzodiacepina/ barbitúrico).

En ciertas ocasiones puede ser necesario utilizar drogas *bloqueantes musculares* (BM). Ejemplos de ello son algunos procedimientos como la intubación endotraqueal, o como parte del tratamiento de la hipertensión endocraneana en el traumatismo craneoencefálico, o adaptación a la asistencia respiratoria mecánica controlada. Como resulta obvio destacar, estas drogas solo deberán utilizarse en el caso de contar con una vía aérea patente, que permita una ventilación asistida, ya que producen parálisis muscular esquelética total. Este grupo de drogas carece de efectos analgésicos y sedantes por lo cual siempre deben ser utilizadas como coadyuvantes de las mismas.

Los BM se dividen de acuerdo a su mecanismo de acción sobre la unión neuromuscular en "despolarizantes" y "no despolarizantes". En el primer grupo se destaca la succinilcolina que actúa uniéndose al receptor de la acetilcolina inactivándolo e impidiendo de esta manera la repolarización, ya que no es inhibido por la acetilcolinesterasa. Produce fasciculaciones seguidas de parálisis fláccida y su acción se extiende durante 5 a 10 minutos, con una dosis EV convencional de 1- 2 mg/ Kg. Entre sus efectos adversos se cuentan la hiperkalemia, bradicardia (reversible con atropina) o taquicardia y arritmias transitorias; hipertensión arterial, intraocular o intracraneana; mialgias, mioglobinuria, parálisis prolongada (en pacientes con déficit parcial de acetilcolinesterasa) e hipertermia maligna.

Los BM "no despolarizantes" (BMND) actúan como antagonistas competitivos a nivel de la unión neuromuscular bloqueando el receptor de la acetilcolina sin activarlo, por lo cual no producen fasciculaciones. Sus efectos son prolongados y pueden emplearse en goteos EV continuos para lograr parálisis durante períodos de tiempo más largos (ej: hipertensión endocraneana, asistencia respiratoria mecánica). Los BMND más utilizados en nuestro medio son el pancuronio, el rocuronio, el vecuronio y el atracurio, y a estos nos referiremos brevemente.

El pancuronio es considerado un BM de acción prolongada. Su dosis es de 0,1 a 0,15 mg/ Kg y actúa a los 90-120 segundos de inyectado por vía EV., con una duración de 40 a 80 minutos. En goteo continuo brinda parálisis sostenida. Dados sus efectos bloqueantes vagales y estimulantes de la secreción de adrenalina, produce taquicardia y cierto grado de hipertensión arterial, ambas transitorias. Su eliminación es básicamente renal. El vecuronio tiene una duración de acción menor que el pancuronio y si bien la dosis no difiere del mismo, su acción es algo más rápida y la duración de su efecto menor, 30- 40 minutos. No produce efectos secundarios cardio-vasculares y su metabolismo es principalmente hepático. El rocuronio también posee una duración intermedia de su acción, aunque su dosis es 0,6 mg/ Kg por vía EV. De rápido comienzo de acción, posee un débil efecto vagolítico y suele aumentar levemente la presión arterial en forma transitoria. Su metabolismo es fundamentalmente hepático y la duración de la parálisis algo más prolongada, especialmente en recién nacidos y lactantes pequeños. El atracurio a una dosis de 0,6 mg/Kg actúa en 2 a 3 minutos permitiendo realizar la intubación endotraqueal, y sus efectos se prolongan por 60 minutos aproximadamente. Su efecto histamino-liberador es menos frecuente en pacientes pediátricos. Dado que su eliminación se debe al efecto Hofmann, ésta no se ve afectada en las insuficiencias hepática o renal. En goteo EV continuo logra efectos adecuados a una dosis de 9 mcg/ Kg/ min, y puede revertirse con neostigmina en unos 15 minutos.

Más recientemente se han introducido algunas drogas alfa agonistas en la sedoanalgesia de los niños traumatizados en la UCI. En este sentido la *dexmedetomidina*, un agonista alfa 2 adrenérgico selectivo, ha ganado consenso en su uso. Esta droga induce sedación, ansiólisis y analgesia en forma simultánea y es 100 veces más selectiva frente a los receptores alfa 2 que la clonidina. Con una vida media de unas dos horas, se metaboliza en el hígado y circula unida a proteínas en un 94%. La dosis EV de carga recomendada es de 1 mcg/Kg en 10 minutos y luego una infusión continua entre 0,2 a 1mcg/Kg/ hr. La depresión respiratoria inducida por la dexmedetomidina es mínima y si bien induce cierta bradicardia y ligera hipotensión arterial, estos efectos suelen ser bien tolerados en la mayor parte de los pacientes pediátricos. Si bien su uso fue inicialmente indicado por períodos cortos de tiempo, ya existe bibliografía que avala su uso pediátrico seguro durante varios días de infusión. Recientemente se publicó un estudio randomizado y controlado en niños con trauma múltiple donde el grupo sedado con dexmedetomidina tuvo significativamente menos días de ARM y de UCIP, niveles de citoquinas y sepsis, aunque no así en la mortalidad, en relación con aquellos del grupo de midazolam.

El *propofol* es un agente anestésico liposoluble de uso EV, formulado como solución acuosa al 1%, con una concentración de 10 mg/mL. Su rápida recuperación al suspender la infusión, lo hace un agente ideal para procedimientos cortos. De inducción casi inmediata, una dosis de 25 a 150 mcg/Kg suele brindar adecuada anestesia con una profunda depresión respiratoria y muchas veces hipotensión considerable. Su uso prolongado no está recomendado por el riesgo de aparición del "sindrome de infusion de propofol" que incluye un cuadro con acidosis metabólica, rabdomiólisis y colapso vascular severo con riesgo de vida. Recientemente se ha descripto la combinación de dexmedetomidina y propofol en una combinación familiarmente conocida en Norteamérica como "ketofol".Si bien la experiencia pediátrica es escasa, puede ser una combinación atractiva para utilizar, ya que la ketaminadisminuiría la hipotensión inducida por el propofol, mientras que éste inhibe los vómitos y la agitación que produce el despertar de la primera.

Complicaciones y su prevención

Infecciones asociadas al cuidado de la salud (IACS)

Infección asociada a catéter venoso central (IACCC)

La IACCC es la causa más frecuente de bacteriemia en las UCIP según National Nosocomial Infection Surveillance System (NNISS) se diagnostica en aquel paciente que presenta un dispositivo venoso de acceso central que termina cerca o en el corazón o en los grandes vasos y ha sido utilizado durante un período de al menos 48 horas antes del desarrollo de la bacteriemia.Su tasa de incidencia se mide como el Nº total de episodios de IACC / Nº total de días de uso de catéteres x 1000 días catéter.

Criterios de bacteriemia confirmada por laboratorio (según NNISS)

Criterio 1: paciente que presenta un germen patógeno reconocido obtenido en 1 o más hemocultivos, y ese patógeno no se asocia a infección en otro sitio

Criterio 2 : paciente que presenta más de uno de los siguientes: fiebre >38ºC, escalofríos e hipotensión y uno o más de los siguientes

- Contaminantes comunes de la piel (difteroides, Bacillus spp, Propionibacteriumspp, estafilococo coagulasa negativo, o micrococo) cultivados de en 2 o más hemocultivos obtenidos separadamente.
- Contaminantes comunes de la piel (difteroides, Bacillus spp, Propionibacterium spp, estafilococo coagulasa negativo, ó micrococo) cultivados en uno o más hemocultivos obtenidos de un paciente con un acceso venoso y el médico instituye tratamiento antimicrobiano apropiado.
- Resultados positivos en tests en sangre para antígeno (Haemophilus Infuenzae, Streptococo pneumoniae, Neisseria meningitiddis o streptococo del grupo B) y síntomas con resultados de laboratorio positivo que no se asocian con infección en otro sitio.

Criterio 3: paciente menor de 1 año de vida que presenta uno de los siguientes:

- Fiebre >38ºC, hipotermia <37ºC, apnea o bradicardia y uno o más de los siguientes
- Contaminantes comunes de la piel (difteroides, Bacillus spp, Propionibacterium spp, estafilococo coagulasa negativo, o micrococo) cultivados de en 2 o más hemocultivos obtenidos separadamente.
- Contaminantes comunes de la piel (difteroides, Bacillus spp, Propionibacterium spp, estafilococo coagulasa negativo, o micrococo) cultivados en uno o más hemocultivos obtenidos de un paciente con un acceso venoso y el médico instituye tratamiento antimicrobiano apropiado.
- Resultados positivos en tests en sangre para antígeno (Haemophilus Infuenzae, Streptococo pneumoniae, Neisseria meningitidis streptococo del grupo B) y síntomas con resultados de laboratorio positivo que no se asocian con infección en otro sitio.

Epidemiológicamente también se incluirá como IACC a aquella denominada infección relacionada al catéter venoso central, que incluye las siguientes definiciones:

Identificación certera del catéter como fuente de infección.

Se lo define como:

- Bacteriemia o fungemia en un paciente con por lo menos 1 hemocultivo positivo de vena periférica, al cual por examen clínico se descarta como foco infeccioso como origen de la bacteriemia y en el cultivo de la punta del catéter presenta un recuento semicuantitativo > 15 UFC o cuantitativo > 10^3 UFC del mismo germen del hemocultivo (especie y antibiograma).
- Hemocultivos cuantitativo simultáneos (periférico y retrocultivo del catéter) con una proporción > 5:1 en el cultivo tomado del catéter vs el de sangre periférica.

Cultivos con un período diferencial de positividad > a 2 horas del cultivo del retrocultivo en relación al de sangre periférica.

Las medidas de prevención de la IACC pueden resumirse en el correcto lavado de manos cuando se manipula el catéter, inserción con técnica estéril supervisada por un observador con una lista de chequeo, reemplazar las llaves de tres vías por tapones unidireccionales, curación estéril de acuerdo a protocolo, reducción al máximo posible de los días de uso y otras (para una información pormenorizada del tema sugerimos consultar cita bibliográfica).

Neumonía asociada a asistencia ventilatoria mecánica

Esta IACS es una de las más frecuentes en pacientes recibiendo asistencia respiratoria mecánica, y en un case mix pacientes adultos su incidencia estima cerca de cinco casos cada 1000 días de AVM. Si bien no existe consenso para el diagnóstico de la neumonía asociada al respirador (NAR), el CDC publicó sus definiciones relacionadas a la neumonía asociada al respirador. En ese sentido introdujo el concepto de "evento asociado al respirador". Este concepto hace referencia al aumento del requerimiento en los parámetros del respirador como un hecho fundamental en la consideración de este diagnóstico. A tal fin define esta condición en aquel paciente que luego de al menos 2 días de estabilidad en AVM con bajos requerimientos de PEEP y FiO_2, comienza a necesitar aumentos de al menos 3 cm H_2O de PEEP y/o de la FiO_2> a 20 puntos durante 48 hs. Cuando esta "complicación relacionada al respirador" (CAV) se asocia a evidencia de infección, la denominación cambia a "complicación del respirador relacionada a infección" (temperatura < 36° o > 38° o recuento de leucocitos en sangre < 4000 o > 12000 mm3, + uno o más nuevos antibióticos continuados durante al menos 4 días, 2 días antes o después del comienzo de la CAV, excluyendo los primeros 2 días de AVM.

Define luego al nuevo deterioro respiratorio como "posible neumonía" cuando al episodio de deterioro respiratorio de probable etiología infecciosa se agrega un aspirado traqueal o lavado broncoalveolar (BAL) con ≥ 25 neutrófilos y ≤ 10 células epiteliales por campo, o un cultivo positivo para un patógeno potencial. Por último define como "neumonía probable" a aquel episodio CAV con probable evidencia de infección sumado a un aspirado traqueal o BAL con ≥ 25 neutrófilos y ≤ 10 células epiteliales por campo,+ 10^5 UFC/mL en dicha muestra o resultado equivalente semi-cuantitativo, cultivo de tejido pulmonar ≥ 10^4 UFC/mL o su resultado equivalente semi-cuantitativo, especimen de lavado- cepillado protegido ≥ 103 UFC/mL o su resultado equivalente semi-cuantitativo; o uno de los siguientes (sin la necesidad de secreciones purulentas) cultivo de líquido pleural, histopatología pulmonar, test (+) para Legionella spp., test diagnóstico (+) en secreciones respiratorias para virus influenza, VSR, adenovirus, virus parainfluenza, rinovirus, metaneumovirus humano, coronavirus, dentro de los 2 días anteriores o posteriores del episodio CAV, excluyendo los primeros 2 días de AVM.

Si bien no existen "bundles" consensuadas en Pediatría para la prevención de la NAR, existen medidas con clara evidencia sobre su utilidad, en tre ellas cabe mencionar:

- Cabecera de la cama del paciente con AVM en un ángulo de 30 a 45º
- Higiene de manos antes del contacto con el paciente y de realizar una tarea aséptica.
- Practica de higiene oral del paciente al menos 1 vez al dia(ej: con clorhexidina acuosa- sin consenso-, otros antisépticos, bicarbonato de sodio)

Infección asociada a catéter vesical (IUASV)

Los paciente con > 2 días de sonda vesical + fiebre > 38º y al menos 1 de los siguientes (estearasa y/o nitritos leucocitarios + piuria o recuento de leucocitos > 5 o gérmenes en el Gram) + urocultivo con >10^3 UFC/mL; y < 10^5 UFC/mL de no más de 2 gérmenes; o > 10^5 UFC/mL de no más de 2 gérmenes. Su incidencia se mide como el Nº total de episodios de IUASV / Nº total de días de uso de sonda vesical (SV) X 1000 días SV.

Las medidas de prevención para su aparición incluyen el correcto lavado de manos y uso de técnica de colocación estéril, vaciado unidireccional a través del drenaje inferior al llegar al 75 % de la capacidad de la bolsa recolectora (como máximo), mantener el sistema cerrado, no elevar el reservorio por encima del nivel de la cama del paciente (para evitar el reflujo de orina de la bolsa recolectora) y técnica estéril para la toma de muestra de los cultivos.

Infección asociada a catéter intracraneano

Si bien la incidencia de la Infección asociada a catéter intracraneano es baja, existen algunas recomendaciones que se debe intentar cumplir. Entre ellas encontramos:

- Intentar no prolongar más de cinco días el uso del catéter, y retirarlo o cambiarlo a otro sitio del cráneo a los siete días como máximo.
- Manipular el catéter lo menos posible y no tomar muestras de líquido cefalorraquídeo en forma rutinaria.
- Mantener el sistema cerrado hacia el exterior, evitar el "sifonaje".
- Curarlo en forma oclusiva y estéril, cada vez que la curación transparente no se mantenga seca y limpia.
- Mantener la posición de la cabeza del enfermo, según indicación médica.
- Recambiar la bolsa colectora solo cuando exceda el 75% de su capacidad.
- Vigilar la permeabilidad del sistema de medición / drenaje.

Úlceras por presión

El desarrollo de úlceras por presión constituye uno de los problemas que se presentan con mayor frecuencia en los pacientes hospitalizados en las UCIP, debido a la situación crítica de salud en que se encuentran.

- Estadio I: Eritema que no palidece tras presión. Piel intacta.
- Estadio II: Pérdida parcial del grosor de la piel que afecta a epidermis, dermis o ambas. Úlcera super-

ficial con aspecto de abrasión, ampolla o cráter superficial.

- Estadio III: Pérdida total de grosor de la piel con lesión o necrosis del tejido subcutáneo, pudiendo extenderse hasta la fascia subyacente pero sin atravesarla. La úlcera aparece como un cráter profundo y puede haber socavamiento en el tejido adyacente.
- Estadio IV: Pérdida total del grosor de la piel con necrosis del tejido o daño muscular, óseo o de estructuras de sostén (tendón, cápsula articular, etc.)

Si bien existen varias escalas para clasificar el grado de riesgo para desarrollar úlcreas por presión, la escala de Braden es una de las más utilizadas (Tabla 14.6).
De acuerdo al grado de riesgo presente en cada caso se recomiendan medidas de prevención (Tabla 14.7).

Úlceras de córnea

Son otra de las complicaciones graves asociadas al cuidado de la salud, y pueden derivar en la pérdida del globo ocular si no son adecuadamente prevenidas y/o tratadas. La presencia de las mismas se considera un estándar de baja calidad de atención. Los pacientes con mayor riesgo, y en quienes se debe aplicar un protocolo de prevención incluyen aquellos en coma, en asistencia respiratoria, paralizados/ sedados en forma profunda y en todos los que tengan limitado el parpadeo. También pacientes pos- operatorios inmediatos con compromiso orbitario y aquellos con cierre ocular incompleto de diferentes causas son especialmente proclives a esta complicación, por lo que los cuidados oculares deben adherir al protocolo de cuidados que incluye:

- Lavado de manos según indicación del servicio de control de infecciones.

Puntaje	1	2	3	4
Percepción sensorial (capacidad de respuesta a estímulos dolorosos)	Nula	Muy limitada	Algo limitada	Sin compromiso
Humedad de la piel	Siempre húmeda	Muy húmeda	Ocasionalmente húmeda	Rara vez húmeda
Grado de actividad física	Confinado a cama	Confinado a silla	Ocasionalmente camina	Camina frecuentemente
Movilidad corporal	Inmóvil	Muy limitada	Algo limitada	Sin limitaciones
Nutrición-Patrón de ingesta	Completamente inadecuada	Probablemente inadecuada	Bastante adecuada	Buena
Fricción y roce con las sábanas	Presente	Potencialmente presente	Ausente	

Tabla 14.6: La escala de Braden. Es una herramienta útil para predecir el desarrollo de las úlceras por presión.

CUIDADOS SEGÚN RIESGO: ACTIVIDAD	Bajo	Moderado	Alto	Observaciones
EXAMEN PIEL	Diario	Diario	Por turno	Prominencias óseas, puntos de apoyo, sequedad, eritema, maceración, etc.
HIGIENE DE PIEL	Diario	Diario	Diario y/o según necesidad	Paños
CAMBIOS POSTURALES	Cada 4 horas	Cada 2 hs	Cada 2 horas	Colocación de colchón de aire
PROTECCION TALONES	Talonera hidrocelular	Talonera hidrocelular	Talonera hidrocelular o hidrocoloides gruesos	
MEDICION DE RIESGO	Cada 2 días	1 vez día	1 vez por turno	Revaloración en caso de mala evolución

Tabla 14.7: Medidas de prevención contra escaras

- Higiene ocular con solución fisiológica y gasa estéril cada dos horas.
- Colocación de lágrima artificial en gel en cada ojo luego de la higiene ocular.
- No cubrir globos oculares, excepto indicación del servicio de oftalmología
- No administrar colirios con antibiótico sin indicación de oftalmología.

Caídas

La Organización Mundial de la Salud las define como "la consecuencia de cualquier acontecimiento que precipite al individuo hacia el suelo contra su voluntad". Los pacientes internados en UCI están predispuestos a sufrir esta complicación, especialmente cuando se están recuperando del trauma pero aún no cuentan con la estabilidad y/o lucidez necesarias para evitarla. Más aún, los niños pueden creer que sus habilidades motrices, tal vez alteradas por el trauma en sí, se encuentran intactas así intentar bajarse de la cama o pararse sin la capacidad para hacerlo y precipitar una caída que puede ser seria en algunos casos.

Las caídas de la cama/cuna son eventos adversos asociados al cuidado de la salud que se utilizan como indicador de calidad en las UCI y deben ser prevenidas. Para ello existen medidas / protocolos que aplicados correctamente brindan seguridad para reducirlas y aún eliminarlas.(Tabla 14.8)

Existen escalas validadas que permiten establecer el riesgo de caídas que tiene cada paciente. Tal vez la más utilizada de ellas sea la ESCALA HUMPTY DUMPTY (Tabla 14.9)

PARAMETRO	CRITERIO	PUNTAJE
Edad	< 3 años	4
	3 a 7 años	3
	7 a 13 años	2
	>13 años	1
Género	Masculino	2
	Femenino	1
Diagnóstico	Trastornos neurológicos	4
	Alteración de oxigenación- Anemia- Anorexia- Vértigo- Dificultad respiratoria- Deshidratación	3
	Trastornos psíquicos o de conducta	2
	Otros diagnósticos	1
Deterioro cognitivo	No conoce sus limitaciones	3
	Olvida sus limitaciones	2
	Conoce sus capacidades	1
Factores ambientales	Historia de caídas de cama/ cuna	4
	Uso de elementos de ayuda en cama, mesa de luz o iluminación	3
	Paciente en cama	2
	Paciente que deambula	1
Cirugía/ Sedación	Dentro de las 24 hs	3
	Dentro de las 48 hs	2
	Ninguna	1
Medicación	Uso de múltiples psicofármacos, laxantes, diuréticos	3
	Uso de uno de los anteriores	2
	Ninguno	1
TOTAL		XX

Tabla 14.9: Valoración del riesgo de caídas en pacientes pediátricos escala humpty dumpty (adaptada por los autores con modificaciones)

LACTANTES- NIÑOS- ADOLESCENTES
Barandas de la cama siempre en alto
Cama con freno
Educación de la familia
Cama a mínima altura si corresponde
Iluminación nocturna
No dejar al paciente solo
Utilizar sujeción adecuada en caso de ser necesario explicando a los familiares el motivo de la medida
Instalación de cámaras de video para la visualización continua del enfermo

Tabla 14.8. Protocolo Prevención de Caídas aplicable en un Hospital de Pediatría

Escala:

- < a 7 sin riesgo
- de 7 a 11 bajo riesgo
- 12 o más: alto riesgo

Debilidad adquirida en la Unidad de Cuidados Intensivos (DAU)

La DAU representa un espectro de condiciones que afectan a los enfermos internados en UCI (adultos y pediátricos), en los cuales la debilidad muscular generalizada y la disfunción respiratoria son comunesy se traduce en un mayor número de días de AVM estadía prolongada en UCI. La DAU puede clasificarse de acuerdo al sitio más afectado en miopatía, posiblemente la génesis del problema, o bien en polineuropatía. El compromiso nervioso puede ser primario o seguir a la afectación muscular. Probablemente no sean eventos aislados sino parte de un proceso integral del fallo multiorgánico (trastornos microcirculatorios, celulares y metabólicos). Su incidencia en el adulto es elevada, y si bien no es tan frecuente en pacientes pediátricos, es probable que su incidencia real en esta población esté subestimada.

Los factores que pueden actuar como gatillo para desarrollar DAU son diversos pero aquellos pacientes con sepsis, fallo multiorgánico, son los que más frecuentemente la desarrollan. También han sido implicados el uso de ciertas drogas como los corticoides, bloqueantes neuromusculares y sedantes; así como la hiperglucemia. Pese a ello ninguno de éstos reúne suficiente evidencia como para ser considerados un claro factor predisponente.Los hallazgos clínicos generalmente muestran una debilidad muscular difusa, a predominio proximal y que puede llegar a la flaccidez, con atrofia muscular en los cuatro miembros. En la forma polineuropática pueden coexistir trastornos sensitivos distales sin compromiso sensorial. El diagnóstico se basa en la sospecha clínica, se consolida electromiograficamente y se confirma por biopsia muscular. El electromiograma suele distinguir entre la forma polineuropática y la miopática, aunque también existen formas mixtas de DAU.

Si bien no existe un tratamiento específico, la rehabilitación muscular precoz, con movilizaciones pasivas y activas, son el estándar de cuidados para ofrecer a los pacientes que padecen esta enfermedad adquirida UCI. En relación a su prevención existen aún varias áreas de incertidumbre respecto a su utilidad que requieren más estudio. En este sentido se proponen protocolos de movilización precoz (activos, estimulación muscular eléctrica). Otras áreas que no han demostrado utilidad pero que aún no se descartan son la reducción de drogas sedantes, corticoides y bloqueantes musculares. La rápida detección y tratamiento correcto de la sepsis, así como el control de la glucemia también podrían colaborar en la prevención de esta afección.

Nutrición

En el paciente traumatizado, la respuesta metabólica al estrés, a las lesiones producto de la injuria primaria y secundaria, cirugías y al síndrome de respuesta inflamatoria sistémica no permiten predecir con exactitud los requerimientos calóricos necesarios. Paralelamente las alteraciones metabólicas cambian durante el curso de la enfermedad. El soporte nutricional no puede revertir estos cambios y se ve afectado por fluctuaciones constantes. Estos hechos sumados a un inadecuado aporte de nutrientes resultan en la malnutrición que frecuentemente encontramos en estos niños.

La respuesta inflamatoria sistémica secundaria a eventos traumáticos se divide en dos etapas: la etapa denominada fase de caída (*"ebbstage"*) que se observa durante los tres primeros días y se caracteriza por descenso del gasto cardíaco, shock, hipotermia, menor consumo de oxígeno e hipometabolismo. Ésta es seguida de una segunda etapa denominada de flujo (*"flowstage"*) que se instala aproximadamente al 5to *día* con hiperdinámica, hipermetabolismo, elevación de catecolaminas y hormonas catabólicas, condicionando una pérdida importante de lípidos y proteínas. Este hipermetabolismo lleva a una mayor demanda de glucosa y energía, con la finalidad de generar más calorías para mantener las funciones vitales y la reparación de los tejidos dañados.

El catabolismo, o descomposición de sustancias complejas a sustancias más simples, se alterará dependiendo de la magnitud del trauma. El metabolismo de los hidratos de carbono está afectado observándose aumento de la glucogenólisis y de la gluconeogénesis hepática con resistencia periférica a la insulina e hiperglucemia.

Los lípidos son la fuente de energía más importante ante el trauma y la infección, se observa entonces una mayor lipólisis y un menor grado de lipogénesis.

Se incrementa el catabolismo del músculo esquelético, fuente más importante de proteínas del organismo, existiendo conversión de aminoácidos en glucosa a nivel hepático que son utilizados como sustratos para la producción de proteínas de fase aguda.

El catabolismo intenso y el balance nitrogenado negativo no pueden ser revertidos por la alimentación, aunque la provisión de proteínas puede atenuar el proceso.

Los *requerimientos nutricionales* varían dependiendo de la gravedad del trauma, de las comorbilidades y estado nutricional previo entre otras cosas. La bibliografía recomienda comenzar la nutrición lo antes posible.

Se comienza así con alimentación enteral en forma progresiva hasta alcanzar la meta propuesta. No existe consenso sobre la utilización de sondas gástricas vs transpilóricas. Esta última está indicada cuando hay riesgo de aspiración o imposibilidad de administración gástrica. La nutrición parenteral esta indica en pacientes que no puedan alimentarse en forma enteral desde un principio. En los pacientes eutróficos se recomienda no retrasarla más allá del quinto día y en los pacientes con riesgo nutricional no superar las 72 horas de ayuno.

Se recomienda comenzar con fórmulas concentradas y volúmenes bajos e ir incrementándolos según tolerancia. Se observa mayor intolerancia al aumento de volúmenes que al de osmolaridad. Se sugiere vigilar cantidad y calidad del débito, distensión abdominal, dolor e hipersensibilidad abdominal y diarrea. En el caso que se suspenda la alimentación, buscar exhaustivamente la causa para solucionarla y reiniciar la misma lo antes posible, recordando que estos pacientes se encuentran en un estado donde cualquier retraso y/o suspensión de la alimentación empeora el pronóstico.

La cantidad de calorías a administrar será tema de discusión entre los médicos tratantes. El gasto energético basal (GEB) se basa en cálculos aceptados para pediatría como la ecuación de Caldwell Kennedy y la de Schofield. En pacientes mayores de 12 años se podrá utilizar la de Harris Benedict.

Los cálculos antes mencionados, subestiman o sobreestiman los requerimientos calóricos reales del paciente. Por lo tanto, las guías ASPEN y ESPEN recomiendan medir la GEB por Calorimetría Indirecta (CI), considerado el "Gold Standard".

La CI se basa en que el ser humano metaboliza las fuentes energéticas utilizando O_2 y produciendo CO_2. La CI mide indirectamente la GEB analizando los gases espirados (ecuación de Weir), obteniendo la cantidad de oxígeno extraído y la cantidad de dióxido de carbono en un volumen de aire determinado. Al resultado obtenido se sugiere incrementar en un 30% las calorías/día ante situaciones diarias que aumenten la GEB como fiebre, taquicardia, dolor, cirugía, etc. Otro dato que arroja la CI es el cálculo de coeficiente respiratorio (CR). Su valor nos da una aproximación del macronutriente oxidado.

Existen estudios en donde se simplifican la ecuación, con la cual el calorímetro calcula el GEB. En este cálculo, no se tiene en cuenta las modificaciones del consumo de O_2, asumiendo un CR fijo. Los resultados obtenidos por este método difieren del calorímetro en +/- 10%. Existen consideraciones para este método, entre ellas, los pacientes no deben presentar patología pulmonar y se debe contar con un respirador que mida CO_2 volumétrica.

La valoración del estado nutricional se realiza al ingreso a la unidad y se repite según lo considere el equipo tratante, involucrando a la enfermera, terapista intensivo, nutricionista y personal de alimentación.

Los indicadores antropométricos son recogidos lo antes posibles (peso, talla, índice de masa corporal), datos clínicos como tolerancia alimentaria se evalúan permanentemente y la medición/cálculo de GEB se realiza con una frecuencia semanal.

Es importante valorar el balance energético para tener una idea precisa sobre lo calculado y lo recibido. Se puede medir diariamente o con un intervalo de días para minimizar el impacto de ayunos prolongados (ej. Ayuno para una determinación bioquímica).

El balance nitrogenado es una medida del metabolismo proteico útil para adecuar la ingesta proteica. Un balance neutro indica equilibrio, negativo indica catabolismo y positivo anabolismo o síntesis. Se lo considera un indicador del estado nutricional en pacientes críticos, siendo el "Gold standard" para valorar el soporte nutricional contra el cual se debe comparar el resto de los indicadores.

Como indicadores bioquímicos del estado nutricional, tener en cuenta la medición de la prealbúmina que se correlaciona con el balance nitrogenado. La medición de albumina no es un buen indicador del estado nutricional por ser una proteína de vida media larga y por tener fluctuaciones plasmáticas provocadas por infecciones, pérdidas por orina, pasaje al espacio extracelular o administración de albúmina exógena.

Macronutrientes

Los hidratos de carbono son la fuente energética más importante para preservar las reservas de proteínas. Su administración tiene un límite y no debe sobrepasar el 55 al 60 % del aporte calórico. Su exceso trae hiperglucemia, aumento de CO_2, así como alteraciones de la función hepática e inmunológica.

En la etapa aguda de los grandes quemados y los politraumatizados, el músculo es fuente primordial de proteínas para la reparación de las heridas, observándose pérdida de la masa magra. El objetivo principal del soporte nutricional es evitar la salida de proteínas del músculo esquelético y maximizar la síntesis proteica.

Los requerimientos diarios de proteínas en niños son de 3gr/kg/día y en adultos de 1.5 a 2g/kg/día.

El requerimiento de grasa es mínimo pero sin este puede existir deficiencia de ácidos grasos. Se recomienda no aportar más de 35% de calorías como lípidos.

Micronutrientes

El déficit de micronutrientes suele observarse al final del 1er mes post-trauma, con retraso en la cicatrización de heridas e infecciones. Si bien son aportados por la nutrición diaria, algunos autores recomiendan aporte extra.

El correcto cuidado de la nutrición de los pacientes politraumatizados hará que estos tengan una morbimortalidad menor a la esperada.

Traslado intrahospitalario

Introducción

El paciente politraumatizado que ingresa a la emergencia, suele requerir más *traslados* que el resto de las patologías. Desde su ingreso al hospital, dependiendo de la lesión que presenta y de la estabilidad fisiológica acompañante, su destino puede variar. Es frecuente que el paciente se estabilice en la Emergencia, se realice métodos diagnósticos y dependiendo de estos se dirija al quirófano o a la UCIP. (Figura 14.3). La decisión de realizar un traslado dependerá de la estabilidad del paciente y del requerimiento del método diagnóstico o terapéutico, siempre evaluando riesgos y beneficios. La decisión de trasladar al paciente debe tomarse en conjunto con el grupo actuante, un error puede tener consecuencias irreversibles.

Observar que el paciente puede dirigirse en varias ocasiones al mismo lugar.

En un relevamiento realizado entre los meses de febrero y septiembre del 2016 en una UCI 44 del Hospital de Pediatría Garrahan mostró que se realizaron 198 traslados, recorriendo un total de 39 km dentro del hospital, el tiempo que se invirtió fue de 26 horas e involucraron a 330 profesionales. Los destinos más frecuentes fueron, TAC, quirófano y endoscopía respiratoria. Los motivos del traslado más frecuentes fueron métodos diagnósticos (TAC) y tratamientos (quirófano, endoscopía, radioterapia), el 51% se encontraba intubado y de esos solamente al 15 % fue trasladado con un respirador de trasporte. Este relevamiento no incluyó el registro d las variables fisiológicas. Las complicaciones más frecuentes que se registrados fueron, errores de comunicación con el lugar de destino, problemas edilicios, falta de personal capacitado, falla de equipos electrónicos.

Los requerimientos para el traslado son pautados previamente con una lista de cotejo que depende de

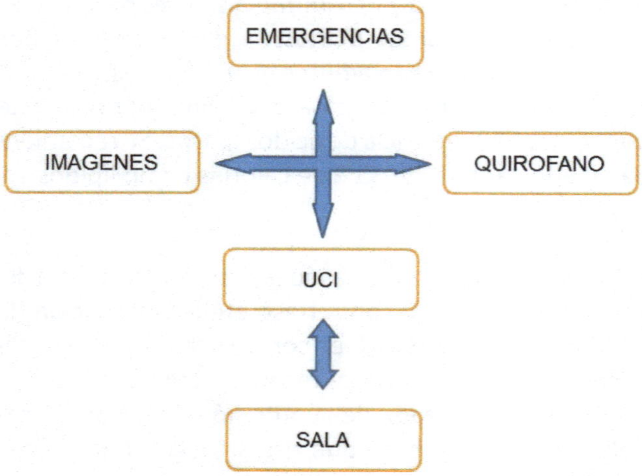

Figura 14.3: Múltiples destinos a donde se puede dirigir un paciente politraumatizado.

cada UCI. El traslado involucra a personal entrenado (enfermero, médico y camillero), caja de traslado, drogas para sedación/analgesia preparadas a diluciones conocidas y drogas de reanimación. Se debe realizar monitoreo continuo de ECG, saturación, frecuencia respiratoria y, si el paciente la requiere, también de la presión arterial invasiva. Si el paciente se encuentra ventilado, será juicioso utilizar capnografía, que sirve para suministrar una adecuada ventilación, identificando eventos adversos como la extubación o la obstrucción del tubo endotraqueal. Si es posible, utilizar un respirador de trasporte, de esta manera, se minimiza el volutrauma y el barotrauma, además de obtener la ventaja de controlar la hipo e hiperventilación, condición deletérea para algunas patologías (TECG).

Es importante tener conocimiento previo del trayecto a realizar (pasillos en mal estado, ascensor clausurados), identificar los puntos de apoyo a los que se debe dirigir ante cualquier eventualidad que no pueda sostenerse in situ (requerimiento de aspiración, falta de oxígeno, bomba de infusión sin batería, PCR).

La deficiente comunicación con el lugar a donde se dirige el traslado, puede traer graves trastornos para el paciente. Se debe mantener una comunicación efectiva y precisa del estado general del paciente, requerimientos técnicos que se deben suministrar al llegar (oxígeno, electricidad), tiempo aproximado que insume el traslado, personal requerido. Las etapas del proceso de traslado se muestran en la Tabla 14.10.

Conclusiones

En el proceso del traslado, el paciente pasa de un lugar de máximo control de sus variables a uno de menor control. Ante la decisión de trasladar, el objetivo general debe ser de proveer y reproducir los cuidados recibidos en el lugar de origen en todo el proceso. El entrenamiento del personal, la utilización de listas de cotejo y una comunicación efectiva, serán prioritarios.

PROCEDIMIENTO DE TRASLADO	
Solicitud	Comunicar: Estado del paciente Motivo del traslado Requerimientos técnicos Duración del traslado Datos filiatorios

Preparación	Determinar el personal que va a participar en el traslado
	Estabilización del paciente
	Programar como realizar la transferencia a la camilla de quirófano o a la de imágenes.
	Disponer de una adecuado medio de transporte, se recomienda que la cama del paciente sea la del traslado para disminuir un traspaso
	Identificar al paciente mediante pulseras identificativas.
	Premedicar si el paciente lo requiere.
	Proteger al paciente de los cambios bruscos de temperatura.
	Explicar al paciente y/o familiares del destino a donde se dirige.
	Asegurar una vía venosa confiable
	Reducir el aparataje
	Reducir las bombas de infusión (inotrópicos, correcciones de medio interno).
	Asegurar drenajes. Identificar aquellos que se deben cerrar (colectores de orina, drenajes de LCR) de aquellos que no (drenajes pleurales con fístulas bronquio-pleurales)
	Monitor de traslado con FC, FR, TA, Sat, $EtCO_2$
	Material de ventilación: bolsa con válvula de PEEP y máscara adecuada Respirador de transporte
	Caja de traslados
Traslado	Elegir el camino más rápido y seguro
	Designar roles al personal de traslado
	Vigilar el estado del paciente durante todo el trayecto
	Adecuar la velocidad del traslado a todos los miembros del equipo
	En caso de incidentes graves durante el traslado ir a los puntos de apoyo.
	Preservar la intimidad y el pudor del enfermo.
	Evitar comentarios inapropiados.
	Si el paciente está consciente, hablar con él y tranquilizarlo, asegurar que los padres acompañen y faciliten este proceso.
Destino	Determinar una persona que planifique y coordine las maniobras a realizar
	Conectar los aparatos que funcionen a batería.
	Conectar el O_2 a la boca de la pared
	Durante la estancia del paciente en el lugar de destino, seguir aportando los cuidados necesarios para mantenerlo estable: aspiración, drogas, monitoreo, etc.
	Mantener la temperatura corporal
	Antes de regresar, reponer cualquier déficit de material usado, evaluar si el O_2 restante es suficiente para el regreso
	Evaluar si el camino elegido fue el mejor para retomarlo
Regreso a la unidad	Conectar todos los suministros (bombas, O_2)
	Reemplazar el monitor de traslado
	Realizar un examen exhaustivo del paciente para identificar algún problema inherente al traslado (permeabilidad de drenajes, accesos venosos, TET, sedoanalgesia, hemodinamia, etc.)
	Realizar un control de medio interno para identificar modificaciones
	Revisar y reponer el material de la caja de Traslados

Tabla 14.10

Bibliografía

1. Estadísticas vitales 2015. Dirección de Estadísticas e Información de Salud- Ministerio de Salud de la Nación- Presidencia Argentina
2. WHO/OMS. Violence and injury prevention. [en línea] 2001. WHO/OMS [Consulta: Marzo de 2002]
3. Tepass JJ, Ramenoffsky ML. National Pediatric Trauma Registry.J Pediatr-Surg, 1989; 24: 156-158.
4. Oestern HJ, Kabus K. The classification of the severely and multiply injured-what has been established. Chirurg|997; 68:1059- 1065.
5. Tepas JJ, Mollit DL, Talbert JL, Bryant M. The pediatric trauma score as a predictor of injury severity in the injured child. J Pediatr Surg.1987; 22:14-18.
6. Mayer T, Matlak ME, Johnson DG; Walker ML.The modified injury severity scale in pediatric multiple trauma patients, J Pediatr Surg.1980; 15:719-726.
7. Ott R. Krämer R, Martus P, Bussenius-Kammerer M et al. Prognostic value of Trauma Scores in Pediatric Patients with Multiple Injuries. J Trauma.2000; 49:729-736.
8. Trunkey, D. Accidental and intentional injuries account for more years of life lost in the Us. than cancer and heart disease. Among the prescribed remedies are improved preventive efforts, speedier surgery and further research Scientific American, Vol. 249 2, p, 31. Aug. 1983
9. ATLS, Advanced Trauma Life Support Program for Doctors by American College of Surgeons. American College of Surgeons; 9th edition (2012)
10. Concha Torre A., Rey G, Solas, M. Manejo inicial del politraumatismo pediátrico (II) Categorización y triaje del niño politraumatizado. Sección de Cuidados Intensivos Pediátricos. Hospital Universitario Central de Asturias. Oviedo BOL PEDIATR 2008; 48: 137-144
11. Palacio J. Cuidados Neurocríticos en una unidad de alta complejidad UCIP. Medicina Infantil Vol. XVIII N° 3 Septiembre 2011
12. Cowley RA, Hudson F, Scanlan E, et al. An economical and proved helicopter program for transporting the emergency critically ill and injured patient in Maryland. J. Trauma.1973; 13: 1029-38.
13. Pediatric Advanced Life Support (PALS), American Heart Association. (2015)
14. GAP: Uso de Profilaxis Antibiótica Prequirúrgica en Pediatría. Hospital Garrahan, Bs As, Argentina. (2014)
15. Recomendaciones Nacionales de Vacunación Argentina. Ministerio de Salud de la Nación Argentina. 2012
16. Instructivo de recomendaciones básicas médico-legales para situaciones de emergencia ley 17.132 y su decreto reglamentario 6216. Ministerio de Salud de la Nación Argentina, Dirección Nacional de Emergencias Sanitarias. 2010.
17. Proulx F, Lemson J, Choker G, Tibby SM. Hemodynamic monitoring by transpulmonary thermodilution and pulse contour analysis in critically ill children. PediatrCrit Care Med. 2011 Jul;12(4):459-66.
18. Schmidt S, et at. Effect of the venous catheter site on transpulmonary thermodilution measurement variables. Crit Care Med. 2007 Mar;35(3):783-6.
19. Grindheim G, Eidet J, Bentsen G. Transpulmonary thermodilution (PiCCO) measurements in children without cardiopulmonary dysfunction: large interindividual variation and conflicting reference values. Paediatr Anaesth. 2016 Apr;26(4):418-24.
20. Kraft R, Herndon DN, Branski LK, Finnerty CC, Leonard KR, Jeschke MG. Optimized fluid management improves outcomes of pediatric burn patients. J Surg Res. 2013 May 1;181(1):121-8.
21. Hosking C, Wilander P, Goosen J, Jacobson H, Moeng M, Boffard K, Bentzer P. Low central venous oxygen saturation in haemodynamically stabilized trauma patients is associated with poor outcome. Acta Anaesthesiol Scand. 2011 Jul;55(6):713-21.
22. Ortega R, Connor C, Kim S, et al. Monitoring ventilation with capnography. N Engl J Med. 2012 Nov 8; 367(19):e27.
23. Kochanek PM, et al. Guidelines for the acute medical management of severe traumatic brain injury in infants, children, and adolescents--second edition. Pediatric Crit Care Med. 2012 Jan;13Suppl 1:S1-82.
24. Carney N, et al. Guidelines for the Management of Severe Traumatic Brain Injury, Fourth Edition. Neurosurgery 2017 Jan 1;80(1):6-15.
25. O'Brien NF, Maa T, Reuter-Rice K. Noninvasive screening for intracranial hypertension in children with acute, severe traumatic brain injury. J Neurosurg Pediatr. 2015 Oct;16(4):420-5.
26. LaRovere KL, O'Brien NF, Tasker RC. Current Opinion and Use of Transcranial Doppler Ultrasonography in Traumatic Brain Injury in the Pediatric Intensive Care Unit. J. Neurotrauma. 2016 Dec 1;33(23):2105-2114
27. INCUCAI (Internet). Protocolo para certificar el diagnóstico de muerte. Ministerio de Salud.(2010). Disponible en http://www.incucai.gov.ar
28. Monteiro LM, et al. Transcranial Doppler ultrasonography to confirm brain death: a meta-analysis. Intensive Care Med. 2006 Dec;32(12):1937-44.
29. O'Brien NF, Reuter-Rice KE, Khanna S, Peterson BM, Quinto KB. Vasospasm in children with traumatic brain injury. Intensive Care Med. 2010 Apr;36(4):680-7.
30. Vaewpanich J, Reuter-Rice K. Continuous electroencephalography in pediatric traumatic brain injury: Seizure characteristics and outcomes. Epilepsy Behav. 2016 Sep;62:225-30.
31. Centers for Disease Control and Prevention Catheter-Associated Urinary Tract Infection (CAUTI) Event http://www.cdc.gov/nhsn/acute-care-hospital/
32. Bernán Bellón, Ana C., Nieto Torres, María C. Úlceras por presión en niños: Evaluación del riesgo en UCIP. Aquichán 2004; 4: 10:17
33. Bergstrom N, Braden BJ, Laguzza A, Holman V. The Braden Scale for Predicting Pressure Sore Risk. Nurs Res 1987; 36:205-10.
34. Deborah Hill-Rodriguez, Patricia R. Messmer, Phiebe D. Williams, Richard A. Zeller et al. Rhe Humpty Dumpty Falls Scale: A Case- Control Study:J Spec Pediatr Nurs. 2009 Jan;14(1):22-32.
35. Williams, Stephen MB, BS, MRCPCH, FJFICM; Horrocks, Iain A. MB, ChB, MRCP (UK); Ouvrier, Robert A. MD, FRACP Critical illness polyneuropathy and myopathy in pediatric intensive care: A review; Gillis, et al Pediatric Critical Care Medicine 2007 , 8: 18-22
36. Dos Santos, Claudia C.; Batt, Jane. ICU-acquired weakness: mechanisms of disability
37. Current Opinion in Critical Care: October 2012; 18:509–517
38. Hermans Greet, et al Interventions for preventing critical illness polyneuropathy and critical illness myopathy Cochrane Database of Systematic Reviews, Issue 7, 2014. http://cochrane.bvsalud.org/cochrane/main.php?lib=COC&searchExp=CD006832&lang=es
39. Mehta NM, Compher C and ASPEN Board of Directors. ASPEN Clinical Guidelines: Nutrition support of the critically ill child. JPEN 2009; 33: 260-276.
40. ESPEN endorsed recommendations: Nutritional therapy in mayor burns. Clinical Nutrition 2013; 32: 497-502.
41. Mehta NM, et al. Accuracy of a simplified equation for energy expenditure based on bedside volumetric carbon dioxide elimination measurement--a two-center study. ClinNutr.2015 Feb;34(1):151-5
42. GAP: Manejo Nutricional en Niños Quemados Graves. Hospital Garrahan, Bs As, Argentina. 2016
43. Rousseau AF, Losser MR, Ichai C, Berger MM. ESPEN endorsed recommendations: Nutritional therapy in mayor burns. Clinical Nutrition 2013; 32: 497-502.
44. Blakeman TC, Branson RD. Inter- and intra-hospital transport of the critically ill. Respir Care. 2013 Jun; 58(6):1008-23
45. Roberts BW, Karagiannis P, Coletta M, Kilgannon JH, Chansky ME, Trzeciak S. Effects of PaCO2 derangements on clinical outcomes after cerebral injury: A systematic review. Resuscitation. 2015 Jun;91:32-41

Capítulo 15

Rehabilitación del trauma pediátrico

Lisandro Olmos

Introducción y consideraciones especiales

El trauma constituye el daño del organismo y sus secuelas como consecuencia de lesiones producidas ante la exposición de una fuente de energía mecánica, química, eléctrica, radiante o térmica que sobrepasan el margen de tolerancia del organismo. Se produce en la comunidad, ámbitos laborales, domiciliarios o escolares. Puede acompañarse de traumatismo de cráneo y ser consecuencia de colisiones vehiculares que involucran conductores y/o peatones, quemaduras, violencia social, caídas, lesiones deportivas o eventos ocurridos en el ámbito laboral, familiares o escolares.

Los efectos de las lesiones traumáticas en población pediátrica difieren de la población adulta debido a que el cerebro se encuentra en desarrollo. Deben realizarse consideraciones especiales en su epidemiología, fisiopatología, evaluación y perspectivas de manejo.

Las lesiones traumáticas son la principal causa de discapacidad y morbimortalidad en personas menores de 40 años tanto en países industrializados como en vías de desarrollo. En la Argentina, las muertes por colisiones vehiculares superan cuatro veces la de los países desarrollados en relación al número de vehículos que circulan.

El trauma es un problema de salud pública ya que afecta de manera grave la salud y el desarrollo social y económico de amplios sectores de la población. Es la tercera causa de muerte para todos los grupos de edad tanto en países desarrollados como en vías de serlo. Es la primera causa en la población de 1 a 45 años y la causa de fallecimiento de 3 de cada 4 adolescentes (15 a 24 años) así como de 2 de cada 3 adultos jóvenes (25 a 35 años). Los años de vida y trabajo potencialmente perdidos a causa de ello son mayores que la suma de los perdidos por las enfermedades cardiovasculares y las oncológicas, lo cual llevó a la denominación de "enfermedad negada de la sociedad moderna" o "epidemia silente".

Fisiopatología

El cerebro de los niños difiere del de los adultos en términos de anatomía, biomecánica y fisiología; por consiguiente la respuesta ante el trauma difiere a la del adulto tanto para lesiones primarias y secundarias.

Los niños presentan menor mielinización, incremento en el metabolismo, incremento en el flujo sanguíneo, mayor número de sinapsis y diferente elasticidad del cráneo comparado con los adultos. También presentan una musculatura del cuello más débil que la del adulto en relación al tamaño cefálico.

La lesión cerebral ocurre por mecanismos primarios asociados a los efectos directos traumáticos y por mecanismos secundarios diferidos del primario. Los mecanismos primarios están vinculados al impacto, a fuerzas de aceleración, desaceleración y rotacionales. Se ha sugerido que estas fuerzas pueden transmitirse más fácilmente a estructuras profundas del cerebro como resultado de la menor mielinización y el mayor contenido relativo de agua.

Las *lesiones primarias* incluyen contusiones focales, donde el cerebro puede impactar contra estructuras internas del cráneo (usualmente lesiones focales de la sustancia gris) y daño axonal difuso asociado a fuerzas de desaceleración y rotacionales (usualmente lesiones difusas de la sustancia blanca o de la interfase de la sustancia blanca y la sustancia gris). Las lesiones primarias producen daño mecánico de membranas y axones.

Las *lesiones secundarias* ocurren como complicaciones u otros eventos luego del trauma inicial. Causas potenciales son la hipotensión, hipoxia, vasoespasmo, infartos, convulsiones repetidas o estatus epiléptico, edema difuso, resultantes en incremento de la presión intracraneana y disminución de la presión de perfusión cerebral.

Una cascada de eventos bioquímicos contribuye a la lesión primaria y secundaria. Los mecanismos que contribuyen a esta cascada son la liberación masiva de neurotransmisores excitatorios y la sobre estimulación de sus receptores, daño en los mecanismos de homeostasis celular, incremento del calcio intracelular, trastornos en la generación de energía, acidosis, peroxidación de lípidos de la membrana plasmática, y daño celular por radicales libres.

El conocimiento sobre esta cascada de eventos ha incrementado la investigación sobre la búsqueda de biomarcadores en LCR y suero que puedan colaborar en el diagnóstico y pronóstico de la recuperación post traumatismo encéfalocraneano (TEC).

Es más frecuente que los niños presenten edema cerebral difuso que los adultos. Puede deberse a la difusión incrementada de neurotransmisores excitotóxicos en un cerebro inmaduro, el incremento de la respuesta inflamatoria en un cerebro en desarrollo, o el incremento de la permeabilidad de la barrera hematoencefálica. Cuando ocurre un intervalo lúcido en niños previo al deterioro neurológico post TEC, probablemente se deba al edema cerebral; en contraste con los adultos en los que es más probable que exista un mecanismo local por efecto de masa. El edema cerebral difuso está asociado a peor pronóstico.

Plasticidad

Debe tenerse en consideración la alteración de los mecanismos normales del neurodesarrollo y de la plasticidad de un cerebro inmaduro luego de un TEC.

Se define a la *plasticidad neuronal* como la capacidad del sistema nervioso de responder a estímulos intrínsicos o extrínsicos, reorganizando su estructura, función y conexiones. Estos cambios organizacionales tienen un rol adaptativo en los mecanismos de recuperación post lesión cerebral o maladaptativos cuando contribuyen a trastornos como por ejemplo la epilepsia post traumática.

Grados y severidad de las lesiones

El TEC se clasifica en abierto o cerrado dependiendo de la presencia o no de una solución de continuidad a nivel de la bóveda craneana. Su fisiopatología se basa en dos mecanismos principales: la lesión primaria o trauma inmediato y la lesión secundaria (como resultado de los procesos posteriores al trauma inicial).

El TEC también puede presentarse como lesiones focales (hematomas extradurales, subdurales, intraparenquimatosos, contusiones, etc.) o lesiones difusas.

Lesiones focales

Las *lesiones focales* pueden ocasionar compresión del parénquima cerebral y generar herniación con daño en estructuras remotas. Las contusiones corticales focales (CCF) constituyen la principal secuela de los traumatismos localizados asociados al TEC cerrado.

Los principales déficit asociados a estas lesiones pueden ocurrir de manera inmediata o luego de varias horas de ocurrido el TEC, (lesión secundaria). El déficit focal puede estar enmascarado por la pérdida de conciencia y los efectos secundarios como el edema.

Es importante destacar que el mayor grado de recuperación de las funciones afectadas ocurre dentro de los primeros 3 a 6 meses luego del TEC. Los principales determinantes en el mecanismo de recuperación son: la localización, el tamaño y el número de lesiones, como se describe en la Tabla 15.1.

Lesiones Difusas

Las *lesiones difusas* ocurren por fuerzas de aceleración y desaceleración producidas típicamente por colisiones vehiculares o en las caídas. Ocasionan la disrupción de estructuras vasculares y del parénquima cerebral. Este mecanismo se denomina *Daño Axonal Difuso* (DAD). Este proceso ocurre tanto en los hemisferios cerebrales como en el tronco encefálico y la magnitud del daño está directamente relacionada a la magnitud de las fuerzas de aceleración rotacional involucradas.

El DAD severo es primariamente responsable de la pérdida de conciencia producida en el momento del trauma. La expresión clínica del DAD incluye la pérdida de conciencia sin intervalo lúcido, seguido de períodos de confusión, amnesia, compromiso motor y cognitivo, dependiendo de la severidad de la lesión.

Lesión	Localización	Consecuencias
Contusión cortical focal	**Órbito frontal**	Alteraciones en el afecto y la conducta, impulsividad, pobre juicio social.
	Frontal dorsolateral	Compromiso de funciones intelectuales superiores y ejecutivas, pobre integración y síntesis, pensamiento desorganizado, alteraciones en el mecanismo de procesamiento de información, perseveración, pobre planificación, impulsividad, etc. Derecho: negligencia hemiespacial izquierda. Izquierdo: afasias no fluentes.
	Frontal mesial superior bilateral	Mutismo, acinesia, apatía.
	Frontal mesial inferior bilateral	Amnesia, confabulación, inatención, desinhibición, ausencia de motivación.
	Temporal ántero-inferior	Alteraciones del afecto y la conducta. Déficit en áreas de asociación auditiva. Déficit en áreas de asociación visual.
	Temporal medial	Memoria
	Temporal posterior (hemisferio dominante)	Compromiso del lenguaje
Hemorragias profundas	**Ganglios basales**	Movimientos anormales Distonías. Incoordinación.
Lesión focal hipóxico-isquémica	**Compromiso de circulación posterior** (territorios limítrofes o compresión de arterias cerebrales posteriores por herniación)	Ceguera cortical. Amnesia. Alexia, anomia, agrafia (parietal posterior izquierda). Compromiso visuoespacial. Prosopagnosia, negligencia (derecha).

Tabla 15.1: Lesiones focales. Ejemplos de localizaciones usuales y sus consecuencias.

Fuente: Modificado de Katz DI, Alexander MP. Traumatic brain injury. In: Good DC; Couch JR: Handbook of Neurorehabilitation. New York. Marcel Dekker. 1994, 493-549.

Estadios evolutivos luego del trauma de cráneo

Atención y vigilia

El estado de vigilia es precursor de la atención. Ha sido definido como el estado de alerta necesario para procesar la información sensorial y organizar una respuesta.

La etapa de *coma* es definida por la completa ausencia de respuesta cerebral, permanencia de los ojos cerrados con la estimulación, con o sin presencia de reflejos espinales y de tronco.

Las estrategias de tratamiento en esta instancia incluyen el manejo agudo de las complicaciones médicas y quirúrgicas, prevención de complicaciones secundarias tales como infecciones, espasticidad, contracturas, lesiones de piel, asegurar una adecuada nutrición e hidratación y evaluación frecuente de la respuesta neurológica.

El *estado vegetativo o síndrome de vigilia sin respuesta* presenta restauración de la apertura ocular espontánea y de los ciclos sueno-vigilia, sin aparente respuesta cerebral a estímulos o evidencia de conexión con el entorno.

La intervención apropiada en esta instancia incluye las enumeradas para la etapa de coma junto con la institución de un programa de estimulación y monitoreo. Aunque no existe evidencia sólida en humanos acerca de la efectividad de programas estructurados de emergencia de este estado, existe alguna evidencia en modelos animales sobre la influencia positiva de un "ambiente enriquecido" sobre la base de la estimulación multisensorial y farmacológica en la recuperación de una lesión cerebral.

La presencia de seguimiento con la mirada y respuesta a comandos simples (inicialmente de manera fluctuante y variable) marcan el inicio del período siguiente: estado de conciencia mínima. Las respuestas en esta etapa se presentan con retrasos de varios segundos y con grandes fluctuaciones y fatigabilidad. Las complicaciones clínicas tales como infecciones pueden afectar significativamente el grado de respuesta del paciente al igual que algunas medicaciones (ver Tabla 15.2).

Si es posible, podrán incluirse cierto grupo de drogas estimulantes del SNC con efectos mayormente estudiados en casos de reporte.

Un estudio retrospectivo de amantadina en niños con TEC comparado con un grupo que no recibió ningún estimulante, muestra evidencias de una mejoría en la escala de Ranchos Los Amigos durante la hospitalización.

El *estado de conciencia mínima* esta caracterizado por una evidencia objetiva y reproducible de conexión con el medio. Se define de acuerdo a la presencia de uno o mas de los siguientes criterios:

1. Respuesta a comandos simples
2. Respuesta por gestos o verbal (si/no) (independientemente de la certeza)
3. Verbalización inteligible
4. Respuesta proposicional incluyendo movimientos o conductas afectivas relevantes al contexto en que se producen y no reflejas. Por ejemplo, una respuesta emocional apropiada (llanto o risa) en respuesta a un contenido visual o verbal con significado emocional para el paciente; búsqueda de objetos con clara relación entre la localización del objeto y la dirección de la búsqueda; fijación y seguimiento con la mirada ante un estímulo etc.

La finalización de este estadio esta caracterizado por la demostración consistente de uno de los siguientes criterios:

1. Comunicación funcional interactiva (verbalización, escritura, signos de si/no o uso de dispositivos para la comunicación).

Drogas que pueden acelerar la recuperación o influir positivamente en la función	Drogas que pueden interferir o influir negativamente en la recuperación
Anfetaminas	Antipsicóticos
Norepinefrina	Anticonvulsivantes
Metilfenidato	Agonistas Gaba
Amantadina	Benzodiacepina
L-Dopa	Drogas anticolinérgicas
Bromocriptina	Drogas antihistamínicas

Tabla 15.2: Drogas que afectan los mecanismos de recuperación luego de una lesión cerebral

2. Uso funcional de dos objetos diferentes (requiere que el paciente demuestre evidencia conductual de discriminación del objeto).

El principal objetivo en esta etapa es establecer un código de comunicación reproducible que pueda ser utilizado por el equipo de rehabilitación y la familia. Ante la ausencia de respuesta verbal (si/no) pueden utilizarse gestos, movimientos de las manos o de los ojos, iconos o comunicadores básicos para establecer un mecanismo de comunicación.

El *estado confusional* está definido por el reestablecimiento de la comunicación verbal. Las funciones cognitivas persisten significativamente afectadas por severos déficit atencionales y presencia de agitación. Los pacientes persisten con amnesia post traumática (APT), desorientación y severo compromiso del aprendizaje. No presentan conciencia de los déficits.

El final de esta etapa está definido por la recuperación de la memoria reciente y la recuperación de la APT.

En esta etapa es necesario aplicar niveles de estimulación apropiados (sesiones cortas, en un ambiente tranquilo, realizando un estímulo por vez, evitando la fatigabilidad e irritabilidad del paciente y facilitando la orientación témporo espacial). La regulación del ciclo sueño vigilia y los períodos de descanso durante el día son muy importantes.

El trabajo con familiares, objetos conocidos y fotografías pueden colaborar con la orientación del paciente.

El objetivo en esta etapa es incrementar la orientación y atención del paciente. En ese sentido pueden utilizarse agonistas dopaminérgicos y evitar drogas sedativas y tranquilizantes.

El *estado postconfusional* ocurre con la resolución de la APT y la mejoría en la capacidad atencional, lo que permite una efectiva interacción con los terapistas. El paciente comienza a ser continente y a asumir responsabilidades en actividades de la vida diaria (AVD). Comienza a tener conciencia de sus limitaciones físicas, pero por lo general persiste un escaso reconocimiento de los déficit cognitivos y de los trastornos de conducta. Cuando el paciente adquiere mínima o nula asistencia en las AVD y requiere supervisión intermitente se planifica su egreso de la internación. Uno de los principales objetivos en esta etapa es lograr una interacción social y conductual. El compromiso familiar es clave para lograr una transición segura. En esta etapa es necesaria la realización de una evaluación neuropsicológica global.

La etapa de *competencia social e intelectual* se adquiere luego de plazos prolongados de tiempo. Muchos pacientes con TEC nunca adquieren este nivel. Las dificultades más usuales son trastornos en la funciones ejecutivas, organización, velocidad de procesamiento de información, trastornos de conducta, etc, que impiden el retorno a la escuela. Algunos persisten con limitaciones físicas (por ej. trastornos de control motor) y fatiga al desarrollar actividades intelectuales.

El principal objetivo en esta etapa es lograr la mayor independencia posible en la comunidad acorde a la edad. Los pacientes por lo general continúan con un programa de rehabilitación ambulatorio

Las evaluaciones neuropsicológicas deben repetirse periódicamente para detectar y modificar algunas de las limitaciones antes mencionadas. El retorno precoz a la escuela puede fracasar si el mismo no es estructurado y acompañado de un programa con un importante componente neuropsicológico.

Trastornos cognitivos

Los principales déficits cognitivos del DAD son los trastornos de la atención, memoria y de las funciones ejecutivas con alto nivel de procesamiento tales como la capacidad de planificación y organización de actividades. El aprendizaje permanece afectado en las etapas de amnesia postraumatismo (APT) por varias razones: déficit atencional, disminución de la velocidad de procesamiento de información, incapacidad para utilizar estrategias eficientes para la resolución de problemas y la memoria. La memoria procedural (capacidad de aprender habilidades motoras) habitualmente se mantiene preservada lo que permite establecer estrategias exitosas para el aprendizaje de rutinas simples.

Los trastornos de comportamiento son frecuentes luego de un TEC. Incluyen cambios en la personalidad, ansiedad, depresión, apatía, agresividad, fácil frustración y trastornos del sueño. Estos trastornos pueden persistir largos plazos y han sido reportados entre el 10% y el 50 % de los casos.

El desempeño del paciente en tests de inteligencia presenta una mejoría más lenta que en los test de procesamiento verbal, reflejando una mayor sensibilidad para la detección de alteraciones en la atención y velocidad de procesamiento de información. A medida que se produce la recuperación, los tests de inteligencia mejoran persistiendo las disfunciones ejecutivas. Los trastornos del lenguaje son inusuales a menos que estén asociados a lesiones focales. Los trastornos de conducta y personalidad son similares a los producidos por lesiones focales y están posiblemente asociados a la disrupción de los proyecciones frontales por el DAD.

Trastornos motores

Muchos pacientes pueden presentar compromiso motor, temblor, movimientos anormales y alteraciones vestibulares. Los déficits motores son generalmente bilaterales y asimétricos e involucran el control de la cabeza, el tronco, el balance, el equilibrio, la marcha, la coordinación motora y los movimientos finos. La debilidad de los miembros y la espasticidad pueden verse asociadas a hemiplejía o cuadriplejía. El cuadro motor puede verse afectado por la presencia de trastornos deglutorios, disartria, apraxias, falta de iniciativa y compromiso cognitivo.

Los trastornos del tono que incluyen espasticidad, distonía y rigidez son frecuentes post TEC. Su severidad es dependiente del grado de lesión y el tiempo de evolución. La espasticidad está presente en el 40% de los casos y puede estar asociada a ataxia. La rigidez y la distonía son especialmente comunes cuando la lesión está asociada a hipoxia o isquemia.

Espasticidad

La espasticidad es un trastorno motor caracterizado por el incremento del tono o aumento de la resistencia muscular al estiramiento o movilización pasiva velocidad dependiente. Es uno de los componentes de las enfermedades de neurona motora superior, resultando en la hiperreflexia, clonus, espasmos y limitaciones en la movilidad articular secundarios a la hipertonía. La falta de tratamiento de la espasticidad genera retracciones y acortamientos músculo-tendinosos, contracturas, mal posicionamiento del paciente, predisposición para el desarrollo de calcificaciones heterotópicas y escaras. Es importante iniciar el manejo en la etapa aguda incluso antes de la derivación al centro de rehabilitación.

El manejo de la espasticidad se basa en los cuidados posicionales adecuados del paciente en la cama, evitando posiciones prolongadas en flexión articular mediante el uso de férulas, valvas de posicionamiento o yesos seriados. Asegurar el rango de movilidad activo de los grupos articulares para evitar retracciones y el manejo farmacológico. Este último incluye el Baclofeno por vía oral, Tizanidina, Dantroleno por vía oral (no comercializado en la Argentina), la aplicación de toxina botulínica, neurolisis con fenol o alcohol y en casos refractarios la implantación de una bomba de baclofeno intratecal. Idealmente, deberá minimizarse el efecto adverso sobre el deterioro cognitivo que algunas de estas drogas puede producir, utilizando siempre la menor dosis posible y acompañando el uso de fármacos con las estrategias arriba enumeradas.

Distonía

La distonía está definida como una contracción muscular involuntaria sostenida o intermitente que causa movimientos repetitivos, posturas anormales o ambas.

Los medicamentos utilizados para su manejo incluyen el trihexifenidilo, carbidopa/levodopa, bromocriptina y baclofeno intratecal.

Déficits sensoriales

Los déficits sensoriales son una consecuencia frecuente en los TEC, frecuentemente asociados a lesiones severas. La disfunción olfatoria (anosmia) está ocasionada por el daño en el bulbo y tractos olfatorios seguidos por el daño frontal basal. Existen tests específicos para su evaluación (University of Pennsylvania Smell Identification Test –UPSIT-).

Los déficits auditivos y vestibulares ocurren como consecuencia de varias causas: daño central, de nervio periférico, lesión coclear o lesiones en el oído medio. Los trastornos cognitivos frecuentes luego de un TEC interfieren con el reconocimiento de este déficit, por lo que es importante tener un alto grado de sospecha clínica para su detección.

Los trastornos visuales pueden ser variables, y la reducción en la agudeza visual es el déficit mas frecuentemente detectado en niños. Su severidad es variable y está asociada con la gravedad de la lesión, localizada frecuentemente en el lóbulo frontal. Déficits mayores pueden asociarse a atrofia del nervio óptico completa o parcial. Se visualiza un mes después de la lesión y está correlacionada con el sitio del impacto y no necesariamente con la magnitud de la lesión. El daño en el quiasma óptico produce hemianopsia bitemporal. La hemianopsia homónima está más asociada a lesiones en los tractos ópticos, frecuentemente vinculada a hemorragias y hemiparesia. Pueden utilizarse prismas y técnicas compensatorias para incrementar el scaning visual.

La disfunción visual central puede ser descripta como los problemas en el procesamiento o percepción visual. La lesión cortical es responsable de este tipo de déficit y no siempre está limitada a lesiones en los lóbulos occipitales.

El daño en los pares craneales III, IV y VI pueden ocasionar una variedad de trastornos visuales vinculados a la motilidad ocular. El síntoma más frecuente es la diplopía, y el uso de parches oculares alternantes puede utilizarse para evitar la ambliopía.

Otras lesiones

Asociados al trauma pueden encontrarse lesiones medulares, de nervio periférico, fracturas, contracturas, osificaciones heterotópicas que contribuyen al déficit motor. La presencia de anoxia prolongada puede asociarse a formas de ataxia, movimientos anormales, compromiso cognitivo, espasticidad y debilidad de los miembros. Los déficits motores presentan típicamente una recuperación más rápida que los asociados a disfunciones cognitivas o de conducta.

Pronóstico

El pronóstico en los niños entre 5 a 19 años es mejor que en los adultos con incremento en la morbi-mortalidad a partir de los 20 años. Las personas menores de 5 años y mayores de 65 presentan el peor pronóstico.

La APT es un factor pronóstico importante en relación a la recuperación: la duración menor de dos semanas fue compatible con el 80% de recuperación y el 13% de discapacidad moderada. Los pacientes con APT mayor de 12 semanas ninguno obtuvo buena recuperación.

Los pacientes con daño cerebral hipóxico-isquémico presentan peor pronóstico con pocas posibilidades de recuperación si la duración del coma es mayor de una semana.

Las funciones simples presentan una mayor y más rápida recuperación que las funciones complejas. Los pacientes recuperan antes su capacidad de movilizarse y adquirir habilidades en AVD que la resolución de problemas complejos que requieren un alto nivel de procesamiento intelectual (ver Figura 15.1).

El daño cerebral causado por DAD y sus complicaciones secundarias permite establecer un patrón de recuperación estereotipado. Este patrón de recuperación es independiente de la severidad de la lesión y puede ser dividido en tres segmentos (ver Figura 15.2):

1. Periodo de compromiso del estado de conciencia
2. Periodo de confusión y APT
3. Periodo postconfusional, restauración de la memoria, recuperación de funciones, presencia de déficit residuales.

Con el fin de profundizar en el detalle descriptivo de estos períodos, se han desarrollado diferentes escalas de evaluación, como la Escala de Rancho Los Amigos y la Escala de Etapas de recuperación del DAD. La duración de cada una de estas etapas de recuperación es proporcional a la severidad de la lesión. En pacientes con lesiones leves, estas etapas son más breves y frecuentemente no documentadas. En pacientes con lesiones severas, la progresión es lenta y puede alcanzar una meseta en cualquier etapa de la recuperación. La mayoría de los pacientes atraviesan estas etapas.

Las lesiones pueden ser clasificadas como leves, moderadas o severas dependiendo de la velocidad de resolución de estas etapas (ver Tabla 15.3). Por ejemplo, los pacientes con lesiones leves presentan pérdida del estado de conciencia de escasos minutos de duración mientras que pacientes con lesiones severas pue-

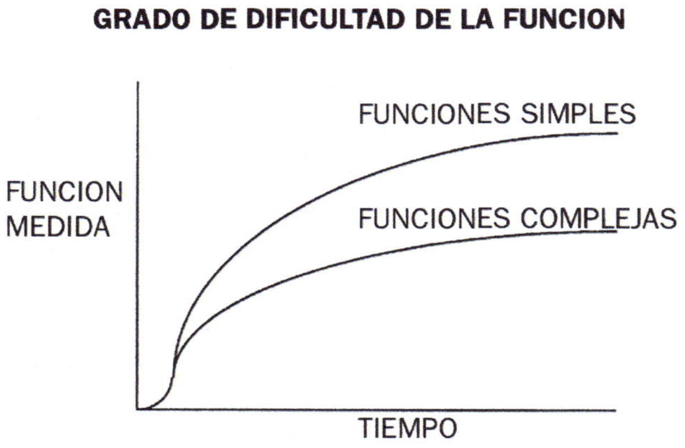

Figura 15.1: Patrón de recuperación comparativo, funciones simples y complejas

den permanecer en coma durante semanas o en estado vegetativo por lapsos más prolongados o de manera permanente.

El Congreso Americano de Medicina de Rehabilitación (The American Congress of Rehabilitation Medicine -ACRM-) adoptó como definición de TEC leve al que presenta una duración de pérdida de conciencia menor de 20 minutos, y/o APT menor de 1 hora. Sin embargo, en el caso típico de una contusión cerebral, la pérdida de conciencia es menor de 1 minuto y la APT de 30 a 60 minutos. Dependiendo de la severidad, cada período es proporcional al de su predecesor.

El Children's Orientation and Amnesia Test (COAT) ha sido de ayuda en evaluar la APT y es una escala utilizada para la evaluación periódica y seguimiento de niños post TEC.

Factores como la edad (mayores de 40 años), el componente focal de la lesión (especialmente temporal) y complicaciones secundarias (tales como hipoxemia) pueden alterar la duración y proporcionalidad de estas etapas.

Rehabilitación

Nuestra concepción de la rehabilitación coincide con Joel A. De Lisa quien la define como "el proceso destinado a ayudar a las personas a adquirir su máximo nivel funcional (físico, psicológico, social, vocacional, educacional) consistente con su discapacidad fisiológica y/o anatómica, limitaciones ambientales, deseos y planes de vida". Cuenta con dos componentes: la prevención, incluyendo la modificación de factores de riesgo para prevenir recurrencias y la rehabilitación activa. Un programa de rehabilitación activa combina terapias restaurativas (tendientes a promover la recuperación de una función) y terapias sustitutivas (tendientes a reemplazar o adaptar una capacidad por otra funcional, pero distinta a la original) en un esquema diseñado sobre la base de las necesidades específicas de cada persona.

El principal objetivo de un programa de rehabilitación es reducir la discapacidad y ayudar a los niños a lograr el máximo grado de independencia funcional, apropiado para la edad, en las áreas motoras, cognitivas, emocionales y sociales. Además, prevenir nuevos eventos, facilitación del proceso de mejoría de la función, educación en el uso de técnicas compensadoras, evaluando y potencialmente modificando el entorno para reducir la discapacidad. Luego de la evaluación interdisciplinaria básica, se establecen objetivos a cor-

TEC	Leve	Moderado – Severo
Puntaje de GCS	> 12	9 – 12 < 9
Duración de la pérdida de conciencia	< 15 a 20 minutos	15 min a 24 hs 1-90 días > 90 días (profundo)
Amnesia Postraumática (APT)	< 1 hora	1 a 24 hs > 24 hs
Recuperación de la función	Semanas-meses	Meses-años/ausencia de recuperación

Tabla 15.3: Tiempo de recuperación en relación a la severidad de la lesión luego de DAD

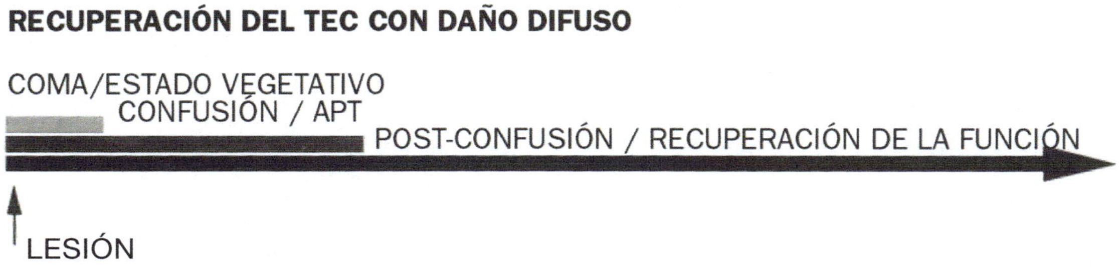

Figura 15.2: Recuperación del TEC con daño difuso

to, mediano y largo plazo planteados sobre una base alcanzable, mesurable y realista. Para ello, se utilizan escalas específicas que permiten evaluar aspectos relevantes, sin ser ninguna de ellas lo suficientemente amplia como para abarcar todas las esferas comprometidas. Las más utilizadas son el *WeeFIM, Glasgow Outcome Scale*, The Children's Orientation and Amnesia Test (COAT), King's Outcome Scale for Childood Head Injury (KOSCHI), Pediatric Evaluation of Disability Inventory (PEDI) y la *Escala de Rancho Los Amigos*.

La evidencia existente demuestra que la adecuada estimulación, realizada en un ambiente apropiado, con un entrenamiento específico, tempranamente y de forma intensiva, mejora la velocidad y el grado de recuperación. Algunos estudios sugieren la presencia de "períodos críticos" durante los cuales estas intervenciones tendrían un beneficio máximo, aunque estos períodos pueden ser variables dependiendo del déficit, la severidad y la localización de la lesión.

El programa de rehabilitación en la fase aguda debe ser desarrollado de forma intensiva en centros de rehabilitación, en tres fases sucesivas: internación, hospital de día y finalmente la asistencia ambulatoria o domiciliaria, de modo de lograr el mayor nivel funcional posible de la persona.

Estrategias para la planificación de un programa de rehabilitación

La historia natural de la recuperación luego de un TEC es frecuentemente difícil de establecer:

- La heterogeneidad de las lesiones y la multiplicidad de los factores que las afectan limitan la posibilidad de establecer pronósticos certeros. Las lesiones focales y difusas se presentan con frecuencia combinadas, siendo imposible establecer en etapas precoces (en las que el paciente presenta compromiso del estado de conciencia) el impacto que tendrán en la recuperación. En los pacientes con TEC severo, el patrón de recuperación estará regido principalmente por los efectos de la lesión difusa. La recuperación de las lesiones focales ocurre mas rápidamente, pero adquiere una meseta también de manera más precoz. (ver Figura 2)
- Los antecedentes personales aportan elementos individuales que influirán en la recuperación
- La asistencia inmediata luego de producido el TEC es determinante en el pronóstico
- El manejo del daño primario y secundario influirá considerablemente en las etapas posteriores
- La accesibilidad a programas intensivos de rehabilitación permitirá el entrenamiento básico para la reinserción del niño en la comunidad.
- La disponibilidad de recursos de salud y comunitarios serán trascendentales para el éxito a mediano y largo plazo en la reinserción social de la persona.
- La validez de los estudios pronósticos hasta la actualidad es cuestionable en virtud de inconsistencias metodológicas tales como diferencias en las poblaciones estudiadas, variación en las definiciones de coma y APT, los objetivos específicos medidos y el momento de efectuada la medición.

Para establecer un adecuado perfil diagnóstico que colabore con el pronóstico deben ser considerados los siguientes elementos:

1. Causa de la lesión.
2. Pérdida de conciencia. ¿Inmediata o tardía?
3. Glasgow Coma Scale durante las primeras horas.
4. Duración del estado de pérdida de conciencia. Tiempo transcurrido hasta la respuesta a ordenes simples o GCS > 8).
5. Duración del estado de confusión y amnesia post traumatismo. Tiempo transcurrido hasta la orientación temporal y memoria inmediata.
6. Neuroimágenes. Agudas y de seguimiento. Presencia de lesiones focales.
7. Riesgo de lesión hipóxico - isquémica. Hipotensión sostenida (TA sistólica < 80 mmHg) o hipertensión intracraneal (>20 mmHg).
8. Signos precoces de hipertensión endocraneana o herniación. Signos de daño de tronco.
9. Complicaciones secundarias subagudas o tardías: hidrocefalia, hematomas, higromas etc.
10. Antecedentes personales y factores premórbidos: edad, problemas neurológicos o psiquiátricos pre-

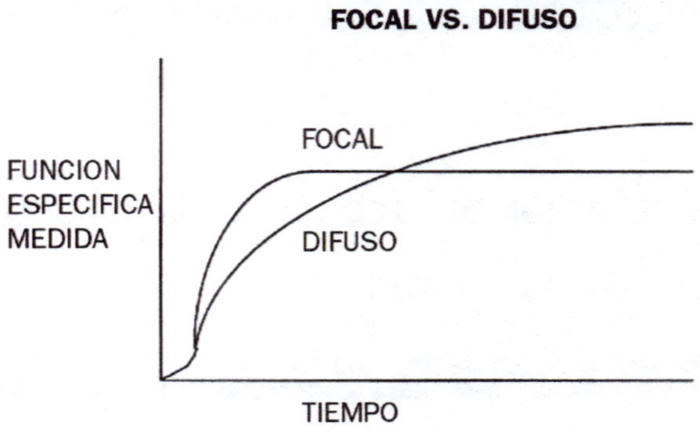

Figura 15.2: Recuperación en función del tipo y distribución del daño cerebral (Focal vs. Difuso) Adaptado Neurologic Rehabilitation, Mills et al, Blackwell Science1997

Escala	Fortalezas	Desventajas
WeeFIM	Utilizada como estándar de evaluación de AVD en rehabilitación	No evalúa déficit cognitivos -conductuales Poco sensible para evaluar alto nivel de funcionamiento en TEC reinsertados en la comunidad. Poco sensible para evaluar pequeños cambios en pacientes recuperándose de estados vegetativos.
Glasgow Outcome Scale	Utilizada en grandes estudios multicéntricos, alto grado de confiabilidad	Insensible para medir progresos durante la rehabilitación Las categorías no dan información sobre habilidades funcionales No evalúa déficit cognitivos – conductuales
Rancho Los Amigos	Focalizada sobre la evaluación cognitiva	No evalúa capacidad funcional, física independencia en AVD.

Tabla 15.4: Escalas de Medición

vios, complicaciones médicas, lesiones asociadas, trastornos del aprendizaje, abuso de sustancias, entorno familiar y social, educación, hábitos, personalidad etc.

Escalas de medición de la recuperación

La utilización de escalas específicas para la medición de metas y objetivos en la rehabilitación permite cuantificar con mayor objetividad los logros alcanzados y establecer metas futuras en los programas.

Existen escalas para evaluar diferentes aspectos relevantes en la rehabilitación, no siendo ninguna de ellas lo suficientemente amplia para abarcar todas las esferas comprometidas. En la tabla se mencionan las fortalezas y desventajas de algunas de las más utilizadas (para ampliar la información consultar las referencias).

El contenido del programa de rehabilitación debe contemplar estrategias no solo para los déficit adquiridos en el aspecto motor sino también en las funciones ejecutivas, compromiso cognitivo, trastornos del aprendizaje, memoria, atención y conducta.

A continuación se describen algunas estrategias:

- Establecer un cronograma o agenda de actividades diario
- Proveer una estrategia de abordaje inmediata y consistente ante conductas inapropiadas.
- Identificar metas específicas y concretas
- Fraccionar una tarea a realizar en los diferentes pasos que la componen. Reforzar y supervisar el aprendizaje de cada uno de estos pasos hasta lograr integrarlos y completar la tarea.
- Proveer al paciente estrategias para poder realizar las tareas
- Supervisar, reforzando y enfatizando verbalmente la resolución de problemas y la realización de tareas de AVD.
- Focalizarse sobre tareas que requieran de flexibilidad del pensamiento y cognitiva para su resolución
- Incorporar el control de la conducta para extinguir las conductas inaceptables y reforzar las aceptables
- Fomentar la colaboración activa del paciente, reforzando objetivos para que la rehabilitación sea exitosa. La rehabilitación pasiva tiene poco valor (excepto para asegurar los rangos de movilidad articular, evitar lesiones de piel, etc.) y su impacto sobre los mecanismos de aprendizaje es pobre.
- Establecer un ambiente de trabajo positivo y con alta motivación
- La rehabilitación debe ser adaptable y no repetitiva. Las tareas que requieren un incremento progresivo de las habilidades motoras son mas importantes que las que exigen el movimiento repetitivo sin la adquisición de destreza. Los cambios en la corteza motora están manejados por la adquisición de habilidades motoras nuevas y no simplemente por el uso.

Futuro de la Rehabilitación

Los programas que puedan demostrar, con una fuerte evidencia, una recuperación mesurable y costo-efectiva sentarán las bases de las guías de tratamiento.

Existe una importante necesidad de acercar los avances que se han producido en las ciencias básicas sobre la comprensión de los mecanismos de daño cerebral y plasticidad con la aplicación clínica. En este sentido los trabajos clínicos prospectivos basados en aspectos teóricos de las ciencias básicas son más que necesarios.

Existe todavía la necesidad de determinar el momento más apropiado para la iniciación del tratamiento intensivo, su duración, intensidad óptima, el alcance, la efectividad de los programas y los medicamentos utilizados, más allá de los mecanismos biológicos de recuperación espontánea.

Bibliografía

1. Neira J, Bosque L, Zengotita S. Informe estadístico sobre trauma. Buenos Aires: Gobierno de la Ciudad de Buenos Aires, Sociedad Argentina Medicina y Cirugía del Trauma, 2000
2. Iñón AE, Rocca Rivarola M, Hersovici C, Alessandria JC. Morbilidad de los accidentes en pacientes pediátricos y sus familias. Arch Argenti Pediatr 1993;91(4):202-10
3. Neira, J; Vivé, J. Epidemiología en el trauma y el traumatismo encefalocraneano. Asociación Argentina de Neurocirugía. Curso Bianual en Neurotrauma. http://www.aanc.org.ar
4. Fiorentino JA, Molisa C, Stach P, Cendero P, Solla MM, Hoffman E, Tomezzoli S, Fiorini S, Djourian C, Caorsi N, Fosco M, Dartiguelongue JB, Bárbaro C, Rossi J. Trauma en pediatría. Estudio epidemiológico en pacientes internados en el Hospital de Niños "Ricardo Gutierrez". Arch Argent Pediatr 2015;113(1):12-20
5. Chugani HT. Positron emission tomography: principles and applications in pediatrics. Mead Johnson Symp Perinat Dev Med. 1987;(25):15-18
6. Prins ML, Hovda DA. Developing experimental models to address traumatic brain injury in children. J. Neurotrauma.2003;20(2):123-137
7. Zwienenberg M, Muizelaar JP. Cerebral perfusion and blood flow in neurotrauma. Neurol Res. 2001;23(2-3):167-174
8. Bittigau P, Sifringer M, Pohl D, et al. Apoptotic neurodegeneration following trauma is markedly enhanced in the immature brain. Ann Neurol. 1999;45:724-735.
9. Johnston MV, Gerring JP. Head Trauma and its sequelae. Pediatr Ann. 1992;21(6):362-368
10. Michaud LJ, Duhaime A, Batshaw ML. Traumatic brain injury in children. Pediatr Clin North Am. 1993;40(3):553-565
11. Berger RP, Adelson PD, Richichi R, Kochanek PM. Serum biomarkers after traumatic and hypoxemic brain injury: insight into the biochemical response of the pediatric brain to inflicted brain injury. Dev Neurosci. 2006;28:327-335
12. Kochanek PM. Pediatric traumatic brain injury:quo vadis? Dev Neurosci.2006;28:244-255
13. Cramer SC1, Sur M, Dobkin BH, O'Brien C, Sanger TD, Trojanowski JQ, Rumsey JM, Hicks R, Cameron J, Chen D, Chen WG, Cohen LG, deCharms C, Duffy CJ, Eden GF, Fetz EE, Filart R, Freund M, Grant SJ, Haber S, Kalivas PW, Kolb B, Kramer AF, Lynch M, Mayberg HS, McQuillen PS, Nitkin R, Pascual-Leone A, Reuter-Lorenz P, Schiff N, Sharma A, Shekim L, Stryker M, Sullivan EV, Vinogradov S. Harnessing neuroplasticity for clinical applications. Brain 2011 Jun;134(Pt 6):1591-609
14. Albensi B, Janigro D. Traumatic brain injury and its effects on synaptic plasticity. Brain. Inj. 2003;17:653-656
15. Scwartzkroin PA. Mechanisms of brain plasticity: from normal brain function to pathology. Int Rev Neurobiol. 2001;45:1-15
16. Sankar R, Shin D, Liu H, Wasterlain C, Mazarati A, Epileptogenesis during development: injury, circuit recruitment, and plasticity. Epilepsia. 2002;43(suppl 5):47-53
17. Cognitive Recovery from Traumatic Brain Injury: Results of Posttraumatic Experimental Intervention. Robert Hamm, M.D. Temple, Deane L. Buck, S.M. DeFord, C.L. Floyd. Cerebral and Reorganization. Oxford University Press 2000, chapter 3.
18. Harvey S. Levin and Jordan Grafman, Cerebral Reorganization of Function After Brain Damage, Oxford Univerisity Press, 2000.
19. Green LB, Hornyak JE, Hurvitz EA. Amantadine in pediatric patients with traumatic brain injury: a retrospective, case-controlled study. Am J Phys Med Rehabil. 2004;83(12):893-897
20. Giacino et al. The minimally conscious state. Neurology 2002; 58:349-353
21. Hooper SR, Alexander J, Moore D et al. Caregiver reports of common symptoms in children following a traumatic brain injury. NeuroRehabil. 2004;19:175-189
22. Callhan CD, Hinkebein JH. Assessment of anosmia after traumatic brain injury: performance characteristics of the University of Pennsylvania smell identification test. J Head Trauma Rehabil. 2002;17(3):251-256
23. Poggi G, Calori G, Mancarella G, e al. Visual disorders after traumatic brain injury in developmental age. Brain Inj. 2000;14(9):833-845
24. Alexander MP. Traumatic Brain Injury. New York: McGraw-Hill, 1982:251-278
25. Katz DI. J Head Trauma Rehabil. 1992;7:1-15.
26. Katz DI, Alexander MP. Predicting outcome and course of recovery in patients admitted to rehabilitation. Arch Neurol 1994;51:661-670.
27. Granger CV, et al Guide for use of the uniform dataset for medical rehabilitation. Buffalo, NY: Research Foundation- State University of New York, 1986
28. Jennet B, Snoek J, Bond MR, Brooks N. Disability after severe head injury: observations on the use of Glasgow Outcome Scale. J Neurol Neurosurg Psychiatry 1981; 44:285-293
29. Ewing-Cobbs L, Levin HS, Fletcher JM, et al. The Children's orientation and amnesia test: relationship to severity of acute head injury and to recovery of memory. Neurosurgery. 1990;27(5):683-691
30. Golomb MR, Garg BP, Williams LS. Measuring gross motor recovery in young children with early brain injury. Pediatr Neurol. 2004;31(5):311-317
31. Hagen C, Malkmus D, Durham P, Levels of cognitive functioning. Downey CA: Rancho Los Amigos Hospital, 1972.

Capítulo 16

Reanimación cardiopulmonar en el trauma pediátrico

Sonia Cañadas Palazón, Nieves de Lucas García, Pedro Domínguez Sampedro, Jesús López-Herce Cid

Introducción

Las lesiones traumáticas, intencionadas o no son la causa más frecuente de muerte en niños por encima del año de edad. Las causas más importantes son las colisiones motovehiculares, el ahogamiento, las lesiones intencionadas, las quemaduras y las caídas. Los traumatismos constituyen una de las causas más frecuentes de parada cardiorrespiratoria (PCR) en el niño y, por tanto, existe la posibilidad nada despreciable de tener que enfrentarse a dicha eventualidad en los primeros momentos de atención inicial al trauma pediátrico (AITP). En este contexto, la reanimación cardiopulmonar (RCP) no debe entenderse como una forma diferente de abordar la asistencia al trauma, sino como un conjunto de acciones de estabilización inicial que, debidamente englobadas en el conjunto de la AITP, contribuyen a prestar una atención global efectiva.

El niño que ha sufrido un traumatismo y presenta una PCR constituye una realidad única, que exige del equipo asistencial la capacidad de integrar adecuadamente las recomendaciones de reanimación en el contexto particular del trauma pediátrico. La RCP es un punto crítico en la AITP, siendo importante tener claros esquemas de atención eficaces, para que las eventuales lesiones con riesgo inmediato de muerte sean resueltas rápidamente y los signos de riesgo de PCR identificados de manera oportuna para su tratamiento.

La PCR en el trauma constituye una situación especial en lo concerniente a la RCP, tanto por la existencia de problemas esperables bien reconocidos y la necesidad potencial de intervenciones particulares, como por el reconocimiento explícito de excepciones a las recomendaciones generales de reanimación.

Recientemente han sido publicadas las últimas recomendaciones internacionales de actuación ante la PCR de origen traumático, que han sido adaptadas por el *European Resuscitation Council* (*ERC)* y por la *American Heart Association (AHA)*, con algunas diferencias entre dichas organizaciones. En las guías 2015 los traumatismos ocupan un lugar dentro de las circunstancias especiales de resucitación. En todo caso, las guías consolidan el concepto de *Soporte Vital* (SV), que amplía el clásico de RCP para incluir medidas de prevención, identificación y manejo adecuado de situaciones de riesgo (en este caso el trauma grave) y una correcta sistemática de estabilización tras la recuperación de la PCR.

En este capítulo se expone la importancia del trauma como causa de PCR y muerte en el niño, se presentan las bases de una RCP segura y efectiva, la forma de integrar la metódica de actuación AITP con la de RCP y las particularidades de la RCP ante un niño con trauma, y se detallan los aspectos más relevantes de las recomendaciones internacionales de RCP en el contexto del trauma publicadas en el año 2015. En todo caso, este texto no pretende ser un resumen de las recomendaciones generales de RCP pediátrica ni tampoco de AITP, respecto a las cuales se remite al lector interesado a los documentos publicados por el ERC y la AHA y al capítulo correspondiente de esta obra, respectivamente.

El traumatismo como causa de PCR y muerte

Aproximadamente la mitad de las muertes se producen antes de llegar el niño al hospital, en los primeros minutos (PCR precoz inmediata). Se calcula que entre un 25 y un 35 % de las muertes por traumatismo podrían evitarse con el desarrollo de una asistencia inicial rápida y adecuada. Dicha actuación también será útil para la prevención de las muertes que se producen en las horas siguientes (PCR precoz diferida), aparte de poder contribuir a la reducción de secuelas, La muerte tardía, en los días o semanas posteriores a un incidente, suele ocurrir por muerte cerebral o fallo multiorgánico y puede estar condicionada por la calidad de la atención prestada previamente.

La PCR asociada a los traumatismos en los niños tiene muy mal pronóstico. Por ese motivo la realización de una RCP precoz y de calidad debe tenerse muy en cuenta en el protocolo de la AITP.

Los problemas que con más frecuencia causan PCR precoz en el niño con trauma se resumen en la Tabla 16.1.

PCR precoz inmediata

La PCR precoz, en los primeros minutos después del evento traumático, ocurre generalmente por obstrucción de la vía aérea o mala ventilación, pérdida masiva de sangre o lesión cerebral grave. Esta PCR tiene muy mal pronóstico (salvo si los problemas de la vía aérea o la ventilación son corregidos precozmente), especialmente si existe un traumatismo craneoencefálico asociado.

Hay que tener en cuenta que el traumatismo suele afectar a un niño previamente sano con posibilidades de supervivencia sin secuelas, si se consigue una rápida recuperación de la circulación espontánea. Por tanto, ante la PCR presenciada de poco tiempo de duración (especialmente en caso de traumatismo penetrante), la RCP debe realizarse de forma inmediata. Si la PCR es secundaria a obstrucción de la vía aérea o a un problema de ventilación, la RCP puede ser eficaz si se realiza de forma precoz. Si la PCR es secundaria a pérdidas sanguíneas, además de la RCP es fundamental el control de la hemorragia, la reposición de la volemia y el traslado rápido a un centro hospitalario adecuado.

VÍA AÉREA
Compromiso de la vía aérea por obstrucción o lesión
RESPIRACIÓN
Neumotórax a tensión / Hemotórax masivo
CIRCULACIÓN
Hemorragia exanguinante (externa y/o interna)
Daño directo de estructuras vitales (corazón, aorta, arterias pulmonares)
Taponamiento cardíaco
Arritmias ventriculares (FV / TVSP) por contusión cardiaca u otra causa
DISFUNCIÓN NEUROLÓGICA
Daño neurológico grave (en particular: lesión bulbar o medular cervical)
EXPOSICIÓN
Intoxicación por CO/CNH
Hipotermia

Tabla 16.1: Causas de PCR precoz en el niño con traumatismo (agrupadas según la sistemática ABCDE)

FV: fibrilación ventricular. TVSP: taquicardia ventricular sin pulso. CO: monóxido de carbono. CNH: ácido cianhídrico.

PCR precoz diferida

La PCR en las horas siguientes al traumatismo está generalmente producida por hipoxia, hipovolemia, hipotermia, hipertensión intracraneal o alteraciones hidroelectrolíticas (especialmente hiperpotasemia). Para reducir su frecuencia es fundamental evitar, diagnosticar y tratar precozmente estas alteraciones.

Razones para no iniciar o finalizar RCP

Si bien las maniobras de RCP forman parte de la AITP, es razonable no iniciarlas en presencia de signos evidentes de muerte: livideces, rigor mortis, descomposición. Igualmente, se recomienda no iniciar maniobras si:

- No hay ningún signo de vida en los 15 minutos previos a la asistencia.
- Se detectan lesiones incompatibles con la vida (p.ej. decapitación, pérdida de masa encefálica,...)

Por otro lado, una vez iniciadas las maniobras de RCP se acepta que es apropiado finalizarlas cuando tras un tiempo razonable de reanimación, que no está bien definido en las guías de RCP, no se consigue la recuperación de la circulación espontánea una vez solucionadas las eventuales causas reversibles.

Claves de una RCP pediátrica segura y efectiva

La tabla 16.2 sintetiza las bases de actuación para obtener buenos resultados (supervivencia sin secuelas) en niños en situación de PCR. Entre los pilares en los que basar las acciones de RCP cabe destacar: la importancia del trabajo en equipo con el reconocimiento explícito de un líder del equipo de RCP, la actuación homogénea siguiendo recomendaciones aceptadas internacionalmente y el compromiso de actuación dentro de unas coordenadas éticas. Todos y cada uno de los implicados en la atención al niño en situación de PCR deben tener claro quién lidera el equipo, el cual a su vez deberá asumir el compromiso de decidir cuestiones muy importantes, tales como: ¿cuándo no iniciar la RCP?, ¿qué hacer durante la misma? y ¿hasta cuándo mantenerla?.

Integración AITP-RCP

Durante la AITP, la detección de PCR obliga a integrar las recomendaciones de atención al trauma y las de RCP. En base a criterios de lógica asistencial, dicha integración se resume, en los algoritmos de las Figuras 16.1 y 16.2.

La necesidad de aplicar medidas de RCP puede plantearse en cualquier momento a lo largo de la asistencia al niño con trauma. En caso de situación de PCR de entrada, las primeras acciones de RCP se inician durante la resucitación inicial, en la etapa B de la AITP (evaluación y soporte de la respiración). Así, tras comprobar una parada respiratoria se realizan ventilaciones de rescate y, sin perder tiempo en intubar (sería lo esperable en AITP), se confirma la existencia de parada cardíaca (ausencia de circulación) para proceder según la secuencia de soporte vital avanzado adaptado al trauma. Será luego, si se logra la recuperación de la circulación espontánea, cuando se retomará a la secuencia de AITP, empezando por una reevaluación ABCDE.

En cualquier caso, se debe enfatizar que la adecuada organización del equipo asistencial, con un líder bien definido y un grupo de profesionales conocedor de ambas metódicas (AITP y RCP), es fundamental para lograr una reanimación eficaz.

Particularidades de la RCP en el trauma

La PCR en el trauma constituye una situación especial en lo concerniente a la RCP, tanto por la existencia de problemas esperables bien reconocidos y la necesidad potencial de intervenciones particulares, como por el reconocimiento explícito de excepciones a las recomendaciones generales de reanimación.

Por otra parte, la detección de PCR obliga a adaptar las recomendaciones de atención al trauma a las exigencias de la RCP. Recíprocamente, las acciones de RCP deberán ser adaptadas a las exigencias de la asistencia al trauma.

Reconocimiento y aplicación de los pilares de toda acción de RCP	
Trabajo en equipo	• Comunicación • Coordinación • Dirección única: *líder*
Anticipación	
Orden	
Información básica	
Control del tiempo	
Monitorización	
Registro de acciones de RCP (estilo Utstein)	
Actuación según recomendaciones	
Consideraciones éticas	
Mantenimiento de alertas	
Riesgo de lesión medular	
Posibilidad de cuerpo extraño	
Movimiento respiratorio espontáneo no implica ventilación efectiva	
Actividad eléctrica cardiaca no implica actividad mecánica	
Los aparatos también fallan	
Formulación de interrogantes	
¿Qué ha sucedido?	
¿Por qué se ha producido la PCR?	
¿Qué ritmo electrocardiográfico tiene? : asistolia / AESP / FV-TVSP?	
¿Tiene la causa de la PCR tratamiento específico?	
Planteamiento crítico frente a la NO respuesta	
Mala técnica de RCP	
Problemas asociados	
Complicaciones de la RCP	
Fallos de monitorización	
PCR no recuperable	
Acciones esenciales	
Limitar al máximo las interrupciones en las compresiones torácicas	
Desfibrilar precozmente los ritmos desfibrilables	
Normoventilar (No hiperventilar ni hipoventilar)	
Controlar el tiempo	
Revisar la auscultación respiratoria	
Controlar las pupilas	
Seguridad	
Escenario seguro	
Protección: bata, guantes y gafas	
Prevención ante descargas eléctricas	
Prevención frente a pinchazos o cortes	

Tabla 16.2: Claves de una RCP segura y efectiva

AESP: actividad eléctrica sin pulso; FV-TVSP: fibrilación ventricular-taquicardia ventricular sin pulso.

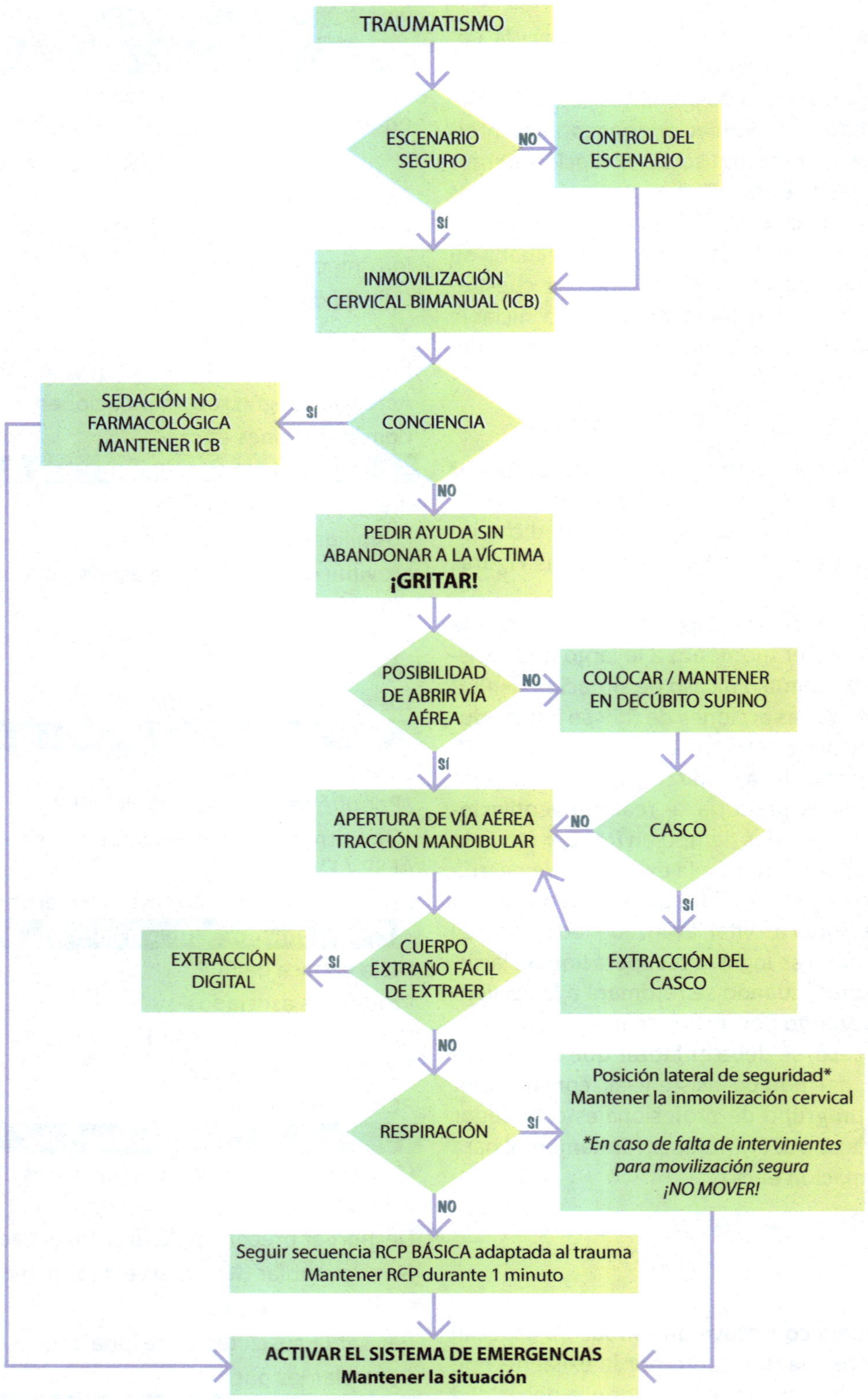

Figura 16.1: RCP

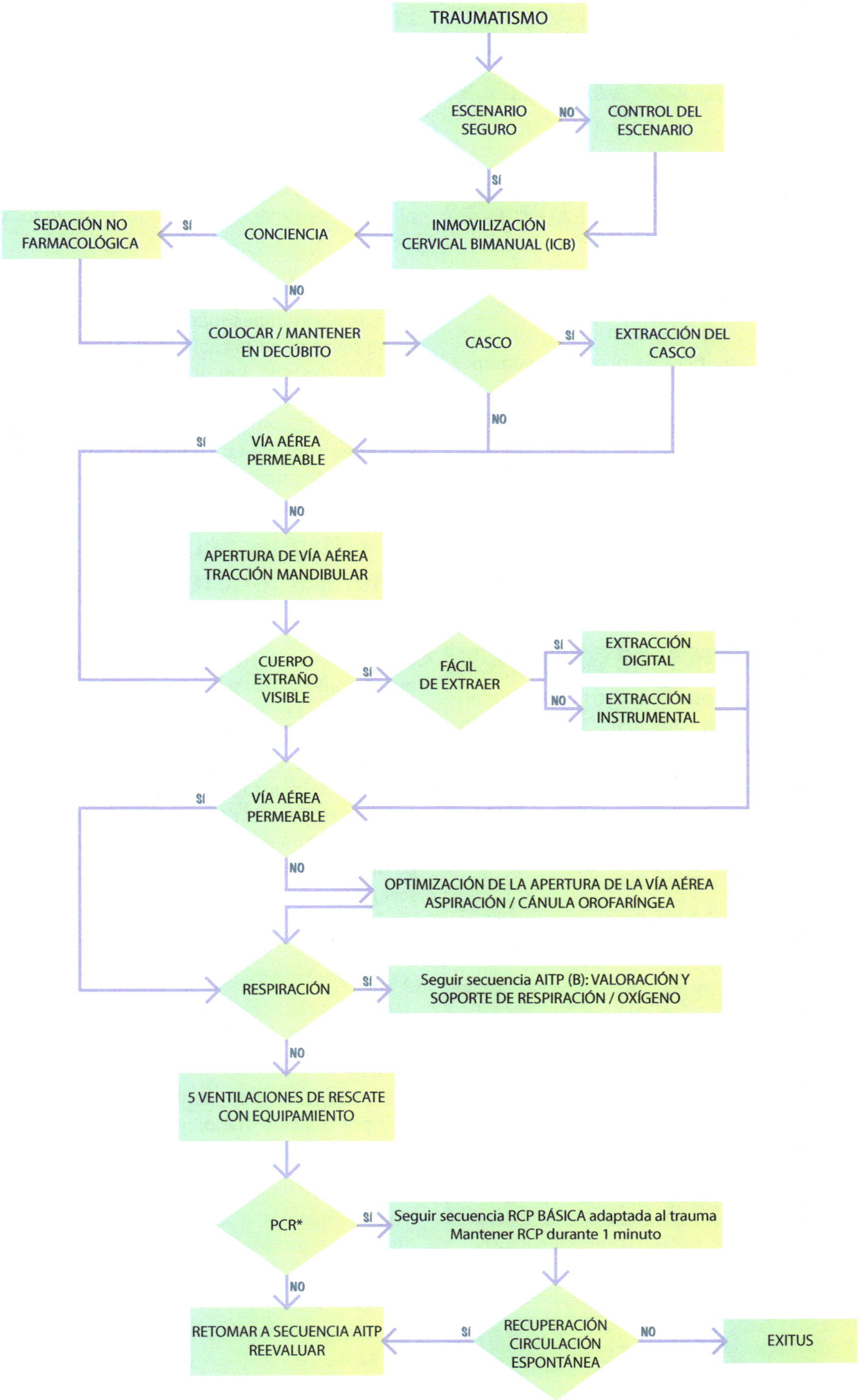

Figura 16.2: Algoritmo de integración AITP-RCP AVANZADA

Apnea precoz simple (parada respiratoria con riesgo de PCR)	
Asistolia	
Hipoxia	
Hipovolemia	
Actividad eléctrica sin pulso	
Hipovolemia	Sangrado externo
	Sangrado interno: calota, pleura, abdomen, pelvis, muslo
Neumotórax - Hemotórax a tensión	
Taponamiento cardíaco: hemopericardio; neumopericardio	
Embolismo pulmonar: embolismo graso asociado a fracturas	
Fibrilación - Taquicardia ventricular sin pulso	
Electrocución	
Contusión miocárdica	
Hipotermia	
Hiperpotasemia: rabdomiolisis traumática o medicamentosa	
Ventilación difícil	
Obstrucción de la vía aérea: traumatismo maxilofacial; material propio (p.ej., dientes); cuerpo extraño	
Neumotórax; hemotórax	
Herida torácica penetrante	
Contusión pulmonar	
Aspiración pulmonar de contenido gástrico	
Lesión por inhalación: térmica, tóxicos	
Edema agudo de pulmón: cardiogénico; neurogénico	
Distensión abdominal: dilatación gástrica, neumoperitoneo, hemoperitoneo	
Intubación difícil	
Posición subóptima del paciente / Limitación obligada de la extensión del cuello	
Pérdida traumática de la anatomía normal de la vía aérea	
Ocupación de la vía aérea superior por material propio o por cuerpo extraño	
Acceso vascular difícil o inadecuado	
Intravenoso periférico: heridas extensas / colapso circulatorio	
Intraóseo: fracturas / lesiones cutáneas	
Fallo de medicación por problemas de acceso vascular	

Tabla 16.3: Problemas esperables en la PCR asociada al trauma pediátrico y posibles causas

Problemas esperables

La lista de problemas esperables es muy amplia. En la tabla 16.3 se recogen los más relevantes.

Particularidades de la RCP básica

Las particularidades más relevantes de la RCP básica se recogen en la tabla 16.4 y algunas de ellas quedan implícitas al considerar la AITP básica (capítulo correspondiente).

Particularidades de la RCP avanzada

Las particularidades más relevantes de la RCP avanzada se recogen en la tabla 16.5. Muchas de ellas están relacionadas con los problemas esperables aludidos antes y algunas se desarrollan luego al considerar las actuales recomendaciones internacionales de resucitación en trauma. En cualquier caso, el cirujano debe ser considerado como parte integrante precoz del equipo de reanimación.

Últimas recomendaciones internacionales de resucitación en traumatismos (2015)

En relación a los traumatismos, en las recomendaciones del año 2015 la AHA no ha establecido cambios respecto a las recomendaciones publicadas en las guías del 2010, mientras que el ERC dedica en las nuevas guías 2015 un apartado específico dentro del capítulo de circunstancias especiales. En todo caso, las guías consolidan el concepto de soporte vital.

En las últimas guías internacionales el trauma ocupa un lugar dentro de las circunstancias especiales. No son guías específicas para pediatría, tratándose de re-

Control del escenario
Neutralización precoz de agentes lesionales externos: calor, frío, tóxicos
Retirada de casco de motorista
Contraindicación de maniobra frente-mentón: sustituir por tracción mandibular
Cuidado al ventilar: mayor riesgo de barotrauma
Compresión de heridas torácicas penetrantes
Falsos negativos al palpar pulsos: síndrome compartimental o compresión vascular
En general, no está recomendada la posición lateral de seguridad
Adaptar la secuencia básica de desobstrucción de la vía aérea

Tabla 16.4: Particularidades a considerar en la RCP Básica en el niño con traumatismo

<table>
<tr><th colspan="2">Monitorización y desfibrilación</th></tr>
<tr><td colspan="2">Todos los ritmos electrocardiográficos de PCR son posibles: asistolia, actividad eléctrica sin pulso (AESP), fibrilación ventricular y taquicardia ventricular sin pulso.</td></tr>
<tr><td colspan="2">En situación de hipotermia grave (T<30ºC): limitar las descargas eléctricas a una serie inicial de tres mientras se recalienta.</td></tr>
<tr><th colspan="2">Soporte avanzado de la vía aérea</th></tr>
<tr><td colspan="2">Necesidad de intubar en malas condiciones, sin extender el cuello y con 2 operadores</td></tr>
<tr><td colspan="2">Prever alternativas a la intubación estándar</td></tr>
<tr><td colspan="2">Considerar de elección la vía orotraqueal</td></tr>
<tr><td colspan="2">Considerar retirar temporalmente el collarín cervical</td></tr>
<tr><td colspan="2">Conveniencia de colocar precozmente una sonda gástrica</td></tr>
<tr><td colspan="2">Importancia de la reevaluación periódica sistemática</td></tr>
<tr><th colspan="2">Soporte circulatorio</th></tr>
<tr><td colspan="2">Acceso vascular</td></tr>
<tr><td colspan="2">Intentar al menos 2 accesos (intravenoso o intraóseo)</td></tr>
<tr><td colspan="2">Evitar el territorio inferior en el trauma abdominal</td></tr>
<tr><td colspan="2">Contraindicar la colocación de acceso intraóseo en un hueso fracturado</td></tr>
<tr><td colspan="2">Administración de fármacos</td></tr>
<tr><td colspan="2">Oxígeno: fundamental en intoxicación por monóxido de carbono</td></tr>
<tr><td colspan="2">Considerar hidroxicobalamina precoz en intoxicación por ácido cianhídrico</td></tr>
<tr><td colspan="2">En situación de hipotermia grave (T<30ºC): demorar la administración de adrenalina hasta recalentar</td></tr>
<tr><td colspan="2">Control del sangrado - Soporte de la volemia</td></tr>
<tr><td colspan="2">Controlar los focos de hemorragia visibles: compresión directa, hemostáticos tópicos.</td></tr>
<tr><td colspan="2">Uso juicioso de torniquetes</td></tr>
<tr><td colspan="2">Inmovilización precoz de fracturas</td></tr>
<tr><td colspan="2">Uso precoz de ácido tranexámico</td></tr>
<tr><td colspan="2">Prevención de hipotermia: infusión con un sistema de calentamiento</td></tr>
<tr><td rowspan="3">Transfusión precoz de hematíes y hemoderivados: protocolos de transfusión masiva</td><td>De elección: concentrado de hematíes</td></tr>
<tr><td>Realizar preferentemente pruebas cruzadas</td></tr>
<tr><td>Sangre O Rh⁻ sin cruzar, en situación desesperada:
► AESP que no responde con expansión con cristaloides / coloides.
► Dificultad para la estabilización si Hb ≤ 5 g/dL.</td></tr>
</table>

Tabla 16.5: Particularidades a considerar en la RCP avanzada en el niño con traumatismo

comendaciones orientadas a todo paciente que ha sufrido un trauma, tanto adulto como niño. Por tal razón, deben ser tomadas con cautela a la hora de atender al niño con traumatismo.

En este apartado se recogen los aspectos más relevantes de las recomendaciones de RCP 2015 en el contexto del trauma en aspectos de diagnóstico, pronóstico, tratamiento, exploraciones complementarias y asistencia prehospitalaria.

Diagnóstico

Es importante no confundir una PCR de causa traumática con una PCR de causa médica ya que en la PCR de causa traumática se debe seguir un algoritmo propio (figura 16.3) diferente del correspondiente al SV general, haciéndose especial hincapié en el tratamiento de las causas reversibles. El reconocimiento de situaciones de prePCR (dificultad respiratoria grave con hipoxemia, inestabilidad cardiovascular con hipotensión, pérdida de pulsos periféricos o disminución de consciencia) y su tratamiento inmediato puede hacer que tales situaciones no evolucionen a PCR. La aplicación de la ecografía FAST (*Focused Assessment with Sonography for Trauma*) en esta circunstancia puede ayudar a un rápido diagnóstico y posterior tratamiento sin que ello suponga un retraso en las maniobras de resucitación.

Pronóstico

La PCR secundaria a traumatismos tiene una elevada mortalidad pero el pronóstico neurológico en los supervivientes puede no ser malo. El pronóstico de la PCR traumática es tiempo dependiente. Por dicho motivo, establecer y consolidar una cadena de supervivencia en trauma con equipos de asistencia prehospitalaria y centros hospitalarios de trauma, tanto de adultos como pediátricos, son básicos para conseguir un buen resultado.

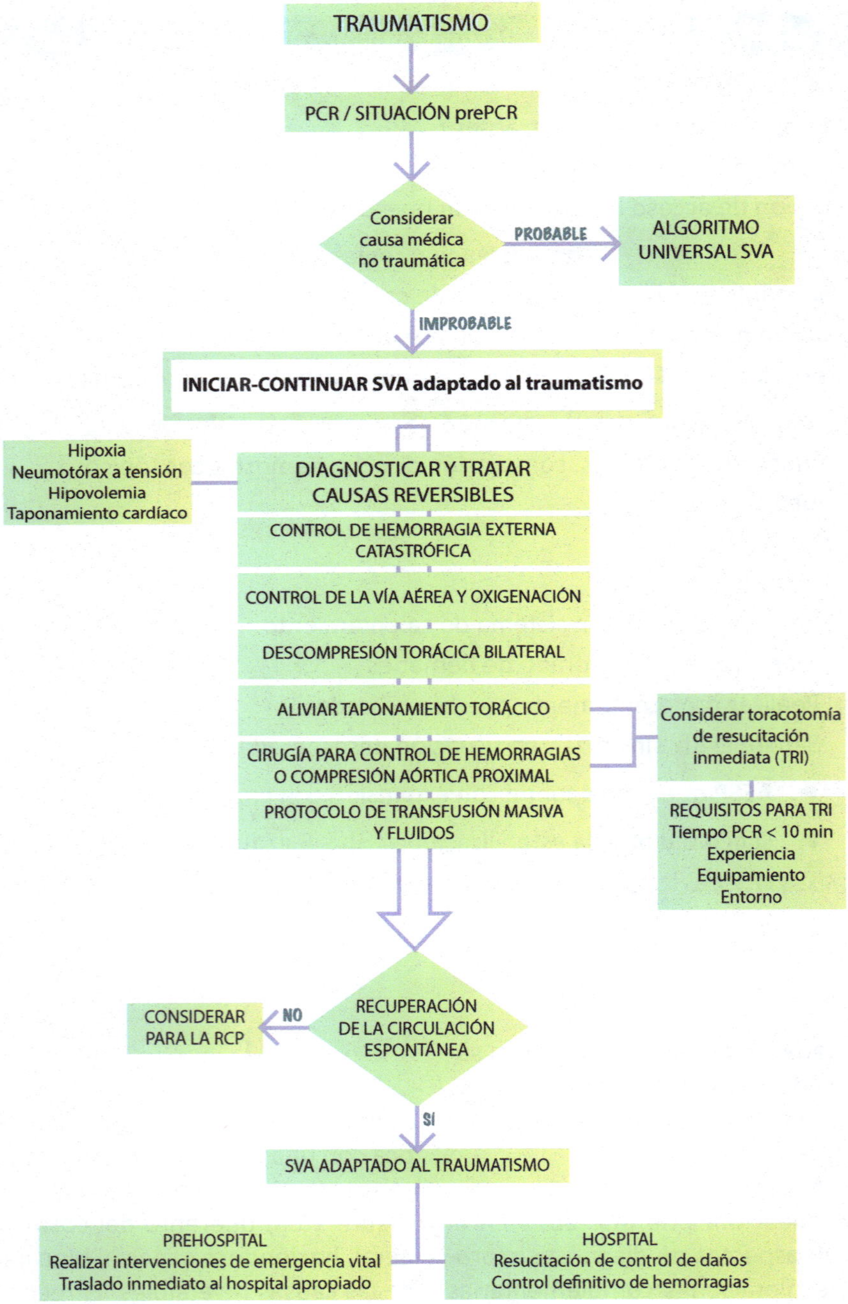

Figura 16.3: PCR de causa traumática

En relación al pronóstico de la PCR en trauma no hay predictores fiables aunque algunos factores como la actividad respiratoria, el ritmo electrocardiográfico organizado o la presencia de pupilas reactivas se han relacionado con la supervivencia. El pronóstico es mejor en niños que en adultos. Al igual que en el resto de las causas de PCR en el niño, la asistolia es el ritmo más frecuente y la fibrilación ventricular, aunque rara, es la arritmia con mejor pronóstico.

Tratamiento

Respecto a la PCR traumática en las guías 2015 se hace un especial énfasis en el tratamiento de las causas potencialmente reversibles y se propone un algoritmo específico (Figura 16.3) con unas pautas de actuación específicas tanto a nivel prehospitalario como hospitalario. No se cuestiona que las compresiones torácicas son la base del tratamiento de la PCR sea cual sea su etiología y que deben iniciarse precozmente, pero en la PCR por traumatismo es especialmente importante que inmediatamente se acompañen del tratamiento urgente de las causas reversibles (p.ej toracotomía, control de hemorragias, etc.).

Hipovolemia

La hipovolemia es una de las principales causas de PCR en trauma y por tanto su tratamiento en este contexto es prioritario. Se debe hacer un control rápido y efectivo de las hemorragias tanto externas como internas. En muchas ocasiones requerirán tratamiento quirúrgico o mediante radiología intervencionista pero el tratamiento inicial temporal es de gran importancia. Se han de tratar las hemorragias externas mediante compresión directa, apósitos hemostáticos o torniquete en caso necesario. Las hemorragias no compresibles requerirán la administración de hemoderivados, líquidos, ácido tranexámico, utilización de faja pélvica u otros tratamientos, pero será mucho más frecuente la necesidad de radiología intervencionista o cirugía para controlar el sangrado.

Respecto al manejo de la hipovolemia traumática de difícil control se ha establecido lo que se conoce como *resucitación de control de daños*, que incluye tres aspectos: a) resucitación hipotensiva, b) resucitación hemostática, y c) cirugía de control de daños.

Masaje cardíaco directo	
Tratamiento de taponamiento o lesión cardíaca	
Clampaje aórtico	
Control de hemorragias pulmonares:	clampaje del hilio pulmonar
	torsión pulmonar
Aspiración de aire intravascular	

Tabla 16.6. Maniobras que permite la toracotomía de resucitación inmediata

Toracotomía de Resucitación Inmediata (TRI)

Cabe considerar la TRI como una forma de cirugía de control de daños. Dicho procedimiento permite realizar las maniobras que se presentan en la tabla 16.6. El clampaje aórtico posibilita la distribución del flujo sanguíneo al miocardio y al sistema nervioso central y la reducción del sangrado infradiafragmático, si bien no puede ser mantenido más de 30 minutos por el riesgo de lesiones isquémicas graves.

Se recomienda considerar la TRI a la llegada al hospital, especialmente en caso de PCR secundaria a traumatismo penetrante. En cualquier caso se considera que para indicar adecuadamente una TRI se han de cumplir 4 requisitos:

- Tiempo: menos de 10 minutos desde el inicio de la PCR, sea a nivel prehospitalario o en el hospital.
- Competencia: personal entrenado.
- Equipamiento: equipamiento necesario para hacer la toracotomía y tratar los hallazgos.
- Entorno: idealmente un quirófano, aunque la TRI puede ser realizada en un entorno prehospitalario.

Hipoxemia

En el trauma, la hipoxemia provocada por la obstrucción de la vía aérea superior o por asfixia traumática es una causa frecuente de PCR.

El manejo efectivo de la vía aérea y una correcta ventilación y oxigenación puede revertir la PCR hipóxica en el paciente traumático. La intubación traqueal puede ser dificultosa en este contexto, con un importante porcentaje de fracaso en caso de personal no experto. Por este motivo se da mucha importancia a la realización correcta de las maniobras iniciales de control de la vía aérea y a la utilización de dispositivos supraglóticos en los casos en que la intubación traqueal no se pueda conseguir de manera rápida y efectiva.

En relación a la ventilación, ya se conoce que la presión positiva empeora la hipotensión al dificultar el retorno venoso, efecto más evidente en pacientes hipovolémicos, como frecuentemente es el caso de paciente con trauma. Por eso se recomienda ventilar con volúmenes para no comprometer la precarga cardíaca. Se recomienda la monitorización ventilatoria con capnografía continua con el objetivo de mantener la normocapnia.

Neumotórax a tensión

Un número relevante de las PCR traumáticas son secundarias a neumotórax a tensión. El diagnóstico debe ser clínico y su tratamiento ante una PCR o inestabilidad grave debe ser inmediato antes de la confirmación radiológica. El tratamiento de un neumotórax se puede hacer mediante toracocentesis con aguja, toracostomía o colocación de tubo de drenaje pleural.

En situación de PCR se recomienda descomprimir el tórax mediante toracostomía uni o bilateral en el cuarto espacio intercostal. En pacientes ventilados con presión positiva la toracostomía es más eficaz que la toracocentesis con aguja y, en equipos bien entrenados y con medios, más rápida que la colocación de un tubo de drenaje. En estas circunstancias se sugiere considerarla de elección ante una PCR, insertando un tubo en un segundo tiempo. Sin embargo, la decisión de realización de una toracocentesis, colocación de un tubo de drenaje o una toracostomía debe ser tomada teniendo en cuenta el lugar donde se produzca la PCR (prehospitalario u hospital), las habilidades del equipo asistencial y los recursos disponibles. En cualquier caso, lo importante es dar una solución al problema de la manera más efectiva rápida posible.

Taponamiento cardíaco

El taponamiento cardíaco es una causa reconocida de PCR traumática, en general después de una herida penetrante y su mortalidad es muy elevada. En este caso es necesaria la descompresión inmediata del pericardio para conseguir alguna posibilidad de supervivencia. Aunque la toracotomía es la opción terapéutica más efectiva, dependiendo del lugar, medios y entrenamiento del personal se puede considerar realizar una pericardiocentesis, idealmente guiada por ecografía, reconociendo sus limitaciones (p.ej., ineficacia por sangre coagulada o pérdida del potencial efecto de taponamiento sobre una eventual herida cardíaca).

Exploraciones complementarias: ecografía

En las nuevas guías se remarca la utilidad de la ecografía en la evaluación del paciente traumático con compromiso circulatorio para dirigir las intervenciones si las causas de shock no quedan claras con la exploración clínica. Con la ecografía se puede diagnosticar rápidamente un hemoperitoneo, hemotórax, neumotórax o taponamiento cardíaco incluso en el ámbito prehospitalario y podría ser considerada durante el reconocimiento primario, a condición que no interfiera con los reanimadores.

Asistencia prehospitalaria

En el paciente traumático grave y más aún en la PCR traumática una asistencia prehospitalaria corta está asociada a tasas de supervivencia más elevadas. No obstante, si el problema es de vía aérea y se puede tratar en la escena, está justificado dedicar un tiempo a su resolución, especialmente si se trata de un niño. Tal como se ha comentado previamente, el tiempo que pase entre que se produce la lesión y el control quirúrgico de la hemorragia ha de ser el mínimo posible. Se ha de producir la transferencia del lugar del hecho al hospital de manera rápida pero adecuada. La recomendación es trasladar al paciente a un hospital con capacidad de atención al traumatismo (*centro de trauma)* donde se pueda hacer una resucitación de control de daños. El concepto de *"scoop and run"* (recoger y correr), debidamente matizado, puede salvar muchas vidas cuando se habla de paciente traumático.

Puntos clave

- Las lesiones traumáticas son la causa más frecuente de muerte en niños por encima del año de edad.
- Los traumatismos constituyen una de las causas más frecuentes de parada cardiorrespiratoria (PCR) en el niño, que puede presentarse en cualquier momento, especialmente en los primeros momentos.
- La PCR en el niño con traumatismo tiene mal pronóstico pero no por ello debe ser desatendida.
- La mejor prevención de la PCR precoz de origen traumático es una correcta atención inicial al trauma pediátrico (AITP), incluyendo el reconocimiento y tratamiento de los problemas que con más frecuencia ocasionan la PCR.
- Los profesionales que atienden niños deben estar preparados para integrar adecuadamente las recomendaciones de atención al traumatismo y a la PCR.
- Se deben conocer los principales elementos de una RCP segura y efectiva clave, entre los cuales están la seguridad, el trabajo en equipo, la prevención del daño secundario, la toma de decisiones en un marco con elevado contenido ético y la actuación de acuerdo a las recomendaciones internacionales.
- La PCR en el trauma es una situación especial por la existencia de problemas esperables, la necesidad de intervenciones particulares y el reconocimiento de casos particulares que modifican las recomendaciones generales de RCP.
- Es importante reconocer y tratar la hipoxemia y la hipovolemia, considerar el potencial valor diagnóstico de la ultrasonografía precoz, y valorar la necesidad de la toracotomía de resucitación inmediata, y la toracostomía para el tratamiento del neumotórax a tensión en ambientes con personal específicamente preparado y disponibilidad de medios.

Bibliografía

1. Cañadas-Palazón S, Domínguez-Sampedro P, Renter-Valdovinos L, Travería-Casanova FJ, Payeras-Grau JL, Martínez-Mejías A, et al. Suport vital en trauma 2015. Pediatr Catalana. 2016;76:165-70.
2. Cañadas S, Domínguez P, Renter L, Lobo JM. Metódica de asistencia inicial al trauma pediátrico (AITP). En: Sánchez Valero P. Travería Casanova FJ, Domínguez Sampedro P, Alonso Fernández G, Olivé Cavero M, Cañadas Palazón S, editores. Manual de movilización e inmovilización en la atención inicial al trauma pediátrico. Madrid: Ergon; 2017;27-43.
3. Committee on pediatric emergency medicine, council on injury, violence, and poison prevention, section on critical care, section on orthopaedics, section on surgery, section on transport medicine, pediatric trauma society, and society of trauma nurses pediatric committee. Management of pediatric trauma. Pediatrics. 2016;138:e20161569
4. CRASH-2 trial collaborators, Shakur H, Roberts I, Bautista R, Caballero J, Coats T, et al. Effects of tranexamic acid on death, vascular occlusive events, and blood transfusion in trauma patients with significant haemorrhage (CRASH-2): a randomised, placebo-controlled trial.Lancet. 2010;376:23-32.
5. Domínguez P, Cañadas S, de Lucas N, Balcells J, Martínez V. Asistencia inicial al traumatismo pediátrico y reanimación cardiopulmonar. An Pediatr (Barc). 2006;65:586-606.
6. Egea-Guerrero JJ, Freire-Aragón MD, Serrano-Lázaro A, Quintana-Díaz M. Objetivos y nuevas estrategias de resucitación en el paciente traumatizado grave. Med Intensiva. 2014;38:502-512.
7. Lavonas EJ, Drennan IR, Gabrielli A, Heffner AC, Hoyte CO, Orkin AM, et al. Part 10. Special Circumstances of Resuscitation: 2015 American Heart Association Guidelines Update to Cardiopulmonary Resuscitation and Emergency Cardiovascular Care. Circulation. 2015;132(Suppl 2):S501-18.
8. López-Herce Cid J, Domínguez Sampedro P, Rodríguez Núñez A, García Sanz C, Carrillo Álvarez A, Calvo Macías, et al. Parada cardiorrespiratoria secundaria a traumatismos en niños. Características y evolución. An Pediatr (Barc). 2006;65:439-47.
9. Rossaint R, Bouillon B, Cerny V, Coats TJ, Duranteau J, Fernández-Mondéjar E, et al. The European guideline on management of major bleeding and coagulopathy following trauma: fourth edition. Crit Care. 2016;20:100Truhlár A, Deakinc CD, Soar J, Khalifa GE, Alfonzo A, Bierens JJ, et al. Cardiac arrest in special circumstances section Collaborators. European Resuscitation Council Guidelines for Resuscitation 2015. Section 4. Cardiac arrest in special circumstances. Resuscitation. 2015;95:148-201.
10. Wafaisade A, Lefering R, Bouillon B, Böhmer AB, Gäßler M, Ruppert M; TraumaRegister DGU. Prehospital administration of tranexamic acid in trauma patients. Crit Care. 2016;20:143
11. Voorde PV de, Biarent D, Rodríguez-Núñez A, Skellett S, Norris E, European Resuscitation Council. European paediatric advanced life support. Niel: European Resuscitation Council; 2015; 149-174

3 TRAUMATISMOS REGIONALES

Capítulo 17

Traumatismo encefalocraneano

Alejandro Gattari, Adriana Simons, María Agustina Mayans, Alejandro Siaba Serrate, Thomas Iolster, Pablo Neira

Traumatismo encefalocraneano leve

Introducción

El trauma de cráneo leve se define como un Score en Escala de Coma de Glasgow (ECG) de 14 a 15. Corresponde aproximadamente a un 80% de los pacientes con Traumatismo encéfalo craneano (TEC). Se ha reportado que en pacientes con TEC leve solo el 0.9% presentarán lesión cerebral severa o clínicamente importante y solo el 0.1% requerirá neurocirugía. Es importante remarcar que la incidencia de las lesiones cerebrales son tomadas de poblaciones seleccionadas en los cuales la incidencia de niños con lesiones moderadas o graves están sobrerrepresentadas (es decir que incluyen solo niños en los cuales se ha realizado una tomografía computada).

El TEC se genera por fuerzas de aceleración y desaceleración, así como por fuerzas rotacionales que son aplicadas sobre el cráneo. Estas fuerzas pueden ser aplicadas como un impacto directo o sin él.

El paciente pediátrico se diferencia del paciente adulto en que su cabeza es desproporcionadamente más larga y pesada que la del adulto, su cráneo es más complaciente, los músculos del cuello son más débiles y además sus neuronas están menos mielinizadas. Por lo tanto, el cerebro pediátrico no sólo tiene más probabilidades de soportar mayores fuerzas de cizallamiento cuando se aplica una fuerza, sino que también, debido a la disminución de la mielinización, es más propenso al daño axonal.

Escala de coma de glasgow

Las escalas se han construido para mejorar la comunicación entre el personal de atención de la salud. La ECG busca estandarizar el examen del paciente con lesión neurológica.

La ECG fue publicada en 1974. Esta escala es la más ampliamente distribuida a nivel mundial para la determinación de la severidad del daño neurológico luego del TEC. Sin embargo, el tiempo transcurrido desde la lesión, los parámetros hemodinámicos y las sustancias tóxicas a menudo confunden la puntuación de ECG.

La escala cuenta con una serie de habilidades motoras y verbales las cuales pueden resultar inapropiadas para los niños pequeños. Debido a esto, la aplicación de esta escala en neonatos, infantes y niños pequeños requiere algunas modificaciones, las cuales en patrones de comportamiento apropiados para estas edades.

Definimos como TEC leve a aquel con un ECG de 14 a 15, moderado a aquel con ECG de 9 a 13 y Grave con ECG igual o menor de 8. Además incluimos dentro de este último grupo a aquel que presenta una caída de más de 3 puntos en la evaluación o los que tienen una lesión ocupante de espacio drenada quirúrgicamente.

A pesar de que la ECG es la más ampliamente distribuida, sigue presentando dificultades para su implementación. El personal capacitado tiende a aplicar mejor esta escala pero existen estudios que mostraron dificultades en su aplicación por personal de enfermería no preparado.

	Puntaje	Infantes/Niños en etapa no verbal	Niños en etapa verbal y adultos	
Apertura ocular	4	Espontánea	Espontánea	
	3	Al habla	A la orden verbal	
	2	Al dolor	Al dolor	
	1	No hay respuesta	No hay respuesta	
Mejor respuesta motora	6	Movimientos normales espontáneos	Obedece órdenes	
	5	Retira al tacto	Localiza al dolor	
	4	Retira al dolor	Retira al dolor	
	3	Flexión anormal (decorticación)	Flexión anormal (decorticación)	
	2	Extensión (descerebración)	Estensión (descerebración)	
	1	No hay respuesta	No hay respuesta	
		≤ 2 años	2-5 años	≥ 5 años
Mejor respuesta verbal	5	Llora de forma apropiada	Palabras apropiadas	Orientado
	4	Llanto irritable	Palabras inapropiadas	Confuso
	3	Llanto inapropiado	Gritos	Inapropiado
	2	Gruñidos	Gruñidos	Incomprensible
	1	No hay respuesta	No hay respuesta	No hay respuesta

Tabla 17.1: Escala de Coma de Glasgow

Mecanismo lesional en el trauma de cráneo

Durante el Traumatismo encéfalocraneano, el cráneo sufre la influencia de una fuerza mecánica externa. Esta fuerza puede desplazar el cerebro dentro del cráneo y desarrollar una lesión primaria.

La lesión primaria, depende de la magnitud y duración de la fuerza aplicada, la dirección del impacto, el choque directo de las estructuras encefálicas contra el hueso, el estiramiento axonal y la lesión vascular. Una vez que se ha producido esta lesión no podemos interferir con el daño producido. Solo es efectiva la prevención.

La lesión primaria puede generarse debido a daño anatómico directo (daño por contacto) en el cual el cerebro golpea contra la membrana meníngea y el cráneo; o puede producirse de forma indirecta, debido a movimientos de aceleración y desaceleración, que pueden lesionar tanto el tejido cerebral así como a los vasos sanguíneos. Las lesiones por contacto son más frecuentemente producidas por caídas, agresiones o golpes directos sobre el cráneo mientras que las lesiones por desaceleración se ven en víctimas de colisión de vehículos a motor. Por este motivo, la lesión focal es 4 veces más frecuente en las agresiones o caídas que en los traumatismos relacionados con el tránsito. (Tabla 17.2)

Siguiendo la lesión primaria o inicial, el cerebro continúa con un proceso de daño conocido como lesión secundaria. Las lesiones secundarias son las que pueden minimizarse y eliminarse con un adecuado tratamiento médico y neuro-quirúrgico. Dentro de estas lesiones incluimos: hipoxia, hipotensión, acidosis, meningitis, hipo o hiperglucemia, hipo o hipercapnia, hipertermia, y el aumento de la presión intracraneana (PIC). (Tabla 17.3)

Existen diferencias en la respuesta cerebral a la lesión, por ejemplo los niños presentan mayor incidencia de hematomas subdurales, lesión difusa y edema. El *swelling* cerebral es 3 veces más frecuente en comparación con los adultos y se ha asociado a rápido deterioro neurológico y constituye la primera causa de muerte

Lesión primaria	
Lesión por daño directo	**Lesiones por aceleración / desaceleración**
Hematomas extradurales	Hematomas subdurales
Contusiones cerebrales	Lesión Axonal Difusa
Hemorragias intraparenquimatosas	
Laceraciones	
Fracturas de cráneo	

Tabla 17.2: Lesiones primarias en trauma de cráneo

atribuida al trauma de cráneo. Esta mayor ocurrencia de *swelling* luego del trauma en pediatría podría atribuirse a un hueso más delgado y complaciente, lo que le permite deformarse más antes de quebrarse.

El tratamiento del traumatizado se centrará en la prevención y la limitación de la lesión secundaria. Esta lesión se producirá en el tiempo, y para su manejo contamos con medidas farmacológicas y quirúrgicas.

Identificación y manejo del trauma de cráneo leve

Los síntomas que se observan en el trauma de cráneo leve pueden ser físicos, del comportamiento y cognitivos. El síntoma clínico más común (71,5% de los casos) es la cefalea. Cuando se presenta con otros síntomas, el dolor de cabeza aumenta modestamente el riesgo de lesión intracraneal y es particularmente preocupante si es persistente o empeora con el tiempo. Debemos recordar que no es necesaria la presencia de pérdida de la conciencia para hacer el diagnóstico de TEC leve.

Signos y síntomas del TEC leve

- Cefalea
- Fatiga
- Ataxia
- Nauseas
- Vómitos
- Convulsiones
- Tinitus
- Insomnio
- Visión borrosa
- Irritabilidad
- Cambios de la personalidad
- Dificultades de la atención
- Problemas de memoria
- Depresión
- Ansiedad
- Problemas de orientación
- Problemas de concentración
- Hematomas del cuero cabelludo

LESIÓN SECUNDARIA	
Hipoxia	Hipo o hipercapnia
Meningitis	Aumento de la PIC
Hipotensión	Hipertermia
Acidosis	Hipo o hiperglucemia

Tabla 17.3: Lesiones secundarias en trauma de cráneo.

La presencia de diferentes signos y síntomas debe ser útil para guiar el manejo y los estudios a realizar. La pérdida del conocimiento se utiliza con frecuencia para la decisión de realizar una tomografía computada (TC). Es importante remarcar que, este dato, sin asociarse a otro predictor de TEC clínicamente importante, tiene baja asociación con lesión intracraneal (0.5% en comparación con el 4% cuando se asocia a otro predictor clínico).

La presencia de hematoma de cuero cabelludo también se utiliza para guiar la necesidad de realizar una neuroimagen. Los hematomas del cuero cabelludo pueden ser indicadores de lesión intracraneal, entre las características a tener en cuenta está la localización (los de ubicación no frontal tienen más riesgo), la longitud (mayores a 3 cm, mayor riesgo). La menor edad del paciente también se relaciona, asociado a la presencia de hematoma, con mayor riesgo de lesión intracraneal (8,8% en menores de 24 meses contra 21% en menores de 3 meses).

En relación a los vómitos, su presencia en forma aislada tiene baja asociación con lesión intracraneal pero es mayor que en los pacientes que no los presentan (0.2% contra 0.04%). La presencia de dos o más vómitos luego del traumatismo se ha asociado con un aumento del 37% de presencia de TEC clínicamente significativo en un estudio multicéntrico observacional pero esto no se ha podido replicar en otros estudios.

Las convulsiones postraumáticas se presentan en el 1% de los niños con traumatismo de cráneo y son indicativas de alto riesgo de lesión intracraneal. Las fracturas de cráneo se observan en el 10% de los pacientes y entre un 15 a un 30% presentan lesiones intracraneales asociadas.

Manejo inicial del traumatismo encéfalo craneano leve

Una vez producido el traumatismo, en el manejo inicial, evaluaremos al paciente siguiendo la sistematización establecida por el programa ATLS (de su sigla en inglés Advance Trauma Life Support, del Colegio Americano de Cirujanos). Esto incluye la evaluación primaria siguiendo el ABCDE.

En el caso de que el interrogatorio oriente hacia la presencia de un TEC leve, el examen físico deberá prestar particular atención en el sistema nervioso. El diagnóstico y reconocimiento del TEC leve es clínico. La evaluación de estos pacientes deberá focalizarse en la identificación de lesiones intracraneales que puedan requerir intervención neuroquirúrgica.

Los signos y síntomas que deben alertar acerca de un posible aumento de la PIC son: fontanela llena, dehiscencia de suturas, alteración del estado mental, vómitos incoercibles, cefalea, edema de papila, rigidez del cuello, irritabilidad, sensorio alternante, bradicardia, ojos en sol naciente, fotofobia, etc. Generalmente la aparición de un foco en la evaluación neurológica se relacione con una lesión localizada.

La mayoría de los pediatras reconocen que los niños con TEC leve deben ser observados por un mínimo de 2 a 6 horas previo a ser egresados del centro donde estuvieran siendo atendidos. Durante este período la atención estará centrada en la detección del deterioro neurológico y el manejo del dolor.

Si se realizaran neuroimágenes, los pacientes con hallazgos clínicos e imágenes normales pueden ser dados de alta. La mayoría de los pacientes pediátricos podrán ser dados de alta a sus hogares de forma segura sin necesidad de realizar una TC de cerebro, pero, debido a la falta de especificidad de los signos y síntomas clínicos de los niños, fundamentalmente los más pequeños, se pueden generar dificultades en la toma de esta decisión.

Traumatismo encefalocraneano moderado

Tanto el TEC leve como el grave han sido estudiados y se han publicado guías de manejo, consensos internacionales y múltiples trabajos científicos; pero no ocurre lo mismo con el TEC moderado, con escasa bibliografía y sin protocolos basados en grandes grupos de pacientes. Esto se debe a la heterogeneidad del cuadro clínico, los síntomas que se superponen con los de TEC leve y grave, aunque sus pautas de manejos no son las mismas.

Hay que tener en cuenta, que la sensibilidad de la GCS luego de la reanimación inicial, no es absoluta en la predicción del desarrollo de Hipertensión intracraneana (HIC), para ello se puede asociar la realización de una TC de cerebro sin contraste aumentando así, la capacidad de detectar aquellos pacientes en riesgo de evolucionar a un TEC grave.

En general, los pacientes con TEC moderado tienen mejor pronóstico que aquellos con TEC grave, sin embargo, se estima que entre un 10-20% de los pacientes tienden a evolucionar con deterioro neurológico durante el período de observación en los primeros días posteriores a la lesión primaria, lo que actualmente se denomina TEC potencialmente grave. La principal causa de deterioro neurológico en este grupo ha sido la presencia de hematoma subdural, de origen venoso y lento crecimiento.

Este deterioro puede definirse según el *Executive Committee International Trial* como:

- Disminución del Glasgow en 2 o más puntos con respecto al examen inicial.
- Alteración pupilar (en tamaño o simetría)
- Presencia de déficit neurológico focal.
- Deterioro de la conciencia que requiera sostén de la vía aérea artificial.
- TC cerebro con imagen de lesión encefálica aguda grados III o IV, o lesiones ocupantes de espacio.

En estos casos, los pacientes son re-categorizados como TEC grave.

El monitoreo con dispositivo de PIC no está indicado en pacientes con TEC moderado, sin embargo, el equipo médico podría requerir realizarlo en casos de lesiones ocupantes de espacio o con evidencia por estudio de imágenes de lesión encefálica difusa en situaciones en que se imposibilita la valoración frecuente del estado neurológico, por ejemplo, en paciente en asistencia ventilatoria mecánica con sedación profunda o paralizantes musculares.

La mortalidad global del TEC moderado se considera menor al 14%, aumentando al asociarse con lesiones no neurológicas pero el deterioro neurocognitivo es frecuente y la lesión axonal difusa ha sido identificada como la causa de los síntomas persistentes a largo plazo, por ello se requiere seguimiento funcional y neuropsicológico.

Imágenes en TEC leve y moderado

La TC es la modalidad de imagen preferida en la evaluación del paciente con trauma de cráneo en el departamento de urgencia debido principalmente a la velocidad con la que puede realizarse, a su disponibilidad en la mayoría de los centros y a la falta de necesidad de sedación para la realización de la misma. La TC es efectiva en el diagnóstico de fracturas, hemorragias agudas y efectos de masa que requieran resolución neuroquirúrgica de urgencia. Algunas lesiones traumáticas pueden no diagnosticarse, como pueden ser pequeños hematomas subdurales y epidurales, así como también lesiones pequeñas parenquimatosas.

Sin embargo, el riesgo por la exposición a radiaciones que este estudio produce, puede superar los potenciales beneficios de su realización en paciente con trauma de cráneo menor. Se ha estimado el riesgo de leucemia como 1.9 casos por cada 10000 tomografías realizadas en pacientes menores de 5 años. En contraposición a esto, la resonancia magnética nuclear (RMN), no expone radiaciones, además de ofrecer una imagen anatómica más detallada, pero en la edad pediátrica requiere sedación, lo que aumenta el riesgo de potenciales complicaciones, y, debido a su alto costo, no está disponible fácilmente en los diferentes centros.

Existen diferentes algoritmos planteados para el manejo del paciente con TEC leve, en lo que respecta a la realización de imágenes. R. Caskey y M. Nance plantean en el artículo "Management of pediatric Mild Traumatic Brain Injury" el esquema de las Figuras 17.1 y 17.2, basado en los resultados del estudio PECARN (Kupperman et al, the lancet 2009).

Estos algoritmos derivan del trabajo realizado por Kuppermann et al, publicado en la revista Lancet en el año 2009, que enroló 42412 pacientes menores de 18 años con ECG 14-15 y trauma de cráneo que consultaron dentro de las 24 horas de producido, en dicho estudio se realizaron 14969 TC (35% de los pacientes). El resultado del estudio arrojó, que en pacientes menores de 2 años, ausencia de pérdida del conocimiento o con pérdida del mismo menor a 5 segundos, mecanismo de lesión no severo, fractura de cráneo no palpable, ausencia de cefalohematoma (con excepción de hematoma frontal), con comportamiento normal según referencia de los padres, en su conjunto tienen un valor predictivo negativo de TEC clínicamente importante del 100%. En los niños mayores de dos años, la presencia de status neurológico normal, ausencia de pérdida del conocimiento, mecanismo de traumatismo no severo, ausencia de signos de fractura de base de cráneo, y cefalea no grave, tienen un valor predictivo negativo del 99,95% de TEC clínicamente importante.

De acuerdo a lo escrito por Sara Schutzman en la publicación, Minor head trauma in infants and children: Evaluation, de Up to date, en abril de 2018, podemos describir un grupo de pacientes de riesgo intermedio de TEC clínicamente importante, que pueden tener uno o más de los siguientes signos y síntomas: vómitos que se autolimitaron, pérdida de la conciencia incierta de segundos de duración, antecedente de letargo o irritabilidad luego resuelto, mecanismo de trauma grave (caída de más de 1 metro, eyección del paciente, muerte de otro pasajero, trauma de gran impacto, vuelco), cefalohematoma (particularmente no frontal), fractura de cráneo de más de 24 hs, trauma no visualizado y edad menor a tres meses, en los cuales puede discutirse la realización de una TC o la observación del paciente por al menos 6 horas, para evaluar la falta de progresión de los síntomas y signos que no indiquen la necesidad de realizar la TC. Existen evidencias que muestran que la observación de estos pacientes puede reducir el número de TC sin obviar un TEC clínicamente importante o significativo. En los pacientes de riesgo intermedio, entre 3 y 24 meses de edad, con cefalohematomas podría plantearse la utilidad de realizar radiografías de cráneo, pero según lo descrito en la literatura, estas deberían ser vistas por un médico radiólogo con experiencia en niños, debido a que al médico de emergencias podría tener limitaciones en la visualización de fràcturas de cráneo y niños pequeños.

En los niños mayores de dos años, la TC debe realizarse en caso de: signos de foco, fractura de cráneo o signos de fractura de base de cráneo, convulsiones, alteración persistente del estado mental, o pérdida prolongada

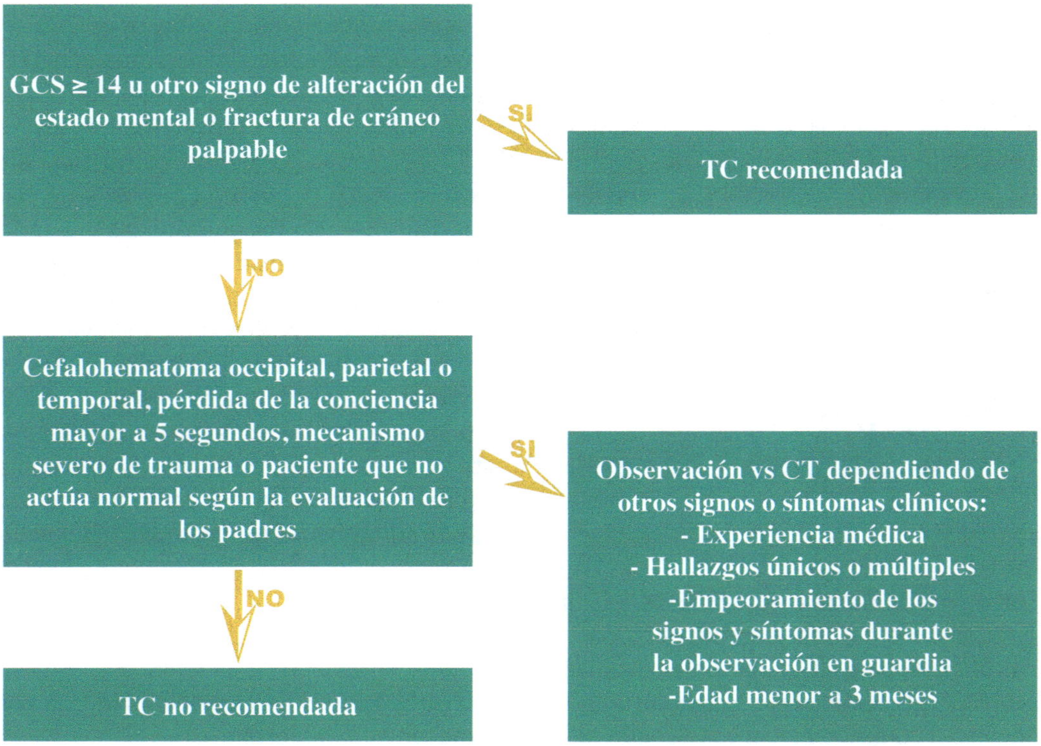

Figura 17.1: Algoritmo sugerido en pacientes menores de 2 años

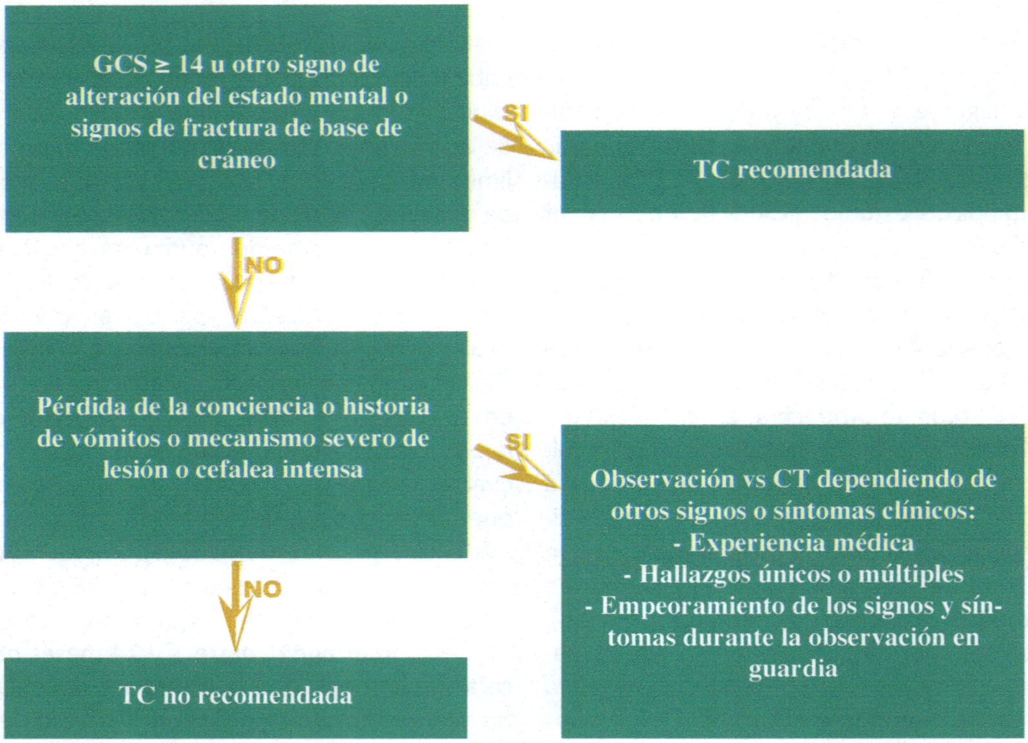

Figura 17.2: Algoritmo sugerido en pacientes mayores de 2 años.

- Signos de alteración del estado mental: agitación, somnolencia, respuesta lenta a la comunicación verbal.

- Mecanismo severo de trauma: colisión vehicular con eyección del paciente, muerte de otro pasajero, vuelco, impacto de peatón o ciclista por un vehículo motorizado; caídas de 0.9 metros o más en niños menores de 2 años o más de 1,5 metros en mayores de 2 años; golpe en la cabeza por un objeto de alto impacto.

- Pacientes con hallazgos aislados: vómitos aislados, cefalohematomas aislados, cefalea aislada, pérdida de conocimiento aislada, en pacientes mayores de 3 meses tienen bajo riesgo de lesión intracraneal clínicamente significativa (menor a 1%), por lo que la tomografía no está indicada en la mayoría de los pacientes de este grupo

del conocimiento. En este grupo etario, la presencia de vómitos, cefalea, breve o cuestionable pérdida del conocimiento o mecanismo de trauma grave podría llevar a la realización de una TC u observación, por al menos seis horas, que podría disminuir la utilización de las radiaciones. Dentro de este último grupo el riesgo de TEC clínicamente importante o significativo se encuentra entre el 0,6 y 1%. No debemos realizar neuroimágenes en pacientes mayores de 2 años, sin pérdida de conocimiento, sin alteración del estado mental, ausencia de vómitos, sin signos de fractura de base de cráneo y sin cefalea severa.

Traumatismo encefalocraneano grave

Introducción

El mayor riesgo de morbimortalidad por TEC suele darse en niños menores de 4 años y en aquellos con hipotensión arterial, ECG baja en la presentación inicial, coagulopatía o hiperglucemia. La mortalidad general entre los niños con TEC grave es variable según la región pero suele ser menor que en adultos reportándose desde menos de un 5% hasta un 30%. A pesar de la mayor supervivencia en los niños con TEC, la discapacidad es significativa con un resultado funcional a largo plazo asociado con la gravedad de la lesión inicial.

El TEC grave se define como una afectación del cerebro causada por una fuerza externa que puede producir alteraciones anatómicas y/o funcionales. Habitualmente se consideran dos momentos en la evolución del TEC. La injuria cerebral primaria es consecuencia del trauma *per se*, e incluye la injuria directa al cerebro como la lesión axonal difusa, contusión y fracturas; mientras que la injuria cerebral secundaria ocurre luego de la injuria inicial, como consecuencia de alteraciones locales o sistémicas y son potencialmente evitables. Además, el TEC grave se asocia comúnmente a politraumatismos que complican la evolución.

Clasificación de la injuria cerebral aguda según el mecanismo de lesión

Hay otras formas de clasificar la injuria cerebral según el mecanismo de lesión:

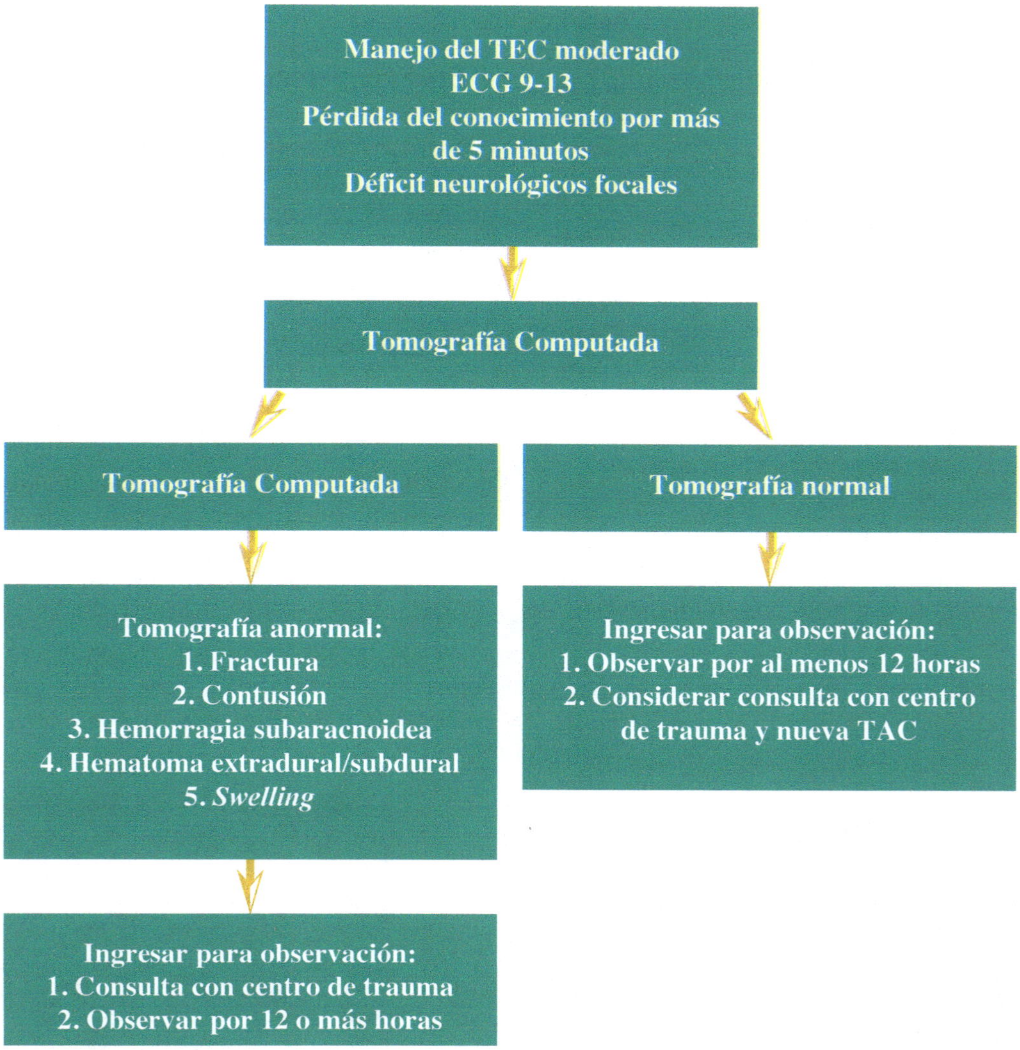

Figura 17.3: Algoritmo sugerido para el manejo del trauma de cráneo moderado. (7)

1. Injuria cerebral difusa (injuria axonal difusa): Es el tipo más común de injuria cerebral traumática en niños y se asocia a una mortalidad elevada. Usualmente se produce por el impacto directo y las fuerzas de aceleración y/o desaceleración. Se desarrolla como resultado del corte de tejido en la interfaz de materia gris y blanca. Esto se traduce en una disrupción axonal que puede estar acompañada o no de hemorragia. En general es bilateral y difusa. Las áreas afectadas con mayor frecuencia son los sitios de unión entre las sustancias blanca y gris. Su ubicación más frecuente es a nivel de la unión cortico medular de la región frontotemporal y en capsula interna, tronco encefálico, sustancia gris profunda, cuerpo calloso, caudado, tálamo y porción dorso lateral del tegmento (Figura 17.4).
2. Injuria Cerebral focal: Hay distintos tipos

a. Contusión cerebral: Surgen de un trauma contuso entre el cerebro y el cráneo luego de aceleración y desaceleración de la cabeza. Pueden estar en la ubicación del impacto o del lado opuesto del cerebro o ambos (Figura 17.5).

b. Hemorragia intraparenquimatosa: Es el resultado del movimiento brusco del encéfalo en el interior del cráneo que provoca ruptura de vasos sanguíneos. Pueden producir efecto de masa (Figura 17.6).

c. Hematoma subdural (HSD): Se produce cuando hay hemorragia entre la duramadre y la aracnoides. Hay dos fuentes principales de hemorragia en los pacientes con HSD; la laceración de los vasos sanguíneos que atraviesan el espacio subdural y la hemorragia cortical cerebral causada por trauma cerebral directo. La colección subdural se acumula entre la duramadre y la aracnoides, y dado que esta última no se adhiere al cráneo en los sitios de sutura, el hematoma se distribuye a lo largo de la superficie cerebral proporcionándole el aspecto tomográfico de concavidad interna. Los factores de mal pronóstico que van a determinar la evolución son la desviación de la línea media, hematoma subdural con un grosor > 18mm, la presencia de contusión cerebral y lesiones extracraneanas que con frecuencia acompañan al hematoma subdural (Figura 17.7).

d. **Hematoma epidural/extradural:** se forma entre la tabla interna del cráneo y la duramadre, debido a la ruptura de la arteria y/o la vena meníngea media y en la fosa posterior por ruptura de los senos transversos y sigmoideos. La forma del hematoma epidural es biconvexa, lo cual es debido a que la duramadre se encuentra adosada a la tabla interna del cráneo a nivel de las suturas óseas, y por lo tanto, el hematoma queda limitado al espacio entre dos suturas. Se localiza con mayor frecuencia en la región temporal o temporoparietal (Figura 17.8).

e. **Hemorragia subaracnoidea:** se desarrolla como consecuencia del sangrado de pequeños vasos en la piamadre (Figura 17.7).

f. **Heridas por proyectil de arma de fuego** (Figura 17.9).

Fisiopatología

La bóveda craneana es un contenedor rígido compuesto por 3 componentes: cerebro (80%), LCR (10%), FSC (10%). La teoría de Monro-Kellie establece que cualquier componente individual de la bóveda intracraneana puede sufrir alteraciones, pero el volumen total permanece fijo. Por lo tanto, cualquier incremento en uno de estos componentes induce una disminución en los otros manteniendo la PIC dentro de un valor normal. Cuando se superan estos mecanismos, un leve aumento del volumen produce grandes aumentos de la PIC aumentando el riesgo de isquemia y herniación (Figura 17.10). Las causas de estos aumentos de volumen en TEC son múltiples incluyendo lesión ocupante de espacio, congestión vascular, edema cerebral, hidrocefalia o combinaciones de más de un mecanismo.

Después de una lesión cerebral, el flujo sanguíneo cerebral parece disminuir durante la etapa inicial en los niños. La hipoperfusión en conjunción con una mayor demanda metabólica hace que el cerebro sea más susceptible a insultos secundarios, como hipoxemia e

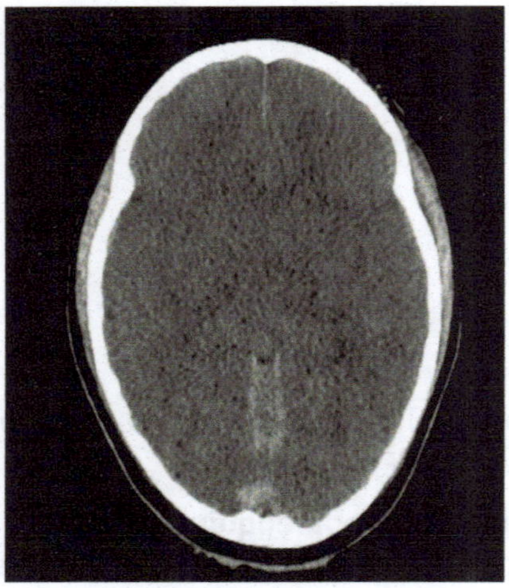

Figura 17.1: Injuria Cerebral Difusa

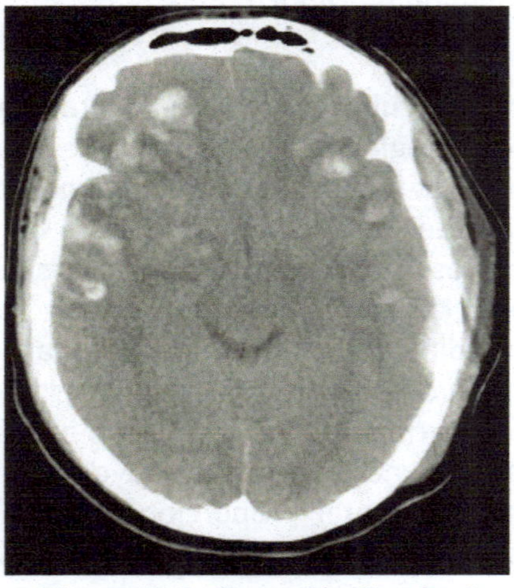

Figura 17.2: Contusión Cerebral

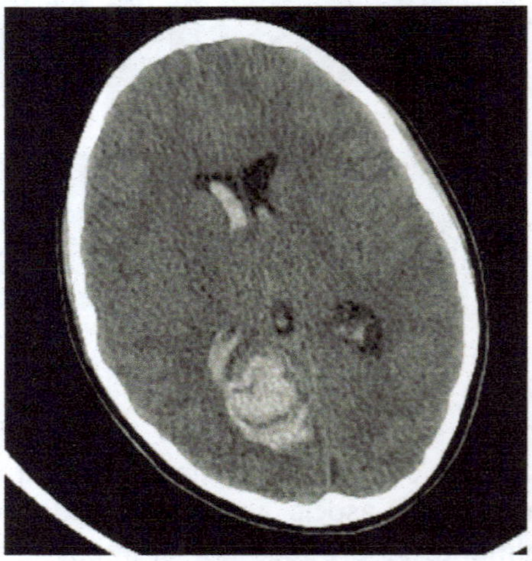

Figura 17.3: Hemorragia Intraparenquimatosa con volcado ventricular

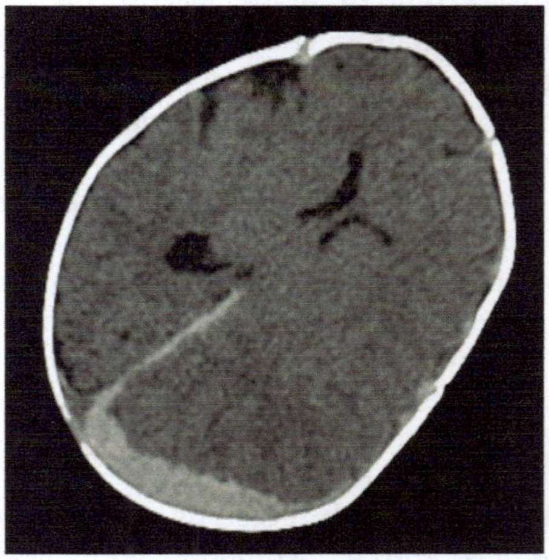

Figura 17.4: Hematoma Subdural Y Hemorragia subaracnoidea entre cisura interhemisferica

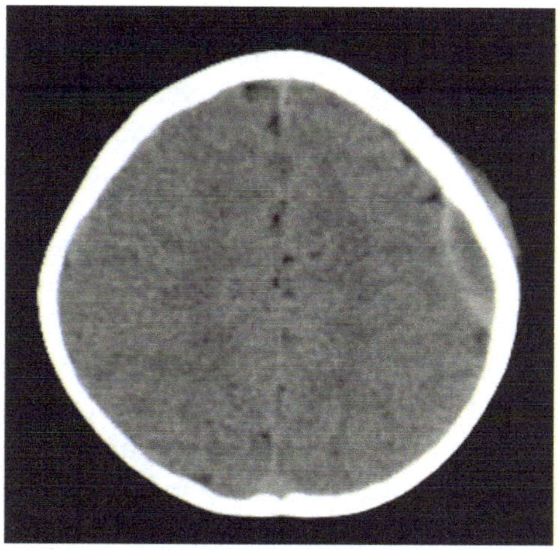

Figura 17.5: Hematoma Extradural

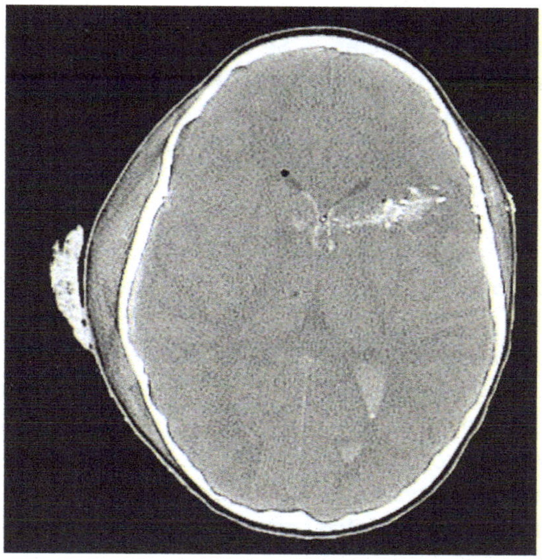

Figura 17.6: Herida por proyectil de arma de fuego

hipotensión. La perfusión cerebral depende de que la presión arterial sea adecuada debido a que la autorregulación cerebral puede alterarse después de un TEC grave. Además, la liberación de neurotransmisores excitatorios, tales como acetilcolina, glutamato y aspartato, también causan daño neuronal.

Posterior a esta fase inicial, se desarrolla edema cerebral generalmente entre las 24-72hs luego de la injuria. El resultado es la HIC que puede comprometer todavía más la perfusión cerebral llevando a mayor isquemia, edema y finalmente herniación y muerte. Este edema cerebral difuso es más común en niños que en adultos sin conocerse aún los mecanismos de esta diferencia.

Perfusión cerebral y autorregulación.

El flujo sanguíneo cerebral (FSC) es mayor en niños, comparado con los adultos, acorde a su mayor metabolismo cerebral. La presión de perfusión cerebral (PPC) es el principal determinante del FSC y depende de la PIC y la tensión arterial media (TAM): PPC = TAM - PIC. Normalmente el FSC está asociado a las demandas metabólicas del tejido, por lo tanto el flujo normal debe ser >55ml/100gr/min. Si es menor a 18ml/100gr/min hay riesgo de isquemia cerebral (umbral de isquemia).

El proceso de autorregulación cerebral mantiene el FSC en rangos de PPC entre 50-150mmHg en adultos. En pediatría este rango es aún más amplio (30-150mmHg) de acuerdo a la edad del paciente. Los valores normales de la frecuencia cardiaca (FC), frecuencia respiratoria (FR), tensión arterial (TA), TAM, PIC y PPC varían con la edad como se pueden observar en la Tabla 17.4.

Hasta el momento no se han desarrollado tecnologías que permitan medir el FSC de forma continua en

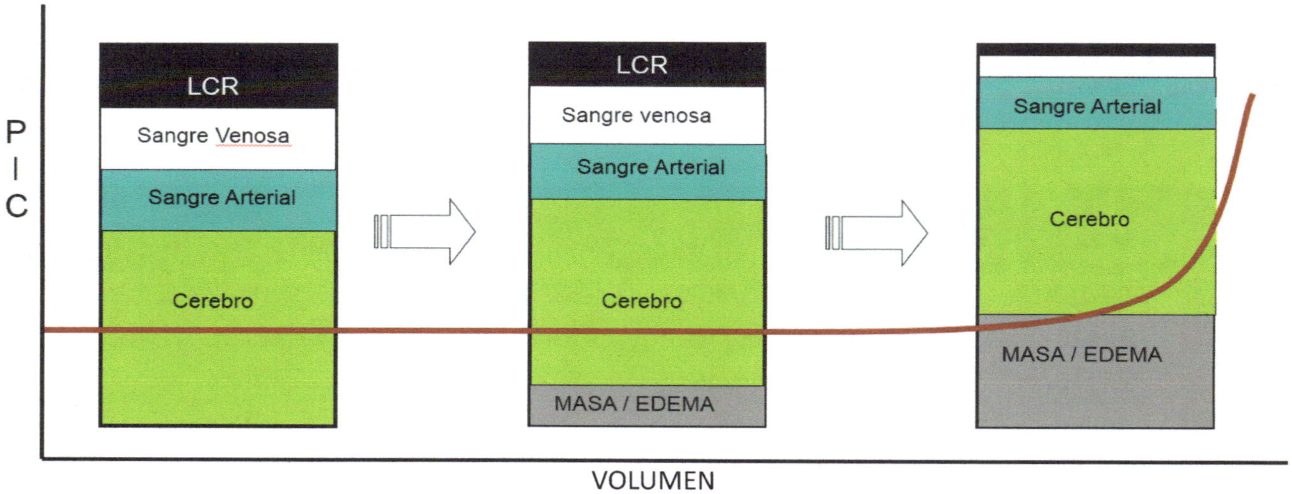

Figura 17.7: Teoría de Monro-Kellie, curva presión/volumen. (PIC: Presión Intracraneana)

la cabecera del paciente. Se encuentra en estudio dos modalidades de medición del FSC: la flujometría por difusión térmica y la realizada por láser doppler, pero aún no tienen aplicación en el tratamiento de rutina.

Manejo inicial

La regionalización de la atención traumatológica a través de los sistemas hospitalarios se asocia con una reducción de la tasa de mortalidad de los pacientes con TEC grave. La mortalidad disminuyó en un 24% para todos los TEC y en un 28% en los TEC graves. Estos hallazgos apoyan la regionalización de la atención traumatológica con la colaboración y la consolidación de la atención a través de los sistemas de salud.

La evaluación inicial y el inicio temprano de las medidas de neuroprotección marcan la diferencia en el manejo del TEC grave. El objetivo es proveer oxigenación y perfusión adecuadas ya que su déficit es el principal causante de injuria cerebral secundaria. Estos niños deben ser tratados por especialistas pediátricos incluidos intensivistas y neurocirujanos.

Se debe realizar primero una adecuada evaluación inicial aplicando los pasos del ABCDE para resolver los problemas vitales en la medida que sean detectados. La injuria espinal cervical siempre debe ser sospechada en niños con TEC grave o injuria por debajo de la clavícula. Los efectos de la intubación endotraqueal prehospitalaria dependen de la experiencia de los profesionales de salud involucrados. En una revisión sistemática se describió que la intubación por parte de personal que no estaba adecuadamente capacitado aumentaba notablemente la mortalidad sugiriendo que la intubación prehospitalaria rutinaria de los pacientes con TEC grave debe ser abandonada en servicios médicos en los que los proveedores no cuenten con una amplia capacitación y experiencia para realizar esta intervención. Las alternativas son la administración de oxígeno por máscara en los pacientes con adecuada ventilación o la ventilación con bolsa y máscara cuando esto es factible hasta la intervención del personal capacitado.

Las indicaciones para la intubación se describen en la Tabla 17.5. Se debe utilizar la secuencia de intubación rápida teniendo presente en todo momento evitar la injuria cerebral secundaria: evitar la hipotensión, la hipoxia y mantener normo-ventilación.

Ante la presencia de signos de herniación, administrar manitol y realizar hiperventilación pensando en reducir la HIC.

Entre las drogas sedantes para la secuencia de intubación rápida, el etomidato y el propofol tienen el beneficio de disminuir el consumo metabólico cerebral. Sin embargo, el propofol debe ser evitado en presencia de hipotensión arterial. Por otro lado, la ketamina, que históricamente se contraindicó por su asociación con aumentos de la PIC, podría ser beneficiosa ya que al disminuir el riesgo de hipotensión favorece la perfusión cerebral, e inclusive hay reportes de que podría disminuir la PIC en casos seleccionados. Se recomienda la utilización de relajantes musculares no despolarizantes y evitar el uso de los despolarizantes como la succinilcolina ya que pueden provocar un aumento súbito de la PIC.

En caso de hipotensión arterial la expansión con volumen debe ser iniciada con soluciones isotónicas como solución fisiológica y se debe buscar agresivamente la causa. La resucitación con soluciones hipertónicas solo está indicadas ante sospecha de HIC. El motivo más frecuente de hipotensión en politraumatismos es el shock hemorrágico ya sea por hemorragia externa evidente incluyendo el scalp en cuero cabelludo o por hemorragia interna más frecuente en abdomen y pelvis aunque también puede ser en muslo o tórax. No debe considerarse que una hemorragia intracraneana sea la causa de shock hemorrágico, deben buscarse otras causas.

Durante la evaluación inicial, el examen neurológico rápido incluye:

- Nivel de sensorio con la ECG. Tener en cuenta el puntaje del score motor al ingreso ya que tiene importancia pronostica.
- Pupilas: respuesta y simetría

Edad	FC (lat/min)	FR (resp/min)	TA (mmHg)	TAM (mmHg)	PIC (mmHg)	PPC (mmHg)
0-3m	100-150	35-55	65-85/45-55	35-65	2-5 (3-7 cmH20)	>30
3-12m	80-120	25-45	70-100/50-65	55-75	2-5 (3-7 cmH20)	>30
1-6 a	65-110	20-30	85-110/45-75	65-85	3-7 (4-10 cmH20)	>40
6-12 a	60-95	14-22	95-120/55-80	70-90	3-7 (4-10 cmH20)	>50
>12 a	60-100	12-18	100-130/60-80	70-95	<20 (11-28cmH20)	>60

Tabla 17.4: Valores normales de FC, FR, TAM, PIC y PPC de acuerdo a la edad.

- Déficit motor o sensitivo

La sospecha de herniación cerebral (cambios pupilares, posturas anormales, anomalías respiratorias, hipertensión arterial con bradicardia) es una emergencia médica que requiere intervención inmediata con hiperventilación, administración de terapia osmolar e intervención del neurocirujano.

Imágenes

Son indispensables para el estudio de todo paciente con TEC grave. Se debe realizar una TC de cerebro sin contraste con ventana ósea y una TC cervical en cuanto el paciente esté en condiciones de movilizarse. Durante el periodo agudo su importancia es para el diagnóstico de situaciones que requieran cirugía de urgencia como por ejemplo:

- Colección con efecto de masa y desviación de la línea media (DLM) > 5mm
- Colección > 25 ml
- Hematoma epidural con grosor > 15 mm
- Hematoma Subdural con grosor > 10 mm
- Hundimiento óseo > 10 mm
- TEC abierto
- Colección con efecto de masa en fosa posterior
- Lesiones cervicales

Además contribuye a categorizar al paciente, pronosticar el resultado final y a prever el riego de HIC. Para clasificar las lesiones se utiliza la escala del Traumatic Coma Data Bank (clasificación de Marshall) de la primera TC de cerebro (Tabla 17.6).

La mayor incidencia de HIC y malos resultados funcionales ocurren con lesión encefálica difusa (LED) tipo IV y lesión ocupante de espacio (LOE) mayor de 25cm3 no evacuada. La incidencia de HIC varía de acuerdo a la lesión encefálica: LED I: 10-15% y LED III-IV-VI: 40-60%.

Imposibilidad de sostener la vía aérea
Hipoxemia
Hipercapnia (PaCO2 >45)
Hipocapnia (hiperventilación causando pco2 <25)
GSC <8 y/o caída del de GCS >3ptos independiente del GCS inicial.
Signos de herniación cerebral
Respiración anormal debido a lesión en la columna cervical.
Alteración de la expansión del tórax o pérdida de reflejos de protección de vía aérea.

Tabla 17.5: Criterios para intubación orotraqueal (IOT)

Manejo avanzado

Luego de la resucitación inicial, el manejo debe continuar enfocado en la prevención del daño cerebral secundario: evitar la hipoxemia, hipotensión, hiponatremia, hipercapnia, hipertermia, convulsiones, hipo o hiperglucemias y aumento de la HIC. Somos reiterativos en estas premisas ya que si bien parecen simples, suelen no cumplirse adecuadamente y son las que mayor valor tienen al hablar de pronóstico o resultados. Los signos vitales, incluida la temperatura, deben controlarse continuamente.

Medidas generales

1. **Objetivos de ventilación y manejo hemodinámico.** Los niños que se encuentran lúcidos y con TA normal pueden ser manejados solo con O_2 suplementario. El manejo avanzado de vía aérea, incluida la intubación orotraqueal (IOT) es justificado para proteger la vía aérea y maximizar la oxigenación y la ventilación. La **hipotensión** y la **hipoxia** son los factores más importantes que determinan el daño cerebral secundario y empeoran el pronóstico. Durante las primeras 6 hs la hipotensión arterial es frecuente, por lo que es importante su monitoreo continuo. Ante la falta de respuesta al tratamiento con fluidos y habiendo descartado shock hemorrágico o compromiso cardíaco, puede sospecharse shock distributivo por lesión del sistema nervioso central o de la médula espinal y puede ser necesario iniciar drogas vasopresoras. La hipoxia debe ser prevenida y tratada, pero además debe mantenerse la normocapnia. La hiperventilación ($PaCO_2$ <35) puede causar isquemia cerebral como resultado de disminución del flujo sanguíneo cerebral. Consecuentemente, la $PaCO_2$ debe ser monitorizada en forma estricta idealmente con medición continua de CO_2 espirada para mantener una CO_2 arterial entre 35 y 40mmHg a menos que requiera hiperventilación ante la presencia de signos de herniación cerebral.

2. **Posición de la cabeza y elevación de la cabecera de 15 a 30 grados**: La elevación de la cabecera puede disminuir la PIC sin afectar adversamente la TAM o la PPC; una elevación mayor de 40 grados puede disminuir la PPC y debe evitarse. Hay que prestar atención a la presión del collar de Philadelphia debido a que una presión excesiva podría aumentar la PIC por rémora venosa. La cabeza debe mantenerse en la posición de la línea media para evitar la obstrucción del retorno venoso de la cabeza al tórax.

Clasificación tomográfica de Marshall para pacientes con TEC	
Lesión Difusa I	Normal
Lesión Difusa II	Cisternas presentes con desviación de la línea media entre 0 - 5 mm y/o: lesión de densidades altas o mixtas < 25 ml. puede incluir fragmentos óseos o cuerpos extraños
Lesión Difusa III (Swelling bilateral)	Cisternas comprimidas o ausentes con desviación de la línea media entre 0 - 5 mm, sin lesiones de densidad alta o mixta > 25 ml.
Lesión Difusa IV	Desviación de la línea media > 5 mm, sin lesiones de densidad alta o mixta > 25 ml.
Lesión Ocupante de Espacio Evacuada (V)	Cualquier lesión quirúrgicamente evacuada
Lesión Ocupante de Espacio no Evacuada (VI)	Lesión de densidad alta o mixta > 25 ml, que no haya sido evacuada quirúrgicamente

Tabla 17.6: Clasificación del Traumatic Coma Data Bank (escala de Marshall)

3. **Temperatura**: Mantener la temperatura alrededor de los 36º y tratar la fiebre agresivamente con antipiréticos y mantas de enfriamiento. La hiperpirexia aumenta el metabolismo cerebral y el FSC, elevando aún más la PIC y se asocia a peores resultados neurológicos. En relación a la hipotermia no existe evidencia que avale su uso rutinario.

4. **Profilaxis Anticonvulsivante**: Las convulsiones Post-Traumáticas se clasifican en tempranas dentro de los 7 días de la lesión o tardías después de 7 días. La terapia profiláctica (fenitoína, levetiracetam o fenobarbital) no se recomienda para prevenir las convulsiones postraumáticas tardías. Debe considerarse la terapia profiláctica para prevenir la convulsión postraumática temprana en pacientes con TEC grave con alto riesgo de convulsiones. Los factores de riesgo incluyen: TEC grave, contusión cortical, fractura de cráneo con hundimiento, anomalías parenquimatosas. Las convulsiones se asocian con aumentos de la PIC por lo cual es útil realizar electroencefalogramas (EEG) frecuentes o idealmente contar con electroencefalografía continua. Las crisis epilépticas deben tratarse inicialmente con benzodiacepinas (p. Ej., midazolam o lorazepam).

5. **Control del dolor y sedación**: La analgesia adecuada para atenuar la respuesta a los estímulos nocivos también previene el aumento de la PIC aunque se deben tomar precauciones para no ocasionar hipotensión. Drogas como morfina, fentanilo o remifentanilo proporcionan adecuada analgesia, sedación leve y depresión de los reflejos de las vías respiratorias (tos). Suelen asociarse con sedantes que utilizados adecuadamente potencian su acción analgésica, proporcionan ansiólisis, limitan las elevaciones de la PIC relacionadas con la incomodidad, facilitan la ventilación mecánica, disminuyen el consumo de O_2 y la producción de CO_2. El sedante ideal debería ser de comienzo de acción rápido, fácilmente titulable y carecer de metabolitos activos; también debería ser anticonvulsivante, capaz de reducir la PIC, el metabolismo cerebral y preservar el examen neurológico al ser suspendido. Finalmente, tendría que carecer de efectos cardiovasculares deletéreos. Desafortunadamente no existe el sedante ideal y tanto el etomidato como el propofol, que cumplen muchas de estas propiedades, no se utilizan rutinariamente en goteos prolongados debido a su asociación con complicaciones. Las benzodiacepinas como el midazolam y lorazepam son las utilizadas habitualmente tanto en forma intermitente como en infusión continua. Además de la sedación, proporcionan amnesia y tienen efecto anticonvulsivante. La infusión prolongada, la administración de grandes dosis, la presencia de insuficiencia renal o hepática y la edad (neonatos) son factores de riesgo para la acumulación y sobredosificación. La utilización de lidocaína intratraqueal 30 segundos previos a la aspiración de secreciones traqueales se asocia a menor incremento de la PIC. No se recomienda el uso rutinario de bloqueantes neuromusculares; deben ser considerados como tratamiento intracraneal refractaria al manejo inicial.

6. **Control de la glucemia:** Los pacientes con TEC grave suelen presentar hiperglucemia por stress. Esto se asocia a peor pronóstico y es deletérea para el cerebro. Se sugiere mantener los valores de glucemia normales, evitando la hipoglucemia y tratando la hiperglucemia con insulina en infusión continua cuando los valores superan los 200mg/dl.

7. **Control de la Natremia y de los fluidos:** El objetivo del manejo de fluidos es establecer y mantener la euvolemia (presión venosa central = 8 – 10 mm

Hg) con valores de sodio entre 140 a 150meq/l. Como fluidos de mantenimiento deben utilizarse soluciones cristaloides isotónicas y evitarse las hipotónicas, siendo la solución salina normal (SF) la más recomendada. El agregado de potasio o glucosa deberá evaluarse para cada caso. Un evento adverso conocido luego de la reanimación agresiva con SF es la acidosis hipercloremica que debe monitorizarse. En pacientes con aumento de la PIC o evidencia de edema cerebral un nivel sérico de sodio hasta 155 mEq/L puede ser aceptable.

La lesión del sistema hipotalámico-pituitario es una de las principales causas de alteraciones del sodio. Las causas más frecuentes de hipernatremia (Na > 150 meq/ L) en pacientes con TEC grave son la diabetes insípida central o neurogénica, la diuresis osmótica por utilización de manitol y el uso de solución salina hipertónica. La corrección de la hipernatremia severa (Na > 160 meq/L) debe ser gradual, ya que cambios abruptos en la osmolaridad sérica puede agravar el edema cerebral.

La hiponatremia conduce a la exacerbación del edema cerebral y aumento de la PIC. Usualmente es secundario al síndrome de pérdida cerebral de sal o al síndrome de secreción inadecuada de hormona antidiurética (SIADH). Puede también asociarse a hipofosfatemia e hipomagnesemia por lo cual hay que controlarlos y tratarlos oportunamente.

La utilización no debe utilizarse rutinariamente debido a su asociación con complicaciones en pacientes con TEC grave. Por otro lado, las soluciones salinas hipertónicas (SSH) han demostrado ser eficaces en la disminución del edema cerebral, reduciendo la PIC y aumentando la TAM y la PPC. Otros beneficios potenciales de las SSH incluyen la expansión más rápida del volumen intravascular (con pequeños volúmenes), aumento del gasto cardíaco, de la hematosis y disminución de la producción de LCR.

8. **Nutrición:** Los pacientes con TEC grave generalmente se encuentran en estado hipermetabólico, hipercatabólico e hiperglucémico y sus funciones gastrointestinales están alteradas. La desnutrición aumenta las complicaciones por lo que se recomienda iniciar tempranamente la alimentación enteral. Las ventajas potenciales incluyen la estimulación de las funciones del tracto gastrointestinal: preservación de la barrera intestinal inmunológica, función e integridad de la mucosa intestinal y disminución del riesgo de infecciones por translocación bacteriana. Para mejorar el vaciamiento gástrico se recomiendan agentes proquinéticos como la metoclopramida o eritromicina. La alimentación transpilórica evita la intolerancia gástrica y permite mayor ingesta calórica.
9. **Profilaxis de Ulcera de Stress:** El TEC grave es un factor de riesgo bien conocido para las úlceras por estrés (Úlcera de Cushing). La profilaxis incluye alimentación enteral precoz y profilaxis farmacológica (bloqueantes H2, inhibidores de la bomba de protones y sucralfato)
10. **Medidas adicionales en pacientes intubados:**

- **Posición de la cabeza y fijación del tubo endotraqueal:** Mantener la cabeza en posición media y fijar el tubo endotraqueal de manera de no obstruir el retorno venoso yugular.
- **Configuración del ventilador:** La configuración debe ajustarse para mantener una oximetría de pulso (SpO_2) de 95% o más y / o PaO_2 de 80 mm Hg o más y lograr normoventilación con $PaCO_2$ entre 35 y 40 mmHg evitando parámetros que sean deletéreos para el pulmón.

Se ha sugerido que la presión positiva al final de la espiración (PEEP) aumenta la presión intratorácica, afecta el drenaje venoso cerebral y, en consecuencia, aumenta la PIC. Sin embargo, el efecto de PEEP sobre la PIC es significativo solo con niveles de PEEP mayor a 15 cm H_2O en pacientes hipovolémicos. Se recomienda usar valores de PEEP entre 5-8 cmH_2O manteniendo un nivel adecuado de oxigenación.

Un grupo de pacientes puede desarrollar Síndrome de Dificultad Respiratoria Aguda Pediátrico (PARDS). La etiología del PARDS en los pacientes con TEC grave es multifactorial e incluyen aspiración, neumonía, contusión pulmonar, transfusión sanguínea masiva, injuria pulmonar relacionada a transfusiones (TRALI), sepsis, neumonía neurogénica, edema y daño pulmonar asociado a la ventilación mecánica. El manejo del paciente con TEC grave y PARDS es un reto de la medicina crítica. Se deberá utilizar una estrategia de ventilación equilibrada, es decir entre las pautas o recomendaciones ventilatorias para el TEC grave (optimizar la oxigenación, preservar el drenaje venoso cerebral mediante el uso de bajos niveles de PEEP e hipocapnia leve al usar volumen corrientes adecuados) y la estrategia de ventilación protectora del pulmón (alta PEEP, bajo volumen corriente, presión mesetas por debajo de 30mmhg, FiO_2 menor de 0.6). Esta ventilación equilibrada es muy difícil de lograr pero se deberá tener en cuenta que si la evolución pulmonar es desfavorable con desreclutamiento e hipoxemia, los resultados neurológicos también serán desfavorables. La hipercapnia permisiva es una estrategia aceptable en pacientes con PARDS pero de ser posible se debe evitar en pacientes con TEC grave debido a la vasodilatación cerebral asociada con aumento del flujo sanguíneo cerebral y de la PIC.

- **Sedación:** Se debe mantener una sedación adecuada para permitir la ventilación controlada de acuerdo a lo descripto anteriormente.
- **Lidocaína profiláctica antes de la aspiración del tubo endotraqueal:** Está descripta la utilización de lidocaína (1 mg / kg por vía intravenosa [IV] o 2 mg / kg por vía endotraqueal [TET]) antes de aspirar el tubo endotraqueal para mitigar las respuestas de la mordaza y la tos. Se debe prestar especial atención a la dosis acumulada para evitar la toxicidad de la lidocaína, particularmente en niños pequeños. Cualquiera de las vías de administración es efectiva.

11. **Corticoides.** Su uso no está recomendado en el manejo rutinario del TEC.

Monitoreo

La monitorización de pacientes con TEC grave es indispensable para guiar el tratamiento. Es útil para la detección temprana y el diagnóstico de insultos cerebrales secundarios, tanto sistémicos como intracraneales.

Monitoreo general

Los parámetros que deben monitorizarse regularmente en el TEC grave incluyen: electrocardiografía (ECG), oximetría de pulso (SpO2), capnografía (PetCO2), presión arterial, presión venosa central (PVC), medición continua de la temperatura sistémica, diuresis y balance hídrico, laboratorio (gases arteriales, hemograma, electrolitos en sangre y orina, glucosa, función renal, hepática, coagulograma, grupo y factor, osmolaridad plasmática y urinaria).

Monitoreo Neurológico

Los pacientes con TEC grave requieren neuromonitoreo específico para detectar cambios que de otra manera permanecerían ocultos. Los que se utilizan habitualmente son: la evaluación neurológica repetida, medición de la PIC, presión de perfusión cerebral, ecografía doppler transcraneal, el electroencefalograma y la TC de cerebro.

Otros métodos de neuromonitoreo como la presión parcial de oxígeno en el tejido cerebral, la microdiálisis para evaluar procesos metabólicos o la saturación yugular de oxígeno no suelen utilizarse en los niños por falta de evidencia acerca de su utilidad.

A continuación se describen más detalladamente estos métodos.

Presión Intracraneal (PIC)

Las guías de adultos y las pediátricas recomiendan medir la PIC en todos los pacientes con un TEC grave y una TC de cerebro anormal. Basado en principios fisiológicos, los beneficios potenciales de medir la PIC incluyen la detección temprana de lesión intracraneal severa, la orientación de la terapia, el drenaje de líquido cefalorraquídeo (LCR) cuando el monitoreo es intraventricular y contribuir a determinar el pronóstico.

El monitoreo de PIC se ha convertido en una práctica habitual en el manejo de pacientes con TEC grave en los centros de trauma; sin embargo, hay evidencia contradictoria acerca de su beneficio. Hay estudios demostrando que su utilización mejora los resultados: otros no han demostrado beneficios tanto en niños como en adultos. Sin embargo, el monitoreo de PIC continúa siendo un elemento principal para guiar el tratamiento de los pacientes con TEC severo.

En pediatría, como en adultos, el valor de PIC recomendado para iniciar el tratamiento es de 20mmhg sostenido durante 5 minutos o más. Además del valor absoluto podemos evaluar la morfología de la curva que puede brindar información valiosa (Figura 17.11). El primero en describir cambios en esta morfología fue Lundberg. Observó 3 tipos de onda:

1. Ondas A o en «plateau»: Elevaciones de PIC mantenidas en el tiempo (5-20 min) de gran amplitud (50-100 mmHg). Aunque se pueden observar en el sujeto sano asintomático, su aparición en el registro de forma mantenida compromete la PPC y provoca isquemia global hasta la muerte encefálica.
2. Ondas B: Amplitud entre 20-50 mmHg y 1-2 min de duración. Pueden progresar a ondas A y se relacionan con las variaciones del FSC fisiológico o patológico.
3. Ondas C: No son ondas patológicas. Con una amplitud menor de 20 mmHg y duración inferior a 5 min. Son consecuencia de la transmisión de las ondas de la presión arterial.

Los métodos disponibles para el monitoreo PIC incluyen los catéteres epidural, subdural, subaracnoideo, parénquimatosos y ventriculares. El catéter de ventricular se considera el estándar de referencia y la técnica preferida cuando sea posible; ya que permite la medición continua de la PIC y el drenaje de LCR para el tratamiento de la PIC elevada.

El monitor de PIC generalmente se coloca del lado derecho cuando la lesión es difusa, ya que en el 80% de la población es el hemisferio no dominante. En el caso de lesiones focales, es recomendable monitorizar la PIC en el hemisferio ipsilateral a la lesión o al conjunto de lesiones de mayor volumen. El compromiso temporal, requiere seguimiento con imágenes, ya que puede desarrollar herniación uncal sin elevación previa de la PIC. Por otro lado, en las lesiones en la fosa posterior no puede monitorizarse la presión en forma continua, la presión supratentorial es de escasa utilidad y además de utilizar catéter intraventricular, el drenaje excesivo de LCR puede desembocar en una herniación transtentorial invertida. Finalmente, cabe decir que la información obtenida de los registros de la PIC proporciona una visión global de la situación intracraneal que ha de completarse de ser posible con información más específica de la oxigenación cerebral y la situación metabólica, tanto en territorios sanos como patológicos.

Las posibles complicaciones del catéter de PIC incluyen infección, hemorragia, mal funcionamiento, obstrucción o mal posición. No se recomienda uso de profilaxis antibiótica ni el cambio rutinario del catéter.

Presión de perfusión cerebral (PPC)

En forma indirecta a través de la medición de la PIC obtenemos la PPC que es el resultado de la TAM menos la PIC (PPC = TAM-PIC). Es una forma simple para inferir el flujo sanguíneo cerebral (FSC), pero se debe recordar que una PPC óptima no siempre significa adecuada perfusión y oxigenación cerebral. La PPC menor a 40 se asocia a mal pronóstico en la edad pediátrica.

Ecografia Doppler Transcraneal

El Doppler transcraneal (DTC) es una técnica de monitorización no invasiva, que se utiliza para evaluar la hemodinamia cerebral en el paciente neurocrítico. Es un método sencillo, reproducible, portátil y económico, que no requiere preparación de parte del paciente y proporciona información acerca de la hemodinamia cerebral permitiendo observar la velocidad del flujo sanguíneo cerebral (VFSC) expresada en cm/seg en las principales arterias intracraneales, especialmente las arterias que forman el polígono de Willis.

La relación lineal entre el Flujo sanguíneo cerebral y la velocidad media se mantiene en la medida que no varíe el diámetro vascular ni el ángulo del transductor. El equipo procesa la información recibida y ofrece una señal audible y una imagen visual. Con la imagen obtenida el equipo analiza el contorno de la onda velocidad–tiempo y a través de esta se pueden obtener diferentes patrones de velocidades de flujo e índices que informan sobre la resistencia vascular cerebral. Las velocidades más utilizadas son: velocidad sistólica pico (VSP), velocidad de fin de diástole (VFD) y velocidad media (VM) que se calcula automáticamente.

A partir del cálculo de las velocidades se deducen los índices más utilizados:

- **Índice de pulsatilidad de Goosling** (IP = VS–VD/VM). VN: 0.6-1.2. Describe el grado de variabilidad en la VM que se produce durante el ciclo cardíaco. Es un indicador de resistencia cerebral periférica
- **Índice de Lindegaard** (IL) (IL: VM de arteria cerebral media/VM de arteria carótida interna)

La arteria cerebral media (ACM) es la arteria más fácil de identificar y con menor variabilidad entre examinadores (Figura 17.12). Se localiza a través de la ventana transtemporal dirigiendo el transductor hacia la ceja contralateral, a una profundidad en los niños entre 35-50 mm y en adultos entre 40 y 60 mm.

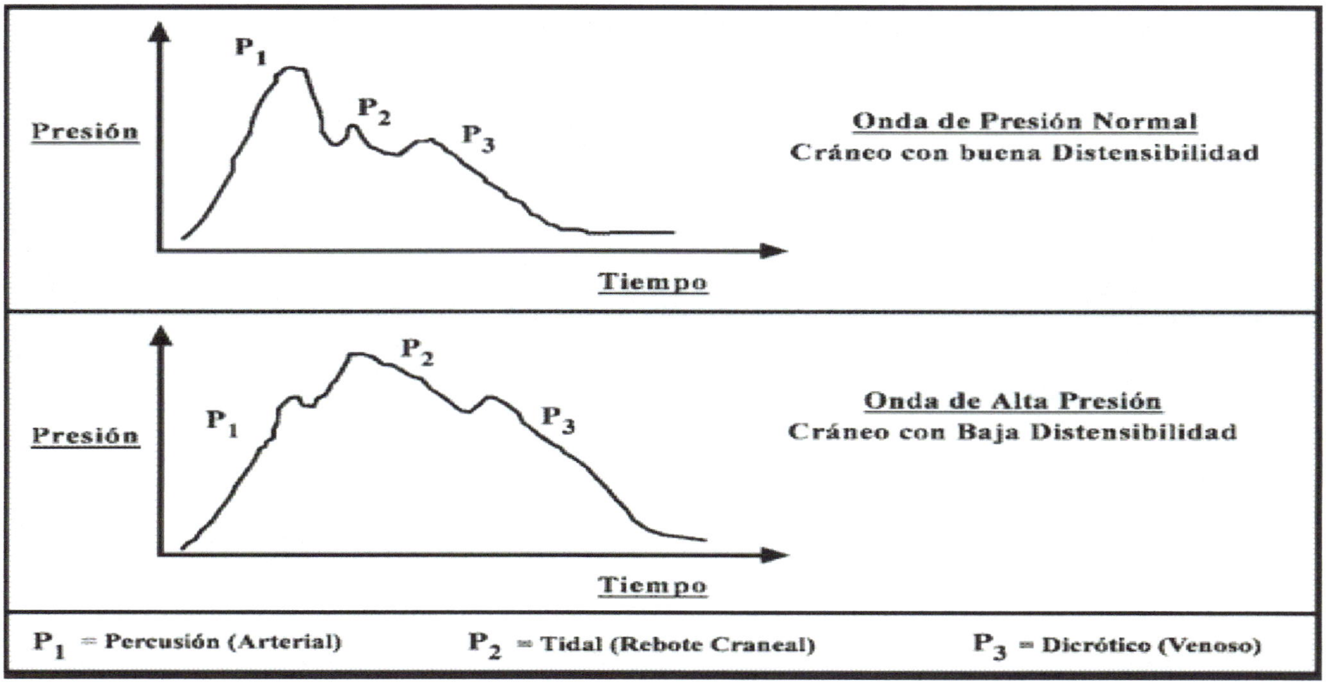

Figura 17.11: Onda de PIC

Las profundidades de insonación y las velocidades varían según la edad y se detallan en la Tabla 17.7 y Tabla 17.8.

Los datos presentados corresponden a media (desvío standard); NA: no aplica

Los siguientes factores locales o sistémicos pueden aumentar las velocidades de flujo y por ende las velocidades medias:

1. Hiperemia o hiperflujo
2. Vasoespasmo
3. Hipertermia
4. Hipercapnia por vasoconstricción
5. Perdida de la autorregulación
6. Situaciones hiperdinámicas,
7. Anemia. La velocidad de la sangre guarda una relación inversa con el hematocrito
8. Malformaciones arteriovenosas,
9. Preeclampsia,
10. Craniectomía descompresiva
11. Hipoxemia cuando la Pao2 es inferior a 60mmhg

Condiciones que disminuyen las velocidades de flujo y por lo tanto las velocidades medias:

1. Hipotensión
2. Hipocapnia por vasodilatación
3. Paro circulatorio cerebral
4. Hipotermia
5. Aumento de la PIC
6. Situaciones hemodinámicas

El IP puede estar aumentado por las siguientes situaciones:

1. Aumento de la PIC
2. Muerte cerebral
3. ACV
4. Hipocapnia

PO otro lado el IP puede estar **disminuido** por las siguientes situaciones:

1. Vasoespasmo
2. Malformación arteriovenosa

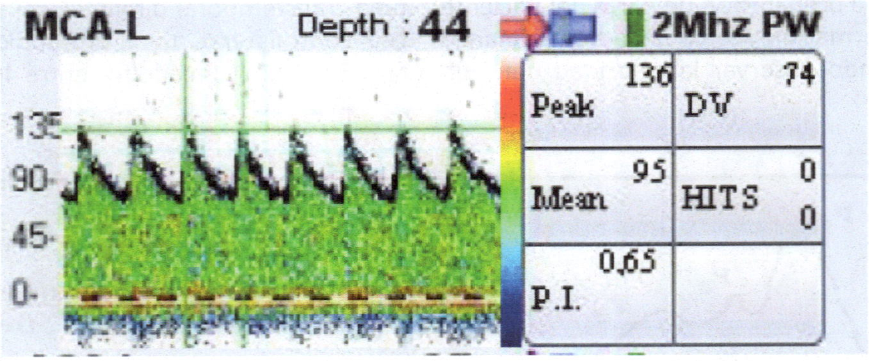

Figura 17.12: Patrón de onda de la arteria cerebral media

	Arteria Cerebral Media	Arteria Carótida Interna	Sifón Carotídeo	Arteria Cerebral Anterior	Arteria Cerebral Posterior	Arteria Basilar
0-3 meses	25	55-65		25-30		
3-12 meses	30	60-70		30		
1-3 años	30-45	40-50	50-60	55-65	55	50-60
3-6 años	40-45	45-55	55-60	60-65	55-60	66-70
6-10 años	45-50	50-55	55-60	60-70	60-70	55-75
10-18 años	45-50	55	60	65-70	60-70	60-80

Tabla 17.7: Profundidad en mm de insonación según edad

Parámetro	Arteria Cerebral Media	Arteria Carótida Interna	Arteria Cerebral Anterior	Arteria Cerebral Posterior	Arteria Basilar
Velocidad Media de Flujo cm/seg					
0-10d	24 (7)	25 (6)	19 (6)	NA	NA
11-90d	42 (100)	43 (12)	33 (11)	NA	NA
3-11.9 meses	74 (14)	67 (10)	50 (11)	NA	NA
1-2.9 años	85 (10)	81 (8)	55 (13)	50 (12)	51 (6)
3-5.9 años	94 (10)	93 (9)	66 (13)	51 (9)	58 (9)
6-9.9 años	97 (9)	93 (9)	65 (13)	51 (9)	58 (9)
10-18 años	81 (11)	79 (12)	56 (14)	45 (9)	46 (8)

Tabla 17.8: Velocidades medias de Flujo Sanguíneo Cerebral esperables en niños.

3. Hiperemia
4. hipercapnia

Patrones hemodinámicos detectados en el Doppler según la Velocidad media y el Índice de pulsatilidad

- Patrón hemodinámicos de alta resistencia (↓ Velocidad media, ↑ IP)
- Patrón hemodinámico de alta velocidad (↑Velocidad Media (Vm), IP normal o ↓)
- Patrón hemodinámico de Velocidades normales con Índice de Pulsatilidad Disminuido

La lesión traumática aguda grave se acompaña de una serie de alteraciones en la hemodinamia cerebral que de no ser diagnosticadas y tratadas en forma oportuna van a repercutir en el establecimiento de la lesión secundaria y en el pronóstico del paciente. Se ha visto que el DTC es de mucha utilidad en el diagnóstico de complicaciones que pueden ocurrir en pacientes con TEC grave como vasoespasmo, elevaciones críticas de la PIC, disminuciones en la PPC, disección carotídea, y paro circulatorio cerebral (muerte cerebral). El DTC puede predecir vasoespasmo postraumático antes de sus manifestaciones clínicas.

En un estudio prospectivo en adultos se evaluaron alteraciones en la circulación cerebral inducidas por el TEC grave donde en una fase inicial el FSC se encontraba disminuido, en la segunda fase comenzaba a elevarse y en una tercer fase aparecía el vasoespasmo habitualmente entre los días 4 a 14. El hallazgo de una VM <30 cm/s, una VD <20 cm/s o un IP >1,4 es sugestivo de disminución de PPC. En pediatría, se evidenció que una velocidad diastólica <25 cm/seg y un IP >1,3 al ingresar en el servicio de urgencias se asociaban con peor pronóstico. Durante la HTE se observó IP > 1.1 con VM baja o normal

En resumen, el DTC después de un traumatismo de cráneo severo puede predecir el riesgo de resultados neurológicos desfavorables debido a hipertensión endocraneana o hipoperfusión cerebral.

1. Saturación a nivel del bulbo de la yugular (SjvO2):

Es un indicador de la oxigenación y el metabolismo cerebral que refleja la relación entre el FSC y la tasa metabólica cerebral de oxígeno (CMRO2). Mide la oxigenación cerebral global.

Se utiliza una cateterización retrógrada de la vena yugular interna para el monitoreo que puede ser continuo o intermitente. El promedio normal de SjvO2 en un sujeto despierto es del 62% (55-71%). Una desaturación venosa yugular sostenida < 50% es el umbral de la isquemia cerebral y la medida para intensificar el tratamiento. El monitoreo de SjvO2 puede detectar episodios clínicamente ocultos de isquemia cerebral, lo que contribuye a la prevención de estos episodios por ajustando el tratamiento. En el TEC grave la desaturación venosa yugular esta principalmente relacionada a la reducción del FSC secundaria a la disminución de la PPC ya sea por hipotensión, hipertensión intracraneal, vasoespasmo o vasoconstricción cerebral asociada a hipocapnia. Falta evidencia de calidad que avale su uso en forma rutinaria. Su principal indicación es para el monitoreo de la hiperventilación terapéutica.

2. Presión Tisular de oxigeno ($Pbto_2$)

Es una técnica que mide la oxigenación cerebral focal usando una catéter en el parénquima cerebral. Las mediciones de Pbto2 representan el producto del FSC y la diferencia de tensión arteriovenosa de oxígeno cerebral en lugar de una medición directa de la entrega total de oxígeno u oxígeno cerebral. Como la Pbto2 proporciona una medición focal, se usa principalmente para controlar la oxigenación del tejido cerebral críticamente perfundido cercano a las áreas de la lesión; por lo tanto es muy importante definir correctamente el sitio de inserción. Es la técnica más confiable para monitorear la oxigenación cerebral focal, sin embargo las alteraciones de la oxigenación cerebral global pueden no ser detectadas. El Pbto2 normal oscila entre 35 mm Hg y 50 mm Hg. Un valor < 10 mm Hg se considera un umbral para isquemia cerebral focal para guiar el tratamiento. El monitoreo de Pbto2 es un método clínicamente aplicable en pacientes con TEC grave, sin embargo no está disponible fácilmente. Su combinación con el monitoreo de la PIC y PPC se ha asociado a mejores resultados en pacientes con TEC grave.

3. Microdiálisis cerebral

La microdiálisis cerebral (MD) es una técnica invasiva, que permite la monitorización continua de la evolución bioquímica del tejido cerebral. Un catéter de MD es insertado en el tejido cerebral susceptible para medir los cambios bioquímicos en el área del cerebro más vulnerable a insultos secundarios. Se miden diferentes metabolitos obtenidos del dializado incluyendo glucosa, lactato, piruvato, glicerol y glutamato para obtener relaciones que predigan riesgo de isquemia. Característicamente, las situaciones de hipoxia cerebral se ven reflejados en un aumento significativo en la relación lactato: piruvato (LPR). Un LPR> 20-25 se considera un umbral para isquemia cerebral y se asocia con mal resultado en TECG. Su uso es muy limitado.

4. Saturación cerebral de oxigeno mediante espectroscopia con luz cercana al infrarrojo (NIRS)

Es una técnica no invasiva de monitorización de la oxigenación regional cerebral que cuantifica la fracción de oxihemoglobina en un área de la corteza cerebral. En comparación con SjvO2, el NIRS es menos preciso en determinar la oxigenación cerebral. Es una tecnología en evolución y tiene un gran potencial para las mediciones en la cama del paciente de la oxigenación cerebral y FSC; sin embargo se utiliza principalmente para monitoreo hemodinámico y su uso en la atención neurocrítica es por el momento muy limitado.

5. Electroencefalografia (EEG)

El electroencefalograma (EEG) es una herramienta clínicamente útil para monitorear la profundidad del coma, detectar estatus eléctrico no convulsivo, convulsiones y también para diagnosticar muerte cerebral. Numerosos estudios muestran que una proporción importante de pacientes con TEC grave sufren estado epiléptico no convulsivo durante la internación y que su diagnóstico y tratamiento precoz mejora los resultados. Además es útil para el diagnóstico de las crisis postraumáticas en pacientes con TEC grave que están recibiendo bloqueantes neuromusculares. Presenta dificultades técnicas en mantener los electrodos correctamente colocados y los artificios eléctricos generados por el equipamiento de la UCIP.

Hipertensión endocraneana (hte) y su manejo

Se define Hipertensión endocraneana como PIC >20mmHg durante más de 5 min. Su permanencia en el tiempo se asocia con peor pronóstico neurológico y muerte. El tratamiento de la HTE sigue una progresión gradual de las intervenciones debido a que tienen un riesgo creciente de efectos adversos (Figura 17.13)

Se debe identificar e iniciar tratamiento a los Pacientes con HTE (PIC >20 mmHg [27 cmH2]) sostenida (>5min) y sintomática es la base de las Guías de manejo de Trauma de cráneo grave. Siempre que sea posible, además del intensivista pediátrico debe participar el neurocirujano para definir las opciones terapéuticas y determinar la necesidad de intervención quirúrgica. Las metas del tratamiento son disminuir la PIC y mantener una adecuada PPC. La evidencia en estudios observaciones define límites inferiores de PPC según la edad:

a. 0-5 años: 40-50mmHg

b. 6-17 años: 50-60 mmHg

Por otro lado, las elevaciones extremas de la PPC pueden exceder las capacidades de la autorregulación cerebral y elevar aún más la PIC.

1. Terapia Hiperosmolar

Para la mayoría de los pacientes pediátricos, la terapia hiperosmolar ya sea con manitol o con Cloruro de Sodio al 3% (SSH) es efectiva al inicio. Cuando se combina el tratamiento, la solución salina hipertónica ayuda a compensar la hiponatremia y la hipovolemia que se genera habitualmente con la poliuria asociada al tratamiento con manitol. Por otro lado, el manitol ayuda a disminuir el edema vasogenico cerebral que puede ocurrir con el uso prolongado de solución salina hipertónica.

La estrategia hiperosmolar para el tratamiento del edema cerebral se basa en el principio de coeficiente de reflexión osmótica y el equilibrio de starling a través de la membrana capilar. Una membrana que es impermeable a iones y moléculas, como la barrera hematoencefalica (BHE), tiene un coeficiente de reflexión de 1, mientras que una membrana permeable tiene un coeficiente de reflexión de 0. La administración de solución hipertónica o manitol crea un gradiente osmótico que causa que el agua libre pase al LEC y de ahí a la circulación. Este efecto lleva a la disminución del volumen cerebral y a la consecuente disminución de la PIC. Sin embargo, el coeficiente de reflexión no es constante en todos los procesos patológicos. Por ej: en pacientes con edema cerebral vasogenico por tumores, hematoma intracraneal, infartos, absceso cerebral u otras infecciones de SNC (Ej: meningitis o encefalitis) hay una caída en el

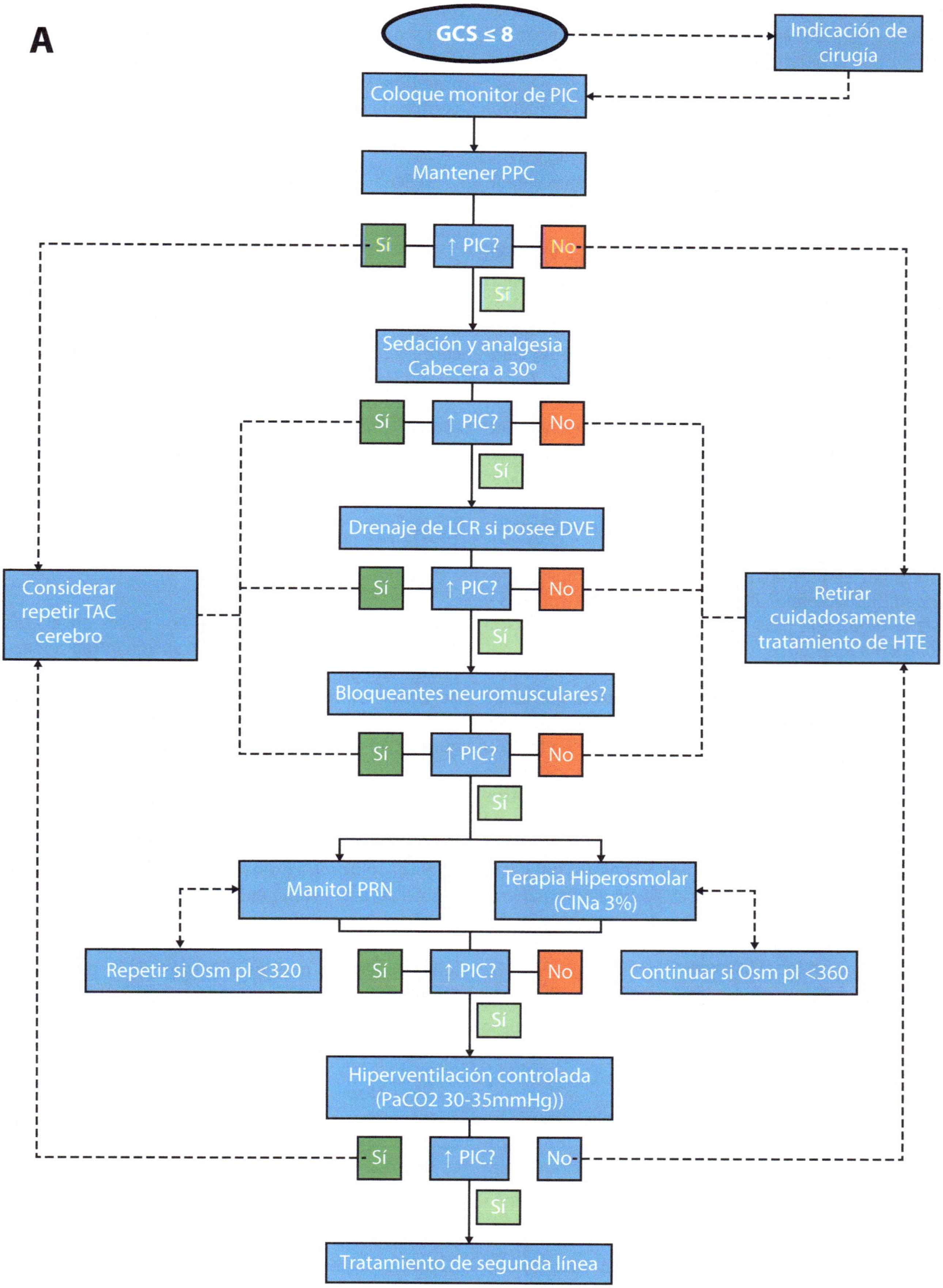

Figura 17.13: Algoritmo para el tratamiento del TEC grave

coeficiente de reflexión del sodio (cae de 1 a 0). En estos pacientes, la administración prolongada o repetida de solución salina hipertónica (SSH) EV puede empeorar el edema a medida que la BHE falla.

Manitol. Hay poca evidencia que compare el manitol con el ClNa 3% para la HTE. Debido a que el manitol desciende rápidamente la PIC, algunos expertos lo prefieren para el tratamiento agudo de la herniación cerebral, sin embargo otros profesionales prefieren las soluciones de clorurado hipertónica para esta situación.

Se recomienda iniciar con dosis de 0,4-1gr/kg EV en 20-30 minutos. No se debe administrar como infusión continua. Las dosis más altas se prefieren en pacientes con herniación aguda. Con monitoreo de la osmolaridad y Na plasmáticos antes de cada dosis se puede administrar con una frecuencia de hasta 6 veces diarias (c/4hs). Si la osmolaridad plasmática supera los 320 mOsm/L se debe discontinuar su administración. Como cualquier agente osmótico, debe usarse con cuidado en pacientes con insuficiencia renal. Se debe realizar un estricto monitoreo de la diuresis y administrar fluidos isotónicos (SF) ante deshidratación o hipotensión asociada debido a la gran poliuria que genera. Entre los principales efectos adversos se describen: hiperosmolaridad, hipovolemia, alteraciones hidroelectrolíticas y la falla renal. Son más frecuentes con administración crónica o a altas dosis.

Solución Salina hipertónica. La evidencia es limitada para definir la dosis óptima para el tratamiento de la elevación de la PIC. Se debe suspender si la osmolaridad plasmatica supera los 360 mOsm/L o el Na los 160 meq/L. A diferencia del manitol, no produce diuresis osmótica, y el riesgo de hipovolemia disminuye. Otros beneficios adicionales incluyen: restablecimiento del potencial de membrana de reposo y del volumen celular, inhibición de la inflamación y mejoría del gasto cardiaco. Se puede administrar de la siguiente manera:

a. 5ml/kg bolo inicial de ClNa 3%, aumenta el Na 5mEq/lt, se puede repetir la dosis c/1 hora. Se debe suspender al alcanzar Na 160

b. Infusión continua de ClNa 3% 0,5-1,5ml/kg/hs ajustado a mantener PIC <20mmHg, se puede usar luego de controlar la HTE con bolos de soluciones hipertónica.

Se han descripto las siguientes complicaciones: hipernatremia, hiperosmolaridad con injuria renal aguda, edema agudo de pulmón, falla renal, acidosis metabólica, y síndrome de mielinolisis pontina.

3. Parálisis muscular

Puede ser necesario el bloqueo neuromuscular si la PIC permanece elevada. La relajación muscular evita temblores, tos, asincronías y permite la hiperventilación si es necesario. La administración intermitente de agentes de acción corta (ej. vecuronio o rocuronio) es preferible y puede suspenderse periódicamente para permitir la evaluación neurológica.

4. Drenaje de LCR

Si el paciente cuenta con catéter ventricular, drenar pequeños volúmenes de LCR en forma intermitente es una medida efectiva para disminuir la PIC.

5. Hiperventilación controlada

Si bien anteriormente formó parte del tratamiento de rutina del TEC grave, debido al riesgo de isquemia cerebral, la hiperventilación terapéutica entre 30 y 35 mmHg se reserva para los casos refractarios a las medidas descriptas anteriormente. De utilizarse, es recomendable que sea por períodos breves, de pocas horas mientras se consideran otras soluciones e idealmente con algún método de monitoreo de la oxigenación cerebral.

Hipertensión intracraneana refractaria

Las decisiones sobre los próximos pasos en el tratamiento de pacientes cuya hipertensión intracraneal no puede ser controlada con el tratamiento médico y que no tienen un tratamiento quirúrgico específico deben incluir un neurocirujano con experiencia pediátrica (Figura 17.14).

6. Drenaje de LCR.

Si el monitoreo de PIC es con catéter intraparenquimatoso y los ventrículos no están colapsados, se puede intentar colocar un drenaje ventricular. Más frecuentemente en esta etapa, es difícil acceder a los ventrículos. En estos casos o ante la ausencia de drenaje de un catéter ventricular, se puede considerar el drenaje lumbar siempre que las cisternas estén permeables. Esta decisión debe ser tomada por profesionales experimentados por el riesgo de herniación cerebral.

7. Coma barbitúrico.

El pentobarbital es el mejor estudiado y más frecuentemente utilizado, disminuye la tasa metabólica cerebral, que causa disminución del FSC y por lo tanto una disminución en la presión intracraneana. También puede generar un efecto protector durante los periodos de hipoxia o hipoperfusión. Los barbitúricos producen depresión cardiaca, lo que puede generar hipotensión arterial. Se debe tratar con fluidos, y si es necesario con aporte inotrópico. Estos pacientes deben ser monitorizados con EEG continuo de ser posible, con el objetivo de lograr un patrón de supresión de espigas con un intervalo de 5-15seg. Se debe administrar la dosis mínima necesaria para inducir este patrón y de esa forma minimizar los efectos adversos. Su utilización prologada se ha asociado con incrementos del riesgo de infección.

8. Descompresión quirúrgica.

Se realiza con el objetivo de reducir la PIC. Puede ser en combinación con un procedimiento de evacuación de lesión de masa como un hematoma subdural o como tratamiento primario de la HTE. En este último caso, suele indicarse una craniectomía amplia bilateral. Hay estudios en adultos que mostraron que si bien puede mejorar la sobrevida, aumenta la cantidad de pacientes con compromiso neurológico crónico severo, sin embargo aún se la considera como una alternativa cuando otras medidas no han sido exitosas y el tiempo de elevación de la PIC no fue excesivamente prolongado. Puede ser útil para pacientes con deterioro rápido de una lesión cerebral ocupante de espacio focal (p. Ej., tumor cerebral, absceso cerebral y hemorragias del parénquima) y en estos casos se realiza a discreción del neurocirujano.

9. Hiperventilación agresiva ($PaCO_2 < 30$ mmHg).

Debido al riesgo de isquemia cerebral, la hiperventilación agresiva se utiliza en situaciones de emergencia para episodios de herniación cerebral aguda o para

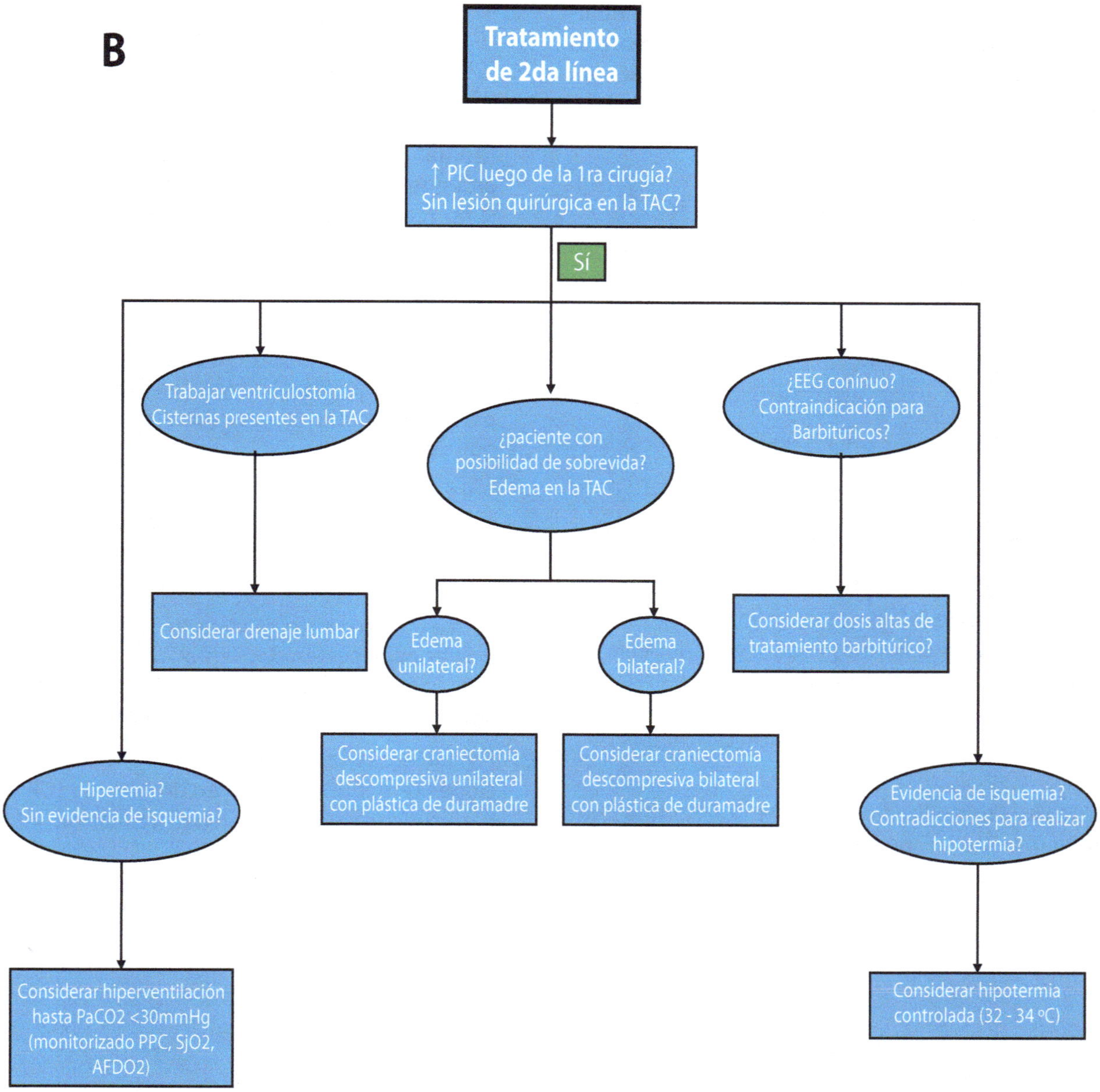

Figura 17.14: Segundo escalón de tratamiento. HTE refractaria

elevación de la PIC que no responda al tratamiento para la HTE ante la inminente mientras se consideran otras alternativas terapéuticas. La hiperventilación sostenida con $PaCO2$ <30 mmHg debe realizarse con monitoreo de la oxigenación cerebral idealmente con SjvO2 o en su defecto con PbtO2 o NIRS.
En un estudio de 23 pacientes pediátricos con lesión cerebral traumática grave, un rango de PaCO2 (> 35, de 25 a 35, y <25 mmHg) inducida por hiperventilación mostraron una relación dosis-respuesta clara entre la frecuencia de la isquemia cerebral e hipocapnia.

10. Hipotermia.

Los estudios en pediatría no han mostrado beneficios con la hipotermia moderada e inclusive se ha asociado a mayores complicaciones, por lo tanto no se utiliza de rutina y debe ser considerada individualmente. Por otro lado, debe evitarse agresivamente la hipertermia por sus efectos deletéreos. Una estrategia es mantener la temperatura en valores cercanos a los 36ºC y disminuirla activamente si aumenta evitando que supere los 37ºC.

Recomendaciones finales

1. En los niños que sufrieron TEC grave, se debe sospechar HTE con uno o más de los siguientes síntomas:

- Cefalea intensa y vómitos.
- Coma.
- Hipertensión y bradicardia o taquicardia.
- Papiledema.
- Signos de herniación transtentorial.
- Debilidad de aparición brusca o hemiplejia.

2. Estabilización de la vía aérea, ventilación y circulación de acuerdo a normas PALS (Pediatric Advance Life Support) y el tratamiento agresivo y adecuado para el manejo de la HTE debe ser de acuerdo a normas ENLS (Emergency Neurological Life Support).

Luego de la estabilización, se debe realizar una neuroimagen urgente (TC de cerebro sin contraste) y para aquellos pacientes con GSC ≤8 o que tengan una condición que justifique tratamiento agresivo de presión intracraneana se recomienda colocar catéter de PIC para neuromonitoreo.

3. Realizar intubación endotraqueal con secuencia de intubación rápida en niños con:

- Hipoxemia refractaria.
- Hipoventilación.
- GSC ≤8 o GCS <12 y rápido deterioro.
- Perdida de reflejos de protección de vía aérea.
- Herniación aguda que requiera hiperventilación.

4. Después de la intubación, la PaCO2 debe mantenerse alrededor de 40 mmHg según el control de los gases sanguíneos y la capnografía.
5. La hipovolemia se debe tratar con fluidos isotónicos. En pacientes con shock distributivo, se debe mantener la presión arterial media apropiada para la edad utilizando fluidos EV y vasopresores. La bradicardia causada por lesión de la médula espinal cervical o de la médula espinal torácica alta puede requerir administración de atropina o, si no responde, estimulación externa con marcapasos.
6. Se debe controlar la temperatura evitando tanto la hipertermia como la hipotermia.
7. La consulta neuroquirúrgica temprana debe realizarse en todo niño con hipertensión intracraneana para determinar la necesidad de intervenciones quirúrgicas.
8. Ante pacientes con hipertensión endocraneana sostenida (> 5 minutos) los objetivos son controlar la elevación de la PIC y mantener la PPC en rangos adecuados.
9. Para el tratamiento médico de la hipertensión intracraneana sostenida, se sugiere: drenaje de LCR, relajación muscular, comenzar terapia hiperosmolar e hiperventilación terapéutica leve.
10. En pacientes con hipertensión refractaria las opciones terapéuticas incluyen drenaje de LCR, coma barbitúrico, hipotermia, hiperventilación y/o descompresión quirúrgica.

Bibliografía

1. Kuppermann N1, Holmes JF, Dayan PS, Hoyle JD Jr, Atabaki SM, Holubkov R et al. Pediatric Emergency Care Applied Research Network (PECARN). Identification of children at very low risk of clinically-important brain injuries after head trauma: a prospective cohort study. Lancet 2009; 374 (9696):1160-1170
2. Schutzman S. Minor head trauma in infants and children: Evaluation. Editor: Willey J. UpToDate. Waltham, MA: UpToDate Inc. http://www.uptodate.com (Accessed on Apr 02, 2018.)
3. Caskey R, Nance M. management of pediatric mild traumatic brain injury. Adv Pediatr. 2014 Aug;61(1):271-86. doi: 10.1016/j.yapd.2014.03.006.
4. Kool B1, King V, Chelimo C, Dalziel S, Shepherd M, Neutze J et al Mild traumatic brain Injury in children: management practices in the acute care setting. Emerg Med Australas. 2014 Aug;26(4):376-83. doi: 10.1111/1742-6723.12255
5. Sorantin E, Wegmann H, Zaupa P, Mentzel JH, Riccabona M. computed tomographic scan in head trauma: what is the rational in children. Eur J Pediatr Surg 2013;23:444-453.
6. ButtramS, Garcia-Filion, P, Miller, J Youssfi M, Brown D, Heidi J. Dalton, MD,1,2 P. David Adelson, MD2,5 Computed tomography vs magnetic resonance imaging for identifying acute lesions in pediatric traumatic brain injury. www.hospitalpediatrics.org doi:10.1542/hpeds.2014-0094
7. Ingebrigtsen, T; Romner, B; Kock-Jensen, C. Scandinavian Guidelines for Initial Management of Minimal, Mild, and Moderate Head Injuries. The Journal of Trauma: Injury, Infection, and Critical Care. Copyright © 2000 by Lippincott Williams & Wilkins, Inc. Vol. 48, No. 4
8. Tude Melo JR, Di Rocco F, Blanot S, et al. Mortality in children with severe head trauma: predictive factors and proposal for a new predictive scale. Neurosurgery. 2010;67(6)1542-7
9. Sugerman DE, Xu L, Pearson WS, Faul M. Patients with severe traumatic brain injury transferred to a Level I or II trauma center: United States, 2007 to 2009. J Trauma Acute Care Surg. 2012;73(6):1491-9
10. Bossers SM, Schwarte LA, Loer SA, Twisk JW, Boer C, Schober P. Experience in Prehospital Endotracheal Intubation Significantly Influences Mortality of Patients with Severe Traumatic Brain Injury: A Systematic Review and Meta-Analysis. PLoS One. 2015 Oct 23;10(10):e0141034
11. Zeiler FA, Teitelbaum J, West M, Gillman LM. The ketamine effect on ICP in traumatic brain injury. Neurocrit Care. 2014;21(1):163-73
12. Natale JE, Joseph JG, Helfaer MA, Shaffner DH. Early hyperthermia after traumatic brain injury in children: risk factors, influence on length of stay, and effect on short-term neurologic status. Crit Care Med. 2000;28(7):2608-15
13. Thompson K, Pohlmann-Eden B, Campbell LA, Abel H. Pharmacological treatments for preventing epilepsy following traumatic head injury. Cochrane Database Syst Rev. 2015;(8):CD009900
14. Bilotta F, Branca G, Lam A, et al. Endotracheal lidocaine in preventing endotracheal suctioning-induced changes in cerebral hemodynamics in patients with severe head trauma. Neurocrit Care. 2008;8(2):241-6
15. Reinhart K, Perner A, Sprung CL, et al.European Society of Intensive Care Medicine. Consensus statement of the ESICM task force on colloid volume therapy in critically ill patients. Intensive Care Med. 2012;38(3):368-83
16. Bennett TD, Riva-Cambrin J, Keenan HT, et al. Variation in intracranial pressure monitoring and outcomes in pediatric traumatic brain injury. Arch Pediatr Adolesc Med. 2012;166(7):641-7
17. Bennett TD, DeWitt PE, Greene TH, et al. Functional Outcome After Intracranial Pressure Monitoring for Children With Severe Traumatic Brain Injury. JAMAPediatr. 2017;171(10):965-971
18. Chesnut RM, Temkin N, Carney N, et al. A trial of intracranial-pressure monitoring in traumatic brain injury. N Engl J Med. 2012;367(26):2471-81
19. Downard C, Hulka F, Mullins RJ, et al. Relationship of cerebral perfusion pressure and survival in pediatric brain-injured patients. J Trauma. 2000;49(4):654-8
20. LaRovere KL, O'Brien NF. Transcranial Doppler Sonography in Pediatric Neurocritical Care: A Review of Clinical Applications and Case Illustrations in the Pediatric Intensive Care Unit. J Ultrasound Med. 2015;34(12):2121-32
21. Martin NA, Patwardhan RV, Alexander MJ, et al. Characterization of cerebral hemodynamic phases following severe head trauma: hypoperfusion, hyperemia, and vasospasm. J Neurosurg. 1997;87(1):9-19
22. Trabold F, Meyer PG, Blanot S, et al. The prognostic value of transcranial Doppler studies in children with moderate and severe head injury. Intensive Care Med. 2004 Jan;30(1):108-12
23. Rosenthal G, Hemphill JC, Sorani M, Martin C, Morabito D, Obrist WD, Manley GT: Brain tissue oxygen tension is more indicative of oxygen diffusion than oxygen delivery and metabolism in patients with traumatic brain injury. Crit Care Med 2008, 36(6):1917-1924.
24. Meixensberger J, Dings J, Kuhnigk H, Roosen K: Studies of tissue pO2 in normal and pathological human brain cortex. Acta Neurochir Suppl (Wien) 1993, 59:58-63.
25. Brain Trauma F, American Association of Neurological S, Congress of Neurological S, et al. Guidelines for the management of severe traumatic brain injury. VIII. Intracranial pressure thresholds. J Neurotrauma. 2007;24(1):S55-8.
26. Kochanek PM, Carney N, Adelson PD, et al. Guidelines for the acute medical management of severe traumatic brain injury in infants, children, and adolescents-second edition. Pediatr Crit Care Med. 2012; 13 (Suppl 1):S1-S82. [PubMed: 22217782]
27. Hutchinson PJ, Kolias AG, Timofeev IS, et al. Trial of Decompressive Craniectomy for Traumatic Intracranial Hypertension. N Engl J Med. 2016;375(12):1119-30
28. Skippen P, Seear M, Poskitt K, et al. Effect of hyperventilation on regional cerebral blood flow in head injured children. Crit Care Med. 1997; 25:1402-1409. [PubMed: 9267957]
29. Curry R, Hollingworth W, Ellenbogen RG, et al. Incidence of hypo- and hypercarbia in severe traumatic brain injury before and after 2003 pediatric guidelines. Pediatr Crit Care Med. 2008; 9:141-146. [PubMed: 18477926]
30. Adelson PD, Wisniewski SR, Beca J, et al. Comparison of hypothermia and normothermia after severe traumatic brain injury in children (Cool Kids): a phase 3, randomised controlled trial. Lancet Neurol. 2013 Jun;12(6):546-53

Capítulo 18

Traumatismo de la columna cervical

Carlos Legarreta, Gabriel Rositto, María Escalada,
Juan Reviriego, Marcos Gimbernat, Martín Acuña

Lesiones vertebrales en los niños

Los traumatismos vertebrales en los niños son poco frecuentes, siendo reportados en los principales centros, 1 o 2 casos por año. En población pediátrica es importante tener el conocimiento de la anatomía espinal y sus diferencias con la del adulto y familiarizarse con el desarrollo anatómico y el patrón de lesión que pueden sufrir los niños, para poder establecer un diagnóstico preciso, ya que si no se las reconoce o si se las trata en forma inadecuada, sus consecuencias pueden ser graves secuelas para el enfermo.

Incidencia

Se considera que esta patología puede estar presente del 1% al 10% de los niños en etapa de crecimiento, y de este porcentaje, el 0.6% al 13.2% puede cursar con lesión medular.

Epidemiología

Las lesiones de la columna cervical en los niños son relativamente raras. De 1299 casos con trauma vertebral vistos en el Henry Ford Hospital, 631 fueron de columna cervical. Sólo 12 de estos (1,9%) se vieron en individuos menores de 15 años. Fueron más frecuentes en niños que en niñas y la incidencia aumento con la edad. Existen factores anatómicos que predispone al niño a sufrir determinadas lesiones traumáticas y también difiere su localización anatómica.

De 0-3 años su perímetro cefálico es mayor que la longitud del tronco, el eje de su columna toracolumbar es alto y además tiene hipotonía abdominal. Las lesiones en este grupo etario son poco frecuentes y probablemente la mayor frecuencia esta relacionado con partos Distócicos, o alteraciones a nivel C1-C2.

En pacientes de 3 a 5 años, el mecanismos más frecuentes de producción de lesiones son las caídas de altura, colisiones vehiculares y maltrato infantil, y en general compromete la Columna Cervical Subaxial (de C3 a C7).

De 5 a 9 años, el paciente pediátrico tiene una pelvis pequeña, y disminución de su lordosis, por lo que el sector habitualmente comprometido puede ser el torácico superior.

A partir de los 10 años la columna vertebral del niño tiene las mismas características que la de un adulto, siendo las colisiones vehiculares y lesiones deportivas los mecanismos mas frecuentes de lesión y el sector anatómico habitualmente comprometido suele ser la columna toracolumbar.

Hay factores individuales que hacen que el paciente pediátrico pueda tener menor incidencia de lesiones que el paciente adulto:

- La mayor laxitud ligamentaria hace que exista mayor capacidad de la columna de disipar la energía traumática. Esta elasticidad debe ser tenida en cuenta también, al momento de analizar los estudios radiológicos.
- La orientación horizontal de las facetas articulares (Figura 18.1), el acuñamiento de los cuerpos vertebrales, el escaso desarrollo de los procesos unciformes y de la musculatura cervical, contribuyen a lograr una mayor flexibilidad e hipermovilidad de la columna cervical alta, situación que plantea la

mayor frecuencia de lesiones en la región subaxial, en niños menores de 7 años.

En general las Lesiones Ligamentarias y las Fracturas en población pediátrica se relacionan con traumatismos de alta Energía Cinética, siendo las causas mas frecuentes:

1. Incidentes de vehículo automotor, con el paciente como pasajero o peatón.
2. Lesiones deportivas que van en aumento con la edad. Las lesiones mas frecuentes se relacionan con Natacion sin vigilancia, lesiones por Zambullida, Fútbol, la Gimnasia en Telas, Lucha, Equitación, Rugby y la aparición de los llamados deportes extremos en los últimos años.
3. Violencia Familiar y abuso en los niños ha presentado un aumentado creciente en los últimos años.
4. Las lesiones neonatales que se relacionan con partos con presentación podálica, habiendo sido documentado lesiones espinales en hasta un 50% de las autopsias realizadas.

Manejo y evaluación de niño traumatizado

Cuando se sospecha lesión espinal, el paciente debe ser inmovilizado en forma inmediata y debe ser trasladado cuidadosamente para evitar lesión neurológica, que inicialmente puede no estar presente. La desproporción entre el perímetro cefálico y la longitud del tronco, esta presente hasta alrededor de los 8 años de edad, siendo esto importante. Debemos evitar los collares para adultos en la región cervical, dado que estos llevan a la posición en flexión. Lo mismo ocurre con el uso de tablas a lo largo de todo el cuerpo, pues con el apoyo de la cabeza en ellas, se provoca la actitud en flexión. Para solucionar este problema es necesario utilizar los collares de tamaño apropiado a la edad del paciente, colocar un rollo o almohadilla debajo de los hombros o que la tabla de transporte posea una depresión en la que se aloje la prominencia occipital, de manera tal que el plano del occipucio quede en un nivel inferior al plano de apoyo del cuerpo. Otra alternativa para lograr una posición más anatómica de su columna cervical es colocar dos tablas, sin llegar la segunda a la altura cervical para lograr en esta zona una depresión del medio de inmovilización. (Figura 18.2)

Ante un niño que no responde, presencia de clonus sin hallazgos de rigidez de descerebración, abrasiones faciales, scalp en cuero cabelludo, palpación de un gap entre las apófisis espinosas, ausencia de los movimientos voluntarios en las extremidades o déficit sensoriales, rigidez cervical, tortícolis, debería considerarse lesión medular hasta que se demuestre lo contrario. Al igual que en los adultos, la hipotensión con bradicardia sugieren lesión medular [14,15]. Es importante dentro de traumatismos toracolumbares hacer una evaluación minuciosa del paciente, como ya se hablo con antelación, tanto sensitiva como motora, asegurándose que

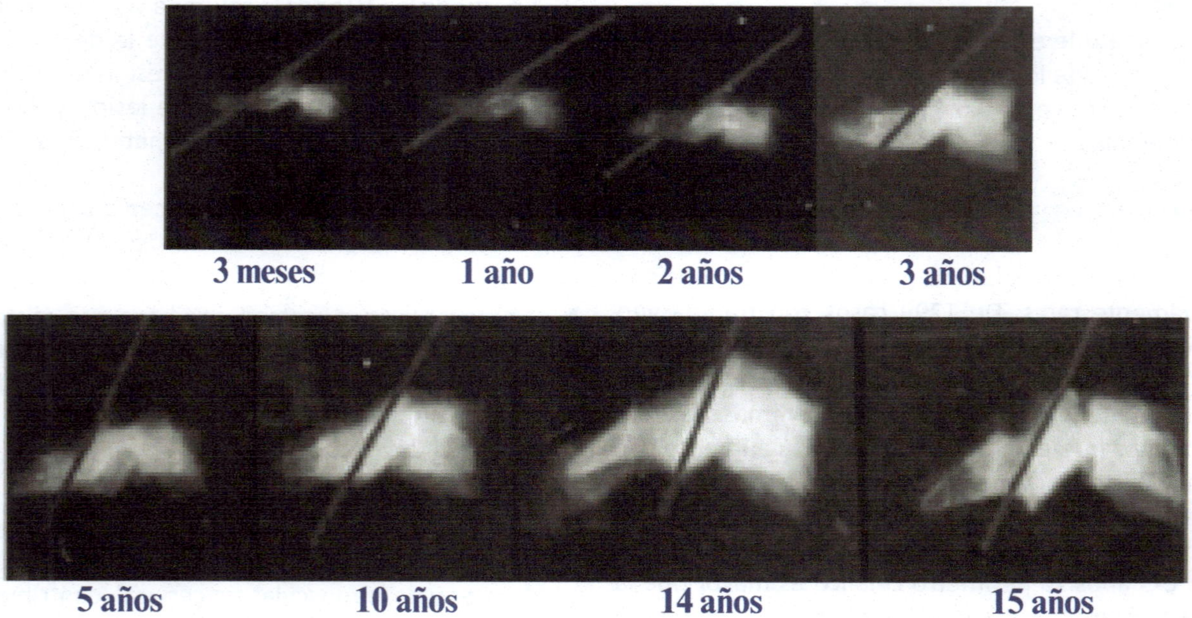

Figura 18.1: Patrón de cambio de angulación de la articulación facetaria superior de C3 entre los 3 meses y 15 años. Pediatric Spine Principles and Practice (2nd Edition) Pag 40

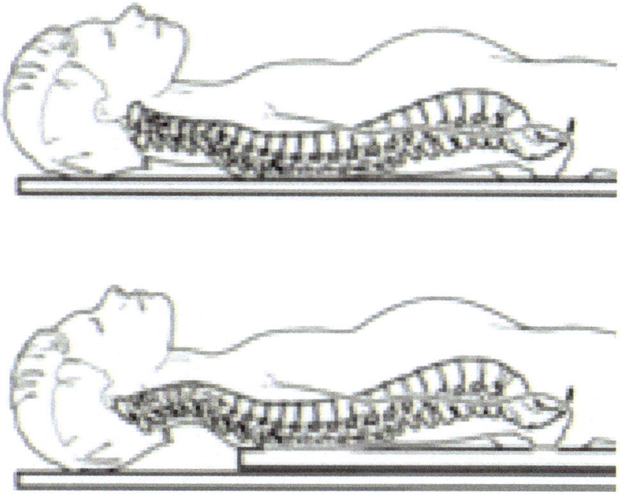

Figura 18.2: Pediatric Spine Principles and Practice (2nd Edition) Pag 554

el movimiento es voluntario y no reflejo, sin obviar los reflejos cremastérico y el tono rectal. En este tipo de lesiones hay riesgo de retención urinaria e íleo, debe manejarse el dolor y observar al paciente por el riesgo de déficit neurológico progresivo.

Estrategias Neuroprotectoras

La lesión primaria medular es seguida de un complejo proceso fisiopatológico que produce expansión secundaria de la zona de lesión. Para minimizar el daño secundario es que aparecen los agentes neuroprotectores, de los cuales la metilprednisolona ha sido ampliamente reconocido.

Metilprednisolona

La utilización de esta medicación ante la sospecha de una lesión medular y el tener la posibilidad de recibir el pacientes en las primeras horas de ocurrido el traumatismo, nos permite utilizar diferentes protocolos que buscan inhibir el fenómeno de vasoplejia a nivel de la microcirculación medular.

- **NASCIS 2:** administración de metildprednisolona de 30 mg-kg en bolo en la primera hora, seguido de goteo durante 23 horas de 5,4 mg-kg-hora.
- **NASCIS 3:** administración de metildprednisolona de 30 mg-kg en bolo seguido de 48 horas de goteo a 5,4 mg-kg-hora, entre 3 y 8 horas luego de producida la lesión.
- **Gangliosidos (GM1):** Agente farmacológico que ha sido sujeto a evaluación clínica comparable en tamaño al NASCIS 2 y 3, desafortunadamente hasta el momento actual no hay evidencia demostrable en el beneficio que produce en lesiones medulares.
- **Minocyclina:** Aún en ensayos clínicos, ha demostrado algún efecto beneficioso en algunos modelos experimentales de lesiones medulares.
- **Eritropoyetina:** Recientemente hay evidencia que sugiere que el mecanismo celular de neuroprotección es a traves de la eritrogénesis. Todavía se encuentra en fase de estudio.

Se están realizando avances para regeneración neuronal con estrategias de trasplante celular (utilizando células olfatorias) y moléculas inhibidoras. Para todos estos tratamiento, al igual que la infusión de corticoides en altas dosis, se carece de evidencia para su recomendación irrestricta. Cada caso debería ser evaluado en forma particular.

Examen clínico

Tomamos en consideración:

- Estado de Conciencia
- Dolor, características y localización
- Movilidad Vertebral y de Miembros Superiores e Inferiores
- Presencia de lesiones cutáneas o viscerales
- Examen Neurológico, Sensitivo Motor y Esfinteriano

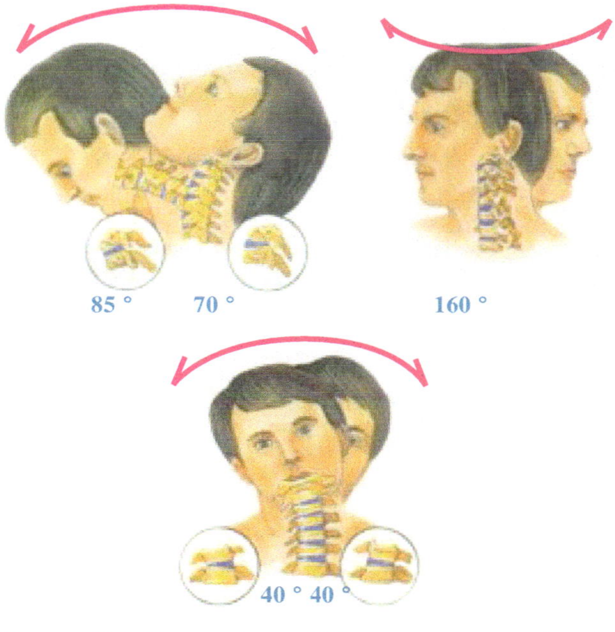

Figura 18.3: Expresa la movilidad normal en grados, de la Columna Cervical.

Movilidad Cervical

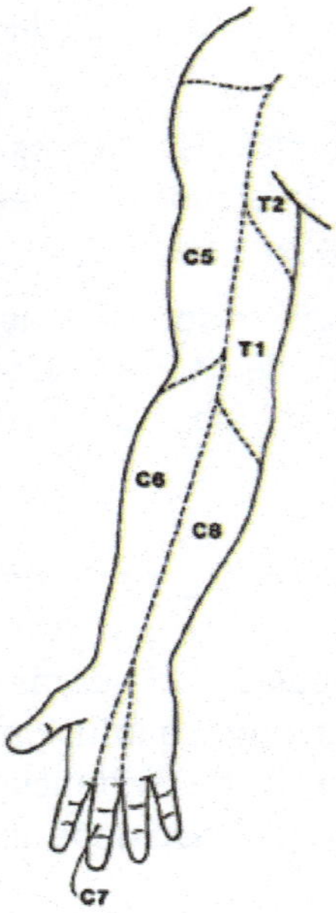

Motor (Power scale)
Parálisis fláccida (nervio)
Parálisis espástica (lesión central)
0. parálisis, no evidencia de contracción
1. Fasciculaciones
2. No vence gravedad
3. Vence gravedad
4. Grado de paresia contra resistencia
5. Normal

Figura 18.4: Dermatomas Miembros Superiores y Valoración Motora

Valoración Sensitiva
1. Hiperestesia
2. Hipoestesia
3. Disestesia
4. Anestesia

Tabla 18.1: Valoración sensitiva

Reflejos (siempre comparativo)
+2 normal
+3 incrementado (lesion motoneurona superior)
+1 disminuido (presion nervio periferico)
0 ausente (arco reflejo interrumpido)

Tabla 18.2: Valoración de reflejos osteotendinosos

Dermatomas en Miembros Superiores

Radiología

En este tipo de patología son fundamentales los estudios por imágenes, por medio de las cuales no solo se puede realizar el diagnostico de certeza, sino también interpretar el mecanismo que produjo la lesión. En el estudio radiográfico se pueden interpretar las lesiones óseas, y además se puede cuantificar el grado de daño del conducto vertebral. En la actualidad un paciente que ingresa en la urgencia, debe ser evaluado en forma completa a través de un exaustivo interrogatorio si esta vigil y un completo examen clínico –radiológico.

Del análisis radiológico, existen varios elementos a valorar:

Variantes Anatómicas Normales de las Vertebras Cervicales en los niños

Swischuk y Colaboradores analizaron 500 pacientes pediátricos tratados en un Centro en EEUU, que presentaron el antecedente de traumatismos cervicales, encontrando variaciones anatómicas normales de las vertebras cervicales, situación que alertó sobre la ne-

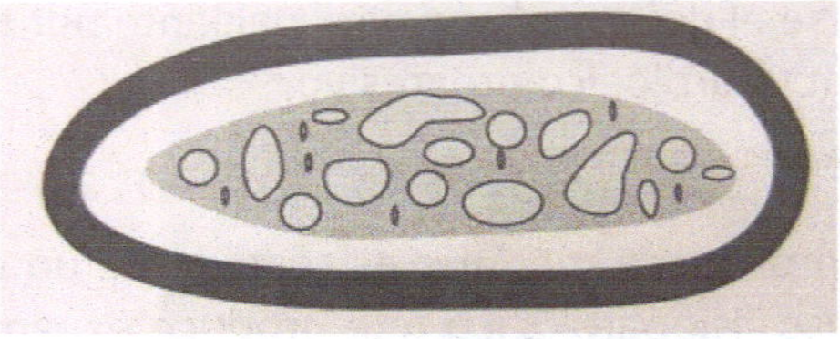

Figura 18.5: Vertebra inmadura oval

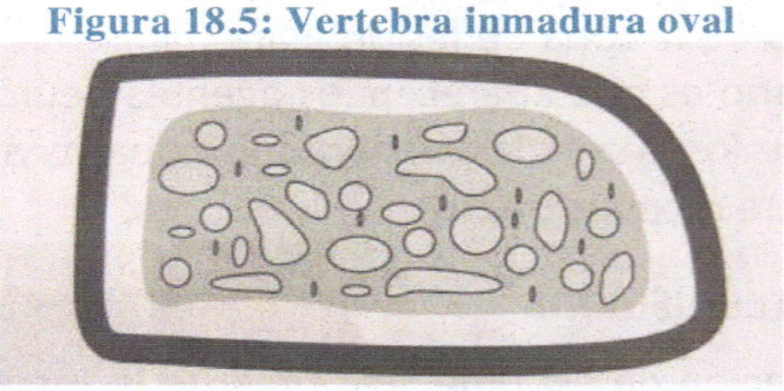

Figura 18.6: Vertebra con corner superior redondeado

Motor levels	Músculo	Reflejos	Sensibilidad
C2			Cabeza
C3			Cuello
C4	Diafragma, escapular		Hombros
C5	Biceps	Biceps	Cara lateral del miembro superior
C6	Extensores de la muñeca	Braquiorradial	Lado radial del antebrazo, pulgar
C7	Triceps, EDC, WF	Triceps	Dedo medio
C8	Flexores de los dedos		Lado cubital de la palma
T1	Intrínsecos (separar los dedos)		Lado cubital del antebrazo

Tabla 18.3: Miotomas y reflejos

cesidad de realizar otros estudios complementarios de imágenes para diagnosticar en forma efectiva fracturas vertebrales.

En el examen radiológico de rutina, solicitamos las incidencias de frente y perfil. Tener presente que muchas veces en lesiones cervicales bajas (C6/C7), la superposición de imágenes con la articulación del hombro, puede impedirnos tener una buena definición radiológico, en cuyo caso deberá repetirse la incidencia de perfil traccionando suavemente de los Miembros Superiores y de esta manera lograr una adecuada imagen para confirmar o descartar una lesión.

En es este estudio analizamos:

Otro de los elementos que tomamos en consideración, es evaluar si existe algún grado de Inestabili-

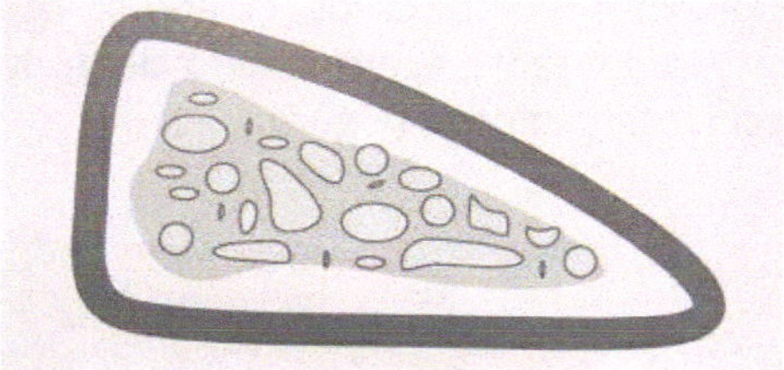

Figura 18.7: Vertebra con corner superior triangular

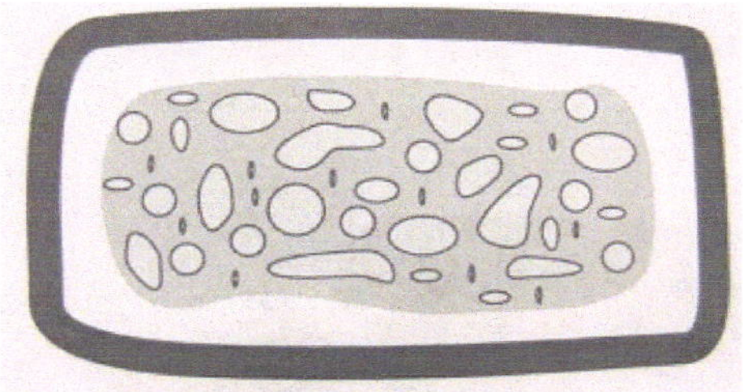

Figura 18.8: Vertebra rectangular madura

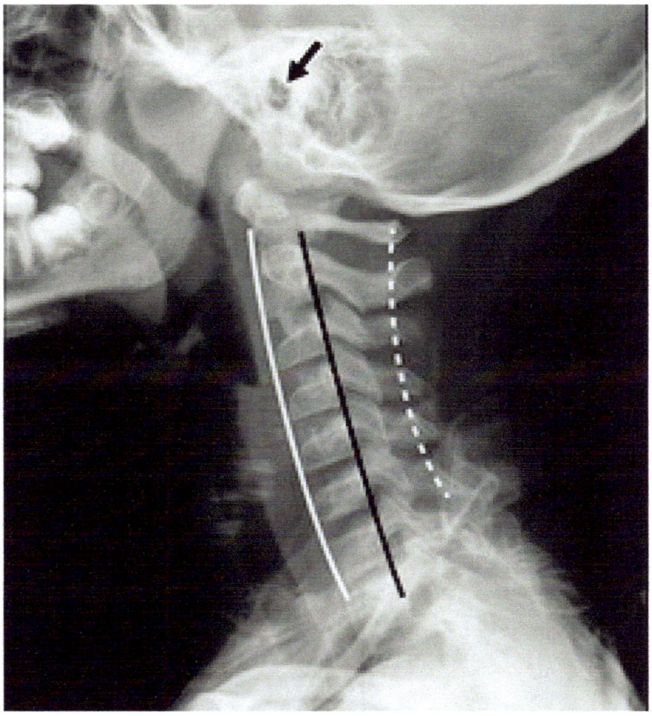

Figura 18.9: Examen Rx Normal (Fig. 8)
Línea Cervical Anterior
Línea Cervical Posterior
Línea Espino Laminar

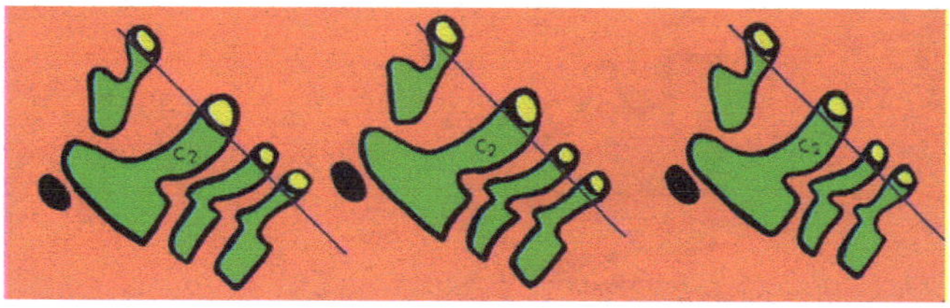

Figura 18.10: Variaciones normales del Espacio Inter espinoso C1-C2 en Flexión y en Extensión. (Fig 9)

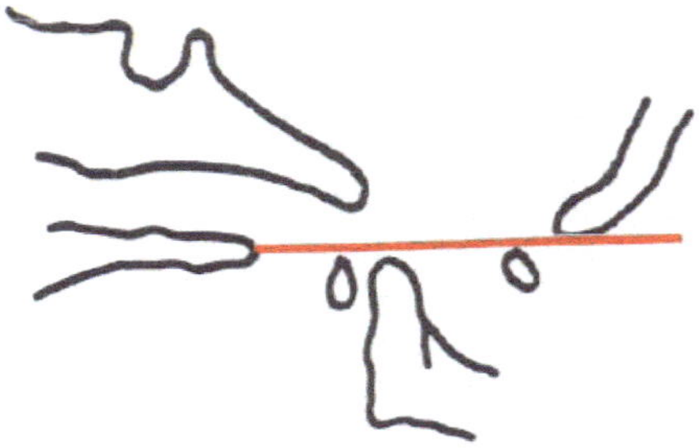

Figura 18.11: Línea de MacGregor (1948) es la línea que se extiendo desde el borde posterior del paladar óseo hasta el borde inferior del occipital. En condiciones la apófisis odontoide sobrepasa esta línea hasta en 7mm.

Edad (años)	Milímetros
3	1.94
5	2.17
10	2.27
15	1.71
18	1.07
Mujeres adultas	3.67
Varones adultos	3.81

Tabla 18.4: Valores según Hinck 1960

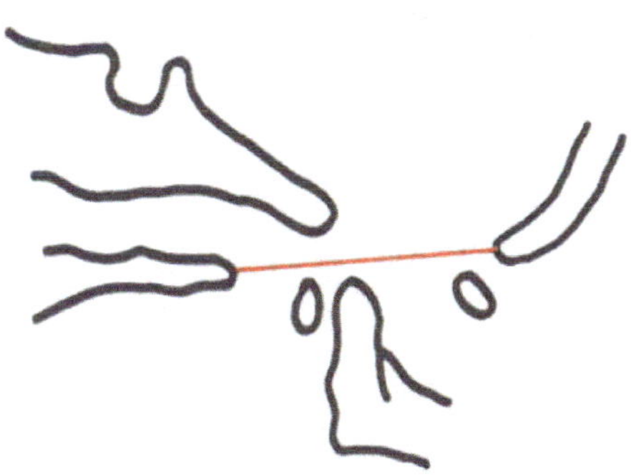

Figura 18.12: Línea de Chamberlain (1939). Se extiende desde el vértice del paladar oseo hasta el borde posterior del foramen magnum. En condiciones normales el vértice de la apófisis odontoide no debe tocar o sobrepasar esta línea en más de 6mm.

dad Occipito Cervical, especialmente en pacientes con antecedente de traumatismos de alta energía, y con perdida de conciencia. Para ello contamos con líneas de evaluación que analiza diferentes grados de Inestabilidad:

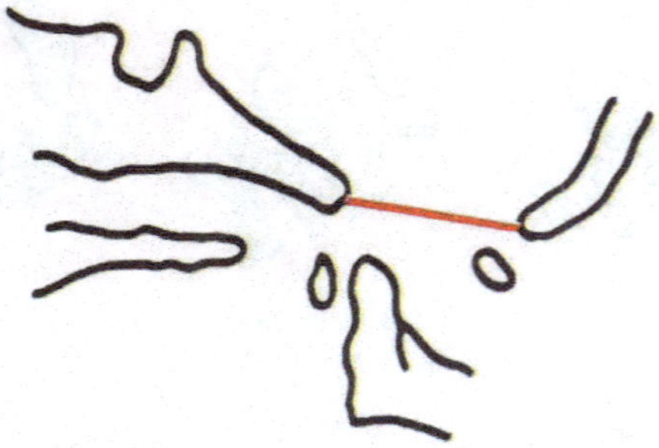

Figura 18.13: Línea de Mac Rae (1953). Se extiende desde el borde anterior al posterior del foramen magnum. En condiciones normales la apófisis odontoide debe quedar por debajo de esta línea.

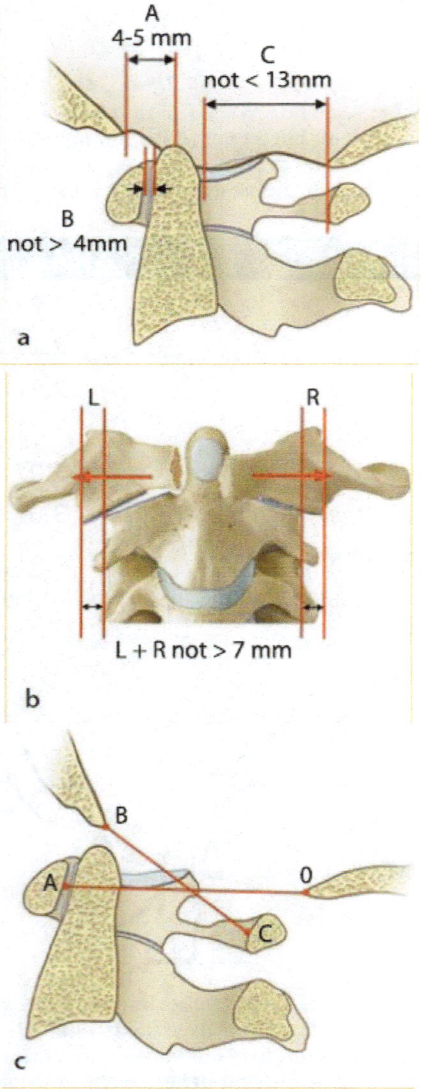

Figura 18.14: a, b, c

Criterios de Inestabilidad Axial según White y Panjabi

- Distancia superior a 1 mm entre el Basion (clivus) y la apófisis odontoides en Flexión Extensión (valor normal 4-5 mm) (Figura 18.14 a).

Criterios de Inestabilidad Subaxial (White y Panjabi)

- Desplazamiento que supere los 3,5 mm en placas dinámicas en Flexión –Extensión (Figura 18.15 a).
- Angulación que supera los 11 grados con la vértebra suprayacente acompañado de apertura del espacio interespinoso (Figura 18.15 b)

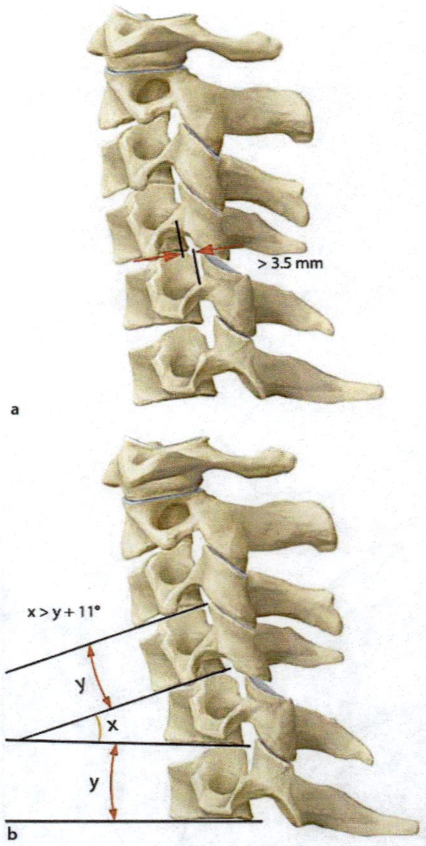

Figura 18.15: a y b

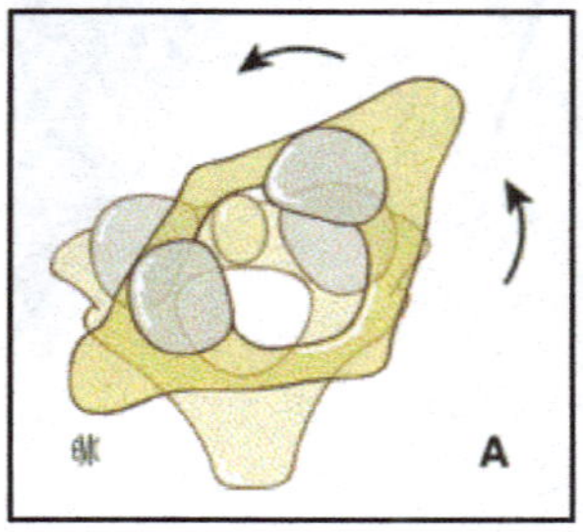

Tipo I

ROTACION SIN DESPLAZAMIENTO.

ADI MENOR DE 3 MM

LIGAMENTO TRANSVERSO INDEMNE

Tomografía Computada

Estudio con alta sensibilidad para la evaluación de la anatomía ósea y las características de una posible fractura. Permite además analizar la congruencia interarticular y probables lesiones ligamentarias asociadas. Para definir cuadro de Subluxaciones C1-C2, utilizamos la clasificación de Fielding (1977) Figura 18.15, que permite establecer grados de Inestabilidad en la Columna Axial:

Resonancia Nuclear Magnética

En los últimos años tuvimos un importante avance con la Resonancia Magnética, ya que de una manera no invasiva, nos permite evaluar estructuras nerviosas, médula espinal, y tejidos de vecindad de la columna vertebral. Este estudio busca detectar imágenes compatibles con edema, hemorragia o algún tipo de lesión medular, radicular o ligamentaria posterior. En caso de dudas, será conveniente con presencia del médico, realizar estudios radiológicos dinámicos y se deberá tener presente además la posibilidad que exista alguna otra lesión en otro sector de la columna vertebral (25 % de posibilidades).

En los estadios agudos traumáticos hay tres tipos de patrones que se visualizan en la RNM : T2:

- El patrón tipo I muestra una disminución de la intensidad en la señal que coincide con una hemorragia intraespinal aguda.

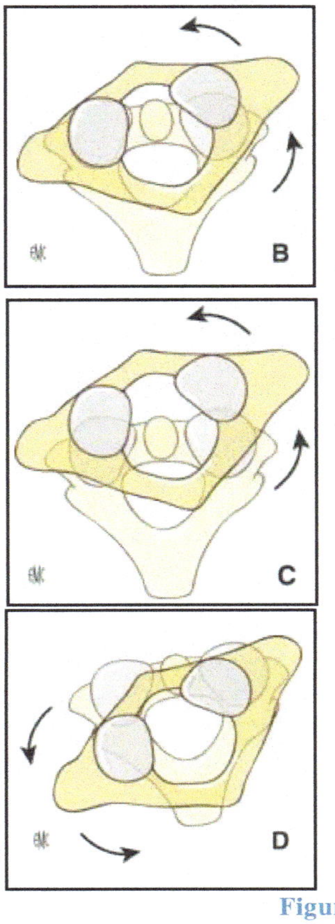

Tipo II

ROTACION CON DESPLAZAMIENTO DE MACIZO ARTICULAR UNILATERAL

ADI MAYOR DE 3 MM

LIGAMENTO TRANSVERSO ALTERADO

Tipo III

DESPLAZAMIENTO ANTERIOR DE AMBOS

MACIZOS ARTICULARES

ADI MAYOR DE 5 MM

LIGAMENTO TRANSVERSO ROTO

Tipo IV

DESPLAZAMIENTO ANTERIOR DE AMBOS

MACIZOS ARTICULARES CON FRACTURA DE APOFISIS ODONTOIDES

Figura 18.16:

- El patrón tipo II muestra una señal brillosa, que significa edema medular
- El patrón tipo III da una señal mixta con hipointensidad en el centro y luminosa en la periferia, que indicarían una contusión.

Los pacientes con patrones del tipo I no muestran mejoría neurológica en la escala de Frankel,, que analiza ell grado de compromiso motor, y los que encuadran en el tipo II y III casi siempre mejoran.

Luxación Occipito-Atloidea

Son lesiones que frecuentemente son fatales ocurridas luego de traumatismos de alta energía, (traumatismos automovilísticos). Si bien muchos de estos paciente fallecen al momento del traumatismo, hemos observado en los últimos años un número creciente de enfermos que llegan a los centros asistenciales, debido a exitosas maniobras de resucitación. Según Bucholz y Burkhead la prevalencia es d e un 8% en autopsias realizadas a víctimas fatales de lesiones traumáticas. En estos pacientes suele haber una ruptura total de los ligamentos que vinculan el atlas con el occipital, con un grado de lesión neurológica variable, excepcionalmente con déficit mínimo. Przybylski realizo un trabajo sobre 79 pacientes que sobrevivieron, 10% presentaron déficit aislado, 34 % déficit en Miembros Inferiores, 38 % cuadriplejia y 18 % déficit mínimo.

El diagnóstico de la lesión se sustenta en estudios radiológicos. Wholey et al. estudio la relación entre la base del cráneo y la Dens, en 600 radiografías laterales de la columna cervical. Destaca que entre la base del cráneo y la dens, la distancia no excede los 5 mm en adultos y es menor a 10mm en niños. Power et al. (Figura18.13 c) diagnostica la patología basándose en dos líneas. Una que se marca desde el margen anterior del foramen magno y el arco posterior del atlas por el marco posterior del foramen magno y el arco posterior del atlas. La distancia entre la primera línea, dividan la distancia de la segunda línea, normalmente es menor a 0,9 siendo diagnostico cuando es mayor a 1 cm. Esta se utiliza solo para desplazamientos anteriores. En las radiografías dinámicas la cara anterior del foramen no debe trasladarse más de 1 cm. en relación con el proceso odontoideo (para adultos).

Traynelis y col. Clasifican esta lesión en 3 tipos.

- Tipo 1 o Anterior : Es el más frecuente, el occipital se traslada anterior al atlas.
- Tipo 2 o Vertical : Es una distracción longitudinal.
- Tipo 3 o Posterior : Existe un desplazamiento posterior del occipital, siendo muy poco frecuente. En las fracturas tipo 2 no es necesario hacer reduc-

ción, maniobra que si debe realizarse en los tipos 1 y 3. Luego se inmovilizara con halo-chaleco o yeso para mantener el eje de la columna durante 3 meses. Al retirarlo se deben hacer pruebas dinámicas para observar la estabilidad segmentaria. Si continua inestable se realiza artrodesis C0-C1.

Fractura del Atlas

La mayoría de las fracturas del atlas se produce por una compresión axial directa que se dirige desde los cóndilos occipitales que impactan sobre las masas laterales. En general la fractura rompe los anillos anterior y posterior. El ligamento transverso se puede lesionar o avulsionarse en el punto de inserción. Es difícil evaluar la fractura en las radiografías simples, pero la tomografía computada es un método excelente para demostrarlo. La mayoría de estas fracturas consolidan con Halo – Chaleco, o Minerva de Yeso. Pueden ser necesarios más de 6 meses de inmovilización.

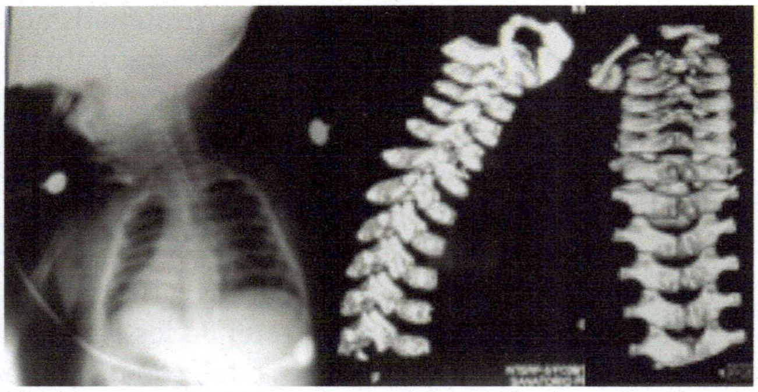

Figura 18.17: Parto Distócico Luxación Iatrogénica C1-C2. Cuadriplejia. Traqueostomía

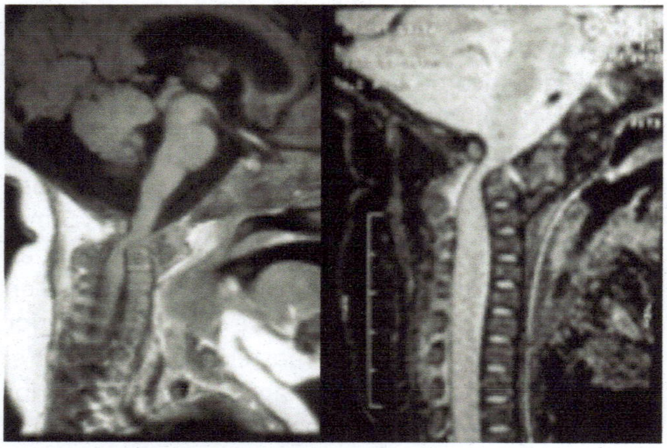

Figura 18.18: Compresión Medular C1-C2

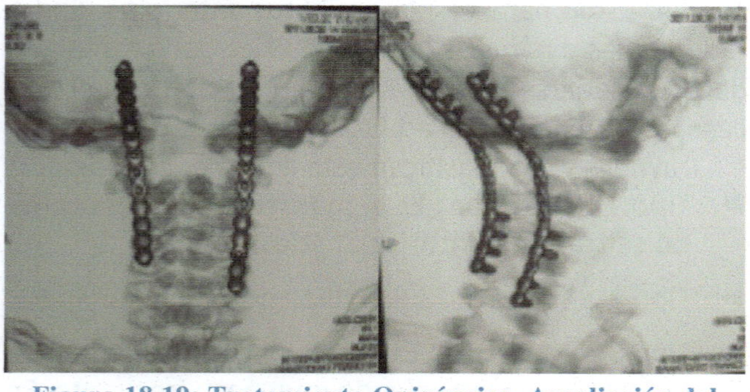

Figura 18.19: Tratamiento Quirúrgico. Ampliación del Foramen Magno. Fijación Occipito – Cervical con Osteosíntesis e Injerto Autólogo

Fracturas de Odontoides

La fractura de la Apófisis Odontoides es poco frecuente en la infancia, siendo el 13 % del total de las fracturas espinales.

La dens presenta en su base una sincondrosis que la une al cuerpo vertebral del axis que suele cerrarse entre los 4 y 6 años de edad, aunque radiograficamente se puede observar hasta 2 a 4 años después. Esto influye en la incidencia de las fracturas de Odontoides en la infancia. Alrededor de un 80% de las fracturas de C2 se producen en menores de 5 años, la mayoría de ellas son a nivel de la sincondrosis. Después del cierre de la sincondrosis sub dental la incidencia de fracturas de odontoides disminuye en forma significativa.

El mecanismo de producción suele ser un traumatismo de alta energía como colisiones vehiculares y caídas, teniendo en cuenta la relación mayor entre cabeza y cuerpo que presentan los niños en comparación con los adultos.

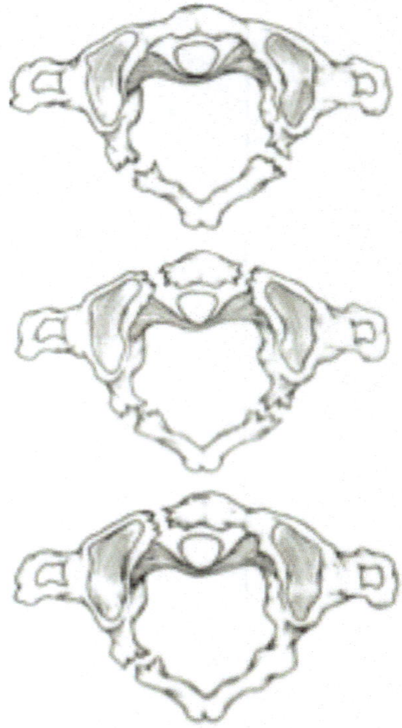

Figura 18.20: A: Fractura arco posterior B: Fractura tipo Burst C: Fractura masa lateral

Clínicamente suele haber dolor cervical y tortícolis, siendo frecuentes las lesiones neurológicas en relación indirecta con la edad.

Radiográficamente es difícil de realizar el diagnostico frecuentemente, no siendo identificada la lesión en las radiografías de frente y de perfil, ni transoral, por lo que es aconsejable solicitar una TAC con cortes a 2 mm y reconstrucción 2D/3D para su confirmación diagnóstica. Es conveniente además en el protocolo de evaluación, realizar una RNM para visualizar el estado medular y aparato ligamentario. La odontoides presenta 4 núcleos de osificación al nacimiento, 1 para cada uno de los 2 arcos neurales, 1 para el cuerpo y 1 para el proceso odontoide. Debemos conocer las variantes anatómicas y las anomalías de la odontoides, siendo las más frecuentes, la odontoides hipoplásicas, el osciculo terminal, el os odontoideo y la aplasia de odontoides.

Radiográficamente se clasifican estas fracturas según Anderson y D´Alonso (Figura 18.21) en 3 tipos:

- ***Tipo I:*** Avulsión lateral de la punta de la odontoides por el ligamento alar durante el movimiento de rotación de la cabeza. Algunos autores dudan de la existencia de este tipo de fractura.
- ***Tipo II*:** Fractura transversal de la base de la odontoides, que puede ser por un mecanismo de cizallamiento de izquierda a derecha o a la inversa. Este tipo de lesión tiene un alto riesgo de desarrollar pseudoartrosis, en especial cuando su desplazamiento es superior a los 2 mm. Es frecuente detectarlas en niños mayores de 7 años y en el 66 % de la población adulta.

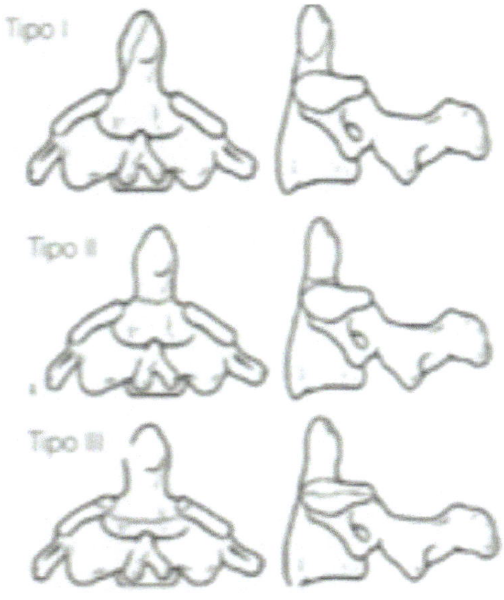

Figura 18.21: Clasificación de Anderson y D´Alonso:
Tipo I Avulsión lateral de la punta del odontoides
Tipo II Fractura transversal de la base del odontoides
Tipo III Fractura que se extiende al cuerpo del axis

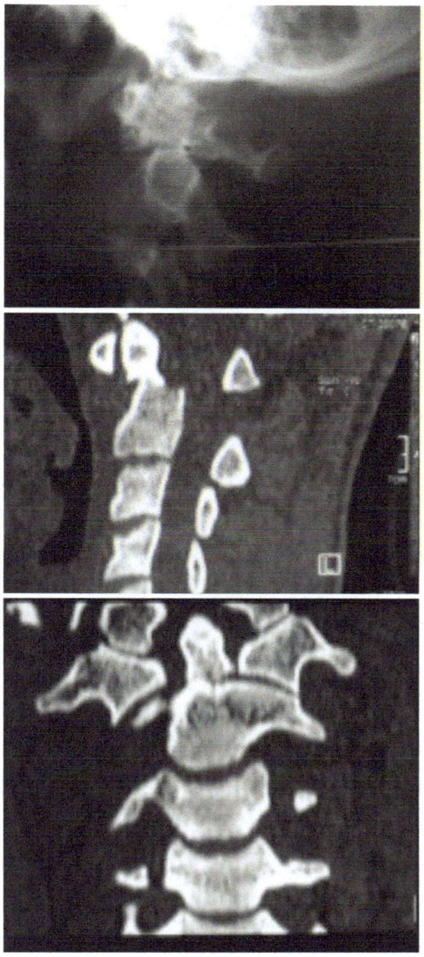

Figura 18.22: Traumatismo en la Vía Pública.

Fractura de Odontoides con Fractura de Macizo Articular del Atlas

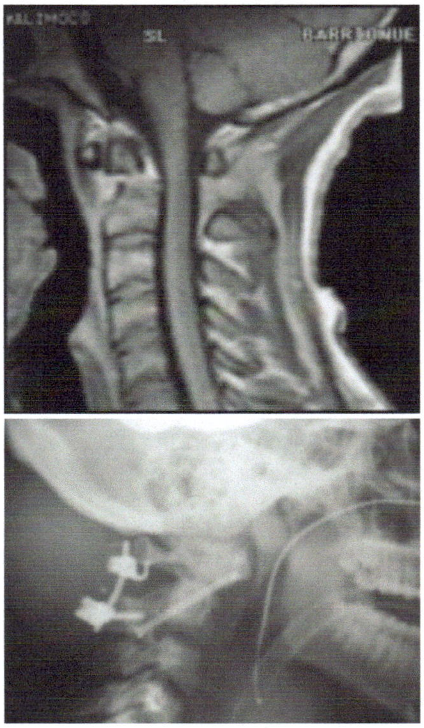

Figura 18.23: Artrodesis Vertebral Posterior C1-C2

- ***Tipo III***: Fractura que se extiende al cuerpo del axis por un mecanismo de cizallamiento; es más frecuente en niños de menos de 7 años y en el 31 % de la población adulta.

En las fracturas de tipo I y III se realiza tratamiento incruento con inmovilización con ortesis durante 8 semanas debido al bajo índice de pseudoartrosis. En las fracturas tipo II el tratamiento aconsejado es el quirúrgico, artrodesis in situ.

Fractura del Axis

La fractura del anillo de C2 es también llamada fractura del ahorcado. Sunchai y Sternbach describieron la fractura del ahorcado en un niño de 7 semanas de edad con avulsión bilateral de los pediculos de sus sincondrosis desde el cuerpo vertebral de C2. Este fue el caso del paciente más joven que hemos encontrado en la literatura con este tipo de fractura. Luego, Parisi y col. Publicaron el caso en un niño de 3 meses. No debemos confundir la sincondrosis persistente de la segunda vértebra cervical que suele cerrarse aproximadamente a los 6 años de edad. Muchas fracturas de C2 tienen un desplazamiento mínimo que consolidan con una inmovilización en un halo. El mecanismo de producción de la fractura de Hangman (fractura de los pediculos de C2) es de extensión o distracción. Se aso-

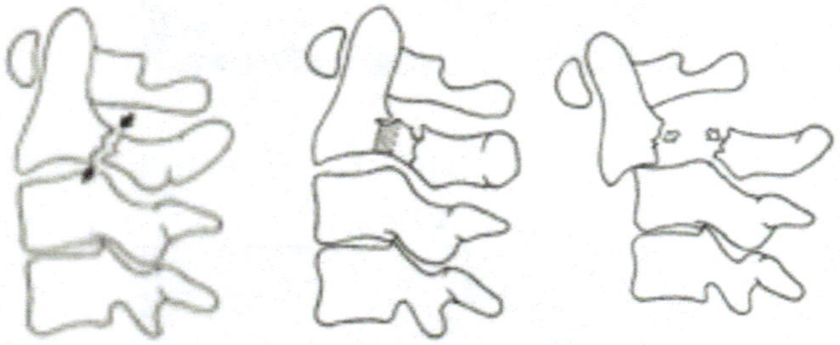

TIPO I TIPO IA TIPO II

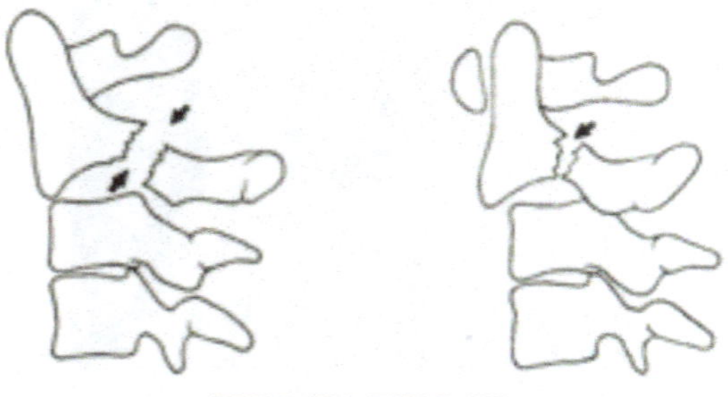

TIPO IIA TIPO III

Figura 18.24:

Tipo I Fractura a través del arco, no angulación desplazamiento mínimo
IA Fractura con elongación cuerpo vertebral angulación mínima
II Fracturas con angulación y desplazamiento significativos
IIA Fractura oblicua mínima traslación importante angulaciónIII Fractura Con luxación facetaria.

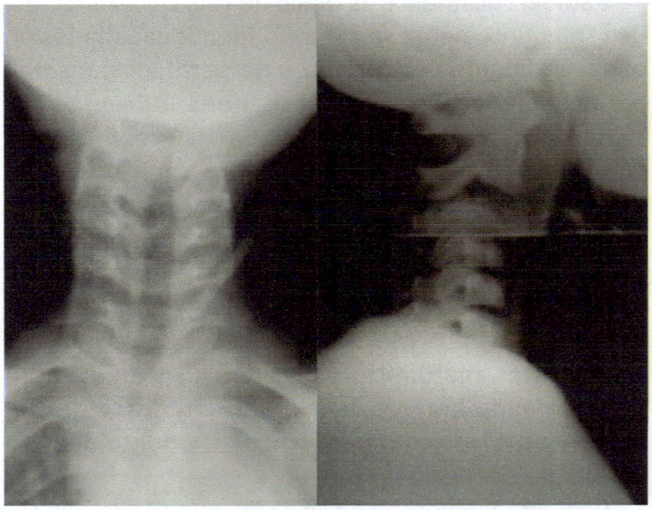

Figura 18.25: Luxación C2-C3 por colisión vehicular

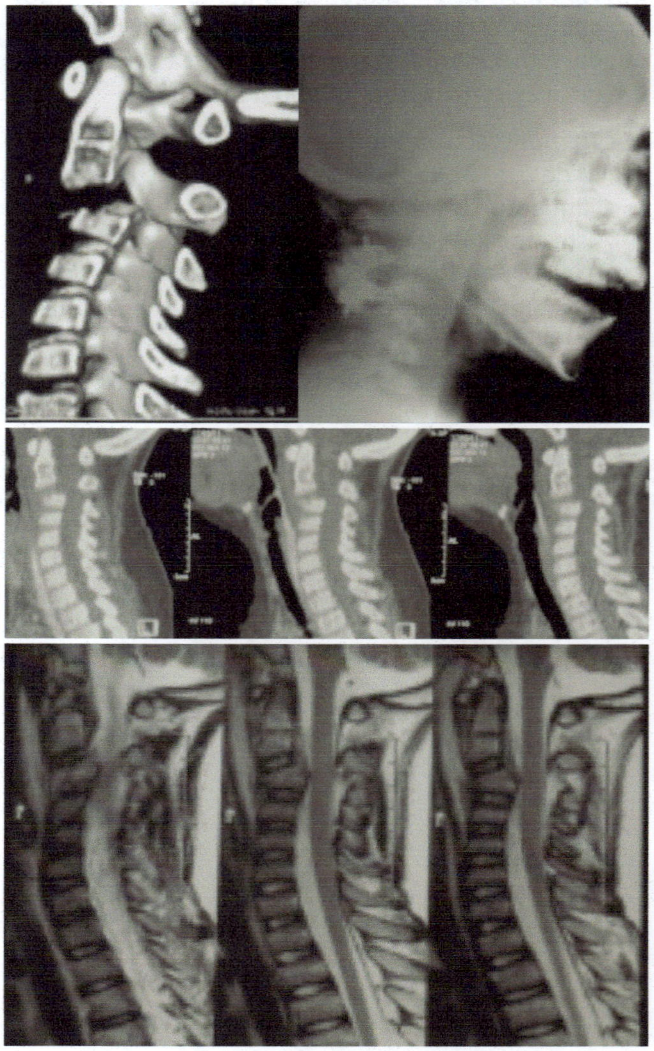

Figura 18.26: Artrodesis Vertebral Posterior C2-C3 con Osteosíntesis e Injerto Autólogo

cia comúnmente con abrasiones faciales o fracturas. La mayoría presenta estado neurológico intacto, con baja frecuencia pueden aparecer signos medulares. Radiográficamente las fracturas del pedículo y su desplazamiento o angulación puede ser significativa, siendo el tratamiento aconsejable la inmovilización con Minerva o Halo- Chaleco.

SCIWORA

- Este término fue introducido a la comunidad médica por Pang y Wilberger en el año 1982. (Spinal Cord Injury Without Radiographic Abnormality). Es una lesión que se produce con más frecuencia en niños con falta de maduración esquelética hasta alrededor de los 8 años. Es una luxación vertebral sin lesión osea, producida por traumatismos de alta energía. La identificación de este tipo de lesión se realiza por el examen clínico del paciente y por el estudio de RNM. (la Rx y la TAC suelen no diagnosticarlo).

Estos pacientes pueden cursar con un Síndrome Medular incompleta o completa, se produce por un mecanismo de flexión o distracción severa especialmente a nivel del raquis cervical.

Se cree que el SCIWORA se produce por que el cuerpo vertebral y los discos intervertebrales en los niños tienen una capacidad de elongación mayor que la medula espinal, elongándose hasta 2 pulgadas sin disrupción, mientras que la medula espinal solo se elongaría sin disrupción ¼ de pulgada.

La lesión medular se produce con más frecuencia en niños menores de 8 años. Los factores predisponentes son:

1. Hipermovilidad de la columna cervical.
2. Laxitud ligamentaria.

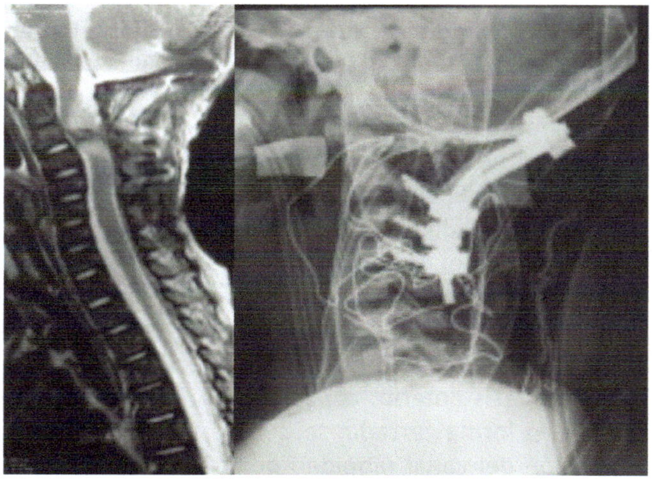

Figura 18.29: Estabilización Posterior Occipito Cervical con Osteosíntesis e Injerto Autólogo

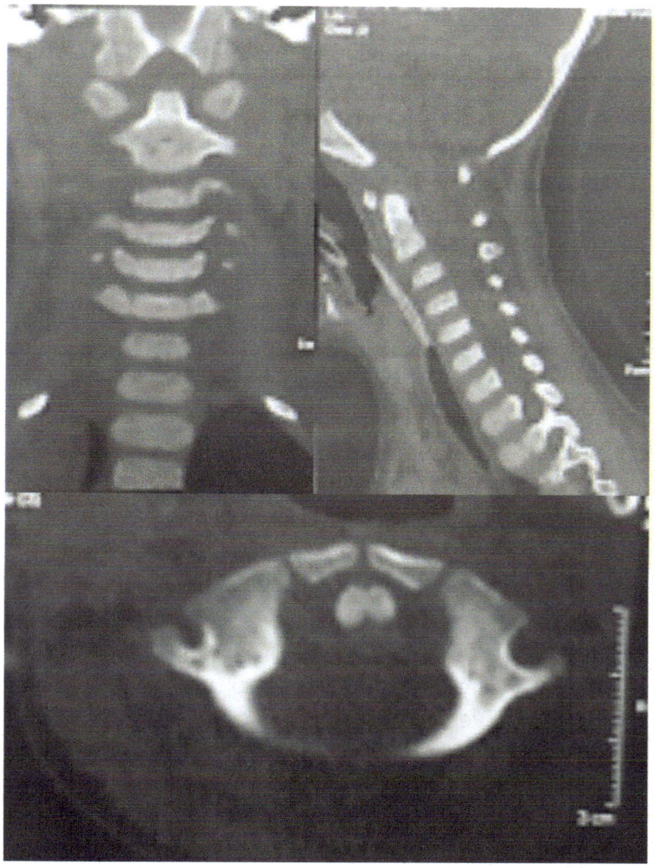

Figura 18.27: Paciente de 2 años. Traumatismo por colisión vehicular. Cuadriplejia. Rx y TAC normales

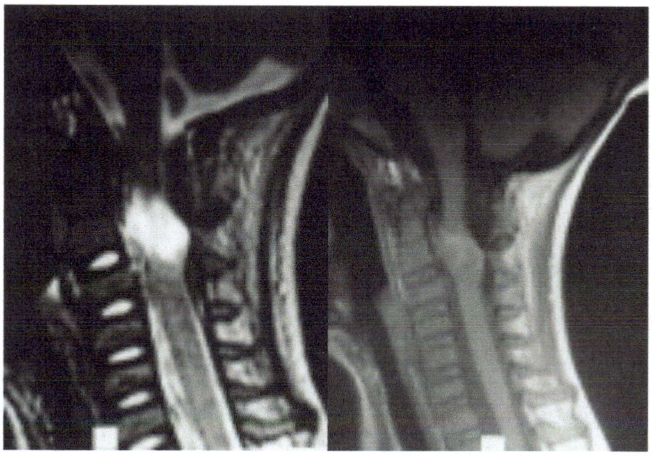

Figura 18.28: Imagen de Resonancia muestra en T1 y T2, sección Medular Completa

3. Aporte vascular insuficiente de la medula espinal de los niños de corta edad.

Se han descriptos casos de aparición tardía de síntomas neurológicos, y en todo ellos la columna no había sido inmovilizada tras el traumatismo inicial, y esto subraya la importancia de la inmovilización cervical ante la sospecha de lesión medular, en los pacientes pediátricos.

Existen en la Bibliografía trabajos que reportan 50 % de los niños con síndrome medular completa observando que en niños mayores las lesiones suelen ser incompletas.

Hasta un 10 % de los niños con lesión medular presentaron estudios radiográficos normales, siendo en estos casos el estudio de RNM el que ha mostrado mayor sensibilidad para el diagnóstico tanto de lesiones agudas como secuelares.

Fractura Luxación C3-C7

Las fracturas y luxaciones C3–C7 son lesiones poco frecuentes en la población pediátrica.

Las fracturas por compresión simple son las lesiones más comunes. Evans y Bethem revisaron 24 casos consecutivos y observaron que las lesiones por flexión es el mecanismo más frecuente de producción en el 42% de los pacientes, mientras que las luxaciones por hiperextensión, tuvieron una incidencia muy baja, solo el 12%.

En los últimos años hemos visto una tendencia creciente a resolver este tipo de lesiones de manera quirúrgica, en función de lograr una estabilidad inmediata y restituir rápidamente el paciente a una vida socialmente activa.

McGrory y Klanssen hicieron una revisión analizando los resultados de la artrodesis de la columna cervical para las fracturas y luxaciones de niños y adolescentes, observando 42 pacientes en donde el resultado fue excelente en el 76% de ellos, bueno en el 14 % y regular en el 10%, no habiendo deterioro detectable de la función clínica ni tampoco cambios en la estabilidad de la Columna Vertebral en el seguimiento alejado.

Para clasificar las lesiones en esta región, utilizamos la clasificación de Allen y Ferguson, que se basa según el mecanismo lesional involucrado en:

- Flexión Distracción.
- Flexión Compresión.
- Compresión Vertical.
- Extensión Compresión.
- Extensión Disrupción.
- Rotación.

A menudo las lesiones son difíciles de clasificar ya que obedecen a la combinación de más de un mecanismo lesional.

Lesiones por Flexión-Distracción

También corresponde a un espectro de lesiones, que dependen en parte, del grado de energía descargada sobre la unidad funcional espinal, así como también, de la presencia o no de rotación. Esto determina que las facetas puedan encontrarse subluxadas, encastradas o completamente luxadas. Si la lesión es simétrica, esto ocurre en forma bilateral, pero si existe rotación, esto determina una hemiluxación. Finalmente, si la lesión se acompaña de un momento cizallante, esto puede determinar la fractura de uno o ambas facetas articulares. Desde el punto de vista anatómico, las lesiones pueden corresponder solamente a esguince del ligamento supra- interespinoso, o rotura completa de este. Este depende de la magnitud de la traslación durante el trauma (es una lesión con el arco posterior intacto), de la presencia o ausencia de una hernia de núcleo pulposo traumática asociada, y del tamaño del canal raquídeo. Las hemiluxaciones presentan 24% daño medular, y 68% daño radicular.

Las luxaciones bilaterales presentan daño medular en un 41%, y daño radicular en un 32%[38]. Son varios los estudios que prueban que un 4% de este tipo de pacientes, presentan progresión del daño neurológico durante su tratamiento en centros de la especialidad. La mayoría de los casos presentan luxaciones uni o bilaterales asociados a extrusión de disco intervertebral. Por este motivo, es poco prudente reducir las facetas en un paciente anestesiado, en desconocimiento de la situación del disco intervertebral. De preferencia, se inicia la reducción cerrada con el paciente vigil, mediante la tracción cervical, y de requerirse una reducción cruenta,. En este tipo de lesiones es mandatorio siempre realizar una RNM, ajustando la estrategia de tratamiento según este el conducto raquídeo libre u ocupado.

Las subluxaciones facetarias suelen ser lesiones estables, y en general se tratan con ortesis cervical rígida por un periodo de 8 semanas, al final de los cuales se debe hacer un estudio dinámico. Si se demuestra inestabilidad en este estudio, o si la inestabilidad se demuestra al ingreso, se debe artrodesar el segmento, ya sea por vía anterior o posterior. En estos casos, quizá esta última alternativa sea la mejor. En el caso de facetas encastradas o luxadas, ya sea uni o bilateralmente, el tratamiento se inicia con tracción cervical. La reducción cerrada se obtiene en un 40% - 80% de los casos, según diferentes series.

Las lesiones más proximales se reducen en forma más predecible, las luxaciones bilaterales se reducen con mayor facilidad que las unilaterales (80% vs. 50% respectivamente). Habitualmente las lesiones que tienen mayor daño capsulo-ligamentario, tienen mayores posibilidades de reducción. Si la lesión se reduce, a través de tracción gradual, luego se decidirá si realizar una artrodesis anterior o posterior. Si la lesión no se reduce en forma cerrada, se debe estudiar la posible ocupación del canal raquídeo por fragmentos de disco intervertebral. Si esta situación se confirma, debe ser mandatorio abordar la columna vertebral por vía anterior, retirar el fragmento discal que puede generar una compresión medular aguda y luego proceder a la estabilización vertebral.

Lesiones por Flexión-Compresión

Al igual que en otros tipos de lesiones de la columna cervical subaxial, se observa un espectro de lesiones con inestabilidad y daño neurológico progresivo, dependiendo del grado de energía aplicado al momento del traumatismo. Al observar acuñamiento del cuerpo vertebral en la radiografía de ingreso, es necesario evaluar la existencia de disrupción de los elementos posteriores, ya que esto puede caracterizar una lesión inestable. El extremo del espectro de estas lesiones es la denominada "Tear-drop", o gota de lagrima, y se define como una fractura en flexión caracterizada por la compresión del cuerpo vertebral y desplazamiento de éste desde su esquina anteroinferior. Se asocia a daño del disco intervertebral, cápsulas articulares, y complejo ligamentario posterior. El daño neurológico es muy frecuente, y por tratarse de una lesión de alta energía, y generalmente puede producirse un daño medular completo. El mecanismo habitual es ocupación del conducto debido a protrusión de fragmentos óseos. En las lesiones sin daño neurológico, se debe primero evaluar si la lesión cumple con criterios de inestabilidad. Si ello no se demuestra, se maneja con órtesis cervical rígida por 8 - 12 semanas es efectivo.

En aquellos pacientes donde al momento de admisión se comprueba una lesión inestable (con o sin daño neurológico), se coloca al paciente en tracción cervical y se programa una cirugía de descompresión y estabilización en general por vía anterior (corpectomía descompresiva seguido de reconstrucción con injerto tricortical y placa). En la fractura "tear-drop", dado el alto grado de inestabilidad generado por el daño de la banda de tensión posterior, se puede discutir la necesidad de cirugía posterior complementaria. La experiencia clínica muestra que muchos de estos pacientes no la requieren.

Lesiones por Compresión Vertical

Se produce conminución del cuerpo vertebral con grados variables de retropulsión de fragmentos óseos hacia el canal raquídeo. El grado de invasión del canal raquídeo determina compromiso neurológico en el 73% de los pacientes, siendo la mayoría lesiones medulares. Esto se produce por compresión directa de la medula espinal, o por daño vascular (arteria espinal anterior).

Si el paciente presenta daño neurológico, se coloca en tracción cervical y se aconseja realizar una cirugía anterior descompresiva (corpectomía) y de reconstrucción, con injerto tricortical y placa autobloqueante. Si se demuestra además daño de la banda de tensión posterior (aparato ligamentario), se aconseja realizar un segundo tiempo posterior complementario, con fusión.

Si el enfermo no presenta daño neurológico, se debe valorar el grado de invasión del canal raquídeo. Consideramos que el espacio disponible para la medula espinal es a ese nivel menor de 14 mm. Cuando encontramos una ocupación que supera los 3 mm, es recomendable niciar tracción continua, y eventual tratamiento quirúrgico por via anterior.

Si el enfermo no presenta compromiso significativo del canal raquídeo según los parámetros descritos, así como tampoco compromiso de la banda de tensión posterior, se puede utilizar con inmovilización externa (collar cervical rígido) por 8 a 12 semanas.

En las lesiones por estallido cervical con daño neurológico, se discute el tiempo en el cual es recomendable operar: No existen datos categóricos que documenten la necesidad de la descompresión quirúrgica de urgencia [42], así como tampoco es categórico el hecho de que aumente la morbilidad de un procedimiento efectuado en las primeras 24 - 48 horas. Claramente, la cirugía precoz logra disminuir los días de hospitalización, reduce el número de eventos pulmonares secundarios, y permite una rehabilitación precoz.

Lesiones por Extensión Compresión

La transmisión de fuerzas de carga axial a los elementos posteriores provoca fractura de apófisis espinosas, láminas, macizos articulares y/o pedículos. En particular, las siguientes condiciones pueden provocar inestabilidad:

- Si el momento de hiperextensión sobrepasa cierto límite y vulnera las estructuras disco-ligamentarias del pilar anterior de carga, se produce desplazamiento anterior del cuerpo vertebral superior e inestabilidad.
- Si a la hiperextensión, se agrega rotación, se produce una fractura del pedículo y lámina ipsilateral, generando una "fractura-separación del macizo articular". El macizo articular puede rotar en el plano sagital, provocando inestabilidad inferior solamente (75%), o superior e inferior (25%). La fractura del arco posterior puede tratarse con órtesis cervical por 6 - 8 semanas, al final de las cuales se debe practicar estudio dinámico. Si existe desplazamiento inicial o si se demuestra un patrón de inestabilidad en las radiografías dinámicas, se indica la artrodesis anterior con injerto tricortical intersomático y estabilización con placa.

La artrodesis puede ser mono o bisegmentaria. En el caso de la separación-fractura del macizo articular, las lesiones tipo I y II pueden tratarse ortopédicamente con halo-vest por 8 a 12 semanas, y posterior estudio dinámico. Por el otro lado, las lesiones tipo III y IV requieren siempre artrodesis mono ó bisegmentarias.

Lesiones por Extensión Distracción.

El mecanismo de hiperextensión puede provocar daño neurológico transitorio o definitivo a través del pellizcamiento del cordón medular entre el margen póstero-inferior y los elementos posteriores de la vértebra subyacente. Esto puede ocurrir en la columna pediátrica dado el alto grado de elasticidad de las estructuras capsulo-ligamentarias, o en la columna degenerativa, al vulnerarse el ligamento común vertebral anterior y el o los discos intervertebrales provocando la subluxación posterior. El daño neurológico se produce en especial, en canales previamente estenóticos. Ante un enfermo que se presenta sin daño neurológico, el estudio radiológico inicial puede mostrar edema prevertebral, aumento del espacio discal, y/o una avulsión del vértice anterosuperior del cuerpo vertebral inferior ("teardrop" o gota de lágrima"). La subluxación posterior puede encontrarse perfectamente reducida al momento del estudio radiológico inicial. Ante la sospecha de este diagnóstico, se puede complementar el estudio con radiografías dinámicas y/o resonancia magnética. Si cumple con criterios radiológicos de inestabilidad, o bien, si la lesión se presenta con daño neurológico de ingreso, se indica la artrodesis por vía anterior.

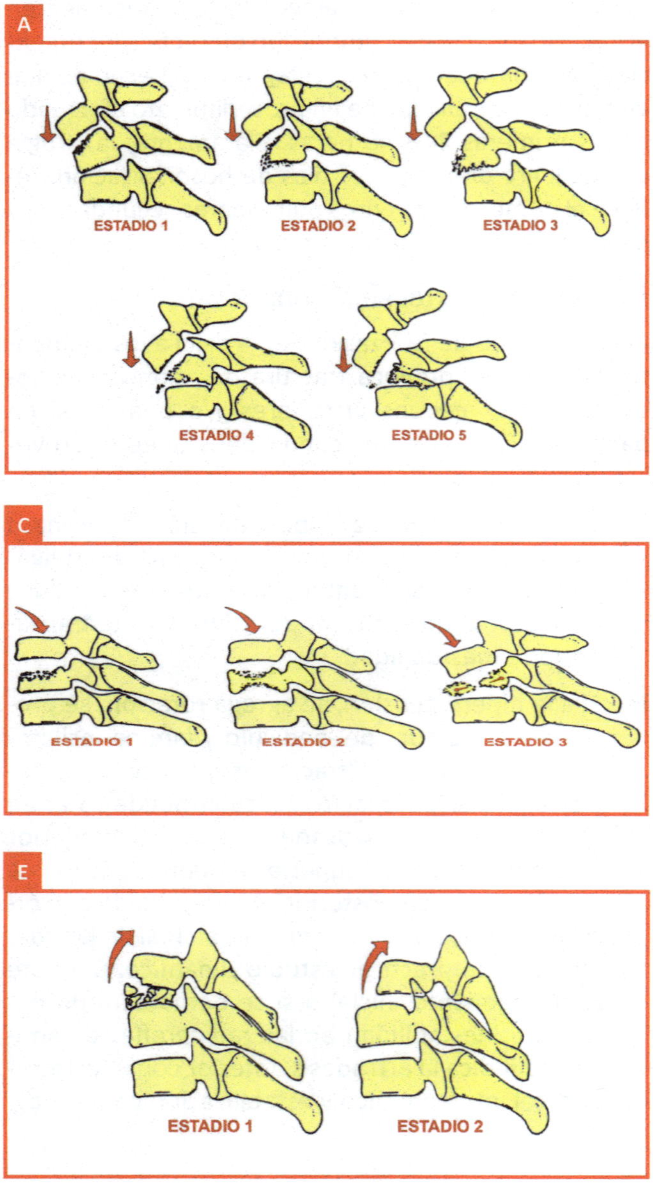

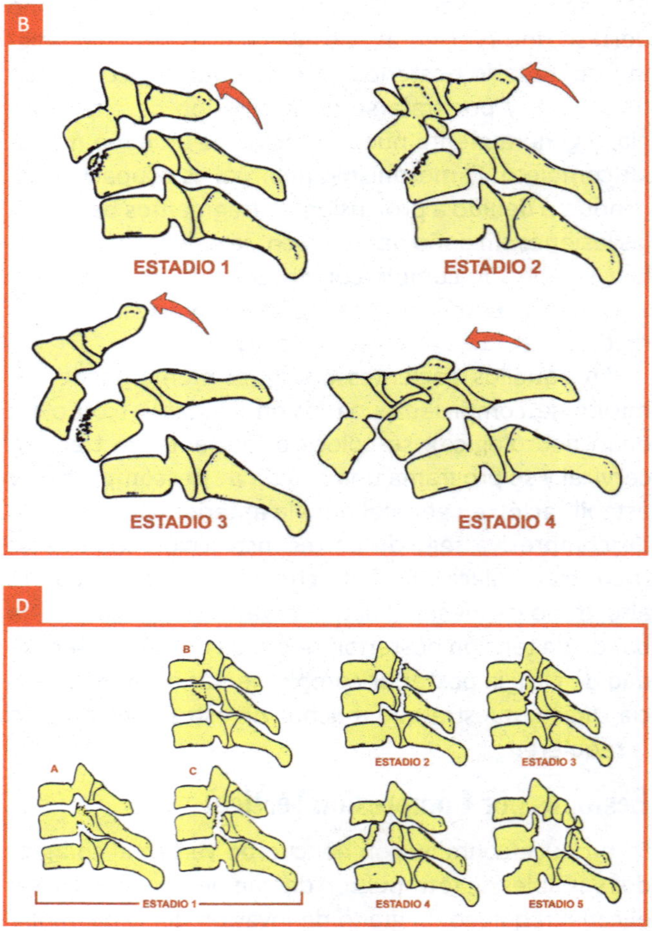

Figura 18.30:
A flexión Distracción
B flexión Compresión
C Compresión Vertical
D Extensión Compresión
E Extensión Distracción

Bibliografía

1. Jones, E. T., and Hensinger, R. N.: Cervical spine injuries in children. Contemp. Orthop., 5:17-23, 1982.
2. Henry, P.;Lyne,E.D.;et al. Clinical review of cervical spine injuries in children. Clin. Orthop., 129:172-176, 1977.
3. Kokoska ER, Keller MS, Rallo MC, et al. Characteristics of pediatric cervical spine injuries. J Pediatr Surg. 2001;36:100-105.
4. Vaccaro AR, Pizzutillo PD. Management of pediatric spinal cord injury patients. In: Levine AM, Eismont FJ, Garfin SR, et al, eds. Spine Trauma. Philadelphia: WB Saunders; 1998:544-559.
5. Finch GD, Barnes MJ. Major cervical spine injuries in children and adolescents. J Pediatr Orthop. 1998;18:811-814.
6. Eleraky MA, Theodore N, Adams M, et al. Pediatric cervical spine injuries: report of 102 cases and review of the literature. J Neurosurg. 2000;92(Suppl 1):12-17.
7. Gupta SK, Rajeev K, Khosla VK, et al: Spinal cord injury without radiographic abnormality in adults. Spinal Cord 37:726-729, 1999
8. Ghatan S, Ellenbogen RG. Pediatric spine and spinal cord injury after inflicted trauma. Neurosurg Clin N Am. 2002;13:227-233.
9. Allen JP, Meyers GG, Condon VR. Laceration of the spinal cord related to breech delivery. JAMA. 1969;208:1019-1022.
10. Bresnan MJ, Abroms IF. Neonatal spinal cord transaction secondary to intrauterine hyperextension of the neck in breech presentation. J Pediatr. 1974;84:734-737.
11. Herzenberg JE, et al. Emergency transport and positioning of young children who have an injury of the cervical spine. J Bone Joint Surg Am 71: 15 -22 1989.
12. Snyder RG,et al. : Athropometry of infants, children, and youths to age 18 for product safety design SP-450. Warrandale, PA: Society of Automative Engineers. 1977
13. Ogden JA: Skeletal injury in the child. Philadelphia: WB Saunders. 1990
14. Sneed RC, Strover SL: Undiagnosed spinal cord injuries in brain injured children. Am J Dis Child 142: 965-967.1988
15. Bertolami CN, Kaban LB: Chin trauma: a clue to associated mandibular and cervical spine injury. Oral Surg 53:122-126. 1982
16. Braken MB, et al: Administration of methylprednisolone for 24 or 48 hours or tirilazad mesylate for 48 hours in the treatment of acute spinal cord injury. National Acute Spinal Cord Injury Study. JAMA 277:1597-1604.1997
17. Geisler FH, et al: The Sygen multicenter acute spinal cord injury study. Spine 26:S87- S98. 2001
18. Stirling DP,et al: Minocycline treatment reduces delayed ligodendrocyte death, attenuates axonal dieback, and improves functional outcome after spinal cord injury. J Neurosci 24:2182-2190. 2004
19. Brines MB, et al: Erytropoietin mediates tissue protection through an erythropoietin and common beta subunit heteroreceptor.Proc Natl acad Sci USA 101: 14907-14912. 2004
20. Wholey, MD. Bruwer, AJ. Baker, HL. The lateral roetgenogram of the neck. Radiology 71: 350-356,1958
21. Connolly, Brendon MD, CPT, Turner, Clayton, MD, LCDRT, De Vine, John MD, CPT; Gerlinger, ted MD, CPT. Jefferson fracture resulting in collet-sicard syndrome. Spine 2000 Vol 25 (3) f2000 p 395
22. Mazur, John; Coweless, Eric A; Cunnigs, Ripay. Combined Odontoid and Jefferson fracture in a child: A case report. Spine 2002, Vol 27 (R) pp 197-199
23. Basset, F.H. and goldner, j.L.: Aplasia of the odontoid process. Proc. AAOS 50:833, 1968
24. Powers, B. Miller, MD. Kramer RS.Traumatic anterior atlanto-occipital dislocation. Neurosurgery 4:12-17.1979
25. Roach, J.W., Duncan, D., Wenger, D.R., et al: Atlanto-axial instability and spinal cord compression in children. Diagnosis by computerized. J. Bone Joint Surg. Am. 66:708, 1984
26. Fielding, J.W., Hensinger, RR.N., and Hawkins, R.J.. Os odontoideum. J. Bone Joint Surg. AM 63:376, 1980
27. Sumchai, A.P.; Sternbach, G.L. Hangman-s fracture in a 7-weekold infant. Ann Emerg Med 20:86-89,1991
28. Parisi, M; Lieberson, R.; Shatsky, S. Hangman´s fracture or primary spondylolysis: A patient and a brief review. Pediatr Radiol 21:367-368, 1991.
29. Wollin, D.G. The os odontoideum. Aseparate odontoid process. J Bone Joint Surg 45A:1459-1471, 1963.
30. Pang, Dachling M.D. Spinal Cord Injury without Radiographic Abnormality in Children, 2 Decades Later. Neurosurgery. 55(6):1325-1343, December 2004
31. McPhee lB. Spinal fractures and dislocations in children and adoles- cents. Spine 1981;6:533-53
32. Launay, Franck MD *; Leet, Arabella I MD ◊; Sponseller, Paul D MD ◊ Pediatric Spinal Cord Injury without Radiographic Abnormality: A Meta-analysis. Clinical Orthopaedics & Related Research. (433):166-170, April 2005.
33. Ghatan S, Ellenbogen RG. Pediatric spine and spinal cord injury after inflicted trauma. *Neurosurg Clin N Am.* 2002;13:227-233.
34. Marinier M, Rodts MF, Connolly M: Spinal cord injury without radiographic abnormality. Orthop Nurs 16:57-63, 1997.
35. Evans, DL. Bethem, D. Cervical spine injuries in children. j Pediatr Orthop 9:563-568,1989
36. McGrory,BJ. Klassen, RA. Arthrodesis of the cervical spine for fractures and dislocations in children and adolescents. JBone Joint Surg 75:988-995,1993
37. VACCARO, Alexander R., COOK Cynthia M., McCULLEN Geoffrey, GARFIN Steven R. Cervical Trauma. Rationale for Selecting the Appropriate Fusion Technique. Orthopedic Clinics of North America. Vol.29, Nº 4: 745-754, 1998.
38. Effendi B, Roy D, Cornish B, Dussault RG, Laurin CA: Fractures of the ring of the axis: A classification based on the analysis of 131 cases. JBJS 63(B): 319 – 327, 1981
39. Smith G, Robinson R. The treatment of certain cervical spine disorders by anterior removal of the intervertebral disc and interbody fusion. JBJS 40: 607, 1958
40. Hanci M, et. al.: Oesophageal perforation subsecuent to anterior cervial spine screw-plate fixation Paraplejia 33(10): 606 – 609, 1995.
41. Böhler J, Gaudernak T. Anterior plate stabilization for fracture-dislocation of the lower cervical spine. J. Trauma 20: 203 – 205, 1980
42. Miller LS, Cotler HB, et.al.: Biomechanical analysis of cervical distraction. Spine 12: 831, 1987.
43. Akbarnia BA. Pediatric spine fractures. Orthop Clin N Am. 1999;30:521-536
44. Bachulis Bl. Long WB.Hynes GD, et al. Clinical indication for cervical spine radiographs in the traumatized patient. Am J Surg 1987; 153:473-477.
45. Marinier M, Rodts MF, Connolly M: Spinal cord injury without radiographic abnormality. Orthop Nurs 16:57-63, 1997.
46. HoralJ. NachemsonA, Scheller S. Clinical and radiologicallong term follow-up of vertebral fractures in children. Acta Orthop Scand 1972; 43:491-503.
47. Verlaan JJ, Diekerhof CH, E de Buskens, et al.. El tratamiento quirúrgico de fracturas traumáticas de la espina dorsal torácica y lumbar: una evaluación sistemática de la literatura sobre las técnica, las complicaciones, y el resultado. 2004 de espina dorsal; 29: 803 - 14.
48. DeOrioJK, BiancoAJ Jr. Lumbar disc excision in children and adolcs- cents.] Bone]oint Su'X {Am] 1982;64:991-996.
49. Proctor MR. Spinal cord injury. Crit Care Med. 2002;30(Suppl 11):S489-S499.
50. Grier D, Wardell S, Sarwark J, et al. Fatigue fractures of me sacrum in children: two case reports and a review of the literature. Skel Radio! 1993;22:515-518.
51. Hegenbarth R, Ebel KD. Roentgen findings in fractures of the vene- bral column in childhooo: examination of 35 patients and its results. Pediatr Radiol1976;5:34-39.
52. Vialle LR. Vialle E. Thoracic spine fractures. [Review] [58 refs] [Journal Article. Review. Review, Tutorial] Injury. 36 Suppl 2:B65-72, 2005 Jul.
53. Ferrandez L, Usabiaga J, Curto JM, et al. Arypical multivertebral &acture due to hyperextension in an adolescent gir!o Spine 1989;14:645-646.
54. Miller JA. Smith TH. Seatbelt induced Chance fracture in an infant. I Case report and literature review. Pedíatr Radiol 1991;21:575-577.
55. Aufdermaur M. Spinal injuries in juveniles. Necropsy findings in twelvecases. f Bone foint Surg [Br] 1974;56:513-519.
56. Dietemannn JL, Runge M, Badoz A, et al. Radiology of posterior lumbar apophyseal ring fractures: report of 13 cases. Neuroradiology 1988;30:337 -344.
57. Savia OM, Bell HM, Beauchamp RD, et al. Fracture of me lumbar vertebral apophysis. J Pt'diatr Orthop 1985;5:550-552.
58. McPhee lB. Spinal fractures and dislocations in children and adoles- cents. Spine 1981;6:533-537.
59. Takata K, lnoue S-l, Takahashi K, et al. Fracture of the posterior: margin of a lumbar vertebral body.] Bone]oint Surg {Am} 1988;70:589-594.
60. Greene TL, Hensinger RN, Hunter YL. Back pain and vertebral changes simu-

laring Scheuermann's disease. J Pediatr Orthop 1985;5:1-7.

61. Jackson RW. Surgical stabilization ofthe spine. Parap/egia 1975;13:71-74.

62. Lancourr JE, Dickson JH, Carter RE. Paralyric spinal deformiry fol- Iowing traumatic spinal-cord injury in children and adolescents. J Done Joint Surg [Am] 1981;63:47-53.

63. Hadley MN, Zabramski JM, Browner CM, et al. Pediatric spinal trauma. Review of 122 cases of spinal cord and vertebral column injuries. J Neurosurg 1988;68:18-24.

64. Cullen JC. Spinal lesions in bartered babies. J Bone Joint Su'X [Br] 1975;57:364-366.

65. Dickson RA, Leamerman KD. Spinal injuries in child abuse: case report.J Trauma 1978;18:811-812.

66. Kleinman PK, Marks SC. Vertebral body fractures in child abuse: radiologic-histopathologic correlates. Invest Radio/ 1992;27:715-722.

67. Gabos PG. Tuten HR. Leet A. Stanton RP. Fracture-dislocation of the lumbar spine in an abused child. [Review] [53 refs] [Case Reports. Journal Article. Review. Review of Reported Cases] Pediatrics. 101(3 Pt 1):473-7, 1998 Mar.

68. Levin TL. Berdon WE. Cassell I. Blitman NM. Thoracolumbar fracture with listhesis--an uncommon manifestation of child abuse. [Review] [9 refs] [Journal Article. Review. Review of Reported Cases] Pediatric Radiology. 33(5):305-10, 2003 May

Capítulo 19

Traumatismo de torax

Alicia Ebensperger Orrego, José Manuel Campos Varas

Introducción

El traumatismo torácico (TT) es la segunda causa de muerte por trauma en niños, Aunque menos frecuente que en adultos, tiene una letalidad mayor que otros tipos de traumatismos; lo que hace imprescindible sospecharlo y tratarlo con rapidez. Es causado por mecanismos de alta energía, principalmente colisiones vehiculares de tránsito, siendo frecuentes las lesiones multisistémicas Estos traumatismos, en especial atropellos, son causa de muerte en 15% de los menores de entre 3-15 años, a lo que debemos agregar caídas, incidentes en bicicleta, traumatismos intencionales y el creciente número de agresiones por terceros y violencia en adolescentes. A pesar de que el TT representa sólo entre el 5 y 12% del total de hospitalizaciones por trauma en pediatría, es el segundo en mortalidad después del traumatismo encefalocraneano y empeora considerablemente su pronóstico si está asociado a trauma abdominal o de sistema nervioso central. El TT es menos frecuente en niños pequeños pero al aumentar la edad muestra un peak de incidencia entre los 12 y 15 años; donde más del 50% de ellos tiene lesiones en varios sistemas. La mortalidad del TT aislado es de aproximadamente 5- 10%, elevándose a 25% al agregarse trauma abdominal o craneoencefálico y a 40% cuando coexisten los tres. En el caso de TT contuso la mortalidad escasamente se debe a las lesiones del tórax; sino más bien es resultado de lesiones de otros sistemas lo que si ocurre en el caso de los traumas penetrantes.

Es importante saber cómo varían los distintos mecanismos de trauma según la edad del paciente y también reconocer y entender como la anatomía, fisiología y los patrones de las lesiones cambian a distintas edades y difieren del comportamiento del trauma en adultos. Los lactantes y niños menores son a menudo víctimas pasivas de colisiones de vehículos y traumatismos; los escolares estarán más propensos a atropellos, incidentes en medios de transporte, bicicletas, patines y deportes; en adolescentes se agrega colisiones vehiculares de alta energía (bajo influencia de alcohol y/o drogas),violencia y suicidio. Si bien la gran mayoría de TT son contusos, el trauma penetrante se ha hecho más frecuente en cuanto aumenta el uso de armas de fuego.

El diagnóstico y manejo del trauma torácico es complejo no sólo por la variabilidad de lesiones y presentación según la edad del paciente; sino porque pueden tener manifestaciones muy sutiles o no tener hallazgos evidentes al examen físico por lo que se debe tener en mente un alto índice de sospecha y saber reconocer,en la evaluación inicial aquellas lesiones que son potencialmente letales y que no dan tiempo a una evaluación radiológica. Las lesiones más comunes son la contusión pulmonar, hemotórax, neumotórax y fracturas costales las cuales pueden coexistir. Las lesiones de vía aérea, corazón y grandes vasos son raras pero muy graves.

La principal causa demuerte en pacientes pediátricos con TT es la lesión de SNC, seguido del shock hemorrágico. Sobre el 90% de los TT pueden ser manejados de manera conservadora o mediante instalación de un drenaje pleural, más soporte hemodinámico y respiratorio.

Clasificación

Traumatismo torácico cerrado o contuso

Constituyen el 85% - 90% de los casos de TT, siendo principalmente asociados a colisiones vehiculares como peatón, y menos frecuente secundarios a caídas o golpes directos. Siempre se debe considerar la posibilidad de trauma no accidental (maltrato) en niños pequeños, especialmente si hay fractura costal múltiple.

Traumatismo torácico abierto o Penetrante

Representa entre el 10%-15%, de los TT, y son resultado principalmente de lesiones por arma de fuego o arma blanca, y también asociados a traumas por rejas. Los traumas penetrantes se han incrementado en los últimos años en adolescentes asociados a violencia y mayor disponibilidad de armas de fuego.

Caracteristicas propias del trauma torácico pediatrico en comparacion a pacientes adultos

El TT en niños tiene características propias que lo diferencian del paciente adulto y que están dadas por sus diferencias anatómicas y fisiológicas imprescindibles de considerar:

1. Desde punto de vista biomecánico, en el niño, el impacto del trauma se distribuye en una menor masa corporal, lo que hace que la fuerza recibida sea mayor; esta se aplica a un cuerpo con menos tejido graso y menor masa muscular lo que permite mayor transmisión de energía, teniendo también mayor proximidad de órganos vitales, en especial en tórax, lo que propicia las lesiones múltiples.

2. El tórax pediátrico es más compresible que el del adulto, por su mayor cantidad de cartílago y menor osificación, transmitiendo fácilmente la energía del trauma a las estructuras intratorácicas; esto puede ocasionar lesiones graves sin tener marcas en la pared ni fracturas costales. Cuando éstas últimas se presentan en el niño pequeño se debe asumir un golpe directo y de gran fuerza. Es un error creer que no hay lesiones intratorácicas porque el niño no tiene signos externos de trauma.

3. El mediastino en los niños tiene una fijación laxa y es más desplazable, por esto el retorno venoso y el flujo cardíaco se comprometen más precozmente que en adultos frente a ocupaciones pleurales, y el neumotórax a tensión puede instaurarse más rápidamente.

4. La via aérea a menor edad es más corta, angosta y compresible, lo que se traduce en que pequeños cambios en el diámetro de ésta por mucus, edema o cuerpos extraños pequeños puedan comprometer gravemente al paciente.

5. Dado que los niños tienen un menor volumen circulante, un sangramiento que no parece intenso puede llevar a hipovolemia,la que por tener mayor capacidad de reserva es mejor tolerada. La hipotensión es un signo tardío por lo cual siempre se debe objetivar la pérdida sanguínea y relacionar al peso del paciente.

6. Los pacientes pediátricos son más propensos a desarrollar hipoxia ya que tienen una baja capacidad residual funcional, y un alto consumo de oxígeno por unidad de masa corporal.

Manejo inicial del trauma toracico pediátrico

Evaluación Primaria

Se debe realizar siguiendo los protocolos del soporte vital avanzado (ATLS); iniciando con la evaluación de la secuencia CABDE (Circulación -Vía aérea- Respiración – Déficit Neurológico – Exploración Física, ex ABCDE) común a todo trauma. Especial atención se debe poner en asegurar la permeabilidad de la vía aérea, descartar obstrucciones orofaríngeas por cuerpos extraños, sangre, o mucosidad, evaluar cuello y protección de columna cervical, observar presencia de enfisema subcutáneo, desviación traqueal o pulso venosos yugular amplio. Evaluar en tórax simetría, movimientos paradojales, heridas y hematomas, lesiones penetrantes. El manejo adecuado de las lesiones torácicas necesita una rápida evaluación de la gravedad para establecer prioridades terapéuticas teniendo muy presente que a menudo hay lesiones asociadas en abdomen, sistema nervioso central y pelvis y que estas son el gran predictor de mortalidad en trauma torácico lo que hace relevante una aproximación ordenada y sistemática en la evaluación primaria y secundaria de estos pacientes. La demora en el diagnóstico y los errores en manejo en TT generan mortalidad y morbilidad considerable.[5] Se debe tener un alto índice de sospecha clínica, en especial cuando hay un mecanismo de alta energía y trauma asociado en abdomen, cráneo o esqueleto.[6] Durante esta evaluación inicial se deben poner atención en detectar y tratar aquellas lesiones con riesgo inminente de muerte, cuyo diagnóstico es clínico y requieren un manejo inmediato, habitualmente dado por drenaje pleural o pericárdico.

Toracotomía de emergencia en reanimación

La toracotomía de emergencia en reanimación es un procedimiento extremo en paciente con TT en paro cardiorespiratorio. Si bien hasta el 30% de los pacientes retornan a circulación espontánea después de la maniobra, la sobrevida en la mayoría de las series es anecdótica, siendo inferior que en población adulta, y bordea el 5% dependiendo de la edad, mecanismo del trauma y presencia de signos vitales

La revisión más extensa de esta maniobra corresponde a una serie prospectiva de 40 años de un servicio de trauma nivel 1 de USA. En este registro de 179 pacientes pediátricos en que se practicó una toracotomía de emergencia en reanimación, solo un paciente con trauma contuso sobrevivió, los otros 5 sobrevivientes sufrieron trauma penetrante. Además ningún pacientes menor de 16 años sobrevivió.

El mayor beneficio se obtiene al aplicarla a pacientes adolescentes con trauma penetrante en comparación a trauma contuso y con signos vitales en el departamento de urgencia, o que tuvieron ausencia de signos vitales por un periodo breve en la urgencia.

Como una alternativa a la toracotomia resucitativa y clampeo aortico, ha surgido en la población adulta aproximadamente desde el año 2011 la oclusión resucitativa endovascular de la aorta (REBOA según sus siglas en inglés Resuscitative Endovascular Balloon Occlusion of the Aorta). En un metanálisis reciente que incluyó 1276 pacientes adultos, la mortalidad en el grupo de REBOA fue significativamente menor en comparación con toracotomía resucitativa. (RR 0.81; 95% CI 0.68-0.97). La única publicación que ha reportado el resultado en pacientes menores de 18 años del registro de trauma de Japón encontró una sobrevida al alta de 53% en pacientes menores de 16 años y de 38% en pacientes entre 16 y 18 años. Si bien parece una técnica prometedora en comparación con la sobrevida reportada de la toracotomía resucitativa, faltan aún estudios prospectivos que validen esta técnica.

Evaluación Secundaria

Una vez resuelta la urgencia vital se debe hacer una evaluación secundaria exhaustiva buscando aquellas lesiones que pueden haber pasado inadvertidas o que se pueden manifestar tras las primeras horas del trauma y que aunque dan tiempo, de no ser reconocidas y manejadas igualmente pueden llevar a la muerte del paciente. En esta etapa corresponde una examen físico detallado por sistemas. En tórax buscar asimetría, palpar buscando crepitación y fracturas costales, de clavículas y escápula, percutir y auscultar el tórax.[10–12] Sólo si el paciente está estable considerar imágenes. La radiografía simple evidencia el 70%- 90% de lesiones torácicas importantes y es el examen de evaluación inicial recomendado. Puede confirmar la presencia de hemo o neumotórax y evaluar el mediastino definiendo alguna medida terapéutica o orientando a la necesidad de una imagen adicional. La indicación de tomografía computada (TC), no está bien definida, pero su uso se ha extendido en el contexto de trauma sin considerar el riesgo de radiación en niños. La evidencia soporta su uso cuando hay radiografia simple alterada o hay antecedente de trauma de alta energía con sospecha de lesiones en otros órganos y debe ser siempre con contraste endovenoso. No debiera usarse inicialmente en paciente con trauma contuso, estable y con radiología de tórax sin hallazgos. La tomografía permite obtener imágenes confiables y rápidas, pero en niños no hay que sobreindicarlo. Es común que en los pacientes que requieren TC para evaluación de trauma encefalocraneano, se adicione TC de tórax, abdomen y pelvis, a veces sin clínica ni sospecha de otras lesiones, aumentando sin sentido la irradiación con los riesgos que conlleva.

Si el paciente está inestable considerar la radiografía de tórax portátil, siempre en dos proyecciones. La ecografía de urgencia hecha por cirujano entrenado con protocolo EFAST, aporta información vital respecto de ocupación pleural, neumotórax, taponamiento cardiaco o lesiones abdominales concomitantes.

Diagnóstico y manejo de lesiones por trauma torácico

Existen distintas clasificaciones para las lesiones por TT. Por su utilidad clínica y por ser la más usada nos referiremos a la que considera el riesgo de mortalidad de la lesión (Tabla 19.1).

Lesiones con riesgo de muerte inminente

Neumotórax a tensión

El neumotórax a tensión es tres veces más frecuente en niños en relación a adultos debido a la movilidad del mediastino pediátrico. Se produce al haber una solución de continuidad en la pared torácica o en la superficie pulmonar que funciona como un mecanismo valvular, condicionando la acumulación de aire intrapleural sin salida. Lleva al colapso pulmonar por desviación del mediastino, alteración del retorno venoso, compresión del pulmón contralateral y disminución del flujo cardíaco. Evoluciona con dificultad respiratoria grave, cianosis y shock refractario, puede haber ingurgitación yugular, asimetría del tórax y murmullo pulmonar ausente en el hemitórax comprometido. En

Riesgo de muerte inminente	Riesgo potencial de muerte	Riesgo escaso de muerte
Neumotórax a tensión	Contusión pulmonar unilateral	Fracturas costales, escapula o clavicula
Neumotórax abierto	Hernia diafragmática	Neumotórax simple
Hemotórax masivo	Contusión miocárdica	Hemotorax simple
Tórax inestable	Lesiones aorticas	Contusión torácica
Taponamiento Cardíaco	Lesiones esofágicas	Enfisema subcutaneo
Contusión pulmonar bilateral	Lesiones traqueobronquiales	Asfixia traumática

Tabla 19.1: Clasificación de lesiones de trauma torácico según gravedad

ocasiones es difícil de diferenciar del taponamiento cardíaco y de otras causas de hipotensión. El tratamiento debe ser inmediato, sin esperar confirmación radiológica y se realiza haciendo una punción con bránula 14G en el segundo espacio intercostal, línea medioclavicular (Figura 19.1). Una vez estabilizado el paciente se debe instalar un drenaje pleural convencional conectado a trampa de agua.

Neumotórax abierto o aspirativo

Se produce cuando hay una herida penetrante, a menudo por arma de fuego o arma blanca, acompañada de lesión pulmonar o del corazón, lo que permite libremente la entrada de aire al espacio pleural, llevando a un desequilibrio entre la presión atmosférica y la presión intratorácica; con colapso pulmonar. Si la extensión de la herida es mayor a 2/3 el diámetro traqueal, el aire pasará más fácilmente por la herida que por la tráquea llevando a colapso pulmonar y deterioro respiratorio. Se sospecha por la presencia de la herida en el tórax y ruido soplante del aire al entrar al tórax en cada inspiración. El tratamiento parte por ocluir la herida con un apósito impermeable pegado a la piel por 3 de sus lados, dejando un borde libre que permita la salida del aire en espiración. El tratamiento definitivo es la instalación de un drenaje pleural y el cierre del defecto.

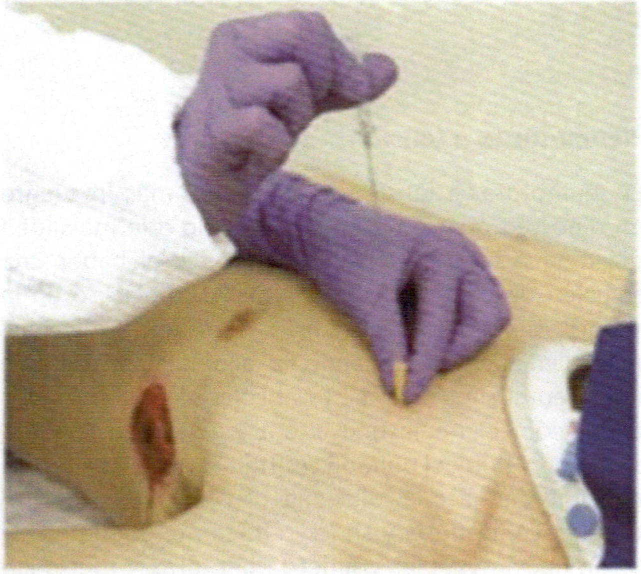

Figura 19.1: Colocación de bránula para tratamiento inmediato de neumotórax a tensión

Hemotórax masivo

El hemotórax masivo es poco frecuente en pediatría. Se produce por lesión de vasos intratorácicos, por rotura cardíaca, estallido o lesión de parenquima severa o por trauma penetrante pulmonar. En adultos suele ser debido a lesión de vasos intercostales por fractura costal. Se considera que un hemotórax es masivo cuando la cantidad de sangre evacuada al instalar el drenaje pleural es mayor a 15-20 ml/kg. Se sospecha por colapso respiratorio y shock hipovolémico, con matidez a la percusión en hemitórax afectado. Requiere de drenaje inmediato, se debe instalar un tubo de toracostomía grueso, en quinto espacio intercostal, linea axilar media y reponer fluidos y glóbulos rojos. Si persiste un sangramiento mayor a 3ml/kg/hr o 4% de la volemia por hora o si hay inestabilidad hemodinámica sin otro foco o lesiones penetrantes en área medioesternal (entre mamilas) o interescapular, considerar toracotomía de urgencia por sospecha de lesión cardíaca o de grandes vasos.

Tórax volante o inestable

Es infrecuente en niños, (1 % de traumatismos torácicos), ya que las fracturas costales no son comunes debido a la mayor distensibilidad del tórax pediátrico hasta los 8-10 años, si es algo más frecuente en adolescentes. Cuando están presentes traducen alta transmisión de energía y mayor frecuencia de lesiones asociadas que en adultos en especial contusión pulmonar lo que aumenta el compromiso respiratorio. El tórax volante se produce por fracturas de múltiples costillas contiguas (más de dos), o costillas con dos o más puntos de fractura o fragmentación bilateral de los cartílagos condrocostales; lo que produce que un segmento torácico se mueva paradojalmente, retrayéndose durante la inspiración y expandiéndose durante la espiración, colapsando al pulmón durante la inspiración, generando un patrón restrictivo, agravado por el dolor y la contusión pulmonar (presente en 80% de los casos). El tratamiento se orienta a evitar el compromiso respiratorio y la neumonía: El tratamiento consiste en aporte de oxígeno suplementario, analgesia adecuada con antinflamatorios no esteroidales y opioides y/o infiltración anestésica local, sin embargo el bloqueo intercostal o epidural puede ser mucho más eficiente en el control del dolor si es necesario. Si hay insuficiencia respiratoria requiere ventilación mecánica (Figura 19.2). Muy ocasionalmente pueden requerir cirugía por incapacidad de retirar el soporte ventilatorio o deformidades torácicas severas.

Taponamiento cardíaco

El taponamiento cardíaco es inhabitual en niños, y es principalmente producido por heridas penetrantes con acumulación de sangre en el pericardio, alterando la función cardíaca con disminución del llenado ventricular en diástole y rápido descenso del gasto cardíaco. La sospecha es clínica, observando en 1/3 casos la tríada de Beck (ingurgitación yugular, hipotensión refractaria a aporte de volúmenes, apagamiento de ruidos cardíacos). La ecografía de urgencia (ECOFAST, ventana pericárdica) en box de reanimación es muy útil para confirmar el diagnóstico. El tratamiento es la pericardiocentesis. La extracción de 15 o 20 ml pueden ser significativos para mejorar la condición del niño, si persiste el sangramiento debe considerarse cirugía.

Corazón sin actividad (conmotio cordis)

Es un fenómeno propio del trauma pediátrico. Se produce un golpe brusco y directo en la región precordial, no penetrante, que se transmite al músculo cardíaco y que resulta en la interrupción del impulso eléctrico cardíaco y que induce fibrilación ventricular y paro cardíaco. Suele producirse en sujetos jóvenes que sufren un trauma en la práctica deportiva.Tiene una sobrevida de 15%. Requiere desfibrilación inmediata.[16,18]

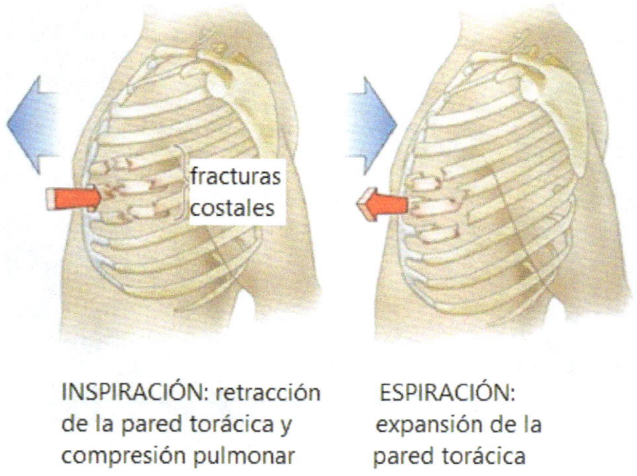

Figura 19.2: Tórax volante: movimiento paradojal.

Lesiones sin riesgo de muerte inminente

Lesiones de pared y óseas

Fracturas costales

Raras en niños pequeños, aunque aumenta a mayor edad, a medida que se va completando la osificación. La principal causa de fractura costal es el trauma contusos por incidentes de tránsito y son más frecuentes entre quinta y novena costilla. Se sospecha por la palpación de un punto doloroso o crepitante en parrilla costal, aunque muchas veces se diagnostican como hallazgo en radiografía de tórax solicitada en evaluación inicial del trauma torácico; si se sospecha por el examen físico, solicitar proyección de parrilla costal, también se pueden identificar en tomografía axial computada. Las fracturas costales aisladas tienen poco riesgo de morbilidad grave, pero indican un impacto de alta energía, obligando a buscar otras lesiones. En los casos de fracturas múltiples (más de tres) es casi de regla encontrar otro órgano lesionado. En niños menores de 3 años con fractura costal sin trauma mayor que lo explique, debemos sospechar lesión no accidental. Las fracturas de las primeras costillas o escápula nos deben hacer sospechar un posible daño traqueobronquial o de grandes vasos, en estos casos se debe buscar también fracturas claviculares o faciales. Las fracturas de tercera a séptima costilla se acompañan de lesión pleural y parenquimatosa. Si se trata de fracturas de las últimas costillas se debe sospechar lesión de órganos abdominales. Las complicaciones en su evolución, se producen principalmente por dolor que lleva a hipoventilación.

El manejo es sintomático, con adecuado control del dolor, con analgésicos potentes, e incluso puede requerir bloqueo intercostal. Evaluar constantemente el dolor con escalas apropiadas a la edad del paciente y no esperar aparición de dolor intenso para bloquearlo, mantener analgesia continua y optimizar el manejo de secreciones y la prevención de atelectasia y neumonía.

Asfixia traumática o tórax asfixiante

Es un cuadro clínico que se ve con cierta frecuencia en niños y es explicado por la elasticidad del tórax pediátrico y la ausencia de válvulas en sistema venoso del mediastino. Se produce por una compresión súbita del tórax o abdomen superior por un traumatismo contuso contra la glotis cerrada, originando un aumento brusco de la presión intratorácica que se transmite al sistema venoso. Puede manifestarse con un síndrome de vena cava superior con cianosis facial, petequias en cuello, tórax y cara, (máscara equimótica), hemorragias subconjuntivales, disnea y alteraciones neurológicas transitorias (por edema cerebral). Generalmente no es de gravedad, pero hay que descartar lesiones asociadas como distrés respiratorio (SDRA), neumotórax, contusión cardiaca y lesiones hepáticas. El diagnóstico es clínico y la radiografia de tórax suele mostrar la contusión pulmonar, si hay compromiso neurológico se realiza tomografía. Se maneja con oxígeno a alto flujo, elevación de cabeza y tórax superior y ocasionalmente requiere ventilación mecánica. Se sugiere observación en unidad de cuidados intensivos en sus primeras 48 horas.

Lesiones pulmonares

Contusión pulmonar

La contusión pulmonar constituye la lesión más común producida en el trauma contuso del tórax pediátrico. La incidencia es superior al 50 %, el doble que en pacientes adultos. Se manifiesta con áreas pulmonares de consolidación (hemorrágicas) no anatómicas, que llevan a una alteración de la relación ventilación–perfusión, disminución de compliance y consecuente hipoxia. Adicionalmente el edema intersticial, congestión y atelectasia alteran la función de los neumocitos tipo 2, disminuyendo la producción de surfactante pudiendo llevar a un síndrome de distress respiratorio agudo. Suele ser causada por traumas contusos y puede producirse sin necesidad de que exista evidencia de lesión o marcas en tórax. La evolución de la contusión pulmonar varía según la cuantía del daño. Se sospecha por clínica de dificultad respiratoria y crepitaciones al examen físico pero pueden ser asintomáticas. La radiografía simple inicial puede ser sugerente en 85% de los pacientes pero las manifestaciones clínico-radiológicas pueden aparecer hasta 24-36 hs. posteriores al trauma (Figuras 19.3 y 19.4). Un 50% de los pacientes portadores de contusión pulmonar pueden tener hallazgos adicionales como fracturas costales, hemo o neumotórax.

La tomografía computada permite estimar el volumen pulmonar comprometido prediciendo la necesidad de apoyo ventilatorio; además delimita mejor otras lesiones asociadas y evalúa posible lesión de vasculatura pulmonar. La mayoría de los casos se resuelven con apoyo de oxígeno y kinesioterapia. Las laceraciones pulmonares son poco frecuentes excepto en trauma penetrante o fracturas costales desplazadas.

El apoyo ventilatorio es menos frecuente que en adultos y se requiere en un rango de 0%-35%, en distintas series. La resolución de la contusión ocurre entre el tercer y séptimo día si no hay complicaciones. No se debe olvidar el manejo del dolor y otras circunstancias que predispongan a atelectasias. Aproximadamente un 20% de los niños desarrollarán neumonía. La evolución como un síndrome de distress respiratorio del adulto se presenta en un 5%-20 %. En ocasiones es difícil diferenciar contusión de aspiración, la que se puede producir durante el trauma, en intubación o por vómitos, en este caso el lóbulo inferior derecho es el más

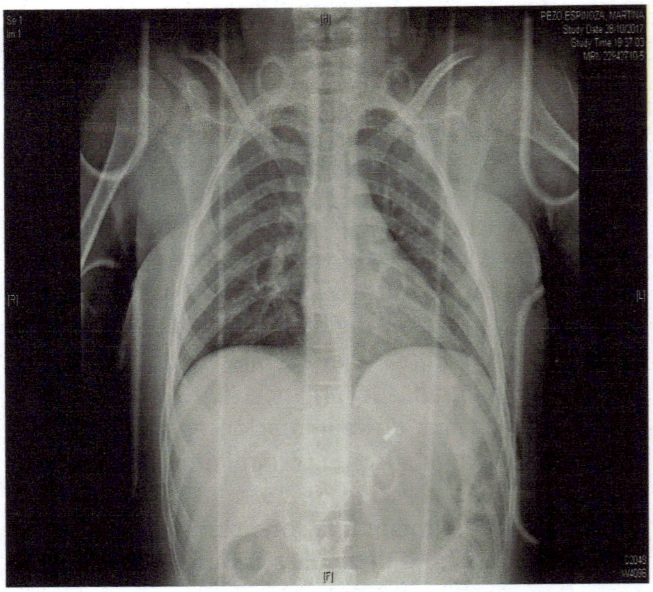

Figura 19.3: Radiografía de contusión Pulmonar en paciente de 8 años tras ser atropellada por un automóvil.

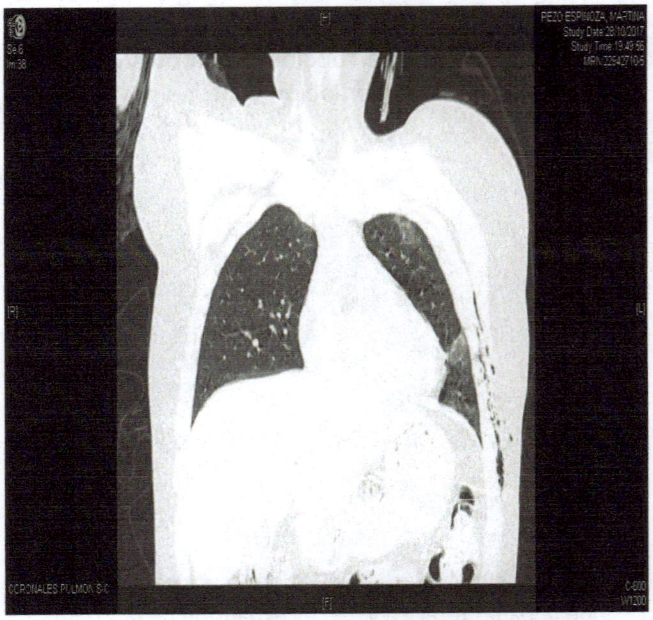

Figura 19.4: Tomografía computada de contusión Pulmonar en paciente de 8 años tras ser atropellada por un automóvil.

afectado y la imagen radiológica es más tardía que en la contusión. No se ha demostrado beneficio con profilaxis antimicrobiana. A pesar de su gran variabilidad en severidad; la contusión pulmonar no tiene un impacto real en la mortalidad y el tratamiento de soporte va dirigido a mantener un adecuado intercambio gaseoso y corregir lesiones asociadas.

Neumótorax simple

Se produce por la entrada de aire a la cavidad pleural, habitualmente debido a una laceración pulmonar. Es la tercera lesión más frecuente en TT, aunque un tercio de ellos se presentans aislado, se considera un marcador de otras lesiones. Se sospecha por dificultad respiratoria, dolor, timpanismo a la percusión y ausencia o disminución del murmullo pulmonar en el hemitórax comprometido. También puede ser asintomático. La evaluación radiológica simple es necesaria como screening. Un neumotórax laminar o en campos anteriores puede pasar inadvertido; se debe poner atención en buscar hiperlucidez, borde afilado de la silueta cardíaca y desviación del mediastino. Los neumotórax pequeños (menores al 15%) pueden tratarse de modo conservador con apoyo de oxígeno si son asintomáticos, pues la mayoría se reabsorberán, el resto requiere drenaje torácico en especial si el paciente va a ventilación mecánica o si se trasladará en avión.

Hemotórax simple

Se ve en alrededor de un 15% de los niños con TT cerrado. Con frecuencia se presentan en forma de hemo-neumotórax. El hemotórax simple es causado por laceraciones del parénquima pulmonar o de algún vaso intratorácico. Las lesiones de los vasos intercostales son causa de hemotórax más frecuente cuando hay fractura costal. El compromiso clínico va a depender de la cuantía del sangramiento, pero en general, se torna sintomático cuando hay una ocupación mayor al 40% del espacio del hemitórax comprometido; considerar que un hemitórax puede acumular hasta el 40% de la volemia de un niño. El tratamiento es el drenaje pleural en el quinto espacio intercostal línea medio-axilar, exceptuando sólo aquellos hemotórax muy pequeños. El drenaje es necesario para evitar la organización del hematoma y fibrosis que produzca luego adherencias del pulmón, y además para disminuir riesgo de sobreinfección que puede resultar en empiema y sepsis. Por otro lado el drenaje permite también objetivar la cuantía del sangramiento. Se debe colocar el tubo pleural más grueso posible y según la ubicación puede ser necesario más de un tubo. La intervención quirúrgica (toracoscopía) se requiere en no más del 5-10 % de pacientes en que no se logra evacuar adecuadamente el hemotórax (Figuras 19.5 y 19.6).

Lesiones del árbol traqueobronquial

Las lesiones traqueobronquiales son inhabituales en trauma pediátrico (menores a 1%) pero cuando se producen son muy graves y con elevada mortalidad in-

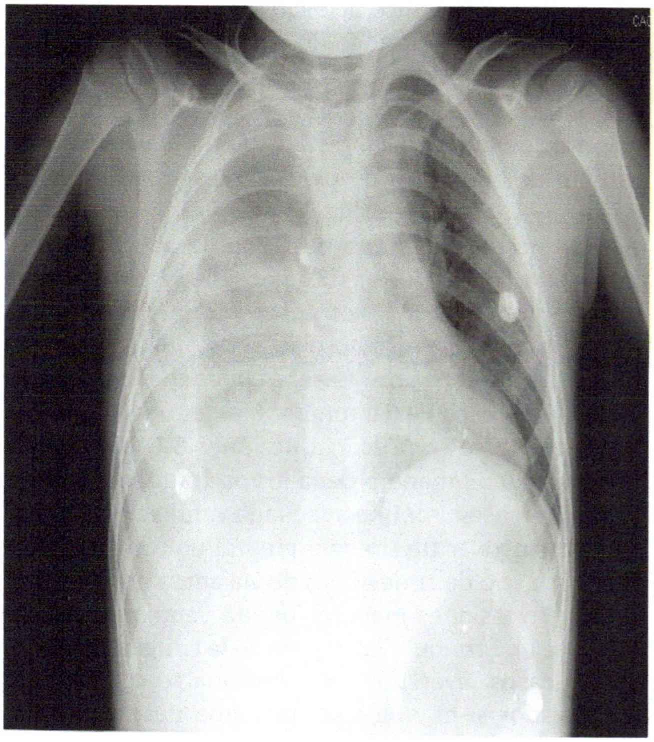

Figura 19.5: Paciente 6 años, atropellado por automovil, presenta hemotórax derecho y neumotórax laminar.

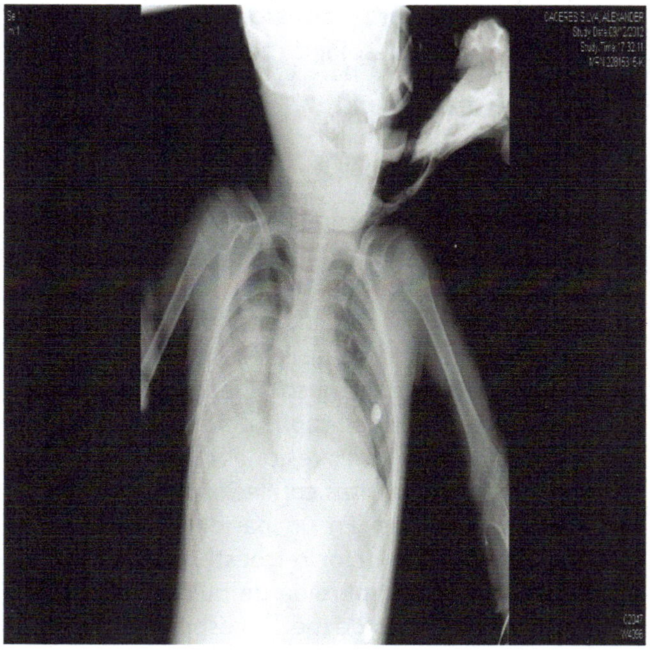

Figura 19.6: Paciente 6 años, atropellado por automovil, presenta hemotórax derecho y neumotórax laminar, radiografía después de inserción de tubo pleaural.

mediata. Son más frecuentes en el trauma penetrante, pero puede ocurrir en el contuso durante mecanismos de alta energía con aceleración-desaceleración. Sobre el 80% se producen en tráquea distal y bronquios proximales. La clínica es variable en gravedad, incluso puede ser asintomático al inicio o haber disfonía,estridor o demostrarse la fuga de aire con neumomediastino o enfisema subcutáneo. Pueden evolucionar con neumotórax a tensión. También se debe sospechar lesión traqueobronquial distal cuando hay salida persistente de aire por tubo pleural y en las fracturas de primera y segunda costilla. Un neumotórax o neumomediastino persistente, a pesar de un adecuado drenaje pleural debe alertar sobre posible lesión del árbol traqueobronquial. Si hay transección de un bronquio fuente, puede verse colapso total del pulmón. La mayoría de las lesiones de vía aérea pueden diagnosticarse con broncoscopía. La tomografía de tórax helicoidal debe solicitarse con reconstrucciones 3-D para mejor rendimiento. El manejo de la lesión traqueobronquial consiste en asegurar una adecuada ventilación y oxigenación y instalar un drenaje pleural en forma rápida, pues un tercio de las lesiones de vía aérea en niños son letales. En lesiones mayores puede ventilarse selectivamente un bronquio en espera de la cirugía de urgencia. En casos leves pudiera solucionarse con manejo conservador si es que hay adecuada descompresión de la cavidad torácica. Las lesiones distales bronquiales se manejan con resección pulmonar anatómica, sin embargo las lesiones proximales requieren reparación quirúrgica. Evolucionan con frecuencia con estenosis de vía aérea, atelectasia y neumonía. Si el esófago y la tráquea se lesionan en zonas cercanas puede producirse una fístula traqueoesofágica traumática.

Lesiones de mediastino

Corazón y grandes vasos

Las lesiones en corazón y grandes vasos son infrecuentes en niños pequeños, pero más considerable en escolares y adolescentes. Las lesiones de la aorta son mortales en 75%-90% de los casos, el doble de letales que en adultos y el lugar de lesión más frecuente es a nivel del ligamento arterioso. Pueden ser incompletas si no afecta todas las capas de la pared vascular. Sobre el 80% tienen otras lesiones graves asociadas. Hasta un 50% de pacientes con lesión de aorta no tienen lesiones externas. En un paciente conciente se puede sospechar por dolor retroesternal o interescapular, disnea, estridor, pérdida de pulsos femorales o compromiso isquémico de médula espinal o miembros superiores. La radiografia simple puede mostrar ensanchamiento de mediastino, borramiento del botón aórtico, hemotórax izquierdo, desplazamiento de tráquea o sonda nasogástrica a derecha, también sospechar si hay fractura de primera y segunda costilla. El angioTC puede mostrar un hematoma en mediastino y definir el timo, el cual suele confundir la evaluación en la radiografía simple. La reparación quirúrgica es compleja en niños pequeños y debe ser urgente. Si bien la reparación quirúrgica abierta es el gold estándar, la reparación endovascular en adultos ha ganado terreno y ya hay algunos reportes de stents aórticos endovasculares en niños; se debe considerar en manejo quirúrgico o endovascular el crecimiento potencial del niño.

Las lesiones cardíacas penetrantes son muy inhabituales en pediatría y deben ser manejadas con cirugía inmediata en pabellón, sin embargo en paciente que pierde signos vitales en reanimador con sospecha de lesión penetrante cardíaca podría plantearse toracotomía en box de reanimación como procedimiento de rescate. El diagnóstico se hace por sospecha clínica y eco FAST.

Contusión cardíaca

La contusión cardíaca es una lesión frecuente en el contexto del paciente politraumatizado, hasta el 87% de los pacientes con contusión cardíaca tienen otros sistemas afectados, el 50% se asocia a contusión pulmonar y el 23% tienen fracturas costales. Su incidencia como lesión aislada es desconocida porque no existe un diagnóstico y manejo estandarizado en niños. Es común en colisiones vehiculares de automóvil en que el esternón del paciente choca contra el asiento delantero o tablero del vehículo, aunque con el mayor uso y mejoría de los sistemas de retención en los autos para los niños (sillas y cinturones especiales), se piensa que su frecuencia ha disminuido.

Hay que sospecharla en pacientes hemodinámicamente inestables a causa de una arritmia o en pacientes estables con lesiones externas secundarias a trauma en esternón aunque hay que recordar que por la flexibilidad de la caja torácica de los niños es posible tener una contusión cardiaca significativa sin lesiones externas.

Puede conducir a arritmias, bloqueos de rama, isquemia y lesiones estructurales como hemopericardio, disfunción valvular aguda o lesion del miocardio pudiendo resultar en comunicación interventricular o auricular.

En adultos está bien establecida la relación entre la alteración de las troponinas y el daño cardiaco; no así en niños pero se han establecido valores de referencia para población pediátrica normal (2.0 ng/ml, pero existe variabilidad entre tecnicas de medicion y laboratorios). El diagnóstico se puede hacer por alteraciones del ritmo en el electrocardiograma o elevación de las enzimas cardíacas. Si alguno de estos está alternado es recomendado hacer un ecocardiograma.

El manejo es de soporte, con monitorización por al menos 24 horas para detectar complicaciones y el pronóstico en general es favorable en cuanto a la lesión misma y está dado más bien por las lesiones asociadas. Los pacientes con trauma cardíaco contuso tienen un riesgo de 5% de terminar con alguna lesión estructural.

Lesiones de esófago

Las lesiones esofágicas en trauma torácico pediátrico son muy infrecuentes, menos del 1% de los pacientes en registros prospectivos de trauma pediátrico tuvo una lesión de esófago. Lamentablemente puede tener una altísima mortalidad de alrededor del 40% ya sea por la lesión misma o las lesiones asociadas; sobre todo cuando el diagnóstico es tardío después de las 24 horas.

Se puede presentar de manera muy aguda en el inicio de la evaluación del paciente como un neumomediastino o neumotórax. También puede presentarse de manera aguda pero en los días siguientes al trauma si es que pasa inadvertido, al provocar una mediastinitits o empiema. Los otros síntomas son poco específicos pero pueden ser disfagia, sialorrea, dolor retroesternal.

La evaluación con radiografía solo permite sospechar el diagnóstico al mostrar la fuga de aire del esofago con pneumotórax, pneumomediastino o enfisema subcutáneo. La lateralidad del pneumotórax puede servir para sospechar el nivel de la lesión esofágica. El esofago distal tiene un curso por el torax izquierdo por lo que el pneumotorax es mas frecuentemente de ese lado, el esofago medio en cambio lo hace al lado derecho, lesiones del esofago proximal se manifiestan más comunmente con enfisema subcutáneo cervical. Es importante aclarar que una radiografía con pneumomediastino en un paciente estable y asintomático no requiere más evaluación para lesión de esófago. En un estudio retrospectivo de 14 pacientes con pneumomediastino y signos vitales normales, en ninguno de los pacientes se encontro una lesión esofágica o del arbol traqueobronquial en los múltiples estudios subsiguientes. Si hay mayor sospecha de lesión esofágica el diagnóstico se puede hacer por un estudio contrastado del esófago o por endoscopia digestiva alta. La tomografía computada con contraste oral y endovenoso puede ser de utilidad.

El manejo de una lesión de esófago escapa el ámbito y objetivo de esta revisión, y es materia de amplia discusión, pero dependerá de si es detectada precoz o tardíamente, de si hay mediastinitis y/o empiema asociados, de la estabilidad del paciente y de la magnitud de la lesión. Los objetivos en trauma de un paciente que no tiene lesiones más urgentes son recuperar la continuidad del esófago y prevenir la mediastinitis o empiema. El manejo conservador es posible en algunas lesiones mínimas de esófago, sobre todo a nivel cervical, pero esto es raro en el contexto de trauma. Las alternativas más comunes son cierre primario, sonda T a la perforación, resección y anastomosis, resección y diversión. Esto acompañado del aseo y drenaje de las cavidades contaminadas si corresponde Consecuencias a largo plazo de esta lesión son estenosis esofágica, fístulas pleurales o traqueobronquiales, reemplazo esofágico.

Lesiones de diafragma

La hernia diafragmática traumática es inusual en niños (0,1 %). Se produce por una rotura del diafragma secundaria a un aumento de la presión abdominal brusco, ascendiendo cualquier víscera abdominal hacia el tórax,siendo más común al lado izquierdo y en posición posterolateral; a derecha es más rara por la protección del hígado. Los síntomas son variables, desde ser asintomáticas o un hallazgo en imágenes, a tener compromiso respiratorio por ocupación o auscultarse ruidos hidroaéreos en el tórax. La radiografía simple puede mostrar intestino ascendido,observarse la sonda nasogástrica en tórax, un contorno diafragmático anormal o muy alto. La tomografía puede confirmar el diagnóstico aunque en hasta un 40% puede pasar inadvertido y diagnosticarse semanas o meses después. Hay que sospecharlo también en el trauma penetrante inferior a la línea de las mamilas. La reparación es quirúrgica ya sea por vía abierta o laparoscópica.

Comentario final

Si bien el TT es menos frecuente en niños comparado a adultos, cuando se presenta es una causa muy importante de morbi-mortalidad. Es probable que aumenten en frecuencia dado por traumatismos por colisiones vehiculares y mayor número de lesiones por arma de fuego. Es muy importante sospechar y reconocer las lesiones que pueden producirse en el niño, con atención a sus particulares características anatómicas y fisiológicas ya que un grupo de ellas puede llevar a la muerte rápidamente si no se reconocen y se tratan de inmediato; otras en cambio pueden ser muy sutiles en sus síntomas y deben ser buscadas dirigidamente. La gran mayoría de las lesiones son de manejo no quirúrgico y se tratan con medidas de soporte y drenaje torácico. Es necesario que el pediatra de urgencia, y el intensivista esté entrenado en reconocer estas lesiones así como saber realizar una adecuada punción o drenaje torácico y pericardiocentesis,procedimientos que pueden hacer la diferencia entre la vida y la muerte del paciente si es que demoran en realizarse. La radiología simple portátil y el entrenamiento en ecografía de urgencia (protocolo E-fast) son de gran ayuda y suficientes para el manejo inicial de estos pacientes. La tomografía debe reservarse para el paciente estabilizado y que requiere algún diagnóstico preciso y focalizarlo en los segmentos necesarios para evitar irradiación innecesaria. Es probable que las nuevas técnicas endovasculares y de imágenes permitan que el manejo de estas lesiones siga evolucionando.

Bibliografía

1. Bliss D, Silen M. Pediatric thoracic trauma. Crit Care Med. 2002;30 (11 Suppl):S409-15.
2. Sartorelli KH, Vane DW. The diagnosis and management of children with blunt injury of the chest. Semin Pediatr Surg. 2004;13(2):98-105.
3. Tovar JA, Vazquez JJ. Management of chest trauma in children. Paediatr Respir Rev. 2013;14(2):86-91. doi:10.1016/j.prrv.2013.02.011.
4. Kissoon N, Dreyer J, Walia M. Pediatric trauma: differences in pathophysiology, injury patterns and treatment compared with adult trauma. CMAJ. 1990;142(1):27-34.
5. Avilés-Martinez K. Trauma cerrado de tórax en niños: Evaluación, categorización y tratamiento en urgencias. Rev Med MD. 2012;4(1):14-12.
6. Pitetti R, Walker S. Life -threatening chest injuries in children. Clin Ped Emerg Med. 2005;(6):16-22.
7. Moore HB, Moore EE, Bensard DD. Pediatric emergency department thoracotomy: A 40-year review. J Pediatr Surg. 2016;51(2):315-318. doi:10.1016/j.jpedsurg.2015.10.040.
8. Manzano Nunez R, Naranjo MP, Foianini E, et al. A meta-analysis of resuscitative endovascular balloon occlusion of the aorta (REBOA) or open aortic cross-clamping by resuscitative thoracotomy in non-compressible torso hemorrhage patients. World J Emerg Surg. 2017;12:30. doi:10.1186/s13017-017-0142-5.
9. Norii T, Miyata S, Terasaka Y, Guliani S, Lu SW, Crandall C. Resuscitative endovascular balloon occlusion of the aorta in trauma patients in youth. J Trauma Acute Care Surg. 2017;82(5):915-920. doi:10.1097/TA.01347.
10. Arcos Solas M, Concha Torre A. Manejo inicial del politraumatismo pediátrico, traumatismo torácico. Bol Pediatr. 2008;(48):160-170.
11. Allen GS, Cox CSJ, Moore FA, Duke JH, Andrassy RJ. Pulmonary contusion: are children different? J Am Coll Surg. 1997;185(3):229-233.
12. Moenne B. Urgencias torácicas en el niño. Rev Chil Enf Resp. 2012;28:222-228.
13. Moore MA, Wallace EC, Westra SJ. The imaging of paediatric thoracic trauma. Pediatr Radiol. 2009;39(5):485-496. doi:10.1007/s00247-008-1093-5.
14. Bregstein JS, Lubell TR, Ruscica AM, Roskind CG. Nuking the radiation: minimizing radiation exposure in the evaluation of pediatric blunt trauma. Curr Opin Pediatr. 2014;26(3):272-278. doi:10.1097/MOP.0000000000000096.
15. Moore MA, Wallace EC, Westra SJ. Chest trauma in children: current imaging guidelines and techniques. Radiol Clin North Am. 2011;49(5):949-968. doi:10.1016/j.rcl.2011.06.002.
16. Maron B, Goldman T, Estes N. The clinical spectrum of conmotio cordis: the first 100 cases from the US registry. Circulation. 2000;103:609.
17. Choi PM, Farmakis S, Desmarais TJ, Keller MS. Management and outcomes of traumatic hemothorax in children. J Emerg Trauma Shock. 2015;8(2):83-87. doi:10.4103/0974-2700.155500.
18. van As AB, Manganyi R, Brooks A. Treatment of thoracic trauma in children: literature review, Red Cross War Memorial Children's Hospital data analysis, and guidelines for management. Eur J Pediatr Surg Off J Austrian Assoc Pediatr Surg. [et al] = Zeitschrift fur Kinderchirurgie. 2013;23(6):434-443. doi:10.1055/s-0033-1363160.
19. Sharp NE, Holcomb GW 3rd. The role of minimally invasive surgery in pediatric trauma: a collective review. Pediatr Surg Int. 2013;29(10):1013-1018. doi:10.1007/s00383-013-3401-x.
20. Barmparas G, Inaba K, Talving P, et al. Pediatric vs adult vascular trauma: a National Trauma Databank review. J Pediatr Surg. 2010;45(7):1404-1412. doi:10.1016/j.jpedsurg.2009.09.017.
21. Ismail M, Al -Refaie R. Traumatismos torácicos en niños: Experiencia de un centro. Arch Bronconeumol. 2012;48:362-366.
22. Inci I, Ozcelik C, Nizam O, Eren N, Ozgen G. Penetrating chest injuries in children: a review of 94 cases. J Pediatr Surg. 1996;31(5):673-676.
23. Mandal AK, Montano J, Thadepalli H. Prophylactic antibiotics and no antibiotics compared in penetrating chest trauma. J Trauma. 1985;25(7):639-643.
24. Dowd MD, Krug S. Pediatric blunt cardiac injury: epidemiology, clinical features, and diagnosis. Pediatric Emergency Medicine Collaborative Research Committee: Working Group on Blunt Cardiac Injury. J Trauma. 1996;40(1):61-67.
25. Rajan GP, Zellweger R. Cardiac troponin I as a predictor of arrhythmia and ventricular dysfunction in trauma patients with myocardial contusion. J Trauma. 2004;57(4):801-8; discussion 808.
26. Hirsch R, Landt Y, Porter S, et al. Cardiac troponin I in pediatrics: normal values and potential use in the assessment of cardiac injury. J Pediatr. 1997;130(6):872-877.
27. Cooper A, Barlow B, DiScala C, String D. Mortality and truncal injury: the pediatric perspective. J Pediatr Surg. 1994;29(1):33-38.
28. Balci AE, Kazez A, Eren S, Ayan E, Ozalp K, Eren MN. Blunt thoracic trauma in children: review of 137 cases. Eur J Cardiothorac Surg. 2004;26(2):387-392. doi:10.1016/j.ejcts.2004.04.024.
29. Eroglu A, Can Kurkcuogu I, Karaoganogu N, Tekinbas C, Yimaz O, Basog M. Esophageal perforation: the importance of early diagnosis and primary repair. Dis esophagus Off J Int Soc Dis Esophagus. 2004;17(1):91-94. doi:10.1111/j.1442-2050.2004.00382.x.
30. Han SY, McElvein RB, Aldrete JS, Tishler JM. Perforation of the esophagus: correlation of site and cause with plain film findings. AJR Am J Roentgenol. 1985;145(3):537-540. doi:10.2214/ajr.145.3.537.
31. Pryor SD, Lee LK. Clinical outcomes and diagnostic imaging of pediatric patients with pneumomediastinum secondary to blunt trauma to the chest. J Trauma. 2011;71(4):904-908. doi:10.1097/TA.0b013e31820edfbe.
32. Tiao GM, Griffith PM, Szmuszkovicz JR, Mahour GH. Cardiac and great vessel injuries in children after blunt trauma: an institutional review. J Pediatr Surg. 2000;35(11):1656-1660. doi:10.1053/jpsu.2000.18345.

Capítulo 20

Traumatismo abdominal y pelviano

Jorge A. Fiorentino

Trauma abdominal

Marco contextual - Introducción

En el mundo los traumatismos son la causa más común de muerte por debajo de los 40 años, y según la OMS, la quinta para todas las edades. Además por cada persona que fallece, tres quedan con secuelas discapacitantes.

Sin poseer un registro universal y definitivo, se calcula que en Argentina mueren más de 12.000 personas solamente por incidentes vehículo a motor y entre un 10 a un 15 % son niños.

La participación del abdomen en el traumatizado pediátrico grave es menor a la del adulto pero según la mayoría de las series publicadas puede llegar hasta un 20%.

El Hospital de Niños Ricardo Gutiérrez fue designado hace más de dos décadas nodo pediátrico integrante de la Red de Trauma y Emergencias de la ciudad autónoma de Buenos Aires y a partir de entonces, funciona como Unidad de Trauma a dicho nivel. En tal sentido, el Departamento de Urgencia aspira a trabajar como primer contacto hospitalario frente a una víctima traumatizada, combinando las mejores cualidades operativas de la sala de emergencia y la unidad de cuidados intensivos.

El objetivo propuesto fue prepararse para admitir y tratar en forma inmediata pacientes críticamente lesionados, para ser atendidos por cirujanos especialmente entrenados en cuidados especiales.

El niño politraumatizado centrará toda la atención y todo girará entorno a él, sin transportar al paciente por los servicios complementarios de diagnóstico.

Contrariamente al concepto clásico de la medicina ortodoxa, aquí el tratamiento frecuentemente deberá comenzar antes del diagnóstico, **"llegó el momento de hacer"**.

No se deberá perder tiempo en precisar diagnósticos específicos ya que en esta etapa es en la que se producen la mayor cantidad de muertes hospitalarias, muchas veces por errores de manejo.

La normatizacion clinica quirurgica de la atencion inicial, servira como herramienta para resolver de forma rapida y efectiva, la mayor cantiad de situaciones que comprometen la vida, anticipandose a la aparicion dela patologia oculta potencialmente letal.

Generalidades

El trauma abdominal es una de las lesiones que más frecuentemente pasan inadvertidas y, cuando esto sucede representan una de las principales causas de muerte en el traumatizado pediátrico. Entre las causas de muerte por trauma factibles de ser prevenidas, la lesión abdominal constituye la segunda más frecuente.

La frecuencia del traumatismo abdominal en la población pediátrica oscila entre el 8% y el 11% según las series consultadas, y generalmente está asociado a lesiones múltiples. Por lo expuesto es conveniente que el médico tratante mantenga un alto índice de sospecha lesional, ya que las lesiones extraabdominales evidentes distraen la atención inicial, lo que trae aparejada una alta morbimortalidad por consumir inadecuadamente los valiosos minutos de la primera hora ("hora dorada") en presencia de lesiones ocultas inadvetidas.

En los niños, el abdomen se inicia a nivel de los pezones mamilares. La jaula torácica ofrece menor protección a los órganos sólidos, por lo que estos órganos quedan vulnerables a los impactos directos. Las características distintivas del traumatismo abdominal en los niños se fundamentan principalmente en que el abdomen infantil (más pequeño) está más expuesto (pared abdominal más delgada y con menor protección costal (costillas más flexibles y pequeñas). Su menor tamaño permite que la fuerza del impacto lesione mayor cantidad de órganos por unidad de superficie. En otro orden de cosas, los niños están más predispuestos a presentar íleo gástrico lo cual puede complicar la evaluación y el manejo como se verá más adelante.

De manera semejante, la pelvis es pequeña, lo que hace que la vejiga sea un órgano intraabdominal expuesto. Por último, los órganos abdominales sólidos son relativamente más grandes que en los adultos y poseen cápsulas más delgadas y flexibles por lo que la destrucción del órgano se presenta con menor frecuencia que en aquellos y los tratamientos conservadores, son más exitosos.

Descripción de la casuística

Un trabajo realizado en el Hospital de Niños R.G. describe que durante un periodo de 6 años (2009-2014) ingresaron en forma consecutiva **2014** pacientes al *Departamento de Urgencia por* presentar algún tipo de lesiones traumáticas.

A través de un estudio prospectivo se enrolaron en el **Registro Unico de Trauma** víctimas con lesiones codificadas por la **CID-9** entre los **códigos 800 y 959**. Este registro consta de múltiples variables que incluyen entre otras, identificación del lesionado, mecanismo lesional, atención prehospitalaria, transporte, valoración inicial al ingreso, pruebas diagnósticas, tratamientos realizados, morbimortalidad y secuelas.

Las características demográficas de los niños ingresados fueron descriptas utilizando medidas con tendencias centrales y dispersión para la edad, y porcentuales para las demás variables categorizadas.

Los traumatismos fueron más frecuentes en los niños que en las niñas en una relación aproximada.

2 : 1 y el grupo de edad predominante fue el de 7 a 12 años. La media de edad para lo varones fue de 6.1 ± 3,5 años (mediana = 6.0) y para las niñas 5,3 ± 3,2 (mediana = 5.6).

No se hallaron diferencias estadísticamente significativas entre los mecanismos de lesión y el sexo pero se observó claramente que a medida que la edad aumenta, proporcionalmente aumentan los incidentes con vehículos a motor y armas de fuego pero disminuyen las quemaduras y las caídas. El escenario más observado fue la calle (39,3 %) seguido por el ámbito hogareño en un (16,4 %). El 48% de los traumatismos (966 pacientes) ocurrieron durante las horas de la tarde, 22% por la mañana (443) y 30% por la noche (605).

Los mecanismos lesionales más frecuentes fueron los relacionados con los incidentes vehículos a motor: 745 niños (37%) (534 atropellos y 211 pasajeros) y las caídas 483 niños (24%). El 21,3 % (n = 429) de los niños tenían un Indice de Trauma Pediátrico (ITP) menor a 8 El 18,2 % (n = 367) presentaron traumatismos graves con un Injury Severity Score (ISS) mayor a 15.

Las lesiones más frecuentes, asentaron en el aparato locomotor (60,5 %) el cráneo (42,5 %) y **el segmento abdominopélvico** excluyendo los traumatismos renales y genitourinarios **(11,6% n = 234)**.

La mortalidad global fue del 2,7 % (n = 56) y del 14 % (n=51) en el grupo de pacientes con un ISS mayor a 15. El promedio de internación fue de 7 días.

Al igual que otros autores comprobamos que la severidad de los traumatismos medida por el ISS es significativamente mayor en los niños (ISS medio 6,6) que en las niñas (ISS medio 5,5) con una $p < 0.05$.

En síntesis, las siguientes aseveraciones contribuyen a difundir con la mayor exactitud posible todo aquello referente al niño traumatizado y constituye una tarea fundamental y prioritaria para el Grupo de Trabajo en Trauma Infantil desde su creación a fines de 1995, como parte de un proyecto destinado a mejorar la investigación, asistencia y enseñanza de las lesiones por trauma.

La experiencia acumulada en los Estados Unidos con el ***National Pediatric Trauma Registry*** así lo aconseja, y fruto de ello fue la elaboración de nuestro propio registro hospitalario.

Clasificación de los traumatismos del abdomen

Los traumatismos abdominales se dividen en dos grandes grupos:

A. Cerrados o contusos y

B. Abiertos o penetrados.

A) Cerrados, contusos o romos

No presentan violación del peritoneo. Son los más frecuentes (más de 80%). La etiología más común es el incidente vehicular, seguido por las caídas y golpes directos. El uso de cinturón de seguridad en los países desarrollados, si bien ha demostrado disminuir la gravedad de las lesiones craneoencefálicas, ha aumentado la frecuencia de lesiones abdominales (síndrome

TRAUMATISMO ABDOMINAL (n:234) - LESIONES ORGANO ESPECIFICAS				
ORGANO	N°LESIONES	CERRADO	ABIERTO	% TOTAL
HIGADO	38	32	6	(16.24%)
BAZO	96	87	9	(41.02%)
ESTOMAGO	5	-	5	(2.14%)
YEYUNO ILEON	24	8	16	(10.25%)
DUODENO	5	5	-	(2.14%)
PANCREAS	18	18	-	(8.0%)
COLON RECTO	21	13	8	(8.98%)
PELVIS	27	20	7	(11.5%)
Totales	234 (100 %)	183 (78.2 %)	51 (21.8 %)	100%

Tabla 20.1: Cirugia abdominal pediatrica por traumatismo (Hospital de Niños R. Gutiérrez)

del seat-belt) (Figura 20.1). Otra etiología a tener siempre presente es la posibilidad de maltrato, sobre todo en los menores de 4 años.

El mecanismo lesional en este tipo de traumatismos involucra la transmisión directa de la fuerza, el arrancamiento de mesos y las desaceleraciones (vertical y horizontal). Los órganos más frecuentemente lesionados son vísceras sólidas (bazo, hígado y riñón). La mortalidad para este grupo es del 15-20%.

B) Abiertos o penetrados

En estos casos hay violación de la pared abdominal y del peritoneo. Su frecuencia corresponde a un 13 % de los traumatismos abdominales.

En nuestro medio, esta incidencia ha ido aumentando de manera alarmante en la población adolescente, vinculada especialmente con los hechos de violencia.

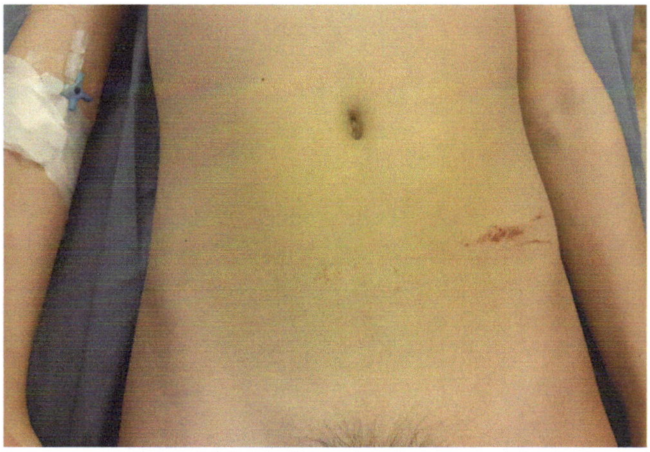

Figura 20.1: Marca apergaminada producida por la banda transversal del cinturón de seguridad. Seat belt marko signo del calcado (choque vehicular frontal)

Las etiologías más comunes son por armas de fuego y por arma blanca. En el caso de arma blanca, las lesiones van a estar condicionadas por el tamaño del arma, la profundidad de la herida y el número de impactos recibidos. Generalmente las lesiones comprometen a las vísceras huecas y sus órganos vecinos siendo el diafragma más dañado que en los traumatismos romos.

Las lesiones por armas de fuego van a establecerse por el calibre y la velocidad del proyectil, que determinan lesión directa, lesión por transmisión de la onda expansiva y debido al trayecto errático que puede recorrer el misil, las vísceras lesionadas no siempre son contiguas (Figuras 20.2 y 20.3).

La mortalidad global de los traumatismos abiertos corresponde, para la mayoría de los autores, a cifras que rondan el 4%.

Otras causas menos frecuentes son los empalamientos (Figura 20.4), las lesiones cortadas por vidrios, etc, siendo los órganos más lesionados el hígado, intestino delgado y el colon.

La mortalidad global de los traumatismos abiertos corresponde, para la mayoría de los autores, a cifras que rondan el 4 %.

Situaciones especiales

La evisceración es infrecuente y se define junto con el empalamiento como situaciones especiales dentro del universo del abdomen agudo traumático abierto. A modo de ejemplo, en los últimos 10 años se han registrado en este centro solo 4 evisceraciones de este origen y 3 empalamientos.

Considerando aspectos inherentes a la evisceración, digamos que el epiplocele es la salida o protrusión del epiplón por la herida y solamente indica en forma incontrovertible que la herida es penetrada, **pero no es**

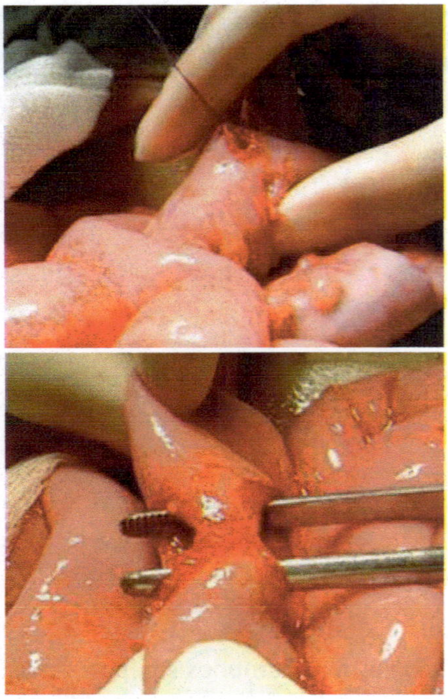

Figuras 20.2 y 20.3: herida por proyectil de arma de fuego

Perforaciones múltiples intestinales

indicación obligada de laparotomía exploratoria (Figura 20.5). El epiplocele no es un signo inequívoco de lesión intrabdominal.

Ahora bien, si los protocolos utilizados donde Ud. trabaja preconizan la necesidad de operar a todo paciente con herida penetrante de abdomen, la indicación de cirugía en un paciente con epiplocele pone de manifiesto la violación peritoneal y no el epiplocele por sí mismo. En cambio, la evisceración o sea la protrusión de una víscera, generalmente intestino delgado, a través de una herida abdominal penetrada se considera como una indicación absoluta de laparotomía (Figura 20.6).

Pocos procedimientos son tan dramáticos como asistir a un niño traumatizado con evisceración. No haber participado nunca en este tipo de eventos puede llevar a pensar que se trata de una tarea muy difícil de practicar, y en realidad la técnica elemental no es más que una sucesión lógica de habilidades manuales relativamente sencillas.

Es muy importante que el médico emergentólogo esté completamente familiarizado con la técnica y con el equipamiento requerido antes de realizar el procedimiento, entendiendo que esta situación amerita la inmediata protección del segmento extruído a fin de preservarlo de un daño mayor.

A pesar de su infrecuencia, es necesario tener una estrategia de acción que le permita al rescatador manejar con suficiencia una técnica de asistencia rápida y segura para ingresar (lo antes posible) al paciente a quirófano.

Procedimiento: Corte las ropas de la víctima por las líneas de costura y exponga la superficie del abdomen a examinar. Luego de una minuciosa inspección (examen primario) se deberá dejar la víscera sobre la su-

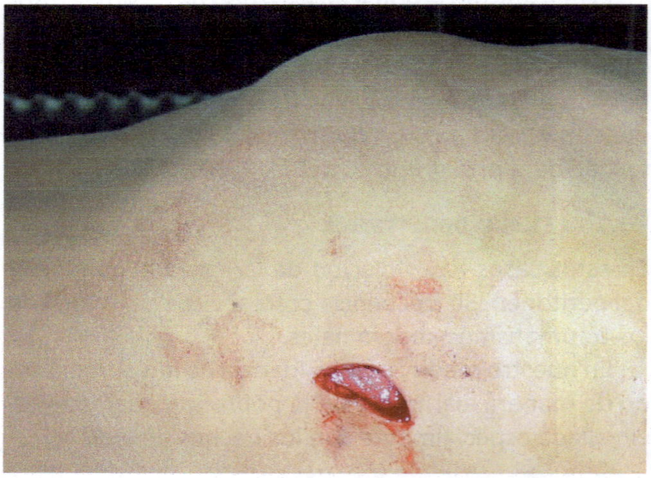

Figura 20.5: Herida por arma blanca con epiplón exteriorizado

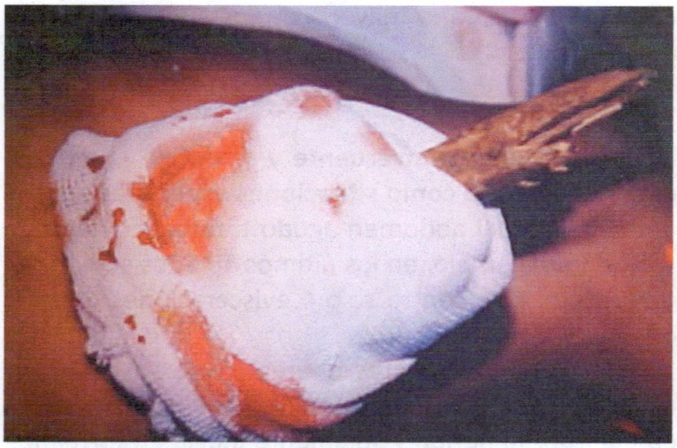

Figura 20.4: Empalamiento. Cuerpo extraño solidarizado para su extracción en quirófano

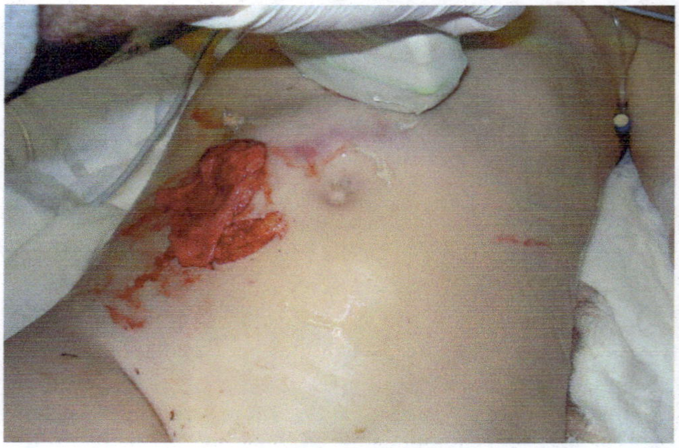

Figura 20.6: Herida cortada (vidrio) con extrusión de colon transveso y epiplón

perficie de la pared abdominal imitando la posición en que se encontraba antes de su intervención. Todas las maniobras deben realizarse mediante una manipulación cuidadosa evitando tracciones que comprometan la irrigación de los órganos expuestos y la exacerbación de los estímulos dolorosos.

De observar que la brecha orificial comprime o compromete la vasculatura, se deberá incidir el tejido parietal para descomprimir los mesos y favorecer la circulación, siempre y cuando el rescatador (en etapa prehospitalaia) o el emergentólogo (en el Departamento de Urgencia) estén entrenados en la realización de este tipo de procedimientos.

Como el contenido visceral del abdomen requiere un ambiente húmedo, los órganos expuestos se desecan rápidamente, comenzando inevitablemente el proceso de muerte celular. Por tanto, los órganos eviscerados deben ser cubiertos con compresas estériles humedecidas con solución salina o vaselina líquida estéril que se irán periódicamente mojando a medida que las mismas se desequen.

Todas estas maniobras recomendadas deberán realizarse asegurando buenas condiciones de asepsia y bioseguridad para el médico y los miembros de su equipo.

¿Por qué debemos correr?

En primer término, digamos que esta situación implica una urgencia real por varias razones a saber:

1. **Es una urgencia quirúrgica**, ya que su tratamiento consistirá cohibir los sangrados, reubicar las vísceras extruídas, y cerrar el defecto parietal.
2. **Es una urgencia infectológica**, ya que el contenido abdominal expuesto toma contacto como el medio ambiente contaminado.
3. **Es una urgencia metabólica** ya que las pérdidas hidroelectrolíticas y de calor son elocuentes y tanto mayor, cuanto menor es la edad del niño y el volumen visceral extruído.

RECUERDE en etapa prehospitalaria todo lo que salió no debe ingresar

Descripción de la anatomía del abdomen agudo traumático

Sólo con fines prácticos decimos que el abdomen se divide en tres grandes compartimientos: el intraperitoneal, el retroperitoneal y el pelviano.

- El abdomen **intraperitoneal** se subdivide en:
  a. Región superior o toracoabdominal (ver Figura 20.7) delimitada en espiración por el cuarto espacio intercostal por delante, séptimo espacio intercostal por detrás y bordes costales inferiores por debajo. Su importancia radica en que durante la espiración varios órganos abdominales ascienden hacia el tórax por lo que cualquier traumatismo torácico bajo puede estar asociado con lesión abdominal (hígado, colon, diafragma, bazo y estómago).
  b. La región inferior o intraperitoneal baja contiene a la vejiga intraperitoneal, el colon intraperitoneal y el intestino delgado.
- El abdomen **retroperitoneal** está delimitado por el peritoneo parietal posterior por delante y la columna y masas musculares por detrás. Aloja numerosos órganos (riñones, ureteres, páncreas, grandes vasos, segunda y tercera porción duodenal, vejiga retroperitoneal y recto).
- La región **pelviana** contiene a la vejiga, el recto, los órganos genitales femeninos y los vasos ilíacos.

La categorización de los órganos intraabdominales en huecos, sólidos y vasculares nos facilita la compresión fisiológica simplista.

Cuando los órganos sólidos y vasculares se lesionan se produce un sangrado, en tanto que cuando los afectados son los órganos huecos, se produce un derramamiento de su contenido hacia la cavidad peritoneal o hacia el espacio retroperitoneal. Todo lo anterior trae como resultado hemorragia intraperitoneal, peritonitis y posteriormente sepsis cuando el tratamiento no es oportuno.

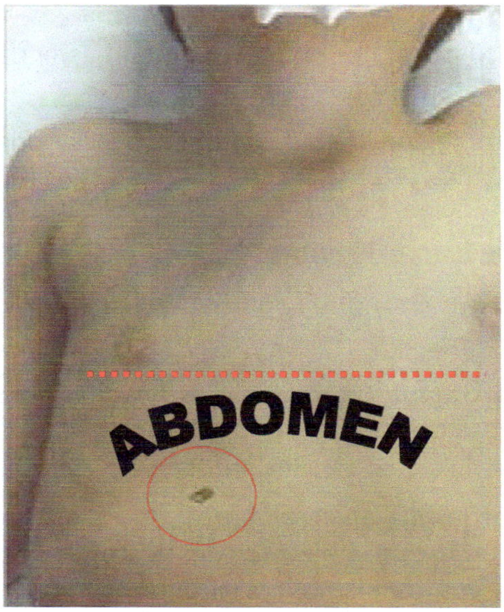

Figura 20.7: Considerar compromiso abdominal con lesiones visibles por debajo de las mamilas

Recordar

El abdomen durante la fase inicial, mata por hemorragia.

El tratamiento inicial del trauma abdominal consistirá en prevenir y tratar el shock hipovolémico CON CONTROL Y TRATAMIENTO DE LA HIPOTERMIA.

Presentación clínica

En forma práctica decimos que los síndromes clínicos presentes por trauma abdominal son:

1. Síndrome hipovolémico: por lesión de víscera sólida (desangramiento).
2. Síndrome peritoneal: por lesión de víscera hueca o sangre libre en cavidad.

Es importante destacar que la ausencia de síntomas **NO** descarta traumatismo abdominal aún de consideración. Sirvan como ejemplos la ausencia de sensibilidad en el caso de lesiones raquimedulares, o los pacientes con traumatismo craneoencefálico en los cuales está comprometido el estado de conciencia, o en intoxicados, por lo que hay que ***mantener un alto índice desospecha***, sistematizar la atención y reevaluar permanentemente al paciente.

Breves definiciones

Definimos al trauma como el daño físico al organismo, causado por un intercambio de energía mecánica, química, térmica o de cualquier otro tipo que supera la tolerancia orgánica. La falta de calor o de oxígeno debe considerarse causas accesorias que provocan lesión per se.

- Trauma múltiple consideramos a todo paciente que posee un Injury Severity Score (ISS) 3 a 16 puntos, es decir, hay lesión traumática aguda que pone en riesgo la vida y cuya mortalidad mínima es de un 10%.
- Flancos: región ubicada entre ambas líneas axilares (anterior y posterior).
- Dorso: región limitada entre línea axilar posterior y columna vertebral.

Tipos de Laparotomías

- **Positiva:** es la que confirma hallazgos patológicos positivos.
- **Laparotomía terapéutica:** es aquella laparotomía positiva que requirió tratamiento en la cirugía para la corrección de las lesionesórgano-específicas.
- **Laparotomía no terapéutica:** es aquella laparotomía en la que si bien se constataron hallazgos patológicos los mismos no requirieron ningún tipo de intervención terapéutica.
- **Laparotomía negativa:** es aquella en la cual no se constataron lesiones durante la intervención quirúrgica.

Categorización del trauma abdominal

Categorizar es otorgar un puntaje que establezca objetivamente la gravedad lesional y el pronóstico de un paciente traumatizado. Quien así lo entienda, tendrá a su disposición una herramienta útil para tomar decisiones clínicoquirúrgicas, administrativas y económicas e imprescindibles para las comunicaciones con evidencias científicas.

Durante el transcurso de los años, se desarrollaron numerosos sistemas de puntaje para cumplir con este objetivo, sin embargo en pediatría, ninguno valoraba en forma específica a la población pediátrica. Por ese motivo el **Score de Trauma Pediátrico (PTS) o Indice de Trauma Pediátrico** para Latinoamérica **(ITP)**, creado por Tepas, surgió intentando ocupar ese espacio vacío.

Este sistema de puntaje valora globalmente seis determinantes clínicos (peso, vía aérea, presión sistólica, sensorio, lesiones expuestas, estado del esqueleto), a los que se les asigna una puntuación: (+2) lesión mínima, (+1) lesión moderada o potencialmente grave, (-1) lesión grave o que amenaza la vida en forma inmediata; por lo tanto el puntaje se calcula entre un valor máximo de (12) -lesión mínima-, y un mínimo de (-6) -lesión gravísima- con un 100% de mortalidad (ver Tabla 20.2).

Si bien el ITP no focaliza su poder de valoración discriminada en el abdomen, debe ser la primera herramienta a utilizarse en todo paciente traumatizado tenga o no compromiso abdominal ya que existe correlación estadísticamente significativa ($p < 0.001$) entre el ITP y el ISS.

Surge de aquí que el ITP no solo predice severidad de lesión sino que también identifica los niños con inmediato peligro de muerte de no mediar una apropiada y oportuna intervención.

Herramientas Específicas

En la década de los 80, Ernest Moore presentó a consideración el Penetrating Abdominal Trauma Index (PATI) que cuantifica complicaciones de los traumatismos abdominales penetrados.

Este puntaje anatómico asigna un factor de riesgo para cada órgano abdominal lesionado con una valoración de escala de 1 a 5 según el órgano, y además un número que describe la severidad lesional en particular, estimado por una modificación del AIS [30-31-32-33], donde 1 es la lesión mínima, 2 menor, 3 moderada, 4 mayor y 5 máxima.

El producto del factor de riesgo por el score de cada órgano, nos da un puntaje individual que sumado a los scores de los órganos que hayan resultado lesionados genera el valor final del PATI.

Ej: Herida por proyectil de arma de fuego que atraviesa hígado, colon y mesenterio.

Hígado (factor de riesgo 4) x 2 (lesión no sangrante en lóbulo derecho: (lesión menor) = 8

Colon (factor de riesgo 4) x 4 (lesión perforante total de pared: lesión mayor) = 16

Mesenterio (factor de riesgo 1) x 1 (hematoma pequeño no sangrante: lesión mínima) = 1

PATI = 25 (8 + 16 + 1)

Este estudio demostró que cuando el PATI es menor a 25 la morbilidad postoperatoria era de un 5 a un 7 % y que cuando era mayor a 25 la incidencia de complicaciones aumentaba significativamente, observándose abscesos, fístulas, falla orgánica múltiple, neumonías y sangrado intraabdominal tardía.

Este índice predictivo de complicaciones para heridas penetrantes fue el origen del Abdominal Trauma Index (ATI) validado tanto para traumatismos cerrados como penetrantes.

Croce y col. demostraron que el ATI es un instrumento válido para predecir complicaciones sépticas abdominales cuando su valor es igual o mayor a 25 en traumatismos abdominales cerrados o abiertos, pero cuando se trata de armas de fuego un valor ATI igual o mayor de 15 ya predice la aparición de las mismas.

En síntesis el ATI es un score muy útil para:

1. Identificar en el postoperatorio inmediato pacientes de alto riesgo.
2. Determinar la cantidad y la calidad de los recursos necesarios.
3. Para describir y hacer comparables las comunicaciones científicas de diferentes instituciones.

Finalmente en 1987 la Asociación Americana para la Cirugía del Trauma (AAST) designó un Comité de Expertos para confeccionar el Organ Injury Scaling (OIS).

Esta escala anatómica para órganos o sistemas corporales, que le asigna grados a las lesiones de cada sector corporal, que van de 1 a 6 en sentido de gravedad creciente, no pretenden dar un pronóstico sino describir la injuria con excepción del grado 6 que es incompatible con la vida. Es importante aclarar que no es un score diseñado para correlacionar mortalidad, morbilidad o discapacidad.

En síntesis sus objetivo son:

1. Proveer un lenguaje común
2. Facilitar la investigación clínica
3. Mejorar los controles de calidad en trauma

INDICE DE TRAUMA PEDIÁTRICO			
	PUNTAJE		
COMPONENTE	+ 2	+ 1	- 1
PESO-TALLA	Niño adolescente > 20 kg. de peso	Preescolar 11 a 20 kg. de peso	< de 10 kg. de peso
VIA AEREA	Normal	Asistido: O2 Mascarilla Cánula	Intubado: TET Cricotiroideotomía Máscara laríngea
S.N.C	Despierto lúcido y conectado	Confuso Obnuvilado Pérdida de la conciencia	No responde Coma Deserebrado
P.A.S	90 mmHg Buenos pulsos y relleno capilar	51 a 90 mmHg Pulsos carotídeos y femorales palpables	< 50 mmHg Pulsos centrales débiles o sin pulso
FRACTURA	Ninguna observada o sospechada	Fractura cerrada única en cualquier sitio	Fracturas cerradas múltiples o una expuesta
LESION CUTANEA	No hay lesión visible	Contusión-Abrasión Laceración < 7 cm que no atraviesa la fascia	Pérdida de tejido Herida arma de fuego Herida punzocortada a través de la fascia.

Tabla 20.2: Índice de trauma pediátrico

Tratamientos definitivos

Una vez terminado el examen secundario se recategorizará al paciente calculando con el poder de discriminación del AIS el índice de severidad lesional y su mortalidad con el ISS.

La etapa de los tratamientos definitivos contempla el tratamiento de los segmentos corporales comprometidos y lesionados, cuyo manejo estará a cargo de los especialistas llamados en interconsulta. Siempre se deberá priorizar la estabilidad de los pacientes a la atención especializada y esta sólo se llevará a cabo luego de finalizada la evaluación diagnóstica realizada por los encargados de la atención inicial.

Metodologia diagnostica (semiología- estudios - algoritmos)

Los aspectos semiológicos, las pruebas hematimétricas de laboratorio y los estudios complementarios deben estar enfocados a determinar si existe compromiso abdominal que requiera tratamiento quirúrgico inmediato o no.

A) Examen Semiológico del Abdomen

Forma parte de la segunda revisión y se realizará pormenorizadamente en forma ordenada de acuerdo a los siguientes puntos:

Inspección

Desvestir completamente. Identificar excoriaciones, hematomas (signo del calcado o seat-belt), heridas penetradas, distensión abdominal, etc. Esta inspección incluye la región torácica inferior (heridas, fracturas costales bajas, excoriaciones etc.) y del dorso (hematomas, orificios de entrada y/o salida, etc.) siempre con control estricto de la columna vertebral en todos los movimientos.

Palpación

Cobra importancia en el paciente conciente ya que se podrá constatar dolor localizado o generalizado, signos peritoneales, etc.

Percusión

Puede demostrar irritación peritoneal cuando resulta dolorosa. La presencia de matidez puede indicar la presencia de hematomas o hemoperitoneo. El timpanismo por lesión de víscera hueca es un signo tardío y no siempre presente.

Auscultación

La presencia de íleo puede indicar la presencia de hemoperitoneo, de lesión de víscera hueca o lesión raquimedular. También puede estar presente en lesiones extraabdominales (fracturas costales, TEC).

Tacto rectal

Es una maniobra indispensable y su realización NO debe ser omitida en ningún paciente traumatizado ya que nos aporta valiosa información. Valorar el tono del esfínter ayuda a detectar de manera indirecta una posible lesión medular. La próstata alta al tacto orienta hacia una posible lesión uretral. La presencia de sangre indica una eventual lesión colorrectal. Además permite advertir fragmentos óseos fracturarios, cuerpos extraños y signos de abuso sexual.

Examen genital

Tiene el mismo valor que el tacto rectal. La presencia de sangre en el introito vaginal indica una posible lesión de órganos genitales.

Examen perineal

En busca de hematomas, excoriaciones, signos de abuso sexual etc.

Colocación de sonda nasogástrica

La presencia de íleo gástrico es una constante en los pacientes pediátricos traumatizados y es causa de dolor y desasosiego, favorece el vómito (con la posibilidad de aspiración), y altera la semiología abdominal (abdomen distendido y doloroso). **La colocación de la sonda nasogástrica resolverá este problema.**

A su vez tiene valor diagnóstico ya que la obtención de sangre roja es un índice de sospecha para la lesión de tracto digestivo superior.

Existe una contraindicación formal para su colocación: la sospecha de fractura de base de cráneo, dada la posibilidad de rotura de la lámina cribosa del etmoides, ya que podríamos accidentalmente introducir la sonda en la cavidad craneana.

La sospecha de fractura de base de cráneo se basa en el hallazgo de los siguientes signos: otorraquia, otorragia, rinorraquia, rinorragia, ojos de mapache, signo de Battle (hematoma sobre la apófisis mastoides), lesiones severas del macizo facial y hemotímpano[6-15].

En el caso de existir esta sospecha se deberá colocar por vía orogástrica.

Colocación de sonda vesical

Tiene como objetivos evacuar la vejiga y examinar la orina. La presencia de hematuria es un signo orientador de lesión del árbol urinario aunque su ausencia no lo descarta. También es útil en la reanimación, ya que al evaluar la diuresis horaria, se puede estimar si la reposición de líquidos es correcta o insuficiente.

La contraindicación para su colocación es la sospecha de traumatismo de uretra, porque podemos agravar con su colocación la lesión ya existente (convertir una lesión uretral incompleta en completa).

Los signos de sospecha de lesión uretral son: hematoma perineal o escrotal, sangre en meato, fractura de pelvis y próstata alta al tacto rectal. En estas situaciones está indicado realizar una uretrocistografía retrógrada previo a la colocación de la sonda.

B) Métodos Complementarios de diagnóstico

Radiografías simples

Tienen muy baja sensibilidad diagnóstica y su empleo no es rutinario para valorar el abdomen. No obstante, la presencia de alguno de los siguientes signos son indicativos de lesión: sonda nasogástrica en tórax (lesión diafragmática), neumoperitoneo (lesión de víscera hueca) presencia de perdigones o proyectiles en caso de herida de arma de fuego, desplazamiento del estómago hacia la derecha con aumento de tamaño de la imagen esplénica (traumatismo de bazo), grasa peritoneal borrada (hematoma retroperitoneal) diafragma sobreelevado (colección líquida subfrénica).

Debemos recordar que durante la evaluación inicial SOLO se piden tres radiografías (columna cervical perfil, tórax frente y panorámica de pelvis).

Radiografías contrastadas

Uretrografía o uretrocistografía retrógrada en caso de sospecha de lesión uretrovesical.

Urograma excretor ante la sospecha de traumatismo renal en los servicios que no cuenten con tomógrafo.

Lavado peritoneal diagnóstico (LPD)

En los adultos el LPD fue hasta hace algunos años el método diagnóstico de elección (gold standard) hasta que el desarrollo de la ecografía (con método FAST) ocupó ese lugar.

Como método complementario presenta una alta sensibilidad (98%), con una especificidad del 82%.

El lavado peritoneal en los niños no ha sido nunca el estudio de elección ya que muchas veces su resultado positivo no determina la conducta a seguir, ya que la presencia de sangre en la cavidad peritoneal no constituye una indicación indiscutible para operar a un niño y se puede intentar un tratamiento más selectivo.

Sin embargo existen 2 indicaciones para su realización en los pacientes pediátricos con sospecha de traumatismo abdominal:

1. Lesiones extraabdominales que requieren cirugía inmediata, las cuales no permiten perder ningún tiempo en métodos diagnósticos. (ej. traumatismo craneoencefálico grave, lesiones graves de miembros etc.).
2. Paciente en coma, con sospecha de traumatismo abdominal, inestable, con carencia de ecografía o TC en la institución, sin posibilidad de realizar traslado a centro de mayor complejidad.

Protocolo de Ecografia en Trauma (ECO -TRAUMA)

La alta mortalidad asociada al traumatismo abdominal hace imprescindible lograr que el diagnóstico lesional se realice lo antes posible. Estigmas cutáneos mínimos, pueden ser los únicos hallazgos visibles ante una grave situación que amenaza la vida.

La evaluación objetiva del mismo actualmente puede realizarse mediante el lavado peritoneal diagnóstico (LPD), la ultrasonografía (US), la tomografía computadorizada (TC) y la laparoscopía diagnóstica (LD), pero en pediatría la ecografía se ha consolidado con tanta firmeza que reemplazado al lavado peritoneal diagnóstico, constituyéndose en el estudio de primer orden y más jerarquizado dentro de la sala de emergencia.

El uso de la ecografía como modalidad diagnóstica en trauma ha recorrido más de 25 años, llegando a imponerse por su rapidez, inocuidad y facilidad de realización.

Si bien los resultados en adultos son muy alentadores, en pediatría la utilización del método **F.A.S.T** *(Focused Assesment Sonography for Trauma)* por el momento no reúne las condiciones necesarias para gozar del consenso universal.

En virtud de lo antedicho y desde hace años, el Departamento de Cirugía del Hospital de Niños Ricardo Gutiérrez a través del grupo de trabajo de Trauma Infantil ha elaborado un protocolo de estudio basado en el método F.A.S.T. para la evaluación de sensibilidad y especificidad del ECO - TRAUMA en niños.

El objetivo de la ecografía abdominal en la emergencia es determinar si existe líquido libre en cavidad. Tiene la ventaja de ser un método rápido, accesible, no invasivo, y con una sensibilidad cercana al 98% y una especificidad cercana al 100% para detectar líquido libre evaluando las 4 regiones abdominales: espacio esplenorrenal, espacio hepatorrenal, epigastrio (para descartar derrame pericárdico, y fondo de saco de Douglas. Sus limitaciones consisten en la dependencia de un operador entrenado y la presencia de gases intestinales que dificulta la evaluación.

Tomografía computadorizada con doble o triple contraste

Es el método de elecciónpara el estudio del traumatismo abdominal en el paciente estable hemodinamicamente ya que presenta una alta especificidad diagnóstica, pudiendo establecer con precisión los órganos lesionados, y realizar seguimiento de las lesiones.

Presenta como limitaciones el costo elevado y la necesidad de tiempo y transporte por lo que ningún paciente puede ser evaluado por TC si no se encuentra estabilizado. En caso de realizarse, siempre deberá ser presenciado por personal médico entrenado. El contraste endovenoso y oral podrá completarse con el agregado del mismo por vía endorrectal para descartar lesiones a dicho nivel. Para el trauma cerrado de abdomen, la TC es el método ideal para evaluarlesiones de los órganos sólidos y detectar sangrados activos. Es más sensible que la ecografía, aportando información confiable a nivel del compartimento intraperitoneal, retroperitoneo y la pelvis.

Laparoscopia

Los avances técnicos en el campo de la laparoscopía, han abierto un espectro de usos potenciales, en forma particular en el niño politraumatizado. Lo que antes resultaba ser una indicación poco determinada, hoy se constituye en una segura herramienta de diagnóstico y tratamiento contribuyendo así en reducir el porcentaje de laparotomías negativas o no terapéuticas, que alcanzan un índice no despreciable de complicaciones.

Indicaciones

La laparoscopía en trauma pediátrico sólo es aconsejada en centros de alto volumen y que sde disponga de personal entrenado y con una muy buena capacitación. Actualmente la mayoría de los grupos de trabajo definen los siguientes criterios de inclusión, para el procedimiento laparoscópico diagnóstico y/o terapéutico:

a. Lesiones penetrantes toracoabdominales (abdomen intratorácico), en dorso o en región lumbar, por heridas de arma blanca o de fuego, que han atravesado la fascia anterior o que presentan dudas de su trayecto intraperitoneal.

b. Estabilidad hemodinámica asegurada.

c. Sangrado inexplicable en un paciente politraumatizado que requiere anestesia general con intubación endotraqueal por otro procedimiento quirúrgico (ej. Neurocirugía, etc.).

d. Traumatismos cerrados de abdomen sin signos peritoneales definidos y-o duda diagnóstica sostenida en el tiempo.

El propósito final de la laparoscopía como elemento diagnóstico, consiste en determinar, justamente en el intraoperatorio, la necesidad de continuar con el procedimiento o convertir a una laparotomía. Aproximadamente el 19% de los procedimientos endoscópicos terminan en intervenciones abiertas, y las causas incluyen:

- Inestabilidad hemodinámica durante el procedimiento
- Intolerancia al neumoperitoneo
- Imposibilidad de reconocimiento o visualización de estructuras.

Otros estudios específicos sin indicación en la atención inicial son: centellografía, arteriografía, embolización, etc.

En síntesis, la normatización de la atención inicial no es la Panacea, pero como dijimos anteriormente, tiene como objetivo ser una herramienta de trabajo que permite resolver la mayoría de las situaciones que se presenten, sin alejarse de lo que se considera la mejor práctica o conducta media. Para ello, es fundamental que el equipo acepte la filosofía descripta y tenga entrenamiento en la atención **INTEGRAL** del traumatizado, certificándose no sólo en los diversos cursos paralelos que normatizan el manejo inicial sino también en aquellos que longitudinalmente contemplan la totalidad del universo de los eventos traumáticos.

Algoritmos

A continuación mostramos los algoritmos utilizados y sugeridos para el tratamiento del traumatismo abdominal cerrado y penetrado haciendo referencia a los provocados por armas blancas y de fuego. Estas dos últimas modalidades, lamentablemente en permanente crecimiento. **La decisión de realizar una laparotomía es el mayor desafío que presenta el cirujano ante un traumatismo abdominal. El juicio clínico, la agudeza diagnóstica y la experiencia son elementos irremplazables para llevar a un niño al quirófano.** Si bien los algoritmos son de extrema ayuda, un grupo menor de pacientes será intervenido sólo por la valoración clínico - quirúrgica, responsabilidad intransferible del cirujano de trauma.

Nuestro criterio en el diagnóstico y terapéutica para los traumatismos abdominales cerrados y abiertos se encuentran reflejados en los algoritmos siguientes (ver Figuras 20.7, 20.8 y 20.9):

Hasta la década de los sesenta, la sistemática de los traumatismos abiertos de abdomen por armas blancas indicaba que todo paciente con una herida penetrada debía ser intervenido en forma urgente y mandatoria. Shaftan, propone conceptualmente tratamientos selectivos escogiendo cuales son los pacientes seleccionados para ser intervenidos, evitándose un número importante de laparotomías innecesarias, en blanco o no terapéuticas y ahorrándose una suma interesante de dinero al disminuir la estada hospitalaria y el numero de complicaciones relacionadas con la cirugía.

Los signos que hemos utilizado como indicadores de una laparotomía con criterio selectivo son:

1. Shock inexplicable
2. Signos de reacción peritoneal
3. Evisceración
4. Salida de epiplón por la pared abdominal
5. Pérdida de sangre por tubo digestivo alto o bajo
6. Estudios diagnósticos positivos
7. Duda diagnóstica prolongada

Considerando que un número importante de heridas no llegan a penetrar el peritoneo y que la instrumentación exploratoria es poco eficaz y peligrosa especialmente en pediatría, proponemos utilizar la laparoscopia diagnóstica para individualizar penetración y lesión órgano específica sabiendo que el método es bastante mezquino para individualizar lesiones de vísceras huecas.

No existe ningún método que asegure un 100% de sensibilidad y especificidad diagnóstica, por lo que acon-

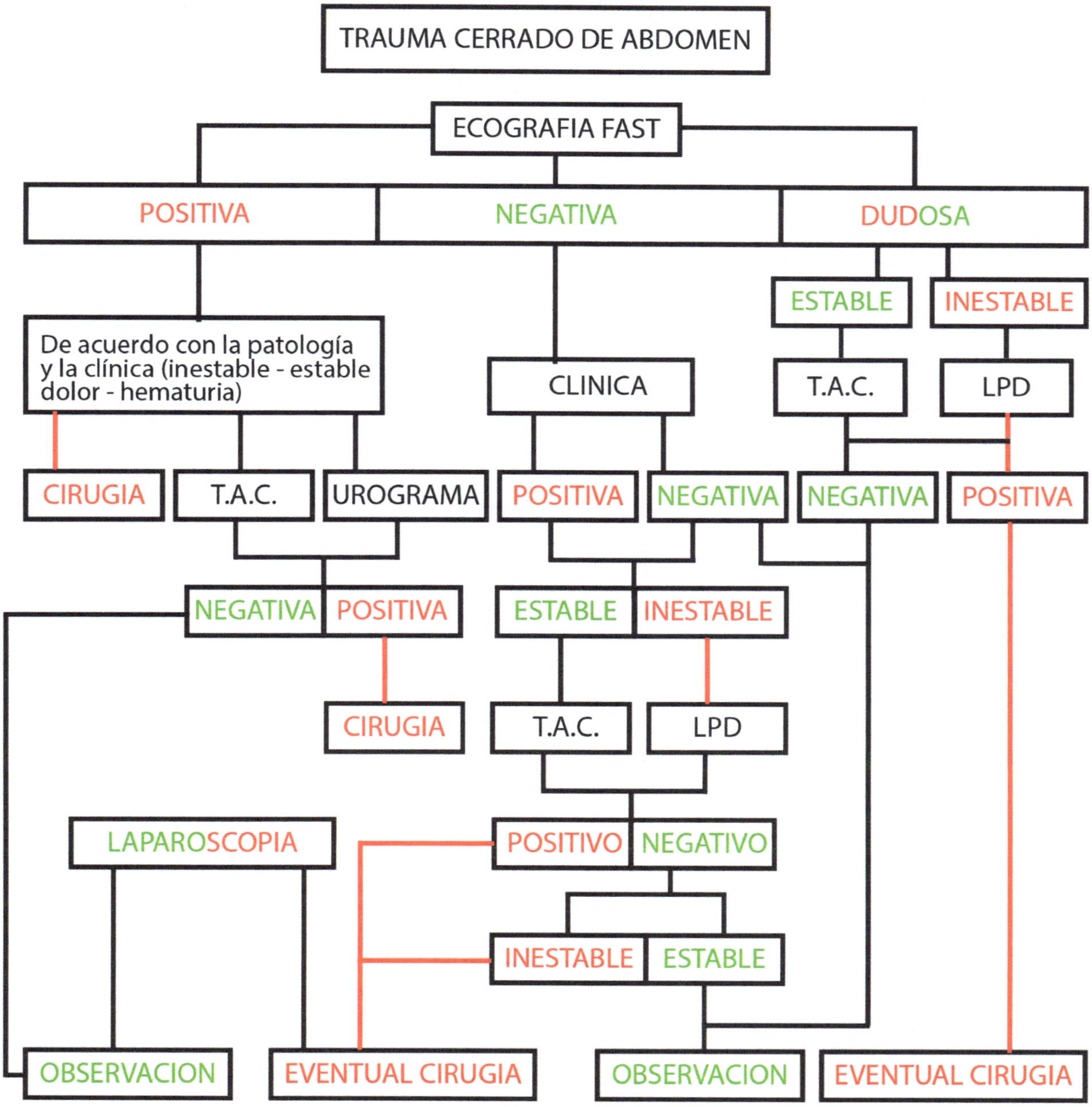

Figura 20.7: Algoritmo de manejo en los traumatismos abdominales cerrados

sejamos a pesar de usar algoritmos, no utilizar criterios rígidos ante cualquier tipo de traumatismo abdominal.

La experiencia acumulada en estos últimos años ha sido muy enriquecedora, pero en pediatría no disponemos de series numéricamente significativas como para ser terminantes con nuestros juicios al respecto.

A diferencia de las heridas penetradas por armas blancas, las provocadas por proyectiles requieren una consideración especial debido a las siguientes connotaciones:

1. Alto porcentaje de muerte por shock durante las primeras horas del evento traumático.
2. Mayor número de lesiones viscerales.
3. Alta frecuencia de lesiones asociadas.
4. Menor posibilidad de descartar penetración.

El manejo selectivo de este tipo de heridas es todavía relativamente infrecuente para los cirujanos infantiles ya que en la mayoría de los casos no se dispone de experiencia en balística de efecto.

A pesar de ello, no descartamos la posibilidad de tratamientos no quirúrgicos a pesar que por el momento hemos utilizado los criterios mandatorios en lesiones abdominales por armas de fuego.

Tratamientos conservadores no operatorios

Con la incorporación de la alta tecnología al servicio de los métodos complementarios de diagnóstico por imágenes, en la actualidad no es difícil localizar el sitio exacto de la lesión con un mínimo porcentaje de error.

Los tan difundidos tratamientos conservadores, especialmente útiles para los traumatismos de víscera sólida única, han demostrado un alto grado de eficacia cuando son realizados por especialistas, en cen-

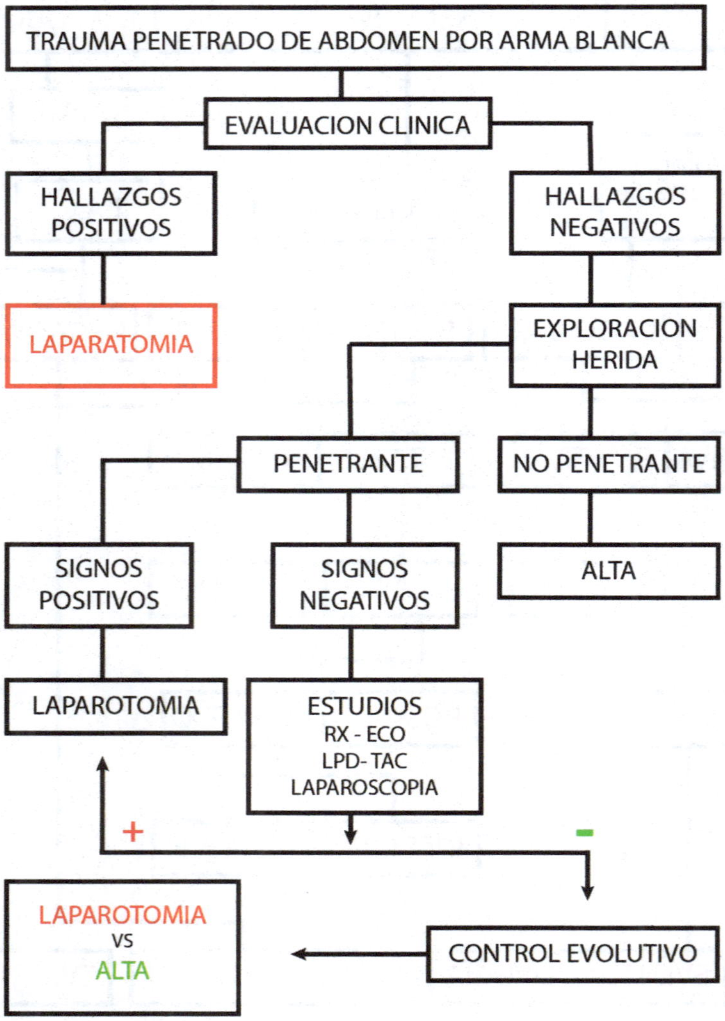

Figura 20.8: Algoritmo de diagnóstico y tratamiento para el trauma abdominal por arma blanca

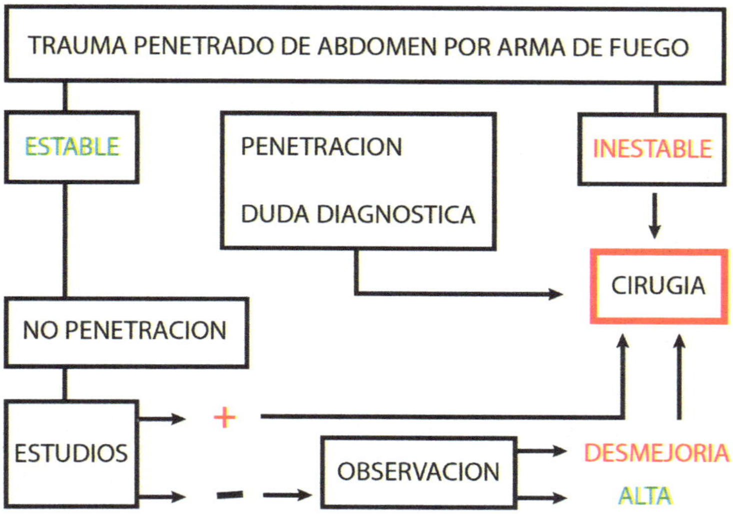

Figura 20.9: Trauma penetrado de abdomen por arma de fuego(algoritmo)

tros de complejidad adecuada y cumpliendo estrictas normas de observación y seguimiento.

En el Departamento de Cirugía del Hospital de Niños Ricardo Gutiérrez este tipo de terapéutica se viene desarrollando desde los años sesenta con resultados alentadores pero en ocasiones hemos lamentado errores tácticos por no observar los mínimos requisitos necesarios para enrolar a un paciente con trauma abdominal cerrado en el protocolo de tratamiento no operatorio.

En virtud de la experiencia acumulada, sugerimos para éste tipo de tratamiento los siguientes requisitos.

1. Pacientes con trauma abdominal contuso.
2. Ausencia de hemorragia masiva.
3. Estabilidad hemodinámica después de la resucitación inicial.
4. Disponibilidad de UCI donde el paciente pueda ser monitorizado en forma continua durante las primeras 48 horas de internación.
5. Equipo quirúrgico que pueda realizar todo tipo de procedimientos en carácter de urgente.
6. Equipo anestesiológico y de hemoterapia confiable en disponibilidad permanente.
7. Ausencia de lesiones intraabdominales asociadas de importancia.
8. Ausencia de lesiones extraabdominales que perjudiquen la evaluación del paciente (coma).

El tratamiento de los traumatismos abdominales en la infancia ha variado significativamente en los últimos años, concluyéndose que el tratamiento conservador debe ser considerado en todo traumatismo abdominal cerrado y en algunos abiertos.

Esta actitud terapéutica ha logrado descender sensiblemente la morbimortalidad ya sea por problemas anestésicos, infecciosos y adherenciales (bridas postoperatorias).

Tratamiento quirúrgico común a todos los traumatizados graves

Control de daños (Damage Control) Se denomina control de daños a las rápidas y simples maniobras quirúrgicas destinadas a controlar las hemorragias rápidamente letales y evitar la contaminación peritoneal por lesiones intestinales.

Este tipo de procedimientos es utilizado para tratar graves lesiones abdominopelvianas secundarias a traumatismos cerrados o abiertos que se acompañen de:

- Hipotermia (menor a 35 °C)
- Coagulopatía (tiempo de Quick ^{3} 16 seg. KPTT ^{3} 55 seg.)
- Acidosis metabólica (pH menor a 7,30)
- Criterio del cirujano (lesión masiva sangrante no pasible de reparación primaria en tiempo prudente)
- Transfusiones masivas
- Arritmias o inestabilidades cardiopulmonares intraoperatorias.
- Situación de necesidad (falta de experiencia quirúrgica, falta de medios y recursos, UTI, banco de sangre, etc.)

Sharp y Locicero establecieron 5 factores de riesgo para los traumatizados graves, con mortalidad correspondiente a su presencia, de la siguiente forma (ver Tabla 20.3):

En los pacientes con algunos o todos los factores de riesgo mencionados se debe efectuar control del daño abreviando al máximo el tiempo anestesiológico y quirúrgico para minimizar la deuda de oxígeno y prevenir el fallo orgánico multisistémico durante el postoperatorio.

Etapas del método de Control del Daño

La laparotomía por etapas como la definieron Morris, Carrillo y Rotondo comprende tres etapas bien definidas:

Primera etapa: Control de la hemorragia y de la contaminación

- Evacuación y aspirado de coágulos.
- Realización de packing (taponamiento) en los 4 cuadrantes.
- Control de sangrado mediante ligaduras, clamps, o taponajes selectivos.
- Cierre rápido de perforaciones con suturas en un plano o clamps intestinales.
- Cierre de la piel *vs.*colocación de malla (Bolsa de Bogotá) / abdomen abierto y contenido cuando se observe importante edema de intestino medio (ver Figuras 20.10 y 20.11).

El "abdomen abierto" es una técnica muy bien conocida por todos los cirujanos infantiles y utilizada para el tratamiento de los defectos congénitos de la pared abdominal.

La bolsa de Bogotá es uno de los dispositivos que se han descrito para el cierre temporal del abdomen y su indicación se fundamenta en la prevención de los riesgos que llevan a la hipertensión intraabdominal y síndrome compartimental abdominal.

Este silo se confecciona con una bolsa estéril (nosotros utilizamos bolsas de plaquetas) que se abre siguiendo un borde lateral para obtener una lámina plana con la que se cubre la herida abdominal y cuyos bordes se suturan a la piel, generalmente con un hilo de polipropileno, con lo que se evita la necrosis de los bordes aponeuróticos que pudieran alterar el cierre definitivo.

En los pacientes politraumatizados que han requerido empaquetamiento se recomienda que 36 a 48 horas después de la cirugía inicial se haga el retiro de compresas y si no hay resangrados, se practique el cierre definitivo de la pared abdominal.

FACTORES DE RIESGO	MORTALIDAD CALCULADA
ACIDOSIS GRAVE < 7.20	CON 4 ó 5 FACTORES : 100 %
HIPOTERMIA < 33 °C	
T. QUICK ³ 16 SEG.	CON 2 ó 3 FACTORES : 83 %
KPTT ³ 50 SEG.	
TRANSFUSIONES MASIVAS	CON 1 o NINGUN FACTOR : 18 %

Tabla 20.3: Factores de Riesgo

Segunda etapa: Reanimación en Unidad de Cuidados Intensivos (estabilización fisiológica)

En las 24 a 72 horas subsiguientes se intentará combatir todas las disfunciones presentes como la acidosis, coagulopatía e hipotermia a través de una terapéutica intensiva monitorizada por parámetros clínicos y de laboratorio.

Tercera etapa: Tratamiento definitivo de las lesiones (reconstrucción).

Una vez que el paciente ha recuperado su condición hemodinámica, su coagulación se encuentre dentro de parámetros normales y esté normotérmico, se podrá indicar reoperar para realizar las reparaciones definitivas: retirar packs, resecciones y anastomosis intesti-

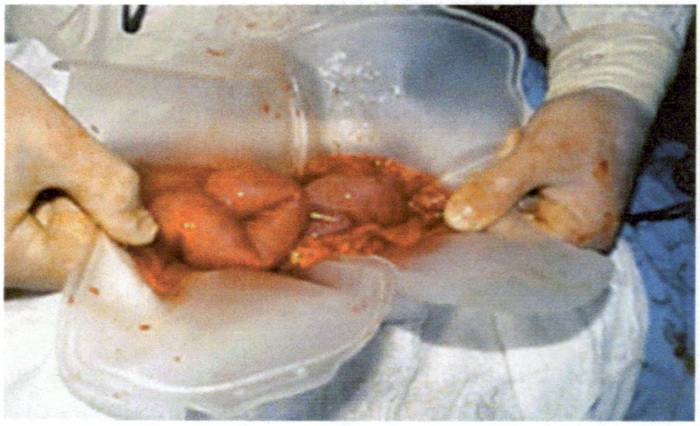

Figura 20.10: Confección de la Bolsa de Bogotá

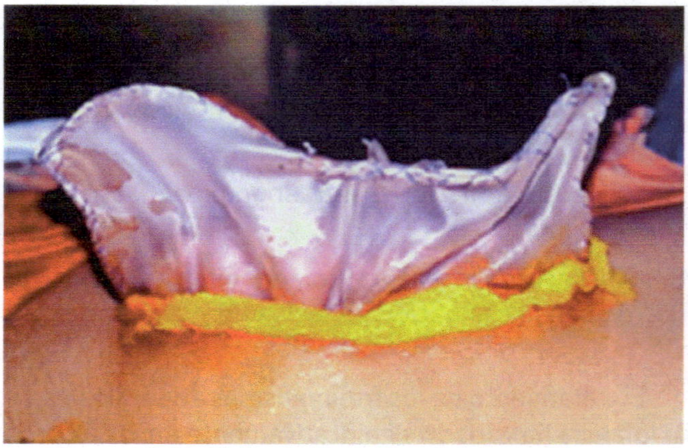

Figura 20.11: Bolsa de Bogotá – abdomen abierto y contenido.

nales, enterostomías, yeyunostomía de alimentación, cierre de la pared, etc.

Todas estas medidas tienden a evitar graves complicaciones como el síndrome de compartimento abdominal que lleva sin tratamiento oportuno al fallo orgánico multisistémico.

El síndrome de compartimiento abdominal se puede definir como el conjunto de consecuencias fisiológicas adversas que se producen como resultado del agudo incremento de la presión intraabdominal siendo los aparatos cardiovascular, renal y respiratorio los más afectados. La disminución del gasto cardiaco, aumento de la resistencia periférica, oliguria, anuria, incremento de la presión de las vías respiratorias, merma de la distensibilidad pulmonar e hipoxia; son todos signos de alarma que requieren intervención inmediata. La decisión de efectuar este tipo de tratamientos ante un traumatizado grave es difícil de tomar. El cirujano debe establecer el estado de situación y ante factores de riesgos, efectuar el control del daño que en muchas ocasiones puede brindar una segunda oportunidad terapéutica. A manera de resumen se exponemos a continuación el algoritmo secuencializado de manejo que hemos utilizado (ver Figura 20.12).

Comentarios finales

- De 2014 traumatizados observados en nuestro Hospital, más de un 11% presentaron lesiones abdominales. (Participación del abdomen en el trauma múltiple: 11,6%).
- Los órganos más frecuentemente lesionados fueron el bazo (n=96 41%) y el hígado (n=38 16,2%).
- En pediatría los traumatismos cerrados de abdomen, pocas veces requieren cirugía, pero cuando esto sucede, es recomendable que el cirujano de guardia conozca un amplio repertorio de cirugías conservadoras y trabaje empecinado en no resecar el bazo, especialmente en menores de 5 años.
- La conducta no operatoria en el trauma abdominal cerrado sólo deberá indicarse en centros especializados con personal y equipamiento adecuado. Los pacientes que entren en el protocolo de observación deberán reunir estrictamente los requisitos prefijados.
- En los traumatismos cerrados y cuando el paciente no presente signos de emergencia hemodinámica la TC con contraste es el método complementario de diagnóstico preferido. La ecografía (FAST) y lavado peritoneal diagnóstico (LPD) son dos buenas

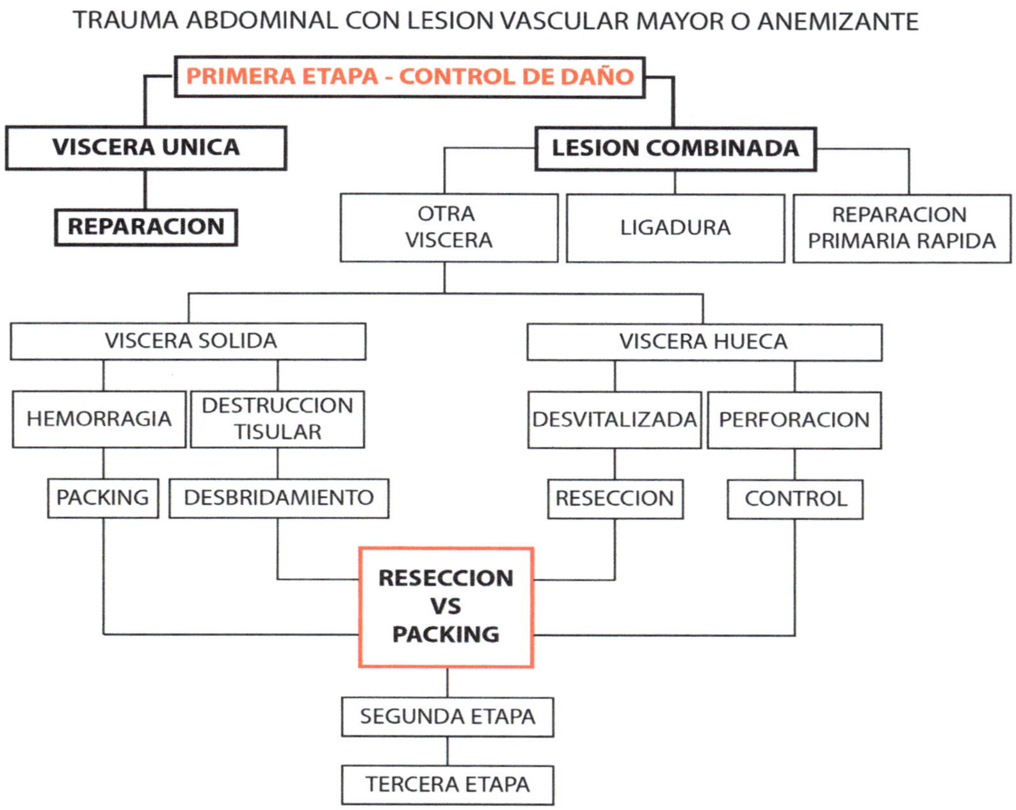

Figura 20.12: Trauma abdominal con lesión vascular mayor

alternativas cuando el estado clínico del paciente, por su labilidad, no permite traslados

- Las lesiones penetradas o abiertas superaron el 20% del total de los traumatismos registrados, cifra por encima de los estándares pediátricos internacionales.
- El Colegio Americano de Cirujanos ha enfatizado que la letra C del ABCDE de la reanimación inicial, significa Circulación con Control de hemorragia, es decir, que tan importante como la reposición de líquidos es controlar el foco de sangrado. "El abdomen traumatizado mata por C"
- Las heridas por armas de fuego reconocerán diferentes algoritmos de diagnóstico y tratamiento que las lesiones abdominales provocadas por armas blancas. Los efectos de cavitación, disipación de energía y cambios de trayectoria hacen impredecible el daño causado.
- A pesar que algunos grupos de trabajo han propuesto tratamientos selectivos para algún tipo de heridas por armas de fuego, hemos decidido operar de manera mandatoria todos nuestros pacientes hasta conseguir suficiente experiencia.
- Desde que comenzamos a utilizar la laparoscopia video-asistida observamos que los resultados preliminares han sido alentadores, a pesar de ello no poseemos experiencia suficiente como para emitir conclusiones evidentes.
- En el paciente conciente, el examen físico metodológico y secuencializado sumado al control evolutivo permite un manejo inicial seguro. El empeño, la dedicación y el alto índice de sospecha lesional seguirán siendo el mejor método diagnóstico "... recordar que nadie busca lo que desconoce y nadie investiga lo que no sospecha..."

"...El Trauma Pediátrico es lamentablemente uno de los menos conocidos y más serios fenómenos de orden social, económico y médico. Mal tratado puede quitar a la sociedad de uno de sus bienes más preciados: **el NIÑO**" - Izant y Hubay (1969)

Bibliografía

1. Fiorentino JA: Traumatismo abdominal. PROTIPED. Segundo Ciclo Módulo 1. Ed. Panamericana 1ra edición. Buenos Aires, pag 121-152, 2015.
2. Iñón AE.: Traumatismos Pediátricos. Pautas de manejo definitivos de pacientes traumatizados. Asociacion Argentina de Cirugía. Comisión de Trauma. Editor Fundación P.L. Rivero. Buenos Aires 24:623-644.1996.
3. http//www.paideianet.com.ar: Atención inicial del traumatizado pediátrico. Prioridades.
4. http//www.samct.com.ar: Comité Pediátrico. Errores en Atención Inicial Prehospitalaria. Informe Preliminar.
5. BTLS (Basic Trauma Life Support) Manual for Paramedics and Advanced EMS Providers. Alabama Chapter.American College of Emergency Physicians. Third Edition, update, 1999.
6. Fiorentino JA, Neira P, Caffarone DA, et al: Manual del Curso de Emergentología Pediátrica S.A.M.E Hospital de Niños.1ra Ed. Hospital de Niños Ricardo Gutiérrez., 1998.
7. Morey A, Iverson AJ, et al: Bladder rupture after blunt trauma: Guidelines for diagnostic imaging. J. Trauma, 51 (4): 683-686, 2000.
8. Bushore M : El niño politraumatizado. Ped in Revew., 10:49-56, 1989.
9. Fiorentino JA, Olazarri F, Caffarone D, Neira P, et al: Manejo Clínico-Quirúrgico del trauma esplénico en pediatría. Resultados con un mismo esquema de tratamiento durante 14 años. Rev Hosp Niños Vol 39, n° 175, 1997.
10. Tso EL, Beaver BL, and Haller JA: Abdominal Injuries in Restrained Pediatric Passengers. J Pediatric Surgery 28 - 7, 915-919, 1993.
11. Tepas JJ,, Mollit DL, Talbert JL, et al: Pediatric Trauma Score as a predictor of injury severity in the injured child. J Ped Surg 22:14-18, 1987
12. Nicolini FF, Casaretto EA: Relato Oficial del 67 Congreso Arg de Cirugía. Traumatismos de Bazo. Rev Arg Cirug Número Extraordinario, 109-114, 1996
13. Fiorentino JA: Evisceración traumática. Revista del Hospital de Niños, Vol 55, pág. 108-113, 2013
14. Marhuenda C, Martinez Ibañez V, Boix Ochoa J, et al : Traumatismo abdominal en un hospital pediátrico de tercer nivel: estudio de 150 pacientes. Cir Pediat (Edición Española), 5:3, 151-155, 1992.
15. A.T.L.S (Advanced Trauma Life Support Manual for Phisicians. Committee on Trauma, American College of Surgeons, Chicago, 2010.
16. Neira PO, Fiorentino JA: Traumatismos en Pediatría. Prioridades en el manejo del traumatismo pediátrico en "Trauma Prioridades" Editorial Panamericana. Primera Ed. Cap 20-2, pag 564-581, 2002.
17. Alejandre SE, Ballesteros ME, Neira JA: Pautas de manejo definitivo en pacientes traumatizados. Ed Lab Hoechst Marion Roussel Argentina Bs As 1996. Capítulo 6: Manejo General del Traumatismo de Abdomen. 245-297,1996.
18. Prehospital Trauma Life Support National Association of Emergency Medical Technicians. Mc Swain (ed). Emergency Training. 2nd Edition. Akron, Ohio 1990.
19. Avellaneda F, Cairnie A, Neira PO, Teper A: Categorización del Trauma Pediátrico. Medicina Intensiva, Vol 13, n°3, 102-110, 1996.
20. Ballesteros, M.E.; Alejandre, S.E.: PROACI (Programa de Actualización en Cirugía) Primer Ciclo. Fascículo 2. Edit. Panamericana.En Traumatismos del Abdomen Cap.6: 155-242. 1997
21. Fiorentino JA; Neira OP: Prioridades en el manejo del traumatizado pediátrico. Rev Hosp. Niños. Vol. 43, n° 191, marzo de 2010.
22. Trunkey DD: Aspectos generales sobre traumatismos. Clin Quir. NA, Ed Mc Graw-Hill Interamericana, 62:3-8, 1982.
23. Beaver Bl, Haller JA: Epidemiología del Traumatismo. En "Cirugía Pediátrica" pag 108-115. Traducido de la segunda edición en inglés de Pediatric Surgery. Ashcraft KW, Holder TM, WB Saunders Company. Philadelphia, 1993.
24. Tepas JJ, Ramenosfsky ML, Mollit DL, et al: The Pediatric Trauma Score as a predictive of injury severity: An objective assessment. J Trauma 28:425-430, 1988.
25. Ramenofsky ML, Ramenofsky MB, Jurkovich GL, et al: The predictive validity of the Pediatric Trauma Score. J. Trauma 28:1038-1042,1988.
26. Ramenofsky ML: Valoración y manejo tempranos del traumatismo. En Cirugía Pediátrica, pp.116-127. Traducido de la 2° edición en inglés de Pediatric Surgery Ashcraft KW,Holder TM.WB Saunders Company. Philadelphia, 1993.
27. Tepas JJ, Ramenofsky ML, Barlow B, et al: National Pediatric Trauma Registry. J Pediat Surg 24: 156-158, 1989.
28. The Abbreviated Injury Scale (AIS) - 1976 Revision, American Association for Automotive Medicine, Des Plaines, IL 60018.
29. The Abbreviated Injury Scale (AIS) - 1980 Revision, American Association for Automotive Medicine, Des Plaines, IL 60018.
30. The Abbreviated Injury Scale (AIS)-1985 Revision. American Association for Automotive Medicine, Des Plaines, IL 60018.
31. Baker SP, O Nelly B, Haddon W, et al: The Injury Severity Score: A method for describing patines with múltiple injury and evaluating emergency care. J Trauma 14: 187-196, 1974.
32. Copes WS, Champion HR, Sacco WJ et al: The injury Severity Score revisted. J trauma 28:69-76, 1988.
33. Copes WS, Lawnick M, Champion HR et al: A comparation of Abbreviated Injury Scale 1980 and 1985 versions. J Trauma, 28:78-85,1988.
34. Nance FC, Wennar MH, Jonson LW, et al: Surgical judgment in the management of penetratig wounds of the abdomen. Experience with 2212 patients. Ann Surg 179 (5): 639-645, 1974.
35. Croce M, Fabian T, Stewart R: Correlation of Abdominal Trauma Index and Injury Severity Score with abdominal sepsis complication in penetrating and blunt trauma. J Trauma 32: 380-388, 1992.
36. Agran RA, Dunkle D. E: Motor vehicle ocupant injuries to children in crash and non-crash events. Pediatrics 70 : 993-996, 1982.
37. Benaín F, Neira J: Atención Inicial del Paciente Politraumatizado Grave. Relato Oficial del 61° Congreso Argentino de Cirugía. Rev Arg Cir, Número Extraordinario Pag. 43.1990.
38. Cooper A, Barkiw B, Discala C et al: Efficacy of pediatric trauma care:Results of a population based study. J Pediatr Surg 28(3): 299-305, 1993.
39. Ivy M, Angood P, Kirton O, Shapiro M, Tisherman S and Horst M: Critical care medicine education of surgeons: Recommendations from the Surgical Section of the Society of Critical Care Medicine. Crit Care Med, Vol.28, n° 3, 2000.
40. Davis JW, Hoyt D, McArdle M, et al: An Analysis of Errors Causing Morbility in a Trauma System: A guide for quality improvement.Journ. Trauma,Vol 32,n° 5, 1992.
41. Shaftan, G.W; Indications for operation in abdominal trauma. Am J Surg 99:657,1960.
42. Navascués JA, Romero R, Soleto J, et al: Análisis crítico de la asistencia prehospital al niño traumatizado. Rev. Cir. Inf 10 (2), 2000.
43. Baron BJ, Scalea TM, Sclafani SJ, et al: Nonoperative management of blunt abdominal trauma: The role of sequential diagnostic peritoneal lavage, computed tomography and angiography. Ann Emerg Med 22 (10): 1556-62, 1993.
44. Rotondo M, Schwab W, Megonigal M, et al: Demage control: An aproach for improved survival in exsanguinating penetrating abdominal injury. J Trauma, 35:375-83, 1993.
45. Carrillo C, Folger R, Shaftan G: Delayed gastrointestinal reconstruction following massive abdominal trauma. J Trauma 34: 233-235, 1993.
46. Morris J, Eddy V, Blinman T, et al: The staged celiotomy for trauma. Ann Surg. 217:576-86, 1993.
47. Ivatury RR, Simon RJ, et al: Selective celiotomy for missile wounds of the abdomen based on laparoscopy. Surg Endosc. 8 (5):366-369, 1994.
48. Birolini D: Trauma abdominal.Generalidades y desafíos. En Trauma la enfermedad del nuevo milenio. Ed. Arena Montevideo ROU. Cap 35, pág 493:498, 2005.

Capítulo 21

Lesiones abdominales específicas

Daniel Frontera

Lesiones gástricas

El estómago se encuentra localizado en la porción intratorácica del abdomen y bien protegido por la jaula torácica que lo cubre. Sus medios de fijación en el abdomen son el ligamento gastrohepático en la parte superior, el ligamento gastrocólico en la zona inferior y el bazo lateralmente. También está relativamente fijado a la unión gastroesofágica y al duodeno retroperitoneal.

Anatómicamente presenta una capa externa serosa y tres capas de músculo liso: longitudinal externa, una media circular y una capa interna oblicua. Las capas submucosa y mucosa tienen una red capilar muy rica, que recibe sangre de arteriolas que se originan en la submucosa. Esta composición estructural del estómago le confiere una alta protección y es sumamente resistente a la ruptura por traumatismo abdominal contuso.

El estómago es un órgano irrigado por cuatro pedículos arteriales, con amplia circulación colateral entre sí. La gástrica izquierda o **coronaria estomáquica,** que nace del tronco celíaco y se divide en una rama anterior y otra posterior antes de llegar al estómago, irriga el esófago distal y la porción del cardias. La arteria gástrica derecha generalmente se origina de la arteria hepática común. La gastroepiploica izquierda es una colateral de la esplénica y la gastroepiploica nace de la gastroduodenal. Dada esta rica estructura vascular es que pueden estar lesionados tres de los cuatro pedículos sin que se produzca necrosis gástrica y permite en la práctica la reparación quirúrgica de la mayoría de las lesiones de este órgano, sin riesgo de desvacularización.

El estómago normal está relativamente libre de gérmenes. La mayoría de los niños tiene una fisiología gástrica normal, por lo que el riesgo de contaminación bacteriana peritoneal secundaria a perforación gástrica es bajo. Esta situación varía cuando los niños reciben tratamiento para el reflujo con antiácidos y bloqueantes de la secreción ácida, lo que produce aumento de la probabilidad de infección intrabdominal.

Si el trauma se produce con estómago ocupado, la situación cambia. Los alimentos digeridos parcialmente pueden contener gérmenes, por lo que el riesgo de contaminación de la cavidad peritoneal es alto. La fuga de jugo gástrico a la cavidad peritoneal genera al inicio una peritonitis química irritativa por lo que debe ser evacuado de la cavidad abdominal con premura. Si la herida gástrica no se trata en forma rápida y/o las partículas de alimentos no digeridos no son evacuadas por lavado profuso de la cavidad, la peritonitis química inicial se transformará en una peritonitis bacteriana.

Las lesiones gástricas en el paciente pediátrico pueden ser producidas tanto por traumatismo contuso como penetrante. La lesión característica en el **trauma romo** es el **estallido gástrico** y es muy poco frecuente. Cuando se produce, aparece en niños menores de 3 años, secundario a lesiones por colisiones vehiculares, peatones atropellados, caídas de altura o como víctima de maltrato y abusos. El mecanismo más común es el aumento de la presión intrabdominal resultante de una fuerza lesiva que impacta sobre un estómago ocupado. Con esta modalidad lesional la zona gástrica más afectada es la cara anterior o la curvatura mayor, aunque potencialmente cualquier punto de la superficie gástrica puede afectarse.

En la práctica, los desgarros seromusculares del estómago son más frecuentes que la rotura completa. La distensión del estómago por el aumento de presión intraluminal es la causa más común en los casos de reanimación cardiopulmonar. Otra causa es la compresión del órgano contra la columna vertebral, que puede generar una sección parcial o completa del estómago. En las colisiones vehiculares con desaceleración rápida y de gran magnitud, el estómago puede sufrir deslizamiento. Si bien estas lesiones son infrecuentes, las mismas se producen a nivel de la unión esófago-gástrica, el píloro o en zonas de adherencias alrededor del órgano.

En las lesiones penetrantes, generalmente por arma blanca o proyectil de arma de fuego de bajo calibre se producen heridas gástricas simples con escasa destrucción de tejidos y muy poca contaminación peritoneal. El diagnóstico de lesión gástrica por proyectil de arma de fuego suele efectuarse durante la laparotomía. La exploración quirúrgica descubre lesiones importantes en el 90% de los casos. En las heridas por arma blanca en la pared anterior del abdomen, interesan la longitud y el ancho de la hoja. Debe explorarse la herida en forma exhaustiva sobre todo en la zona de mayor profundidad. El neumoperitoneo no es un signo constante. Brunsting en una revisión de la literatura señaló aire libre en un rango que osciló entre 16 y 66% de los pacientes. En pacientes con alto índice de sospecha de lesión y sin signos ni síntomas específicos, está justificado el estudio contrastado con material hidrosoluble o la tomografía computada con doble contraste.

Una vez tomada la decisión quirúrgica, el primer objetivo es el control de la hemorragia. Las lesiones gástricas raramente ponen en peligro la vida, por lo que las otras lesiones abdominales tendrán prioridad. Las lesiones gástricas se controlan en un primer momento con puntos en forma de ocho o mediante la colocación de pinzas de Babcock. Luego se debridan los labios de la herida hasta obtener el sangrado de los bordes, se resecan las zonas sin vitalidad y finalmente se realiza doble hilera de sutura borde a borde.

El estómago debe explorarse en forma cuidadosa en su totalidad. En las lesiones penetrantes suelen producirse **heridas dobles**, por lo que se impone examinar meticulosamente el estómago en busca de herida de entrada y de salida. Existen cuatro zonas en las cuales las heridas gástricas pueden pasar inadvertidas: **unión gastroesofágica, curvatura mayor, curvatura menor y pared posterior de estómago.**

Un aspecto relevante a tener en cuenta es que la aorta y el tronco celíaco se encuentran ubicados inmediatamente por detrás de la unión esófago-gástrica. Si se prioriza la atención de las heridas gástricas y se pasa inadvertida la exploración de las estructuras vasculares, en especial en los pacientes que presentaron traumatismos penetrantes por objetos punzocortantes, estas últimas pueden pasar inadvertidas. Es posible acceder a la exploración de la unión gastroesofágica seccionando el ligamento triangular izquierdo y movilizando el segmento lateral del lóbulo izquierdo hepático. También se puede complementar con la sección del ligamento gastrohepático. Este paso debe ser realizado a cierta distancia del estómago teniendo en cuenta que pueden lesionarse durante la disección los nervios vagos o sus ramas, y a su vez también tenemos que pensar en la posibilidad de una arteria hepática izquierda anómala, que a veces discurre por el ligamento gastrocólico.

Ante una herida gástrica se debe explorar siempre el diafragma. Las lesiones diafragmáticas tienen especial importancia, debido a la contaminación potencial de la cavidad torácica, sobre todo a nivel del hemidiafragma izquierdo, provocando el paso de material contaminado de la cavidad peritoneal a la cavidad pleural con el riesgo potencial de desarrollar un empiema.

Las opciones con las que cuenta el cirujano en caso de lesiones combinadas de tratamiento:

1. Si la posibilidad de contaminación pleural no es significativa y es poco probable el desarrollo de un empiema (estómago sin contenido de alimentos) es factible cerrar el orificio gástrico y el diafragmático y colocar un tubo de avenamiento pleural manteniendo conducta expectante.

2. Cuando la probabilidad de desarrollar una contaminación pleural con riesgo de empiema es alta, se debe proceder a ampliar quirúrgicamente el orificio diafragmático e irrigar abundantemente la cavidad pleural con solución salina, colocando un tubo de avenamiento pleural y cerrando la brecha diafragmática.

3. En los casos de gran contaminación de la cavidad pleural o cuando la cantidad de líquido en la pleura es superior al de la cavidad abdominal, se puede cerrar el orificio de la lesión diafragmática, reparar la herida gástrica, tratar las lesiones concomitantes de otras estructuras en el abdomen y proceder a la síntesis de la laparotomía. A continuación se realizará una videotoracoscopía o toracotomía anterolateral pequeña para irrigar la cavidad pleural. Si se visualizara en la videotoracoscopía que la contaminación de la cavidad pleural es extensa, se procederá a realizar una toracotomía. Esta última táctica debe utilizarse en pacientes condiciones clínicas y quirúrgicas estables.

Mencionamos anteriormente los posibles sitios de lesión gástrica tanto en trauma romo como penetrante. Durante la laparotomía, es vital realizar un examen riguroso del órgano, explorando las curvaturas mayor y menor, para lo cual se recomienda la sección de los ligamentos gastrocólico y gastrohepático con el fin de obtener una exposición quirúrgica más amplia. Las lesiones distales al antro gástrico, región pilórica y primera porción de duodeno pueden pasar inadvertidas en una primera revisión en forma rápida. La maniobra de Kocher amplia y la exploración de la trascavidad de los epiplones permitirán explorar el páncreas, el duodeno y los vasos abdominales. En pacientes que presentan una lesión a nivel de la cara anterior gástrica, se impone el abordaje quirúrgico para movilizar el estómago a través del epiplón gastrocólico y explorar su cara posterior en busca de una segunda lesión, que pasaría desapercibida de no realizar dicha maniobra. En los casos en que la lesión no se presente a la vista del cirujano y exista una alta presunción (perforaciones pequeñas), se podrá infundir –a través de la sonda nasogástrica– aire, solución salina o solución salina con azul de metileno. Con la ayuda del asistente se ocluyen la unión gastroesofágica y la región pilórica y se exprime el estómago. La visualización de escape de aire o líquido del estómago permitirá localizar la perforación.

Ciertas características anatómicas le dan al estómago una gran seguridad y muy buenos resultados quirúrgicos en el tratamiento de lesiones que lo afectan. Generalmente las heridas se cierran con una doble capa de sutura continua con hilo de ácido poliglicólico (Figura 21.1). La zona más compleja para la reparación quirúrgica es la unión gastroesofágica. El primer paso es una movilización adecuada de ambos órganos. Logrado lo anterior en general pueden suturarse sin mayor dificultad. Ante secciones extensas se debe realizar anastomosis primaria con piloroplastia (Figura 21.2) si los nervios vagos están involucrados en la lesión o existe fuerte presunción de lesión de los mismos.

En los pacientes con diagnóstico dudoso de lesión visceral, o en casos de lesiones penetrantes con lesión gástrica aislada, la utilización de la laparoscopía puede resultar útil en el diagnóstico y tratamiento de lesiones en la cara anterior del estómago, pero es grande la posibilidad que lesiones en la cara posterior gástrica o en la unión gastroesofágica pasen desapercibidas por este método.

Antes del cierre de la laparotomía hay que lavar en forma profusa toda la cavidad abdominal y colocar los drenajes correspondientes. Esto es particularmente adecuado para lesiones no penetrantes en las cuales la contaminación puede ser muy extensa.

La mortalidad global en lesiones no penetrantes de estómago es 20% en niños. Muchas de las complicaciones tienen relación directa con la lesión gástrica: absceso intra-abdominal, falla en la reparación gástrica, fístulas, empiema pleural, lesiones inadvertidas, hemorragia y obstrucción por bridas.

Como resumen podemos decir que el estómago, que se encuentra en la porción intratorácica del abdomen, se encuentra bien protegido frente a impactos abdominales. Posee una pared gruesa, es relativamente fácil de movilizar y presenta una muy buena vascularización, lo cual redunda en que las heridas gástricas, luego de ser tratadas presenten una rápida curación. Aunque el contenido gástrico puede estar contaminado por flora bucal sobre todo después de la ingesta de alimentos, cuando el estómago se encuentra en reposo presenta pocos microorganismos endógenos. Los factores mencionados hacen que la morbilidad y la mortalidad asociadas con heridas penetrantes sean bajas. En contraste, las lesiones no penetrantes muchas veces originan gran contaminación de la cavidad peritoneal, seguidas de mayor morbilidad y mortalidad.

Lesiones duodenales

El duodeno es la primera porción del intestino delgado y se extiende desde el píloro, que se encuentra a la derecha del raquis a nivel de la primera vértebra lumbar, hasta la unión duodeno-yeyunal. Tiene forma de C y mide 25 cm. de largo. Tiene una ubicación anatómica profunda, fijación retroperitoneal y conexión con los conductos colédoco y de Wirsung.

Las lesiones duodenales en el niño representan tan solo el 1% de las lesiones traumáticas abdominales. La

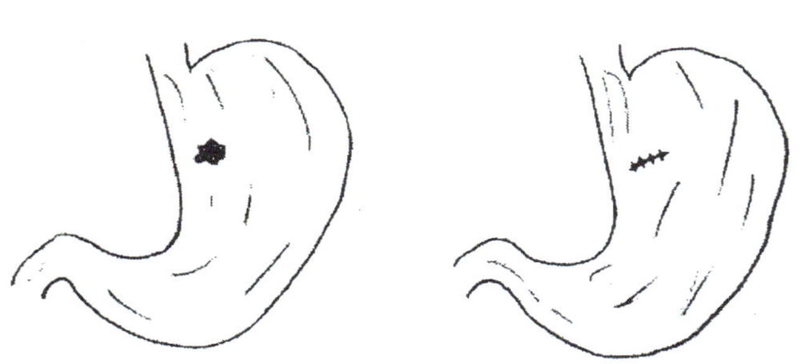

Figura 21.1: Lesión gástrica. Reparación en dos planos

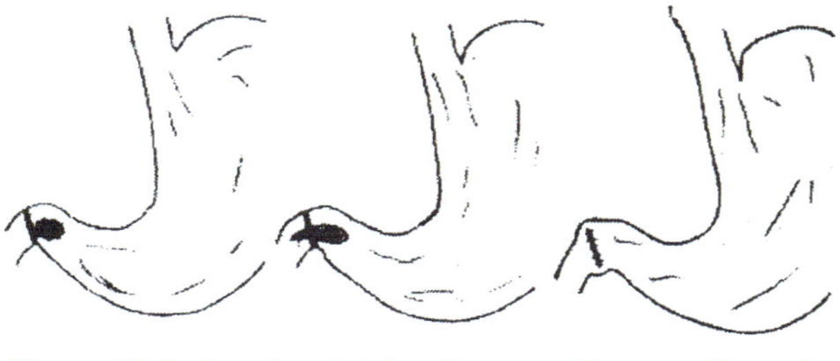

Figura 21.2: Lesión gástrica. Reparación con piloroplastia. Izquierda: lesión prepilórica; centro: regularización de bordes, prolongándolos al duodeno; derecha: reparación con piloroplastia transversal

mayoría de las lesiones están relacionadas al trauma romo o contuso, claramente diferente de la población adulta, en la que predominan las lesiones penetrantes. Por su vecindad anatómica, las lesiones duodenales se asocian con frecuencia a lesiones pancreáticas.

Las heridas duodenales se producen generalmente por trauma contuso con impacto epigástrico, producido por compresión del duodeno contra el raquis, lo que desgarra o genera un estallido del órgano. La modalidad lesional más común en niños es el golpe directo con el manubrio de bicicleta, el impacto directo en una colisión vehicular o por atropellamiento como peatón. Las heridas penetrantes son producidas por arma blanca o por proyectil de arma de fuego. Un número importante de lesiones duodenales es causado por maltrato infantil, lo que genera un retraso en la consulta con mayor morbimortalidad.

Por su ubicación en el retroperitoneo estas lesiones pasan muchas veces en forma desapercibida durante las primeras 24-48 hs. de producido el trauma, a menos que exista un fuerte índice de sospecha en relación a la modalidad lesional. Son lesiones de difícil diagnóstico en general y en el paciente pediátrico en particular. El síntoma cardinal es el dolor abdominal, que se encuentra presente en todos los pacientes. Los vómitos pueden estar ausentes en el período inicial, pero generalmente son el motivo de consulta, habitualmente de carácter bilioso.

Las pruebas de laboratorio son inespecíficas, pero se sugiere la determinación de amilasa sérica, que se encuentra aumentada en el 50% de estos pacientes. Un valor persistentemente alto de amilasa o elevación de la misma, sugiere la realización de exploración quirúrgica. La radiografía de abdomen y tórax tomadas con el paciente de pie, pueden mostrar neumoperitoneo, retroneumoperitoneo o presencia de aire en la vía biliar (aerobilia).

En el 90% de los pacientes con trauma duodenal hay signos radiográficos inespecíficos como escoliosis (concavidad hacia la derecha), obliteración de la sombra del psoas y aire retroperitoneal alrededor del riñón. La inyección de aire a través de la sonda nasogástrica puede evidenciar la presencia de aire retroperitoneal. Se puede administrar por la sonda material de contraste hidrosoluble, lo que puede evidenciar la salida del medio de contraste por la efracción.

La sospecha temprana de rotura duodenal se confirma o se excluye mediante la realización de una TAC de abdomen con doble contraste (oral y endovenoso) utilizando material hidrosoluble. El contraste debe visualizar todo el marco duodenal y descartar perforación, sobre todo en los pacientes con hematoma duodenal intramural.

Con respecto al tratamiento de las heridas duodenales podemos decir que el 80% puede ser solucionado mediante el cierre simple de la lesión con afrontamiento primario de sus bordes. El 20% restante son lesiones consideradas "graves" y probablemente requiera una técnica quirúrgica mayor.

La rafia duodenal o reparación simple en uno o dos planos, luego de debridar el tejido desvitalizado, da buenos resultados en el 80% de los casos. Algunos autores prefieren el cierre en un plano con puntos de Weinberg, para evitar el estrechamiento de la luz a nivel del canal pilórico. Algunos autores aconsejan utilizar una sonda que atraviese el píloro y la zona lesionada para descompresión (Figura 21.3). En heridas extensas y anfractuosas del duodeno, luego del cierre en capas, se realiza la exclusión pilórica. Este método es utilizado para descomprimir al duodeno. Se efectúa a través de una gastrotomia y una gastro-yeyuno-anastomosis latero-lateral. El píloro generalmente se repermeabiliza en un período de dos semanas, restableciéndose el tránsito (Figura 21.4). En lesiones duodenales extensas, que no permiten este procedimiento, puede optarse por una resección duodenal acompañada de duodeno-yeyunoanastomosis en Y de Roux (Figura 21.5).

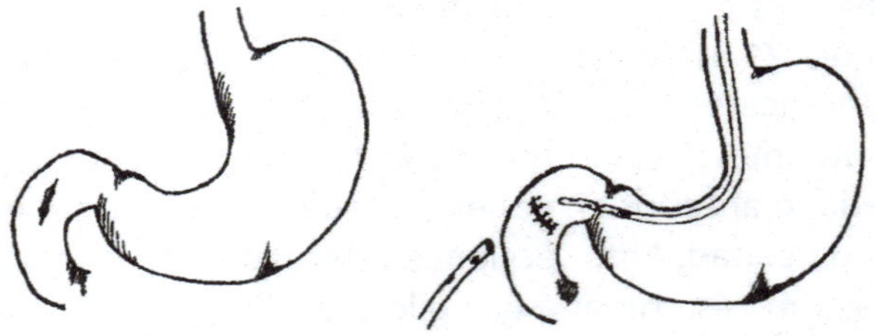

Figura 21.3: Lesión duodenal. Rafia simple con sonda transpilórica.

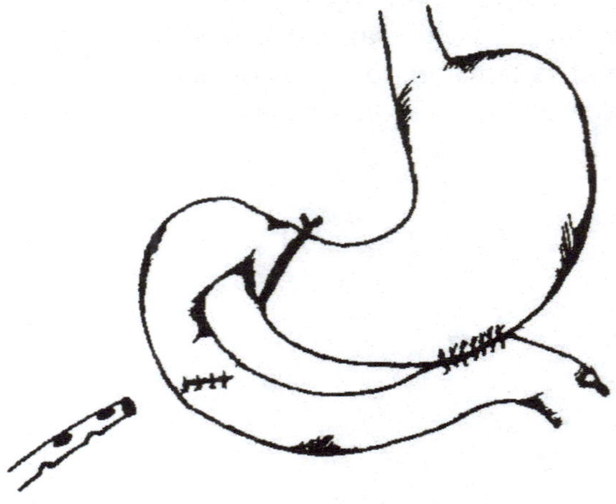

Figura 21.4: Lesión duodenal. Sutura, ligadura del píloro y gastroyeyunoanastomosis

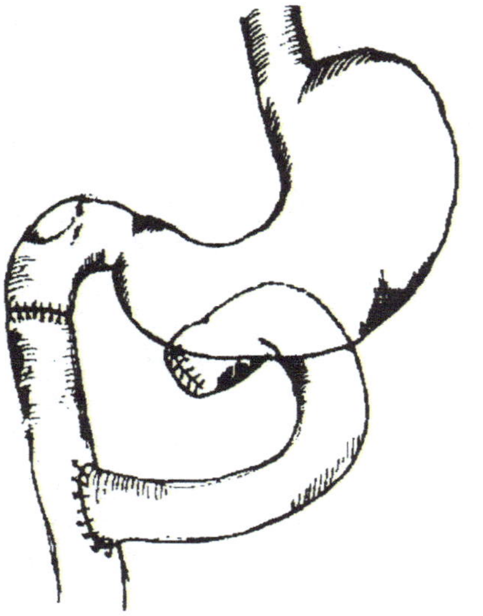

Figura 21.5: Lesión duodenal. Duodenoyeyunoanastomosis en Y de Roux.

En relación a la utilización de drenaje, estos nos son necesarios en las heridas simples pero sí en las heridas complejas, extensas y asociadas a lesiones de otros órganos. Se usan preferentemente los drenajes aspirativos cerrados de silicona, tipo Jackson Prat o Blake.

Los **hematomas duodenales traumáticos** sin ruptura de la pared duodenal no son quirúrgicos. Estas lesiones se asocian a colisiones vehiculares, caídas de altura y práctica de deportes. La modalidad más común es una fuerza de alta magnitud que impacta generalmente a nivel del epigastrio. El 50% de los hematomas duodenales en niños son provocados por maltrato. La consulta generalmente es por vómitos y dolor abdominal. Los vómitos al comienzo del cuadro son gástricos y a las 48 a72 hs., de carácter bilioso, producto de la evolución del hematoma y el edema que ocluye la luz duodenal. Es muy frecuente el retraso en la consulta. La sospecha diagnóstica suele confirmarse mediante la realización de un estudio contrastado superior mediante medio de contraste hidrosoluble o mediante una TAC de abdomen con contraste (signo del resorte enrollado o imagen en pila de monedas).

Generalmente el hematoma duodenal no requiere resolución quirúrgica. El tratamiento conservador es el que brinda los mejores resultados. El mismo consta en aspiración nasogástrica y nutrición parenteral total, revalorando al paciente diariamente durante 7 días hasta obtener nuevas imágenes. Si el hematoma no se resuelve en el plazo de 2 semanas, se indica la exploración quirúrgica para realizar la evacuación del hematoma o para descartar estenosis, perforación o lesiones en la cabeza del páncreas que puedan estar provocando obstrucción. Si el hematoma se encuentra como hallazgo quirúrgico en una laparotomía, se debe explorar en forma meticulosa para descartar efracción de la pared duodenal. Para una correcta exploración se debe realizar una maniobra de Kocher ampliada, la cual generalmente drena con éxito el hematoma submucoso.

Lesiones de intestino delgado

Las lesiones del intestino delgado secundarias a trauma son poco frecuentes en pediatría. Estas lesiones pueden producirse tanto por traumatismo romo como penetrante, aunque el último es más frecuente. En líneas generales, las lesiones penetrantes del intestino tienen mejor pronóstico que las contusas. En el trauma no penetrante la modalidad lesional más común es por colisiones vehiculares o impactos que provocan la compresión de la cavidad abdominal, como cuando los cinturones de seguridad están mal colocados.

El intestino delgado se extiende desde el ligamento de Treitz hasta el ciego, y resulta móvil con su mesenterio. El mesenterio que tiene forma de abanico y es la estructura que permite que el intestino delgado quede suspendido en la cavidad abdominal, extendiéndose desde el sector izquierdo de la segunda vértebra lumbar hasta la articulación sacroilíaca derecha. La arteria mesentérica superior irriga el yeyuno y el íleon, dando ramas hacia el páncreas y hemicolon derecho, hasta terminar en el sector medial del ciego. Un dato relevante desde el punto de vista quirúrgico es que no hay vasos importantes que unan la raíz del mesenterio con el retroperitoneo, lo que permitirá movilizar el colon derecho y todo el intestino delgado hacia arriba.

En relación a las lesiones **no penetrante**s, los mecanismos son:

- **Aplastamiento:** es una fuerza violenta se que aplica en la cavidad abdominal, produciendo la compresión del intestino contra la columna lumbosacra. La fuerza tiene que ser muy alta para provocar esta lesión, y a su vez esta modalidad lesional genera también lesiones extra intestinales, como desgarros en el mesenterio y a nivel de las asas intestinales. Generalmente se producen por cinturones de seguridad mal colocados, que sujetan el abdomen con desplazamiento superior del mismo luego del impacto y aplastamiento del intestino.
- **Deslizamiento:** se producen por desaceleración brusca, provocando desgarros cerca de los puntos de fijación del intestino (Treitz y válvula ileocecal). Las modalidades de lesión son la desaceleración vertical (caídas) o saltos desde gran altura.
- **Estallido:** esta teoría genera muchos rechazos. El mecanismo de producción requiere un segmento de intestino delgado lleno de líquido, formando un asa cerrada, y que la fuerza aplicada provoque la compresión de ambos extremos del asa, provocando su disrupción.

En resumen, las lesiones con desgarros importantes del mesenterio e intestino delgado serían provocadas por mecanismo de aplastamiento, las lesiones aisladas de tipo puntiforme dependerán del mecanismo de estallido y las lesiones de desgarro a nivel del ángulo de Treitz o el ciego frecuentemente corresponden a mecanismo de deslizamiento.

Toda lesión en la parrilla costal baja, abdomen o cavidad pelviana debe hacer sospechar una lesión del intestino delgado. Los traumatismos extraabdominales de diversos sistemas, suelen enmascarar el diagnóstico de lesiones en el intestino delgado. El retraso en el diagnóstico se acompaña de un importante incremento de la morbimortalidad, por lo cual se recomienda una conducta activa, como la exploración quirúrgica ante la mínima sospecha clínica.

Trauma penetrante. Todo paciente con signos de irritación peritoneal, evisceración o inestabilidad hemodinámica debe someterse rápidamente a una laparotomía exploradora. Cuando el paciente se encuentra asintomático, estable y presenta una herida por arma blanca cuya profundidad es desconocida, se debe explorar en forma local para determinar la posible penetración del peritoneo. Si esto último se confirma o no puede ser precisada, se recomienda realizar una tomografía computada de abdomen con doble contraste. Las heridas por arma de fuego representan un mayor riesgo de lesión de vísceras huecas, por lo que se indica laparotomía exploradora en todas las heridas por este mecanismo que atraviesan la cavidad peritoneal.

Trauma no penetrante. Las lesiones abdominales no penetrantes plantean severas dificultades diagnósticas. Con cierta frecuencia es difícil distinguir la hipersensibilidad de la pared abdominal de la irritación peritoneal secundaria a la fuga de material entérico. El pH neutro y el número reducido de bacterias en el líquido intestinal generan en un principio una respuesta inflamatoria mínima que se incrementa con el transcurso del tiempo hasta llegar a peritonitis franca, sepsis y shock. En los pacientes que presentan en forma concurrente alguna alteración del nivel de conciencia (por trauma, consumo de alcohol o de drogas) el diagnóstico se retrasa considerablemente, con el consiguiente aumento de la morbimortalidad. Todos los pacientes inestables deberán someterse a cirugía, y en los pacientes estables se recomienda la realización de una tomografía computada con doble contraste. La presencia de: líquido libre en la cavidad peritoneal alejado de un órgano sólido, el engrosamiento de la pared intestinal o un hematoma mesentérico justifican la exploración quirúrgica en busca de una posible lesión intestinal. La tomografía es útil porque permite una definición precisa de la lesión, lo que permite evitar la cirugía en pacientes con lesiones pequeñas de órganos sólidos.

Tratamiento Operatorio. Si se sospecha lesión del intestino delgado o cuando la misma se confirma en la cirugía, se deben administrar antibióticos de amplio espectro, cubriendo gérmenes gramnegativos y anaerobios. Es ideal abordar la cavidad abdominal mediante una incisión en la línea media. Durante la cirugía las prioridades son *1- Control del o de los focos de hemorragia activa, 2- Control de la contaminación de la cavidad abdominal, 3- Identificación de lesiones, 4- Debridar y reparar tejidos.* Al ingresar a la cavidad abdominal se realiza una exploración rápida y eficaz de los cuatro cuadrantes para poder identificar y controlar la hemorragia. Luego se aborda la contaminación entérica colocando *clamps* intestinales sobre la o las zonas de intestino lesionadas. Una exploración abdominal completa sirve para identificar otras lesiones intraabdominales.

El intestino delgado se inspecciona mediante evisceración, desde el ángulo de Treitz hasta la válvula ileocecal. Para las heridas por proyectil de arma de fuego, la existencia de lesiones impares sugiere que alguna lesión pasó desapercibida, que pueden localizarse en el borde mesentérico. Por ende, cualquier hematoma mesentérico hallado en la cirugía debe examinarse a fondo. Si no se encuentran lesiones de entrada y salida, deberán buscarse por palpación a nivel intramural o en la luz del intestino. En caso de dudas ante una lesión abdominal, es prudente debridar o extirpar cualquier porción de intestino de dudosa viabilidad. Las heridas pequeñas deben cerrarse cortando el puente de tejido que los unen y cerrando en forma transversal al defecto para evitar estrechar la luz intestinal (Figura 21.6). Los hematomas y desgarros mesentéricos requieren una valoración precisa. Aquellos mayores de 2 cm, en expansión, no contenidos o cerca de la raíz del mesenterio requieren exploración. En los hematomas extensos y que se encuentran en la raíz del mesenterio es conveniente tener acceso a la arteria mesentérica superior y lograr su exposición y su control proximal. El mejor abordaje es a través de la trascavidad de los epiplones o de la raíz del mesenterio, La exposición para el control proximal se realiza mediante la maniobra de Mattox, reclinando el colon izquierdo

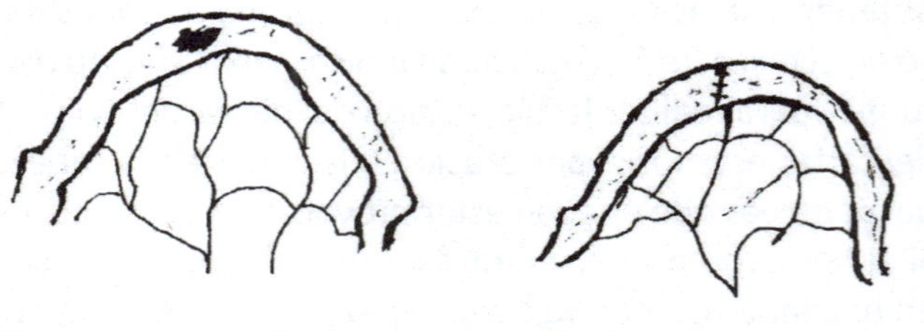

Figura 21.6: Lesión de intestino delgado. Sutura transversal

Mecanismo de Lesión	Los impactos de mayor energía se asocian a mayor morbilidad.
Gravedad de la herida colónica	
Localización de la lesión del colon	
Shock	Influye en la decisión quirúrgica: cierre primario o diferido.
Lesiones concomitantes	Las lesiones en duodeno, cabeza de páncreas o hígado contraindican el cierre primario.
Retraso entre la hora del trauma y la reparación	Asociado a más complicaciones por el incremento de la contaminación fecal y la persistencia del shock. Más allá de 6-8 horas contraindica el cierre primario.
Colocación de drenajes	
Antibioticoterapia	
Tipo de cierre de la herida	
Números de transfusiones	
Contaminación fecal de la cavidad	En forma aislada no es un factor de riesgo de absceso posquirúrgico, aunque sí al asociarse con otros.

Tabla 21.1: Factores de riesgo.

para exponer en forma clara el bazo, páncreas medial, aorta suprarrenal, tronco celíaco, arterias renales y mesentérica superior.

Previo al cierre de la laparotomía, se efectúa lavado de la cavidad abdominal con solución salina tibia para poder eliminar coágulos y detritus. La colocación de drenajes en la cavidad abdominal se considera contraproducente. Antes de efectuar el cierre de la laparotomía es prudente revisar si la intervención es completa y descartar lesiones adicionales y la posible presencia de torundas de gasas.

Complicaciones. Las complicaciones postoperatorias son la hemorragia, infección de la herida quirúrgica, fuga por la anastomosis, fístulas intestinales, abscesos endocavitarios y obstrucción intestinal. La dehiscencia de la anastomosis se manifiesta por fiebre en picos, taquicardia, leucocitosis y finalmente peritonitis y formación de una fístula. El tratamiento en forma conservadora de una fístula enterocutánea puede llevarse a cabo si no existen signos de peritonitis. La tomografía computada con contraste es el estudio ideal ante la sospecha de fugas anastomóticas, formación de abscesos o signos de sepsis incipiente.

Lesiones del colon

En forma clásica el colon se divide en 4 porciones: colon derecho, izquierdo, sigmoideo y recto.

Los traumatismos del colon son en su mayor parte por heridas traumáticas penetrantes, y su tratamiento sigue siendo objeto de discusión. Ogilvie, en relación a la experiencia del equipo quirúrgico británico en la campaña del desierto en el norte de África, menciona una disminución notable de la mortalidad (30%) atribuible a la realización de colostomías en el tratamiento de estas lesiones. Durante el conflicto de Vietnam se redujo la mortalidad hasta el 20%, lo cual se atribuyó a: el impacto de la antibioticoterapia, la reanimación enérgica, el traslado rápido, la intervención quirúrgica precoz, la disponibilidad de sangre y los cuidados generales de soporte y sostén de calidad superior. Desde la década del '50 se publican trabajos sobre reparación primaria de lesiones en lugar de practicar una colostomía derivativa. Woodhall y Ochsner publican su experiencia en la cual el 40% de las lesiones se trataron con cierre definitivo, lo cual se asoció a un descenso de la mortalidad de 40% a 9%.

Actualmente cada día es mayor el número de cirujanos que recomiendan realizar la reparación primaria en las lesiones de la vida civil (a diferencia de las observadas en conflictos militares, las cuales se producen por proyectiles de mayor velocidad). A pesar de la mejora en la mortalidad, en la actualidad se observan complicaciones que oscilan entre 15 y 40%.

La conducta terapéutica varía de acuerdo con una serie de aspectos, como son:

1. Influencia de diversos factores de riesgo
2. Métodos de reparación elegidos (primaria, ostomías de derivación)
3. Utilización de drenajes
4. Prescripción de antibióticos
5. Cuidados locales en la herida

Factores de riesgo. Los principales factores de riesgo se muestran en la Tabla 21.1.

Clasificación. Los índices más adecuados para clasificar a las lesiones intestinales, son el índice de trauma abdominal (ATI, por su nombre en inglés: abdominal trauma index) y la clasificación de Flint (Tabla 21.2), que estima el riesgo de sepsis por lesión visceral orgánica abdominal. La clasificación de Flint es un índice de gravedad, diseñado sólo para lesiones colónicas. En el ATI (Tabla 21.3) se multiplica el *factor de riesgo* de las vísceras lesionadas por el *score* de acuerdo al tipo de lesión.

GRADO I	Lesión aislada del colon
	Contaminación mínima
	Sin shock
	Mínima demora
	Sin lesiones asociadas
GRADO II	Perforación que transpasa la pared
	Contaminación moderada
	Laceración
GRADO III	Pérdida tisular severa
	Desvascularización
	Shock
	Lesión asociada

Tabla 21.2: Índice de gravedad de lesiones colónicas de Flint

Factor de riesgo		
Órgano lesionado	**Puntaje 1979**	**Puntaje 1989**
Páncreas	5	5
Duodeno	5	4
Colon	5	5
Hígado	4	4
Vascular mayor	4	5
Bazo	3	3
Riñón	3	2
Tracto biliar extrahepático	3	1
Intestino delgado	2	1
Estómago	2	3
Uréter	2	2
Vejiga	1	1
Hueso (excluyendo pelvis)	1	1
Vascular menor y partes blandas	1	1
Diafragma	1	1

Score	Puntaje
Serosa	1
Pared única	2
Menos del 25% de la pared	3
Más del 25% de la pared	4
Pared colónica + irrigación	5

Tabla 21.3: Clasificación A.T.I para lesiones colónicas

Diagnóstico. La presencia de lesiones intraabdominales pueden sospecharse por la características del trauma y la modalidad lesional, a lo que sigue el examen físico: hematomas en la pared abdominal, dolor abdominal espontáneo, signos de irritación peritoneal y defensa a la palpación del abdomen. Es importante tener en cuenta que estas lesiones pueden ser difíciles de diagnosticar en niños con alteración del nivel de conciencia. Un aspecto relevante es que en pacientes con lesiones de víscera maciza con estabilidad hemodinámica, se puede diferir el diagnóstico de lesión colónica, que se presenta en 0.7 a 2.5% de estos casos. Consideramos necesario colocar una sonda nasogástrica, siempre que no existan contraindicaciones formales, para descomprimir el estómago y favorecer la semiología abdominal.

En lesiones *penetrantes* por herida de arma blanca o arma de fuego sin evisceración se efectuará exploración de la herida para definir si hubo apertura del peritoneo, caso en el cual se realizará una laparotomía exploradora con fines diagnósticos. La utilización de procedimientos no invasivos como la fibrocolonoscopía o la anoscopía, pueden ser de utilidad para detectar perforaciones y lesiones rectocolónicas, y a la vez detectar la existencia de fragmentos óseos o cuerpos extraños endoluminales.

En lesiones *contusas* con signos y síntomas dudosos, se recomiendan los siguientes estudios:

1. *Radiografía simple de abdomen* para detectar neumoperitoneo o retroneumoperitoneo, presente en 70% de los casos.

2. *Tomografía computada* con doble o triple contraste, que permite orientar el diagnóstico en caso de mostrar líquido intraperitoneal que no se encuentre cerca de un órgano sólido lesionado, presencia de engrosamiento de la pared intestinal o hematoma en mesenterio o en el mesocolon. La presencia de alguno de estos hallazgos justifica la laparotomía.

3. *Ecografía*, que presenta una alta sensibilidad para la detección de líquido libre en la cavidad abdominal (90%), pero muy baja (40%) para detectar lesión de víscera hueca.

4. *Lavado peritoneal diagnóstico* (LPD). Si bien su utilidad está documentada en pacientes adultos, las indicaciones en el paciente pediátrico son casi nulas. La decisión de intervenir quirúrgicamente se basa fundamentalmente por el cuadro clínico y el estado hemodinámico. Excepciones a esta regla son el niño con alteración del nivel de conciencia o lesiones torácicas de gravedad que requieren asis-

tencia respiratoria mecánica (y sedoanalgesia). De todas maneras, en la actualidad ha sido reemplazado por la ultrasonografía (FAST).

5. *Laparoscopía*. Es un excelente método en casos dudosos de perforación de víscera hueca, para detectar líquido libre y en ocasiones para visualizar la presencia de lesión visceral. Su indicación es en pacientes en buen estado general, con estabilidad hemodinámica y sin signos de sepsis.

Tratamiento. Como mencionábamos en la introducción, en la actualidad aumentó la realización de reparaciones primarias versus colostomías, independientemente del segmento afectado. El tratamiento de las lesiones depende de si se evalúan como *"destructivas"* o *"no destructivas"*. Las lesiones *"no destructivas"* son pasibles de reparación primaria realizando mínimo desbridamiento (Figura 21.7). Estas lesiones son las que se incluyen en los grados I a III de la clasificación CIS (Tabla 21.4). Muchos cirujanos aconsejan reparación primaria sin colostomía en las lesiones del colon derecho. En las heridas pequeñas y sin desvitalización de tejidos, en el colon izquierdo se podría adoptar la misma conducta, o bien resección y anastomosis término-terminal.

Las resecciones *"destructivas"* son aquellas con gran daño tisular, perforaciones extensas o signos de isquemia en el área afectada. Son lesiones generalmente producidas por proyectiles de arma de fuego o lesiones por uso incorrecto del cinturón de seguridad. Estas lesiones corresponden a los grados IV y V de CIS. Si bien la colostomía es el tratamiento clásicamente recomendado (Figura 21.8), en la actualidad se prefiere la resección con anastomosis primaria, con la ventaja de evitar la ostomía y la morbilidad asociada.

Se denomina reparación primaria a la resección de tejidos no vitales, seguida de sutura o anastomosis co-lo-colónica o íleo-colónica. La reparación colónica se puede realizar siempre y cuando no se presenten los siguientes factores:

- Edad: menor de 2 años
- Hipotensión arterial durante la cirugía.
- Presencia de más de 200 ml de sangre en la cavidad abdominal durante la laparotomía en menores de 5 años.
- Presencia de más de 500 ml de sangre en la cavidad abdominal durante la laparotomía en mayores de 5 años.
- Más de dos órganos abdominales lesionados.
- Contaminación fecal en más de 1 cuadrante.
- Shock hipovolémico grave preoperatorio
- Lesión colónica extensa que requiere resección de un segmento.
- Pérdida de la pared abdominal
- Enfermedades previas graves.
- Tiempo de evolución de más de 8 hs.
- Coagulopatía
- Puntaje en clasificación de Flint grado III.
- Puntaje ATI mayor de 25

Las complicaciones postoperatorias de las lesiones colónicas y de su tratamiento incluyen las fístulas en-

Grado (Aumentar un grado con más de una lesión)	Tipo de lesión
I	Hematoma, Contusión, sin desvascularización. Laceración parcial de la pared sin perforación
II	Laceración igual o menor al 50% de la circunferencia
III	Laceración mayor al 50% de la circunferencia
IV	Sección de espesor total de la pared colónica
V	Sección completa con pérdida de sustancia o con un segmento desvascularizado

Tabla 21.4: Clasificación CIS (Colon Injury Scale, AAST).

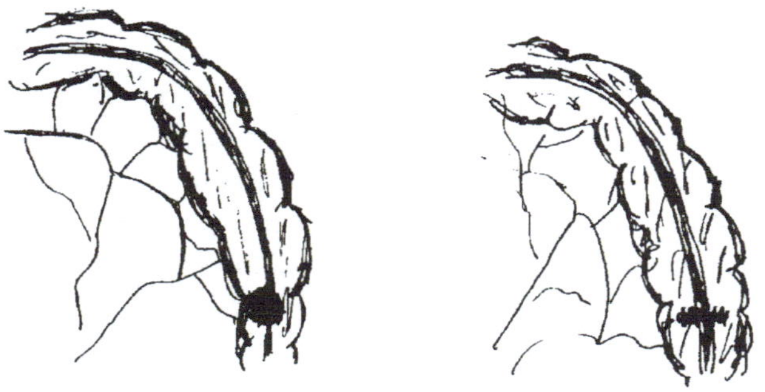

Figura 21.7: Lesión de colon. Reparación primaria

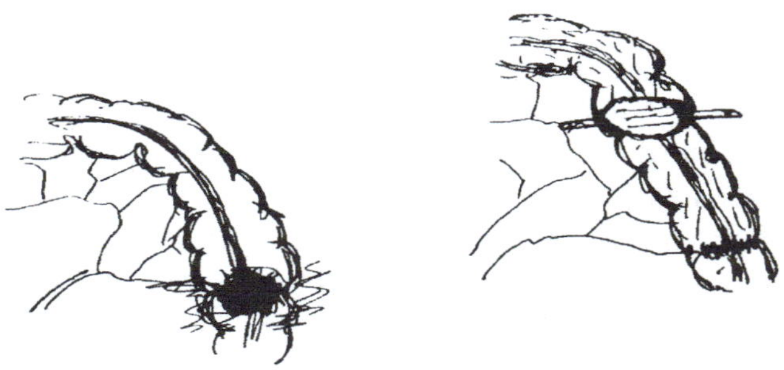

Figura 21.8: Lesión de colon. Sutura con colostomía

tero-cutáneas, peritonitis fecal, abscesos intra-abdominales, dehiscencia de anastomosis, sepsis, oclusión intestinal, prolapso, desprendimiento de la boca de ostomía e infección de la herida quirúrgica.

Lesiones hepáticas

El hígado es uno de los órganos más afectados en los traumatismos abdominales, ya sean penetrantes o romos. Las características anatómicas del niño, como una pared abdominal con musculatura delgada y una parrilla costal con alto componente cartilaginoso, permiten la coexistencia de una lesión hepática en ausencia de lesiones externas.

Modalidad Lesional

El traumatismo romo es el más frecuente (90%), entre los cuales la causa más frecuente es el atropellamiento a peatones y las colisiones motovehiculares. Las lesiones graves son uno de los factores responsables de la mortalidad prehospitalaria en virtud de su alta irrigación. El lóbulo derecho, que constituye el 80% del volumen de la glándula es el lugar más frecuente de las lesiones. Esta lesión debería sospecharse en todo paciente *sometido a mecanismos de desaceleración brusca, fundamentalmente por colisiones vehiculares o caídas de altura, en aquellos que presentan fracturas costales bajas del lado derecho o heridas en la región torácica inferior.* En los casos de maltrato, el daño hepático se asocia a mayor mortalidad. Al igual que en otros casos, debería sospecharse en pacientes con múltiples antecedentes traumáticos, edad inferior a 4 años y fracturas antiguas en distinto grado de consolidación.

Anatomía

El hígado es el órgano más voluminoso del organismo, representando el 5% del peso corporal total en el recién nacido y el 2% en el adulto. Se encuentra constituido por los lóbulos derecho e izquierdo. Por su distribución portal se divide en 8 segmentos. Las lesiones afectan principalmente al lóbulo derecho (80%). En el paciente pediátrico con trauma romo el segmento posterior del lóbulo derecho es el que se lesiona con mayor frecuencia. Cuando se lesiona el lóbulo izquierdo, se asocia con lesiones en el páncreas y el duodeno.

La glándula hepática tiene anatómicamente varios elementos de fijación que permiten mantenerlo en su lugar. La vena cava inferior está muy adherido al canal hepático y las venas suprahepáticas que desembocan en la vena cava inferior, también sirven de elementos de fijación. El ligamento falciforme es un repliegue peritoneal que une la cara superior la cara superior del hígado con el diafragma y la pared abdominal anterior. El ligamento coronario y los ligamentos triangulares fijan la cara posterior del hígado al diafragma. El epiplón menor une el hígado con el esófago abdominal, el estómago y la primera porción del duodeno.

El hígado presenta dos sistemas vasculares aferentes: *la arteria hepática y la vena porta* y un solo sistema eferente *la vena cava inferior.* La vía biliar extrahepática se encuentra constituida por los conductos hepático derecho e izquierdo, que se unen para constituir el conducto hepático común al que se une el conducto cístico. El colédoco entra por la cara posterior de la segunda porción del duodeno a través de la ampolla de Váter.

De acuerdo a la anatomía hepática se pueden clasificar las lesiones hepáticas en cuatro grandes grupos:

- Lesiones de la cara convexa y la cúpula hepática
- Lesiones en la cara anterior y borde hepático
- Lesiones localizadas en la cara inferior, generalmente en el lóbulo derecho, las que se asocian con lesiones de los conductos biliares extra hepáticos
- Lesiones localizadas en la cara posterior, principalmente en el lóbulo derecho, con lesiones en las venas supra hepáticas y en la porción retro hepática de la vena cava inferior.

Clasificación de las lesiones hepáticas

Para valorar los traumatismos hepáticos se sugiere la clasificación *según la escala de lesiones de Organos (Organ Injury Scaling), del Comité de la asociación Americana para la Cirugía del Trauma (AAST) (1994)* (Tabla 21.5).

En el 50% de los casos los traumatismos hepáticos en los niños se incluyen en los grupos I y III. Los niños con laceraciones moderadas y severas constituyen el otro 50%, y suelen presentar lesiones graves asociadas. Aproximadamente el 40% de los niños presenta también lesiones torácicas o diafragmáticas.

Sintomatología

En la evaluación inicial uno de los principios básicos es determinar si hay una lesión intraabdominal y si requiere tratamiento médico o quirúrgico. Los signos y síntomas más frecuentes son los referidos a la hipovolemia y por hemoperitoneo. Las manifestaciones pueden presentarse en forma progresiva y solapada o con la forma de shock hemorrágico. Más raramente se describen los cuadros en dos tiempos, dado por la descompensación inicial ante la formación de un hematoma parenquimatoso o subcapsular, la recuperación transitoria del paciente, y el segundo episodio de descompensación volémica más grave que el primero, por la ruptura de la cápsula hepática y la producción abrupta del hemoperitoneo. La lesión

Grado	Lesión	Descripción
I	Hematoma	Subcapsular <10% de superficie.
	Laceración	Ruptura capsular o parenquimatosa <1 cm de profundidad.
II	Hematoma	Subcapsular, de 10-50% de superficie o intraparenquimatoso <10 cm de diámetro.
	Laceración	1-3 cm de profundidad, <10 cm de longitud.
III	Hematoma	Subcapsular >50% de superficie o expansivo; subcapsular o parenquimatoso roto; intraparenquimatoso >10 cm o expansivo.
	Laceración	>3 cm de profundidad del parénquima.
IV	Laceración	Parenquimatosa de 25-75% del lóbulo hepático o de 1 a 3 segmentos de Couinaud del mismo lóbulo.
V	Laceración	Parenquimatosa >75% del lóbulo hepático o más de 3 segmentos de Couinaud del mismo lóbulo.
	Vascular	Lesión de las venas yuxhaepáticas (ej: vena cava retrohepática o suprahepáticas).
VI	Vascular	Avulsión hepática.

Tabla 21.5: Escala de lesiones OIS

también puede afectar también la vía biliar con el consecuente coleperitoneo, que complica la evolución del cuadro clínico y la recuperación del paciente.

El shock es muy frecuente en los traumatismos hepáticos y afecta a casi el 50% de los pacientes. La anamnesis debe ser adecuada y completa y si la lesión es penetrante, debe conocerse el tipo de objeto que la produjo y su longitud. El examen físico debe ser exhaustivo y completo, debido a la cantidad de pacientes que presenta lesiones asociadas (bazo, riñones, duodeno y páncreas).

El niño debe estar totalmente desnudo para explorar el tórax y el abdomen. En espiración forzada la cúpula diafragmática puede llegar al 4to. espacio intercostal, lo que marca que traumatismos de tórax penetrantes en la parrilla costal baja del lado derecho puedan producir lesiones hepáticas. La presencia de distensión abdominal suele alertar sobre la existencia de neumoperitoneo o hemoperitoneo. Una distención abdominal progresiva luego de varios días después de un trauma abdominal.

La determinación de los valores sanguíneos de aspartato aminotransferasa (GOT) y de alanina aminotransferasa (GPT), es un método sencillo y eficaz, sensible pero poco específico (pueden subir en lesiones de otros órganos, como músculo, riñón, miocardio, cerebro y páncreas): valores bajos permiten mantener un bajo índice de sospecha, pero valores intermedios no aportan mayor información. Alrededor de las 24-48 hs. las transaminasas alcanzan su pico en sangre. Valores inferiores a 200 UI de GOT y 100 UI de GPT indicarían baja sospecha de lesión hepática.

Exámenes complementarios. La radiografía simple de tórax, que se realiza de rutina en la evaluación inicial permite ver la posibilidad de una hernia diafragmática derecha asociada a lesión hepática. La radiografía de abdomen no es específica para determinar la existencia de una lesión hepática pero puede aportar signos indirectos, como centralización del aire intestinal o desviación gástrica, que sugieren sangrado intrabdominal. La ecografía tiene alta sensibilidad para detectar la presencia de hemoperitoneo y se presenta como un método ideal para el diagnóstico de lesiones de órganos sólidos. En el hígado tiene la posibilidad de realizar la confirmación etiológica e incluso de cuantificar la lesión. Este método adquiere un papel mucho más relevante si se implementan protocolos no operatorios, debido a que es el método de elección para el seguimiento y control del paciente. La tomografía axial computada con doble contraste, es el "gold standard" y se ha impuesto como el método de elección en los traumatismos abdominales cerrados. Siempre debe realizarse en pacientes con estabilidad hemodinámica. Sus imágenes son de mucha claridad anatómica y aportan información sobre el tórax inferior, abdomen, pelvis y retroperitoneo. Se realiza con doble contraste, intravenoso y oral, brindando una excelente información sobre la existencia de líquido libre, daño de vísceras sólidas y hemorragia activa, que se determina mediante la extravasación del contraste. El grado de detalle de este método permite identificar laceraciones (lesiones lineales o en ramas hipodensas superficialeso profundas), hematomas (imágenes con un centro de alta densidad rodeado por un área de baja densidad, conformada por sangre no coagulada, parénquima hepático y bilis extravasada), fragmentaciones (producidas por avulsión, son imágenes que no aumenta la densidad con el medio de contraste, pudiendo presentar gas por necrosis isquémica) y hemorragias. La escala de lesión hepática tiene muy buena correlación con los hallazgos quirúrgicos y el requerimiento transfusional. En general, la tomografía subestima ligeramente las lesiones cuando se las compara con los hallazgos de la laparotomía.

Conducta terapéutica. En las heridas penetrantes, la indicación de laparotomía surge de la confirmación del trayecto intraperitoneal en las heridas de arma de fuego, y de la penetración con posibilidad de lesión o compromiso hemodinámico en las de arma blanca. Estas últimas actualmente pueden manejarse en forma selectiva, dado que en las localizadas en hipocondrio derecho puede realizarse tratamiento expectante como en los traumatismos cerrados.

En los traumatismos cerrados, la indicación de una laparotomía surge habitualmente de la presencia de hemoperitoneo o la sospecha de coleperitoneo, con descompensación hemodinámica pese a la correcta resucitación con cristaloides y hemocomponentes, o bien en presencia de lesiones graves asociadas. Aproximadamente el 60% de las heridas hepáticas únicas no requerirá tratamiento quirúrgico alguno durante la laparotomía ya que se produce autohemostasia. En líneas generales, estas lesiones corresponden a los grados I, II y III de la clasificación y constituyen el fundamento de los protocolos no operatorios de lesiones aisladas de vísceras sólidas (hígado, riñón, bazo).

Tratamiento no operatorio. Los cirujanos pediátricos fueron los pioneros en proponer el tratamiento no operatorio o conservador de los traumatismos romos de hígado y bazo. Esta conducta surge a fines de los años 70 para el manejo de las lesiones esplénicas, extendiéndose en la década del 80 al manejo del trauma romo de hígado. Dicha conducta se inició por la observación de diversos autores de que más del 60% de las lesiones hepáticas exploradas quirúrgicamente habían dejado de sangrar al momento de la laparotomía. El algoritmo terapéutico utilizado comienza en el momento de la resucitación y estabilización del niño. La presencia de hemoperitoneo en niño con lesión hepática comprobada por clínica y confirmada por ecografía o tomografía computada, que presenta sangre en la cavidad abdominal con estabilidad hemodinámica y sin requerimientos de transfusión, no requiere conducta quirúrgica. La necesidad de requerimiento de sangre y hemoderivados en el transcurso de la observación y la inestabilidad hemodinámica marcarán la necesidad de cambiar la conducta a una laparotomía exploradora. En estos días el tratamiento inicial conservador no operatorio de las lesiones hepáticas es el tratamiento de elección cuando se consigue la estabilidad hemodinámica. Si los requerimientos de transfusión son menores a 40 ml/kilo en las primeras 48 hs. de ocurrido el trauma se puede adoptar conducta expectante. Si el ritmo de sangrado lleva a un requerimiento de reposición hemática mayor de 40 ml/kilo y el paciente se encuentra inestable hemodinámicamente se debe indicar la laparotomía exploradora para cohibir la hemorragia. Hay autores que ante el cuadro anterior prefieren comenzar con embolización selectiva debido a la morbimortalidad que presenta el acto quirúrgico y recurrir a la cirugía en caso de no resultar efectiva la embolización. En líneas generales solamente un 25% de niños que sufre lesiones hepáticas requiere reposición sanguínea. La mayoría responden a la reposición con fluidos. Luego de las primeras 48 hs. de la lesión con paciente hemodinámicamente estable, la necesidad de transfusión luego de este período es excepcional. Entre las críticas a esta conducta está la posibilidad de un nuevo sangrado. Fisher demuestra en una amplia revisión de la literatura que la tasa de nuevo sangrado es de 1.7% en los pacientes con traumatismo hepático, lo que no excluye la posibilidad de manejar los pacientes con éxito aún con lesiones extensas. El grado de lesión hepática no condiciona la utilización de este enfoque en pacientes hemodinámicamente estables y con requerimientos transfusionales menores a 40 ml/kilo. Tampoco se debe optar por una laparotomía en los niños que presentan hematomas encapsulados de gran tamaño o biliomas. El porcentaje de complicaciones es mucho mayor en pacientes sometidos a laparotomía que en los que se adopta una conducta conservadora (47% vs 9%). La colocación de drenajes percutáneos y la colangiopancreatografía retrógrada endoscópica (CPRE) son procedimientos terapéuticos muy útiles y con menos complicaciones.

En resumen, más del 90% de los niños con lesiones hepáticas puede ser tratado de manera conservadora, con requerimientos mínimos de transfusión sanguínea y con una disminución significativa de la estancia hospitalaria. Para poder optar por esta conducta, se deben cumplir ciertos requisitos:

- Experiencia institucional en el manejo de este tipo de lesiones, con equipo quirúrgico y quirófano disponible las 24 horas.
- Unidad de cuidados intensivos pediátricos con experiencia en el manejo de pacientes politraumatizados
- Banco de sangre las 24 hs.

Tratamiento operatorio

Solamente un 10% de los pacientes con lesiones hepáticas por traumatismo romo no responde al tratamiento conservador y requiere laparotomía exploradora. Las situaciones son:

- Persistencia de la inestabilidad hemodinámica luego de una adecuada reposición de cristaloides y sangre.

- Requerimiento transfusional mayor a 40 ml/kilo con inestabilidad hemodinámica
- Presencia de neumoperitoneo o signos francos de irritación peritoneal
- Lesiones asociadas (vesicales, duodenopancreáticas, ureterales, transección uretral).
- Heridas penetrantes que atraviesan aponeurosis y peritoneo.
- Heridas por proyectil de arma de fuego

La incisión debe ser una mediana supra e infraumbilical. Esta es una incisión de rápida ejecución, permite una correcta exploración de los cuatro cuadrantes, cualquier lesión asociada puede resolverse a través de ella, es de fácil ampliación aún hacia el tórax (toracofrenolaparotomía) y de cierre sencillo. Siempre debe tenerse en cuenta la ampliación a necesidad, e incluso la realización de toracotomía simultánea según el caso.

Una vez individualizado el sitio sangrante, se realizará hemostasia transitoria por compresión directa o taponamiento (packing) de la zona, mientras se descartan otras lesiones abdominales. En ciertas circunstancias donde no se consigue detener la hemorragia, puede recurrirse a maniobras para tener control sobre el flujo sanguíneo hepático. El clampeo transitorio del pedículo hepático (ligamento hepatoduodenal), en forma manual o instrumental a nivel del hiato de Winslow (maniobra de Pringle, Figura 21.9) es de utilidad a fin de disminuir el flujo arterial y venoso hasta tanto se puedan realizar la hemostasia directa o la reparación de la lesión. Este procedimiento no debe prolongarse más allá de los 20 minutos para evitar la necrosis isquémica del parénquima. Si con la maniobra de Pringle no cede el sangrado, puede suponerse que el sangrado

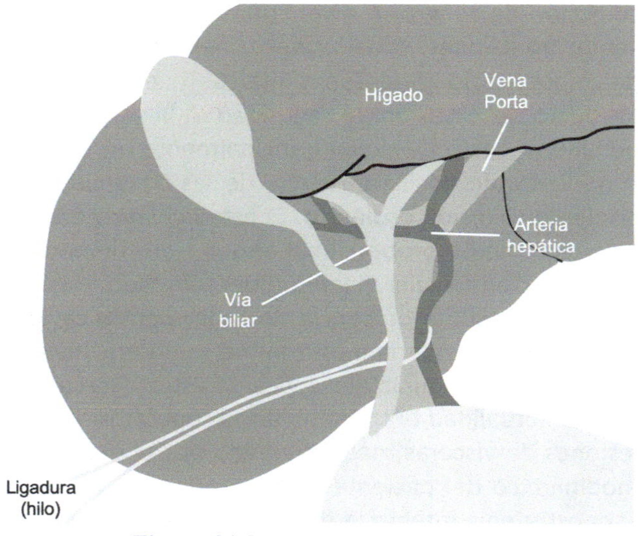

Figura 21.9: Maniobra de Pringle

proviene de las venas suprahepáticas o la vena cava retrohepática.

En situaciones mucho más dramáticas, cuando la hemorragia es producto de una lesión de las venas suprahepáticas, cava o cava retrohepática, es necesario agregar a la maniobra descripta el abordaje y control de la vena cava inferior intratorácica o abdominal suprahepática y abdominal infrahepática (exclusión hepática). La mayoría de los niños con lesiones venosas hepáticas muere en el lugar del traumatismo antes de llegar al hospital o en el perioperatorio. La reparación de estas lesiones es muy dificultosa y con frecuencia la hemorragia es difícil de controlar.

En cuanto a las lesiones propias del parénquima hepático, las técnicas dependerán de cada caso particular. Las mismas podrán ser solamente la aspiración de la sangre en la cavidad abdominal y la colocación de drenaje, si es que el órgano ya produjo la autohemostasia efectiva o la sutura simple de las lesiones superficiales. En las lesiones profundas, la exploración y sutura selectiva vascular y biliar es imperativa. De constatarse derrame biliar o sangrado activo de cierta consideración, será necesario incidir el parénquima hasta llegar a la lesión a fin de tener acceso directo para su reparación. Para la implementación de esta incisión parenquimatosa deberá tenerse en cuenta el mapa de Coinaud. Otras veces deberán efectuarse desbridamiento o exéresis de porciones de parénquima desvitalizado; completar segmentectomía o hepatectomías atípicas generadas por el traumatismo y/o colocación de sustancias hemostáticas en las superficies cruentas con sangrados en napa. En los casos de compromiso biliar considerable, estarán indicados los drenajes biliares a través de colecistostomía o colocación de un tubo de Kehr en el colédoco, sobre todo en las reparaciones biliares extrahepáticas. En ocasiones es necesario realizar una colangiografía intraoperatoria para determinar el lugar de las lesiones complejas y de difícil acceso.

Los traumatismos del confluente cava-suprahepática, por lo general son de extrema gravedad y debe recurrirse al abordaje simultáneo del tórax y abdomen. Confirmada la lesión de la vena cava inferior retrohepática será necesario su clampeo parcial lateral abarcando la lesión si es pequeña, sin interrupción total del flujo sanguíneo. Ante la imposibilidad esta técnica, se deberá implementar el by pass transitorio mediante cánula en la vena cava o vena ilíaca, hasta la vena cava supra cava suprahepática o aurícula derecha.

En circunstancias extremas, generalmente lesiones de grado V y VI con hemorragias de difícil solución, cuando se trata de pacientes politransfundidos, con tiempo prolongado de hipotensión e hipoperfusión, coagulopatías dilucionales, hipotermia o acidosis, el intento de reparación definitiva insume mucho tiempo y solo agrava el pronóstico del paciente al facilitar el fallo multiorgánico posterior. En estos casos está indicado realizar cirugía de control del daño mediante el taponamiento ("packing") que consiste en obtener hemostasia directa por la colocación de una compresa o gasas cohibiendo el lugar del sangrado y cierre de la laparotomía, a continuación de lo cual el paciente se trata en la UCIP, planteándose la reexploración cuando el estado del paciente lo permita.

Complicaciones

Las complicaciones más frecuentes relacionadas con el traumatismo hepático son:

- Hipertermia moderada y severa
- Coagulopatía
- Abscesos intrabdominales
- Fístulas biliares
- Necrosis hepática
- Hemobilia
- Hemorragias tardías
- Hipoglucemia
- Encefalopatía
- Estenosis biliar
- Tromboembolismo pulmonar

Lesiones esplénicas

El bazo es un órgano situado en la cavidad abdominal que ocupa normalmente el hipocondrio izquierdo, de ubicación profunda detrás de la parrilla costal. Es vulnerable a los traumatismos cerrados del abdomen y su volumen proporcional abdominal es mayor en el niño en relación con el adulto.

Anatomía

Es una víscera maciza localizada en el cuadrante superior izquierdo del abdomen. Tiene una forma ovoide, con un polo superior y otro inferior. Sus fijaciones anatómicas más importantes de interés quirúrgico están dadas por su propio pedículo que trascurre por el epiplón pancreático-esplénico, los vasos cortos gástricos y los ligamentos espleno-cólico, espleno-renal y freo-esplénico. Desde el punto de vista de su irrigación, se lo puede dividir en tres partes o lóbulos, con escasas o nulas conexiones intersegmentarias. El conocimiento de esto posibilita la realización de esplenectomías parciales. Se trata de un órgano de circulación terminal. Es indispensable que el cirujano posea un conocimiento pormenorizado de la vascularización para el adecuado tratamiento quirúrgico.

Modalidad lesional

Los traumatismos que impactan en forma directa sobre el abdomen o en el hemitórax izquierdo y los contragolpes pueden lesionar el bazo. El mecanismo más común es el relacionado con las colisiones vehiculares, tanto como pasajero o como peatón. Le siguen las caídas de altura y el trauma asociado al uso de bicicleta. En líneas generales, suele haber más de un órgano lesionado en asociación con el bazo. Menos de 11% de los traumatismos esplénicos se producen en forma aislada. En relación a los traumatismos penetrantes, solo el 10% involucran al bazo.

Categorización. Las lesiones pueden se subcapsulares, como los hematomas, o afectar el parénquima con mayor gravedad como las fracturas, las secciones o las lesiones estrelladas con varias efracciones y lesiones que comprometen el pedículo vascular. La escala de lesiones anatómicas de la *OIS (Organ Injury Scaling)*, del Committee of the American Association for the Surgery of Trauma (AAST) se muestral en la Tabla 21.6.

Cuadro Clínico

Conocer la modalidad lesional es fundamental para orientarse hacia una lesión esplénica como única lesión. El niño puede experimentar dolor en el hipocondrio izquierdo o en los grados más severos, shock hipovolémico. El paciente generalmente se presenta con palidez, taquicardia, hipotensión y signos de mala perfusión periférica. La omalgia izquierda es un signo que se presenta con cierta frecuencia y es producida por la irritación del peritoneo diafragmático, por la colección de sangre. A nivel cutáneo se pueden presentar abrasiones, excoriaciones, hematomas a nivel del hipocondrio izquierdo y marcas o excoriaciones producto del cinturón de seguridad. A la palpación se percibe el gesto de dolor principalmente en el hipocondrio izquierdo. La ausencia de lesiones cutáneas no descarta lesión esplénica. El estado clínico general es directamente proporcional al deterioro hemodinámico relacionado a la magnitud del sangrado. Hasta la década del '80, la presencia de sangre en la cavidad abdominal secundaria a un trauma romo era siempre indicativa de conducta quirúrgica. La estrategia cambió y en la actualidad el tratamiento no operatorio de las lesiones de vísceras macizas guiado por el estado hemodinámico del paciente es el standard de cuidado. Esta estrategia integra la ecografía abdominal y la to-

Grado	Lesión
	Hematoma subcapsular, mayor del 10% de la superficie
	Desgarro de parénquima menor de 1 cm.
	Hematoma subcapsular del 10 a 50% de la superficie
	Hematoma parenquimatoso menor de 5 cm. de diámetro
	Desgarro de 1 a 3 cm de profundidad, que no involucra vasos trabeculares
	Hematoma: Subcapsular, > 50% de superficie o expansivo; ruptura
	Subcapsular o hematoma parenquimatoso
	Laceración: > 3 cm. de profundidad o que involucra vasos trabeculares
	Laceración: Involucra vasos segmentarios o hiliares produciendo
	Devascularización (> del 25% del bazo)
	Laceración: Estallido completo
	Vascular: Devascularización total por lesión hiliar

Tabla 21.6. Grados de lesión esplénica (OIS)

mografía computada de abdomen con contraste junto al estado hemodinámico como el trípode fundamental en el seguimiento de estos pacientes. Las lesiones esplénicas suelen no ser lesiones únicas, asociándose principalmente a lesiones hepáticas.

Diagnóstico por imágenes

La ecografía es el estudio de primera elección. Posee un 90% de sensibilidad y un 100% de especificidad para la detección de hemoperitoneo. Es de fácil realización, rápida, económica y repetible. El paciente no requiere preparación previa y puede efectuarse conjuntamente con la resucitación en el shock room. Es utilizable como método en los pacientes en los cuales se adopta la conducta expectante no operatoria o aún dentro de otras áreas como la unidad de cuidados intensivos pediátricos. Brinda a su vez información sobre otros órganos y regiones (hematomas o rupturas hepáticas, pancreáticos, renales y retroperitoneo). Brinda signos indirectos como la ocupación de los espacios subfrénicos, de Morrison, de Douglas o parietocólicos por líquido (sangre) o la presencia de hematomas. La tomografía computada es el método por imágenes ideal para evaluar la extensión y el tipo de lesión. Tiene una sensibilidad cercana al 92% para detectar sangrado intraperitoneal y una alta especificidad para cada tipo de lesión. Permite la evaluación simultánea de varias vísceras, puede identificar el sitio de la lesión y cuantificarla. El inconveniente que presenta es que requiere trasladar al paciente, tiene un tiempo de estudio promedio de 20 minutos, requiere en el paciente pediátrico pequeño el uso de anestesia general y la dosis de radiación. Considerada por muchos autores requisito indispensable para los protocolos de tratamiento no operatorios de pacientes compensados, con lesión esplénica única sin duda la tomografía es el método más útil para la visualización completa del órgano, cuantificar el daño y evaluar el hemoperitoneo. El empleo de sustancias de contraste endovenoso permite evaluar el posible compromiso vascular pedicular. La escala de evaluación tomográfica del trauma esplénico se muestra en la Tabla 21.7.

Videolaparoscopía

Tiene una sensibilidad del 50% para el diagnóstico de lesiones esplénicas y tiende a subestimar el volumen del hemoperitoneo. Requiere estabilidad hemodinámica del paciente, de la realización de neumoperitoneo con anhídrido carbónico y anestesia general, lo que limita en gran parte sus indicaciones. Es de elección en heridas toracoabdominales, en las que las dudas de lesión persisten, evitando laparotomías innecesarias, ayudando a precisar el diagnóstico o verificando la hemostasia espontánea de la lesión, o permitiendo con este método realizar procedimiento más sencillos como suturas o hemostasia.

Tratamiento

1. Conservación Esplénica

1.1. Tratamiento no operatorio

El tratamiento no operatorio se aplica frecuentemente en niños, dado que es en ellos donde la conservación del órgano adquiere mayor relevancia, además de poseer cualidades hemostáticas más efectivas que en adultos. La aplicación se recomienda sólo en centros altamente especializados y con estricto cumplimiento del protocolo de control y seguimiento.

Protocolo no operatorio del traumatismo esplénico.

Condiciones

- Traumatismo no penetrante
- Lesión esplénica única y menor
- Paciente hemodinámicamente estable

Grado	Lesión
A	Hematoma subcapsular o ruptura de la cápsula
B	Lesión parenquimatosa sin extensión hiliar
C	Lesión parenquimatosa con extensión hiliar

Tabla 21.7. Escala de Trauma esplénico por TAC

- Nivel de conciencia conservado
- Diagnóstico confirmado por tomografía o ecografía (ecografista con experiencia en trauma, con posibilidad de repetición de imágenes para seguimiento)
- Internación en UTIP
- Cirujano pediátrico de guardia permanente
- Disponibilidad de quirófano las 24 Hs.
- Unidad de hemoterapia las 24 Hs.

Suspensión del Protocolo e Indicación de Laparotomía:

- Hematocrito inferior a 25% o requerimiento de más de 40 ml/kilo de glóbulos rojos desplasmatizados.
- Inestabilidad hemodinámica.
- Aparición de íleo o irritación peritoneal.
- Incumplimiento de alguno de los ítems del protocolo.

Los tratamientos no operatorios varían su aplicación y resultados según la experiencia y población de los lugares que se consideren. En los centros de atención pediátrica, su aplicación es del orden del 70% con un 90% de éxito.

1.2. Cirugía conservadora del Bazo:

Hoy en día, la laparotomía por traumatismo esplénico no debe implicar esplenectomía obligada. El cirujano general cuenta con una gran variedad de procedimientos para evitarla y su selección y aplicabilidad deberán adaptarse al caso particular, los recursos y la experiencia del cirujano. Estos procedimientos son la esplenorrafia, esplenectomía parcial, el uso de adhesivos hemostáticos, la ligadura de la arteria esplénica (para facilitar la autohemostasia, manteniendo el órgano su perfusión por los vasos cortos gástricos y la red colateral fina) y el autotransplante esplénico.

2. Esplenectomía

Se indica en aquellos niños con inestabilidad hemodinámica o con lesiones viscerales múltiples, ante bazos con lesiones severas insalvables a nivel del pedículo esplénico o estallidos o fracturas extensas dentro de un abdomen contaminado. Siempre es aconsejable abordar el abdomen por una incisión mediana y con una amplia movilización del órgano, si la anatomía así lo permite. Se recomienda la ligadura de los elementos vasculares venosos y arteriales por separado por el riesgo de la formación de futuras fístulas.

Lesiones Pancreáticas

El traumatismo pancreático es una patología rara pero temible. En pediatría ocurre aproximadamente en el 10% de todos los casos de traumatismo abdominal romo, y es el cuarto órgano sólido lesionado después del bazo, riñón e hígado. La lesión pancreática en el trauma contuso es producida habitualmente por la compresión del órgano entre el objeto contundente y la columna vertebral. El cuello de la glándula es la porción que se afecta más frecuentemetne. Las causas más comunes son las lesiones por manubrio de bicicleta, caídas de altura, colisiones vehiculares y maltrato infantil (Tabla 21.8). En el caso de las colisiones vehiculares adquiere especial relevancia la lesión por mala colocación del cinturón de seguridad (cincha abdominal).

El espectro de lesiones pancreáticas es amplio, desde una simple contusión, pasando por fractura o desgarro hasta la destrucción completa. Sin embargo, la proximidad del páncreas a otras estructuras vitales y las modalidades involucradas, que liberan alta energía cinética, hacen que las lesiones pancreáticas no sean aisladas.

Más del 50% de los pacientes que fallecen por una lesión pancreática lo hacen por hemorragia durante las primeras 48 horas, correspondiéndole el resto a las infecciones y el fallo multisitémico. Estas observaciones implican que la primera prioridad al tratar un paciente con trauma pancreático será el control de la hemorragia y la limitación de la infección bacteriana. La principal clave de la evolución es la presencia del conducto pancreático, ya que la mayor parte de las complicaciones puede atribuirse a un control inadecuado del daño del conducto principal.

Los inconvenientes mas relevantes que presenta esta patología son:

- Difícil diagnóstico preoperatorio
- Lesiones asociadas
- Sin uniformidad de criterios para su clasificación y tratamiento
- El retraso en su diagnóstico y tratamiento acarrea un aumento de la morbimortalidad

El tratamiento de las lesiones pancreáticas requiere de un completo conocimiento de la anatomía de la glándula. El páncreas se divide en tres regiones: la cabeza, el cuerpo y la cola y se ubica en forma transversal al eje corporal en el retroperitoneo. El marco duodenal sigue el perímetro de la cabeza del páncreas. Su cuerpo cruza la columna vertebral a nivel de la décima vértebra dorsal y segunda lumbar, está dirigida en forma oblicua y superior hacia la izquierda con la cola del páncreas apoyada en el pedículo esplénico. La arteria

Autor	Año	Pacientes (n)	Modalidad lesional
Bosboom	2006	34	Manubrio de bicicleta (53%)
			Peatón atropellado por vehículo (15%)
			Patada de caballo (6%)
			Otros (25%)
Jacombs	2003	65	Colisión vehicular (40%)
			Manubrio de bicicleta (19%)
			Caídas (19%)
			Otros traumas romos (32%)
Loungnarath	2001	18	Manubrio de bicicleta (38%)
			Colisión vehicular (34%)
			Peatón atropellado por vehículo (27%)

Tabla 21.8. Modalidad lesional y lesiones pancreáticas en trauma romo

gastroduodenal y la arteria mesentérica superior son las responsables de proveer sangre oxigenada a través de las arterias pancreatico-duodenales a la cabeza del páncreas. El cuerpo y la cola están irrigados por la arteria esplénica, que corre a lo largo del borde del páncreas. La vena esplénica drena esta área y discurre por la cara posterior y borde inferior del páncreas. Por detrás del duodeno del cuello del páncreas están la vena y la arteria mesentérica superior, las que están posteriormente envueltas por una extensión de la cabeza pancreática, conocida como el proceso uncinado.

El conducto de Wirsung discurre a lo largo de la glándula en una línea imaginaria entre los bordes superior e inferior. Este conducto se une con el conducto biliar común para desembocar en la ampolla de Vater. A nivel del cuello del páncreas el conducto accesorio de Santorini se ramifica y desemboca en el duodeno, aproximadamente a 2,5 cm por encima de la papila duodenal.

Los traumatismos pancréaticos son 80% abiertos y 20% cerrados. El manejo varía según el tipo, ya que en los abiertos se lesionan los órganos que se encuentran en el trayecto del objeto que provoca la lesión, produciéndose lesiones viscerales múltiples, cuyo diagnóstico se confirma durante la laparotomía. Hay que tener en cuenta que el 10 al 20% de las lesiones pancreáticas pasan desapercibidas durante la primera exploración.

En los traumatismos cerrados puede haber compromiso exclusivo pancreático o duodenal (en más del 50% las lesiones pancreáticas están asociadas a traumatismos duodenales) y su diagnóstico es más dificultoso.

Diagnóstico

El niño puede presentarse con dolor espontáneo o provocado en región epigástrica, con las irradiaciones características. En algunos casos se acompaña de un período asintomático engañoso. Esta lesión debe sospecharse ante dolor en el hueco epigástrico cuando se asocia a fracturas costales o vertebrales. Los síntomas asociados al mismo como dolor abdominal, nauseas, vómitos y fiebre son inespecíficos para presumir una lesión pancreática y no guardan relación con la severidad de la lesión.

Es importante la valoración de signos presentes en la inspección abdominal, como heridas penetrantes o heridas de salida, hematomas, laceraciones, abrasiones y contusiones.

La palpación abdominal depende de la colaboración del niño. Las alteraciones del nivel de conciencia, la edad del niño y el miedo propio del evento traumático pueden hacer muy difícil el examen físico. Es de utilidad comenzar la palpación abdominal por un cuadrante que no se encuentre afectado por el trauma, permitiendo una valoración más precisa y a su vez una mayor colaboración del niño para el examen. Si bien la presencia de defensa y el dolor a la descompresión son signos específicos de irritación peritoneal, en los niños es difícil de diferencial del dolor superficial simple.

Laboratorio

Los niveles plasmáticos de enzimas que ayudan en el diagnóstico de pancreatitis en pacientes adultos han sido bien estudiados y establecidos, pero esto no se replica en los niños. Si bien el dosaje de amilasa se solicita rutinariamente en todo trauma abdominal romo, carece de especificidad para la detección de pancreatitis. El aumento de amilasa es dependiente del tiempo, siendo habitualmente negativos en las primeras 12 horas de ocurrido el traumatismo. La amilasa puede estar también aumentada en traumas masivos de cabeza y cuello (parótida), procesos inflamatorios no traumáticos como gastroenteritis, perforación yeyunal, apendicitis, salpingitis, parotiditis y úlceras perforadas. De solicitarse el dosaje de amilasa, el mismo debe ser realizado en forma seriada para incrementar su utilidad.

La lipasa tiene mayor especificidad que la amilasa. Uno de los problemas del dosaje de lipasa sérica son la necesidad de equipos sofisticados y la falta de determinaciónes rápidas en el paciente agudo.

Diagnóstico por Imágenes

La ecografía abdominal es un método sencillo, inocuo, rápido, no invasivo y sensible. El principal inconveniente es que depende de la experiencia del operador y si el paciente presenta íleo (con importante cantidad de aire en intestino delgado y colon transverso) es muy dificultoso visualizar el páncreas. Es el método de detección y constituye la mejor modalidad actualmente utilizada en la sala de emergencia para determinar la existencia de líquido libre y la presencia de lesiones asociadas. Tiene la facilidad de realizarse al lado de la cama del paciente y su valor en la evaluación del seguimiento de las lesiones, en lesiones diagnosticadas o mediante el diagnóstico de complicaciones como la presencia de pseudoquistes. La ecografía puede ser utilizado como técnica de evaluación del proceso de curación de lesiones pancreáticas.

La tomografía axial computada es el mejor método diagnóstico, con una sensibilidad de 96-98%. La mayoría de los falsos negativos se producen cuando el estudio se solicita dentro de las 12 postrauma. Se debe realizar con contraste endovenoso y en lo posible por vía oral para un mejor refuerzo de las imágenes.

Normalmente, la vena esplénica se encuentra adherida a la cara posterior del páncreas. Este espacio se puede alterar por la presencia de sangre, disrupción del conducto pediátrico o por alteración de las venas del lugar. Este signo es muy sensible, encontrándose en el 90% de los casos. El páncreas es un órgano pequeño y se encuentra rodeado por tejido retroperitoneal. El avance brindado por la tomografía helicoidal combinado con el uso de contraste incrementa la posibilidad de un diagnóstico más preciso y temprano. El *lavado peritoneal diagnóstico* carece de utilidad. La *colangiopancreatografía retrógada endoscópica* (CPRE) es útil cuando la tomografía no logra resolver el caso, o si se necesita saber si está o no comprometido el conducto de Wirsung. Es útil en el diagnóstico de las complicaciones como las estenosis ductales y los seudoquistes. En la actualidad puede utilizarse en niños de hasta 3 años con éxito. La CPRE puede localizar lesiones ductales y facilitar decisiones quirúrgicas intraoperatorias como el sitio de una resección o la necesidad de un procedimiento de by-pass intestinal.

Como complicación descripta del método se registra pancreatitis posterior al procedimiento. La incidencia es baja (3-8%).

Clasificación

Existen numerosas clasificaciones de los traumatismos pancreáticos. La clasificación de Donovan (Tabla 21.10) es una de las más usadas por presentar una correlación terapéutica, y para evaluar la severidad se recomienda la escala de la AAST ("Organ Injury Scale") (Tabla 21.11).

Tratamiento

Al páncreas se lo puede dividir, tomando como plano de clivaje el eje mesentérico-portal, siendo más difíciles de solucionar las afecciones del lado derecho (por los elementos presentes). El manejo apropiado de las lesiones pacreáticas es muy controvertido. Con el advenimiento de la tomografía y la CPRE en el paciente pediátrico, los cirujanos se han inclinado a manejar las lesiones pancreáticas de forma no operatoria o conservadora. La integridad del conducto pancreático principales un factor relevante que determina la necesidad de una laparotomía exploradora. La CPRE ha demostrado ser muy útil para poder visualizar la anatomía ductal, con una mayor precisión de la lesión.

El manejo preoperatorio está determinado por el tratamiento de las lesiones asociadas. Cuando se reali-

SIGNOS EVIDENTES DE LESIÓN PANCREATICA EN TAC
Líquido entre la vena esplénica y el páncreas
Líquido retroperitoneal en zona 1
Edema pancreático
Hematoma pancreático
Fluido en el LESSER SAC
Engrosamiento de la fascia de Gerota
Solución de continuidad de la glándula
Colecciones peripancreáticas

Tabla 21.9

Contusión
Hematoma
Fractura o sección del cuerpo sin compromiso del Wirsung.
Fractura o sección del cuerpo con compromiso del Wirsung.
Fractura o sección de la cabeza sin compromiso del Wirsung.
Fractura o sección de la cabeza con compromiso del Wirsung.
Estallido pancreático.
Lesión máxima (destrucción).

Tabla 21.10: Clasificación de Donovan del trauma pancreático

Grado	Descripción de la lesión
I Hematoma **Laceración**	Contusión menor sin lesión ductal Superficial sin lesión ductal
II Hematoma **Laceración**	Contusión mayor sin lesión ductal o pérdida o pérdida tisular. Mayor, sin lesión ductal o pérdida tisular.
III Laceración	Transección distal o lesión del parénquima con compromiso ductal
IV Laceración	Transección proximal o lesión del parénquima involucrando la ámpula
V Laceración	Disrupción masiva de la cabeza pancreática

Tabla 21.11: Escala de lesiones de órganos (OIS)

za la laparotomía es necesaria la evaluación completa de toda la cavidad abdominal. El primer objetivo es el control de la hemorragia, luego la contaminación abdominal producida por una perforación visceral y por último la lesión pancreática.

Los objetivos quirúrgicos son los siguientes:

- Control de la hemorragia
- Control de los focos de contaminación gastrintestinal
- Control de las secreciones pancreáticas
- Conservación de la función pancreática.

Para examinar correctamente el páncreas se debe abordar preferentemente a través de la trascavidad de los epiplones a través del epiplón gastro cólico. Ante la presencia de un hematoma retroperitoneal traumático en zona I o la sospecha de una lesión pancreática, es de rigor la exploración. La incisión de elección es la mediana infraumbilical con prolongación supraumbilical. Luego de tratar las lesiones que ponen en peligro la vida del niño, se efectúa la apertura del epiplón gastrocólico, posteriormente se debe observar la cara posterior, practicando la maniobra de *Vautrin Kocher* amplia, evaluando con la misma la indemnidad de la cabeza pancreática. Si se sospecha lesión del cuerpo en su cara posterior, se debe escindir el peritoneo a lo largo del borde inferior del páncreas, a la izquierda de la vena mesentérica superior. Si existen dudas, movilizar el duodeno y páncreas de derecha a izquierda según la técnica de Albanese, o de derecha a izquierda como lo proponen Gómez y Gómez. El reconocimiento, la localización precisa y la descripción de la lesión son de vital importancia para implementar la terapéutica adecuada. Las conductas quirúrgicas más utilizadas en la actualidad son las siguientes:

- Contusión, equimosis o edema pancreático con compromiso o no de la cápsula: se debe practicar control estricto de hemostasia y drenaje de la lesión.
- Hematoma: evacuación, hemostasia y drenaje amplio.
- Lesiones o secciones del cuerpo sin compromiso del conducto de Wirsung: ante la duda del compromiso del conducto, el diagnóstico se debe realizar en la laparotomía exploradora en forma visual. Si no hay compromiso ductal hay que realizar hemostasia y drenaje.
- Injurias o secciones del cuerpo con compromiso del conducto de Wirsung: la operación de elección es la espleno-pancreatectomía distal (operación de Walton), comenzando la resección desde el sitio de la lesión. Se debe realizar ligadura del conducto de Wirsung y cierre del muñón remanente. No se recomienda la sutura directa por la posibilidad de desarrollo de fístulas y seodoquistes.
- Operación de Letton: lleva una Y de Roux yeyunal ascendente al muñon.
- Operación de Doubillet-Mucholland: sutura la brecha pancreática sobre un tubo que lo utiliza como tutor, colocándolo desde la papila atravesando la lesión.
- Operación de Jones-Shires: interpone un ansa yeyunal en Y de Roux entre los fragmentos pancreáticos fracturados, realizando dos anastomosis laterales. Estas últimas operaciones traen aparejado un incremento importante de complicaciones.
- Fractura o sección de la cabeza sin compromiso del conducto de Wirsung: realizar hemostasia y drenaje amplio del foco.
- Fractura o sección de la cabeza del páncreas con compromiso del conducto de Wirsung: si la lesión no presenta gran compromiso necrótico, se practica resección completa de izquierda a derecha (operación de Walton ampliada).
- Lesión Máxima: en lesiones con gran destrucción pancreática y asociada a lesiones ampulares, duodenales o de la vía biliar, se puede llegar a realizar una *duodenopancreatectomía*, que presenta una mortalidad superior al 40%. Para poder realizarla se necesita estabilidad hemodinámica del paciente.

Complicaciones

La morbilidad postoperatoria depende fundamentalmente del compromiso del conducto de Wirsung y también de las lesiones asociadas (Tabla 21.12).

El tratamiento de las complicaciones varía en cada caso.

Inmediatas
Fístulas pancreáticas
Abscesos intraabdominales
Complicaciones respiratorias (atelectasia, neumopatías, distress respiratorio)
Tardías
Seudoquiste
Obstrucción de las anastomosis
Úlceras de la neoboca
Pancreatitis
Estenosis cicatrizal del Wirsung

Tabla 21.12: Complicaciones

- Fístulas pancreáticas: se clasifican en alto o bajo débito. La mayoría tiene un débito menor a 150 ml/día. El 70% cierra en un lapso de 2 meses con tratamiento de soporte y nutrición parenteral, somatostatina y octreótide.
- Abscesos intraabdominales: su tratamiento es el drenaje, ya sea por vía percutánea o por vía quirúrgica.
- Seudoquistes: si se comunican con el conducto de Wirsung hay que plantear el tratamiento quirúrgico; en caso contrario, puede evolucionar favorablemente con tratamiento percutáneo.
- Pancreatistis: el tratamiento básico es médico, siendo infrecuentes las formas graves.
- Necrosis grasa periférica: es una complicación de las pancreatitis agudas graves. Su importancia radica en que presenta un 50% de mortalidad. Se presenta con necrosis del omento, mesenterio o tejidos retroperitoneales. Su tratamiento consiste en soporte sistémico, debridamiento y drenaje quirúrgico.

Bibliografía

1. Brunsting L, Morton J. "Gastric Rupture from blunt abdominal trauma". J. Trauma,27:887-891, 1987.
2. Case M, Nanduri R. "Laceration of the stomach by blunt trauma in a child: a case of child abuse". J. Forensic Sci.28:496-501, 1983.
3. Gogbill T, Bintz M, Johnson J y colaboradores. Acute gastric dilatation after trauma". J. Trauma, 27:1113-1117, 1987.
4. Cox,E. "Blunt abdominal Trauma: a five-year anallysis of 870 patients requiring celiotory".urg. 199:467:474, 1984.
5. Moore E, Jurkovich G, Knudson M y colaboradores. "Organ Injury Scalling VI". J. Trauma. 39:6, 1069-70, 1995.
6. Vandamme J, Bonte S. "The blood supply of the stomach" Acta Anat. 131:89-96, 1988
7. Vinen J, Gaudry P. "Case reports: pneumoperitoneum complicating cardiopulmonary resuscitation". Anesth Intensive Care, 14:193, 1986.
8. Rossi P, Mullins D, Thal E. "Role of laparoscopy in the evaluation of abdominal trauma". Am. J. Surg. 166(6):707-10, dec. 1993.
9. Murr P, Moore E, Dunn E y colaboradores. "Stabbed stuffed-stomach syndrome".N. Engl.J. med. 300:625, 1979.
10. Moore E, Dunn E, Moore J y colaboradores. "penetrating abdominal trauma index".J.Trauma, 21:439, 1981.
11. Khanna Y, Khanna A, Heda R y colaboradores. "A new clinical test in gastroduodenal perforation". J. Indian Med. Assoc, 89:2.p.35-8, 1991.
12. Hill M. "Normal and pathological microbial flora of the upper gastrointestinal tract" Scand. S. Gastroenterol. Suppl. 111:1-5, 1985.
13. Gomez M, Neira J. "Atencion inicial de pacientes traumatizados". Ed. Fund. P. Rivero, 1992.
14. Faraoni H. "Traumatismos abdominales y pelvianos" de "Normas para la atención de Urgencia del Politraumatizado".Ed.Asoc. Argent. Cirug, 1985.
15. Courcy P, Soderstrom C, Brotman S. "Gastric rupture from blunt trauma: a plea for minimal diagnostics and early surgery".Am. Surgery 50:424-427, 1984.
16. A.T.L.S. (Advanced trauma Life Support). "Instructor manual". Committee of Trauma, American College of Surgeons, Chicago, 1993.
17. Durham R. "Tratamiento de las heridas gástricas". Clínicas Quirúrgicas de Norteamer. 3-525-535, 1992.
18. Adskins RB Jr, Keyser JE. Recent experiences with duodenal trauma". Am. Surg. 1984:5, 521-31.
19. Alarco Hernandez A, Perez Palma J, Herrero Segura A y colaboradores. "Traumatismos pancreatoduodenales: a propósito de 18 casos". Rev. Esp. Diag. 76:645-50, 1989.
20. Ansari S, Murty T, El Gadi M y colaboradores. "Traumatic Intramural haematoma of duodenum". J. Indian Med. Asoc. 88:321-324, 1990.
21. Asencio J, Buckman R. "Injuries of the duodenum: Surgery of the alimentary tract". In Duodenal Injuries. Vol 2. Philadelphia:W.B. Saunders, Co, 219-43, 1981.
22. Ballesteros M, Alejandre S, Janeiro S y colaboradores. Traumatismos del duodeno". Rev. Argent. Cirug. 63:65-68,1990.
23. Biagini J, Farah P, Khoury W y colaboradores. " Retroperitoneal duodenum rupture during closed abdominal trauma". J. Med. Libian. 1991:39 P.12.
24. Blittnes R, Roscher R. "Stomach, duodenal and pancreatic injuries: diagnosis, surgical procedure". Langendecks Arch. Chir. 617-623, 1990.
25. Burnon R, Boulenger P and Gautier. "Traumatic rupture of the duodenum in adults: a propos of 9 cases". J. Chir. Paris, 128:30-3, 1991.
26. Buquet J, Giani C C, Siano Quiroz R y colaboradores. "Traumatismos abdominales". Revista Argent. Cirug. 54-57,1988.
27. Cameron Harrisen R, Debas H. "Lesiones de duodeno". Clin. Quir. N. Am. 52:635.
28. Carrel T, Lerut J, Niederhauser V. "Diagnosis and treatment of traumatic injuries of the duodenum and pancreas, 21 cases". J. Chir. París. 127:438-44, 1990.
29. Moore E, Shackford S, Pachter H y colaboradores. Organ Injury Scaling: spleen, liver and kidney". J. Trauma 29: 1664, 1989.
30. Moore F, Moore E, Moore G y colaboradores. "Risk of splenic salvage after trauma". Am. J. Surg. 148.800, 1984.
31. Morgenstern L, Uyeda R. "Nonoperative management of injuries of the spleen in adults" S.G.O. 157:513, 1983.
32. O`Neal B, McDonald j. "The risk of sepsis in asplenic adults". Ann.Surg. 194:775, 1981.
33. Oller B, Armengol M, Camp I y colaboradores. "Nonoperative managementsof splenic injuries". Am. Surg. 57:409, 1991.

34. Federle, M. Abdominal Trauma: the role and impact of computed tomography". Invest. Radiol. 16:260,1981.

35. Fingerhut A, Oberlin P, Cottre JL y colaboradores. "Cirugía consevadora en el traumatismo esplénico utilizando una malla reabsorbible: procedimiento factible, reproducible y seguro". The British Journal of Surger; Vol 8, 1, pag. 24,1992 (Español)Br. J. Surg. Vol 79, April, 325-327, 1992.

36. Flaherty L, Jurkovich G. " Minor splenic Injuries: associated injuries and transfusion requirements". J. Trauma 31:1618, 1991.

37. Flancbaum L, Dauterive A, Cox E. "Splenic conservation after multiple trauma in adults. S.G.O. 162:469, 1986.

38. Giuliano A, Lim R. "Is Splenic salvage safe in the traumatized patient?"Arch. Surg. 16:651, 1990.

39. Cogbill T, Moore E, Jurkovich G y colaboradores. "Nonoperative management of blunt splenic trauma: a multicenter experience". J. Trauma 29:1312, 1989.

40. Cervantes J. "Manejo actual del trauma esplénico" Rev. Latinoamericana de Cirugía. Mar: 1(1)3-8, 1989.

41. Croce M, Fabian T, Kudsk A. "AAST Organ Injury Scale: correlation of CT graded liver injuries and operative findings". J. Trauma 31:806,1991.

42. Davis J,Hoyt D, McArdle M y colaboradores. "The significance of critical care error in causing preventable death in trauma patients in a trauma system". J. Trauma 31:813, 1991.

43. Coppa G, Davalle M, Patcher H y colaboradores. "Management of penetrating wounds of the back and the flack" S.G.O. 159:514, 1984.

44. Renz B, Fliciano D, Sherman R. "Same ad Mission Colostomy Closure. A new Approach to rectal Wounds: A prospective study". Ann. Surg. 1993, sep.;218(3):279-92.

45. Sasaki L, Mittal V, Allaben R. "Primary repair of colon Injuries: a retrospective analysis". Am. Surg. 1994, Jul; 60(7):522-7.

46. Schenck W, Lonchyna V, Moylan J. "Perforation of the yeyunum from blunt abdominal trauma". J. Trauma, 23:56-56, 1983.

47. Schultz S, Magnant C, Richman M y colaboradores. "Identifying the low risk patients with penetrating colonic Injury for selective use of primay repair". Surg. Gynecol. Obstet. 1993, sep.;177(3):237-42.

48. Shanon F, Moore E. "Primary repair of the colon: when is it a safe alternative". Surgery, 1985,98(4) 851-860.

49. Stevens S, Maull K. "Lesiones de Intestino delgado", clin. Quir. Nort. Am. 1990(3) 549-568.

50. Ivatury R, Galdino J, Nallathumbi M y colaboradores. "Definitive treatment of colon injuries: A prospective study". Am. Surg. 1993 Jan; 59(1):43-9.

51. Grosso F, Ballesteros M, Poleri W y colaboradores. "Traumatismos del intestino". Rev. Argent. Coloproct., 1991.

52. Huber P,Thal E. "Tratamiento de las lesiones en colon",. Clin. Quir. Nor. Am. 1990(3), 569-582.

53. Mc Cann J. "Perineal injuries resulting from injuries sexual abuse". Pediatrics, 1993,91(2):390-7.

54. Lepaniemi A, Karppinem K, Haapiinesi R. "Stab wound of the colon". Ann. Chir. Gynecol. 1994;83(1):26-9.

55. Davinson B y colaboradores. "Pelvis Fractures Associated with open Perineal Wounds". J. Trauma. 1993, 35(1) 36-9.

56. Dezanzo V. "Traumatismos del colon". Urg. En Coloproct. Ed. Akadia, 1991:116-126.

57. Fabian T. "Prevention of infections Followig Penetrating Abdominal Trauma". Am. J. Surg. 1985:9:904-913.

58. Falcone R, Carey L. "Colorectal trauma". Surg. Clin. North. Am. 1988, 68(6):1307-1318.

59. Ghahremanil G. "Radiologic Evaluation of Suspected Gastrointestinal Perforations". Radiol. Clin. North. Am. 1993, Nov.;31(6) 1219-34.

Capítulo 22

Hematoma retroperitoneal traumático

Daniel Frontera

Generalidades

Los hematomas retroperitoneales (HRT) constituyen un verdadero desafío para el cirujano especialista en trauma debido a la complejidad de sus lesiones. Sigue siendo un tema de profunda discusión en todos los congresos la decisión de intervenir quirúrgicamente o de adoptar una conducta expectante ante las distintas variedades de lesiones que pueden presentarse en el retro peritoneo en el contexto de un paciente politraumatizado. La sistemática diagnóstica y terapéutica, que modifico su tratamiento, fueron aportados por Feliciano, quien destacó las diferencias en la evolución y el pronóstico de acuerdo a si las lesiones eran contusas o penetrantes, y la modalidad lesional y acercó el concepto de la importancia de la realización de la Tomografía abdomino pelviana (TC) con doble o triple contraste, lo que permitió evitar, sobre todo en los traumas contusos, la exploración quirúrgica innecesaria del paciente. Todos estos cambios se produjeron en la década del 80, con las mejoras en los medios de diagnóstico por imagen. Si bien en la actualidad se entiende perfectamente que la atención del traumatizado exige la presencia de un equipo profesional multidisciplinario, tal vez sea en el tratamiento del paciente con HRT que ello se torne absolutamente impresindible.

Se define habitualmente como la colección de sangre en el espacio retroperitoneal. Dicho sangrado puede ser producido por lesiones viscerales o por compromiso de las estructuras vasculares que se encuentran ubicadas en alguna de sus cavidades.

Como mencionamos anteriormente se presentan en el contexto de un paciente politraumatizado, con múltiples lesiones asociadas, en el que los procedimientos invasivos tienen un rol preponderante en el diagnóstico de estas lesiones. El diagnóstico requiere de un alto índice de sospecha y el tratamiento de sus lesiones, debido a que por su especial ubicación pueden pasar desapercibidas, con el consiguiente incremento de la morbimortalidad. El retroperitoneo es la región anatómica que presenta mayores tasas de mortalidad, por lo que el diagnóstico precoz y tratamiento de estas lesiones adquiere especial relevancia.

En el curso de la atención de un paciente traumatizado su posible existencia debe sospecharse durante la atención inicial, por la modalidad lesional y los signos y síntomas que se presentan en el niño. Sospechada la posibilidad de un HRT el paso siguiente, siempre que el estado respiratorio y hemodinámico del paciente se encuentre estable, se debe realizar los estudios por imágenes, para poder confirmarlo. En algunas oportunidades cuando el estado clínico y hemodinámico no permitan trasladar al paciente al área de imágenes, el diagnóstico de hematoma se realizará durante el acto operatorio.

Epidemiología y prevalencia

La incidencia del HRT es muy variable, debido a que en muchas oportunidades se registra la lesión de órganos específicamente y no la presencia del hematoma, lo que habla de un sub registro importante. En el paciente adulto la incidencia promedio es de 15 a 40 % de los pacientes con trauma abdominal contuso. Las cifras en pediatría son bastante difíciles de documentar, el tipo más frecuente es el trauma romo y la modalidad lesional con mayor incidencia en pediatría, son los incidentes con vehículo de motor, como peatón y las caídas de altura. En la actualidad hay una tendencia creciente hacia el manejo conservador no operatorio del HRT. Teniendo en cuenta su intrincada anatomía, el manejo de las lesiones retroperitoneales puede variar significativamente.

Más del 90% de las lesiones traumáticas abdominales de gravedad en pediatría, son secundarias a trauma contuso. Las lesiones mayores o graves pueden ser producidas por incidentes triviales. Esto es debido a que la musculatura de la pared abdominal es delgada en el niño, y una fuerza lesiva menor, puede desencadenar lesiones viscerales y/o vasculares a nivel retroperitoneal. El reborde costal del niño es pequeño, por lo que produce escasa protección de los órganos del abdomen superior. Sin embargo la incidencia de HRT en el paciente pediátrico es de aproximadamente el 10% de los traumatsimos abdominales contusos

La modalidad lesional en el trauma romo es muy importante para definir cuál será la actitud terapéutica, puesto que las lesiones específicas serán diferentes, en la manera en que actúe la energía cinética disipada por el traumatismo, o por el objeto lesivo que impacta sobre el niño.

En relación a los traumatismos penetrantes, importa si el mismo es por proyectil de arma de fuego, y a su vez el calibre del mismo. Los proyectiles de alta velocidad producen aparte de la lesión contundente propia que todo proyectil genera, cavitación con gran destrucción y cavidades a su paso por el organismo.

En un estudio realizado por El Menyar A. y colaboradores sobre 6000 pacientes admitidos en una unidad de internación especializada en el manejo de pacientes traumatizados, el 15% de los pacientes presentaba trauma abdominal y el 15% de estos presentaba compromiso a nivel del retroperitoneo. Hay reportes sobre una incidencia del 12% en traumatismos contusos en pacientes que se presentaron hemodinámicamente estables, en estudios mediante tomografía computada con doble contraste (TC). El órgano más frecuentemente afectado en el niño con HRT es el riñón en el 20% de los casos, seguido del trauma pancreático con un 4%, y la aorta en un 1%. Los órganos abdominales más frecuentemente afectados por trauma penetrante son el hígado, colon, lesiones vasculares y páncreas.

Anatomía

El compartimiento retroperitoneal es un espacio areolar que se encuentra delimitado entre el peritoneo abdómino pelviano por delante y la pared posterior del abdomen por detrás. Es una cavidad virtual ocupada por órganos, vísceras, estructuras vasculares y osteo-musculares, que puede coleccionar hasta 3.500 ml de líquido.

Para clasificar los hematomas se divide al retroperitoneo en distintas zonas, varios autores han presentado diversas clasificaciones (Selivanov 1984, Henao y Alderete 1985, Feliciano 1988).

Clásicamente el compartimiento retroperitoneal se ha dividido en tres compartimientos:

- **Zona 1 (Central):** Limitada hacia arriba por el diafragma y a nivel inferior el promontorio sacro, a la altura de la bifurcación ilíaca y los pedículos renales a cada lado Se encuentra en esta zona la aorta, la vena cava inferior, segmento proximal de la arteria mesentérica superior y el sector proximal de las arterias renales. A su vez se encuentra en esta zona el esófago distal, duodeno, páncreas y los cuerpos vertebrales tóraco-lumbares.

El trauma contuso produce en esta zona fundamentalmente lesiones duodenales mientras que las lesiones pancreáticas son frecuentemente producidas por traumas penetrantes.

- **Zona 2 (Lateral):** Se extiende entre el diafragma y la bifurcación aórtica y lateralmente con la fscia de Toldt. En este sector se encuentran las glándulas suprarrenales, riñones, uréteres y una porción del colon ascendente y descendente. Las lesiones renales son frecuentes y se caracterizan por una importante morbi mortalidad.

- **Zona 3 (Pélvica):** Ubicada en la pelvis. El límite superior de esta zona está dado por dos líneas, una transversal que une ambas crestas ilíacas, y otra anteroposterior que une el lomo vesical con el promontorio.

Se encuentran en esta zona los vasos ilíacos, porción distal de los uréteres, segmento distal del colon sigmoides y la cara posterior del recto. La incidencia de lesiones de los vasos ilíacos según la literatura es aproximadamente el 1% con una mortalidad del 25%.

- **Zona 4 (Hiliar-retrohepática).** Es una zona combinada entre parte de la zona central y la parte lateral derecha. En ella se encuentra la zona posterior superior hepática a nivel de los ligamentos triangulares, y a la porción retroperitoneal del pedículo hepático.

- **Zona 5 (Combinada).** Cuando el hematoma ocupa dos o mas áreas.

La lesión de las estructuras detalladas anteriormente lleva a la acumulación de sangre en el retroperitoneo, la cual puede estar acompañada de orina, bilis, liquido intestinal o pancreático. El retroperitoneo presenta la ventaja que contiene la acumulación de sangre ejerciendo un efecto de “tapón fisiológico”, lo que permite que la víctima pueda llegar con vida a un centro hospitalario.

En la Figura 22.1 se observan las áreas topográficas.

Mecanismos lesivos

Fundamentalmente son tres: compresión, desaceleración, penetrante

Compresión

Desgarro/estallido, y el cizallamiento de trazos óseos fracturarios. El ejemplo típico es la lesión uretral secundaria a la fractura de la rama isquiopubiana.

Desaceleración

Por cambios bruscos de velocidad como ocurren en las colisiones vehiculares de tránsito a alta velocidad, provocando rupturas de vísceras huecas, avulsión de estructuras vasculares en sus zonas de inserción, arrancamiento de pequeñas ramas de la aorta abdominal, la cava o la arteria mesentérica superior a nivel proximal, avulsión de la arteria renal y lesiones de la túnica intima con trombosis arterial secundaria. Se localizan Habitualmente en la zona 1.

Trauma Penetrante: Asociados generalmente a las lesiones penetrantes en los flancos por heridas de arma de fuego y proyectil de arma de fuego.

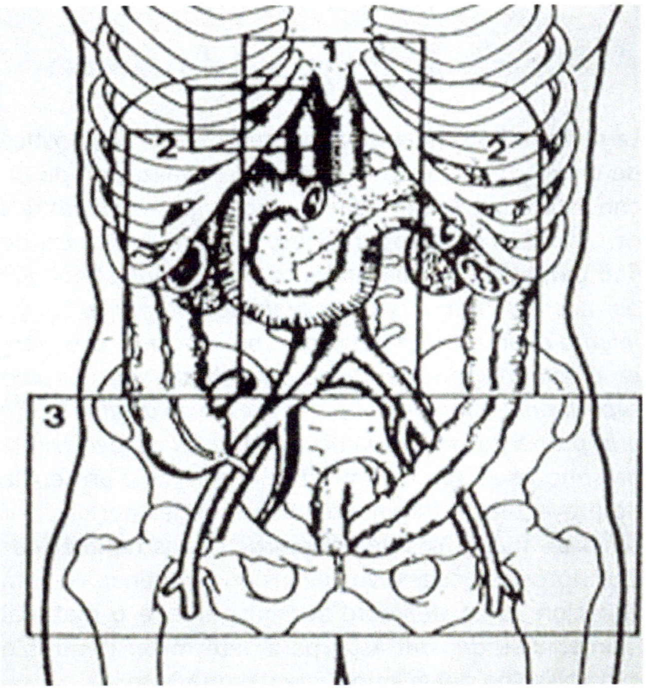

Figura 21.1: Clasificación del ACS de áreas topográficas

Diagnóstico

La localización retroperitoneal permite enmascarar los signos clínicos tempranos encontrados en el diagnóstico de las lesiones habituales. Las características especiales del retroperitoneo hacen que en la mayoría de los casos el sangrado sea autolimitado a medida que se acumula en el compartimiento afectado. Los signos y síntomas que el paciente presenta son generalmente relacionados a los órganos lesionados, más que a la presencia del HRT Comienza con un interrogatorio dirigido a establecer el mecanismo exacto de la lesión. La evaluación continúa con la revaloración de los signos vitales. La estabilidad hemodinámica no puede ser confirmada con una observación aislada. Lo que pudo ser un cuadro de estabilidad previo, en momento de la reanimación, puede terminar en un cuadro de franca hipovolemia en pocas horas. Una vigilancia estrecha a intervalos cortos de los signos vitales, es fundamental para la detección temprana de hemorragia en actividad de un órgano o estructura vascular. Los signos y síntomas más frecuentemente hallados son:

- Dolor Abdominal.
- Shock.
- Dolor pélvico.
- Hematuria.
- Ileo paralítico.
- Equímosis y edema lumbar o suprapúbico.
- Ausencia de pulsos en miembros inferiores.

El examen físico de los niños en busca de irritación peritoneal es sumamente difícil, sobre todo cuándo se asocian fracturas de las costillas inferiores y dilatación gástrica aguda. El llanto del paciente causa aerofagia que lleva a la dilatación del estómago. Esto puede aumentar cuando se realiza una enérgica ventilación en la evaluación inicial. Se debe colocar una sonda nasogástrica en todo niño con traumatismo abdominal significativo. Se procede de esa manera a descomprimir el estómago y evitar el riesgo de broco aspiración y a su vez facilita la palpación abdominal. La presencia de íleo es a veces la única manifestación del HRT, mientras que el Shock hipovolémico, se encuentra presente entre el 30 y el 45%. La mortalidad del paciente que ingresa con algún grado de shock oscila entre el 20 al 50%, y aumenta a casi el 80% si requieren transfusión de 40 cc/kilo de sangre.

En los traumas penetrantes y en traumas cerrados con hemoperitoneo o sospecha de injuria órgano visceral, el diagnóstico de HRT se efectúa durante el curso de una laparotomía. En lesiones abdomino-pelvianas contusas, con pacientes estables se procede a realizar exámenes complementarios de diagnóstico, para determinar la existencia y características del hematoma.

El cuadro clínico de un HRT es el de un paciente que ha sufrido un traumatismo abdominal cerrado o un traumatismo penetrante en la región toracolumbar, que ingresa generalmente con inestabilidad hemodinámica, que en general tiene buena respuesta a la resucitación con cristaloides y reposición de sangre. Los signos clásicos de distensión abdominal, hipersensibilidad a la palpación del abdomen y cambios en la coloración de la pared abdominal, marcas de cinturón de seguridad, pueden no presentarse en la etapa inicial, por lo que se necesita una evaluación periódica, en lo posible por el mismo profesional. Estos signos pueden indicar lesión de vísceras intrabdominales. El signo de Grey Turner (hematoma ubicado en los flancos producido por lesiones periduodenales o peripancreaticas que provocan HRT, son de aparición tardía dentro de las 48 hs de producido el trauma

Las lesiones duodenales se producen en el contexto de un trauma penetrante, por lo cual su diagnóstico se realiza en el curso de una laparotomía exploradora. Los signos que nos ponen en alerta sobre la posibilidad de una lesión duodenal, son la presencia de bilis sobre la lesión (mancha verde), crepitación de la fascia duodenal, evidencia de hematoma perirrenal o retroperitoneal, necrosis de la grasa peritoneal y edema peripancreático.

Se deben palpar los pulsos inguinales. Una palpación intermitente y/o ausente de los mismos puede determinar la presencia de lesión en dichos vasos. El diagnóstico diferencial más importante en el trauma vascular pediátrico es determinar si la lesión es entre la trombosis y el espasmo del vaso lesionado. El espasmo se relaciona generalmente con el edema de partes blandas que genera compresión, trauma contuso sobre la pared del vaso y por hemorragia en tejidos vecinos. El espasmo como única causa de ausencia de pulsos distales, no es frecuente y desaparece en el término de dos horas. Los pulsos femorales que permanecen ausentes por más de tres horas, determinan lesión u oclusión vascular. La ausencia de pulso a nivel de la arteria femoral en un paciente con un trauma penetrante en región inguinal y pélvica es característica de la lesión de la arteria ilíaca común o de la externa.

En el diagnóstico de lesiones vasculares, se puede detectar su presencia por una masa pulsátil, ausencia de pulsos, cianosis y debilidad de los miembros inferiores.

Las fracturas pelvianas pueden generar en el niño severas hemorragias que evolucionan rápidamente a la hipovolemia o al Shock hipovolémico. Son producidas generalmente por disrupción de la arteria ilíaca interna o algunas de sus ramas conjuntamente con lesiones de las estructuras nerviosas.

El hallazgo de hematuria macroscópica, se encuentra en el 60 al 90% de los pacientes asociados a dolor en el flanco correspondiente al riñón lesionado e inestabilidad hemodinámica. El mejor estudio para estos casos es la TAC de abdomen con contraste endovenoso, que nos permite observar el grado de lesión, la estructura renal, la presencia de un sangrado activo y visualizar si existe extravasación del medio de contraste. Ante la presencia de hematomas perineales y fractura pelvianas con disrupción del anillo pélvico, esta indica también la uretrografía retrógrada, para descartar lesiones de la uretra.

Estudios de Laboratorio

El estudio de laboratorio en un HRT, secundario a Trauma abdominal contuso, no se vincula con indicadores confiables de lesión. Además de los estudios de hematimetría clásicos, ionograma, función renal, enzimas hepáticas y dosajes de amilasa y lipasa que se solicitan, no se encuentran otras pruebas de laboratorio que puedan determinar en forma fidedigna, constante y confiable que pueda confirmar lesiones de órganos sólidos o vísceras huecas, e indique o condicione una forma de intervención terapéutica sobre otra. La anemia o los valores bajos de hematocrito son casi constantes en los HRT. Luego de descartar lesiones cardíacas y lesiones intraperitoneales, se debe pensar en la existencia de un hematoma retroperitoneal.

Exámenes complementarios de diagnóstico

Radiografías simples de abdomen

La radiografía simple de abdomen para el diagnóstico de un HRT es de escasa utilidad. La realización de dicho estudio puede brindar algunos signos secundarios de lesión en el retroperitoneo, como la presencia de **íleo paralítico, desplazamiento del aire i***ntestinal que permite delimitar la silueta de un hematoma, el borramiento de la sombra del psoas, presencia de aire libre en el cuadrante superior derecho, bordeando el polo superior del riñon derecho,o la presencia de aire frente a la primera vértebra lumbar (en la RX de perfil)* o la presencia de fracturas a nivel de la pelvis y la presencia de proyectiles o fragmentos óseos en las heridas por arma de fuego. Los dos primeros signos radiológicos descriptos son sugestivos de lesión duodenal. En esta situación es conveniente administrar aire o material hidrosoluble de contraste, para determinar la posible extravasación del mismo fuera del duodeno.

Radiografías panorámica de pelvis

Sirve para confirmar el diagnóstico de fracturas, luxaciones y puede evidenciar la diastásis de la sínfisis pubiana.

Uretrocistografía retrógrada

Indicada ante la ausencia de diuresis (anuria), luego de una correcta resucitación con cristaloides, como paso previo a la colocación de una sonda vesical y cuando existe alta sospecha de posible lesión uretral, como el deseo e imposibilidad miccional, sangre en el meato uretral hematoma escrotal,y /o perineal y prota elevada al tacto rectal.

Ecografía

Con la evolución y la aceptación del tratamiento conservador no quirúrgico de los traumas abdominales contusos, los exámenes por imagen como la ecografía se han convertido en un elemento clave en el estudio de los pacientes pediátricos politraumatizados. Es posible con este estudio, detectar HRT en el 70% de los casos y permite determinar la presencia de líquido libre en el 98% de los pacientes. El diagnóstico órgano específico con este método es del 50%.

Tiene la ventaja de ser un método rápido, no invasivo y accesible, sobre todo en aquellos centros en los cuales no se cuenta con tomógrafo. La ecografía permite determinar la presencia de líquido libre y la exploración de lass cuatro regiones abdominales ***espacio esplenorrenal, espacio hepatorrenal, epigastrio (saco pericardico), y fondo de saco de Douglas.***

Desgraciadamente esta modalidad de estudio sigue siendo muy dependiente de un operador; sin embargo realizada por un profesional capacitado puede evitar, en un paciente hemodinamicamente estable, la realización de una tomografía computada, al visualizar la presencia de un hematoma en el retroperitoneo.

Se trata de un excelente estudio para realizar en la cabecera del paciente en aquellos casos en que por el estado clínico general del paciente no permita su traslado al área de diagnóstico por imágenes. Su utilidad para la visualización de las estructuras retroperitoneales es limitada y presenta un número importante de falsos negativos en el estudio de un paciente con diagnóstico de hematoma retroperitoneal.

Tomografía computada

La tomografía abdominal con doble o triple contraste (contrast enhanced TC enema), ha surgido como el gold estándar para el estudio del trauma abdominal contuso en el paciente pediátrico. En los casos en que se descubre la existencia de un hematoma, luego de realizar los estudios por imagen, nos permitirá saber los pasos a seguir con respecto al tratamiento. Permite visualizar la anatomía de las distintas vísceras abdominales, presencia de aire libre, estructuras vasculares, zonas con sangrado activo y los distintos compartimientos del retroperitoneo, muestra la morfología órgano visceral, y nos permite determinar la lesión que origina el hematoma y lesiones asociadas de otros sectores. Es el estudio de elección para lesiones de zona IV. Tiene la desventaja de que expone al paciente a radiación ionizante, y en los pacientes menores de 7 años requieren de anestesia. Los pacientes en los cuales se decide realizar una TAC deben encontrarse en estabilidad hemodinámica, y no suspender las maniobras de reanimación. Es sin duda el procedimiento de elección e imprescindible para determinar la existencia de un hematoma o sitio de sangrado activo en el espacio retroperitoneal. Tiene una elevada sensibilidad y especificidad, aunque en el 40% de los casos de traumatismos pancreáticos en un estadio precoz puede resultar normal. Figuras 22.2 y 22.3

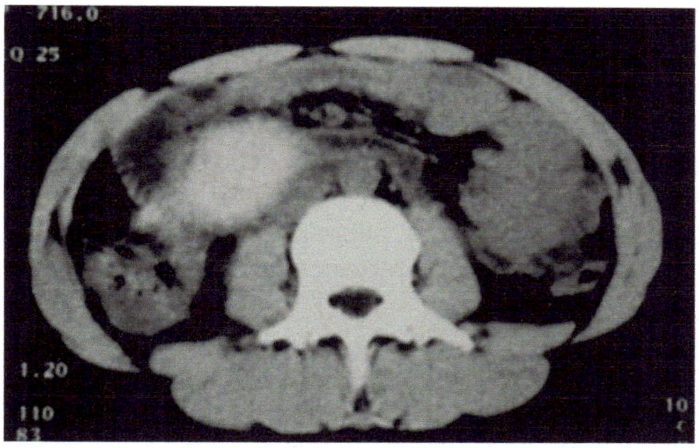

Figura 22.2: TC de abdomen con doble contraste donde se visualiza gran hematoma con extravasación de contraste en primer asa yeyunal

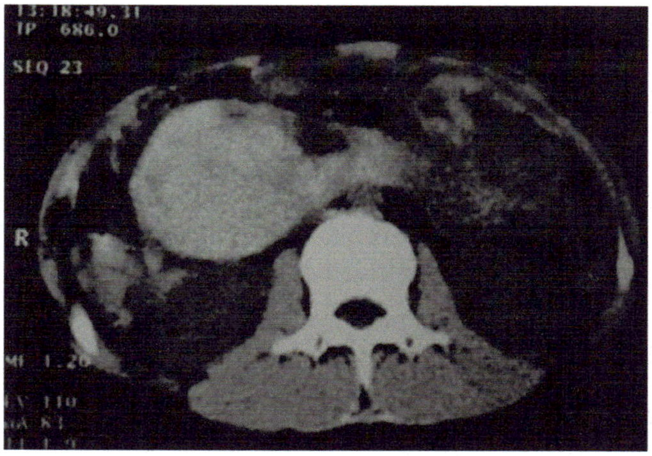

Figura 22.3 TC de abdomen con doble contraste donde se observa gran hematoma encapsulado en zona 1

Laparoscopía

Util para diagnosticar la presencia de un HRT, de su tamaño y si el mismo tiene carácter púlsatil. En ocaciones se puede precisar su origen. Sirve para visualizar hemoperitoneo asociado.

Intervencionismo hemodinámico

Fueron utilizados para detectar sitios de sangrado activo con escaso flujo. Actualmente estos procedimientos fueron superados por la TC con doble o triple contraste. Actualmente su utilización es fundamentalmente terapéutica, para el tratamiento de pacientes en grave estado con inestabilidad hemodinámica y sin posibilidades de un abordaje quirúrgico, principalmente en politraumatizados con lesiones graves, lesiones múltiples y pacientes son sangrados activos de gran volumen con inestabilidad hemodinámica franca que desaconsejan cualquier acto quirúrgico.

El tratamiento por intervencionismo hemodinámico, es una opción segura, confiable y con poca iatrogenia en pacientes con graves lesiones y severo compromiso del estado general. Mediante esta técnica se puede llegar por cateterismo intervencionista a colocar stens endovasculares que permiten cohibir sitios de sangrado en pequeños, medianos y grandes vasos, restableciendo la permeabilidad e integridad de las estructuras vasculares. En aquellos vasos sangrantes en los cuales la arquitectura de su pared está muy afectada o en vasos de calibre muy pequeño, se puede realizar también por intervencionismo la embolización del vaso sangrante.

Tratamiento

En aquellos niños que sufren trauma abdominal contuso y que se encuentran en estabilidad hemodinámica y que luego de los estudios por imágenes se demuestra la existencia de un hematoma retroperitoneal, su origen y localización nos dará la pauta para decidir entre el tratamiento expectante o el tratamiento quirúrgico. En aquellos pacientes en los que no se puede conseguir la estabilidad hemodinámica, luego de una correcta atención inicial y correcta resucitación, será preciso la exploración quirúrgica. Seguimos lo lineamientos del Advanced trauma Live Support del American College of Surgeons. En los pacientes que requieren de abordaje quirúrgico se deben respetar tres premisas fundamentales en orden de prioridad:

1. Control de la hemorragia en el o los sitios de sangrado activo
2. Identificación y control de lesiones de vísceras huecas, para evitar la contaminación de la cavidad abdominal.
3. En caso de lograr el control del sangrado y la estabilidad hemodinámica, realizar una inspección completa de la cavidad abdominal con fines diagnósticos.

En lesiones vasculares aisladas, en el contexto de un paciente con trauma romo y estabilidad hemodinámica, pueden beneficiarse de un manejo conservador no operatorio con expectación y la posibilidad mediante radiología intervencionista del tratamiento mediante embolización. La cirugía está indicada en sangrado persistente, mediante arteriorrafía.

Para el abordaje de las lesiones supra meso colónicas está indicada la maniobra de Mattox, que moviliza hacia medial el riñón y el colon izquierdo, junto con el bazo y la cola del páncreas. Otra posibilidad es realizar una maniobra de Kocher o a través del epiplón menor. Para el abordaje de las heridas y hematomas de la región infra mesocólica se utiliza la maniobra de Cattle-Braasch (donde se moviliza en forma medial y cefálica el intestino delgado y el colon derecho). Este abordaje es ideal para el tratamiento de heridas vasculares de la vena porta y cava inferior.

La conducta a seguir en el manejo de un HRT que se diagnostica en el curso de una laparotomía por otras lesiones, mantiene la misma conducta propuesta hace tiempo por Sheldon y Feliciano. La conducta de explorar quirúrgicamente el HRT debe basarse en la modalidad lesional que lo ha provocado, las características propias del hematoma y el área en la que se encuentra. La presencia de un hematoma en zona 1 que aumenta de tamaño durante la laparotomía, presencia de mancha verde (sobre el hematoma), crepitación y hematoma pulsátil deben se explorados quirúrgicamente.

En los hematomas extensos y con sangrado masivo, se debe tener un adecuado control proximal y distal en la estructura vascular lesionada y en ciertos casos se requiere el control da nivel de la aorta supra celíaca a nivel del hiato esofágico. En situaciones puede ser necesario la realización de una toracotomía con clampeo de la aorta torácica o la colocación de un balón de oclusión endovascular. Las lesiones venosas se tratan realizando la rafia correspondiente en sentido lateral, incluyendo vena mesentérica y cava inferior. En los traumatismos de zona 1 y en lesiones extensas de difícil reparación y con hemorragia intensa se tiene como último recurso la ligadura de la vena cava inferior.

Las lesiones duodenales se tratan en líneas generales en forma conservadora, mediante rafia duodenal, en sentido transversal y sin tensión siempre que el estado hemodinámico y las lesiones asociadas lo permitan. La exploración adecuada de las 4 porciones del duodeno se realiza mediante la maniobra de Kocher,

Zona	Organo	Modalidad lesional	Diagnóstico	Tratameinto
1	Cava Inferior Aorta abdonail	Penetrante	Clínico e intraoperatorio TAC con doble o triple contraste	Control vascular y preferentemente rafia.
1	Duodeno páncreas Riñón	Contuso	TAC con doble o triple contraste	Según hallazgos
2	Riñón Suprarrenales	Contuso	TAC con doble o triple contraste	Conservador
3	Vasos ilíacos	Penetrante	Clínico Angiografía digital Hemodinamia	Arteriorrafia Técnicas intravasculares Embolización

Tabla 22.1: Manejo de las HRT según topografía y lesión

la maniobra de Cattell pudiendo completarlo con la sección del ligamento de Treitz.

La Tabla 22.1 resume las indicaciones de tratamiento de acuerdo a la región topográfica y la modalidad lesional.

Zona 1

Generalmente son producidos por traumatismos penetrantes. Presentan gran morbimortalidad asociada generalmente a lesiones vasculares de los grandes vasos. Generalmente las lesiones corresponden a la aorta infrarrenal y la lesión de la vena cava es a nivel suprarrenal. También se pueden deber a injuria del esófago abdominal, duodeno o páncreas. A pesar del efecto de taponaje que ofrece el retroperitoneo, los pacientes que padecen lesiones vasculares de grandes vasos, presentan altísima mortalidad en el sitio del trauma o durante su traslado. En el caso de que el peritoneo se encuentre abierto y el hematoma se vuelca a la cavidad abdominal con la consiguiente hemorragia, la sobrevida solo llega al 5%. La combinación de lesión en la aorta y vena cava inferior en forma conjunta, la posibilidad de sobrevida es remota. La necesidad de exploración quirúrgica en la lesiones vasculares severas así como la confirmación de lesiones del duodeno, páncreas y esófago, determinan que en esta localización la mayoría de los HRT sea contusos o penetrantes en esta localización deban ser "explorados" mediante laparotomía. Las excepciones son el hematoma producto de fractura vertebral, en que la TC demarque una clara separación del hematoma del resto de las estructuras retroperitoneales vitales, y el Hematoma duodenal intramural, con serida E.G.D y TC con doble contraste que constate la ausencia de fuga de material de contraste.

Los lineamientos quirúrgicos a seguir son el control del sangrado y de la contaminación por lesiones de vísceras huecas y el descartar otras lesiones asociadas. Ante un trauma romo y lesión en zona 1 en un paciente hemodinamicamente estable se puede seguir un tratamiento conservador y expectante. En las heridas vasculares pequeñas o aisladas se puede emplear la embolización mediante intervencionismo. En heridas mayores se aconseja las rafias mediante procedimientos de mayor complejidad (Figuras 22.4 y 22.5).

Zona 2

Suelen deberse a lesiones renales o de pedículo vascular. El tratamiento universalmente aceptado es el conservador.

a. *Traumatismo cerrado*: Si los exámenes complementarios de diagnóstico demuestran contusión, laceración menor o pequeña extravasación subcapsular renal, hematoma muscular menor o de límites bien definidos, sin presencia de aire libre retroperitoneal, en pacientes estables desde el punto de visto hemodinámico, sin descenso del hematocrito en el correr de las horas; se puede tomar una conducta expectante. Cuando se presenta exclusión renal durante la T.A.C. con contraste, laceración renal mayor, estallido renal, colección perirrenal importante, lesión pedicular, extravasación ureteral, aire en retro-

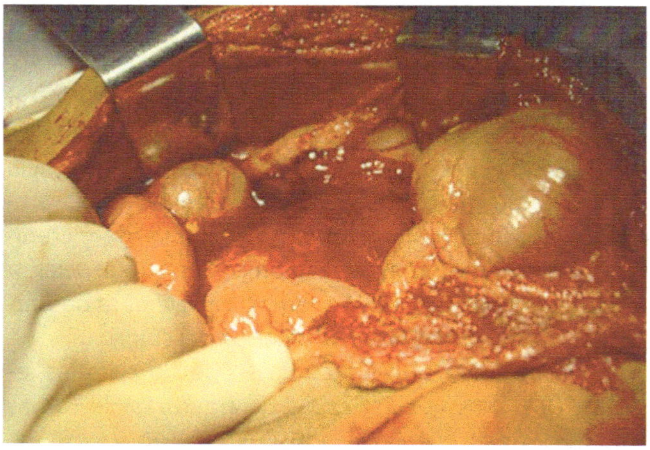

Figura 22.4: Gran hematoma retroperitoneal en zona 1

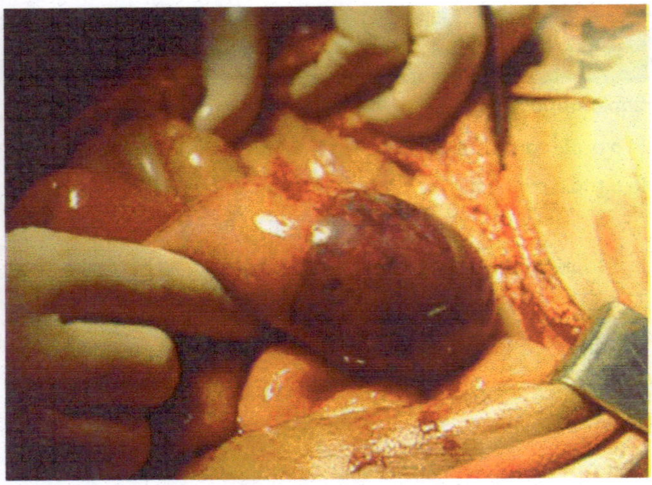

Figura 22.5: Hematoma que Infiltra la seromuscular de la primeras asas yeyunales

peritoneo, hematoma que se expande a otras áreas o desequilibrio hemodinámico; se indica laparotomía exploradora. Si el hematoma se diagnóstica en el curso de una laparotomía exploradora por lesión asociada en un paciente con trauma cerrado, se indica exploración si éste es *pulsátil, presenta mancha verde, crepita, expande o es de gran tamaño. Si en cambio es pequeño con límites definidos, no pulsa ni crepita,* podemos tomar una conducta expectante y abstenernos de explorarlo, evitando de esa manera contaminar el hematoma.

b. *Traumatismo abierto:* Ante un HRT durante una laparotomía efectuada por herida penetrante, actualmente se prefiere explorar, dado que siempre existe contaminación del hematoma, con potencial contaminación de la colección en los casos de heridas por arma blanca, teniendo en cuenta que el elemento lesivo penetrante es siempre "sucio". En los casos de heridas por proyectil de arma de fuego, el halo contuso puede producir necrosis de los tejidos con contaminación y sangrado.

Hay autores que optan por no realizar exploración quirúrgica sistemática, si la TC demuestra la presencia de un hematoma pequeño y bien delimitado.

Las lesiones del pedículo vascular renal que no son avulsivas pueden ser candidatos a la colocación de stent endovascular mediante intervencionismo. La presencia de un hematoma paraduodenal pueden requerir tratamiento quirúrgico, si presentan mancha verde y crepitación. Los hematomas paracolónicos que se asocian a fracturas de pelvis pueden requerir cirugía para descartar perforaciones en la cara posterior del colon.

Se debe tener alto índice de sospecha para las lesiones uretrales, en los casos de fracturas de ramas isquiopubianas.

Zona 3

En esta zona prevalecen las lesiones de los vasos ilíacos. Presentan una elevada morbilidad. Generalmente se asocian a fracturas pélvicas, que producen generalmente sangrados autolimitados o ceden luego de estabilizar la fractura.

Mas del 80% de los HRT por contusión de esta zona, se asocian a fracturas pélvicas, pueden presentarse como única lesión siendo responsables del sangrado, o asociados a lesiones vasculares, vesicales, ureterales, rectales o de la uretra prostática o membranosa. Hecho el diagnóstico de fractura pélvica, el sangrado generalmente se debe a lesión venosa ósea. Los tipos de fractura pélvica que presentan mayor sangrado son los tipos I, III, y IV de la clasificación de Moreno-Flint. Se debe valorar si existe diastásis de la sínfisis pubiana. Cuando la misma es mayor de 2,5 cm. determina la existencia de disrupción del segmento posterior suprapúbico. Esto determina que el anillo pélvico aumenta "el continente", por lo que se incrementa el contenido y la posibilidad de mayor hemorrágica. Clásicamente se consideró a la fijación externa solamente para las fracturas del anillo pelviano anterior en las fracturas en "libro abierto". Con la fijación externa se logra en un 90% la detención del sangrado, cifra que se eleva a 95% cuando se asocia la embolización. Si el sangrado continúa con descompensación del paciente, se debe realizar laprotomía para control directo del sangrado. Como primera medida se debe realizar un pack del sitio del sangrado óseos con compresas o campos durante 15 minutos. Si al retirar el tapón, continúa la hemorragia se puede realizar la ligadura de la arteria hipogástrica, debido a que el sangrado puede ser tanto de origen venoso o arterial. El tratamiento mediante ligadura de la hipogástrica, se considera coadyuvante pero no fundamental para cohibir el sangrado óseo. Su utilización es discutida por algunos autores y no la utilizan en la práctica. Si el cirujano decide realizar la ligadura de la arteria hipogástrica, se debe conservar el taponamiento por el lapso de 15 minutos aproximadamente. Si al retirar el tapón continúa el sangrado, se debe volver a colocar y efectuar el cierre de la cavidad. Si durante la reoperación el sangrado persiste está indicada la *hemipelvectomía,* lo que conlleva una muy alta morbimortalidad. Cuándo recibimos un paciente que a su ingreso presenta un PH menor 7.3 una temperatura de 35 grados o se hayan transfundido mas de una volemia, o presente coagulopatía, se debe realizar taponamiento hemostático y cierre de la laparotomía, hasta que el paciente recupere su equilibrio acido base, temperatura corporal y factores de coagulación.

Ante una lesión vascular se debe explorar el hematoma siempre con control proximal y distal al mismo tiempo; la reparación vascular la realizamos con anastomosis término terminal o colocación de parche o prótesis.

En pacientes con traumatismo abdominal contuso en el cuál se haya decidido realizar una laparotomía por lesión abdominal, se puede hallar un HRT no diagnosticado previo a la cirugía. Si el hematoma no expande, no crepita no pulsa, no presenta mancha verde y el paciente presenta pulsos femorales palpables, y no presenta proctorragia ni hematuria y fractura pélvica, no es aconsejable su exploración, dado que el sangrado se encuentra cohibido por el efecto de "tapón" que ejerce el retro peritoneo por sí mismo.

En los pacientes que presentan traumatismo abdomino-pelviano, que presenta lesión abdominal sangrante, que requiere cirugía (shock, ecografía positiva, lavado) y diagnóstico de HRT de origen pélvico, se plantea la controversia sobre cuál conducta tomar entre: -laparotomía y control de la hemorragia, con fijación externa a continuación y fijación externa previa a la laparotomía. La primera opción genera la discusión del hecho que la laparotomía produce la anulación del efecto hemostático, pudiendo desencadenar una hemorragia a nivel pélvico en el momento de la exploración abdominal. Si bien la laparotomía en primer término puede provocar mayor sangrado en la pelvis, el efecto de tapón hemostático del retroperitoneo continúa sin desaparecer, mientras que la hemorragia intrabdominal es libre y debe cohibirse en primer término. En los traumatismos abiertos en la pelvis, siempre se deben explorar los hematomas retroperitoneales por la posibible existencia de lesiones viscerales y/o vasculares y la posibilidad de infección ulterior del hematoma.

En las *fracturas pelvianas abiertas,* pueden presentar comunicación entre el sitio de fractura con la piel (lesiones perineales), el colon, recto, vejiga o vagina. Su incidencia es baja y no llega al 10%, pero con una mortalidad de hasta 50% de los pacientes. En las heridas perineales extensas con destrucción importante de tejidos se requiere la realización de una derivación del tránsito intestinal (colostomía). Cistostomía (si existe lesión uretral) o sonda vesical, para prevenir la infección de partes blandas.

En fracturas menores con estabilidad hemodinámica, se plantea un tratamiento conservador. En lesiones moderadas con estabilidad hemodinámica pero sin estabilidad mecánica se plantea el tratamiento de embolización. Las lesiones severas con inestabilidad hemodinámica, se toman medidas de estabilización con faja de compresión pélvica, empaquetamiento preperitoneal y angioembolización.

Zona 4

Se producen por lesiones a nivel de los conductos biliares (hepáticos derecho, izquierdo y común), vena porta y sus ramas y ramas arteriales hepáticas, que puede producirse en el hílio o en la región postero superior hepática.

En los *traumas cerrados* este tipo de lesiones se producen por traumas intensos que provocan desplazamiento del hígado, con avulsión de los elementos del pedículo hepático a nivel de sus sitios de inserción, siendo el lugar de mayor producción, a nivel de la bifurcación del hepático común. Requieren siempre exploración quirúrgica para su reparación. La maniobra de Pringle se debe realizar siempre antes de disecar el hematoma. En los hematomas retrohepáticos de pequeño o moderado tamaño que se presentan en el paciente pediátrico, con estabilidad hemodinámica con hematocrito estable, que se mantiene estable mediante control ecográfico o TAC en las primeras 48 hs. la conducta es expectante. En hematomas de mayor cuantía con sangrado importante, se debe explorar quirúrgicamente para el control de la hemorragia, mediante reparación directa, taponaje con compresas o campos y maniobra de Pringle. Cuándo la hemorragia es exanguinante y no puede controlarse mediante maniobra de Pringle, se debe sospechar lesión de la vena cava retrohepática, y se debe proceder a clampeo distal, shunt atriocaval o packing.

En los *traumas abiertos* Se debe intervenir quirúrgicamente en todos los casos, para reparar la lesión.

Zona 5 (Combinada)

Depende de las características del hematoma y las zonas que ocupa.

Complicaciones

En las distintas series evaluadas el rango de la *morbilidad* hallada oscila entre el 45 – 55%, en relación a lesiones asociadas no retroperitoneales. La mortalidad oscila entre 15 y 40%.

Inmediatas

- Troboembolismo pulmonar
- Resangrado
- Distres respiaratorio
- Síndrome Compartimental
- Abscesos Intrabdominal
- Abscesos de pared abdominal

Mediatas

- Sepsis

Bibliografía

1. American College of Surgeons. Abdominal Trauma". In Advanced Trauma Live Support Course of Phisicians. 141-154.; 1993.
2. El-Menyar, H. Abdelrahman, H. Al-Thani, A. Zarour, A. Parchani, R. Peralta, et al.
3. Compartmental anatomical classification of traumatic abdominal injuries from the academic point of view and its potential clinical implication.
4. J Trauma Manag Outcomes, (2014), pp. 1-8
5. J.M. Porter, Y. Singh.Value of computed tomography in the evaluation of retroperitoneal organ injury in blunt abdominal trauma. Am J Emerg Med, 16 (1998), pp. 225-227.
6. K.M. Charlton-Ouw, J.J. Dubose, S.S. Leake, M. Sanchez-Perez, H.K. Sandhu, J.B. Holcomb, et al. Observation may be safe in selected cases of blunt traumatic abdominal aortic injury. Ann Vasc Surg, 30 (2016), pp. 34-39
7. J.A. Asensio, P. Petrone, G. Roldán, E. Kuncir, V.L. Rowe, L. Chan, et al.
8. Analysis of 185 iliac vessel injuries: risk factors and predictors of outcome.
9. Arch Surg, 138 (2003), pp. 1187-1194
10. Alejandre E, Ballesteros M, Neira Jorge. Pautas de Manejo Definitivo de Pacientes Traumatizados. Cap. 17, Manejo del hematoma Retroperitoneal Traumático. Asociación Argentina de Cirugía. Año 1996.
11. T.H. Cogbill, E.E. Moore, D.V. Feliciano, D.B. Hoyt, G.J. Jurkovich, J.A. Morris, et al.
12. Conservative management of duodenal trauma: A multicenter perspective.
13. J Trauma Inj Infect Crit Care, 30 (1990), pp. 1469-1475
14. E. García Santos, A. Soto Sánchez, J.M. Verde, C.P. Marini, J.A. Asensio, P. Petrone.
15. Lesiones duodenales secundarias a traumatismo: revisión de la literatura.
16. Cir Esp, 93 (2015), pp. 68-74
17. M.J. Hardee, W. Lowrance, M.H. Stevens, R. Nirula, W.O. Brant, S.E. Morris, et al. Process improvement in trauma: Compliance with recommended imaging evaluation in the diagnosis of high-grade renal injuries. J Trauma Acute Care Surg, 74 (2013), pp. 558-562
18. Birolini,D; Steiman,E; Utiyama, E. ; et al. : Open pelviperineal Trauma, J. Trauma, 30: 492 - 495, 1990.
19. Baeza Herrera C, Garcia cabello L.M, Villalobos Ayala D, Osorio Arguello CD, Hematoma Retroperitoneal en Niños. Gac Med Mex 2003; 139 (6): 561-564.
20. Benya E.C, lim-Duham J.E, Landrum O, Statter M. Abdominal sonography in examination of children with blunt abdominal trauma. Am J Roentgenology 2000;174 : 1613-1616.
21. Feliciano D.V. Management of traumatic retroperitoneal hematoma. Ann Surgery 1990; 211; 109-123.
22. Tepas III.,J.J. Traumas Pediátricos. Capítulo 36, 1145-1165. Trauma. Mattox K.L, Feliciano, D.V. Moore E.E. Mac Graw Hill Interamericana 2001.
23. Feliciano, D.V., Burch, J.M., Graham, J.M. Lesiones vasculares abdominales. Capítulo 35, 835-855. Trauma. Mattox K.L, Feliciano, D.V. Moore E.E. Mac Graw Hill Interamericana 2001.
24. Ballesteros, M., Alejandre, S., Janeiro, B., Heinroth, D; Grosso, F. Testa, E "Traumatismos del duodeno", Rev. Argentina de Cirugía; 63; p 65-68, 1992.
25. Moreno, C.; Moore, E.;Rosemberg, A.; Cleveland, H. : "Hemorrhage Associated with Major pelvic Fracture: a Multispecialty Challengue". J. Trauma, 1986 26:987-94.
26. Mucha, P.; Farnell, M.: "Analisis of pelvic fractures management", J. Trauma, 24: 379-386, 19784
27. Narain, H.; Tralwar, S Kapoor, $.: Rana, B.: "Role of Ultrasound in the evaluation of blunt abdominal trauma. Indian P. 1989, 26(6): 539-43.
28. Pagliarello, G.: "Abdominal injuries Associated with pelvic fractures"J. Trauma 1989, 29: 1304-9.
29. Abordaje y manejo de las lesiones retroperitoneales traumáticas. Cirugía española; vol. 96, número 5, pag. 250-259. Mayo 2018
30. Starnes, BW. Arthus ZM. Endovascular management of vascular trauma. Perspect Vasc. Surg Endovascular Ther 2006; 18 (2): 114-129.

Capítulo 23

Síndrome compartimental abdominal en pediatría

Janeth Chiaka Ejike, Rao Ivatury

Introducción

Hasta recientemente, el sindrome compartimental abdominal (SCA) tuvo escasa repercusión a pesar de su grave impacto en la disfunción orgánica sistémica y en la mortalidad. Muchos efectos deletéreos del SCA pueden ser revertidos con intervenciones oportunas y potencialmente eliminados con las estrategias para su prevención.

Las causas de la presión intraabdominal (PIA) y sus efectos sobre la fisiología han sido estudiados desde el final de 1800. Los reportes más tempranos encontrados en referencia a la medición de la PIA fueron los de Haven Emerson en 1911, quien estudió los efectos de la PIA aumentada en los sistemas respiratorio y cardiovascular de los perros. Un informe de la PIA medida indirectamente en las embarazadas a través del recto e intragástrica fue publicada por Paramore en 1913 y refiere mediciones hechas tan temprano como 1865. Mucho más tarde, se utilizó el término sindrome compartimental intraabdominal y el crédito se debe a Robert Fietsam. Actualmente se denomina sindrome compartimental abdominal (SCA).

Una definición clara de SCA fue propuesta en 2006 por la Sociedad Mundial de Sindrome Compartimental Abdominal (World Society of Abdominal Compartment Syndrome - WSACS) ahora conocida como Sociedad Mundial del Compartimiento Abdominal (World Society of the Abdominal Compartment - WSAC). Esta organización ha ayudado a guiar a la comunidad médica al proponer unas definiciones de consenso más adecuadas y una terminología para unificar la investigación y, de esta manera, de mayor validez. Como resultado, el conocimiento de la fisiopatología de la hipertensión intrabdominal (HIA), su prevención y su manejo se han desarrollado marcadamente en las últimas dos décadas.

Terminología esencial

Las primeras definiciones y técnicas de consenso de la WSACS sobre como medir la PIA fueron publicadas en 2006. En 2013, la WSACS revisó dichas definiciones y propuso nuevas, junto a guías de práctica clínica relacionadas con la HIA y el SCA.

Presión intraabdominal (PIA)

Es la presión estable dentro de la cavidad abdominal. Es de aproximadamente 5-7 mm Hg en los pacientes críticos adultos. En los niños en ventilación mecánica es de aproximadamente 4-10 mm Hg. Debe expresarse en mm Hg y ser medida al fin de la espiración, en posición supina, después de asegurar que está ausente la contracción de los músculos abdominales y con el cero del transductor a nivel de la línea axilar media.

Hipertensión Intraabdominal (HIA)

Es la elevación patológica, sostenida o repetida, de la PIA > 10 mm Hg en los niños. (En adultos, el umbral es ≥ 12 mm Hg). La HIA puede clasificarse en relación con la severidad basada en la lectura de la PIA: Grado 1 (12-15 mm Hg), Grado II (16-20 mm Hg), Grado III (IAP 21-25 mm Hg) o Grado IV (IAP > 25 mm Hg).[6] La significación clínica de la estadificación de la HIA es útil cuando se comparan poblaciones de pacientes entre estudios.

Sindrome Compartimental Abdominal (SCA)

En los niños es una elevación sostenida de la PIA > 10 mm Hg asociada con una disfunción orgánica nueva o un empeoramiento que puede ser atribuido a la PIA elevada. En adultos, se define como una elevación sostenida de la PIA > 20 mmHg (con o sin una presión de perfusión abdominal -PPA- < 60 mm Hg) que se asocia con una nueva disfunción o falla orgánica.

La HIA o el SCA Primarios

Son una condición asociada con trauma o enfermedad en la región abdominopélvica que requiere frecuentemente intervención quirúrgica o radiológica temprana.

La HIA o el SCA Secundaria

Refiere a condiciones que no se originan en la región abdominopélvica.

La HIA o el SCA Recurrente

Refiere a la condición en la cual la HIA o el SCA vuelve a desarrollarse luego de un tratamiento médico o quirúrgico de una HIA o un SCA Primario o secundario.

Presión de Perfusión Abdominal (PPA)

Es la diferencia entre la presión arterial media (PAM) y la PIA (PPA = PAM - PIA). Los datos normativos para la PPA no están disponibles para niños. El umbral de la PPA por encima del cual aparece la disfunción orgánica es probablemente menor en los niños que el valor de 60 mm Hg utilizado en los adultos, simplemente debido a que los valores de PAM son menores en los niños (Figura 23.1).

El Abdomen Abierto

Es el que requiere un cierre abdominal temporario ya que la piel y la fascia no fueron cerradas después de la laparotomía.

El Sindrome Policompartimental

Es la condición en la cual dos o más compartimientos anatómicos tiene presiones elevadas en su compartimiento.

Distensibilidad (Compliance) Abdominal

Es la medida de la facilidad de la expansión abdominal que está determinada por la elasticidad de la pared abdominal y el diafragma. Debe expresarse como el cambio en el volumen intraabdominal por el cambio en la presión intraabdominal.

Epidemiología de la hipertensión intraabdominal y el síndrome compartimental abdominal

La fidelidad de los informes epidemiológicos de HIA y el SCA es desafiante, ya que los factores que influyen su presentación tanto como los procesos de enfermedad que los predisponen son variados. Sin embargo, no existe un umbral de PIA en el cual la HIA difiere del SCA. La WSACS trató de minimizar esta dificultad proponiendo definiciones para la HIA y el SCA. Sin embargo, es importante notar que la HIA y el SCA son fases diferentes de un proceso patológico en desarrollo.

Como con la mayoría de los sindromes, existe una fase prodrómica previo a la aparición de signos y síntomas del SCA. Dentro del abdomen, representa el periodo de HIA. El efecto mecánico de las presiones elevadas en el compartimiento abdominal conduce per se al SCA, manifestándose a diferentes presiones en diferentes circunstancias. Los factores que pueden influir en la manifestación temprana de la HIA incluyen la distensibilidad disminuida del compartimiento abdominal, la hemodinamia secundaria al bajo gasto cardíaco y la baja PAM, la hipoxemia y el aumento rápido o un valor elevado de la PIA. Estas situaciones deterioran la perfusión orgánica y conducen a la manifestación temprana de la HIA. El SCA aparece al final del espectro de la PIA elevada debido a la evidencia de la disfunción orgánica además de la HIA.

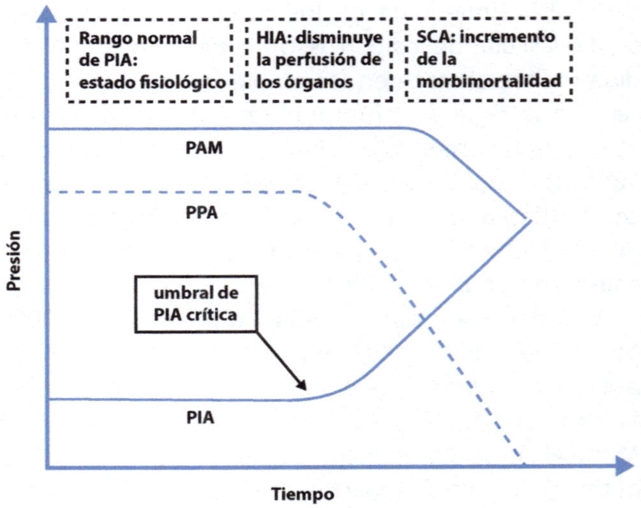

Figura 23.1. Espectro de la Presión Intraabdominal (Fuente: Roger's Textbook of Pediatric Intensive Care, 5a Edición)Abreviaciones: PIA - Presión intraabdominal, HIA - Hipertensión intraabdominal, SCA – Sindrome compartimental abdominal, PPA – Presión de Perfusión Abdominal

Estudio Pediátrico (autor, año)	Número	Tipo	Umbral de PIA (mm Hg)	Incidencia (%)	Población	Mortalidad (%)
Beck 2001	1762	P	15	0.6	UCIP Mixta	60
Diaz 2006	1052	P	10	0.9	UCIP	40
Ejike 2007	294	P	12	4.7	UCIP Mixta	50
Pearson 2010	264	R	12	9.8	Laparotomía	58
Schierz 2012	430	R	-	5.0	Neonatos 28 – 39+ semanas de gestación	29
Thabet 2015	175	P	12	4.0	UCIP Mixta	85.7
Divarci 2016	150	P	12	4	UCIP u UCIN Mixtas	16

Tabla 23.1. Epidemiología del SCA en niños.
Abreviaciones: PIA – Presión intraabdominal, P – estudio prospectivo, R –estudio retrospectivo, UCIP - Unidad de Cuidados Intensivos Pediátricos, UCIN – Unidad de Cuidados Intensivos Neonatales

Ciertas poblaciones médicas y quirúrgicas presentan alto riesgo de desarrollo de HIA. De esta forma, la incidencia varía de acuerdo con la población en estudio. La incidencia de HIA en los niños ha sido reportada en 8-12.6%.

La incidencia de SCA en los niños varía en relación con el umbral de IAP utilizado para definir el SCA y la población estudiada como se muestra en la Tabla 23.1.

Podemos concluir que, en general, el SCA no tiene una ocurrencia común en los niños críticamente enfermos, pero que es más común en ciertas poblaciones de alto riesgo. Sin embargo, en todos los casos la mortalidad es alta, convirtiéndolo en una importante entidad para reconocer y tratar tempranamente y, cuando es posible, prevenir conjuntamente su ocurrencia. Se desconocen los resultados de morbilidad asociados con la HIA.

Factores de riesgo para el desarrollo del SCA

La HIA y el SCA ocurre en una amplia variedad de enfermedades, en pacientes críticos médicos quirúrgicos y en pacientes traumatizados. Como los análisis multivariados de 175 pacientes pediátricos mostraron, los factores de riesgo para el desarrollo de la HIA fueron la distensión abdominal y una presión plateau > 30 cmH_2O y la HIA es un factor independiente para la mortalidad en la UCI.Los pacientes de riesgo para la HIA y el SCA pueden categorizarse por su fisiopatología como se muestra en la Tabla 23.2.

La WSACS recomienda medir la PIA cuando cualquier factor de riesgo conocido para HIA/SCA está presente en un paciente crítico o traumatizado. Si se detecta HIA, la PIA debe ser medida cada 4-6 horas para permitir intervenciones oportunas y apropiadas con el objetivo de prevenir la progresión al SCA.

Fisiopatología del SCA

2.3 Efectos de la PIA sobre el contenido abdominal

El Síndrome Compartimental Primario (SCA) puede ser definido con el aumento en la presión compartimental de tal magnitud que la viabilidad de los tejidos dentro del compartimiento es amenzada.[35] Los sindromes compartimentales pueden ser clasificados como primarios, en los cuales la patología o el trauma se encuentra dentro del compartimiento o secundario, en el que la patología primaria no se encuentra dentro del compartimiento.[36]

El cuerpo humano puede ser artificialmente dividido en cuatro compartimientos mayores: craneano, torácico, abdominal y de las extremidades[35] Estos compartimientos están relacionados por su proximidad, y por los vasos sanguíneos y linfáticos que los atraviesan. El compartimiento abdominal está localizado centralmente por lo que la patología aquí impacta directamente en todos los otros compartimientos y puede generar un síndrome policompartimental y disfunción multiorgánica.

La distensibilidad del compartimiento abdominal determinará la facilidad con la cual la presión aumenta dentro del compartimiento y su impacto en la función de los órganos intra-compartimiento. Desarrollar un modelo para conocer la fisiopatología del sindrome compartimental requiere ciertas presunciones:

1. El compartimiento es una "caja cerrada".
2. El compartimiento abdominal tiene cierto grado de distensibilidad.
3. En un estado de salud, el flujo de sangre dentro del compartimiento a través de la aorta y hacia afuera del compartimiento a través de la vena cava inferior (VCI) ocurre a la misma tasa.

SCA Primario
Contenido intraluminal aumentado
Intususcepción del intestino delgado
Ileo
Enfermedad de Hirschprung
Contenido intrabdominal aumentado
Traumatismo intraabdominal (vísceras edematosas)
Trasplante de intestino
Sangrado intraabdominal/retroperitoneal
Pseudoquiste no pancreatico
Tumor de Wilm
Neuroblastoma
Linfoma de Burkitt
Neumoperitoneo a tensión/perforación intestinal
Peritonitis/infección intraabdominal
Enterocolitis infecciosa
Obstrucción o perforación intestinal
Distensibilidad disminuida de la pared abdominal
Gastrosquisis
Sindrome de Cantrell
Quemaduras con escara toracoabdominal
Onfalocele
Hernia diaphragmatica
SCA Secundario
Sepsis/shock séptico
Sindrome de shock tóxico
Shock traumático
Shock cardiogénico/paro cardíaco
Quemaduras
Otros
Lactato
Hipotermia
Intoxicación
Soporte de vida extracorpóreo

Tabla 23.2: Condiciones reportadas asociadas con el SCA en niños. Abreviaciones: SCA Sindrome Compartimental Abdominal

Dadas estas presunciones, la presión dentro del compartimiento puede aumentar debido a la adición de volumen al compartimiento confinado (en forma de aire, líquido o masas sólidas), a la pérdida de la distensibilidad de la pared o de otras estructuras dentro del compartimiento o a una combinación de ambas.

La fisiopatología del SCA es compleja y no totalmente conocida. Se cree que el efecto mecánico de la presión elevada es el factor contribuyente principal para el desarrollo del descenso del flujo sanguíneo. Dependiendo de la distensibilidad de la pared abdominal, el incremento inicial en el volumen dentro del compartimiento puede no registrar aumentos en la presión. Sin embargo, a medida que el volumen aumenta a un punto en el cual la elastancia de la pared hace un pico (y la compliance lo hace en el más bajo), la presión crece y la forma del compartimiento cambia volviéndose más redondeado. La presión dentro del compartimiento desplaza a los órganos más compresibles, como son los intestinos huecos y las pequeñas vénulas, las venas y la VCI. Los hallazgos de la tomografía computada (TC) asociados con el SCA antes de la descompresión quirúrgica incluyen una apariencia redondeada del abdomen con un aumento de la relación del diámetro anteroposterior sobre el transverso (signo del abdomen redondeado positivo: relación > 0.80; $p < 0.001$), compresión extrínseca de la VCI, por hemorragia retroperitoneal o exudado o reducción de la luz de la VCI. Debido a que la VCI es más compresible que la aorta, colapsa en mayor medida por efecto de la presión e impide la salida del flujo de sangre del compartimiento abdominal, antes de que los efectos de la PIA repercutan sobre los vasos arteriales, generando edema de los órganos dentro del compartimiento abdominal debido a la reducción del retorno venoso.

Un estudio en ratas evaluó los efectos de la PIA sobre el flujo sanguíneo en la vena porta, la arteria mesentérica superior (AMS) y sobre la presión arterial media sistémica. Mostró que todos los parámetros disminuían con el aumento de la PIA. Los cambios más significativos se observaron en el flujo sanguíneo de la vena porta. El flujo de la vena porta y de la AMS retornaron a lo normal inmediatamente después de la reducción de la presión abdominal.

La compresión de la VCI produce una disminución del retorno venoso al corazón derecho, disminuyendo así la precarga y el gasto cardíaco. Primero, el flujo sanguíneo de entrada al compartimiento abdominal es mayor que el flujo de salida, causando un aumento en el volumen en el compartimiento y aumentando aún más la presión. Los órganos edematizados ocupan más espacio dentro del compartimiento confinado causando mayores niveles de PIA y generándose así un círculo vicioso de incremento de la PIA, isquemia y edema visceral. Eventualmente, la alta PIA excede la PAM y frena el flujo sanguíneo que entra al compartimiento. La isquemia visceral resultante y la necrosis conducen a la muerte. Uno de los objetivos de manejo del SCA es optimizar la presión de perfusión abdominal (PPA),

$$PPA = PAM - PIA$$

por ejemplo, optimizando la presión arterial media y minimizando la resistente PIA.

No se conoce todavía el umbral de la PPA en el cual se optimiza la perfusión orgánica en los niños. En los adultos, el objetivo terapéutico es > 60 mm Hg. En un estudio de Cheatham para evaluar la utilidad clínica de la PPA como punto final de la resucitación y predictor de sobrevida, la PPA fue el mejor predictor de resultado en los pacientes cuando se comparaba con la PAM, PIA u otros puntos finales de resucitación tradicionales, como el pH arterial, el déficit de base, el lactato arterial y el volumen urinario horario. Esto probablemente fue debido a que el cálculo de la PPA correlaciona con la severidad de la HIA y la adecuación de la perfusión tisular en ese momento.

Los efectos metabólicos de la hipoxia y la acidosis por la perfusión disminuida y la liberación de marcadores inflamatorios en la HIA generan lesión orgánica y edema facilitando, a su vez, un círculo vicioso. Los mediadores proinflamatorios y la traslocación bacteriana a través de la alteración de la función de la barrera intestinal han sido responsabilizados como factores contribuyentes en la fisiopatología del SCA. En un modelo murino, las tasas aumentadas de traslocación bacteriana a los nódulos linfáticos mesentéricos, al hígado y a las venas portales se asociaron con aumento de la señalización del receptor toll-like 4 en la mucosa intestinal, veinticuatro horas después de la inducción de PIA elevada.

Algunos efectos de la resucitación han sido reconocidos como contribuyentes en el desarrollo del SCA. Existe una asociación entre el volumen o tipo de fluido de resucitación administrados y la incidencia de HIA y de SCA. La PIA se incrementó significativamente a medida que el agua extracelular se incrementó en pacientes críticamente enfermos de causa médica y en cirugías extraabdominales. El packing perihepático, como un componente de la cirugía de control de daños, asociado a la infusión liberal de cristaloides, "hiperresucitación", coagulopatía y sangrado generan una inexorable HIA que conduce al SCA, si no se la contrrola.

Riñón

En sesenta pacientes adultos para observar los efectos de la PIA sobre la función renal se encontró una correlación entre aumento de la PIA, oliguria y aumento de la creatinina sérica. El uso de fluidos para la resucitación y los diuréticos tuvieron poco efecto sobre la recuperación de la función renal, pero con la disminución de la PIA, el volumen urinario aumentó y la creatinina sérica desminuyó. Se observó que una PIA de 12 mm Hg fue el mejor punto de corte (sensibilidad 91%, especificidad 67% y área bajo a curva ROC 0.85) para falla renal aguda (AKI) usando los criterios del Risk Injury Failure Loss and End-Stage Renal (RIFLE) para disfunción aguda renal. La HIA fue un predictor independiente de falla renal aguda (AKI) con una OR (odds ratio) de 2.44. Los pacientes pediátricos han mostrado oliguria con SCA y, en algunos casos, la descompresión condujo a una mejoría en el volumen urinario. Sin embargo, no existen datos pediátricos específicos que definan un umbral de PIA predictivo de falla renal.

Tracto gastrointestinal e hígado

El intestino parece ser el órgano más sensible a la HIA. La saturación de oxígeno de la mucosa gástrica durante la cirugía laparoscópica electiva en los adultos disminuyó significativamente con la elevación progresiva de la PIA a 8 y 12 mm Hg. La HIA reduce el flujo sanguíneo hepatoesplácnico contribuyendo a la disfunción y congestión hepática.

Efectos de la PIA sobre los órganos extraabdominales

La PIA elevada produce alteraciones múltiples en los órganos intra y extraabdominales. Los efectos adversos debido al SCA han sido descritos en la mayoría de los órganos. Eleftheriadis y colaboradores mostraron que la PIA elevada conduce a isquemia intestinal, producción de radicales libres de oxígeno y traslocación bacteriana en un modelo murino. Una PIA de 20 mm Hg durante 90 minutos indujo un aumento sistémico significativo en los niveles plasmáticos de IL-1 ß y de IL-6, en un modelo murino. La HIA puede provocar la liberación sistémica de citoquinas proinflamatorias que puede volverse crítica como generadora de un segundo insulto para la inducción de falla multiorgánica postraumática. Estos hallazgos corroboran el potencial del SCA para promover en forma remota daño orgánico. Sin embargo, la respuesta inflamatoria comprende una compleja interacción de factores reguladores positivos y negativos haciendo difícil aislar un simple evento disparador.

La hipoxia tisular causa liberación de citoquinas proinflamatorias que producen vasodilatación, aumento de la permeabilidad capilar y conduce al desarrollo de edema. La insuficiente disponibilidad de oxígeno a los tejidos también limita la producción de adenosina trifosfato y deteriora las actividades celulares dependientes de energía como la bomba de sodio/potasio. La falla de la bomba causa fuga de sodio y agua hacia las células llevando al edema celular. De esta manera, las membranas celulares pierden su integridad, vertiendo los contenidos intracelulares al espacio extracelular y promoviendo la inflamación. Inflamación, edema y tumefacción de los tejidos intraabdominales generan que la PIA se eleve mucho, deteriorando de esta forma la perfusión intestinal y el ciclo de hipoxia celular, muerte celular e inflamación continúa progresando.

Sistema respiratorio

A una PIA de 16 mm Hg, la compliance pulmonar disminuye 50%, como se observó en adultos durante la colecistectomía laparoscópica. La PIA aumenta la elastancia de la pared torácica y promueve el desplazamiento hacia arriba del diafragma, con la consecuente reducción en el volumen residual y formación de atelectasias. Esto aumenta el desajuste de la relación ventilación/perfusión generando hipoxia e hypercapnia. Como la compliance del pulmón y de la caja torácica disminuye, se necesitan presiones más altas de vía aérea para suministrar el mismo volumen corriente. La activación de los neutrófilos y el aumento del agua extravascular pulmonar puede a su vez empeorar la injuria pulmonar.

Sistema cardiovascular

Con la elevación de la PIA, la resistencia vascular sistémica (RVS) aumenta primero resultando en una PAM más alta. La resistencia vascular pulmonar y la presión de la arteria pulmonar también aumentan. Inicialmente, el gasto cardíaco se mantiene, pero la disminución del retorno venoso causado por la presión auricular derecho y la presión de la VCI, resultan rápidamente en una caída del mismo. A medida que progresa la HIA, la presión capilar pulmonar en cuña (pulmonary capillary wedge pressure - PCWP) aumenta y el índice cardíaco disminuye aún más. La evaluación precisa de la respuesta a los fluidos es difícil debido a que las lecturas de la presión venosa central (PVC) y de la PCWP pueden estar falsamente elevadas. El aumento agudo de la PIA también causa disminución de la compliance ventricular izquierda y anormalidad de la motilidad parietal regional debido al aumento de la postcarga. La compresión del suministro de sangre arterial a los órganos intraabdominales y la redistribución de flujo sanguíneo regional produce una mayor reducción de flujo al abdomen.

Sistema nervioso central

La HIA causa elevación de la PIC. La PIA elevada significativamente incrementa la PIC, la presión pleural y la PVC mientras que el índice cardíaco y la PPC disminuyen significativamente en un modelo porcino. La expansión de volumen intravascular aumentó la PAM, la PPC y la PIC. La descompresión abdominal retornó la PIC a valores basales y mejoró la PPC. Efectos similares fueron demostrados en un estudio en seres humanos donde se colocó un peso de 15 kg sobre el abdomen en pacientes neuroquirúrgicos moderadamente enfermos que condujo a un aumento de la PIC, de la presión venosa yugular, de la PVC y de la PCWP. Sin embargo, la PAM también aumentó transitoriamente mientras se mantenía la PPC. Basado en estas observaciones fisiológicas, la laparotomía descompresiva ha sido utilizada como una herramienta de manejo para la elevación refractaria de la PIC en pacientes con sindrome policompartimental.

Manejo del SCA

Medición de la PIA en niños

El juicio clínico y el examen físico están lejos de ser precisos en predecir la PIA de tal manera que son necesarios métodos más confiables. La medición de la PIA fue registrada por primera vez por Braune, en Alemania en 1865 a través del recto. Schatz la midió en el útero en 1872 y Oderbrecht a través de la vejiga en 1875. El método más preciso para medir la presión dentro del compartimiento abdominal es medirla directamente en el espacio intraperitoneal cerrado. Este es el "gold standard" de medición de la PIA, pero no siempre es práctico ya que es invasivo y se asocia con mayor riesgo que los métodos no invasivos. Los intentos de medir la PIA han utilizado diferentes rutas además de las mencionadas anteriormente, incluyendo la vena femoral, el esófago, el estómago y la vagina. Cada método tiene sus ventajas, desventajas e indicaciones específicas para su uso. El método vesical es la técnica indirecta actualmente más ampliamente aceptada, dada su simplicidad, confiabilidad, facilidad de su uso y reproducibilidad, con el beneficio agregado de su bajo costo, la escasa invasividad y la baja tasa de complicaciones. El método vesical se ha vuelto el "gold standard" para la medición indirecta de la PIA.

El método vesical, también referido como método intravesical, consiste en la instilación de un volumen predeterminado de solución salina normal en la vejiga, permitiendo el equilibrio de las presiones y registrando la PIA mediante un transductor de presión.

La medición precisa de la PIA en los niños es esencial para determinar las intervenciones oportunas y apropiadas y prevenir la morbilidad y mortalidad asociada con la HIA y el SCA. Varios factores pueden afectar la confiabilidad de las mediciones de la PIA. Correctamente efectuada, la medición de la PIA es patrimonio de la enfermera del paciente, pero los errores para medir la PIA deben ser conocidos por cada miembro del equipo de cuidados intensivos.

Un volumen instilado inapropiado en la vejiga puede afectar las lecturas de la PIA. Se necesita suficiente líquido para asegurar una columna liquida continua, pero si es exagerado puede resultar en sobreestimaciones de lectura. Los volúmenes óptimos han sido establecidos en 1 ml/kg up hasta un máximo de 25 ml en bebés a término y niños. En neonatos, los volúmenes óptimos han sido determinados en 0.5-1.5 ml/kg en bebés menores de 4.5 kg. Cuando los volúmenes de instilación fueron ≥ 2ml/kg, la PIA fue exagerada. Defontaine y col propusieron volúmenes de 1ml/kg en neonatos para ser consistentes con las recomendaciones de la WSACS.

Otros factores que influyen en la precisión de las mediciones son la posición del paciente y la agitación o los músculos abdominales tensos. Las lecturas de la PIA aumentan con la elevación de la cabecera de la cama. En adultos, el índice de masa corporal y la PEEP se han asociado con elevación de las lecturas de la PIA, pero esto no ha sido observado en un estudio efectuado en niños. Otros factores que pueden afectar las mediciones de la PIA utilizando el método intravesical incluyen: la temperatura del líquido instilado en la vejiga, la duración del catéter uretral en la vejiga y la distensibilidad de la misma. El líquido a temperatura corporal resultó en PIAs más bajas que a la temperatura ambiente debido a la contracción del músculo por el líquido más frío a temperatura ambiente. Lecturas tardías, tomadas 5 minutos después del equilibrio de la presión intravesical, resultaron en mediciones más bajas. De Waele y col observaron una relación directa entre la duración de la cateterización y la diferencia en la presión vesical medida utilizando volúmenes de 10 y 100 ml. Sugirieron como posible causa a la reducida distensibilidad de la vejiga urinaria después del drenaje contínuo. La presencia de burbujas de aire en la columna líquida puede resultar en valores imprecisos. La posición de cero del transductor debe estar a la altura de la línea medioaxilar y necesita ser estable para cada paciente. La PIA transducida a nivel de la sínfisis del pubis y de los ejes flebostáticos no deberían ser utilizados como alternativas para la PIA en la línea medioaxilar.

PIA normal en niños

Las mediciones precisas y la interpretación de la PIA en los niños es un desafío debido a la fisiología subyacente y a los numerosos factores que pueden afectar las correctas lecturas de la PIA mediante el método intravesical. La importancia clínica de cualquier lectura debe ser evaluada en relación con el estado estable basal de la PIA para el paciente individual y su fisiología subyacente (Tabla 23.3).

Interpretación clínica de los valores de PIA

La elevación de la PIA por encima de lo normal constituye una HIA. El espectro de elevación de la PIA comienza con la HIA y progresa al SCA debido a los cambios fisiológicos dentro de la cavidad abdominal y de los órganos extraabdominales. El reconocimiento y el manejo temprano de la HIA y el SCA puede prevenir la progresión a una disfunción multiorgánica y a la muerte. El aumento en la PIA es exponencial más allá de un umbral "crítico de PIA" y conduce a una PPA reducida generando un círculo vicioso de edema celular, mayor PIA y empeoramiento de la PPA, que eventualmente resulta en isquemia de los órganos y muerte.

El umbral exacto más allá del cual la PIA compromete la perfusión orgánica varía entre los pacientes dependiendo de múltiples factores como las comorbilidades y la tasa o estado de progresión de la fisiopatología causal. El monitoreo estricto de la PPA puede ser más útil que confiar en los valores de PIA aislados. El monitoreo seriado de la PIA y un manejo médico y quirúrgico exhaustivo, utilizando optimización de la PPA dirigida por objetivos, la perfusión sistémica y la función orgánica han mostrado un incremento de la sobrevida en adultos con HIA/SCA.

No se conoce todavía la PPA optima en los niños, pero es probablemente más baja que en los adultos debido a la MAP dependiente de la menor edad en los neonatos, bebés y niños. Un estudio en neonatos y niños en los que se practicaba una laparoscopia mos-

Población	N° de pacientes estudiados	Peso (Kg)	PIA Normal (mm Hg)
Neonatos sin riesgo de HIA	20	2.2 – 3.6	5 (2 – 6)
Neonatos con riesgo de HIA	27	1.7 – 3.2	7 (5 – 9)
Niños ventilados mecánicamente en la UCIP	96	2.6 – 50	7 ± 3

Tabla 23.3. PIA normal en niños basado en los hallazgos de Ejike y col y de Defontaine y col83,86. Abreviaciones: PIA Presión Intraabdominal, HIA Hipertensión Intraabdominal, UCIP Unidad de Cuidados Intensivos Pediátricos

traron que la función cardiopulmonar se afectó a una PIA de solo 6 mm Hg en los recién nacidos y de 12 mm Hg en niños mayores. Una PIA en el rango de 9-13 mm Hg se ha asociado con exacerbaciones de enterocolitis necrotizante (ECN) en los recién nacidos. En neonatos de pretérmino, el punto de corte de la PIA, al comienzo de la enterocolitis necrotizante, fue de 5.25 mm Hg. Las mediciones de la PIA de los pacientes con ECN fue más alta que aquellos sin ECN en todos los intervalos de tiempo. Los valores medios de PIA de los pacientes que fallecieron, debido a ECN, fue significativamente más alta (6.91 ± 2.66 mm Hg; rango 3-11) que los pacientes que sobrevivieron (5.40 ± 2.16 mm Hg; rango 2.50 - 12.50) (p =0.043). Esto apoya la actualización de la definición de la WSACS de un umbral de PIA que es menor que el utilizado en los adultos para definir HIA y SCA en los niños. Puede ser aún más bajos en los bebés prematuros y en los neonatos.

Principios de manejo

El abordaje en el manejo del SCA incluye el reconocimiento de la HIA mediante las determinaciones seriadas de la PIA en los pacientes de alto riesgo, previniendo la progresión al SCA mediante intervenciones que disminuyan la PIA, tratando los diagnósticos subyacentes y soportando la función orgánica.

Debido a que el SCA es un sindrome y está asociado con varios diagnósticos médicos y quirúrgicos, el tratamiento no es el mismo para cada caso. Sin embargo, hay cuatro principios básicos que guían su manejo incluyendo:

1. Disminuir la PIA desde el punto de vista médico o quirúrgico
2. Optimizar la perfusión
3. Tratar la causa subyacente
4. Soportar la disfunción orgánica

En pacientes adultos, apuntar a una PPA > 60 mm Hg como objetivo de resucitación mostró que la PPA como herramienta es superior a la PAM, la PIA, el lactato arterial, el pH, el déficit de base y el volumen urinario y fue útil como predictor de sobrevida.

La disminución de la PIA puede a veces lograrse médicamente, evitando la necesidad de la cirugía en algunos casos. Las estrategias médicas para disminuir la PIA están guiadas por la fisiopatología que conduce al desarrollo del SCA e incluye lo siguiente:

a. Evacuar el contenido gastrointestinal intraluminal
b. Evacuar el espacio patológico que ocupa el contenido intraabdominal
c. Mejorar la distensibilidad de la pared abdominal
d. Optimizar la presión de perfusión abdominal

Intervenciones médicas

En pacientes con SCA por *aumento del contenido gastrointestinal intraluminal*, el pilar del tratamiento debe ser evacuar segura y efectivamente el contenido intraluminal. Esto se logra mediante la descompresión del tracto gastrointestinal (GI) superior con una sonda nasogástrica o por succión. El tracto GI inferior puede descomprimirse utilizando una sonda rectal o mediante enemas. Pueden utilizarse agentes que estimulen la motilidad y la endoscopía para evacuar manualmente los contenidos.

El SCA debido al *aumento extraluminal del contenido intraabdominal* puede requerir la remoción quirúrgica de las lesiones ocupantes de espacio. Si el incremento del volumen es debido a tumefacción de los órganos como en el caso de excesiva resucitación con líquidos o por sindrome de fuga capilar ("capillary leak syndrome") puede ser necesario provocar una diuresis cuidadosa o diálisis, aunque la diuresis o la diálisis puede ser un desafío debido a las presiones sanguíneas subóptimas. Si el líquido ascítico es responsable del aumento del volumen, la descompresión del abdomen puede lograrse con seguridad mediante el drenaje peritoneal.

Para la patología asociada a la *disminución de la distensibilidad de la pared abdominal* puede ser necesaria la remoción de prendas o vendajes restrictivos para mejorar la distensibilidad de la pared abdominal. La sedación y el bloqueo neuromuscular pueden disminuir las contracciones musculares abdominales. Si la distensibilidad disminuida es debida a una escara en una quemadura es esencial efectuar una escarotomía.

Es imperativa la selección apropiada de las intervenciones más seguras y es mejor llevarlas a cabo luego de una discusión entre el equipo multidisciplinario. El SCA refractario a las intervenciones médicas debe ser tratado con una descompresión quirúrgica abdominal oportuna. El tiempo ideal para la intervención quirúrgica continua en debate. Teóricamente, el tiempo ideal es cuando fallan las estrategias para disminuir la PIA y existe progresión de la disfunción orgánica, a pesar de una adecuada y apropiada intervención no quirúrgica. Sin embargo, debe ser realizada tempranamente antes que aparezca el daño orgánico irreversible.

Intervenciones quirúrgicas

El intensivista pediátrico debe reconocer la necesidad de la intervención quirúrgica y movilizar los equipos pertinentes para una descompresión quirúrgica oportuna. La descompresión quirúrgica puede lograrse mediante drenaje peritoneal cuando la ascitis juega un rol en la HIA o el SCA. Esta situación puede evaluarse mediante la ultrasonografía al lado de la cama. Se ha evitado la necesidad de laparotomías descompresivas, en algunas circunstancias, como en casos de ascitis masivas en quemaduras o sindrome de fuga capilar y el SCA en ECMO. Cuando los medios menos invasivos de descompresión son inadecuados o no pueden ser empleados, debería realizarse la laparotomía descompresiva. La mejoría en los parámetros fisiológicos y en la sobrevida del paciente han sido reportados con la laparotomía descompresiva.

La laparotomía exploradora debe ser realizada junto con la laparotomía descompresiva para buscar la causa subyacente en casos de SCA primario y descartar una causa primaria en un SCA secundario. Debido a que el SCA en sí mismo puede conducir a la isquemia de los órganos es importante localizar estas causas durante la cirugía.

El manejo del abdomen abierto es una parte esencial de la laparotomía descompresiva. Refiere a dejar la fascia y la piel sin afrontar luego de la laparotomía y utilizar un cierre abdominal temporal para asegurar una PIA más baja. Esta práctica ha aumentado la sobrevida en pacientes con defectos de la pared abdominal, trauma, trasplante intestinal y hepático y SCA.

Las técnicas de cierre abdominal para el manejo del abdomen abierto han sido reportadas tempranamente: suturas de retencion, Mesh, pinzas penetrantes de toalla, bolsa de 3 L de líquido intravenoso cosida a la fascia. El método recomendado de cierre temporal abdominal es el vendaje de presión negativa que tiene las tasas de éxito más altas de cierre fascial primario, si se lo hace dentro de los primeros 8 días.

Cuando está presente el SCA, es esencial soportar la función orgánica mientras se intenta disminuir la PIA. El rol del intensivista pediátrico en el manejo de estos pacientes complejos es optimizar la perfusión sistémica y regional mediante la resucitación hemodinámica guiada por objetivos y optimizar la oxigenación y la ventilación. La resucitación con fluidos debe ser titulada a puntos finales seguros y específicos a las necesidades y a la enfermedad subyacente para minimizar las complicaciones relacionadas con la resucitación. La optimización del gasto cardíaco, en el ámbito del SCA, puede ser un desafío ya que los parámetros tradicionales como la PVC, la PCWP y la RVS están falsamente elevadas. El soporte inotrópico balanceado con la disminución de la postcarga debe ser utilizado para mejorar el gasto cardíaco y el flujo sanguíneo regional. El manejo del abdomen abierto involucra el monitoreo estricto y la corrección del disbalance de fluidos y electrolitos ya que existe la posibilidad de desplazamiento y pérdida potencial de líquidos por el abdomen abierto.

Estos pacientes se encuentran en riesgo de desarrollar un SCA terciario por lo que el monitoreo continuo de la PIA y la PPA es esencial. Luego de la detección del aumento de la PIA y el empeoramiento de la función orgánica, los cirujanos pueden necesitar ser alertados para descomprimir el abdomen nuevamente removiendo el cierre abdominal temporario y colocando un vendaje más suelto o extendiendo la incisión abdominal.

Resultados en SCA

La mortalidad asociada con el SCA es a 16 a 85.7% en niños. La incidencia de morbilidades asociadas a la HIA y al SCA no es bien conocida en los niños. Las complicaciones asociadas con el abdomen abierto incluyen la neumonía asociada a la ventilación mecánica, las infecciones del torrente circulatorio, la sepsis y la infección del sitio quirúrgico, la imposibilidad de lograr el cierre primario, una mayor estadía en la UCI y un aumento de los costos hospitalarios. También pueden presentarse, la infección intraabdominal, la dehiscencia de la herida, las fistulas enteroatmosféricas o enterocutáneas y el riesgo de obstrucción del intestino debido a las adherencias. La imposibilidad de lograr el cierre fascial primario resulta en el desarrollo de hernias ventrales con la necesidad de reconstrucciones eventuales de la pared abdominal.

Con el tiempo, el conocimiento de las intervenciones que resultan en mejores sobrevidas de pacientes con SCA está mejorando. Se necesita mayor investigación específica para la población pediátrica para conocer los umbrales de la PPA y los factores que influyen en la morbilidad y mortalidad en los niños.

El reconocimiento de la HIA y su impacto en la prevención de la morbilidad y mortalidad del SCA deben ser considerados un triunfo de los cuidados críticos modernos. En forma similar, la técnica del abdomen abierto es uno de los más grandes avances en los tiempos recientes y tiene enorme importancia en el manejo diario de los pacientes críticamente enfermos o traumatizados. El manejo actual del abdomen abierto ha provisto un medio para superar los desafíos del SCA y cosechar sus beneficios. El tratamiento del SCA requiere un abordaje multifacético. El intensivista y la enfermera pediátricos de cuidados intensivos deben tomar la iniciativa de reconocer la HIA y el SCA, así como las complicaciones comunes pero evitables. Deben enfocarse en su prevención y tratamiento oportuno cuando están presentes. También deben liderar la promulgación de conceptos resumidos aquí a sus equipos de atención médica para proveer un manejo óptimo a los pacientes críticamente enfermos.

Agradecimiento: Desearíamos agradecer a Mudit Mathur, MBBS, MBA, FAAP, FCCM quien nos asistió en la revisión y edición de este manuscrito.

Bibliografía

1. Emerson H. Intra-abdominal pressures. Archives of Internal Medicine 1911;7:30.
2. Paramore RH. The Intra-abdominal Pressure in Pregnancy. Proc R Soc Med 1913;6:291-334.
3. Fietsam R, Jr., Villalba M, Glover JL, Clark K. Intra-abdominal compartment syndrome as a complication of ruptured abdominal aortic aneurysm repair. Am Surg 1989;55:396-402.
4. Malbrain ML, Cheatham ML, Kirkpatrick A, et al. Results from the International Conference of Experts on Intra-abdominal Hypertension and Abdominal Compartment Syndrome. I. Definitions. Intensive Care Med 2006;32:1722-32.
5. Kirkpatrick AW, Roberts DJ, De Waele J, et al. Intra-abdominal hypertension and the abdominal compartment syndrome: updated consensus definitions and clinical practice guidelines from the World Society of the Abdominal Compartment Syndrome. Intensive Care Med 2013;39:1190-206.
6. Cheatham ML, Malbrain ML, Kirkpatrick A, et al. Results from the International Conference of Experts on Intra-abdominal Hypertension and Abdominal Compartment Syndrome. II. Recommendations. Intensive Care Med 2007;33:951-62.
7. Ejike JC, Mathur M, Moores DC. Abdominal compartment syndrome: focus on the children. Am Surg 2011;77 Suppl 1:S72-7.
8. Ejike JC, Humbert S, Bahjri K, Mathur M. Outcomes of children with abdominal compartment syndrome. Acta Clin Belg Suppl 2007:141-8.
9. Ivatury RR. Abdominal compartment syndrome. Georgetown, Tex.: Landes Bioscience : Eurekah.com; 2006.
10. Divarci E, Karapinar B, Yalaz M, Ergun O, Celik A. Incidence and prognosis of intraabdominal hypertension and abdominal compartment syndrome in children. J Pediatr Surg 2014.
11. Thabet FC, Bougmiza IM, Chehab MS, Bafaqih HA, AlMohaimeed SA, Malbrain ML. Incidence, Risk Factors, and Prognosis of Intra-Abdominal Hypertension in Critically Ill Children: A Prospective Epidemiological Study. Journal of intensive care medicine 2015.
12. Mbiine R, Alenyo R, Kobusingye O, et al. Intra-abdominal hypertension in severe burns: prevalence, incidence and mortality in a sub-Saharan African hospital. Int J Burns Trauma 2017;7:80-7.
13. Thabet FC, Bougmiza IM, Chehab MS, Bafaqih HA, AlMohaimeed SA, Malbrain ML. Incidence, Risk Factors, and Prognosis of Intra-Abdominal Hypertension in Critically Ill Children: A Prospective Epidemiological Study. Journal of intensive care medicine 2016;31:403-8.
14. Kincaid MS, Vavilala MS, Faucher L, Zimmerman J, Heimbach D. Feeding intolerance as a result of small-intestine intussusception in a child with major burns. J Burn Care Rehabil 2004;25:212-4; discussion 1.
15. Steinau G, Kaussen T, Bolten B, et al. Abdominal compartment syndrome in childhood: diagnostics, therapy and survival rate. Pediatric surgery international 2010.
16. Neville HL, Lally KP, Cox CS, Jr. Emergent abdominal decompression with patch abdominoplasty in the pediatric patient. J Pediatr Surg 2000;35:705-8.
17. Divarci E, Karapinar B, Yalaz M, Ergun O, Celik A. Incidence and prognosis of intraabdominal hypertension and abdominal compartment syndrome in children. J Pediatr Surg 2016;51:503-7.
18. Letoublon C, Morra I, Chen Y, Monnin V, Voirin D, Arvieux C. Hepatic arterial embolization in the management of blunt hepatic trauma: indications and complications. J Trauma 2011;70:1032-6; discussion 6-7.
19. Perks DH, Grewal H. Abdominal compartment syndrome in the pediatric patient with blunt trauma. J Trauma Nurs 2005;12:50-4.
20. Vali T, Tein A, Tikk T, Sillakivi T. Surgical complications accompanying liver transplantation in Estonia. Transplant Proc 2010;42:4455-6.
21. Grevious MA, Iqbal R, Raofi V, et al. Staged approach for abdominal wound closure following combined liver and intestinal transplantation from living donors in pediatric patients. Pediatr Transplant 2009;13:177-81.
22. DeCou JM, Abrams RS, Miller RS, Gauderer MW. Abdominal compartment syndrome in children: experience with three cases. J Pediatr Surg 2000;35:840-2.
23. Oray-Schrom P, St Martin D, Bartelloni P, Amoateng-Adjepong Y. Giant nonpancreatic pseudocyst causing acute anuria. J Clin Gastroenterol 2002;34:160-3.
24. Chung PH, Wong KK, Lan LC, Tam PK. Abdominal compartment syndrome after open biopsy in a child with bilateral Wilms' tumour. Hong Kong Med J 2009;15:136-8.
25. Keene DJ, Minford J, Craigie RJ, Humphrey G, Bruce J. Laparostomy closure in stage 4S neuroblastoma. J Pediatr Surg 2011;46:e1-4.
26. Ng E, Kim HB, Lillehei CW, Seefelder C. Life threatening tension pneumoperitoneum from intestinal perforation during air reduction of intussusception. Paediatr Anaesth 2002;12:798-800.
27. Pearson EG, Rollins MD, Vogler SA, et al. Decompressive laparotomy for abdominal compartment syndrome in children: before it is too late. J Pediatr Surg 2010;45:1324-9.
28. Tsai MH, Huang HR, Chu SM, Yang PH, Lien R. Clinical features of newborns with gastroschisis and outcomes of different initial interventions: primary closure versus staged repair. Pediatr Neonatol 2010;51:320-5.
29. Suehiro K, Okutani R, Ogawa S, et al. Perioperative management of a neonate with Cantrell syndrome. J Anesth 2009;23:572-5.
30. Dauplaise DJ, Barnett SJ, Frischer JS, Wong HR. Decompressive abdominal laparotomy for abdominal compartment syndrome in an unengrafted bone marrow recipient with septic shock. Critical care research and practice 2010;2010.
31. Villalobos MA, Hazelton JP, Choron RL, et al. Caring for critically injured children: An analysis of 56 pediatric damage control laparotomies. The journal of trauma and acute care surgery 2017;82:901-9.
32. Lam MC, Yang PT, Skippen PW, Kissoon N, Skarsgard ED. Abdominal compartment syndrome complicating paediatric extracorporeal life support: diagnostic and therapeutic challenges. Anaesth Intensive Care 2008;36:726-31.
33. Okhuysen-Cawley R, Prodhan P, Imamura M, Dedman AH, Anand KJ. Management of abdominal compartment syndrome during extracorporeal life support. Pediatr Crit Care Med 2007;8:177-9.
34. McKee CT, Vricella LA, Harris ZL, Easley RB. Abdominal compartment syndrome contributing to failure of extracorporeal membrane oxygenation in an infant with congenital heart disease and sepsis. Pediatr Crit Care Med 2006;7:180-2.
35. Malbrain ML, Roberts DJ, Sugrue M, et al. The polycompartment syndrome: a concise state-of-the-art review. Anaesthesiol Intensive Ther 2014;46:433-50.
36. Balogh ZJ, Butcher NE. Compartment syndromes from head to toe. Crit Care Med 2010;38:S445-51.
37. Malbrain ML, Peeters Y, Wise R. The neglected role of abdominal compliance in organ-organ interactions. Critical care 2016;20:67.
38. Wilson MH. Monro-Kellie 2.0: The dynamic vascular and venous pathophysiological components of intracranial pressure. J Cereb Blood Flow Metab 2016;36:1338-50.
39. Epelman M, Soudack M, Engel A, Halberthal M, Beck R. Abdominal compartment syndrome in children: CT findings. Pediatric radiology 2002;32:319-22.
40. Pickhardt PJ, Shimony JS, Heiken JP, Buchman TG, Fisher AJ. The abdominal compartment syndrome: CT findings. AJR American journal of roentgenology 1999;173:575-9.
41. Cavaliere F, Cina A, Biasucci D, et al. Sonographic assessment of abdominal vein dimensional and hemodynamic changes induced in human volunteers by a model of abdominal hypertension. Crit Care Med 2011;39:344-8.
42. Mogilner J, Sukhotnik I, Brod V, et al. Effect of elevated intra-abdominal pressure on portal vein and superior mesenteric artery blood flow in a rat. Journal of laparoendoscopic & advanced surgical techniques Part A 2009;19 Suppl 1:S59-62.
43. Cheatham ML, White MW, Sagraves SG, Johnson JL, Block EF. Abdominal perfusion pressure: a superior parameter in the assessment of intra-abdominal hypertension. J Trauma 2000;49:621-6; discussion 6-7.
44. Rezende-Neto JB, Moore EE, Melo de Andrade MV, et al. Systemic inflammatory response secondary to abdominal compartment syndrome: stage for multiple organ failure. J Trauma 2002;53:1121-8.
45. Eleftheriadis E, Kotzampassi K, Papanotas K, Heliadis N, Sarris K. Gut ischemia, oxidative stress, and bacterial translocation in elevated abdominal pressure in rats. World J Surg 1996;20:11-6.
46. Sukhotnik I, Bejar J, Srugo I, et al. Adverse effects of increased intra-abdominal pressure on small bowel structure and bacterial translocation in the rat. Journal of laparoendoscopic & advanced surgical techniques Part A 2006;16:404-10.
47. Strier A, Kravarusic D, Coran AG, et al. The Effect of Elevated Intra-Abdominal Pressure on TLR4 Signaling in Intestinal Mucosa and on Intestinal Bacterial Translocation in a Rat. Journal of laparoendoscopic & advanced surgical techniques Part A 2017;27:211-6.
48. Holodinsky JK, Roberts DJ, Ball CG, et al. Risk factors for intra-abdominal hypertension and abdominal compartment syndrome among adult intensive care unit patients: a systematic review and meta-analysis. Critical care 2013;17:R249.

49. O'Mara MS, Slater H, Goldfarb IW, Caushaj PF. A prospective, randomized evaluation of intra-abdominal pressures with crystalloid and colloid resuscitation in burn patients. J Trauma 2005;58:1011-8.
50. Balogh Z, McKinley BA, Cocanour CS, et al. Supranormal trauma resuscitation causes more cases of abdominal compartment syndrome. Arch Surg 2003;138:637-42; discussion 42-3.
51. Dabrowski W, Kotlinska-Hasiec E, Jaroszynski A, et al. Intra-abdominal pressure correlates with extracellular water content. PloS one 2015;10:e0122193.
52. Meldrum DR, Moore FA, Moore EE, Haenel JB, Cosgriff N, Burch JM. Jack A. Barney Resident Research Award. Cardiopulmonary hazards of perihepatic packing for major liver injuries. Am J Surg 1995;170:537-40; discussion 40-2.
53. Wu YF, Zheng YP, Zhang N, et al. Study on the correlation between the changes in intra-abdominal pressure and renal functional in the patients with abdominal compartment syndrome. Eur Rev Med Pharmacol Sci 2015;19:3682-7.
54. Dalfino L, Tullo L, Donadio I, Malcangi V, Brienza N. Intra-abdominal hypertension and acute renal failure in critically ill patients. Intensive Care Med 2008;34:707-13.
55. Liang YJ, Huang HM, Yang HL, et al. Controlled peritoneal drainage improves survival in children with abdominal compartment syndrome. Italian journal of pediatrics 2015;41:29.
56. Hobson KG, Young KM, Ciraulo A, Palmieri TL, Greenhalgh DG. Release of abdominal compartment syndrome improves survival in patients with burn injury. J Trauma 2002;53:1129-33; discussion 33-4.
57. Schwarte LA, Scheeren TW, Lorenz C, De Bruyne F, Fournell A. Moderate increase in intraabdominal pressure attenuates gastric mucosal oxygen saturation in patients undergoing laparoscopy. Anesthesiology 2004;100:1081-7.
58. Cresswell AB, Wendon JA. Hepatic function and non-invasive hepatosplanchnic monitoring in patients with abdominal hypertension. Acta Clin Belg Suppl 2007:113-8.
59. De Waele JJ, De Laet I, Kirkpatrick AW, Hoste E. Intra-abdominal Hypertension and Abdominal Compartment Syndrome. Am J Kidney Dis 2011;57:159-69.
60. Walker J, Criddle LM. Pathophysiology and management of abdominal compartment syndrome. Am J Crit Care 2003;12:367-71; quiz 72-3.
61. Tanriverdi S, Koroglu O, Uygur O, et al. Serial intravesical pressure measurements can predict the presence and the severity of necrotizing enterocolitis. European journal of pediatric surgery : official journal of Austrian Association of Pediatric Surgery [et al] = Zeitschrift fur Kinderchirurgie 2013;23:243-8.
62. Obeid F, Saba A, Fath J, et al. Increases in intra-abdominal pressure affect pulmonary compliance. Arch Surg 1995;130:544-7; discussion 7-8.
63. Gattinoni L, Pelosi P, Suter PM, Pedoto A, Vercesi P, Lissoni A. Acute respiratory distress syndrome caused by pulmonary and extrapulmonary disease. Different syndromes? American journal of respiratory and critical care medicine 1998;158:3-11.
64. Pelosi P, Quintel M, Malbrain ML. Effect of intra-abdominal pressure on respiratory mechanics. Acta Clin Belg Suppl 2007:78-88.
65. Quintel M, Pelosi P, Caironi P, et al. An increase of abdominal pressure increases pulmonary edema in oleic acid-induced lung injury. American journal of respiratory and critical care medicine 2004;169:534-41.
66. Ridings PC, Bloomfield GL, Blocher CR, Sugerman HJ. Cardiopulmonary effects of raised intra-abdominal pressure before and after intravascular volume expansion. J Trauma 1995;39:1071-5.
67. Ranieri VM, Brienza N, Santostasi S, et al. Impairment of lung and chest wall mechanics in patients with acute respiratory distress syndrome: role of abdominal distension. American journal of respiratory and critical care medicine 1997;156:1082-91.
68. Cheatham ML, Malbrain ML. Cardiovascular implications of abdominal compartment syndrome. Acta Clin Belg 2007;62 Suppl 1:98-112.
69. Robotham JL, Bell RC, Badke FR, Kindred MK. Left ventricular geometry during positive end-expiratory pressure in dogs. Crit Care Med 1985;13:617-24.
70. Robotham JL, Wise RA, Bromberger-Barnea B. Effects of changes in abdominal pressure on left ventricular performance and regional blood flow. Crit Care Med 1985;13:803-9.
71. Citerio G, Vascotto E, Villa F, Celotti S, Pesenti A. Induced abdominal compartment syndrome increases intracranial pressure in neurotrauma patients: a prospective study. Crit Care Med 2001;29:1466-71.
72. Bloomfield GL, Ridings PC, Blocher CR, Marmarou A, Sugerman HJ. Effects of increased intra-abdominal pressure upon intracranial and cerebral perfusion pressure before and after volume expansion. J Trauma 1996;40:936-41; discussion 41-3.
73. Josephs LG, Este-McDonald JR, Birkett DH, Hirsch EF. Diagnostic laparoscopy increases intracranial pressure. J Trauma 1994;36:815-8; discussion 8-9.
74. Scalea TM, Bochicchio GV, Habashi N, et al. Increased intra-abdominal, intrathoracic, and intracranial pressure after severe brain injury: multiple compartment syndrome. J Trauma 2007;62:647-56; discussion 56.
75. Sugrue M, Bauman A, Jones F, et al. Clinical examination is an inaccurate predictor of intraabdominal pressure. World J Surg 2002;26:1428-31.
76. Kirkpatrick AW, Brenneman FD, McLean RF, Rapanos T, Boulanger BR. Is clinical examination an accurate indicator of raised intra-abdominal pressure in critically injured patients? Canadian journal of surgery Journal canadien de chirurgie 2000;43:207-11.
77. Malbrain ML. Different techniques to measure intra-abdominal pressure (IAP): time for a critical re-appraisal. Intensive Care Med 2004;30:357-71.
78. Milanesi R, Caregnato RC. Intra-abdominal pressure: an integrative review. Einstein (Sao Paulo) 2016;14:423-30.
79. Luckianow GM, Ellis M, Governale D, Kaplan LJ. Abdominal compartment syndrome: risk factors, diagnosis, and current therapy. Critical care research and practice 2012;2012:908169.
80. Papavramidis TS, Marinis AD, Pliakos I, Kesisoglou I, Papavramidou N. Abdominal compartment syndrome - Intra-abdominal hypertension: Defining, diagnosing, and managing. J Emerg Trauma Shock 2011;4:279-91.
81. Malbrain ML. You don't have any excuse, just start measuring abdominal pressure and act upon it! Minerva anestesiologica 2008;74:1-2.
82. De Laet IE, Ravyts M, Vidts W, Valk J, De Waele JJ, Malbrain ML. Current insights in intra-abdominal hypertension and abdominal compartment syndrome: open the abdomen and keep it open! Langenbecks Arch Surg 2008;393:833-47.
83. Ejike JC, Bahjri K, Mathur M. What is the normal intra-abdominal pressure in critically ill children and how should we measure it? Crit Care Med 2008;36:2157-62.
84. Davis PJ, Koottayi S, Taylor A, Butt WW. Comparison of indirect methods of measuring intra-abdominal pressure in children. Intensive Care Med 2005;31:471-5.
85. Fusco MA, Martin RS, Chang MC. Estimation of intra-abdominal pressure by bladder pressure measurement: validity and methodology. J Trauma 2001;50:297-302.
86. Defontaine A, Tirel O, Costet N, et al. Transvesical Intra-Abdominal Pressure Measurement in Newborn: What Is the Optimal Saline Volume Instillation? Pediatr Crit Care Med 2016;17:144-9.
87. Ejike JC, Kadry J, Bahjri K, Mathur M. Semi-recumbent position and body mass percentiles: effects on intra-abdominal pressure measurements in critically ill children. Intensive Care Med 2009.
88. Vasquez DG, Berg-Copas GM, Wetta-Hall R. Influence of semi-recumbent position on intra-abdominal pressure as measured by bladder pressure. J Surg Res 2007;139:280-5.
89. Shafik A, El-Sharkawy A, Sharaf WM. Direct measurement of intra-abdominal pressure in various conditions. The European journal of surgery = Acta chirurgica 1997;163:883-7.
90. Sanchez NC, Tenofsky PL, Dort JM, Shen LY, Helmer SD, Smith RS. What is normal intra-abdominal pressure? Am Surg 2001;67:243-8.
91. Chionh JJ, Wei BP, Martin JA, Opdam HI. Determining normal values for intra-abdominal pressure. ANZ J Surg 2006;76:1106-9.
92. Chiumello D, Tallarini F, Chierichetti M, et al. The effect of different volumes and temperatures of saline on the bladder pressure measurement in critically ill patients. Critical care 2007;11:R82.
93. De Keulenaer BL, De Waele JJ, Powell B, Malbrain ML. What is normal intra-abdominal pressure and how is it affected by positioning, body mass and positive end-expiratory pressure? Intensive Care Med 2009;35:969-76.
94. De Waele J, Pletinckx P, Blot S, Hoste E. Saline volume in transvesical intra-abdominal pressure measurement: enough is enough. Intensive Care Med 2006;32:455-9.
95. De Waele JJ, De Laet I, De Keulenaer B, et al. The effect of different reference transducer positions on intra-abdominal pressure measurement: a multicenter analysis. Intensive Care Med 2008;34:1299-303.
96. Cheatham ML, Safcsak K. Is the evolving management of intra-abdominal hypertension and abdominal compartment syndrome improving survival? Crit Care Med 2010;38:402-7.
97. Baroncini S, Gentili A, Pigna A, Fae M, Tonini C, Tognu A. Anaesthesia for laparoscopic surgery in paediatrics. Minerva anestesiologica 2002;68:406-13.
98. Sukhotnik I, Riskin A, Bader D, et al. Possible importance of increased in-

tra-abdominal pressure for the development of necrotizing enterocolitis. European journal of pediatric surgery : official journal of Austrian Association of Pediatric Surgery [et al] = Zeitschrift fur Kinderchirurgie 2009;19:307-10.

99. De Laet I, Hoste E, Verholen E, De Waele JJ. The effect of neuromuscular blockers in patients with intra-abdominal hypertension. Intensive Care Med 2007;33:1811-4.

100. Prodhan P, Imamura M, Garcia X, Byrnes JW, Bhutta AT, Dyamenahalli U. Abdominal compartment syndrome in newborns and children supported on extracorporeal membrane oxygenation. ASAIO J 2012;58:143-7.

101. Wang HY, An F, Yang XY, Yang XF, Ran XG. [Clinical outcome after pressure reduction by peritoneal catheterization in 29 patients with malignant ascites-induced abdominal compartment syndrome]. Zhonghua Wei Chang Wai Ke Za Zhi 2010;13:273-5.

102. Jensen AR, Hughes WB, Grewal H. Secondary abdominal compartment syndrome in children with burns and trauma: a potentially lethal complication. J Burn Care Res 2006;27:242-6.

103. Rizoli S, Mamtani A, Scarpelini S, Kirkpatrick AW. Abdominal compartment syndrome in trauma resuscitation. Curr Opin Anaesthesiol 2010;23:251-7.

104. Cheatham ML, Safcsak K. Intra-abdominal hypertension and abdominal compartment syndrome: the journey forward. Am Surg 2011;77 Suppl 1:S1-5.

105. Bender JS, Bailey CE, Saxe JM, Ledgerwood AM, Lucas CE. The technique of visceral packing: recommended management of difficult fascial closure in trauma patients. J Trauma 1994;36:182-5.

106. Mayberry JC, Mullins RJ, Crass RA, Trunkey DD. Prevention of abdominal compartment syndrome by absorbable mesh prosthesis closure. Arch Surg 1997;132:957-61; discussion 61-2.

107. Chiara O, Cimbanassi S, Biffl W, et al. International consensus conference on open abdomen in trauma. The journal of trauma and acute care surgery 2016;80:173-83.

108. Diaz FJ, Fernandez Sein A, Gotay F. Identification and management of Abdominal Compartment Syndrome in the Pediatric Intensive Care Unit. P R Health Sci J 2006;25:17-22.

109. Beck R, Halberthal M, Zonis Z, Shoshani G, Hayari L, Bar-Joseph G. Abdominal compartment syndrome in children. Pediatr Crit Care Med 2001;2:51-6.

110. Vogel TR, Diaz JJ, Miller RS, et al. The open abdomen in trauma: do infectious complications affect primary abdominal closure? Surgical infections 2006;7:433-41.

111. Ejike JC, Mathur M. Abdominal decompression in children. Critical care research and practice 2012;2012:180797.

Capítulo 24

Traumatismos uro-genitales en pediatría

Miguel L Podestá, Miguel L Podestá (h)

Traumatismos renales

Introducción

Aproximadamente 10% de los pacientes que ingresan por *traumatismos* a las salas de urgencia de un hospital son portadores de lesiones que comprometen al tracto genito-urinario. De estas lesiones, 80% corresponden a traumatismos cerrados, siendo los mecanismos de producción más frecuentes, las colisiones vehiculares de tránsito por vehículos automotor, caídas desde una altura, golpes directos sobre el, abdomen o los genitales. En otros casos la lesión se produce por heridas accidentales o quirúrgicas.

El *riñón* es el órgano del *tracto genito-urinario* que se lesiona con mayor frecuencia, ya sea por golpes directos en el hipocondrio, en la región lumbar, por caídas o por heridas penetrantes. Cuando el mecanismo de producción del traumatismo renal es un golpe violento, puede comprometer no solo al riñón sino a otros órganos intra-abdominales. En contrapartida, los traumatismos que lesionan al *uréter* son menos frecuentes, representado el 1% de los traumatismos genito-urinarios. La mayoría de éstos traumatismos son de origen iatrogénico, ocurren en el curso de cirugías intra-abdominales, ginecológicas o procedimientos endourologicos; solo un tercio de las roturas de uréter proviene de traumatismos cerrados. Los traumatismos renales ocurren con mayor frecuencia en *niños y adolescentes* por su mayor participación en actividades deportivas de contacto o de alto riesgo. En la edad pediátrica hay otros factores que los hacen más vulnerables a los traumatismos: 1) la escasez de grasa perirrenal y 2) su mayor tamaño en relación a la región toraco-lumbar, que impide que el órgano ocupe su posición anatómica definitiva en la celda renal y este protegido por la columna vertebral, los músculos lumbares y la parrilla costal. Pacientes con anomalías congénitas como la uronefrosis o patologías como la neoplásia renal los hace más susceptibles a sufrir lesiones consecutivas a traumatismos de moderada severidad.

Etiología y patogenia

Como ya adelantamos, los mecanismos etiopatogénicos que provocan traumatismos renales cerrados incluyen golpes violentos en el abdomen, flanco o la espalda. Si el golpe es de adelante hacia atrás, las dos últimas costillas pueden actuar como punto de apoyo y sobre ella se produce la lesión. Cuando la fuerza se ejerce desde atrás hacia adelante, tanto el riñón como el hígado pueden sufrir el traumatismo en forma simultanea. El traumatismo renal también puede originarse por fractura de las costillas que se incrustan en su parénquima.

Los mecanismos indirectos pueden lesionar al riñón al caer el paciente desde una altura sobre los pies o las nalgas causando un efecto de contragolpe en el órgano. Esta acción comprime al riñón, causando un daño en su región medular, a veces disyunción de la unión pielo-ureteral, un desgarro de la íntima de la arteria renal o la avulsión del pedículo vascular.

Las heridas por armas de fuego varían en gravedad de acuerdo a si el proyectil es de alta o baja velocidad. El orificio de entrada del arma de fuego, por lo común se ubica en la región lumbar o en el hipocondrio pero, en ocasiones puede localizarse a una distancia apreciable del riñón. Tanto las heridas por arma blanca o por arma de fuego pueden comprometer a otros órganos (ej. hígado, estomago, duodeno, bazo, intestino y vasos sanguíneos).

Síntomas y signos

Los síntomas generales que acompañan al traumatismo renal guardan relación con la violencia del trauma, la gravedad de la lesión renal y el compromiso de otros órganos.

El dolor es el síntoma más frecuente. Algunos pacientes evolucionan con un cuadro clínico de "shock", ya sea por la intensidad del dolor, la severidad de la hemorragia interna o por la combinación de ambos. En esta circunstancia los signos habituales son: palidez generalizada, sudor frió, hipotensión sostenida y taquicardia. El dolor lumbar o abdominal es espontáneo pero, se exagera con la palpación y los movimientos que provocan contracciones de los músculos costo-vertebrales y abdominales. Otras veces el dolor es cólico, por el paso de coágulos por el uréter. No es infrecuente observar equimosis y hematomas cutáneos en la región lumbar o en el abdomen.

La hematuria constituye el signo característico de lesión renal. La intensidad de la hematuria es variable; habitualmente aparece en la primera micción ulterior al traumatismo o luego de algunas horas; otras veces provoca retención vesical por acumulación de coágulos en la vejiga. Hay que destacar que la jerarquía de la lesión renal no se corresponde con la severidad de la hematuria. No es extraño observar una hematuria abundante en un paciente con un traumatismo renal menor y una hematuria leve o inclusive microscópica en un traumatismo grave, como sucede en las lesiones del pedículo.

La presencia del hematoma peri-renal es un signo de rotura de la capsula renal y derrame de sangre al espacio que rodea al riñón. El hematoma peri-renal puede progresar, invadiendo el hipocondrio y el flanco. La presión que ejerce el hematoma en la celda renal tiende a detener espontáneamente la hemorragia y que la misma evolucione hacia la organización y resorción en un tiempo más o menos prolongado.

Cuando existe rotura de la vía canicular se escapa orina hacia los tejidos que rodean al riñón. La extravasación de orina provoca una distensión más rápida en los tejidos peri-renales que el derrame sanguíneo. La evolución del urinoma es variable, reabsorbiéndose unas veces, coleccionándose en otras y, en algunas oportunidades infectándose.

Ante un hematoma peri-renal o urinoma creciente el paciente puede manifestar náuseas y vómitos asociados a distensión abdominal consecutivas a un íleo, por la reacción peritoneal que produce el uro-hematoma retroperitoneal.

Si el traumatismo obedeció al impacto de un instrumento punzo-cortante o a un proyectil se debe identificar el orificio de entrada y el de salida, con el propósito de inferir el trayecto del agente externo. Este trayecto puede ser antero-posterior, ubicándose el orificio de entrada en el hipocondrio; postero-anterior, si el orificio se localiza en la región lumbar y, más infrecuente un recorrido transversal, pudiendo el proyectil comprometer simultáneamente al riñón, la medula espinal, la pleura, el colon y a veces al riñón contralateral. Las heridas por proyectiles de alta velocidad presentan trayectos variables e impredecibles, lesionando con frecuencia a otros órganos y estructuras. Por último, en las heridas puede observarse escurrimiento de sangre y orina hacia la piel.

Diagnóstico

En pacientes politraumatizados clínicamente inestables la evaluación de las lesiones del tracto genito-urinario se difieren hasta normalizar los signos vitales y tratar las lesiones asociadas que acarrean riesgo de vida al paciente. La excepción a esta afirmación es la sospecha clínica de un estallido renal asociado a un copioso sangrado o la avulsión del pedículo renal. Hay autores que recomiendan la investigación por imágenes en pacientes con traumatismos renales cerrados cuando se acompañan de hematuria macroscópica o microscópica (≥ 3-5 glóbulos rojos/campo) asociada a hipotensión arterial sostenida (tensión arterial sistólica < 90 mm Hg). Otras indicaciones relativas para indicar los estudios por imágenes son los traumatismos ocasionados por colisiones vehiculares, caídas de una altura. o en presencia de lesiones cercanas a la región topográfica del riñón (ej. fracturas de costillas). El estudio de elección para diagnosticar y estadificar los traumatismos renales es la Tomografía computada (TC) abdomino-pelviana con sustancia de contraste renal. Este estudio también define la existencia de lesiones en órganos vecinos y ayuda a decidir cuando el tratamiento del paciente debe ser expectante o quirúrgico.

Si el paciente persiste con un cuadro clínico crítico a pesar de las maniobras de reanimación y existe fuerte sospecha de lesión renal grave debe ser rápidamente intervenido quirúrgicamente. Esta difícil situación muchas veces impide realizar la TC, debiéndose efectuar- en la mesa de operaciones - un urograma excretor inyectando en bolo sustancia de contrate renal no iónico (2 mL/kg),esperar 10 minutos y realizar una radiografía directa del tracto urinario. Este estudio brida información útil sobre el estado del riñón contralateral antes de iniciar la exploración quirúrgica del riñón comprometido. La Ultrasonografía posee menor sensibilidad para brindar información inicial certera sobre la lesión renal, pero es útil en el seguimiento ulterior del foco traumático.

En la actualidad, la arteriografía renal es poco utilizada para categorizar los traumatismos renales, siendo útil en lesiones que afectan el pedículo renal y en casos de intensa hemorragia con el fin de efectuar un diagnóstico del lugar del sangrado y tratar de embolizar selectivamente los vasos sanguíneos dañados, evitando la exploración quirúrgica.

Clasificación

Existen varias clasificaciones de los traumatismos renales, una de las más utilizadas es la del American Association for the Surgery of Trauma Renal Injury Scale, basada en la anatomía, patología de la lesión y la severidad del traumatismo.

- Grado 1: contusiones o magullamiento del parénquima renal con integridad de la capsula, con o sin hematoma sub-capsular. Hematuria macro o microscópica presente.
- Grado 2: hematoma peri-renal confinado al retroperitoneo, no expansivo; asociado a laceración de la corteza renal de poca profundidad ($\leq$ 1cm), sin extravasación de orina.
- Grado 3: laceración profunda (› 1cm) del parénquima renal hasta la medula renal, sin comprometer al sistema colector. Hematoma retroperitoneal presente.
- Grado 4: laceración que comunica el sistema pielocalicial con el tejido peri-renal, con el consiguiente infiltrado del mismo con sangre y orina. En ocasiones puede coexistir rupturas completas del riñón, trombosis de una arteria renal segmentaría o lesión de la vena o de la arteria renal con sangrado contenido.
- Grado 5: múltiples laceraciones profundas (estallido renal). Avulsión de la arteria renal principal o la vena o ambos que pueden coexistir o no con otras lesiones renales. Avulsión de la unión pielo-ureteral.

Tratamiento

La valoración inicial del paciente politraumatizado comienza en el sitio donde ocurrió, a continuación es vital su rápido traslado a un centro médico especializado en trauma. La evaluación incluye una detallada anamnesis acerca del mecanismo de producción del trauma, un prolijo examen físico, la pronta estabilización hemodinámica, si así lo requiriera, valorización de lesiones asociadas y mitigar el dolor. En pacientes con heridas por arma de fuego, determinar el tipo y calibre del arma y las características del proyectil (baja o alta velocidad). En pacientes inestables clínicamente el tratamiento temprano está dirigido al control del shock, obtención de un acceso vascular, optimizar la vía aérea y soporte respiratorio y reposición de perdidas hemáticas si fuese necesario.

Los pacientes con signos vitales estables y sospecha clínica de traumatismo renal deben ser rápidamente evaluados con estudios por imágenes (TC con contraste renal, de elección) que confirme o descarte la lesión renal y de estar presente, defina su gravedad. La TC inicial también ofrece información sobre la presencia o no de lesiones simultaneas en otros órganos.

Los pacientes con traumatismos renales grado 1 y 2, con signos vitales y hemograma dentro de parámetros normales pueden ser enviados a su domicilio luego de un periodo de observación de 8 - 12 horas, con seguimiento por consultorio externo.

Los pacientes con traumatismos cerrados grados 2 y 3 con hematuria macroscópica deben permanecer internados con verificación periódica de los signos vitales, valoración del hematocrito y vigilancia ecográfica de las dimensiones del hematoma retroperitoneal (traumatismo grado 3). Si hay íleo intestinal asociado se procede al aporte endovenoso de líquidos. Por lo general, el sangrado retroperitoneal se detiene espontáneamente con reposo, un apropiado tratamiento del dolor e hidratación. En los traumatismos grado 3, si el cuadro clínico permanece estable, efectuamos el seguimiento de la lesión renal y el hematoma retroperitoneal con ecografías y repetimos la TC a los 15 a 21 días de su ingreso. El alta hospitalaria se programa una vez que cede la hematuria macroscópica, el paciente se alimenta por vía oral, deambula sin dificultades y el foco traumático se mantiene estable. Si ocurre un nuevo sangrado, descenso del hematocrito e hipotensión arterial se indicara transfusión de sangre y nueva evaluación con tomografía computada con contraste, que ayudara a decidir la necesidad o no de explorar quirúrgicamente al paciente o seguir con el tratamiento médico. Por lo general estas lesiones no suelen requerir cirugía.

El tratamiento de las lesiones grado 4 es controversial. En nuestro Servicio estos traumatismos son evaluados y tratados siguiendo una expectación clínica armada, difiriendo o evitando la exploración quirúrgica precoz. Esta conducta requiere rigurosa vigilancia clínica, de laboratorio y la posibilidad de repetir la TC de acuerdo a la evolución del cuadro clínico. Si el paciente permanece clínicamente estable, con o sin la necesidad de ser transfundido en varias oportunidades (no más de 2 unidades) y las imágenes de la TC indican estabilidad de las lesiones proseguimos con la conducta conservadora.

Por lo tanto, la indicación del tratamiento quirúrgico en los traumatismos cerrados está indicada en los casos que cursan:

1. Con un cuadro clínico crítico del paciente por sangrado persistente, a pesar de reponer las perdidas hemáticas
2. En los estallidos renales o en las lesiones del pedículo vascular (< del 3 % de los traumatismos renales cerrados)
3. Cuando en el curso del seguimiento conservador de una lesión renal grado 4 no es posible mantener niveles estables de tensión arterial y de hematocrito, a pesar de la reposición de las pérdidas de sangre
4. Cuando la extravasación urinaria es persistente y empeora a pesar de maniobras instrumentales como la colocación de un catéter JJ o nefrostomía percutánea
5. En pacientes en que no se puede hacer una adecuada evaluación inicial por imágenes, desconociendo el urólogo la gravedad de la lesión renal acompañado de empeoramiento del cuadro clínico del paciente

Desde un punto de vista técnico, el tratamiento quirúrgico se practica a través de la laparotomía exploradora trans-peritoneal, con el propósito de lograr el control inicial de los grandes vasos y del pedículo vascular renal antes de abrir la fascia de Gerota, Además, este acceso posibilita la semiológica de los órganos intra-abdominales y el tratamiento de lesiones asociadas.

Una vez drenado el hematoma se procede a la limpieza y desbridamiento del foco traumático renal, la hemostasia de los vasos sangrantes y la sutura cuidadosa del sistema colector y del parénquima renal comprometido. En las rupturas completas, que afectan un polo renal o en presencia de zonas parenquimatosas desvitalizadas practicamos la nefrectomía parcial con preservación del resto del riñón. Siempre prima efectuar una cirugía conservadora, evitando la nefrectomía.

Las lesiones del pedículo renal, tanto la trombosis como las lesiones de la arteria o vena renal se deben abordar quirúrgicamente de inmediato, afortunadamente en algunos casos la hemorragia no es profusa por la contracción de la arteria renal y el taponamiento que provocan los coágulos alrededor de los vasos principales.

En resumen la mayoría de los traumatismos cerrados grados 1-3 no suelen requerir cirugía, mientras que los traumatismos grado 5 deben explorarse mediante cirugía y muchos de ellos finalizan con la nefrectomía. En base a los hallazgos que brinda la TC, los pacientes con traumatismo renal cerrado grado 4, hemodinamicamente estables pueden ser tratados en forma conservadora en centros de alta complejidad.

Las heridas o traumatismos penetrantes siempre deben explorarse quirúrgicamente, en el 80% de los casos hay lesiones simultáneas en otros órganos que requieren cirugía. Únicamente procedemos a la observación armada de las heridas en pacientes muy seleccionados (< 5%) cuando la estadificación inicial indica solo lesión renal.

Complicaciones tardías.

Entre las complicaciones a largo plazo se encuentran las fístulas arteriovenosas, la hipertensión arterial, la uronefrosis y la perinefritis. Las fístulas arteriovenosas son poco frecuentes, excepcionalmente requieren la embolización selectiva de las mismas. La hipertensión puede obedecer a la compresión del riñón y de su pedículo por la organización cicatricial del hematoma peri-renal o por atrofia isquémica de un segmento del parénquima renal. La uronefrosis puede ser secundaria a la obstrucción de la vía colectora el hematoma peri-renal. Por ultimo, la perinefritis es una complicación poco frecuente, que se produce por la infección del hematoma peri-renal o del urinoma. El tratamiento es inicialmente medico seguido del drenaje quirúrgico de la colección si deviene la infección.

Traumatismos de la vejiga

Introducción

Los *traumatismos de la vejiga* son menos frecuentes que los traumatismos renales. Existen distintos mecanismos de producción de lesiones traumáticas vesicales:

a. Contusiones por golpes en el hipogastrio, generalmente pasan desapercibidas y carecen de importancia clínica;
b. Roturas;
c. Heridas penetrantes o por cirugías ginecológicas u otras y
d. Perforaciones secundarias a procedimientos o manipulaciones instrumentales urológicos intra-vesicales

Roturas: etiología y patogenia

Rotura intraperitoneal: puede obedecer al violento impacto de un agente externo sobre el abdomen cuando la vejiga está llena de orina. La distención vesical puede estar presente en pacientes en retencion crónica de orina o en distensiones transitorias, luego de la ingesta excesiva de líquidos p alcohol. El agente traumático al impactar la pared abdominal anterior transmite esta fuerza a la vejiga llena de orina, provocando un desgarro en su cara postero-superior, y la extravasación de orina hacia la cavidad peritoneal

Otra tipo de rotura asociada a traumatismos violentos, es la extra-peritoneal. Esta lesión ocurre cuando hay una fractura de la pelvis. En estos traumatismos el desgarro vesical asienta en la cara anterior de la vejiga, en el trígono o en el cuello vesical. La dispersión de fragmentos óseos, también puede lesionar la vejiga.

Síntomas y signos

En la rotura intra-peritoneal los síntomas iniciales son el dolor en el abdomen inferior acompañado o no de un cuadro de shock. En oportunidades, el paciente orina inmediatamente luego del traumatismo, siendo la micción escasa y hematúrica, pero con el correr de las horas - si la lesión pasa desapercibida- deviene la distensión abdominal asociada a dolor a la palpación y a la descompresión. Más tardíamente sobrevienen los signos y síntomas de peritonitis.

En la rotura extra-peritoneal los primeros síntomas se relacionan con los de la fractura de la pelvis ósea enmascarando la sintomatología propia de la lesión de la víscera. Al dolor se añade el derrame de orina hacia los tejidos pre-peritoneales, generando un uro-hematoma en la región suprapúbica.

Diagnóstico

El diagnostico se efectúa por la historia clínica y la cistografía convencional con sustancia de contraste. El antecedente del colisión vehicular o de un fuerte golpe en el abdomen inferior, la fractura de pelvis, seguido de dolor en el hipogástrico y la falta de deseo micciónal deben hacer sospechar la rotura de la vejiga. Esta presunción clínica aumenta si se palpa una masa en el hipogastrio o si hay líquido libre en el abdomen. Si el paciente sufrió la fractura de la pelvis ósea y no orina, se hará en primer lugar una uretrografía retrograda para descartar la rotura de la uretra. Si la uretra esta indemne, se introduce en forma aséptica un catéter y se practica la cistografía con sustancia contraste iodado diluido en solución salina. Este estudio identificará si hay salida de líquido hacia el espacio pre-vesical o hacia la cavidad peritoneal, certificando el diagnostico de lesión. Otra información que brinda la cistografía, si se cuantificó si la cantidad de líquido introducido a través del catéter a la vejiga, corresponde al mismo volumen al vaciar la víscera. Si la cantidad recogida es menor a la introducida, la sospecha de rotura queda confirmada.

Tratamiento

El tratamiento se basa en medidas de reanimación del paciente, mitigar el dolor e intervención quirúrgica de urgencia para reparar la lesión vesical, acompañado de aspiración y drenaje de las zonas infiltradas por la orina, por último efectuar la derivación de orina al exterior mediante la cistotomía.

En la rotura intra-peritoneal se practica la laparotomía, aspiración de la orina retenida en la cavidad abdominal y lavados con solución salina antes del cierre del peritoneo .A este tratamiento se agrega el desbridamiento y sutura del desgarro vesical en 2 planos con sutura absorbible, el drenaje de la cavidad peritoneal y la cistotomía suprapúbica.

En las roturas extravesicales el tratamiento instituido es similar al de las roturas intraperitoneales, salvo que la exploración quirúrgica se limita al espacio pélvico. En las roturas extra-vesicales pequeñas o en perforaciones no complicadas con un uro-hematoma, el drenaje de la orina con sonda trans-uretral a permanencia por 10 a 12 días, es una alternativa terapéutica. Por último, las heridas de arma blanca o de fuego deben ser exploradas quirúrgicamente siguiendo las indicaciones ya señaladas.

Traumatismos de la uretra

Traumatismos de la uretra masculina

Introducción

La *uretra* puede sufrir heridas, contusiones, roturas y falsas vías. Entendemos por contusión un traumatismo superficial, y por roturas un traumatismo cerrado que produce una lesión profunda en la uretra, la cual puede ser parcial o total y completa. En los niños, las roturas de la uretra, solas o acompañadas de lesiones en otros órganos o estructuras, puede evolucionar con una morbilidad o mortalidad importante. Las secuelas relacionadas con traumatismos de la uretra más frecuentes son la estrechez o la obliteración del conducto, la incontinencia de orina y la disfunción eréctil.

Consideraciones anatómicas

En el varón, la uretra se extiende desde el cuello de la vejiga hasta el meato uretral en el glande. Los anatomistas clásicos enfatizan que el diafragma urogenital divide la uretra en un segmento posterior o intrapélvico, situado por encima del diafragma, y uno anterior por fuera de la pelvis. Sin embargo, hay autores que dudan de la existencia del diafragma urogenital descripto en los tradicionales libros de anatomía y abogan por la presencia de una simple aponeurosis perineal media. Haciendo abstracción de esta controversia, la división topográfica de la uretra tiene importancia clínica en relación a la etiopatogenia de los traumatismos de la uretra y a la morbilidad de los mismos. La uretra posterior se divide en dos porciones: la uretra prostática y la uretra membranosa, mientras que la uretra anterior se divide en una porción fija, la uretra perineal o bulbar y otra móvil, la uretra peneana. La uretra anterior está rodeada en toda su extensión por una túnica vascular denominada cuerpo esponjoso.

Es interesante definir la relación de la uretra con los mecanismos esfinterianos responsables de la continencia urinaria. La uretra en su origen, en el cuello vesical, está rodeada por el esfínter urinario proximal o interno; luego atraviesa la glándula próstatica y al abandonarla se inicia la uretra membranosa, que tiene una extensión de 10 a 20 mm de longitud, atraviesa el musculo transverso profundo y la aponeurosis perineal media para introducirse en el fondo del saco del bulbo uretral. Importa destacar que en el interior de la pared de la uretra membranosa se encuentra el componente esfinterico intrínseco distal que contribuye a la continencia urinaria pasiva. Asimismo, la uretra membranosa está rodeada por el componente esfinterico extrínseco distal, también conocido como esfínter externo, constituido por fibras musculares cuya función es la de aumentar la resistencia uretral durante los aumentos bruscos de presión intra-abdominal. Por lo tanto, la continencia urinaria depende de la integridad del esfínter proximal o interno, ubicado en el cuello vesical o del funcionamiento del componente esfintérico intrínseco distal; si ambos son deficientes, el paciente será incontinente a pesar de conservar intacto el mecanismo esfinterico extrínseco distal.

Traumatismos de la uretra posterior

Etiología y patogenia

La incidencia de traumatismos de la uretra en la edad pediátrica oscila entre 2 y 3%. La relación entre rotura de la *uretra posterior* y fracturas de la pelvis ósea es conocida, obedece a traumatismos de alta energía. Es importante aclarar que la fractura de la pelvis ósea no siempre se acompaña de lesión uretral concomitante; las estadísticas indican que la asociación entre ambas patologías varía entre el 2 y 25%. No obstante, como consecuencia del número creciente de incidentes de tránsito y automovilísticos, la frecuencia de esta patología ha aumentado. Este hecho queda reflejado en la serie de Podestá y col. sobre 35 niños con lesiones traumáticas uretrales posteriores, en las cuales 82% ocurrieron por incidentes automovilísticos o de tránsito automotor, 6% por incidentes ferroviarios y 8% por aplastamientos. En la mayoría de estos casos los niños fueron atropellados por vehículos motorizados mientras caminaban por la acera o cruzaban la calle. La morbilidad y mortalidad de estos pacientes aumenta cuando las fracturas de la pelvis cursan con inestabilidad del anillo pelviano:

1. Fracturas bilaterales de las ramas pubianas o de la sínfisis
2. Fracturas de los elementos posteriores de la pelvis, incluida las de la articulación sacroilíaca
3. Fracturas que incluyen las estructuras anteriores y del acetábulo
4. Cuando ocurre luxación de la articulación sacroilíaca y del pubis, con ascenso de la hemipelvis.

Estas fracturas reconocen tres mecanismos etiopatogénicos:

1. Compresión antero-posterior de la pelvis
2. Compresión lateral
3. Por cizallamiento.

Como ya señalamos, las roturas de la uretra asociadas a fractura de la pelvis pueden clasificarse en una lesión contusa, permaneciendo intacta la continuidad del conducto, en una rotura parcial que involucra todo el espesor de la pared de la uretra, pero tambien con preservación de su continuidad o en la disyunción total y completa del conducto. En este último caso, el desgarro de la aponeurosis perineal media generado por la fractura de la pelvis provoca la rotura circunferencial del conducto. En este tipo de lesión, la elasticidad propia de la uretra genera la retracción de sus extremos seccionados en una variable extensión de 2 a 5 cm, destrucción de tejidos y estructuras adyacentes y extravasación de sangre por laceración de vasos sanguíneos. La localización preferente de este tipo de lesión asienta a nivel de la uretra membranosa en su unión con la uretra bulbar, excepcionalmente compromete la uretra prostática.

Tiene importancia mencionar que cuando el traumatismo es de envergadura, no solo produce la fractura de la pelvis ósea y la rotura de la uretra membranosa sino que lesiona simultáneamente a otros órganos y estructuras tanto vecinas como alejadas: piel, sistema musculo-esquelético vísceras abdominales, elementos torácicos y del SNC. Es interesante destacar que la rotura de la uretra membranosa puede coexistir con laceración de la vejiga en un 10 a 20%. En esta circunstancia, la rotura vesical puede involucrar el cuello vesical, en especial en niños prepuberales. La lesión concomitante del cuello vesical y la rotura de la uretra membranosa agravan el pronóstico futuro de la continencia urinaria del paciente por estar comprometidos tanto el esfínter proximal o interno y el componente esfintérico intrínseco distal, ubicados en el cuello vesical y en la uretra membranosa, respectivamente.

Las heridas de la uretra posterior infligidas por balas e instrumentos puntiagudos son raras en la vida civil. Por otro lado, las falsas vías, traumatismos causados desde el interior de la uretra, pueden obedecer a la práctica inexperta de un examen instrumental. Este tipo de lesiones se ven favorecidas cuando el segmento membranoso de la uretra es estrecho o presenta deformaciones patológicas.

Síntomas y signos

Como ya se mencionó los primeros cuidados del paciente politraumatizado deben iniciarse en el lugar del hecho. Es valioso interrogar el mecanismo causal del traumatismo, cubrir las heridas expuestas, controlar las perdidas hemáticas de estar presentes, y ante la persistencia de las mismas aplicar compresión externa. En presencia de fracturas de pelvis inestables, estabilizar las mismas con dispositivos acordes o vendajes, administrar por vía endovenosa soluciones salinas o de sangre -de ser necesario-, suministrar analgésicos e inmunización antitetánica. A continuación, es primordial el traslado del paciente a un centro especializado en trauma, donde el equipo médico procederá a re- evaluar el tipo y gravedad de las lesiones presentes, completar la estabilización clínica del paciente y anticiparse a cualquier situación que comprometa su vida.

Si el niño sufrió una fractura de pelvis ósea debe considerarse la posibilidad de rotura de la uretra. En esa circunstancia, es vital un diagnóstico rápido y preciso ya que el cuadro clínico del paciente politraumatizado oculta frecuentemente los síntomas y signos de la rotura uretral. Las manifestaciones clínicas de las roturas de la uretra posterior se caracterizan por el intenso dolor, retención de orina acompañada de un fuerte deseo de evacuar la vejiga, una gota de sangre en el meato uretral o una hemouretrorragia. Como las roturas de uretra son de gravedad variable, en alguna ocasión el niño será capaz de orinar en una oportunidad, pero no después.

Diagnóstico

Ante la sospecha clínica de la rotura de la uretra se debe realizar la uretrografiía retrograda, con solución de contraste iodado hidrosoluble antes de cualquier intento de cateterizar la uretra. El paciente se mantiene en posición supina (para evitar fraccionar el hematoma pelviano), estirando el pene sobre el muslo para visualizar todo el trayecto de la uretra. Se efectúa con anterioridad una radiografía directa del aparato urinario. Los peligros que acarrea el cateterismo uretral, sin conocer la anatomía de la uretra, en un paciente con posible rotura de la uretra son significativos: el paso del catéter puede agravar la lesión inicial, provocar una nueva hemorragia y por último, contaminar el foco traumático

Una situación clínica que crea dificultades diagnosticas es diferenciar la rotura de la uretra posterior de la de vejiga, especialmente en pacientes con fracturas concomitantes de la pelvis ósea. Como hemos descripto, en las roturas de vejiga asociada a fracturas de la pelvis la micción está ausente, no hay deseo de orinar y el hipogastrio se presenta empastado a la palpación. La uretrografía retrógrada es el examen de elección que ayuda a dilucidar el diagnóstico diferencial entre estas dos patologías. La extravasación del contraste por fuera de los límites del conducto uretral confirma la rotura de uretra, aunque no establece si la rotura es parcial o total y completa. Si se confirma la indemnidad de la uretra, pero persiste la duda de la existencia de ruptura vesical, el cateterismo uretral está entonces indicado para realizar la cistografía contrastada bajo control radioscópico o la cistografía asociada a la tomografía computada. Puede ocurrir que nos consulten ante un paciente con sospecha de lesión uretral y al que le han cateterizado la uretra con éxito, en esta situación recomendamos no movilizar o extraer la sonda. En esta circunstancia procedemos a realizar la uretrografia retrograda introduciendo 1 a 2 cm un catéter 5 Fr al lado de la sonda y a través de él introducimos sustancia de contraste para corroborar la indemnidad o la lesión del conducto uretral.

Únicamente diferimos la práctica de la uretrografia retrograda y la cistografía, ante la sospecha clínica de una importante lesión vascular pelviana, para evitar que la extravasación de la sustancia de contraste obstaculice la interpretación de las imágenes que brinda la tomografía o la arteriografía y además interfiera con la embolización selectiva de la lesión vascular. Colapinto y Mc Calhum, a partir de la observación retrospectiva de uretrografías retrógradas, describieron tres categorías de roturas de la uretra posterior: tipo 1, alargamiento de la uretra membranosa por el hematoma pelviano, sin disyunción del conducto; tipo 2, extravasación de la sustancia de contraste en la pelvis, imagen radiográfica acorde con el concepto tradicional del mecanismo de rotura circunferencial de la uretra membranosa, por encima de la aponeurosis perineal media y tipo 3, extravasación de la sustancia de contraste desde la región perineal hacía la pelvis, indicando que la rotura tuvo lugar a nivel de la unión de la uretra membranosa con la uretra bulbar posterior, con avulsión de la aponeurosis perineal media. Años más tarde, Goldman y col. ampliaron esta clasificación incorporando: primero, la rotura incompleta o completa de la uretra bulbo-membranosa; segundo, la laceración de la vejiga con extensión de la lesión a la uretra o rotura de la vejiga a nivel del trígono y por último, la rotura completa o incompleta de la uretra anterior.

La revisión de la uretrografías retrógradas, realizadas en agudo y en diferido por Podestá y col., identificaron un predominio de disyunciones circunferenciales tipo 3, según Colapinto y Mc Calhum. Es decir, en la experiencia de estos autores el segmento uretral afectado con mayor asiduidad por el traumatismo se ubica por debajo del veromontanum y compromete la uretra membranosa y la porción posterior de la uretra bulbar.

Tratamiento

Si la uretrografía retrograda es patológica se debe realizar la consulta al urólogo. En pacientes con fracturas inestables del anillo pelviano, es primordial fijar la pelvis con tutores externos y adoptar las medidas necesarias para prevenir complicaciones inmediatas del foco traumático uretral y aminorar o evitar secuelas alejadas, entre ellas la obliteración de la uretra a nivel de la disyunción del conducto. Si la uretrografia retrograda revela una rotura tipo 1 y el paciente no puede evacuar la vejiga, se debe cateterizarse con delicadeza el conducto uretral, suministrar analgésicos y esperar el inicio de la resolución del hematoma pelviano con la consiguiente recuperación de la micción. En roturas más graves (tipo 2 y 3) es mandatorio la precoz derivación de orina a través de la cistostomía suprapúbica, sin drenar el hematoma pelviano. Una vez que el paciente politraumatizado se recupera del cuadro clínico inicial, se inician las estrategias y técnicas recomendadas por los urólogos encargados del tratamiento definitivo de las lesiones ocasionadas por el trauma.

Aun hoy, existen diferencias de opinión entre los urólogos respecto al mejor momento de hacer la reconstrucción de la uretra: en forma inmediata o diferida. También se discute la necesidad de alinear o no la uretra seccionada, con el propósito de evitar o reducir la longitud de la obliteración uretral. La exploración inmediata del foco traumático, seguida de la reparación de la uretra, solo arrojó buenos resultados en manos de un reducido grupo de urólogos. La condición crítica del paciente, la profundidad del foco traumático en la pelvis, las alteraciones anatómicas como consecuencia de la destrucción de tejidos y la extravasación sanguínea acentúa la dificultad para hallar los cabos seccionados de la uretra, identificar sus bordes vitales y restablecer la continuidad del conducto.

Otra alternativa quirúrgica, es la práctica de la cistostomía suprapúbica inmediata y la reconstrucción uretral 7 a 14 días más tarde, cuando el paciente se encuentra con todos sus órganos en estado de suficiencia. Mundy y col. publicaron los resultados de esta conducta quirúrgica en 17 pacientes: 3 de ellos evolucionaron con estrechez de la uretra reconstruida y 12 con disfunción eréctil.

Una tercera postura es acompañar la derivación suprapúbica de orina con el alineamiento de la uretra, ya sea a cielo abierto o a través procedimientos endoscópicos video asistidos. Nuevamente, el menor calibre uretral del niño, la extensa separación de los extremos uretrales seccionados y el hematoma pelviano crean dificultades técnicas para realizar con éxito este proceder. En nuestra experiencia, luego de tratar a dos grupos de niños portadores de roturas totales y completas de la uretra posterior con cistotomía suprapúbica únicamente y a otro, con cistotomía suprapúbica y alineamiento uretral, comprobamos que todos los pacientes de ambos grupos evolucionaron con una estrechez obliterativa que osciló entre los 2 y 5 cm de longitud. En base a estos datos, en el Hospital de Niños Ricardo Gutiérrez solo indicamos el cuidadoso alineamiento de la uretra en pacientes con lesiones concomitantes a nivel del cuello vesical o del recto, con el propósito de preservar, por un lado, el mecanismo esfintérico proximal y por otro, evitar la fístula recto-uretral, respectivamente.

En síntesis, nuestra preferencia al igual que la de otros autores, es la práctica de la cistotomía suprapúbica inmediata sin evacuar el hematoma pelviano y efectuar la reparación de la inevitable estrechez obliterativa, 4 a 6 meses después del traumatismo, efectuando la exéresis del callo cicatrizal interpuesto entre los extremos uretrales seccionados y restableciendo la continuidad uretral mediante una uretroplastía anastomótica. Esta técnica arroja muy buenos resultados a largo plazo siempre que la uretra anterior sea sana y la efectúe un urólogo experimentado.

Traumatismos de la uretra anterior

Introducción

Al igual que en la uretra posterior, este segmento está expuesto a traumatismos abiertos (heridas), lesiones de adentro del conducto hacia afuera (falsas vías) y roturas o traumatismos cerrados.

Etiología y patogenia

La caída a horcajadas sobre un objeto duro o golpe en el perineo desplaza la uretra perineal contra el borde inferior del pubis y puede causar desde una contusión, a una rotura parcial (compromete el tejido esponjoso y sólo una de las otras dos túnicas de la uretra) o la rotura total del conducto. Este último tipo de rotura cursa con desgarro de la mucosa, del tejido esponjoso y de la vaina fibrosa del conducto, en consecuencia el foco traumático queda abierto desde la luz uretral hacia el tejido celular periuretral. Las falsas vías ocurren por cateterismos o procedimientos endourológicos intempestivos. En el segmento peneano, los traumatismos son excepcionales por la movilidad del conducto y la protección que le brindan los cuerpos cavernosos. En la adolescencia, cuando el pene está en erección, puede ocurrir la rotura de la uretra conjuntamente con el órgano eréctil, como consecuencia de maniobras violentas durante el coito. Otra modalidad grave de lesión peneana que compromete a la uretra tiene lugar en situaciones de automutilación, en pacientes psicóticos o por gravísimos incidentes de tránsito. En tanto, las heridas por arma blanca o de fuego son infrecuentes en la vida civil.

Síntomas, signos y diagnóstico

Los síntomas y signos de las roturas de uretra perineal guardan relación con el tipo y severidad del trauma e incluyen: intenso dolor, hemouretrorragia y hematoma perineal. En ocasiones, el paciente presenta disuria o retención de orina. Si la aponeurosis de Buck está comprometida, la extravasación de orina o de sangre queda limitada por el músculo transverso profundo y el ligamento triangular de Colles, pudiendo extenderse el hematoma perineal a la región escrotal, a la región glútea e inclusive a la pared abdominal infraumbilical.

Cuando la rotura de la uretra peneana ocurre junto a la de los cuerpos cavernosos el paciente experimenta dolor agudo, desviación del pene, equimosis, ingurgitación de sangre en los tejidos circundantes y hemouretrorragia. La localización precisa de la rotura de la uretra se determina por la uretrografía retrógrada.

Las falsas vías se manifiestan por dolor intenso y hemouretrorragia profusa. Si la falsa vía ocurre con el niño anestesiado o en un paciente con enfermedad neurológica, el paciente no siente el dolor pero, el urólogo percibe la sensación de instrumento retenido.

En las heridas, el orificio de entrada del proyectil o arma blanca se localiza en el perineo, escroto o en el pene, Si el paciente conserva la micción, la orina saldrá por el meato uretral y el orificio cutáneo de la herida. En resumen, el antecedente del traumatismo, el orificio de entrada de la herida, o la referencia de un examen instrumental acompañado de la sintomatología descripta orientan al diagnóstico. Sin embargo, es la uretrografía retrógrada con sustancia de contraste hidrosoluble estéril la que certifica la lesión y su ubicación.

Tratamiento

El tratamiento varía de acuerdo a la severidad del traumatismo. En las roturas de la uretra perineal que cursan sin extravasación periuretral de orina, hemouretrorragia escasa y micción conservada, recomendamos reposo y calmar el dolor con analgésicos. El seguimiento se hará por consultorio externo, indicando uroflujometrías periódicas para documentar si el foco traumático evoluciona con restitución ad integrum de la uretra o hacia la estrechez. En pacientes con hemouretrorragia intensa, disuria, sin colección de orina o sangre periuretral y con micción conservada, aconsejamos reposo, cateterismo uretral bajo visión directa, por vía endoscópica o la derivación de orina suprapúbica, hasta la mejoría del cuadro clínico. Siete a 10 días más tarde, retiramos la sonda uretral o cerramos la cistostomia y supervisamos la evolución del niño, acompañado de uroflujometrías periódicas. En los casos más graves, con ruptura total de la uretra asociada a extravasación periuretral de orina y sangre, la cistotomía suprapúbica inmediata y la uretrografía retrógrada son indispensables, acompañadas de la prescripción de analgésicos y antibióticos. A los 30 días repetimos la uretrografía para documentar si el trauma dejó como secuela la estrechez uretral. Si el control radiológico es normal se cierra la cistotomía; retirándola 48 horas más tarde una vez que el paciente orina sin dificultad. Si por el contrario deviene la estrechez, se mantiene la derivación suprapúbica de orina y se practica la uretroplastia.

En las heridas abogamos por la asepsia, vacunación antitetánica, exploración rápida de la herida, y desbridamiento de los tejidos contusos, seguido de la uretrorrafia. La lesión uretral peneana asociada a fractura de los cuerpos cavernosos será tratada en traumatismos peneanos.

Traumatismos de la uretra femenina

La lesión traumática de la uretra en las niñas es inusual pudiendo variar desde la simple contusión, la rotura parcial, la rotura total y completa del conducto a las laceraciones longitudinales que se extienden desde la vejiga y lesionan el cuello vesical y la uretra. En ocasiones ocurren heridas a raíz de una caída sobre un objeto puntiagudo o un empalamiento. Las roturas obedecen a traumatismos graves asociados a fracturas de la pelvis ósea, a caídas a horcajadas y a lesiones directas, inducidas por fragmentos óseos. Si la rotura tiene lugar en el tercio proximal de la uretra, el foco traumático puede comprometer el cuello vesical, la cara anterior de la vagina y en traumatismos violentos, al recto. Las secuelas de estos traumatismos son importantes y suelen pasar inicialmente inadvertidas. Estas complicaciones incluyen: la disyunción completa de la uretra, hemorragias internas, sepsis, incontinencia de orina y la fístula uretro-vaginal. Por lo tanto, es esencial considerar la posibilidad de lesión vaginal ante una fractura del arco anterior de la pelvis en una niña y no olvidar el examen vaginal. El examen físico, el examen ginecológico bajo anestesia, la uretro-cistografía retrógrada y la fibro-ureteroscopía confirman la existencia y extensión de la lesión. En forma diferida la resonancia magnética nuclear ayuda a clarificar el daño causado por el traumatismo.

El tratamiento está supeditado a la gravedad del traumatismo. La inmediata derivación suprapúbica de orina y la estabilización de la pelvis ósea son conductas quirúrgicas trascendentes. En casos de roturas circunferenciales de la uretra proximal asociadas a desgarros de vagina, si el estado clínico de la paciente lo permite, aconsejamos la reparación precoz del desgarro vaginal y de la uretra sobre un tutor uretral. Del mismo modo, ante la existencia de una laceración del cuello vesical y de la uretra, recomendamos la reparación inmediata del cuello vesical y de la rotura uretral, con el propósito de reconstruir la anatomía y preservar el funcionamiento del esfínter proximal. Pero, si el compromiso general de la paciente es grave o las lesiones asociadas impiden una reconstrucción uretral y vaginal inmediata, aconsejamos la cistostomía suprapúbica, suturar el desgarro del cuello vesical, si está presente, y alinear la uretra para evitar la fístula uretro-vaginal. En forma diferida se tratará la rotura de la uretra y de la vagina. Las lesiones de la uretra distal comprometen la continuidad uretral, pero no afectan los mecanismos esfinterianos de la continencia.

Traumatismo del escroto y su contenido

El *escroto* puede experimentar lesiones traumáticas de diversa gravedad: contusiones y hematomas de las cubiertas escrotales, *hematocele,* rotura o estallido del testículo y la destrucción completa del escroto y de su contenido. Aproximadamente 85% de los traumatismos genitales externos suceden por traumatismos cerrados, como consecuencia de golpes, caída desde una altura o caída con las piernas abiertas, que aprietan al escroto y su contenido contra la sínfisis del pubis, la cara interna del muslo o el perineo. Estos traumatismos pueden afectar también a los genitales de las niñas produciendo hematomas en la vulva o abrasiones en los labios mayores.

Traumatismos de las cubiertas del escroto

Las contusiones ocurren con asiduidad entre los niños y adolescentes que practican deportes y en aquellos que realizan actividades físicas violentas. Los traumatismos superficiales se manifiestan por dolor y a la inspección por equimosis en los tegumentos. Si el traumatismo es severo puede causar un hematoma escrotal, infiltrando las cubiertas del escroto con sangre; en casos de mayor gravedad se produce el *hematocele*, es decir sangre contenida en la cavidad vaginal. Como ya expresamos, ambas patologías son el resultado de la violencia directa de un agente externo sobre los genitales o pueden originarse, a partir de una intervención quirúrgica en el escroto o en el testículo. Raramente el hematoma superficial requiere intervención quirúrgica. El tratamiento del hematocele leve es médico y consiste en reposo, elevación del escroto, aplicación de hielo hasta que cese la hemorragia y suministro de analgésicos. Pero, si el hematocele aumenta de volumen por persistencia de la hemorragia o sobreviene la infección, la exploración quirúrgica es necesaria para evacuar el hematoma, efectuar la hemostasia cuidadosa y dejar un drenaje por contrabertura.

Las heridas a nivel de los genitales externos en los varones son raras y revisten mayor gravedad; su tratamiento requiere limpieza de la zona involucrada, hemostasia cuidadosa, desbridamiento y sutura adecuada de los bordes de las heridas e inmunización antitetánica. Si hay cuerpos extraños presentes, deben extraerse de inmediato. En las niñas y adolescentes pueden ocurrir empalamientos con perforaciones de la vagina y en ocasiones en la región perianal, requiriendo un rápido diagnóstico y tratamiento quirúrgico.

Traumatismo de los testículos

Pueden ser abiertos o cerrados. Los abiertos incluyen las heridas por arma blanca, objetos punzantes, y armas de fuego. Los cerrados comprenden la contusión, el hematoma intratesticular, la rotura y el estallido de la gónada. Estos traumatismos se originan por un golpe directo, caída desde una altura o lesiones del cordón espermático. Cuando ocurre la rotura del ligamento escrotal el testículo puede deslizarse y eludir al agente traumático. El cuadro clínico del *traumatismo testicular* incluye dolor agudo, equimosis de las cubiertas y tumefacción del escroto, que varía según la etapa de observación. A la palpación, el dolor testicular es exquisito, inicialmente puede palparse la gónada aumentada de tamaño; tardíamente la tumefacción de las cubiertas impide esta maniobra semiológica. En traumatismos graves, si el testículo sufrió un estallido, el cuadro clínico se acompaña de nauseas, vómitos y shock. El diagnóstico es más sencillo en su etapa inicial, se realiza por el antecedente traumático, la sintomatología descripta, el examen físico y la ecografía escrotal. En la rotura de testículo, es imprescindible la exploración escrotal precoz y la sutura cuidadosa de la albugínea para prevenir la hernia del parénquima testicular. En el estallido, es inevitable la orquiectomia. En presencia de un hematoma intratesticular se evacua el mismo y se sutura la albugínea.

En contrapartida la contusión ligera y moderada del testículo se trata mediante reposo, elevación y sostén del escroto y aplicación de hielo local. Si el hematoma testicular no cede con el tratamiento médico, es necesario la exploración quirúrgica y su drenaje.

Las heridas son frecuentes en época de guerra y requieren un tratamiento similar al descripto para las heridas escrotales. En las heridas pequeñas, aliviar el dolor, conservarlas limpias y administrar la vacuna antitetánica y antibióticos de amplio espectro. En las heridas graves la exploración quirúrgica inmediata con reparación de las partes lesionadas es la práctica habitual.

Traumatismos del pene

Poco frecuentes, puede comprometer sus cubiertas, cuerpos eréctiles y en ocasiones la uretra. Nuevamente, los *traumatismos del pene* pueden dividirse en heridas por armas de fuego o punzantes (raras en la vida civil), amputaciones, lesiones contusas (deportivas o por caída de la tapa del inodoro sobre el glande), roturas, denudación o despellejamiento de las envolturas del pene y las constricciones.

Las roturas del pene involucran el desgarro de la albugínea; se asocian en un 20% a lesiones de los cuerpos cavernosos y en un 10-20% a lesiones de la uretra. Si la aponeurosis de Buck permanece intacta el hematoma resultante queda confinado al tallo peneano. Este cuadro clínico se observa en adolescentes en el curso de un coito intempestivo, al impactar el pene erecto contra estructuras resistentes vecinas al introito vaginal (ej. perineo). El tratamiento de estos traumatismos es eminentemente quirúrgico y de rápida ejecución. Se procede a evacuar el hematoma, efectuar una hemostasia cuidadosa de los vasos sangrantes y suturar de la albugínea. Si la ruptura comprometió la uretra se practica la uretrorrafia y se deja una sonda uretral a permanencia. Las heridas se tratan de acuerdo a su tipo y magnitud, teniendo en consideración la asepsia, el desbridamiento, la hemostasia y la sutura.

Entre las heridas hay que mencionar las mordeduras por perros que se manifiestan por dolor agudo, tumefacción local, hematoma y en ocasiones arrancamiento de las cubiertas del pene. El despellejamiento de las cubiertas del pene también puede ser provocado por el impacto tangencial de la rueda de un vehículo. Ante este cuadro clínico, es primordial la asepsia local, cohibir la hemorragia, el suministro de analgésicos y antibióticos, la inmunización anti-rábica y antitetánica y la protección estéril del órgano expuesto. De manera diferida se debe recurrir al reemplazo de la piel con injertos cutáneos procedente de un área cutánea sin pelos. En ocasiones el traumatismo puede afectar simultáneamente a las cubiertas escrotales.

Las constricciones en el pene ocurren como resultado de cirugías genitales (ej. postioplastias o circuncisiones religiosas), por un hilo anudado alrededor del órgano o por pelos que se enrollan en forma espontánea y accidental en la base del órgano. Estos estrechamientos requieren su pronta remoción; de lo contrario, sobreviene un creciente edema de las cubiertas del pene, compresión de los vasos sanguíneos que puede evolucionar en gangrena o fatalmente en la pérdida total o parcial del órgano. Otra tipo de constricción que no se ve frecuentemente, puede ocurrir en el prepucio del niño por el cierre brusco de la cremallera de un pantalón. De no ser posible la extracción de la cremallera con maniobras manuales, es necesario removerla con anestesia local o general, seguido de curaciones planas del prepucio.

Por último, ante una amputación parcial traumática del pene, si se logra recuperar el segmento cercenado, es imprescindible preservarlo para intentar la reconstrucción del miembro. El segmento amputado debe ser recogido, lavado y conservado en un frasco con solución fisiológica estéril a baja temperatura, adicionando antibióticos para reimplantarlo en las próximas 6 a 7 horas, en un centro quirúrgico apropiado. Asimismo, se proveerá al paciente de protección estéril a su tallo peneano expuesto, con un vendaje adecuado, previo control de la hemorragia.

En resumen, en los niños los traumatismos de la uretra y de los genitales externos solos o con lesiones de otros órganos, pueden evolucionar con morbilidad significativa y en ocasiones con riesgo de vida.

Bibliografía

Traumatismos del riñón

1. Serafetinides E, Kitrey ND, Djakovic N, et al. Review of the current management of upper urinary tract injuries by the EAU Trauma Guidelines Panel. Eur Urol 2015; 67:930.
2. Siram SM, Gerald SZ, Greene WR, et al. Ureteral trauma: patterns and mechanisms of injury of an uncommon condition. Am J Surg 2010; 199:566.
3. Gerstenbluth RE, Spirnak JP, Elder JS. Sports participation and high grade renal injuries in children. J Urol 2002; 168:2575.
4. Fraser JD, Aguayo P, Ostlie DJ, St Peter SD. Review of the evidence on the management of blunt renal trauma in pediatric patients. Pediatr Surg Int 2009; 25:125.
5. http://www.auanet.org/common/pdf/education/clinical-guidance/Urotrauma.pdf (Accessed on January 16, 2017).
6. Morey AF, Brandes S, Dugi DD 3rd, et al. Urotrauma: AUA guideline. J Urol 2014; 192:327.
7. Morey AF, McAninch JW, Tiller BK, et al. Single shot intraoperative excretory urography for the immediate evaluation of renal trauma. J Urol 1999; 161:1088.
8. Santucci RA, McAninch JW, Safir M, et al. Validation of the American Association for the Surgery of Trauma organ injury severity scale for the kidney. J Trauma 2001; 50:195.
9. Brown S L, Elder J S, Spirnak J P. Are pediatric patients more susceptible to major renal injury from blunt renal trauma? A comparative study. J Urol 1998a; 160:138-14.
10. Casale A. Urinary tract trauma. In: Pediatric Urology (eds.) J Gearhart, R Rink, P Mourniquand. Philadelphia: Saunders, 2010, pp. 720-736
11. Davis K A, Reed R L, Santaniello J , Abodeely A, Esposito T J, Poulakidas S J et al Predictors of the need for Nephrectomy after Renal Trauma J Trauma 2006;60:164-169.
12. Husmann D, Pediatric genitourinary trauma. In: Campbell-Walsh Urology (eds.) A Wein, I Kavousi, A Novick, A Patin, C Peters. Philadelphia: Saunders, 2007, pp. 3929 - 3945.
13. Kansas B T, Eddy M J, Mydlo J H and Uzzo R G: Incidence and management of penetrating renal trauma in patients with multiorgan injury :extended experience at an inner city trauma center. J Urol 2004;172:1355-1360.

Traumatismos de vejiga

14. Husmann D. Diagnostic techniques in suspected bladder injury. In: Traumatic and Reconstructive Urology (ed.) J Mcaninch. Philadelphia: Saunders, 1996, pp, 262-273
15. Osman Y, El-Tabey N, Mohsen T, El-Sherbiny M. Nonoperative treatment of isolated postraumatic intraperitoneal bladder ruptura in children- is it justified J Urol 2005; 173 (3): 955-957.
16. Piaggio L A. Pediatric Genitourinary Urinary trauma. In: Handbook of Urological Diseases in Children (eds.) R Gonzalez, B M Ludwikowski. Singapore: World Scientific Publishing Co. Pte. Ltd, 2011, pp. 189-211

Traumatismos de la uretra

17. Chapple, C. R. Urethral injury. BJU Int 2000; 86:318-26.
18. Koraitim MM. Pelvic fracture urethral injuries: the unresolved controversy. J Urol 1999; 161:1433.
19. Andrich DE, Mundy AR. The nature of urethral injury in cases of pelvic fracture urethral trauma. J Urol 2001; 165:1492.
20. Dorschner W, Biesold M, Schmidt F, Stolzenburg JU. The dispute about the external sphincter and the urogenital diaphragm. J Urol 1999; 162:1942.

Traumatismos de la uretra posterior

21. Koraitim MM. Posttraumatic posterior urethral strictures in children a 20 year experience. J Urol 1997; 157: 641
22. Podestá M. L.: Use of the perineal and perineal-abdominal (transpubic) approach for delayed management of pelvic fracture urethral obliterative strictures in children: long-term outcome. J. Urol 1998; 160: 160 – 4.
23. Pokorny M, Pontes JE, Pierce JM Jr. Urological injuries associated with pelvic trauma. J Urol 1979; 121:455.
24. Lowe MA, Mason JT, Luna GK, et al. Risk factors for urethral injuries in men with traumatic pelvic fractures. J Urol 1988; 140:506.
25. Spencer Netto FA, Hamilton P, Kodama R, et al. Retrograde urethrocystography impairs computed tomography diagnosis of pelvic arterial hemorrhage in the presence of a lower urologic tract injury. J Am Coll Surg 2008; 206:322
26. Colapinto V, Mac Callum R M. Injury to the male posterior urethra in fractured pelvis, a new classification. J Urol 1977; 18: 575.
27. Goldman SM, Sandler CM, Corriere JN, McGuire EJ Blunt urethral trauma a unified anatomical mechanical classification. J Urol 1997;157:85-89
28. Podestá ML; Medel R; Castera R; Ruarte A C. Immediate management of posterior urethral disruptions due to pelvic fracture: therapeutic alternatives. J. Urol 1997; 157 (4): 1444-1448.
29. Morey AF, Brandes S, Dugi DD 3rd, et al. Urotrauma: AUA guideline. J Urol 2014; 192:327.
30. Mundy AR. The role of delayed primary in the acute management of pelvic fracture injuries of the urethra. Br J Urol 1991;68:273.
31. Podestá M L and Podestá M (Jr.): Delayed surgical repair of posttraumatic posterior urethral distraction defects in children and adolescents: long – term results. J Pediatr Urol 2015, http:// dx. Doi.org/10.1016 /j.jpurol.2014.09.010.
32. Nerli, R.B., Koura, A.C., Ravish, I.R., Amarkhed, S. S.,Prabha, V., and Alur S.B.: Posterior urethral injury in male children: Long -term follow-up. J Pediatr Urol 2008; 4:154-9.
33. Ranjan,P.,Ansari,M.S.,Singh,M.,Chipde,S.S.,Singh,R.,Kapoor,R: Post-traumatic urethral strictures in children: What have we learned over years? J Pediatr Urol 2012; 8:234- 9.

Traumatismos de la uretra anterior

34. Husmann D. Pediatric genitourinary trauma. In: Wein A. J., Kavousi L.R., Novick A. C., Partin A. W., Peters C. A., editors. Campbell - Walsh Urology. Philadelphia: Saunders Elsevier, 2007. p 3939 - 45.
35. Dowd MD, Fitzmaurice L, Knapp JF, Mooney D. The interpretation of urogenital findings in children with straddle injuries. J Pediatr Surg 1994; 29:7.
36. Waltzman ML, Shannon M, Bowen AP, Bailey MC. Monkeybar injuries: complications of play. Pediatrics 1999; 103:e58.
37. Pierce JM Disruption of the anterior urethra. Urol Clin North Am 1980;16:329-44.
38. Podesta ML, Toccalino E. Uretroplastia termino-terminal en estrecheces a nivel de la uretra bulbar. Rev Arg de Urologia y Nerfrologia 1984; 50 (2):35-40.

Traumatismo de la uretra femenina

39. McAleer IM,Kaplan GW, Scherrz HC Urology 1993; 42:563.
40. Perry M, Husmann DA J Urol, 1999; 147:626.
41. Spitzer RF, Kives S, Caccia N, et al. Retrospective review of unintentional female genital trauma at a pediatric referral center. Pediatr Emerg Care 2008; 24:831.
42. Jones JG, Worthington T. Genital and anal injuries requiring surgical repair in females less than 21 years of age. J Pediatr Adolesc Gynecol 2008; 21:207.
43. Scheidler MG, Schultz BL, Schall L, Ford HR. Mechanisms of blunt perineal injury in female pediatric patients. J Pediatr Surg 2000; 35:1317
44. Podestá M L, Jordan G H: Pelvic fracture urethral injuries in female children. J. Urol 2001; 165:1660 - 65.

Traumatismos del escroto y su contenido

45. Jordan G H, Gilbert D A. Male Genital Trauma. Clin Plast Surg 1988; 15:431-442.
46. McAninch J W, Management of genital skin loss. Urol Clin N Am 1989; 16: 387-390
47. Bandi G, Santucci RA. Controversies in the management of male external genitourinary trauma. J Trauma 2004; 56:1362.
48. Morey AF, Metro MJ, Carney KJ, et al. Consensus on genitourinary trauma: external genitalia. BJU Int 2004; 94:507.
49. Tasian GE, Belfer RA. Genitourinary trauma. In: Fleisher and Ludwig's Textbook of Pediatric Emergency Medicine, 7th ed, Shaw KN, Bachur RG (Eds), Wolters Kluwer Lippincott Williams & Wilkins, Philadelphia 2016. p.1160.

Traumatismos del pene

50. Mydlo JH, Harris CF, Brown JG. Blunt, penetrating and ischemic injuries to the penis. J Urol 2002; 168:1433.
51. Swanson DE, Polackwich AS, Helfand BT, et al. Penile fracture: outcomes of early surgical intervention. Urology 2014; 84:1117.
52. Koifman L, Barros R, Júnior RA, et al. Penile fracture: diagnosis, treatment and outcomes of 150 patients. Urology 2010; 76:1488.
53. Gottenger EE, Wagner JR. Penile fracture with complete urethral disruption. J Trauma 2000; 49:339.
54. Lumen N, Kuehhas FE, Djakovic N, et al. Review of the current management of lower urinary tract injuries by the EAU Trauma Guidelines Panel. Eur Urol 2015; 67:925.

Capítulo 25

Generalidades de las fracturas del esqueleto inmaduro

Marco Mahecha Toro

Los traumatismos siguen siendo la primera causa de muerte en los niños, incluso en los países industrializados con servicios de atención médica muy avanzados. De esos traumatismos, las fracturas del esqueleto axial y apendicular suponen alrededor del 15% de todas las lesiones. Así mismo, se conoce que los niños tienden a lesionarse más que las mujeres, y la frecuencia también aumenta en relación directa con la edad, en general lesiones fisarias, que son más frecuentes en niños grandes.

Se considera que casi la mitad de los niños y una cuarta parte de las niñas sufrirán una lesión esquelética durante su infancia. Esta frecuencia aumenta si el individuo practica alguna actividad deportiva o física organizada.

La mayoría de las lesiones del esqueleto pediátrico son patrones de fracturas simples causados por traumatismos de baja velocidad, como las caídas. En la mayoría de los casos, la reducción cerrada seguida de una inmovilización por corto tiempo, restauran la función normal de la extremidad. Sin embargo, existen algunos tipos de lesiones que exigen un tratamiento específico, siendo particularmente cierto en las fracturas de la placa de crecimiento. Esto sumado a la dificultad de interpretarlas en las radiografías si la fractura no se desplaza.

La capacidad de curación del hueso depende principalmente de la edad. Además, cada grupo de edad tiene su lesión típica. La mayoría de los recién nacidos y lactantes (hasta 2 años de edad) sufren sus fracturas cuando otra persona los lastima, accidental o no accidentalmente. Los niños mayores de 2 años generalmente caminan, corren y comienzan a realizar diversas actividades. Estos niños con mayor frecuencia se fracturan el antebrazo y usualmente el extremo distal del radio. Las fracturas de clavícula son comunes en la infancia y la edad preescolar. Las fracturas de antebrazo, aunque son comunes en niños pequeños muestran un aumento progresivo en la adolescencia.

Diferencias anatómicas entre niños y adultos

Sus diferencias anatómicas predisponen a los niños a lesiones diferentes de las de los adultos. Las más obvias en el esqueleto pediátrico son la presencia de placas de crecimiento (fisis) y el grueso periostio (Figura 25.1).

Las lesiones de la fisis pueden provocar trastornos del crecimiento. Estas pueden requerir una operación para lograr una reducción anatómica. El periostio en los niños es mucho más grueso, más activo, se rompe menos fácilmente y se desprende más fácilmente del hueso que en los adultos. Este ayuda a reducir y mantener la posición del hueso, que a su vez contribuye a la consolidación rápida de fracturas.

El periostio en los niños se interrumpe con mucha menos frecuencia y tiene un potencial osteogénico mucho mayor que en los adultos. Un periostio intacto ayuda a reducir la cantidad de desplazamiento y es, en general, el motivo principal de fracturas con mayor estabilidad en los niños. El callo de consolidación se forma mucho más rápido en los niños y los huesos curan más eficientemente debido al periostio osteogénico y una mayor vascularización del hueso en crecimiento.

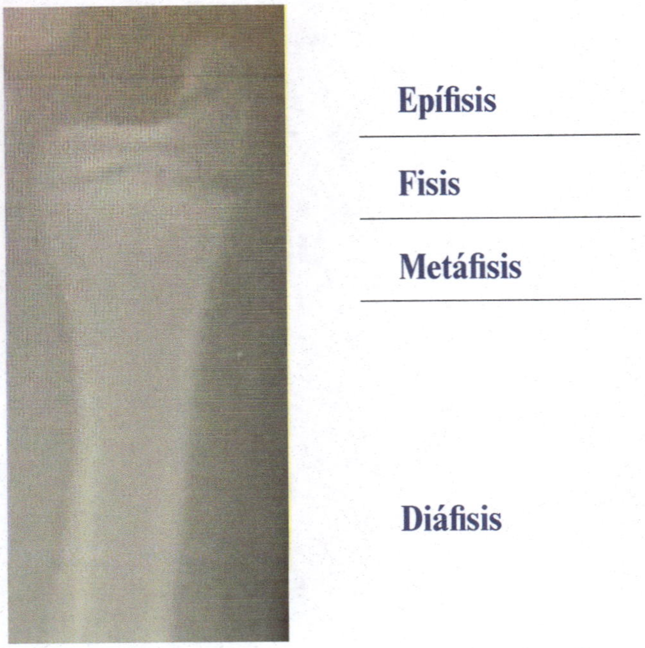

Figura 25.1: Zonas del hueso largo, esqueleto inmaduro.

Cada parte del hueso en desarrollo tiene sus propias lesiones, crecimiento y patrones de remodelación.

Al nacer, la mayoría de las epífisis son estructuras completamente cartilaginosas. El tiempo para la formación del centro de osificación secundaria dentro de la epífisis varía. Cuando la epífisis es completamente cartilaginosa, la fisis está casi completamente protegida de lesiones. Una vez que se forma el hueso dentro de la epífisis es más probable que se rompa. Cuando la epífisis está en su mayoría osificada está sujeta a lesiones similares a las del resto de huesos.

Con respecto a la fisis, a medida que el niño crece, se vuelve más delgada y es más fácil que una lesión rompa la placa de crecimiento. La metáfisis es el extremo en forma de trompeta de los huesos largos, tiene un área cortical más delgada y un hueso trabecular aumentado, y es más ancha que la parte diafisaria correspondiente del hueso. La porosidad en el área metafisaria es mayor que en el área diafisaria, y el periostio está más firmemente unido en el área metafisaria a medida que se acerca a la fisis. La mayoría de las remodelaciones óseas ocurren en la región metafisaria del hueso después de la fractura.

En cuanto a la diáfisis, es la porción principal del hueso largo y es extremadamente vascular en el recién nacido. A medida que va creciendo se vuelve menos vascular y el hueso cortical se compacta.

Las luxaciones y las lesiones ligamentarias son poco comunes en los niños en comparación con los adultos.

Principios biológicos de la consolidación de las fracturas

Fases de la consolidación ósea

Se ha descrito que la cicatrización de fracturas en niños ocurre en tres fases:

Inflamatoria

La fase inicial es una de inflamación aguda después de la pérdida de la integridad de la estructura ósea. Este es el resultado de la formación de un hematoma generado a partir de la ruptura de los vasos sanguíneos. Este contiene una gran cantidad de fibrina, que se reemplaza rápidamente por un andamio de colágeno. Este a su vez sirve como una armazón para el tejido óseo inicial. El hematoma también induce la producción de proteínas que estimulan la diferenciación de las células en fibroblastos, condroblastos, osteoblastos y angioblastos. Todos los anteriores son esenciales para la formación de hueso nuevo. Esta fase ocurre desde las primeras horas hasta las primeras 72 horas del trauma.

Reparativa

Es durante esta fase que se forma el callo inicial. Primero, el hematoma es invadido por tejido fibrovascular de las fuentes endóstica y perióstica. Posteriormente, se forma hueso nuevo a partir de la osificación endocondral (generalmente desde el endostio) y la osificación intramembranosa (generalmente a partir del periostio). Este tipo de hueso temprano se posiciona de forma aleatoria para llenar el espacio entre los extremos óseos de la fractura. Debido a que es estructuralmente más débil, se necesita producir una cantidad mayor de hueso. Este llamado callo provisional proporciona estabilidad temporalmente, pero no una rígida necesaria para la actividad física usual. La fase reparadora culmina tras los primeros 2-3 meses del proceso de consolidación.

Remodelación

Esta puede durar meses e incluso años en algunas estructuras óseas. Durante esta fase el callo provisional se elimina gradualmente y se genera hueso nuevo a lo largo de las líneas de tensión de la lesión. Por lo tanto, ahora se cuenta con la producción de hueso de alta calidad, que es rígido y puede soportar la actividad física normal del niño.

Principios básicos del proceso de remodelación

Remodelación según la ubicación

Metáfisis: sirve como un área de remodelación activa en el desarrollo del crecimiento óseo normal. Es el área donde la cantidad de hueso producido en la fisis adyacente, se reemplaza por el hueso compacto en la diáfisis, más sólido y de mayor calidad estructural. Por lo tanto, esta área que ya cuenta con una mayor vascularización, tiene mucho más potencial osteogénico para facilitar la consolidación de las fracturas. La osteogénesis en esta área normalmente está activa.

Diáfisis: es principalmente un área en la que hay una osteogénesis relativamente latente. La mayor parte de la producción de hueso aquí es un equilibrio de la osificación subperióstica junto con la resorción ósea en el canal medular. El hueso aquí es cortical, rígido y compacto y, por lo tanto, relativamente avascular. Como resultado hay menos potencial de remodelación en esta área. Las fracturas en esta área tardan más en sanar y remodelar.

Remodelación de la angulación

Fisis: en el individuo esqueléticamente inmaduro, el 75% de la remodelación angular tiene lugar en la physis. Se ha demostrado que las zonas adyacentes a una fractura tienden a realinearse para volverse perpendiculares a las fuerzas que actúan a través de ellas, mediante un proceso de crecimiento asimétrico. Se estimula el lado cóncavo para que crezca más rápidamente y así alinear la fisis y para se oriente perpendicular al eje largo del eje del hueso. Una vez que se ubica de forma adecuada la fisis se reanuda el crecimiento simétrico.

Diáfisis: en esta zona la remodelación se rige por la ley de Wolf. Hay una mayor compresión en el lado cóncavo que estimula la formación de hueso nuevo. En el lado convexo, el hueso está bajo tensión y, por lo tanto, hay una reabsorción de la convexidad. Aproximadamente el 20% de la remodelación de la angulación ocurre en esta área.

Remodelación de la longitud

Sobrecrecimiento femoral: Desde hace tiempo se sabe que el proceso de curación de la fractura estimula el crecimiento óseo. Esta es más prominente en la mayoría de las fracturas que afectan la diáfisis femoral. Es probable que el crecimiento excesivo sea independiente de la edad, el nivel de fractura o la posición de la fractura en el momento de la consolidación. Se considera que esta estimulación del crecimiento se debe a un aumento del flujo sanguíneo a las áreas de crecimiento adyacentes, en respuesta a el proceso de curación de la fractura.

Sobrecrecimiento tibial: la estimulación del crecimiento después de las fracturas de la diáfisis tibial depende de la edad, produciéndose especialmente en el grupo de 3-5 años de edad. En niños mayores, la estimulación es menor con alguna inhibición real del crecimiento a medida que el niño alcanzaba la madurez. Parece haber una mayor tendencia al crecimiento excesivo de la tibia en aquellos pacientes con fracturas abiertas.

Remodelación de la rotación

Con fines prácticos, se considera que no se produce la remodelación de las fracturas consolidadas con inadecuada rotación.

Remodelación según el potencial de crecimiento

Extremidad superior: los centros de crecimiento proximal del húmero y distal del radio representan la mayor parte del crecimiento en la extremidad. Por lo tanto, el potencial de remodelación en estas áreas es extenso. Las fracturas alrededor del codo, especialmente en el húmero distal, tienen muy poco potencial de remodelación.

Extremidad inferior: ocurre en mayor grado en la zona distal de fémur y proximal de la tibia. Sin embargo, la cantidad de potencial de remodelación es menor que la observada en la extremidad superior.

Clasificación de fracturas del esqueleto inmaduro

La deformidad plástica es exclusiva de los niños (Figura 25.2). Se trata de una fractura donde el hueso inmaduro, que es muy elástico, se dobla en la zona donde se ve expuesto a fuerzas de compresión. Se ve en la diáfisis, más comúnmente en el cúbito. Si la deformidad ocurre en un niño menor de 4 años o si la deformidad es menor a 20°, la angulación por lo general se corrige con el crecimiento.

La fractura en rodete es una falla del hueso por fuerzas de compresión, que generalmente ocurre en la unión de la metáfisis y la diáfisis. Esta lesión se conoce comúnmente como una fractura torus debido a su similitud con la banda elevada alrededor de la base de una columna griega clásica (Figura 25.3). Sin embargo, una fractura de este tipo sólo se parece a un toro en la vista AP, no en la vista lateral. Torus no sólo es un nombre inapropiado, sino que es conceptualmente inexacto.

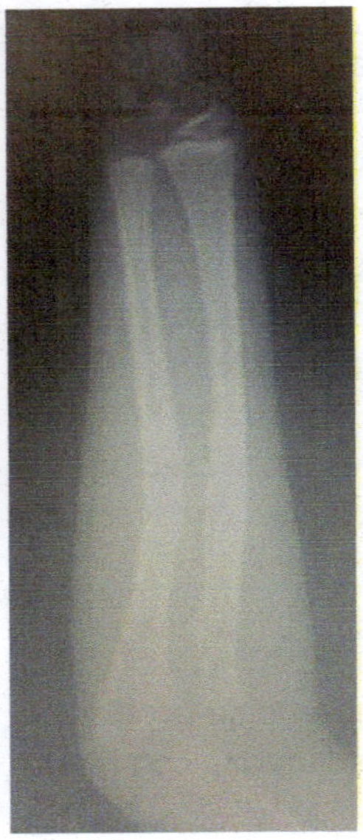

Figura 25.2: Deformidad plástica de cúbito (flecha roja) en un paciente de 6 años. Nótese que se asocia a una luxación de la articulación radiocapitelar (flecha amarilla). Esta lesión combinada es conocida como Luxofractura de Monteggia.

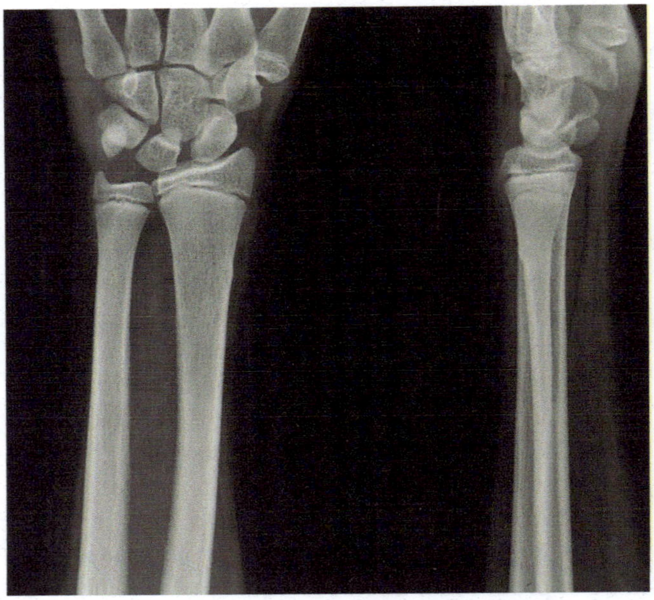

Figura 25.3: Fractura en rodete distal de radio (flechas rojas) en un paciente de 11 años.

Las fracturas en tallo o leño verde ocurren cuando un hueso está doblado (deformidad plástica) y hay una falla en el lado de tensión del hueso. Este comienza a fracturarse, pero la línea de fractura no se propaga completamente a través del hueso, generando una fractura que es incompleta (Figura 25.4).

Las fracturas completas son aquellas que se propagan completamente a través del hueso. Pueden ser fracturas en espiral, oblicuas o transversales (Figura 25.5). Las fracturas espiroideas generalmente se crean por una fuerza de rotación del hueso, en su eje longitudinal. Son lesiones a baja velocidad que a veces se asocian con el abuso infantil. Una bisagra perióstica intacta permite al cirujano ortopédico reducir la fractura invirtiendo la lesión rotacional.

Las fracturas oblicuas se producen diagonalmente a través del hueso diafisario o metafisario. Debido a que estas fracturas son inestables y pueden ser difíciles de mantener en la reducción anatómica, la alineación es importante. La reducción de la fractura se intenta inmovilizando la extremidad mientras se aplica la tracción.

Las fracturas transversales generalmente se producen por flexión de tres puntos y se reducen fácilmente mediante el uso del periostio en el lado cóncavo de la fuerza de fractura. El periostio en el lado opuesto al vértice de la fuerza se rompe. El tipo de inmovilización por flexión de tres puntos generalmente mantiene esta fractura diafisaria en una posición reducida.

Las fracturas de la fisis involucran la placa de crecimiento. Las complicaciones después de la lesión de la placa de crecimiento no son comunes, pero cada vez que se daña la fisis existe la posibilidad de una deformidad. Normalmente, la placa de crecimiento se repara bien y rápidamente, y la mayoría de las lesiones de la fisis se curan en 3 a 6 semanas. El daño a la

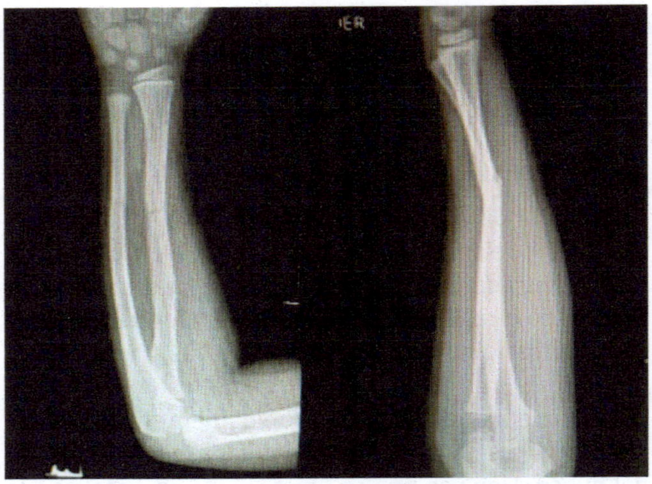

Figura 25.4: Fractura en leño verde de diáfisis de radio y cúbito en un paciente de 6 años.

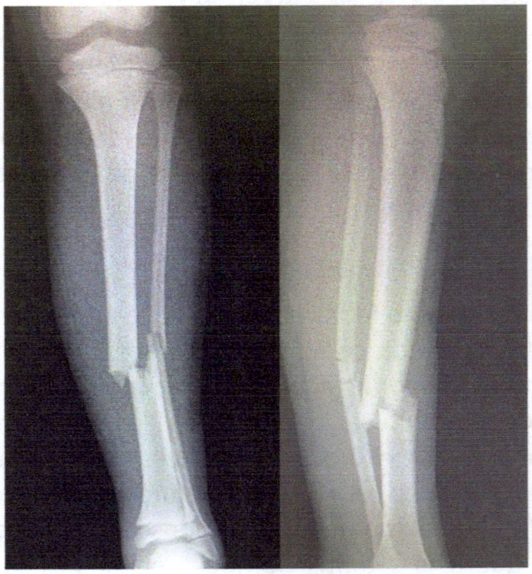

Figura 25.5: Fracturas completas transversas diafisarias de tibia y peroné en un paciente de 7 años.

placa puede ocasionar deformidad angular progresiva, discrepancia de la longitud de la extremidad o incongruencia de la articulación. Las lesiones de la fisis se clasifican generalmente por el sistema de clasificación de Salter y Harris (Figura 25.6).

Las fisis parecen ser la estructura más débil alrededor de las articulaciones de los niños. Debido a que no existen métodos no invasivos para evaluar el estado histológico la lesión de la fisis, es obligatorio tratar a todos los pacientes con la mayor suavidad posible.

Complicaciones de las fracturas en los niños

Las complicaciones en niños y adultos son similares: inestabilidad ligamentaria, unión defectuosa, pseudoartrosis, embolia grasa o lesiones nerviosas. Sin embargo, hay algunos problemas especiales en las fracturas de los niños como la mala alineación, la detención de la actividad de la fisis y crecimiento excesivo. Además, se deben mencionar las refracturas, causadas por una curación rápida de la fractura.

En cuanto a la mala alineación, la angulación tardía es un problema común con las fracturas de la metáfisis proximal tibial en el niño pequeño. Muchas mejoran espontáneamente, y el médico debe esperar entre 18 meses a 2 años para estar seguro de que se ha producido la mejoría máxima.

Una de las complicaciones particulares de las lesiones de la fisis es la interrupción del crecimiento normal de la fisis (detención de la fisis). Esto plantea una amplia gama de problemas, desde la detención completa sin crecimiento adicional, pasando por la detención parcial y la disminución gradual, o hasta la angulación progresiva del hueso lesionado. Por lo general, la lesión da como resultado un puente óseo que une metáfisis y epífisis, comúnmente denominada barra ósea. La decisión es si resecar la barra o detener el crecimiento restante en la fisis.

La refractura es más común en los niños pequeños (Figura 25.7). Debido a que la curación es rápida en ellos, la inmovilización se interrumpe temprano. Hay un aumento considerable de la deformidad después de la refractura. Estas fracturas tienden a ser difíciles de reducir mediante métodos cerrados, y la mayoría de los autores piensan que está indicada la reducción abierta.

También es pertinente enfatizar en la importancia del síndrome de distrofia simpática refleja en los niños. Ocurre más a menudo en las lesiones de las extremidades inferiores, en contraste con el hombro y la mano en los adultos. La afección es más benigna en los niños y rara vez desarrollan los cambios atróficos crónicos que se encuentran en los adultos. En el seguimiento pocos niños tienen problemas a largo plazo y la mayoría continúa con una función normal.

Los problemas a largo plazo se relacionan con el acortamiento de la extremidad debido a la inmovilización prolongada y la osteoporosis. La mayoría de los niños responden a un refuerzo positivo continuo por parte de un equipo multidisciplinario. Los ejercicios activos vigorosos, las actividades de carga y la estimulación directa de la piel generalmente tienen éxito. La recuperación ocurre en 8 semanas.

Indicaciones para el tratamiento quirúrgico de fracturas en edad pediátrica

Los principios del tratamiento de las fracturas son los mismos para todas las edades y la alineación anatómica es la principal preocupación. La fractura no debe estar mal alineada o malrotada. Aunque cierta angulación es aceptable cuando se tratan fracturas en los ni-

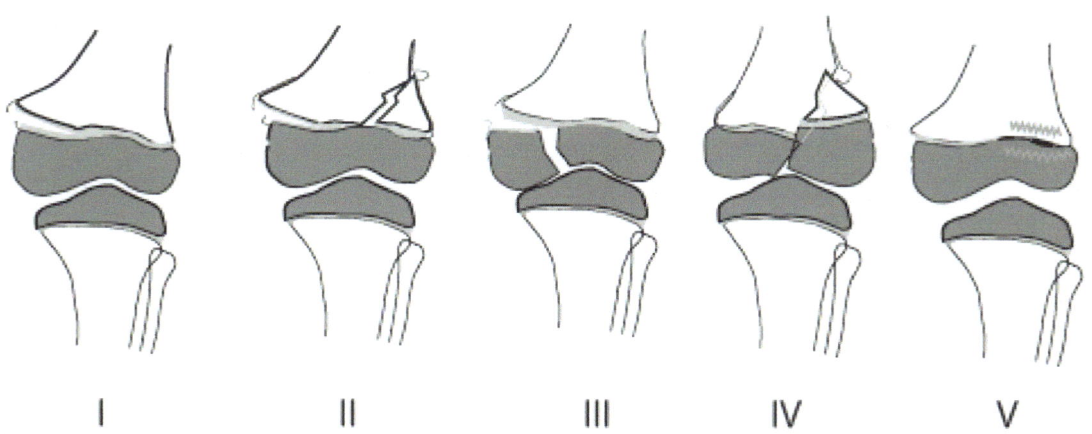

Figura 25.6: Clasificación de lesiones fisarias según Salter y Harris (1963). Tipo I: lesión a través de la fisis. Tipo II: lesión a través de la fisis y la metáfisis. Tipo III: lesión a través de la fisis y la epífisis. Tipo IV: lesión a través de la fisis, la epífisis y la metáfisis. Tipo V: lesión por compresión de la fisis.

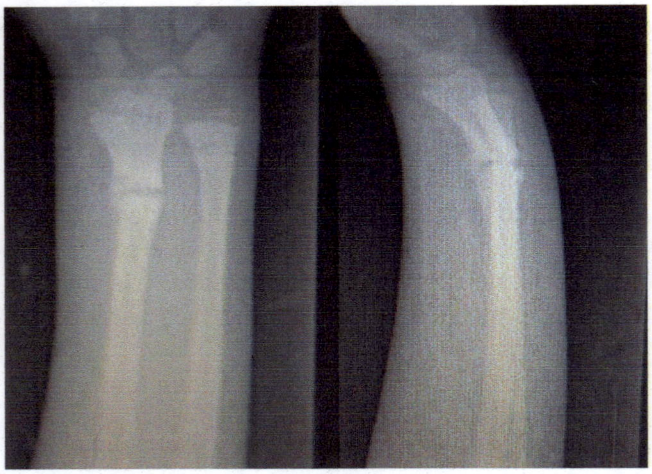

Figura 25.7: Retraso en la consolidación y refractura distal de radio en un paciente de 9 años.

ños, es preferible mantener la cantidad de angulación lo más pequeña posible cualquiera que sea la edad del paciente. Cualquiera sea el caso, no es recomendable que los pacientes sean manipulados en la sala de urgencias. Lo ideal es que los tratamientos cerrados sean realizados por un cirujano ortopedista adecuadamente entrenado.

La mayoría de las fracturas de los niños sanan dos veces más rápido que las de los adultos, y las lesiones epifisarias se curan en la mitad del tiempo de una fractura diafisaria. De cualquier manera, una reducción suave es obligatoria. Se debe usar la tracción en lugar de la manipulación enérgica para evitar el daño a la fisis. Si persiste una deformidad significativa después de la reducción cerrada, especialmente de las lesiones de tipo III y IV de Salter-Harris, puede estar indicada la reducción abierta y/o la fijación interna.

Está bien establecido que la mayoría de las fracturas y luxaciones en edad pediátricas pueden tratarse satisfactoriamente mediante técnicas de reducción cerrada y su inmovilización, o tracción con yeso utilizando técnicas cutáneas o esqueléticas. Sin embargo, hay situaciones específicas en las que el tratamiento quirúrgico puede ser más favorable. Las indicaciones para el tratamiento quirúrgico de las fracturas del esqueleto inmaduro incluyen fracturas fisarias desplazadas, fracturas intraarticulares desplazadas, fracturas inestables, lesiones múltiples, fracturas abiertas, falta de reducción adecuada en pacientes mayores de 10 años, falta de mantenimiento de una reducción adecuada después de una o dos manipulaciones y ciertas fracturas patológicas.

Como el hueso de los niños es mucho más dinámico, sufre cambios evidentes en corto tiempo. Crece en longitud y ancho, además de cambiar de forma, alineación y la rotación a medida que madura. Los factores que afectan el crecimiento del hueso no se conocen por completo, pero se sabe que los factores mecánicos juegan un papel importante. Esto es particularmente evidente en el sobrecrecimiento femoral, en el que la ruptura de la manga perióstica y el aumento de la vascularización del hueso aumentan su crecimiento longitudinal en promedio de 1 cm.

Bibliografía

1. Letts M, Davidson D, Lapner P. Multiple trauma in children: predicting outcome and long-term results. Can J Surg. 2002;45(2):126-31.
2. Kay RM, Skaggs DL. Pediatric polytrauma management. J Pediatr Orthop. 2006;26(2):268-77.
3. Mizuta T, Benson WM, Foster BK, Paterson DC, Morris LL. Statistical analysis of the incidence of physeal injuries. J Pediatr Orthop. 1987;7(5):518-23.
4. Wang MY, Kim KA, Griffith PM, Summers S, McComb JG, Levy ML, et al. Injuries from falls in the pediatric population: an analysis of 729 cases. J Pediatr Surg. 2001;36(10):1528-34.
5. Gladden PB, Wilson CH, Suk M. Pediatric orthopedic trauma: principles of management. Semin Pediatr Surg. 2004;13(2):119-25.
6. Ogden JA. Injury to the growth mechanisms of the immature skeleton. Skeletal Radiol. 1981;6(4):237-53.
7. Musgrave DS, Mendelson SA. Pediatric orthopedic trauma: principles in management. Crit Care Med. 2002;30(11 Suppl):S431-43.
8. Rodríguez-Merchán EC. Pediatric fractures of the forearm. Clin Orthop Relat Res. 2005(432):65-72.
9. Ogden JA. The evaluation and treatment of partial physeal arrest. J Bone Joint Surg Am. 1987;69(8):1297-302.
10. Wilkins KE. Principles of fracture remodeling in children. Injury. 2005;36 Suppl 1:A3-11.
11. Rodríguez-Merchán EC. Pediatric skeletal trauma: a review and historical perspective. Clin Orthop Relat Res. 2005(432):8-13.
12. Brighton CT. Longitudinal bone growth: the growth plate and its dysfunctions. Instr Course Lect. 1987;36:3-25.
13. Shapiro F. Fractures of the femoral shaft in children. The overgrowth phenomenon. Acta Orthop Scand. 1981;52(6):649-55.
14. Wallace ME, Hoffman EB. Remodelling of angular deformity after femoral shaft fractures in children. J Bone Joint Surg Br. 1992;74(5):765-9.
15. Malkawi H, Shannak A, Hadidi S. Remodeling after femoral shaft fractures in children treated by the modified blount method. J Pediatr Orthop. 1986;6(4):421-9.
16. Mabrey JD, Fitch RD. Plastic deformation in pediatric fractures: mechanism and treatment. J Pediatr Orthop. 1989;9(3):310-4.
17. Schärli AF, Winiker H. [Shaft fractures in infancy]. Z Unfallchir Versicherungsmed Berufskr. 1989;82(4):216-26.
18. Flaherty EG, Perez-Rossello JM, Levine MA, Hennrikus WL, Neglect AAoP-CoCAa, Section on Radiology AeAoP, et al. Evaluating children with fractures for child physical abuse. Pediatrics. 2014;133(2):e477-89.
19. Peterson HA. Partial growth plate arrest and its treatment. J Pediatr Orthop. 1984;4(2):246-58.
20. Salter RB HW. Injuries involving the epiphyseal plate.: J Bone Joint Surg; 1963. p.:587-622.
21. Aftimos S. Reflex neurovascular dystrophy in children. N Z Med J. 1986;99(811):761-3.
22. Malleson PN. Pain syndromes, disability, and chronic disease in childhood. Curr Opin Rheumatol. 1991;3(5):860-6.
23. Slongo TF. The choice of treatment according to the type and location of the fracture and the age of the child. Injury. 2005;36 Suppl 1:A12-9.

Capítulo 26

Fracturas miembros superiores

Rafael Arturo Brunicardi Hurtado, Marco Tulio Mahecha Toro,
Gabriel Ochoa del Portillo, Víctor Alejandro Vargas M.

Fracturas de la clavícula

Generalidades

La clavícula es un hueso largo en forma de "S" en el plano axial, siendo convexa en los dos tercios mediales y cóncava en el tercio lateral. Es el primer hueso del cuerpo en osificarse, y lo hace por una fase membranosa sin pasar previamente por una fase encondral. Asimismo, la fisis medial de la clavícula, es la última en osificarse en todo el cuerpo humano, aproximadamente a los 25 años de edad.

Es uno de los huesos que mas se fracturan en adultos, niños y adolescentes representando un 10 a un 15% de todas las fracturas en estos últimos dos grupos. Entre 29 a 64 pacientes por cada 100.000 habitantes, sufrirán de una fractura de clavícula por año, siendo mas frecuente entre los 13 y 20 años de edad. Los hombres tienen un riesgo 2,6 veces mayor que las mujeres de sufrir una fractura de clavícula. Las fracturas de la escápula en niños son muy poco frecuentes.

Mas frecuentemente, se presentan en la diáfisis y en el tercio medial del hueso y el principal mecanismo de lesión, es cuando el niño sufre una caída sobre el hombro. Las fracturas de la escapula son muy raras en niños y la gran mayoría requieren tratamiento ortopédico, a excepción de aquellas con compromiso articular en la glenoides.

Examen físico

- **Estado general del paciente:** las fracturas de clavícula con trazos conminutos y gran desplazamiento de los fragmentos, se observan generalmente en traumas de alta energía, por lo que se debe descartar potenciales lesiones asociadas como hemo y/o neumotórax, fracturas costales y hasta de la escápula.
- **Piel:** músculo esternocleidomastoideo ejerce tracción hacia cefálico, el hueso fracturado puede poner en riesgo la piel e incluso romperla, convirtiéndose en una fractura abierta.
- **Estado neurológico de la extremidad afectada:** la clavícula esta en íntima relación con el plexo braquial, por lo que ante la presencia de una fractura a este nivel, nos debe llevar a descartar clínicamente el compromiso neurológico de la extremidad.

Imágenes diagnósticas

- Radiografía simple de clavícula en proyección antero-posterior y con inclinación cefálica de 30º (proyección de Serendipity).
- En conminución severa, con acortamiento de la clavícula, puede ser útil la radiografía de la clavícula contralateral para cuantificar el acortamiento del hueso afectado.
- Radiografía de tórax para descartar fracturas costales y compromiso torácico en caso de ser un trauma de alta energía.

Inmovilización inicial

- Se debe inmovilizar lo antes posible con un cabestrillo, ya que ayuda a manejar el dolor.

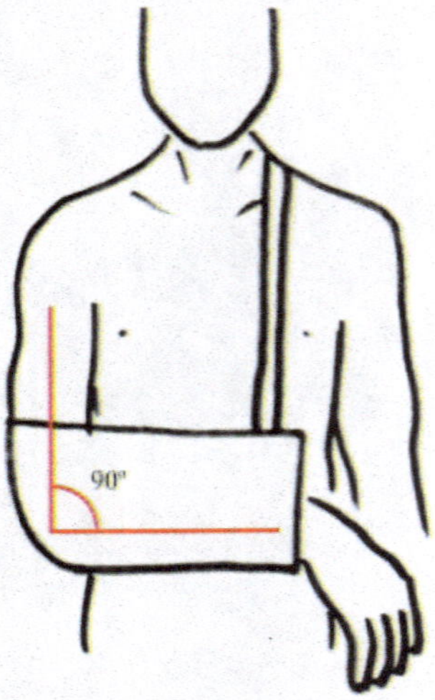

Figura 26.1: Uso del cabestrillo con el codo a 90° de flexión.

Tratamiento conservador

- La mayoría de las fracturas de clavícula en niños pueden ser tratadas de forma conservadora mediante la inmovilización con cabestrillo con el codo a 90º de flexión (Figura 26.1).
- El vendaje en "8" no tiene evidencia en la literatura de que sea superior al cabestrillo. Por el contrario, es incómodo y difícil de tolerar.

Indicaciones de tratamiento quirúrgico

- Fracturas abiertas.
- Ante la inminencia de ruptura de la piel, por el riesgo de convertirse en fractura abierta.
- Fracturas con desplazamiento y/o acortamiento mayor a 2cm.
- Lesión neurovascular asociada.
- Hombro flotante.

Fracturas del tercio proximal y diafisarias del húmero

Generalidades

La parte proximal del húmero se desarrolla a partir de tres núcleos de osificación: uno en el centro de la cabeza humeral, que se desarrolla desde antes del nacimiento. Otro en la tuberosidad mayor, la cual se osifica a los 3 años; y el tercero para la tuberosidad menor, la cual se osifica dos años más tarde. Alrededor de los siete años de edad. Los núcleos coalescen en un solo centro. La físis tiene forma de carpa o tienda, siendo cóncava hacia abajo con el ápice ubicado en el aspecto postero-medial del húmero proximal.

La diáfisis humeral es definida como la parte del húmero que inicia justamente distal al cuello quirúrgico hasta la cresta supracondilea. Esta inicia su osificación alrededor de la sexta semana de la vida fetal y se encuentra totalmente osificada al momento del nacimiento. El paquete neurovascular radial discurre en intima relación con el húmero en el canal de torsión.

Las fracturas del húmero proximal representan aproximadamente el 2% de todas las fracturas en población pediátrica. Principalmente se presentan en adolescentes entre los 11 y los 15 años de edad, siendo mas frecuente en niños que en niñas con una relación de 3 a 1. Las fracturas metafisarias proximales, generalmente se observan en niños de 5 a 11 años de edad, y mas frecuentemente son de tipo torus. Las fracturas que comprometen la fisis del húmero proximal, únicamente se observan en 2,2 a 4,5 casos por cada 1000 pacientes por año en los Estados Unidos de América, representando un 4 a 7% de todas las fracturas fisarias. El 85% de las fracturas pediátricas del húmero proximal son sin desplazamiento o con mínimo desplazamiento. El otro 15%, son desplazadas y principalmente se observan en menores de 3 años o en mayores de 12 años de edad. En resumen, las fracturas del húmero proximal que comprometen la fisis, representan una 33,3%. El otro 66,6%, está representado por fracturas subcapitales.

Las fracturas diafisarias del tercio medio del húmero son relativamente infrecuentes, representando un 5,5% de todas las fracturas humerales, pero el 0,6% de todas las fracturas en los niños. Generalmente se presentan en menores de 3 años y en mayores de 10 años de edad.

Examen físico

- **Estado general del paciente:** las fracturas del húmero con trazos conminutos y gran desplazamiento de los fragmentos, se observan generalmente en traumas de alta energía, por lo que se debe descartar potenciales lesiones asociadas.
- **Piel:** músculo deltoides ejerce tracción hacia cefálico, el hueso fracturado puede poner en riesgo la piel e incluso romperla, convirtiéndose en una fractura abierta.
- **Estado neurológico de la extremidad afectada:** El paquete neurovascular radial discurre en intima relación con el húmero en el canal de torsión en el tercio medio del húmero, por lo que siempre se debe examinar exhaustivamente el estado neurológico del miembro superior luego de una fractura del húmero.

Imágenes diagnósticas

Siempre deben ser tomadas dos proyecciones: antero-posterior y lateral

- Tercio proximal: se observa la fisis o núcleo de crecimiento, y en ambas proyecciones tiene características diferentes. Nunca debe ser confundida la fisis con un trazo de fractura (Figura 26.2).
    - Proyección antero-postrior: la fisis parece en forma de carpa o tienda.
    - Lateral: La fisis luce simétrica.

Clasificación

La mas comúnmente utilizada es la descrita por Neer y Horowitz en 1.965 (Tabla 26.1) y se basa en la cantidad de desplazamiento de la diáfisis en relación al ancho de la diáfisis. Las fracturas que comprometen la fisis, pueden ser clasificadas de acuerdo a la clasificación de Salter-Harris.

Inmovilización inicial

- Se debe inmovilizar al paciente lo antes posible con un cabestrillo (Figura 26.1), ya que ayuda a manejar el dolor.

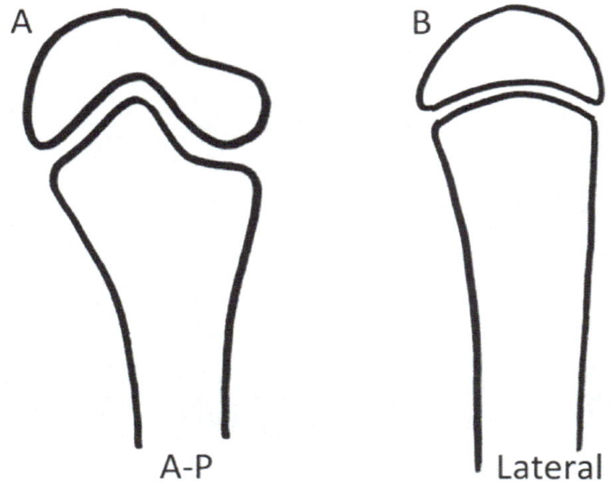

Figura 26.2: A: Proyección antero-postrior: la fisis parece en forma de carpa o tienda; B: Lateral: La fisis luce simétrica.

Clasificación de Neer y Horowitz (1.965)	
Tipo I	Desplazamiento menor a 5mm
Tipo II	Desplazamiento menor a 1/3 del ancho de la diáfisis
Tipo III	Desplazamiento entre 1/3 y 2/3 del ancho de la diáfisis.
Tipo IV	Desplazamiento mayor a los 2/3 del ancho de la diáfisis.

Tabla 26.1: Clasificación de Neer y Horowitz.

Tratamiento

Húmero proximal

- Cercanía a la fisis: la cual aporta un alto porcentaje del crecimiento en los tres planos funcionales del hombro.
    - hay un alto potencial de corrección espontánea de las desviaciones o deformidades óseas residuales, especialmente en los desplazamientos laterales, en donde queda contacto lado a lado de las corticales, desviaciones en el plano sagital y en el coronal.
- El varo es mejor tolerado que el valgo:
    - Hasta los 12 años de edad, se toleran hasta 50-60º de varo.
    - Valgo no tiene el mismo potencial de corrección aun en niños menores, por lo que generalmente, requieren manejo quirúrgico (Figura 26.3)

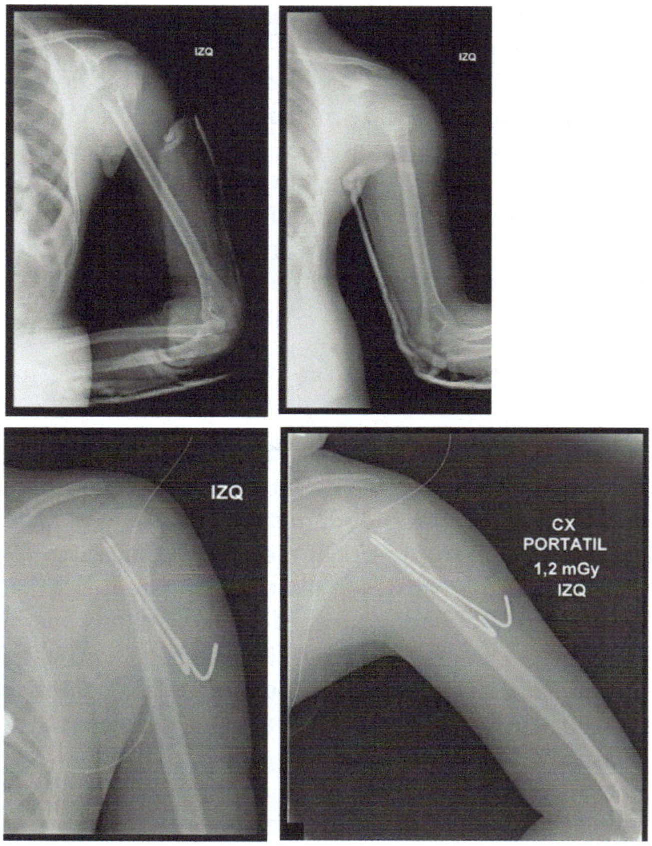

Figura 26.3: Paciente masculino de 12 años de edad. En la imagen A, es una proyección antero-posterior del húmero, se observa la fractura del húmero proximal con angulación en valgo. En la imagen B, no hay mayor desplazamiento en la proyección lateral. C y D muestran el resultado posoperatorio inmediato, fijado con clavos de kirschner percutáneos.

- Después de los 12 años: generalmente corrigen la mitad de la deformidad, por lo que se toleran deformidades en varo de hasta 30-40º

Indicaciones absolutas de tratamiento quirúrgico de las fracturas de húmero proximal:

- Fracturas abiertas.
- Inminencia de lesión de la piel.
- Asociadas a lesión neurovascular.
- Compromiso intraarticular.

Indicaciones relativas de tratamiento quirúrgico de las fracturas de húmero proximal:

- Fracturas desplazadas Salter-Harris III o IV.
- Angulación severa.
- Politrauma.
- Asociado a trauma craneoencefálico.
- En pacientes con enfermedades neuromusculares.

Generalmente las fracturas del húmero proximal tratadas quirúrgicamente, son manejadas con clavos de kirschner o con clavos elásticos endomedulares retrógrados percutáneos. Rara vez requieren de una reducción abierta.

El tratamiento conservador de las fracturas del húmero proximal, se realiza mediante inmovilización por 3 a 4 semanas con cabestrillo (Figura 26.1), vendajes de velpau o yeso colgante, sin embargo, este último es engorrosos y puede disminuir la adherencia al tratamiento. Se deben realizar controles radiológicos seriados para valorar si hay o no desplazamiento de la fractura.

Fracturas diafisarias

Normalmente son tratadas de forma conservadora, inicialmente con una férula de Jones, la cual consiste en una férula posterior braqui-metacarpiana con el codo en 90º de flexión. Adicional a ésta, se coloca una férula en "U" que va desde el acromion hasta la axila, pasando por el codo. Luego de una semana, puede cambiarse a una férula de Sarmiento en plástico hecho a la medida del paciente. Se deben realizar controles radiológicos seriados para valorar si hay o no desplazamiento de la fractura.

Indicaciones de manejo quirúrgico:

- Para tratar lesiones de tejidos blandos adicionales.
- Por desplazamiento no tolerable durante el tratamiento conservador.
- Los padres y/o el paciente no permiten desplazamiento y no desean esperar la remodelación por razones estéticas.
- La lesión del nervio radial en fracturas cerradas no es una indicación absoluta de cirugía. Si la parálisis radial persiste sin ninguna mejoría luego de 4 semanas del manejo inicial, se realizará el tratamiento de la parálisis luego de que la fractura consolide.

Fracturas del tercio distal del húmero

Generalidades

Los centros de osificación del húmero distal se desarrollan secuencialmente de la siguiente manera (ver Figura 26.4):

- Capitelum: a los 6 meses a 2 años de edad.
- Epicondilo medial: a los 4-7 años de edad.
- Tróclea: 7 – 9 años de edad.

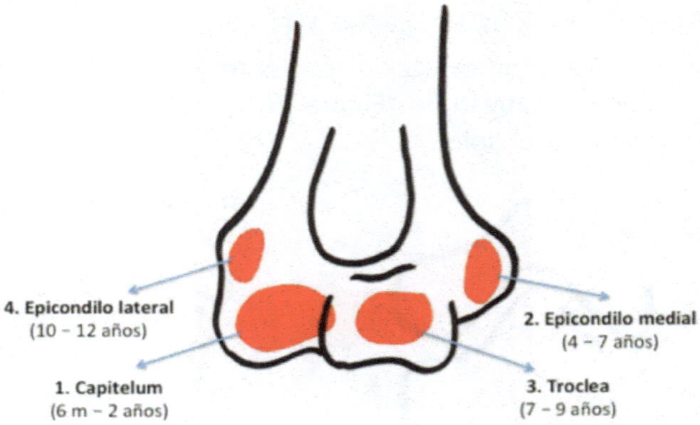

Figura 26.4: Se ilustra el orden de osificación del húmero distal

Tipo de lesión	Porcentaje	Edad mas frecuente
Fracturas supracondíleas	41%	7
Subluxación de la cabeza radial	28%	3
Fracturas del cóndilo lateral	11%	6
Fracturas del epicondilo medial	8%	11
Fracturas de la cúpula y cuello del radio	5%	10
Luxación del codo	5%	13
Fracturas del cóndilo medial	1%	10

Tabla 26.2: Lesiones alrededor del codo del niño en orden de frecuencia.

- Epicondilo lateral: 10-12 años de edad.
- Las fracturas alrededor del codo son frecuentes, generalmente son complejas y pueden estar asociadas a luxaciones. La lesión mas frecuente en el codo, son las fracturas supracondileas (Tabla 26.2).
- Las Luxaciones en codo representan un 5% de las lesiones alrededor del codo en los niños.
- Una lesión muy frecuente, es el "codo de niñera": bloqueo traumático de la cabeza radial debido a una tracción súbita de la mano o el antebrazo mientras el codo esta extendido y el antebrazo pronado. Es una de las lesiones más frecuentes en niños menores de 4 años de edad con un pico de incidencia entre los 1 y 3 años, y rara vez ocurre después de los 5 años.

Fracturas supracondileas

Son aquellas que ocurren en la región metafisaria distal del húmero, vale decir; a través o inmediatamente proximales a la fosa olecraneana. Éstas pueden ser transversas, oblicuas o irregulares.

Las fracturas supracondíleas del húmero corresponden al 3% del total de fracturas en los niños.

No cabe duda que en diversos estudios se ha demostrado que este tipo de fractura es la más frecuente de las lesiones traumáticas del codo en la población pediátrica, con un porcentaje de 50-58%. Se han descrito ciertos patrones que caracterizan generalmente las fracturas supracondíleas del húmero, por ejemplo, que es más comúnmente hallada entre los 5 y 7 años de edad, sin diferencia significativa en el género según últimos reportes, y además, la gran mayoría ocurre en el lado no dominante.

Mecanismo de lesión: Caída de altura.

- Carga con hiperextensión del codo: Más frecuente (95-99%):
- Carga con el codo en flexión.

Fractura del cóndilo lateral

- Tienen riesgo elevado de no unión, mala unión y necrosis avascular.
- Representan el 17% de las fracturas del húmero distal en niños.
- Puede darse por:
  - Avulsión: tracción que ejerce la masa extenso-supinadora.
  - Impactación: que ejerce la cúpula radial sobre el epicondilo lateral.

Fractura del epicondilo medial

- Se fractura la apófisis del epicóndilo medial en el aspecto posteromedial del codo.
- Ocurre principalmente con trauma con el codo en extensión, en donde se genera un estrés en valgo y la masa muscular flexo-pronadora ejerce tracción sobre el epicóndilo medial, avulsionándolo.
- Esta asociado a luxación del codo hasta en el 50% de los casos.

Examen físico

- **Estado general del paciente:** las fracturas del húmero distal con trazos conminutos y gran desplazamiento de los fragmentos, se observan generalmente en traumas de alta energía, por lo que se debe descartar potenciales lesiones asociadas.
- **Tejidos blandos:** edema, equimosis, arrugas en la piel. Se deben considerar cualquier sangrado a través de heridas puntiformes (ver Figura 26.5), debido a que se trata de una fractura abierta. El edema y la equimosis muy marcada se observa mas frecuentemente en fracturas desplazadas.
- **Estado neurovascular de la extremidad:** es importante valorar la perfusión y la función sensitiva y motora de la mano al ingreso y luego de realizar cualquier tipo de inmovilización. Un correcto examen neurológico es crucial porque las lesiones nerviosas se pueden encontrar y son producto por lo general de neuropraxia. Las fracturas supracon-

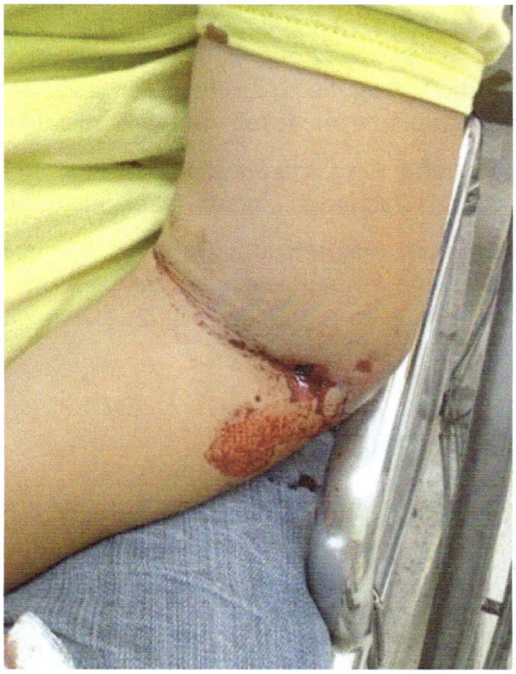

Figura 26.5: Fractura supracondílea del húmero distal izquierdo abierta. Nótese la herida puntiforme y el sangrado del paciente.

díleas que presentan desplazamiento total del segmento humeral distal puede asociarse a lesión vascular

- **Descartar clínicamente luxaciones:** buscando mediante palpación de la simetría de las distancias entre la epitróclea, el epicóndilo y la punta del olecranon, lo que simula la forma de un triangulo equilátero: el triángulo de Hueter.

Imágenes diagnósticas

- **Radiografía AP del húmero distal:** Es importante que la proyección sea del húmero distal mas que del codo. Esto se logra colocando el brazo totalmente paralelo y apoyado sobre el chasis y el rayo se proyecta perpendicular al húmero.
- **Radiografía lateral del húmero distal:** En la proyección lateral podemos utilizar una medida que nos indica desplazamiento del fragmento distal del húmero en el plano sagital, trazando una tangente a la cortical anterior de la diáfisis, ésta deberá cruzar el tercio medio del *capitellum*. Se conoce como Línea Humeral Anterior. En esta proyección también podemos hallar el signo de "la almohadilla grasa", sobre todo en aquellas fracturas supracondíleas donde no hay desplazamiento o incluso cuando no se visualiza radiográficamente el trazo de fractura.
- Si se considera necesario por las dudas, se puede tomar una radiografía del codo contralateral para compararlos.
- **Artrografía:** útil en fracturas intraarticulares, ya que sirve para valorar la superficie articular en pacientes con esqueleto inmaduro, sin embargo, es un método invasivo ya que requiere de la inyección intra-articular del medio de contraste. Si se hace bajo fluoroscopia, se puede realizar un estudio dinámico.
- **Tomografía:** se solicita cuando no se esta seguro del trazo de la fractura o como planeamiento quirúrgico.
- **Resonancia magnética:** útil en fracturas intraarticulares, sin embargo, generalmente requiere de sedación del paciente para realizar el estudio.

Clasificación

Fracturas supracondileas:

Gartland

- **Tipo I:** No desplazadas.
- **Tipo II:** Moderadamente desplazadas. La cortical dorsal permanece intacta (Figura 26.6).
- **Tipo III:** Desplazada, generalmente en varios planos (Figura 26.7).
- **Tipo IV:** Adicionada a la clasificación original por Leitch y colaboradores en el año 2006. Se caracteriza por inestabilidad multiplanar, la cual se identifica de forma intra-operatoria y se debe a que el desplazamiento afecta por completo la integridad del periostio.

Fracturas del cóndilo lateral:

Milch

- Tipo I: el trazo de la fractura pasa lateral al surco de la tróclea, sin comprometerla.
- Tipo II: el trazo de la fractura atraviesa el surco de la tróclea, lo que hace que sea inestable.

INMOVILIZACIÓN INICIAL: Las fracturas del húmero distal en niños deben ser inmovilizadas inicialmente en la posición en que llegan para evitar lesiones neurovasculares asociadas. Se recomienda colocar una férula posterior braqui-metacarpiana sin manipulación de la fractura como manejo del dolor y del edema, hasta que se tenga un diagnóstico preciso y se determine si es seguro o no manipularla.

Tratamiento

Fracturas supracondileas

Tabla 26.3

Tipo I	No desplazadas	Manejo conservador: férula posterior braqui-metacarpiana con el codo a 60-90º de flexión durante 3-4 semanas.
Tipo II	Intentar reducción cerrada sin fijación en todas las tipo II.	Férula posterior braqui-metacarpiana con el codo a 60-90º de flexión durante 3-4 semanas.
	Si es inestable luego de la reducción cerrada:	Fijación percutánea con clavos de kirschner.
Tipo III y IV	Inestables	Reducción cerrada vs. Reducción abierta y fijación con clavos de kirschner

Fractura del condilo lateral

Indicaciones para el manejo conservador con férula braqui-metacarpiana con el codo a 90º de flexión durante al menos 4 semanas.

- Desplazamiento de la fractura menor a 2 mm.

Indicaciones para el manejo quirúrgico: Puede ser mediante reducción cerrada y fijación percutánea, o puede ser necesario realizar una reducción abierta de la fractura.

- **Desplazamiento mayor a 2mm.**
- **Compromiso articular.**
- **Escalones y/o brechas articulares mayores a 2 mm.**
- **Incongruencia articular.**
- **Fallo en el manejo conservador.**

Fractura del epicondilo medial:

Indicaciones para el manejo conservador con férula braqui-metacarpiana durante alrededor de 2 semanas:

- Desplazamiento menor a 5mm.

Indicaciones para el manejo quirúrgico mediante reducción abierta y fijación interna de la fractura:

- Desplazamiento ma**yor a 5mm.**
- **Superficie articular rotada.**
- **Compromiso del nervio cubital.**
- **Fallo en el manejo conservador.**

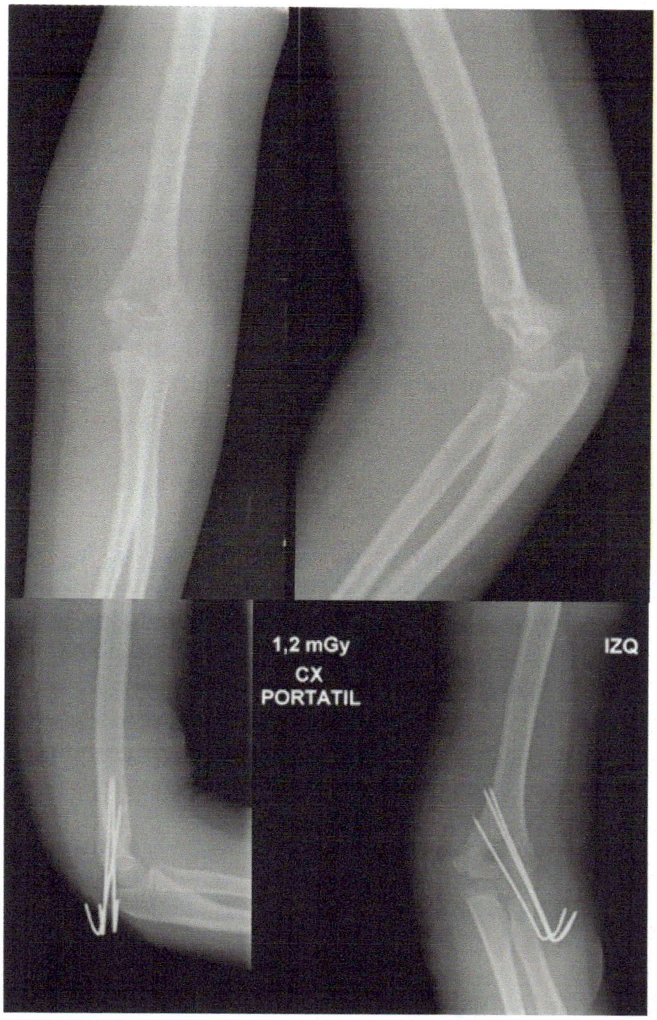

Figura 26.6: Fractura supracondilea de una paciente femenina de 7 años de edad, con fractura supracondílea Gartland II, tratada de forma quirúrgica mediante reducción cerrada y fijación interna de la fractura con dos clavos de kirschner percutáneos.

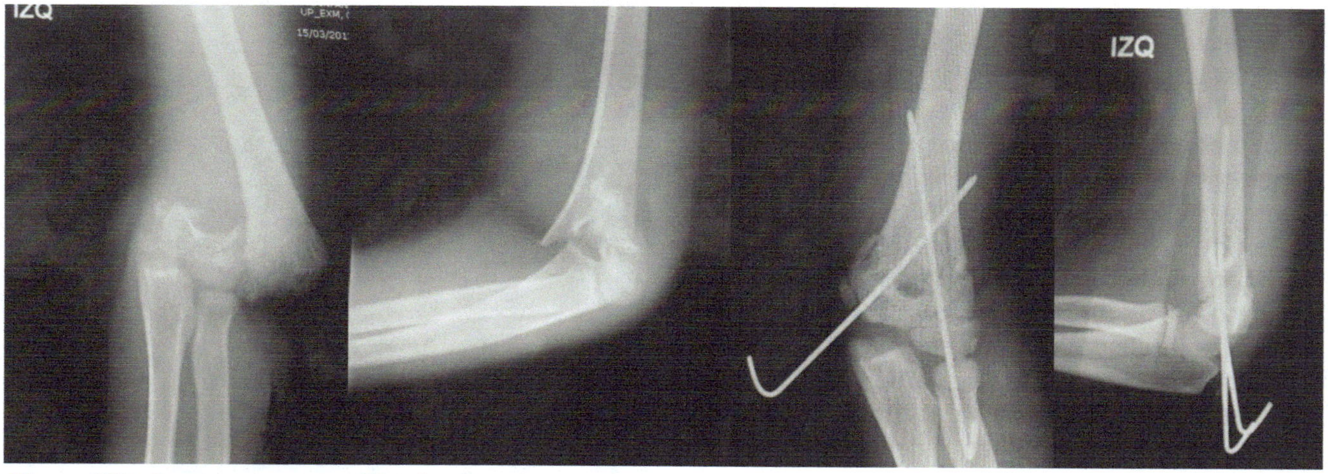

Figura 26.7: Fractura supracondilea de un paciente masculino de 11 años de edad, con fractura supracondílea Gartland III, tratada de forma quirúrgica mediante reducción cerrada y fijación interna de la fractura con dos clavos de kirschner percutáneos.

Fracturas del antebrazo

Las fracturas diafisarias de radio y cúbito son la tercera fractura más frecuente en la población infantil y representan el 13-40% del total de las fracturas. Históricamente, la mayoría de estas fracturas han sido tratadas de manera conservadora u ortopédica.

Recientemente, ha habido una tendencia hacia el tratamiento quirúrgico en un esfuerzo por mejorar los resultados. El tratamiento depende de la edad y el tipo de desplazamiento de la fractura, entre otros. Teniendo en cuenta el potencial de crecimiento fisario de un niño, se pueden aceptar algunos grados de angulación en función de la edad y su capacidad de remodelación.

La inmovilización del antebrazo con férulas o yesos circulares sigue siendo una opción de tratamiento para muchas fracturas que están dentro de los parámetros aceptables de alineación. Para trazos de fractura que no cumplan estos parámetros, se recomienda el tratamiento quirúrgico. Las opciones de cirugía incluyen la fijación con placas o con clavos intramedulares. Recientemente hay un interés creciente en la determinación de qué método proporciona resultados superiores, pero el tratamiento excelso permanece controversial.

Fracturas del extremo distal del radio

Generalidades

La fisis distal del radio contribuye al 75-80% del crecimiento del radio, lo cual explica que sea vulnerable a presentar fracturas. Su potencial de remodelación es significativo, situación de relevancia clínica pues permite ciertas licencias con respecto a la angulación de las fracturas que afectan la metáfisis distal del radio.

Las fracturas en los niños se presentan en 180/10000 pacientes menores de 16 años, el 30% son fracturas de radio distal, convirtiéndose en la más común. En cuanto a la distribución por edad, estas fracturas son más frecuentes entre los 11 y 12 años de edad en las niñas y entre los 13 y 14 años en los niños. Siendo más frecuentes en hombres.

Dentro de los mecanismos de lesión se describe que alrededor del 70% son lesiones secundarias a caídas (desde el mismo plano, mayores a 50 cm de altura, superficies inclinadas). El porcentaje restante es por traumatismos directos, mayormente relacionados a fracturas aisladas del radio o del cúbito; y colisiones vehiculares. El maltrato infantil tiene una influencia más baja.

Diagnóstico

Inicialmente, como en todo tipo de trauma, se debe prestar atención a los tejidos blandos, evaluando el estado de la piel en busca de lesiones, abrasiones, hematomas, heridas superficiales o profundas, que pueden estar en relación con fracturas abiertas, lesiones miotendinosas, vasculares o neurológicas.

La evaluación clínica de la deformidad en el antebrazo da una idea del tipo de fractura y el desplazamiento de la misma. Igualmente, debe evaluarse la movilidad articular del codo (flexión, extensión, pronosupinación) y de la muñeca (flexión, extensión, circunducción, desviación radial y cubital), incluyendo la estabilidad de las mismas.

La sospecha de lesiones asociadas orienta los estudios radiológicos que se deben practicar, descartando o confirmando su presencia, verbo y gracia luxofracturas de Galeazzi.

Se deben obtener sendas proyecciones radiograficas anteroposterior y lateral de muñeca. Es clave tener esto en cuenta pues cuando se solicitan radiografías del antebrazo se pierde rendimiento del estudio, pues al estar colimados los rayos x lejos de el segmento afectado, este cambia de apariencia.

El extremo distal del radio es asiento de todos los tipos de lesiones óseas del esqueleto inmaduro: deformidades plásticas, fracturas en rodete, fracturas en leño verde, deslizamientos epifisarios y fracturas de trazo completo con y sin desplazamiento (Figura 26.8).

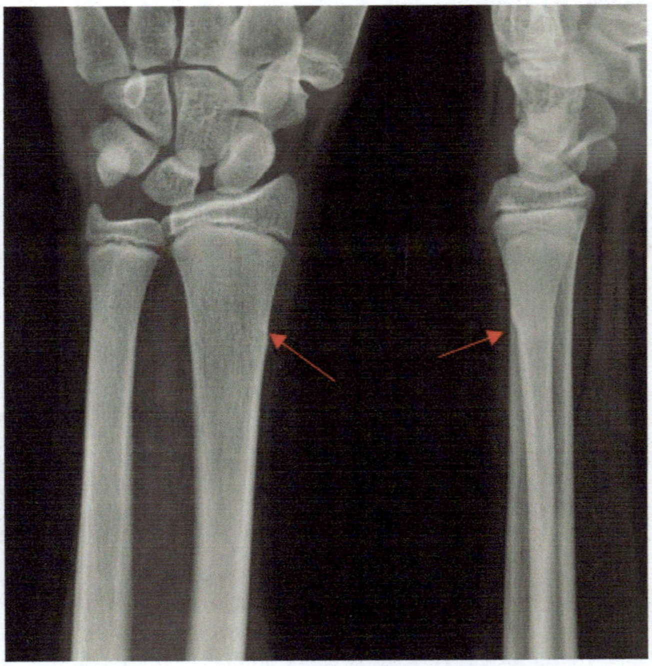

Figura 26.8: Fractura en rodete distal de radio.

Estas comparten características clínicas que, en términos prácticos, definirán el tipo de tratamiento según su angulación en el caso de las incompletas, y su angulación y desplazamiento en el caso de las incompletas.

Se consideran como parámetros aceptables la angulación de 20-25º en flexión – extensión, y 10º de desviación radial – cubital. Debido a su cercanía a la fisis distal del radio, cuentan con gran potencial de remodelación, no así en el caso de la malrotación, que no remodelará.

La gran mayoría de las fracturas con compromiso fisario se presentan en preadolescentes y, por lo regular, son fracturas tipo Salter Harris II, que constituyen casi una quinta parte de todas las lesiones fisarias de los pacientes pediátricos.

Tratamiento

Cuando el paciente llega a la sala de emergencias, una vez se haya realizado el estudio imagenólogico, se inicia un tratamiento medicamentoso analgésico y un tratamiento ortopédico con inmovilización con férula de yeso pinza de azúcar.

Las fracturas en rodete, al tener sólo una cortical en compresión son estables por definición, su tratamiento se limitará a su inmovilización para protección del dolor. Incluso se considera que no requiere de seguimiento radiológico pue no se relaciona con lesiones fisarias y tiene un alto potencial de consolidación y remodelación.

Las fracturas bicorticales del extremo distal del radio serán tratadas según los preceptos de alineación aceptable. Aquellas dentro de dichos parámetros serán tratadas definitivamente con la inmovilización inicial desde la sala de emergencias.

Las que se encuentran con una deformidad no aceptable deben ser tratadas con maniobras de reducción cerrada bajo anestesia general. Estas maniobras deben ser realizadas por un cirujano ortopedista entrenado y que entienda que con manobras de tracción y corrección de la deformidad realizadas de horma gentil pero mesurada conservará el periostio fracturario, que permitirá la estabilidad de la fractura (Figura 26.9).

Aquellas que no se puedan reducir de forma cerrada o que no conserven la estabilidad de deben tratar con fijaciones percutáneas con clavos lisos y, si es necesario, reducciones abiertas (Figura 26.10).

Los deslizamientos epifisarios reciben el mismo tratamiento. Deben ser maniobras de tracción cuidadosas para disminuir el riesgo de puentes fisarios iatrogénicos. Se debe hacer la salvedad que en los de tipo III y IV se debe verificar el estado de la superficie articular por ser trazos que afectan la epífisis distal del radio. No obstante, es inusual que sean requeridas reducciones abiertas y fijaciones internas de la epífisis.

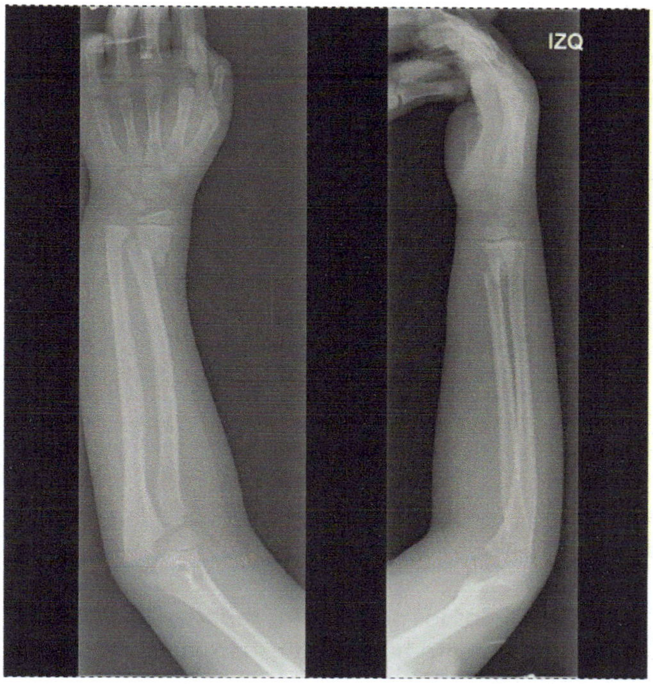

Figura 26.9A: Fractura metafisaria distal completa desplazada de radio. Tiene desplazamiento posterior y radial. Asocia una fractura en rodete distal del cúbito.

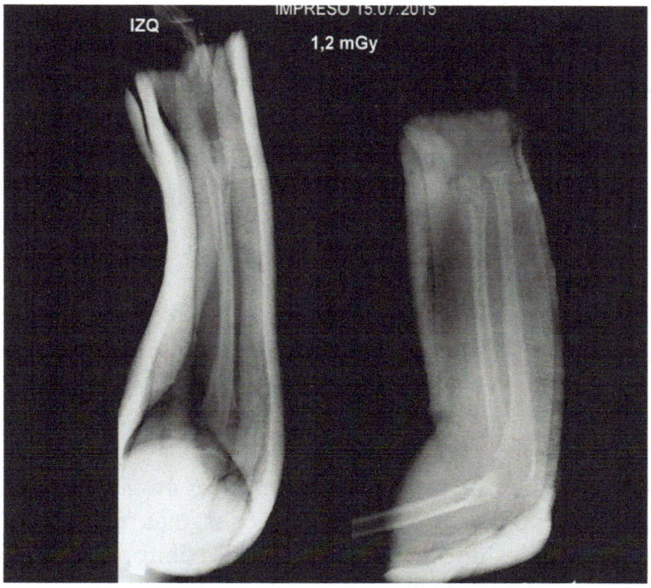

Figura 26.9B: Radiografía posoperatoria del paciente de la Figura 26.9A. Se realizó una reducción cerrada e inmovilización. Tiene alineación aceptable.

Se han descrito fracturas triplanares en la región distal del radio, que compartes ciertas características morfológicas y clínicas en común, como las que ocurren en el extremo distal de la tibia de los pacientes pediátricos. Tienen aspecto de fractura fisaria Salter-Harris tipo III en la proyección anteroposterior y del tipo II en la lateral. A pesar de la poca experiencia en su tra-

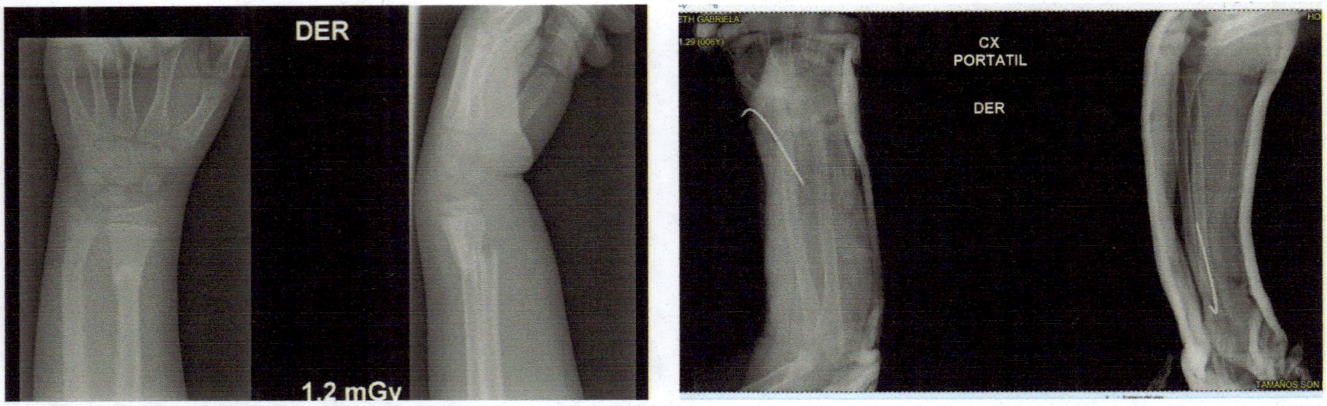

Figura 26.10: A. Fractura metafisarias distales completas desplazadas de radio y cúbito. Tiene desplazamiento posterior y radial. B. Resultado posoperatorio en el paciente de la Figura A. Tras varios intentos de reducción cerrada, la fractura permaneció inestable. Requirió fijación percutánea con un clavo liso.

tamiento, dados los pocos casos reportados, se acepta que el tratamiento adecuado es la reducción cerrada y la vigilancia a largo plazo para descartar alteraciones por cierres fisarios.

Manejo posoperatorio

Se recomienda control clínico semanal y radiográfico cada 2 semanas dado que existe una mayor incidencia de pérdida de la reducción en fracturas con angulaciones mayores de 30º, desplazamientos mayores del 50% y deformidades en bayoneta. Se han descrito varios factores de redesplazamiento de las fracturas distales del radio como mala técnica en la inmovilización, entre otros.

El retorno a las actividades deportivas es de 8 a 12 semanas tras la fractura.

El tratamiento quirúrgico está indicado también en fracturas abiertas, codo flotante (fracturas ipsilaterales en antebrazo y brazo) y refracturas.

Complicaciones

El riesgo de cierres fisarios prematuros en el radio distal es de aproximadamente 4%. El riesgo es mucho mayor en la lesiones fisarias distal del cúbito, donde se puede encontrar hasta en la mitad de los casos.

Los síndromes de túnel del carpo agudo y compartimental son complicaciones poco usuales de estas fracturas. Sin embargo, se debe considerar el riesgo de su aparición. Estos pueden ser causados por el hematoma fracturario, bloqueos o analgesia intrafocales para la reducción, trauma mediado por las maniobras de reducción, compresión por la inmovilización, especialmente aquellas con flexión palmar de la muñeca.

Se deben manejar inicialmente con medidas antiedema, verificando el estado de la inmovilización y que sus vendajes que no realicen constricción de la extremidad. Se evalúa periódicamente el estado neurovascular, vigilando la ansiedad, agitación y el requerimiento de analgésicos por parte del paciente.

A largo plazo se pueden encontrar complicaciones como las mal uniones y no uniones. En caso que la fractura consolide en la posición no deseada, el tratamiento recomendado es la observación de la misma, especialmente en pacientes inmaduros con alto potencial de remodelación.

Los retrasos en la consolidación ocurren especialmente en fracturas que requirieron reducciones abiertas. En estos casos se requiere recuperar la anatomía y la biología local para recuperar la función adecuada de la extremidad. Estos pacientes típicamente pierden movilidad de rotación en el antebrazo.

Luxofractura de Galeazzi

Generalidades

Se trata de una fractura distal diafisaria del radio, asociada a la disrupción de la relación articular radiocubital distal. En niños constituye una lesión poco frecuente, reportándose en menos del 3% de todos los casos. Su mecanismo de trauma principal es por caídas de altura con cargas axiales en flexión y pronación de la muñeca. Sin embargo, también se deben tener en cuenta aquellos ocurridos en máxima supinación.

Diagnóstico

El enfoque clínico de esta lesión es común a la de fractura distales del antebrazo, pues comparte características en su aspecto, estudio e inmovilización inicial. Es importante diagnosticar la inestabilidad radiocubital distal para determinar el compromiso del complejo fibrocartílago triangular, de los ligamentos interóseos y del periostio.

En los niños se encuentra exclusivamente una lesión equivalente, la cual se caracteriza por un deslizamiento epifisario distal del cubito, con integridad de los ligamentos de la articulación radiocubital distal.

Tratamiento

En los pacientes pediátricos el tratamiento inicial indicado es la reducción cerrada, que en la mayoría de los casos resulta exitosa. En casos que no se pueda reducir la fractura o que sea inestable, también se hacen necesarios tratamientos de reducción abierta y fijación percutánea con clavos lisos. Se considera que se debe inmovilizar con el antebrazo supinado para disminuir las fuerzas rotacionales en la articulación radiocubital distal.

Manejo posoperatorio y rehabilitación

Su inmovilización durante 4 a 6 semanas, después de las cuales de inicia un protocolo de rehabilitación enfocado en la recuperación de los movimientos poliaxiales de la muñeca, la pronación del antebrazo y la recuperación de la fuerza de agarre.

Complicaciones

Pueden incluir atrapamientos neurológicos o tendinosos, mal unión e infección. La más catastrófica es el retraso en la consolidación que implica una reintervención quirúrgica pues estos pacientes persisten con dolor por inestabilidad distal, pérdida de fuerza y disminución de la movilidad del antebrazo.

Fracturas diafisarias de cúbito y radio

Generalidades

Constituyen una lesión muy común pues ocurre cada año en 1 de cada 1000 niños, con un pico de ocurrencia entre los 12 y 14 años. Su mecanismo de trauma típico es indirecto por cargas axiales con diferentes formas de disipación de la energía, que producirán los diferentes trazos de fractura. Cuando los traumas sin directos se producen fracturas de sólo uno de los dos huesos, pero es lo menos frecuente.

Diagnóstico

El aspecto clínico de la extremidad lesionada dependerá directamente del espectro de severidad de la lesión. Es así como en fracturas incompletas poco anguladas no sean evidentes. A medida que la angulación y el desplazamiento de la fractura aumenta, será más evidente la deformidad (Figura 26.11).

Por supuesto se debe hacer una exploración meticulosa del estado neurovascular distal de la extremidad. Es muy importante la evaluación de los tejidos blandos en busca de heridas, pues en el antebrazo es el más afectado por fracturas abiertas en la extremidad superior.

Se deben obtener radiografías anteroposterior y lateral del antebrazo. Esto puede ser dificultoso dado que el niño se encuentra con dolor y angustia. Lo importante es tener proyecciones ortogonales entre sí para una adecuada evaluación de la lesión. Esta debe incluir las articulaciones de la muñeca y del codo para descartar luxofracturas en estos niveles.

Aunque se han desarrollado varias modalidades de clasificación para las fracturas diafisarias del antebrazo, éstas no son útiles para la determinación del tratamiento ni su pronóstico. Es por esto que se opta por hacer descripciones según el tipo de lesión ósea (según su trazo), según el tercio comprometido y si son con compromiso de un solo hueso.

Tratamiento

Cuando el paciente llega a la sala de emergencias, una vez se haya realizado el estudio imagenólogico, se inicia un tratamiento medicamentoso analgésico y un tratamiento ortopédico con inmovilización con férula de yeso pinza de azúcar, sin intentar manipular la deformidad, si la hay.

La reducción cerrada se mantiene como la regla de oro para el manejo de las fracturas diafisarias del antebrazo, dado el potencial de remodelación en pacientes pediátricos. Usualmente, los pacientes tienen buenos resultados con algún grado de detrimento de la movilidad, el cual no repercute funcionalmente.

La mayoría de las fracturas de antebrazo en los pacientes pediátricos pueden ser tratadas ortopédicamente mediante reducción cerrada y una adecuada

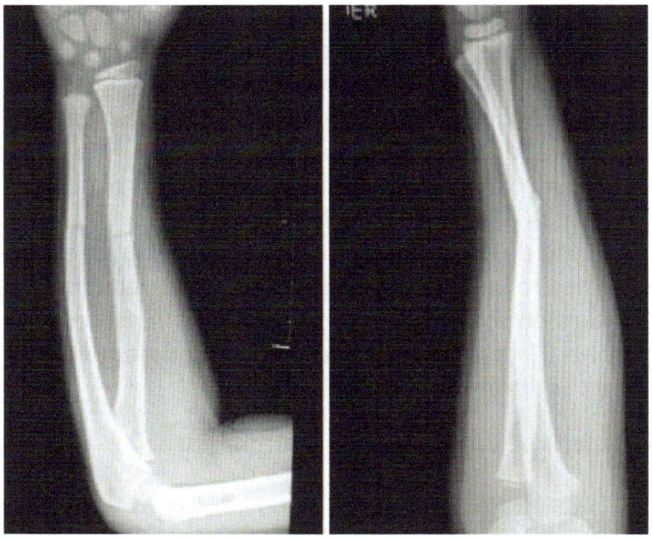

Figura 26.11: Fracturas diafisarias en leño verde de radio y cúbito con angulación posterior.

inmovilización. Aquellas que se producen en el tercio medio de la diáfisis y las proximales no remodelan de manera predecible y, por lo tanto, requieren reducciones más anatómicas. Existe una controversia sobre cuánta angulación, desplazamiento y rotación constituye una reducción aceptable.

Los pacientes más jóvenes pueden tolerar más la deformidad que los niños mayores. Varios autores han indicado que la reducción es inaceptable si el paciente tiene una angulación mayor de 10º o un desplazamiento completo. Existen parámetros para aceptar una mala alineación rotacional hasta 45º, pero algunos autores han señalado que la remodelación de la rotación no es tan eficiente.

En las fracturas con ápex palmar se realizan maniobras de reducción en supinación, aplicando presión desde dorsal y en las fracturas con ápex de angulación dorsal se realiza de forma contraria.

Las fracturas asiladas del cúbito tienen la propensión a angularse en varo, y las del radio en valgo. Debido a las inserciones musculares y sus fuerzas de deformación, las deformidades rotacionales deben reducirse en supinación para las fracturas proximales, en neutro para las del tercio medio y en pronación para las distales.

La inmovilización no debe tener en exceso vendaje de algodón y se debe moldear el yeso o la férula con 3 puntos de apoyo y en la membrana interósea.

Autores recomiendan la intervención quirúrgica para las fracturas diafisarias del antebrazo con angulaciones mayores de 10º debido a que la potencial remodelación es limitada en esta área del hueso y sus deformidades residuales afectan el movimiento del antebrazo.

Cuando esté indicado, la fijación quirúrgica de estas fracturas en los niños es eficaz, independientemente del método que se utilice, siendo la fijación intramedular flexible el método preferido. La mayoría de los estudios muestran buenos a excelentes resultados usando dicho método. En algunas latitudes, especialmente en Latinoamérica, los clavos flexibles son caros y no están fácilmente disponibles en la mayoría de los hospitales (Figuras 26.12, 26.13 y 26.14).

El uso de los clavos de Kirschner como clavos elásticos mostró buenos resultados funcionales, con un 91% de excelentes y buenos, comparable con estudios similares. Esta técnica fue descrita por primera vez por Pérez Sicilia et al. en 1977.

Manejo posoperatorio y pronóstico

Se debe realizar inmovilización con el codo a 90º de flexión y el antebrazo en neutro por 3 semanas en el

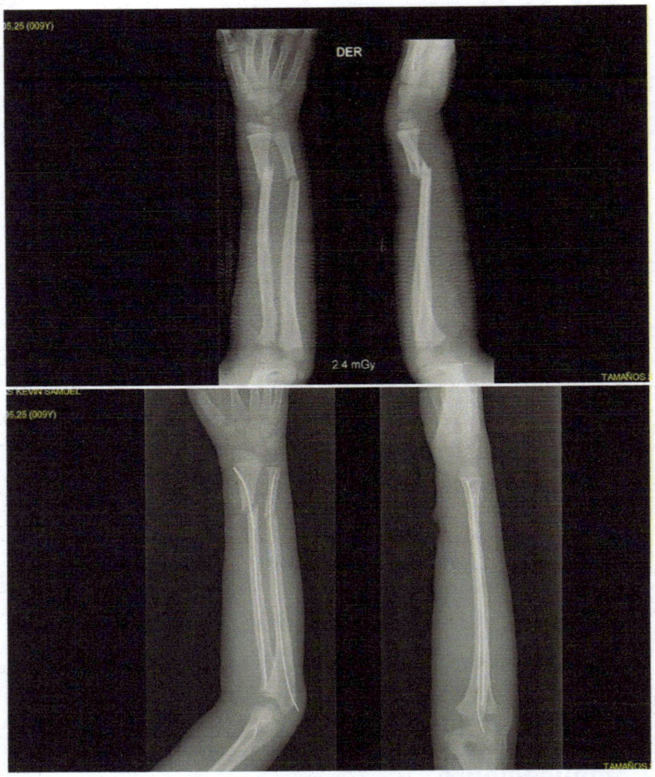

Figura 26.12: A. Fracturas diafisarias de radio y cúbito con desplazamiento posterior y radial. B. Resultado posoperatorio del paciente de la Figura A. Tratamiento con reducción cerrada y fijación endomedular con clavos elásticos.

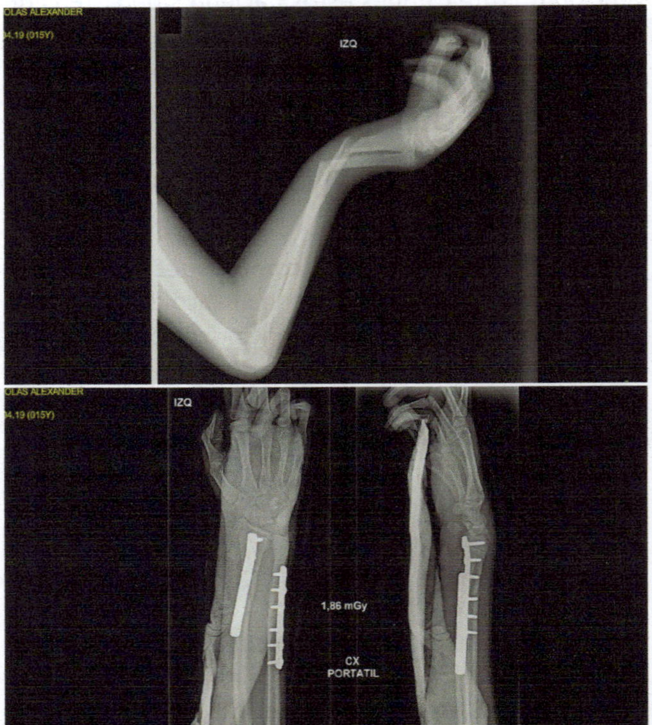

Figura 26.13: A. Fracturas diafisarias de radio y cúbito con desplazamiento posterior en un paciente de 14 años. B. Resultado posoperatorio del paciente de la Figura 6A. Tratamiento con reducción abierta y fijación interna con placas.

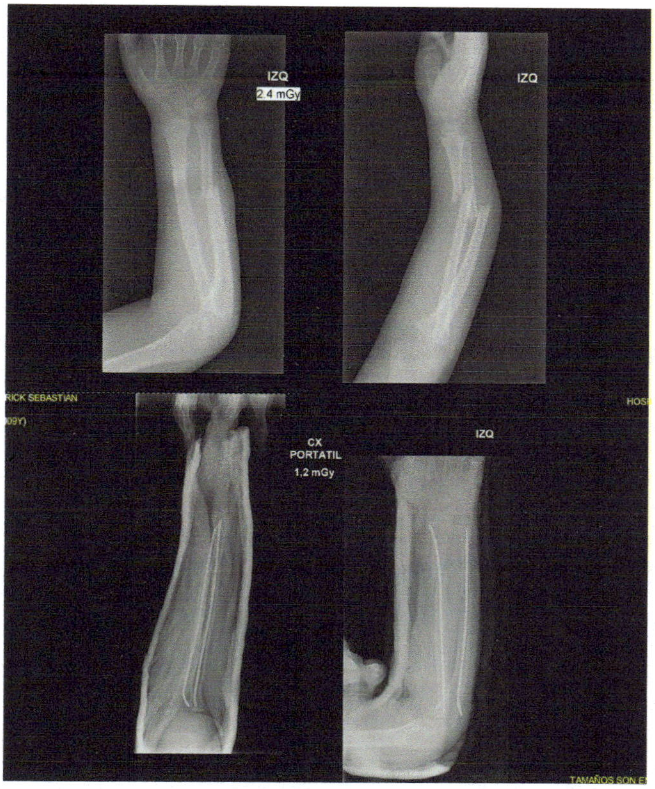

Figura 26.14: A. Fracturas diafisarias de radio y cúbito con desplazamiento posterior. B. Resultado posoperatorio del paciente de la Figura A. Tratamiento con reducción cerrada y fijación endomedular con clavos elásticos.

caso de fracturas estables, y de 4 a 6 semanas con seguimiento clínico y radiológico a la semana para verificar la alineación en las inestables.

Varios estudios reportan alteraciones funcionales del antebrazo después del tratamiento. Se han reportado diferencias estadísticamente significativas en el resultado funcional en aquellos pacientes con angulaciones preoperatorias mayores de 17º en el plano anteroposterior y mayores de 27º en el plano lateral, que podrían considerarse como predictores de resultados funcionales menos satisfactorios. Igualmente, para los pacientes con angulaciones posoperatorias en el plano lateral tan pequeñas como 2º.

Complicaciones

Las complicaciones más comunes de tratamiento de las fracturas de antebrazo son retraso en la consolidación, síndrome compartimental, infección, irritación de la piel por el material de osteosíntesis y migración del mismo. Estas se pueden encontrar en el 4-13% de los casos. También se ha reportado la pérdida de rotación del antebrazo, principalmente la pronación.

Fracturas proximales del radio

Generalidades

Representan hasta una décima parte de las fracturas alrededor del codo pediátrico. Es frecuente que comprometan la fisis proximal, generando un deslizamiento epifisario Salter-Harris tipo I o II. Típicamente ocurren en niños entre los 8 y 12 años. Su mecanismo de trauma en por carga axial con el codo en extensión. Se puede asociar a avulsiones de la epitróclea humeral o luxaciones del codo.

Diagnóstico

Clínicamente se caracterizan por edema localizado en la cara lateral del codo y movimientos dolorosos de pronosupinación.

Existen varios sistemas de clasificación, pero se han considerado de poco valor para la toma de decisiones terapéuticas y su pronóstico.

Se debe estudia con una radiografía anteroposterior y lateral del codo, teniendo especial énfasis en la técnica de la toma lateral, pues de su adecuada calidad depende un diagnóstico certero.

A veces es difícil el diagnóstico con radiografías simples, por lo que se pueden necesitar imágenes avanzadas de resonancia magnética para observar la epífisis proximal cartilaginosa.

Tratamiento

El tratamiento inicial en el servicio de urgencias es con inmovilización con una férula posterior braquimetacarpofálangica en flexión de 90º del codo. En algunos casos este puede ser el tratamiento definitivo, esto cuando hay angulaciones y traslaciones aceptables de 30º y 3 mm.

Si se encuentran fuera de estos rangos se requieren tratamientos de reducción cerrada, aun cuando esta no es posible se requiere tratamiento con fijación percutánea con clavos lisos o fijación endomedular retrógrada con clavos elásticos. En oportunidades se requieren reducciones abiertas.

Complicaciones

La más frecuente es la pérdida de pronosupinación, que se relaciona directamente con las reducciones abiertas y la deformidad residual. Se pueden generar cierres prematuros de la fisis que pueden altera su morfología y movilidad. También se describen osteonecrosis de la cúpula radial, calcificaciones, deformidad en cubito valgo y dolor crónico.

Luxofracturas de Monteggia

Generalidades

Se refiere a una fractura proximal del cubito asociada a una luxación de la articulación radiocapitelar. Es una de las lesiones más desafiantes del codo, tanto en niños como en adultos. Históricamente ha tenido reportes de tratamientos fallidos y con complicaciones que llevan a una gran alteración funcional.

Diagnóstico

Como se trata de un trauma del codo, el niño tendrá dificultad para la movilidad y sensibilidad en esta región. Siempre refieren con claridad el trauma, que generalmente es por caídas de su mismo plano.

Se han clasificado según la dirección de la cúpula radial luxada que tiene relevancia para las maniobras de reducción de la misma.

También se incluye entidades equivalentes de las cuales hace parte el "Codo de niñera" que se trata de una subluxación anterior de la cúpula radial con respecto al capitelum del húmero, y es generado por tracción axiales a lo largo de la extremidad superior de los niños menores de 4 años, generando pseudoparálisis de la extremidad. El estudio radiológico de esta última entidad es completamente normal en ambas proyecciones, por lo que se debe sospechar clínicamente por el antecedente del trauma. Su tratamiento con una maniobra sencilla de reducción cerrada que puede realizar cualquier médico en la sala de urgencias, pues no es demandante técnicamente y no se requiere sedación o anestesia general. Al estar reducida no se requiere inmovilización, pero se debe recalcar a los padres que existe un riesgo moderado de sufrir una reluxación con traumas de menor energía.

En una radiografía lateral normal del codo debe haber una alineación entre el eje mayor del radio y el capitelum del humero. Ante un hallazgo diferente se debe sospechar la presencia de la lesión. Su principal diagnóstico diferencial es la luxación congénita radiocapitelar.

Tratamiento

El tratamiento está basado en la edad del paciente, el patrón de la lesión, tiempo de la lesión y la estabilidad. Las fracturas incompletas se tratan con reducción cerrada del cúbito, que produce la estabilidad de la articulación radiocapitelar. Se indica una inmovilización en supinación y flexión de 100º (Figura 26.15), excepto aquellas de desplazamiento posterior, cuya inmovilización debe ser en extensión.

Las fracturas completas del cúbito se deben tratar con estabilización quirúrgica con clavos elásticos endomedulares o placas por el riesgo de redesplazamiento y, por ende, reluxación.

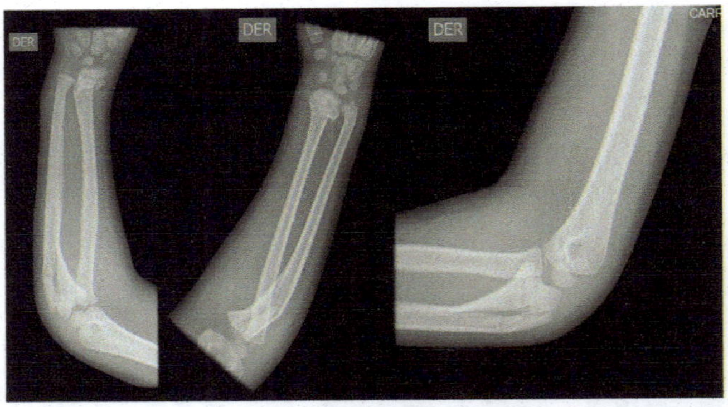

Figura 26.15A: Radiografías ortogonales de antebrazo y lateral de codo de una paciente de 7 años. Se evidencia una fractura proximal del húmero con pérdida de la relación radiocapitelar. Asocia una fractura fisaria distal del radio Salter-Harris tipo II.

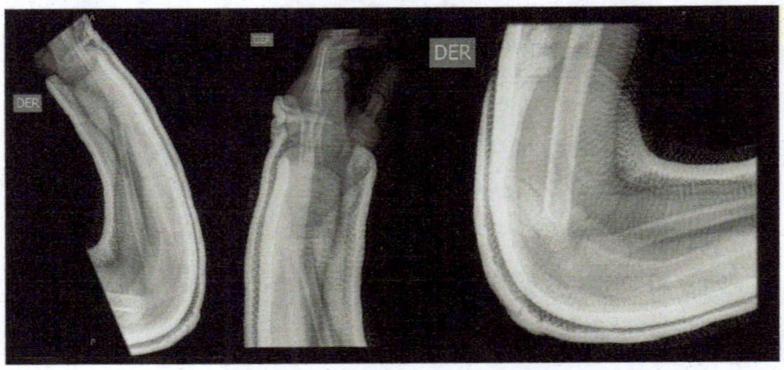

Figura 26.15B: Resultado posoperatorio del paciente de la Figura A. Tratamiento con reducción cerrada. Se evidencia la recuperación de la relación radiocapitelar.

Manejo posoperatorio

El tratamiento posoperatorio de las luxofracturas con trazos incompletos del cubito se puede limitar a 3 semanas para facilitar la movilidad del codo de forma temprana. Un beneficio similar se puede brindar a aquellos pacientes con fijaciones internas del cúbito, pues la estabilidad que brinda el implante permite la movilización precoz de la articulación del codo.

Complicaciones

La complicación más frecuente es la reluxación de la cúpula radial, que generalmente es causada por deformidades residuales en el cúbito. Cuando esto se detecta en las primeras 2 – 3 semanas se pueden reintervenir con nuevas manipulaciones. En caso que no se detecte tempranamente, se hace necesarias reducciones abiertas de la cúpula radial, reconstrucción ligamentaria lateral del codo y osteotomías correctoras proximales del cúbito. Todo lo anterior en detrimento de la movilidad articular del codo.

Fracturas proximales del cubito

Las fracturas del olécranon son las menos frecuentes de las fracturas alrededor del codo de los niños, con una frecuencia del 4 – 6%, y una quinta parte pueden estar asociadas a otras fracturas de la articulación. Generalmente se tratan de forma conservadora, alrededor de un 70%. Sin embargo, esta indicado el tratamiento quirúrgico si hay un compromiso significativo de la superficie articular humerocubital.

Su variedad más frecuente es en flexión donde se produce un trazo transverso que es desplazado por la inserción del tendón tricipital. Si se escoge la modalidad de tratamiento conservador, se requiere un seguimiento radiográfico estrecho para descartar aumentos en el desplazamiento. En caso de requerir tratamiento quirúrgico se tienen a la mano técnicas de reducción cerrada y fijación percutánea, reducción abierta con suturas absorbibles, bandas de tensión, clavos lisos o tornillos. Su pronóstico es muy bueno a largo plazo.

Fracturas de la muñeca y de la mano

Generalidades

La mano del niño representa el principal instrumento para comunicarse, diferenciar y sentir nuevos objetos en su vida, y hasta protegerse en situaciones de peligro. Por esta razón, resulta muy vulnerable a los traumatismos, siendo una de las partes mas lesionadas del cuerpo humano. Afortunadamente, la mayoría de estos traumatismos son de carácter leve, produciéndose contusiones y escoriaciones que no requieren de mayor atención. Sin embargo, muy frecuentemente ocurren lesiones de mayor envergadura que comprometen al esqueleto de la mano y a las estructuras blandas que lo envuelven; así, pueden presentarse fracturas, quemaduras, y heridas complicadas con lesión de vasos sanguíneos, tendones y nervios, que ameritan atención especializada.

Es difícil examinar a un niño aprehensivo, llorando por el dolor y el miedo, con unos padres asustados en una situación de incertidumbre. Para no fallar en el diagnóstico, el niño debe ser muy bien estudiado. A veces no colaboran y se mueven cuando se les practican estudios radiológicos, y en algunas situaciones, cuando se necesitan estudios complementarios mas sofisticados como la resonancia magnética y la tomografía computarizada, se debe contar con la ayuda del anestesiólogo.

Estadísticas

- Fracturas en huesos del carpo: 131 por cada 100.000 niños.
- Fractura en metacarpianos: 250 por cada 100.000 niños.
- Más frecuentes en adolescentes.
- Fractura en falanges: 165,5 por cada 100.000 niños.
- Más frecuentes en niños entre los 9 y los 12 años de edad.

Lesiones específicas

Lesiones de punta de dedos – Fracturas del penacho de la falange distal

- El trauma por aplastamiento de la punta de los dedos es la lesión mas frecuente en niños en edad pre-escolar.
- Fractura del penacho de la falange distal: 80% de todas las fracturas de la mano en este grupo etario.
- Puede haber compromiso de tejidos blandos y lesiones del lecho y de la lámina ungueal.
- Deben ser tratadas de forma conservadora con una adecuada inmovilización digital durante 2-3 semanas. El manejo quirúrgico se reserva al manejo de las heridas, en donde se debe realizar una adecuada limpieza quirúrgica y desbridamiento de tejidos desvitalizados.
- La consolidación radiológica de la fractura puede demorar para ser evidente, por lo que se debe tener paciencia y basarse en la clínica.

Fracturas abiertas de la fisis de la falange distal: Fractura de Seymour

- Descrita originalmente en 1.966. Es una fractura abierta a través de la fisis de la falange distal de los dedos.
- La parte distal de la fractura se flexiona por la acción del tendón flexor profundo y el dorso de la misma lesiona el lecho y la lamina ungueal.
- Generalmente la lámina ungueal se "luxa" del bolsillo del eponiquio, dando la apariencia de una uña mas larga de los normal.
- La radiografía lateral es fundamental para el diagnóstico de esta lesión.
- Requiere manejo quirúrgico: desbridamiento y limpieza quirúrgica exhaustiva, extracción de la lamina ungueal, reducción y fijación de la fractura con un clavo de kirschner axial durante 4 semanas, reparación del lecho ungueal y reposición de la uña.

Dedo en martillo óseo

- Mecanismo principal: Flexión forzada a nivel de la interfalángica distal, lo que genera una avulsión del fragmento dorsal de la epífisis proximal de la falange distal.
- El extensor no funciona porque queda insertado en el fragmento oseo avulsionado.
- Se prefiere realizar el tratamiento quirúrgico mediante fijación con clavos de kirschner, sin embargo, el manejo conservador con férula de stacks puede ser una opción válida.
- Mientras menor es el paciente, mas difícil es la adherencia al tratamiento con férulas, por lo que se prefiere el tratamiento quirúrgico.

Fracturas condilares intra-articulares

- Fracturas problemáticas: las radiografías pueden parecer inicialmente normales, por lo que el diagnóstico definitivo puede ser demorado.
- Al ser fracturas intraarticulares, se prefiere una reducción anatómica. Se recomienda el manejo quirúrgico mediante fijación percutánea con clavos de kirschner.

Fractura de las falanges proximales

- El tratamiento de estas fracturas depende mucho de su presentación.
- Se debe prestar mucha atención en la alineación rotacional de los dedos.
- Las deformidades en flexión-extensión, son bien toleradas, mientras menor es el paciente, mejor. Se logra corregir la deformidad mediante la remodelación.
- Las deformidades rotacionales son muy mal toleradas.
- En fracturas no desplazadas, estables, bien alineadas, el tratamiento puede ser mediante el yugo sindactilización con el dedo vecino mas largo mediante algún material adhesivo durante 3 a 4 semanas.
- En fracturas espiroideas, que requieran reducción cerrada, se debe inmovilizar con férula de yeso con la mano en posición de seguridad o intrínseco plus:
    - Extensión de la muñeca de 30º.
    - Flexión de las metacarpofalángicas a 90º.
    - Extensión completa de las articulaciones interfalangicas de los dedos.

Fractura del escafoides

- A pesar de que solo representan el 3% de las fracturas de la mano en esqueleto inmaduro, son las fracturas mas frecuentes de los huesos del carpo.
- El escafoides inicia su osificación entre los 4 y los 5 años de edad, terminándola entre los 13 y 15 años.
- Son rara vez identificadas antes de los 6 años de edad, porque básicamente es puro cartílago.
- D`Arienzo propuso una clasificación que considera la edad del niño y el grado de osificación que se presume tenga el paciente:
    - Tipo I: generalmente en menores de 8 años, son lesiones predominantemente cartilaginosas, ocurren proximal al núcleo de osificación. Son raras y requieren de resonancia magnética para diagnosticarlas.
    - Tipo II: entre los 8 y 11 años de edad. Son fracturas osteocondrales, que tienen buenos resultados con el manejo conservador.
    - Tipo III: Ocurren en adolescentes. Ya el escafoides esta prácticamente consolidado, y se comportan como en el adulto.

Tratamiento conservador

- La gran mayoría de las fracturas de las falanges y metacarpianos están mínimamente desplazadas y son estables.
- El periostio grueso puede ser una herramienta de gran ayuda, dando soporte como bisagra para lograr una adecuada reducción de la fractura.
- En menores de 3 años, se prefiere inmovilizar al paciente con yesos por encima del codo, debido a que evita que se deslice y el paciente se retire la inmovilización.
- Fracturas de metacarpianos, falanges proximales y algunas fracturas de la falange media, requieren de una inmovilización con férula de yeso con la mano en posición de seguridad o intrínseco plus:
    - Extensión de la muñeca de 30º.
    - Flexión de las metacarpofalángicas a 90º.
    - Extensión completa de las articulaciones interfalangicas de los dedos.
- La gran mayoría de estas fracturas curan cuando son manejadas de forma conservadora, fundamentalmente mediante la utilización del yeso, siendo necesario controles radiológicos periódicos que permitan vigilar la evolución del proceso de consolidación. Sin embargo, existen situaciones en donde se justifica una intervención quirúrgica, como por ejemplo, cuando resulta imposible la reducción cerrada adecuada debido al trazo de fractura oblicuo que las hace inestables, cuando se

produce redesplazamiento de la fractura, o cuando hay fracturas a múltiples niveles en metacarpianos y falanges, o cuando hay daño vascular o nervioso asociado a la fractura. En estas situaciones, la fractura debe ser mantenida en su posición anatómica mediante fijación interna, siendo el material mas frecuentemente utilizado los clavos de Kirschner. Fracturas que antiguamente tenían que ser reducidas a cielo abierto, hoy, gracias al uso del intensificador de imágenes, o sea, mediante la visualización directa de una radiología dinámica, pueden estabilizarse con alambres de Kirschner o tornillos colocados percutáneamente, es decir, sin abrir el foco de la fractura.

Tratamiento quirúrgico

- En la mayoría de las fracturas en la mano, la reducción cerrada con fijación interna mediante clavos percutáneos, es el principal método de tratamiento quirúrgico para aquellas fracturas que no pudieron ser tratadas de forma conservadora.
- En aquellas fracturas en la que no se logre una reducción correcta, se debe sospechar la interposición de tejidos blandos en el foco de la fractura, por lo que una pequeña incisión, no es un pecado.
- Generalmente los clavos se retiran a las 3-4 semanas.

Bibliografía

1. Nordqvist A, Petersson C. The incidence of fractures of the clavicle. Clin Orthop Relat Res. 1994 Mar;(300):127-32.)
2. Kubiak R, Slongo T. Operative treatment of clavicle fractures in children: a review of 21 years. J Pediatr Orthop. 2002;22:736–739
3. Clavicle Shaft Fractures: Are Children Little Adults?. J Pediatr Orthop _ Volume 32, Number 1 Supplement, June 2012
4. Yang S, Andras L.: Clavicle Shaft Fractures in Adolescents. Orthop Clin N Am 48 (2017) 47–58
5. Adamich J, Howard A, Camp M: Do All Clavicle Fractures in Children Need To Be Managed by Orthopedic Surgeons?. Pediatr Emer Care 2017;00: 00–00
6. McIntosh AL: Surgical Treatment of Adolescent Clavicle Fractures: Results and ComplicationsJ Pediatr Orthop 2016;36:S41–S43
7. Robinson CM. Fractures of the clavicle in the adult: epidemiology and classification. J Bone Joint Surg Br. 1998;80:476–484.
8. Stepanyan H, Hennrikus W, Flynn D, Gendelberg D. Complex clavicle fractures in children: Kids are not little adults. J Orthop Trauma 2014;28:648–652
9. Caird MS. Clavicle Shaft Fractures: Are Children Little Adults?. J Pediatr Orthop 2012;32:S1–S4
10. Yang S, Andras L.: Clavicle Shaft Fractures in Adolescents. Orthop Clin North Am. 2017 Jan;48(1):47-58.
11. Canavese F, Marengo L, Samba A, Rousset M, Mansour M, Andreacchio A, Dimeglio A. Evaluation of upper extremity function of displaced diaphyseal humeral fractures in children treated by elastic stable intramedullary nailing: preliminary results. J Pediatr Orthop B. 2016 Sep;25(5):399-405.
12. King ECB, Ihnow SB. Which Proximal Humerus Fractures Should Be Pinned? Treatment in Skeletally Immature Patients. J Pediatr Orthop 2016;36:S44–S48.
13. Alton et al. Classifications In Brief: The Gartland Classification of Supracondylar Humerus Fractures. Clin Orthop Relat Res (2015) 473:738–741.
14. Hohloch et al. Biomechanical comparison of different external fixator configurations for stabilization of supracondylar humerus fractures in children. Clinical Biomechanics 32 (2016) 118–123.
15. Vincelet et al. The anatomical basis for anterior interosseous nerve palsy secondary to supracondylar humerus fractures in children. Orthopaedics & Traumatology: Surgery & Research (2013) 99, 543-547.
16. Abzug y Herman. Management of Supracondylar Humerus Fractures in Children: Current Concepts. J Am Acad Orthop Surg 2012;20:69-77.
17. Kim y Sponseller. Pediatric Supracondylar Humerus Fractures. J Hand Surg Am. r Vol. 39, November 2014.
18. Jon C. Thompson. Netter: Anatomía Ortopédica. Capítulo 3, página 70.
19. Basant Kumar Bhuyan. Close reduction and percutaneous pinning in displaced supracondylar humerus fractures in children. journal of clini cal orthopaedics and trauma 3 (2012) 89e9.
20. Holgado, Tomé - Bermejo y Ruiz. Open reduction and internal fixation of pediatric humeral supracondylar fractures. Ten-year follow up. Rev Esp Cir Ortop Traumatol. 2012; 56 (5); 361 -368.
21. Omid et al. Current Concepts Review: Supracondylar Humeral Fractures in Children. J Bone Joint Surg Am. 2008;90:1121-32.
22. Gartland JJ. Management of supracondylar fractures of the humerus in children. Surg Gynecol Obstet. 1959;109:145–154.
23. Wilkins KE. Fractures and Dislocations of the Elbow Region. In: Rockwood CA, Wilkins KE, King R, eds. Fractures in Children. Vol 3. Philadelphia, PA: Lippincott; 1984: 363–575.
24. Skaggs DL, Flynn JM. Staying out of trouble in pediatric orthopaedics. Philadelphia: Lippincott, Williams and Wilkins; 2006.
25. De Boeck H, De Smet P, Penders W, De Rydt D. Supracondylar elbow fractures with impaction of the medial condyle in children. J Pediatr Orthop. 1995;15:444–448.
26. Rosselli y Duplat. Ortopedia Infantil. Fracturas supracondíleas de húmero. Capítulo 53; 741–750, 2012.
27. Canale y Beaty. Campbell's Operative Orthopaedics: Fractures and dislocations in children. Capítulo 36; 1404 - 1416, 2013.
28. Cheng JC, Ng BK, Ying SY, Lam PK. A 10-year study of the changes in the pattern and treatment of 6,493 fractures. J Pediatr Orthop. 1999;19(3):344-50.
29. Cumming D, Mfula N, Jones JW. Paediatric forearm fractures: the increasing use of elastic stable intra-medullary nails. Int Orthop. 2008;32(3):421-3.
30. Schärli AF, Winiker H. Shaft fractures in infancy. Z Unfallchir Versicherungsmed Berufskr. 1989;82(4):216-26.
31. Kutsikovich JI, Hopkins CM, Gannon EW, Beaty JH, Warner WC, Sawyer JR, et al. Factors that predict instability in pediatric diaphyseal both-bone forearm fractures. J Pediatr Orthop B. 2017.
32. Mahecha-Toro M, Vergara-Amador E, González-Ramírez M. Fracturas diafisarias del antebrazo en niños: tratamiento con fijación intramedular con clavos de Kirschner. Rev Esp Cir Ortop Traumatol. 2018: 62 (1): 71-79.
33. Pace JL. Pediatric and Adolescent Forearm Fractures: Current Controversies and Treatment Recommendations. J Am Acad Orthop Surg. 2016;24(11):780-8.
34. Bae DS. Pediatric distal radius and forearm fractures. J Hand Surg Am. 2008;33(10):1911-23.
35. Kraus R, Wessel L. The treatment of upper limb fractures in children and adolescents. Dtsch Arztebl Int. 2010;107(51-52):903-10.
36. Peterson HA, Madhok R, Benson JT, Ilstrup DM, Melton LJ. Physeal fractures: Part 1. Epidemiology in Olmsted County, Minnesota, 1979-1988. J Pediatr Orthop. 1994;14(4):423-30.
37. Peterson HA. Physeal fractures: Part 3. Classification. J Pediatr Orthop. 1994;14(4):439-48.
38. Noonan KJ, Price CT. Forearm and distal radius fractures in children. J Am Acad Orthop Surg. 1998;6(3):146-56.
39. Cannata G, De Maio F, Mancini F, Ippolito E. Physeal fractures of the distal radius and ulna: long-term prognosis. J Orthop Trauma. 2003;17(3):172-9; dis-

cussion 9-80.

40. García-Mata S, Hidalgo-Ovejero A. Triplane fracture of the distal radius. J Pediatr Orthop B. 2006;15(4):298-301.
41. Mingo-Robinet J, Torres-Torres M, Gonzalez-Rodriguez M. Triplane fracture of distal radius treated surgically: case report and review of the literature. J Pediatr Orthop B. 2014;23(3):227-30.
42. Parkar AA, Marya S, Auplish S. Distal radius triplane fracture. Ann R Coll Surg Engl. 2014;96(8):e6-7.
43. Pearce C, Chung R. Triplane fracture of the distal radius. Clin Pract. 2011;1(3):e75.
44. Peterson HA. Triplane fracture of the distal radius: case report. J Pediatr Orthop. 1996;16(2):192-4.
45. Sinikumpu JJ, Lautamo A, Pokka T, Serlo W. Complications and radiographic outcome of children's both-bone diaphyseal forearm fractures after invasive and non-invasive treatment. Injury. 2013;44(4):431-6.
46. Eberl R, Singer G, Schalamon J, Petnehazy T, Hoellwarth ME. Galeazzi lesions in children and adolescents: treatment and outcome. Clin Orthop Relat Res. 2008;466(7):1705-9.
47. Atesok KI, Jupiter JB, Weiss AP. Galeazzi fracture. J Am Acad Orthop Surg. 2011;19(10):623-33.
48. Rodríguez-Merchán EC. Pediatric fractures of the forearm. Clin Orthop Relat Res. 2005(432):65-72.
49. Stewart DG, Kay RM, Skaggs DL. Open fractures in children. Principles of evaluation and management. J Bone Joint Surg Am. 2005;87(12):2784-98.
50. Matthews LS, Kaufer H, Garver DF, Sonstegard DA. The effect on supination-pronation of angular malalignment of fractures of both bones of the forearm. J Bone Joint Surg Am. 1982;64(1):14-7.
51. Schmittenbecher PP. State-of-the-art treatment of forearm shaft fractures. Injury. 2005;36 Suppl 1:A25-34.
52. Kinney MC, Nagle D, Bastrom T, Linn MS, Schwartz AK, Pennock AT. Operative Versus Conservative Management of Displaced Tibial Shaft Fracture in Adolescents. J Pediatr Orthop. 2016;36(7):661-6.
53. Pérez-Sicilia JE, Morote-Jurado JL, Corbacho-Girones JM, Hernández-Cabrera JA, González-Buendía R. Osteosíntesis percutánea en fracturas diafisarias de antebrazo en niños y adolescentes. Revista Española de Cirugía Osteoarticular, 1977. p. 321-34.

Capítulo 27

Fracturas de la pelvis

Rafael Arturo Brunicardi Hurtado

Generalidades

Las fracturas de pelvis en niños, a diferencia de las presentadas en la población adulta, es baja y representa entre un 2,4 y un 7,5% de todos los ingresos por traumatismos cerrados, y uno de cada 100.000 niños por año, con un 25% de mortalidad según Leonard et al.

Las fracturas de pelvis en niños y adultos tienen una epidemiología, una incidencia y un manejo distintos; tales diferencias se deben en esencia a consideraciones anatómicas de las pelvis inmaduras:

- **Plasticidad ósea** (la naturaleza inmadura asociada con la cantidad de cartílago permite a la pelvis absorber gran cantidad de energía antes de fracturarse.
- **Mayor estabilidad** de las articulaciones sacroilíacas y de la sínfisis del pubis.
- **Periostio de mayor grosor.**
- Gran capacidad de remodelación y curación de los huesos.
- Las fracturas que comprometen el cartílago fisario pueden provocar el cierre prematuro de los núcleos de crecimiento y generar de esta manera una discrepancia de longitud en los miembros inferiores.
- Con frecuencia encontramos fracturas por avulsión de las apófisis, significando que son estables, a diferencia del tradicional concepto de «doble fractura» obligatoria del anillo pélvico en las inestables y desplazadas.

Distintos reportes actuales indican que el principal mecanismo de trauma en las fracturas de pelvis en niños (83%) ocurre en pacientes involucrados en algún tipo de incidente de tránsito, como acompañante o peatón.

Lesiones asociadas: En las fracturas de pelvis en niños con frecuencia se encuentran otras lesiones por ser el resultado de un trauma de alta energía; según la literatura, se reportan hasta en un 78%. Los informes más recientes indican que las más comunes son el trauma craneoencefálico (40-42%) y las fracturas en las extremidades, en especial de miembros inferiores (35-42%). Les siguen en frecuencia las lesiones torácicas, representando un 27-33%, hematomas pélvicos o retroperitoneales con un 18%, las lesiones abdominales y urogenitales, que representan un 17%, y, por último, las vasculares, que son poco frecuentes, pero hay casos reportados en la literatura.

Examen físico

Todas estas características arriba descritas hacen que la pelvis absorba una mayor energía antes de fracturarse, de manera que cuando se presenta una fractura de pelvis en un niño significa un trauma de alta energía que requiere un abordaje multidisciplinario como paciente politraumatizado.

Se debe registrar una adecuada historia clínica para obtener la información sobre el mecanismo de trauma que induzca a sospechar el grado de lesión. Después se realiza una inspección sistemática del paciente, cefalocaudal, exponiendo y evaluando la totalidad de la anatomía, buscando estigmas del trauma, hematomas, escoriaciones, deformidades, heridas, contusiones y laceraciones, entre otras. Enfocándonos en la pelvis se deben palpar todos los relieves óseos y realizar compresión sobre las espinas ilíacas anterosuperiores; en caso de presentar fractura se desencadenará dolor y posible crépito. Esta maniobra permitirá diagnosticar inestabilidad de la pelvis.

Imágenes diagnósticas

Ha sido tradicional que el diagnóstico por imágenes se limitara a la radiografía simple de pelvis, siendo necesario, en algunos casos, proyecciones especiales inlet, outlet, oblicua alar y oblicua obturatriz. Sin embargo, las recomendaciones actuales indican que las radiografías simples solo deben tomarse en quienes no esté indicada la realización de la tomografía axial computarizada.

Teniendo en cuenta que el manejo inicial del paciente politraumatizado requiere la realización de una tomografía axial computarizada de abdomen, se recomienda extender este examen hasta la pelvis para reducir el tiempo del paciente en la sala de imágenes diagnósticas, además de permitir detectar fracturas con mayor claridad en toda la superficie de la pelvis, brindándonos información adicional, como trauma de tejidos blandos y hematomas, entre otros. Es importante recordar que las imágenes deben realizarse solo después de estabilizar al paciente. La resonancia magnética y la gammagrafía ósea tienen una indicación muy precisa, en especial para fracturas por estrés ocultas o poco desplazadas.

Clasificación

La clasificación más usada en la actualidad es la descrita en 1985 por Torode y Zieg y modificada en el 2012 por Shore, et.al., basada en la radiografía simple de pelvis y en tomografía axial computarizada:, en la que se dividen las fracturas en 4 tipos: (Figura 27.9).

1. **Tipo I:** Fracturas por avulsión.
2. **Tipo II:** Fracturas del ala ilíaca.
3. **Tipo III:** Fracturas simples, estables del anillo pélvico.
   - **III-A:** Fractura simple, no desplazada del anillo pélvico anterior.
   - **III-B:** Fractura simple y estable de anillo anterior y posterior.
4. **Tipo IV:** complejas, inestables del anillo pélvico.

Tratamiento

Es tradicional que las fracturas de pelvis se manejen de forma ortopédica no quirúrgica: cama, reposo, frondas pélvicas, tracción esquelética o espicas de yeso. La clásica forma de tratamiento se basa en el gran potencial de curación y remodelación de este grupo de pacientes con esqueleto inmaduro, así como en las propiedades estructurales (periostio grueso, ligamentos fuertes), que aumentan la estabilidad de las fracturas. Otra razón para manejar de forma conservadora a estos pacientes es el riesgo de lesionar el cartílago trirradiado durante el procedimiento quirúrgico, que traería como consecuencia una discrepancia de longitud y asimetría pélvica. Sin embargo, algunos reportes indican que pacientes con fracturas acetabulares desplazadas con compromiso de las sacroilíacas y verticalmente inestables que son tratados de forma ortopédica no quirúrgica presentan a largo plazo dolores lumbares, asimetría pélvica y discrepancia de longitud de los miembros inferiores, entre otras condiciones.

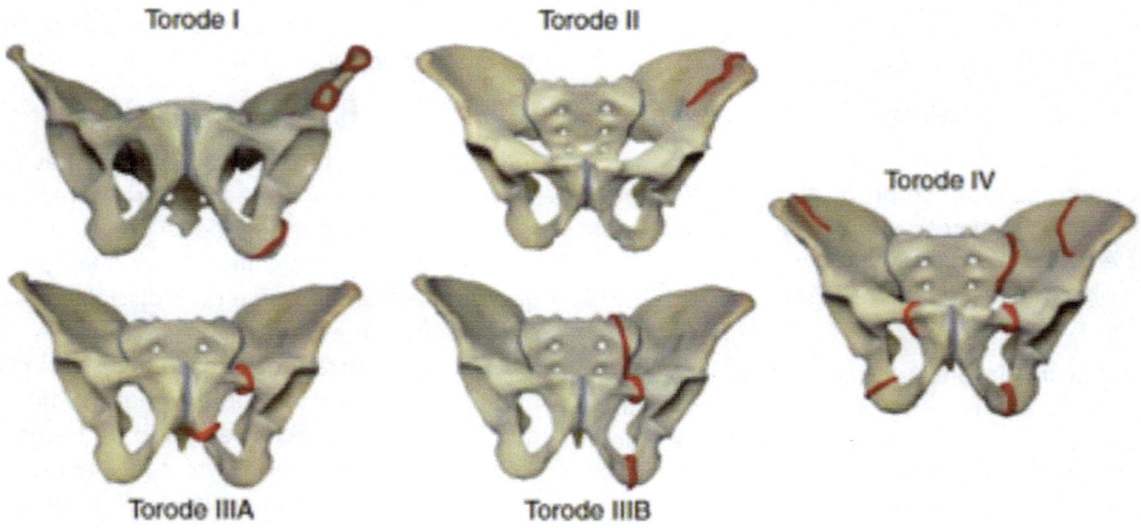

Figura 27.1: Clasificación de fracturas de pelvis.

Los criterios de manejo quirúrgico en niños según Karunakar et al.:

- Fractura o luxación sacroilíaca con desplazamiento mayor a 1 cm.
- Diástasis de la sínfisis del pubis mayor a 4 cm.
- Fracturas acetabulares en superficie de carga con desplazamiento mayor a 2 mm.
- Compromiso de la pared posterior del acetábulo.
- Deformidades rotacionales de la pelvis.

El manejo de las fracturas de pelvis en niños con C-Clamp está indicado para las del anillo posterior, como indican Holt y Mencio.

Bibliografía

1. Leonard M, Ibrahim M, McKenna P, Boran S, McCormack D. Paediatric pelvic ring fractures and associated injuries. Injury. 2011;42:1027-30.
2. Shore BJ, Palmer CS, Bevin C, Johnson MB, Torode IP. Pediatric pelvic fracture: A modification of a preexisting classification. J Pediatr Orthop. 2012;32:162-8.
3. Beaty JH, Kasser JR, Rockwood CA. Rockwood and Wilkins' fractures in children. Philadelphia: Lippincott Williams & Wilkins; 2009.
4. Guillamondegui OD, Mahboubi S, Stafford PW, Nance ML. The utility of the pelvic radiograph in the assessment of pediatric pelvic fractures. J Trauma. 2003;55:236-9, discussion 239-40.
5. Nieto LL, Camacho SG, Reinoso JP. Surgical treatment of type IV unstable pelvic fractures in pediatric patients using the Torode and Zieg classification. Acta Ortop Mex. 2010;24:337-42.
6. Hart DJ, Wang MY, Griffith P, Gordon McComb J. Pediatric sacral fractures. Spine (Phila Pa 1976). 2004;29:667-70.
7. Torode I, Zieg D. Pelvic fractures in children. J Pediatr Orthop. 1985;5:76-84.
8. Quinby WC Jr. Fractures of the pelvis and associated injuries in children. J Pediatr Surg. 1966;1:353-64.
9. Demetriades D, Karaiskakis M, Velmahos GC, Alo K, Murray J, Chan L. Pelvic fractures in pediatric and adult trauma patients: Are they different injuries? J Trauma. 2003;54:1146-51, discussion 1151.
10. Silber JS, Flynn JM, Koffler KM, Dormans JP, Drummond DS. Analysis of the cause, classification, and associated injuries of 166 consecutive pediatric pelvic fractures. J Pediatr Orthop. 2001;21:446-50.
11. Chia JP, Holland AJ, Little D, Cass DT. Pelvic fractures and associated injuries in children. J Trauma. 2004;56: 83-8.
12. Margenthaler JA, Weber TR, Keller MS. Computed tomography contrast blush demonstrating active bleeding from a complex pelvic fracture in a child. J Trauma. 2003;54:799.
13. Karunakar MA, Goulet JA, Mueller KL, Bedi A, Le TT. Operative treatment of unstable pediatric pelvis and acetabular fractures. J Pediatr Orthop. 2005;25:34-8.
14. Holt GE, Mencio GA. Pelvic C-clamp in a pediatric patient. J Orthop Trauma. 2003;17:525 7.
15. Herring JA. Tachdjian's pediatric orthopaedics: From the Texas Scottish Rite Hospital for Children. 5 th ed. Philadelphia: Saunders; 2014.
16. Holden CP, Holman J, Herman MJ. Pediatric pelvic fractures. J Am Acad Orthop Surg. 2007;15:172-7.
17. Vitale MG, Kessler MW, Choe JC, Hwang MW, Tolo VT, Skaggs DL. Pelvic fractures in children: An exploration of practice patterns and patient outcomes. J Pediatr Orthop. 2005;25:581-7.
18. Brunicardi RA, Delgado LF. Fractura de pelvis en niños. Repert Med Cir. 2016;25(3):168-173

Capítulo 28

Fracturas de los miembros inferiores

Víctor Vargas, Marco Mahecha Toro

Fracturas diafisarias de fémur

Introducción

La mayoría de las fracturas diafisarias del fémur en niños mayores y adolescentes se producen por traumas de alta energía por lo que se deben descartar lesiones asociadas en órganos vitales. Así mismo, hay asociación de fracturas diafisarias con lesiones de las articulaciones vecinas o con lesiones fisarias, por lo tanto, la pelvis como la rodilla deben ser incluidas en la evaluación clínica y radiológica de estos pacientes.

En los casos de niños politraumatizados existen unas prioridades vitales que hacen que la estabilización de las fracturas de los miembros se deba realizar dentro de la revisión secundaria y complementariamente a los principios de manejo de Soporte Vital Avanzado; aplicar protocolo de "control de daños" en búsqueda de una reanimación más efectiva y acorde al estado de respuesta sistémica del paciente.

Se debe tener en cuenta que en pacientes menores de dos años la fractura diafisaria del fémur puede asociarse a maltrato infantil hasta en el 40% de los casos.

El tratamiento ortopédico clásico no quirúrgico para todas las fracturas de fémur de forma generalizada ha sido abandonado y se ha sustituido para pacientes mayores de 6 años en condiciones específicas y según indicaciones por modificaciones que pueden evitar períodos largos de tracción o la inmovilización mediante yesos con el fin de acortar el tiempo de hospitalización y disminuir la incidencia de mala consolidación o deformidades secundarias.

El tratamiento de las fracturas de la diáfisis femoral debe basarse no solamente en el tipo y localización de la fractura y el dominio de una determinada técnica quirúrgica. También se deben tener en cuenta otros aspectos como son: edad, trauma asociado, calidad ósea, diámetro de hueso y de la cavidad medular del fémur, peso del paciente, costos, entre otros (Tabla 28.1).

Epidemiología

Las fracturas de la diáfisis del fémur son más frecuentes en hombres. Respecto a la incidencia, se calcula que la tasa anual de los niños que presentan fractura de la diáfisis femoral es de 19 por 100,000. La prevalencia indica que las fracturas diafisarias de fémur representan el 1,4% al 1,7% de todas las fracturas pediátricas.

Edad (potencial remodelación)
Peso
Tipo de fractura (intraarticular, fisaria, desplazamiento, mecanismo)
Hueso y segmento afectado
Estado del paciente y los tejidos blandos
Tratamiento quirúrgico vs No quirúrgico
Equipamiento disponible para el tratamiento quirúrgico
Experiencia del cirujano (en la técnica y el manejo del instrumental)
Posibilidades del manejo posoperatorio
Costo-efectividad

Tabla 28.1: Factores que influyen la toma de decisiones el tratamiento de las fracturas de los niños

Según la edad, el 11% afecta a niños menores de 2 años, el 21% entre los 3-5 años, el 33% entre los 6-12 años y el 35% entre los 13-18 años. La localización más frecuente es a nivel del tercio medio y trazo transversal (60%), le siguen las del tercio proximal (20%) y las menos frecuentes son las del tercio distal (10%). La incidencia de fracturas abiertas es baja, menos del 5%. El mecanismo de trauma más frecuente en menores de 3 años son caídas domésticas, en áreas de recreo o el maltrato físico. En niños mayores, incidentes de tránsito o deportivos.

Consideraciones anatómicas y fisiológicas

Durante la infancia el hueso del niño sufre una trasformación a través de la remodelación pasa de ser débil y entretejido a ser más rígido por ser laminar. En la primera infancia, el fémur es relativamente débil, fracturándose en traumas durante las actividades de juego normales. En el adolescente, se requiere un traumatismo de alta velocidad para alcanzar la sobrecarga necesaria para fracturarlo.

La diáfisis femoral está cubierta por un grueso periostio el cual es altamente osteogénico y favorece el control de la remodelación en el caso de presentarse angulaciones en el sitio de fractura.

La edad de los pacientes confiere unas características típicas como rápida consolidación e hipercrecimiento y la remodelación de deformidades residuales.

Clasificación de la diáfisis del fémur

Se consideran varios factores para la clasificación:

1. Según la dirección del trazo: Trasversas, espiroidea u oblicuas.
2. Según el número de fragmentos: Conminuta o no conminuta.
3. Si existe o no continuidad de la piel con el foco de fractura: Abierta o cerrada. (Si son abiertas se utiliza la clasificación de Gustilo y Anderson 1976).
4. Según la *Clasificación pediátrica AO – ASIF* se clasifican así: Hueso = 3 (fémur) Segmento = 2 (diáfisis) Tipo = Según traso de Fractura (D y subdivisiones simples o mulifragmentarias) (Figura 28.1).

Historia clínica y evaluación inicial

Se debe elaborar una historia clínica completa que incluya mecanismo de lesión y antecedentes médicos en general. Se debe indagar en los niños menores de 36 meses condiciones sugestivas de maltrato infantil.

La gran mayoría de pacientes que sufren fractura de la diáfisis femoral están incapacitados para la marcha por presentar gran dolor y a la vez una evidente deformidad. La evaluación se dificulta en los pacientes politraumatizados o con trauma cráneo encefálico, en los pacientes discapacitados y en los que no caminan.

Diagnóstico

Al examen físico se suele apreciar tumefacción, inestabilidad, crepitación, y dolor intenso a la palpación local, imposibilidad para el apoyo. Hay que tener en cuenta la "Tirada de Waddel" que consiste en una fractura femoral, lesión intraabdominal o intratorácica y trauma craneoencefálico la cual suele presentarse en los traumas de alta energía y es una condición que pone en peligro la vida del paciente.

El examen físico es altamente sugestivo y se confirma el diagnóstico con las radiografías del fémur en dos planos, esta valoración debe incluir proyecciones de rodilla y cadera (Figura 28.2).

Tratamiento

El tratamiento ideal será el que permite la reducción de la fractura, que sea confortable para el niño, con el menor impacto psicológico posible, que permita y facilite los cuidados e higiene, que favorezca la movilización temprana y no deje secuelas. Como se mencionó

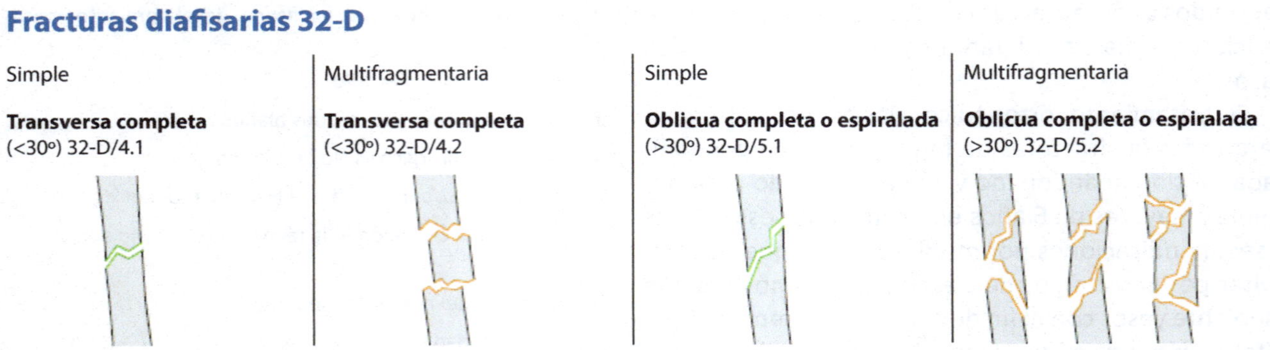

Figura 28.1: Clasificación AO Pediátrica. Fracturas diafisarias de fémur. (AO Foundation, Pediatric Comprehensive Classification of Long Bone Fractures (PCCF).

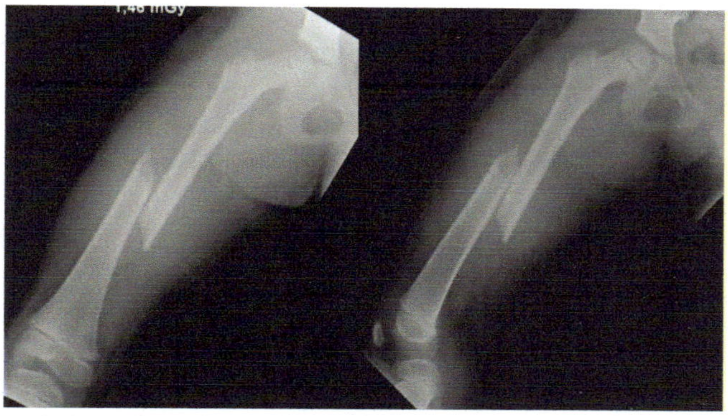

Figura.2. Proyecciones radiografías AP y Lateral de fémur, muestran fractura diafisara tercio medio.

anteriormente no existe un tratamiento único para todas las fracturas diafisarias femorales. La elección del método dependerá de una serie de factores descritos en la Tabla 28.1.

El tratamiento se divide en dos grandes grupos:

Tratamiento ortopédico no quirúrgico o Conservador

Se han descrito muchos procedimientos dependiendo de la aplicación de la tracción (cutánea u ósea) y dirección de esta (horizontal, vertical u oblicua) con la posterior inmovilización con enyesado.

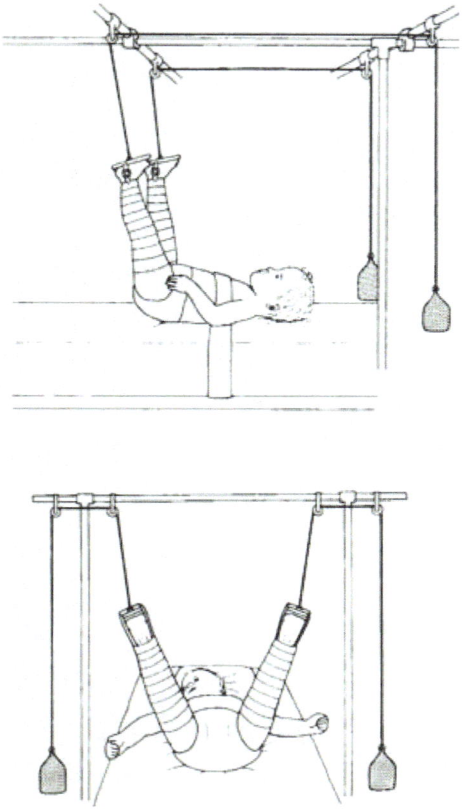

Figura 28.3: Diagrama niño con tracción al cenit para manejo de fractura de fémur.

Tracción de Bryant o al cénit

Se indica en niños de peso inferior a 18 kg y menores de 2 años de edad con fractura desplazada. Se aplica con cadera a 90° con las rodillas en extensión. La tracción cutánea se aplica a ambas piernas, colocando un peso entre el 15-20% del peso corporal en cada pierna. Requiere la sujeción de la pelvis y tronco del niño a la cuna con un pañal modificado o sábana.

En lactantes, la formación del callo óseo se produce rápidamente 2 o 3 semanas después del trauma, disminuye el dolor y la fractura será estable para permitir el cambio de la tracción por una espica de yeso por un periodo de 3 a 4 semanas (Figura 28.3).

Tracción cutánea o esquelética y posterior espica de yeso pelvipédica

Antes de la llegada del sistema de clavos elásticos intramedulares, era el sistema de elección de las fracturas de la diáfisis femoral en niños a partir de los 2 años hasta los 13 años.

Se coloca una tracción blanda o esquelética en región supracondílea femoral o infratuberositaria tibial. El peso necesario está entre 2 a 4 kg con la extremidad inferior descansando en almohadas o en una "hamaca de Braun". El tiempo de tracción varía de 2-4 semanas, realizándose controles radiográficos semanales para control del acortamiento, desviaciones angulares y aparición de callo oseo que permita retirar el sistema de tracción e inmovilizar al paciente con una espica de yeso bajo sedación.

En los casos en los que la tracción es un método de tratamiento provisional, hasta la estabilización quirúrgica de la fractura, y con el paciente estabilizado clínicamente, es preferible el empleo de una tracción cutánea, se puede aplicar sin sedación y no contamina una posible entrada quirúrgica. Esta tracción cutánea usualmente se utiliza en ambas extremidades principalmente en los niños pequeños para evitar el desplazamiento inferior y asimétrico del paciente en la cama, método conocido como "tracción balanceada".

Reducción cerrada e inmovilización inmediata con espica de yeso pelvipédica.

En la actualidad es el tratamiento de elección para el manejo de las fracturas de la diáfisis en niños hasta los 4 o 5 años. Consiste en la colocación de tracciones cutáneas de la forma anteriormente descrita por un periodo variable entre 2 y 5 días para mejorar el edema y la alineación de la fractura seguido de una reducción cerrada bajo anestesia y la aplicación de una espica de yeso con la extremidad fracturada en flexión de la cadera y rodilla (Figura 28.4).

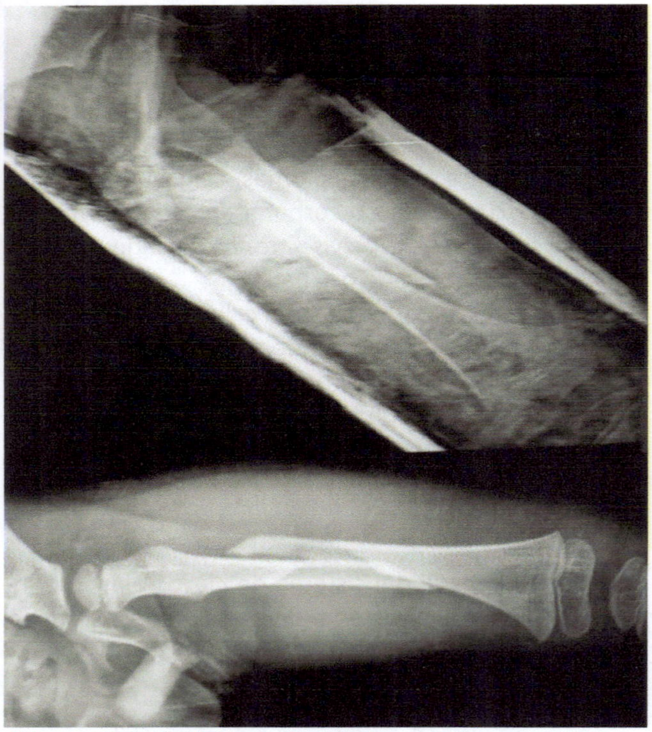

Figura 28.4: Paciente de 3 años de edad, fractura diafisaria tercio medio en espiral larga, desplazada, manejo con aplicación de espica de yeso.

Inmovilización simple con Arnés de Pavlik

Es el método de elección para en tratamiento de las fracturas de la diáfisis del fémur en recién nacidos y lactantes hasta la edad de 6 meses. La colocación del arnés aproxima el fragmento distal al fragmento proximal en flexión. El tiempo necesario de inmovilización es de 4 semanas, y la deformidad en antecurvatum y acortamiento que habitualmente aparecen suele ir desapareciendo en controles sucesivos gracias a la gran capacidad de remodelación existente a esta edad.

Tratamiento quirúrgico

Las indicaciones clásicas son el paciente con politrauma, lesión grave de tejidos blandos, fracturas múltiples del mismo miembro, lesión vascular, fractura patológica, lesión cerebral asociada o fractura aislada en la que no se consigue la reducción adecuada o estabilización de manera no quirúrgica.

Sin embargo, estas indicaciones se han ido ampliando en las últimas décadas a todas las fracturas diafisarias abiertas o cerradas desplazadas en niños mayores de 5 años ya que el tratamiento convencional de tracción seguida de yeso, ocasiona un alto índice de mal-uniones sumándose otros inconvenientes, como son la estancia hospitalaria prolongada, los costos, la alteración de la vida familiar y laboral de los padres, así como escolar del niño.

Las ventajas del tratamiento quirúrgico con respecto a los métodos conservadores son reducción anatómica y/o estabilización de la fractura, menor índice de mal uniones, movilización precoz con menor estancia hospitalaria y respuesta más rápida a la rehabilitación e integración familiar y escolar.

Placas

La indicación actual para el uso de sistemas de fijación interna con placas son las fracturas subtrocantericas o de tercio distal de la diáfisis con extensión metafisaria (metafisodiafisarias), para las fracturas de tercio medio están limitadas las indicaciones solo para presencia de conminación o limitado acceso a sistemas menos invasivos. También la técnica de aplicación de placas ha evolucionado permitiendo realizar procedimientos con mínima invasión, sin embargo, para niños entre los 6 a 10 años pueden presentar un mayor sobrecrecimiento (Figura 28.5).

Clavo elástico intramedular (TEN)

Es el método de elección para el tratamiento de las fracturas diafisarias tercio medio en el niño mayor de 5

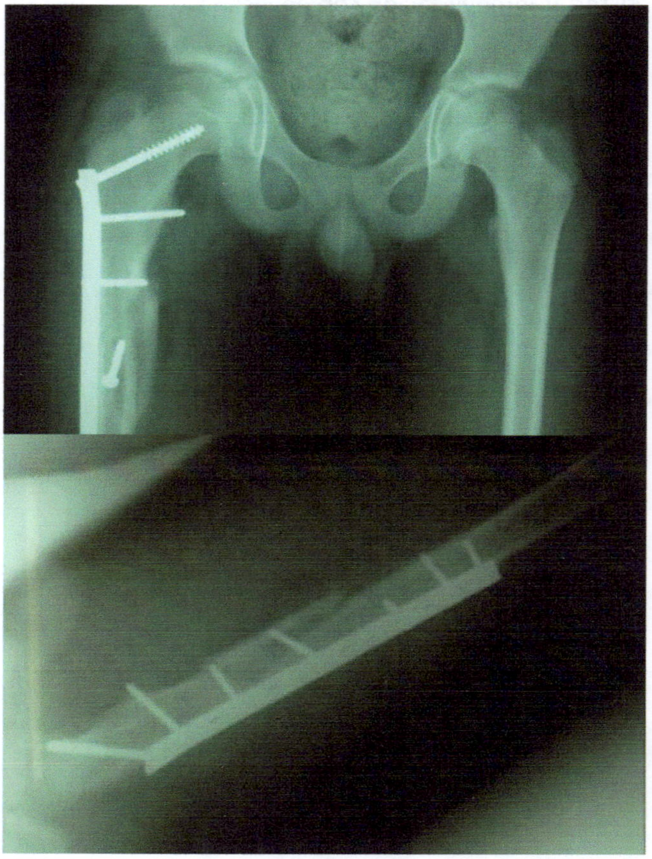

Figura 28.5: Paciente de 13 años de edad, manejo de fractura subtrocanterica de fémur con osteosíntesis con placa DCP.

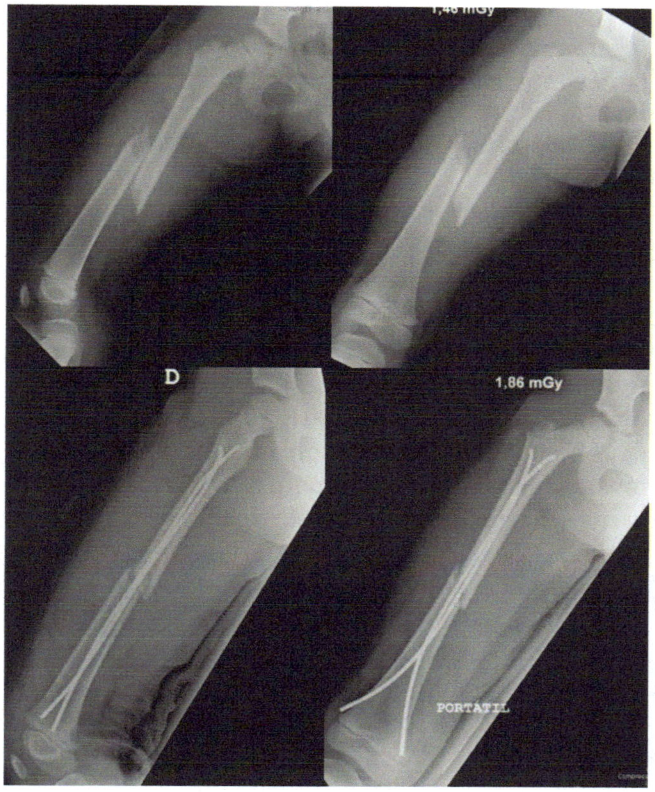

Figura 28.6: Paciente de 5 años de edad, fractura diafisaria de femur izquierdo, tercio medio oblicua, reducción y fijación con clavos endomedulares elásticos, leve traslación lateral residual posoperatoria.

años. Emplea dos clavos de titanio o acero en función del diámetro de la cavidad medular

Los clavos son introducidos a distancia del foco de fractura, respetando las físis, ya sea de forma retrógrada por vía supracondílea bilateral en caso de fracturas del tercio medio y superior, o bien por vía subtrocantérica externa en caso de fracturas bajas.

En el postoperatorio el paciente no requiere de inmovilizaciones externas carga parcial hasta la 6a semana que se le permite la carga completa en función también de los controles radiológicos (Figura 28.6).

Este procedimiento obtiene muy buenos resultados en fracturas transversas u oblicuas cortas ubicadas en el tercio medio de la diáfisis y que son la mayoría. No obstante, en las fracturas conminutas o con gran inestabilidad en el foco fracturario, la fijación intramedular elástica puede que no sea suficiente para controlar el acortamiento, la angulaciones axiales o rotacionales.

Entre los problemas más habituales que presenta el enclavado intramedular elástico son las molestias en la rodilla que originan los clavos que exceden unos centímetros para facilitar la extracción, no debiendo realizarse ésta antes de los 6-9 meses para evitar refracturas. Estos clavos, que son fácilmente palpables en el tejido celular subcutáneo, pueden generar se-

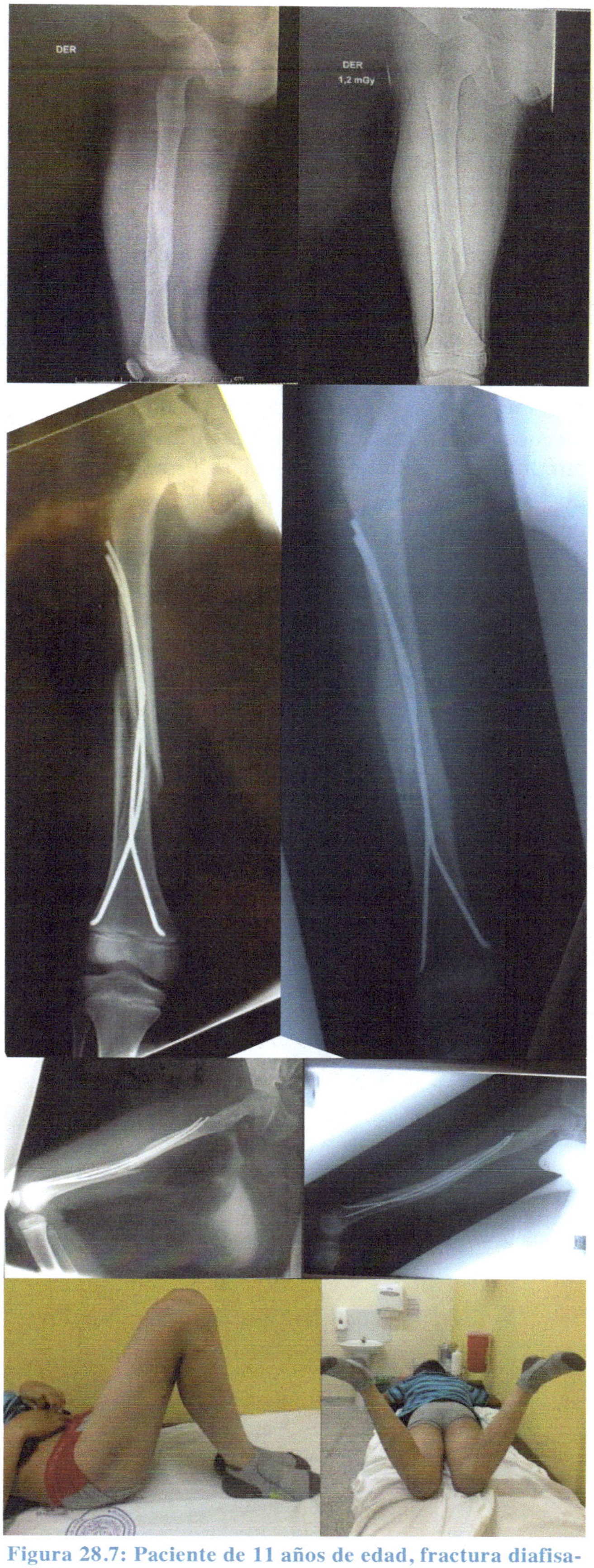

Figura 28.7: Paciente de 11 años de edad, fractura diafisaria distal oblicua larga, osteosintesis con clavos elassticos "TENS" anterógrados, adecuado procesos de consolidación y evaluación clínica de rotación de caderas para evaluar plano transverso.

rohematomas o ulceraciones con riesgo de infección. Las ventajas de la osteosíntesis con clavs elásticos son: facil aplicación, riesgo bajo de infección, no interferencia del foco de fractura, bajo riesgo de lesión fisaria y consolidación rápida (Figura 28.7).

Clavo intramedular rígido con o sin bloqueo

Clavo a través de la punta del trocánter mayor o de la fosita piriforme provoca significativas alteraciones del crecimiento del fémur proximal (coxa valga, detención del crecimiento del trocánter mayor y adelgazamiento del diámetro del cuello femoral. Además, y lo que es más importante, el análisis de casos en la bibliografía ha mostrado que el riesgo de necrosis de la cabeza femoral por lesión de la vascularización al introducir el clavo a través de la fosita piriforme es del 1-2%24. Por estas razones, este abordaje no es recomendado en niños dada la inmadurez conocida del tercio proximal del fémur que ocasiona esta susceptibilidad a la lesión fisaria y vascular. La mayoría de los autores lo recomiendan en pacientes que estén próximos o ya hayan terminado el crecimiento, a partir de los 13 años (Figura 28.8).

En la actualidad, nuevos modelos de clavos con una angulación en su porción proximal similar a los clavos tibiales o humerales se están empleando en niños mayores de 10 años con el fin de evitar los vasos retinaculares del cuello femoral entrando en la cavidad medular femoral abordaje trocantérico o subtrocantérico puramente lateral.

Fijación externa

Tiene unas indicaciones clásicas en fracturas diafisarias abiertas, paciente con politrauma, fracturas conminutas, fracturas con pérdida de sustancia ósea.

Se recomienda realizarla de forma secuencial, primero el cuerpo del fijador y 10 días después los tornillos. En este acto se debe tener cuidado con las maniobras de movilización de la rodilla ante el riesgo de refractura del fémur, de provocar una fractura metafisaria distal por la osteoporosis por desuso o la luxación y/o fractura de la rótula debido a las adherencias fibrosas parapatelares externas. De esta forma, si sucede una refractura femoral durante el período en que el paciente lleva aún los tornillos del fijador, la solución es fácil y rápida, colocando de nuevo el cuerpo del fijador.

La rigidez de la rodilla, habitual durante el período en que el fijador está colocado por transfixión del vasto externo, desaparece habitualmente a los 3 meses tras la retirada del aparato de fijación externa y sin necesidad de tratamiento rehabilitador específico.

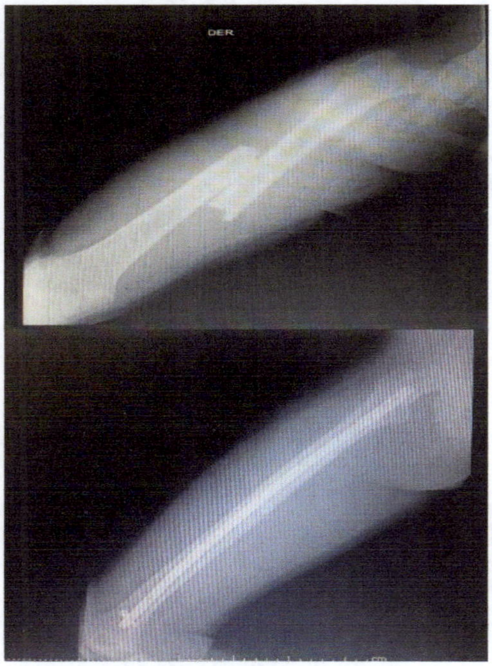

Figura 8. Paciente de 14 años de edad con fractura transversa tercio medio diáfisis femoral derecha, manejo con osteosíntesis con clavo intramedular trocantérico de adolescente.

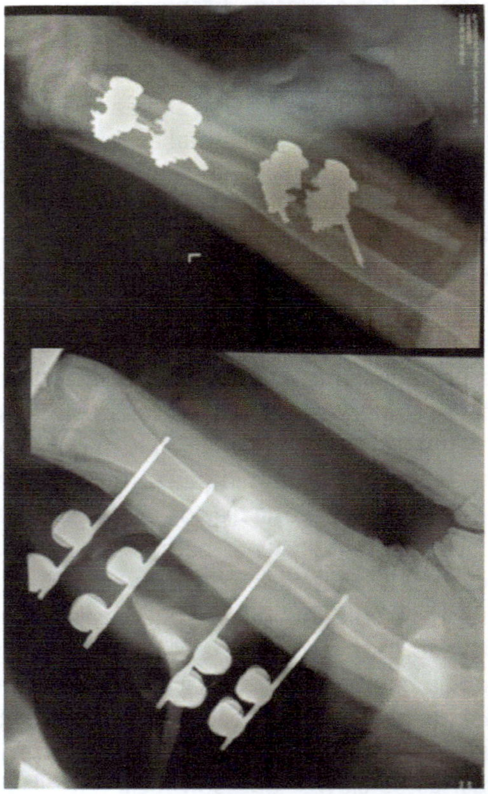

Figura 9. Paciente politraumatizado con fractura diafisaria de fémur derecho, manejo con fijador externo.

Por estos inconvenientes y para mayor comodidad del paciente con fracturas abiertas con bajo riesgo de complicaciones infecciosas, en la mayoría de los casos se opta por el enclavado intramedular elástico o rígido (Figura 28.9).

Complicaciones fracturas diafisarias de fémur

Las complicaciones agudas más frecuentes son:

a. Tromboembolismo pulmonar: es infrecuente, pero se ha descrito en el período puberal.

b. Embolia grasa: es infrecuente entre los menores de 10 años o puede pasar desapercibida, aunque sí que puede presentarse en adolescentes.

c. Shock hipovolémico: sobre todo cuando hay un politraumatismo, sí es una situación común en este tipo de fracturas. La "infección" (< 2%) se observa ocasionalmente cuando la fractura es abierta con lesión de partes blandas o cuando se requirió reducción abierta.

d. Infeccion: se presenta en casos de fracturas abiertas o fijación abierta, en general es menos del 2% de los casos.

Las complicaciones tardías se presentan a lo largo del proceso de consolidación o en la evolución posterior. Entre las más habituales destacan:

a. Discrepancia en la longitud de los miembros: Habitualmente por hipercrecimiento de la pierna afectada. Es la complicación más frecuente y típica de las fracturas dela diáfisis femoral en los niños. El aumento del crecimiento que se presenta después de dicha fractura puede conducir a una desigualdad significativa de la pierna (> 1,5 cm). Se presenta mas frecuentemente entre los 2 y 8 años de edad, se requiere seguimiento de mas de 18 meses con radiografías comparativas para descartar requerimiento de manejo quirúrgico.

La discrepancia en la longitud del miembro, a consecuencia de fracturas de la diáfisis femoral, puede ser debido a reducción con acortamiento, a separación de los fragmentos o a la estimulación del crecimiento lineal. Se ha considerado que un acortamiento de hasta 2 cm es aceptable y no tiene mayores afectaciones biomecánicas.

b. Deformidades angulares: son una complicación frecuente, especialmente cuando se lleva a cabo un tratamiento ortopédico con una incidencia del 40% de los casos. El fémur normal presenta una curva natural en los planos sagital y frontal. La posibilidad de remodelación varía dependiendo del grado de angulación y del plano. En niños lactantes y escolares esta capacidad es máxima hasta 30° de corrección, en menores de 10 años puede ser hasta de 20°, en mayores de 10 años pueden lograr menos de 10° de corrección.

Estos conceptos permiten recomendar teniendo en cuenta la menor capacidad de remodelación del varo, valgo no aceptar deformidades que sobrepasen los 30° en el plano sagital (antecurvatum, recurvatum) y 10°-15° en el plano frontal (varo,valgo).

c. Deformidad rotacional: Suele presentarse como aumento de la anteversión femoral, presumiblemente debido a la acción de los rotadores sobre el fragmento proximal. Se acepta que existe este tipo de deformidad cuando la diferencia con la anteversión femoral contralateral es superior a 10°-15°, y esto se traduce en un aumento de la rotación interna de la cadera, generalmente no hay corrección espontánea cuando no excede los 20° no suele producir ningún trastorno funcional.

d. Refractura: se presenta en niños mayores y adolescentes, o en pacientes con fractura patológica con osteopenia por lesión neurológica (Parálisis cerebral, mielomeningocele). El tratamiento se realiza dependiendo del hallazgo radiológico y la condición del paciente, generalmente se requiere nueva fijación con mayor área de cubrimiento del implante o una fijación profiláctica complementaria.

e. Retardo de consolidación o pseudoartrosis: infrecuente en niños menores de 10 años y solo se presenta en fracturas graves que requieren inicialmente tratamiento quirúrgico, en casos complicados con infección y/o en fracturas producidas por traumatismos de alta energía y con lesión amplia de tejidos blandos.

f. Cierre fisario prematuro: Puede complicar una fractura de la diáfisis femoral lesionando al cartílago de crecimiento distal femoral o ser una complicación del tratamiento (enclavado intramedular) y afectar a la físis del trocánter mayor y cuello femoral.

Fracturas de segmento proximal del fémur

Introducción

Si se comparan con otras lesiones músculo esqueléticas las fracturas del fémur proximal presentan altas tasas de complicaciones, las cuales incluyen: necrosis avascular de la cabeza femoral, no unión, coxa vara, detención del crecimiento, infección, y condrolísis.

Epidemiología

Las fracturas de la cadera en el niño son raras y representan menos del 1% de todas las fracturas pediátricas. Un alto porcentaje de ellas son causadas por trauma de alta energía, como caídas de altura o colisiones vehiculares. Hasta un 85% de los casos se presentan además con lesiones de otros órganos como abdomen y otras lesiones esqueléticas como fracturas de pelvis y/o acetábulo, luxación de cadera y fracturas ipsilaterales de la tibia o fémur.

Anatomía

Los cambios fisiológicos en el desarrollo y la distribución anatómica vascular la cabeza femoral en el esqueleto inmaduro se relaciona con las complicaciones asociadas a fracturas de cuello femoral o epifisarias, después del cierre de la físis de la cabeza femoral, los vasos metafisarios constituyen el principal aporte a la circulación, la cual proviene de dos anillos anastomóticos formados por los vasos circunflejos mediales y laterales.

La otra particularidad importante de la anatomía del tercio proximal del fémur en los niños es su formación a partir de varios núcleos de osificación que progresivamente crecen y se fusionan lo cual genera características específicas de las fracturas y de riesgo de desarrollar complicaciones vasculares.

La cabeza femoral se osifica entre el segundo y el octavo mes después del nacimiento y se fusiona de forma definitiva con el cuello entre los 15 y 18 años en los niños y un año más temprano en las niñas. El núcleo de osificación trocantérico inicia su osificación a los cuatro años en ambos sexos y es responsable del crecimiento del trocánter mayor y parte de la zona metafisaria intertrocantérica.

Clasificación de las fracturas del tercio proximal del fémur en niños

La clasificación más ampliamente utilizada es la de Delbet-Colonna. Esta clasificación describe cuatro tipos de fractura en base a su localización anatómica:

- **Tipo I.** Fracturas transfisarias: Es una ruptura de la fisis femoral proximal equivalente a una lesión tipo I de Salter-Harris. Es la menos común de los cuatro tipos. Puede cursar sin luxación de la epífisis del acetábulo (IA) o con luxación de la epífisis del acetábulo (IB).
- **Tipo II.** Fracturas transcervicales: Constituyen el 50% de todas las fracturas de cadera y son el tipo más común de fractura de cadera en el niño.
- **Tipo III.** Fracturas cervicotrocantéricas: Se conocen también como fracturas basicervicales y son el segundo tipo más frecuente de fractura de cadera en el niño (25 a 30%).
- **Tipo IV.** Fracturas intertrocantéricas: constituyen del 6 al 15% de las fracturas de cadera en el niño. (Figura 28.10).

Otra clasificación menos utilizada en la práctica pero que es de gran utilidad en el ámbito investigativo es la clasificación de la AO. Clasificación AO Pediátrica fracturas pediátricas (Figura 28.11).

Historia clínica y evaluación del paciente

Se debe elaborar una historia clínica completa que incluya mecanismo de trauma, antecedentes de dolor de cadera o cojera y antecedentes médicos en general.

Las fracturas de cadera en la mayoría de los casos son producto de mecanismos de alta energía. Se debe sospechar condición de maltrato infantil por lo cual los cuidadores del niño deben ser debidamente interrogados sobre las circunstancias de la lesión.

La evaluación inicial deberá enfocarse al manejo de la vía aérea, estabilización cardiovascular y detección de lesiones que potencialmente pongan en peligro la vida. El niño con fractura desplazada de la cadera no puede caminar, con frecuencia presenta acortamiento de la extremidad y actitud en rotación externa. Una vez completa la

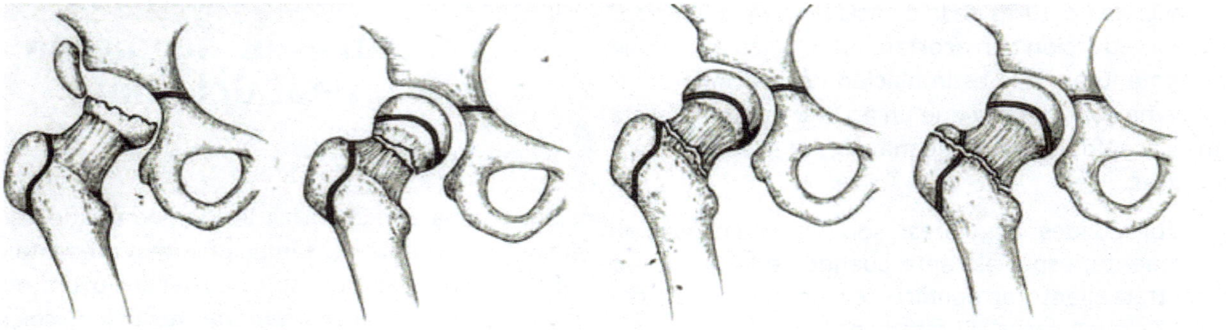

Figura 28.10: Clasificación fracturas Fémur proximal. Colonna PC. Fracture of the Neck of the Femur in Children. Am J Surg 1929; 6:793-7.

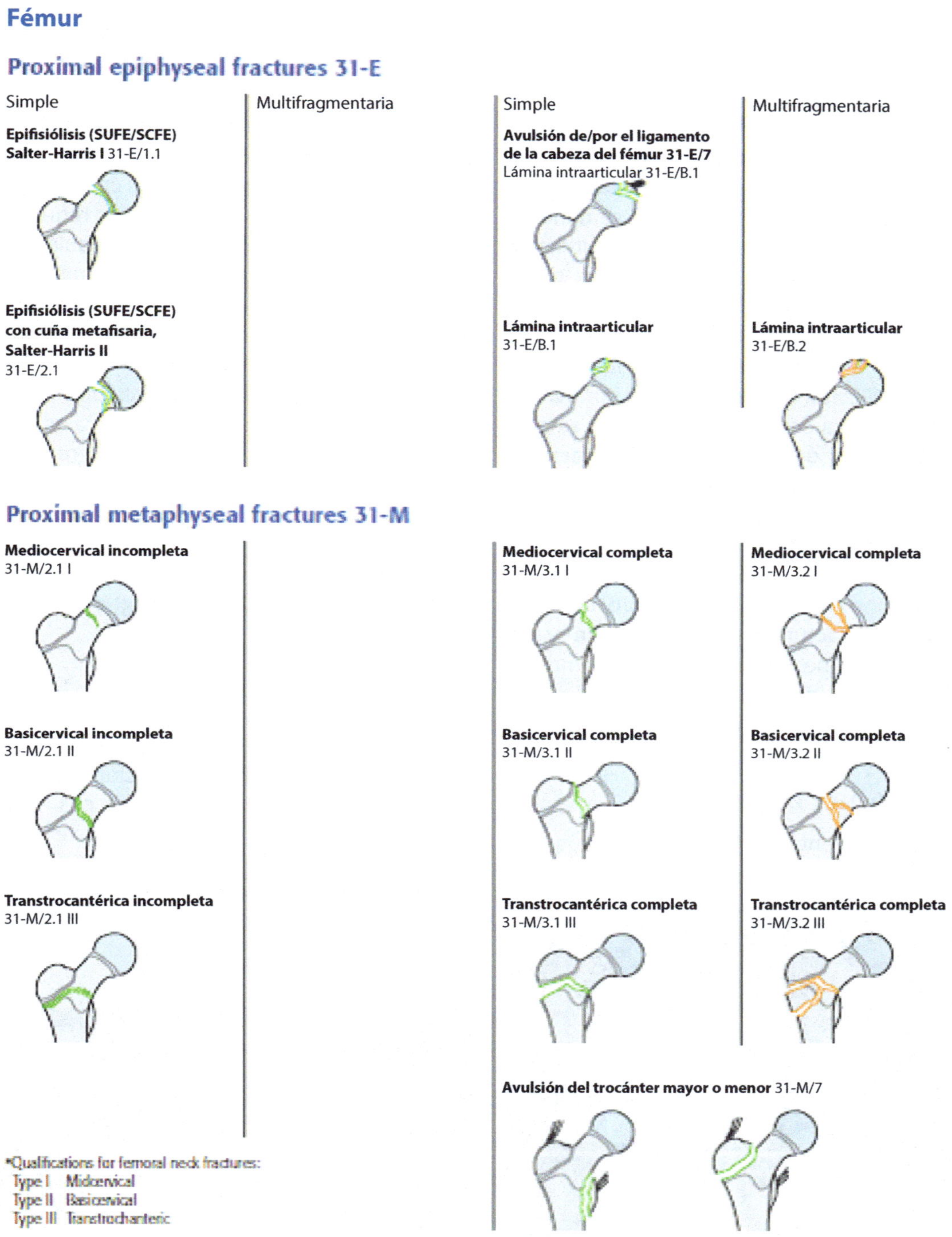

Figura 28.11: Clasificación AO Pediátrica fracturas de fémur proximal.

valoración clínica, la colocación de una tracción cutánea disminuye el dolor y permiten el traslado seguro.

Diagnóstico

Se realiza con radiografías anteroposterior (AP) de pelvis y lateral de cadera y panorámica del fémur en las fracturas pertrocantericas, no es recomendable la posición en rana debido al riesgo de desplazamiento de la fractura. En algunas ocasiones se requieren radiografías comparativas para distinguir la patología de los hallazgos normales.

La tomografía computarizada (TC) es útil para definir los trazos de fractura y para detallar hallazgos radiográficos. Además, permite descartar fracturas patológicas y evaluar fracturas pélvicas y/o acetabulares asociadas.

Tratamiento

Se recomienda realizar reducción y fijación tempranas para disminuir el riesgo de osteonecrosis del fémur proximal mediante la restauración del flujo sanguíneo.

Los pacientes menores de 4 años con fracturas estables posterior a la reducción pueden ser inmovilizados con espica de yeso por un periodo de 4 a 6 semanas.

El método de fijación más comúnmente utilizado y reportado en la literatura para las fracturas tipo I y II son los tornillos canulados, y en niños pequeños (menores de 4-5 años) los clavos de Steinman (2.0- 2.5 mm). Dependiendo de la estabilidad del trazo de fractura posterior a la fijación pueden requerir inmovilización adicional en espica de yeso. Una fijación estable después de una reducción adecuada de las fracturas desplazadas mejora la evolución y disminuye la frecuencia complicaciones (Figura 28.12).

Para las fracturas tipo III también se describe el uso de tornillos canulados, pero con la recomendación estricta de verificar intraoperatoriamente la estabilidad en varo del trazo de fractura. De persistir algún grado de colapso en varo o inestabilidad se recomienda el uso de dispositivos con fijación lateral como el clavo-placa DHS pediátrico o la placa bloqueada para fémur proximal (Figura 28.13).

Manejo postoperatorio

En caso del que el paciente por su edad haya requerido inmovilización con espica de yeso, se recomienda el uso de hemiespicas que permitan el apoyo de la extremidad contralateral. Estos pacientes requieren controles clínicos y radiológicos rigurosos cada tres semanas para descartar complicaciones clínicas del uso de la espica. La espica se retira a las 4 a 6 semanas de acuerdo a los hallazgos radiológicos en los controles.

La fijación estable y transfisaria no requiere inmovilización con yeso y se les permite deambular con muletas sin carga. Se realiza un control postoperatorio clínico a la semana para verificar el estado de la herida y de la movilidad, otro control clínico y radiológico a las 3 semanas. Después de 6 a 8 semanas se confirma radiográficamente la consolidación de la fractura, se permite la carga de peso progresiva y se inicia terapia física en caso del que el médico tratante lo considere pertinente para recuperar arcos de movilidad y fuerza muscular. El regreso a las actividades cotidianas se permite 3 a 4 meses después de la lesión en la mayor parte de los niños. Se recomienda el retiro de los tornillos, pero no antes de 4 a 6 meses después de la consolidación radiográfica.

Complicaciones

a. **Osteonecrosis:** Es la más común de las complicaciones de las fracturas de cadera en el niño. El tipo de fractura y la edad en el momento de la lesión son los parámetros para la predicción de osteonecrosis. Las fracturas tipo I, II y III en ese mismo orden, son más susceptibles de presentar osteonecrosis que las fracturas tipo IV. Las fracturas tipo IB tienen la incidencia más alta de necrosis (hasta 100% en algunas series). Los niños mayores desarrollan más

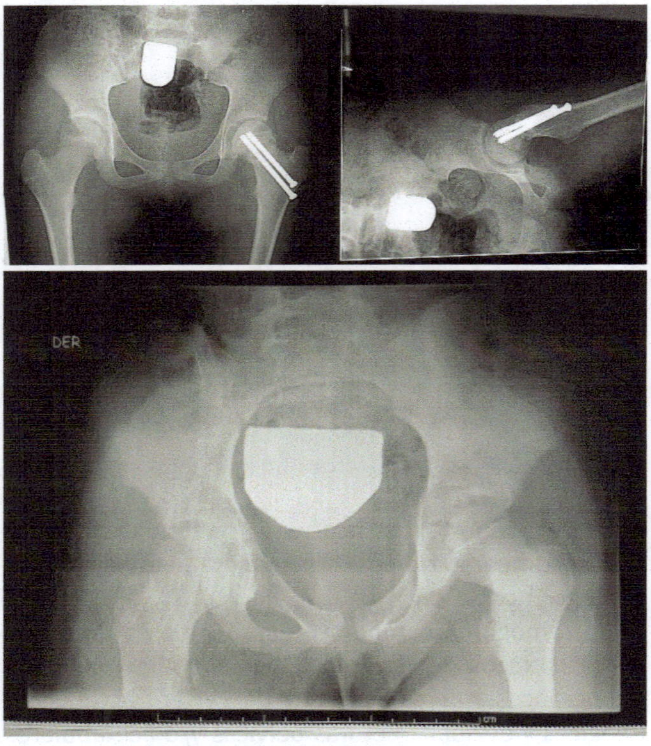

Figura 28.12: Fractura de cuello femoral, tratamiento con reducción cerrada y fijación con dos tornillos canulados.

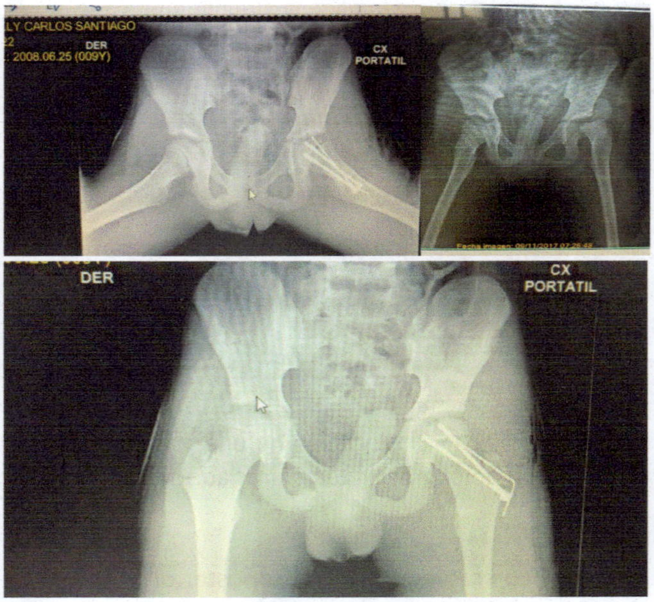

Figura 28.13: Paciente de 9 años de edad, presentó luxofractura de cadera con fractura epifisaria desplazada y desalojada, requirió reducción abierta y fijación interna con tornillos canulados y clavos, alto riesgo de necrosis avascular.

frecuentemente osteonecrosis debido a la imposibilidad de revascularizar la cabeza femoral y porque en ellos se presentan lesiones tipo I, II y III con más frecuencia que en los niños menores. Con base en los mecanismos de lesión vascular propuestos, la reducción y fijación estable urgente, combinadas con descompresión capsular, pueden reducir la posibilidad de osteonecrosis. Esta se diagnostica radiográficamente dentro de los 12 a 24 meses posteriores a la lesión, se recomienda monitoreo anual hasta la madurez esquelética (Tabla 28.2).

b. **Coxa vara:** definida como un ángulo cérvicodiafisario < 120°, es la segunda complicación más frecuente en las fracturas de cadera en el niño, reportándose hasta en 30% de los casos. Se presenta después de fracturas tipo I, II y III y es el resultado de deformidad progresiva de fracturas no desplazadas o de pérdida de la reducción de fracturas manejadas con o sin fijación. Los niños menores de tres años con coxa vara leve pueden remodelar con el crecimiento futuro si el ángulo cérvico-diafisario es menor de 110°

c. **Cierre fisario prematuro:** se presenta una incidencia variable del 5 al 65% de los casos en las series de casos reportadas. Esto puede ocasionar coxa vara (ángulo cérvicodiafisario < 120°) y coxa valga (ángulo cérvicodiafisario > 150°). El cierre completo fisario en niños muy pequeños puede resultar en una discrepancia significativa (> 2 cm) de la longitud de la extremidad. Los niños mayores y adolescentes tienen bajo riesgo de desarrollar discrepancia en longitud significativa.

d. **No unión:** se encuentra después de 4 a 6 meses de tratamiento si no se hallan signos de consolidación. Se puede presentar en 1.6 a 10% de los casos. Las fracturas tipo II y III que son tratadas con una espica de yeso o sin reducción adecuada y/o con fijación inestable (Figura 28.14).

e. **Condrolísis de la cabeza femoral:** es la necrosis del cartílago articular, se asocia a osteonecrosis y se manifiesta con restricción de la movilidad de la cadera, coxalgia, y disminución radiográfica del espacio articular.

f. **Infección:** Se presenta en menos del 1% de todos los casos, es una complicación rara de las fracturas de la cadera en los niños.

TIPO	I	II	III	IV
Frecuencia %	15	35	35	15
Osteonecrosis %	75	50	25	0

Tabla 28.2: Frecuencia por tipo de fractura e incidencia aproximada de osteonecrosis

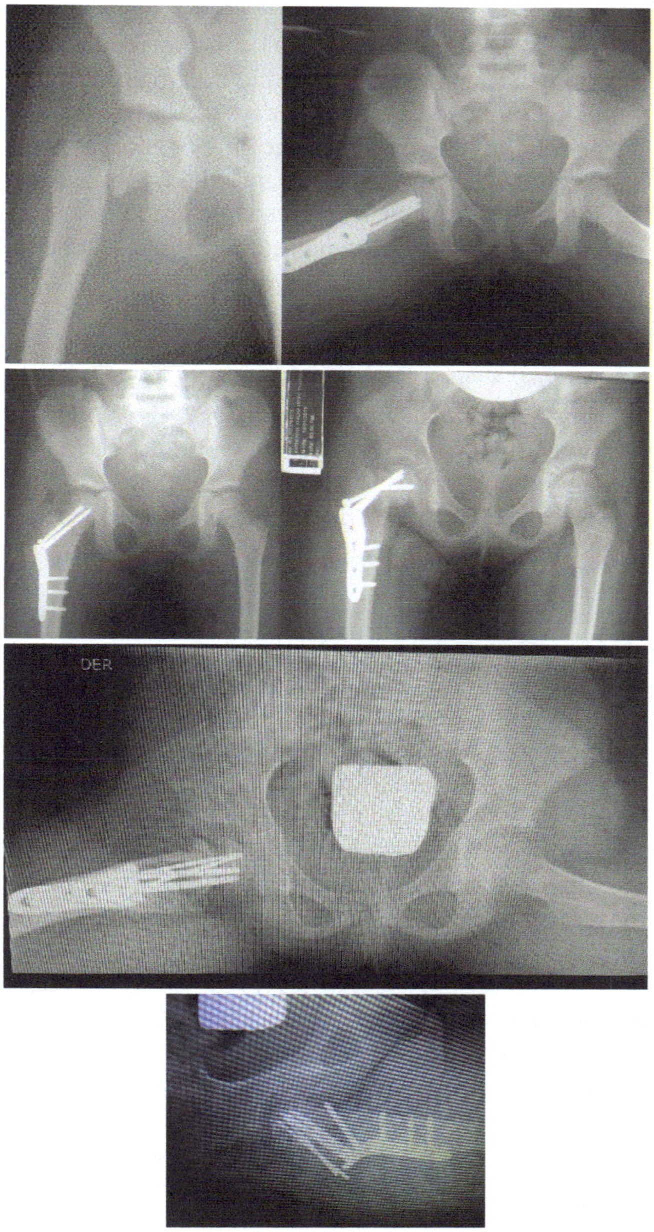

Figura 28.14: Paciente de 7 años de edad, fractura transcervical de fémur, se realizó osteosíntesis con tornillos y placa, presentó retraso en consolidación y a los 4 meses posopeartorio falla del material de osteosíntesis, requirió reintervención con osteotomía valguizante de fémur proximal y nueva fijación

Fracturas de fémur distal

Introducción

Los patrones de fractura del fémur distal son muy variados, con posible compromiso metafisario, fisario y/o epifisario-articular, lo cual indica en algunos casos tomografía computarizada, o resonancia magnética para lograr un diagnóstico preciso. Los traumas en hiperextensión de la rodilla en los que hay fractura del fémur distal, pueden asociarse con lesiones neurovasculares.

Se debe tener en cuenta que la fisis del fémur distal contribuye con el 70% del crecimiento longitudinal del fémur y 37% de toda la extremidad.

Se debe realizar una explicación cuidadosa y completa sobre la lesión y la importancia de un seguimiento adecuado posterior a la presentación de la lesión, para el diagnóstico y tratamiento oportunos y adecuados de las posibles secuelas.

Epidemiología

Es una lesión de baja incidencia siendo alrededor del 2% de todas las lesiones fisarias y el 1% de todas las fracturas pediátricas. Es más frecuente en el adolescente varón.

Según la clasificación de Salter-Harris, los tipos I y II son los más frecuentes, los tipos III y IV son raros y el tipo V es excepcional.

Mecanismo de lesión

Generalmente se producen como resultado de una fuerza angular importante con o sin componente rotacional. A menudo sucede tras una caída en la que se produce una tensión excesiva con avulsión del periostio y lesión de la fisis, por esto, las lesiones tipo II de Salter y Harris son las más frecuentes. El desplazamiento medial o lateral del fragmento distal se observa más frecuente en lesiones deportivas, debido a la aplicación de fuerzas valguizantes o varizantes.

En traumatismos de alta energía se da con frecuencia un hiperextensión que provoca desplazamiento anterior del fragmento distal. En estos casos, el desplazamiento posterior del borde de la metáfisis predispone a lesiones vasculo nerviosas.

El desplazamiento posterior puro es muy raro y sucede, generalmente, por un golpe directo con la rodilla flexión.

Consideraciones anatómicas

La configuración fisaria distal femoral tiene cuatro protrusiones de epífisis a metáfisis, llamados procesos mamilares, estos estabilizan la epífisis ante fuerzas horizontales cizallantes. Los ligamentos colaterales y cruzados se insertan en la epífisis lo que en cierto modo deja la fisis más vulnerable que en la tibia proximal donde los ligamentos colaterales presentan también inserciones metafisarias.

Diagnóstico

El examen clínico puede llevarnos a confusión con una lesión ligamentosa. Con frecuencia hay edema y hemartrosis porque la fisis es extraarticular, pero suele existir una lesión capsular importante que comunica la articulación con la fractura.

El desplazamiento medial o lateral puede ser muy llamativo clínicamente lo que suele acompañarse de una laxitud en varo o valgo. La exploración vasculo nerviosa de estas fracturas es muy importante.

El examen radiológico de las lesiones desplazadas es obvio. En las fracturas no desplazadas, sin embargo, debemos prestar mayor atención a las radiografías y si se requiere solicitar radiografia comparativa, tomografía computarizada o resonancia magnética (Figura 28.15).

En las lesiones no desplazadas tipos I y II de Salter Harris la hemartrosis puede estar presente y visible en

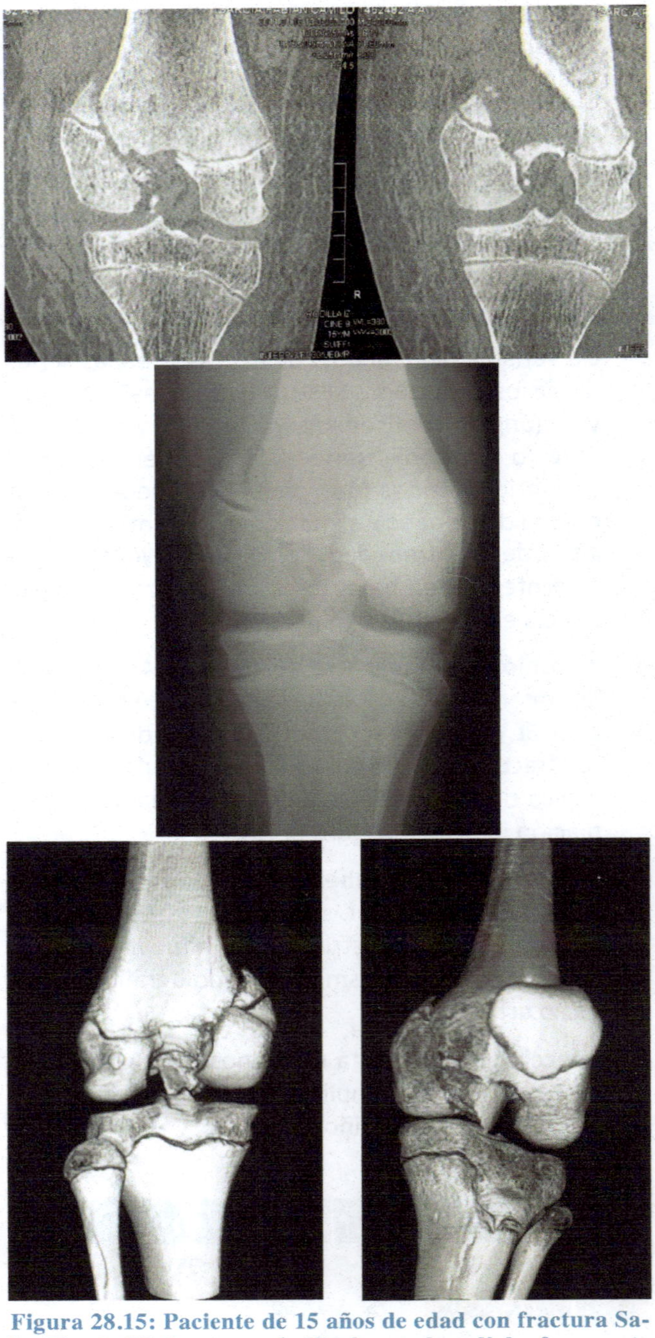

Figura 28.15: Paciente de 15 años de edad con fractura Saler Harris IV, fractura cóndilo femoral medial y fragmento de región intercondílea

la radiografía lateral de la rodilla como un aumento de la almohadilla grasa. Las lesiones tipo III de Salter Harris con frecuencia son no desplazadas y pueden estar ocultas a la radiología convencional ya que la integridad de los ligamentos lateral interno y cruzado pueden evitar el desplazamiento del cóndilo medial.

Clasificación de las fracturas del tercio distal del fémur en niños

La clasificación más ampliamente utilizada es la de Salter y Harris (Figura 28.16).

Otra clasificación menos utilizada, que tiene gran uso en el ámbito investigativo es la clasificación de la AO (Figura 28.17).

Tratamiento

Las fracturas no desplazadas requieren yeso cerrado durante 4 a 6 semanas con control radiológico inmediato y a los 10 días de la inmovilización para detectar posibles desplazamientos. Si existen dudas acerca de la estabilidad, es conveniente examinar bajo anestesia general y en caso de movilidad de los fragmentos se indica estabilizarlos con agujas o tornillos transmetafisarios o transepifisarios (Figura 28.18).

Con las fracturas desplazadas hacia anterior se debe ser muy cuidadoso aplicando la tracción y no extender excesivamente el fragmento distal ya que se corre el riesgo de provocar una lesión neurovascular. La fractura se estabiliza con la rodilla en flexión. Casi siempre se requieren agujas cruzadas o tornillos metafisarios (Figura 28.19).

Las fracturas tipo III y IV de Salter Harris independientemente del desplazamiento que presenten se

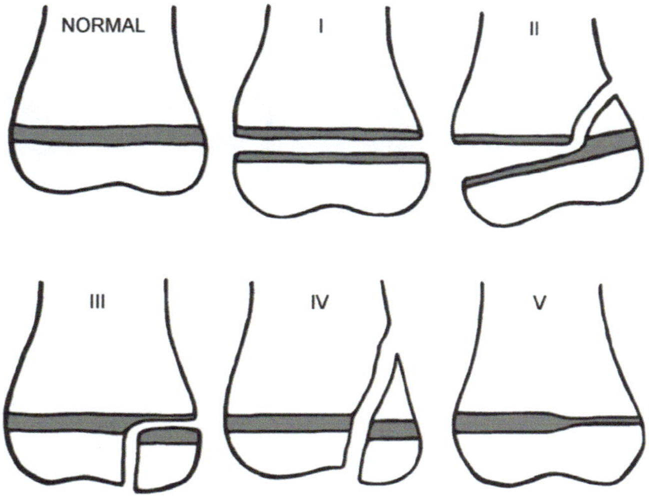

Figura 28.16: Clasificación de las fracturas de fémur distal en niños, Salter Harris Fémur distal

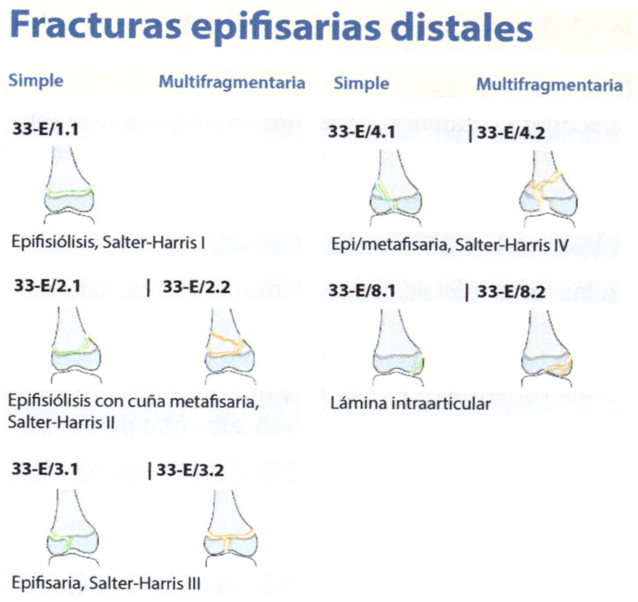

Figura 28.17: Clasificación AO Fémur distal

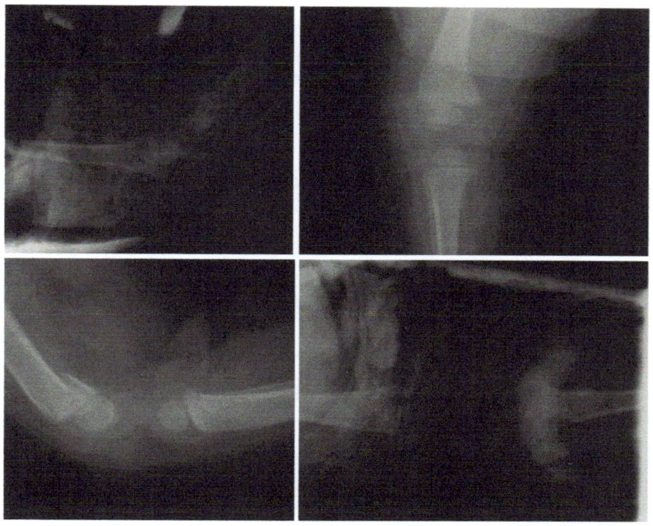

Figura 28.18: Paciente de 1 año de edad, presenta fractura metafisaria distal de fémur Salter Harris II, tratamiento con inmovilización con yeso

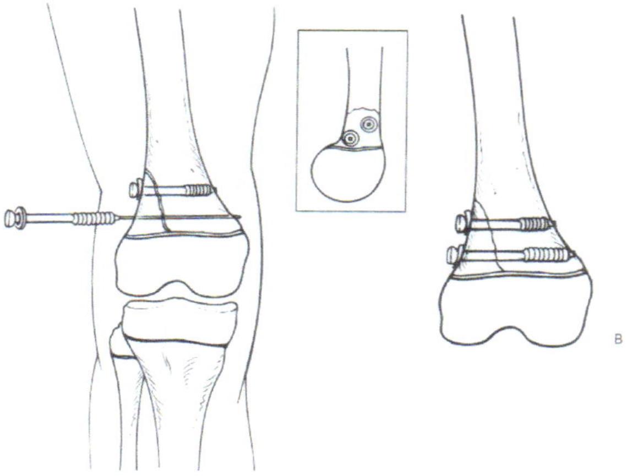

Figura 28.19: Fijación del fragmento metafisario en fracturas Sater Harris II de fémur distal

pueden tratar con tornillos transmetafisarios o transepifisarios siempre que la magnitud de los fragmentos lo permita. De esta manera evitamos colocar agujas de Kirschner cruzadas atravesando la fisis lo que siempre supone un riesgo añadido a la integridad del cartílago de crecimiento (Figura 28.20).

Manejo post reducción

En las fases iniciales es muy importante el seguimiento al paciente de forma estrecha para la detección de signos tardíos de insuficiencia vascular y/o síndromes compartimentales en pierna y muslo. La mayoría de las lesiones nerviosas se resuelven espontáneamente. Es importante mantener la inmovilización y entre las 3-4 semanas, posteriormente se puede comenzar a movilizar la rodilla de forma controlada mediante una férula o brace articulado. La carga controlada, con bastones o muletas, se puede autorizar a partir de la 6ª semana. Es importante hacer segumiento hasta la madurez esquelética, ya que pueden aparecer trastornos del crecimiento tardíamente.

Complicaciones específicas

a. lesión vascular: afortunadamente, en la actualidad la incidencia de esta complicación ha bajado hasta el 2%, ante la sospecha clínica es ideal realizar una evaluación intraoperatoria con arteriografía, según tipo de lesión se requerirá intervención de cirugía vascular previa estabilización de control de daños del foco de fractura.

b. Lesión nerviosa: La lesión del ciático poplíteo externo es la más frecuente con una incidencia del 3%. Casi todas estas lesiones nerviosas cerradas se resuelven espontáneamente.

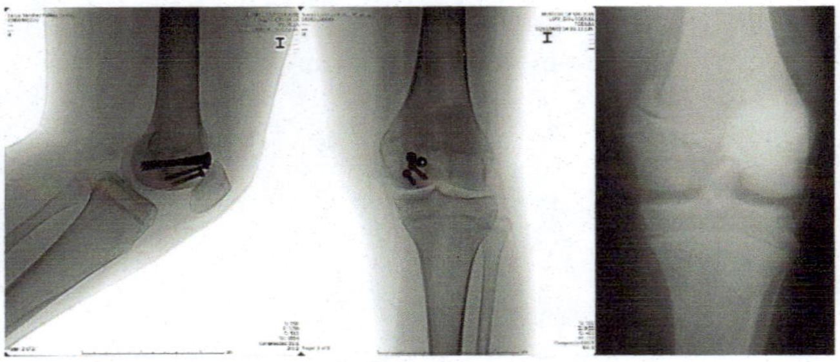

Figura 28.20: Posoperatorio de osteosíntesis de fractura compleja de cóndilo femoral medial

c. Lesión ligamentosa: En el seguimiento clínico del paciente cuando ya haya iniciado apoyo se debe realizar evaluación de la estabilidad de la rodilla, el ligamento cruzado anterior y el colateral interno son los más frecuentemente lesionados, en algunas publicaciones reportan lesiones asociadas hasta en un 29% con menor incidencia de inestabilidad o requerimiento de manejo quirúrgico.

d. Desplazamiento secundario: as angulaciones en el plano sagital pueden remodelar en pacientes jóvenes, mientras que las producidas en el plano coronal remodelan con mayor dificultad. Las reducciones tardías o tener que repetir la reducción pueden realizarse hasta los 10-13 días, aunque el riesgo de lesión fisaria postmanipulación se eleva.

Secuelas

- detención del crecimiento: las fracturas fisarias femorales distales se asocian con la más alta incidencia de detención del crecimiento angular o lineal (hasta casi el 50% del total), el riesgo aumenta según el grado de desplazamiento y la severidad de la lesión. Se recomienda el seguimiento mínimo de 2 años o hasta la madurez esquelética, ante la sospecha se toma resonancia magnética. El tratamiento depende de los hallazgos en imágenes y varían desde resección de puentes óseos, crecimiento guiado con epifisiodesis, osteotomías o alargamientos óseos (Figura 28.21).

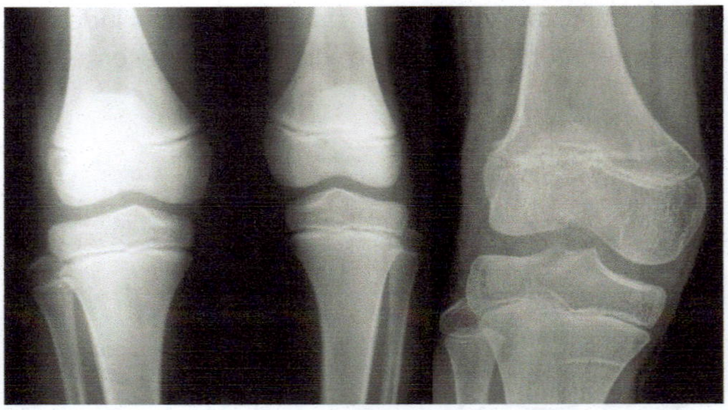

Figura 28.21: Paciente de 15 años con secuelas de fractura fémur proximal, presenta cierre fisario prematurao en región lateral con defomirdad en valgo y acortgamiento secundarios

Fracturas de la tibia

Fracturas del extremo proximal de la Tibia

Generalidades

El extremo proximal de la tibia tiene varias características anatómicas importantes, se encarga de articular con el extremo distal del fémur, formando parte de la articulación de la rodilla. En su epífisis proximal se encuentran estructuras óseas donde se insertan estructuras de importancia clínica, como son el ligamento cruzado anterior y el tendón patelar. Su fisis proximal es la más activa de la tibia y de ella depende el 55% del crecimiento longitudinal del hueso. Sumada a la fisis distal del fémur general el 65% del crecimiento longitudinal de la extremidad inferior.

Es crucial tener en cuenta las relaciones que tiene con la porción distal de la arteria poplítea, que se puede ver lesionada en fracturas metafisarias muy desplazadas, y con el nervio peroneo.

Fracturas de la eminencia tibial medial

Constituyen un 1% del total de fracturas de los niños. Se han descrito en niños desde los 8 años, sin embargo, es más frecuente en adolescentes mientras realizan actividad física en bicicleta o deportes de impacto. Generalmente son producidas por traumas en hiperextensión, rotación interna y valgo de la rodilla. Son fracturas por avulsión de la zona de inserción del ligamento cruzado anterior. En el 40% de los casos se pueden asociar con lesiones meniscales, lesiones de ligamentos colaterales, fracturas osteocondrales y lesiones retinaculares.

Diagnóstico

Clínicamente se caracteriza por la incapacidad para deambular en ambas extremidades. Aunque no se producen una deformidad evidente, los pacientes presentan aumento del volumen de la articulación. Aunque la eminencia tibial es una estructura no articular, por su localización afecta la estabilidad de la articulación.

Se debe obtener una radiografía simple en proyección anteroposterior y lateral. La lesión tiene diferentes espectros de severidad según su desplazamiento. Fueron clasificadas y posteriormente modificadas por Meyers y McKeever y colaboradores (Figura 28.22).

En ocasiones se hacen necesarias imágenes tomográficas o de resonancia magnética para confirmar la magnitud del desplazamiento, conminución y tamaño real del fragmento. Sin embargo, eso suele ser papel del cirujano ortopedista quién debe definir el tratamiento definitivo del paciente.

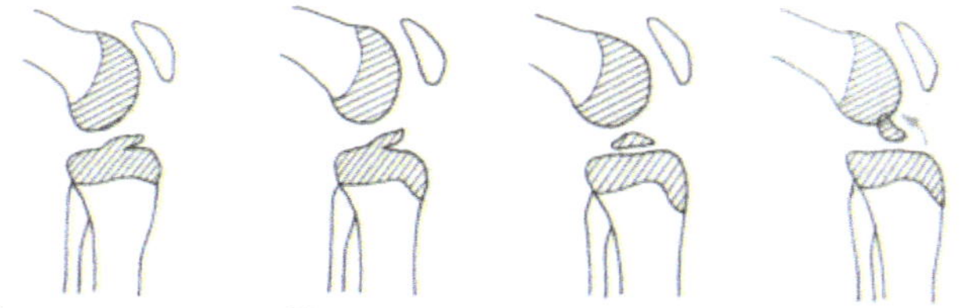

Figura 28.22: Clasificación modificada de fracturas de espina tibial anteromedial según Meyers y McKeever (1970)

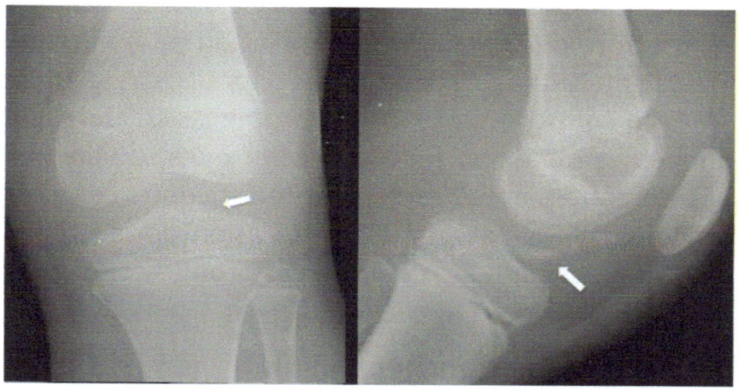

Figura 28.23: A. Fractura de eminencia tibial tipo II en una paciente de 8 años

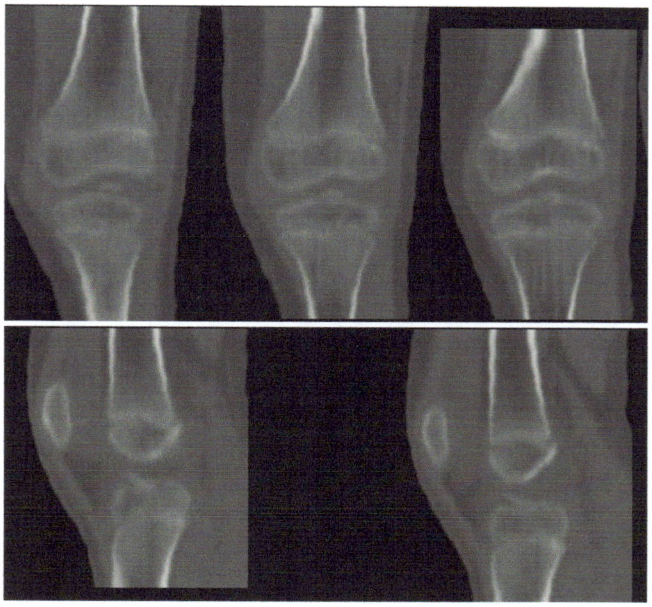

Figura 28.23: B. Tomografía de la paciente de la Figura 2ª

Tratamiento

Cuando el paciente llega a la sala de emergencias, una vez se haya realizado el estudio imagenológico, se inicia un tratamiento medicamentoso analgésico y un tratamiento ortopédico con inmovilización con férula de yeso posterior inguinosural. En veces este constituye el tratamiento definitivo en el caso de las fracturas del tipo I de McKeever. Con inmovilizaciones que van hasta las 6 semanas, con restricción del apoyo de la extremidad afectada. Se debe tener gran cuidado con el seguimiento de los pacientes tratados de esta forma, para comprobar que el fragmento no se desplace.

En el caso del tipo III de McKeever hay consenso en que el tratamiento debe ser quirúrgico por parte de un cirujano ortopedista. Se pregonan técnicas tanto abiertas como artroscópicas, en lo cual la literatura no ha mostrado superioridad funcional a largo plazo de una sobre otra. Con técnicas artroscópicas se puede obtener una mejor reducción de la fractura. Se cuenta con diferentes tipos de implantes para la fijación de la fractura. Ya sea con suturas, anclajes óseos o tornillos.

Gran controversia existe entorno a las fracturas de eminencia tibial tipo II de McKeever pues se han propuesto tratamientos tanto con reducciones cerradas con inmovilizaciones en hiperextensión de la rodilla, como con tratamientos quirúrgicos propuestos para el tipo III.

Manejo posoperatorio y Rehabilitación

Con la inmovilización, aproximadamente por 6 semanas, se protege la articulación y se disminuye el dolor. Se recomiendan medios físicos como el hielo local y la elevación de la extremidad. El paciente debe usar muletas para evitar el apoyo de la extremidad afectada. Mientras tanto el paciente puede ser instruido para llevar a cabo ejercicios isométricos de los músculos cuádriceps e isquiotibiales.

Al retirar la inmovilización se inicia un proceso de rehabilitación enfocado en recuperar la movilidad articular y la fuerza muscular, idealmente al mismo nivel previo a la lesión. El paciente estará apto para regresar a la actividad deportiva 3 a 4 meses después.

Complicaciones

Dentro de las complicaciones de este tipo de fracturas se encuentran la rigidez de la rodilla, que puede ser hasta 60% de las que fueron tratadas quirúrgicamente.

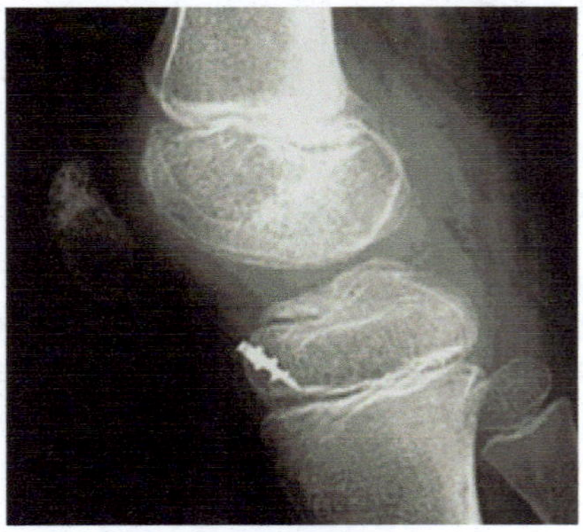

Figura 28.24: Imagen posoperatoria de la paciente de la Figura 2. Se realizó un tratamiento con reducción artroscópica y fijación interna con un anclaje óseo

Esta puede ser causada por pinzamiento y artrofibrosis. La laxitud residual de la rodilla es más frecuente en los pacientes sin tratamiento quirúrgico cuando estaba indicado, y puede llegar al 22% de los casos. Común a todos los tipos de fracturas puede existir mal unión. También se pueden presentar atrofia cuadricipital y alteración de crecimiento.

Fracturas proximales de la tibia

Son consideradas fracturas muy estables, pues el extremo proximal del peroné actúa como un estabilizador cercano. Suelen ocurrir por traumas de alta energía como caídas de altura o incidentes de tránsito.

Suelen asociarse a fracturas de la eminencia tibial, especialmente las que son del tipo Salter-Harris tipo III y IV. Aunque las lesiones vasculares de la arteria poplítea son infrecuentes (0,6 - 6%), siempre se debe explorar el estado vascular y de perfusión distal de la extremidad lesionada. Cuando esto sucede la mayoría de las oportunidades se soluciona una vez se hayan realizado tratamientos de reducción y estabilización de la fractura.

Cuando el mecanismo de trauma es en extensión, se generan fracturas deslizamiento epifisarios con deslazamiento posterior, que aumenta el riesgo de lesión vascular. Cuando el mecanismo es por flexión y contracción concéntrica del musculo cuádriceps, se producen fracturas por avulsión de la tuberosidad tibial anterior. Cuando se producen traumas en varo o valgo de la rodilla se pueden generar fracturas deslizamientos epifisarios con trazos cizallantes intraarticulares.

Diagnóstico

El paciente o sus cuidadores refieren un antecedente de trauma significativo, presenta edema con o sin deformidad en cualquier plano. Es usual que se acompañe de aumento del volumen articular de la rodilla por hemartrosis. En ocasiones estas fracturas se acompañan de hematomas fracturarios muy grandes, que pueden aumentar el riesgo de síndrome compartimental, por lo que se debe monitorizar juiciosamente la respuesta al tratamiento analgésico instaurado.

Se debe obtener una radiografía simple en proyección anteroposterior y lateral. Las lesiones tienen diferentes aspectos de morfología según su localización y su desplazamiento. Son clasificadas según la descripción de Salter y Harris de deslizamientos epifisarios (Figuras 28.25 y 28.26).

Es muy importante la adecuada clasificación de estas fracturas, pues su encasillamiento tiene implicaciones clínicas y en el tratamiento. El 50% de las Tipo I no son desplazadas, mientras que de las Tipo II lo están en un 30%. Las lesiones Tipo III están más frecuentemente asociadas a lesiones ligamentarias. Las Tipo IV son muy

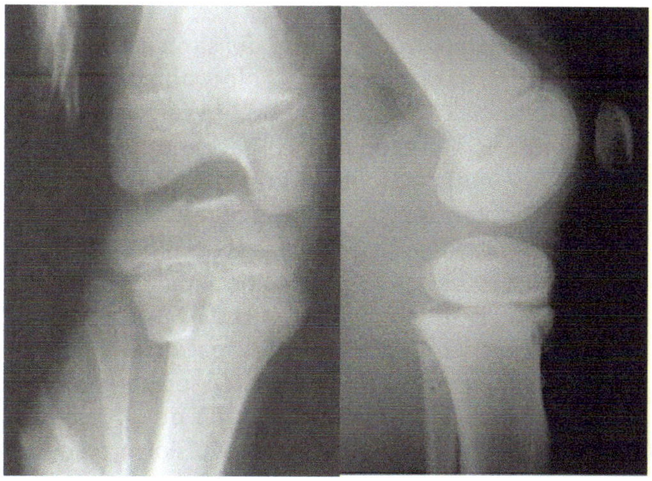

Figura 28.25: Fractura deslizamiento epifisario Salter – Harris tipo II en el extremo proximal de la tibia en un paciente de 9 años. No se aprecia compromiso del peroné

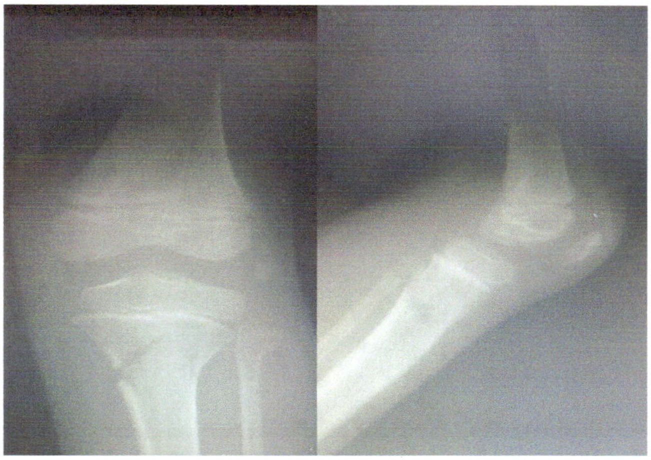

Figura 28.26: Fractura deslizamiento epifisario Salter – Harris tipo II (Peterson I) en el extremo proximal de la tibia en una paciente de 7 años. Asocia una fractura en leño verde del extremo proximal del peroné

poco frecuentes, mientras que las Tipo V sólo se pueden diagnosticas de forma tardía.

Tratamiento

Cuando el paciente llega a la sala de emergencias, una vez se haya realizado el estudio imagenólogico, se inicia un tratamiento medicamentoso analgésico y un tratamiento ortopédico con inmovilización con férula de yeso posterior inguinopédica.

Para las fracturas del extremo proximal de la tibia no desplazadas la inmovilización inicial puede constituir el tratamiento definitivo, portándola durante 4 – 6 semanas. Esto ocurre en la mayoría de los casos. En las fracturas Salter – Harris Tipo I y II con desplazamientos pronunciados el tratamiento indicado es la reducción cerrada y la inmovilización (Figura 28.27). En pocas ocasiones estas se deben asociar a fijaciones percutánea con clavos lisos.

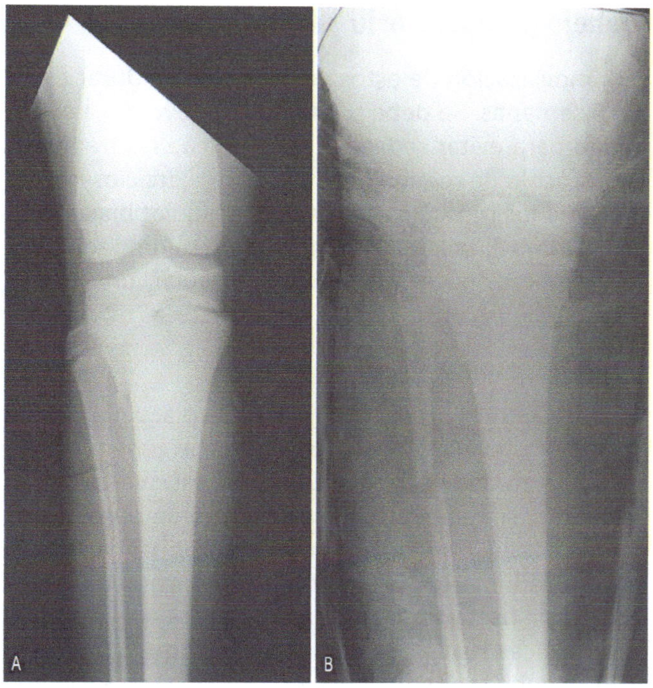

Figura 28.27: Fractura deslizamiento epifisario Salter – Harris tipo II con deslizamiento y angulación en valgo en el extremo proximal de la tibia en un paciente de 10 años. El resultado es tras la reducción cerrada e inmovilización con yeso circular inguinopédico bajo anestesia general. Asocia una fractura en oblicua corta del extremo proximal del peroné

La reducción abierta y fijación percutánea o interna están indicadas en las lesiones Tipo III y IV debido a que generalmente están desplazadas y comprometen superficies de carga intraarticular (Figura 28.28). Cuando el compromiso de los tejidos blandos circundantes es extenso se indica la fijación externa, que generalmente es provisional, hasta que dichos tejidos se encuentran aptos para tratamientos con implantes internos.

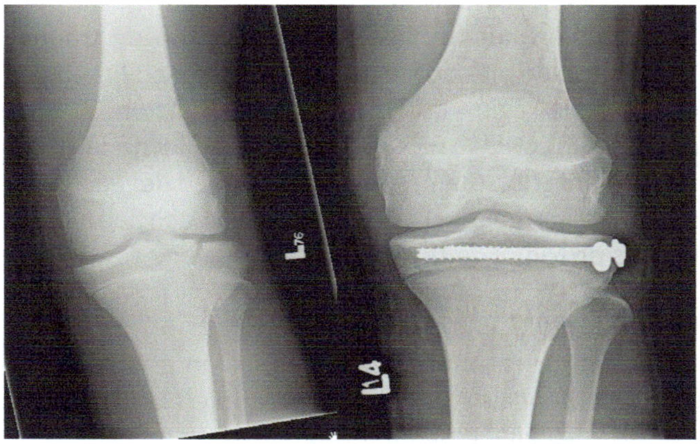

Figura 28.28: Fractura deslizamiento epifisario Salter – Harris tipo IV con cizallamiento y angulación en valgo en el extremo proximal de la tibia en un paciente de 12 años. El resultado es tras la reducción abierta y fijación interna con tornillos canulados y arandelas.

Manejo posoperatorio y Rehabilitación

La inmovilización de estos pacientes suele durar entre 4 y 6 semanas. Se debe restringir el apoyo de la extremidad para evitar redesplazamientos de las fracturas. El protocolo de rehabilitación incluye ejercicios isométricos de los músculos cuádriceps e isquiotibiales, aún con la inmovilización. Posteriormente se propende por la recuperación de la movilidad articular, una vez se compruebe la consolidación de la fractura tratada.

Complicaciones

Es infrecuente presenciar un redesplazamiento de la fractura, cuando ocurre se produce generalmente una deformidad en valgo. La lesión vascular es poco frecuente, sin embargo, es la más temida pues puede comprometer definitivamente la funcionalidad de la extremidad inferior. El síndrome compartimental puede ocurrir hasta en el 3 % de los casos. Las lesiones neurológicas han sido reportadas en un 5%, en cuyo caso se debe tener en consideración que los pacientes pediátricos tienen gran potencial de recuperación.

Cuando se producen cierres fisarios tempranos una vez consolidada la lesión, se puede tener como secuelas alteraciones por mal alineamiento angular. Se ha reportado hasta en un 26%. Cuando estos puentes fisarios con centrales, la dismetría puede ocurrir en 11%.

Fracturas de la tuberosidad anterior de la tibia

También conocida en la literatura como tubérculo tibial anterior, la tuberosidad anterior de la tibia se ve comprometida en fracturas por avulsión, pues está en estrecha relación anatómica con la inserción del tendón rotuliano. Ocurre con mucha más frecuencia en hombres y en edad cercana a la madurez esquelética (13 – 17 años).

Su mecanismo de trauma consiste en una contracción concéntrica del músculo cuádriceps con la tibia fija. También puede haber un mecanismo de trauma en un salto de alta potencia. Debido a la debilidad mecánica de la región fisaria en esta localización, se produce una fractura que desprende de su lecho la tuberosidad anterior. Cuanto mayor es la edad del paciente, mayor es la frecuencia de compromiso asociado de la epífisis proximal de la tibia.

Diagnóstico

Los pacientes afectados por esta lesión asistirán a la sala de urgencias con dolor localizado en la cara anterior de la rodilla, con aumento del volumen de la articulación por hemartrosis. Usualmente tendrán imposibilidad para apoyar la extremidad y no podrán realizar extensión activa de la rodilla.

Se debe obtener una radiografía simple en proyección anteroposterior y lateral, enfocando la atención en esta última. Las lesiones tienen diferentes aspectos de morfología según su localización y su desplazamiento. Son generalmente evidentes. En veces es de utilidad la obtención de una radiografía comparativa de la extremidad contralateral, especialmente en los pacientes más pequeños, sin osificación avanzada de la apófisis de la tuberosidad (Figura 28.29).

Su diagnóstico diferencial principal es la Enfermedad de Osgood – Schlatter (EOS), conocida como osteocondrosis o apofisitis por tracción de la tuberosidad anterior, que es una lesión por avulsión crónica del

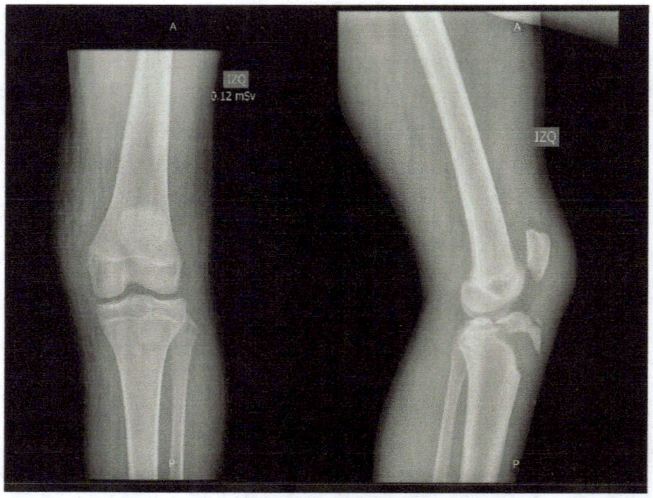

Figura 28.29: Fractura por avulsión de tuberosidad tibial anterior en un paciente de 14 años. Se evidencia el compromiso que incluye la epífisis proximal de la tibia.

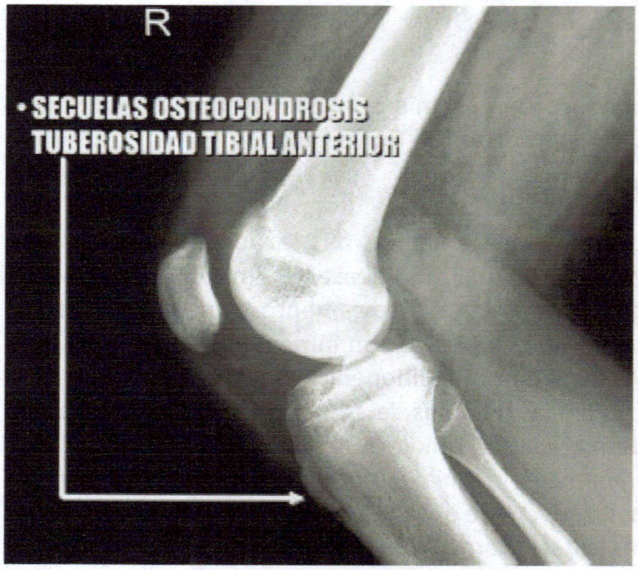

Figura 28.30: Radiografía lateral de rodilla derecha de un paciente de 11 años que señala secuelas de EOS. Se evidencia fragmentación del núcleo secundario de la tuberosidad tibial anterior, sin desplazamiento ni compromiso fisario.

núcleo secundario de osificación en esta zona (Figura 28.30). Ocurren en niños entre 10 y 15 años, que realizan sobreactividad física o deportes de alto rendimiento. También es más frecuente en hombres y su fisiopatología aún no ha sido determinada.

Aunque existen diferentes clasificaciones de estos patrones de fracturas, el autor considera que, aunque tienen alto valor para describir la lesión, no aporta para la decisión del tratamiento. En cambio, es la localización de la fractura la que define el tipo de método terapéutico a realizar.

Tratamiento

Cuando el paciente llega a la sala de emergencias, una vez se haya realizado el estudio imagenólogico, se inicia un tratamiento medicamentoso analgésico y un tratamiento ortopédico con inmovilización con férula de yeso posterior inguinosural.

Para las fracturas no desplazadas de esta apófisis la inmovilización inicial puede constituir el tratamiento definitivo, portándola durante 4 – 6 semanas. En el caso de fracturas desplazadas o que comprometan de forma significativa la superficie articular perteneciente a la epífisis proximal de la tibia están indicados tratamientos de reducción cerrada y fijación percutánea, o reducción abierta y fijación interna (Figura 28.31).

Usualmente se colocan implantes como los tornillos y las arandelas. Algunos autores consideran importante realizar cerclajes distales del mecanismo extensor de la rodilla para proteger la reducción obtenida.

Manejo posoperatorio y rehabilitación

La inmovilización de estos pacientes suele durar entre 6 y 8 semanas. Se debe restringir el apoyo de la extremidad para evitar desplazamientos de las fracturas. El protocolo de rehabilitación incluye ejercicios isométricos de los músculos isquiotibiales. Posteriormente se propende por la recuperación de la movilidad articular, una vez se compruebe la consolidación de la fractura tratada.

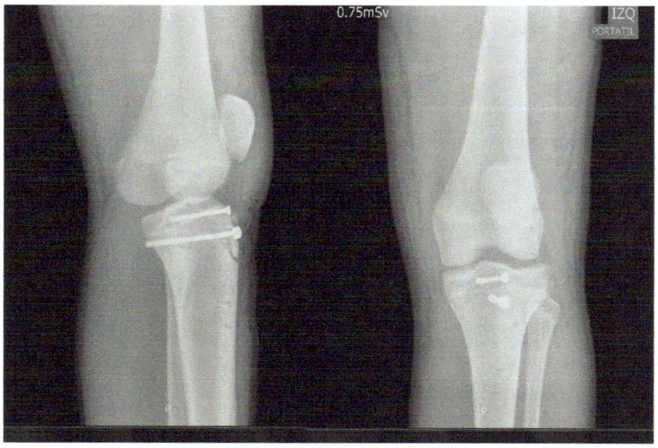

Figura 28.31: Radiografía posoperatoria del paciente de la Figura 28.29. Se realizó una reducción abierta con fijación interna con tornillos canulados y arandelas.

Complicaciones

Se pueden presenciar complicaciones tempranas como el síndrome compartimental, lesiones meniscales, asociadas sobre todo en aquellas que afectan la epífisis proximal de la tibia, e infecciones. Las tardías incluyen genu recurvatum, por el cierre fisario temprano de la tuberosidad, rigidez, refracturas y necrosis del fragmento implicado.

Fracturas diafisarias de la tibia

Generalidades

Son unas de las fracturas más comunes en la edad pediátrica, siendo aproximadamente el 15% de las fracturas de huesos largos, superadas solamente por el antebrazo y el fémur. Existen varios mecanismos de trauma tanto de bajo como de alta energía. Pueden ser por caídas de poca altura con mecanismos de torsión, durante actividades deportivas por traumas contundentes, o en colisiones vehiculares. También pueden estar presentes como lesiones no accidentales en niños maltratados. Son más frecuentes en niños que en niñas, y alrededor del 40% son conminutas.

Poco más de un tercio de las fracturas de tibia se asocian a fracturas diafisarias del peroné, especialmente aquellas ocurridas por traumas de alta energía. El porcentaje restante son aquellas causadas por traumas torsionales que producen trazos no conminutos espiroideos.

Diagnóstico

En estos pacientes existe un claro antecedente del trauma y el dolor posterior al mismo. Según la energía del mismo será la prioridad en la consulta. Como es de esperarse, las fracturas no desplazadas o con trazo espiroideo no producirán deformidades evidentes, pero si edema y dolor fácilmente localizado en la pierna. En estos casos los pacientes no siempre tienen limitación para el apoyo de la extremidad lesionada.

Por otro lado, los pacientes victimas de traumas de alta energía y con trazos de fractura transversos u oblicuos cortos de ambos huesos de la pierna, asistirán casi de forma inmediata a la sala de emergencias, tendrán una deformidad evidente y no podrán usar su extremidad afectada para caminar.

Es de anotar que la diáfisis de la tibia es el segmento óseo más afectado en las fracturas abiertas. Esto debido a que su cara anteromedial es casi subcutánea. Por esta razón, siempre se debe explorar el paciente en busca de lesiones en la piel que sean asiento de sospecha de fracturas abiertas, pues de ser así se requiere un inicio urgente de antibiótico terapéutico empírico, como se explicó en el aparte de fracturas abiertas en niños.

En el caso de los lactantes es posible que sea difícil la sospecha clínica, especialmente en traumas no accidentales o no presenciados por el cuidador. Sin embargo, este grupo de pacientes se rehusará a apoyar la pierna fracturada.

Deben ser tomadas radiografías de la pierna. Es imprescindible contar con las proyecciones anteroposterior y lateral. Además de evaluar la diáfisis tibial, se deben buscar lesiones asociadas en el peroné (Figura 28.32). Siempre se deben tener en cuenta las articulaciones proximal y distal, de tal forma que, si existe alguna duda en estas, se deben solicitar radiografías de la rodilla y del tobillo.

Se debe recalcar que, en los pacientes más pequeños, verbo y gracia lactantes, se deben evaluar con gran detenimiento las radiografías. Lo anterior responde a que no es infrecuente la presencia de fracturas ocultas, que solo serán evidentes con el paso de los días. En estos casos y ante la alta sospecha clínica de la lesión, algunos autores sugieren que la extremidad sea inmovilizada empíricamente y evaluada unos pocos días después.

Tratamiento

Por supuesto los pacientes involucrados en traumas de alta energía deben ser examinados en su totalidad, primero estabilizando sus signos vitales, buscando lesiones cervicales y toracoabdominales. Su extremidad debe ser lavada en caso de tener heridas y posteriormente inmovilizada.

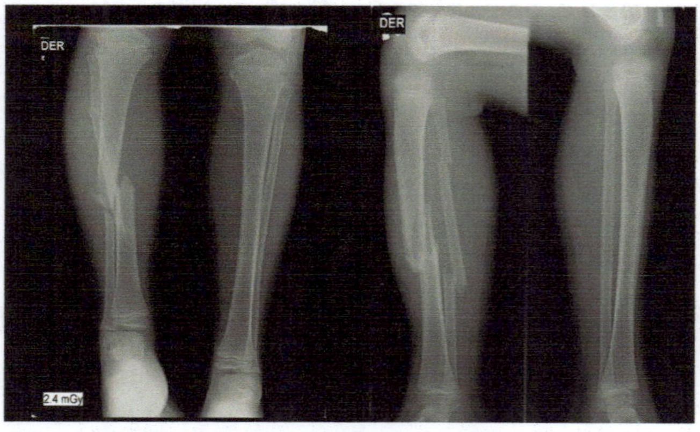

Figura 28.32: Fractura diafisaria de tibia en un paciente de 8 años. Se aprecia un trazo transverso conminuto y una fractura segmentaria del peroné.

Siempre se deben inmovilizar en la sala de emergencias con una férula posterior inguinopédica, que cuando son fracturas no desplazadas, sin un edema tenso y marcado, con buen estado de los tejidos blandos, puede ser el tratamiento definitivo.

En general, el tratamiento sugerido este tipo de fracturas cuando son cerradas y desplazadas, sin compromiso de los tejidos blandos en la reducción cerrada y la inmovilización con un yeso circular inguinopédico (Figura 28.33). Siempre que se tome esta conducta, el paciente debe ser vigilado de forma estrecha. La disminución del edema después de los primeros días de inmovilización puede disminuir la eficacia de la inmovilización y producirse un redesplazamiento de la fractura (Figura 28.34).

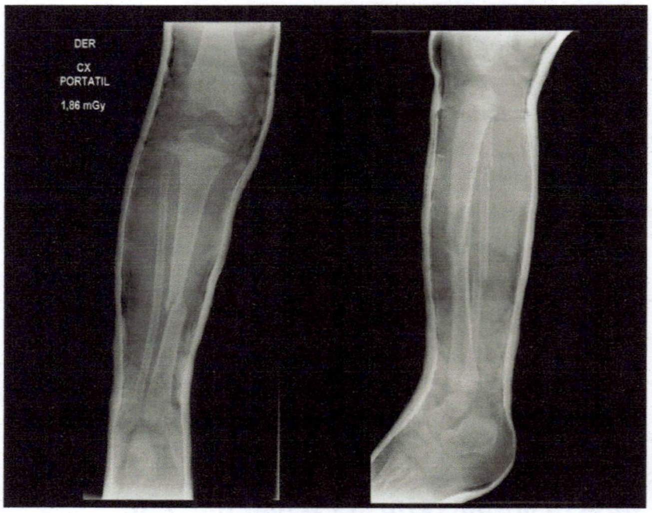

Figura 28.33: Resultado posoperatorio inmediato de la reducción cerrada con inmovilización del paciente de la Figura 28.32. Se aprecia una reducción y una alineación aceptables

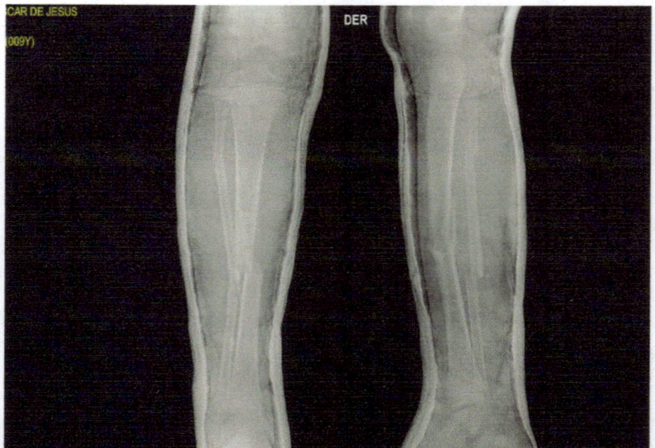

Figura 28.34: Radiografía de control 2 semanas después de la de la reducción cerrada con inmovilización del paciente de las Figuras 28.32 y 28.33. Se aprecia una pérdida de la reducción y la alineación

En casos como el expuesto anteriormente y en fracturas inestables o abiertas con mínimo compromiso de los tejidos blandos circundantes, el tratamiento debe ser con reducción cerrada y fijación endomedular. En pacientes con fisis abiertas y con un peso menor de 50 kg, los implantes a elegir son los clavos elásticos (Figura 28.35 y 28.36). En los pacientes que se encuentran cerca del final del crecimiento y con un peso mayor de 50 kg, los implantes ideales son los clavos endomedulares canulados rígidos. Dejando como última alternativa, la reducción abierta y la fijación interna con placas y tornillos.

El tratamiento con fijadores externos se emplea en casos de fracturas con trazos muy conminutos y fracturas abiertas con compromiso extenso de los tejidos blandos circundantes que impiden el uso de los otros tipos de dispositivos internos.

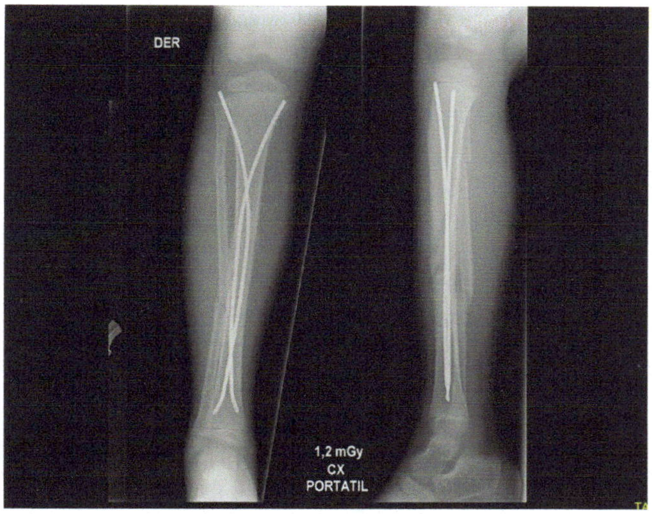

Figura 28.35: Resultado posoperatorio inmediato de la reducción cerrada con fijación endomedular con clavos elásticos del paciente de las Figuras 28.32, 28.33 y 28.34. Se aprecia una reducción y una alineación ideales

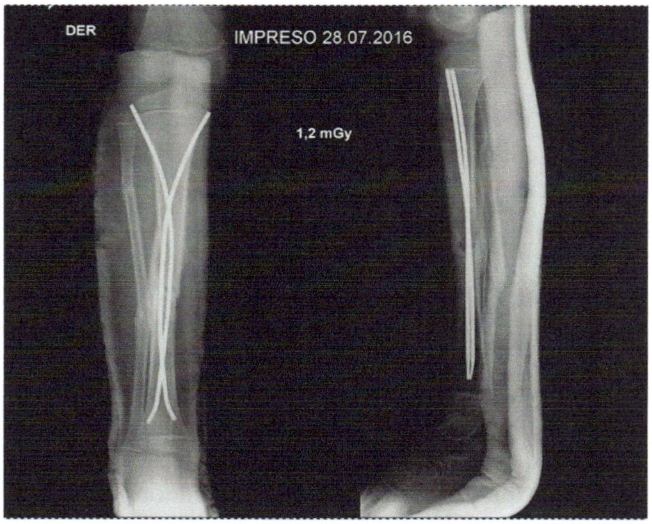

Figura 28.36: Control radiográfico posoperatorio 4 semanas después de la intervención del paciente de las Figuras 28.32, 28.33, 28.34 y 28.35. Se aprecia una reducción y una alineación ideales, con un proceso de consolidación avanzado

Manejo posoperatorio

Las inmovilizaciones de pacientes menores deben durar alrededor de 4 semanas. Sin embargo, para aquellas fracturas con alta inestabilidad rotacional se recomiendan una inmovilización durante 6 semanas. En el caso de los pacientes intervenidos con clavos elásticos intramedulares se considera que la inmovilización no es obligatoria, como si lo es la restricción del apoyo de la extremidad durante 3 semanas. En este último grupo se debe iniciar en el posoperatorio inmediato la movilidad de la rodilla y del tobillo.

Complicaciones

El síndrome compartimental es una de las complicaciones más temidas y más frecuentes. En fracturas diafisarias de tibia, incluso si son abiertas, puede llegar a una ocurrencia del 9%. El retraso en la consolidación puede ocurrir hasta en una cuarta parte de los pacientes y está directamente relacionada con la severidad de la lesión de los tejidos blandos. En estos últimos casos siempre se debe descartar infección concomitante. Otras complicaciones tardías pueden ser la deformidad angular, que generalmente es residual y las alteraciones del crecimiento, tanto por disminución como por aumento del mismo.

Fracturas del extremo distal de la tibia

Generalidades

Representan hasta una décima parte de todas las lesiones fisarias del cuerpo de los pacientes pediátricos, ocupando el tercer lugar sólo superados por las del extremo distal del radio y los dedos. Están en especial riesgo aquellos niños que practican deportes de contacto como fútbol y baloncesto. También aquellos que practican el patinaje extremo en tablas. La experiencia del autor muestra que pueden estar asociadas a lesiones fisarias distales del peroné en niños que, siendo transportados en la parte media de las bicicletas por alguien de mayor edad, ven atrapados sus tobillos en las ruedas delanteras en movimiento. Uno de los factores descritos con gran importancia clínica es el sobrepeso.

Una de las características anatómicas relevantes del tobillo pediátrico es la forma particular de osificación de la fisis distal de la tibia, pues inicialmente lo hace en su parte central, luego medial y por último, en su tercio lateral. Esto es de relevancia clínica, pues explica la ocurrencia de fracturas llamadas "transicionales" distales de la tibia, que serán descritas más adelante.

Diagnóstico

Al llegar a la sala de urgencias el paciente debe ser interrogado sobre la energía del mecanismo del trauma, que generalmente es rotacional. En veces se puede tratar de traumas directos, especialmente en el contexto de actividades deportivas de contacto o colisiones vehiculares.

En pacientes politraumatizados se suele dejar de lado este tipo de lesiones, pues no siempre producen deformidades evidentes. Por esto se debe hacer un llamado de atención a nunca perder de vista este segmento. Estudio sugieren que fracturas diafisarias de tibia aumentan el riesgo de tener una lesión fisaria distal de esa misma tibia con diagnósticos tardíos.

Las lesiones en el tobillo se acompañan de equimosis y edema. Este último puede ser importante, hasta el punto de producir flictenas con contenido seroso o hemático. Siempre debe ser explorado el estado vascular y neurológico del pie ipsilateral, pues en el tobillo transcurren estructuras neurovasculares nobles. Aunque no son frecuentes, siempre se deben descartar fracturas abiertas en este nivel.

El estudio radiológico debe incluir proyección anteroposterior, lateral y de mortaja. Esta última se obtiene como una anteroposterior, pero con una ligera rotación interna del tobillo. Es muy valiosa para visualizar fracturas intraarticulares, en veces poco evidentes en las otras proyecciones, y para evaluar la congruencia articular a pesar de las fracturas yuxtaarticulares.

La solicitud de imágenes tomográficas es muy importante para la confirmación y estudio de fracturas intraarticulares que pueden requerir tratamiento quirúrgico. Sin embargo, esta conducta debe ser tomada por el cirujano ortopédico. El papel de la resonancia magnética en estas lesiones agudas aún está en discusión.

Existen varias clasificaciones para este tipo de fracturas. Algunas describen el mecanismo de trauma, pero se considera que las descriptivas son más claras y reproducibles. Es así como para este fin se una la clasificación descrita por Salter y Harris.

A estas se suman los tipos de fracturas transicionales distales de la tibia:

- Fracturas triplanares: consisten en tres partes, un fragmento rectangular de la epífisis distal, un fragmento más grande con la epífisis restante y la diáfisis tibial. También se han descrito de 2 y 4 partes.
- Fracturas triplanares intramaleolares tibiales.
- Fracturas de Tillaux: consiste en un fragmento fracturario que consta de la porción de epífisis correspondiente a la última zona de fisis que se osifica, por lo que siempre es anterolateral. Es producida por una avulsión de ligamento tibioperonero anteroinferior.

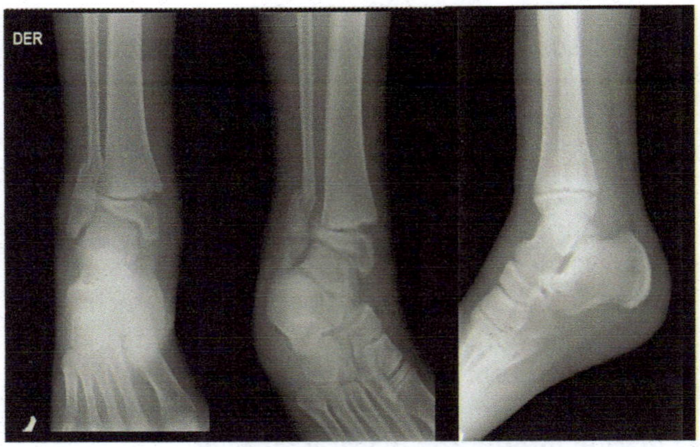

Figura 28.37: Fractura deslizamiento epifisario Salter – Harris tipo II con desplazamiento y angulación en valgo en el extremo distal de la tibia en un paciente de 8 años. Asocia una fractura distal del peroné

Tratamiento

El tratamiento definitivo dependerá de la clasificación, el desplazamiento, la conminución y el estado de los tejidos blandos. Cuando el paciente llega a la sala de emergencias, una vez se haya realizado el estudio imagenológico, se inicia un tratamiento medicamentoso analgésico y un tratamiento ortopédico con inmovilización con férula de yeso posterior suropédica.

Para las fracturas Salter – Harris tipo I y II que no tienen un desplazamiento significativo, bastará con la inmovilización inicial. Para aquellas que están desplazadas se recomienda el tratamiento con reducción cerrada e inmovilización. Cuando esta reducción no es acatable, se deben recurrir a reducciones abiertas y fijaciones percutáneas con clavos lisos. Lo anterior puede suceder por interposición del periostio o del anillo pericondral de la fisis, que de no reposicionarse pueden generar cierres fisarios prematuros.

En el caso de las Tipos III y IV el tratamiento con inmovilización se reserva para las no desplazadas. Cuando se encuentra algún desplazamiento se debe recurrir a tratamientos quirúrgicos de reducción abierta y fijación interna con tornillos que suelen ser canulados, pues está comprometida la superficie articular.

Estos mismos preceptos se tienen en cuenta para el tratamiento de las fracturas transicionales distales de la tibia. Existe mucha controversia sobre las implicaciones de permitir el tratamiento conservador en desplazamientos de menos de 2 mm de los fragmentos de la superficie articular, pero se trata de una conducta que debe asumir el cirujano ortopedista tratante.

En el caso de fracturas distales del peroné que se asocian a fracturas distales de la tibia, suelen estabilizarse una vez es intervenida la tibia. En caso que esto no ocurra, se sugiere el empleo de reducciones cerradas y clavos lisos endomedulares percutáneos, dejando como

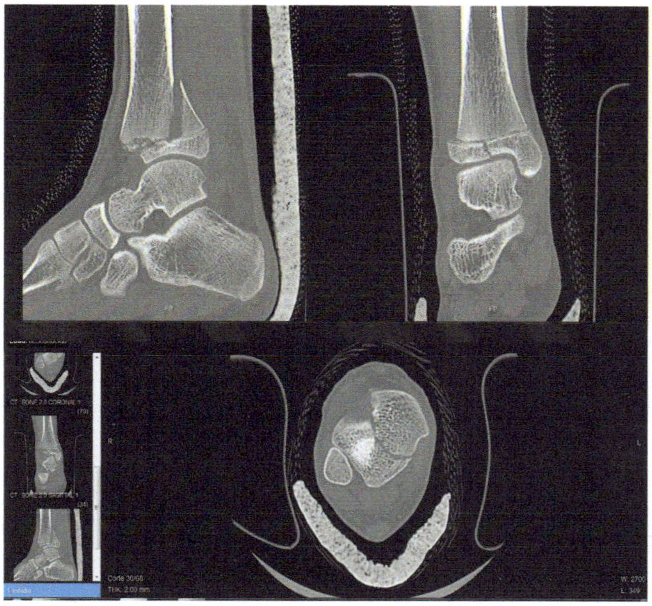

Figura 28.38: Tomografía computarizada de una fractura triplanar de 3 partes de tibia en un paciente de 14 años. Asocia una fractura diafisaria del peroné que no se aprecia en estas imágenes

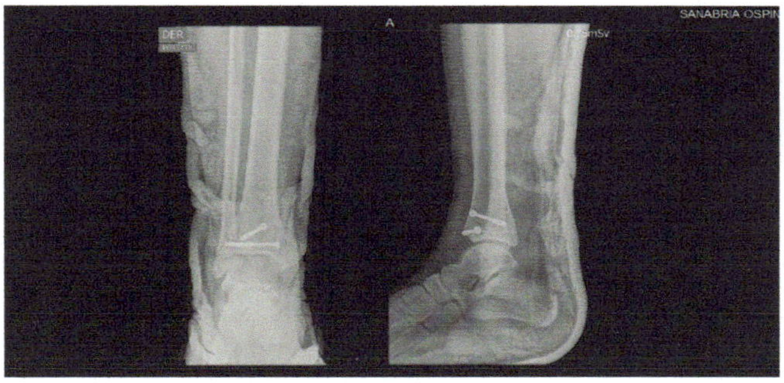

Figura 28.39: Resultado posoperatorio inmediato de la reducción abierta con fijación interna con tornillos canulados del paciente de la Figura 28.38. Se aprecia una reducción y una alineación ideales de tibia y peroné

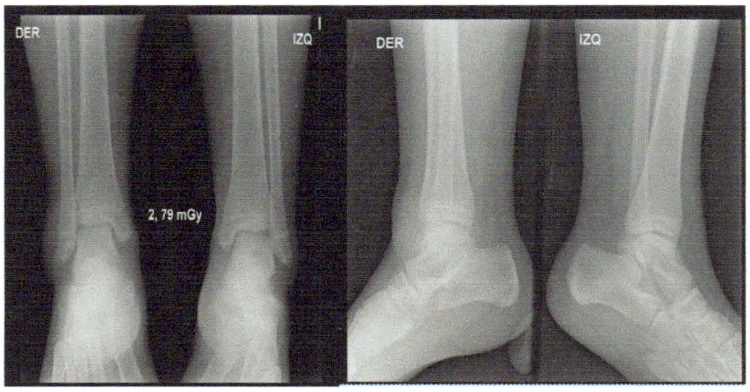

Figura 28.40: Radiografía de una fractura de Tillaux en una paciente de 12 años

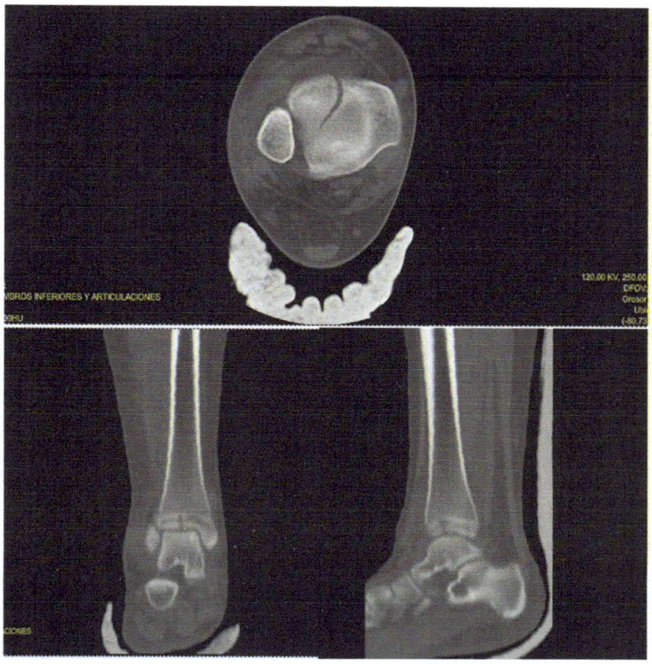

Figura 28.41: Tomografía computarizada de la paciente de la Figura 28.40

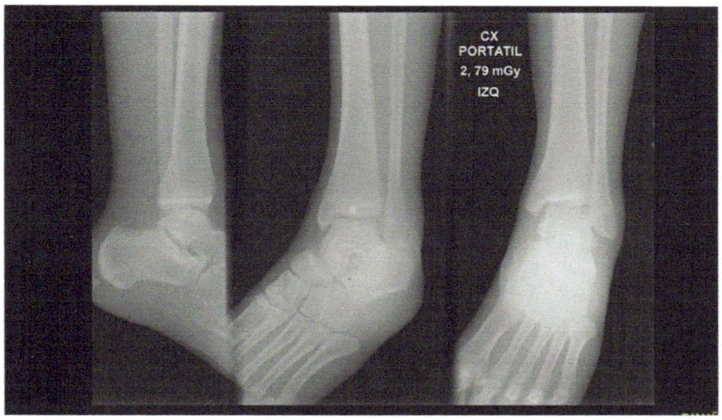

Figura 28.42: Resultado posoperatorio inmediato de la reducción abierta con fijación interna con un tornillo canulado del paciente de la Figura 28.40

segunda alternativa el uso de reducciones abiertas y placas con tornillos de compresión interfragmentaria.

Manejo posoperatorio y rehabilitación

Los tratamientos con reducciones cerradas deben permanecer inmovilizados entre 4 y 6 semanas, impidiendo el soporte de carga en la extremidad intervenida. Cuando se llevan a cabo tratamientos de reducción abierta y fijación interna la inmovilización puede durar 3 semanas. Lo anterior para iniciar y facilitar la movilidad articular del tobillo. No obstante, se debe restringir el apoyo de la extremidad hasta 6 semanas después de la lesión, permitiendo la descarga de forma progresiva.

Complicaciones

Pueden presentarse defectos osteocondrales en la superficie de la tibia y del astrágalo, y alteraciones en el crecimiento y la angulación por aparición de cierres fisarios tempranos. Se describió una complicación poco frecuente, aunque exclusiva de las fracturas del tobillo pediátrico conocida como Síndrome del retináculo extensor, un tipo de síndrome compartimental.

Bibliografía

Fracturas diafisiarias de femur

5. Mizuta T, Benson WM, Foster BK, Paterson DC, Morris LL. Statistical analysis of the incidence of physeal injuries. J Pediatr Orthop. 1987;7(5):518-23.
6. P. González-Herranz, M.Ll. Rodríguez Rodríguez y M.A. Castro Torre. Fracturas diafisarias del fémur en el niño: actualización en el tratamiento, Rev esp cir ortop traumatol. 2011;55(1):54–66
7. Slongo, The choice of treatment according to the type and location of the fracture and the age of the child, Injury, Int. J. Care Injured (2005) 36, S-A12–S-A19
8. Theddy F. Slongo, Complications and failures of the ESIN technique, Injury, Int. J. Care Injured (2005) 36, S-A78–S-A85
9. Loder RT, O'Donell PW, Feinberg JR. Epidemiology and mechanism of femur fractures in children. J PediatrOrthop.2006;26:561–6.
10. Flynn JM, Schwend RM. Management of pediatric femoral shaft fractures. J Am AcadOrthop Surg. 2004;12:347–59.
11. Anglen JO, Choi L. Treatment options in pediatric femoral shaft fractures. J OrthopTrauma. 2005;19:724–33.
12. Scheerder FJ, SchnaterJM,Sleeboom C, Aronson DC.Bryant traction in paediatric femoral shaft fractures, home traction versus hospitalisation.Injury. 2008;39:456–62.
13. Yandow, Suzanne M. Archibeck, Michael J. Stevens, Peter M., Shultz, Robert. Femoral-Shaft Fractures in Children: A Comparison of Immediate Casting and Traction, , Journal of Pediatric Orthopaedics, January/February 1999 - Volume 19 - Issue 1 - pp 55-59
14. Vanlaningham CJ, Schaller TM, Wise C. Skeletal versus skin traction before definitive management of pediatric femur fractures: a comparison of patient narcotic requirements. J PediatrOrthop. 2009;29:609–11.
15. D'Ollonne T, Rubio A, LerouxJ,Lusakisimo S, Hayek T, GriffetJ. Early reduction versus skin traction in the orthopaedic treatment of femoral shaft fractures in children under 6 years old. J Child Orthop. 2009;3:209–15.
16. AO Foundation, Pediatric Comprehensive Classification of Long Bone Fractures (PCCF). J Orthop Trauma ▯ Volume 32, Number 1 Supplement, January 2018
17. Henderson O, Morrissy R, Gerdes M, McCarthy R. Early casting of femoral shaft fractures in children. J PediatrOrthop.1984;4:16–21.
18. Podeszwa DA, Mooney 3rd JF, Cramer KE, Mendelow MJ. Comparison of Pavlikharness application and immediate spicacasting for femur fractures in infants. J PediatrOrthop.2004;24:460–2.
19. Wenger DR, Pring ME. Rang's Chidren's Fractures. 3a ed. Lippincott Williams & Wilkins: Philadelphia; 2005.
20. Reeves R, Ballard R, Hughes J. Internal fixation versus traction and casting of adolescent femoral shaft fractures. J PediatrOrthop. 1990;10:592–5.
21. Hansen T. Fractures of the femoral shaft in children treated with an AO-compression plate. Report of 12 cases followed until adulthood. ActaOrthop Scand. 1992;63:50– 2.
22. Hedequist D, Bishop J, Hresko T. Locking plate fixation for pediatric femur fractures. J Pediatr Orthop. 2008;28:6–9.
23. Kocher MS, Sink EL, Blasier RD, Luhmann SJ, Mehlman CT, Scher DM, et al. Treatment of pediatric diaphyseal femur fractures. J Am AcadOrthop Surg. 2009;17:718
24. Kirby RM, Winquist RA, Hansen ST. Femoral shaft fractures in adolescents: a comparison between traction plus cast treatmentand closed intramedullary nailing. J PediatrOrthop.1981;1:193–7.
25. González Herranz P, Rapariz González J, Burgos Flores J, OceteGuzmán J, López Mondéjar J, Amaya Alarcón S. Femoral intramedullary nailing in children. Effects on the proximal end of the femur. J Bone Joint Surg. 1995;77-B:262–6.
26. Keeler KA, Dart B, Luhmann SJ, Schoenecker PL, Ortman MR, Dobbs MB, et al. Antegrade intramedullary nailing of pediatric femoral fractures using an interlocking pediatric femoral nail and a lateral trochanteric entry point. J PediatrOrthop.2009;29:345–51.
27. Ligier JN, Metaizeau JP, Prevot J, Lascombes P. Elastic stable intramedullary nailing of femoral shaft fractures in children. J Bone Joint Surg. 1988;70-B:74–7.
28. Kirschenbaum D, Albert MC, Robertson Jr WW, Davidson RS. Complex femur fractures in children: treatment with external fixation. J PediatrOrthop. 1990;10:588–91.
29. Flynn JM. Pediatric Fractures of the Femur. In: Abel FM. Orthopaedic knowledge update pediatrics. Ed. 2006: 271-279.
30. Herndon WA, Mahnken RF, Yngve DA, Sullivan JA. Management of femoral shaft fractures in the adolescent. J PediatrOrthop. 1989;9:29-32.

Fracturas de segmento proximal del fémur

31. Boardman MJ, Herman MJ, Buck B, Pizzutilo PD. Hip fractures in children. J American Academy of Orthopaedic Surgeons 2009; 17: 162-173
32. Canale ST, Bourland WL. Fracture of the neck and intertrochanteric region of the femur in children. J Bone Joint Surg Am 1977; 59: 431-443.
33. Bagatur AE, Zorer G. Complications associated with surgically treated hip fractures in
34. children. J Pediatr Orthop B 2002; 11:219-28.
35. AO Foundation, Pediatric Comprehensive Classification of Long Bone Fractures (PCCF). J Orthop Trauma. Volume 32, Number 1 Supplement, January 2018
36. Slongo, The choice of treatment according to the type and location of the fracture and the age of the child, Injury, Int. J. Care Injured (2005) 36, S-A12–S-A19
37. Flynn JM, Wong KL, Ye GL, Meyer JS, Davidson RS: Displaced fractures of the hip in children: Management by early operation and immobilization in hip spica cast. J Bone Joint Surg Br 2002; 84: 108-112.
38. Norton B. Mullygan R. Proximal femoral fractures in children and adolescents: an up date. Current Orthopaedic practice.2012;5: 429 - 434.
39. Beaty JH. Fractures of the hip in children. Orthop Clin North Am. 2006; 37: 223 - 232

Fracturas de fémur distal

40. Salter RB, Harris WR: Injuries involving the epiphyseal plate. J Bone Joint Surg Am 1963;45:587-622.
41. Carey J, Spence L, Blickman H, Eustace: MRI of pediatric growth plate injury: Correlation with plain film radiographs and clinical outcome. Skeletal Radiol1998;27:250-255..
42. Wenger DR, Pring ME. Rang's Chidren's Fractures. 3a ed. Lippincott Williams & Wilkins: Philadelphia; 2005.
43. AO Foundation, Pediatric Comprehensive Classification of Long Bone Fractures (PCCF). J Orthop Trauma ▯ Volume 32, Number 1 Supplement, January 2018
44. Naranja RJ Jr, Gregg JR, DormansJP Drummond DS, Davidson RS, Hahn M: Pediatric fracture without radiographic abnormality: Description and significance. ClinOrthop 1997;342:141-146.
45. Riseborough EJ, Barrett IR, Shapiro F: Growth disturbances following distal femoral physeal fracture separations. J Bone Joint Surg Am 1983;65:885-893.
46. Thomson JD, Stricker SJ, Williams MM: Fractures of the distal femoral epiphyseal plate. J PediatrOrthop 1995;15:474-478.
47. Lombardo SJ, Harvey JP Jr: Fractures of the distal femoral epiphyses: Factors influencing prognosis: A review of thirty- four cases. J Bone Joint Surg Am 1977; 59:742-751.
48. Ogden JA: Growth slowdown and arrest lines. J PediatrOrthop 1984;4: 409 - 415.
49. Lewis E. Zionts, MD. Fractures Around the Knee in Children. J Am AcadOrthopSurg 2002;10:345-355.

Fracturas de la tibia

50. Mizuta T, Benson WM, Foster BK, Paterson DC, Morris LL. Statistical analysis of the incidence of physeal injuries. J Pediatr Orthop. 1987;7(5):518-23.

51. Navascués JA, González-López JL, López-Valverde S, Soleto J, Rodriguez-Durantez JA, García-Trevijano JL. Premature physeal closure after tibial diaphyseal fractures in adolescents. J Pediatr Orthop. 2000;20(2):193-6.
52. Edwards PH, Grana WA. Physeal Fractures About the Knee. J Am Acad Orthop Surg. 1995;3(2):63-9.
53. Lafrance RM, Giordano B, Goldblatt J, Voloshin I, Maloney M. Pediatric tibial eminence fractures: evaluation and management. J Am Acad Orthop Surg. 2010;18(7):395-405.
54. Herman MJ, Martinek MA, Abzug JM. Complications of tibial eminence and diaphyseal fractures in children: prevention and treatment. J Am Acad Orthop Surg. 2014;22(11):730-41.
55. Herman MJ, Martinek MA, Abzug JM. Complications of tibial eminence and diaphyseal fractures in children: prevention and treatment. Instr Course Lect. 2015;64:471-82.
56. MEYERS MH, McKEEVER FM. Fracture of the intercondylar eminence of the tibia. J Bone Joint Surg Am. 1959;41-A(2):209-20; discussion 20-2.
57. Meyers MH, McKeever FM. Fracture of the intercondylar eminence of the tibia. J Bone Joint Surg Am. 1970;52(8):1677-84.
58. Zionts LE. Fractures around the knee in children. J Am Acad Orthop Surg. 2002;10(5):345-55.
59. Frey S, Hosalkar H, Cameron DB, Heath A, David Horn B, Ganley TJ. Tibial tuberosity fractures in adolescents. J Child Orthop. 2008;2(6):469-74.
60. Shannak AO. Tibial fractures in children: follow-up study. J Pediatr Orthop. 1988;8(3):306-10.
61. Yang JP, Letts RM. Isolated fractures of the tibia with intact fibula in children: a review of 95 patients. J Pediatr Orthop. 1997;17(3):347-51.
62. Mashru RP, Herman MJ, Pizzutillo PD. Tibial shaft fractures in children and adolescents. J Am Acad Orthop Surg. 2005;13(5):345-52.
63. Pandya NK. Flexible Intramedullary Nailing of Unstable and/or Open Tibia Shaft Fractures in the Pediatric Population. J Pediatr Orthop. 2016;36 Suppl 1:S19-23.
64. Kinney MC, Nagle D, Bastrom T, Linn MS, Schwartz AK, Pennock AT. Operative Versus Conservative Management of Displaced Tibial Shaft Fracture in Adolescents. J Pediatr Orthop. 2016;36(7):661-6.
65. Pennock AT, Bastrom TP, Upasani VV. Elastic Intramedullary Nailing Versus Open Reduction Internal Fixation of Pediatric Tibial Shaft Fractures. J Pediatr Orthop. 2017;37(7):e403-e8.
66. Grimard G, Naudie D, Laberge LC, Hamdy RC. Open fractures of the tibia in children. Clin Orthop Relat Res. 1996(332):62-70.
67. Blick SS, Brumback RJ, Poka A, Burgess AR, Ebraheim NA. Compartment syndrome in open tibial fractures. J Bone Joint Surg Am. 1986;68(9):1348-53.
68. Liow RY, Montgomery RJ. Treatment of established and anticipated nonunion of the tibia in childhood. J Pediatr Orthop. 2002;22(6):754-60.
69. Peterson HA, Madhok R, Benson JT, Ilstrup DM, Melton LJ. Physeal fractures: Part 1. Epidemiology in Olmsted County, Minnesota, 1979-1988. J Pediatr Orthop. 1994;14(4):423-30.
70. Zonfrillo MR, Seiden JA, House EM, Shapiro ED, Dubrow R, Baker MD, et al. The association of overweight and ankle injuries in children. Ambul Pediatr. 2008;8(1):66-9.
71. Kessler J, Koebnick C, Smith N, Adams A. Childhood obesity is associated with increased risk of most lower extremity fractures. Clin Orthop Relat Res. 2013;471(4):1199-207.
72. Blackburn EW, Aronsson DD, Rubright JH, Lisle JW. Ankle fractures in children. J Bone Joint Surg Am. 2012;94(13):1234-44.
73. Kay RM, Matthys GA. Pediatric ankle fractures: evaluation and treatment. J Am Acad Orthop Surg. 2001;9(4):268-78.
74. Stewart DG, Kay RM, Skaggs DL. Open fractures in children. Principles of evaluation and management. J Bone Joint Surg Am. 2005;87(12):2784-98.
75. Dias LS, Tachdjian MO. Physeal injuries of the ankle in children: classification. Clin Orthop Relat Res. 1978(136):230-3.
76. Choudhry IK, Wall EJ, Eismann EA, Crawford AH, Wilson L. Functional outcome analysis of triplane and tillaux fractures after closed reduction and percutaneous fixation. J Pediatr Orthop. 2014;34(2):139-43.
77. Crawford AH. Triplane and Tillaux fractures: is a 2 mm residual gap acceptable? J Pediatr Orthop. 2012;32 Suppl 1:S69-73.
78. Mubarak SJ. Extensor retinaculum syndrome of the ankle after injury to the distal tibial physis. J Bone Joint Surg Br. 2002;84(1):11-4.

Capítulo 29

Lesiones deportivas en el niño

Gabriel Ochoa Del Portillo

Generalidades

Los niños y niñas y adolescentes han incrementado desde la década de los 60 su participación en actividades deportivas organizadas, como también en actividades aeróbicas. Este incremento en su participación los ha llevado a aumentar los niveles de intensidad y frecuencia en su ejecución, con lo cual se ha incrementado la incidencia de lesiones del sistema musculoesquelético.

Las lesiones deportivas pueden ser agudas o subagudas. Las lesiones agudas se producen por una carga de alta intensidad que provoca la falla y las subagudas corresponden a una lesión secundaria a un trauma menor repetido, por lo que también se conocen como lesiones de/por sobreuso (sobrecarga).

Las cargas repetidas en tracción o en compresión sobre el aparato locomotor provocan la aparición de lesiones específicas en el esqueleto inmaduro. Las cargas submáximas repetitivas son acumulativas y terminan lesionando el esqueleto infantil. Se producen las llamadas lesiones de sobrecarga o también llamadas de sobreuso. Estas lesiones son muy frecuentes y se relacionan con la práctica deportiva, más que al juego recreativo.

Estas lesiones producidas por el deporte pueden ser el resultado de:

- Trauma mayor
- Trauma menor continuo
- Trauma menor agudizado por un trauma mayor

1. Trauma mayor

Debido generalmente a un solo impacto como en un trauma directo (contusión, fractura, etc.) o indirecto (esguince, desgarro muscular, etc.).

El traumatismo mayor es una lesión instantánea ocasionada por una fuerza mayor. Existen diferencias en los patrones de una lesión entre niños/niñas y adolescentes y los adultos, que están determinados por diferencias importantes en la anatomía, la fisiología y la biomecánica esquelética.

El hueso del niño tiene mayores características de porosidad que el del adulto, por lo cual su tolerancia a fuerzas externas de compresión y de tensión es menor. Existen estudios biomecánicos que revelan la progresiva deformación del hueso en el niño antes de que pueda ocurrir una fractura (Figura 29.1). De acuerdo con la elasticidad de músculos, tendones y ligamentos, junto a la fragilidad relativa que poseen sus estructuras cartilaginosas se determinan ciertos patrones particulares de lesión y éstos cambian de acuerdo con la edad

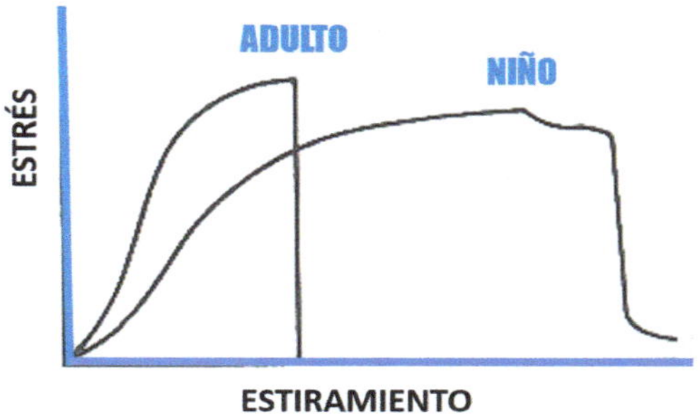

Figura 29.1: Relación estiramiento/estrés en el niño y el adulto

del niño. Por ejemplo, las lesiones ligamentosas y musculares son muy raras en los niños pequeños, no así las lesiones del cartílago.

El sistema locomotor en crecimiento presenta condiciones estructurales y funcionales muy particulares que hacen que el tipo de lesiones difieran sustancialmente a las que se presentan en el adulto. Las más importantes de ellas son:

1. Presencia cartílago de crecimiento
2. Epífisis y apófisis cartilaginosas
3. Unión tendón/hueso con interfase cartilaginosa
4. Mayor elasticidad de ligamentos y tendones
5. Masa muscular variable en elasticidad y fuerza según la edad
6. Proporciones corporales variables.

Con frecuencia los cartílagos de crecimiento de los huesos largos y las estructuras cartilaginosas de los núcleos secundarios de osificación y de las apófisis sufren las consecuencias de lesiones agudas o de sobrecarga generadas en el deporte.

A medida que el sistema locomotor va madurando, se incrementa la envergadura y la fuerza muscular, los huesos se van haciendo cada vez más rígidos y las zonas de crecimiento cartilaginosas se van cerrando progresivamente.

Sin embargo, hasta bien avanzada la madurez esquelética, persisten zonas de mayor fragilidad, especialmente en relación con las estructuras cartilaginosas. Estas son más vulnerables a las demandas mecánicas de tracción y de compresión (Figura 29.2).

La epífisis (cartílago de crecimiento) puede presentar pequeños grados de desplazamiento sin deslizamientos completos y/o fracturas fisarias. Estas pequeñas lesiones fisarias pueden disminuir la fuerza transmitida a la articulación comprometida. Antes de que ocurra la adolescencia, la fisis suele ser más resistente a las fuerzas rotacionales.

En los/las adolescentes las avulsiones de las inserciones ligamentosas producidas por traumas mayores (macros) pueden ocurrir a partir de fuerzas que, usualmente, producen lesiones ligamentosas en el adulto. Esto se debe a la relativa fragilidad del cartílago epifisario, si se compara con la estructura propia del ligamento en esta etapa del desarrollo (Figura 29.3).

En los niños, el hueso tiene un mayor potencial de remodelación luego de una lesión, debido a que poseen un periostio más grueso con un potencial de crecimiento que aún no se ha completado.

Esta circunstancia puede producir potenciales problemas como el sobre crecimiento del segmento comprometido y deformidad angular por cierre asimétrico de la fisis.

La falta de consolidación o falta de unión son raras en el niño.

2. Trauma menor continuo (traumatismo repetitivo o lesiones por sobreuso)

Producido por un trauma menor, pero continuo, como en el impacto a repetición del pie contra el piso al correr o los movimientos extremos circulares del hombro al lanzar un objeto (pelota, balón, jabalina, etc.) o durante la natación.

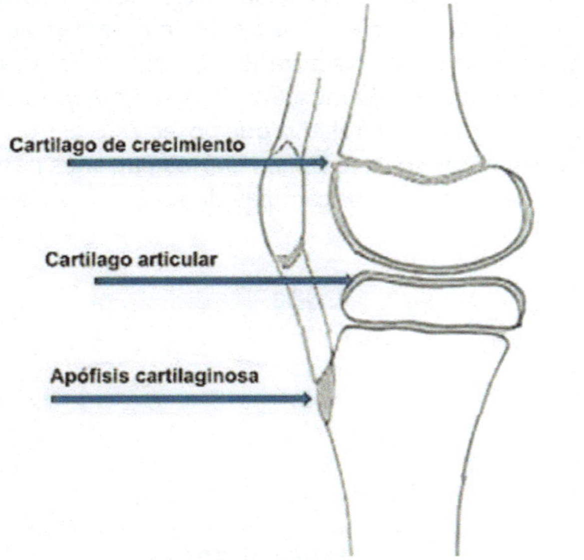

Figura 29.2: Distribución de tejido cartilaginoso en la rodilla de un niño (Modificado de O'Neill D, Micheli Lyle.: Lesiones por sobreuso en atletas jóvenes

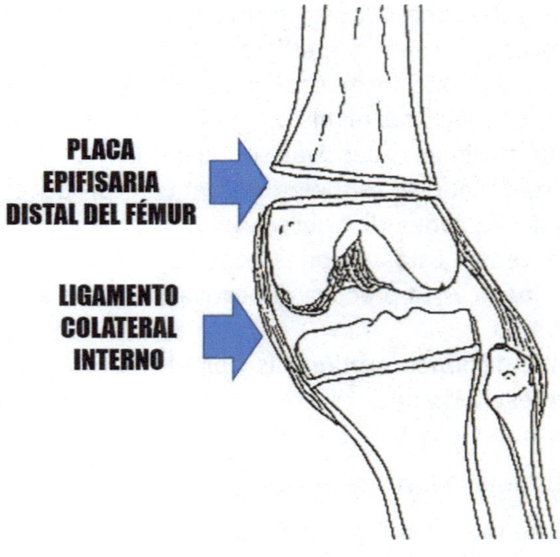

Figura 29.3: Falla en el cartílago de crecimiento (placa epifisaria) antes de que ocurra una lesión ligamentosa en el niño

Los traumas menores que producen lesiones por uso excesivo son causados por traumatismos en los tejidos locales y que son crónicos, reiterados y de baja o mínima intensidad. Son ejemplos de esta condición la denominada Rodilla del Saltador que se produce principalmente en actividades repetitivas de salto vertical, como por ejemplo en el niño/niña o adolescente basquetbolista o los síndromes de hombros dolorosos producidos en el niño que actúa como lanzador (pitcher) en béisbol.

Existen cantidad de factores de riesgos internos y ambientales, los cuales pueden contribuir a la ocurrencia de lesiones por sobreuso en un niño. Estos factores de riesgo pueden determinar tanto la causa, como la prevención de estas lesiones en los deportistas jóvenes (Tabla 29.1).

Error de entrenamiento

Este es el factor de riesgo más frecuentemente encontrado en el desarrollo de una lesión por sobreuso. Los regímenes intensivos de entrenamiento predisponen al niño/niña en un alto riesgo para este tipo de lesiones.

Es así, que una actividad de caminatas prolongadas o de pedestrismo (conjunto de deportes pedestres) que aumente la intensidad y duración del entrenamiento más del 10% por semana puede predisponer al niño/niña deportista a algunas de estas lesiones.

Desequilibrio músculo/tendinoso

La elongación de la unidad músculo-tendinosa en respuesta al impulso de crecimiento provoca una pérdida de la flexibilidad en el atleta. Se puede producir sobreuso si el niño/niña deportista insiste en continuar con un programa de entrenamiento intensivo y repetitivo sin restaurar primero la flexibilidad global.

La fuerza en el niño/niña en crecimiento puede estar asociada con un incremento asimétrico y con el desarrollo de desequilibrios entre agonistas/antagonistas alrededor de determinadas articulaciones.

FACTORES DE RIESGO POR LESIONES CAUSADAS POR TRAUMA MENOR CONTINUO (SOBREUSO)	
INTRÍNSECOS	**EXTRÍNSECOS**
Desequilibrio músculo/ tendinoso	Error de entrenamiento
Mal alineamiento anatómico	Calzado
Enfermedades asociadas	Superficie de juego
Factores nutricionales	Desacondicionamiento cultural

29.1: Lesiones por trauma menor continuo

Un niño o una niña corredores de fondo (resistencia) pueden desarrollar cuádriceps fuertes, pero isquiotibiales débiles y cortos.

Mal alineamiento anatómico

Son factores predisponentes para presentar lesiones por sobreuso, las siguientes:

- Discrepancia en la longitud de piernas
- Anteversión femoral aumentada
- Genu varo/valgo
- Hiperpronación de los pies
- Lordosis lumbar excesiva
- Torsión tibial externa aumentada
- Mal alineamiento patelofemoral (rótula alta)

Una bailarina de ballet quien presente anteversión femoral aumentada busca compensar esta condición para mejorar su rendimiento incrementando la lordosis lumbar. Igualmente, al forzar la rodilla en rotación externa para compensar la rotación interna del miembro inferior, genera un síndrome de mal rotación de los miembros inferiores y dolor de origen patelofemoral.

El ángulo Q puede verse alterado funcionalmente en niñas corredoras quienes presenten excesiva anteversión femoral en combinación con torsión tibial externa, genu valgo e hiperpronación de los pies, pudiendo desarrollar dolor de origen patelofemoral por mal alineamiento (Figura 29.4).

Calzado

Para el adecuado uso del calzado deportivo (zapatillas) son importantes las características de amortiguación de impactos, soporte y habilidad para compensar cambios en la alineación. Cavanaugh estudió de manera extensa la relación entre las zapatillas de correr y las lesiones por sobreuso.

Superficie de juego

Es controversial la influencia de las superficies de juego sobre la incidencia de lesiones por uso excesivo. Sin embargo, se reporta que el síndrome de dolor patelofemoral tiene una mayor incidencia cuando los corredores de media distancia se desplazan en pistas cerradas con peraltes o en planos inclinados.

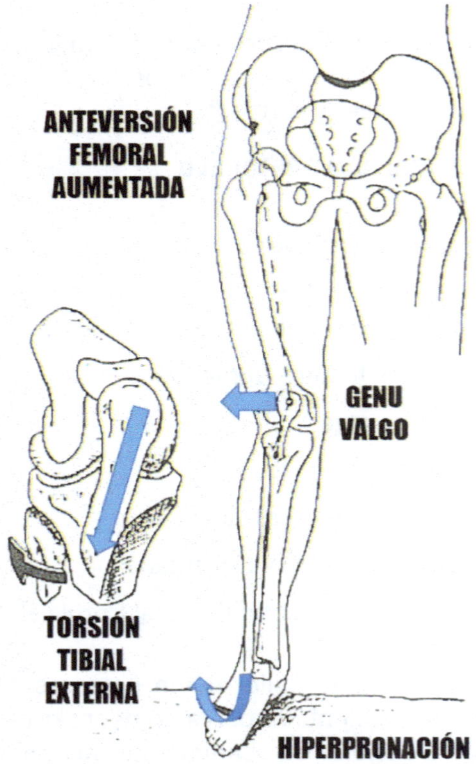

Figura 29.4: El ángulo funcional Q es el ángulo formado al nivel patelar medio por la intersección de las líneas marcadas desde la espina ilíaca anterosuperior hasta la mitad de la rótula, y desde este punto hasta la tuberosidad tibial. Refleja el vector lateral relativo que tiende a desplazar la rótula hacia fuera del fémur, y se evalúa con el paciente de pie. La excesiva anteversión femoral, el genu valgo, el incremento en la torsión tibial externa y la hiperpronación del pie, son todos factores que pueden contribuir al incremento del ángulo Q en el atleta infantil

Enfermedades asociadas

Algunas co-morbilidades o enfermedades previas pueden manifestarse como lesiones relacionadas con el deporte en los grupos de edad infantil. Estas incluyen, entre otras:

- Enfermedad de Legg-Calvé-Perthes (refleja el dolor a nivel de la rodilla)
- Infección y neoplasma (dolor insidioso)
- Artritis juvenil (poliartralgias)

Factores nutricionales

Las niñas corredoras de fondo, así como las bailarinas que presentan amenorrea tienen, a menudo, deficiencias en la dieta de calcio y vitaminas. Estas deficiencias están asociadas con una disminución significativa de la densidad mineral ósea y un aumento de la susceptibilidad a las fracturas por estrés.

Desacondicionamiento cultural

En la última década la obesidad ha aumentado entre el 40 y 60% en los niños de edad escolar. Los niños que miran televisión un promedio semanal de más de 20 horas no tienen una condición física adecuada para resistir el estrés de los traumas menores continuos en sus músculos, tendones y ligamentos.

3. Trauma menor agudizado por un trauma mayor

Es el resultado de una asociación de los dos mecanismos anteriores como cuando un jugador de fútbol inmaduro esqueléticamente presenta dolor crónico sobre la tuberosidad anterior de la tibia y al efectuar una esforzada patada al balón sufre una fractura por avulsión de esta estructura.

Lesiones fisarias

La carga repetitiva por tracción provoca lesiones en las zonas de inserción de grandes músculos, dando origen a las llamadas apofisitis u osteocondritis de inserción. Deben ser consideradas como una lesión subaguda de sobrecarga en una zona de inserción osteocondral.

Debido al estrés causado por la tracción, se produce una reacción inflamatoria en la unión tendón/hueso, pudiendo comprometer la fase osteocartilaginosa con fragmentación y aumento de volumen de ésta.

Las lesiones de sobrecarga que comprometen las estructuras cartilaginosas del esqueleto infantil se caracterizan por aparecer en edades típicas y en sitios específicos según el deporte practicado.

La manifestación principal es el dolor que aparece después de la actividad física y que disminuye con el frío local y con el reposo. Puede asociarse la existencia de aumento de volumen y calor local. Lo más frecuente es que se presenten en la extremidad inferior alrededor de la rodilla y del pie, aunque pueden aparecer en la extremidad superior en deportes específicos.

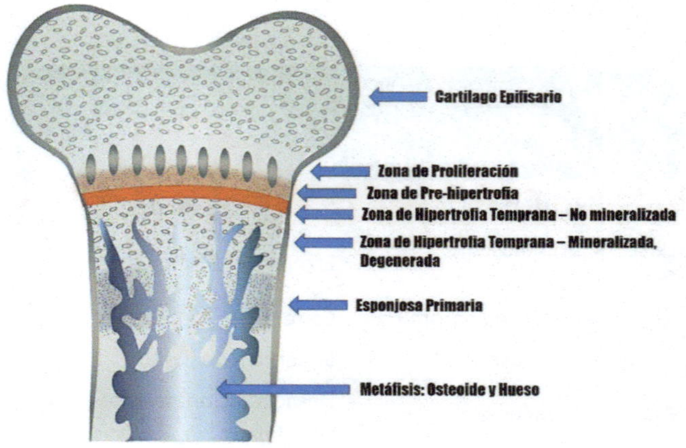

Figura 29.5: Placa de crecimiento - Zonas

La fisis es la porción más débil del esqueleto en crecimiento. Se estima que los ligamentos y las estructuras capsulares que rodean las articulaciones son dos a cinco veces más resistentes que ella durante la adolescencia. Está compuesta por cuatro zonas.

Desde la epífisis a la metáfisis están la zona germinal, la zona proliferativa, la zona hipertrófica y la zona de calcificación provisional (Figura 29.5). Son perpendiculares al eje longitudinal del hueso. Los condrocitos en la fisis forman columnas que se interdigitan dentro de la metáfisis. La zona de calcificación provisional es aquella en donde las células y su matriz se calcifican y es más vulnerable a sufrir lesiones. Las fracturas en esta zona, por lo general, cicatrizan rápidamente sin complicaciones. Sin embargo, aquellas que se extienden dentro de la zona germinal son propensas a alterar el crecimiento.

La diferenciación por radiografías no siempre es posible debido a que la línea de fractura puede extenderse hasta ella, particularmente en áreas donde la fisis es ondulada, como ocurre en la rodilla. Esto puede explicar por qué los deslizamientos epifisarios del tipo I y II en la clasificación de Salter-Harris en estos sitios, pueden llevar a la formación de un puente óseo.

Las lesiones fisarias pueden resultar por un trauma repetitivo o agudo y son importantes ya que en su cicatrización se pueden formar puentes óseos con la detención resultante del crecimiento y deformidad ósea posterior.

El cartílago de crecimiento, particularmente el cartílago articular en crecimiento, es más susceptible que el del adulto a las lesiones, tanto por traumas mayores, como por traumas menores continuos. El cartílago de crecimiento está localizado en tres sitios en el esqueleto inmaduro: (1) placa epifisaria, (2) superficie articular y (3) inserciones apofisiarias de las principales unidades musculares y tendinosas.

Los traumatismos repetitivos en el cartílago de crecimiento pueden ocasionar lesiones por sobreuso en la placa epifisaria, en el cartílago articular (osteocondritis disecante del capitellum, talón de pie y fémur distal) y apofisitis de tracción (enfermedades de Osgood-Schlatter, de Sever y de Sinding-Larsen-Johansson). Estos traumatismos en el cartílago de crecimiento han sido asociados con el comienzo de osteoartrosis adulta en la cadera y rodilla.

Columna

Cuando se evalúa a un niño con una potencial lesión de cuello se debe considerar que al presentar una parálisis transitoria las radiografías de la columna cervical del niño son más difíciles de interpretar que las del adulto; las falsas observaciones, como las seudo-subluxaciones son muy comunes.

En un jugador de fútbol que experimenta una fuerte depresión del hombro al ir al choque, la lesión de tracción del paquete nervioso superior del plexo braquial podría producir una sensación de disestesias bajo el brazo. Esto debería ser diferenciado de una lesión de un disco cervical. Las lesiones del plexo de este tipo pueden estar asociadas con una debilidad transitoria del deltoides, bíceps, y rotadores externos del hombro. Ningún deportista debería volver a competir luego de una lesión de cuello, hasta que haya logrado un arco completo de movilidad y fuerza.

La columna lumbar tiene la tendencia de asumir una postura lordótica exagerada durante el inicio de la pubertad. Esto se debe a un aumento en el crecimiento vertebral anterior y a un efecto de freno de la fascia lumbo-dorsal posterior.

Usualmente son factores acompañantes la contractura en flexión de la cadera y el acortamiento de los isquiotibiales. El aumento de la lordosis lumbar puede causar en el/la adolescente un riesgo adicional de lesiones por sobreuso en la espalda, tal como la ruptura de un pedículo (pars interarticular) o la ruptura del disco (Figura 29.6).

Las lesiones por sobreuso de la columna en el niño se pueden dividir en cuatro grupos:

- Espondilolisis (fractura por estrés del pedículo o pars articular)
- Dolor lumbar o torácico postural (hiperlordosis)
- Discopatías
- Enfermedad de Scheuermann atípica (apofisitis vertebral)

La espondilolisis, el dolor lumbar o torácico mecánico o postural por hiperlordosis y las discopatías pueden prevenirse a través de un programa de ejercicios de balance muscular (corrección principalmente de la lordosis lumbar, con lo cual se corrige la cifosis torácica compensatoria). Debe enfatizarse en un estiramiento

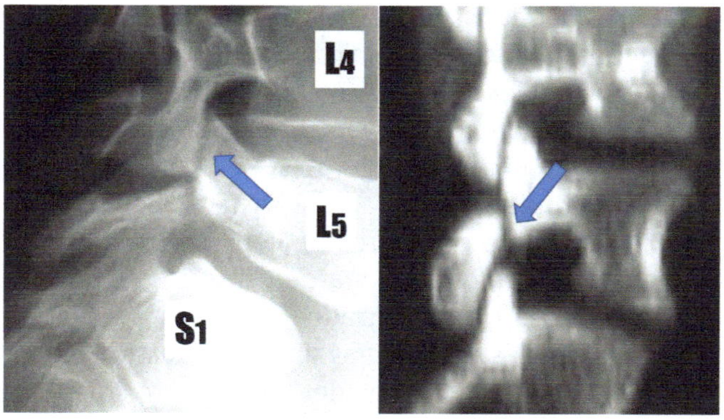

Figura 29.6: Espondilolisis del pedículo (pars articularis) de L5, visualizada en estudios de radiografía lateral y tomografía computadorizada de columna lumbar

progresivo de los músculos espinales bajos (iliocostal dorsal, iliocostal lumbar, espinoso dorsal y dorsal largo) y, a través de estabilización lumbo-pélvica (entrenamiento del Core: principalmente fortalecimiento del transverso del abdomen). El tratamiento de todos los síndromes por sobreuso en la espalda debería incluir un programa de flexibilidad de los isquiotibiales, combinado con un fortalecimiento abdominal.

La enfermedad atípica de Scheuermann se ve usualmente con espaldas planas, reflejando hiperlordosis lumbar con hipocifosis torácica. Los traumas menores continuos pueden llegar a producir fracturas de compresión. El uso de un soporte lumbar es una alternativa terapéutica que permitirá la reconstrucción ósea y aliviar el dolor.

Hombro

La inestabilidad del hombro ocurre cuando las fuerzas involucradas en el lanzamiento y en la práctica de deportes en los cuales se realizan movimientos del miembro superior sobre la cabeza exceden la movilidad, estabilidad y el control dinámico de la articulación glenohumeral.

El mecanismo de lesión puede ser un trauma mayor o un trauma menor continuo, a pesar de que la subluxación anterior y la inestabilidad multidireccional han sido reconocidas con mayor frecuencia.

En el atleta joven, la hiperelasticidad generalizada puede explicar la hipermovilidad asintomática de las articulaciones glenohumeral, esternoclavicular y acromioclavicular. La determinación de la inestabilidad es mucho más difícil en el niño que en el adulto.

El factor más significativo de pronóstico que influye en la inestabilidad recurrente es la edad del paciente en el momento de la luxación inicial.

Para pacientes con una inestabilidad sintomática recurrente se recomienda el tratamiento quirúrgico. Pareciera que la laxitud capsular en el hombro inestable del adolescente es más frecuente y significativa que la verdadera lesión de Bankart.

La lesión fisaria del húmero proximal se produce por estrés repetitivo en la fisis del húmero proximal. Es secundaria a torsión y valgo repetitivo del húmero. Esta lesión se describe principalmente en los lanzadores de pelota en el béisbol y es conocida como “el hombro de la pequeña liga” (Figura 29.7).

El hombro del niño/niña beisbolista probablemente sufra una fractura por estrés de la placa epifisaria del húmero proximal que resulta de esfuerzos reiterados en el hombro del joven lanzador.

En general, las radiografías simples muestran un ensanchamiento de la epífisis del húmero proximal. Los síntomas se resuelven haciendo reposo y evitando las actividades de lanzamiento.

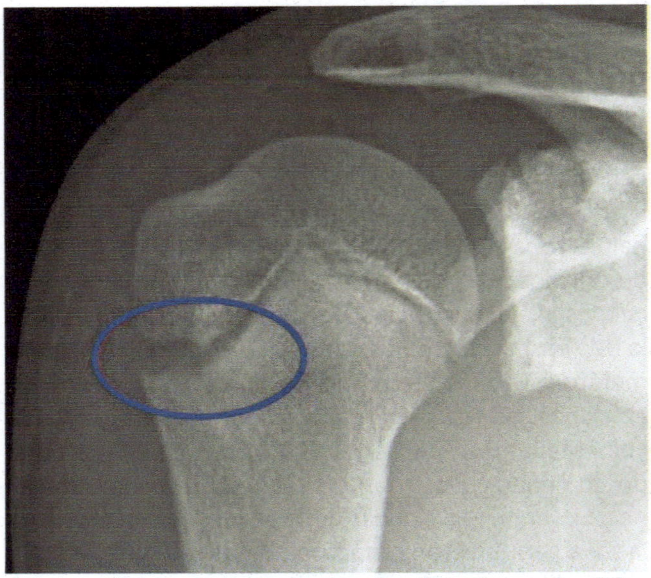

Figura 29.7: Deslizamiento menor epifisario proximal de húmero por acción repetitiva del músculo supraespinoso en un adolescente tenista

Los desgarros del manguito rotador son raros en los atletas jóvenes y la inestabilidad a menudo puede ser la responsable de que ocurran lesiones principalmente del músculo supraespinoso. Se observa con frecuencia tensión en la cápsula superior en combinación con rotadores externos débiles.

Usualmente los síntomas se resuelven con un programa dinámico de rehabilitación que sea diseñado teniendo en cuenta estos desequilibrios.

En el atleta esqueléticamente inmaduro los esguinces de la articulación acromioclavicular de grados 1 y 2 son vistos con mayor frecuencia que los de grado 3.

La fractura de la clavícula es más común por un golpe directo en el hombro o un trauma contundente en aducción al caer en decúbito lateral desde su propia altura. La osteolisis post-traumática del tercio externo de la clavícula puede ocurrir luego de una lesión acromioclavicular. En la mayoría de los casos, el tratamiento conservador da buenos resultados.

La mayoría de las lesiones en la articulación esternoclavicular en los atletas adolescentes antes de los 18 años representan fracturas de la epífisis, más que verdaderas luxaciones.

El tratamiento conservador para ambos desórdenes usualmente lleva a la resolución de los síntomas. En casos raros con dolor e inestabilidad continuos, se han observado buenos resultados con una artroplastia (capsuloplastia). En casos extremos se debe considerar las resecciones parciales de la clavícula.

Codo

La mayoría de las lesiones en el codo en niños/niñas deportistas ocurren como resultado de traumas menores continuos en deportes en los cuales los brazos se elevan por encima de la cabeza. Las lesiones de origen traumático mayor son, a menudo, luxaciones de codo acompañadas de fractura por avulsión en el epicóndilo interno (epitróclea) (Figura 29.8), fracturas supracondíleas, miositis osificante o lesión en el ligamento lateral del cúbito.

Las lesiones del codo en niños/niñas, que son lanzadores en su práctica deportiva, son producidas principalmente por sobreuso.

Estas incluyen:

- Osteocondritis disecante del capitellum, con o sin cuerpos libres en la articulación.
- Sobre crecimiento de la cabeza radial.
- Cierre prematuro de la epífisis radial proximal.
- Epicondilitis interna.

Las lesiones en el codo en el joven lanzador resultan por una tensión en el valgo durante la fase acelerativa del lanzamiento. Las lesiones laterales de compresión pueden ocurrir en lanzadores durante su adolescencia y la osteocondritis disecante franca puede producirse en casos avanzados. La manifestación sintomática más temprana puede permitir observar contractura en flexión del codo.

El tratamiento inicial es conservador, con reposo, fortalecimiento y técnicas de lanzamiento que minimicen el estrés/valgo sobre el codo. El tratamiento quirúrgico en los casos severos incluye la extracción de los cuerpos libres y reparar el defecto, ya sea por artrotomía o artroscopia.

La lesión que compromete al centro de osificación de la epitróclea, ubicada en el margen interno de la paleta humeral en el codo se produce por la acción de los músculos epitrocleares a través de un estrés en valgo del antebrazo sobre el codo y cuyo tratamiento aún es controversial entre los especialistas. Se manifiesta por dolor agudo y aumento de volumen en la cara interna del codo.

El diagnóstico se confirma por la radiografía. Se ha asociado a inestabilidad del codo con repercusión funcional en deportistas que utilizan preferentemente la extremidad superior. Aunque el tratamiento conservador da buenos resultado incluso en fracturas desplazadas, puede considerarse la cirugía en fracturas desplazadas con inestabilidad en valgo, especialmente en la extremidad dominante de deportistas.

Enfermedad de Panner u Osteocondrosis capitelar traumática: Son lesiones del capitelum cuando está incompletamente osificado, antes de los 10 años. A diferencia de la osteocondritis, es poco frecuente que en ella ocurra la formación de cuerpos libres y deformidad residual.

Los hallazgos radiológicos son: aumento de la densidad, fragmentación, fisura y reabsorción del capitelum (Figura 29.9).

Osteocondritis disecante del capitelum o cóndilo lateral: Se cree que es el resultado de una compresión repetitiva en valgo más tracción. Se observa en jugadores de béisbol, gimnastas y jugadores de básquetbol.

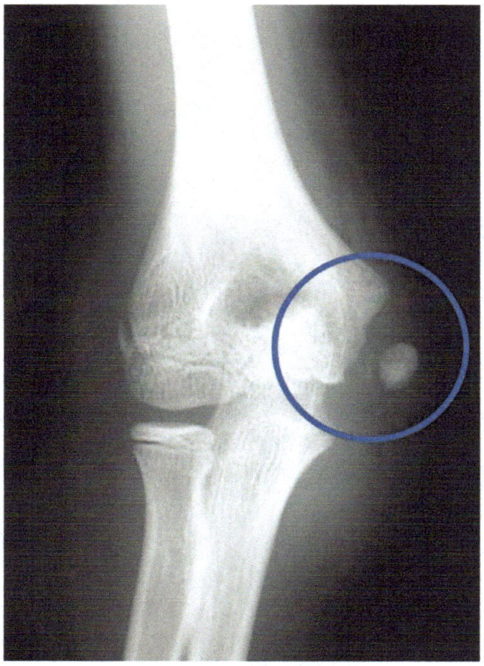

Figura 29.8: Fractura por avulsión (deslizamiento epifisario) del cóndilo humeral interno en niño futbolista con ocasión de caída desde su propia altura

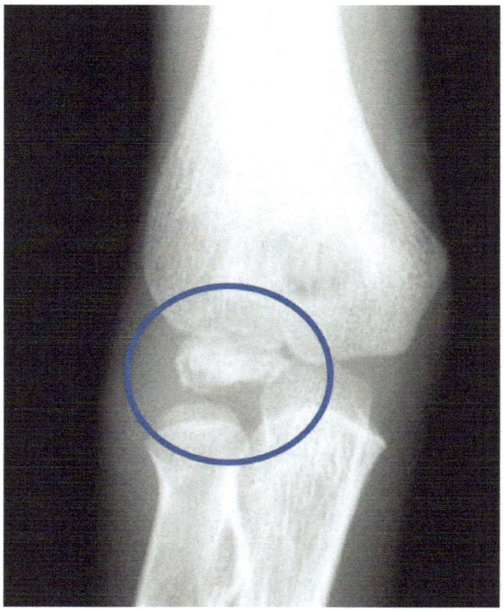

Figura 29.9: Enfermedad de Panner. Radiografía simple AP en donde se observa aumento de la densidad, fragmentación y reabsorción subcondral a nivel del capitelum

La radiografía puede revelar osificación irregular, fragmentación del capitelum o un defecto radiolúcido (Figura 29.10).

Muñeca

La utilización de los miembros superiores para cargas pesos en ejercicios de gimnasia produce una fuerza compresiva excesiva en la fisis del radio distal por una carga axial repetitiva en extensión, produciendo una lesión en este sitio. El niño/niña deportista refiere dolor que limita la dorsiflexión.

La radiografía puede demostrar un ensanchamiento fisario irregular (Figura 29.11). Si los estudios radiográficos no son conclusivos, la resonancia magnética (RM) puede demostrar fracturas horizontales y/o verticales con extensión al cartílago fisario hacia la metáfisis y con ensanchamiento de la fisis. Estas lesiones pueden producir un cierre temprano de la fisis con el consecuente acortamiento del radio, produciéndose un cúbito más largo (deformidad de Madelung) que predispone a una lesión del complejo del fibrocartílago triangular.

Pelvis y cadera

En el atleta joven las lesiones en la pelvis y cadera, si bien no son tan comunes, pueden llevar a importantes incapacidades.

La anatomía y fisiología del crecimiento progresivo del esqueleto infantil determina de manera crítica la debilidad biomecánica de la cadera y la pelvis. Esto explica la propensión hacia las lesiones apofisiarias en relación con la pelvis y las potenciales alteraciones en el crecimiento del acetábulo de la cadera.

Las lesiones por avulsión ocurren con mayor frecuencia entre los 14 y 17 años. En general, son el resultado de una violenta contracción muscular o de una excesiva elongación muscular sobre una fisis abierta. Estas lesiones se ven más a menudo en velocistas, saltadores y jugadores de fútbol.

Los sitios más comunes son la espina ilíaca anterosuperior (sartorio), el isquión (isquiotibiales), el trocánter menor (psoas ilíaco), la espina ilíaca anteroinferior (recto femoral) (Figura 29.12) y la cresta ilíaca (músculos abdominales).

El comienzo de estas lesiones provoca con frecuencia una incapacidad extrema, pero la mayoría de ellas pueden ser tratadas satisfactoriamente con un manejo sintomático y una rehabilitación progresiva. Ocasionalmente, las avulsiones isquiáticas pueden requerir de una reducción quirúrgica o una resección del fragmento osteocartilaginoso.

Estas lesiones se asocian a la práctica deportiva en los adolescentes. Aparecen en relación con la pubertad

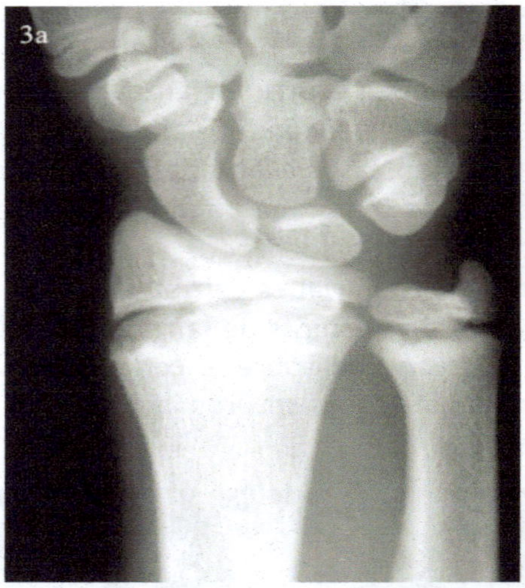

Figura 29.11: Radiografía de muñeca de una niña gimnasta en donde se aprecia ensanchamiento e irregularidad de la fisis del radio

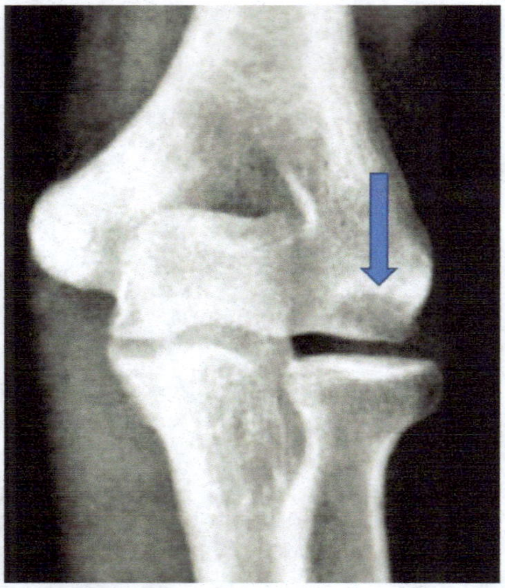

Figura 29.10: Osteocondritis disecante del codo (capitelum). Radiografía simple demostrando el defecto radiolúcido del capitelum

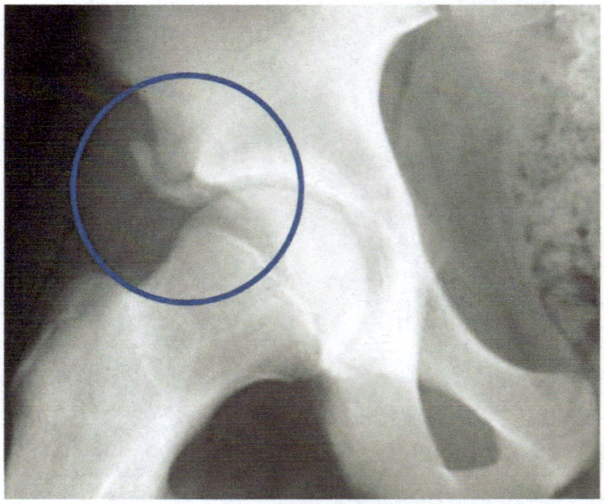

Figura 29.12: Avulsión de la espina ilíaca anteroinferior de la cadera derecha por tracción del músculo recto anterior

y afectan a la unión osteocartilaginosa de los núcleos de osificación secundarios de la pelvis y del extremo proximal del fémur que aún persisten abiertos a esa edad.

Por esta razón los sitios que se afectan son el alerón ilíaco, la espina ilíaca anterosuperior, la espina ilíaca anteroinferior, el isquion (Figura 29.13) y el trocánter menor. Aunque sintomáticamente pueden ser muy dolorosas y radiológicamente llama la atención el desplazamiento de la epífisis, su evolución suele ser buena con tratamiento conservador.

En los casos de avulsión aguda, la manifestación clínica característica es la aparición de dolor súbito e intenso, seguido de impotencia funcional al realizar un gesto deportivo que someta a tracción la musculatura que se inserta en la pelvis. La radiografía suele ser diagnóstica. En casos de arrancamientos del alerón ilíaco puede ser necesario el estudio con resonancia magnética. El tratamiento suele ser conservador, sin necesidad de recurrir a la cirugía.

En ocasiones el arrancamiento apofisario de la pelvis ocurre en forma subaguda a lo largo de semanas de evolución en las que el niño sigue haciendo deporte a pesar de molestias dolorosas que no suelen ser tan intensas.

En el corredor que tiene un dolor persistente en la ingle pueden producirse fracturas por estrés del cuello femoral y de la pelvis, secundariamente a traumatismos menores continuos. Para el diagnóstico se puede requerir de una gammagrafía ósea (Tc 99), dado que con las radiografías comunes el diagnóstico puede ser confuso. Debido a que estas lesiones en el deportista infantil son usualmente fracturas por estrés por compresión, hay un riesgo mínimo de desplazamiento. Se recomienda un tratamiento conservador con un acondicionamiento sin cargas de impactos y el uso de muletas hasta que el paciente se encuentre asintomático.

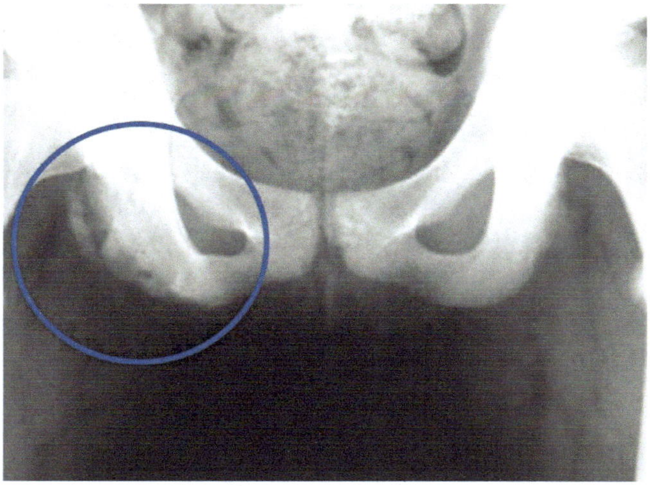

Figura 29.13. Avulsión crónica de la eminencia isquiática derecha por sobreuso.

La pubalgia, la osteopatía dinámica del pubis y la apofisitis ilíaca son lesiones músculo-tendinosas raras que afectan al corredor infantil. La pubalgia y la osteopatía dinámica del pubis se producen por retracción de los músculos aductores de la cadera sobre una sínfisis púbica débil y corresponde, en teoría, al resultado de una combinación de máximo estrés de la inserción del recto del abdomen y de los músculos aductores. Esta patología suele ser observada principalmente en el deporte regulado del fútbol.

La apofisitis ilíaca parece corresponder a una entensopatía (apofisitis) de tracción, similar a la enfermedad de Osgood-Schlatter en la rodilla. Esta lesión responde de forma satisfactoria con programas de reposo, flexibilidad y fortalecimiento muscular.

Otros síndromes dolorosos alrededor de la cadera causados por trauma menor continuo son la fricción del tensor de la fascia lata sobre el trocánter mayor y muy raramente está presente la tenosinovitis del psoas iliaco. En la mayoría de los casos los programas conservadores de flexibilidad son satisfactorios para aliviar los síntomas.

En el niño/niña algunas condiciones patológicas pueden estar enmascaradas como lesiones deportivas. Estas incluyen la enfermedad de Perthes, la displasia de la cadera en desarrollo, la sinovitis transeúnte y la artritis séptica.

La epifisitis femoral capital debe ser considerada en cualquier adolescente con dolor en la rodilla (dolor referido) y con un trastorno en la marcha o cojera.

Rodilla

Fracturas: El sitio más frecuente de fracturas relacionadas con la rodilla en los deportistas infantiles es la epífisis femoral distal. Esta lesión frecuentemente es producida por un trauma indirecto en rotación. Los estudios radiográficos simples pueden no mostrar la lesión, por lo que ante la sospecha se requiere realizar radiografías en estrés. Estas fracturas pueden llegar a producir alteraciones en el crecimiento de la extremidad.

La inserción de los ligamentos colaterales distales a la epífisis tibial proximal tiende a proteger el cartílago de crecimiento. Sin embargo, cuando ocurre una lesión, se asocia frecuentemente a una alteración en el crecimiento, así como ocasionalmente con la lesión de la arteria poplítea y un síndrome compartimental.

Las fracturas de la tuberosidad tibial anterior tibial representan un subtipo de la fractura III de Salter-Harris de la epífisis tibial proximal. Existen tres tipos basados en el grado de compromiso de la tibia proximal.

- Tipo I: Fractura de la tuberosidad.

- Tipo II: Fractura de la tuberosidad y de la tibia proximal, no involucrando la superficie articular de la tibia.
- Tipo III: Fractura de la tuberosidad, involucrando la superficie articular de la tibia.

Se reserva la reducción abierta y la fijación interna para aquellos casos con un desplazamiento significativo, siendo infrecuentes los trastornos del crecimiento.

Avulsión del polo inferior de rótula: aunque las fracturas de rótula son raras en los niños y adolescentes, y éstas se relacionan a traumas directos, se ha descrito un tipo especial de fractura relacionado a la práctica deportiva.

Este tipo corresponde a la avulsión del polo distal de la rótula, secundario a una contracción violenta del cuádriceps contra resistencia que arranca la inserción proximal del tendón cuadricipital arrastrando un fragmento osteocondral de la rótula que compromete la superficie articular de esta (Figura 29.14).

Se manifiesta clínicamente por la aparición de dolor agudo anterior de rodilla mientras se realiza actividad física, seguido de una incapacidad para la extensión de la rodilla y elevar la pierna. Aunque es de baja frecuencia, debe sospecharse y buscarse la lesión ya que radiológicamente suele tener signos muy sutiles y puede pasar inadvertida. A veces es necesario realizar una resonancia magnética para demostrar la lesión. El tratamiento es siempre quirúrgico, restituyendo la anatomía del aparato extensor de la rodilla.

Avulsión de la tuberosidad anterior de la tibia: La tuberosidad anterior de la tibia corresponde a la apófisis en la que se inserta el extremo distal del tendón rotuliano.

Aunque es una fractura de muy baja frecuencia se relaciona directamente con la práctica deportiva y se presenta en adolescentes, justo antes del cierre de la fisis proximal de la tibia (Figura 29.15). Se ha sugerido una relación entre la aparición de esta lesión y la existencia previa de una Enfermedad de Osgood Schlatter.

Su mecanismo de producción es la contracción violenta del cuádriceps en extensión, como ocurre al saltar o por flexión pasiva aguda de la rodilla en contra de un cuádriceps contraído, como puede ocurrir al tocar tierra después de un salto.

Sus manifestaciones clínicas son similares a las que se presentan en la avulsión del polo inferior de la rótula y el diagnóstico se confirma con la radiografía.

Se clasifican según el grado de desplazamiento y de acuerdo con ello se indica el tratamiento. En las fracturas no desplazadas es suficiente el tratamiento ortopédico con inmovilización y el tratamiento quirúrgico se reserva para aquellas fracturas desplazadas.

La fractura de la rótula en el atleta joven: es poco frecuente, pero puede ocurrir como respuesta a un traumatismo directo o indirecto. Debe diferenciarse por estudios radiográficos si se trata de una lesión fracturaría o de una rótula bipartita, por lo cual se hace necesario tomar radiografías de la rodilla contralateral. La rótula bipartita representa una osificación accesoria en

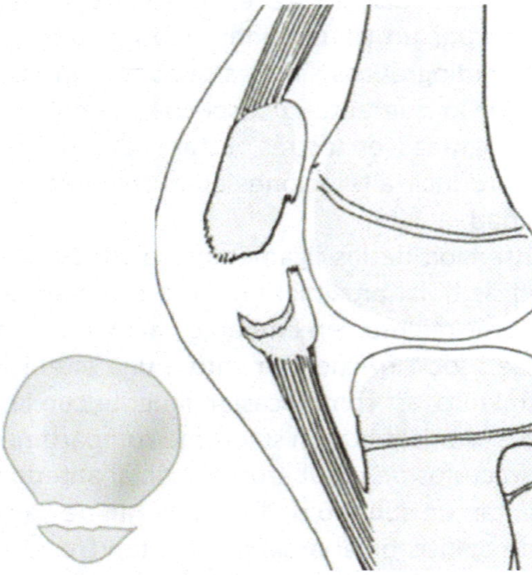

Figura 29.14: Avulsión del polo inferior de la rótula. (Reproducido de: Houghton GR, Ackroyd CE: Sleeve fractures of the patella in children: a report of three cases J Bone Joint Surg 61B:165, 1979)

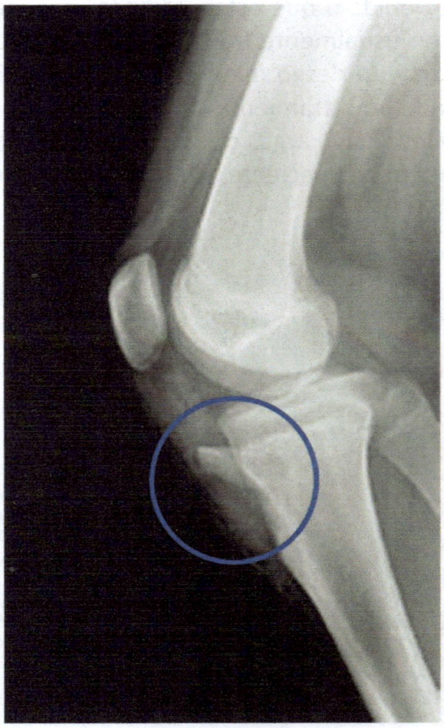

Figura 29.15: Avulsión del polo inferior de la rótula en un adolescente deportista

el polo superior y lateral de la rótula que puede estar presente en el 2 a 3% de los niños. La rótula bipartita puede volverse sintomática tanto con un trauma mayor, como con un trauma menor continuo.

Las fracturas por estrés alrededor de la rodilla, a pesar de ser muy raras en el niño, deben ser tenidas en cuenta como diagnóstico diferencial de dolor de rodillas que ocurren por sobreuso.

Ligamento colateral interno: se han reportado lesiones en el ligamento colateral interno (LCI) en niños, inclusive a partir de los 4 años. Las radiografías con estrés y los exámenes bajo anestesia son necesarios para diferenciar estas lesiones poco comunes de otras lesiones más frecuentes.

Una lesión en el LCI puede estar asociada con una fractura epifisaria Salter-Harris III de la tibia proximal; esta combinación es análoga a la fractura del platillo tibial en el adulto. En estos casos, se recomienda la reparación a cielo abierto de ambas lesiones.

En el caso de la lesión aislada del LCI, el manejo es un tratamiento no quirúrgico que dará resultados satisfactorios en estas edades.

Cuando la lesión ligamentosa es proximal (femoral) pueden cicatrizar dejando una calcificación heterotópica en la inserción cóndilo femoral interna proximal dolorosa al contacto físico, lo que se conoce como Síndrome de Pellegrini-Stieda (Figura 29.16).

Ligamento cruzado anterior: es infrecuente que los niños menores de 14 años tengan lesiones en el ligamento cruzado anterior (LCA). Los ligamentos de la rodilla en un niño son más fuertes que el cartílago epifisario y el cartílago articular adyacentes; por lo tanto, las formas más comunes de lesión son la ruptura de la placa epifisaria, la avulsión ósea y la fractura de los huesos largos.

Además, debido a la ubicación anatómica de los ligamentos, el estrés aplicado en la articulación de la rodilla se concentra en la placa epifisaria, más que en los ligamentos cruzados.

Sin embargo, hay probablemente una mayor incidencia de lesiones del LCA en niños que lo que sugiere la literatura actual, debido quizás al incremento en la participación deportivas de niños/niñas en niveles competitivos o debido a los menores niveles de capacidades físicas básicas en ellos.

La mayoría de las lesiones del LCA en los preadolescentes son fracturas por avulsión de la inserción tibial y están generalmente asociadas con lesiones en el LCI. Es probable que sea necesaria la combinación de la lesión en el ligamento colateral con la avulsión del LCA, para que ocurra una laxitud anterior significativa.

La espina tibial anterior corresponde a una pequeña cresta ósea que se encuentra en el medio de la meseta tibial, entre los platillos tibiales. Da inserción al extremo distal del LCA. El arrancamiento de la inserción distal del LCA suele ocurrir en niños entre 8 y 14 años y se asocia a trauma directo de la rodilla en flexión. En la práctica deportiva esta lesión suele verse en caídas de bicicleta, patines y esquí.

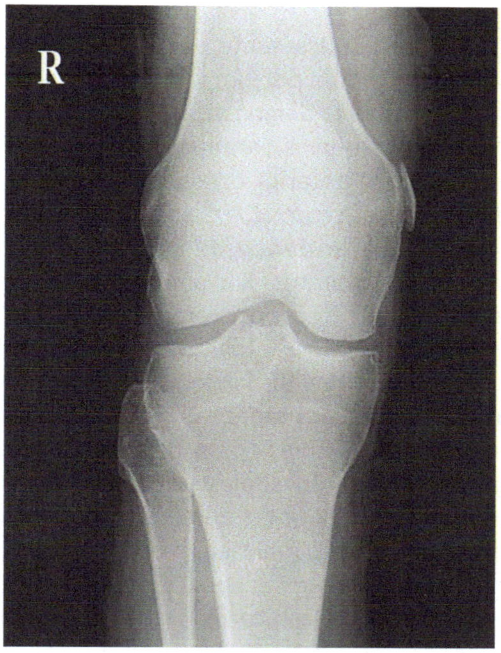

Figura 29.16: Síndrome de Pellegrini-Stieda. Lesión proximal del ligamento colateral interno proximal con cicatrización osificante

El tratamiento de esta lesión aún es controvertido. Las principales complicaciones de un tratamiento inadecuado incluyen una laxitud ligamentosa residual y un bloqueo mecánico que limita la extensión completa de la rodilla. En estos niños/niñas debe realizarse un examen bajo anestesia para evaluar la laxitud ligamentosa y una artroscopia para visualizar directamente el grado de desplazamiento de la espina tibial.

En pacientes con fracturas mínimamente desplazadas, la rodilla puede ser inmovilizada en un yeso con un mínimo grado de flexión o en extensión completa durante 6 semanas. Esta posición minimiza la tensión sobre el LCA.

Cuando ocurre un desplazamiento significativo se obtienen buenos resultados con la reducción y fijación a través de una visualización artroscópica. Las fracturas severamente desplazadas, con una inestabilidad asociada, pueden requerir una formal reducción abierta y fijación.

De acuerdo con el desplazamiento del fragmento fracturado de la espina tibial anterior se han descrito cuatro tipos diferentes de fracturas y de acuerdo con este criterio se indica el tratamiento (Figura 29.17).

Se manifiesta clínicamente por dolor y aumento de volumen de la rodilla por hemartrosis. La radiografía de la rodilla suele ser diagnóstica (Figura 29.18).

En el pasado se consideraba que el arrancamiento de la espina tibial anterior constituía la versión infantil de la lesión clásica de LCA del adulto y se estimaba como muy rara la existencia de una lesión del LCA en los niños y adolescentes. Sin embargo, cada vez hay más reportes de la frecuencia creciente de esta lesión en deportistas con esqueleto inmaduro. Hay series que muestran que un 31% de las lesiones traumáticas de rodilla entre futbolistas menores de 18 años son lesiones de LCA. Las lesiones corporales del LCA ocurren con más frecuencia en adolescentes que están cerca de la madurez esquelética, pero no son raras en pre adolescentes, quienes mantienen un potencial alto de crecimiento residual en sus rodillas.

Su manifestación clínica es similar a la forma de presentación de la fractura de la espina tibial anterior, aunque puede ser menos evidente y puede confundirse con un simple esguince de la rodilla. Para el diagnóstico debe tenerse un alto índice de sospecha y el método de imágenes que confirma el diagnóstico es la resonancia magnética.

Las lesiones del LCA producen inestabilidad de la rodilla y el retorno al deporte competitivo suele ser insatisfactorio, con riesgos de lesiones secundarias meniscales y condrales. Aunque el tratamiento quirúrgico es altamente efectivo para solucionar estos problemas, en el niño su indicación es cada menos controversial, teniendo en cuenta que las técnicas que dan mejores resultados pueden lesionar las fisis de la rodilla. La decisión quirúrgica debe considerar la edad y el estado de maduración del niño según la escala de Tanner.

En los niños menores con fisis ampliamente abiertas existe mayor riesgo de alteraciones iatrogénicas de crecimiento. En los adolescentes cercanos a la madurez esquelética este riesgo es menor.

Aunque es infrecuente encontrar rupturas en la sustancia media o corporal del LCA en estas edades, se han reportado en niños de tan sólo 9 años. Como se ha dicho, a los niños no les va mejor que a los adultos luego de un tratamiento conservador. Por lo tanto, debe considerarse un procedimiento reconstructivo. Puede tenerse en cuenta una reconstrucción extraarticular utilizando el tendón del semitendinoso y el tendón del músculo recto interno (gracilis) a través de una incisión en la tibia proximal y otra distal en la epífisis del fémur, o bien una técnica que ha sido denominada como "over the top" en donde el injerto es pasado en una posición por encima del cóndilo femoral externo. En la actualidad aparecen varios reportes en la literatura sobre reconstrucciones intraarticulares en esqueleto inmaduro con buenos resultados, teniendo en cuenta la no utilización de brocas dentadas, sino realizando las tunelizaciones en fémur y tibia con clavos lisos y perpendiculares a las fisis, para evitar lesionar las placas fisarias, previniendo de esta manera la formación de puentes óseos. En lesiones agudas, también puede ser útil una reparación a cielo abierto del LCA, posiblemente adicionando un aumento extraarticular, utilizando una pequeña franja de la bandeleta iliotibial.

Estos tratamientos pueden no interferir significativamente con el crecimiento, pero se deben utilizar

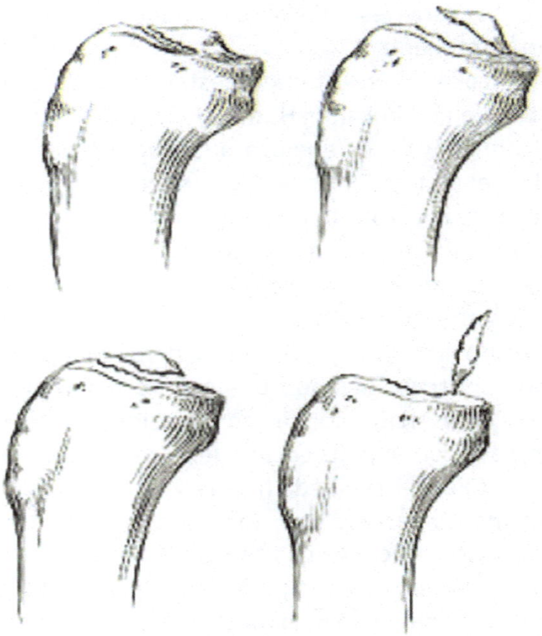

Figura 29.17: Tipos de fracturas por avulsión de la espina tibial anterior de la rodilla (lesión del LCA)

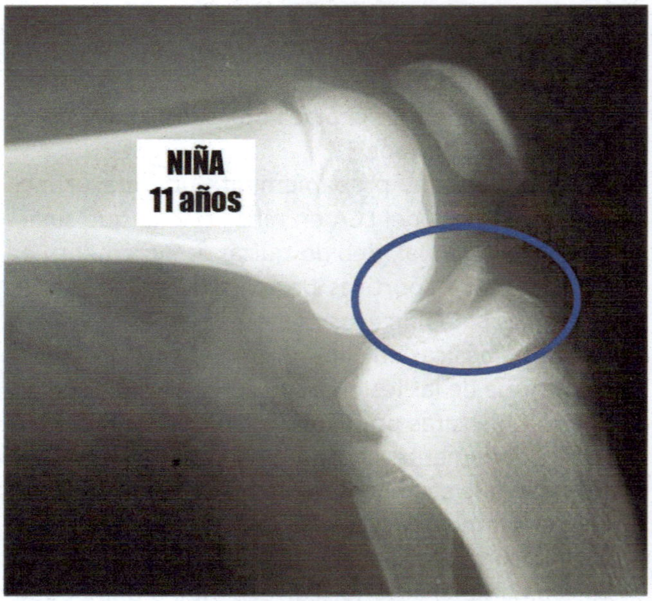

Figura 29.18: Fractura desplazada de la espina tibial anterior en la rodilla de una niña deportista

con extrema precaución en los pre-púberes. Las técnicas extraarticulares pueden ser consideradas como procedimientos de primera elección en niños/niñas y pre-púberes. No así, en adolescentes quienes están próximos al cierre de sus placas fisarias donde las reconstrucciones intraarticulares parecen ser ahora la mejor elección.

Las lesiones parciales en el LCA no son infrecuentes en los adolescentes. La artroscopia se realiza para documentar esta observación y para descartar la presencia de lesiones asociadas, como rupturas meniscales. La mayoría de estos pacientes pueden retornar a las actividades deportivas luego de un programa de protección articular que consiste en el uso de rodilleras y en el fortalecimiento muscular y reeducación propioceptiva.

Los niños también pueden manifestar algún grado de inestabilidad funcional de la rodilla como resultado de una laxitud articular no patológica generalizada o de una ausencia congénita del LCA. En los casos de laxitud articular, ésta es usualmente bilateral, con un claro punto final (tope) en el test de Lachman. Estos niños/niñas no parecen tener mayores riesgos para lesiones subsiguientes en los ligamentos de la rodilla. En los niños con ausencia congénita del LCA frecuentemente la radiografía muestra una total aplasia de las espinas tibiales y/o una ausencia parcial o completa del peroné.

La osteocondritis disecante: tiene aún una etiología desconocida. La localización más común de esta lesión es el aspecto lateral del cóndilo femoral interno. Corresponde a una necrosis segmentaria del hueso subcondral que se comporta como un secuestro y que potencialmente es reversible, pero puede evolucionar a un desprendimiento, con pérdida variable de superficie articular. Aunque su etiología no es clara, se ha invocado el micro trauma repetido como un factor causal dado que se ha visto que su prevalencia aumenta en la población de atletas jóvenes.

La ubicación más característica en la rodilla es en el cóndilo femoral interno, pero también se ha descrito en el cóndilo externo y en la rótula (Figura 29.19).

La manifestación clínica característica es el dolor y el diagnóstico por imágenes suele reportar la enfermedad, pero la dificultad se basa en establecer el pronóstico de la lesión y el tipo de tratamiento a realizar. Para eso es fundamental determinar la estabilidad del fragmento subcondral y su eventual necesidad de ser fijado quirúrgicamente.

Hay reportes actuales que señalan a la resonancia magnética como el mejor método para establecer el grado de lesión del cartílago articular y la estabilidad del fragmento (Figura 29.20).

Las lesiones estables, sin compromiso del cartílago articular tienen un alto potencial de reparación con el tratamiento conservador, siendo esencial la disminución de las cargas, con lo cual se disminuye el requerimiento mecánico sobre el cartílago articular comprometido. Las lesiones inestables tratadas con fijación quirúrgica tienden a reparar y consolidar, pero el pronóstico a largo plazo no está claro.

El pronóstico final depende del tamaño y ubicación de la lesión. Si se ubica en zonas de carga y su tamaño es importante, existe riesgo potencial de daño articular importante.

Las lesiones rara vez curan después de la maduración ósea y el pronóstico es pobre. Se recomienda para el tratamiento de estas lesiones la disminución de la actividad, el uso de yeso (aunque la inmovilidad pue-

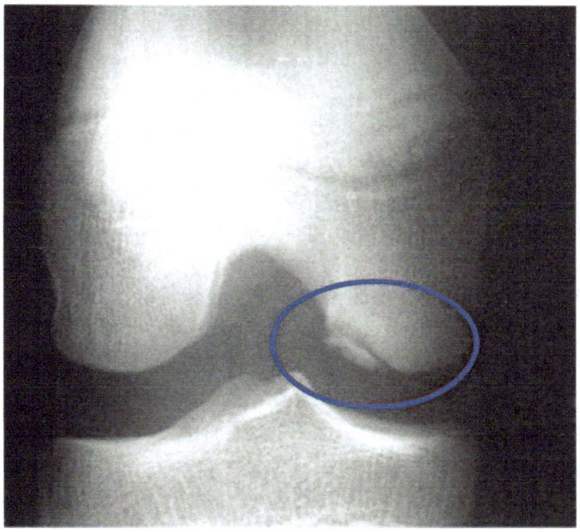

Figura 29.19. Osteocondritis disecante del cóndilo femoral interno en su aspecto más lateral en un niño futbolista de 12 años

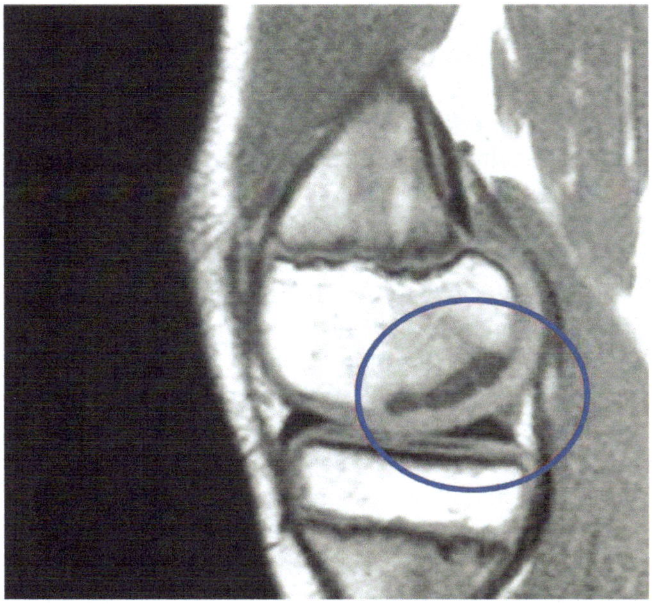

Figura 29.20: Lesión del cartílago femoral (RMN)

de acarrear mayor déficit nutricional al cartílago e incrementar la lesión condral) y posiblemente evitar la sobrecarga con peso. Estas estrategias pueden reducir los síntomas y acelerar el proceso de recuperación en un niño/niña menor de 15 años.

Las lesiones del cóndilo femoral con bordes escleróticos en jóvenes mayores de 15 años deben requerir manejo quirúrgico y ser reemplazadas o extirpadas. También pueden considerarse los trasplantes (OATS), con aparentes buenos resultados.

Para niños/niñas con epífisis abiertas que son sintomáticos y que no responden a un tratamiento conservador, se recomienda realizar artroscopia y visualizar si la superficie articular está intacta. En estos casos pueden realizarse perforaciones transarticulares bajo visualización artroscópica.

Lesión meniscal: en el deportista infantil las lesiones de los meniscos son menos comunes que en el adulto, pero deben ser tenidas en cuenta como una lesión específica. Sin embargo, la precisión diagnóstica parece no es tan sencilla como en el adulto. La meniscectomía total ha tenido consistentemente un resultado poco satisfactorio, por lo que la meniscectomía parcial artroscópica o la reparación (sutura meniscal) se han utilizado como el mejor tratamiento.

El comienzo espontáneo de los síntomas mecánicos también puede estar asociado con una lesión del menisco externo. Las radiografías pueden mostrar un ensanchamiento del compartimiento femoro-tibial externo, lo que puede sugerir la presencia de un menisco discoideo. También puede apreciarse hipoplasia de la espina tibial externa, inclinación de la superficie articular de la tibia y elevación de la cabeza del peroné.

Los estudios de resonancia magnética suelen confirmar el diagnóstico de la lesión y el grado de compromiso (Figura 29.21).

Hay dos tipos de menisco externo discoideo: 1) el tipo completo, usualmente, produce síntomas al comienzo de la edad adulta y puede ser contenido, con buenos resultados; 2) el tipo de Wrisberg, que tiene al ligamento de Wrisberg como su única adhesión al cuerno posterior; debe ser reconocido para que esta porción sea totalmente extirpada.

El mecanismo extensor: se ve frecuentemente comprometido en la mayoría de las lesiones por uso excesivo en la rodilla en los niños. Con el desarrollo en la pubertad se puede producir un aumento en la tensión de la bandeleta iliotibial. Esta condición puede conducir al valgo de la rodilla, así como a desviar lateralmente el mecanismo del cuádriceps y provocar una subluxación recurrente lateral de la rótula, o aún una luxación. Además, en algunos casos se ha observado la presencia de rótula alta inmediatamente después del inicio de la adolescencia (fase final del crecimiento acelerado). Los niveles menores de deformidad relacionados con el crecimiento se han denominado "síndromes dolorosos patelofemorales", que corresponden a dolores leves crónicos en la rodilla del deportista infantil.

El término condromalacia patelar ha sido utilizado equivocadamente para referirse al dolor anterior de la rodilla. La mayoría de estos dolores en los niños se deben a varios grados de desalineación, a menudo sin alteración en el cartílago articular.

Las teorías para la etiología de este dolor incluyen un aumento en la presión intraósea, aumento en la tensión dentro del retináculo lateral y a una sinovitis dolorosa secundaria a la liberación de los productos de la ruptura del cartílago.

El dolor anterolateral de rodilla en el corredor adolescente también puede resultar por un síndrome de impacto; esta condición tiene una alta asociación con las desalineaciones anatómicas, tales como genu valgo y la tibia vara. Frecuentemente el dolor es debido a la fricción de la bandeleta iliotibial sobre el aspecto externo del cóndilo femoral externo, conocido como síndrome de fricción del tracto iliotibial.

La evaluación con radiografías simples brinda varias mediciones útiles, incluyendo el índice de rótula alta, el ángulo de congruencia y el índice patelofemoral. Los estudios por tomografía computadorizada (TC) pueden detectar mejor las desalineaciones patelofemorales (Figura 29.22).

El tratamiento inicial consiste en un programa de flexibilidad global de los miembros inferiores que in-

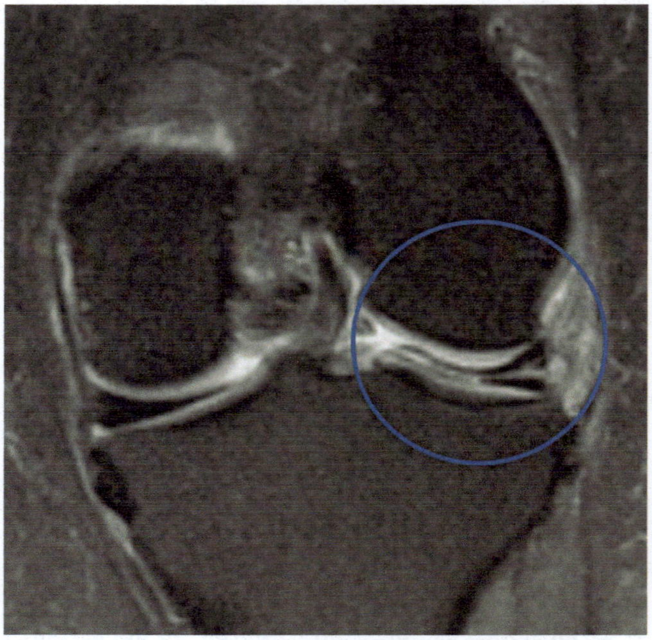

Figura 29.21: Resonancia magnética de rodilla que muestra un menisco externo discoide roto

cluya los flexores de cadera, el cuádriceps con patrón fijo de rodilla entre 60° y 90° de flexión, los aductores, el tensor de la fascia lata, los isquiotibiales y los gastrosóleos. Una vez conseguida la flexibilidad de estas estructuras, se comienza un trabajo de fortalecimiento muscular principalmente con cadenas cinéticas cerradas (sentadillas) desplazando el centro de gravedad hacia anterior (hacia la cabeza de los metatarsianos). Este fortalecimiento cuadricipital puede realizarse de forma simétrica o asimétrica (fortalecimiento aislado del vasto interno oblicuo).

El programa debe ir acompañado de una reeducación propioceptiva que incluya trabajo de coordinación y equilibrio en planos inestables, planos inclinados y pleometría bipodal suave y progresiva. También debe adicionarse la estabilización lumbo-pélvica (entrenamiento del Core). Debe evaluarse la necesidad y su utilidad en el uso de rodilleras con localizadores o centralizadores de rótula (en los casos de luxación de rótula) y, además, evaluar el requerimiento de calzados que corrijan la pronación de los pies.

El manejo quirúrgico de estas rodillas en los niños/niñas está reservado para cuando permanecen sintomáticos luego de 6 meses de un programa disciplinado y guiado de rehabilitación. Los procedimientos abiertos de alineación están reservados para los pacientes con dolores incapacitantes continuos o con inestabilidad patelofemoral y ante la presencia de una evidente desalineación anatómica.

La enfermedad de Osgood-Schlatter: es causada por múltiples desgarros leves en la inserción del tendón patelar sobre la tuberosidad tibial anterior. Para algunos autores se trata de una apofisitis; para otros es una epifisitis por tratarse de una tracción repetitiva sobre un núcleo de crecimiento. Normalmente, esta condición afecta con mayor frecuencia a los niños que a las niñas y corresponde al período de pubertad. La condición refleja un síndrome de sobre crecimiento con un desequilibrio muscular y retracción del mecanismo extensor.

Esta enfermedad compromete la tuberosidad anterior de la tibia y ocurre entre los 11 y 14 años en los hombres, pudiendo aparecer antes en las mujeres. La manifestación clínica característica es el dolor preciso a nivel de la inserción distal del tendón rotuliano, pudiendo existir aumento de volumen variable a ese nivel.

Con frecuencia es bilateral, pero cuando es unilateral puede plantearse la necesidad de un diagnóstico diferencial con otras causas de dolor de rodilla en el niño. La radiografía demuestra la fragmentación del núcleo de osificación. La evolución suele ir a la recuperación completa, pero ésta demora un tiempo variable desde meses hasta años.

En algunos casos, puede quedar como secuela la persistencia de una calcificación en el extremo distal del tendón rotuliano que puede dar síntomas dolorosos aún después de la madurez esquelética (Figura 29.23).

El tratamiento de la enfermedad de Osgood Schlatter consiste en la disminución de la carga deportiva, especialmente las solicitudes en tracción. Es esencial la planificación de los tiempos de actividad deportiva y el suficiente descanso para permitir la reparación adecuada. El reposo deportivo debe ser muy limitado en caso de existir mucho dolor, pero debe evitarse la restricción de la práctica deportiva. Puede ser útil el uso de soportes del tendón rotuliano para disminuir la tensión y debe insistirse en la adecuada preparación física predeportiva, especialmente con elongación del aparato extensor de la rodilla.

La enfermedad de Sinding-Larsen-Johansson: representa una lesión micro traumática por sobreuso del extremo inferior de la rótula en el origen del tendón patelar, y es análogo a la enfermedad de Osgood-Schlatter. Es similar a la rodilla de saltador en los atletas adultos.

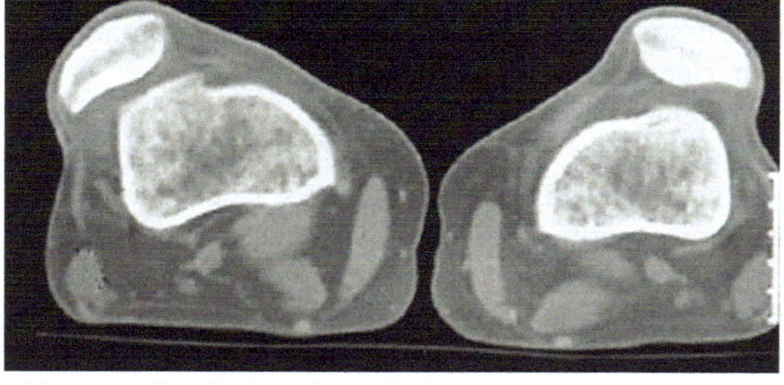

Figura 29.22: TAC axial de rótulas que demuestran mal alineamiento patelofemoral en ambas rodillas

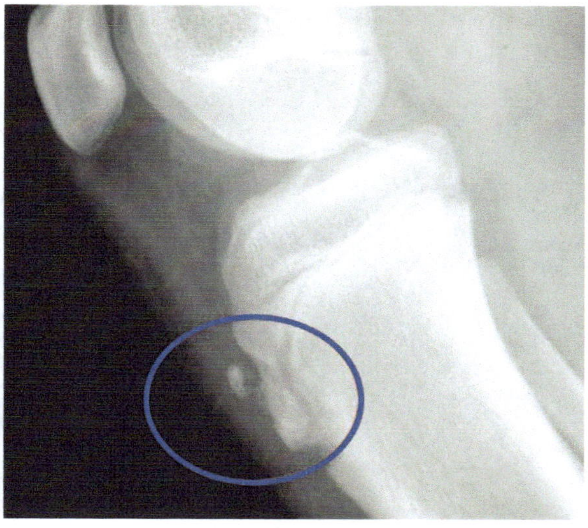

Figura 29.23: Calcificación flotante (osículo) en secuelas de enfermedad de Osgood Schlatter

Esta enfermedad compromete el polo inferior de la rótula y se manifiesta por dolor específico a ese nivel, asociado a actividad deportiva que involucre saltos. Rara vez se asocia a aumento de volumen local. Suele aparecer alrededor de los 10 a 12 años y responde a un tratamiento sintomático.

La radiografía puede no demostrar alteraciones, pero es característica la aparición de una línea de osificación separada en el polo inferior de la rótula (Figura 29.24). En casos de radiografías negativas, puede ser de utilidad el uso de la ecografía o de resonancia magnética para demostrar la alteración de la inserción proximal del tendón rotuliano.

Aunque podría asociarse a la fractura por avulsión del polo inferior de la rótula, su pronóstico suele ser bueno y responde mejor que el Osgood Schlatter a las medidas de disminución de la carga deportiva y al uso de soportes rotulianos.

El tratamiento es similar a la enfermedad de Osgood Schlatter y consiste en reposo relativo, un programa de rehabilitación que incluya principalmente un trabajo de flexibilidad global de los miembros inferiores, incluyendo cadera, asociado a un plan de fortalecimiento muscular, excluyendo contracciones musculares excéntricas. Puede requerir del uso de dispositivos (anillos subrotulianos) que disipen el vector de fuerza unidireccional en el tendón patelar.

Tobillo y pie

La mayoría de los problemas pediátricos y deportivos en el pie son lesiones por sobreuso relacionadas con una biomecánica anormal del pie y de la extremidad inferior. Los problemas biomecánicos más comunes incluyen un acortamiento en los tendones del talón (secundario al crecimiento) y a una excesiva pronación de la parte anterior del pie; ambos problemas pueden estar asociados con la apofisitis calcaneana (Enfermedad de Sever) y la fascitis plantar. Se recomienda un programa de terapia física que consista en estiramientos del miembro inferior, especialmente de los tendones del talón y de la fascia plantar y, de fortalecimiento de los músculos que realizan la dorsiflexión del tobillo. También pueden ser útiles el uso de plantillas y las modificaciones en el calzado.

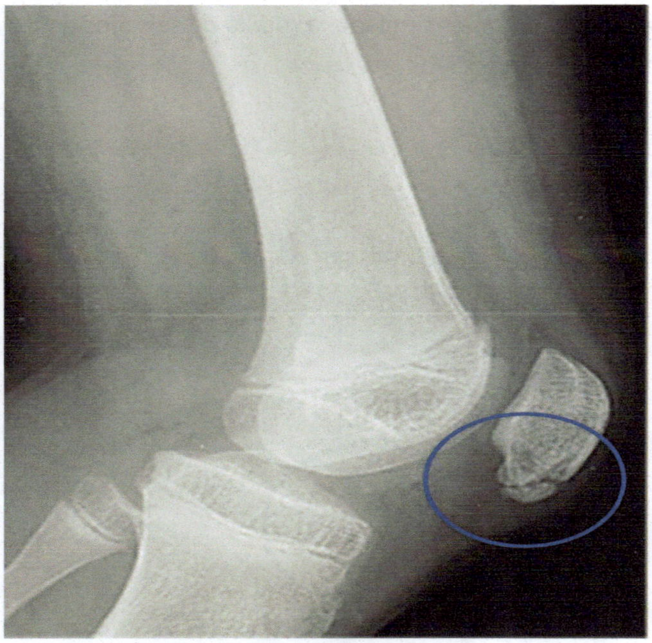

Figura 29.24: Enfermedad de Sinding-Larsen Johansson. Calcificación no involucrada del polo inferior de la rótula

La osteocondritis disecante del astrágalo: puede ocurrir como resultado de un trauma mayor (en su mayoría, lesiones laterales) o de un trauma menor continuo.

Ocurre en la superficie medial y posterior de la cúpula astragalina (domo del astrágalo), siendo también observada en los aspectos lateral y central, y es el resultado de un impacto asociado a un mecanismo de torsión. La etiología de este proceso aún no ha sido claramente establecida.

Los estudios radiográficos suelen confirmar el diagnóstico y la resonancia magnética es de ayuda para la localización exacta de la lesión y el grado de compromiso del fragmento condral (Figuras 29.25 y 29.26). El tratamiento inicial para las lesiones medias y laterales incompletas o no desplazadas consiste en el uso de un yeso por debajo de la rodilla y de una inmovilización prolongada. Las lesiones medias a menudo no se recuperan y las laterales pueden progresar. Se reserva la perforación artroscópica luego de la remoción del fragmento suelto para las fracturas que no curan o las que son de etiología displásica.

La luxación del tendón peroneo: puede ocurrir con ruptura del retináculo correspondiente por una supinación súbita del pie durante la cual la rodilla esta flexionada o el tobillo en dorsiflexión. Esto ocurre típicamente con una caída hacia delante en esquí o al trabar el pie en el calapié de una bicicleta (Figura 29.27).

La luxación aguda debería ser tratada aplicando un yeso por debajo de la rodilla con el pie en una leve flexión plantar. La cirugía reconstructiva está indicada para casos de inestabilidad recurrente y sintomática en el paciente esqueléticamente maduro.

La Enfermedad de Sever: es la causa más frecuente de dolor en los talones en los niños deportistas. Se conoce como apofisitis del calcáneo y se produce por la tracción repetitiva del tendón de Aquiles sobre la tuberosidad mayor del calcáneo. Es más común en los hombres y la mayoría de los pacientes se encuentran entre los 10 y 12 años. La manifestación clínica más importante es el dolor, sin que presente mayores signos locales.

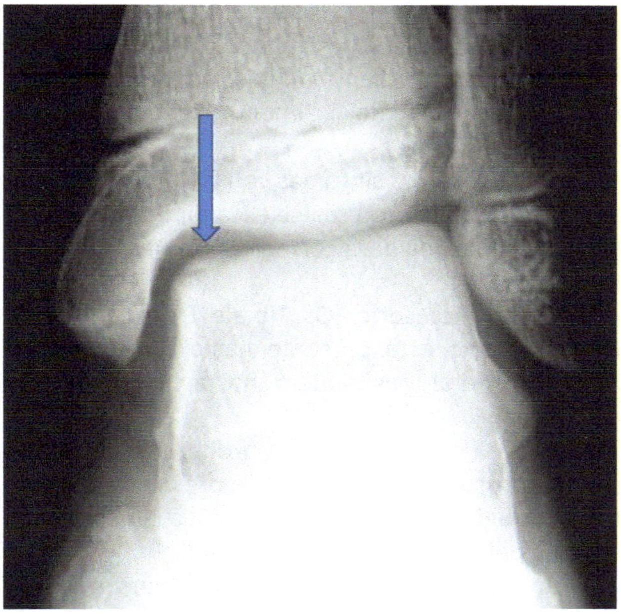

Figura 29.25: Osteocondritis disecante del astrágalo. Imagen radiográfica AP del fragmento óseo a nivel de la cúpula astragalina medial

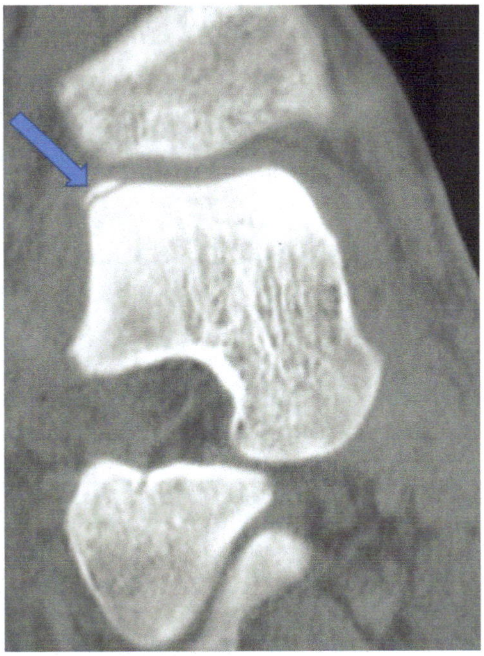

Figura 29.26: Osteocondritis disecante del astrágalo. Imagen por resonancia magnética del fragmento óseo a nivel de la cúpula astragalina medial

A pesar de que radiológicamente se ha asociado la esclerosis del núcleo de osificación del calcáneo a esta condición, ese hallazgo es característico de todos los niños a esa edad y no representa un cambio patológico. Sin embargo, se solicitan estudios radiográficos para el diagnóstico diferencial, especialmente importante en los casos unilaterales (Figura 29.28).

El pronóstico es muy bueno y no se asocia a secuelas o complicaciones mayores. Como el resto de las osteocondritis de inserción, responde bien al tratamiento sintomático con medidas locales (hielo) y reposo deportivo. El uso de taloneras suele ser de utilidad para disminuir el dolor y permitir un reintegro deportivo. Su beneficio se basa en la relajación de la tracción ejercida por el tendón de Aquiles y por la amortiguación del impacto del talón contra el piso.

La osteocondritis de la base del 5° metatarsiano o Enfermedad de Iselin: se produce por tracción excesiva del tendón del músculo peroneo lateral corto. Se asocia a inversión del antepié en atletas. La tracción del tendón causa la inflamación del núcleo de osificación accesorio, lo que provoca dolor y aumento de volumen.

En el estudio radiológico suele demostrarse la existencia de un núcleo accesorio de osificación que puede confundirse con una fractura (Figura 29.29). El tratamiento suele ser ortopédico con hielo local y antiinflamatorios. La sintomatología puede aliviarse con el uso de una órtesis pronadora del mediopié.

Osículos accesorios del pie: existen en el pie algunos huesos o huesecillos accesorios cuya función es la de actuar como un facilitador para hacer más efectiva la acción de un tendón, funcionando como poleas naturales. Estos osículos pueden eventualmente sufrir procesos inflamatorios, principalmente crónicos, con cambios histológicos por osteocondritis u osteocondrosis en actividades crónicas de sobre carga en el pie del niño/niña, deportistas.

Os Peroneo (Os Peroneum): puede producir patologías tales como fractura, tenosinovitis del peroneo largo e incluso, ruptura de este tendón. El dolor producido por la osteocondritis se conoce como el Síndrome del Os Peroneum (Figura 29.30).

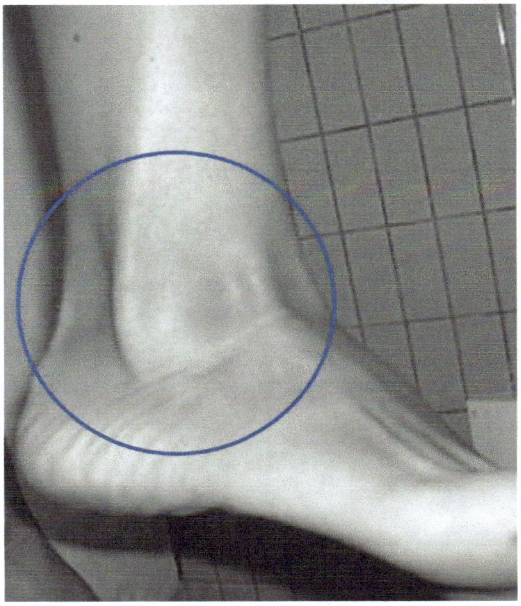

Figura 29.27: Luxación crónica de los tendones peroneos.

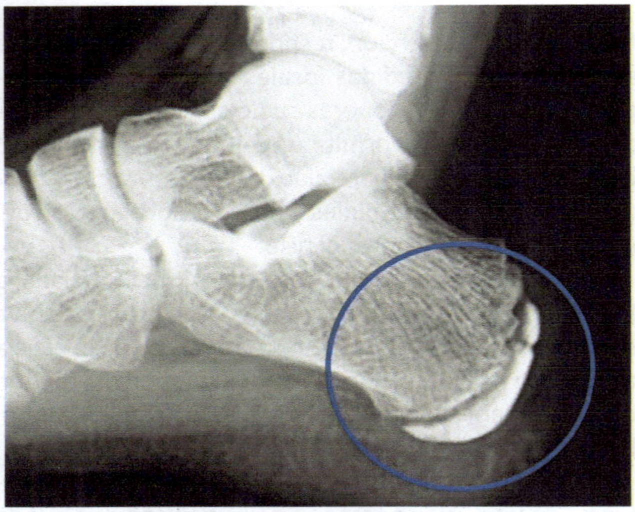

Figura 29.28: Enfermedad de Sever. Radiografía lateral simple que muestra una posible esclerosis del núcleo de osificación del calcáneo

Os Subperoneo (Os Subfibulare): estos osículos suelen ser asintomáticos. Sin embargo, eventualmente pueden causar síndromes dolorosos o cambios inflamatorios, incluso degenerativos, en respuesta al trauma o micro trauma.

Debe diferenciarse de una fractura por avulsión del maléolo peroneo (Figura 29.31).

Os Subtibial (Os Subtibiale): por lo general son asintomáticos, aunque eventualmente pueden causar síndromes dolorosos en respuesta al sobreuso y al trauma. Con frecuencia pueden ser observados en niñas/niños con alteraciones biomecánicas del pie (pie valgo, pie plano laxo, pie pronado, etc.).

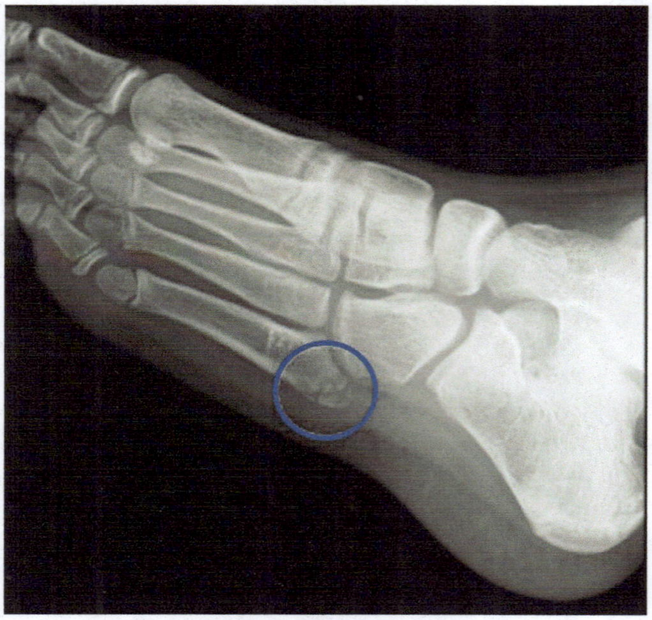

Figura 29.29: Enfermedad de Iselin. Radiografía oblicua del pie que muestra los cambios en la osificación de la base del 5° metatarsiano

Es importante realizar el diagnóstico diferencial con la fractura maleolar tibial y con la osificación post-traumática del complejo del ligamento deltoideo (Figura 29.32).

Suelen mejorar los síntomas con la aplicación de insertos tipo plantillas con realce escafoideo y taloneras de elevación interna para corregir la pronación del pie durante el apoyo.

Escafoides Accesorio (Os Tibiale Externum): Este hueso accesorio está presente hasta un 10% en la población general y es bilateral hasta un 70% (Figura 29.33).

Geist, clasifica este osículo en diferentes tipos de acuerdo con su localización y a la presencia o no de unión cartilaginosa (sincondrosis) y ósea (sinostosis) al tubérculo del escafoides (Figura 29.34).

La sintomatología dolorosa está principalmente dada por la fricción del contrafuerte interno del calzado deportivo o de la capellada. También produce síndromes dolorosos por la actividad repetitiva de tracción del tendón tibial posterior en su inserción en el escafoides.

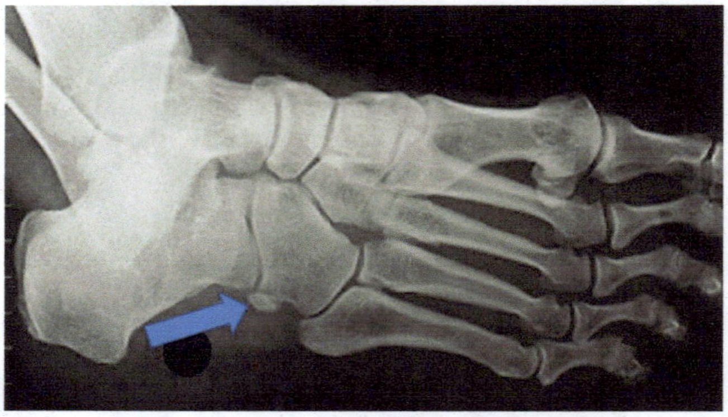

Figura 29.30: Os Peroneo

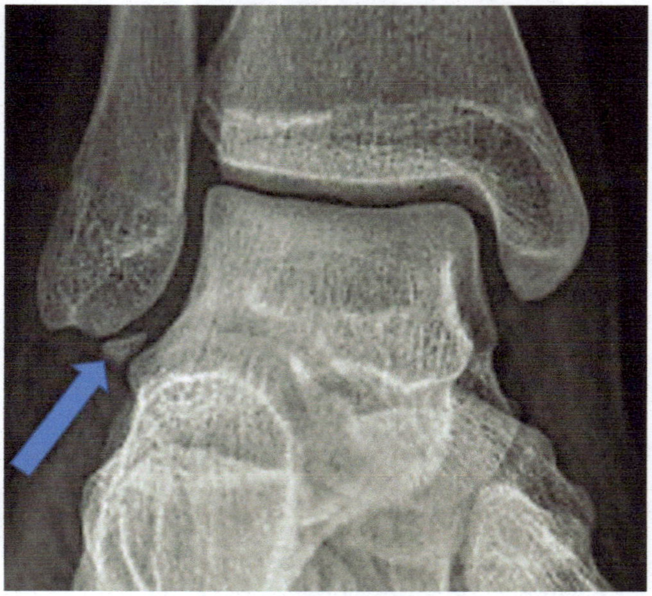

Figura 29.31: Os Subperoneo

Los síntomas suelen desaparecer con el uso de un calzado deportivo amplio y confortable, o adicionando al contrafuerte interno o capellada un amortiguador en fieltro para evitar la fricción. También, el uso de insertos tipo plantillas con realce escafoideo suele mejorar los síntomas al disminuir el brazo de palanca de tracción del tendón tibial posterior.

Os Trigonum: está presente en aproximadamente el 7% de la población (Figura 29.35). Debe diferenciarse de una fractura por avulsión del tubérculo lateral del astrágalo (Fractura de Sheperd) o de una fractura del proceso de Stieda.

Otras patologías del pie encontradas en los deportistas infantiles son:

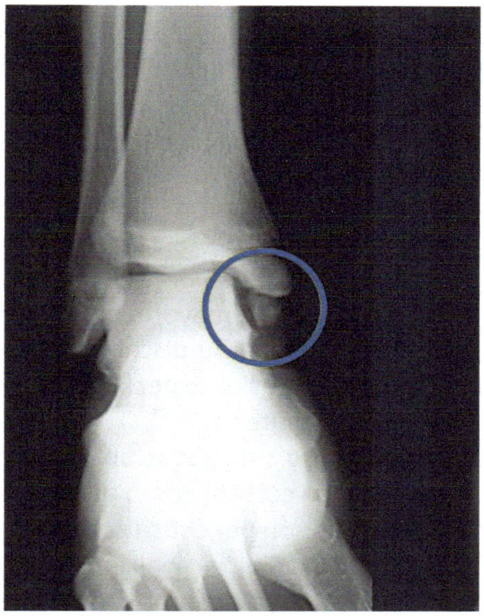
Figura 29.32: Os Subtibial

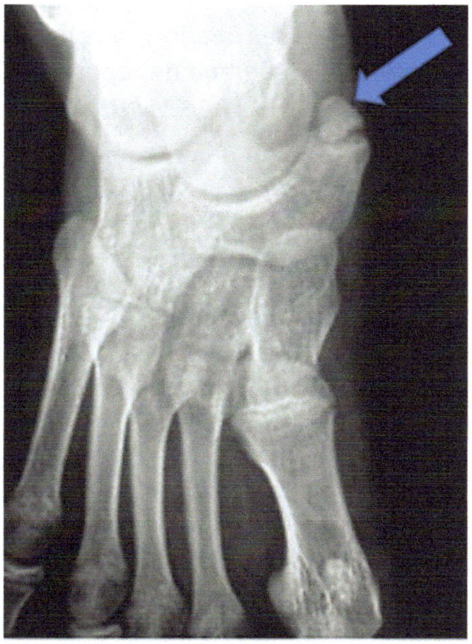
Figura 29.33: Escafoides accesorio

- El síndrome del seno de tarso
- La artritis reumatoidea juvenil
- Las barras tarsianas
- El dolor cuneiforme del primer radio
- La sesamoiditis
- Las tendinitis en general
- Y las lesiones por avulsión.

Fracturas por estrés

Las cargas submáximas repetitivas afectan al hueso produciendo las llamadas fracturas por estrés. Son relativamente poco frecuentes en el niño y suelen representar problemas de diagnóstico diferencial. Su frecuencia aumenta a medida que el niño se acerca a los 18 años y se ubican de preferencia en la extremidad inferior, pero puede afectarse cualquier hueso sometido a carga repetitiva, según el deporte practicado. Es característica la ubicación en la tibia proximal y en los metatarsianos en los corredores de largas distancias.

La causa de consulta es el dolor de larga evolución. Para su diagnóstico es esencial una buena historia clínica que registre el tipo y el tiempo de la actividad física practicada. Las manifestaciones en la radiología simple pueden simular una lesión tumoral o infecciosa (Figura 29.36).

La RM es una buena alternativa y es más específica. En secuencia T1 se aprecia una imagen lineal hipointensa y en secuencia T2, especialmente con supresión de grasa, revelan un área de alta señal, que refleja edema, rodeando una imagen lineal de menor intensidad

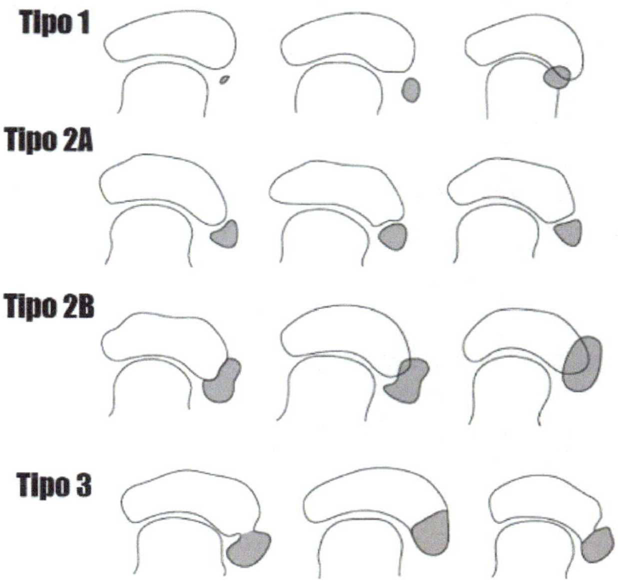

Figura 29.34: Clasificación de Geist

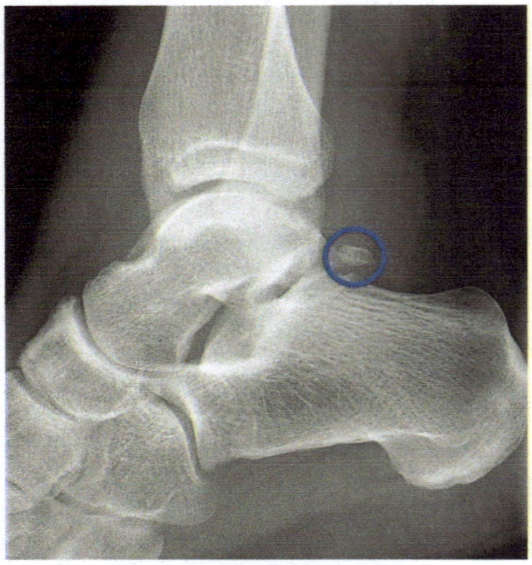

Figura 29.35: Os Trigonum

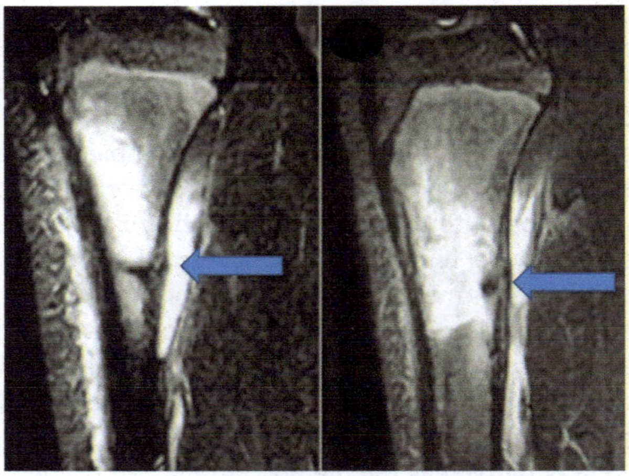

Figura 29.37: Resonancia magnética coronal y sagital demostrando edema óseo y fractura visible de la tibia como imagen lineal hipointensa

que corresponde al rasgo de fractura, con el callo adyacente (Figura 29.37).

Para el diagnóstico diferencial es de gran utilidad la gammagrafía ósea.

La gammagrafía ósea de tres fases tiene una sensibilidad del 100%, observándose en la primera etapa de la fractura un área focal típica hipercaptante en las 3 fases (Figura 29.38). La primera en remitir es la fase angiográfica, hecho que ocurre dentro de las primeras 4 semanas. Sin embargo, la fase esquelética suele permanecer por lo menos un año, disminuyendo paulatinamente su intensidad.

Antes del cierre de los cartílagos de crecimiento de la tibia y el peroné entre los 15 y 16 años, las fracturas en estos sitios son una forma común de lesiones agudas en el tobillo del joven atleta.

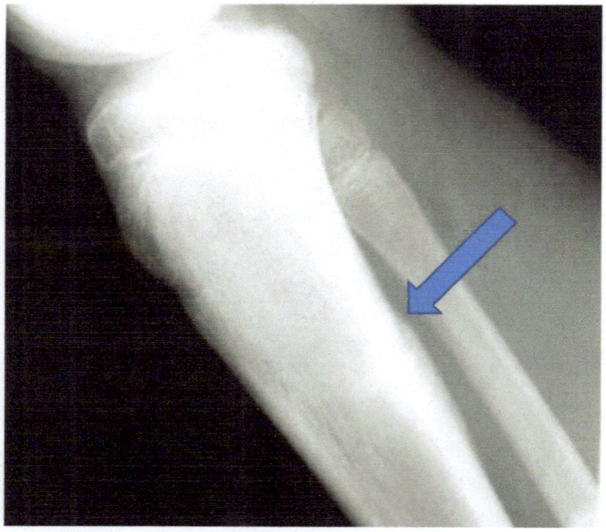

Figura 29.36: Fractura por estrés de la tibia. La radiografía de pierna demuestra esclerosis, reacción perióstica e imagen de fractura en el aspecto posterior de la tibia (flecha). Osteocondritis disecante del astrágalo. Imagen por resonancia magnética del fragmento óseo a nivel de la cúpula astragalina medial

A medida que el deportista se acerca a su maduración ósea, con un cierre gradual y parcial de los cartílagos de crecimiento, la lesión por rotación externa puede provocar fracturas tipo Tillaux y fracturas triplanares en la tibia distal.

En la edad pediátrica la mayoría ocurre en la adolescencia mediana y tardía. Su distribución anatómica depende de la actividad física específica desarrollada y es similar a la de los adultos.

Las formas agudas y subagudas aparecen radiográficamente en el hueso cortical como áreas de reabsorción. Es común la reacción perióstica adyacente y puede ser una manifestación radiológica inicial. Sin embargo, el signo más importante es la esclerosis, debido a la reparación osteoblástica. Sólo un 10 a 25% son radiológicamente detectadas en el inicio de la sintomatología.

El pronóstico suele ser bueno y la consolidación se produce después de un tiempo de reposo.

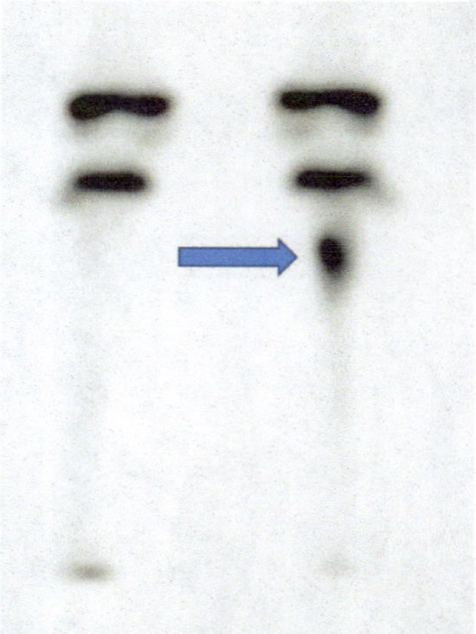

Figura 29.38: Gammagrafía ósea en una vista anterior mostrando zona hipercaptante en la tibia proximal izquierda

En resumen, las lesiones osteoarticulares relacionadas con la actividad deportiva competitiva son frecuentes en la niñez y adolescencia. El diagnóstico por imágenes es esencial en muchas de ellas, y el método para evaluarlas dependerá de cada caso y lesión en particular.

Las lesiones del aparato locomotor infantil relacionadas a la actividad física pueden presentarse de forma aguda o subaguda.

Las lesiones de forma aguda son precedidas por un gesto deportivo o un trauma identificable, provocando dolor e impotencia funcional que obligan a una consulta precoz en un servicio de urgencia, requiriéndose rápidamente la atención del especialista. En el caso de las lesiones subagudas, pueden dar síntomas por mucho tiempo antes de llegar a ser diagnosticadas y tratadas en forma adecuada.

El dolor esquelético que aparece después de la práctica deportiva debe alertar al médico general y hay que considerar la existencia de una lesión específica de sobrecarga. Su remisión oportuna al ortopedista pediátrico permitirá su diagnóstico y manejo adecuados sin comprometer en exceso la actividad deportiva de los niños comprometidos.

Bibliografía

1. Beaty J., Kumar A. Current concepts review. Fractures about the knee in children J. Bone Joint Surg, 76-A (1994), pp. 1870-1880
2. Benjamin H.J., Hang B.T. Common acute upper extremity injuries in sports Clin. Ped. Emerg. Med, 8 (2007), pp. 15-30
3. Bertin, K., and Goble, E (1983). Ligament injuries associated with physeal fractures about the knee. Clin Orthop 177: 188-195
4. Cahill B.R. Osteochondritis dissecans of the knee: treatment of juvenile and adult forms J Am Acad Orthop Surg, 3 (1995), pp. 237-247
5. Case S.L., Hennrickus W.L. Surgical treatment of displaced medial epicondyle fractures in adolescent athletes Am J Sports Med, 25 (5) (1997), pp. 682-686
6. Coady CM, Micheli LJ. Stress fracture in pediatric athlete. Clin Sport Med 1997; 16: 225-238.
7. Cohen B., Wilkinson R.W. The Osgood- Schlatter lesion Am. J. Surg, 95 (1958), p. 731
8. Flynn J.M., Kocher M.S., Ganley T.J. Osteochondritis dissecans of the knee J Pediatr Orthop, 24 (4) (2004), pp. 434-443
9. Houghton G.R., Ackroyd C.E. Sleeve fractures of the patella in children. A report of three cases J. Bone and Joint Surg, 61-B (2) (1979), pp. 165-168
10. Houghton G.R., Ackroyd C.E. Sleeve fractures of the patella in children: a report of three cases J Bone Joint Surg, 61B (1979), p. 165
11. Kasser JR. Physeal bar resections after growth arrest about the knee. Clin Orthop 1990; 255: 68-74.
12. Kocher M.S., Tucker R. Pediatric athlete hip disorders Clin. Sports Med, 25 (2006), pp. 241-253
13. Levi J.H., Coleman C.R.Fractures of the tibial tubercle Am J Sports Med, 4 (1976), pp. 254-262
14. Mc Bryde AM. Stress fracture in athletes. J Sports Med 1975; 3: 212-217.
15. Medler R.C., Lyne E.D.The Sinding-Larsen-Johansson Its etiology and natural history J. Bone and Joint Surg, 60-A (1978), pp. 1113-1116
16. Metzmaker, J.N., and Pappas, A.M (1985). Avulsion fractures of the pelvis. Am J Sports Med 13: 349-358
17. Meyers M.H., McKeever F.M. Fracture of the intercondylar eminence of the tibia J. Bone and Joint Surg, 52-A (1970), pp. 1677-1684
18. Micheli L.J., Ireland M.L. Prevention and management of calcaneal apophysitis in children: An overuse syndrome J Pediatr Orthop, 7 (1987), pp. 34-38
19. Micheli L.J., Olney B.W. Conditions of the Foot. Orthopaedic Knowledge Update: Pediatrics (3), American Academy of Orthopaedic Surgeons (2006)
20. Micheli L.J. Overuse injuries in children sports The growth factor. Orthop Clin North Am, 14 (1983), pp. 337-360
21. Moeller J.L. Pelvic and hip apophyseal avulsion injuries in young athletes Curr Sports Med Rep, 2 (2003), pp. 110-115
22. Mosier S.M., Stantisk C. Acute tibial tubercle avulsion fractures J Pediatr Orthop, 24 (2) (2004), pp. 181-184
23. Niva M.H., Kiuru M.J., Haataja R., Pihlajamäki H.K. Fatigue injuries of the femur J. Bone Joint Surg (Br), 87B (2005), pp. 1385-1390
24. Ogden J.A., Tross R.B., Murphy M.J. Fractures of the tibial tuberosity in adolescents J. Bone Joint Surg (Am), 62 (1980), pp. 205-215
25. Samora W.P., Chevillet J., Adler B., Young G.S., Klingele K.E. Juvenile osteochondritis dissecans of the knee: predictors of lesion stability J Pediatr Orthop, 32 (1) (2012), pp. 1-4
26. Santopietro, F.J (1988). Foot and Foot-related injuries in the young athlete. Clin Sports Med 7: 563-590
27. Shea K.G., Pfeiffer R., Wang J.H., Curtin M., Apel P.J. Anterior cruciate ligament injury in pediatric and adolescent soccer players: An analysis of insurance data J Pediatr Orthop, 24 (6) (2004), pp. 623-628
28. Stanitski C.L., Harvell J.C., Fu F. Observations on acute knee hemarthrosis in children and adolescents J Pediatr Orthop, 13 (4) (1993), pp. 506-510
29. Sullivan J.A. Ligamentous injuries of the knee in children Clin Orthop Relat Res, 255 (1990), pp. 44-50
30. Wu C.D., Huang S.C., Liu T.K. Sleeve fracture of the patella in children A report of five cases. Am J Sports Med, 19 (1991), pp. 525-528

Capítulo 30

Consideraciones ortopédicas del paciente pediátrico politraumatizado

Marco Mahecha Toro

Aproximadamente el 80% de las muertes por trauma ocurren en el sitio del siniestro, el porcentaje restante acontecen en las primeras horas por las mismas características del trauma como hipovolemia e hipoxemia, por lo que en este período pueden ser reversibles procesos que conducen al desenlace fatal.

En Estados Unidos el trauma representa una de cada 4 consultas a las salas de emergencia y genera un costo a su sistema de salud de hasta 81 billones de dólares al año. De estos pacientes, cerca del 60% tienen fracturas en las extremidades.

En países como Colombia, la mortalidad infantil disminuyó en las últimas seis décadas. Esto gracias al avance en la prevención de enfermedades infectocontagiosas que antes eran mortales. No obstante, contrario a esta tendencia, han aumentado las muertes de niños menores de 5 años involucrados en colisiones vehiculares. Esta tendencia se ve en varios países de América Latina.

Prioridades en el politraumatismo

Una vez el paciente ingresa a la sala de trauma o emergencias se debe realizar la evaluación primaria según el ABCDE de las técnicas avanzadas de atención del trauma. Una vez enfocada esta estrategia se debe realizar una monitorización continua del paciente, tomando signos vitales de forma periódica. Esto para evitar la cascada fatal de acidosis, hipotermia y coagulopatía.

Con respecto a las lesiones esqueléticas, se debe inmovilizar de forma adecuada la columna cervical del niño, teniendo en cuenta la proporción de la cabeza con el resto del cuerpo, por lo que son apropiadas tablas de trauma con recesos occipitales. Sobra decir que las extremidades lesionadas y en la que se sospechan fracturas deben ser inmovilizadas, siguiendo los principios básicos para tal fin, según sea el caso.

Estabilizado el paciente se lleva a cabo la evaluación secundaria, realizando una juiciosa historia clínica, una escrupulosa valoración cráneo-caudal, incluyendo valoraciones complementarias correspondientes al caso.

Terminada esta evaluación secundaria se toman decisiones secundarias, como por ejemplo el traslado del paciente entre salas del mismo hospital o entre hospitales. Se conoce que el pronóstico de los pacientes, especialmente con lesiones esqueléticas, mejora si son tratados en centros especializados en trauma, incluso con quirófanos destinados exclusivamente a tratamientos iniciados luego de la valoración secundaria.

Es importante tener clara la importancia de los estudios imagenológicos adecuados para la complejidad misma del paciente pediátrico. Es aceptado que las imágenes iniciales deben incluir radiografías simples anteroposteriores de tórax y pelvis, y lateral de columna cervical. Éstas serán de gran valor y arrojarán suficiente información si se cumplen los principios de técnica radiológica adecuada.

No sólo dan información suficiente, sino que evitan el exceso de exposición a radiación ionizante en el paciente pediátrico, dado que una tomografía computada de pelvis irradia 100 veces más que una radiografía anteroposterior del mismo segmento. Es así como los estudios tomográficos se deben limitar a circunstancias clínicas específicas y no deben ser tenidas en cuenta como estudios de rutina.

Las diferentes controversias existen entorno a cuál debe ser el lapso ideal entre el trauma y el procedimiento quirúrgico. Pues diferentes estudios a lo largo de las últimas dos décadas llevaron al desarrollo del concepto de "segundo golpe". Este pregona que los pacientes con politrauma sufren un "primer golpe" en el momento del trauma extrahospitalario. Desde ese momento se inician respuestas fisiológicas a dicho trauma, que determinan el momento adecuado para llevar a procedimientos quirúrgicos definitivos posteriores a los de control de daño inicial.

No obstante, estos conceptos han sido desarrollados en investigaciones en pacientes adultos. Es conocido que la respuesta fisiológica al trauma difiere entre adultos y niños. Estas características se resumen en la Tabla 30.1.

Sumado a lo expuesto anteriormente, se debe tener en cuenta que el esqueleto inmaduro es mucho más elástico que el del adulto. Esto pone en desventaja al paciente pediátrico, pues su esqueleto axial es menos efectivo para proteger los órganos intracraneales, intratorácicos e intraabdominales. Incluso por esa característica mecánica el esqueleto transmite la energía del trauma hacia los órganos. Lo último explica el menor riesgo de fracturas pélvicas en los niños más pequeños, pero el mayor riesgo de morbimortalidad por lesión orgánica múltiple.

Tratamiento ortopédico en el paciente pediátrico politraumatizado

Es conocido que dentro de los principios generales del tratamiento de las fracturas del esqueleto inmaduro se incluyen la alineación funcional o anatómica, lograda esa mediante técnicas de inmovilización y reducción cerrada en su mayoría. Sin embargo, en el paciente politraumatizado se debe tener en consideración que pueden existir lesiones esqueléticas en más de una extremidad, incluso varias lesiones en la misma extremidad o un mismo segmento, verbo y gracia fracturas yuxtaarticulares y diafisarias en el mismo hueso largo.

Algunos autores consideran que el politrauma se incluye dentro de las indicaciones de tratamientos quirúrgicos de las fracturas en los niños. Son preferidas técnicas quirúrgicas que impliquen tiempos quirúrgicos cortos, como las reducciones cerradas asociadas a fijaciones endomedulares o fijaciones externas.

Algunos estudios realizados en pacientes de edad pediátrica sugieren que aquellos niños intervenidos con estabilizaciones esqueléticas durante las primeras 72 horas, presentan una disminución de tiempo de hospitalización, disminución de complicaciones secundarias al reposo prolongado, el decúbito por varios días y desacondicionamiento. Además, se estima que acelera la movilización de la extremidad intervenida.

Según estos preceptos, las intervenciones se realizan después de los primeros 3 días en aquellos pacientes con índices severos de severidad del trauma, en quienes el pronóstico es reservado y en los cuales intervenciones adicionales pueden aumentar la tasa de complicaciones.

Fracturas de la pelvis en el paciente pediátrico politraumatizado

Como se expuso anteriormente, el esqueleto axial y apendicular es mucho más elástico en los niños. Las fracturas pélvicas influyen de forma determinante en el paciente con politrauma, pues son fuente de sangrado intraabdominal e intrapélvico, causa principal del requerimiento de transfusiones de emergencia y la necesidad de estabilizaciones quirúrgicas de urgencia con fijadores externos para el control del daño en estos pacientes.

En los niños más pequeños las fracturas pélvicas generalmente no comprometen la estabilidad del anillo

Factor	Niños	Adultos
Tiempo de falla orgánica	Inmediatamente después del trauma	48 – 72 horas después del trauma
Secuencia de falla orgánica	Simultánea	Secuencial
Lesión aguda pulmonar	Bajo riesgo	Alto riesgo
Respuesta inflamatoria sistémica	Moderada	Severa
Respuesta inflamatoria local	Severa	Moderada
Muerte por fractura pélvica	Bajo riesgo	Alto riesgo
Morbilidad	Asociada a falla orgánica	Asociada a fractura pélvica
Lesión neurológica	Alta tasa de recuperación	Baja tasa de recuperación

Tabla 30.1: Comparación de la respuesta sistémica al politrauma

pélvico pues afectan los alerones ilíacos y el pubis. Sin embargo, en los niños que se acercan a la madurez esquelética se observa un comportamiento muy similar al de los adultos, donde son afectados con luxofracturas de la cadera y fracturas del anillo pélvico por compresión lateral, estas últimas las más inestables de los patrones de fracturas pélvicas descritas.

Lesión vascular de las extremidades

Se debe tener en consideración que, en muchos de los casos de lesiones vasculares en niños, se produce un vasoespasmo como respuesta local al trauma. Eso no debe desviar la atención del examinador y pase por alto una lesión de este tipo.

El paciente siempre debe ser explorado en las valoraciones primarias y secundarias en busca de signos principales de lesión vascular como son el sangrado pulsátil, hematoma expansivo, ausencia de pulsos distales, palidez y frialdad de extremidades, frémito y soplo.

Esto toma más importancia aún, cuando el paciente cursa con una fractura que requiera eventualmente un tratamiento quirúrgico, pues la presencia de lesión vascular puede constituir la indicación de estabilización quirúrgica y una eventual exploración operatoria en busca de la lesión y realizar su reparación en el mismo evento anestésico.

Fracturas abiertas en niños

Ocurren en aproximadamente el 9% de los pacientes pediátricos. La mayoría de las clasificaciones de fracturas abiertas abordan el tamaño, la severidad y la extensión de la lesión de los tejidos blandos, pero en ocasiones no tienen en cuenta algunos factores modificadores como la contaminación de la herida, el patrón de fractura y las lesiones asociadas. La clasificación de fracturas abiertas que actualmente es más usada para los pacientes con esqueleto inmaduro fue desarrollada por Gustilo, y divide las fracturas en tres tipos de acuerdo al compromiso de los tejidos blandos (Tabla 30.2).

Estudios sugieren que el factor terapéutico que más incide en el riesgo de infección de la herida y del hueso expuesto es la administración urgente de antibióticos intravenosos en dosis terapéuticas. Los esquemas más aceptados de tratamiento se listan de la Tabla 30.2. Los niños en los que no se conoce el estado reciente del esquema de vacunación contra el tétanos en los últimos 5 años, debe recibir el toxoide tetánico como medida profiláctica.

La necesidad de desbridamiento quirúrgico emergente en loa pacientes con fracturas abiertas es motivo de controversia. No obstante, se considera que este debe ser realizado de forma prioritaria en pacientes con fracturas abiertas tipo III. Se deben realizar lavados quirúrgicos seriados cuántas veces sea necesario, pero no se recomienda desbridamientos amplios de tejidos blandos de apariencia inviable debido al gran potencial de recuperación de los tejidos blandos en los pacientes pediátricos.

Aunque la mayoría de las lesiones óseas y de los tejidos blandos en los niños tienen un mayor potencial de curación, el plan de tratamiento para las fracturas abiertas en los niños es el mismo que para los adultos. Los objetivos principales son la restauración y la preservación de las funciones vitales, la prevención de la infección de la herida, la curación de las lesiones de los tejidos blandos, la restauración de la anatomía ósea, la consolidación ósea y la recuperación de las funciones física y psicológica.

Los conceptos que rigen el uso de técnicas de fijación interna y externa son similares en niños y adultos. Sin embargo, las diferencias óseas anatómicas mencio-

Clasificación de fracturas abiertas (FA) según Gustilo y Anderson, 1976		Antibioticoterapia empírica de elección	Riesgo de infección
Tipo I	FA con herida limpia, menor de 1 cm.	Cefazolina 100 mg/kg/día ó Clindamicina 40 mg/kg/día	2%
Tipo II	FA con herida limpia, mayor de 1 cm, sin lesión extensa de tejidos blandos ni avulsiones.	Cefazolina 100 mg/kg/día ó Clindamicina 40 mg/kg/día + Gentamicina (7.5 mg/kg/día	2%
Tipo III	FA con herida contaminada, daño amplio de tejidos blandos, pérdida segmentaria ósea, trauma de alta energía (p. Ej. Proyectiles de alta velocidad), amputación traumática, más de 8 horas de evolución.	Cefazolina 100 mg/kg/día ó Clindamicina 40 mg/kg/día + Gentamicina (7.5 mg/kg/día + Penicilina cristalina (400,000 U.I./kg/día) ó Metronidazol 7.5 mg/kg cada 6 horas (sospecha de contaminación por anaerobios)	8%
Tipo IIIA	Con cobertura perióstica adecuada.		
Tipo IIIB	Sin posibilidad de cobertura perióstica, exposición ósea importante.		
Tipo IIIC	FA con lesión vascular que requiere reparación quirúrgica, independiente de la presencia de otros modificadores.		

30.2: Clasificación de fracturas abiertas

nadas en este capítulo, y una menor capacidad para cooperar en los pacientes pediátricos, influyen en la elección óptima del implante para una determinada lesión. Un implante óptimo para una fractura en adultos puede ser completamente inadecuado para una lesión de esqueleto inmaduro similar.

Bibliografía

1. Kay RM, Skaggs DL. Pediatric polytrauma management. J Pediatr Orthop. 2006;26(2):268-77.
2. Stewart DG, Kay RM, Skaggs DL. Open fractures in children. Principles of evaluation and management. J Bone Joint Surg Am. 2005;87(12):2784-98.
3. Miller TR, Romano EO, Spicer RS. The cost of childhood unintentional injuries and the value of prevention. Future Child. 2000;10(1):137-63.
4. Loder RT. Pediatric polytrauma: orthopaedic care and hospital course. J Orthop Trauma. 1987;1(1):48-54.
5. Infraestructura CDdRNe. La seguridad vial en la región de América Latina y el Caribe: situación actual y desafíos. Series de la CEPAL ed: CEPAL; 2005.
6. Cramer KE. The pediatric polytrauma patient. Clin Orthop Relat Res. 1995(318):125-35.
7. Pandya NK, Upasani VV, Kulkarni VA. The pediatric polytrauma patient: current concepts. J Am Acad Orthop Surg. 2013;21(3):170-9.
8. Brusalis CM, Shah AS, Luan X, Lutts MK, Sankar WN. A Dedicated Orthopaedic Trauma Operating Room Improves Efficiency at a Pediatric Center. J Bone Joint Surg Am. 2017;99(1):42-7.
9. Tepper B, Brice JH, Hobgood CD. Evaluation of radiation exposure to pediatric trauma patients. J Emerg Med. 2013;44(3):646-52.
10. Wong AT, Brady KB, Caldwell AM, Graber NM, Rubin DH, Listman DA. Low-risk criteria for pelvic radiography in pediatric blunt trauma patients. Pediatr Emerg Care. 2011;27(2):92-6.
11. Calkins CM, Bensard DD, Moore EE, McIntyre RC, Silliman CC, Biffl W, et al. The injured child is resistant to multiple organ failure: a different inflammatory response? J Trauma. 2002;53(6):1058-63.
12. Rodríguez-Merchán EC. Pediatric skeletal trauma: a review and historical perspective. Clin Orthop Relat Res. 2005(432):8-13.
13. Slongo TF. The choice of treatment according to the type and location of the fracture and the age of the child. Injury. 2005;36 Suppl 1:A12-9.
14. Mahecha-Toro M V-AE, González-Ramírez M. Fracturas diafisarias del antebrazo en niños: tratamiento con fijación intramedular con clavos de Kirschner. Rev Esp Cir Ortop Traumatol; 2018. p. 71-9.
15. Jenny C, Neglect CoCAa. Evaluating infants and young children with multiple fractures. Pediatrics. 2006;118(3):1299-303.
16. Skaggs DL, Friend L, Alman B, Chambers HG, Schmitz M, Leake B, et al. The effect of surgical delay on acute infection following 554 open fractures in children. J Bone Joint Surg Am. 2005;87(1):8-12.
17. Gustilo RB, Anderson JT. Prevention of infection in the treatment of one thousand and twenty-five open fractures of long bones: retrospective and prospective analyses. J Bone Joint Surg Am. 1976;58(4):453-8.
18. Pollack IF, Pang D, Sclabassi R. Recurrent spinal cord injury without radiographic abnormalities in children. J Neurosurg. 1988;69(2):177-82.
19. Launay F, Leet AI, Sponseller PD. Pediatric spinal cord injury without radiographic abnormality: a meta-analysis. Clin Orthop Relat Res. 2005(433):166-70.
20. Buckley SL, Gotschall C, Robertson W, Sturm P, Tosi L, Thomas M, et al. The relationships of skeletal injuries with trauma score, injury severity score, length of hospital stay, hospital charges, and mortality in children admitted to a regional pediatric trauma center. J Pediatr Orthop. 1994;14(4):449-53.
21. Pace JL, Kocher MS, Skaggs DL. Evidence-based review: management of open pediatric fractures. J Pediatr Orthop. 2012;32 Suppl 2:S123-7.
22. Musgrave DS, Mendelson SA. Pediatric orthopedic trauma: principles in management. Crit Care Med. 2002;30(11 Suppl):S431-43.

Capítulo 31

Lesiones ortopédicas en maltrato infantil

Víctor Vargas

"Todo es ceremonia en el jardín salvaje de la infancia". Pablo Neruda.

Epidemiología

A pesar de ser muy frecuente la mayoría de los casos de maltrato infantil no son reportados, a esto se le suma las creencias y diferentes aspectos sociales en algunas comunidades o familias que hacen que el maltrato sea visto en repetidas ocasiones como algo normal. Se afirma que solo 1 de cada 9 casos de maltrato infantil son reportados a los sistemas de control. También Filkelhor estima que se presenta en general que el maltrato infantil alcanzaría 96 casos por cada 1000 niñas y 69 casos por cada 1000 niños. La UNICEF muestra el pobre compromiso de las poblaciones latinoamericanas algunos padres rutinariamente maltrataban a sus hijos como parte de su método de crianza, también afirman que en los países en conflicto existe un 8.5 veces más de maltrato que en los demás países de nuestro continente. Esto incluye a los menores que son obligados a tomar las armas, también los niños víctimas del conflicto, niños combatientes y abusados como estrategia de guerra. También reportan que el maltrato infantil es la principal causa de abandono del hogar y muchos niños y niñas entre los 12 -16 años son explotados sexualmente con fines comerciales.

Definición

El maltrato infantil se define como los abusos y la desatención de que son objeto los menores de 18 años, e incluye todos los tipos de maltrato físico o psicológico, abuso sexual, desatención en las necesidades básicas, negligencia y explotación comercial o de otro tipo que causen o puedan causar daño a la salud, desarrollo o dignidad del niño, o poner en peligro su supervivencia, en el contexto de una relación de responsabilidad, confianza o poder. La exposición a la violencia en pareja también se incluye a veces entre las formas de maltrato infantil.

A. **Maltrato físico:** Cualquier acto intencional producido por un padre o cuidador que cause o pudiere haber causado lesiones o daños físicos a un niño, estén relacionados o no con la disciplina (empujones, bofetadas, zarandeo, quemaduras entre otras). En este ítem se excluyen todas las formas de violencia debidas a atracos hurtos o robos.

B. **Negligencia:** daños físicos o psicológicos a un niño como consecuencia de la falta de cuidado, supervisión o atención y privación de los elementos esenciales para el desarrollo físico, emocional o intelectual del niño. Aquí incluye el abandono.

C. **Maltrato Emocional:** conductas de los padres o cuidadores tales como rechazar, asilar ignorar a un niño, así como la privación de sentimientos de amor, afecto y seguridad, que causan o pueden causar daños o serios deterioros en el desarrollo emocional, social e intelectual del niño (gritos, insultos, amenazas, acusaciones, intimidaciones, desvalorización, burlas, criticas destructivas e indiferencia).

D. **Abuso Sexual:** cualquier tipo de actividad sexual (con o sin penetración) de un padre o cuidador con un niño o adolescente.

Marco jurídico

En cuanto al aspecto legal todos los países conformantes de la convención internacional de los derechos del niño, tienen leyes que presentan al estado como garante y vigilante de los derechos del niño.

La constitución colombiana de 1991 señala: Articulo 44. "Son derechos fundamentales de los niños, la vida, la integridad física, la salud y la familia y no ser separados de ella; el cuidado y el amor. La educación, la cultura, la recreación, la libre expresión de su opinión. Serán protegidos contra toda forma de abandono, violencia física o moral, secuestro, venta, abuso sexual, exportación laboral o económica y trabajos de riesgo. Gozaran también de los derechos consagrados en la constitución, en las leyes y en los tratados internacionales ratificados por Colombia". Teniendo en cuenta lo antes mencionado existen diferentes actos legislativos en donde se tipifica el maltrato infantil (Código del Menor). Y teniendo en cuenta lo anterior "todo profesional de la salud en sus funciones que detecte diagnostique o sospeche un caso de maltrato físico psicológico o sexual deberá poner el hecho en conocimiento de las autoridades competentes".

En Argentina existen diversas leyes y reglamentaciones, nacionales y provinciales para la prevención, detección y asistencia del Acoso Escolar y el Maltrato y Abuso Infanto-juvenil (menores de 18 años), entre ellas la Ley 23.849: Aprobación de la Convención sobre los Derechos del Niño, Ley 24.417: Protección contra la Violencia Familiar y Ley 26.061: Protección Integral de los Derechos de Niños, Niñas y Adolescentes.

Factores de riesgo de maltrato infantil

Se pueden identificar diferentes factores de riesgo, los primeros propios del menor y los segundos teniendo en cuenta su entorno familiar y ambiental.

Factores propios del menor

Discapacidad Física

1. Parálisis cerebral.
2. Enfermedades desmielinizantes.
3. Enfermedad reumatoide.
4. Amputados.

Cognitiva

1. Síndromes Genéticos.
2. Hiperactividad.
3. Síndromes neurológicos (microcefalia, eventos cerebrovasculares).

Factores familiares

1. Embarazo no deseado.
2. Padres adolescentes.
3. Familia monoparental.
4. Presencia de madrastra o padrastro.
5. Violencia intrafamiliar.
6. Divorcio.
7. Consumo de sustancias psicoactivas por parte de algún familiar.
8. Alguno de los padres víctima de maltrato.
9. Patología psiquiátrica de alguno de los familiares.

Riesgos escolares

1. Ingreso temprano a la escolaridad.
2. Gran cantidad de estudiantes en la escuela.

Riesgos sociales

1. Pobreza.
2. Desempleo de los padres.
3. Bajo nivel de escolaridad de la familia.
4. Creencias familiares y religiosas.
5. Desplazamiento.
6. Cuidadores no relacionados con la Familia.

Signos y diagnóstico del maltrato infantil

En cuanto al diagnóstico del maltrato infantil deben considerarse todos los factores que se han descrito (estado físico, psicológico o emocional). Otro aspecto a considerar es el abuso sexual, para lo que se recomienda tener dentro de las instituciones de salud guías y protocolos donde se involucra a un equipo interdisciplinario y a los médicos y especialistas.

Existen signos y síntomas evocadores del maltrato infantil. Silverman, Kempe y Steele describieron signos radiológicos y clínicos a lo que denominaron "síndrome de maltrato infantil". Durante sus descripciones muestran la importancia de investigar en la anamnesis para asegurarse que la historia o relato tenga relación lógica y coherente con los hallazgos clínicos y paraclínicos.

Presentación y características de niños o niñas con sospecha de maltrato:

- En el 78 % de los casos el agresor es un conocido por la familia.
- Las lesiones en menores de 2 años son lesiones óseas metafisiarias.
- Las lesiones por alta energía todas deben ser evaluadas. (fracturas de las escapula, esternón y apófisis espinosas de la columna.
- Las fracturas claviculares, femorales, humerales supracondíleas y en general de las extremidades inferiores por si solas, se correlacionan con trauma por juego. Si se presentan múltiples segmentos con fracturas en un mismo evento debe sospecharse maltrato infantil.
- Todas las fracturas en consolidación que no fueron evaluadas anteriormente deben considerarse maltrato infantil.
- 1/3 del los niños que presentan maltrato infantil son diagnósticados por lesiones del aparato musculoesquelético.
- Menor con quemaduras.

Lesiones cutáneas

Lesiones internas

1. Traumatismos Craneanos: EL 25% de los niños maltratados presentan un trauma craneoencefálico, moderado o severo y es el causante del 75 % de las muertes por maltrato infantil.
2. El síndrome del niño zarandeado se observa en niños menores de 2 años. Se presenta con movimientos violentos en donde el cerebro que tiene una masa menor al cráneo choca con este, presentando lesiones hemorrágicas cerebrales con o sin alteraciones del estado de alerta, sin presentar lesiones externas evidentes y como único hallazgos las lesiones retinianas hemorrágicas al examen físico.
3. Trauma abdominal cerrado: lesiones viscerales por trauma contuso, las más frecuentes son lesiones en el bazo, hígado y riñón. En traumatismos severos se observan lesiones de vasos sanguíneos, como ruptura de vena cava, arteria aorta y vasos mesentéricos. El trauma abdominal es la segunda causa de muerte después del TEC.
4. Lesiones asociadas: quemaduras de las mucosas, lesiones oculares, lesiones dentales.
5. Síndrome de Munchausen: enfermedad psiquiátrica de los cuidadores en la cual el cuidador o familiar inventa o estimula enfermedades en el niño con el fin de que los sometan a procedimientos diagnósticos o a un tratamiento que el menor no necesita. El agresor es usualmente la madre.

LESIÓN	CARACTERÍSTICAS
Equimosis y Hematomas	La cara cuello cabelludo, cuello, tronco, glúteos, Áreas Genitales y Muslos
Heridas	Mordeduras, escoriaciones, lesiones en forma de algún objeto (correas hebillas, botellas, lazos, ataduras)
Quemaduras	Áreas genitales extremidades nalgas caderas pared abdominal y la forma usualmente es de lesiones por cigarrillo, plancha, o liquido hirviente
Alopecia por arrancamiento	Lesiones en cuero cabelludo. Lesiones localizadas de distribución errática

Tabla 31.1: Lesiones cutáneas en el maltrato infantil

Lesiones ortopédicas

En cuanto a las lesiones ortopédicas en general son el tercer motivo de consulta por maltrato infantil después de los hematomas y contusiones. Corresponden a 30 % de las lesiones por maltrato, 11- 15 % de las fracturas presentes corresponden a los huesos largos, costillas y cráneo. Existen patrones distintivos de las fracturas que deben hacer sospechar al clínico de maltrato infantil.

Diagnóstico diferencial

Enfermedades asociadas en fracturas

- Osteogénesis imperfecta.
- Trastornos metabólicos (raquitismo).
- Trastornos nutricionales (escorbuto).
- Osteodistrofia renal.
- Osteomielitis.
- Sífilis congénita.
- Neoplasia no diagnosticada.

Fracturas metafisiarias

Las fracturas en esquinas y las fracturas en impactación son patrones de lesiones metafisiarias que pueden corresponder a maltrato infantil.

Estos hallazgos radiológicos se deben correlacionar con la historia clínica del paciente dado que son altamente sugestivas de maltrato infantil.

1. Fracturas diafisiarias

Estas son las más evidentes y ocasionan deformidad y alteraciones funcionales. Lo más frecuente es el trazo trasverso por impacto directo pero también se deben investigar trazos oblicuos o espiralados.

Probabilidad de maltrato infantil según localización de la fractura

En la tabla 31.2 se muestran las diferentes probabilidades de maltrato de acuerdo con los tipos de fracturas.

Tratamiento

Para el abordaje inicial del paciente con maltrato infantil se deben tener en cuenta todos los actores que pueden influir en la identificación y toma de decisiones para el manejo multidisciplinario del paciente con maltrato infantil.

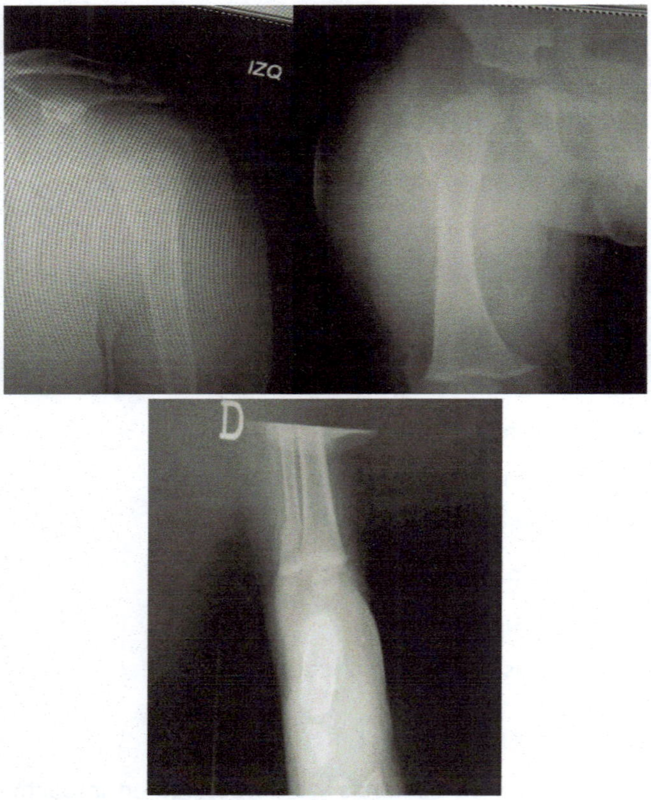

Figura 31.1: Fracturas de humero proximal, fémur proximal y tibia-peroné con patrón y sospecha de maltrato infantil

Personal y sus funciones

Médico general / Enfermera de "Triaje"

Es el encargado del contacto inicial del paciente y quien, teniendo en cuenta la historia presentada, debe verificar y clasificar a todo menor que presente alto índice de sospecha por las lesiones que presente o por el mismo relato de algún tipo de maltrato. Bajo ningún motivo podrá mandar al paciente a seguimiento por consultorios externos. Al ser el personal de contacto inicial, estos profesionales deben estar familiarizados con las lesiones específicas del maltrato infantil.

Grupo de especialistas

Dentro de este grupo se encuentra el mayor número de personas puesto que intervienen desde personal médico (pediatras, ginecólogos, psiquiatras, ortopedistas, urólogos, entre otros) y el personal especializado asistencial (trabajadora social y psicología) y que realizará todos los abordajes integrales para proteger, reportar y orientar el manejo del niño maltratado.

Valoración clínica inicial

Esta debe ser realizada por servicio de pediatría en donde se muestre integralmente al paciente específicamente a lo concerniente, su estado físico actual, su estado de desarrollo pondoestatural, neurológico, estado nutricional y estado emocional. También debe realizar el abordaje inicial para informar y determinar posible abuso sexual.

Posterior a esto teniendo en cuenta los hallazgos debe iniciar el manejo y solicitar valoraciones por las otras especialidades médicas que el menor requiera. Se debe siempre solicitar la valoración por trabajo social o psicología ante cualquier tipo de sospecha de maltrato. También debe iniciar el diligenciamiento de reporte legal en caso de maltrato infantil o violencia sexual.

Alta Probabilidad	Mediana probabilidad	Baja Probabilidad
Fracturas costales	Fracturas metafisarias de huesos Largos	Fracturas de clavícula
Fracturas de escapula	Fracturas del esternón o del cráneo	Fracturas diafisarias de los huesos largos (mayores de 6 meses)
Fracturas columna dorsal (apófisis espinosa)	Fracturas del cuerpo vertebral o de la pelvis	Fracturas lineales del cráneo
Fracturas diafisarias en menores de 6 meses (no marcha)	Fracturas en los dedos	

Tabla 31.2: Probabilida de maltrato según tipos de fracturas

Trabajo social

Dentro del abordaje inicial debe estar el registrar y reportar a la entidad judicial o administrativa competente, medicina legal y/o bienestar familiar, según los lineamientos legales que se exponen anteriormente. También debe realizar la investigación en cuanto a la historia clínica las lesiones encontradas y la situación familiar de todo el núcleo que rodea al niño en el caso del maltrato infantil. Debe verificar el soporte familiar y las posibles causas del maltrato.

Valoración ortopédica del menor con sospecha de maltrato

- Evaluación de la historia clínica e ingresos anteriores en el último año (verificar antecedentes). Determinar lesiones antiguas y evolución de las mismas
- Consignar el aspecto y la edad del menor.
- Evaluación de la historia del trauma definir si fue de alta mediana o baja energía.
- Definir patrón de lesiones concuerdan con el mismo.
- Examen físico completo con especial énfasis en el dorso, glúteos, región posterior del cuello y de las piernas.
- Quemaduras cualquiera que fuese su naturaleza (50 al 75% de los pacientes presentan algún tipo de quemaduras).
- Evaluación radiológica completa de todos los huesos largos y cráneo (teniendo en cuenta el cuadro de probabilidad de maltrato infantil antes presentado).
- Radiológicamente hallazgos de lesiones antiguas (formación de callo óseo).

Recomendaciones generales

- El manejo siempre debe ser interdisciplinario desde el principio en los cuales intervienen TODOS los niveles intrahospitalarios.
- Siempre que se sospeche maltrato infantil el paciente está al cuidado de la institución y del personal médico, el cual debe asistir y tomar las medidas para la protección del menor.
- Todo el personal institucional debe verificar la información a las autoridades competentes y las instituciones o autoridades encargadas para el seguimiento de los casos de maltrato infantil.
- Siempre debe existir la sospecha. Hasta la mitad de los niños con maltrato infantil vuelve con lesiones incluso más graves. El 10 % fallece por no sospechar.

Criterios de hospitalización y aviso a las autoridades

- Pacientes con lesiones corporales de cualquier naturaleza con historias que no concuerdan con el mecanismo de trauma
- Pacientes con fracturas características de maltrato infantil.
- Sospecha de abuso sexual, maltrato psicológico u otro tipo de maltrato especificado en la presente guía.
- Cuidadores que se sospecha no se encuentran aptos para el cuidado del menor. Por enfermedad física o psiquiátrica, abuso de sustancias psicoactivas, estado de alcoholización o presunción de ser perpetuador del abuso cualquiera que fuese su naturaleza.
- Menor que se presente sin ningún cuidador. (abandono).
- Paciente menor involucrado en cualquier situación criminal
- Menor en estado de alcoholización o abuso de sustancias psicoactivas.
- Fracturas de alta probabilidad de maltrato infantil en menores de 3 años.

Bibliografía

6. Organización Mundial de la salud. NOTA DESCRIPTIVA N.150 DE AGOSTO 2010. Pagina visitada en 17 abril del 2014.
7. Lopez- Torrecilla J. Maltrato Infantil definiciones y perspectiva. Abril 2009. http://www.uam.es/personal_pdi/psicologia/jlopezto/Apuntes/Maltrato.pdf pagina visitada el 17 de abril del 2014.
8. Rosselli P, Duplat J y colaboradores. Ortopedia infantil. Segunda edición, Editorial Panamericana, septiembre 2012. capítulo 13, MALTRATO INFANTIL. Pag. 179 - 188.
9. Ley Nº 24.417 de Protección contra la Violencia Familiar y el Expediente Nº 100.664/95 del registro del MINISTERIO DE JUSTICIA Y DERECHOS HUMANOS, Republica de Argentina.
10. UNICEF -Colombia. Maltrato Infantil. 2007 pagina visitiada el 17 de abril del 2014.
11. Sink E. Hyman J. Matheny T. Georgopoulos G. Kleinman P. Child Abuse. The Role of the Orthopaedic Surgeon in Nonaccidental Trauma. Clin Orthop Relat Res (2011) 469:790–797
12. http://pediatriceducation.org/2008/04/28/what-types-of-femur-fractures-are-concerning-for-possible-child-abuse. Pagina visitada el 17 de mayo 2014.
13. Dwek J. The Radiographic Approach to Child Abuse. Clin Orthop Relat Res (2011) 469:776–789.
14. Hoekelman R. Weitzman M. Adam H. Wilson M. Atencion Primaria en Pediatria. Cuarta edición. Volumen II. Elsevier España. Editorial Oceano 2008. Capitulo 57 (maltrato y Desatencion Infantil). Pag 745 - 766.
15. Tenenbaum S. Thein R. Herman A. Chechik O. Shazar N. Zur S. Ganel A. Pediatric Nonaccidental Injury: Are Orthopedic Surgeons Vigilant Enough?. J Pediatr Orthop 2013;33:145–151.
16. Medina A. Cuesta S. Guía de Manejo de Maltrato Infantil, Hospital Infantil Universitario de San José, Bogotá. 2014.

Capítulo 32

Síndrome compartimental en pacientes pediátricos

Ernesto Varone, Fernando Firrarello

Introducción

El síndrome compartimental se define como: "la elevación de la presión intersticial, por arriba de la presión de perfusión capilar, dentro de un compartimento osteofascial cerrado, con compromiso del flujo sanguíneo en músculo y nervio, lo que ocasiona daño tisular", según Mubarak.

En 1881, Richard Von Volkman realizó la primera descripción del síndrome haciendo énfasis en las repercusiones sistémicas y funcionales de la extremidad y cabe también destacar, la realización de fasciotomias de descompresión, que han logrado la conservación de miembros, producto de heridas graves durante la Segunda Guerra Mundial.

La dificultad en el diagnostico y tratamiento de esta patología, radica en que la clínica si bien es florida es bastante inespecífica, si no se cuenta con un dispositivo para medir la presión intracompartimental. En pacientes pediátricos además se agrega la incapacidad de la mayoria de los pacientes de exteriorizar dicha sintomatología.

Es por lo expuesto, que debemos conocer en forma adecuada cuales son las pautas de alarma a fin de poder identificar este síndrome, y poder tratarlo o en su defecto derivarlo a fin de completar dicho tratamiento.

Clasificación y clínica

El síndrome compartimental se divide en agudo (SCA) y crónico, mientras que existe una tercera entidad: el síndrome por aplastamiento (Crush Syndrome), donde existen manifestaciones sistémicas de lesión muscular.

Los signos clásicos del SCA incluyen:

- Parestesias: es el primer síntoma en aparecer, primera indicación de isquemia nerviosa se encuentra fácilmente por estimulación, sensación hormigueo, que madura o entumecimientos, perdida de discriminación entre 2 puntos.
- Dolor: fuera de proporción al tipo de lesión, se exacerba por movimiento pasivo o por compresión directa del compartimento afectado, no cede con analgesia.
- Parálisis: Es un signo tardío, movimiento débil o ausente de las articulaciones dístales, ausencia de respuesta a la estimulación neurológica directa (daño de la unión mioneural).
- Ausencia de pulso: Otro signo tardío. Verificado clínicamente por palpación y ausencia de Doppler audible.
- Palidez: Signo tardío, piel fría y acartonada, llenado capilar prolongado menor a 3 segundos.

La ausencia de pulso sugiere que la presión del compartimento excede la presión sistólica, por lo cual la ausencia de pulso sería un hallazgo tardío a menos que haya una lesión vascular concomitante. La palidez y la ausencia de pulso se observa solo si el flujo está seriamente comprometido. La mayoría de los pacientes, presentan buenos pulsos periféricos.

Bae y sus colegas, describen que estos signos son relativamente poco confiables. Mostraron que del 90% de su población pediátrica con SCA debido a fracturas, tan solo menos del 40% presentaba dolor. Esto ilustra que, especialmente en niños pequeños, quienes pueden no tener la capacidad cognitiva o verbal para proporcionar información clínica significativa, el diagnóstico basado únicamente en los signos clínicos es particularmente desafiante. Por lo tanto, los métodos cuantitativos para diagnosticar un SCA inminente deberían estar disponibles. Independientemente del grupo de edad, muchos autores recomiendan mediciones invasivas de la presión intramuscular como una herramienta objetiva para confirmar la sospecha de SCA.

El SC crónico se observa frecuentemente en corredores de alto rendimiento; durante el ejercicio se produce una oxigenación tisular deficiente, secundaria a disminución del retorno venoso e insuficiente perfusión del tejido muscular, con incremento de la presión compartimental, acompañándose de dolor y déficit neurológico temporal. Schepis recomienda la descompresión quirúrgica con fasciotomía cuando el manejo conservador ha fallado.

Las complicaciones se presentan como consecuencia de la necrosis de tejidos blandos, de músculos y nervios de un compartimiento afectado, siendo la más común la contractura de Volkman, producida por isquemia de prolongada en un compartimiento. Llevando a una fibrosis progresiva que puede tardar hasta nueve meses en madurar,

La otra complicación es la rabdomiólisis secundaria a la destrucción de miocitos por la liberación de toxinas que al destruir a la célula muscular libera mioglobina a la circulación sistémica, lo que es altamente tóxico para el organismo, llegando a producir falla renal y muerte.

Clasificación etiopatogénica

Empleamos la clasificación propuesta por Matsen en 1973.

A. Disminución del tamaño del compartimiento:

- Cierre quirúrgico de defectos de fascia.
- Vendaje tenso.
- Presión externa.

B. Aumento del contenido compartimental:

- Hemorragia (lesión de vasos mayores, coagulopatías, hematomas a tensión).
- Aumento de la permeabilidad capilar (edema postisquémico, ejercicio exagerado, trauma de tejidos blandos, lesiones por aplastamiento), quemaduras, drogas intraarteriales o endovenosas, adicción, cirugía ortopédica, mordedura de ofidios).
- Aumento de la presión capilar (ejercicio intenso, obstrucción venosa).
- Hipertrofia muscular.
- Infiltrado por extravasación de sueros.
- Síndrome nefrótico.

Fisiopatología

La fisiopatología del síndrome compartimental está relacionada con la acumulación de líquido en el espacio extra o intracelular, provocando un incremento de la presión intracompartimental, en contexto con la poca distensibilidad del compartimiento fascial. Después que la presión tisular ha alcanzado un determinado nivel, se produce isquemia muscular, que si se mantiene por un tiempo suficiente (más de 6 a 8 horas) produce necrosis mioneural irreversible, no respondiendo ya la fibra muscular al estímulo eléctrico, produciendo, ante lapsos más prolongados, citólisis masiva. Cuando se mantiene una presión de 30 mmHg durante 8 horas, se produce una significativa necrosis intra compartimental.

El SCA de la extremidad inferior en niños está bien estudiado. Un estudio reciente que mostró que las presiones del compartimento de referencia en las piernas de los niños son más altas que en las de los adultos (promedio, 13.3 a 16.6 mm Hg para niños, en comparación con 5.2 a 9.7 mm Hg para adultos) y que el grupo pediátrico puede tolerar presiones más altas que los adultos. Sin embargo, no hay datos disponibles para la extremidad superior en la población pediátrica.

La consecuencia alejada de la anoxia muscular sostenida es el reemplazo del tejido muscular por tejido fibroso, el cual se verifica con mayor gravedad en la musculatura profunda (flexor largo del pulgar y flexor común de los dedos), más moderadamente en el plano muscular medio (flexor superficial y pronador redondo) y en forma leve o nula en el plano superficial (flexores de muñeca); adoptando esta necrosis muscular; por otra parte una distribución irregular, más marcada en la unión del tercio medio con el tercio proximal del antebrazo, tomando la forma de un elipsoide, tal como lo describe Seddon.

Se han informado varias causas, incluyendo:

- Traumatismo.
- Compresión prolongada.
- Avulsiones musculares.
- Quemaduras.
- Mordeduras de serpientes.
- Lesiones por inyección a alta presión.
- Ejercicio.
- Infección.
- Sangrado.
- Infiltración de drogas por vía intravenosa.

El conocimiento de las diferentes causas y riesgos del síndrome compartimental debe facilitar el diagnóstico temprano y el tratamiento inmediato para ayudar a evitar el desarrollo de secuelas graves, como la contractura isquémica de Volkmann.

Las fracturas de antebrazo diafisarias son comunes en la población pediátrica, y los datos sugieren que comprenden del 6% al 16% de todas las fracturas pediátricas. Dos estudios recientes informaron la tasa de síndrome compartimental después del tratamiento de estas fracturas. Yuan et al informaron que 6 de 80 pacientes (7.5%) desarrollaron SCA, incluyendo 10% de fracturas cerradas y 6% de fracturas abiertas. . Notaron que el tiempo operatorio más largo se asociaba con un mayor riesgo de desarrollar SCA, un hallazgo que también se demostró en la serie actual. Flynn et al informaron que 2 de 103 (1.9%) de sus pacientes desarrollaron CS en este contexto.

En primer lugar, el aumento del tiempo operatorio se asocia con el desarrollo de SCA después de la fijación de las fracturas de antebrazo infantiles. Es probable que esto sea atribuible, al menos en parte, a múltiples intentos de reducción y aprobación del implante, lo que provoca un mayor trauma en los tejidos blandos. Como respuesta, se sugirió un máximo de 3 intentos de pasar el implante antes de abrir la fractura. En resumen, se encontró que la CS era una complicación relativamente poco frecuente después de la fijación de fracturas de antebrazo en ambos huesos pediátricas. Solo se produjo después del tratamiento de fracturas abiertas y se asoció con procedimientos de duración prolongada.

Anatomía

Brazo

Compartimiento anterior de brazo: esta formado por bíceps braquial, braquial y el coracobraquial, dispuestos en planos, una superficial y otro profundo.

Compartimiento posterior de brazo: compuesto por tríceps braquial.

Antebrazo

- Compartimiento anterior de antebrazo: delimitado por el cubito, la membrana interósea y la fascia antebraquial. Los músculos que conforman este compartimiento se disponen en cuatro planos.
- Compartimiento posterior, dispuesto en dos planos.

Mano

Puede ser dividida en cuatro compartimientos estructurales. Estas divisiones son en base a firmes fascias, que impiden la trasmisión de presiones de una a otra. Son compartimientos pequeños, en los cuales pequeños volúmenes producen altas presiones (hemos encontrado hasta 85 cm^3 de agua).

- Compartimiento palmar central: Hacia anterior, limitado por la aponeurosis pal- mar, hacia radial por el septum tenar, hacia cubital por el septum hipotenar y hacia posterior por la fascia de los interóseos. Contiene los tendones flexores digitales, los lumbricales, las arterias digitales y los nervios colaterales de los dedos.
- Compartimiento hipotenar: Limitado por la fascia hipotenar hacia anterior y medial, hacia radial por el septum tenar y hacia dorsal por el quinto metacarpiano. Contiene los músculos hipotenares.
- Compartimiento tenar: Hacia anterior, limitado por la fascia tenar, hacia cubital y posterior por el septum tenar y hacia radial el primer metacarpiano. Contiene los músculos tenares.
- Compartimiento de los interóseos: Hacia anterior limita la fascia palmar interósea, hacia dorsal la fascia de los interóseos y hacia lateral las paredes óseas de los metacarpiano. Contiene los interóseos palmares y dorsales y el aductor del pulgar.

Métodos terapéuticos

Con presiones intracompartimentales de 30 mmHg o mayores indicamos fasciotomía. Se debe actuar antes de las 6-8 horas descomprimiendo, ya sea abriendo o renovando yesos o vendajes, reduciendo fracturas o luxaciones desplazadas, explorando las arterias, evacuando hematomas, reparando las lesiones arteriales, evacuando las colecciones tensas; el objetivo es restaurar la circulación. La base es la descompresión de la fascia. Bardenheuer, en 1911, describió la primera fasciotomía descompresiva.

Fasciotomía: Es la medida fundamental. Su única característica es que debe ser todo lo amplia que sea necesario, no hacer fasciotomías económicas, abrir ampliamente para que el músculo pueda herniarse con facilidad. Esta contraindicado el cierre posterior de la fasciotomía, al igual que las hernias musculares traumáticas, por el alto porcentaje de síndromes compartimentales crónicos encontrados.

Técnica

Miembro superior

Antebrazo

Se realiza abordaje anterior de Henry que va desde el codo hasta el túnel carpiano inclusive, sin uso de manguito hemostático, por ser este síndrome de naturaleza isquémica. El compartimiento flexor común superficial debe ser descomprimido como el flexor común profundo, que es más susceptible de sufrir cambios isquémicos en músculos como el flexor común profundo de los dedos, flexor largo del pulgar, pronador cuadrado y los dos radiales externos, sumado a la isquemia de los nervios mediano, radial y cubital.

Si es necesario se realiza la reparación arterial y la reducción de la fractura. En lesiones vasculares hemos usado arteriografía y si es necesario la trombectomía de Fogarty o la reparación. Las incisiones de descarga cutánea ayudan. De acuerdo con la reparación arterial efectuada puede ser necesario heparinizar por tiempo variable. Posteriormente puede requerir injertos de piel.

Mano

La descompresión se realiza mediante 2 incisiones dorsales sobre el 2do y el 4to metacarpiano, a través de los cuales se puede liberar los compartimientos interóseos dorsales y palmares, y el aproximador de pulgar. Los compartimentos tenar e hipotenar se descomprimen mediante el borde radial del 1er metacarpiano y el borde cubital de 5to metacarpiano.

Conclusiones

Cuando la presión intracompartimental supera los 30 mmHg se debe realizar una amplia fasciotomía del compartimiento afectado y eventual epimisiotomía en caso de edema muscular intenso. Los numerosos métodos que se utilizan para el diagnóstico del síndrome compartimental no reemplazan a la clínica; ésta debe orientar al médico a realizar el tratamiento definitivo. Una vez encontrado un paciente de riesgo, debe ser monitoreado por un médico entrenado que no debe dudar en realizar una amplia fasciotomía previniendo la instalación de dicho síndrome.

El SCA es una condición con alta morbilidad y secuelas severas a largo plazo si no se trata o si el diagnóstico se retrasa. Las fasciotomías de emergencia son actualmente la única forma efectiva de prevenir complicaciones asociadas, como necrosis muscular, daño nervioso irreversible e incluso la necesidad de amputación.

Los niños experimentan un compromiso de la viabilidad celular a presiones intra-compartimentales más bajas que los adultos, y esto hace que sea rápido. El diagnóstico y la fasciotomía temprana son aún más críticos. Dado que las consecuencias del síndrome

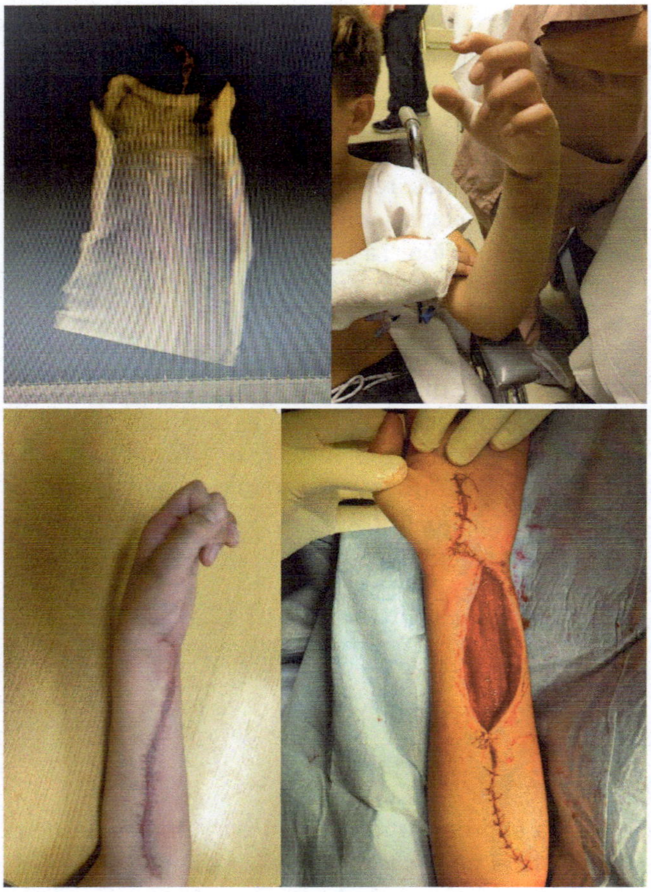

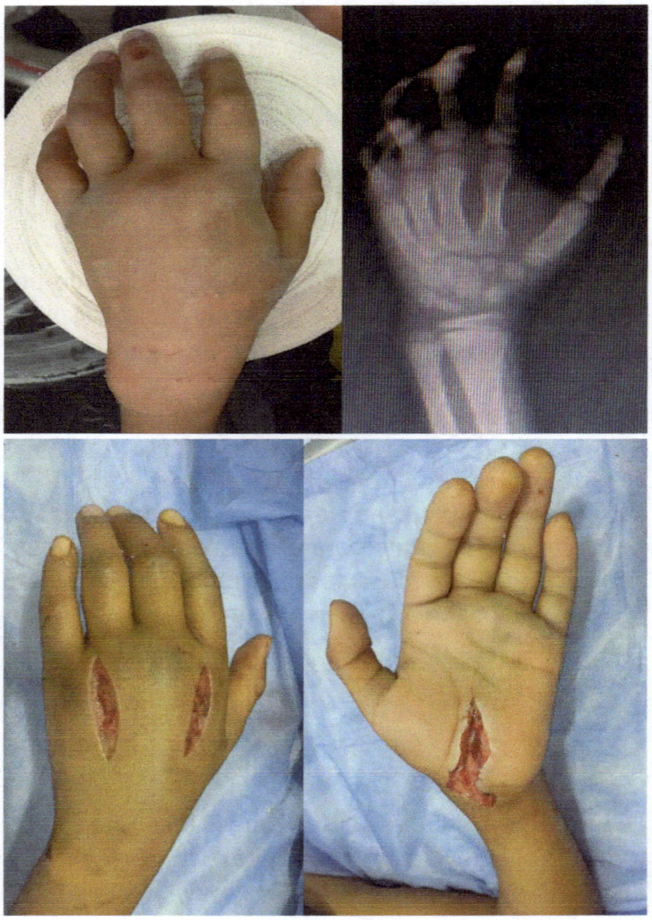

compartimental o el retraso del tratamiento pueden ser catastróficas, es comprensible que haya una mayor probabilidad de realizar un diagnóstico falso positivo de un SCA en un niño y, por lo tanto, una tasa más alta de fasciotomías potencialmente innecesarias para minimizar el riesgo.

Bibliografía

1. M. Z. H. R. Berlemann U, Exercise-induced compartment syndrome in the flexor-pronator muscle group. A case report and pressure measurements in volunteers. Am J Sports Med 1998; 26: 439-41
2. C. Firpo, Síndromes compartimentales de los miembros. Acta Ortop Lat Am XIII (1): 45-50, 1986
3. Z. W. Brahim F, Ultrasound measurement of the anterior leg compartment. Am J Sport Med 14 (4): 300-302, 1986
4. G. S. F. T. Schepsis AA, Fasciotomy for exertional anterior compartment syndrome: is lateral compartment relea- se necessary? Am J Sports Med 1999; 27: 430-5
5. M. D. C. M. Schepsis AA, Surgical management of exertional compartament syndrome of the lower leg. Long-term follow up. Am J Sports Med 1993; 21: 811-7; discussion 817
6. R. S. Mann DC, Distribution of physeal and nonphyseal fractures in 2,650 long-bone fractures in children aged 0-16 years. J Pediatr Orthop. 1990;10:713–716
7. S. M. Worlock P, Fracture patterns in Nottingham children. J Pediatr Orthop. 1986;6:656–660
8. B. L:, Die enstehung, and behandlungder ischal mischen muskelkontractur und gangran. Dtsch AFChir, 1911,p 44
9. H. A. Mubarak SJ, Compartment Syndromes and Volkmann's Contracture. WB Saunders, Philadelphia, 1981
10. H. C., Compartment syndrome: When it is least expected. Orthop Nurs 2001; 20: 15-23; quiz 24-6
11. S. M. Y. H. N. S. F. M. A. A. Oda Y, Crush syndrome sustained in the 1995 Kobe, Japan, earth- quake; treatment and outcome. Ann Emerg Med 1997; 30: 507-12
12. S. H:, Volkmann's contracture; treatment by excision of the infarct. JBJS 38-B: 152, 1976
13. J. K. G. M. e. a. Flynn JM, . Eleven years experience in the operative management of pediatric forearm fractures. J Pediatr Orthop. 2010;30:313–319
14. P. M. G. T. e. a. Yuan PS, Compartment syndrome following intramedullary fixation of pediatric forearm fractures. J Pediatr Orthop. 2004;24:370–375
15. K. R. W. P. Bae DS, Acute compartment syndrome in children: contemporary diagnosis, treatment, and outcome. J Pediatr Orthop. 2001;21:680–688
16. F. JM., Acute traumatic compartment syndrome of the leg in children: diagnosis and outcome. J Bone Joint Surg Am. 2011;93:937–941
17. S. M. v. d. H. C. Staudt JM, Normal compartment pressures of the lower leg in children. J Bone Joint Surg Br. 2008;90:215–219

Capítulo 33

Trauma vascular extremidad superior

Ernesto Varone, Fernando Firrarello

Epidemiología

El trauma vascular es una situación de emergencia a la cual podemos vernos enfrentados en la unidad de urgencia, este puede causar la muerte del paciente de no realizar un manejo oportuno.

Las extremidades representan el principal sitio de lesión en la población civil. Las lesiones vasculares en las extremidades representan menos del 1% de todas las lesiones traumáticas, y las lesiones arteriales de las extremidades superiores comprenden del 30% al 40% de todos los traumatismos arteriales de las extremidades.

Normalmente, estas lesiones son el resultado de una fuerza penetrante, específicamente por arma de fuego siendo el 50 a 70%, el 10 a 15% por arma blanca. Se describe además un aumento exponencial del trauma iatrogénico.

Con cualquiera de los mecanismos, pueden ocurrir varios tipos de lesiones arteriales, que se agrupan en 5 tipos: lesión íntima (es decir, colgajos, interrupciones o hematomas subintimales / intramurales), defecto completo de la pared con hemorragia o seudoaneurisma, transección completa con hemorragia o oclusión, fístula arteriovenosa y espasmo (Tabla 33.1).

Tipos de traumatismos Arteriales y sus signos clínicos

El cirujano de urgencia debe tener los conocimientos teóricos y prácticos que le permitan un adecuado diagnóstico, y manejo en la etapa aguda, siendo el objetivo fundamental la sobrevida del paciente y luego el salvataje de la extremidad.

A continuacion nombramos algunas situaciones especiales en las que debemos tener más atención: las lesiones penetrantes suelen causar defectos en la pared. En contraste, el traumatismo cerrado generalmente causa defectos en la íntima a través de una contusión cortante o una lesión por aplastamiento. Como resultado, el daño intimal focal puede conducir a la formación de una disección arterial, trombosis o un seudoaneurisma (Tabla 33.2).

La lesión de un vaso también puede ser secundaria a una lesión por estrés, como una disección o seudoaneurisma causada por la compresión del vaso.

La dislocación articular puede ocasionar una oclusión o lesión por disección.

Tipo de lesión traumática	Signos clínicos
Desgarro (sección parcial)	Pulso disminuido, hematoma, hemorragia
Transección	Ausencia de pulsos distales, isquemia
Contusión	La exploración inicial puede ser normal. Puede progresar a trombosis
Pseudoaneurisma	Soplo o *thrill*, pulso expansivo. La exploración inicial puede ser normal
Fístula arteriovenosa	Soplo o *thrill*, pulso disminuido. La exploración inicial puede ser normal
Compresión extrínseca	Pulsos disminuidos, recuperación de pulsos normales cuando se reduce la fractura

Tabla 33.1: Tipos de traumatismos arteriales y sus signos clínicos.

El espasmo puede ocurrir después de un traumatismo cerrado o penetrante en una extremidad y es más común en pacientes jóvenes.

Las lesiones arteriales de las extremidades superiores tienen el potencial de tener un impacto sustancial en el resultado general de los pacientes con trauma.

Es por estas situaciones nombradas que el trauma vascular constituye una patología de relevancia en las unidades de emergencia, debido a sus graves consecuencias, ocasionando muchas veces la amputación de la extremidad o la muerte del paciente.

Dentro de los traumas vasculares de la extremidad superior, el 50% afectan a la arteria braquial, y 25% a la radial y cubital. Actualmente, la tasa de mortalidad es baja, no obstante, la tasa de amputación se sitúa entre un 0 a 15%.

Mecanismos de daño vascular

Evaluación

El sistema arterial de la extremidad superior comienza con la arteria subclavia y continúa distalmente como la arteria axilar. A su vez, esto forma la arteria braquial, que eventualmente se divide en las arterias radial y cubital del antebrazo. Además, existe una circulación colateral rica.

Con una red vascular tan intrincada, el diagnóstico apropiado de una lesión arterial en un paciente con trauma en la extremidad superior puede ser un desafío. Algoritmos específicos pueden ayudar al proceso al proporcionar varias herramientas subjetivas y objetivas.

Diagnóstico

Al igual que con cualquier trauma, la evaluación de un paciente con una lesión en la extremidad superior comienza con la evaluación primaria (ABCDE según el protocolo Advanced Trauma Life Support: vía aérea, respiración, circulación, discapacidad y exposición / entorno).

Si hay signos de sangrado reconocido, se recomienda el control por compresión directa. En la rara situación en que la compresión directa no puede proporcionar una hemostasia adecuada, se puede usar un torniquete.

Una vez que un paciente está hemodinámicamente estable, la evaluación secundaria se inicia con una historia clínica detallada y un examen físico centrado en la lesión específica de la extremidad.

Ocasionalmente, el examen físico puede ser engañoso o poco impresionante. De hecho, del 5% al 15% de los pacientes con una lesión vascular pueden presentarse con un examen de pulso normal. Por lo tanto, se debe prestar especial atención a los signos duros y / o blandos de trauma vascular.

Signos clínicos de injuria arterial

La ausencia de signos duros disminuye la posibilidad de lesión vascular, pero no la excluye. Ante la presencia de signos blandos, se debe hospitalizar al paciente durante 24 a 48 horas, tiempo necesario para realizar estudios vasculares e imagenológicos que permitan descartar la existencia real de alguna lesión (Tabla 33.3).

Mecanismo	Etiología	Resultado	Complicaciones Tardías
Penetrante	Armas de Fuego Arma Blanca Fracturas	Laceración Transección parcial Transección parcial	Fístula arteriovenosa (FAV) Pseudoaneurismas
Contuso	Accidentes de tránsito Lesiones Ortopédicas	Disrupción intimal Disrupción lateral	
Iatrogénia	Variable	Variable	Variable

Tabla 33.2: Mecanismos implicados en el daño vascular

Duros	Blandos
Sangrado arterial Pérdida de pulso Hematoma expansivo Soplo y/o frémito Signos de isquemia (6 Ps*)	Historia de sangrado pre-hospitalario Pulso palpable, pero disminuido Hematoma moderado Proximidad a grandes vasos o injuria ósea Déficit neurológico ipsilateral

*Pain (Dolor), Pallor (Palidez), Paresthesia (Parestesia), Paralysis (Parálisis), Pulselessnes (Déficit de pulso), Poikilothermy (Poiquilotermia).

Tabla 33.3: Signos clínicos duros y blandos que se observan en pacientes con lesiones vasculares.

Los signos duros son una indicación absoluta para la exploración vascular, dado que estos pacientes tienen una incidencia de lesión vascular mayor del 90%. En contraste, los pacientes con signos blandos tienen una incidencia de lesión vascular que varía del 3% al 25%.

Si existe alta sospecha de lesión vascular en el contexto de signos blandos, se han encontrado útiles numerosos métodos de diagnóstico no invasivos.

- Diagnóstico del índice de presión arterial (API), que es la proporción de presión sistólica de la extremidad afectada en comparación con la de la extremidad contralateral no afectada. El API es una modalidad de detección confiable para la obstrucción arterial significativa con un valor predictivo negativo del 99%.

Un API superior a 0,90 se considera normal y tiene una alta especificidad para excluir una lesión vascular. Una API inferior a 0,90 garantiza una mayor investigación.

- La ecografía Doppler es otra modalidad diagnóstica no invasiva que puede ayudar a evaluar una lesión arterial de la extremidad superior. Tiene una precisión general del 98% en el diagnóstico de lesiones vasculares y tiene los beneficios de ser económico y no invasivo.

Sin embargo, es más específico que sensible, tiene las limitaciones de ser lento y dependiente del operador. Si la incertidumbre persiste después de la ecografía Doppler, es necesaria una evaluación adicional.

- La arteriografía se considera el método gold standard en el diagnóstico de lesiones vasculares de las extremidades. La arteriografía es un procedimiento invasivo y que requiere mucho tiempo, con complicaciones bien reconocidas que incluyen lesiones en el sitio de punción, contraste nefropatía, reacción alérgica y lesión local del vaso.

La angiografía por sustracción digital (DSA) es una modalidad de imagen digital basada en contraste fluoroscópico utilizada para evaluar la anatomía vascular, mientras que la angiografía por TC (CTA) es una modalidad radiográfica que reproduce la vasculatura arterial a través del análisis volumétrico en 3-D.

Daño tisular luego de injuria vascular

La isquemia se presenta a consecuencia de una interrupción súbita del flujo sanguíneo hacia las extremidades, resultando el aporte de oxígeno insuficiente, dando paso a la instalación de metabolismo anaeróbico en el territorio afectado.

Dado lo anterior, se produce acumulación de ácido láctico junto con mediadores de inflamación, activando las cascadas inflamatorias humorales y celulares, progresando a la muerte celular de no recuperar el aporte de oxígeno en forma oportuna.

El tejido muscular es capaz de mantenerse isquémico durante 3 a 6 horas y aún recuperar su función con aporte de oxígeno, sin embargo el tejido nervioso es mucho más sensible, lo que se traduce en déficit prolongado o irrecuperable en períodos mucho más breves, generalmente no más de 3 horas.

La lesión neurológica se transforma así en la principal causa de morbilidad. El compromiso está presente en el 35 a 60% de los casos, asociado principalmente al trauma de tipo contuso (58%). Se describe en la literatura que hasta un 75% del trauma vascular se asocia a lesiones nerviosas u óseas.

Si se logra revertir la isquemia, ocurre una liberación súbita y masiva de mediadores de inflamación, ácido láctico, potasio y otros detritus intracelulares a la circulación sistémica, pudiendo causar depresión miocárdica severa, vasodilatación generalizada, desencadenando el Síndrome de Respuesta Inflamatoria Sistémica (SIRS), pudiendo causar incluso la muerte del enfermo.

Por ejemplo, las lesiones de la arteria braquial tienen un tiempo de isquemia crítico de aproximadamente 4 horas. Además, dependiendo de la ubicación de la lesión y el grado de colateralización, las lesiones del antebrazo han mostrado malos resultados con el tratamiento quirúrgico más allá de las 12 horas de la lesión

Pronóstico

En la evaluación inicial deben destacarse datos de la anamnesis que implican peor pronóstico. Estos son 7:

1. Tiempo transcurrido: mayor tiempo, especialmente mayor a 6 horas.
2. Mecanismo: heridas contusas y de alta velocidad.
3. Lugar anatómico: extremidades, tórax, abdomen.
4. Injurias asociadas.
5. Paciente de edad avanzada y alteraciones psicológicas.
6. Presentación clínica: shock e isquemia evidente.
7. Circunstancia ambiental: zona de guerra, ambiente austero.

Tratamiento

Manejo inicial

El manejo comienza con el triaje, evaluación y resucitación del paciente con trauma. El tratamiento inicial comienza con una presión sistólica objetivo de 80 mm Hg y continúa con el principio de vida sobre la extremidad.

Es fundamental permeabilizar la vía aérea, ventilar adecuadamente, descartar o tratar lesiones letales, un adecuado control de la hemorragia, reposición de volumen circulante, analgesia y profilaxis antitetánica.

El control inmediato de la hemorragia por lo general se puede manejar con presión directa sobre la lesión. Una alternativa es instalar una sonda foley a través de la lesión e inflarla, lo cual permite un control transitorio de la hemorragia. El uso de torniquetes sólo estaría indicado en la amputación traumática. No se debe clampear a ciegas por alta probabilidad de iatrogénia vascular y nerviosa.

En caso de encontrarnos en un centro sin cirugía, debemos coordinar en forma expedita el traslado al centro de referencia. Una vez estabilizado el paciente se puede continuar con manejo específico del trauma vascular.

Dentro de las alternativas de tratamiento encontramos el manejo conservador y el maneo quirúrgico según las características clínicas del paciente.

Una vez que el paciente se ha estabilizado, la atención se dirige al rescate de la extremidad.

El puntaje de gravedad de la extremidad aplastada (MESS) (tabla 4) es un criterio objetivo utilizado para calificar la gravedad de las lesiones de las extremidades, que puede ser útil para determinar el riesgo de amputación Slauterbeck y sus colegas descubrieron que un MESS mayor o igual a 7 era el límite para la amputación.

En contraste, Prchayudh y colegas encontraron que el MESS (Tabla 33.4) era una mejor herramienta para determinar el resultado que la amputación. Al basar su decisión de amputar en signos clínicos y hallazgos quirúrgicos de isquemia irreversible (es decir, piel moteada, no blanqueadora; músculo oscuro, tenso, no contraído), evitaron la amputación en 12 de 19 pacientes (63.2%) con un MESS mayor o igual a 7. Sin embargo, coincidieron en que un MESS inferior a 7 sigue siendo un buen predictor para pacientes que no requieren amputación.

Manejo conservador

Las nuevas técnicas imagenológicas han permitido diagnósticar una serie de lesiones en pacientes hemodinámicamente estables y con mínimas lesiones asociadas, las cuales permiten la observación, decisión que debe ser asumida por un cirujano vascular.

Dentro de los criterios se incluyen:

1. Lesiones de baja velocidad.
2. Mínima interrupción de la pared arterial (<5 mm).
3. Protrusión adherente o distal de colgajos de la íntima.
4. Circulación distal intacta.
5. Ausencia de hemorragia activa.

Manejo quirúrgico

Si bien la cirugía abierta constituye hoy en día el gold estándar, con estudios que avalan buenos resultados a largo plazo, actualmente existen reportes acerca de los

Mangled Extremity Severity Score (MESS)

Isquemia de miembro > 6 horas	Multiplicar puntos de isquemia del miembro x2
Isquemia del miembro	Pulso reducido, pero perfusión normal (+1) Sin pulso, parestesias, llenado capilar lento (+2) Frialdad, parálisis, entumecido/insensible (+3)
Rango de edad de los pacientes	<30 años (0) 30-50 años (+1) 50 años (+2)
Shock	PAS> 90 persistentemente (0) Hipotensión transitoria (+1) Hipotensión persistente (+2)
Mecanismo de lesión	*Baja energía* (arma blanca, arma de fuego, fractura simple) (+1) *Energía media* (dislocación, expuesta/múltiples fracturas) (+2) *Alta energía* (Accidente vehicular o disparo de escopeta) (+3) *Muy alta energía* (Alta velocidad y contaminación excesiva) (+4)

Tabla 33.4: Score de MESS: Una puntuación mayor a 7 predijo con precisión la amputación en el 100% de los miembros.

beneficios que aportarían las técnicas endovasculares en estas lesiones.

Cirugía endovascular

Ésta ha presentado un auge desde el año 2000. Está indicada en pacientes con mínimas lesiones asociadas. Dentro de los beneficios se ha descrito un leve aumento en la sobrevida al alta (89.7 vs 87.3%) y disminución de la estadía hospitalaria (16 vs 20 días). Los vasos susceptibles de reparar por esta vía son la arteria axilar y la arteria braquial proximal.

Contraindicaciones:

1. Hemorragia no controlada
2. Isquemia crítica de la extremidad
3. Compresión de vía aérea o plexo braquial
4. Lesiones aerodigestivas
5. Herida infectada
6. Estudio angiográfico contraindicado

Técnicas endovasculares

- OCLUSIÓN CON BALÓN. Utilizado como alternativa transitoria en el control de las arterias subclavia, axilar y braquial proximal. Debido a que la compresión directa de estos vasos es difícil e inefectiva, jugaría un rol en la adecuada y rápida hemostasia, proporcionando así un campo quirúrgico limpio.
- EMBOLIZACIÓN PERCUTÁNEA. Juega un rol fundamental en el tratamiento de pseudoaneurismas y las fístulas arterio-venosas (FAV). Se han utilizado agentes como Gelfoam, Coils y pegamento Vascular (n-butyl cyanoacrylato). La utilización de Coils más Stent ha demostrado efectividad en arteria axilar.
- STENT. Es una alternativa aceptada para el tratamiento de pseudoaneurismas, FAV y secciones parciales. Faltan estudios que avalen su utilidad a largo plazo, por lo que en pacientes jóvenes con alta expectativa de vida se prefiere vía abierta.

Existen stents auto-expandibles o por balón, estos últimos se evitan por posibilidad de mayor daño vascular. Por lo general los Stents no recubiertos están indicados en disecciones y los recubiertos en lesiones sangrantes

Reparación vascular

La técnica para lograr una perfusión arterial definitiva depende de la ubicación, el mecanismo y la gravedad del daño arterial.

Según la extensión de la lesión vascular, la reparación primaria no siempre es factible. Si la resección de la íntima sana en ambos extremos produce un espacio de segmento largo (> 2 cm), la reparación primaria ya no es una opción viable.

En esta situación, un injerto de vena autógeno, un injerto de arteria autógeno o un conducto sintético es necesaria para cerrar la brecha.

El injerto ideal debe ser similar en diámetro y grosor de la pared del vaso, fácilmente disponible, fácil de cosechar y tener una morbilidad mínima en el sitio del donante.

Debido a estas dificultades con los injertos venosos y al éxito documentado de los injertos arteriales para los procedimientos de derivación cardíaca, algunos cirujanos han comenzadouso de arterias como injertos vasculares de la extremidad superior.

Otra opción para defectos de segmento largo son los injertos sintéticos. Desafortunadamente, en comparación con los injertos autógenos, los injertos sintéticos tienden a tener tasas de permeabilidad más bajas y tasas de infección más altas. Por lo tanto, los injertos sintéticos, como el politetrafluoroetileno, están reservados para situaciones en las que el injerto autógeno no está disponible.

Ante la presencia de un paciente con trauma vascular extenso asociado a otras lesiones importantes y shock, existe la alternativa de realizar lo que se conoce como "trauma vascular contenido"; el cual consiste en realizar el control proximal, distal y posteriormente instalar un shunt intravascular, asegurando la irrigación distal y así difiriendo la reparación final a fin de estabilizar al paciente y que ésta sea realizada en las próximas 24 horas en condiciones idóneas, por un cirujano vascular.

Gestión de anticoagulación

Además de una intervención aguda adecuada, el tratamiento exitoso de las lesiones arteriales de las extremidades superiores requiere un manejo adecuado después de la lesión.

A diferencia de la terapia anticoagulante / antiagregante estandarizada para la profilaxis del trombo en la enfermedad vascular crónica, la literatura sobre el uso de la anticoagulación para el tratamiento de la lesión arterial aguda de la extremidad superior es escasa.

Aunque no existe un protocolo estándar para la anticoagulación cuando se manejan las lesiones arteriales de las extremidades superiores, Conrad y Adams hicieron recomendaciones para el uso de antitrombóticos en el manejo de colgajos libres y reimplantes.

Recomendaron el uso de aspirina durante 2 semanas después de la operación, la heparina como irrigante salino intraoperatorio y un bolo de heparina (50–100 U / kg) antes de liberar las pinzas.

En general, el uso de anticoagulación es frecuente en el tratamiento de las lesiones arteriales de las extremidades superiores para prevenir la trombosis y proteger la permeabilidad de capilar. Aunque estos agentes tienen un uso teórico, se necesita evidencia clínica bien respaldada para formular guías estandarizadas.

Conclusiones

El trauma vascular es una situación de emergencia, a la cual se puede ver enfrentado todo cirujano que se desempeñe en las unidades de urgencia. Es fundamental tener conocimientos acabados sobre la anatomía, cuadro clínico, métodos de exploración así como de la técnica quirúrgica del control y reparación vascular.

Es imprescindible considerar que ante la presencia de signos duros o inestabilidad hemodinámica se debe realizar la exploración quirúrgica en forma inmediata. Se recomienda además siempre que sea posible recurrir a la ayuda de un cirujano vascular.

Casos clínicos

Caso clínico 1

Paciente masculino de 12 años de edad.

Mecanismo: Herida cortante con cuchillo.

Lesion de arteria colateral digital.

Tratamiento: arteriorafia y neurorafia.

Caso clínico 2

Paciente masculino de 5 años de edad.

Mecanismo: Herida por vidrio.

Lesion de arteria y nervio cubital

Tratamiento: arteriorafia y neurorafia.

Caso clinico 3

Paciente masculino de 4 años de edad.

Mecanismo: amputación traumatica de antebrazo por escalera mecánica.

Amputación traumatica de antebrazo

Tratamiento: reimplante de antebrazo.

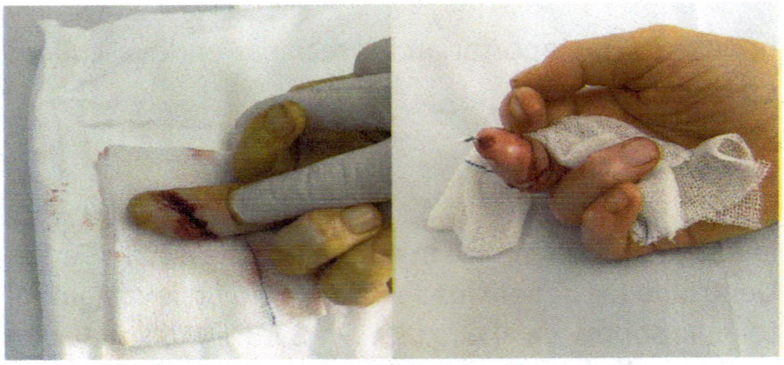

CASO 1

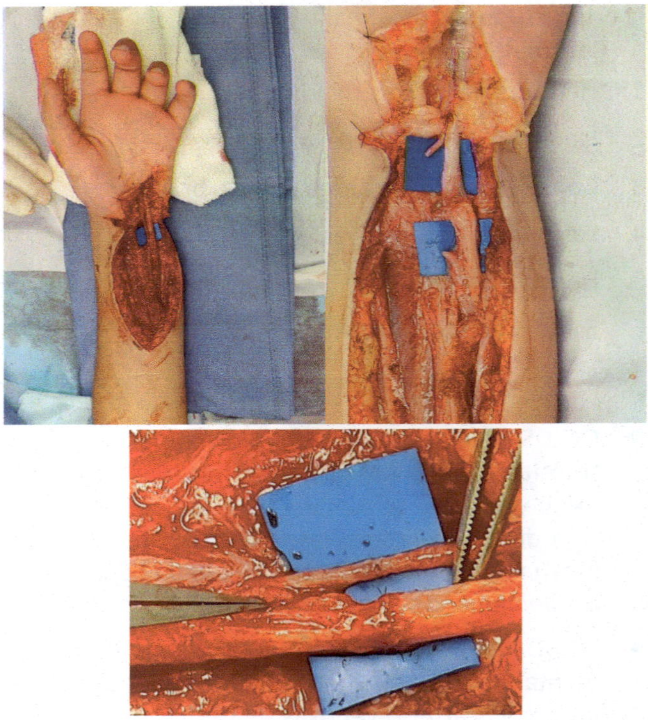

CASO 2

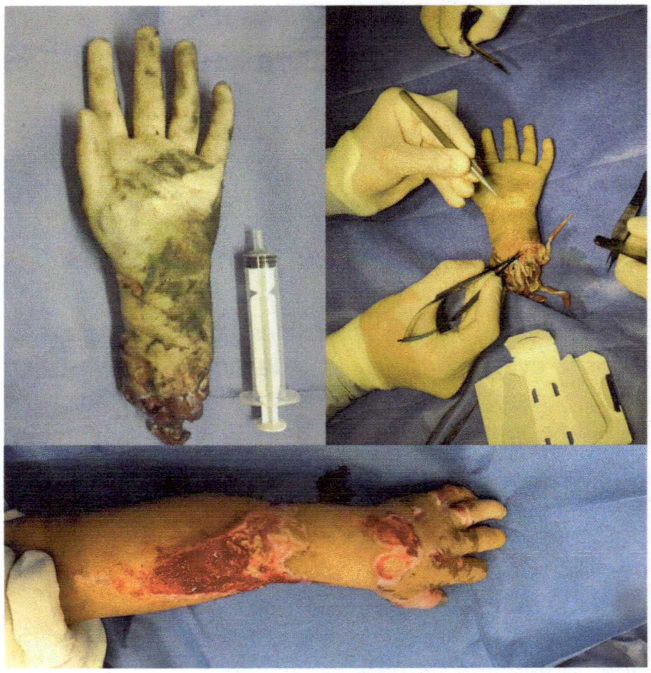

CASO 3

Bibliografía

1. Nguyen T, Kalish J, Woodson J. Management of civilian and military trauma: Lessons learned. Semin Vasc Surg 2011; 23: 235-42.
2. Pastor-Mena G, Rivera-Rodriguez MI, Marzo-Álvarez AC, Marco-Luque MA. Traumatismos vasculares de los miembros. Diagnóstico y tratamiento actual. Angiología 2007; 59: S39-52.
3. Fields CE, Latifi R, Ivatury RR. Brachial and Forearm vessel injuries. Surg Clin North Am 2002; 82: 105-14.
4. Rich NM, Baugh JH, Hughes CW. Acute arterial injuries in Vietnam: 1000 cases. J Trauma 1970; 10: 359-69.
5. Wahlberg E. Emergency vascular surgery. A practical guide. 2007. Springer-Verlag Berlin Heidelberg.
6. Rush RM, Beekley AC, Puttler Eg, Kjorstad RJ. The mangled extremity. Curr Probl Surg 2009; 46: 851-926.
7. Britt LD, Weieter LJ, Cole FJ. Newer diagnostic modalities for vascular injuries: the way we were, the way we are. Surg Clin North Am 2001; 81: 1263-79.
8. Gavant ML, Gold RE, Fabian TC, Tonkin IL. Vascular trauma to the extremities and lower neck: initial assessment with intravenous digital subtraction angiography. Radiology 1986; 158: 755-76.
9. Dennis JW, Frykberg ER, Veldenz HC, Huffman S, Menawat SS. Validation of nonoperative management of occult vascular injuries and accuracy of physical examination alone in penetrating extremity trauma: 5- to ten-year follow-up. J Trauma 1998; 44: 243.
10. Doody O, Given MF, Lyon SM. Extremities-indications and technique for treatment of extremity vascular injuries. Injury, Int. J. Care Injured 2008; 39: 1295-1303.
11. Reuben BC, Whitten MG, Sarfati M, Kraiss LW. Increasing use of endovascular therapy in acute arterial injuries: analysis of the national trauma data bank. J Vas Surg 2007; 46: 1222-6.
12. Kalish J. Selective use of endovascular techniques in the management of vascular trauma. Semin Vasc Surg 2011; 23: 243-8.
13. Feliciano D. Orthopaedic management decisions. In: Browner BD, ed. Skeletal Trauma: Basic Science, Management and Reconstruction. Philadelphia, PA: W. B. Saunders Company; 2003.
14. Timberlake GA, Kerstein MD. Venous injury: to repair or ligate, the dilemma revisited. Am Surg 1995; 61: 139-45.
15. Bermudez KM, Knudson MM, Nelken NA, Shackleford S, Dean CL. Long-term results of lower-extremity venous injuries. Arch Surg 1997; 132: 963-7.

Capítulo 34

Traumas faciales en la infancia

Jorge Guerrisi

Introducción

Las injurias faciales en los niños deben ser con sideradas separadamente de las de los adultos ya que "son especiales" como también son especiales la anatomía y el tratamiento quirúrgico.

Las injurias son similares a las de los adultos, pero la interpretación clinica y el tratamiento correcto dependen de las caracteristicas de las estructuras faciales infantiles que son diferentes a las de aquellos.

Las colisiones vehiculares son las causas más comunes y parece existir, estadisticamente, una diferencia respecto a los de menor edad; 2 a 3 % de aquellos ocurren en niños menores a 15 años y más del 6% en mayores.

No obstante existen otras causas como caidas de altura, quemaduras e incluso mordeduras de perros las que, habitualmente, producen severas lesiones de partes blandas con pérdida de sustancia.

Se deben tener en cuenta varias consideraciones frente a un niño traumatizado:

1. Dificultades en la cooperación del infante con la consiguiente dificultad para el interrogatorio, examen físico, estudios radiológicos y finalmente el tratamiento adecuado.
2. No debe olvidarse el efecto, que el trauma y el tratamiento, pueden ocasionar sobre el futuro desarrollo de la cara.
3. A deformidad postraumática puede deberse a una complicación, inadecuado tratamiento o por anomalía del desarrollo y crecimiento de la cara por efecto de la injuria.
4. Numerosas deformidades en adultos son como consecuencia de trauma faciales en temprana edad o inadecuadamente tratados.

Diferencias Anatómicas

Un niño no es un adulto pequeño, es un ser diferente por sus numerosas características físicas y espirituales

Difieren estructuralmente de los adultos, principalmente en la relación de la cabeza con la cara y con el resto del cuerpo (Figura 34.1).

La cabeza es proporcionalmente más grande que la de un adulto; la alta frecuencia de injurias craneofaciales o craneales está relacionada directamente con el mayor peso y mayor tamaño de la cabeza de los niños.

En el nacimiento la cabeza tiene una proporción facial más pequeña que el craneo si se la compara con la del adulto. El gran tamaño de los lóbulos frontales es la causa principal de la mayor protrusividad y altitud de la región frontocefálica.

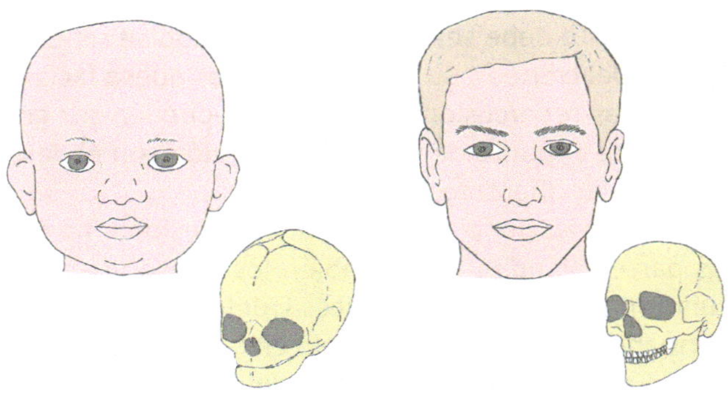

Figura 34.1: Relación y diferencias de las estructuras craneofaciales del adulto y del niño

La mitad del incremento del vólumen cerebral ocurre durante el primer año de vida y alcanza el 85% del crecimiento adulto al final del segundo año.

Otro factor de gran importancia funcional y estética es el desarrollo tridimensional de la cara, cuya evolución acondicionará el tipo y las caracteristicas del tratamiento a emplear en las injurias faciales.

Los distintos vectores de crecimiento en altura, latero-lateral y profundidad se desarrollan según necesidades respiratorias y erupciones dentarias, principalmente durante los primeros 8 meses postnacimiento.

Las modificaciones estéticas y funcionales faciales se siguen produciendo durante los años siguientes como entre el 3er y 4to , desde el 7mo al 11avo y finalmente hasta llegar a los 19 años.

No obstante no debe olvidarse que la fonación, deglución y los movimientos masticatorios tambien juegan un importante papel en el crecimiento y desarrollo armónico de los distintos sectores de la cara.

Por lo tanto es obvio que durante el periodo de crecimiento y desarrollo de la cara en la infancia las lesiones de las partes y óseas requieren consideraciones especiales.

Lesiones en el nacimiento y la infancia

Resulta interesante hacer mención a las lesiones durante el nacimiento, ya que pueden ocasionar lesiones estéticas y/o funcionales dificiles de solucionar, requiriendo varias cirugías durante las diferentes edades de la vida.

Las injurias durante el parto puede resultar por prolongada labor de parto, con dificultades en el canal del parto o inadecuadas maniobras obstétricas (uso del forceps).

No obstante, la flexibilidad del cráneo por la articulación y laxitud interósea de sus diferentes segmentos constituyen una mecanismo de defensa del trauma ya que la laxitud y maleabilidad protege no solo a los huesos craneanos sino además al cerebro; las fontanelas juegan un papel importante en este mecanismo.

Diferente debe ser el concepto cuando se refiere a la base del cráneo y su conexión con los hueso faciales ya que las repercusiones funcionales pueden ser graves desde el punto de vista de la relación con el desarrollo de las diferentes áreas faciales.

Las injurias por compresión pueden lesionar no solo las partes blandas, sino también los hueso y las articulaciones generando cicatrices y deformidades óseas permanentes como por ejemplo en la región cigomática y la articulación temporomandibular ocasionado la anquilosis de la misma.

La consecuencia será el desarrollo de la hipoplasia mandibular o la asimetría generando alteraciones estéticas y funcionales dificil de solucionar.

No obstante se sabe que la caida de los niños es frecuente y produce lesiones traumáticas que pueden pasar inadvertidas.

La caida de altura, tanto de la cama como de la tabla donde es cambiado durante el primer año de vida es una causa obligada.

Pueden sufrir lesiones craneales, intracraneales o faciales o mixtas.

La elasticidad de los hueso del cráneo y la cara a menudo protegen a los huesos de lesiones parciales o totales, pero a veces, pueden ser lo suficientemente severas para interferir con los centros de crecimiento óseos y generar secuelas en el desarrollo de malformaciones de la cara.

Otro hecho de relevancia es el que se refiere a que golpes en la cabeza durante la niñez por algún tipo de caidas pueden no despertar inquietud ni el médico ni en los padres, pero que son la causa de epilepsias desarrolladas en la adultez cuyo origen nunca es sospechado.

Lesiones de partes blandas

Si bien es considerable tener en cuenta que las heridas en tejidos jóvenes, especialmente en los niños, curan rapidamente requieren ser suturadas primariamente y lo mas inteligentemente posible.

Es bastante probable que las heridas reparadas directamente en temprana edad se transformen en inconspicuas con el paso del tiempo (Figuras 34.2 A y B).

En heridas que curaron por segunda intención, no se debe retardar la reconstrucción hasta la adultez porque muchas cicatrices operadas en la infancia se transforman en muy poco visibles con el tiempo y en la adolescencia no son manifiestas.

No debe olvidarse que algunas heridas pueden evolucionar a la cicatrización hipertrófica e incluso queloides, requiriendo reconstrucciones en tiempos posteriores.

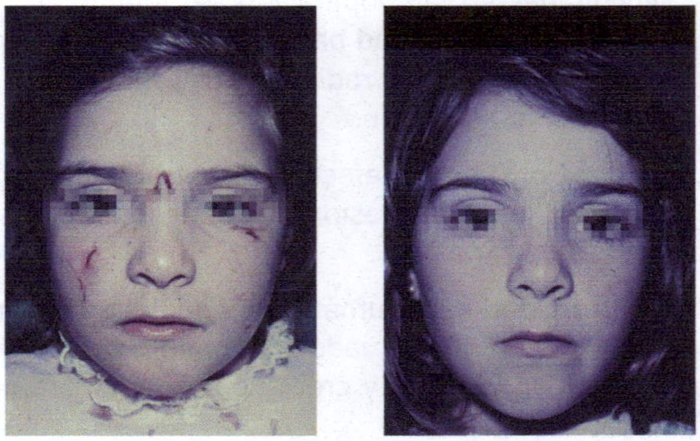

Figura 34.2: A. Heridas multiples cortantes. B. Dos años postcirugía

Dada las caracteristicas de "crecimiento y evolución con mucha vitalidad" de los tejidos jóvenes, es presumible pensar que puede existir este tipo de alteraciones cicatrizales principalmente frente a niños con antecedentes personales o familiares con hipertrofias de cicatrices; los padres deben estar avisados de esta posibilidad y de las cirugías o tratamientos necesarios para corregirlas.

En algunos casos especiales es particularmente importante conocer que la evolución de las heridas puede ocasionar alteraciones funcionales de los tejidos blandos de la cara e incluso alteración en el crecimiento de algunos de los huesos faciales.

Defectos severos de las partes blandas de la región del mentón y/o submentoniano pueden generar retrusión de la proyección del mentón por efecto de las "bridas y riendas fibrosas" generadas por la cicatrización del área.

Es muy frecuente encontrar este tipo de alteraciones estéticas y funcionales a nivel del movimiento de flexión cervical en los niños que recibieron quemaduras AB o B cuando curaron inadecuadamente por tratamientos incompletos o insuficientes.

Los párpados y los labios requieren una especial atención reconstructiva porque no solo tiene importancia el aspecto estético, sino principalmente el funcional ya que las funciones de ambos son de tremenda validez para la funcionalidad normal de la visión y de la alimentación.

La visión puede afectarse a través de dos mecanismos diferentes, pero el final será el mismo ceguera del ojo afectado que puede ser parcial o total y que deberá intervenir el oftalmólogo infantil.

En algunos casos la alteración de la funcionalidad y protección que los párpados ejercen sobre el globo ocular se puede ver alterada por cicatrización de la cornea como consecuencia de la cicatrización de la misma porque hubo un ectropion del párpado inferior que no fue corregido en el momento adecuado.

En otro caso la ambliopía u ojo perezoso o vago puede deberse a un exagerado tiempo de oclusión palpebral por falta de la apertura de los párpados y que no fue corregido en el momento adecuado. La ambliopía es una desbalance en la posición de los dos ojos y en el caso de la falta de apertura palpebral la corrección puede ser positiva si se hace antes de los 7 años de edad.

Cuando la ambliopía "pasa" a los adultos no existe una segura probabilidad de éxito con los tratmientos; Durante los primeros meses hasta los 10 años el sistema visual se desarrolla rapidamente. Las conexiones útiles entre el cerebro y los ojos se desarrollan principalmente hasta esa edad.

En el caso de los labios las reconstrucción, no solo son beneficiosas por la reparación de la piel y la mucosa, sino principalmente la capa del orbicular de los labios, de la que dependen los movimientos elementales para comer, mantener cerrados los labios (continencia labial), hablar con la fonética adecuada.

Desarrollo y crecimiento de la cara

Para poder entender el desarrollo de malformaciones que pueden generarse como consecuencia de trauma a temprana edad, es necesario conocer en detalles las distintas fases del crecimiento facial óseo y de las partes blandas.

El desarrollo de la cara se detecta a través de los cambios generados por las medidas tridimensionales de la misma.

Hasta los 5 meses de edad el crecimiento facial es casi el 40% de la del adulto; a los 25 meses el 70% y a los 650 meses (5,5 años) alcanza el 80 % de su crecimiento el que termina a los 18 años aproximadamente.

Las proporciones de la cara cambian marcadamente durante el periodo postnatal. El cráneo, al nacer, presenta un tamaño proporcionalmente mayor con respecto a la cara que el los años subsiguientes. Al nacimiento la proporción el 8:1, a los 5 años edad es 4:1 y en la adultez 2:1 (Figura 34.3).

Los factores que intervienen en estos cambios dependen de: 1. Propio crecimiento de la cara a través de los centros de crecimientos de los distintos huesos de la misma y 2. Cambios generados por la determinación sexual de la persona y 3. Resultado del desarrollo de los huesos de la base del cráneo a partir de su intima conexión con los huesos faciales.

Al nacer el esqueleto facial es obviamente pequeño. Las cavidades faciales (nariz y senos) son pequeños y tan altos como anchos. El borde inferior de la apertura pirirforme y el limite inferior de la cavidad nasal están apenas en un nivel más inferior que el piso de las orbitas. El seno maxilar cumple un proceso parecido y a medida que se produce el desarrollo de la cara ocupa el espacio por debajo de las órbitas que alcanza en el adulto (Figura 34.4).

Durante el primer año, el crecimiento lateral suborbitario es importante hasta el agujero infraorbitario;

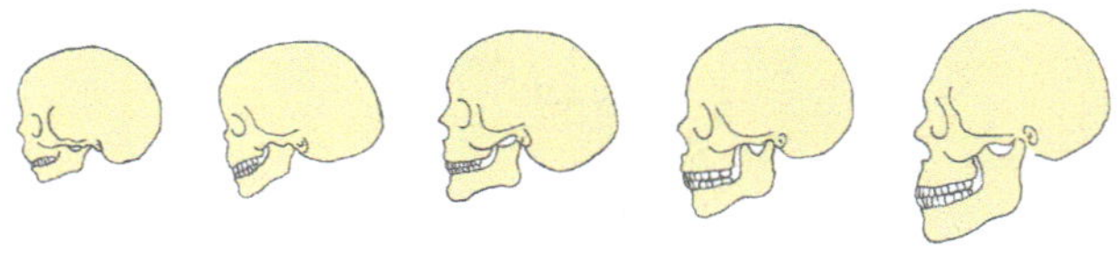

Figura 34.3: Las proporciones de la cara cambian marcadamente, desde el nacimiento hasta la adultez

en el 3 o 4 año el seno maxilar se amplia lateralmente y a los 5 años el desarrollo del maxilar superior por afuera de la proyección del agujero infraorbitario es importante (Figura 34.5).

El piso del seno maxilar permanece por encima del piso de las fosas nasasles en un niño de 8 años; es por erupción de los dientes permanentes hasta los 14 años que el proceso alveolar del maxilar crece y el seno desciende debajo del nivel de las fosas nasales (Figura 34.6).

El aumento de la dimensión vertical de la cara depende en parte por la erupción de la dentición y tambien por el desarrollo de los centros de crecimientos de la base del cráneo en relaxión con los huesos faciales; el desarrollo de la cara se completa entre los 18 y 20 años.

El aumento de la altura facial es más importante en el tercio medio que en el inferior; el incremento antero-posterior es más grande en tercio inferior que en el superior y lo mismo sucede con el desarrollo latero-lateral de la cara.

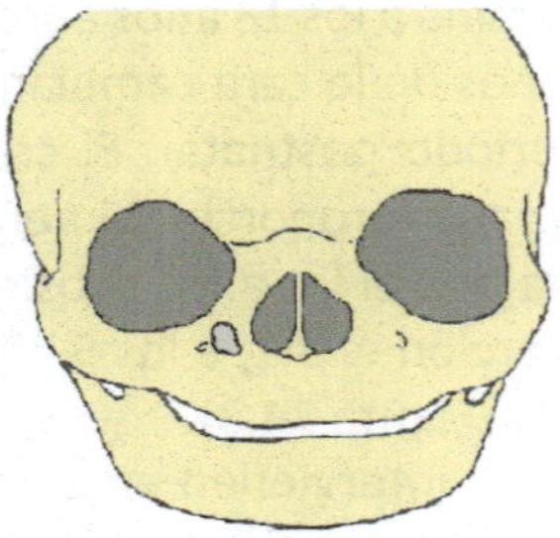

Figura 34.4: Desarrollo del seno maxilar entre los 3 a 5 años de edad

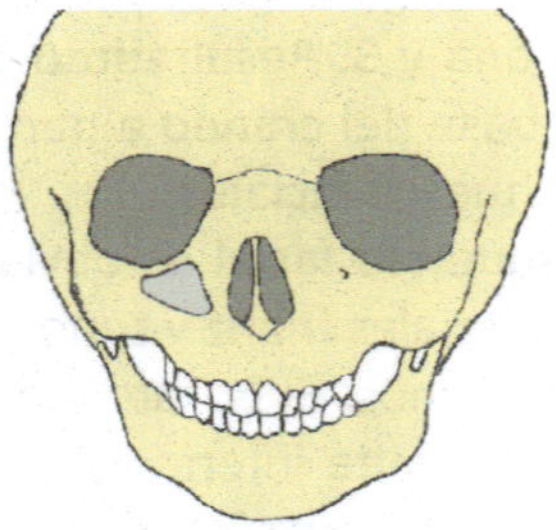

Figura 34.5: Durante la infancia, el seno maxilar crece lateralmente por fuera del agujero infraorbitario

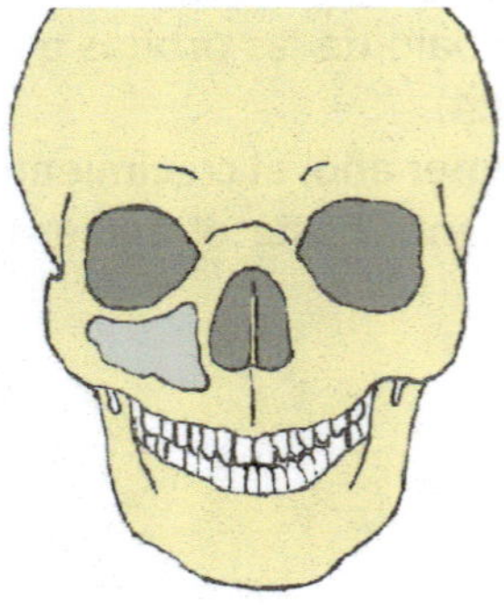

Figura 34.6: Desarrollo completo del seno maxilar luego de la erupción de los dientes permanentes

En el nacimiento, la porción de la fosa nasal ocupada por el etmoides dos veces la altura de la porción del maxilar; durante la infancia, hasta los 8 o 9 años cuando alcanza las porporciones del adulto, crece la porción maxilar superior por aumento y extensión del seno maxilar y el crecimiento de los procesos alveolares por erupción dentaria permanente.

Los cambios en la maxila y el maxilar inferior producen caracteristicos cambios en el frente , pero principalmente en el perfil de la cara; el perfil definitivo comienza a delinearse manteniendo la proporción canónica entre los tres sectores difinidos de la cara: Superior (frente), Medio (hasta el labio superior) e Inferior (hasta el mentón) (Figura 34.7).

El pico de crecimiento de la cabeza y la cara ocurre entre los 3 a 5 años; despues de un período de enlentecimiento una nueva aceleración ocurre entre los 13 a 15 años posteriormente un nuevo enlentecimiento aparece hasta el desarrollo final que ocurre entre los 18 a 20 años.

Mención especial merece el desarrollo de la mandíbula. La parte dorsal del primer arco mandibular crece hacia adelante y debajo de la región olfatoria y orbitaria y a través de una condensación mesenquimática da origen al primer arco faríngeo o branquial cuya condrificación genera, en parte, el cartílago de Meckel.

La extremidades posteriores de este cartílago forma parte de los cuerpos vertebrales; la porción medial forma ligamentos mandibulares como esfenomandibular y el porción posterior parte de los huececillos del oido medio.

Más tarde 2 porciones de hueso membranoso rodean al cartilago de Meckel acompañando al crecimiento del mismo, mientras que en su porción ocurre algún grado de osificación endocondral; en el sector

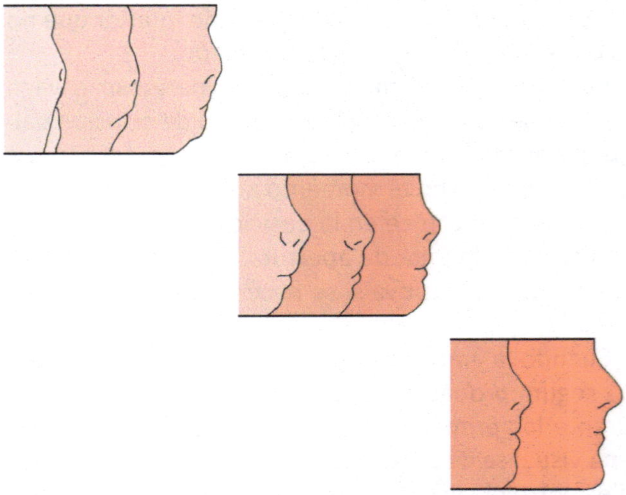

Figura 34.7: Cambios observados en la evolución de la cara (perfil) desde la 8 semana de embarazo hasta la adultez

posterior en realción con el hueso temporal forma la articulación temporomandibular en su interior en cartílago de crecimiento del cóndilo comienza el desarrollo del mismo (Figura 34.8).

Este crecimiento es el resultado de la osificación endocondral de la epífisis y por eso cualquier trauma o enfermedad que afecte ésta área producirá una mandíbula hipoplásica si ocurre antes de los 5 años de edad.

Es importante reconocer que tanto en el maxilar superior como en el inferior ya sea en la premaxila, maxila, cigoma y hueso escamoso del temporal y a nivel de la mandibula a través de los procesos alveolares, desarrollo de los dientes se contribuye al desarrollo definitivo de estos huesos.

El esqueleto del área mediofacial is formado por hueso membranoso con excepción de los cartílagos nasales. Estos huesos crecen en diferentes direcciones por mecanismos también diferentes; por ejemplo el crecimiento anteroposterior del complejo nasomaxilar está relacionado con el crecimiento de la base del cráneo y sus sincondrosis.

No hay solamente un crecimiento hacia adelante y abajo, sino además un constante remodelamiento en sus diferentes areas óseas. La principal etapa del crecimiento comienza con un movimiento hacia abajo y delante de la base del cráneo un agrandamiento posterior por alargamiento del proceso del arco dental y una reapsorción anterior de la porción malar.

Las fosas nasales crecen por descenso de la premaxila reapsorción de la región de la espina nasal y deposición ósea en la superficie inferior.

El control del crecimiento facial por la " matrix functional" según Moss pone de manifiesto que factores como espacios anatómicos, músculos y tejidos blandos infieren en el desarrollo evolutivo de la cara.

Si bien no existe una definición categórica sobre el efecto del trauma sobre el crecimiento facial o consecuencias en el desarrollo normal, principalmente en la mandíbula, todo trauma o golpe en la mandíbula (a nivel del mentón) debe ser evaluado clinica y radiograficamente para detectar lesiones condilares que afecten, a posteriori, en desarrollo mandibular.

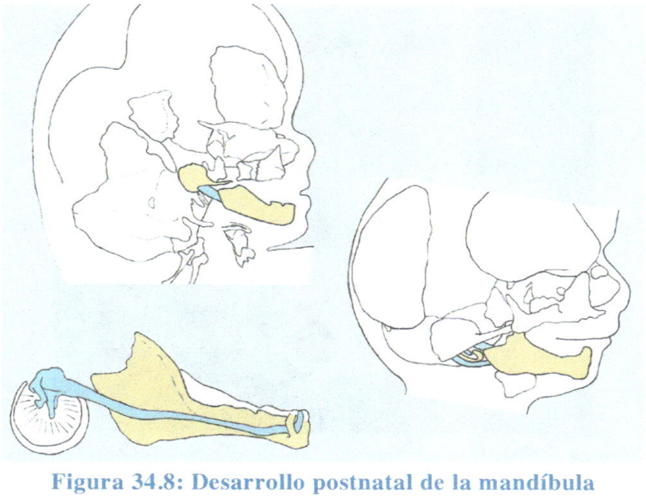

Figura 34.8: Desarrollo postnatal de la mandíbula

Las fracturas de los huesos de la cara son menos frecuentes en los niños que en los adultos, por varios motivos entre ellos porque durante la infancia viven protegidos por los padres y bajo la supervisión de ellos, la resistencia " cartilaginosa" de los huesos y sus conexiones y el grosor de los tejidos blandos protegen a los huesos de tal manera que si se produce una fractura es de menor severidad que en los adultos.

La comparación dientes:huesos es más alta que en los adultos además que la mandíbula es más elástica que en estos últimos.

Los senos paranasales son rudimentarios, los grandes centros cartilaginosos centrales y el pequeño volumen entre cráneo y mandíbula son factores que proveen protección a las estructuras óseas de la cara.

La incidencia de fracturas en los niños varía según los diferentes informes pero se puede considerarse aceptable que 1% de todas las fracturas faciales ocurre antes del 6to año y un total de 5% en niños debajo de los 12 años; 1 de cada 10 fracturas debajo de esa edad afectan la mandíbula mientras que el tercio medio de la cara se ve afectado muy poco antes de los 8 años.

En una serie de 3033 casos de fracturas faciales pediátricas 4,4% ocurrió en niños desde el nacimiento hasta los 10 años; hasta los 14 años la incidencia ascendió a 11% y entre 11 y 20 años fue del 20,6%.

Una de las principales causas de la rareza de las fracturas en los niños es la gran proporción del tamaño entre el cráneo y la cara; es frecuente que las fracturas faciales se asocien a fracturas del cráneo por la protrusión importante de los huesos de la bóveda craneal con respecto a los huesos faciales (Figura 34.3).

El mayor creciemitno del cráneo es alcanzado a los 2 años; mientras que el esqueleto facial continua creciendo durante la infancia. Los huesos de la cara gradualmente se neumatizan por el desarrollo de los senos accesorios, además los hueso son pequeños y " con gran elasticidad" " se doblan pero no se rompen" y además los tejidos blandos están más gruesos por la adiposidad tipica de los niños.

Fracturas mandibulares

La predisposición a fracturas en tallo verde o parciales se deben a dos factores principales: 1. Ya se hizo hincapié en el grosor de las partes blandas (adiposidades) durante los primeros nueve meses de vida; a la edad de 5 años el grosor del tejido celular subcutáneo es solo la mitad del anterior; 2. Es la resistencia elástica de los huesos donde la separación entre cortical y medular es casi no visible.

Las fracturas son generalmente largas y oblicuas extendiendose desde el borde superior de la mandíbula hacia abajo y adelante, mientras que la de los adultos es hacia abajo y atrás.

El órgano dental permenente ocupa toda la mandíbula y esta caracteristica debe ser tenida en cuenta cuando se usan las fijaciones interdentarias como tratamiento; cualquier alambre o tornillo debe ser colocado en el borde inferior de la mandíbula con el objeto de evitar la lesión de el capullo o raices defintiva.

Tambien cabe este concepto cuando se decide usar los alambres como fijación infentaria ya que cuando están los dientes transitorios hay poca retentiva de las coronas para poder anclar los alambres; debe evitarse usar los dientes de los niños para fijar el tratamiento ya que a veces no están o parcialmentes erupcionados.

Los splint fabricados de acrilícos para realizar una adecuada alineación de los fragmentos debe ser hecho a través de modelos tomados con anestesia general; en fracturas sin grandes desplazamientos y trazos mínimos la colocación de estos splint mantenidos en posición con alambre circunferencial permiten la reorientación de los fragmentos, la reducción y la fijación de los mismos como tratamiento efectivo (Figura 34.9).

Cuando esto sucede en la mandibula la parte de la fijación del maxilar superior los almabres deben pasar por el piso de las fosas nasales y el paladar evitando lesionar los dientes permanantes que ocupan toda la infraestructura de ese hueso.

El uso de elementos de osteosíntesis y tornillos de material reabsorbible a contribuido a mejorar y el tipo de tratamiento de las fracturas mencionadas como tambien la celeridad con que se las puede corregir (Figura 34.10).

Varios aspectos deben tenerse en cuenta frente a fracturas de mandibula de niños. En primer lugar el tratamiento debe ser encarado rápido porque el proceso de reparación es mucho más rápido que los adultos; por otra parte parte el grado de malunión puede ser tolerada en lso huesos en crecimiento ya que este mismo proceso puede generar curaciones funcionales espontáneas o verse favorecidas por la erupción dentaria bajo el proceso de masticación.

Sin olvidarse que futuras correcciones pueden ser alcanzadas usando la ortondocia y el sistema de brackes para obtener una oclusión armónica y estable defintiva, luego de la erupción dentaria permanente.

En el caso de fracturas en mandíbulas con dientes todavía no erupcionados puede lesionarlos, pero rara vez deben extraerse; la erupción puede retardarse y los dientes pueden presentar lesiones de diversos grados.

Mención especial merecen las fracturas de la articulación temporomandibular y deben ser sospechadas en niños con traumatismos directos en el mentón; la lesión del cartílago de crecimiento es la principal preocupación para evitar secuelas funcionales estéticas en el desarrollo definitivo del tercio medio de la cara.

Los traumas articulares pueden generar hemartrosis, fibrosis y pueden desembocar en una anquilosis articular, cuyo tratamiento exitoso es dificil de conseguir; no obstante hay muchas fracturas de la región condíleas que no son seguidas de anquilosis o disturbios en el crecimiento mandibular.

El enderezamiento progresivo del cuello del cóndilo puede ser observado si los fragmentos de los trazos fracturarios se mantienen en contacto; pero cuando no hay tal contacto se puede llegar reabsorción ósea a acortamiento condilar con el consiguiente acortamiento de la rama mandibular afectada.

No obstante la formación de la anquilosis fue evitada pero la desviación mandibular durante la apertura bucal es bien evidente por disminución del crecimiento de esa rama y la disfunción del músculo pterigoideo lateral.

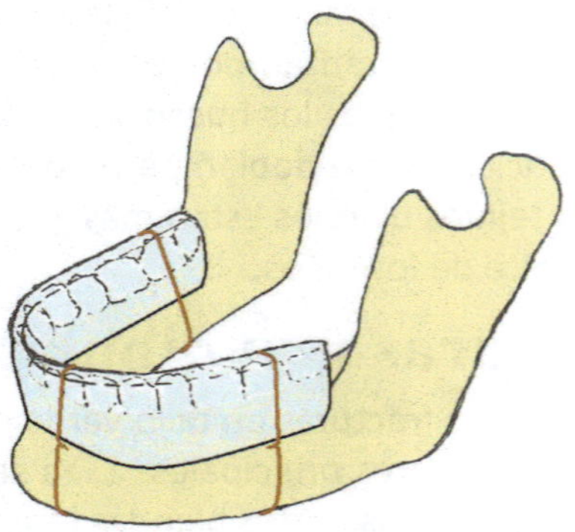

Figura 34.9: Esquema demostrando la colocación de los splint de acrílico, rodeando la mandíbula mediante alambre circunsferencial

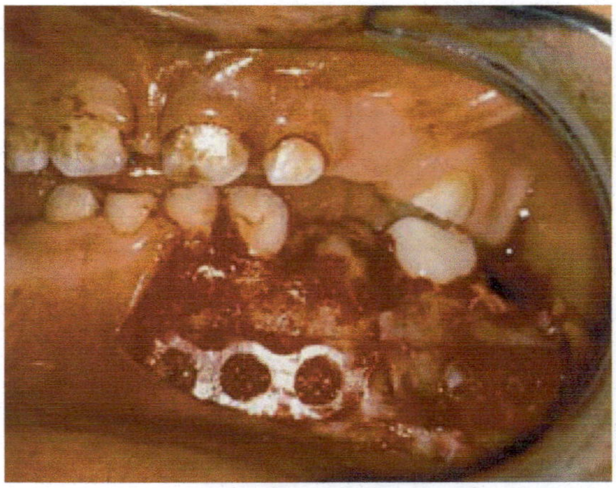

Figura 34.10: Uso de placas biodegradables en una fractura a nivel del cuerpo mandibular izquierdo en un niño

La anquilosis temporomandibular y la hipoplasia mandibular son atribuidas a la lesión del cartílago articular del cóndilo. Antes de la edad de 5 años el cuello del cóndilo es poco desarrollado y entonces cualquier injuria sobre el área puede afectar más facilmente la articulación injuriando el cartílago de crecimiento, mientras que despues de esa edad la fractura del cuello es más factible y actuaría como un factor de protección de la articulación.

Dado este concepto el grado de deformidad está inversamente proporcional a la edad del paciente y al tiempo de la injuria.

A las 12 semanas de vida intrauterina aparece en cartílago articular y a partir de la semana 20 canales vasculares grandes se hacen presentes en el área mencionada y comienzan a desaparecer a los 2 o 3 años de vida postnatal cuando comienza la disminución progresiva del tamaño; el cuello del cóndilo empieza a alargarse " creciendo" la longitud de la rama mandibular.

Hasta los 3 años el cuello es corto y grueso por lo que es menos probable que se fracture, pero dada su contenido en canales de sangre produce hemorragia y hemartrosis lo que lleva a osteogénesis progesiva osificación y finalmente puede resultar anquilosis; ya en 1929 Dufourmentel había descripto este concepto de mayor "crushing" in niños que fracturas.

Como corolario se acepta que: niños pequeños lesión "crushing" in cavidad articular y en niños más grandes fracturas de cóndilo y cuello.

De todos los tratamientos propuestos para estas lesiones, tienen más aceptación la temprana movilización mandibular que la inmobilización severa y además muchos autores han observado recuperación espontánea.

Cuando la lesión es alveolar incluyendo a los dientes, estos fragmentos pueden ser sostenidos por tejidos linguales, labiales o bucales; el fragmento óseo puede ser alineado y los dientes sobrevivir si hay un adecuado soporte por 2 meses del fragmento fracturado con los dientes vecinos.

Los dientes con mantenidas irrigación pueden sobrevivir; en caso de raices lesionadas pero mantenida la vitalidad dental pueden ser reimplanatdaos y fijados en sus espacios mediante fijación adecuada.

Cuando la lesión es severa y los dientes no pueden retenidos en sus alveolos es preferible extirparlos junto con el proceso alveolar afectado cubriendolo de tejidos blandos para aumentar las posibilidades de irrigación local.

Es importante llamar la atención sobre evitar la disección de los tejidos óseos de sus parted blandas para evitar disminuir la irrigación de la zona; permitiendo que sobrevivan como un injerto.

Las coronas y dientes fracturadas sin exposición de la pulpa deben ser protegidos porque pueden ser generalmente restaurados; si la pulpa es expuesta debe ser estirpada para permitir la recuperación dental.

Fracturas de las raices en el límite con las coronas gerealmente requieren la remoción de la pieza dentaria.

Fracturas de los huesos del tercio medio facial

Las lesiones óseas traumáticas en niños alrededor de los 12 años de edad constituye menos del 0,5% de todas las fracturas faciales.

Debido a la alta elasticidad de los huesos de la cara y el menor desarrollo de estos con respecto a los craneanos, la proporción de las lesiones con respecto a la de los adultos es menor.

En muchos casos el trauma frontal ocasiona lesiones mayores en el hueso frontal que en el resto de la órbita, principalmente por la dimensión importante de este sector del cráneo en proporción con el resto de la cara.

Son muy raras las clasicas fracturas denominadas de Le Fort; en todo caso , en la actualidad, la severidad de los traumas por colisiones vehiculares pueden generar fracturas conminutadas " en rompecabeza" más lesiones puntualmente definidas.

El tratamiento definitivo las fracturas del tercio medio facial ha sufrido un avance sorprendente desde 1960 con el advenimiento de la fijación rígida interna mediante placas y tornillo; no obstante mayor ha sido el avance con el uso de las placas biodegradables ya que no solo desaparecen con el tiempo sino que además no interfieren con el desarrollo de los huesos del niño y no generan artefactos en el estudio de las radiografías necesarias para evaluar las fracturas.

Los sistemas de osteosíntesis por placas que se utilizan en los niños son la fijación rígida interna no reabsorbible y reabsorbible. Los sistemas no reabsorbibles son de titanio y deben ser retirados posteriormente en los pacientes que se encuentran en etapa de crecimiento. Es aconsejable el retiro de placas y tornillos entre 6 y 8 meses posterior al trauma.

El uso de placas reabsorbibles sin duda constituye un enorme avance en el tratamiento de las fracturas faciales pediátricas, eliminar un segundo tiempo quirúrgico constituye su principal aporte. Estas placas son de ácido poli-L-láctico/poliglicólico y presentan en su inicio una resistencia similar a las de titanio que se mantiene hasta aproximadamente un 70% a las 8 semanas, posteriormente se producirá paulatinamente una pérdida de la resistencia y la reabsorción del material, la que quedará absolutamente finalizada después de un año.

Es muy interesante, para el cirujano tratante, recordar que las fracturas en niños consolidan rapidamente por lo que en muchos casos y si la fractura no es severa, con escasa sintomatología clínica, que no impide la alimentación y/o la respiración puede ser evaluada periodicamente sin necesidad de tratamiento comprobando la consolidación con el paso del tiempo.

Y muchos casos completan el tratamiento defintivo a través del uso de brackes y/u ortodoncia, modificando la dentición defintiva obteniendo una oclusión armónica, estable y esteticamente aceptable.

Las fracturas nasales son mas frecuentes que las del resto del tercio medio facial.

En los niños pequeños, las fracturas nasales requieren consideraciones que hagan entendible su diagnostico, tratamiento y secuelas: el esqueleto nasal es más cartilaginoso que óseo y el diagnostico de fracturas es más dificil.

Los huesos nasales están separados en la línea media y las fracturas son más frecuentes con estos huesos incrustandose o cabalgando sobre la región frontocraneana.

Asi como con cualquier otro tipo de fracturas faciales en niños, el principal factor es el crecimiento y desarrollo de las estructuras involucradas puede ser afectado a pesar de adecuado diagnóstico y tratamiento.

Dos periodos de rápido crecimiento entre 0 a 5 y 10 a 15 años ocurren con los huesos de la cara y cualquier trauma sobre la region nasal o nasoetmoidal puede generar una secuela funcional y estética como desviación nasal, hipoplasia y nasomaxilar atresia.

El diagnóstico de lesion nasal es dificil y a veces puede ser necesario una anestesia general; el estudio radiográfico es fundamental y las tomografías computadas son esenciales desde el punto de vista diagnóstico y legal.

Los huesos nasales son dificilmente fracturados porque su resistencia elástica, flexibilidad y pequeñez. Pero lo más frecuente es lesionar la porción cartilaginosa de la nariz ya que ocupa una gran cantidad de lugar dentro de las estructuras de la nariz de un niño.

Los cartílagos laterales de la nariz se relacionan muy abajo con respecto a los huesos propios y pueden colapsar en unión con las fracturas del septum; los hematomas se pueden organizar en el área entre los cartílagos laterales y la superficie interna de los huesos: debe ser evacuado por una incisión intercartilaginosa. Si un hematoma se hace en el espacio subcartilaginoso alar debe ser evacuado por vía interna transcartilaginosa.

Las fracturas y dislocaciones septales pueden ser independientes o asociarse con las fracturas de los huesos nasales; los hematomas subpericóndricos septales pueden ser causados por traumas mínimos o severos principalmente por la rica vascularización del tabique.

El hematoma septal es una complicación severa de los traumas nasales no solo por la obstrucción respiratoria que pueden ocasionar sino además porque facilitan el colapso y/o torcimiento del dorso nasal.

Una consecuencia severa es la perforación septal a consecuencia del hematoma o sepsis local por infección del mismo.

El drenaje del mismo es preferiblemente realizado conformando un amplio y seguro vascularizado colgajo mucopericóndrico, para evitar ocasionar una fístula o perforación septal de dificil tratamiento; en caso que el hematoma forme parte de trozos de cartílagos fracturados estos deben ser eliminados y reubicando el colgajo mocupericóndricos.

El tratamiento de las fracturas nasales es similar que en los adultos mediante la reducción y fijación con material rígido (compuesto de modelar o yeso) y a veces es necesario agregar un packing intranasal para reubicar los cartílagos dislocados y fracturados como tambien para evitar la recurrencia del sangrado.

Una variedad común de fracturas faciales es la denominada naso-orbitaria dónde las estructuras nasales se incrustan en el espacio interorbitario afectando tambien las estructuras lateronasales y latero-orbitarias como los cantos internos y/o las vías lagrimales.

Actualmente el método abierto mediante incisiones glabelares horizontales o en forma de H o a través de incisiones lateronasales o más severamente con abordaje bicoronal consiste en la reducción de los fragmentos óseos y la fijación mediante placas y tornillos biodegradables; cuando es necesario reparar el telecanto traumático debe hacerse una cantopexia transnasal con alambre.

Las fracturas nasales curan rapidamente en los chicos frecuentemente con sobrehuesos e hipertrofia del callo fracturario ocasionando un dorso óseo ancho y prominente.

Una importante consideración que debe ser conocida por cirujanos, pacientes y padres de los mismos es la que se refiere a que cualquier fractura de los huesos nasales puede evolucionar hacia distintas deformidades estéticas y funcionales a pesar de haber sido tratadas adecuadamente con el tratamiento correcto.

Estas deformidades pueden ser: 1. Dorso ancho; 2. Desviación septal; 3. Depresión del dorso; 4. Giba osteocartilaginosa; 5. Obstrucción respiratoria y 6. Hipoplasia nasomaxilar.

Con el crecimiento del niño se verá si aparecen secuelas o deformidades secundarias al trauma y se debe esperar hasta el inicio de la escolaridad para corregirlas principalmente por la relación que tendrá con los demás alumnos y la posibilidad de generar trastornos psicológicos por la relación con ellos; es muy probable que el definitivo tratamiento se deba llevar a cabo cuando complete el desarrollo defintivo hacia los 18 o 20 años.

Este tipo de fracturas puede asociarse con fracturas orbitarias tipo blowout afectando el piso orbitario.

Las fracturas del hueso cigomático son raras y generalmente ocurren en niños grandes acompañando las lesiones en trípode del malar, afectando el psio y la pared lateral del órbita; el tratamiento es similar a las del adulto y cuando es necesario el uso de placas y tornillos son de acido poliglicólico que desaparecen en el transcurso de los meses.

Las colisiones vehiculares son las causas más comunes de las fracturas orbitarias y cuando el impacto es lateral se hacen presentes las denominadas orbitomaxilomalares con desplazamiento malar y afectación del piso orbitario.

El tratamiento es similar al del adulto con uso de placas y tornillos biodegradables y en los casos que hay conminución y es necesario el reemplazo óseo pueden usarse injertos aloplásticos; pero la preferencia es el uso autoinjertos óseos o cartilaginosos por varias razones: 1. Son autoinjertos y las posibilidades de rechazo son nulas; 2. Protección contra las infecciones; 3. Crecen con el resto de los huesos de la cara lo que permite evaluar su evolución.

Es necesario que el cirujano tenga presente cierto detalle anatómico del piso orbitario con respecto a la proyección del seno maxilar superior; en los niños el seno maxilar es pequeño y el piso de la órbita es concavo profundamente ubicado por detrás del reborde orbitario inferior lo que puede generar un error en la intrepretación de las radiografías ya que parecería que puede haber un hundimiento del piso cuando en realidad no lo tiene, es la ubicación normal del seno maxilar y la amplia concavidad del piso.

Las complicaciones de las fracturas faciales de los niños pueden ser observadas por aspiración pulmonar en las aspiraciones del contenido estomacal por dilatación del mismo; la temprana evacuación del estomago mediante sonda nasogástrica debe ser tenida en cuenta en el aspecto preoperatorio y postoperatorio.

Las osteomielitis han disminuido drásticamente en su frecuencia por la acción de la antibioticoterapia y también como consecuencia de una fijación rígida a través de las placas y tornillos, que ha mejorado la estabilidad de los trazos.

La falta de desarrollo o el mal desarrollo, la mala oclusión dentaria, anquilosis e hipoplasia ósea son las complicaciones.

Especial mención merecen los traumas faciales que generan laceraciones múltiples, avulsiones de tejidos blandos, conminución ósea y fracturas múltiples, ya que deben ser cuidadosamente evaluadas y adecuadamente tratadas: Prevenir secuelas funcionales y desfiguración facial.

El tratamiento debe ser integral tanto para las partes blandas como para las óseas; en el primer caso la reconstrucción debe ser completa y si es necesario el reemplazo de tejidos debe preveerse el uso de colgajos de vecindad o en su defecto de implantes microquirúrgicos.

Cuando la conminución es ósea y los fragmentos son insuficientes para conformar un sector óseo adecuado deben usarse los autoinjertos óseos extraidos de la cresta ilíaca o en su defecto de la calota craneal; las costillas pueden ser usadas pero la reabsorción es significativa.

Algunos sistemas pueden verse afectados por las lesiones entre los cuales figura el lagrimal y el esfuerzo debe ser hecho para recuperar la funcionalidad de los canalículos principalmente el inferior que lleva más del 70% de las lagrimas. La lesión de este canalículo puede ser reparada mediante una anastomosis microcópica a través de un tubo de polietileno que enhebra el conducto , como un tutor, y se deja en esa posición por varias semanas.

Cuando la lesión es severa y afecta ambos canalículos una dacriocistorinostomía a través de tubo de Jones es lo que corresponde hacer.

Cuando el conducto de Stenon es lesionado la reparación es la regla, cuando ello es imposible se puede ligar el conducto proximalmente para obtener la consecuente atrofia de la glándula parótida.

Las lesiones del nervio facial constituyen la prioridad de reparación en cualquier lasión facial severa. La microsutura de las ramas afectadas es la regla sin dejar de tenerse en cuenta que el poder de regeneración nerviosa en los niños es mayor y más rápida que en los adultos.

Algunos autores están de acuerdo en considerar que puede ocurrir una recuperación espontánea teniendo el cuenta el mecanismo recien descripto como también por las características plexiforme de las diferentes ramas del facial como también entre éstas y las del nervio trigémino.

Si bien es muchos aspectos la conducta de diagnóstico y tratamiento es bastante similar a la de los adultos, el trauma facial infantil presenta ventajas y desventajas que el cirujano debe considerar y tener en cuenta cuando está frente a casos de severidad creciente.

La evolución más rápida y completa en la curación de las lesiones es un factor importante ha considerar cuando se trata un niño traumatizado; la posibilidad de secuelas estéticas y funcionales alterando el crecimiento de los diferentes tejidos faciales también debe movilizar la atención y la idoneidad del cirujano para obtener resultados satisfactorios.

Las quemaduras constituyen los traumas que ocasionan la mayor morbilidad y secuelas de gravedad, llegando a la desfiguración facial, en la infancia. Las causas más comunes son las ocurridas en el hogar principalmente en los niños entre 0 y 9 años.

El grupo etáreo más comprometido es entre 0 y 5 años con las quemaduras AB de las cuales 25% requieren tratamiento clínico y el 75% se le agrega el quirúrgico con toilettes, limpiezas debridamientos y finalmente reemplazo de la piel afectada.

La prevención sigue siendo el método más efectivo en la reducción de éste trauma en los niños; por ejemplo la conducta sobre los artefactos eléctricos y principalmente en su conexión en el enchufe de la pared; entre los inmediatos la aplicación de agua fría disminuye la profundidad y la gravedad de la quemadura; en casos severos la hidratación parenteral es fundamental y posteriormente la nutrición inmediata, por las vías posibles, reduce la infección, mejora la cicatrización y reduce la permanencia hospitalaria.

La gravedad de las quemaduras y/o sus secuelas están directamente proporcional a la profundidad de las mismas; las de grado AB y principalmente la B son las más graves.

Los objetivos del tratamiento son: preservar la vida, conservar la función, reducir la deformidad estética, limitar las secuelas psicológicas y conseguir una integración plena a la vida normal.

Cualquier niño quemado con afectación de la cara, manos o genitales o en una superficie corporal del 10% requiere una internación para poder evaluarlo correctamente y darle el tratamiento adecuado.

Cuando la quemadura a la cara o es superior al 50% de la superficie corporal es conveniente realizar una gastrostomía endoscópica percutánea, para asegurar una rápida alimentación; cuando la severidad es menor colocar una sonda nasogástica de alimentación.

Si la quemadura está originado por un álcalis o acido, la primer medida debe ser el lavado de la cara con agua abudantemente y fría.

En las quemaduras faciales de tipo A-AB el tratamiento tiene como objetivos conservar la apariencia aceptable, la movilidad y la expresión. Se deben prolongar aún después de completada la epitelización de las lesiones. En las quemaduras más profundas, de tipo AB-B en las que es necesario realizar escarectomías, los cuidados deben mantener viable el lecho para el injerto y protegerlo de la infección.

Los procedimientos recomendados en quemaduras AB-B son: 1.Máscara húmeda; 2 Desbridamiento enzimático; 3 Topicación antimicrobiana; cuando presentan escaras requieren rección quirúrgica y posteriormente auto injertos de piel.

El uso de máscara húmeda facial permite la curación de las quemaduras en cara que no destruyeron el espesor total de la piel, que es habitualmente en entre el 60 al 80% . El 20% restante que requirieron resección de escara y reposición cutánea, el uso de la máscara y los cuidados específicos brindados, evita la sobreinfección y el resecamiento de las áreas dañadas, facilitando así su resección quirúrgica.

El cuidado de enfermería y el control médico en la etapa aguda es fundamental (entre el 1 y 5 día) porque las principales alteraciones de la piel con edema, mayor laxitud tisular y alteración del espesor de la piel se producen es esa etapa lo que dificulta el cuidado ocular, nasal (respiratorio), labial (si es posible la alimentación normal) y la profundidación del cuadro general diminuyendo el dolor.

Las facies caracteristicas de la etapa aguda (1 a 5 días) está provocada fundamentalmente por: edema facial con relación a la laxitud de tejidos y al espesor de la piel. Lo que produce dificultad para el cuidado ocular, y ocasiona microlesiones.

En conclusión las quemaduras A (superficiales) son las más comunes curan espontáneamente y no dejan secuelas; las AB o B necesitan escarectomías, debridamiento, autoinjertos.

En la actualidad el uso de regeneradores dérmicos y más modernamente el uso de queratinocitos cultivados están siendo utilizados con éxito.

Bibliografía

1. Burdi A.R, Huelke F, Snyder R.G et al. Infant and children in the adult word of automibile safety design: Pediatric and anatomical consideration for design of child restraints. J. Biomech, 2: 267, 1969.
2. Decker S, Otte D; Cruz DL et al. Injury severity of pedrestrians, bicyclist and motorcyclist resulting from crashes with reversing cars. Accd Anal Prev 94: 46, 2016.
3. Hamilton WJ, Boyd JD, Mosmann HW. Human embryology. Baltimore, The Williams and Wilkins Company, 1945.
4. Björk A. Facial growth in man, studies with the aid of metallic implants. Acta Odont. Scand 13: 9, 1955.
5. Enlow DH. The human face. New York, Hoeber Medical Division, Harper & Row, 1968.
6. Moss ML; Romberg BE , Song IC et al. The passice rol of nasal septum cartilage in midfacial growth. Plast Reconstr. Surg 41: 536, 1968.
7. Moss ML, Fucntional cranial analysis and the functional matrix. Int J Orthod 17: 21, 1979.
8. Rowe NL, Fractures in the facial skeleton in children J. Oral Surg., 19:517,1968.
9. Pfeifer G. Kieferbruche in Kindersalter und ire Auswirkungen auf the Wachstum Fortschr. Kiefer Gesichtschir., 11:43, 1966.
10. Converse JM, Dingman RO. Facial injuries in children. In (edt) Converse JM. Reconstructive plastic surgery Vol II. Philadelphia, W.B Saunders Pp: 794, 1977.
11. Preim J. Manual of internal fication in the cranio-facial skeleton. Edición 1998.
12. Edwards RC, Kiely KD, Epply BL: Fixation of Bimaxillary Osteotomies with Resorbable Plates and Screw: Experience in 20 Consecutives Cases. J Oral Maxillofac Surg. 59: 271; 2001
13. Edwards RC, Kiely KD, Eppley BL: The Fate of Resorbable Poly-l-Lactic/Polyglycolic Acid (Lactosorb) Bone Fixation Devices in Orthognathic Surgery. J Oral Maxillofac Surg 59: 19; 2001
14. Yerit KC, Hainich S, Enislidis G, et al: Biodegradable Fixation of Mandibular Fractures in Children: Stability and Early Results. Oral Surg Oral Med Oral Pathol Oral Radiol Endod 100: 17; 2005.
15. Guerrissi Jorge O. Fractures of mandible: Is spontaneous healing possible? Why? When? Journal Of Craniofacial Surgery 12: 157, 2001.
16. Converse JM, Goodgold J. In Kazanjian VH and Converse JM., (eds) The surgical treatment of facial injuries. 2nd Edition. Baltimore, The Williams & Wilkins Company. Pp: 961, 1959.
17. Hanna DH, Gaisford JC., Facial nerve management in tumor and trauma Plast Reconstr Surg 35:445, 1965.
18. Benaim F. Evolucion de la asistencia al quemado en la Argentina. Rev. Arg Cir., 43:32,1982.
19. Meuli M, Lochbühler H. Current concepts in pediatric burn care. General management of severe burns. Eur. J. Pediatr Surg 2:195, 1992.
20. Sheridan RL, Schnitzer JJ. Management of the high-risk pediatric burn patient. J Pediatr Surg 36: 1308, 2001.

Capítulo 35

Trauma ocular

Carolina A. Jose, Mariana Ingolotti, Jorgelina J. Jose

Introducción

El trauma ocular es una de las principales causas prevenibles de ceguera o pérdida de agudeza visual en el mundo. Los niños y adolescentes sufren una cantidad muy importante de traumatismos oculares, que son la principal causa de ceguera unilateral no congénita. Se estima que el 55% de los traumatismos oculares tienen lugar antes de los 25 años de edad y un tercio de las pérdidas oculares en la primera década de la vida tienen origen traumático.

En la infancia los traumas oculares tienen especial relevancia por su potencial ambliogénico y otras secuelas que pueden surgir, considerando que la visión desempeña un papel fundamental en el desarrollo global del niño.

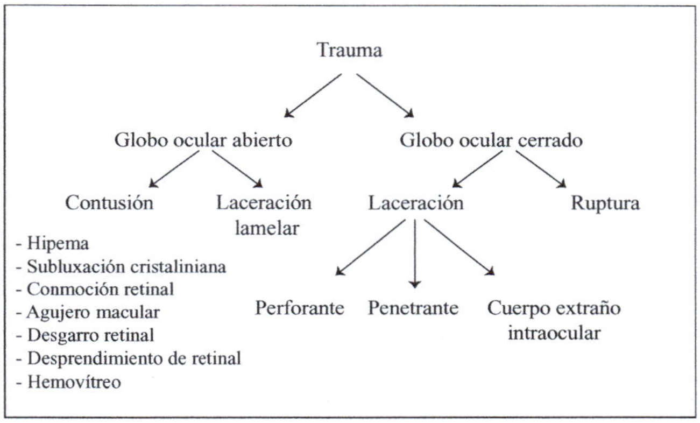

Figura 35.1: Clasificación del trauma ocular

Terminología y clasificación

El Birmingham Eye Trauma Terminology System (BETTS) establece una clasificación con sus repectivas definiciones estandarizadas del trauma ocular dividiéndolo en dos grandes grupos: globo ocular abierto o globo ocular cerrado (Figura 35.1, Tabla 35.1). Los mecanismos involucrados pueden ser lesiones directas o indirectas. En este último caso, el mecanismo de lesión es secundario a la deformación ocular por compresión anteroposterior ocasionando las lesiones representadas en la Figura 35.2.

Topografía de la lesión en el trauma ocular cerrado:

- Zona I: Lesión limitada a conjuntiva, córnea y/o esclera.
- Zona II: Lesión que asienta desde cámara anterior hasta cápsula posterior del cristalino.

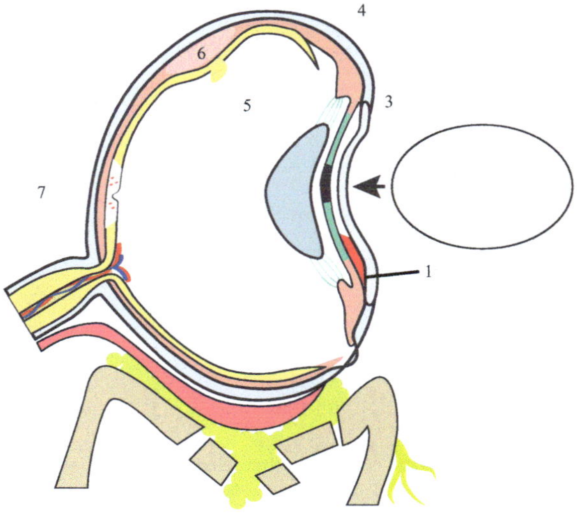

Figura 35.2: Consecuencias del trauma ocular contuso

Término	Definición
Injuria de globo cerrado	Herida que no abarca el espesor completo de la pared ocular
Injuria de globo abierto	Herida que abarca el espesor completo de la pared ocular
Contusión	No hay herida de espesor completo. *Se produce por energía directa proveniente de un objeto o cambios en la forma del globo*
Laceración lamelar	Herida que compromete el espesor parcial de la pared ocular
Ruptura	Herida de espesor completo de la pared ocular producida por un objeto romo
Laceración	Herida de espesor completo de la pared ocular producida por un objeto filoso
Herida penetrante	Herida con orificio de entrada / cuerpo extraño intraocular
Herida perforante	Herida con orificio de entrada y salida

Tabla 35.1: Terminología

- Zona III: Ubicada por detrás de la cápsula posterior del cristalino.

Topografía de la lesión en el trauma ocular abierto:

- Zona I: Herida de espesor completo ubicada en la córnea (incluye limbo)
- Zona II: Desde el limbo esclerocorneal hasta 5 mm posterior a él.
- Zona III: Más allá de 5 mm del limbo esclerocorneal.

Variables	Puntos
Agudeza visual inicial	
No percepción de luz	60
Percepción de luz/movimiento de mano	70
1/200 - 19/200	80
20/200 - 20/50	90
<20/40	100
Ruptura	-23
Endoftalmitis	-17
Lesión perforante	-14
Deprendimiento de retina	-11
Defecto pupilar aferente relativo	-10

Tabla 35.2: Ocular Trauma Score (OTS)

Score pediátrico de trauma ocular

El Ocular Trauma Score (OTS) constituye una herramienta que permite simplificar el registro y el pronóstico visual de las lesiones oculares traumáticas abiertas. El valor predictivo del score es utilizado para informar a los pacientes y sus familias acerca de expectativas visuales reales con el objetivo de manejar la ansiedad y futuras decisiones respecto a cada caso. Fue desarrollado por Kuhn *et al.* en el 2002 e incluye parámetros como: la agudeza visual a la presentación, extensión del trauma y otras variables que suman o restan puntos (Tabla 35.2). Cada valor está relacionado con un rango de agudeza visual esperada post trauma con una certeza del 80%, es decir, que acertará en 4 casos de 5 (Tabla 35.3). Un mayor puntaje en el OTS implica mejor pronóstico. Debido a que los traumas en los niños presentan muchas diferencias en comparación con los adultos, se proponen variantes de dicho score en la literatura para traumas oculares penetrantes o cataratas traumáticas donde por ejemplo, se le adjudicó menor puntaje a la agudeza visual inicial (Tabla 35.4).

Puntos	Score OTS	NPL	PL/MM	1/200-19/200	20/200-20/50	20/40-20/20
0-44	1	73%	17%	7%	2%	1%
45-65	2	28%	26%	18%	13%	15%
66-80	3	2%	11%	15%	21%	44%
81-91	4	1%	2%	2%	28%	74%
92-100	5	0%	1%	2%	5%	92%

NPL: no percepción de luz
MM: movimiento de mano

Tabla 35.3: Estimación de agudeza visual probable a 6 meses según categorías del OTS

Este score demostró ser correlativo con la agudeza visual final del paciente.

Debemos tener siempre presente que en los ojos en desarrollo no sólo se pone en juego el daño ocasionado por el trauma sino el efecto del mismo que contribuya al desarrollo de ambliopía.

Epidemiología y prevención

El trauma ocular es la causa principal de ceguera monocular tanto en niños como en adolescentes. En la actualidad no existe una metodología estandarizada para el registro de trauma ocular en pacientes pediátricos. Como consecuencia, resulta difícil realizar una comparación internacional en cuanto a incidencia, etiología y resultados.

Recientemente en el Reino Unido se llevó a cabo el *Peadiatric Ocular Trauma Study 1* (POTS1) en donde se presentaron dos herramientas de recolección de información en estudios epidemiológicos.

La mayoría de los traumas oculares en niños son predecibles y prevenibles. Esto significa que la pérdida de visión por esta causa no debería ocurrir. Todo adulto responsable podría estar de acuerdo con una afirmación simple y universal: "todo niño merece vivir en un medio ambiente seguro".

Variables	Puntos
Agudeza visual inicial	
No percepción de luz	10
Percepción de luz/movimiento de mano	20
Cuenta dedos	30
0.1-0.5	40
0.6-1.0	50
Edad del paciente (años)	
0-5	10
6-10	15
11-15	25
Localización de la herida	
Zona 1	25
Zona 2	15
Zona 3	10
Patología ocular concomitante	
Prolapso de iris	-5
Hipema	-5
Lesión sucia	-5
Retraso de cirugía (>48hs)	-5
Catarata traumática	-10
Hemorragia vítrea	-20
Desprendimiento de retina	-20
Endoftalmitis	-30

Tabla 35.4. Pediatric Penetrating Ocular Trauma Score (POTS)

Estadísticas recientes revelan que el trauma ocular pediátrico es frecuente. Muchos de estos no son vistos en las unidades de emergencia y es frecuente que aquellos que consultan no asistan para su seguimiento posterior. Ser conscientes de las situaciones potencialmente peligrosas y adquirir conocimiento sobre la prevención de los traumas pediátricos es obligatorio, debido a que muchas de estas lesiones causan ceguera en niños.

Muchos estudios demuestran que los niños tienden a ser más afectados que las niñas, con una relación masculino-femenino que varía entre 2:1 y 4:1. Estos datos se deben a las actividades más arriesgadas que practica el género masculino. Además, se ha reportado que, en los primeros años de edad escolar (de 7 a 9 años), hay mayor susceptibilidad que en otros grupos etarios. El nivel de independencia y el grado de madurez propios de esa edad pueden explicar este hallazgo.

Más del 50% de los traumas ocurren en la vivienda. Esto refuerza la necesidad de atención que requieren las actividades de los niños al estar en contacto con objetos dentro de casa que son potencialmente peligrosos. El trauma que se ha asociado con más frecuencia a lesiones oculares en niños es el de globo cerrado. Este tipo de lesiones se previene fácilmente con la supervisión adulta y el uso de juguetes seguros. sin embargo, a la fecha, no existen programas de prevención que deberían legislar y regular el uso de juguetes de calidad subestándar o utensilios domésticos que supusieran un peligro potencial en los niños. La falta de estrategias de prevención de trauma ocular en salud pública es parte la de problemática actual.

Evaluación

La valoración inicial del paciente traumatizado determina si existen lesiones que puedan poner en riesgo la vida del paciente. Dicho examen debe incluir: la comprobación de los signos vitales y el estado neurosensorial. Una vez que el paciente está clínicamente compensado y se descarte compromiso general se debe obtener una completa anamnesis.

Anamnesis

De primera instancia, se debe preguntar acerca de cualquier cambio visual gradual o repentino desde el momento del traumatismo, así como la presencia de otros síntomas como el dolor, diplopía y fotofobia. Ciertos detalles del episodio traumático son importantes tales como fecha, hora y lugar del hecho; mecanismo de la lesión; tipo de lesión (accidental, intencional, o autoprovocada); marco del traumatismo (escolar, deportivo, hogar); uso de lentes de contacto o gafas en el momento del trauma; presencia de testigos.

Ante la sospecha de cuerpo extraño intraocular o intraorbitario, se debe constatar la composición (determina la toxicidad ocular), el origen del cuerpo extraño, la distancia dirección y velocidad del cuerpo extraño; la posibilidad que el se encuentre contaminado con aceite, grasa, tierra o material vegetal (para determinar el riego de contaminación microbiológica).

Las lesiones químicas, en especial las producidas por álcalis, son urgencias oftalmológicas verdaderas. Iniciar de manera inmediata irrigación ocular con abundante agua es fundamental; luego constatar las propiedades químicas y físicas de la sustancia.

En lesiones producidas por animales, se debe conocer el tipo de animal y como se produjo la lesión; determinar si el ataque fue espontáneo o provocado; localizar el animal para descartar que padezca enfermedades transmisibles, según cada caso.

Examen Físico

Agudeza visual

La agudeza visual inicial es el mejor predictor de la agudeza visual final por lo tanto, debe evaluarse y documentarse con corrección óptica y para cada ojo por separado. El uso de agujero estenopeico puede estar indicado ya que la corrección óptica puede estar desactualizada o el trauma puede cambiar el estado refractivo del ojo. Las cartillas de Snellen o las del ETDRS son las más apropiadas y en niños preverbales las cartillas de dibujos o la E direccional, y en niños más pequeños se evalúa la fijación y el seguimiento. Si la visión es pobre debe registrarse como cuenta dedos (CD) a distancia especifica, movimientos de manos, percepción de luz (PL) con o sin proyección, o no percepción de luz (NPL).

Examen Pupilar

Documentar la presencia o ausencia de función pupilar normal realizando balanceo de luz intensa luz evaluando ambos reflejos: fotomotor y consensual. El defecto pupilar aferente relativo puede estar presente en pacientes con alteraciones retinianas o del nervio óptico.

Test de los colores

La valoración de la percepción del color es útil para evaluar la función del nervio óptico en pacientes con visión 20/400 o mejor. Se registra el número de láminas de Ishihara identificadas correctamente con cada ojo. La alteración de la visión de los colores se asocia con alteración del nervio óptico y puede emplearse como una evaluación inicial y seguimiento.

Campo visual por confrontación

El campo visual por confrontación constituye una herramienta rápida para evaluar la integridad de la vía visual. Debe realizarse en cada ojo, mostrando de manera estática 1,2 o 5 dedos en cada cuadrante. Debe constatarse en la historia clínica con un dibujo destacando si existen áreas de escotoma, es decir, cuadrantes donde el paciente no reconoce el estímulo mostrado.

Motilidad ocular

La evaluación de la motilidad ocular es indispensable al evaluar lesiones que involucren las paredes orbitarias que generen atrapamiento o lesión muscular, hemorragia orbitaria o lesión de un nervio craneal.

Presión Intraocular (PIO)

La toma de la PIO debe diferirse en ojos con heridas abiertas pero, en el resto de los casos y si la colaboración del niño lo permite, es importante para el diagnóstico y manejo.

Evaluación del Segmento anterior

La evaluación inicial debe focalizarse en la órbita y los tejidos periorbitarios. Se recomienda inspeccionar y palpar con buena luz, buscando laceraciones, equimosis, edema, anormalidades de los párpados, enoftalmos, exoftalmos, deformaciones éseas, fracturas desplazadas, hipoestesia, crepitación y cuerpos extraños ocultos o evidentes. Deben buscarse en los párpados pequeñas heridas que puedan indicar posibles lesiones penetrantes ocultas, o heridas que comprometan el borde libre, las cuales si no se reparan pueden dejar secuelas, en especial si comprometen la vía lagrimal o el tendón cantal. Tambien debe explorarse la conjuntiva subtarsal con eversión del parpado en busca de cuerpo extraño. En la conjuntiva se deben buscar evidencias de laceración o ruptura ocular, tales como prolapso uveal o defectos esclerales visibles. Las grandes áreas de quemosis hemorrágicas aumentan la posibilidad de una ruptura subyacente y pueden requerir exploración quirúrgica. En la córnea se debe teñir el epitelio con fluoresceína y ser examinado con lámpara de hendidura con prueba de Seidel para determinar profundidad de la lesión y al observar con luz de cobalto se puede apreciar si fluye humor acuoso ante herida de espesor completo (Seidel positivo); también se debe constatar la presencia de cuerpos extraño y la profundidad de los mismos (Figura 35.2). Evaluar la cámara anterior con lámpara de hendidura para determinar la presencia de células inflamatorias, pigmentadas o de eritrocitos; si existe hipopion debe ser medido al igual que cualquier cuerpo extraño intraocular. En el iris, evaluar presencia de desgarros del estroma o del esfínter o desinserción del iris periférico (iridodiálisis o ciclodiálisis). Con respecto al estado del cristalino, examinar la presencia de catarata, cuerpos extraños, lesión de la cápsula, facodonesis o desplazamiento del cristalino; con un trauma contundente significativo puede haber presencia de pigmento en la cápsula anterior (anillo de Vossius).

Evaluación del Segmento Posterior

Debe evaluarse la retina con oftalmoscopia binocular indirecta, descartar presencia de desgarros, desprendimientos de retina, la presencia de hemorragia vítrea o pre-retiniana es un signo de alerta por su relación con rupturas retinianas; se deben buscar presencia de disrupciones de la perfusión retiniana. El nervio óptico debe constatarse color, excavación, presencia de edema, hemorragias. La apariencia de la mácula, si existe hemorragia sub-retiniana que indique ruptura coroidea subyacente. En el vítreo los detritus o las células pigmentadas pueden indicar rupturas retinianas y requieren ser investigadas. Ante la presencia de heridas penetrantes demostradas o sospechadas es esencial descartar cuerpos extraños intraoculares, documentar su localización. Ante la opacidad de medios se deben solicitar imágenes complementarias.

Exámenes complementarios

Radiografía Simple

Las placas simples de rayos X constituye una valiosa herramienta rápida y disponible de tamizaje para la evaluación de fracturas orbitarias y cuerpos extraños intraoculares/intraorbitarios metálicos.

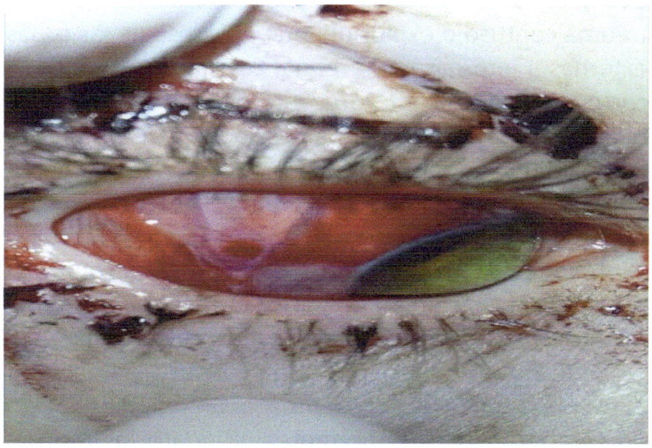

Figura 35.3. Herida Penetrante y Cuerpo extraño escleral

Tomografía computarizada

Es un estudio ideal para obtener imágenes de las estructuras óseas orbitarias. Cuando se emplea con cortes de 1.5 mm axiales y coronales es superior al ultrasonido en la determinación del tamaño y localización de cuerpos extraños, puede emplearse en heridas abiertas dado que no toma contacto con el globo ocular; los hallazgos en la TC de herida abierta incluyen presencia de aire o cuerpo extraño intraocular, deformidad del globo y la presencia de hemorragia intraocular. La TC es menos costosa que la RMN y puede ser utilizada con seguridad para imágenes de cuerpos extraños metálicos.

Resonancia Magnética Nuclear

Tiene mayor capacidad de obtención de imágenes de tejidos blandos que la TC. No puede ser usada en sospecha de CEIO metálicos, y es más costosa que la TC.

Ecografía

Con adecuado entrenamiento y experiencia es un estudio muy confiable y proporciona imágenes de alta resolución en tiempo real de las estructuras oculares. Su uso es apropiado en ojos sin heridas abiertas o luego de que fueran suturadas. Es menos costosa que los estudios radiológicos y genera imágenes útiles dinámicas de manera mucho más rápida. Es útil para diagnóstico de desprendimiento de retina, hemorragia vítrea, cuerpos extraños intraoculares (tanto radio lucidos como radio opacos), desprendimientos coroideos, desprendimiento del vítreo posterior, encarcelación vítrea, áreas de adhesión vítreo retiniana y la presencia

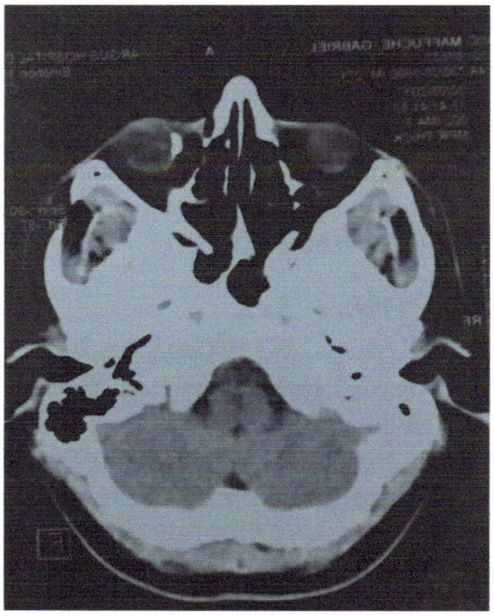

Figura 35.4. TC CEIO ojo derecho

de masas intraoculares. Se pueden emplear exámenes seriados. No es útil para patología orbitaria.

Hallazgos

Lesiones del globo ocular

Córnea

Las lesiones corneales son consulta frecuente de la guardia pediátrica. En general son autoinflingidas por uñas o juguetes. La supervisión por parte de un adulto constituye una herramienta clave para la prevención de dichas lesiones así como mantener las uñas cortas o utilizar mitones. Los niños se presentan con mucho dolor y lagrimeo lo cual resulta desafiante a la hora del examen físico. La tinción con fluoresceína ayuda a resaltar defectos epiteliales o cuerpos extraños corneales que son difíciles de identificar si no se realiza el examen biomicroscópico.

El riesgo de infección es alto por lo que la interconsulta con oftalmología debe ser inmediata. Ante una lesión con signos de infección (córnea opaca, infiltración inflamatoria, células en cámara anterior) es de suma importancia tomar muestra para examen directo y cultivo previo a la instauración de tratamiento con antibiótico tópico. A pesar de que los gérmenes más frecuentes son Staphylococcus (S. aureus, S. epidermidis), Streptococci y Escherichia coli, hay que valorar la posibilidad de una colonización por hongos en especial en aquellos pacientes con antecedentes de trauma con vegetal, lesiones poco definidas y de largo tiempo de evolución que no responden al tratamiento. Si la infección no es controlada a tiempo el paciente puede desarrollar endoftalmitis. Estudios han identificado los abscesos corneales como factor de riesgo independiente de mal pronóstico y resultado anatómico no favorable en pacientes con endoftalmitis.

Por último, la reparación de heridas corneales de espesor completo generan astigmatismo irregular que resulta difícil de corregir con lentes aéreos y por lo tanto, el control del desarrollo de ambliopía debe ser estricto así como la derivación a especialistas en adaptación de lentes de contacto.

Cámara anterior

El hipema, sangre en cámara anterior, involucra alrededor del 38% de los traumas pediátricos, constituyendo así el tipo más frecuente de trauma en este grupo. Es importante monitorear la presión intraocular para decidir si es necesaria una intervención quirúrgica para removerlo. Cabe recordar que la combinación de hipema y presión intraocular alta genera impregnación corneal con la consecuente opacidad. Estos son los casos en donde se necesita una intervención quirúrgica para removerlo.

Cristalino

Una complicación muy frecuente de un trauma ocular es el desarrollo de catarata tanto por lesiones penetrantes como contusas. El tiempo de desarrollo de la misma puede ser muy variable según el mecanismo del trauma y la integridad de las estructuras pero cabe mencionar que un globo ocular que sufrió una injuria siempre tiene el riesgo aumentado de catarata, desprendimiento de retina y glaucoma.

La ganancia visual de una cirugía de catarata traumática es menor que en una no traumática ya que la patología cristaliniana no determina el resultado final. El compromiso de estructuras vecinas así como el desarrollo de ambliopía e inflamación alteran los resultados visuales. El OTS es ampliamente utilizado para predecir el resultado visual post trauma ocular, pero en el caso de los pacientes pediátricos se han propuesto modificaciones especiales para estos casos.

Otro escenario que podemos encontrar es el desarrollo de una subluxación del cristalino que involucra el desplazamiento del mismo de la fosa patelar. Ciertos síndromes como Marfan, Weill Marchesani o homocisteinuria están relacionados a subluxación espontánea del mismo y los pacientes con miopía elevada tienen mayor riesgo de desarrollarlo tras un trauma. En estos casos la subluxación suele estar asociada a otros daños por ejemplo, desgarros de retina o incluso desprendimiento. La reparación quirúrgica en la mayoría de los casos requieren dos intervenciones si no se puede colocar una lente intraocular en primera instancia.

Retina

La retina puede afectarse tanto en traumas cerrados como abiertos con pérdida de tejido uveal. En los casos de traumas cerrados la retina sufre un daño degenerativo secundario a ondas de choque, causadas por un trauma contuso o explosión, que progresa de las capas externas a internas de la retina. Las capa más externa, correspondiente a los fotoreceptores, está siempre afectadas. Esta disrupción traumática se pone de manifiesto como conmoción retinal (Commotio retinae) o edema de Berlin. En estos casos la retina se observa pálida y puede o no estar asociado a hemorragias intraretinales e intravítreas. La presencia de hemovítreo debe aumentar las sospechas de un desgarro retinal y/o desprendimiento de retina por lo que los controles en estos.

El desprendimiento de retina constituye una complicación temida en el trauma ocular pediátrico ya que tienen gran componente inflamatorio y como consecuencia desarrollan proliferación vitreoretinal, un tipo particular de fibrosis que se relaciona con peor resultado anatómico y visual así como aumentar el riesgo de redesprendimientos. En comparación con los adultos, el desprendimiento de retina es raro en niños y casi según reportes recientes el 40% presenta antecedente de trauma. Los desprendimientos de retina con globo ocular abierto desarrollan con mayor frecuencia catarata y hemorragia vítrea, tienen peor éxito de restauración anatómica y peor agudeza visual que los presentes en globos oculares cerrados. Como sucede con otras lesiones en pediatría los buenos resultados anatómicos no aseguran los funcionales.

Globo ocular abierto

Un globo ocular abierto se define como una lesión de espesor completo de la pared ocular. Representa la causa más frecuente de ceguera monocular en Estados Unidos.

Signos sugestivos de globo ocular abierto:

1. Lesión abierta visible
2. Colapso ocular o globo ocular severamente distorsionado
3. Prolapso de tejido uveal
4. Pupila en forma de pico
5. Hemorragia subconjuntival extensa
6. Hipotonía ocular

Una de las complicaciones más devastadoras de las lesiones abiertas es el desarrollo de endoftalmitis. El trauma penetrante es la causa más frecuente de endoftalmitis en niños según un reporte de 271 casos en China en donde el 94.8% de los casos tenían antecedentes de trauma y solo el 24% logró agudeza visual de 20/200 o más.

El tratamiento inicial debe incluir la colocación de un protector ocular, analgesia y sedación superficial, así como el uso de antieméticos (los esfuerzos del vómito podrían prolapsar los tejidos intraoculares). El oftalmólogo realizará posteriormente la reparación quirúrgica apropiada.

Lesiones de Piel y Anexos

Las laceraciones en los párpados pueden evaluarse mediante simple inspección. No obstante, puede haber heridas del globo ocular ocultas o eclipsadas por la lesión palpebral. Debemos, por tanto, evaluar el estado del globo ocular en todos los casos.

Las heridas palpebrales que no involucran al borde libre pueden ser reparadas por el cirujano, cuidando de suturar por planos. Cuando afecte al párpado superior, el déficit en la apertura del párpado podría indicar lesión de la aponeurosis del músculo elevador del párpado, que deberá repararse.

Las heridas que comprometan el borde libre debe suturarlas el oftalmólogo, ya que se deben evitar escotaduras del borde que den lugar a una inadecuada lubricación y protección ocular.

Aproximadamente el 5% de las heridas por mordedura de perro se producen en los párpados y tejido periorbitario. Son heridas contaminadas, que deberán tratarse con descontaminación inmediata con povidona yodada, profilaxis antitetánica y antirrábica, y antibióticos de amplio espectro.

Las lesiones más frecuentes del sistema lagrimal son los desgarros de los canalículos y puntos lagrimales en el tercio medio del párpado, ya que ésta es su zona más débil. Su tratamiento consiste en la tutorización del sistema lagrimal con sondas de silicona durante al menos 6 meses.

Lesiones orbitarias y músculos extraoculares

Las *fracturas orbitarias* originadas por traumatismos pueden ser simples (aisladas) o complejas. Las fracturas simples son aquellas que solo afectan a la cavidad o el reborde de la órbita respetando los huesos faciales adyacentes; generalmente se producen en las láminas oseas más débiles o en el reborde siendo el desplazamiento o la fractura conminuta muy infrecuentes.

Las paredes más afectadas son la medial e inferior; son por lo general de tipo “blow out”, la pared se rompe por su zona más débil debido a una presión secundaria y el tejido oseo fracturado se aleja de la cavidad orbitaria, expandiendo el volumen de la misma. Los niños poseen huesos más blandos y flexibles por lo que tienden a doblarse y romperse formando como una puerta batiente (“trapdoor”) que tiende a atrapar el tejido orbitario (fractura con atrapamiento). Las fracturas se diagnostican mediante la anamnesis, la exploración clínica y la confirmación por imágenes de TC. Tener presente que en los niños los signos externos de trauma (equimosis, edema) pueden estar ausentes, lo que se conoce como fractura con “ojo blanco”. Los signos de presentación pueden ser “Diplopia” que puede producirse por atrapamiento del contenido orbitario (musculo recto inferior, las aletas ligamentosas o de la grasa orbitaria) y más infrecuentemente por isquemia del musculo, hemorragia o hematoma intramuscular, o por daño del nervio motor ocular común; incluso puede deberse a efecto mecánico por edema o congestión (diplopía temporal). El atrapamiento del musculo recto inferior en las fracturas trapdoor suelen desencadenar reflejo óculo-cardiaco presentado nauseas, vómitos y bradicardia. El atrapamiento tiene indicación de cirugía inmediata. El resto de las causas pueden ser controladas esperando evolución espontanea. Otros signos: "Enoftalmos o Hipoftalmos", "Enfisema subcutáneo", Alteracion de la sensibilidad de la región inervada por el nervio infraorbitario.

En las fractura del techo de la órbita la manifestación externa es el hematoma en el párpado superior, que aparece una hora o más después del traumatismo, tiempo necesario para que la sangre de los vasos lesionados en la órbita superior se extienda hasta el párpado. La imagen de la tomografía computarizada orbitaria confirma la fractura. La mayor parte son fracturas lineales simples que curan sin complicación. Si hay afectación dural, se realizará cirugía para evitar la herniación del tejido intracraneal en la órbita. Deben ser remitidas a Neurocirugía.

Hemorragia Traumática Retrobulbar: usualmente en trauma contuso, con dolor, disminución de AV e historia reciente de traumatismo ocular orbitario, hay proptosis (protusión del ojo) con resistencia a la retropulsión, hemorragia difusa subconjuntival extendida con posterioridad. Debe ser referido urgente al oftalmólogo para realizar cantotomia y cantolisis.

Cuerpo Extraño Intraorbitario: por lo general se presenta con disminución de la visión, dolor, visión doble o asintomático. Usualmente historia de traumatismo (días o años previos a su presentación), se detecta la presencia de cuerpo extraño identificado por Radiografía simple, TAC y/o ecografía orbitaria.

Lesiones en la vía visual (Neuropatía óptica traumática)

El trauma puede afectar cualquier sector de la vía visual siendo la neuropatía óptica traumática (NOT) el cuadro de consulta más frecuente de esta área.

La NOT puede ocurrir por 2 mecanismos:

1. Daño directo, donde existe un impacto directo al nervio o sus meninges por un cuerpo extraño, hematoma retrobulbar, un fragmento óseo desplazado o avulsión del nervio óptico (separación parcial o completa del nervio óptico con el globo ocular).
2. Daño indirecto, donde las fuerzas presentes en el trauma son transmitidas al nervio por el canal óptico. Además, existe compresión secundaria a edema en la cavidad ósea que es no distensible comprometiendo así la irrigación del mismo.

El mecanismo indirecto es el más frecuente y las causas dentro de este grupo etario son las caídas, las lesiones deportivas y las colisiones vehiculares.

La pérdida visual ocurre entre las 12 y 72 horas del trauma. A su vez, se identifica alteración de la visión en colores, defecto pupilar aferente relativo y alteración del campo visual. De acuerdo al mecanismo del trauma, podemos encontrar hemorragia o avulsión del nervio óptico en las lesiones directas, mientras que la palidez papilar se desarrolla luego de las 4-6 semanas en las indirectas.

El manejo aún resulta controversial tanto en adultos como en niños. Los corticoesteroides hipotéticamente reducirían el daño neuronal secundario a inflamación y compresión pero esto no resultó beneficioso en la práctica clínica.

Politrauma

En la etapa inicial de una emergencia médica, el compromiso ocular tiene poca prioridad aunque puede resultar una de las discapacidades que más alteren la calidad de vida del paciente a futuro. Es importante entonces realizar una evaluación oftalmológica inicial con agudeza visual grosera como percepción o no de luz para valorar el grado de compromiso ocular y proteger el ojo de manipulación que pueda empeorar el cuadro. A su vez, es primordial evitar la dilatación pupilar en aquellos pacientes donde su tamaño y reactividad serán decisivos para determinar su estado neurológico.

Los politraumas generalmente afectan a personas jóvenes y ocurren en incidentes de tránsito. Afortunadamente, el trauma múltiple es raro en pediatría y representa sólo el 5% de los pacientes severamente afectados. Involucran con mayor frecuencia las lesiones en la cabeza como fracturas orbitarias y lesiones faciales extensas con compromiso palpebral por lo que la realización de una TC de órbita sin contraste debe ser uno de los estudios que se adicionen a la evaluación general del paciente. Otros hallazgos que podemos encontrar en pacientes con politrauma que nos brindan información acerca del estado general del paciente son: neuropatía óptica traumática, parálisis de nervios craneales o retinopatía de Purtcher. Esta última se caracteriza por edema retiniano generalizado, manchas blancas algodonosas peripapilares múltiples, hemorragias intraretinales y edema del nervio óptico en el contexto de una trauma severo con aumento de la presión intracraneana, entre otras causas. Es importante registrar la reacción pupilar a la luz así como la presencia de defecto pupilar aferente relativo que puedan sugerir compromiso de la vía visual. Los movimientos oculares deben ser evaluados cuando sea posible en búsqueda de ptosis, diplopía horizontal o vertical, restricción del movimiento o parálisis que contribuyan a localizar el sitio de la lesión. Por último, la ausencia de sensibilidad corneal sugiere compromiso del nervio trigémino así como el lagoftalmos indica daño del nervio facial.

Un niño con politrauma representa un caso especial ya que es mandatario descartar abuso infantil buscando los signos del Síndrome del niño sacudido (Shaken Baby Syndrome), una forma de presentación del traumatismo craneoencefálico por maltrato (Abusive head trauma) caracterizada por fuerzas de aceleración y desaceleración repetidas con o sin impacto de la cabeza. Se diagnostica generalmente en niños menores de una año de edad con un pico entre las 10-16 semanas. El diagnóstico comprende una tríada clásica: hemorragia retinal, hemorragia subdural y encefalopatía. En el 85% de los casos se identifican hemorragias retinianas múltiples bilaterales en todos los niveles (subretiniana, intraretiniana, subhialoidea e intravítrea) y su severidad se asocia al daño cerebral concomitante (Tabla 35.4). La presencia de pliegues retinales perimaculares es patognomónico del síndrome. Una caída desde la cama o "ser torpe" no justifica el compromiso retinal que se observa en estos niños. El registro fotográfico es fundamental por la implicancia médico-legal del cuadro (Figura 35.1).

En los politraumas el papel del médico de urgencias resulta elemental ya que es él el encargado de reconocer las lesiones que requieran interconsulta rápidamente además de coordinar los diferentes especialistas para optimizar los procedimientos quirúrgicos en las mínimas entradas a quirófano. A manera de resumen, las lesiones que requieren revisión urgente por un oftalmólogo incluyen: laceración palpebral con compromiso del sistema lagrimal, movimientos oculares anómalos, globo ocular abierto, quemaduras o si el paciente puede indicar compromiso agudo de la agudeza visual.

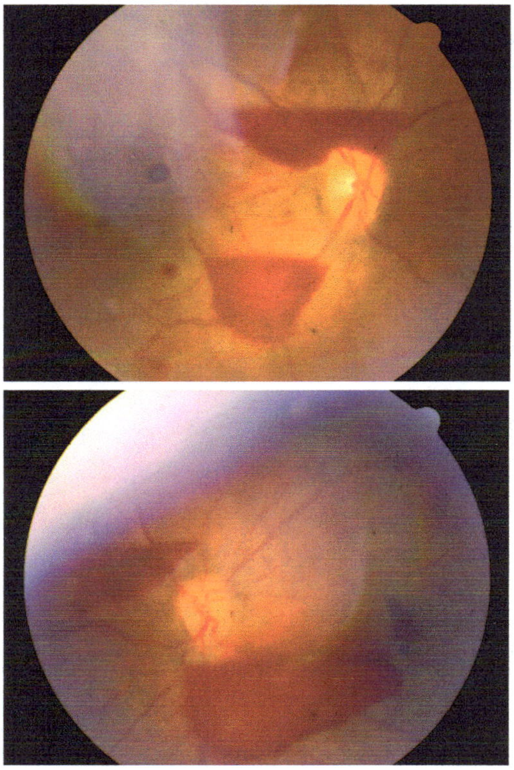

Figura 35.5. Niña de 2 meses. *Shaken Baby Syndrome*

Manifestaciones oculares del Shaken Baby Syndrome
Hemorragia vítrea, subhialoidea o intraretinal
Equimosis parpebral u orbitaria
Desprendimiento de retina/ diálisis
Atrofia corioretinal
Catarata
Cristalino subluxado
Papiledema
Hemorragia subconjuntival
Parálisis del VI nervio craneal
Opacidad corneal
Nistagmo
Atrofia Óptica

Tabla 35.5

Manejo

Cambiar las conductas de riesgo reduce los accidentes oculares. Los programas de prevención del trauma ocular disminuyen los gastos de hospitalización.

La evaluación clínica de un paciente con traumatismo ocular debe iniciarse con una historia sistemática y completa. El examen ocular debe incluir el ojo dañado y el contralateral.

Es fundamental el empleo de un vocabulario estandarizado en la descripción del ojo traumatizado.

La variedad de lesiones y la afección de ambos segmentos del globo ocular requieren estrategias de tratamiento individualizados para cada caso.

Los traumatismos con globo ocular cerrado son de mejor pronóstico (ver Figuras 35.6 a 35.9).

- La contusión periocular se trata con antinflamatorios y analgésicos.
- Las fracturas periorbitarias se manejan con analgesia y deben ser derivadas al oftalmólogo o cirujano maxilofacial.
- Las laceraciones de párpados pueden ser suturadas por médico cirujano de guardia general.Serán derivadas si hay compromiso de vía lagrimal, del musculo elevador del párpado superior o del borde libre palpebral

- En las quemaduras por calor se deben administrar analgésicos locales y/o sistémicos para realizar el examen ocular. Colocación de ungüento antibiótico local. Deben derivarse para su control posterior.
- Las causticaciones deben ser lavadas abundantemente con gran cantidad de agua o solución Ringer lactato desde el inicio de la exposición. Deben ser derivadas en forma urgente a oftalmólogo.
- Cuerpo extraño corneal, debe visualizarse directamente y usar fluoresceína en caso de sospecha de penetrante. Extracción de cuerpo extraño cuando las condiciones lo permitan. Anestesia local y ungüento antibiótico local. Derivar a oftalmólogo dentro de las 24 horas.
- Queratitis actínica tratar con antibióticos locales y con analgésicos o antinflamatorios sistémicos

Los traumatismos con globo ocular abierto tienen peor pronóstico.

- Colocar protección de plástico (o vaso plástico) no compresivo. Analgesia sistémica. No tocar el ojo. Derivación urgente al oftalmólogo.
- Cuerpo extraño intraocular, ante la sospecha debe ser derivado a especialista antes de 24 horas. Cirugía para la extracción del cuerpo extraño con profilaxis antobiotica intravitrea.
- Herida perforante ante la sospecha derivar al oftalmólogo. Profilaxis antibiótica por vía sistémica. Cierre de la puerta de entrada. La herida posterior habitualmente tiene cierre espontáneo. Medidas para evitar el aumento de la presión intraocular y la salida de vitreo.

SOSPECHA

Visión borrosa aguda Evidencia de sitio de ruptura Hipotonía ocular Cámara anterior plana Hifema Herniación de contenido ocular Alteración de reflejos pupilares

↓

CONFIRMACIÓN

DERIVACION URGENTE OFTALMOLOGÍA

↓

Estudio imagenológico (Radiografía de órbita y/o TC de orbita)
Previo cirugía o antes de 72 horas del postoperatorio.
Ecografía modo B diferir luego cirugia
Cierre primario

GLOBO OCULAR ABIERTO

Penetrante-Perforante-Estallido	Cuerpo Extraño Intraocular
Hospitalización, no colocar gotas. Antibióticos parenterales: Niños: cefazolina 50-100 mg/kg/d, clindamicina 15 mg/kg/d. Cierre primario	Profiláxis antibiótica intravítrea. Vancomicina 25 mg + ceftazidima 100 mg. Hospitalización, no colocar gotas. Niños: cefazolina 50-100 mg/kg/d, clindamicina 15 mg/kg/d. Cierre primario

↓

SEGUIMIENTO Y COMPLICACIONES

El Oftalmólogo determinará la frecuencia del seguimiento y estudios complementarios adicionales y evaluará la necesidad de Vitrectomía posterior

Figura 35.6: Diagnóstico de Trauma ocular con Globo abierto en Servicio de Urgencias SIN oftalmólogo

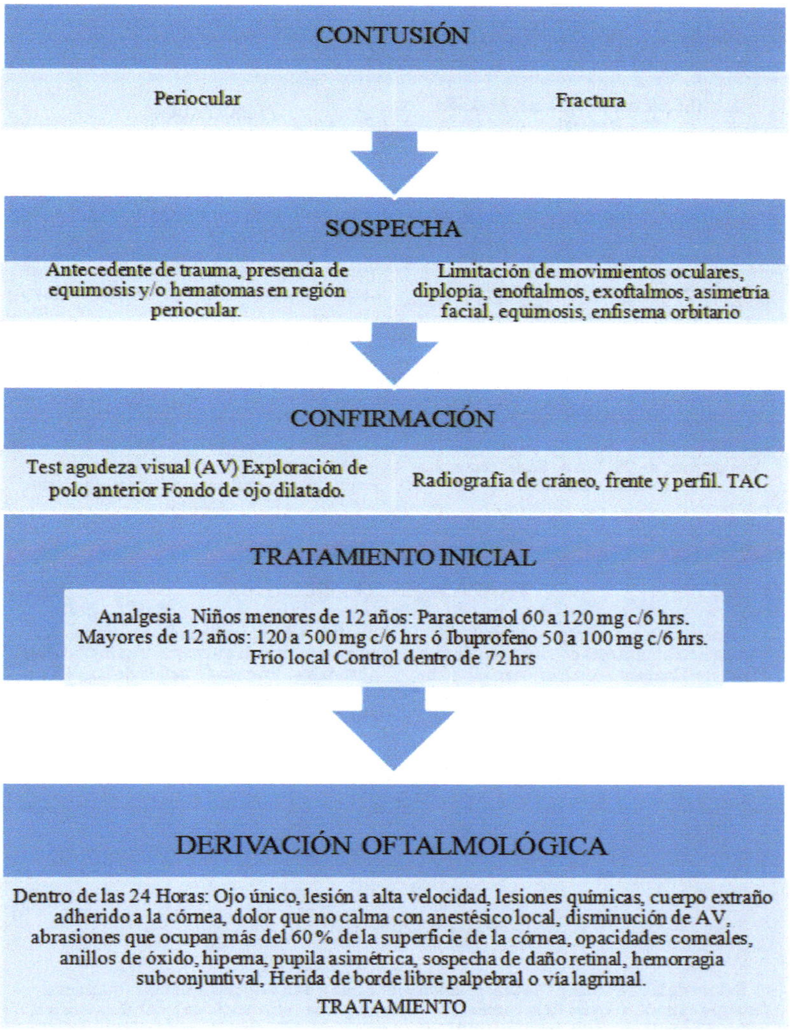

Figura 35.7: Diagnóstico de Trauma ocular con Globo cerrado (Contusión) en Servicio de Urgencias SIN oftalmólogo

LACERACIÓN	
LAMELAR (no penetrante) Abrasión corneal	PÁRPADOS

SOSPECHA	
Antecedente de CE, quemadura térmica o cáustica. Dolor, sensación de CE, fotofobia. Inyección conjuntival, disminución de AV, visión borrosa, blefarospasmo	Compromiso borde libre párpado y/o ligamentos cantales y/o sistema lacrima

CONFIRMACIÓN	
Visualización de CE, Test de Seidel para evaluar herida penetrante.	Visualización directa de la laceración. Avulsión palpebral para visualizar ligamentos cantales.

TRATAMIENTO INICIAL	
Anestesia tópica: Proparacaína 0,5 % irrigación abundante con solución Ringer Lactato Ungüento Antibiotico más parche compresivo. Derivación si existe duda de CE; inmediata si es causticación, previo lavado	Analgesia. Limpiar con solución fisiológica, remover partículas y suturar con material no absorbible. En caso de herida de borde libre o vía lagrimal: sutura inmediata por oftalmólogo. Toxoide antitetánico si no está protegido

DERIVACION OFTALMOLÓGICA
Dentro de las 24 Horas: Ojo único, lesión producida a alta velocidad, lesiones químicas, cuerpo extraño adherido a la córnea, dolor que no calma con anestésico local, disminucion AV, abrasiones que ocupan más del 60 % de la superficie de la córnea, opacidades corneales, anillos de óxido, hipema, pupila asimétrica, sospecha de daño retinal, hemorragia subconjuntival, Herida de borde libre palpebral o vía lagrimal.
TRATAMIENTO

Figura 35.8: Diagnóstico de Trauma ocular con Globo cerrado (Laceración) en Servicio de Urgencias SIN oftalmólogo

Confección de Historia Clínica	• Antecedentes Patológicos Personales • Antecedentes Patológicos Familiares
Examen minucioso	• Biomicroscopía del segmento anterior, Tonometría, Motilidad ocular, Oftalmoscopía Binocular Indirecta, Biomicroscopía del Segmento Posterior
Pruebas Psicofísicas	• Menores de 5 años: Esquiascopía, Nistagmus Optocinético, Test de Mirada preferencial, Agudeza visual (optotipos angulares) con y sin corrección Refraccion, correccion necesaria • Mayores de 5 años: Esquiascopia, Nistagmus Optocinetico, Test de Mirada preferencial, Agudeza visual (optotipos especiales) con y sin correccion Refracción, corrección necesaria, ayudas ópticas para lejos y cerca, campo visual, rejilla de Amsle y prueba de sensibilidad al color

Figura 35.9: Protocolo de diagnóstico en rehabilitación visual

- Rotura o estallido ocular: ante la sospecha debe derivarse a especialista antes de 24 horas. Medidas para evitar el aumento de la presión **intraocular y la salida de vítreo**. Posición semisentada. Antibióticos parenterales (Figuras 35.6 a 35.8).

Rehabilitacion visual

La rehabilitación visual es una herramienta muy importante tras la pérdida de la agudeza visual en la infancia. Su objetivo principal es el tratamiento de la causa de ambliopía. Se debe realizar un minusioso examen para cuantificar la pérdida de agudeza visual y su causa. (Figura 35.9)

Para determinar las pautas a trabajar con cada paciente en particular se consideran tres medidas de prevención:

- Primaria: implementando estrategias que permitan evitar la aparición de patologías.
- Secundaria: prevención de la pérdida de agudeza visual, tratando la causa que lo provoca.
- Terciaria: Restaurando la visión a personas con "Baja Visión" o "Sin Visión", con ayudas ópticas y electrónicas.

Consejos ante un niño con trauma ocular:

Si se sospecha que el globo o el párpado están lacerados, colocar una protección de plástico (o un vaso de papel sujeto con cinta) para evitar mayor trauma.

1. El paciente debe ser mantenido en ayuno ante la necesidad de una intervención.
2. Revisar que el calendario de vacunación esté completo.
3. Si el paciente presenta un cuerpo extraño intraocular visible, no intentar extraerlo; colocar un parche seco y referirlo.
4. Ante una quemadura química, lavar el ojo inmediatamente en forma profusa con solución salina durante 15 o 20 minutos, en dirección opuesta al ojo no afectado. Luego referirlo.
5. En un trauma contuso con equimosis palpebral o hematomas, colocar compresas frías sin presión y referirlo.
6. Ante una quemadura química, lavar inmediatamente el ojo con abundante agua durante 15 a 20 minutos en dirección opuesta al ojo no afectado. Luego colocar un parche seco y referirlo.

Medidas de prevención

- Supervisión adulta en TODAS las actividades del niño.
- Evitar el uso de objetos, juguetes y herramientas puntiagudos.
- Proteger muebles y accesorios con extremos puntudos.
- Mantener fuera del alcance de los niños sustancias químicas, así como fuegos artificiales.

Medidas de Protección

- Lentes de policarbonato en actividades que impliquen riesgo.

Bibliografía

1. Quezada-Del Cid NC, Zimmermann-Paiz MA, Ordoñez-Rivas AM. [Clinical and epidemiological characteristics of ocular trauma in children under 14 years of age]. Arch Argent Pediatr. 2015 Oct;113(5):e260-3.
2. Abbott J, Shah P. The epidemiology and etiology of pediatric ocular trauma. Surv Ophthalmol. 2013 Sep;58(5):476-85.
3. Kuhn F, Morris R, Witherspoon CD, Mester V. The Birmingham Eye Trauma Terminology system (BETT). J Fr Ophtalmol. 2004 Feb;27(2):206-10.
4. Kuhn F, Maisiak R, Mann L, Mester V, Morris R, Witherspoon CD. The Ocular Trauma Score (OTS). Ophthalmol Clin North Am. 2002 Jun;15(2):163-5-vi.
5. Ocular Trauma Score: case study and quiz. Community Eye Health. International Centre for Eye Health; 2015;28(91):59.
6. Acar U, Tok OY, Acar DE, Burcu A, Ornek F. A new ocular trauma score in pediatric penetrating eye injuries. Eye (Lond). Nature Publishing Group; 2011 Mar;25(3):370-4.
7. Shah MA, Agrawal R, Teoh R, Shah SM, Patel K, Gupta S, et al. Pediatric ocular trauma score as a prognostic tool in the management of pediatric traumatic cataracts. Graefes Arch Clin Exp Ophthalmol. 2017 May;255(5):1027-36.
8. Sii F, Barry RJ, Blanch RJ, Abbott J, MacEwen CJ, Shah P. The UK Paediatric Ocular Trauma Study 1 (POTS1): development of a global standardized protocol for prospective data collection in pediatric ocular trauma. Clin Ophthalmol. 2017;11:449-52.
9. ONEILL J. EYE SAFETY IN THE PEDIATRIC POPULATION. Ophthalmol Clin North Am. 1999 Sep 1;12(3):413-9.
10. Cardoso CG, Lima D, Escaraio PH, Reinaldo RE. Trauma ocular na infancia e adolescencia. Rev Bras Oftalmol. 2002;61(2):131-5.
11. Diniz CM, Tzelikis PF, Alvin HS, Gongalves RM. Trauma ocular em criança abaixo de 15 anos: prevenção baseada em estatisticas. Rev Bras Oftalmol. 2003;62(2):96-101.
12. Kaur A, Agrawal A. Paediatric ocular trauma. Current Science. 2005;89(1):43-6.
13. Kadappu S, Silveira S, Martin F. Aetiology and outcome of open and closed globe eye injuries in children. Clinical & Experimental Ophthalmology. 2012 Dec 14;41(5):427-34.
14. Karaman K, Znaor L, Lakos V, Olujic I. Epidemiology of Pediatric Eye Injury in Split-Dalmatia County. Ophthalmic Research. 2009;42(4):199-204.
15. Chakraborti C, Giri D, Choudhury KP, Mondal M, Datta J. Paediatric ocular trauma in a tertiary eye care center in Eastern India. Indian Journal of Public Health. Medknow Publications; 2014 Oct;58(4):278-80.
16. Cariello AJ, Moraes NSB, Mitne S, Oita CS, Fontes BM, Melo LAS Jr. Epidemiological findings of ocular trauma in childhood. Arquivos Brasileiros de Oftalmologia. Conselho Brasileiro de Oftalmologia; 2007;70(2):271-5.
17. Choovuthayakorn J, Patikulsila P, Patikulsila D, Watanachai N, Pimolrat W. Characteristics and outcomes of pediatric open globe injury. International Ophthalmology. Springer Netherlands; 2013 Dec 22;34(4):839-44.
18. Cao H, Li L, Zhang M, Li H. Epidemiology of Pediatric Ocular Trauma in the Chaoshan Region, China, 2001-2010. Hartnett ME, editor. PLoS ONE. 2013 Apr 8;8(4):e60844.
19. Miller K, APT L. Rudolph's pediatrics. Vol. 2003. Mc Graw-Hill; 5 p.
20. JM CG. Pediatría integral. 13 ed. 10 p.
21. Scott R. The injured eye. Philos Trans R Soc Lond, B, Biol Sci. 2011 Jan 27;366(1562):251-60.
22. Ploder O, Klug C, Voracek M, Burggasser G, Czerny C. Evaluation of computer-based area and volume measurement from coronal computed tomography scans in isolated blowout fractures of the orbital floor. J Oral Maxillofac Surg. 2002 Nov;60(11):1267-72-discussion1273-4.
23. Almendárez JE, Vargas DM, González C, Takane M, Koga W. Ultrasound findings in ocular trauma. Arch Soc Esp Oftalmol. 2015 Dec;90(12):572-7.
24. Shah VD, Uddaraju M, Singh A, Das RR. Clinical Profile, Etiology, and Outcome of Infantile Ocular Trauma: A Developing Country Perspective. Pediatr Emerg Care. Pediatric Emergency Care; 2017 Jun 20;Publish Ahead of Print:1.
25. Rishi E, Rishi P, Koundanya VV, Sahu C, Roy R, Bhende PS. Post-traumatic endophthalmitis in 143 eyes of children and adolescents from India. Eye (Lond). Nature Publishing Group; 2016 Apr;30(4):615-20.
26. Aung Y-Y, McLeod A. Contact lens management of irregular corneas after traumatic aphakia: A pediatric case series. Cont Lens Anterior Eye. 2015 Oct;38(5):382-8.
27. Patil-Chhablani P, Kekunnaya R, Nischal KK. Complex Cases in Pediatric Cataract. Dev Ophthalmol. S. Karger AG; 2016;57:85-106.
28. Barth T, Zeman F, Helbig H, Oberacher-Velten I. Clinical Features and Outcome of Paediatric Retinal Detachment. Ophthalmologica. 2017;237(2):63-72.
29. Sul S, Gurelik G, Korkmaz S, Ozdek S, Hasanreisoglu B. Pediatric Traumatic Retinal Detachments: Clinical Characteristics and Outcomes. Ophthalmic Surg Lasers Imaging Retina. 2017 Feb 1;48(2):143-50.
30. Lesniak SP, Bauza A, Son JH, Zarbin MA, Langer P, Guo S, et al. Twelve-Year Review of Pediatric Traumatic Open Globe Injuries in an Urban U.S. Population. Journal of Pediatric Ophthalmology & Strabismus. 2011 Jul 19;49(2):73-9.
31. Zhang M, Xu G-Z, Jiang R, Ni Y-Q, Wang K-Y, Gu R-P, et al. Pediatric Infectious Endophthalmitis: A 271-case Retrospective Study at a Single Center in China. Chinese Medical Journal. Medknow Publications; 2016 Dec 20;129(24):2936-43.
32. Burgueño Montañés C, Colunga Cueva M, González Fernández E, Cienfuegos García S, Díez-Lage Sánchez A, Diab Safa M. [Eye injuries in childhood]. An Esp Pediatr. 1998 Jun;48(6):625-30.
33. Fonseca A, Abelairas J, Rodriguez JM, Peralta J. Actualización en cirugía oftálmica pediátrica. Tecnimedia. 2000. 34 p.
34. Abecia E, Fernandez FJ, Ferrer C, Gómez ML, González I. Oftalmología general. Zaragoza. 2001. 25 p.
35. Lee HR, Jung GY, Lee DL, Shin HK. Pediatric Orbital Medial Wall Trapdoor Fracture with Normal Computed Tomography Findings. Arch Craniofac Surg. 2017 Jun;18(2):128-31.
36. Wei LA, Durairaj VD. Pediatric orbital floor fractures. Journal of American Association for Pediatric Ophthalmology and Strabismus. 2011 Apr;15(2):173-80.
37. Sirichai P, Anderson PJ. Orbital fractures in children: 10 years' experience from a tertiary centre. British Journal of Oral and Maxillofacial Surgery. 2015 Dec;53(10):938-42.
38. Gerbino G, Ramieri GA, Nasi A. Diagnosis and treatment of retrobulbar haematomas following blunt orbital trauma: a description of eight cases. International Journal of Oral and Maxillofacial Surgery. 2005 Mar;34(2):127-31.
39. Ford RL, Lee V, Xing W, Bunce C. A 2-year prospective surveillance of pediatric traumatic optic neuropathy in the United Kingdom. Journal of American Association for Pediatric Ophthalmology and Strabismus. 2012 Oct;16(5):413-7.
40. Ellis MJ, Ritchie L, Cordingley D, Essig M, Mansouri B. Traumatic Optic Neuropathy: A Potentially Unrecognized Diagnosis after Sports-Related Concussion. Curr Sports Med Rep. 2016 Jan;15(1):27-32.
41. Voth M, Lustenberger T, Auner B, Frank J, Marzi I. What injuries should we expect in the emergency room? Injury. 2017 Jul 27.
42. Kuhn F, Pieramici DJ, editors. Chapter 25 SEVERE COMBINED ANTERIOR AND POSTERIOR SEGMENT TRAUMA. In: OCULAR TRAUMA. 2002nd ed. Stuttgart: Georg Thieme Verlag; 2002. (Principles and Practice).
43. Levin AV. Retinal Hemorrhage in Abusive Head Trauma. PEDIATRICS. 2010 Nov 1;126(5):961-70.
44. Squier W. The "Shaken Baby" syndrome: pathology and mechanisms. Acta Neuropathologica. Springer-Verlag; 2011 Sep 24;122(5):519-42.
45. Shams-Vahdati S, Gholipour C, Jalilzadeh-Binazar M, Moharamzadeh P, Sorkhabi R, Jalilian R. Clinical findings provide criteria to evaluate priorities of ophthalmologic intervention in conscious multiple trauma patients. Injury. 2015 Jul;46(7):1238-40.
46. Acton JH, Molik B, Binns A, Court H, Margrain TH. Effect of rehabilitation worker input on visual function outcomes in individuals with low vision: study protocol for a randomised controlled trial. Trials. BioMed Central; 2016 Feb 24;17(1):1328.
47. Ukponmwan CU, Momoh RO. Broomstick Injuries to the Eye; an Emerging Cause of Blindness among Children in Nigeria. Nigerian Journal of Surgery. Medknow Publications; 2015 Jan;21(1):13-7.

4

ESIONES ESPECÍFICAS

Capítulo 36

Atención del paciente quemado

Lourdes Sandiso de Ralón, María Cristina Do Valle Freitas Serra, Alberto Bolgiani

Introducción

Las quemaduras en niños representan un serio problema de salud pública en países con medianos y bajos ingresos. Es de todos conocidos que el 90% de las lesiones por quemaduras ocurren en países de bajos niveles socioeconómicos (Latinoamérica incluída) los cuales poseen poblaciones muy jóvenes con índices de natalidad elevados. Esto hace que el grupo poblacional de menores de 15 años sea mayor y por lo tanto un blanco más amplio para que sufran este tipo de lesiones.

Las secuelas derivadas a largo plazo de las quemaduras y las discapacidades que pueden provocar constituyen una carga muy importante para las víctimas y las familias así como para los sistemas de salud que se encargan de tratarlas. Según datos de la OMS, aproximadamente el 10% de todas las muertes causados por lesiones no intencionales se deben a quemaduras por fuego. Funcionarios de la OMS refieren: «El costo de estos tratamientos pueden conducir a toda la familia a la pobreza. Los niños de las familias y las comunidades más pobres corren mayor riesgo de sufrir lesiones porque tienen menores probabilidades de beneficiarse de los programas de prevención y de servicios de salud de calidad.»

No obstante, y a pesar de que muchos países de ingresos altos han conseguido reducir la mortalidad de los niños por traumas en un 50% o más a lo largo de los últimos 30 años, las lesiones no intencionales siguen constituyendo un problema, pues representan un 40% de las muertes de niños en esos países, las quemaduras por fuego se encuentra como 3er causa de muerte dentro de este grupo. En muchos países de ingreso alto, las tasas de muertes por quemaduras han ido disminuyendo y la tasa de mortalidad infantil es actualmente más de siete veces más elevada en los países de ingreso bajo y mediano que en los de ingreso alto.

Por esta razón es muy importante hablar acerca de las quemaduras pediátricas y enfatizar en sus agentes causales para encontrar las mejores estrategias para prevenirlas.

Etiología y prevención

Dentro de las quemaduras pediátricas los principales agentes causales en orden de importancia son:

1. Líquidos calientes

Conocidas generalmente como escaldaduras, representan aproximadamente el 70% de todos los casos de quemaduras pediátricas, afectando principalmente a lactantes y menores de 4 años.

Entre los líquidos más comunes:

- Agua caliente
- Sopas o caldos
- Aceite
- Melaza, miel

Es importante hacer notar que la densidad del líquido es directamente proporcional a la profundidad de la quemadura, en vista de que líquidos como sopas, caldos, preparados para masas requieren temperaturas más altas que el agua para llegar a punto de ebullición.

2. Fuego

La segunda causa de quemaduras en niños/as, representa un aproximado de entre.

10-20% de las quemaduras pediátricas afecta a niños/as mayores de 5 años.

3. Quemaduras eléctricas

Es desafortunado que niños y adolescentes sufran este tipo de quemaduras tan severas que provocan severas discapacidades. Los principales mecanismos son:

- Contacto con toma corrientes en el hogar: en países en vías de desarrollo las quemaduras eléctricas en la población pediátrica generalmente son relacionadas a contacto con tomacorrientes (bajo voltaje, corriente alterna) dentro del hogar, y son los niños pequeños los más afectados.
- Contacto con cables de Alta tensión: en países latinoamericanos y de Asia es común que este tipo de lesiones se produzca por contacto con cables de Alta tensión que se encuentran en los techos y azoteas de las casas o edificios de habitación. El grupo poblacional más afectado es el de varones de entre 8 a 14 años de edad que generalmente suben a jugar en las terrazas y techos de las casas.

4. Fuegos pirotécnicos

Los fuegos pirotécnicos representan otra causa importante de quemaduras en menores en países en vías de desarrollo. Son pocos los países que cuentan con alguna legislación que prohíba su uso, confección, venta y distribución por lo que se encuentran al alcance de niños/as. Los juegos pirotécnicos pueden provocan lesiones por un componente térmico, aunado a un componente explosivo derivado del uso de pólvora en su confección.

Pueden darse quemaduras severas que afecten amplias superficies del cuerpo, incluyendo vías aéreas en aquellos niños que son trabajadores de la pólvora y que se dedican a la confección de juegos pirotécnicos clandestinos en sus hogares sin la menor medida de seguridad.

5. Quemaduras por contacto

Como su nombre lo dice este tipo de quemaduras ocurren al establecer contacto con un objeto caliente como: planchas de ropa, hornillas, calentadores, pinzas de cabello, cigarrillos, parrillas, escapes de motos. En estos casos es importante tomar una buena historia clínica para descartar maltrato infantil pues es frecuente ver castigos corporales con objetos calientes. En países que sufren frios extremos como Chile la prevalencia de este tipo de lesiones puede llegar a superar al de las escaldaduras.

6. Quemaduras químicas

Son menos frecuentes en la población pediátrica pues estas están más asociadas a cuestiones laborales sin embargo es posible encontrar casos por:

- Contactos con álcalis o ácidos usados en el hogar y que están al alcance de los niños/as menores.
- Agresiones intencionales con ácidos principalmente ya se pueden documentar en niños/as y adolescentes

7. Otras causas

Las lesiones por fricción generalmente asociadas a atropellamiento por vehículos automotores es una causa frecuente de lesiones en nuestro medio. Los niños/as arriba de los 4 años son los más afectados pues utilizan las vías públicas como áreas de juego, también son arrollados por la falta de aceras o pasarelas adecuadas para transitar y cruzar las calles. A estos casos hay que adicionarle los traumas asociados más relevantes y que ponen en riesgo de vida a los pacientes.

Edad

Los agentes causales de quemaduras afectan a los niños/as en proporciones variables de acuerdo a su edad de desarrollo. Debido a las características de motricidad, desarrollo cognitivo y diferencias psicológicas hay ciertos agentes causales que son más frecuentes según la edad.

A continuación una lista de los principales agentes según edad y en orden de prioridad.

- De 0 a 4 años: líquidos calientes, fuego, contacto con objetos calientes
- 5-10 años: fuego, líquidos calientes, electricidad (alto voltaje), fricción por atropellamiento
- 10- 14 años: fuego, electricidad de alto voltaje, líquidos calientes, químicos en diferentes etapas

Prevención

Es necesario dar a conocer a la población en general y en especialmente a niños/as cuales son los principales factores que causan quemaduras. Las campañas de prevención deben adecuarse a cada país, a los diferentes grupos poblacionales a las que irán dirigidas y en los niños el contenido de las mismas debe estar acorde a su edad. Muchos países latinoamericanos y otros alrededor del mundo han trabajado exitosamente campañas continuas de prevención, en alianzas con diferentes organizaciones ya que es un esfuerzo que debe ser constante y continuo durante años.

Los objetivos primordiales de las campañas de prevención de quemaduras son:

1. Difundir el mensaje del problema de las quemaduras y proveer información de sus principales agentes causales y cómo prevenirlas.
2. Inculcar en la población el concepto de un hogar seguro, en vista de que arriba del 80% de las quemaduras ocurren en casa y principalmente en el área destinada a la preparación de alimentos.
3. Cambiar en la población hábitos, costumbres y actividades que favorezcan ambientes propensos a las quemaduras.
4. Disminuir la incidencia de quemaduras en los diferentes grupos poblacionales. Por ello es de vital importancia que se puedan utilizar instrumentos de evaluación a largo plazo y definir si el mensaje ha disminuido el número de lesiones por quemaduras.
5. Proveer a la población información básica de primeros auxilios en caso de quemaduras.

Manejo etapa aguda

El tratamiento de una quemadura se inicia desde la primera atención o primeros auxilios que recibe el lesionado. Es importante hacer notar que el pronóstico de un paciente con quemaduras dependerá en un buen porcentaje de los primeros cuidados que reciba inmediatamente después de la quemadura.

Primeros Auxilios

Estos constituyen las primeras medidas a tomar inmediatamente después de que ocurre una quemadura. Generalmente se realizan directamente en el lugar donde ocurre la lesión por lo que la población en general debe tener conocimientos básicos de "qué hacer cuando alguien se quema". Existen muchas creencias erradas acerca de lo que se debe o no hacer, por esto detallamos a continuación las principales medidas con las que todos debemos familiarizarnos.

a. **Enfriar la quemadura:** Para ello se debe aplicar agua corriente a temperatura ambiente (no helada) en la quemadura por un espacio de al menos 10-15 min. El agua corriente aliviara temporalmente el dolor de la quemadura y neutraliza el calor que puede seguir profundizando la lesión. Es muy importante enfatizar que en pacientes pediátricos con quemaduras extensas (arriba del 20%) se puede obviar este paso en vista de que se puede inducir una hipotermia en el niño/a debido a la gran pérdida de su primera defensa corporal: la piel. Por lo tanto se puede enfriar la quemadura con un paño húmedo e inmediatamente se procede a cubrir el área afectada y al paciente para que no sufra de hipotermia. Recordar: "es importante enfriar la quemadura, no al paciente".

b. **Ignición de la vestimenta**: en los casos en que las ropas estén en llamas se recomienda Detenerse, Tirarse al piso y Rodar hasta apagar el fuego. También es útil sofocar el fuego con una manta o sábana y enfriar la quemadura posteriormente.

c. **No se recomienda aplicar ningún remedio casero** sobre las quemaduras (tomate, clara de huevo, pasta de dientes, aceite, margarina etc.) solo aplicar agua corriente para enfriar las mismas y luego cubrirlas con un paño limpio. Se deberá consultar posteriormente a un hospital o centro de salud.

d. **Retirar la ropa** que se encuentre sobre el área quemada, joyas, anillos o cadenas.

e. **En caso de electrocución**, no tocar al afectado si aún se encuentra en contacto con los cables de alta tensión. Buscar la fuente de energía y desconectarla o separar al afectado de la fuente de electricidad con un objeto de madera o hule.

f. En caso de quemaduras químicas es de vital importancia la irrigación continua con agua durante al menos 30 minutos para remover los restos del ácido o álcali en la piel. Si el químico causante se encuentra en forma de polvo, hay que removerlo primero con un cepillo. El personal que atiende la emergencia debe protegerse con guantes y mascarillas para no entrar en contacte con el agente químico.

g. Es muy importante **siempre consultar** después de una quemadura, pues el manejo posterior debe decidirlo un profesional con experiencia en este tipo de lesiones. Con frecuencia muchos encargados de niños no consultan tempranamente y pueden aparecer complicaciones por falta de una adecuada atención inicial.

Regar agua fresca sobre el área de la quemadura

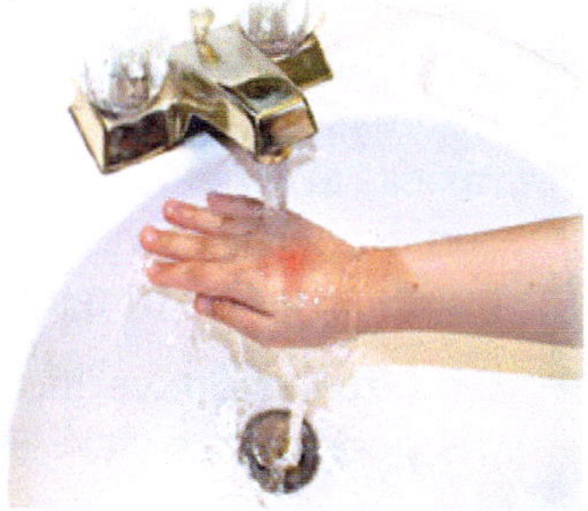

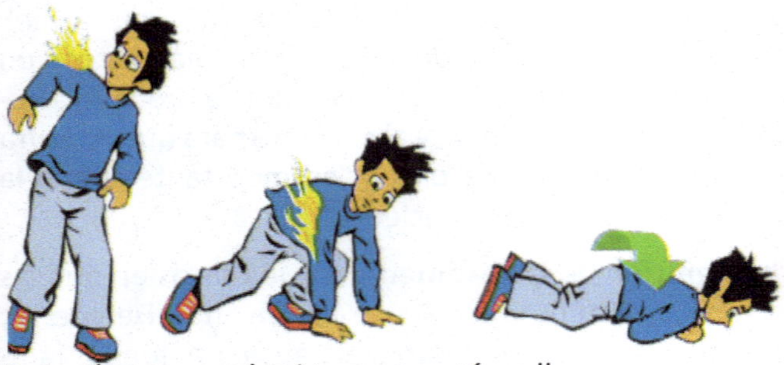

Para, tírate y rueda si tu ropa está en llamas

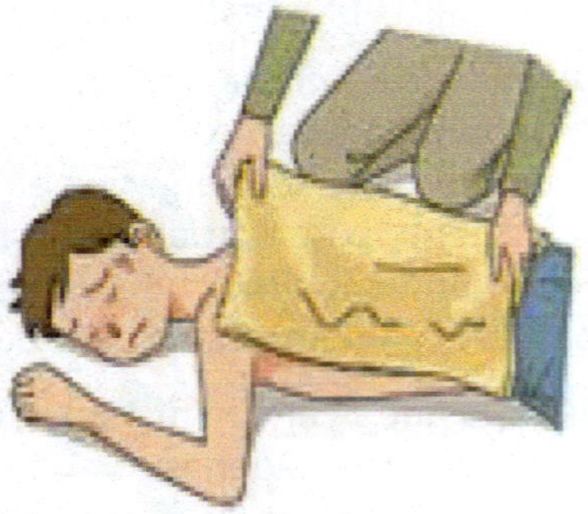

Cubre quemadura con paño limpio

Figura 36.1: A, B y C

Manejo del trauma ABC: Evaluación primaria o inicial

El médico que hace la primera atención al paciente quemado tiene en sus manos la posibilidad de modificar la evolución final de la lesión si actuar con rapidez y exactitud.

Las quemaduras son consideradas un trauma y en niños representan una de las consultas de traumas más frecuentes. Como todo trauma tiene que evaluarse y tratarse en una emergencia, utilizando los parámetros del ABC para estabilización respiratoria y hemodinámica.

- A = **vías aéreas** : verificarse que estén despejadas: sin obstrucciones de cuerpos extraños o restos carbonáceos cuando se trata de incendios. Verificar movilidad de la mandíbula y estabilizar la columna cervical hasta descartar lesiones a la misma.
- B = Breathing **(respiración)**: vigilar que el paciente pueda respirar sin dificultad. Colocar oxigeno en cánula binasal. En quemaduras asociadas a otros traumas es importante verificar la distensión toráxica, al igual que en quemaduras de tórax circunferenciales ya que la expansibilidad pulmonar puede estar restringida por la piel quemada.
- C = **Circulación:** verificar el estatus hemodinámico del paciente es vital. En quemaduras extensas se producen grandes pérdidas de líquidos que pueden derivar en un shock hipovolémico. Es muy importante iniciar hidratación IV en pacientes con quemaduras extensas.. Instalar acceso venoso, preferencialmente periférico, de gran calibre y en área no quemada. Si las únicas venas disponibles están dentro del área quemada, no dudemos en usarlas. Sólo administrar cristaloides. Atraso en hidratacion está mas relacionado con aumento en la mortalidad que en volumen administrado. Un tracto gastrointestinal intacto puede servir como un conducto para resucitación hidrica. La Reanimación enteral es una opción si los recursos son limitados.

EDAD	FR por minuto
Neonato	40-50
1 mes-1 año	24-38
1-3 años	22-30
4-6 años	20-24
7-14 años	16-24

Tabla 36.1: Frecuencia respiratoria según edad

- D = **Disability** : incapacidad, estado de conciencia del paciente. Generalmente el paciente quemado está consciente inicialmente, sospechar quemaduras por inhalación o trauma craneoencefálico si hay alteración de la conciencia en fase inicial.
- E = **Exposición:** Retirar las ropas. El paciente debe estar completamente expuesto para evaluar lesión y para eliminar cualquier contaminante que pudiera prolongar el contacto con productos químicos o fuentes de calor. Al quitarse la ropa temprano en el proceso de evaluación se detiene el proceso de quemadura; pañales, joyas, lentes de contacto y otros accesorios deben ser eliminados para evitar un efecto de torniquete. Proporcionando un control ambiental adecuado es clave para esos pacientes, ya que han perdido su capacidad de regular la temperatura. Un medio ambiente cálido, mantas limpias disponibles pueden prevenir o limitar la hipotermia durante el proceso de examen y luego de ser examinado por completo, debe ser cubierto con una sábana seca.

3. Evaluación secundaria

Al completar la evaluación inicial donde se inicia la estabilización hemodinámicas de los pacientes se pasa a la evaluación secundaria que comprende:

a. Historia clínica: a través de ésta se pueden obtener datos importantes del mecanismo de la lesión, agente causal, primeros auxilios recibidos, historia clínica y de enfermedades previas. En los pacientes pediátricos generalmente son los padres o encargados quienes dan la misma.

b. Cálculo de porcentaje de extensión, profundidad y localización de la quemadura así como la edad del paciente.

c. Evaluación más detallada en busca de otros signos, clínicos y traumas asociados: examen neurológico completo, localización de dolor.

d. Toma de sangre para laboratorio y exámenes especiales: se solicitaran gases arteriales o venosos, hematología completa, glicemia, uremia creatinina, proteínas, sodio y potasio y en casos con indicios de quemadura por inhalación una gasometría, medir carboxihemoglobina y radiografía de tórax. Se solicitarán exámenes adicionales como CPK, CPK-MB, orina y control electrocardiográfico en pacientes con quemaduras eléctricas de alto voltaje.

Determinar la Extensión de la quemadura en niños

Se utiliza la Tabla de Lund & Browder ésta asigna un porcentaje a cada región anatómica según su edad.

Importante enfatizar que el cálculo de la extensión de la quemadura debe ser lo más exacto posible pues en base a éste se evaluará el uso de soluciones intravenosas. Notar que las proporciones de superficie corporal correspondiente a cada área anatómica varían considerablemente según la edad, los niños menores de 4 años tendrán una cabeza de mayor proporción y extremidades más cortas, al crecer la proporción de la cabeza disminuye y las extremidades inferiores aumentan su superficie.

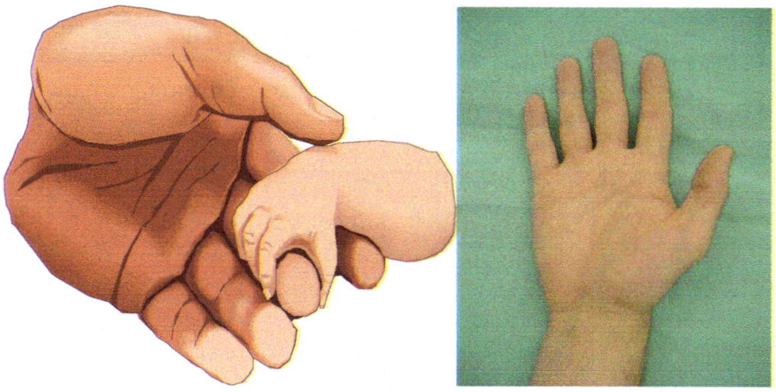

Figura 36.2: Si no se cuenta con la Tabla de Lund y Browder es importante recordar que la palma de la mano del paciente (con dedos incluídos) representa el 1% de su superficie corporal, de esta forma podemos obtener un cálculo del porcentaje afectado bastante preciso.

Clasificación de las quemaduras

Existen diversas clasificaciones de las quemaduras que están basadas en la profundidad de las capas de la piel afectados. Las más utilizadas son las de la ABA (American Burn Association) y la de Benaim. La profundidad de la quemadura depende de la temperatura y del tiempo de exposición a la fuente de calor. También es importante considerar el grosor de la piel afectada; se debe tener en cuenta que en los niños y las personas de la tercera edad tienen la piel más delgada.

Diferencias Fisiológicas según Edad

La edad de los niños/as afectados por una quemadura es determinante pues existen diversos aspectos fisiológicos, clínicos y de desarrollo que afectan la evolución de las quemaduras según la edad. Es muy importante que estemos conscientes de las diferencias porque los

AREA	<1a	1-4a	5-9a	10-14a	15a	Adulto	% Total
Cabeza	19	17	13	11	9	7	
Cuello	2	2	2	2	2	2	
Tronco Anterior	13	13	13	13	13	13	
Tronco Post.	13	13	13	13	13	13	
Cada Glúteo	2 ½	2 ½	2 ½	2 ½	2 ½	2 ½	
Genitales	1	1	1	1	1	1	
Cada Brazo	4	4	4	4	4	4	
Cada Antebrazo	3	3	3	3	3	3	
Cada Mano	2 ½	2 ½	2 ½	2 ½	2 ½	2 ½	
Cada Muslo	5 ½	6 ½	8	8 ½	9	9 ½	
Cada Pierna	5	5	5 ½	6	6 ½	7	
Cada Pie	3 ½	3 ½	3 ½	3 ½	3 ½	3 ½	

Tabla 36.2: Lund y Browder

Clasificación	Benaim	ABA	Aspecto Clínico	Síntomas	Pronóstico
Epidérmica (Solar)	A	1er grado	Eritema, no exudativa No ampollas	Dolor tipo "ardor" hipersensibilidad	Epitelización en 1 semana no cicatriz
Epidérmica-dermis superficial	A	2do ° superficial	Ampollas, exudado, color rosa intenso	Dolor intenso Hipersensibilidad al toque	Epitelización en 1 a 3 semanas No cicatriz
Dérmica profunda	AB	2do ° profunda	Alternan zonas blanquecinas y violáceas. Induración Puede haber ampolla	Dolor menos intenso Tracción sin resistencia del cabello	Epitelización Mayor de 3 semanas con cicatriz
Subdérmica	B	3er °	Acartonada, blanco nacarado u oscura	Anestesia	Curación x injertos cutáneos

Tabla 36.3: Clasificación de las quemaduras según la ABA (American Burn Association) y clasifiación de Benaim

niños/as no son "adultos pequeños". A continuación las 6 principales diferencias:

- **Superficie corporal**: los niños tienen mayor superficie corporal en relación a peso que los adultos. Esto hace que tengan mayores pérdidas insensibles de líquidos, adicional a las pérdidas por una quemadura, por ello requerirán mayores cantidades proporcionales de líquidos cuando se queman. Importante hacer notar que a pesar de sus mayores requerimientos hídricos también son los más susceptibles a la sobrecarga que deriva en edema. Hasta los 15 años de edad se considera que el niño/a alcanza la misma relación de peso-superficie corporal que el adulto.
- **Piel delgada**: Los pacientes pediátricos tienen la piel más fina que los adultos por lo que las quemaduras pueden ser más profundas en ellos, especialmente si son lactantes.

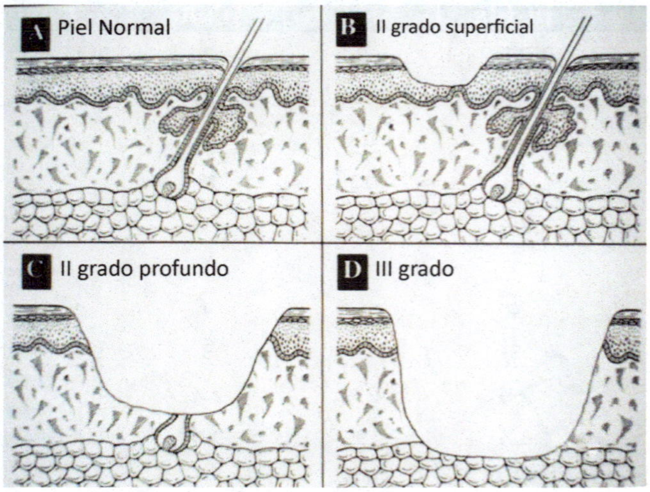

Figura 36.3: Esquema Microscópico transversal de la piel y las capas afectadas según profundidad. Foto: Curso Manejo Básico de heridas y ostomías por Convatec

- **Termorregulación**: Los niños/as menores de 2 años no poseen un sistema termorregulador eficiente debido a la inmadurez de los mismos. Con poca masa muscular son incapaces de temblar para generar calor por lo que necesitan estar bien cubiertos o mantener temperaturas ambientales de aproximadamente de 30° C para evitar hipotermias, especialmente cuando hayan sufrido quemaduras extensas.
- **Reservas de glucógeno**: Los lactantes tienen pocas reservas de glucógeno a nivel hepático por ello cuando el azúcar circulante es consumida se pueden presentar hipoglicemias que pueden ser fatales, por ello es importante incluir un aporte de soluciones con dextrosa en lactantes con quemaduras extensas y que estén en períodos de ayuno prolongados.
- **Sistema inmunológico**: Los niños/as tienen sistemas de defensa inmunitaria inmaduros en relación con los adultos, por lo que son más susceptibles a infecciones que son la primera causa de mortalidad en quemaduras extensas. De allí la importancia de una adecuada nutrición y de un manejo clínico y quirúrgico orientado disminuir el catabolismo que se presenta en quemaduras profundas y extensas.
- **Desarrollo psicológico**: Hay grandes variaciones de desarrollo emocional y psicológico dependiendo de la edad de los niños/as afectados. En los pequeños el cuidado y atención de sus padres es vital para que se sientan seguros y esto les ayude a sobrellevar el trauma de una quemadura. Conforme crecen se desarrollan otros problemas: baja autoestima, depresión, síndrome post-traumático, condiciones que afectan una adecuada recuperación integral de los pacientes por lo que el acompañamiento psicológico es indispensable.

Localización

La localización anatómica de una quemadura es muy importante pues hay áreas conocidas como "zonas especiales" como cara, cuello, manos y genitales que son de difícil manejo y requieren cuidados de profesionales para su curación con el fin de lograr una adecuada evolución de las lesiones. Así mismo dependiendo de la edad de los niños/as afectados algunas áreas anatómicas son más afectadas que otras debido a los diferentes mecanismos en que se producen las quemaduras según la edad.

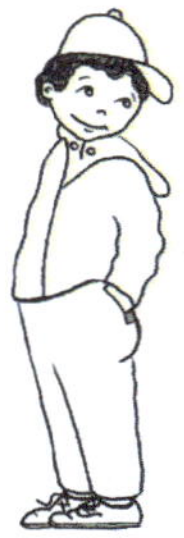

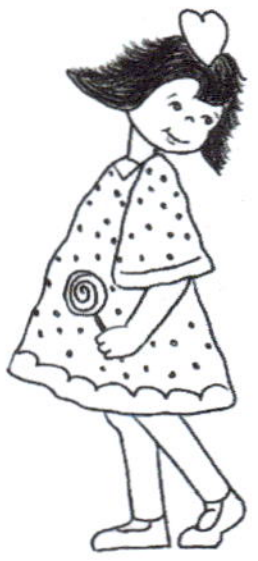

Figura 36.4:

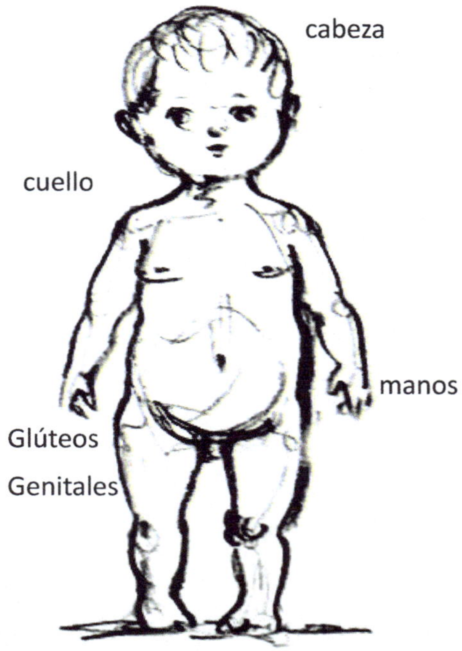

Figura 36.5: Los niños pequeños sufren quemaduras frecuentes en cara y cuello y torax anterior porque se derraman líquidos que usualmente se encuentran a una altura superior a ellos.

También las manos son áreas comunes afectadas pues debido a la curiosidad propia de la edad sumergen las mismas en líquidos calientes.

Los glúteos, genitales y muslos se observan como áreas propias de quemaduras por inmersión en ollas o recipientes con líquidos calientes dejados en el piso.

Gravedad de las quemaduras

Las quemaduras de gran magnitud que afectan las funciones precedentes pueden llegar a comprometer la vida.

La gravedad en cuanto a la vida depende de la profundidad y de la extensión y la gravedad en cuanto a la secuela depende de la profundidad y la localización.

Grupos de gravedad de Benaim

Sobre la base de la extensión y profundidad se categorizó a los pacientes en 4 grupos, Leve, Moderado, Graves y Críticos; usando números romanos para su identificación.

Esta tabla debe utilizarse para niños arriba de los 10 años y adultos hasta los 60 años. Se deben tener en cuenta, además, edad, lesiones concomitantes y antecedentes de enfermedades.

Criterios de internación

Para decidir que pacientes ameritan ingreso al Hospital debido a la gravedad de las quemaduras existen criterios de internación. Es importante recordar que no todos los Hospitales cuentan con Unidades de quemaduras diseñadas especialmente para manejar este tipo de pacientes. Por lo que es muy importante determinar

	GRUPO I	GRUPO II	GRUPO III	GRUPO IV
	LEVE	**MODERADO**	**GRAVE**	**CRITICO**
Superficiales	Hasta 10%	11 a 30%	31 a 60%	Más de 60%
Intermedias	Hasta 5%	6 a 15%	16 a 45%	Más de 45%
Profundas	Hasta 1%	2 a 5%	6 a 30%	Más de 30%

Tabla 36.4: Gravedad según Benaim

los recursos físicos, humanos y de suministros con los que cuenta cada institución y en base a esto decidir si un paciente puede ser manejado en un Hospital general sin Unidad de quemaduras o si el caso se refiere a uno que si cuente con una.

Serán tratados en Centros de Quemados los siguientes pacientes:

1. Quemaduras de espesor parcial (2 grado) con más del 10% de superficie corporal y arriba del 5% en niños menores.
2. Quemaduras que comprometan cara, manos, pies, genitales, periné y articulaciones.
3. Quemaduras de 3º grado en cualquier edad.
4. Quemaduras por electricidad.
5. Quemaduras por químicos.
6. Lesión inhalatoria.
7. Quemaduras en pacientes con patología preexistente que pueden complicar su manejo o incrementar la mortalidad.
8. Quemaduras circunferenciales en extremidades, tórax, abdomen y cuello
9. Cualquier paciente con quemadura y trauma concomitante en el cual la quemadura posee mayor riesgo de morbimortalidad. En caso que el trauma sea el principal causante de mortalidad, estabilizarlo en la Unidad de Trauma y luego derivarlo a la Unidad de Quemados.
10. Niños quemados en hospitales que no tengan personal calificado para atenderlos.
11. Quemaduras en niños que presenten especiales problemas sociales, emocionales o un largo proceso de rehabilitación.
12. Sospecha de maltrato infantil

Criterios de Manejo Ambulatorio

1. Quemaduras menores de 3-5% superficiales, en áreas no especiales (las que no involucran articulaciones, cara o genitales).
2. Verificar con los padres o encargados, que estén en la disponibilidad de llevar al paciente a su cita control para cambio de curaciones y evaluación de las mismas.

Fisiopatología de las quemaduras

Anatomía de la piel y alteraciones fisiológicas

La piel está compuesta por 2 capas, la epidermis y la dermis, la epidermis es la capa más superficial y la dermis la más profunda.

La epidermis sólo está compuesta de células, 98% de queratinocitos y el 2% restante de melanocitos, células de Merkel y de Langherans. La dermis tiene como principal célula representativa al fibroblasto y contiene los anexos : glándula sebácea, folículo piloso, glándula sudorípara y terminales sensoriales para dolor, tacto, presión y temperatura.

Existen 2 plexos arteriovenosos, uno superficial en contacto con la epidermis y uno profundo en contacto con el tejido celular subcutáneo.

La piel posee cuatro funciones cruciales para la vida.

- Protección de infecciones.
- Prevención de la pérdida de fluidos.
- Regulación de la temperatura corporal.
- Contacto sensorial con el medio ambiente.

La respuesta fisiológica a las lesiones por quemaduras es compleja. Los resultados clínicos finales están influenciados por la rapidez y la adecuada estabilización y resucitación del paciente.

El principal cambio fisiológico que ocurre con una quemadura extensa (arriba del 20% o 10% en niños menores) es un aumento de la permeabilidad capilar debido a la liberación de sustancias vasoactivas. Este fenómeno produce una fuga de líquidos y proteínas del espacio intra vascular al espacio intersticial produciendo edema. El aumento de la permeabilidad capilar disminuye entre las 18 a 24 horas después de la lesión. Por eso el paciente con quemadura extensa sufre deshidratación en 2 vías: hacia el espacio intersticial y hacia el medio ambiente por la pérdida de la continuidad

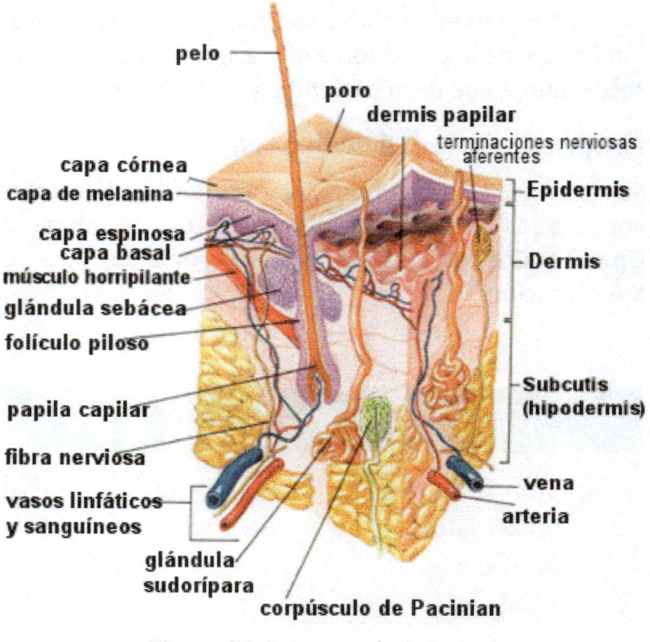

Figura 36.6: Anatomía de la piel

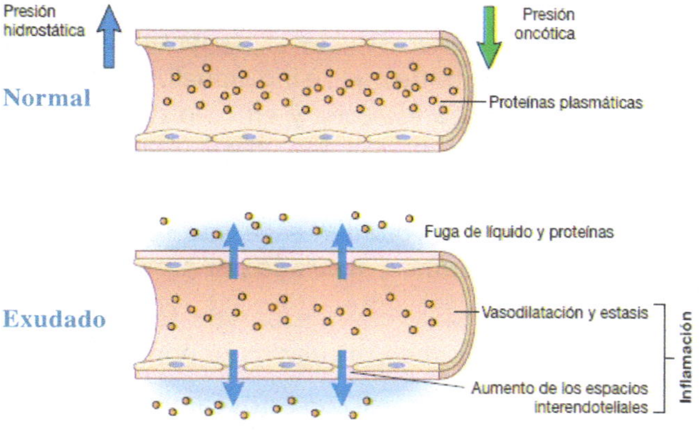

Figura 36.7: Representación de la fuga de líquidos y proteínas generado por la inflamación

piel. Las pérdidas de líquidos en quemaduras extensas pueden ser tan elevadas que los pacientes pueden presentar un Shock hipovolémico.

Manutención de Equilibrio Hidroelectrolítico

Lo antes posible el paciente debe ser evaluado en peso y extensión (%) del área quemada para establecer una fórmula de reposición hídrica en pacientes que tengan indicación. En el lugar del incidente se debe colocar la vía venosa periférica si el traslado dura más de 30 minutos (No colocar vía central inicial). Si el paciente se encuentra en algún lugar sin acceso a atención médica especializada se puede iniciar hidratación oral con sales de hidratación en forma inicial en quemaduras menores de 15% y que no presenten ninguna dificultad para tolerar por esta vía mientras se realizan los trámites para el traslado a un centro asistencial.

Para iniciar la hidratación intravenosa es importante buscar una vía periférica de un calibre adecuado e iniciar la administrar idealmente con Ringer Lactato o en su defecto con Solución Salina En niños/as es importante considerar la vía intra ósea como recurso para iniciar la hidratación cuando no sea posible canalizar una vía venosa periférica. No debe utilizarse la vía intraósea por más de 24 horas.

Reposición Hídrica

Existen diferentes fórmulas de reposición hídrica, las más utilizadas en niños/as son:

- Fórmula del Parkland (Hospital de la ciudad de Dallas donde Dr.Charles Baxter la desarrollo)
- Fórmula de Carvajal o Galveston

El objetivo de las fórmulas es ser una guía inicial del cálculo de soluciones que requerirá el paciente en base a la extensión de su quemadura. Es vital que todo profesional que inicie hidratación inicial de un gran quemado conozca que las fórmulas solo son UNA GUIA y que éstas deben adecuarse a la respuesta metabólica del paciente. Las fórmulas de reposición hídrica se utilizarán en niños cuando las quemaduras sean igual o mayores de 10% de superficie corporal. En niños arriba de 10 años y adolescentes pueden iniciarse a partir del 15-20 % de superficie corporal quemada.

Formula del Parkland

3– 4 ml de sol. Hartman X % de superficie X peso corporal en Kg para 24 horas

Las primeras 8 horas se infunde el 50% de la cantidad calculada

En las siguientes 16 horas se infunde el 50 % restante de la cantidad calculada.

Es importante hacer notar que el cálculo de las soluciones debe tomar como hora 0 el momento de la quemadura y no cuando el paciente llega al centro hospitalario. “Se recomienda No administrar en litros más del 10% del peso del paciente en 24 horas”. (20)

En niños lactantes se debe sumar al cálculo del Parkland soluciones de mantenimiento para 24 horas debido a que tienen pérdidas insensibles mayores y también pueden presentar hipoglicemias por sus escasas reservas hepáticas de glucógeno por lo que es importante monitorizar la glicemia y reponer el mantenimiento con soluciones que tengan dextrosa.

No se debe utilizar la Fórmula del Parkland si el paciente llega tardíamente, después de las primeras 8 horas.

Se puede iniciar el uso de albúmina a partir de las 18 a 24 horas después de la quemadura inicial, esto es necesario para reponer la pérdida al espacio extravascular de esta proteína de alta densidad y restablecer el balance de líquidos entre ambos espacios.

Dosis: 1 gr x Kg para 24 horas.

Se puede dividir en 3 dosis diarias. Mantener la infusión hasta que albúmina sérica este por arriba de 2.5 gr.

Formula de Carvajal o Galveston

Esta fórmula basa su cálculo de soluciones en base a la superficie corporal total de los pacientes

Fórmula para calcular el % de superficie corporal según edad:

Niños con peso menor de 10 Kg.

SCT (mt2) = peso X 4 + 9
100

Niños con peso mayor a 10 Kg

SCT (mt2) = peso X 4 + 7
100

Fórmula de Galveston primeras 24 horas

- 5000 ml/mt² X SCTQ (% de area quemada) con solución Hartman (**deficit**)
- 2000 ml/ mt² X SCT (superficie corporal) con una solución preparada (**Mantenimiento**)

de 620 cc de Dextrosa 5% y el resto con Solución salina para preparar 1 Lt.

Se infunde la mitad del déficit y 1/3 del mantenimiento en las primeras 8 horas.

La segunda mitad del déficit y 2/3 del mantenimiento en las siguientes 16 horas.

Segundas 24 horas

- 3750 ml/mt² X SCTQ (% area quemada) con sol. Hartman (deficit)
- 1500 ml/mt² X SCT (superficie corporal) con una solución preparada (Mantenimiento)

de 620 cc de Dextrosa 5% y el resto con sol. Salina para preparar 1 Lt.

La cantidad de líquidos calculada para las siguientes 24 horas debe incluir los líquidos IV y los que se den via oral.

Es muy importante recordar que utilizando cualquiera de las dos fórmulas para reposición de líquidos intravenosos debe tomaser en consideración que las mismas sólo son una aproximación y que la cantidad de líquidos a infundirse debe regirse por la respuesta individual de cada paciente para garantizar su estabilidad hemodinámica y electrolítica. Para monitorizar una adecuada hidratación IV debemos vigilar varios parámetros clínicos y de laboratorio.

Monitorización y manejo inicial

La monitorización de un paciente con quemaduras extensas es vital en vista de las grandes alteraciones fisiológicas que se producen y que alteran el equilibrio hidroelectrolítico de los mismos. Los principales signos clínicos y pruebas que nos ayudan a vigilar el estado hemodinámico del paciente:

1. **La diuresis**: continua siendo el principal parámetro de vigilancia para determinar una adecuada hidratación en niños. Siempre colocar sonda foley en todo paciente que se iniciara reposición volémica con alguna de las formulas.

- Menores de 2 años: 1 - 1.5 cc X Kg X hora
- Mayores de 2 años: 0.5 – 1 cc X Kg X hora

Si los pacientes presentan parámetros inferiores a los indicados (oliguria) o superiores a éstos.

Sobrehidratación) se pueden presentar complicaciones para mantener estable al paciente. Debido a esto es muy importante que se individualize cada caso, que la vigilancia sea estrecha y en caso de oliguria o sobrehidratación se alteren inmediatamente las cantidades de líquidos que se infunden:

- Si es superior al volumen esperado se disminuira un 30% del volumen calculado por hora
- Si es inferior al volumen esperado se aumentará un 30% del volumen calculado por hora

y se procederá a verificar si con estos cambios se alcanza el volumen esperado de diuresis x hora.

2. **Signos vitales**: Frecuencia.cardiaca, frecuencia respiratoria, Presión arterial. Recordar que estos parámetros tienen que estar ajustados a edad. En estos pacientes siempre encontraremos temperatura, FC y FR aumentadas debido a la respuesta inflamatoria sistémica que ocurre en cualquier trauma.
3. **Signos clínicos:** Como el paciente gran quemado puede presentar shock hipovolémico puede presentar signos clínicos que sugieran este: palidez, frialdad, alteración del estado de conciencia, pulsos ausentes, llenado capilar lento.
4. **Presión venosa central**: es útil llevar control de la misma en casos de quemaduras arriba de 20%. Importante contar con una vía central a través de un cateter subclavio o yugular. Valor normal: 6-10 mmHg.
5. **Examenes de laboratorio**: los gases arteriales dan información valiosa del pH, valores de electrolitos, bicarbonato, lactato sérico, oxigenación sanguínea. En caso no se pueda sacar de vía arterial se pueden utilizar gases venosos que en niños. La hematología inicial siempre mostrará un aumento de los glóbulos blancos, puede haber hematocrito elevado debido a la deshidratación inicial. La glicemia también se encontrará elevada. Todos estos resultados iniciales son parte de la respuesta inflamatoria sistémica que presente el organismo ante un trauma severo.
6. **Monitorización a través de vía arterial**: es la forma más exacta para conocer la presión arterial media y es un parámetro muy útil y fidedigno para verificar la buena hidratación del paciente, sin embargo no en todos los centros se tiene acceso a monitores que cuenten con sensores para medir este parámetro.

Manejo clínico

Adicional al manejo de líquidos intravenosos se debe complementar el tratamiento con las siguientes indicaciones.

1. **Alimentación.** Se recomienda iniciar la dieta oral cuanto antes en las primeras horas. Ideal en las primeras 6 horas despues de la quemadura. En paciente Intubado, iniciamos dieta enteral.

En quemaduras mayores al 20% SC, como complemento de la dieta oral, esta indicado dieta enteral apos la estabilizacion hemodinamica. Las ventajas de iniciar alimentación temprana son entre otros: protección de la mucosa gástrica, disminución de la translocación bacteriana y evita el ileo.

2. **Actividad**: Los pacientes con quemaduras extensas deberan reposar en posición supina con posicion semifowler leve de la cabeza. En las primeras 24 horas pueden reposar con elevación de los miembros afectados para disminuir edema. Posterior a las 24 horas se iniciará con la rehabilitación física inicial.
3. **Monitorización:** descrita previamente valiendose de los recursos con los que se cuente para toma de signos vitales, pO_2, PVC y presión arterial cuando sea necesario, PAM.
4. **Laboratorios**: descritos en la seccion de evaluación secundaria. Se pueden repetir los gases arteriales o venosos cada 6-8 horas para dar un seguimiento al pH, exceso de base, lactato y electrolitos en los casos más graves.
5. **Medicamentos:** el **dolor** es el principal signo clínico que caracteriza a las quemaduras, por lo que es muy importante su rápido control.

A. **Administrarle Morfina** IV a 0.1mg x kilo STAT para manejo de dolor y para realizar la primera curación.

Si la quemadura es menor del 10% se puede dar un analgésico como:

- Acetaminofen 10-15 mg/kg/dosis
- Metamizol 15-35 mg/kg/dosis
- Diclofenaco 0.5 – 1 mg/kg/dosis
- Morfina 0.1 mgr x Kg PRN por dolor

(Tramadol, dipirona, metadona)

B. **Otros medicamentos:**

Inmunización antitetánica dependiendo del calendario de vacunación.

Bloqueadores H^2 para protección gástrica.

NO se recomienda el uso de antibióticos de ingreso, a menos que paciente se encuentre en tratamiento por alguna por otra patología previa.

Curación inicial de la quemadura

Una vez ya se haya iniciado el manejo del dolor puede hacer una curación inicial. Esta puede realizarse en la emergencia con paciencia y muy gentilmente, en caso el paciente no colabore y tenga las horas de ayuno requeridas puede dársele una sedación rápida para realizar el procedimiento.

a. Suavemente irrigar área de quemadura con solución salina tibia
b. Si hay ampollas mayores de 2 cm. destecharlas con pinzas estériles o hisopos, e irrigar de nuevo con solución salina.
c. Aplicar una crema con antibiótico, sulfadiazina de plata es una buena primera elección.
d. Ocluir con una curación y un vendaje suave, no apretado. En lesiones de mano separar adecuadamente los espacios interdigitales y dejar descubiertas las puntas de los dedos. En quemaduras de cuello dejar curaciones voluminosas que dejen en extensión el mismo.
e. Realizar el procedimiento lo más rapído posible para evitar pérdida de calor
f. Cubrir bien al paciente con sábanas térmicas o en su defecto cobertores que eviten la pérdida de calor corporal. No hay que escatimar esfuerzos para evitar la hipotermia ya que está directamente relacionada con hipoxia.
g. Importante ponerle atención a quemaduras que afecten toda la circunferencia de una o varias extremidades pues aunque inicialmente no se evidencien signos clínicos de Síndrome compartimental, este puede hacerse evidente pocas horas más tarde cuando se inicie la hidratación IV.

Los signos clínicos de esta patología: parestesias u hormigueo, ausencia de pulsos, palidez, frialdad de la extremidad, llenado capilar lento, dolor intenso. El tratamiento:

- Cirugía de urgencia: escarotomías o fasciotomías según requiera el caso

Quemaduras Especiales

Quemaduras por inhalación

Se habla de quemaduras por inhalación cuando las vías aéreas están afectadas por una lesión térmica. En niños es importante hacer notar las diferencias anatómicas que existen en comparación con vías aéreas de adultos pues debido a éstas los niños son más susceptibles de sufrir obstrucciones y complicaciones debido a quemaduras por inhalación.

1. Occipucio en niños es más prominente y eso hace que cabeza se flexiona más en posición caudal.

2. Lengua de niños en mayor en relación a tamaño de cavidad oral.
3. Amígdalas y adenoides son más prominentes en la niñez.
4. Laringe y cuerdas vocales están localizadas más altas en el cuello del niño/a.
5. La laringe es más anterior lo que hace más difícil su visualización.
6. Epiglotis es más larga y en forma de herradura con una menor abertura glótica.
7. Vía aérea pediátrica superior tiene forma de embudo y su punto más estrecho es cartílago cricoides.
8. La tráquea es más corta, con angulación más posterior y menor diámetro que en adultos.
9. Generalmente no presentan alteraciones en Rayos X de tórax en las primeras 72 horas.

La laringe y las cuerdas vocales están más altas en el niño y más difíciles de visualizar a la intubación. La tráquea es más corta.

Las quemaduras por inhalación las podemos dividir en 3 tipos principales:

a. Intoxicación por monóxido de Carbono.
b. Quemaduras supraglóticas.
c. Quemaduras infraglóticas.

Estas pueden darse en forma individual o se pueden presentarse en forma conjunta presentando en un cuadro clínico que presenta sintomalogía de las 3 condiciones y que generalmente son los casos más graves.

a) Intoxicación por monóxido de carbono

El monóxido de carbono (CO) es un gas altamente tóxico producido por una mala combustión de cualquiera de las sustancias susceptibles de ser quemadas para generar calor, como carbón, madera, querosén, alcohol o gas, que son materiales combustibles ricos en carbono y que necesitan oxígeno para quemarse. Si la cantidad de oxígeno disponible es insuficiente, la combustión será incompleta y generará monóxido de carbono.

Generalmente se produce por un mal estado de las instalaciones, insuficiente ventilación o instalación de artefactos en lugares inadecuados. Aunque también se presentan casos por exposición a gases de escape del automotor y por inhalación de humo durante un incendio.

Los signos clínicos de la intoxicación serán de acuerdo a la cantidad de monóxido en nuestra sangre. Los niños son más susceptibles a sus efectos y

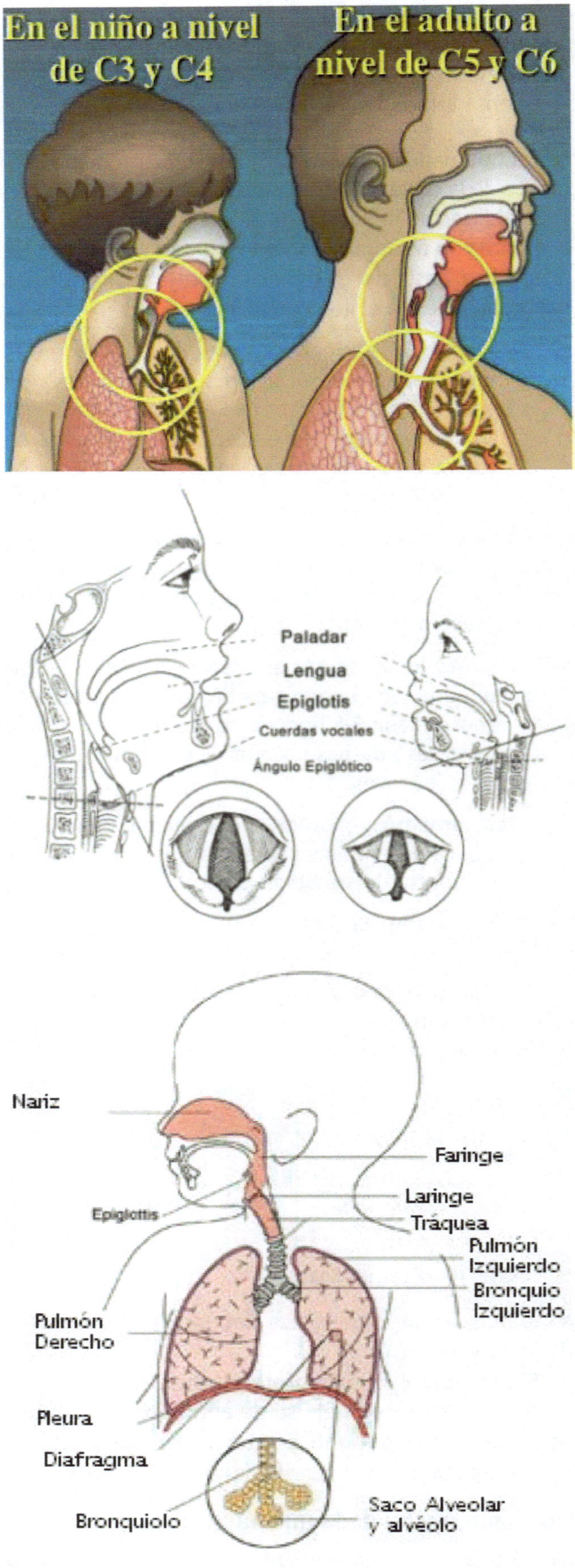

Figura 36.8: Diferencias anatómicas entre la vía aérea del niño y del adulto.

pueden presentar síntomas más temprano que los adultos. El monóxido de carbono (MC) produce una asfixia debido a que al inhalarlo pasa directamente de la membrana alveolo capilar a la hemoglobina compitiendo con el oxígeno y debido a que MC tiene una mayor afinidad con la hemoglobina reduce la capacidad de transporte de O2 a las células. Normalmente nuestro organismo tiene una concentración sérica de MC entre 0.5- 1 %. En fumadores esta concentración puede llegar hasta 10%.

Tratamiento

Oxígeno al 100% con cánula para casos leves. En casos más severos se puede utilizar oxígeno hiperbárico al 100%. Controles séricos de carboxihemoglobina hasta que ésta disminuya por debajo de 5%.

b) Quemaduras supraglóticas:

Como su nombre lo dice las quemaduras supraglóticas afectan las vías aéreas por arriba de la glotis. Generalmente éstas ocurren por la lesión térmica que produce edema de los tejidos por arriba de la glotis, recordemos que los niños tienen las vías aéreas superiores más estrechas por lo que es vital actual rápidamente ya que el mayor peligro es la obstrucción temprana. Se debe sospechar quemaduras a este nivel cuando hay quemaduras faciales profundas, cabello, cejas y vellos nasales quemados, historia de explosiones o incendios.

Los sígnos clínicos: ronquera, estridor, dificultad para respirar

Tratamiento

Cabecera elevada, Intubación orotraqueal si necesario y antes de que el edema lo impida. Al momento de la intubación realizar una laringoscopía para evaluar la condición de los tejidos especialmente de la epiglotis.

Cuando este tipo de quemadura por inhalación se presenta en forma individual se asocia sólo a edema, al disminuir éste alrededor de 3-5 días, se puede volver a realizar una laringoscopía para verificar la disminución del mismo y considerar una extubación.

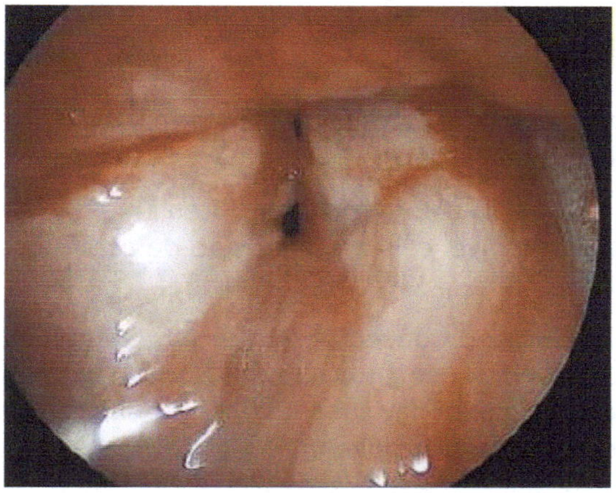

Figura 36.9: Vía aérea Superior. La respuesta inflamatoria produce edema que puede ser empeorado con las maniobras de resucitación con líquidos durante la atención

Grado	Nivel de COHb%	Signos y síntomas	Posibles diagnósticos diferenciales
Leve	10% a 20%	Cefalea Náuseas Mareos Vómitos	Intoxicación alimentaria (colectivas) Cuadro respiratorio (gripe)
Moderada	20% a 40%	Ataxia Confusión Visión borrosa Debilidad e impotencia muscular Taquicardia Polipnea	Intoxicación (alcohol o psicofármacos)
Severa	40% a 70%	Desorientación, coma, hipotermia Dolor precordial Arritmia Hipotensión Lesión isquémica de zonas de apoyo Convulsiones Edema pulmonar Imágenes isquémicas en al TAC	Encefalitis Intoxicaciones (alcohol o psicofármacos) Epilepsia
Muerte	Más de 70%		

Tabla 36.5: Signos y síntomas de la intoxicación por monóxido de carbono según los niveles de COHb.

c) Quemaduras de vías aéreas inferiores infragloticas

Este tipo de quemaduras afectan principalmente las vías aéreas por debajo de la glotis y pueden llegar hasta nivel alveolar afectando el intercambio gaseoso a este nivel. Se les conoce también como quemaduras químicas debido a que la lesión que ocurre a nivel de la mucosa del tracto respiratorio se debe principalmente a la toxicidad de los desechos de la combustión de diferentes materiales que ocurre cuando hay un incendio.

Signos clínicos: alteración del estado de conciencia, evidencia de vellos nasales quemados, esputo carbonáceo, insuficiencia respiratoria.

Las lesiones a este nivel pueden afectar el tracto traqueo-bronquial-alveolar por diferentes mecanismos:

- Asfixiantes locales: sustancias que compiten con el oxígeno en su afinidad por la hemoglobina: como el monóxido de carbono, metano y los hidrocarburos.
- Asfixiantes sistémicos: interfieren en el transporte de O_2 a nivel celular: monóxido de carbono, nitritos.
- Irritantes: producen obstrucción debido al edema que se produce en la mucosa traqueo-bronquial o edema pulmonar secundario a amoníaco, aldehídos, oxido de nitrógeno.

También pueden haber lesiones térmicas a este nivel debido a la inhalación de vapor caliente que incluso puede resultar en un edema pulmonar no cardiogénico debido a la disminución del intercambio gaseoso a nivel alveolar.

Tratamiento

Estos casos generalmente presentan un espectro amplio de lesiones de todo el tracto respiratorio, producen un cuadro similar al SARA en niños. Van a requerir un mayor aporte de líquidos IV pero hay que tener cuidado de no producir una sobrehidratación.

Estos pacientes requerirán un broncoscopía temprana como método diagnóstico pero que también es útil para realizar una aspiración de restos de combustión y de la descamación del epitelio de la mucosa de las vías respiratorias.

- Son pacientes que requerirán ventilación mecánica, PEEP para poder facilitar el intercambio gaseoso a nivel alveolar.
- O_2 humidificado.
- Broncodilatadores y nebulizaciones constantes.

Nebulización con 5000 U de heparina c/4 horas

- Controles radiográficos cada 24 horas.

Quemaduras por eléctricidad

Las quemaduras eléctricas son especiales debido a que pueden afectar no solamente la piel del área de contacto sino también tejidos profundos y órganos distantes.

La severidad de las lesiones estará determinada por varios factores:

1. Voltaje (Alto o bajo).
2. Tipo de corriente (Directa o Alterna).
3. Duración del contacto.
4. Vía del flujo de la corriente.
5. Resistencia de los tejidos.

Existen dos tipos de corrientes eléctricas que pueden causar este tipo de lesiones.

- Corriente Alterna
- Corriente Directa

La corriente alterna es aquella que los electrones fluyen en forma cíclica a través de un conductor.

Este tipo de corriente es más peligrosa debido a que puede producir tetania ocasionando un mayor tiempo de exposición de la víctima a la corriente.

La corriente directa fluye en una sola dirección y pueden observarse sitios de entrada y salida de la corriente.

Estas diferencias entre ambos tipos de corriente solo son de relevancia cuando el voltaje de la electricidad es bajo, cuando este es alto los dos tipos de corrientes tienen efectos similares.

Se habla de Alto Voltaje cuando la corriente es > de 1000 voltios y de bajo voltaje cuando es por debajo de este.

Los tomacorrientes de nuestras casas, lugares de trabajo son de 110V o 220V lo que representa un bajo voltaje y son de corriente alterna. En los techos, azo-

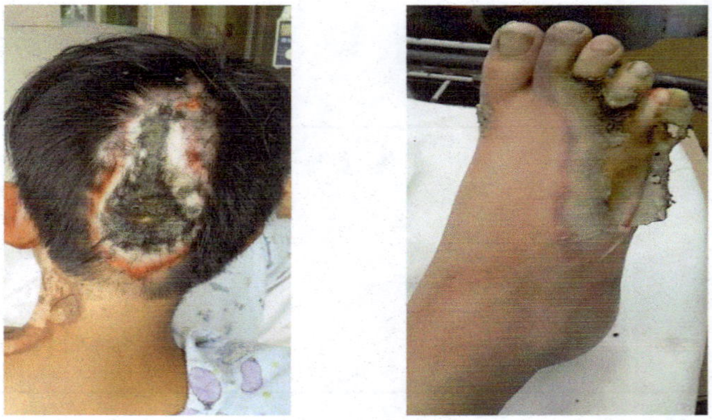

Figura 36.10: Corriente Directa. La corriente directa viaja en una sola dirección. Se pueden ver los sitios de entrada y salida

teas de las casas los cables eléctricos generalmente tienen de 7000 a 13,000 V que es alto voltaje y estos producen lesiones x corriente directa.

La Resistencia de los tejidos al paso de la electricidad también es un factor determinante para determinar la lesión de los mismos. A mayor resistencia se generara mayor calor y por lo tanto habrá más lesión.

Mecanismos por lo que la electricidad puede producir lesión en nuestro organismo:

1. Paso de corriente directa por nuestro cuerpo: orificios de entrada y salida.
2. Arco eléctrico: la corriente puede ser pasada a la víctima sin establecer contacto, a través de un arco (un salto) de la fuente a la víctima conducida por ejemplo por el flujo de electrones a través del aire. Este tipo de lesiones genera temperaturas altísimas con daños profundos a los tejidos.
3. Por ignición de ropas (fogonazo) u otros elementos del entorno.

LEY DE OHM

$$I = \frac{V}{R}$$

En unidades del Sistema internacional:

I = Intensidad en Amper (A)
V = Diferencia de potencial en Volt (V)
R = Resistencia en Ohms (Ω)

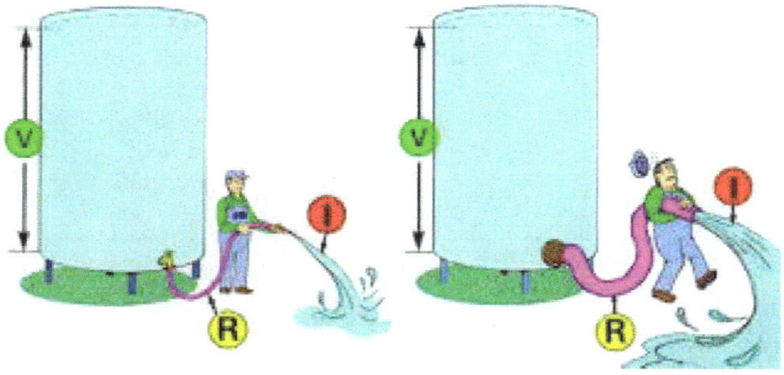

Los diferentes tejidos de nuestro organismo presentan alta, media o baja resistencia al paso de la electricidad

- Alta resistencia: Hueso, piel (seca) tendones
- Media resistencia: piel húmeda
- Baja resistencia: músculos, nervios, vasos sanguíneos

Las lesiones por corriente directa de alto voltaje son muy graves especialmente si involucran huesos de las extremidades. En vista de que el hueso ofrece una gran resistencia al flujo de la electricidad (la intensidad = calor ley de Ohm) el calor generado será alto y esto dañará los tejidos alrededor de éstos que generalmente son los músculos, produciéndose una rabdomiolisis o destrucción de los mismos. Las lesiones por este mecanismo pueden finalizar en necrosis completa de todos los tejidos de las extremidades por lo que las amputaciones son frecuentes en estos casos.

Signos clínicos que hay que identificar y tratar en quemaduras eléctricas

1. Alteraciones cardíacas: daño miocárdico por necrosis cardíaca o arritmias. Estas últimas son más frecuentes con corrientes alterna. La fibrilación ventricular es la principal causa de muerte en el sito de la lesión.
2. Rabdomiolisis: Daño muscular con liberación de las moléculas proteicas que los componen que pueden obstruir la función renal.
3. Daño directo a la piel que generalmente es una quemadura de espesor completo.
4. Daño a tejidos subyacentes como músculos, huesos, tendones, nervios y los órganos que se presenten en el trayecto que siga el flujo de la electricidad.
5. Daño renal: generalmente por obstrucción glomerular por desechos de la rabdomiolisis.

Tratamiento

1. Monitorización cardíaca primeras 24 horas.
2. Hidratación IV con un mayor aporte de líquidos, se puede calcular hasta 6 cc x Kg x % SCQ.

Sin embargo es importante recordar que la superficie de piel afectada puede ser menor al daño total de la corriente en todo el cuerpo, por lo que lo más importante es hidratar con el objetivo de mantener una adecuada perfusión tisular y mantener una EU de 2 cc x Kg/ hora en niños y 100 - 200 cc x hora en adultos.

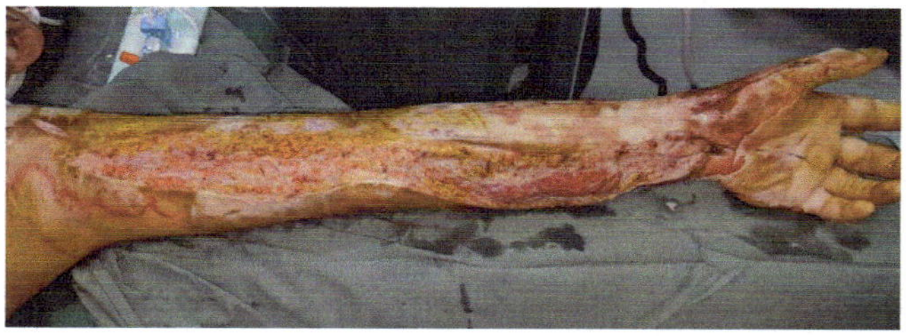

Figura 36.11: Síndrome compartimental y fasciotomía de MS

3. Alcalinización de la orina para disminuir la precipitación de la mioglobina y mantener la función renal.
4. Vigilar por presencia de síndrome compartimental que es frecuente en quemaduras eléctricas o de alto voltaje en extremidades. Estos casos requieren cirugía de emergencia para realizarles fasciotomías.

Manejo de las quemaduras despues de las 48 horas

Nutrición

El tratamiento de las quemaduras de gran extensión representan un reto difícil debido a los grandes cambios metabólicos que presentan. El metabolismo de los pacientes con quemaduras extensas es el doble que en condiciones normales, esto causa una gran catabolia con la consecuencia de una pérdida de la masa magra corporal. El hipermetabolismo es la consecuencia de cambios hormonales que ocurren después de una quemadura extensa: liberación de adrenalina, cortisol y glucagón principalmente. Estas hormonas disminuyen el efecto de la insulina y de la hormona del crecimiento. Este metabolismo acelerado requiere de gran cantidad de calorías para mantener los requerimientos energéticos y proteínicos, con la consecuencia de una cicatrización anormal, disminución de la respuesta inmunológica y aparición de infecciones que son la principal causa de mortalidad en pacientes con quemaduras extensas.

El hipermetabolismo que presentan los grandes quemados (mayor del 20% SC en niños) debe ser controlado en la medida de las posibilidades. Algunas acciones que pueden disminuirlo y reducir sus complicaciones son:

a. Vigilar que los pacientes no se enfríen, que mantengan una temperatura ambiente entre 25-30° y con humedad relativa alta reduce 20% el hipermetabolismo.
b. Excisión temprana de las escaras de quemaduras profundas previniendo la infección y dando cobertura cutánea pronta con autoinjertos, xenoinjertos o matrices dérmicas.
c. Uso de propanolol que es un Beta-bloqueador y reduce el gasto cardíaco favorece disminución del hipermetabolismo.
d. Alimentación calculada en base a requerimientos adicionales a los basales y calculados según edad.

Debido a que los elevados requerimientos calóricos de estos pacientes, es necesario planificar dietas especiales calculadas en base a edad, extensión de la quemadura, peso y requerimientos diarios de calorías.

Es común que debido a alteraciones de estado de conciencia, ventilación mecánica, quemaduras en vía oral e inapetencia el paciente gran quemado no ingiere todo el aporte calórico que requiere por lo que es necesario que se utilice una sonda de alimentación.

La nutrición enteral tiene ventajas importantes por lo que siempre debe ser nuestra primera vía de elección para iniciar la nutrición.

1. Usar la vía enteral preserva la integridad de la mucosa gastrointestinal.

Referencia	*Fórmula*	*Comentarios*
Mayes[45]	<3 años de edad • Mayes 1 = 108 + (68 × peso) + 3.9 × % ASCQ • Mayes 2 = 179 + (66 × peso) + 3.2 × % quemaduras de 3° 5 - 10 años de edad • Mayes 3 = 818 + (37.4 × peso) + 9.3 × % ASCQ • Mayes 4 = 950 + (38.5 × peso) + 5.9 × % quemaduras de 3°	Sólo aplicables en niños con quemaduras de entre 10% y 50% de la superficie corporal[45]. Podrían sobreestimar los requerimientos de energía[61].
Curreri Junior[57]	<1 años: RDA[§] + 15 (ASCQ) 1-3 años: RDA + 25 (ASCQ) 4-15 años: RDA + 40 (ASCQ)	Tiende a sobreestimar los requerimientos[45].
Galveston 1990[59]	0–1 años: 2100 (ASC) + 1000 (ASC × ASCQ) 1–11 años: 1800 (ASC) + 1300 (ASC × ASCQ) 12–18 años: 1500 (ASC) + 1500 (ASC × ASCQ)	La más apropiada en un estudio comparativo de fórmulas en niños[45].
WHO[54]	Varones • < 3 años: (60.9 × peso) – 54 • 3-10 años: (22.7 × peso) + 495 Mujeres • < 3 años (61 × peso) – 51 • 3-10 años (22.5 × peso) + 499	Poco precisa[21,45] WHO × 2 es, sin embargo, la ecuación más precisa en otro estudio[61].

*ASC= área de superficie corporal; ASCQ = área de superficie corporal quemada; § RDA (recommended dietary allowances) = las recomendaciones de calorías diarias establecidas por el Consejo Nacional de Investigación de los Estados Unidos de América.

Tabla 36.6: Fórmulas utilizadas en el cálculo de los requerimientos hídricos en los pacientes pediátricos con quemaduras

2. Disminuye la hemorragia gastrointestinal.
3. Se disminuye la translocación bacteriana.
4. Puede usarse una sonda de silastic gástrica y al mismo tiempo el paciente puede tomar dieta por vía oral.

Es importante recordar que la cantidad de calorías que requieren los pacientes grandes quemados es alta, por lo que es sumamente difícil que solo por la vía oral el paciente puede ingerir todos estos requerimientos por lo que el uso de la Sonda de alimentación (idealmente transpilórica) debe ser de uso rutinario para poder cumplir con una nutrición adecuada. Se puede dar la mitad del aporte calórico a través de la sonda gástrica idealmente con bomba de infusión y la otra mitad lo ingerirá por la vía oral. Cuando el paciente tenga mayor aceptación por la vía oral se puede ir disminuyendo el aporte por la sonda hasta el momento en que ya no la necesite.

Los requerimientos calóricos deberán proveerse con carbohidratos, lípidos y proteínas. La principal fuente de energía de los pacientes quemados deberá provenir de los carbohidratos y en niños quemados una dieta con aumento de proteínas demuestra una mejora inmunológica, menos infecciones y una disminución de la mortalidad.

Aparte de estos nutrientes se requiere complementar la nutrición con vitaminas, minerales y aminoácidos que son coenzimas importantes en el proceso de cicatrización.

Vitaminas recomendadas

- Vitamina C, vitamina A, vitamina E

Minerales

- Zinc, Selenio, Acido fólico, hierro

Aminoácidos

- Arginina, Glutamina, Lisina

Antioxidantes

- Omegas 3 y 6

Infecciones en el paciente quemado

A pesar de que se han realizado grandes avances en la disminución de las infecciones en los pacientes quemados, "aun en los Mejores Centros de quemaduras el 75% de las muertes ocurren por infecciones y sepsis". Todos poseemos una flora bacteria en nuestra piel intacta, cuando ocurre una quemadura las bacterias colonizan el área quemada, sin embargo esto no es sinónimo de infección. Se habla de infección invasiva cuando las bacterias se diseminan y alcanzan el tejido sano. La reproducción bacteriana es veloz y cuando los niveles superan más de 105 por gramo de tejido se habla de una infección localizada.

Sin embargo se ha comprobado que las infecciones en los pacientes grandes quemados en su mayoría proviene de la "autocontaminación". Esta puede ser por infección de las áreas quemadas, por infecciones en otros órganos (ej. neumonías) o sitios de punción de catéteres o sondas (ej. infecciones urinarias). La translocación bacteriana del Tracto gastrointestinal al torrente sanguíneo también favorece la diseminación de microorganismos a otras partes del cuerpo.

Es importante realizar en el ingreso una adecuada historia clínica debido a que muchos niños/as refieren con frecuencia una historia de infecciones pre-existentes: respiratorias y diarreas las más comunes, y éstas empeoran el cuadro clínico de las quemaduras en el paciente.

Mecanismos que se alteran durante las quemaduras y que favorecen las infecciones

1. Pérdida de la continuidad de la piel: la piel representa nuestra primera barrera de defensa contra infecciones. Si bien nuestra piel normalmente posee una flora bacteriana usual, la descamación continua de los queratinocitos de la epidermis impide una penetración de microorganismos hacia dentro de la misma.
2. Disminución de la función fagocitaria y de quimiotaxis de los glóbulos blancos.
3. Disminución y alteraciones en la respuesta inmunológica celular y humoral del paciente.
4. Desnutrición previa.
5. Paciente invadido por múltiples sondas y catéteres.
6. Quemaduras profundas y extensas con gran cantidad de tejido necrótico.
7. Múltiples transfusiones sanguíneas.

Objetivos para disminuir aparición de infecciones

1. A nivel local de la quemadura: desbridar el tejido necrótico y desvitalizado que es un excelente medio de cultivo para bacterias y aplicar antibióticos tópicos con el fin de disminuir la proliferación bacteriana, favoreciendo la reepitelización de quemaduras superficiales y preparando el lecho adecuado para injertar aquellas quemaduras profundas.
2. Disminuir el hipermetabolismo y proveer al paciente con una dieta alta en calorías para evitar el catabolismo.

3. No usar antibióticos de ingreso y solo indicarlos cuando existan signos clínicos de infección. Realizar cultivos en estos pacientes para administrar antibióticos selectivos. No abusar del uso de éstos pues se genera resistencia bacteriana.
4. Vigilar y curar los sitios de punción de catéteres, y sondas utilizando protocolos de uso correctos.
5. Bañar, curar y vigilar con regularidad las áreas quemadas.
6. Aislar a los pacientes en cubículos individuales, usar guantes, batas y mascarillas desechables.
7. Lavado constante de manos de todo el personal!
8. Vigilar por la limpieza constante de equipo médico quirúrgico, áreas de uso común como las camillas de balneoterapia y baños.
9. Profilaxis con toxoide tetánico si no ha recibido en los 3 años previos o si el esquema de vacunación es incierto o incompleto.

Signos clínicos que sugieren infección de un área quemada

- Cambios de coloración del área quemada con un color negro o café oscuro.
- Eritema y elevación en los bordes del área afectada.
- Una lesión de espesor parcial se convierte en una profunda.
- Secreciones purulentas debajo de las escaras.
- Aparición de nuevo tejido necrótico al ya existente.

Debido a estos cambios es importante que las quemaduras puedan inspeccionarse con regularidad. Las quemaduras extensas pueden infectarse a partir del 3-5to día después del ingreso. Cuando hay sospecha de infección debe tomarse una *biopsia de cultivo* y no un cultivo de secreción. Las infecciones bacterianas se acompañaran más por cambios de color, fetidez y aumento del exudado, mientras que las infecciones por hongos son más características por la rápida aparición y diseminación de coloraciones oscuras.

Para mantener las quemaduras con niveles bajos de contaminación por bacterias es importante realizar limpiezas diarias y utilizar antimicrobianos tópicos. Cuando más tiempo pase una quemadura expuesta, más gérmenes Gram negativos irán colonizando la misma, de allí la importancia de proveer cobertura cutánea pronta y definitiva.

Respuesta Inflamatoria sistémica (SRIS)

Es la respuesta de nuestro organismo ante cualquier trauma o proceso infecciosos y como resultado de la liberación de mediadores y sustancias vasoactivas: prostaglandinas, histamina, catecolaminas citoquinas, factor de necrosis tumoral etc.

Como resultado del efecto de estas sustancias el paciente presenta una variedad de signos clínicos y alteraciones de pruebas de laboratorio que deben interpretarse como SRIS.

Alteraciones de la SRIS:

- Aumento y disminución de glóbulos blancos arriba de 12,000 o menor de 4,000.
- Aumento o disminución de la temperatura corporal : arriba de 38° o menor de 36°.
- Elevación de los valores de la glicemia.
- Elevación de Frecuencia cardíaca.
- Elevación de frecuencia respiratoria.

Cuando la SRIF se asocia con un foco infeccioso o una presunción de infección se habla de SEPSIS y sus principales características:

- Temperatura mayor a 38° o hipotermia menor de 36°.
- Trombocitopenia.
- Deterioro del estado de conciencia.
- Ileo paralitico.

Sulfadiazina de Plata 1%	Pseudomona aureginosa, Staphylococcus aureus, E.coli, Proteus vulgaris Enterobacter, Streptococcus y Candida a. aplicación indolora, toxicidad mínima
Nitrato de plata 0.5%	Staphylococcus y Pseudomonas, anaerobios Gram neg. Tóxico si concentración mayor de 5%
Desbridantes enzimáticos con antibióticos	Utiles para quemaduras espesor parcial no extensas, Gram positivos
Acetato mafenida	Gram positivos incluido Clostridium, mayoría de Gram negativos pero no es efectivo contra hongos, doloroso a la aplicación
Derivados de miel	Pseudomonas, Staphylococcus, Cándida, E. coli. Leve acidez, favorece sistema inmune

Tabla 36.7: Principales agentes tópicos: Espectro de acción y características

- Fallo del gasto cardíaco con edema generalizado (no asociado a hipoproteinemia).
- Leucocitosis arriba de 15,000 o leucopenia menor de 4,000.
- Aparecimiento de formas inmaduras de glóbulos blancos arriba 10%.
- Lactato sérico elevado e hiperglucemia.

Es muy importante detectar tempranamente estos signos clínicos y alteraciones de laboratorios porque es vital iniciar antibioticoterapia de amplio espectro en las "primeras 6 horas" después de detectado el cuadro clínico y a la espera de los resultados de cultivos que confirmen el germen. Si el paciente ya tenía establecido un régimen de antibióticos se deberá considerar ampliar la cobertura para microorganismos más resistentes. Si el paciente no es tratado a tiempo puede derivar en una sepsis severa, shock séptico y la muerte.

Manejo quirúrgico del paciente

Lavado y Desbridamiento Quirúrgico Inicial

Este procedimiento se realizará en caso el paciente presente quemaduras extensas con abundante material desvitalizado, necrótico o una contaminación adicional que requiera un lavado y desbridamiento inicial. El paciente deberá haber cumplido sus horas de ayuno reglamentarias y el procedimiento se debe diferir si el paciente presenta inestabilidad hemodinámica o está iniciando su reposición hídrica en caso de quemadura extensa. Si este es el caso se cura al paciente en la Emergencia o en la Unidad de quemaduras y posteriormente se programa para Lavado y desbridamiento.

El lavado y desbridamiento quirúrgico inicial permite establecer con mayor exactitud el diagnóstico de Extensión, Profundidad, determina el Pronóstico Inicial y permite realizar las intervenciones para asegurar la estabilidad y supervivencia del paciente.

Objetivos

- Retirar tejido desvitalizado, flictenas y contaminantes.
- Lavado con abundante suero fisiológico para limpiar.
- Escarotomía o Fasciotomía de urgencia.

Se aprovecha el procedimiento para colocación de catéter central en casos que lo ameriten.

No realizar escarectomías, amputaciones; en primer procedimiento quirúrgico excepto las que sean necesarias para la supervivencia del paciente.

Cobertura o curaciones

Los apósitos deben ser absorbentes, livianos y proveer una adecuada cobertura de todas las áreas afectadas sin impedir la movilización del paciente. Se debe siempre utilizar curativos oclusivos no abiertos, pues los primeros mantienen el calor corporal y favorecen la cicatrización de las lesiones proveyendo un ambiente húmedo. Existe una gran variedad de curativos o apósitos, sin embargo el material a utilizar dependerá de la disponibilidad de los suministros que tenga el centro al cual acude el paciente.

Vendajes: Aplicar de distal a proximal para favorecer retorno venoso, de manera firme, pero no compresiva, que permita los movimientos y que contenga el exudado. Se recomienda utilizar una crema tópica antibiótica (sulfadiazina de plata o de cerio por ejemplo) o algún tipo de curación bioactiva (membranas hidrocoloides, alginatos o hidrogeles).

Posición: Inmovilizar en posiciones funcionales y/o previniendo retracciones. Elevar extremidades afectadas, o el tronco en el caso de quemaduras en rostro.

***Quemaduras de mano: separar con gasas o esponjas cada espacio interdigital; mantener la extremidad elevada y las falanges distales expuestas para evaluar circulación periférica distal.*

Procedimientos de Urgencia

Según las condiciones hemodinámicas del paciente deben realizarse en quirófano, bajo anestesia, una vez realizado el aseo quirúrgico inicial y establecido el diagnóstico de extensión y profundidad.

Escarotomia decompresiva

Es un procedimiento de urgencia que está indicado en las quemaduras intermedias o profundas, circulares que comprometen la circulación distal (flujo arterial y retorno venoso). Basarse en los signos clínicos que sugieran disminución de la irrigación distal: palidez, parestesia, dolor, pulsos disminuidos, llenado capilar lento, disminución de la temperatura.

Es frecuente utilizarla en quemaduras circunferenciales de extremidades superiores: brazo, antebrazo y mano o extremidades inferiores. También pueden encontrarse escaras restrictivas a nivel de tórax que requerirán escarotomías y/o fasciotomías laterales y transversas. Es importante vigilar cualquier quemadura circunferencial desde su ingreso pues cuando se inicia la hidratación hídrica hay un aumento de la presión intersticial que puede hacerse evidente hasta horas después de su evaluación inicial.

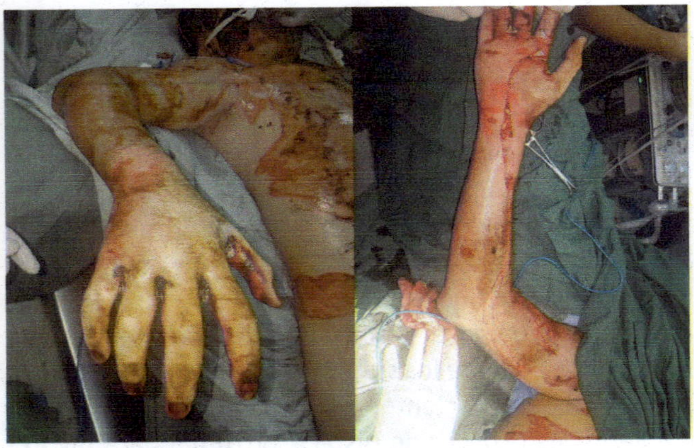

Figura 36.12

Procedimiento

Se incide la piel, hasta llegar al celular subcutáneo que prácticamente se herniara en presencia de edema del miembro. Este procedimiento debe conseguir mejorar el retorno venoso y/o el llenado capilar arterial, disminuyendo el edema. No debe invadir tejido sano idealmente.

*** Debe reevaluarse al paciente cada seis horas tras el procedimiento pues puede haber hemorragias y hematomas secundarios al procedimiento.*

Fasciotomía

Está indicado principalmente en quemaduras eléctricas de alta tensión, o en quemaduras por fuego profundas que comprometen la circulación distal y generan síndrome de compartamental (aumento de la presión en los espacios intramusculares). Recordar:

- El daño muscular puede ser considerable sin que existan lesiones cutáneas durante las primeras 24 a 48 horas.
- El edema de la musculatura comprometida produce aumento de la presión dentro de los compartimentos musculares extendiendo la necrosis muscular.

Procedimiento

• Se debe incidir piel, celular, fascia y aponeurosis de los músculos comprometidos. Puede realizarse en 2 incisiones (medial y lateral) en la extremidad o una volar cuando se trate del antebrazo.

- Evaluar cada músculo comprometido.
- De ser necesario debe abrir piel sana cuando los grupos musculares subyacentes están comprometidos.
- Comprobar descompresión de paquetes neuro vasculares especialmente cuando están comprometidas áreas como: axila, codo, muñeca, hueco poplíteo, tobillo.
- Reevaluar clínicamente la extremidad al menos cada seis horas.

Descompresión de tronco

Es un procedimiento de urgencia que está indicado en:

- Las quemaduras profundas de tórax que comprometan 2/3 de su contorno y generen restricción respiratoria.
- Las quemaduras de pared abdominal que produzcan restricción respiratoria y/o síndrome de compartimiento abdominal.

En general las quemaduras profundas que comprometen el tronco pueden llegar a producir restricción respiratoria cuando alcanzan más de 2/3 del perímetro del tórax o del contorno abdominal.

Procedimiento

Incisión de piel, tejido celular subcutáneo y fascia hasta obtener la expansión del tórax y la descompresión del abdomen.

Manual curso ABIQ 2008

Sitios de incisiones quirúrgicas de escarotomías y fasciotomías

Descompresión quirúrgica de tronco anterior

Curso ABIQ

Toma de decisiones quirúrgicas en el paciente ingresado a la unidad de quemaduras infantiles. Evaluación en servicio, tras la estabilización hemodinámica del paciente.

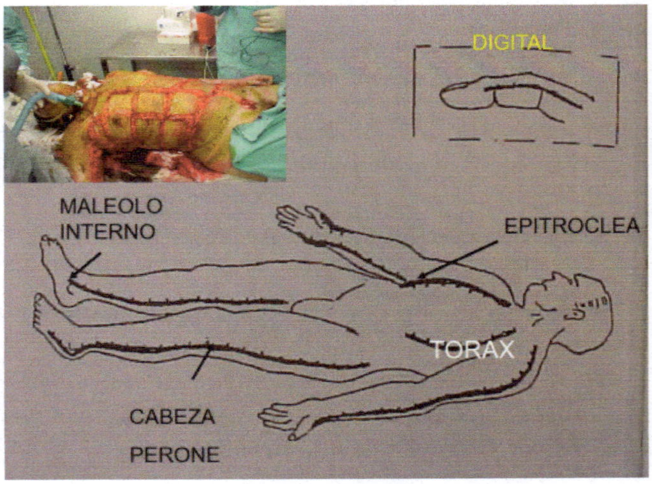

Figura 36.13

Clasificar

Tabla 36.8.

Lavado y Desbridamiento posterior a la Reanimación Inicial

En quemaduras de espesor parcial se recomienda realizarlo a partir del 2º día de acuerdo al espesor de la lesión. Dependiendo de la profundidad se puede realizar a través de desbridamiento superficiales realizados en las curaciones en el Area de hidroterapia de la Unidad de quemaduras. En caso las escaras (blandas) no muestren una mejoría se programarán para desbridamientos más profundos. Se debe observar evolución de la quemadura para tomar la decisión de permitir una epitelización espontanea o en caso se sospeche que puede llevar más de tres semanas para sanar es mejor programar un injerto.

**** El objetivo principal en esta etapa será la protección del tejido viable, que epitelizará y retiro del tejido desvitalizado, en el que se evaluará el uso subsiguiente de cobertura cutánea con autoinjertos.**

Paciente con quemadura superficial epitelizada alrededor de 15 días. Unidad de quemaduras pediátricas Hospital Roosevelt Gt. Retiro de Tejido Desvitalizado y evidentemente necrótico (Figura 36.14)

Debe realizarse lo antes posible con el paciente estable. Escisión tangencial temprana, a iniciarse en los primeros 5 días post quemadura. Hay que darle prioridad a las áreas nobles: cara, cuello manos, genitales

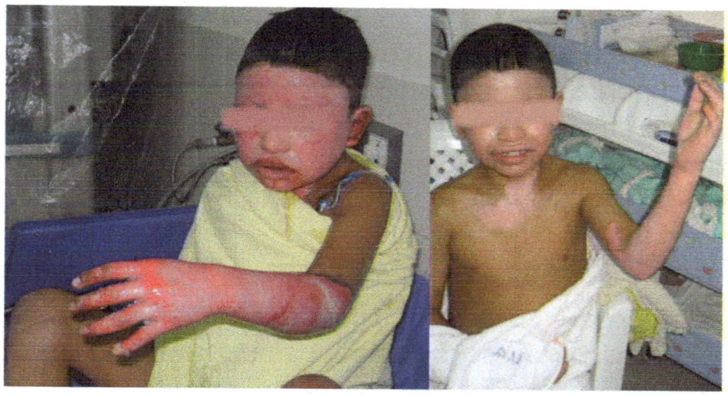

Figura 36.14: Unidad de quemaduras pediátricas Hospital Roosevelt Gt

- Planificar la intervención para concluir en dos horas, un tiempo quirúrgico mayor aumenta el riesgo de hipotermia.
- Establecer previamente en que zonas se realizará Escarotomía y en cuales escarectomía. La Escarotomía no de urgencia consiste básicamente en realizar incisiones en la piel quemada que permitan fraccionar la escara, permitiendo la absorción de un agente tópico y facilitando su desprendimiento posterior.

Escarectomía tangencial: Se refiere al procedimiento quirúrgico en el que se va resecando en forma tangencial el tejido necrótico y/o la escara blanda. El procedimiento puede realizarse con hoja de afeitar, bisturí, lija, o dermatomo manual y se realizar como su nombre lo indica en sentido tangencial al lecho de la quemadura hasta obtener un lecho sangrante y viable.

Benaim	CONVERSE-SMITH	Denominación ABA	Nivel histológico	Pronóstico
Tipo A	Primer Grado	Epidérmica	Epidermis	No necesita injerto Debería curar espontáneamente en 7 días sin secuelas.
Tipo AB-A	Segundo Grado Superficial	Dérmica superficial	Epidermis y dermis papilar	Epiteliza en 15 días. aprox. Si se complica puede profundizarse
Tipo AB-B	Segundo Grado Profundo	Dérmica Profunda	Epidermis y dermis papilar y reticular sin afectar planos profundos	Uso de injerto, con secuelas estética y/o Funcional. Escarectomía Tangencial Se puede dejar cicatrizar en áreas que no comprometan pliegues articulares
Tipo C	Tercer Grado	Espesor Total	Epidermis, dermis e hipodermis (tejido celular subcutáneo), pudiendo llegar inclusive hasta el plano óseo	Requiere escarectomía precoz, e injerto o colgajos.

Tabla 36.8: * Andrades, Patricio. Cirugía Plástica Esencial. Hospital Universitario de la Universidad de Chile. Chile: 2005

Debe realizarse en porcentajes no mayores al 20% de superficie quemada por procedimiento, para evitar sangrado excesivo e hipovolemia. Sin embargo, al utilizar solución salina con adrenalina es posible retirar áreas más extensas.

Indicaciones

- Se recomienda en quemaduras de 3er grado y algunas localizaciones de 2º grado profundo (cara, cuello, dorso de manos y pies, y superficies articulares y pliegues)
- Pacientes con quemaduras de espesor parcial que no consiguen epitelizar espontáneamente.

Escarectomía hasta fascia

Procedimiento quirúrgico diseñado para la remoción de tejido necrótico desde la piel quemada hasta llegar al plano profundo de la fascia muscular. Puede realizarse con electro bisturí, incidiendo en el borde de la escara, penetrando hasta el plano de la fascia, y resecando en bloque la escara, el celular y la fascia en caso sea necesario.

Se debe poner especial cuidado en la correcta hemostasia de todos los vasos perforantes

seccionados durante el procedimiento. Este tipo de cirugía solo se reservará en los casos en que la quemadura afecte además de la piel, el espesor completo del tejido celular subcutáneo pues al realizar este tipo de desbridamiento hasta la fascia quedan defectos muy evidentes de contorno corporal. En niños es más recomendado realizar escisiones tangenciales hasta donde se encuentre tejido viable.

Desbridamiento Enzimático

Desde hace muchos años se ha investigado con distintas enzimas, solas o mezcladas, colagenasa, papaína, hyaluronidasas con resultados pobres pero desde 2012 se ha popularizado esta técnica realizada con bromelina, extraida del anana o piña, que permite eliminar el tejido necrótico en 4 horas, es selectiva por lo cual no digiere el tejido viable. Los resultados son muy alentadores. (35.1)

Cobertura Cutánea

Las lesiones de segundo grado profundo (sin epitelizar en los 15 dias posteriores a la lesión) y tercer grado se cubren con autoinjetos de espesor parcial, mallados 1:1.5 ó 1:3; utilizar laminados en: rostro y manos. Dependiendo de los recursos hospitalarios se puede dejar epitelizar las quemaduras de segundo grado profundo si se encuentran en zonas neutras y no afecten pliegues articulares.

Importante

- Mantener quirófano eutérmico
- Usar colchón térmico
- Tiempos quirúrgicos menores de dos horas

Autoinjertos

Injertos obtenidos del mismo paciente de un área anatómica no quemada.

Los injertos que se utilizan pueden ser de espesor parcial o de espesor total.

- **Espesor parcial**: los injertos de espesor parcial involucran la epidermis y una porción de la dermis. Por ser delgados logran una vascularización más fácil del lecho receptor, éste sin embargo debe estar libre de restos de tejido necrótico y secreciones infecciosas para que sobrevivan. El grosor de éstos injertos varía y dependerá de cuanta dermis se tome en el injerto y su grosor va desde un 0.008 a 0.015 de pulgada. Estos injertos se obtienen con un dermatomo que puede ser manual, eléctrico o una hoja de afeitar. Es posible obtener injertos de cualquier área del cuerpo, sin embargo las áreas extensas y más firmes proveen de injertos mayores (extremidades inferiores, espalda). El cuero cabelludo es un área dadora ideal para injertos faciales, debido a que mimetiza mejor el color del rostro, además de que se re-epiteliza en un tiempo más corto que las extremidades inferiores.

Cuando deseamos cubrir áreas más extensas de quemaduras los injertos se mallan (mesh grafts). utilizando unas planchas de expansión de tejido que producen una red de los mismos que los expanden pudiendo cubrir una mayor extensión en las áreas afectadas. Pueden mallarse en diferentes tamaños de expansión : 1:1.5, 1:3 (las más utilizadas en pediatría) esto indica el radio que se espera conseguir de aumento del tamaño original del injerto.

Los injertos expandidos tienen varias ventajas: aumentan el tamaño original del injerto extraído, los orificios permiten que acumulaciones de sangre y plasma drenen a través de los mismos, toleran concentraciones bacterianas mayores sin pérdidas grandes, fácil adherencia, sin embargo su desventaja: dejan una apariencia de piel de reptil, no utilizarlos en áreas de exposición como cara, cuello y manos por razones estéticas.

Los injertos de espesor parcial se mantienen en posición con suturas absorbibles (catgut, monocryl) no-absorbibles, o engrapadoras de piel. Es necesario muchas veces inmovilizar el área injertada para evitar que el injerto se movilice. También se puede realizar una curación tipo paracaídas para sujetar bien el injerto en su posición especialmente cuando los lechos son cóncavos o se encuentran en áreas de mucho movimiento. Se recomienda dejar cubiertos los injertos por al menos 4 a 5 días antes de hacer la primera curación para no interferir con el proceso de inosculación (vascularización inicial).

Injertos de espesor parcial, mallado en área extensa de miembro inferior y en lámina sobre el dorso de mano.

- **Los injertos de espesor total**: involucran la epidermis y toda la dermis. Esto indica que las áreas donadoras no pueden ser mayores y están limitadas para que se pueda realizar el cierre directo de la herida. Por tener un mayor espesor deben reservarse para lechos receptores con una buena vascularización: cara y manos. También tienen la ventaja de que sufren un menor grado de contracción que los de espesor parcial, por lo que son útiles en áreas corporales donde deseamos evitar una retracción cicatrizal.

En ocasiones el lecho receptor quemado no se encuentra en condiciones de ser injertado debido a una pobre vascularización o a la exposición de tendones o hueso. No es posible injertar sobre estos tejidos si no hay presencia de peritendón y/o periosteo. En estos casos se hace necesario diseñar un colgajo local o a distancia o utilizar matrices de regeneración dérmica. Los colgajos son útiles tanto en casos agudos como de cirugía reconstructiva.

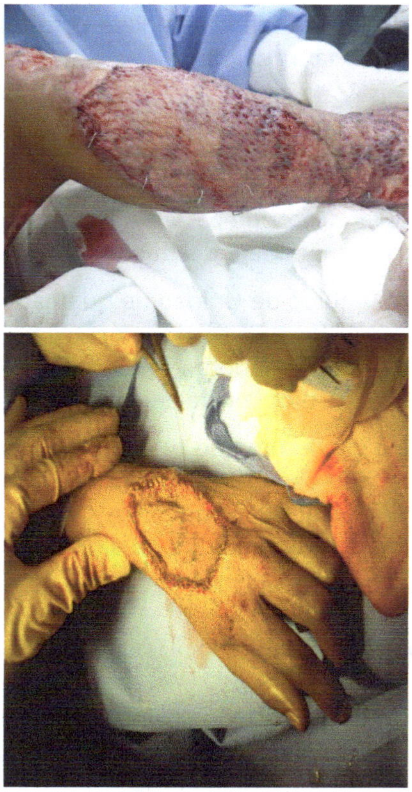

Figura 36.15

Las cubiertas cutáneas

Las cubiertas cutáneas pueden ser de origen biológico o sintéticas, pueden ser temporales o permanentes. Utilizaremos cubiertas temporales en aquellos pacientes con grandes extensiones de quemadura y que debemos cubrir las áreas afectadas en lo que vamos injertando paulatinamente con autoinjertos la gran extensión afectada. Esto tiene una gran ventaja para los pacientes:

1. Provee una cubierta temporal que suple algunas de las funciones de la piel normal : barrera física, menor pérdida de líquidos y electrolitos, menor pérdida de calor.
2. Da tiempo al equipo para cultivar células del mismo paciente (keratinocitos).
3. Cuanto se utilizan matrices dérmicas o aloinjertos (piel cadavérica irradiada) se gana una neo-dermis que mejora la calidad de la cicatriz.
4. Promueve la epitelización en las quemaduras superficiales extensas.
5. Disminuye la colonización bacteriana.
6. Disminuye el dolor.

Las cubiertas temporales pueden ser: biológicas o sintéticas.

Como su nombre lo dice la cobertura temporal siempre deberá ser reemplazada finalmente con un auto- injerto o con un cultivo de keratinocitos también cultivados del mismo paciente. Estas coberturas temporales tienen un tiempo útil de vida que variará de acuerdo al tipo de material que se utilizará.

Biológicas

Origen animal (xenoinjertos o heteroinjertos) Los más utilizados son de piel de cerdo, ranas y actualmente se estudia el uso de piel de peces tilapia.

Homoinjertos o aloinjertos (de otra persona: viva o cadáver) Si los injertos cadavéricos son irradiados disminuye sus antígenos de superficie lo que facilita que sobreviva una buena parte de la dermis, por lo que posteriormente solo se coloca un injerto fino para proveer la parte de la epidermis.

Membranas amnióticas: utilizadas como coberturas temporales principalmente en quemaduras de espesor parcial extensas, para cubrirlas y facilitar el proceso de re-epitelización.

Sintéticas

Matrices de regeneración dérmicas: su función es proveer un entramado que permita la migración celular del receptor para crear una neo dermis. Lleva aproximadamente 12-15 días en nutrirse y estar listas para colocar un injerto fino epidérmico sobre la neodermis en segundo tiempo quirúrgico.

Atención psico-social

Las quemaduras representan una de las lesiones más complejas y traumáticas para quien las sufre y para el entorno familiar. En niños está directamente relacionada al ambiente familiar y a las condiciones de vida que tengan en el hogar. Las quemaduras afectan a poblaciones vulnerables en muchos aspectos:

1. **Económicos**: La mayoría de pacientes pediátricos que se queman provienen de un entorno con pocos ingresos económicos que viven en condiciones de pobreza y cuya vivienda no ofrece ninguna medida básica de seguridad, hay hacinamiento, falta de electricidad, agua y precarias condiciones de vida.
2. **Educativos:** Las familias que tienen miembros con poca escolaridad también se ven más afectados por lesiones por quemaduras.
3. **Familiares**: Las familias numerosas y/o disfuncionales presentan mayor propensión a traumas entre éstos las quemaduras.
4. **Sociales**: Desafortunadamente un porcentaje de las quemaduras pediátricas se deben a maltrato infantil en el hogar o agresiones por terceros.
5. **Salud:** Pacientes pediátricos con enfermedades o condiciones previas como: Síndrome convulsivo, retraso- psicomotor, desnutrición, transtornos psiquiátricos son más vulnerables a sufrir quemaduras y complicaciones de las mismas.

Es indispensable que en cualquier Servicio o Unidad de quemaduras el equipo interdisciplinario cuente con profesionales de psicología y trabajo social que trabajan para apoyar y resolver los grandes problemas psicológicos y sociales que afectan al paciente y a la familia. Sus principales funciones:

Trabajo Social

- Se encarga de realizar entrevistas e investigaciones socio-económicas de la familia de los niños ingresados para determinar las circunstancias de las lesiones, las condiciones en que vive la familia, da concientización y educación a la familia.
- Apoya a los padres o encargados para buscarles alojamiento y alimentación durante el tratamiento del hijo/a
- Maneja junto con personal interdisciplinario de la Unidad de quemaduras los casos de Maltrato Infantil
- Coordinar acciones en favor del bienestar del paciente y su familia durante la hospitalización y rehabilitación.
- Coordina traslados de pacientes entre Hospitales a nivel nacional e internacional
- Apoya en la documentación legal de identificación de pacientes y padres del mismo.
- Apoya programas de seguimiento, asistencia a consultas y reinserción escolar en pacientes en su fase ambulatoria
- Brinda charlas educativas, formativas y de prevención a padres de pacientes y personal

Psicología

- Realiza evaluaciones de las condiciones psicológicas y emocionales de los pacientes quemados y de los encargados del mismo
- Ofrece terapias de apoyo y tratamientos específicos necesarios para sobrellevar el trauma de una quemadura, para cada paciente, sus encargados y familiares que lo ameriten.
- Diagnóstica problemas psicológicos adicionales de los pacientes derivados de su relación con sus padres o encargados o de las condiciones en las que vive.
- Detección, tratamiento y apoyo psicológico a pacientes de Maltrato Infantil
- Preparaciones emocionales para manejo de: dolor, miedo y ansiedad secundarios a procedimientos y cirugías durante tratamiento de las quemaduras.
- Apoya a familiares de paciente y al equipo interdisciplinario con manejo del duelo
- Apoyo al equipo de Unidad de quemaduras con el manejo del "Burn Out": transtorno emocional vinculado al ámbito laboral, secundario al estrés del trabajo y al estilo de vida del empleado.
- Coordina con equipo de psiquiatría y pediatría los pacientes que ameriten medicación por condiciones emocionales o psiquiátricas: Ejem. Síndrome estrés post-traumático, depresión, alucinaciones. (39, 41)

Maltrato infantil

"El maltrato infantil se define como los abusos y la desatención de que son objeto los menores de 18 años, e incluye todos los tipos de maltrato físico o psicológico, abuso sexual, desatención, negligencia y explotación comercial o de otro tipo que causen o puedan causar un daño a la salud, desarrollo o dignidad del niño, o poner en peligro su supervivencia, en el contexto de una relación de responsabilidad, confianza o poder. La exposición a la violencia de pareja también se incluye a veces entre las formas de maltrato infantil."

Las quemaduras suelen ser una de las formas más conocidas de Maltrato infantil, ya que es una forma de castigar a los menores. Esta forma de maltrato puede ser intencional como cuando se inflige un castigo quemando intencionalmente al niño/a o por negligencia en la atención y cuidado que ameritan los menores derivando en una lesión de quemadura por falta de cuidados.

Hay varios indicios que nos sugieren un posible caso de Maltrato infantil, para detectarlos tenemos que realizar una historia detallada de cómo ocurrió la quemadura y compartir el caso con Trabajo social en caso tengamos alguna sospecha del mismo.

Se sospecha Maltrato Infantil si:

1. Si la historia que dan los padres o encargados del paciente del mecanismo de la quemadura no concuerda con el patrón de la lesión en el paciente.
2. Si hay retraso en la consulta al Hospital.
3. Si se observar lesiones simétricas o "en calcetín" en pies, manos, cara, región glútea y/o genital.
4. Si se observan lesiones bien delimitadas de hornillas, cigarrillos, planchas u otros objetos calientes.
5. Si hay antecedentes previos de ingresos por quemaduras u otros traumas.
6. Si el paciente confirma o refiere que ha sido castigado por determinada persona.

Es muy importante que estos pacientes reciban un acompañamiento especial por parte de Psicología y Trabajo Social adicional al tratamiento médico de la quemadura, ya es indispensable manejar el trauma psico-social que acompañan a estos casos y se pueda dar una solución legal con las Autoridades correspondientes de Defensoría de la Niñez.

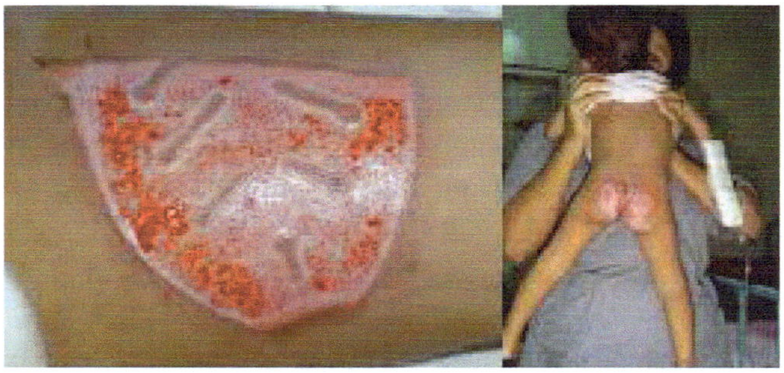

Figura 36.16: Lesiones compatibles con maltrato infantil. Fuente: Revista pediátrica electrónica

Rehabilitación física

La rehabilitación física es indispensable en el manejo integral de los pacientes quemados, se debe iniciar desde el ingreso al hospital y se debe continuar hasta que el paciente logre resumir las funciones motoras necesarias para cumplir con las actividades de la vida diaria. La gravedad de las quemaduras puede producir lesiones físicas que pueden llevar a limitaciones funcionales, por ello es muy importante el trabajo conjunto del equipo de rehabilitación física con el equipo interdisciplinario para lograr la meta de sanar y reintegrar al paciente a su rutina diaria.

Los principales objetivos de la Terapia física:

1. Mantener el posicionamiento correcto.
2. Prevenir el deterioro físico.
3. Preservar la movilidad articular.
4. Mantener la fuerza muscular.
5. Manejar la cicatriz.
6. Independizar al paciente.

Los tres primeros objetivos se manejaran en las fase aguda del manejo de las quemaduras y posteriormente cuando el paciente vaya avanzando en su tratamiento se destinaran esfuerzos a las 3 siguientes objetivos de la terapia física.

1. Cuidados posturales (Posicionamiento)

En la fase inicial de las quemaduras se dedicarán esfuerzos a la reanimación y sobrevida del paciente con quemaduras extensas, es en esta fase que la Terapia movimiento previniendo las contracturas, protegen las zonas de injertos y colgajos.

De acuerdo al área quemada se deberán tomar ciertas medidas específicas según el área anatómica para mantener la posición y alineación adecuadas

1. Elevación de extremidades: Una elevación efectiva logra disminuir el edema.
2. En quemaduras de la cabeza y cara es vital que la posición sea en semifowler estricto para disminuir edema.
3. En las quemaduras de cuello éste debe permanecer en hiperextensión, no usar almohada en la cabeza, y si una cuña o rodillo a nivel de los hombros que favorece la extensión del mismo.
4. Quemaduras que involucren pliegues articulares como: codo, muñecas, dedos, rodillas, se debe

mantener la extensión (con una ligera flexión de 15° en la articulación) de los segmentos quemados con curaciones, férulas y posicionamiento.

5. En quemaduras axilares, interglúteas o cara interna de muslos se posiciona en abducción.
6. Con los pies es importante que se coloquen topes para mantener la articulación del tobillo en 90° y evitar la caída del pie.

2. Movilización a través de ejercicios físicos

Para mantener los rangos articulares, evitar las contracturas y ganar fuerza muscular es necesaria la movilización constante de las extremidades y articulaciones afectadas por las quemaduras. Para ello se utilizarán diferentes terapias.

1. **Movimientos pasivos:** éstos los realiza el terapista, el familiar del paciente o el mismo paciente. Consiste en la movilización: flexión, extensión, abducción o aducción, rotación según sea el caso pero con asistencia.
2. **Movimientos activos:** Se priorizará las áreas anatómicas afectadas pues el/la paciente generalmente inmoviliza estas áreas afectadas por dolor. Conforme el paciente vaya mejorando en su condición general se podrán ir adicionando más ejercicios para ganar más fuerza y destreza muscular.
3. **Ejercicios de ludoterapia**: con los niños/as para lograr buena colaboración y éxito en las terapias de ejercicios es vital que se recurra al juego, de esta forma el paciente se divierte y al mismo tiempo cumple su terapia física. Hay variedad de juegos diseñados para realizar una gran variedad de movimientos.

3. Manejo de la Cicatriz

Las quemaduras superficiales no dejarán cicatriz a largo plazo en el área afectada, sin embargo las quemaduras intermedias y profundas si dejan una cicatriz que puede afectar la funcionalidad y la autoimagen del paciente. Las cicatrices enrojecidas, endurecidas y elevadas son el resultado de la acumulación desordenada de fibras de colágeno y se les conoce como cicatrices hipertróficas. Los mecanismos de autolimitación de la producción de colágeno están alterados. En los niños es muy importante darle seguimiento a largo plazo a las cicatrices de los pacientes que hayan sufrido quemaduras de 2° profundo o de 3° pues éstas no poseen la elasticidad y plegabilidad de la piel normal, por lo tanto pueden alterar su morfología o la funcionalidad del área involucrada conforme el paciente continua con el crecimiento normal de su cuerpo.

Es importante iniciar *tempranamente* el manejo de las cicatrices de las quemaduras, para evitar hipertrofia y contracturas cicatrizales. Existen diversas técnicas para mejorar la apariencia y plegabilidad de las cicatrices. Las técnicas más utilizadas:

1. Presoterapia: Consiste en aplicar presión constante sobre una cicatriz para ir disminuyendo la vascularidad, alinear las fibras de colágeno favoreciendo su aplanamiento, y aumentando la plegabilidad de la misma.
2. Técnicas adicionales: baños de parafina, ultrasonido de baja intensidad, terapia de vacío, lasser

Cuando los tratamientos de rehabilitación en las cicatrices no logran sus objetivos o se establece una cicatriz retráctil especialmente en los pliegues articulares se tendrá que recurrir a tratamientos combinados con:

1. Infiltración de esteroides intralesionales
2. Cirugía reconstructiva

Cuidados de enfermeria

En vista de que el personal de Enfermería es el que se encuentra las 24 horas al lado del paciente, éste se involucra estrechamente en todos estos aspectos y cuidados que los pacientes requieren.

Objetivos principales

- Vigilar porque se cumplan las órdenes médicas, las indicaciones de psicología, los tratamientos de fisioterapia, la dieta del paciente.
- Tratamiento local de las quemaduras y su curación: Actualmente en la mayoría de Unidades de quemaduras el tratamiento de balneoterapia y cambio de curaciones está a cargo de enfermería. Por esto es de suma importancia que las enfermeras estén actualizadas en los materiales, técnicas y nuevos productos para curar heridas.
- Disminuir y mejorar el manejo del dolor: Enfermería debe estar familiarizado con el manejo del dolor y técnicas no médicas para tratarlo. El dolor puede variar durante las horas del día, y es importante que se conozcan y manejen las escalas de "Intensidad del dolor" para que el paciente manifieste la magnitud del mismo y se medique de acuerdo a éste.
- Brindar comodidad al paciente: A través de los cuidados básicos generales y de higiene del paciente. Enfermería también aporta continuamente con el posicionamiento en aquellas unidades donde no se cuenta con fisioterapistas las 24 horas.
- Disminuir la ansiedad: Al tener la oportunidad de convivir más tiempo con el paciente y su familia se desarrolla confianza y de esta forma aportan en la disminución del stress y la ansiedad que derivan

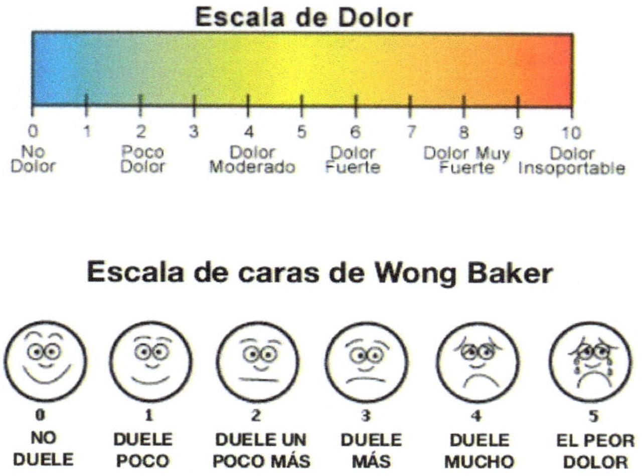

Figura 36.17: Escalas utilizadas para valorar el dolor en pacientes pediátricos

de los tratamientos y las estancias hospitalarias prolongadas.

- Vigilar los protocolos de atención para controlar las infecciones nosocomiales: Es el personal de vigilancia para esta función por excelencia. El cuidado de sondas, catéteres, sistemas se venopunción todos sitios de posibles entradas de microorganismos, deben mantenerse limpios y bien protegidos para disminuir infecciones. Vigilar por lavado de manos de todo el personal y familiares de pacientes. Controlar que la Unidad se mantenga limpia, que exista un protocolo de manejo de desechos, y de limpieza de superficies.

Bibliografía

1. Peden M. et al, World report on child injury prevention. WHO, UNICEF 2008
2. Reporte de estadísticas anuales 2012-2016. Unidad de Quemaduras Pediátricas Hospital Roosevelt, Guatemala
3. East, M., Jones C, Feller I, et al. Epidemiology of burns children. Burns in Children, Carvajal, H:F. & Parks D.H., year Book Medical Publisher, Inc. 1988
4. Loller C., Buxton GA, Kerzmann TL, Hot soup! Correlating the severity of liquid scald burns to fluid and biomedical properties. Burns, 2016 may, 42(3) 589-97
5. Solis F., Domic C., Saavedra R. Epidemiología de las quemaduras en niños y adolescentes de región metropolitana de Chile. Revista chilena Pediatria, vol. 85, No. 6 Santiago Dic 2014.
6. www.esfd.org › Facts & Safety Tips › Personal & General Safety
7. https://www.healthychildren.org/Spanish/safety-prevention/.../First-Aid-For-Burns.aspx
8. Bolgiani A., Zapata R. Atención Básica Inicial del Quemado (ABIQ) Manual del Curso 2007 Capítulo 1
9. https://es.scribd.com/document/120626082/guia-basica-del-paciente-quemado Dr. Carlos De los Santos, República Dominicana 1999-2005
10. Bolgiani A., Zapata R. Atención Básica inicial del Quemado (ABIQ) Manual del Curso 2007 Capitulo 1
11. Quemaduras Conductas Clínicas y Quirúrgicas, Bolgiani A., Lima J.Edmar, Serra MC. 2013, Editora Atheneu. Capitulo pg. 5-6
12. Evaluación y Tratamiento de las quemaduras en la niñez. Maya LC. CCAP-Año 3 Módulo 2 pg 23-24
13. Abad P., Acosta D., Martinez V., et al. Quemaduras en la Infancia Trascendencia social a las puertas del 2000. Cir. Pediatr. 2000, 13: 97-101
14. Estadísticas Unidad de Quemaduras Pediátricas, Hospital Roosevelt Guatemala 2012-2016
15. Bolgiani A., Zapata R. Atención Básica inicial del Quemado (ABIQ) Manual del Curso 2007 Capitulo 1
16. https://es.scribd.com/document/120626082/guia-basica-del-paciente-quemado Dr. Carlos De los Santos, República Dominicana 1999-2005 Cap. 4
17. Serra MC, Gomez D. A Crianza queimada. Eventos 1999 RJ Capitulo 4 pg 49-54
18. Benaim F. Nuevos conceptos en la planificación de Servicios para asistencia de quemados. Revista argentina de quemaduras, 2002 Vol. 16 pag 47
19. Neill A.L., The A too Z of Hair, nails and Skin. Aspen Australia. ISBN 978-1-921930-027
20. Bolgiani A., Zapata R. Atención Básica inicial del Quemado (ABIQ) Manual del Curso 2007 Capitulo 2
21. Quemaduras Conductas Clínicas y Quirúrgicas, Bolgiani A., Lima J.Edmar, Serra MC. 2013, Editora Atheneu. Protocolos de tratamiento pg. 412-413
22. Serra MC, Gomez D. A Crianza queimada. Eventos 1999 RJ Capitulo 5 pg 55-61
23. Protocolo de Ingreso Unidad de quemaduras pediátricas Hospital Roosevelt, Guatemala
24. Manejo Inicial del paciente quemado pediátrico. Alberto Murruni, Hugo Basilico, Fabian Guarracino y Graciela Demrdjian Arch. Argent. Pediatría 1999(97) (5) pag 337-340
25. Bolgiani A., Zapata R. Atención Básica inicial del Quemado (ABIQ) Manual del Curso 2007 Capitulo 3
26. Butte JM, butte K. Quemaduras de vía aérea. Cuad. Cir. 2002, 16 : 69-76
27. Bolgiani A., Zapata R. Atención Básica inicial del Quemado (ABIQ) Manual del Curso 2007 Capitulo Quemaduras eléctricas
28. Tratamiento Integral de las quemaduras, Herndon David. 3er Edición 2009, Saunders Elsevier Masson. Cap.21 pg. 263-281
29. Herndon DN, Hart DW, et al. Reserval of catabolism by betablockade after severe burns. N.england J. Med, 2001; 345:17
30. Serra MC, Gomez D. A Crianza queimada. Eventos 1999 RJ Capitulo 10 pg 99-107
31. https://es.scribd.com/document/120626082/guia-basica-del-paciente-quemado Dr. Carlos De los Santos, República Dominicana 1999-2005 Cap. 7
32. Serra MC, Gomez D. A Crianza queimada. Eventos 1999 RJ Capitulo Cap. 12 pg. 117-125
33. Quemaduras Conductas Clínicas y Quirúrgicas, Bolgiani A., Lima J.Edmar, Serra MC. 2013, Editora Atheneu. Cap. 9 pag 75-81
34. Protocolo Quirúrgico de Unidad de Quemaduras pediátricas, Hospital Roosevelt, Guatemala
35. Sheridan RL. The Seriously burned child. Resuscitation through reintegration. Part 1 Curr Probl. Pediatr. 1998, 28 (4) 115-120
36. Rosenberg L, Krieger Y, Silberstein E, Arnon O, Sinelnikov IA, BogdanovBerezovsky A, et al. Selectivity of a bromelain based enzymatic debridement agent: A porcine study. Burns : journal of the International Society for Burn Injuries. 2012 Feb 29.
37. Quemaduras Conductas Clínicas y Quirúrgicas, Bolgiani A., Lima J.Edmar, Serra MC. 2013, Editora Atheneu. Cap. 15.2 pg. 143-149
38. Arevalo JM, Gaos L, Lorente A. Cobertura de la quemadura en Cuidados Intensivos del paciente quemado. Edit. Springer Verlag Ibérica. I Edición, 1998
39. Piccolo N, Piccolo MS, Piccolo MTS. Uso de pele de Ra como curativo biológico como sustituto temporario da pele en Queimaduras. Rev. Bras. Queim 2002; 2(1): 18-24
40. Sheridan RL. The Seriously burned child. Resuscitation through reintegration. Part 2 Curr Probl. Pediatr. 1998, pg 105 & 164
41. Protocolo de Atención de Servicio Social Unidad de Quemaduras pediátricas, Hospital Roosevelt Guatemala.
42. Protocolo de Atención psicológica Unidad de quemaduras pediátricas, Hospital Roosevelt, Guatemala
43. http://www.unicef.cl/archivos_documento/18/Cartilla%20Maltrato%20infan-

til.pdf

44. Hight DW, Bakalar HR, Lloyd JR. Inflicted burns in children. Recognition and treatment. JAMA Aug 10 1979; 242(6): 517-520

45. Protocolo de Rehabiilitación física Unidad de Quemaduras pediátricas y Clínica de quemaduras Infantiles, Hospital Roosevelt, Guatemala

46. Glass T, Bruns M. Exercises for pediatric Burn Therapy, paperback May 2000

47. Sheridan RL. The Seriously burned child. Resuscitation through reintegration. Part 2 Curr Probl. Pediatr. 1998, 158-160

48. Manual E-learning de Curso de Rehabilitación integral de quemaduras pediátricas, Coaniquem Chile. Capítulo de manejo de cicatrices.

49. Protocolo de manejo de cicatrices, Clínica de quemaduras Infantiles, Niño Sano Hospital Roosevelt, Guatemala

50. Quemaduras Conductas Clínicas y Quirúrgicas, Bolgiani A., Lima J.Edmar, Serra MC. 2013, Editora Atheneu. Cap. 33 pg 353-358

51. Protocolo de Atención de enfermería, Unidad de Quemaduras Pediátricas Hospital Roosevelt, Guatemala

Capítulo 37

Asfixia por inmersión y ahorcamiento

Silvio Fabio Torres, Mariel Analía Rodriguez

Definición y Epidemiología

La *asfixia* es una injuria por deprivación de oxígeno, que puede ser causada por eventos como ahogamiento, inhalación, estrangulamiento, *ahorcamiento*, aspiración de cuerpo extraño, sofocación, apnea, trauma, etc.

Hace unos años de hablaba de "casi- ahogamiento", refiriéndose al episodio de inmersión no intencional, en el cuál el niño sobrevivía por lo menos 24hs, a diferencia del ahogamiento, que implicaba la muerte de la víctima en las primeras 24hs.

Sin embargo en 2002, en el marco del World Congress on Drowning, se aprobó el uso de una terminología común y uniforme con el fin de simplificar la ya existente, dejándose de hablar de "casi-ahogamiento" y hablando directamente de "ahogamiento".

Las recomendaciones actuales definen el *ahogamiento* como el proceso que determina una alteración respiratoria primaria como consecuencia de la inmersión/sumersión en un medio líquido. Por lo tanto, el concepto actual de ahogamiento es independiente del tiempo de sobrevida.

Otras definiciones

Ahogamiento Secundario: es la muerte debida a complicaciones posteriores a la sumersión, tales como Síndrome de Distress Respiratorio Agudo (SDRA), neumonía, sepsis y otros eventos que ocurren después de 24 hs. del episodio accidental, pero que están relacionados directamente con el mismo.

Ahogamiento húmedo: se produce cuando se aspiran agua, arena, lodo o vómito. Supone el 80-90% de los hallazgos en las necropsias.

Ahogamiento seco: es atribuido al *laringoespasmo* que persiste hasta que acontece la muerte por anoxia. Supone el 10-20% de los casos restantes. El pulmón de estos pacientes presenta un déficit de surfactante y un aumento de la permeabilidad capilar pulmonar, lo cual lleva a la hipoxemia e hipercarbia. Esto a su vez puede acarrear: aumento del shunt intrapulmonar, alteración de la ventilación/perfusión, atelectasias y disminución de la compliance pulmonar, pudiendo desembocar en un SDRA. No existe diferencia clínica entre el ahogamiento en agua dulce o en agua salada.

Epidemiología

El ahogamiento es una patología con alta morbimortalidad. Predomina en dos grupos etarios:

- Menores de 4 años, generalmente en piscinas domiciliarias.
- Adolescentes, generalmente en ríos o lugares públicos. Son un grupo minoritario respecto al anterior.

En el Reino Unido, se reporta una incidencia de ahogamientos de 0.7/100.000 niños menores de 15 años.

En Australia, la frecuencia anual de ahogamiento es 4.6/100.000 niños menores de 5 años, siendo el odds ratio 3 en relación a adultos.

España detalla una incidencia de 1,5 casos/100.000 habitantes/año. Blasco Alonso y colaboradores informan que por cada muerte por ahogamiento puede haber de 1 a 4 que no fallecen pero requieren hospitalización.

Datos de Australia y Estados Unidos señalan que el 40% de las muertes por ahogamiento ocurren en piscinas domiciliarias y el 19% en lugares públicos (piletas, balnearios, etc.) a pesar de la presencia de guardavidas certificados en el lugar.

Laura Ibsen y colaboradores reportan en el año 1999 en EEUU, 3529 muertes por ahogamiento no intencionales, de las cuales, 1.286 ocurrieron en menores de 19 años, con una mayor incidencia en los varones de 0-4 años.

En países desarrollados, el ahogamiento es la tercera causa de muerte traumática. En el mundo anualmente mueren 150.000 personas por ahogamiento, siendo la segunda causa de muerte por lesiones luego de colisiones vehiculares en niños entre 1 y 14 años.

En Argentina se cuenta con la siguiente información:

- Relación masculino - femenino de 3:1
- Mediana de edad: 25 meses (rango 11 meses a 14 años)
- Mortalidad: 7 %
- Sobrevivientes con severas secuelas neurológicas: 10 %

Tanto los pacientes fallecidos como los que tuvieron secuelas presentaban un Glasgow < 5 al ingreso a emergencias.

En resumen: El ahogamiento es causa muy importante de morbimortalidad en niños, siendo el grupo mas afectado, menores de 4 años, predominantemente varones.

Suele ser mas frecuentes en meses de verano, fines de semana.

Según la edad: los lactantes en bañeras por descuido o maltrato, los mayores de 4 años en piscinas y los adolescentes en lugares públicos como ríos lagos o canales. La mitad de los ahogamientos en adolescentes (ríos, lagos y canales) se relaciona con el uso de drogas y alcohol. Hay que considerar también la tendencia del adolescente a realizar deportes y juegos náuticos de riesgo.

Un estudio forense sobre 468 niños ahogados, arrojó que 53 niños (11.3%) tenían una condición médica preexistente: 19 sufrían epilepsia, 13 autismo y 5 una dishabilidad intelectual inespecífica. La epilepsia incrementa el riesgo relativo de fallecer por ahogamiento de 2,4 a 5,8.

Según este estudio, el riesgo de ahogamiento, a excepción de la epilepsia, no se encontraría aumentado, en niños con condiciones medicas preexistentes, si son supervisados apropiadamente al realizar actividades acuáticas.

Fisiopatología de la lesión por Ahogamiento

Las lesiones en el ahogamiento se deben a la disminución de oxígeno en los tejidos, principalmente en el sistema nervioso central.

La muerte puede ser causada por:

- Hipoxia cerebral
- Aspiración
- Narcosis por CO2
- Laringoespasmo
- Paro cardíaco por mecanismo vagal

El 10-20% de las victimas no aspiran agua, pero presentan asfixia aguda a causa del laringoespasmo producido por el estímulo de pequeñas cantidades de agua en las cuerdas vocales (ahogamiento seco).

El resto de las víctimas, luego de un periodo de pánico, retienen la respiración (apnea) en un intento de evitar la entrada de agua en los pulmones. Al producirse hipoxia o hipercapnia (valores de Co2 > 51 y O2 < 70), la víctima pierde el control del SNC sobre las funciones protectoras de la vía aérea y el agua ingresa fácilmente a los pulmones, con la posibilidad de producir emesis y broncoaspiración.

Luego de la primera respiración sumergida, se produce la apnea secundaria, con posterior gasping y mayor entrada de agua a los pulmones, sobreviniendo el paro respiratorio.

Se estima, que aproximadamente a los 3 minutos de inmersión, debido a la hipoxia cerebral se pierde la conciencia, ocasionando una relajación laríngea, con abundante pasaje pasivo de agua a los pulmones.

Por la magnitud y persistencia de la hipoxia, ocurren lesiones neuronales y eventualmente conduce a colapso circulatorio, daño miocárdico y disfunción múltiple de órganos, con mayor isquemia y daño cerebral.

Se pueden producir descargas convulsivas que preceden al paro cardiaco y muerte.

Reflejo de Buceo

El reflejo de *buceo* es un mecanismo de adaptación de los mamíferos marinos, que permite la conservación del oxígeno durante la sumersión. Este reflejo parece ser desencadenado por la retención de la respiración y la estimulación del frío.

Respecto a la existencia del reflejo de buceo en humanos, los estudios son controvertidos, aunque algunas líneas de investigación consideran que este es un reflejo primitivo débil en niños y que realmente proporciona poca protección.

Hipotermia

La *hipotermia* se produce por una pérdida de calor a través de la piel y por la ingesta y aspiración de agua fría. El enfriamiento cutáneo es más rápido en los niños, debido a su mayor superficie corporal en relación con el peso. La hipotermia moderada 32-35°C (grados centígrados), se asocia con un aumento del tono simpático, temblores y aumento del consumo de oxigeno. Entre 32 y 28 ° C, desaparece el temblor, el ritmo cardiaco y la presión arterial disminuyen, y el consumo de oxigeno decae.

El metabolismo cerebral a una temperatura de 28 grados centígrados disminuye el consumo cerebral de oxígeno al 50% de lo normal. También cae el flujo sanguíneo cerebral a razón de 6-7% por cada grado que baja la temperatura.

Si la caída de consumo cerebral de oxígeno disminuye más que la disponibilidad de oxígeno, el cerebro puede tolerar largos periodos de hipoxia.

La hipotermia, actúa como protección al disminuir la actividad metabólica cerebral, inhibiendo la cascada de neuroexitadores (Glutamato-Aspartato) responsables de la muerte neuronal. Estos aminoácidos excitatorios estimulan a los receptores N-metil-D-aspartato, permitiendo la apertura de los canales de calcio, provocando la entrada masiva de calcio al citosol y siendo el responsable de las lesiones de isquemia y reperfusión. Se han reportado casos de sobrevida sin secuelas neurológicas en sumersiones prolongadas en agua helada.

Si consideramos que la mayor parte de los eventos reportados ocurren en agua templada, la hipotermia refleja el tiempo de inmersión y de parada circulatoria.

Como la hipotermia produce depresión respiratoria, coma profundo y pupilas dilatadas y fijas, el niño debe ser recalentado antes de considerar la posibilidad de muerte cerebral.

Los efectos adversos de la hipotermia son:

- Arritmias (Fibrilación ventricular)
- Hemoconcentración por aumento de la viscosidad sanguínea
- Desplazamiento de la curva de disociación de la hemoglobina hacia la izquierda
- Leucopenia y alteraciones de la distribución linfocitaria
- Disminución de la síntesis de insulina, con posterior hiperglucemia

A nivel cardiovascular, se reduce el volumen minuto cardíaco por la bradicardia en respuesta a la hipotermia, aunado a la vasoconstricción refleja periférica y mesentérica, con redistribución del flujo sanguíneo esplácnico y esquelético, pero manteniéndose aún el flujo sanguíneo cerebral y la entrega de oxígeno.

Asimismo a una temperatura corporal menor a 28 grados pone a la victima en riesgo de bradicardia extrema, fibrilación ventricular o asístole.

Hallazgos clínicos

La asfixia por *inmersión* es un episodio de hipoxia aguda por sofocación. Si el evento por su severidad y duración provocó un paro cardíaco, son esperables las consecuencias de la hipoxia-isquemia en los distintos parénquimas, con síndrome de respuesta inflamatoria sistémica (SIRS) y disfunción multiorgánica (SDMO).

De todos los órganos afectados, el compromiso del Sistema nervioso, gobierna la evolución de estos niños. Puede ir desde ligera obnubilación a Paro cardiorrespiratorio.

A nivel respiratorio: broncoobstrucción, atelectasia, aspiración de agua u otros a nivel alveolar, neumonitis química o infecciosa, SDRA, edema pulmonar etc.

A nivel cardiovascular alteraciones por hipoxia o hipotermia, arritmias, disfunción cardiaca.

Pueden presentarse alteraciones renales (necrosis tubular aguda), secundarias a la hipoxia y la acidosis metabólica que genera la asfixia.

La magnitud de la *injuria hipóxica* y la pronta instauración del tratamiento, serán determinantes en la recuperación de la victima.

Manejo Inicial: Evaluación y rescate

Es el momento de mayor impacto en la evolución del paciente y junto con la magnitud del evento son los que determinarán la evolución posterior.

El objetivo es ofrecer una pronta entrega de oxígeno a los tejidos, tratando de evitar la injuria hipóxica-isquémica.

El tratamiento debe empezar en el mismo escenario de los hechos.

Se debe inmovilizar la columna cervical, incluida la maniobra de tracción mandibular (especialmente en los casos con sospecha de trauma). No se recomiendan las compresiones extrínsecas, como las compresiones abdominales (maniobra de Heimlich) o torácicas, para sacar líquido de los pulmones, ya que no está probada su eficacia, retrasan el inicio de la reanimación y aumentan el riesgo de vómitos y aspiración.

Se administrará oxígeno al 100%, tan pronto como sea posible, iniciándose la reanimación básica cardiopulmonar si el paciente lo requiere.

Aplicando las guías PALS (Pediatric Advanced Life Suport), debemos rápidamente evaluar el estado hemodinámico y comenzar con compresiones cardíacas en caso de paro cardiorrespiratorio, sobre una superficie rígida.

Consideraciones en el Manejo Inicial

Se trasladara para observación y/o estabilización del paciente. Ofreciendo adecuada ventilación y oxigenación, monitoreo de función cardiorrespiratoria y oximetria y calentamiento del paciente.

Durante el traslado, no deben abandonarse las maniobras de reanimación avanzada

Al ingreso a emergencias

Se aplicaran las medidas que el paciente requiera: observación, estabilización (ABCD) o RCP avanzada. Exploración física y nivel de conciencia con escala de Glasgow. Se continuara con calentamiento de ser necesario, se le indicaran estudios complementarios como hemograma, gasometría, ionograma, acido láctico, glucemia, función renal y hepática, determinación de alcoholemia y otras drogas si hubiese sospecha. Así como también radiografía tórax o TAC de cerebro y cervical

La resucitación con líquidos no debe ser demorada pensando en el riesgo de aumentar el edema cerebral, sino que se debe priorizar la perfusión cerebral teniendo como objetivo el manejo cardiovascular.

La evaluación hemodinámica (relleno capilar, pulsos periféricos, sensorio, etc.) se hará luego de garantizar una adecuada oxigenación y ventilación.

Las arritmias pueden ocurrir a causa de la hipotermia. La bradicardia sinusal, asistolia y fibrilación ventricular, están entre las mas frecuentes. Se debe instaurar rápidamente un monitoreo electrocardiográfico.

La estabilidad circulatoria y óptima oxigenación, son el mejor soporte al SNC. La evaluación de Glasgow, nivel de conciencia y reflejos de tronco cerebral, nos aproximarán a la extensión del daño cerebral.

Manejo inicial en la sala de emergencias
A-Vía Aérea :Liberación vía aérea / Aspiración / Intubación
B-Oxígeno + Ventilación a presión positiva
C-Accesos venosos periféricos (2) o Vía Intraósea : Expansión con cristaloides
D Puntaje Glasgow / Pupilas/ Reflejos de Tronco/Temperatura Central (Recalentamiento)
E- SNG – Sonda vesical
F Laboratorio: Gases en sangre, Glucemia, Lactato, Panel electrolítico y Hepático, Urea, Creatinina, Coagulograma.
G-Radiología de tórax.

Tabla 37.1: Manejo inicial en sala de urgencias de pacientes con ahogamiento

La instrumentación de la vía aérea se realizará ante:

- Pérdida de los reflejos protectores de la vía aérea por depresión del nivel de conciencia
- Empeoramiento del examen neurológico (Glasgow < 8 o caída brusca de la escala)
- Distress respiratorio severo
- Paro Cardio Respiratorio (PCR)
- Severa hipotermia

Tratamiento de la hipotermia

Se debe recalentar a los niños con hipotermia grave (< 32 °C), así como a los pacientes con hipotermia moderada (32-34°C) e inestabilidad cardiovascular o coagulopatía. El recalentamiento se realizará lentamente: 0,5-1 °C cada hora.

No se puede actuar sobre la injuria primaria, pero sí se puede actuar sobre la prevención y sobre el control de la injuria secundaria, que agrava la lesión cerebral.

Los factores a controlar serían:

- Hipotensión
- Hiperglucemia
- Hipertermia
- Acidosis
- Hiper/hiponatremia

La rápida corrección de la hipotensión, es central en la reanimación inicial.

La hiperglucemia, probablemente por reducción de un neuroprotector endógeno (adenosina) evita fenómenos de vasodilatación autorregulatorios, inhibe mediadores neuroexcitatorios y facilita la adherencia de los neutrófilos al endotelio.

Se estima que valores de glucemia superiores a 300mg%, agravan la lesión cerebral.

Admisión a Cuidados Intensivos

Las situaciones de ingreso son:

- PCR (ya rescatado por RCP).
- Estado crítico luego de un episodio prolongado de hipoxia-isquemia.
- Recuperados y lúcidos, luego de un episodio de apnea breve y rescatado con RCP básica.

La injuria hipóxico-isquémica, puede devenir en *fallo multiorgánico*, complejizándose el soporte de estos niños. No obstante, el eje de la terapéutica es la resucitación y la protección cerebral. Los intentos por corregir la hipoperfusión, a través de aumentos de la presión de perfusión no modifican la evolución.

En el aspecto respiratorio, si la *insuficiencia respiratoria* es severa, la asistencia respiratoria mecánica (ARM) con técnicas de titulación de Presión positiva al final de la espiración (PEEP), son necesarias para el reclutamiento alveolar. La PEEP mejora la oxigenación por aumento de la capacidad residual funcional y disminuye la alteración V/Q, reduciendo el shunt intra pulmonar. El colapso alveolar, se recupera generalmente a los 2-3 días con la regeneración del surfactante, disminuyendo la perdida de líquido por los capilares pulmonares.

Algunos trabajos postulan la hiperventilación moderada (PCO_2 de 35mmhg) para el tratamiento del paciente con severo edema cerebral. Esta recomendación no se ve reflejada en las guías clínicas.

No hay evidencia para el uso de corticoides en la prevención de las complicaciones pulmonares. La profilaxis con antibióticos no ha demostrado evitar la neumonía, pero se debe considerar en aquellos pacientes que han aspirado agua no tratada, por el riesgo de infección a Pseudomonas.

En el aspecto cardiovascular, tras la RCP inicial, se monitoriza al paciente, evaluando la necesidad de drogas vasoactivas y la administración de volumen acorde a la titulación de precarga, con el objetivo de mantener una adecuada perfusión de los órganos.

Pueden encontrarse cambios en el segmento S-T y en la onda T del ECG, que denotan injuria isquémica o miocardiopatía hipóxica.

En el aspecto neurológico se debe controlar la segunda injuria, con la estabilización de la oxigenación y de la circulación cerebral. Ni el monitoreo de la PIC ni la oximetría en el golfo de la yugular lograron variar la sobrevida ni el pronóstico neurológico.

El tratamiento de la hipertensión intracraneal no resulta útil para disminuir el daño neurológico, ya que la hipertensión intracraneal es el resultado de la injuria hipóxica.

Se debe evitar la hipertermia, por su efecto de incremento metabólico y sensibilización al umbral convulsivo. La actividad comicial, aumenta el consumo y flujo de oxígeno cerebral, con el consecuente incremento de la tasa metabólica.

Por lo tanto, la terapéutica en el niño, una vez estabilizado el paciente, será:

- Mantenerlo normo glucémico y normo térmico.
- Proporcionar una leve hiperventilación.
- Optimizar la sedación.
- Elevar la cabeza 30°.
- Evitar la sobrecarga de fluidos.
- Evaluar paralizantes neuromusculares.

Los estudios complementarios a realizar se resumen en la Tabla 37.2.

Respecto a la TAC cerebral, es controversial definir el momento de hacerla y suele ser el confundidor capital en estos pacientes. Un resultado "normal" al ingreso, no descarta patología, ya que existe un tiempo de latencia o cono de penumbra (24-48hs iniciales), que enmascaran el real estado clínico del niño. Sin embargo, a las 48-72hs del ingreso, un resultado anormal se asocia a mal pronóstico.

Frente a una injuria hipóxico-isquémica, la TAC cerebral revela una disminución de la densidad en las sustancias gris y blanca, con pérdida de la interfase entre ambas, con incremento de la densidad talámica, cerebral y cerebelar.

Un EEG con baja amplitud, isoeléctrico y status convulsivo se asociará a mal pronóstico.

Ante la sospecha de muerte cerebral, se solicitarán potenciales evocados de tronco.

Pronóstico y Prevención

Las posibilidades de recuperación de la victima, se asocian al tiempo de sumersión y al inicio precoz de las *maniobras de resucitación*, sobre todo en el lugar del hecho. Por esta razón, se han implementado los cursos de reanimación para legos (personal no médico), posibilitando a padres y cuidadores estar capacitados para realizar el rescate inicial.

Es difícil precisar un pronóstico neurológico en las primeras horas de tratamiento, ante un evento de hipoxia-isquemia por sumersión. Sin embargo, los consensos internacionales concuerdan en que una prolongada resucitación cardiopulmonar, pupilas dilatadas-fijas y un score de *Glasgow* de 3, sugieren pobre sobrevida.

Son de mal pronóstico:

- Tiempo estimado de sumersión en agua no helada > 10 minutos.
- Falta de RCP inicial en el lugar.
- Estado de coma al ingreso (Glasgow < 5).

Escalas de valoración de la función neurológica

La desarrollada por Orlosky y col. se utiliza poco hoy en día.

Estudios Complementarios
TAC Cerebral
EEG
Potenciales Evocados de Tronco

Tabla 37.2: Estudios complementarios en pacientes con lesión por ahogamiento

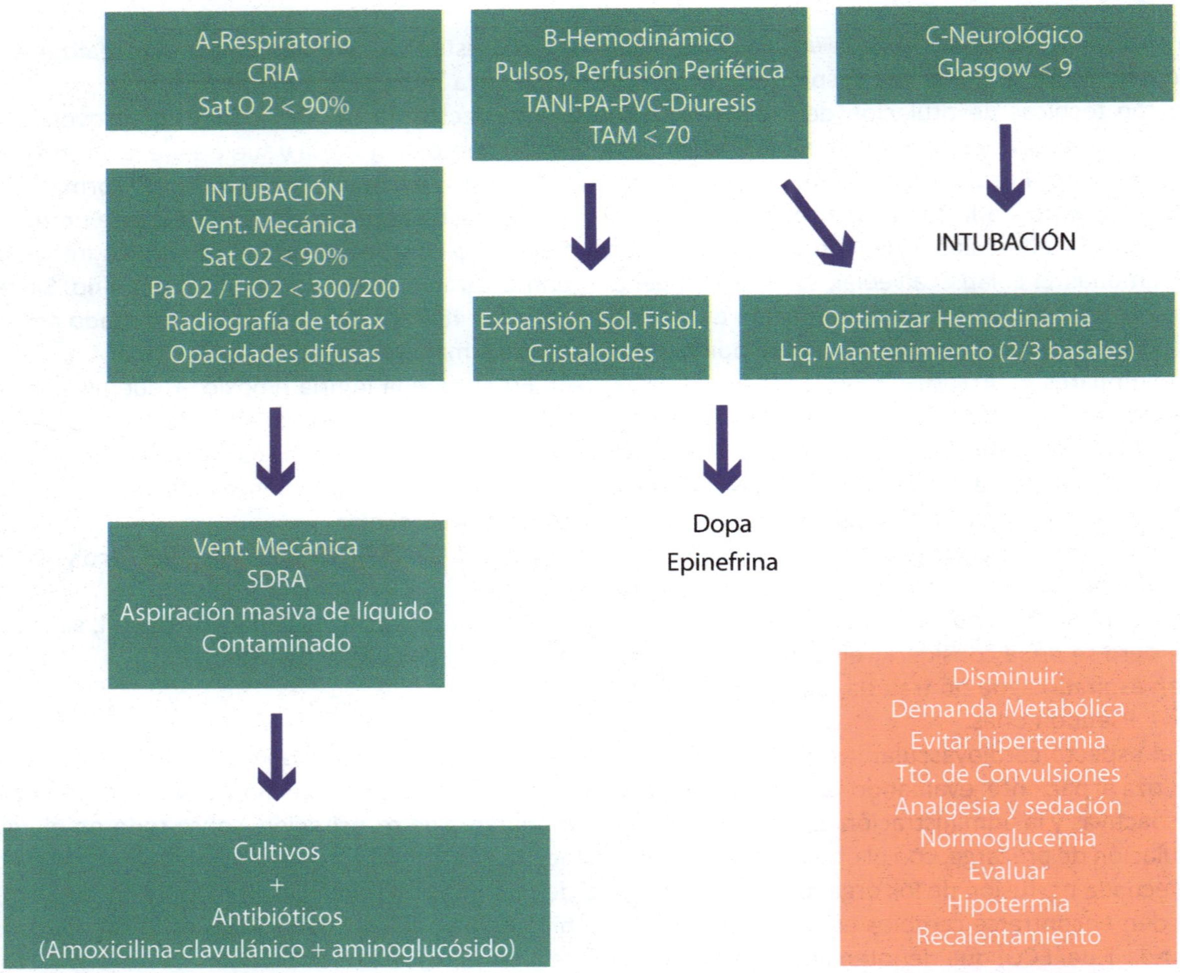

Figura 37.1: Guía de manejo en Cuidados Intensivos. Referencias: CRIA: Claudicación respiratoria inminente aguda, SAT: Saturación, Vent: Ventilación, SDRA. S de Dificultad Respiratoria aguda, Perf: Perfusión, TANI: Tensión arterial no invasiva, PA: Presión arterial directa, PVC: Presión venosa central, PAM: Presión arterial media, SOL FIS: Solución fisiológica, HEMOD: hemodinamia

La diseñadas por Conn y Baker son actualmente las recomendadas para aplicar inmediatamente después de realizar las maniobras de reanimación (Tablas 37.3, 37.4, 37.5).

Es cuestionable asociar un tiempo de RCP mayor a 25 minutos con un mal pronóstico, ya que no se considerarían otros eventos tales como: el tiempo de arribo al hospital, condiciones de traslado y la efectividad *in situ* de las maniobras de resucitación. Además, casi nunca se conoce con exactitud el tiempo de RCP.

Lo subjetivo del relato de los padres y/o personas que rescataron al niño, nunca permiten conocer con exactitud el tiempo de la victima bajo el agua como así tampoco la duración del paro cardíaco. De esta manera los dosajes elevados de lactato y la curva de descenso del mismo en las primeras 24hs pueden ayudar a predecir un mal pronóstico. El ácido láctico y la curva de descenso de la lactacidemia en las primeras 24hs se asociaron fuertemente al pronóstico de estos niños.

El paciente sobreviviente al evento debe ser evaluado con la puntuación de Glasgow al alta (GOS). La misma definirá la estrategia para su recuperación: en una institución de rehabilitación, en cuidados domiciliarios, en seguimiento ambulatorio, con terapia ocupacional o con estimulación motora-funcional.

Existe fuerte consenso sobre comenzar la RCP en el escenario de los hechos y continuar en el hospital reevaluando de forma individual el estado clínico y la evolución neurológica como respuesta al tratamiento realizado. El pronóstico del paciente que presenta PCR en relación con el ahogamiento es mejor que frente a otros tipos de paro (el 32% supervivencia frente al 7% si se consideran el resto de las causas.

Sobre la utilización del score de riesgo de mortalidad pediátrica (PRISM), un estudio nos muestra que niños admitidos a UCIP con un PRISM ≤ 16 sobrevivieron sin secuelas neurológicas, a diferencia de los que presentaron un PRISM ≥ 24, quienes murieron o quedaron con secuelas neurológicas graves. Los que tuvieron un PRISM entre 17 y 23 presentaron una evolución impredecible.

Se vio que un tiempo de inmersión inferior a 5 minutos, la llegada a Emergencias con temperatura ≥ 35 ºC y pertenecer al Grupo A de la escala de Conn, se relacionan con un buen pronóstico. Mientras que se han asociado a mal pronóstico la necesidad de maniobras de RCP y un Glasgow de 3 a la llegada a urgencias. Todos los supervivientes que tuvieron buen pronóstico neurológico fueron los que mostraron movimientos espontáneos en las primeras 24 hs del ingreso. Aquellas victimas que no tuvieron movimientos voluntarios en estas primeras 24 h mostraron mala evolución neurológica con espasticidad y/o estado vegetativo persistente.

La mejor forma de diferenciar el pronóstico será realizar exámenes neurológicos seriados.

Par concluir en cuanto al pronóstico diremos que las victimas de ahogamientos por sumersión en agua no helada tendrían un mal pronóstico o tórpida sobrevida si se asocian a:

- Evento de sumersión mayor a 10 minutos
- Pupilas midriáticas arreactivas en la llegada a emergencias
- Bradicardia
- Glasgow <5
- Láctico>3mmol/L
- Apneas
- Glucemia >300mg%
- Ausencia de movimientos intencionados luego de 24hs

Prevención

Podemos concluir que el pronóstico del paciente está definido al llegar al hospital, por lo tanto es imperioso implementar adecuadas medidas de prevención, educación poblacional y difundir cursos de RCP.

El pediatra deberá instruir a los padres sobre las condiciones de seguridad al construir los natatorios, la supervisión de los lactantes durante el baño y los riesgos de baldes y recipientes caseros cuando los niños comienzan a gatear y pararse.

Los cercos de las piscinas, deben tener la distancia y altura adecuadas, con puertas de auto cierre y candados.

Es menester la designación de un adulto responsable de los niños, siempre que se esté en un ambiente de piletas.

Educar responsablemente a los adolescentes que realizan deportes náuticos, enfatizar el cuidado de los niños con epilepsia, convulsiones y/o con severo retraso neurológico, que tienen un riesgo mayor para estos incidentes.

A pesar de la tendencia a realizar tempranamente cursos vinculares de natación entre la madre y su hijo, debemos remarcar que la edad apropiada para comenzar con las clases de natación es para niños mayores de 4 años, debido a que en niños menores no se puede lograr la coordinación adecuada para la flotación.

A pesar de fijar como punto de quiebre a la edad de 4 años, en los niños mayores y aún en infantes, la supervisión debe ser estricta, ya que es fácil que los niños entren en pánico estando en el agua y ocurran los ahogamientos de sumersión.

La difusión de los cursos de RCP para padres y la exigencia de medidas de seguridad, son nuestra mejor herramienta contra los ahogamientos de sumersión.

Ahorcamiento

El *ahorcamiento* es un proceso en el que el cuerpo se suspende con una ligadura alrededor del cuello, llevando a la asfixia y a la muerte.

1-Muerte
2-Estado vegetativo persistente
3-Secuela neurológica severa
4-Secuela neurológica moderada a leve
5-Sin secuela neurológica

Tabla 37.3: Puntuación de Glasgow al alta (GOS)

Categoría	Descripción	Score Glasgow
A-Despierto	Conciente y alerta	15
B-Obnubilado	Obnubilado, estuporoso pero despertable. Localiza estímulo doloroso. Respiración normal	10-13
C –Comatoso C1	Decorticado / Respiración Cheyne - Stoke	5
C2	Descerebrado /Hiperventilación Central	4
C3	Flácido/Respiración apneústica arreflexia	3
C4	Fallecido? Flácido, apnea, Sin circulación detectable.	3

Tabla 37.4: Clasificación Neurológica del Ahogamiento (Escala de Conn). Paciente con categoría C, se debe ingresar a AR

Criterios de Mal Pronóstico
Edad menor a 3 años
Inmersión mayor de 5 minutos
Ausencia de RCP en los primeros 10 minutos
Coma al ingreso
PH arterial menor 7.10 al ingreso

Tabla 37.5: Puntuación de Orlowski
Puntuación 0-1 = 90% posibilidad de recuperación neurológica
Puntuación >3 = 5% posibilidad de recuperación neurológica

Se clasifican en:

- **Ahorcaduras** completa e incompleta: Dependen de la altura a que ha quedado el cuerpo después de la suspensión. En la primera todo el cuerpo está suspendido en el *aire*; en la segunda, una parte mayor o menor del cuerpo toca en *tierra*.
- **Ahorcaduras** simétrica o asimétrica: dependen de la situación del nudo. Es simétrico cuando el nudo está en la línea media y asimétrico si está en situación lateral.
- Ahorcaduras típicas y atípicas: Se llama **ahorcadura** típica (nudo está situado en la línea media de la parte posterior del cuello, el resto es atípica. El ahorcamiento atípico es más frecuente (78.78%) que el ahorcamiento típico (21.21%) y más común en el lado izquierdo del cuello (31.81%).

Etiología: Modalidades de ahorcadura

- No intencional: Es muy rara, aunque más frecuente que la homicida.
- La víctima que se encuentra sobre un plano elevado, se enreda la cabeza con cuerdas, correas, etc., pierde el *equilibrio* y cae, quedando suspendido por el cuello.
- Homicida: "Constituye un *procedimiento* de excepción, ya que un *individuo* sólo no puede ahorcar a otro de *fuerza* igual, que disfrute de pleno conocimiento y se mantenga alerta Solamente puede explicarse por la acentuada desproporción de fuerzas entre víctima y agresor, por la pérdida de *conciencia* de la víctima, o cuando el *homicidio* es cometido por un *grupo* de atacantes.
- Suicida: Las ahorcaduras-suicidio incompletas son tan frecuentes o más que las completas.

Fisiopatología

En casos de *ahorcamiento*, el mecanismo exacto que conduce a la muerte todavía no ha sido aclarado. Se basa todavía en escritos de finales del siglo XIX y comienzos del siglo XX.

La muerte en la *ahorcadura* no tiene lugar siempre por el mismo mecanismo. Según las circunstancias del caso pueden intervenir aislados o conjuntamente, un mecanismo asfíctico, un mecanismo circulatorio o un mecanismo nervioso.

- ***Asfixia***: Excepcionalmente se produce por la compresión directa de la tráquea o laringe, ya que a consecuencia de la *elasticidad* de la *piel*, el peso del cuerpo hace que el lazo de desplace hacia arriba, quedando en una situación demasiado elevada. Más a menudo, el mecanismo asfíctico es debido a la compresión que se realiza sobre el hioides, que es desplazado hacia atrás, dando origen a una retropropulsión de la *lengua*, la cual, al aplicarse sobre la pared posterior de la faringe, ocluye el orificio superior de la laringe, con lo que impide la entrada de aire a los pulmones.
- ***Compresión vascular***: La constricción del cuello por el lazo da lugar a una compresión de los vasos cervicales, lo que se traduce en alteraciones circulatorias encefálicas. Este mecanismo es también causa de la pérdida brusca del conocimiento, aún en las suspensiones incompletas. Aún en las *ahorcaduras,* en que no actúa como fuerza todo el peso del cuerpo, se origina una presión suficiente para originar trastornos considerables de la circulación cerebral.
- ***Mecanismo nervioso***

a. Acción vagal por estímulo directo del lazo sobre los neumogástricos, origen de trastornos respiratorios y cardíacos.

b. Acción inhibitoria refleja, con punto de partida en una contusión laríngea o en la estimulación del seno carotídeo.

c. Acción sobre la porción cervical de la médula o el bulbo: luxaciones o fracturas cervicales (ahorcaduras de justicia).

El aporte de la medicina forense: Lesiones cadavéricas

Ha sido muy valioso el aporte de los análisis post- morten de las victimas que sufrieron lesiones por *ahorcamiento*, pudiendo arrojar luz sobre los diferentes mecanismos de lesión causantes o no del óbito.

La fuerza de constricción puede ser tanto el peso de todo el cuerpo como sólo el peso de la cabeza, y esto es tomado a consideración cuando se examinan los cadáveres.

De esta forma podemos conceptualizar a las lesiones locales de la siguiente manera:

a. Generalmente están representadas por el surco, que es la huella que imprime el lazo en los tegumentos del cuello. Es constante, excepto en las suspensiones muy cortas y cuando la consistencia del lazo es muy blanda. Suele ser único, por encima de la laringe, horizontal u oblicuo, color pálido y blando u oscuro y rugoso.

b. La apariencia del rostro es variable. La cara puede ser cianótica o pálida.

Se observan pequeñas equimosis faciales, sobre todo en frente, párpados, conjuntivas y labios. La lengua está proyectada fuera de la boca, muchas veces oprimida por los dientes, que se marcan en ella y originan cianosis de la punta. Los ojos presentan exoftalmia.

c. Otros rasgos son: Livideces, manchas equimóticas, a veces huellas de violencias traumáticas originadas en las convulsiones agónicas propias de la asfixia.

Bibliografía

1. Laura Visen, Thomas Koch. Submersion and asphyxial injury. Crit Care Med 2002; 30(11):402-406.
2. Milano G, Calvo C. Ahogamiento. En: Urgencias y tratamiento del niño grave. Casado Flores J y Serrano A, Ed. 2ª Ed. Madrid: Ergón 2007; 812-7.
3. Sachdeva RC et al. Environmental emergencies. Near drowning. Crit Care Clinics 1999; 15:281-294.
4. Lunetta P, Smith G, Penttila A, Sajantila A. Unintentional drowning in Finland 1970-2000 : A population - base study. International journal of epidemioly. 2004; 33:1053-1062.
5. Kenny D, Martin R. Drowning and sudden cardiac arrest. Arch Disserase Childhood Oct 2011 ; 96:105-107.
6. Blasco Alonso J, Moreno Pérez D, Milano Manso G, Calvo Macías C, Jurado Ortiz A. Ahogamiento y casi ahogamientos en niños. An Pediatr (Barc). 2005; 62:20-4.
7. Torres S, Rodriguez M, et al. Casi ahogamiento en pediatría: epidemiología y factores pronósticos. Arch Argent Pediatr 2009; 107(3):234-240.
8. Lopez Y, Pons M. An Pediatr Contin. 2008; 6:85-92.
9. Franklin RC, Pearn JH, Peden AE. Drowning fatalities in childhood: the role of pre-existing medical conditions. Arch Dis Child may 201710:312-316.
10. Moon R, Long R. Drowning and near- drowning. Emergency Medicine 2002; 14:377-386.
11. Rufach D, Santos S. Casi ahogamiento en Pediatría. Temas de Terapia Intensiva Infantil 2004; 1:87-95.
12. Orlowsky J. Drowning and near-drowning. Pediatric Clinics of North America, 1987; 343-375.
13. Conn AW, Edmons A, Barrer J; AW, Edmons JF, Barrer JA. Reanimación cerebral en el casi ahogamiento. Clin Pediatr North Am (ed esp). 1979; 3:687-97.
14. Levin D, Morris F. Drowning and near drowning. Essentials of Pediatric Intensive Care, 1997;1:973-987.
15. Gonzalez L, Pons M, Cambra F, Palomeque A. Use of the Pediatric risk mortality predictor of death and serious neurologic damage in children after submersion. Pediatr Emerg Care 2001; 17:405-9.
16. Dengue A, Nadkarni V, Berg R, Osmond M, Wells G, Nesbitt L, et al. Out-of-hospital pediatric cardiac arrest: an epiemiologic review and assesment of current knowledge. Ann Emerg Med. 2005; 46:512-22.
17. Meyer R Theodorou A, Berg R. Childhood drowning. Pediat Rev. 2006; 27: -:163-9
18. Burdford AE, Ryan LM, Stone BJ, Hirshon JM, Kein BL. Drowning and near-drowning in children and adolescents. Pediatric Emerg Care 2005;21: 610-6
19. Clément R, Redpath M, Sauvageau A. Mechanism of death in hanging: a historical review of the evolution of pathophysiological hypotheses. J Forensic Sci. 2010; 55(5):1268-7.
20. Talukder MA, Mansur MA, Kadir MM. Incidence of typical and atypical hanging among 66 hanging cases. Mymensingh Med J. 2008; 17(2):149-51.

Capítulo 38

Hipotermia

Andrea Francavilla

Introducción

La reanimación exitosa del niño con hipotermia requiere una atención rápida y tempranas medidas de apoyo (vía aérea, respiración, circulación), evaluación y tratamiento de lesiones u otras afecciones médicas, considerando especialmente importante aquellas intervenciones efectivas de recalentamiento dirigidas por la gravedad de la hipotermia y la presencia o ausencia de circulación.

Definición

La hipotermia se define como la temperatura corporal central menor a 35°C (95°F).

La etapa de la hipotermia, definida por la temperatura central, tiene un gran impacto tanto en el momento del reconocimiento como en el inicio del tratamiento.

Las definiciones más comúnmente utilizadas encontradas en la literatura para la clasificación de la hipotermia son las siguientes:

- **Leve**: temperatura central de 32 a 35 ° C (90 a 95 ° F)
- **Moderado**: temperatura central de 28 a 32 ° C (82 a 90 ° F)
- **Grave**: temperatura central inferior a 28 ° C (82 ° F)

Algunos expertos consideran una temperatura central <25 ° C (77 ° F) como una *hipotermia profunda*.

Manejo inicial

Es importante la implementación temprana de medidas de reanimación en el niño con hipotermia siguiendo la secuencia ABCDE: vía aérea, respiración, circulación, evaluación neurológica. Se sugieren algunas modificaciones a las guías de soporte vital avanzado pediátrico estándar para pacientes con hipotermia moderada o severa.

Respecto a la decisión de reanimar y recalentar en pacientes con hipotermia severa (temperatura central <28°C [82°F]), se debe evitar la declaración de muerte prematura. Los pacientes hipotérmicos sin circulación han logrado recuperaciones intactas aún de temperaturas centrales tan bajas como 14°C. Existe descripción de casos de recuperación intacta después de la inmersión durante hasta 66 a 83 minutos, después de horas de transporte sin reanimación cardiopulmonar (RCP), con tiempos de RCP de hasta seis horas y media, y después de una reanimación total de hasta nueve horas.

Medición de la temperatura central

La medición precisa de la temperatura corporal central en niños con hipotermia es esencial para poder determinar el tratamiento más adecuado. Idealmente, a los niños con sospecha de hipotermia se les debe tomar la temperatura central con una sonda de termómetro flexible, ya sea rectal o en algún otro sitio central (por ejemplo, vejiga, esófago, región nasofaríngea o algún sitio venoso central) (Figura 38.1 y 38.2).

Rescate y triaje prehospitalario

La sospecha de hipotermia durante la atención prehospitalaria es vital. Los rescatistas, médicos y todo aquel personal encargado de la evaluación prehospitalaria deben considerar la hipotermia no solo en niños con exposición ambiental obvia, sino también en todos los

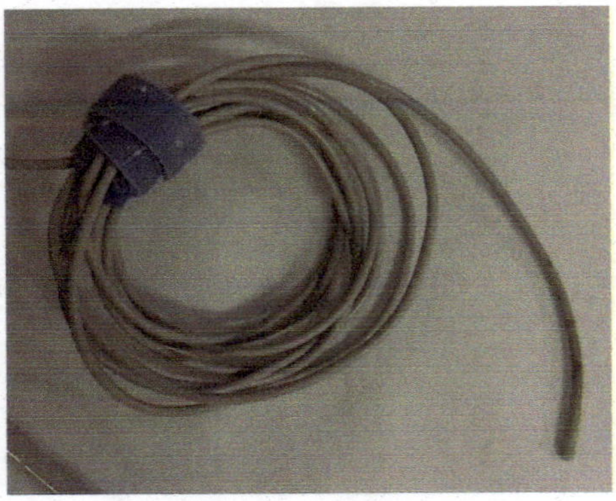

Figura 38.1: Termómetro para medición de temperatura central flexible

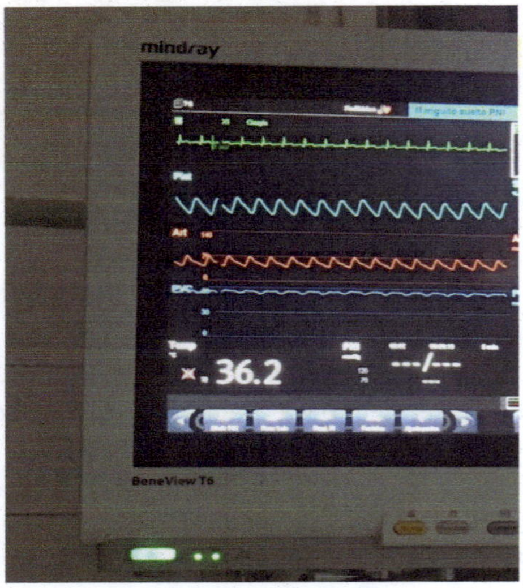

Figura 38.2: Monitor central multiparamétrico con monitoreo continuo de temperatura central

niños que tienen un estado mental alterado o que requieren atención crítica. La medición de la temperatura central en el campo puede resultar técnicamente dificultosa. El grado de hipotermia se puede estimar a partir de los hallazgos clínicos en el campo de atención (Tabla 38.1) y, aunque están sujetos a artefactos, los termómetros timpánicos indirectos de baja lectura (Figura 38.3 y 38.4) pueden ser útiles si identifican la presencia de hipotermia. Sin embargo, no se debe confiar en estos termómetros para determinar las técnicas de calentamiento definitivo una vez que el paciente llega al ámbito hospitalario.

Excepto en circunstancias excepcionales, el personal a cargo de la atención prehospitalaria debe evitar la declaración de muerte en presencia de hipotermia ya que la hipotermia severa puede a veces permitir una supervivencia notable a pesar del paro cardíaco extremadamente prolongado y otros signos clínicos de muerte. Los rescatistas deben tener presente que la apariencia clínica de la muerte, incluida la coloración cianótica de la piel y la rigidez muscular, es típica de la hipotermia severa. Muchas veces tales pacientes carecen de hallazgos específicos que hagan que la hipotermia severa sea detectable sin una medición adecuada de la temperatura.

Atención y transporte de pacientes prehospitalarios

Los encargados de la atención prehospitalaria deben evitar los movimientos bruscos durante el rescate de pacientes con hipotermia porque estas acciones pueden causar movilización de sangre fría y con acidosis al corazón y causar arritmias cardíacas o paro cardíaco en algunos pacientes. Los pacientes deben extraerse del ambiente frío en posición horizontal de ser posible. El rescate, el transporte y el tratamiento inicial implican múltiples riesgos de enfriamiento iatrogénico. Muchos pacientes con hipotermia llegan al ámbito hospitalario muchas veces más fríos de lo que salieron de la escena donde se produjo el trauma, por lo cual durante el transporte, los rescatistas deben hacer todo lo posible para evitar una mayor pérdida de calor del paciente. Las intervenciones clave incluyen:

- Extracción de ropa mojada.
- Aislamiento del paciente con mantas o sacos de dormir.
- Calentamiento del vehículo de transporte.
- Suministro de líquidos IV calientes, si es posible.

En niños con hipotermia moderada o severa generalmente se evita el recalentamiento externo durante el transporte. La evidencia, incluso en adultos, sugiere que dicho recalentamiento puede promover la caída posterior de la temperatura con una disminución continua de

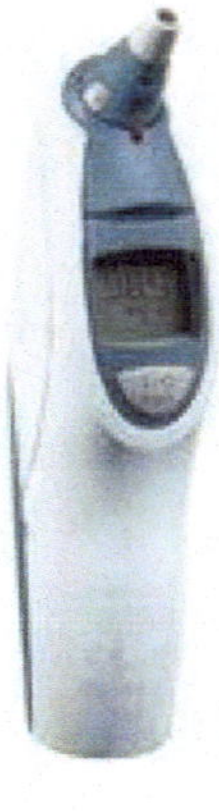

Figura 38.3: Termómetro timpánico

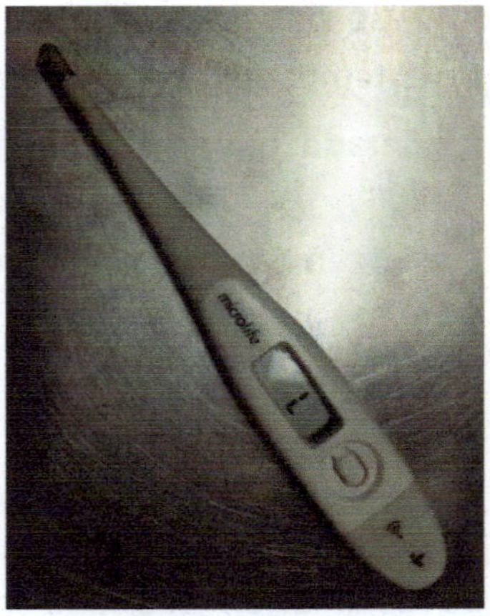

Figura 38.4: Termómetro digital

Sistema nervioso central	**Endócrinas**
Disminución progresiva de la consciencia (<32 °C)	Hiperglucemia
Coma (a partir de 28°C)	Disminución de hormonas hipofisarias
Depresión centro respiratorio	
Depresión centro tusígeno	
Disminución amplitud del EEG (<32 °C)	
EEG plano (a partir de 18 °C)	
Hemodinámicas	**Renales**
Deshidratación (diuresis por frío)	Polaquiuria
Disminución del gasto cardíaco	Insuficiencia renal
Hipotensión arterial	
Shock	
Alteraciones del ECG	**Arritmias**
Onda J o deOsborn (<31 °C)	Bradicardia sinusal
Alteraciones del ST y QT alargado	Fibrilación y flutter auricular
	Ritmo ideoventricular
	Fibrilación ventricular y Asistolia (<28 °C)
Respiratorias	**Alteraciones vías respiratorias**
Taquipnea inicial, luego bradipnea	Hipersecreción por frío inicial
Disminución del volumen corriente	Sequedad de mucosas posterior
Hipoventiilación alveolar	Disminución de la capacidad vital
Alteración V/Q	Disminución de la actividad mucociliar
Aumento solubilidad del O_2 y CO_2	Atelectasias
Hipoxemia	
Hipo/hipercapnia	
Hematológicas	**Digestivas**
Anemia/hemoconcentración	Pancreatitis
Coagulación intravascular diseminada (CID)	Íleo paralítico
Trombocitopenia	Disminución de la actividad hepática
	Úlceras de Wischnevsky
Metabólicas	**Infecciones**
• reducción del consumo de O2 6% cada 1°C	• neumonía
	• sepsis
Toxicidad de los fármacos vasoactivos	**Predisposición a congelaciones**
• alteración receptores adrenérgicos	
• alteración aclaración de fármacos	

Tabla1: Alteraciones más comunes y frecuentes en la hipotermia

la misma después de la atención inicial. Se prefiere evitar el recalentamiento externo activo en el transporte. Si se considera el recalentamiento externo para el transporte de atención avanzada, se sugiere recalentamiento con aire forzado. Los niños con hipotermia moderada justifican el transporte a un hospital con capacidad de cuidados intensivos pediátricos. Los pacientes con hipotermia severa deberían ser transportados idealmente a un hospital con recalentamiento central activo o instalaciones de derivación cardiopulmonar.

Atención hospitalaria inicial

Los niños hipotérmicos deben mantenerse en posición supina horizontal y deben manejarse con cuidado. El médico debe quitar la ropa mojada y aislar a la víctima de una mayor exposición (por ejemplo, mantas secas). La aplicación de calor externo, aunque es casi automática en muchos centros, debe evitarse cuando la circulación se ve afectada. La administración de oxígeno humidificado y calentado es una terapia recomendada para todos los pacientes con hipotermia. La inspiración del oxígeno humidificado evita una mayor pérdida de calor. Cualquier líquido intravenoso (IV) (por ejemplo, solución salina normal) administrado en volumen debe calentarse a 40 a 44°C (104 a 111°F) porque la infusión IV rápida a temperatura ambiente (por ejemplo, 21°C [70°F]) de las distintas soluciones podrían causar un enfriamiento adicional y precipitar arritmias incluso fibrilación ventricular o asistolia.

Asimismo si bien el calentamiento de los líquidos por vía IV es vital para evitar un enfriamiento adicional, este método por sí solo no puede transmitir suficiente calor para lograr el recalentamiento. La administración de fluidos IV calentados requiere el uso de tecnologías específicas, como calentadores de líquidos con tubos cortos, de gran calibre, aislados o en contracorriente. Los calentadores de sangre de bobina estándar no calientan eficazmente el fluido y las guías de administración IV estándar no lo mantendrán caliente mientras pasa al paciente.

Técnicas de recalentamiento

El recalentamiento es un procedimiento esencial para controlar al paciente con hipotermia. El médico debe conocer los distintos métodos de recalentamiento disponibles, y elegir el método más adecuado en base a la temperatura corporal central y a la presencia o ausencia de circulación, y los posibles inconvenientes de los diferentes métodos.

Recalentamiento pasivo

El recalentamiento pasivo consiste en quitar la ropa fría o mojada y aplicar un aislamiento seco, como mantas, en un ambiente cálido. El recalentamiento pasivo requiere que el niño genere calor y no ofrece apoyo específico para el paciente. Los métodos pasivos pueden ayudar a prevenir un enfriamiento adicional, pero deben ir acompañados de técnicas adecuadas de recalentamiento activo cuando se trata a niños con hipotermia constatada.

Recalentamiento externo activo

Las técnicas de recalentamiento externo activo consisten en aplicar calor de forma externa al paciente. Algunas de ellas incluyen recalentamiento de aire forzado (Figura 38.5 y 38.6), calor radiante y la aplicación de paquetes de calor químico, almohadillas o mantas de calentamiento externo (Figura 38.7).

Las técnicas de recalentamiento externo activo son simples de realizar y se encuentran ampliamente disponibles. Sin embargo, tienen el potencial de promover un descenso de temperatura (enfriamiento adicional), hipotensión (shock por recalentamiento), fibrilación ventricular o asistolia en pacientes con hipotermia moderada o grave. Estos efectos adversos surgen de la movilización de sangre fría y acidótica hacia la circulación central, especialmente si las extremidades se calientan en primera instancia. Por lo tanto, si se usan estos métodos, el tronco debe calentarse primero. El recalentamiento del aire forzado puede disminuir el potencial de quemaduras de la piel mal perfundida que a veces se ven con la aplicación de calor directo al calentar paquetes, sueros o almohadillas. El recalentamiento externo activo puede ser dañino e ineficaz en pacientes con hipotermia severa o ausencia de circulación y debe evitarse en tales casos a menos que no haya otras medidas disponibles.

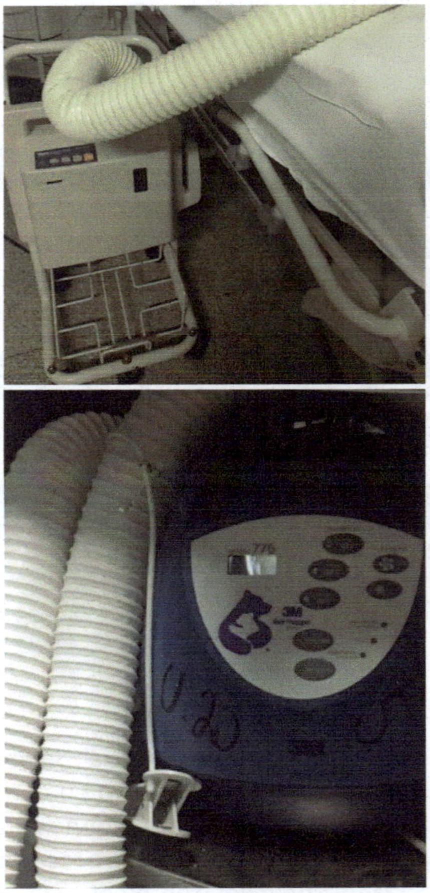

Figuras 38.5 y 38.6: unidades de calentamiento

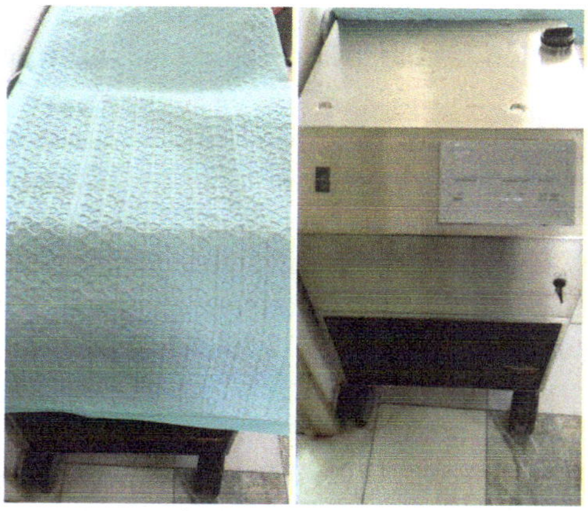

Figura 38.7: A: mantas de recalentamiento; B: calentador de mantas

Recalentamiento interno activo

Las técnicas mediante las cuales se logra aplicar calor internamente al paciente se conocen como recalentamiento interno activo.

Existen distintos tipos de procedimientos:

- **No invasivo:** las técnicas no invasivas incluyen la provisión de oxígeno humidificado y calentado y solución salina normal intravenosa calentada. Aunque son simples y útiles para evitar un enfriamiento adicional como se mencionó previamente, estos métodos no promueven mucho recalentamiento por si solos.
- **Invasivo:** las técnicas invasivas incluyen el lavado con solución salina caliente de la pleura, la vejiga, el estómago o el peritoneo. Las técnicas invasivas, especialmente el lavado pleural, se sugieren para pacientes con hipotermia severa (temperatura central < 28°C [82°F]), especialmente si presentan circulación conservada, o aquellos con respuesta inadecuada al recalentamiento inicial.

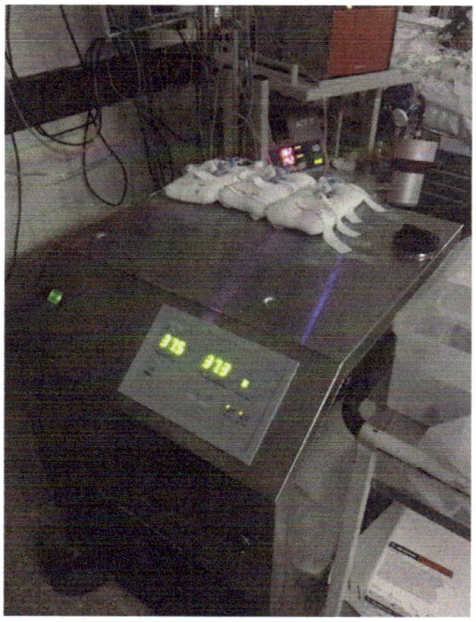

Figura 38.8: ECMO

- **Extracorpórea:** las técnicas extracorpóreas incluyen bypass cardíaco y oxigenación con membrana extracorpórea (ECMO) (Figura 38.8). Estos se sugieren para niños con hipotermia severa y ausencia de circulación o para quienes otras técnicas demuestran ser ineficaces.

Tratamiento de la hipotermia leve

Los pacientes con exposición ambiental e hipotermia leve (temperatura central de 32 a 35°C [90 a 95°F]) pueden responder bien a la combinación de recalentamiento pasivo (eliminación de la ropa mojada, secado de la piel) y actividad de recalentamiento (ej., cobija de calentamiento de aire forzado, lámpara de calor radiante, almohadilla de calentamiento con agua). La administración de solución salina normal IV calentada disminuye el enfriamiento adicional. El monitoreo continuo de la temperatura central y la monitorización continua del ritmo cardíaco y del estado circulatorio son esenciales para verificar que estos pacientes respondan adecuadamente a la técnica de recalentamiento utilizada. Los niños pueden mostrar enfriamiento adicional incluso en hipotermia leve. Si la exposición ambiental no es un factor, las condiciones médicas subyacentes (sepsis, hipoglucemia, alteraciones hidroelectrolíticas, etc.) pueden ser la causa de la hipotermia leve. Es probable observar en estos niños otros síntomas que no pueden atribuirse a la hipotermia leve solamente (por ej. alteración del sensorio, hipotensión). Las pruebas diagnósticas y el tratamiento apropiado deben instituirse lo antes posible en estas circunstancias ya que el recalentamiento puede ser incompleto en estos pacientes hasta que se identifique y trate la etiología médica subyacente.

Tratamiento de la hipotermia moderada o severa

Soporte inicial

Los pacientes con hipotermia moderada o severa requieren un apoyo más intensivo de las vías respiratorias, la respiración y la circulación, además del recalentamiento.

Vía aérea y respiración

Aunque la hipoventilación puede ser fisiológica en hipotermia moderada o severa, la asistencia respiratoria es sumamente importante.

- Oxígeno calentado y humidificado al 100% para todos los pacientes (Figura 9)
- Ventilación con bolsa y máscara en niños con hipoventilación y al prepararse para la intubación endotraqueal
- Intubación endotraqueal en pacientes con insuficiencia respiratoria, shock no compensado o paro cardíaco. La intubación endotraqueal no debe demorarse cuando esté indicado y debe realizarse de una manera suave con un mínimo movimiento del paciente y monitoreo continuo del ritmo cardíaco. La laringoscopía directa puede ser difícil en la hipotermia severa, ya que la rigidez muscular limita el movimiento de la mandíbula.

Circulación

Respecto a las compresiones torácicas en niños con hipotermia severa (por debajo de 28°C [82°F]), los signos vitales pueden ser muy difíciles de evaluar. Los expertos sugieren que se inicie la reanimación cardiopulmonar sin demora si no hay signos de vida.

Acceso vascular y fluidoterapia intravenosa

La vasoconstricción inducida por hipotermia puede hacer difícil la colocación de un acceso venoso, especialmente en niños. Sin embargo, el acceso vascular es vital porque la reanimación inicial agresiva con fluidos calientes constituye un pilar fundamental en el tratamiento inicial, y pronóstico.

De preferencia se colocarán al menos dos accesos venosos periféricos del mayor calibre posible. De no ser posible establecer un acceso venoso rápidamente, es de elección la colocación de una vía intraósea o acceso venoso central.

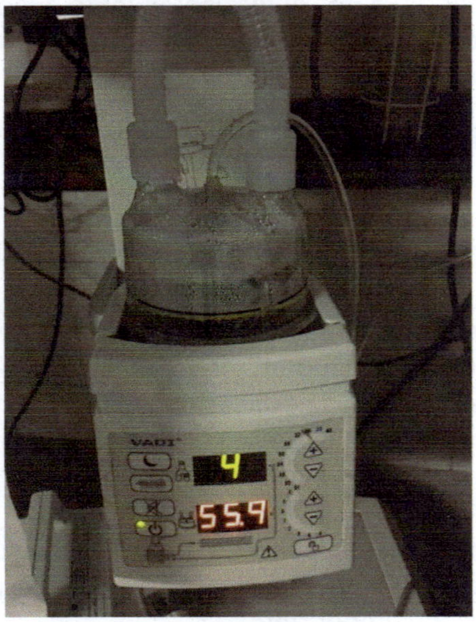

Figura 9: calentador de O2. Humidificador

Los pacientes con hipotermia moderada o severa se comportan desproporcionadamente hipovolémicos, no debiendo retrasar la reanimación inicial con fluidos a 20 ml / kg con cristaloides calentados por vía IV. Si se utilizaran fluidos a menor temperatura que la temperatura corporal normal (37°C [98.6°F]) podría empeorar la hipotermia central.

Las mediciones de la presión venosa central y la saturación venosa central de oxígeno pueden ayudar a guiar la reanimación.

Se debe colocar sonda vesical permanente para evaluar diuresis para balance hidroelectrolítico estricto, permitiendo de esta manera el reconocimiento y reemplazo de las pérdidas excesivas de líquido renal que son comunes en pacientes con hipotermia moderada a severa.

Ritmos cardíacos lentos

Los ritmos cardíacos lentos asociados con la hipotermia incluyen la bradicardia sinusal, bloqueo auriculoventricular de primer grado y fibrilación auricular con respuesta ventricular lenta. En la hipotermia moderada a severa se considera que estos ritmos son adecuados para mantener un suministro suficiente de oxígeno. La estimulación cardíaca generalmente no es necesaria a menos que la bradicardia persista a pesar del recalentamiento a 32 a 35°C (90 a 95°F). Del mismo modo, medicamentos para la bradicardia (p. ej., atropina, epinefrina) deberían evitarse porque los ritmos bradicárdicos suelen volver a la normalidad con el recalentamiento del paciente.

Ritmos cardíacos sin pulso

El desarrollo de fibrilación ventricular (FV), taquicardia ventricular sin pulso, actividad eléctrica sin pulso (AESP) o asistolia es frecuente durante la hipotermia moderada o grave. El calentamiento interno activo y agresivo consiste en el tratamiento principal ya que el tratamiento de estas arritmias sin recalentamiento suele ser ineficaz. Existen reportes de caso que describen supervivencia en hipotermia severa sin daño neurológico habiéndose documentado la conversión espontánea de asistolia a FV, y de FV a ritmo sinusal, solo con el recalentamiento.

Arritmias ventriculares con hipotermia

Pacientes con hipotermia y fibrilación ventricular (FV) o taquicardia ventricular (TV) sin pulso pueden ser refractarias a la terapia convencional hasta que el paciente no haya sido recalentado. Deben iniciarse maniobras de reanimación avanzada y al mismo tiempo iniciar el recalentamiento agresivo. La FV refractaria ha sido reportada en muchos casos de hipotermia severa, y la conversión espontánea de la FV se ha observado en algunos casos reportados solo con el recalentamiento, como mencionamos previamente.

Asistolia o actividad eléctrica sin pulso

Pacientes con asistolia o actividad eléctrica sin pulso (AESP) con hipotermia severa (temperatura central <28°C [82°F]) deben recibir soporte para la vía aérea (intubación endotraqueal), compresiones torácicas y recalentamiento extracorpóreo, si están disponibles.

Se deben evitar dosis excesivas de adrenalina ya que su eficacia disminuye en los pacientes con hipotermia severa.

La dextrosa IV (p. Ej., 0,5 g / kg) debe administrarse en pacientes con asistolia o AESP para casos documentados o con sospecha de hipoglucemia independientemente de la temperatura corporal central.

Los niños con asistolia o AESP e hipotermia moderada (temperatura central de 28 a 32°C [82 a 90°F]) deberían recibir drogas según protocolos establecidos de soporte vital avanzado pediátrico. En la mayoría de las circunstancias, los esfuerzos de resucitación deben continuar hasta que la temperatura central del niño sea de 34 a 35°C (93 a 95°F).

Homeostasis de glucosa

La hipoglucemia se asocia frecuentemente con la hipotermia y requiere tratamiento. Si la hipoglucemia es constatada o no se puede descartar, se debe administrar dextrosa IV (0,5 g / kg) como mencionamos anteriormente.

La insulina por el contrario, no debe utilizarse cuando la hiperglucemia acompaña a la hipotermia, porque no será eficaz en pacientes fríos y podría incluso generar hipoglucemia una vez que el niño se encuentre recalentado.

Duración de la reanimación

Debido a los efectos neuroprotectores de la hipotermia, la recuperación completa de los pacientes con hipotermia y paro cardíaco, a pesar de la resucitación prolongada, han sido bien documentados. Por lo tanto, en circunstancias normales, los esfuerzos de resucitación deben continuarse en profundidad hasta que la temperatura central sea de aproximadamente 34 a 35°C (93 a 95°F) o haya retorno espontáneo de la circulación. La reanimación puede detenerse si existen lesiones claramente letales.

Las reglas de pronóstico estándar cambian en la hipotermia severa. Por ejemplo, las recomendaciones acerca de cuál sería la duración de la sumersión incompatible con la supervivencia no se aplica en casos de agua muy fría. Hay reportes de niños que han sobrevivido hasta 66 a 83 minutos de inmersión en agua muy fría, hallándose una temperatura del agua usualmente <5°C (41°F) y casi siempre <10°C (50°F).

Hay estudios donde expertos han observado que la supervivencia es poco probable en pacientes con un potasio sérico >12 mEq/L y han propuesto la hiperkalemia como indicación de suspender los esfuerzos de resucitación.

La mayoría de los expertos cree que el efecto neuroprotector de la hipotermia se pierde a temperaturas centrales superiores a 32°C (90°F). En pacientes con una temperatura central entre 32 y 34°C (90 y 93°F), probablemente esté indicado recalentamiento, pero el clínico debe usar el juicio sobre la duración de la reanimación. Una vez que la temperatura central está por encima de 34 a 35°C (93 a 95°F), la reanimación puede suspenderse en pacientes que no han recuperado la circulación espontánea a pesar de las intervenciones adecuadas de soporte vital avanzado pediátrico.

Elección de métodos de recalentamiento

Los médicos deben determinar el método de recalentamiento según la disponibilidad y el grado de hipotermia y presencia o ausencia de circulación.

Hipotermia moderada con circulación intacta

Además del oxígeno humidificado y calentado y la solución salina normal IV calentada, se sugiere que los niños con circulación intacta e hipotermia moderada (temperatura de 28 a 32°C [82 a 90°F]) reciban recalentamiento externo activo, preferiblemente recalentamiento por aire forzado. Aunque no se han realizado estudios en niños, se ha demostrado que los adultos con hipotermia moderada responden bien al recalentamiento externo por aire forzado. Es importante también la colocación de sonda nasogástrica y sonda vesical, pudiendo administrarse por ambas vías soluciones calentadas.

Es importante tener en cuenta que el shock por recalentamiento es un riesgo al utilizar técnicas de recalentamiento externo activo. La sangre fría y acidótica se acumula en el territorio vasocontraído de las extremidades y retorna a la circulación, causando una caída en la temperatura y el pH. Al mismo tiempo, a nivel periférico la vasodilatación puede desencadenar hipotensión, perfusión coronaria inadecuada y fibrilación ventricular.

El shock por recalentamiento puede ser fatal si no se acompaña de un soporte vigoroso de shock hipovolémico, tratamiento y monitoreo hemodinámico y electrocardiográfico permanente. Por lo tanto, los niños con moderada hipotermia deben tener un acceso intravenoso apropiado y recibir una infusión rápida de solución salina normal calentada desde el inicio del recalentamiento. Pacientes con hipotermia moderada que tienen una disminución continua de la temperatura corporal central a pesar de la actividad externa de recalentamiento o que desarrollan arritmias cardíacas potencialmente mortales son candidatos para un recalentamiento interno activo más invasivo. Por ejemplo aquellos métodos de recalentamiento, como lavado pleural izquierdo o calentamiento extracorpóreo (p. ej., bypass cardíaco o ECMO).

Hipotermia severa con circulación intacta

Existe evidencia limitada con respecto al mejor método de recalentamiento en niños con hipotermia severa cuando la circulación persiste.

Recalentamiento interno activo

Debido a que la hipotermia severa puede causar inestabilidad cardiovascular, durante la misma (temperatura central <28 ° C [82 ° F]) si la circulación se encuentra preservada son de elección los métodos de recalentamiento interno. Estos métodos incluyen lavado con solución salina caliente del espacio pleural, vejiga, estómago y peritoneo.

El lavado pleural izquierdo con solución salina normal calentada es un procedimiento que consiste en colocar dos tubos torácicos en la cavidad pleural izquierda de manera que el flujo de entrada es anterior y el drenaje es posterior. El fluido calentado a 40 a 44°C (104 a 111°F) se instila a través el tubo torácico anterior y calienta el corazón directamente. Algunos médicos han elegido el lavado pleural derecho porque evita el riesgo teórico de que el ventrículo izquierdo sea golpeado por el tubo torácico durante la inserción causando fibrilación ventricular. El lavado pleural derecho puede, sin embargo, ser un método ligeramente menos efectivo de recalentamiento.

El lavado con solución salina normal con calefacción del estómago, la vejiga, el colon y el peritoneo generalmente son menos efectivos que el lavado pleural, pero todos se han utilizado con éxito en algunos casos. El lavado gástrico presenta riesgo pulmonar de aspiración en estos pacientes críticamente enfermos, por eso es necesario proteger la vía aérea antes de realizarlo.

Calentamiento externo por aire forzado

El calentamiento por aire forzado con calefacción solo se recomienda si los métodos internos de recalentamiento se retrasan o si no se dispone de grandes volúmenes de líquido calentado. El recalentamiento exitoso mediante aire forzado en pacientes con circulación ausente no está bien documentado. La recomendación para el recalentamiento por aire forzado en hipotermia severa con preservación de la circulación se basa en un pequeño ensayo y dos series de casos documentados en adultos con temperaturas centrales que van desde 24 a 34°C (75 a 93°F), con lo cual la evidencia no es significativa.

Hipotermia severa con ausencia de circulación

Se sugiere que los niños con hipotermia severa (temperatura central <28°C [82°F]) y ausencia de circulación deberían someterse a un recalentamiento rápido con métodos extracorpóreos (ej., derivación o bypass cardíaco u oxigenación por membrana extracorpórea [ECMO]) de ser posible dependiendo la disponibilidad de dichos métodos, siendo los que resultan más efectivos.

Se pueden lograr mediante estos métodos tasas de recalentamiento de 9.8°C por hora (17.6°F por hora). Existe un amplio reporte de casos donde se describen estos métodos de recalentamiento extracorpóreo en niños de hasta 2 años de edad en el paro cardíaco hipotérmico con relativa poca secuela neurológica.

Las ventajas del recalentamiento extracorpóreo incluyen soporte circulatorio, oxigenación con hemodilución y recalentamiento rápido incluso en paro cardíaco. Es necesario para su implementación contar anatómicamente con un vaso arterial y venoso de gran calibre para la canulación así como equipo especializado y personal entrenado en la implementación y el cuidado del método. El retraso en su implementación asimismo no ha impedido el éxito. Se han descripto transporte de pacientes por hasta tres horas y reanimación cardiopulmonar durante hasta seis horas antes de la implementación de ECMO o bypass cardíaco y aun así se han asociado con buenos resultados. La contraindicación principal es el traumatismo asociado grave con riesgo de hemorragia debido a la heparina, aunque se podrían utilizar circuitos de derivación no heparinizados.

Cuando las técnicas extracorpóreas no están disponibles o se retrasan notablemente, se deben intentar técnicas alternativas.

Éstas incluyen:

- Calentamiento interno activo con RCP: el lavado pleural izquierdo calentado, como se describió anteriormente, y en ocasiones otros métodos de recalentamiento interno, se han utilizado con éxito en el paro cardíaco cuando el recalentamiento extracorpóreo no está disponible o está contraindicado. Se puede utilizar el lavado pleural bilateral en estos pacientes, especialmente en aquellos niños que inicialmente no responden al lavado pleural izquierdo solo.
- Recalentamiento externo activo con RCP: con pocos reportes de casos en niños avalando el uso de métodos de recalentamiento externo, el uso de aire forzado ha sido de los métodos más utilizados aun con bajo grado de efectividad.
- Otros métodos extracorpóreos está descripto el recalentamiento central exitoso con buen grado de supervivencia utilizando sistemas de hemodiálisis y hemofiltración. Sin embargo, estos métodos tienen tasas de recalentamiento mucho más lentas que ECMO o métodos de derivación (2 a 3°C por hora [3.6 a 5.4°F por hora] versus 9.8°C por hora [17.6°F por hora]), no se encuentran ampliamente disponibles y pueden ser difíciles de realizar en bebés y niños pequeños. Cuando se usan estos métodos, puede requerirse una RCP prolongada de hasta cuatro horas y más.
- Catéter de control de temperatura endovascular: los catéteres endovasculares de control de temperatura pueden colocarse en una vena central (p. ej., Vena cava inferior) y permitir que el fluido calentado o enfriado, contenido en un sistema de circuito cerrado en la punta, caliente o enfríe directamente la sangre en el circulación central. Se ha descripto el uso exitoso de esta técnica en recalentar a un adulto con hipotermia severa (temperatura central de 22.7°C [73.0°F]) y ritmo cardíaco presente. El recalentamiento ocurrió a una velocidad de 2.8°C (3.8°F) por hora. En este caso, se utilizó el catéter de control de temperatura endovascular en lugar de bypass cardíaco o lavado pleural izquierdo y se consideró que era menos invasivo. Es necesario realizar más estudios antes de que este método sea ampliamente adoptado para realizar en niños.

La tasa de recalentamiento está determinada principalmente por la circulación y el metabolismo del paciente. El recalentamiento excesivamente rápido no es un problema si se proporciona suficiente soporte para el volumen de sangre y la circulación. Como una consideración práctica, las tasas de recalentamiento de menos de 1°C por hora conducen a reanimaciones muy largas.

Falla de recalentamiento

Si los pacientes no se vuelven a calentar, el equipo tratante debería instituir técnicas de recalentamiento más agresivas. Además, se deben tratar los posibles factores reversibles concomitantes tales como la hipoglucemia, la hiponatremia o cualquier otro disbalance hidroelectrolítico.

Si la exposición ambiental no es la causa obvia, algunos expertos sugieren que aquellos pacientes que no elevan su temperatura corporal central a una velocidad mayor a 0.6°C por hora (1°F por hora), a pesar de los esfuerzos de recalentamiento apropiados, deben tratarse empíricamente con antibióticos de amplio espectro. Se debe evaluar otras posibles causas, como insuficiencia suprarrenal, toxinas o disfunción del sistema nervioso central. Si se considera la insuficiencia suprarrenal, puede estar justificado el tratamiento empírico con corticoides IV. Si es posible, el médico debe obtener sangre para la hormona adrenocorticotropina (ACTH) y la medición del cortisol sérico antes del tratamiento con esteroides.

Cuidados posteriores a la reanimación

Después de una resucitación exitosa, la monitorización de la temperatura central debe continuar para detectar rápidamente tanto la hipotermia como la hipertermia. Los aspectos clave de la atención posterior a la reanimación incluyen el apoyo continuo ventilatorio, la respiración y la circulación, el diagnóstico y el tratamiento de afecciones médicas subyacentes.

El edema pulmonar, la coagulopatía y la insuficiencia renal son complicaciones comunes después del recalentamiento. Estas condiciones generalmente se resuelven en unos pocos días. Las anomalías neurológicas, sin embargo, a veces persisten durante semanas o meses.

Todos los niños con hipotermia moderada o severa, así como aquellos con hipotermia leve pero con una enfermedad subyacente significativa deben ser internados.

En casos de hipotermia moderada a severa, recomendamos la consulta temprana y la organización del transporte a un centro que cuente con experiencia en medicina pediátrica de emergencia y cuidados intensivos pediátricos, idealmente con posibilidad de recalentamiento extracorpóreo.

Se considera de gran utilidad el uso de protocolos de manejo de la hipotermia y acuerdos de transferencia tanto en los hospitales de referencia como en los centros pediátricos regionales receptores.

Es importante remarcar que la recuperación neurológica completa en pacientes expuestos a hipotermia puede no ser aparente durante meses. Por lo tanto, la predicción temprana del resultado neurológico basado en el examen físico en niños hipotérmicos puede resultar dificultosa. De hecho los sistemas de puntuación pronóstica, como la Escala de Coma de Glasgow o el puntaje de trauma, no han demostrado ser útiles para pacientes con hipotermia.

Conclusiones

La hipotermia se define como una temperatura corporal central inferior a 35°C (95°F).

El grado de hipotermia, definido por la temperatura central constatada por medición, tiene un gran impacto tanto en el reconocimiento como en el tratamiento de la misma. Las definiciones más comúnmente utilizadas son las siguientes:

- Leve: temperatura central de 32 a 35°C (90 a 95°F)
- Moderada: temperatura central de 28 a 32°C (82 a 90°F)
- Severa: temperatura central inferior a 28°C (82°F)

El grado de hipotermia se puede estimar a partir de ciertos hallazgos clínicos.

- La medición precisa de la temperatura corporal central en niños con hipotermia es esencial para un tratamiento adecuado. A los niños con sospecha de hipotermia se les debe tomar la temperatura central con una sonda de termómetro flexible, ya sea rectal o idealmente, en un sitio central (p. ej., Vejiga, esófago, nasofaringe o vena central).
- El manejo inicial de la hipotermia está dirigido a la reanimación, la evaluación de la extensión de la lesión y el recalentamiento según la temperatura corporal central y el estado circulatorio del paciente. La administración de oxígeno calentado (41 a 45°C [105.8 a 113°F]), humidificado y fluidos IV calentados de 40 a 44°C (104 a 111°F) evita un enfriamiento adicional. Se debe realizar la intubación endotraqueal en pacientes con insuficiencia respiratoria, coma, shock o PCR.
- Los pacientes con hipotermia moderada o severa deben considerarse hipovolémicos y requieren reanimación agresiva con fluidos IV. Todos los líquidos por vía IV administrados en alto volumen deben calentarse (40 a 44°C [104 a 111°F]) para evitar el empeoramiento de la hipotermia.
- Además del oxígeno humidificado calentado y la solución salina normal IV calentada, se sugiere que los niños con circulación intacta e hipotermia moderada (temperatura central de 28 a 32°C [82 a 90°F]) reciban recalentamiento externo activo, preferiblemente utilizando aire forzado (Grado 2C). Cuando se usan otros métodos externos, el recalentamiento del tronco debe ocurrir antes de las extremidades para minimizar la posibilidad de hipotensión (es decir, shock por recalentamiento), fibrilación ventricular o asistolia.
- Se sugiere que los niños con hipotermia severa (temperatura central <28°C [82°F]) y circulación preservada se calienten mediante recalentamiento interno activo (Grado 2C). Estos métodos incluyen lavado con solución salina caliente, especialmente del espacio pleural izquierdo, o posiblemente la vejiga, el estómago o el peritoneo. El recalentamiento por aire forzado calentado puede ser útil si los métodos activos de recalentamiento interno se retrasan o no hay grandes volúmenes de fluido calentado disponibles.
- Se sugiere que los niños con hipotermia severa (temperatura central <28°C [82°F]) y ausencia de circulación experimenten un recalentamiento rápido con métodos extracorpóreos (p. ej., derivación cardíaca u oxigenación con membrana extracorpórea [ECMO]), si está disponible (Grado 2C).
- Los ritmos de perfusión asociados con hipotermia incluyen bradicardia sinusal, bloqueo auriculoventricular de primer grado y fibrilación auricular con respuesta ventricular lenta. La estimulación cardíaca es típicamente ineficaz y no se emplea en niños con hipotermia significativa debido a que los ritmos cardíacos lentos perfundidos son adecuados para mantener un suministro suficiente de oxígeno en estos pacientes.
- Los pacientes con hipotermia y fibrilación ventricular (FV) o taquicardia ventricular (TV) sin pulso pueden ser refractarios a la terapia de reanimación cardíaca convencional hasta que el paciente haya sido recalentado. Estos pacientes pueden recibir desfibrilación inicial y terapia farmacológica según protocolos de soporte vital avanzado pediátrico, pero si los intentos iniciales no tienen éxito, se debe iniciar de inmediato el soporte vital básico y el recalentamiento más agresivo.
- Los pacientes con asistolia o actividad eléctrica sin pulso e hipotermia severa (temperatura central <28°C [82°F]) deben recibir soporte para la vía aérea (intubación endotraqueal), compresiones torácicas e iniciar rápidamente métodos internos activos de recalentamiento (p. ej., calentamiento extracorpóreo).
- Debido a los efectos neuroprotectores de la hipotermia, la recuperación completa de pacientes con hipotermia y paro cardíaco ha sido bien documentada a pesar de la resucitación prolongada. Por lo tanto, en circunstancias normales, los esfuerzos de

resucitación deben prolongarse (si es necesario, durante horas) hasta que la temperatura central sea de aproximadamente 34 a 35°C (93 a 95°F) o haya un retorno de la circulación espontánea. La reanimación podría detenerse si existen lesiones evidentemente letales o trastornos hidroelectrolíticos severos como hiperkalemias documentadas.

Bibliografía

1. M.L. Avellanasa, A. Ricartb, J. Botellac, F. Mengelled, I. Soterase, T. Veresf, M. Vidalg. Management of severe accidental hypothermia. Med Intensiva. 2012;36(3):200---212.
2. AlanN.Peiris,MD,PhD,FRCP(Lond);SarahJaroudi,BS;MeredithGavin,BS. Hypothermia. JAMA March27,2018 Volume319,Number12.
3. Giesbrecht GG. Cold stress, near drowning and accidental hypothermia: a review. Aviat Space Environ Med 2000; 71:733.
4. Brown DJ, Brugger H, Boyd J, Paal P. Accidental hypothermia. N Engl J Med 2012; 367:1930.
5. Vanden Hoek TL, Morrison LJ, Shuster M, et al. Part 12: cardiac arrest in special situations: 2010 American Heart Association Guidelines for Cardiopulmonary Resuscitation and Emergency Cardiovascular Care. Circulation 2010; 122:S829.
6. Zafren K, Giesbrecht GG, Danzl DF, et al. Wilderness Medical Society practice guidelines for the out-of-hospital evaluation and treatment of accidental hypothermia: 2014 update. Wilderness Environ Med 2014; 25:S66.
7. Romlin BS, Winberg H, Janson M, et al. Excellent Outcome With Extracorporeal Membrane Oxygenation After Accidental Profound Hypothermia (13.8°C) and Drowning. Crit Care Med 2015; 43:e521.
8. Hughes A, Riou P, Day C. Full neurological recovery from profound (18.0 degrees C) acute accidental hypothermia: successful resuscitation using active invasive rewarming techniques. Emerg Med J 2007; 24:511.
9. Walpoth BH, Walpoth-Aslan BN, Mattle HP, et al. Outcome of survivors of accidental deep hypothermia and circulatory arrest treated with extracorporeal blood warming. N Engl J Med 1997; 337:1500.
10. Wollenek G, Honarwar N, Golej J, Marx M. Cold water submersion and cardiac arrest in treatment of severe hypothermia with cardiopulmonary bypass. Resuscitation 2002; 52:255.
11. Eich C, Bräuer A, Kettler D. Recovery of a hypothermic drowned child after resuscitation with cardiopulmonary bypass followed by prolonged extracorporeal membrane oxygenation. Resuscitation 2005; 67:145.
12. Corneli HM. Accidental hypothermia. J Pediatr 1992; 120:671.
13. Fisher JD, Schaefer C, Reeves JJ. Successful resuscitation from cardiopulmonary arrest due to profound hypothermia using noninvasive techniques. Pediatr Emerg Care 2011; 27:215.
14. Scaife ER, Connors RC, Morris SE, et al. An established extracorporeal membrane oxygenation protocol promotes survival in extreme hypothermia. J Pediatr Surg 2007; 42:2012.
15. Danzl DF, Pozos RS. Accidental hypothermia. N Engl J Med 1994; 331:1756.
16. Koller R, Schnider TW, Neidhart P. Deep accidental hypothermia and cardiac arrest--rewarming with forced air. Acta Anaesthesiol Scand 1997; 41:1359.
17. Kornberger E, Schwarz B, Lindner KH, Mair P. Forced air surface rewarming in patients with severe accidental hypothermia. Resuscitation 1999; 41:105.
18. Soar J, Perkins GD, Abbas G, et al. European Resuscitation Council Guidelines for Resuscitation 2010 Section 8. Cardiac arrest in special circumstances: Electrolyte abnormalities, poisoning, drowning, accidental hypothermia, hyperthermia, asthma, anaphylaxis, cardiac surgery, trauma, pregnancy, electrocution. Resuscitation 2010; 81:1400.
19. Graham CA, McNaughton GW, Wyatt JP. The electrocardiogram in hypothermia. Wilderness Environ Med 2001; 12:232.
20. Gilbert M, Busund R, Skagseth A, et al. Resuscitation from accidental hypothermia of 13.7 degrees C with circulatory arrest. Lancet 2000; 355:375.
21. Natalia Campos Chacón. Hipotermia: a propósito de un caso. Med. leg. Costa Rica vol.33 n.2 Heredia Sep./Dec. 2016.
22. Hall KN, Syverud SA. Closed thoracic cavity lavage in the treatment of severe hypothermia in human beings. Ann Emerg Med 1990; 19:204.
23. Mair P, Kornberger E, Furtwaengler W, et al. Prognostic markers in patients with severe accidental hypothermia and cardiocirculatory arrest. Resuscitation 1994; 27:47.
24. Dobson JA, Burgess JJ. Resuscitation of severe hypothermia by extracorporeal rewarming in a child. J Trauma 1996; 40:483.
25. Plaisier BR. Thoracic lavage in accidental hypothermia with cardiac arrest--report of a case and review of the literature. Resuscitation 2005; 66:99.
26. Brunette DD, Sterner S, Robinson EP, Ruiz E. Comparison of gastric lavage and thoracic cavity lavage in the treatment of severe hypothermia in dogs. Ann Emerg Med 1987; 16:1222.
27. Caen A. Management of profound hypothermia in children without the use of extracorporeal life support therapy. Lancet 2002; 360:1394.
28. Coskun KO, Popov AF, Schmitto JD, et al. Extracorporeal circulation for rewarming in drowning and neardrowning pediatric patients. Artif Organs 2010; 34:1026.
29. Douglas J.A. Brown, M.D., Hermann Brugger, M.D., Jeff Boyd, M.B., B.S., and Peter Paal, M.D. Accidental Hypothermia. N Engl J Med 2012; 367:1930-1938.
30. Otto RJ, Metzler MH. Rewarming from experimental hypothermia: comparison of heated aerosol inhalation, peritoneal lavage, and pleural lavage. Crit Care Med 1988; 16:869.
31. M.L. Mallet. Pathophysiology of accidental hypothermia. An International Journal of Medicine, Volume 95, Issue 12, December 2002, Pages 775-785.

Capítulo 39

Intoxicación por gases: monóxido de carbono (CO)

Cardoso Patricia, Cargnel Elda

La intoxicación por CO es reconocida desde hace varias centurias y aun así, la primera descripción certera es realizada por el fisiólogo Claude Bernard en el siglo XIX (1857), quien describe que este gas produce hipoxia al unirse a la hemoglobina. A fines del mismo siglo, John Scott Haldane identifica al CO como un gas letal creado por la combustión en las minas, realiza esfuerzos para mejorar la seguridad en estos lugares de trabajo, implementa máscaras de gas para los trabajadores rescatistas y usa canarios y ratones blancos para detectar concentraciones atmosféricas peligrosas.

Para la especialidad, la **intoxicación por CO** es de las más frecuentes y tiene una significativa morbimortalidad.

Los médicos emergentólogos, así como los médicos que concurren a consulta domiciliaria, deben incorporar este diagnóstico diferencial ante cuadros clínicos que se presentan como inespecíficos, ya que son éstos los profesionales que ven al paciente en primera instancia, antes aun que el médico toxicólogo.

Debido a que en muchos casos no se realiza el diagnóstico, resulta difícil conocer la verdadera incidencia de esta intoxicación. En los Estados Unidos se ha estimados en un tercio los casos que no son diagnosticados. Esto se debe a lo inespecífico de los signos y síntomas, compartidos con una gran variedad de patologías, al cuadro proteiforme debido a una diferente presentación en gravedad de cada miembro del grupo afectado, y a la incursión de errores de concepto que generan menor nivel de alarma.

Es importante ejercitar este diagnóstico diferencial a fin de evitar que el paciente y su familia regresen a un ambiente contaminado, ya que una nueva exposición puede llevar al deceso.

Si nos preguntamos cuáles son los factores que llevan a un error diagnóstico, podemos enumerar:

1. Desconocimiento de algunos datos
    A. Características del CO

Se trata de un gas incoloro, inodoro y no irritante, por lo que no se puede percibir (no habrá "olor a gas"). Posee una gravedad específica relativa al aire de 0,97, que le permite dispersarse.

B. Fuente de producción

Cualquier agente que genere combustión, sin excepción: calefón, estufas, aún las de tiro balanceado con mal funcionamiento, hornallas, brasero en familias de bajos recursos, mal funcionamiento del escape de vehículos, generadores de electricidad a gasolina.

En la Unidad de Toxicología del Hospital de Niños "Ricardo Gutiérrez" (HNRG), por las características de la población que se atiende, se ha informado al calefón en el hogar como la primera fuente.

C. Características de la ventilación

A veces no es sencillo determinar el flujo de aire en una habitación, por lo que una sola ventana abierta al lado de una estufa que emane CO puede significar sólo el reingreso del aire contaminado que salió al exterior.

2. Cuadro clínico inespecífico y proteiforme
    C. Signo-sintomatología muy inespecífica, especialmente en el cuadro leve: cefalea, náuseas, vómitos, palidez, a veces mareos
    D. Esperar como síntoma una coloración rosada de la piel, la que es referida en las antiguas descripciones de la intoxicación:

La coloración “rosa cereza” de piel y mucosas sólo podrá observarse en casos de suma gravedad, “pre mortem” y su ausencia no invalida el diagnóstico. Incluso, en aquéllos que fallecen, menos de la mitad presentan dicha coloración.

Lo que sí se observa es palidez marcada (que puede llegar a pasar inadvertida si se la asume como secundaria a los vómitos con reflejo vagal) y en casos más severos acrocianosis o cianosis.

E. Cuadro grupal

La afectación es generalmente grupal, pero puede observarse distinta gravedad en cada miembro expuesto.

F. Cuadro proteiforme: diferente presentación en cada miembro afectado, que depende de la edad, grado de exposición, patología de base, etc. En algunos casos puede ocurrir que el lactante convulsive mientras que los padres sólo presentan cefalea (sólo referirán este síntoma si se les pregunta por el mismo).

G. Recuperación rápida del paciente, que puede llevar a una duda diagnóstica:

Al ser retirados del ambiente con CO, aún los pacientes más graves (siempre que no hayan quedado con secuelas) comienzan a mejorar rápidamente. Por ejemplo, algunos pacientes se presentan en coma, o con una convulsión tónico-clónica y en minutos comienzan a recuperar el conocimiento, encontrándose luego orientados en tiempo y espacio, con un examen neurológico y cardiológico normal, conservando sólo la cefalea, la astenia y la palidez.

3. Interpretación errónea o realización tardía de los estudios auxiliares:

D. Dosaje de Carboxihemoglobina (COHb) en una muestra de sangre que se extrae pocas horas después del ingreso del paciente a guardia

El resultado puede estar dentro de límites normales y esto no debería descartar el diagnóstico.

La eliminación exponencial del CO desde los pulmones provoca una corta vida media de la COHb, que en aire ambiental es de 6 horas; con oxigenoterapia al 100% (con máscara con reservorio) disminuye a 80 minutos, con O_2 100% por tubo endotraqueal a 60 minutos y con oxígeno hiperbárico a 23 minutos.

E. Interpretar en forma equívoca que el estado ácido base (EAB) estará alterado:

El EAB es un pobre indicador de esta etiología: la PaO_2 es frecuentemente normal (mide el O_2 disuelto en plasma y no el ligado a Hb). Sólo en los casos más graves puede existir acidosis metabólica.

F. Ante una oximetría de pulso inalterada descartar erróneamente el diagnóstico:

La oximetría de pulso muestra la saturación de la oxihemoglobina, que en esta intoxicación se muestra falsamente elevada. Esto se debe a que la COHb absorbe luz a igual longitud de onda que la oxihemoglobina y no las discrimina.

4. Descuido de la anamnesis dirigida:

E. Debe incorporarse este diagnóstico diferencial ante varias patologías que comparten la signosintomatología inespecífica

F. Se debe interrogar sobre el ambiente en que comenzó el cuadro:

Una de las fuentes que debe detectarse es el calefón emplazado en el baño, cuando el cuadro se origina mientras se está bañando. Debe recordarse que no se encuentra permitida la instalación del artefacto en el mismo.

G. Recordar criterios epidemiológicos:

Si bien la incidencia es mayor en los meses de otoño e invierno, debido al mayor uso de artefactos que combustionan, no debe descartarse en las estaciones más benignas como la primavera y el verano. En algunos lugares de veraneo, durante la noche puede disminuir mucho la temperatura y utilizarse artefactos de combustión, que a veces no poseen el control técnico adecuado.

H. La enfermedad o muerte de una mascota puede alertar acerca de una contaminación ambiental:

Las mascotas son más vulnerables que los humanos debido a su alta tasa metabólica, por lo que pueden ser los primeros en afectarse. En la antigüedad, antes que los trabajadores descendiesen a las minas, se utilizaban pájaros para testear la calidad del aire.

Conocer el cuadro clínico de la intoxicación aguda

Como se mencionó previamente, el cuadro es de presentación inespecífica y proteiforme. Los órganos “target” (más afectados) son el Sistema Nervioso Central y el Aparato Cardiovascular.

Los síntomas más precoces son **cefaleas y mareos,** y se observa **palidez**.

Los lactantes pueden presentar más rápidamente un cuadro más severo que los niños mayores y los adultos, denotando la afectación de sistema nervioso central, con depresión y/o excitación, cuadro convulsivo generalizado, fontanela hipertensa, midriasis, a veces acompañado o no de acidosis metabólica y descompensación cardiorrespiratoria. En oportunidades con mutismo, aquinesia.

Los niños mayores y adultos refieren cefalea marcada, resistente a los fármacos analgésicos, que pueden acompañarse o no de náuseas y vómitos.

A nosotros nos parece más útil tener en cuenta prioritariamente el cuadro clínico, antes que la concentración de carboxihemoglobina (COHb) en sangre. De esta forma, el médico deberá definir si se encuentra ante un cuadro clínico leve, moderado o severo, lo que puede variar entre cada individuo del grupo afectado, y así orientará la internación, los controles y el tratamiento para cada uno.

La COHb del paciente no siempre se correlaciona con la gravedad del cuadro, no sólo porque la recolección de la muestra sanguínea se pudo haber efectuado tardíamente, sino porque existen otros factores que pueden influir como la edad o la patología previa (enfermedades neurológicas, enfermedad cardiovascular). Igualmente, detectar concentraciones de COHb muy elevados puede ajustar el manejo terapéutico. Por lo tanto, el hallazgo de COHb elevada confirma la sospecha de intoxicación, pero no es un índice confiable acerca de la severidad ni predice el desarrollo potencial de las **secuelas neurológicas de aparición tardía.**

Cuadro leve

Se caracteriza por presentar cefalea, náuseas, vómitos, mareos, palidez, sin ningún otro signo o síntoma neurológico o cardíaco.

Cuadro moderado

A los síntomas anteriores se pueden sumar debilidad, confusión, enlentecimiento del pensamiento, visión borrosa, ataxia, alteraciones psicométricas, taquicardia, taquipnea

Cuadro severo

Se agrega desorientación, la somnolencia ya es severa, llegando al coma, convulsiones generalizadas, palpitaciones, arritmias, signos de isquemia en el electrocardiograma, precordialgia, hipotensión, acidosis láctica, rabdomiolisis con mioglobinuria. (Según algunos autores, los trastornos cardiológicos se observan más frecuentemente en los adultos mayores de 40 años). Cuando aparece la hipotensión en los casos graves, ésta marcaría un peor pronóstico neurológico sobre todo en los niños.

Se encuentran descriptos como extremadamente raros: anemia hemolítica, coagulación intravascular diseminada (CID), edema de pulmón, aparición de trombos en vasos de distinto calibre, lo que puede traducirse semiológicamente en abolición del pulso pedio y/o tibial, la aparición de necrosis distales y de lesiones bullosas de piel (síndrome compartimental).

Tomografía Axial Computada (TAC) / Resonancia Magnética Nuclear (RMN) de cerebro

Puede existir alteración desde el ingreso en un paciente con un cuadro severo, que ha sufrido secuelas, o posteriormente cuando se manifiestan los efectos neurológicos de aparición tardía.

Laboratorio

En el cuadro moderado puede hallarse hipo o hiperglucemia, hiperleucocitosis. En el cuadro severo, a lo mencionado puede agregarse acidosis metabólica, mioglobinuria por rabdomiolisis (aumento de CPK, sedimento urinario con mioglobinuria), aumento de transaminasas (GOT y TGP), anemia hemolítica (crenados), alteración plaquetaria y del fibrinógeno.

Fondo de ojo

No es común el hallazgo de alteraciones retinianas. Éstas pueden incluir hemorragias retinianas y edema de papila.

Intoxicación en el feto

Es particularmente vulnerable debido a que:

- La Hb fetal se liga más ávidamente al CO que la HbA.
- Acumulación en sangre fetal incrementada (10-15 veces mayor que las concentraciones maternas).
- Menor nivel de pO_2 fetal inicial (20 a 30 mm Hg comparado con 100 mm Hg en adultos).
- La curva de disociación de Hb fetal se ubica a la izquierda de la curva del adulto, resultando en mayor hipoxia tisular a concentraciones de COHb similares.
- La vida media de eliminación del CO en el feto es aproximadamente cinco veces más prolongada que la materna.

Diagnósticos diferenciales para la intoxicación aguda (el médico, especialmente del área de urgencias, debería realizar siempre una anamnesis dirigida para descartar patología por CO):

Como vemos, algunos de los errores diagnósticos en que se incurre *más frecuentemente* son:

En la población general

- Intoxicación alimentaria
- Síncope vasovagal
- Cefalea migrañosa
- Convulsión epiléptica

En lactantes

- Convulsión atípica, sin causa aparente
- "Muerte súbita"

En adolescentes y adultos

- Drogas de abuso
- Accidente vasculoencefálico
- Infarto de miocardio

En embarazadas

- Sufrimiento fetal por otras causas

Cuadro clínico posterior a la intoxicación aguda

Sindrome post-intoxicación por CO

En algunos pacientes pueden persistir las cefaleas, náuseas y debilidad durante dos o tres semanas luego de la exposición

Efectos neurológicos de aparición tardía

Pueden presentarse luego de cuadros severos de intoxicación. Según algunos estudios aparecen en un 14-40% de los pacientes con intoxicación severa. Otros autores refieren que los pacientes mayores de 30 años parecen ser más susceptibles a desarrollar estos efectos.

- Puede ocurrir desmielinización en SNC y otros efectos, luego de las 48 horas posteriores a la exposición (probablemente involucra lesiones de la sustancia blanca cerebral y ganglios basales).
- Los efectos de aparición tardía pueden aparecer dentro de una "ventana" de 2 a 40 días luego de la intoxicación, con una mediana de 20 días. Incluyen la posibilidad de un amplio espectro de patología neurológica: Más del 50% se trata de trastornos cognitivos (alteración de la concentración, memoria) (pueden no ser tan evidentes para el paciente y sólo ser detectables con test psicométricos). Otros: irritabilidad, anorexia, apatía, hipoquinesia, trastornos del lenguaje, desorientación, comportamiento bizarro, confusión, mutismo, tremor, incontinencia fecal o urinaria, ceguera, síndrome parkinsoniano, trastorno extrapiramidal, neuropatía periférica, síndrome de Tourette, epilepsia, etc.

Un porcentaje de los pacientes presentan recuperación total al año.

Fisiopatología

El mecanismo fisiopatológico es más complejo que lo que se conocía antiguamente como "hipoxia hipóxica" por su unión a la hemoglobina.

Actualmente se sabe que además provoca modificaciones celulares directas (que implican daño inmunológico y/ o inflamatorio), por una variedad de mecanismos. Algunos de éstos se han demostrado sólo en animales mientras que otros han sido confirmados en humanos. Estos mecanismos incluyen:

- Unión a proteínas intracelulares (mioglobina, citocromo a3).
- Generación de NO → producción de peroxinitrito.
- Peroxidación lipídica por los neutrófilos.
- Estrés oxidativo mitocondrial.
- Apoptosis (muerte celular programada).
- Injuria inmuno-mediada.
- Inflamación tardía.

Aún no se ha determinado la contribución de cada uno de estos mecanismos a la toxicidad.

Debemos comprender a la fisiopatología en dos tiempos

1. Durante el episodio agudo
2. Durante el período de recuperación del paciente

1 - Durante el episodio agudo

Hipoxia generalizada e interferencia con la aerobiosis celular:

Unión a metaloproteínas:

El CO reacciona con una variedad de proteínas que contienen metales; las metaloproteínas en mamíferos incluyen proteínas transportadores de oxígeno (hemoglobina y mioglobina) y metaloenzimas (oxidoreductasas).Estas metaloproteínas contienen hierro y/o cobre en sus sitios activos que forman complejos ligandos con CO, compitiendo con el O_2. (Se estima en un 10 a 15 % el contenido de CO que se encuentra en el espacio extravascular).

Proteínas transportadoras de O2:

Hemoglobina (Hb)

El CO se combina reversiblemente con la Hb. Aunque presenta una relativamente baja velocidad de asociación, presenta una afinidad de aproximadamente 200 veces mayor que el O_2; por lo tanto una exposición persistente a una baja concentración de CO (ej: 0.1%) puede llevar a una saturación de Hb del 50%. Además de la hipoxia por ocupación de los sitios de oxígeno, resulta en una estabilización de la molécula de Hb en una conformación "R" de alta afinidad por el O_2, dificultando la liberación de este último a los tejidos). Por lo tanto, se produce una desviación de la curva de disociación de la Hb hacia la izquierda y también la semejanza a una hipérbola (dejando de ser sigmoidea).

Mioglobina

Es la segunda hemoproteína más abundante en el organismo luego de la hemoglobina y funciona como un reservorio de O_2 de corto plazo. También parece facilitar el transporte de O_2y difusión desde el torrente sanguíneo a la mitocondria.

Presenta una afinidad por el CO cuarenta veces mayor que por el O_2 y a su vez la mioglobina cardíaca liga tres veces más CO que la mioglobina esquelética.

Metaloenzimas:

Citocromo oxidasa mitocondrial

La interferencia con la aerobiosis a nivel mitocondrial celular ha sido postulada como uno de los mecanismos. Ciertos estudios muestran que esta unión se exagera bajo condiciones de hipoxia e hipotensión. In vitro, este estrés oxidativo ocasiona daño mitocondrial con oxidación proteica y peroxidación lipídica, particularmente en hipocampo y cuerpo estriado. Estudios "in vivo" en animales revelan pérdida celular en córtex frontal (lo que se asocia a deterioro en el aprendizaje y memoria).

Guanilato Ciclasa

El CO ligado a la misma estimularía su actividad, actuando como si fuese un "neurotransmisor", generando un aumento de GMPc (monofosfato cíclico de guanilato), relajante del músculo liso, con vasodilatación e **hipotensión**. Ésta última puede ser la sumatoria de la estimulación de GMPc mencionada, la acción del CO sobre las plaquetas liberando óxido nítrico (potente vasodilatador) y, en caso que apareciere, disfunción cardíaca.

Citocromo P450; Triptofano oxigenasa; Dopamina hidroxilasa

Si bien se une a estas metaloproteínas, hasta el momento se desconoce su significado fisiopatológico en esta intoxicación.

2-Durante el período de recuperación del paciente: Efectos en sistema nervioso central y periférico

Injuria de reperfusión

Durante el período de recuperación, existe una cascada de eventos inflamatorios, cuya histopatología es notablemente similar a la injuria de reperfusión luego de un accidente vasculoencefálico.

El mayor factor implicado en la injuria cerebral post-isquémica es la *generación de radicales libres.* Luego de la inactivación de la citocromo oxidasa mencionada previamente, el CO desplaza al radical libre óxido nítrico (NO) desde las plaquetas, que en su lugar forman peroxinitritos y que son inactivadores aún más fuertes de la Citocromo oxidasa.

Varios estudios en animales demuestran que el NO es el mayor responsable por el daño endotelial: La formación del NO promueve agregados plaquetas-neutrófilos, que a su vez llevan a la adhesión de los neutrófilos a la microvasculatura cerebral.

Luego de que se adhieren, liberan proteasas que convierten a la enzima xantina dehidrogenasa en xantina oxidasa, que promueve la formación de radicales libres. El resultado final de este proceso es la peroxidación lipídica cerebral de aparición tardía.

Apoptosis

Ciertos estudios en ratas muestran un aumento de glutamato cerebral, aminoácido excitatorio que se liga a receptores NMDA (N-metil-D-aspartato) y provocan la liberación de calcio intracelular, lo que provoca la muerte de células neuronales de forma tardía. Nuevos datos sugieren que la muerte de células neuronales pueden ser una forma de apoptosis. (Los animales muestran entre 1 y 3 semanas necrosis neuronal y apoptosis en córtex frontal, globo pálido y cerebelo).

Diagnóstico

Como ya se mencionó, el médico debe realizar:

A)Anamnesis

Espontánea

Recordar que ante ciertos signos, como vómitos, la cefalea puede no ser referida espontáneamente,

Dirigida

Ante signos y síntomas inespecíficos cuadros inespecíficos de náuseas y vómitos en lo que parecen ser intoxicaciones alimentarias, cefaleas tipo migrañosas, compromiso del sensorio de distinto grado, convulsiones, muerte súbita en lactantes, infarto de miocardio, etc. Siempre se debe descartar intoxicación por CO.

Preguntar:

- Si existe cefalea.
- Si la aparición de síntomas fue simultánea en el grupo afectado.
- La ubicación ambiental de las personas en el momento de la intoxicación: es útil dibujar el plano del domicilio del paciente (ubicación de los aparatos de combustión y su salida al exterior con respecto a puertas y ventanas, si sufrieron alguna modificación en el último tiempo, corrientes de aire, existencia de entrepisos, etc.).

- Viaje en automóvil, que puede no tener su sistema de eliminación de gases de combustión en condiciones óptimas.
- Antecedentes (que están presentes si existiera previamente una exposición crónica a CO):
  - Antecedente de cefaleas a repetición.
  - Antecedente de depresión del sensorio (somnolencia, "embotamiento") o pérdida de conocimiento que en ocasiones es fugaz.
  - Antecedente de trastornos cognitivos, con trastorno de aprendizaje, especialmente en niños.

B) Examen físico

Adquiere relevancia el examen neurológico y cardíaco, (sobre todo en adultos) y la referencia de debilidad por parte del paciente (que se puede objetivar en el examen físico).

C) Laboratorio

Una concentración elevada de más del 2% en no fumadores y más del 9% en fumadores sostiene fuertemente el diagnóstico de intoxicación aguda por CO.

La concentración normal de COHb en sangre de no fumadores es de alrededor de 0,5%. Esto se atribuye a la producción endógena de CO durante el catabolismo del Hem.

D) Estudio ambiental

Si no pudo confirmarse por extracción de muestra sanguínea de forma tardía, se puede realizar medición de CO ambiental ante solicitud al cuerpo de bomberos.

E) Estudios de neuroimagen en cerebro

Tomografía Axial Computada (TAC) y Resonancia Magnética Nuclear (RMN).

Los cambios en el globo pálido y en sustancia blanca subcortical en el primer día se han asociado a un peor pronóstico neurológico.

Debe recordarse que a veces pueden no observarse imágenes patológicas en el primer momento y sí tiempo después.

La RMN es más sensible que la TAC para determinar el grado de afectación de la sustancia blanca, que acorde a varios autores, se relaciona más cercanamente con el pronóstico.

Muchos reportes han documentado que la hiperintensidad en las áreas de la sustancia blanca periventricular y del centrum semioval (secuencia T2 de la RMN) es más común luego de la manifestación de los efectos neurológicos de aparición tardía, que previamente a los mismos, indicando un proceso de desmielinización activa mientras se desarrollan dichos efectos.

Tratamiento

En la Unidad de Toxicología, trabajamos con la siguiente guía:

Ante la sola sospecha de intoxicación:

1. Se debe retirar al paciente del ambiente contaminado.
2. Remitir inmediatamente muestra de sangre (5 ml en la misma jeringa heparinizada, pudiendo ser de origen venoso) para dosaje de COHb, y comenzar tratamiento con O_2 al 100% en forma continua, utilizando máscara con reservorio.
3. Examen físico que incluya examen neurológico, cardiológico y fondo de ojo:

determinar si se trata de un cuadro leve, moderado o grave

Cuadro Leve

- Evaluación clínica cada 2 horas luego de haber comenzado el tratamiento con O_2 al 100%.
- Continuar con O_2 al 100% hasta que la Carboxihemoglobina sea inferior al 5% de contar con laboratorio (se realizará a las 4 horas del ingreso) (en fumadores considerar hasta el 10%) o en su defecto hasta que se encuentre asintomático.
- Alta: indicar reposo. Citar a control clínico a Unidad toxicológica.
- Evitar regresar a un ambiente contaminado.

En el cuadro leve, el criterio de internación por un mínimo de 24 hs será:

- Paciente con concentración de COHb mayor de 20%.
- Paciente embarazada con cualquier síntoma, con concentración de COHb mayor del 10% o
- Detección de sufrimiento fetal.
- Paciente con intento de suicidio.
- Paciente con antecedente de cardiopatía.

Cuadro moderado

- Internación en sala general, por un mínimo de 24 horas.
- Evaluación clínica cada 2 horas luego de haber comenzado el tratamiento con O2 al 100%.
- Continuar con O2 al 100% hasta que la Carboxihemoglobina sea inferior al 5% de contar con laboratorio (se realizará a las 4 horas del ingreso) o en su defecto hasta que se encuentre asintomático.
- Monitoreo de signos vitales.
- ECG.

- Laboratorio: EAB, ionograma, creatinina, urea, orina completa, glucemia, hemograma , transaminasas, CPK, CPK mb.
- Si la cefalea persiste en grado intenso: se indica OHB.
- Alta: indicar reposo. Citar a control clínico a Unidad toxicológica.
- Evitar regresar a un ambiente contaminado.

Cuadro severo

- El cuadro severo generalmente se internará en UTI.
- (Se internará en sala general aquel paciente con antecedente de cuadro severo -pérdida de conocimiento, convulsión- de corta duración, en que sólo persiste un cuadro que se valora como leve o moderado).
- Asegurar vía aérea.
- Evaluar colocación de tubo endotraqueal (continuar con O2 100%).
- Monitoreo cardiológico. ECG.
- Continuar con O2 al 100% hasta que la Carboxihemoglobina sea inferior al 5% de contar con laboratorio (se realizará a las 4 horas del ingreso) (en fumadores considerar hasta el 10%).
- Corregir hipotensión: se corrige con Oxígeno; en caso que no revierta, se administrarán drogas vasopresoras o líquidos. Este punto es clave y modifica el pronóstico neurológico, sobre todo en los niños.
- Si no existe hipotensión: Restricción de líquidos.
- Adecuado flujo de glucosa.
- Convulsiones: tratamiento farmacológico estándar.
- Hipertensión endocraneana: Hiperventilación en ARM.
- Acidosis metabólica:
  - pH > 7,15: No se realizará corrección con bicarbonato de sodio debido a que esto empeora la desviación de la curva de disociación de la Hemoglobina.
  - pH < 7,15: corregir con bicarbonato de sodio.
- Laboratorio: EAB, ionograma, creatinina, urea, orina completa, glucemia, hemograma , transaminasas, CPK, CPK mb. Agregar: plaquetas, fibrinógeno (detectar CID), frotis (crenados) (detectar anemia hemolítica), CPKmb y LDH seriadas (con o sin síntomas cardiológicos al ingreso). Se puede realizar test de troponina.
- Rx tórax.
- Evaluar necesidad de TAC ó RMN al ingreso (en caso contrario se realizará pre-alta).
- Evaluar necesidad de Eco Doppler (raros casos de trombosis venosa).

Indicación de Oxígeno Hiperbárico (OHB)

Las mismas pueden diferir entre los centros toxicológicos y entre los diferentes países, existiendo considerable controversia. Según Cochrane los ensayos clínicos randomizados realizados hasta el momento no son suficientes para establecer la efectividad de este procedimiento en la prevención del desarrollo de secuelas neurológicas de aparición tardía, necesitándose investigación adicional. Pero en nuestra Unidad de Toxicología existe experiencia suficiente como para indicar OHB en casos que así lo requieran ya que se evalúa a cada uno de ellos individualmente y se obtienen mejorías significativas en cuadros graves. No obstante esto, el mejor tratamiento es la PREVENCIÓN.

Aunque en un paciente exista la indicación de OHB, debe recordarse que muchas veces ante un cuadro severo, el mismo puede no estar en condiciones de ser trasladado a un centro con cámara hiperbárica. Para ello, debe encontrarse hemodinámicamente estabilizado.

En la Unidad toxicológica del Hospital de Niños "Ricardo Gutiérrez" se indica ante:

- Paciente con signos o síntomas neurológicos distintos de cefalea (ej: diplopía, trastorno visual).
- Paciente con complicación cardiovascular aguda (ej: arritmia), independientemente de su estado neurológico.
- Paciente con COHb > 25%.
- Paciente embarazada con cualquier síntoma, con concentración de COHb mayor del 10% o detección de sufrimiento fetal.
- En un paciente con sólo el antecedente relatado de pérdida de conocimiento: se evalúa cada caso en particular.

Deberá enviarse al paciente si es posible en las primeras 6 horas luego de la intoxicación o hasta las 12 hs post intoxicación aguda, y se someterá a O_2 hiperbárico a 2,7 Atmósferas, durante un lapso de 90 minutos. En caso que por cualquier motivo haya transcurrido más tiempo de esta "ventana terapéutica" considerada habitualmente y dependiendo de la gravedad del cuadro, en nuestra Unidad de Toxicología también consideramos la posibilidad de realizar tratamiento más diferido con OHB.

Enviar al paciente y a su acompañante con Rx Tórax y evaluación cardiológica previa (ECG). No pueden ingresar a la cámara si presentan:

- Bullas pulmonares o EPOC (ruptura de bulla).
- Cuadro congestivo de VA superiores (riesgo de ruptura timpánica).
- Claustrofobia.
- Contraindicación relativa: antecedente convulsivo y utilización de ciertas drogas citostáticas.

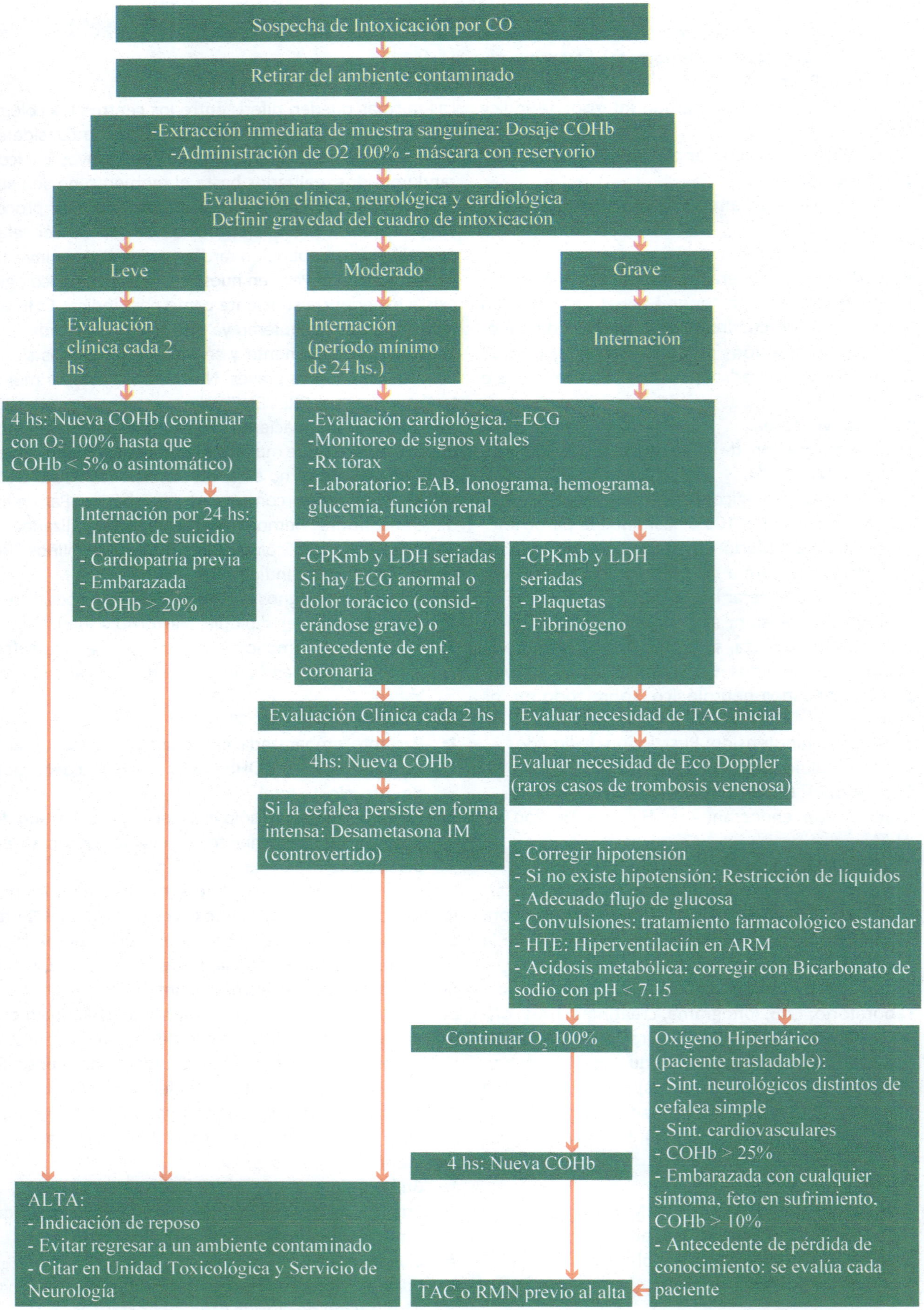

Figura 39.1: Manejo de la intoxicación por CO

Bibliografía

1. Hampson N, Piantadosi C, Thom S, Weaver L. Practice Recommendations in the Diagnosis, Management, and Prevention of Carbon Monoxide Poisoning. Am J Crit Care Med. 2012. Dec 1; 186 (11): 1095-101
2. Leikauf G. Toxic Responses of the Respiratory System. En: Klaasen C. Cassaret &Doull's Toxicology. The Basic Science of Poisons. Mc Graw Hill Education. 2013.
3. Tomaszewski C. Carbon Monoxide. Nelson L, Lewin N, Howland M, Hoffman R, Goldfrank L, Flomenbaum N. Goldfrank's Toxicologic Emergencies. New York. Mc Graw-Hill. 2006: 1658-1670.
4. Chale S. Carbon monoxide poisoning. En: Viccellio P. Handbook of Medical Toxicology. Boston, Little Brown and Company. 1998: 979-989.
5. Historias clínicas de la Unidad Toxicológica del Hospital de Niños "Ricardo Gutiérrez".
6. Carbon Monoxide. Toxicology Data Network. En: https://toxnet.nlm.nih.gov/cgi-bin/sis/search/a?dbs+hsdb%3A%40term+%40DOCNO+903
7. Giménez E, Vallejo N. Detección y tratamiento de cuadros tóxicos por monóxido de carbono (CO). Actualización en Pediatría. N° 1. Buenos Aires: Editorial Ergon, 1977: 111-122.
8. Ellenhorn MJ. Respiratory toxicology. En: Ellenhorn's Medical Toxicology. Diagnosis and Trealment of Human Poisoning. Philadelphia. Williams & Wilkins. 1997: 1465-1474.
9. Barlett R. Carbon monoxide poisoning. En: Shannon M, Borron D, Burns M. Haddad and Winchester's Clinical Management of Poisoning and Drug Overdose. Saunders Company-Division of Harcourt Brace & Company, 2007.
10. Gossel T, Bricker D. Carbon monoxide, cyanide and sulfide. En: Principles of Clinical Toxicology. New York: Ravens Press. 1994: 110-114.
11. Bloom J, Schade A, Brandt J. Toxic Responses of the Blood. En: Klaasen C. Cassaret &Doull's Toxicology. The Basic Science of Poisons. Mc Graw Hill Education. 2013.
12. Centers for Diseases Control and Prevention. Clinical Guidance for Carbon Monoxide (CO) Poisoning After a Disaster. (updated: 2017) En: https://www.cdc.gov/disasters/co_guidance.html
13. Costa D, Gordon T. Air Pollution. Klaassen C. Casarett & Doull's Toxicology. The Basic Science of Poisons. Mc Graw Hill Education. 2013: 1231-1271
14. Varrasi M, Di Sibio A, Gianneramo C, Perri M, Saltelli G, Splendiani A, Masciocchi C. Advanced neuroimaging of carbon monoxide poisoning. The Neuroradiol J. 2017 Oct; 30 (5): 461-469
15. Beppu T. The role of MR Imaging in Assessment of Brain Damage fron Carbon Monoxide Poisoning: A Review of the Literature. AJNR Am J Neuroradiol 2014 Apr; 35(4): 625-31
16. Cargnel E, Cardoso P. Intoxicación aguda por monóxido de carbono. Guía de Atención en la Urgencia Pediátrica. Parte I. Asociación de Profesionales del Hospital de Niños "Ricardo Gutiérrez". 2005
17. Cardoso P, Alonso M, Cargnel E. Intoxicación por monóxido de carbono. Neira P, Farías J, Monteverde E. Manual de emergencias pediátricas. Corpus, 2011: 677-682
18. Snook C. Carbon monoxide. En: Erickson T, Ahrens W, Aks S, Baum C, Ling L. Pediatric Toxicology. Diagnosis & Management of the Poisoned Child. New York. Mc Graw-Hill. 2005: 480-485.
19. Buckley N, Juurlink D, Isbister G, Bennett M, Lanovas E. Hyperbaric oxygen for carbon monoxide poisoning. Cochrane Database of Systematic Reviews. 2011.

Capítulo 40

El aparato locomotor en el paciente adolescente

Marcelo Blanco, Juan Carlos Krauthamer

Introducción

En el siguiente capítulo describiremos una serie de afecciones del aparato locomotor del adolescente, que si bien son de presentación poco frecuente, en la actualidad, su incidencia se encuentra en constante aumento.

Podemos definir de modo general que la adolescencia, es la etapa que se encuentra entre la niñez y la edad adulta, que se inicia con los cambios puberales.

Está signada por importantes transformaciones, tanto físicas, psíquicas como sociales, pudiendo encontrarse nuestro paciente, a consecuencia de estos cambios, con diversos conflictos a resolver, los cuales lo pueden volver más vulnerable.

El aparato locomotor en crecimiento, no está exento de estos procesos descriptos, donde va tomando las características propias del aparato locomotor ya maduro.

Proponemos en este capítulo brindar las herramientas necesarias al pediatra para conocer los cambios del aparato locomotor en la adolescencia, como así también informarlo acerca de una serie de afecciones que se deben tener en cuenta en la práctica diaria.

El pediatra ante la consulta ortopédica

Es fundamental para los especialistas de la pediatría, tener presente las variables fisiológicas que ocurren durante las distintas etapas del desarrollo en el aparato locomotor, y cómo las mismas evolucionan de modo progresivo hasta llegar a la edad adulta.

Se sugiere como primera medida, constatar que los controles ortopédicos recomendados durante los primeros años de vida, hayan sido realizados, tratando de descartar afecciones ortopédicas de etapas previas, que cursen sin manifestaciones clínicas.

También se sugiere al pediatra, tratar de detectar factores predisponentes a lesiones futuras, como patología rotuliana o desejes de los miembros.

Se recomienda que en el caso de algún tipo de duda, se realice una eventual interconsulta de modo temprano con el especialista para la realización de los estudios correspondientes.

Haremos un breve resumen de las diferencias más importantes entre el aparato locomotor del niño y el del adulto. A medida que se completa el cierre fisario, el cartílago de crecimiento se va fusionando parcialmente en algunos segmentos con el resto del hueso, determinando un freno paulatino y normal al crecimiento del aparato locomotor.

Biomecánicamente, el hueso con fisis abierta es más débil en dichos segmentos, a punto tal que los ligamentos articulares tienen mayor resistencia que la misma fisis.

La presencia de un periostio engrosado, es otra de las diferencias respecto al aparato locomotor del adulto. En el niño es una membrana gruesa y aporta vascularización. Le permite al hueso el crecimiento en cuanto al diámetro óseo y contar con un gran potencial de remodelado. Este potencial se ve perdiendo a medida que se crece, y el periostio se vuelve más delgado, perdiendo la capacidad de remodelado óseo (Figura 40.1).

Conocer estas diferencias posibilita entender la fisiopatología de algunas enfermedades y los tratamientos a implementar, puesto que si aún hay potencial de crecimiento remanente, no se aconseja utilizar en esos casos, procedimientos similares a los utilizados en poblaciones adultas.

Otra diferencia significativa, es la interpretación de los estudios complementarios. La presencia de los núcleos de crecimiento en las radiografías puede dificultar la correcta interpretación de lesiones fracturarias. Se recomienda, ante la duda diagnóstica, solicitar la radiografía contralateral para utilizar de modo comparativo.

El rol del pediatra en la prevención de lesiones deportivas

Las afecciones del aparato locomotor en crecimiento son una de las causas de consultas más frecuentes dentro de nuestra práctica diaria. El pediatra acompañará a su paciente, tratando de llegar a un posible diagnóstico traumatológico, ya sea por medio de estudios complementarios o por interconsultas adecuadas.

Cabe destacar, que en los últimos años se ha registrado un aumento en la incidencia de lesiones deportivas en las poblaciones infantojuveniles, a punto tal de haberse convertido en un verdadero problema para la salud pública a nivel mundial.

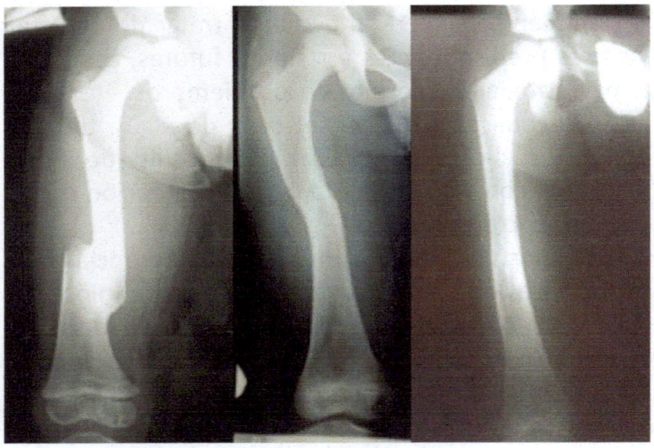

Figura 40.1: Fractura de fémur en un niño. Se describe el potencial de remodelado y el resultado final

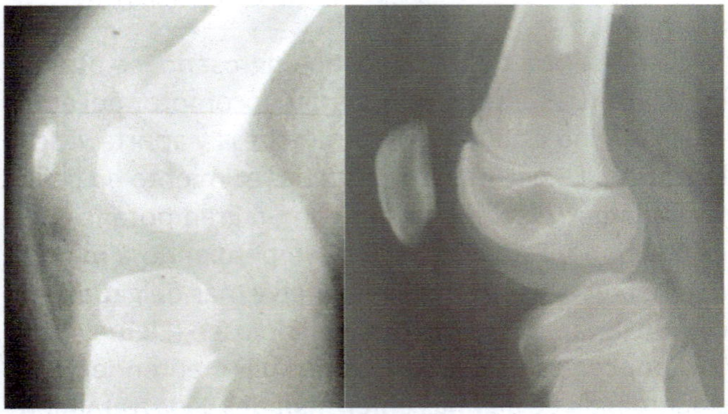

Figura 40.2: Rótula más pequeña por mayor componente cartilaginoso.

Paralelamente, a causa del sedentarismo y de la obesidad, muchos niños comienzan a realizar actividad física de modo sistemático, entendiendo que a través de la actividad física se intente mitigar estos flagelos generados como resultados de estilos de vida sedentarios. Pero no se tiene en cuenta, que muchos niños no se encuentran preparados para la realización de una actividad deportiva, lo que puede exponer a lesiones a un mayor número de niños.

Es cuando el pediatra debe analizar si el aparato locomotor del adolescente se encuentra en condiciones de realizar un entrenamiento de modo sistemático, dado que la falta de actividad física predispone enfermedad.

Hacemos énfasis en estos conceptos, puesto que muchas lesiones deportivas en los niños, se deberían a una preparación física inadecuada y a la fatiga generada por sobrecargas, producto de lo anteriormente expresado.

El pediatra debe tener en cuenta que las lesiones ocurridas en la niñez pueden causar abandono deportivo en el adulto joven, pudiendo generar enfermedades crónicas a futuro.

Los trabajos publicados hacen referencia a diversos factores que predisponen a las lesiones deportivas, como la falta de seguimiento de las lesiones en niños y adolescentes, la subestimación del trauma deportivo por parte de la familia o la presencia de lesiones que se pensaba, hasta hace poco, que solamente podían diagnosticarse en el paciente adulto.

Lo más preocupante, es que muchos jóvenes con lesiones crónicas, no encuentra respuestas a sus dolencias, y aceptan convivir dentro de las limitaciones dadas por sus síntomas, simplemente atribuidas a "un dolor crónico".

Síntomas y signos tales como el dolor, bloqueo, resalto, chasquidos articulares, derrame, desejes, discrepancia o inestabilidad articular, son motivos de consulta cada vez más frecuentes. Se sugiere al pediatra orientar al paciente con interconsultas oportunas para poder arribar a un diagnóstico de certeza.

Esto hizo que muchos centros implementaran programas para la prevención de las lesiones deportivas en los niños y adolescentes.

Displasia acetabular en el adolescente

La displasia acetabular en el adolescente es el resultado de la falta de corrección a largo plazo, de pacientes portadores de Enfermedad luxante de la cadera. Esta afección puede cursar sin síntomas ni signos que la hu-

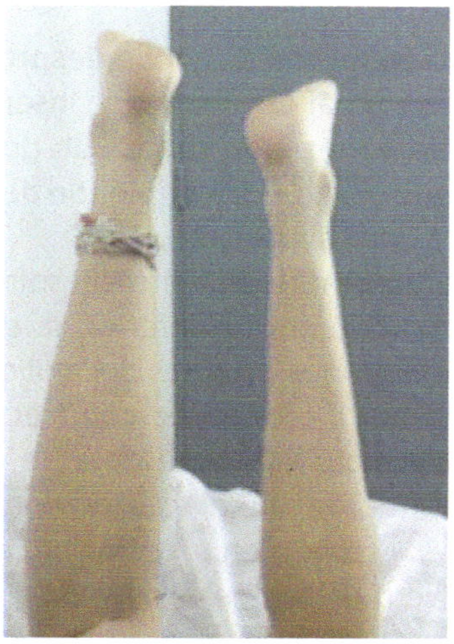

Figura 40.3: Paciente en decúbito ventral con discrepancia de miembros

bieran hecho sospechar. Como consecuencia de lo anterior, la eventual falta de detección y de un tratamiento oportuno puede desencadenar a futuro el cuadro anteriormente descripto.

Esta afección puede, durante la adolescencia, comenzar con dolor en la cadera, irradiado al muslo y/o a la rodilla del mismo lado, viéndose incrementado durante la actividad física moderada o intensa. A su vez, el dolor disminuye con el reposo y puede acompañarse, el cuadro con claudicación.

La importancia en la detección y el tratamiento oportuno de este problema radica en que la displasia acetabular residual conducirá invariablemente al desgaste prematuro del cartílago articular de la cadera, generando un cuadro artropático degenerativo.

Con respecto al tratamiento, será evaluado por el especialista en cada caso en particular, tratando de postergar la aparición de una degeneración articular de modo temprano mediante técnicas quirúrgicas, orientadas a mejorar tanto la anatomía articular como la redistribución de cargas alrededor de la cadera.

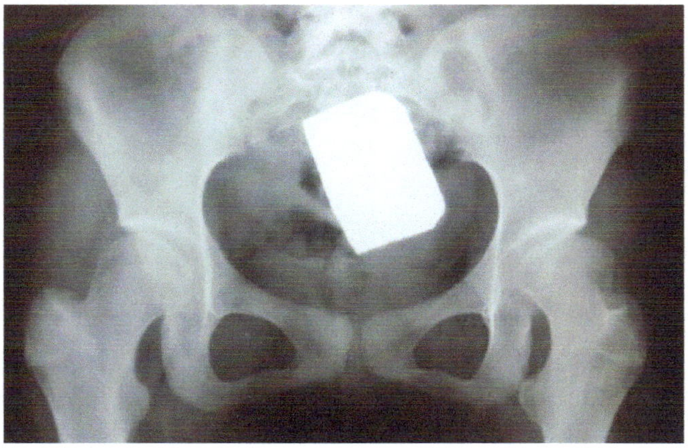

Figura 40.4: Rx de cadera frente. Cadera izquierda con descobertura acetabular

Deslizamiento de la cabeza femoral. (Epifisiolisis de cadera)

Se trata de un deslizamiento de la epífisis proximal del fémur, a través de la fisis enferma, mecánicamente debilitada en el periodo de crecimiento rápido de la adolescencia.

La frecuencia se estima entre 1 a 10 casos cada cien mil habitantes, afectando más a niños que a niñas entre los diez y catorce años de edad, en mayor frecuencia con sobrepeso.

Si bien la etiología es desconocida, hoy persiste la controversia entre la causa mecánica, hormonal, vascular o metabólica, que pudiera alterar la resistencia del cartílago de crecimiento.

Los síntomas de esta enfermedad pueden no ser muy claros, por lo que es importante conocerla para tenerla presente como diagnóstico en todo paciente con dolor en la cadera que aumenta con el movimiento, dolor en el muslo, en la rodilla, incluso en la ingle.

La característica flexión extra rotada de la cadera (al flexionar la cadera, el muslo del paciente se desplaza en rotación externa), se produce cuando la afección se encuentra ya instalada.

Si esta afección aparece luego de un episodio traumático, se la interpreta como un proceso de deslizamiento agudo, diferenciándose de aquel episodio que ocurre después de un período de tiempo (más de 3 semanas), al cual se lo denomina deslizamiento crónico, aunque también puede ocurrir de modo crónico y reagudizado.

Es importante determinar si la lesión es clínicamente estable o inestable, siendo "estable" cuando le permite al paciente deambular, en cambio, se la considera inestable cuando el dolor no le permite al paciente deambular en absoluto; siendo estos últimos, los que tienen una mayor tasa de complicación.

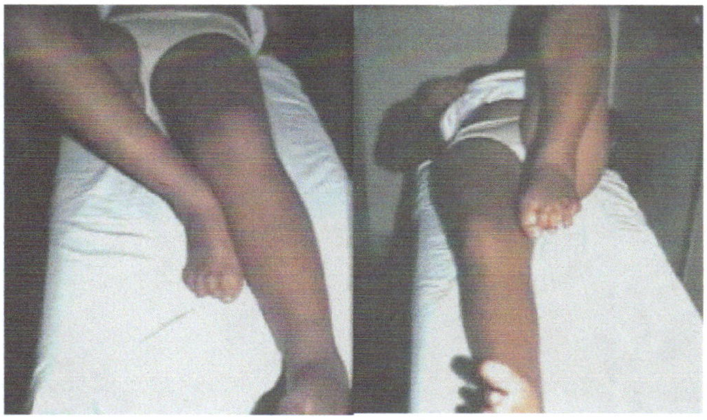

Figura 40.5: Flexión extra rotada. Nótese cómo al flexionar la cadera enferma foto (izquierda) se desvía en rotación externa mientras que la cadera de la derecha, ante el mismo gesto, permanece centrada

Además de estudiar la historia médica del paciente, se sugiere para su diagnóstico el par radiográfico de cadera que nos aportará el grado de deslizamiento. Una línea trazada a lo largo del borde superior del cuello del fémur (línea de Klein) atraviesa normalmente una porción de la cabeza femoral. Si no es así, estaremos en presencia de un posible deslizamiento de la misma.

El tratamiento es mediante cirugía con fijación interna, tratando de prevenir complicaciones tales como mayor desplazamiento o la necrosis avascular. Se considera a esta patología como una urgencia; por lo tanto, el diagnóstico precoz y preciso es primordial.

La epifisiolisis de cadera no tratada puede dar lugar a una deformidad progresiva dolorosa con la consecuente alteración de la movilidad de la articulación de la cadera.

Avulsiones de la Pelvis

Las lesiones de las apófisis pélvicas tienen lugar preferentemente en pacientes en periodo de crecimiento que practican deporte de alta energía e impacto como el fútbol. Su espectro clínico es variado, siendo su presentación habitual un dolor agudo referido a la zona afectada, que le imposibilita al niño continuar con su actividad normal.

Luego de un determinado gesto deportivo, una súbita contracción de un músculo largo sobre el esqueleto inmaduro puede ocasionar una fractura por avulsión, por un desequilibrio entre la fuerza de tracción del músculo o tendón y la resistencia de la apófisis donde se insertan.

Los músculos del muslo, cuya inserción proximal tiene lugar en la pelvis, pueden verse afectados luego de esfuerzos deportivos, siendo sometidos a contracciones musculares de modo súbito contra una resistencia fija, describiéndose un mecanismo de tipo indirecto. Esta afección puede presentarse en futbolistas en el momento de iniciar una carrera, un salto o en la acción de pegarle a la pelota. Cuando esto ocurre, la violencia de la contracción muscular puede desprender el fragmento óseo en el cual el músculo se inserta.

El niño refiere de modo súbito, un dolor intenso y hace alusión a un "crack", describiendo de modo característico como que "algo se soltó".

Pueden comprometerse tanto la espina ilíaca ántero superior como la ántero inferior, la cresta ilíaca o el isquion. Son lesiones estables del anillo pélvico, que cursan con un buen pronóstico con tratamiento conservador, analgésicos y reposo durante cuatro a seis semanas, tratando de que el retorno deportivo sea de modo gradual, evitando en un principio que realice el gesto deportivo que le generó la lesión.

Las avulsiones de la espina ilíaca ántero superior, se producen por la tracción de los músculos sartorio y tensor de la fascia lata. Las avulsiones de la espina ilíaca ántero inferior, se produce por acción del músculo recto anterior del muslo, mientras que las avulsiones del isquion, se producen por acción de los isquiosurales.

Aunque son poco frecuentes en la práctica clínica diaria, deben considerarse como parte del diagnóstico diferencial en pacientes adolescentes, con dolor intenso y súbito en las zonas anteriormente descriptas, que impide continuar la actividad deportiva.

Suele esta afección, muchas veces, interpretarse como un desgarro muscular, por lo que ante esta presunción se solicita una ecografía, la cual puede tener un aporte valioso, pero para su diagnóstico, es fundamental la sospecha clínica, apoyada en la radiografía de pelvis frente, y oblicua alar de pelvis.

En su diagnóstico diferencial, debemos incluir los tumores óseos, ya que el aspecto radiológico puede inducir a un error de interpretación; por lo que la historia del paciente con antecedente traumático practicando deporte es fundamental. La necesidad de realizar estudios de mayor complejidad va a depender de la indicación del especialista (TAC, RMN).

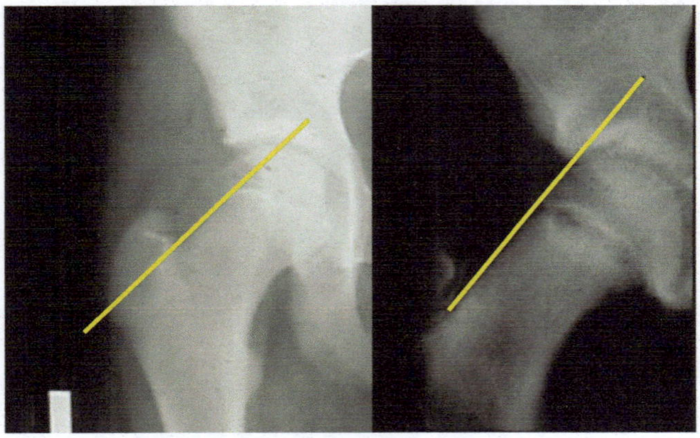

Figura 40.6: Rx donde se trazan las líneas de Klein

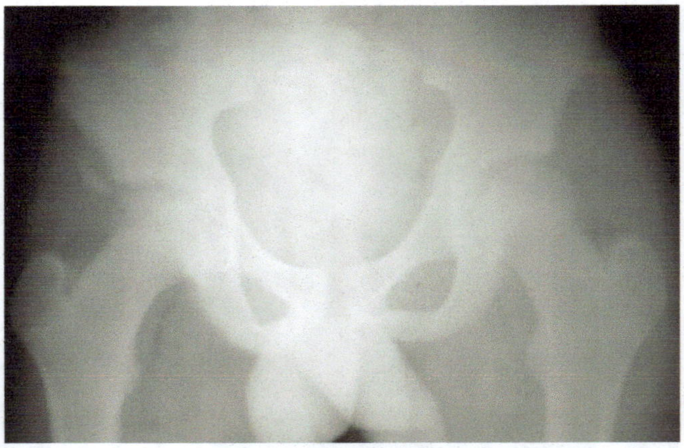

Figura 40.7: Imagen de avulsión de espina ilíaca ántero inferior de la cadera derecha. Nótese los cartílagos de crecimiento abiertos

El tratamiento de las avulsiones de la pelvis es eminentemente conservador, siendo el tratamiento quirúrgico excepcional; presenta un buen pronóstico, obteniéndose la consolidación de la fractura y la reincorporación a la actividad deportiva en un periodo relativamente corto sin complicaciones asociadas.

Desejes de los miembros inferiores en la adolescencia

Como comentamos en la introducción, el pediatra, una vez más debe enfrentar nuevos desafíos diagnósticos en su práctica diaria. Durante los primeros años de vida, resulta un motivo de consulta muy frecuente la presencia de diversos desejes en los miembros inferiores, tanto genu varo como genu valgo, los cuales están bien estudiados y descriptos por la literatura en cuanto a su comportamiento benigno. La mayoría de estas alteraciones resuelven de modo espontáneo, no obstante, en un limitado grupo de pacientes, pueden permanecer sin la resolución esperada, pudiendo generar a futuro un problema no solamente estético sino mecánico.

Es importante por lo tanto para el médico pediatra, conocer la historia natural de las deformidades angulares y la eventual necesidad de que puedan requerir corrección, mediante una derivación oportuna al especialista.

Son varios los desejes con los que el pediatra se puede llegar a encontrar en su práctica diaria e incluso combinados multiplanares.

Los desejes pueden ser considerados como fisiológicos o patológicos. En cuanto a los desejes fisiológicos, son aquellos que no son producto de una enfermedad de base osteoarticular, son de etiología idiopática y se producen en individuos normales (desarrollo normal, sin displasias, estatura normal). En su mayoría, la deformidad tiende a ser moderada, bilateral y simétrica. Respecto a los estudios complementarios, los mismos no se muestra alteraciones que justifiquen la deformidad.

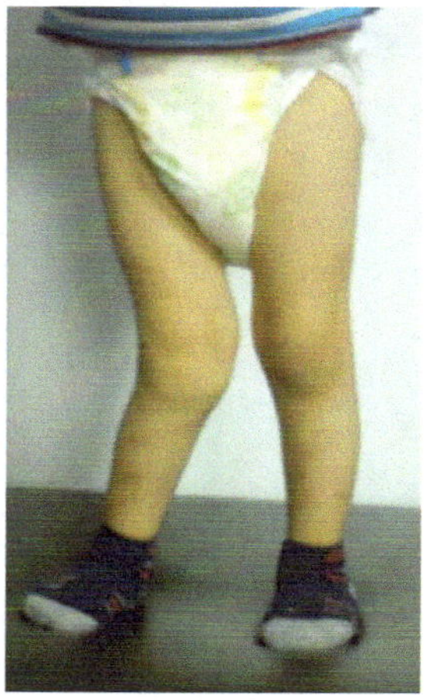

Figura 40.8: Asimetría de miembro en valgo de rodilla derecha en niño con potencial de crecimiento

Al llegar a la adolescencia, la gran mayoría de los casos, ya se han resuelto de modo espontáneo, lo que hace que los tratamientos correctores de estas alteraciones sean innecesarios.

Respecto de las deformidades angulares patológicas, las mismas están atribuídas a una enfermedad (displasias óseas, enfermedad de Blount, displasia fibrosa, raquitismo, enfermedades de la fisis post- infección o post-trauma, entre otras) A diferencia de las anteriores, estas afecciones pueden generar deformidades progresivas, que no evolucionan con una corrección espontánea, se acompañan de patología osteoarticular asociada, con diversos sindromes asociados, la deformidad tiende a ser agresiva, a veces unilateral y asimétrica. Los estudios complementarios, van a identificar las alteraciones que justifiquen la deformidad, debiendo planificarse de modo correcto el tratamiento a implementar.

Estas alteraciones deberán ser seguidas por el especialista, y exceden los alcances de esta comunicación.

Ante la presencia de un deseje durante la adolescencia, que no han corregido durante el desarrollo, es muy probable que no se corrijan de modo espontáneo.

Estos desejes residuales, hoy día son tenidos muy en cuenta en el rol que desempeñarían en la eventual generación de artrosis a edades tempranas.

Como podemos ver, la historia natural de estas alteraciones es variable en los adolescentes, lo cual hace que se deba controlar estas alteraciones por parte del pediatra.

Durante muchos años, la ortopedia infantil contaba con un limitado abanico de opciones terapéuticas las cuales eran demasiado cruentas para tratar de corregir pequeñas desviaciones, lo que generaba que algunos desejes sean corregidos a edades adultas.

Recientemente, hemos utilizados un dispositivo de tornillo y placa para el tratamiento de deformidades de la rodilla en niños (hemiepifisiodesis reversible y guiada). Mediante la correcta y minuciosa selección del paciente, la correcta identificación de la zona afectada y la oportuna planificación por parte del especialista para tratar de dar solución a los desejes se logran resultados excelentes con un método sencillo de realizar.

El modulado fisario permite, en muchos casos, en pacientes con potencial de crecimiento, evitar cirugías agresivas al contrarrestar la deformidad, guiando de modo eficiente la corrección de la fisis afectada. Su éxito depende del momento de la consulta, la selección del paciente y la correcta planificación.

Se sugiere, ante la duda, realizar consultas con el especialista, preferentemente antes del pico de velocidad de crecimiento, para corroborar la potencial corrección espontánea. Es el especialista quien define la necesidad de un eventual tratamiento.

Menisco discoide

Es una patología caracterizada por una alteración en la forma del menisco, perdiendo su aspecto normal semilunar para adquirir una forma semejante a un disco. Esta afección, puede simplemente tratarse de un hallazgo, lo cual no representa en sí mismo un problema, siempre que permanezca dicho hallazgo asintomático, o bien, manifestarse con un cuadro de gonalgia o inclusive generar un bloqueo articular.

La incidencia es aproximadamente del 3% a 5% de la población general.

Es más frecuente en el lado lateral (exterior) de la rodilla, siendo excepcional del lado medial. En algunos casos, la patología puede ser bilateral.

El niño puede consultar por claudicación, dolor, bloqueo articular, resalto, derrame o simplemente por un "ruido o chasquido" en la rodilla afectada.

El niño puede no referir dolor, ni describir antecedentes traumáticos y presentar una marcha en leve flexión de rodilla por encontrarse con un mínimo bloqueo articular que impide la extensión. Es menos probable que pueda presentar un bloqueo de rodilla irreductible. En este último caso, se deberá trasladar a un centro asistencial para diagnóstico de certeza y tratamiento. Hay que tener en cuenta que algunos casos pueden inclusive ser interpretados como monoartritis inflamatorias, habiendo realizado varias consultas previas.

La resonancia magnética corrobora la presencia de un menisco discoide

Ante la persistencia de los síntomas mecánicos, la eventual claudicación, el resalto o chasquido que preocupe o dificulte la práctica deportiva, se evaluará la exploración artroscópica, que permitirá un remodelado meniscal mínimo, tratando de conservar la mayor cantidad de tejido meniscal posible, comprobando bajo visión directa la movilidad articular sin interposición alguna, como así también explorar las posibles lesiones asociadas que pudieron encontrarse en los estudios complementarios (osteocondritis disecante, plicas sinoviales, inflamaciones sinoviales idiopáticas, entre otras) La rehabilitación se basa en la recuperación de la extensión de la rodilla y en el fortalecimiento del aparato extensor, como así también una recuperación de los músculos isquiosurales.

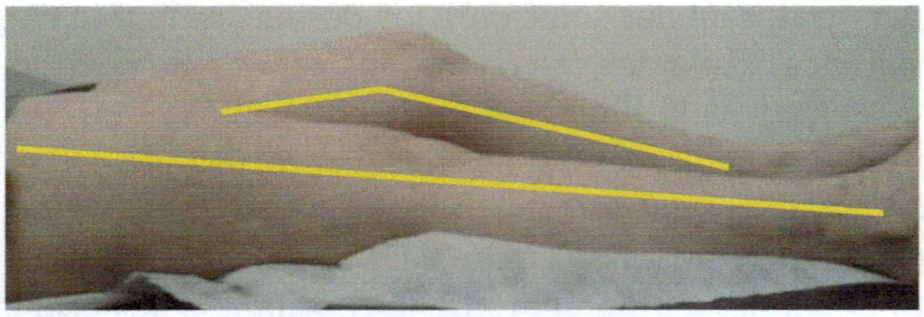

Figura 40.9: Bloqueo de rodilla con imposibilidad de extender la rodilla de modo simétrico

Avulsión de Espina Tibial

La fractura por avulsión de la espina tibial es una entidad poco frecuente, aunque en los últimos años hemos visto un aumento en su presentación (3 cada 100.000 niños por año) que se caracteriza por el arrancamiento (o avulsión ósea) de un fragmento del hueso de la zona de inserción del ligamento cruzado anterior.

Esta patología afecta mayormente a las poblaciones adolescentes. Debemos tener presente que se trata de una lesión que requiere alto impacto para que se produzca, lo cual permite la posibilidad de que el paciente presente lesiones asociadas a descartar.

Las publicaciones bibliográficas, hacen referencia a una entidad propia por "caída de la bicicleta", pero de

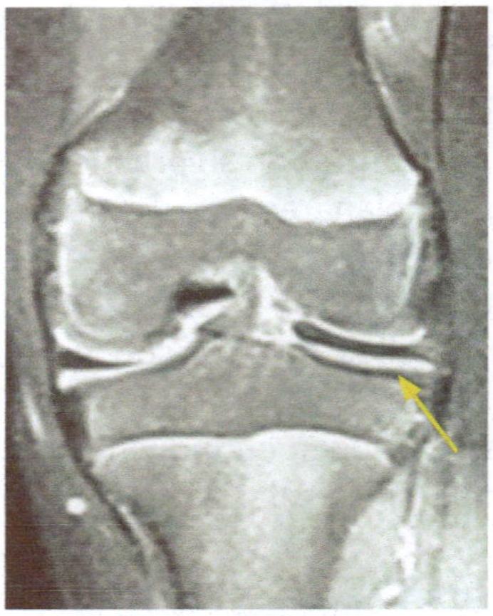

Figura 40.10: RMN donde el menisco externo ocupa la totalidad de dicho compartimiento

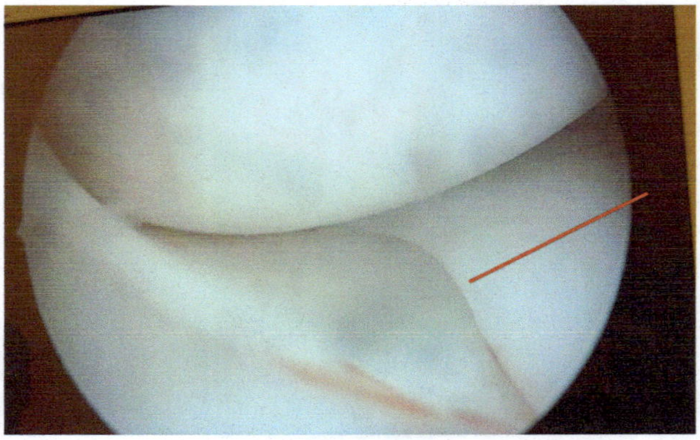

Figura 40.11: Imagen artroscópica normaL. Imagen de menisco discoide

hecho puede producirse también durante la práctica deportiva.

La clasificación utilizada se basa en el grado de desplazamiento del fragmento avulsionado que se observa en la Rx.

Clínicamente, nos encontramos con un paciente que presenta el antecedente inmediato de haber sufrido un traumatismo de rodilla, que generó un derrame articular de rápida instalación, dolor e impotencia funcional, que le impide continuar con la actividad que venía previamente realizando. El paciente, a su vez, puede referir la sensación de que "algo se ha soltado".

Se sugiere también tener presente este tipo de afección en pacientes politraumatizados.

En este caso, la radiografía simple de rodilla, es el método estándar a utilizar para las fracturas de la espina tibial, y de hecho, es el perfil, en particular, útil para evaluar el grado de desplazamiento y el tipo de fractura.

Tener presente la posibilidad de que en los pacientes esqueléticamente inmaduros, el tamaño real del fragmento puede ser significativamente mayor que lo que aparece en una radiografía debido a la presencia del componente cartilaginoso en el fragmento.

La Resonancia magnética nos puede orientar en el diagnóstico de lesiones concomitantes de otras estructuras articulares al igual que la Tomografía.

El tratamiento de las fracturas de la espina tibial va a depender tanto del grado de desplazamiento del fragmento y la probable interposición de estructuras que impidan la reducción del mismo, como de las probables lesiones asociadas.

El objetivo del tratamiento será el de lograr una reducción anatómica del fragmento desplazado, garantizando la estabilidad de la articulación.

Para mantener la fijación del fragmento pueden utilizarse diversos materiales, desde lograr que el fragmento se autoencastre, hasta la utilización de suturas, tornillos canulados y clavijas.

En general, este tipo de afección tiene un pronóstico favorable, a pesar de eso, el médico especialista deberá informar de las posibles complicaciones que puedan surgir, como la pérdida de la extensión completa, una laxitud residual ligamentaria o la artrofibrosis.

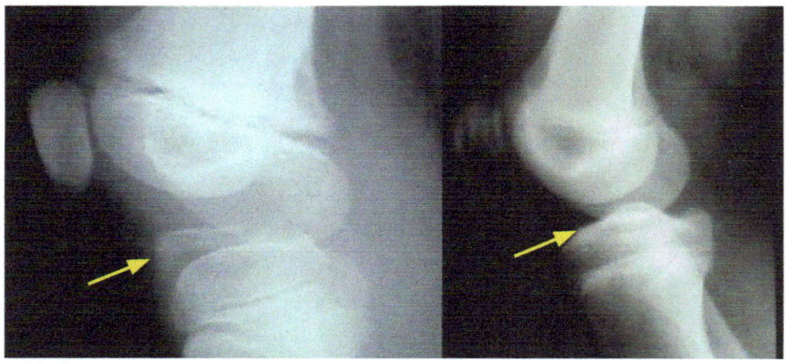

Figura 40.12: Rx con imagen de avulsión de espina tibial. Comparativa con imagen normal

Lesión del ligamento cruzado anterior en adolescentes.

Patologías que hasta hace poco tiempo se las consideraba patrimonio del aparato locomotor del paciente adulto, hoy son diagnosticadas tanto en niños como en adolescentes. La incidencia de lesiones del LCA en pacientes con esqueleto inmaduro está aumentando en relación a la popularidad de las actividades deportivas entre los niños y los adolescentes.

Un mayor conocimiento de esta realidad por los médicos de equipo y el valioso aporte de los métodos de diagnóstico, ponen en evidencia este tipo de lesión de un modo más objetivo.

El tipo de entrenamiento, la laxitud articular y los desejes en los miembros, pueden predisponer a la aparición de dicha patología.

Es muy difícil conocer la verdadera incidencia de rupturas del LCA en la población pediátrica, por lo que el médico pediatra deberá tener presente los antecedentes de los niños, puesto que podría haber una eventual lesión no diagnosticada.

Para arribar al diagnóstico de la lesión del ligamento cruzado anterior en el niño y en el adolescente, deberemos tener presente algunas cuestiones. Es importante corroborar el relato de un antecedente traumático previo, que pueda ser descripto de modo franco. De alguna manera, el niño hará mención a algún episodio traumático que lo alejó de la práctica deportiva.

Entre un 10% - 65% de las rodillas pediátricas con hemartrosis traumática aguda, han sido relacionadas a la lesión del LCA reportadas en diversas serie.

Es posible que el niño describa algún chasquido audible en el momento de la lesión, seguido de dolor, derrame articular e impotencia funcional, teniendo que abandonar la práctica deportiva, o simplemente, refiera que algo raro le pasó a su rodilla, sin poder identificar los síntomas con precisión.

En el examen físico, se debe tener en cuenta que la laxitud ligamentaria, característica del aparato locomotor en desarrollo, puede dificultar la objetividad de las pruebas clínicas que evidencian la inestabilidad articular.

Rodillas aparentemente inestables al examen físico pueden presentar una laxitud fisiológica.

El análisis de la extremidad contra-lateral puede aportar datos al diagnóstico.

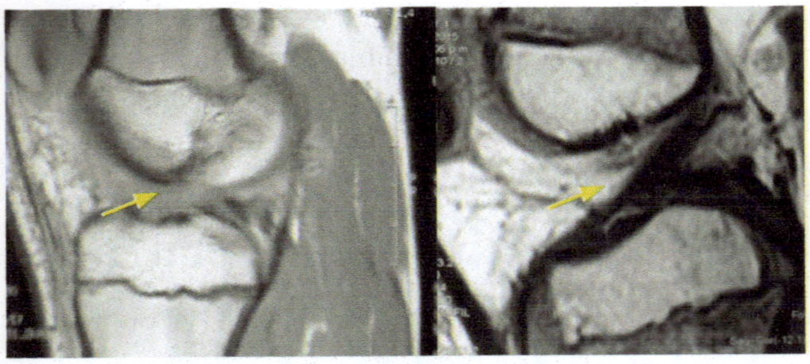

Figura 40.13: RMN con ausencia de señal de LCA (indica injuria del mismo), comparada con imagen normal

Las maniobras que evidencian inestabilidades de rodilla en el paciente adulto, también las pueden evidenciarla en el paciente pediátrico.

La radiografía de la rodilla es fundamental para poder descartar la avulsión de espina tibial. La resonancia magnética aporta datos objetivos para el diagnóstico de esta afección. Es importante la correcta interpretación de la misma; tener presente que la señal del LCA en el niño puede ser diferente de la que comúnmente vemos en la resonancia de una rodilla adulta.

El tratamiento de las lesiones del LCA en pacientes con fisis abiertas plantea controversia respecto de la elección del tratamiento oportuno en relación al potencial de crecimiento.

Resulta mucho más difícil en el niño elegir el mejor tratamiento, por el eventual daño que le pueden causar al potencial de crecimiento las técnicas quirúrgicas tradicionales, aunque dichas anormalidades del crecimiento después de la reparación quirúrgica, son infrecuentes.

En la literatura, varias series han demostrado los malos resultados del tratamiento conservador en las lesiones de LCA en pacientes en desarrollo.

Algunas series hacen referencia a la asociación de lesiones meniscales y condrales respecto del retraso en el tratamiento quirúrgico de la lesión.

En el niño más joven, se han desarrollado recientemente técnicas alternativas para intentar disminuir las posibilidades de un freno fisario.

Los resultados de estos procedimientos han sido sorprendentemente buenos, muchos niños regresan al deporte sin necesidad de realizar un procedimiento posterior.

La reconstrucción estándar en el niño o el adolescente puede causar una anormalidad del crecimiento (diferencia de longitud de la pierna, o deformidad angular). Recordar que cuanto más inmaduro es el aparato locomotor, mayor será el riesgo de deformidad y más grave la deformidad.

Síndrome patelo femoral

El sindrome patelofemoral es una entidad clínica a consecuencia de una mala alineación rotuliana. Es la entidad clínica que más frecuentemente genera dolor de rodilla en adolescentes, a predominio del sexo femenino.

La etiología es el resultado de una anormal distribución de las fuerzas de alineación de la rótula, dadas por un desequilibrio muscular del cuádriceps, una alteración anatómica de la tróclea femoral o de la misma rótula, la posición alta de la rótula, la hiperlaxitud articular o la anteversión del cuello femoral.

Clínicamente el paciente presenta un dolor peripatelar o retropatelar que aumenta con la actividad especialmente subir o bajar escaleras. Puede haber crepitación en la rodilla. Por lo general refiere varios meses la historia de dolor. Refiere dolor al permanecer mucho tiempo sentado o en cuclillas. En el examen clínico, el niño puede tener crepitación retropatelar, rótulas que son desplazadas hacia lateral y mayor sensibilidad en la cara interior de la rótula. Generalmente rango de movimiento es normal y no hay derrame.

Las radiografías son generalmente de ayuda, sobre todo la incidencia axial de rótula en "posición de Merchant", la cual evidencia la mala alineación rotuliana. Resulta importante recordar que los trastornos de la cadera pueden tener dolor referido a la rodilla. La tomografía computada aporta con más especificidad la inestabilidad y eventuales lesiones asociadas.

El tratamiento apunta a un reposo inicial, y evitando correr, saltar y trepar. Además, debe comenzar con el tratamiento kinésico, tratando de fortalecer el vasto medial.

Después del control de los síntomas se continúa con un programa de ejercicios de mantenimiento. El tratamiento quirúrgico pocas veces se encuentra indicado para esta afección, generalmente reservado para

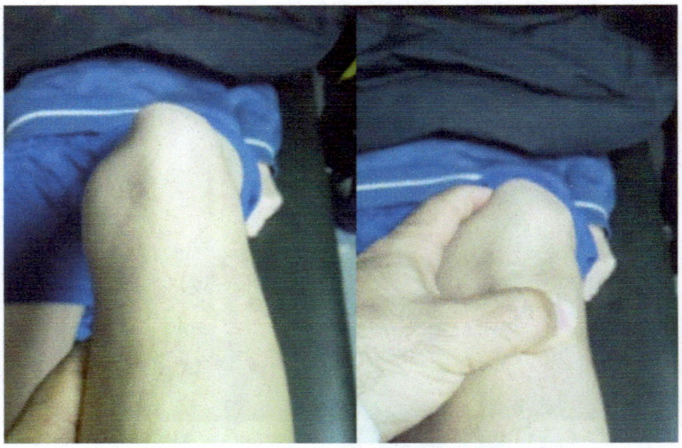

Figura 40.14: Paciente con inestabilidad rotuliana

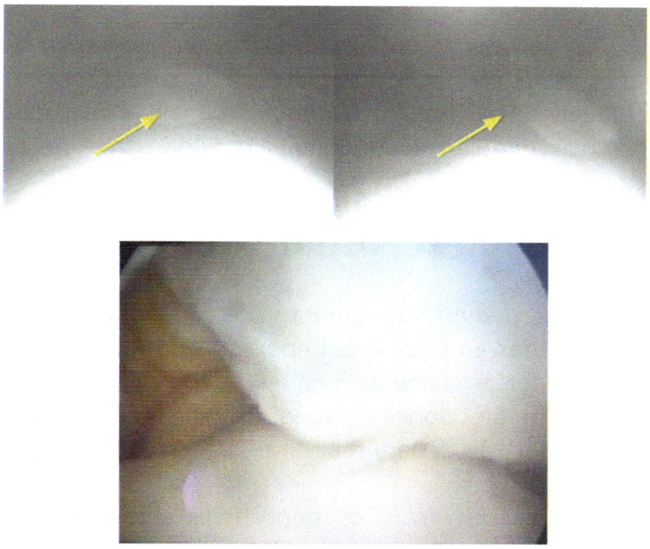

Figura 40.15: En la Rx se describe un grada máximo de inestabilidad, que luxa la rótula y o la imagen artroscópica

un pequeño grupo de pacientes que no responden a un tratamiento kinésico.

Enfermedad de Osgood-Schlatter

La enfermedad de Osgood Schlatter es una afección caracterizada por un dolor exquisito en la tuberosidad anterior de la tibia en los niños y adolescentes con cartílago de crecimiento abierto.

Es común en adolescentes que realizan actividad física.

Su etiología es desconocida, pero se le atribuye su aparición a un mecanismo por sobreuso, que causaría inflamación y dolor en el área de la inserción tibial del tendón rotuliano. (Microtraumatismos en la zona de la rodilla con un mecanismo de sobrecarga repetitiva antes de que se finalice el crecimiento).

Los síntomas pueden ocurrir en una o ambas rodillas de modo simultáneo o alternante. Puede presentar un dolor anterior de rodilla, el cual empeora al correr, saltar o subir escaleras, que se incrementa con la actividad física y disminuye con el reposo.

Puede acompañarse con una tumoración palpable o "sobrehueso" en dicha zona, donde el niño señala a su vez, el cuadro doloroso.

Si bien la RX puede ser normal, puede mostrar diversas imágenes a las que se les atribuiría la causa del dolor. Pero debemos tener en cuenta que esas imágenes van a estar presentes y quizás ya el paciente no tenga ningún síntoma por lo que algunos autores relativizan su importancia, y su rol se centraría en aportar información útil para descartar otras afecciones asociadas como la osteocondritis disecante.

El tratamiento incluye reposo, terapia física, fortalecimiento y elongación muscular , tratando de controlar y limitar el dolor de la rodilla.

El pediatra deberá instruir a su paciente acerca de que esta patología puede reincidir a menos que no se realice una adecuación de las cargas durante el desarrollo de la actividad física en niños y adolescentes.

La mayoría de los casos mejoran espontáneamente después de algunas semanas o inclusive meses. La mayoría de los casos desaparecen una vez que el niño completa su crecimiento.

A los adolescentes se les puede permitir participar en deportes si durante la actividad deportiva no causa demasiada molestia, y el cuadro es supervisado por profesionales médicos en el mismo campo de juego. Sin embargo, los síntomas mejorarán más rápido si la actividad se mantiene al mínimo.

Algunas veces, un niño necesitará tomar un descanso de la mayoría o de todos los deportes por más tiempo. Los adolescentes menos activos también pueden experimentar este problema.

La prominencia en la tuberosidad anterior de la tibia puede llegar a ser muy pronunciada y en algunos casos definitiva.

El dolor anterior de rodilla con hiperalgesia en la tuberosidad anterior de la tibia con tumefacción en el tubérculo tibial puede perdurar algún tiempo.

Fractura triplanar

La fractura triplanar es un tipo infrecuente de fractura de tibia distal de compleja interpretación, que se presenta en la adolescencia, a consecuencia de la particular manera del cierre de la fisis distal de la tibia. El cierre fisario comienza en la parte central, luego continúa hacia la parte interna y por último, termina con la fusión de la parte lateral.

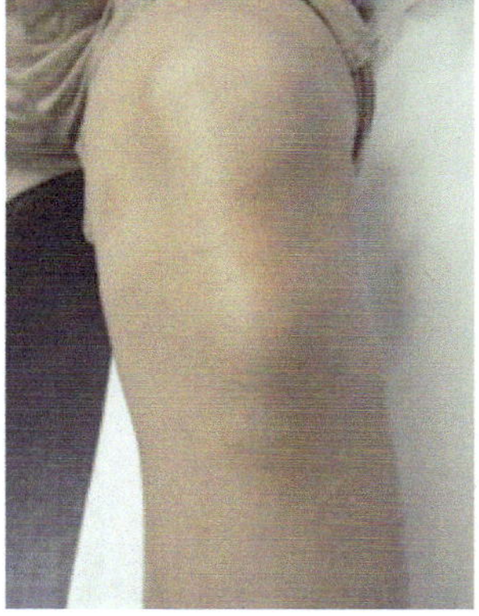

Figura 40.16: Tumefacción de la tuberosidad anterior de la tibia, lugar de inserción del tendón rotulianol

Entonces, cuando se produce esta fractura, parte de la fisis se encuentra fusionada y parte permanece aún abierta.

Es muy importante interpretar en las radiografías esta afección. La apariencia característica en las radiografías de frente y perfil es de una lesión combinada de epifisiolisis tipo III y tipo II o la combinación de tipo III y tipo IV, según la clasificación de Salter y Harris.

Con la tomografía computada, se puede obtener información adicional al respecto. El ortopedista experimentado puede hacer el diagnóstico radiográfico y realizar una reducción cerrada con maniobras incruentas e inmovilizar con un yeso inguinopédico. El control post-reducción ideal debe ser con Rx o mediante una TAC.

En desplazamientos mayores de 2 mm está indicada la reducción abierta y fijación con tornillos, aunque cuando hay tres fragmentos o conminución, puede ser necesario contar con el aporte de la cirugía videoartroscópica.

Fractura de Tillaux

La fractura de Tillaux es una lesión fisaria tipo III según la clasificación de Salter y Harris en la cual ocurre una verdadera avulsión de la porción lateral de la epífisis tibial causada por el arrancamiento de un fragmento epifisario de la tibia distal, ante un mecanismo de rotación externa del pie. Esta lesión generalmente ocurre en pacientes con edad cercana a la madurez esquelética. En las radiografías de tobillo, este tipo de fractura suele pasar inadvertido.

Las radiografías oblicuas y cortes tomográficos axiales complementan el diagnóstico y con frecuencia sorprende lo grande del fragmento avulsionado y su desplazamiento.

Por tratarse de una fractura articular, generalmente es preferible hacer una reducción abierta. Se ha recomendado la fijación percutánea de estas fracturas, como así también la reducción bajo visión artroscópica.

El aspecto ortopédico en el adolescente deportista

El médico pediatra deberá interpretar si las alteraciones halladas en pacientes deportistas podrán interferir en la performance del pequeño deportista, si serán el inicio de afecciones ortopédicas o sistémicas o si el niño deportista deberá realizar una actividad física especial.

Muchos de los niños deportistas son revisados según distintos test y, según el deporte que realicen, diversas Federaciones sugieren estudios complementarios específicos, desde el punto de vista ortopédico.

Cualquier variación que al pediatra le sugiera una alteración del aparato locomotor, desde acortamientos musculares o alteraciones posturales, marchas claudicantes o simplemente, lo que llame su atención, sugerimos consultar con los especialistas.

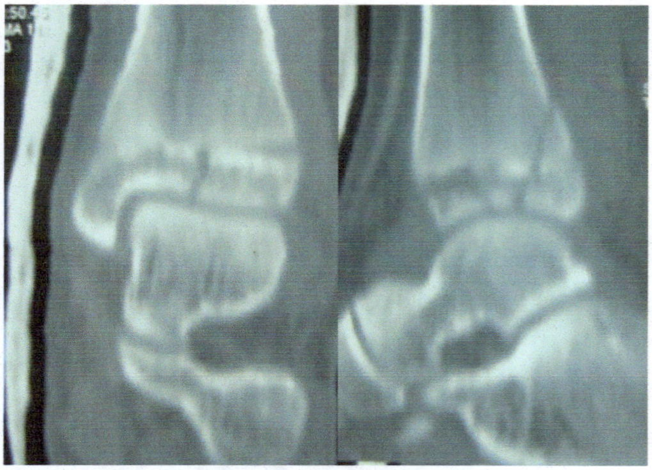

Figura 40.17: RMN que muestra fractura compleja de tobillo. Más frecuente de presentarse en adolescentes

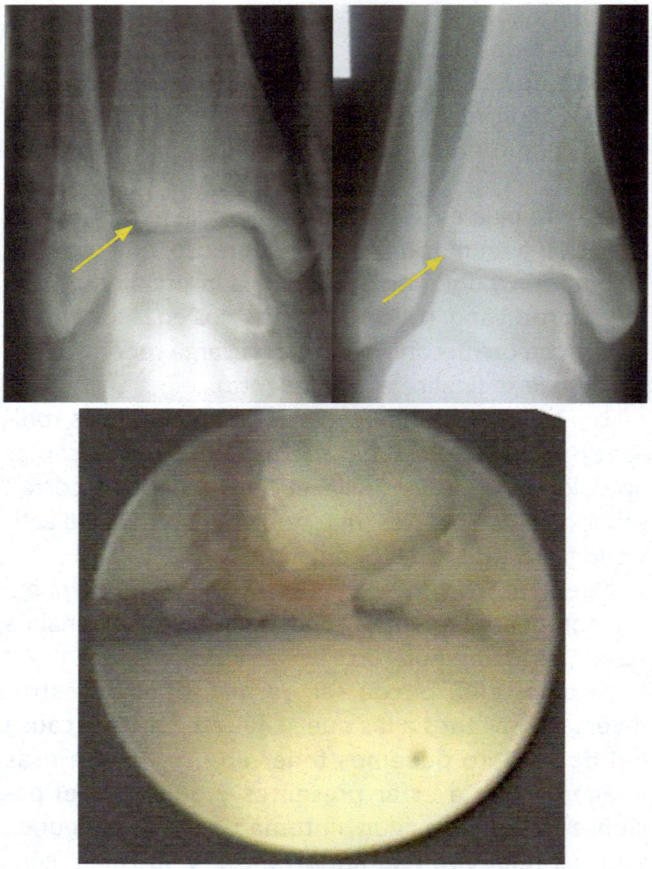

Figura 40.18: Fractura de Tillaux. Se observa la correlación artroscópica

Otro hecho importante es el de interrogar acerca de las lesiones sufridas durante el año deportivo o años anteriores, haciendo entender a nuestro paciente que no es prudente realizar actividad física con un dolor instalado, apuntando a educar al niño y a su entorno sobre el cuidado del aparato locomotor.

Se sugiere documentar cuáles fueron los diagnósticos finales y los tratamientos correspondientes implementados, a fin de evitar la subestimación de las lesiones deportivas.

Entendemos que es clave el diagnóstico final de toda lesión a fin de evitar deserciones precoces y patología degenerativa a edades tempranas. Con los aspectos generales descriptos anteriormente, pretendemos un examen deportivo que nuclee los conceptos preventivos, legales y epidemiológicos, como así también el seguimiento, a fin de disminuir riesgo generados por diversos factores, que puedan condicionar la práctica deportiva a futuro.

Conclusiones

Durante el capítulo descripto, hemos tratado de abordar los conceptos más relevantes de las afecciones que involucran al aparato locomotor del adolescente, los cuales puedan ser aplicados por el médico tratante de modo práctico en el ejercicio de su actividad.

Solamente a través del conocimiento de diversas patologías ortopédicas podremos actuar de un modo preventivo, tratando de dar respuestas a las consultas que nos realizan de modo diario nuestros pacientes.

El avance de la ciencia hace que sea imposible poder abarcar todas las especialidades de la medicina, por lo que entendemos que el trabajo interdisciplinario es una herramienta indispensable a la hora tratar de obtener diagnósticos finales.

Concluimos que la intervención del pediatra es clave para la prevención de lesiones degenerativas a edades tempranas.

Bibliografía

1. Master Techniques in Orthopaedic Surgery. Sport Medicine. 2da edicion 2019. Freddie Fu. Editorial Lippincott Williams y Wilkins
2. Lovell and Winter's Pediatric Orthopaedics. 8th edition 2020 Editorial Wolters Kluwer Health
3. Campbell's Operative Orthopaedics. Edición 13a 2017 Editorial Elsevier
4. Rockwood and Wilkins Fractures in Children. 9th edition 2019 Lippincott Williams and
5. Manual del médico de equipo. Asociación Argentina de Traumatología del Deporte 2015 Blanco, M; Krauthamer, J.
6. Fundamentos de ortopedia pediátrica. 5ta Edición Ed. Staheli, Lynn T. Wolters Kluwer. 2017

Capítulo 41

Síndromes de envenenamiento por animales

Mariela Allassia, Jesica Sforza

Introducción

Los síndromes de envenenamiento por animales son cada vez más frecuentes en la población pediátrica, lo que conlleva a un importante problema de salud pública a nivel mundial si no son tratados adecuadamente debido al incremento de la morbi-mortalidad.

Las picaduras y mordeduras de animales ponzoñosos originan debido a su toxina distintos síndromes locales y sistémicos que requieren tratamientos específicos incluyendo la administración de antivenenos y en algunos casos soporte ventilatorio mecánico y cardiovascular.

Escorpionismo o alacranismo

Introducción

Hay más de 1500 especies de escorpiones en el mundo, sólo 30 especies son peligrosas para los humanos. Mundialmente son reportados más de 1200000 lesiones por picaduras de escorpiones con una mortalidad de 0.27%. En Argentina se reportan cerca de 8000 casos anuales, la especie *Tityus trivitattus* es la de mayor importancia por distribución y muertes provocadas sin el tratamiento adecuado. Viven en lugares cálidos, microclima húmedo, son domiciliarios ya que la mayoría de las picaduras se producen dentro del domicilio. Se alimentan de insectos vivos a quienes inyectan su veneno. Tienen costumbres muy sedentarias, suelen pasar horas o días escondidos bajo troncos, piedras, ladrillos, rocas, corteza de árboles. La mayoría son de hábitos nocturnos, y se estima que pasan el 92-97% de su vida en sus refugios. Sólo se movilizan para capturar alimentos y para reproducirse, si bien muchas especies tienen potencial partenogenético, entre ellas *T. trivittatus*, lo que le facilita la supervivencia poblacional. Los escorpiones pueden pasar largos períodos sin agua y algunos resisten más de un año sin comer.

Ejemplar de *Tityus trivittatus*. Obsérvese las tres líneas oscuras en el dorso, que le dan su nombre. Obsérvese también las "pinzas" largas y finas y el aparente "doble aguijón" en el extremo posterior del cuerpo ("cola"), comunes a todos los Tityus.

Las picaduras por escorpiones son de notificación obligatoria (Ley 15.465), se comunican semanalmente al nivel central mediante planilla C2 (Manual de normas y procedimientos de Vigilancia y Control de Enfermedades de Notificación Obligatoria).

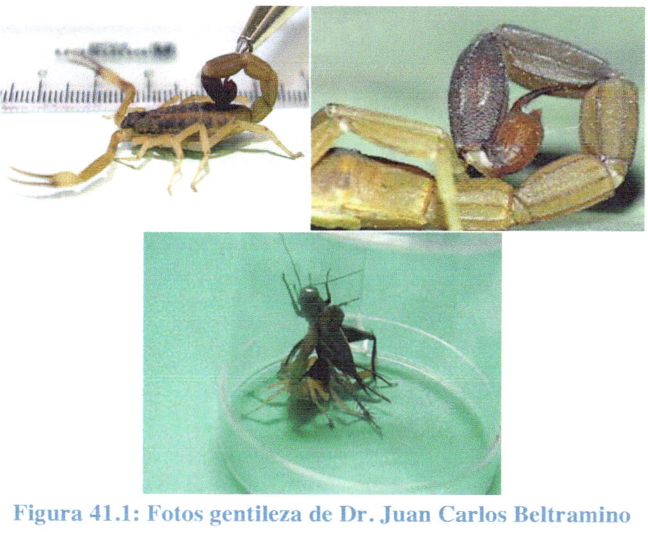

Figura 41.1: Fotos gentileza de Dr. Juan Carlos Beltramino

Acción del veneno

El efecto neurotóxico del veneno y sus toxinas ejercen su acción principalmente sobre los canales de sodio y potasio, modificando el potencial de membrana de tejidos excitables. Se produce una liberación de acetilcolina y catecolaminas, afectando en especial las terminaciones del sistema nervioso autónomo generando una tormenta autonómica responsable de la sintomatología. En los casos graves el daño cardíaco sería por descarga de catecolaminas y probable efecto tóxico miocárdico, asociado a edema agudo de pulmón por falla miocárdica, con una menor función del ventrículo izquierdo y liberación de mediadores químicos a nivel pulmonar con aumento de la permeabilidad capilar y síndrome de distres respiratorio. El *veneno* es una mezcla compleja de péptidos, asociados a una pequeña cantidad de aminoácidos libres, de enzimas y de sales. Los test de letalidad en ensayos fisiológicos indican que el péptido es probablemente el más importante componente tóxico.

Clínica y Clasificación

- Leve: signo-sintomatología local exclusivamente (dolor y ardor, llanto en niños pequeños)
- Moderado: síndrome local acompañado de síntomas sistémicos como sudoración discreta, náuseas, vómitos ocasionales, sin compromiso hemodinámico y respiratorio de importancia. Puede haber taquicardia secundaria al dolor.
- Grave: a los síntomas anteriores se agregan una o más de las siguientes manifestaciones clínicas: confusión mental que alterna con excitación psicomotriz, taquicardia seguida de bradicardia, aparición precoz de sialorrea, rinorrea y epífora, hipotermia, palidez, frialdad de los miembros, bradipnea, crisis de sudoración. Vómitos profusos y frecuentes son signo de mal pronóstico. Los pacientes con cuadros graves pueden presentar shock con hipo o hipertensión.

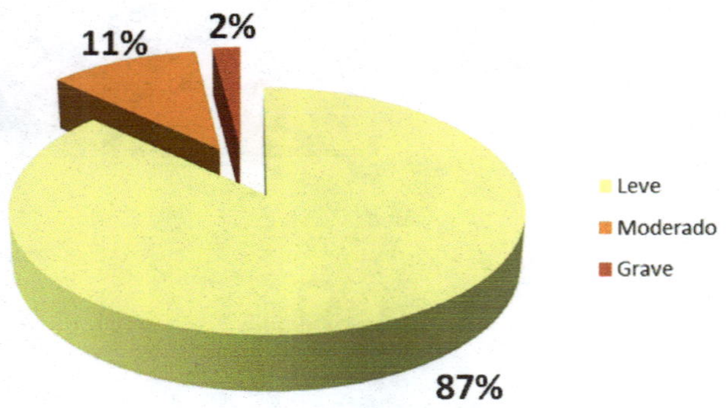

Gráfico 41.1: Clasificación de Escorpionismo. HNOA 2012-2016, n=1295. Datos Hospital de Niños Orlando Alassia- Ciudad de Santa Fe

Diagnóstico

El diagnóstico se basa en el antecedente de la picadura asociado al cuadro clínico compatible. En picaduras en niños pequeños puede ser más difícil recabar el dato sobre el emponzoñamiento, por lo cual los antecedentes epidemiológicos asociados al cuadro clínico adquieren relevancia diagnóstica. Es importante destacar que no se necesita identificar el escorpión para tomar conductas y realizar tratamiento.

Tratamiento

El único tratamiento específico para el envenenamiento escorpiónico es la aplicación del antiveneno. Las evidencias muestran que cuando el *antiveneno* correcto es aplicado en tiempo y en forma, disminuye drásticamente la mortalidad por envenenamiento escorpiónico.

En Argentina existe un solo productor de este antiveneno, el Instituto Nacional de Producción de Biológicos. Afortunadamente, las necesidades nacionales de antiveneno son cubiertas por la producción nacional, y además la similitud del veneno de *T. trivittatus* con el de *T. serrulatus* (el escorpión de mayor importancia médica en Brasil y contra cuyo veneno se producen los antivenenos brasileños) hace que ante la necesidad puedan usarse antivenenos realizados en Brasil.

El SAE *(Suero Antiescorpiónico)* se administra por vía endovenosa, en bolo, sin necesidad de pre medicación como corticoides o antihistamínicos. Es seguro y no se han reportados casos de anafilaxia o reacciones adversas. La dosis varía según la clasificación del cuadro, en los casos moderados 150 dosis letal; para los casos graves 300 dosis letal. Debe realizarse dentro de la hora de la picadura ya que junto a el tratamiento de sostén disminuyen notablemente la mortalidad. Es importante generar redes con disponibilidad del SAE en efectores de salud para que el mismo pueda ser realizado hasta la derivación al centro de mayor complejidad.

El tratamiento de sostén se realiza en la unidad de cuidados intermedios o intensivos según el caso lo requiera. En caso de necesidad de comenzar con inotrópicos se recomienda la utilización inicial de Milrinona que puede realizarse por vía periférica.

Medidas de Prevención

Deben estar orientadas a evitar el ingreso de los alacranes a la casa y tener precaución en aquellos sitios donde se los puede encontrar. Revisar y sacudir las prendas de vestir, y el calzado antes de vestir o calzar, especialmente si han quedado tiradas en el suelo. Sacudir la ropa de cama antes de acostarse o acostar un bebe o niño. Evitar caminar descalzo en zonas donde se conozca la presencia de escorpiones. Utilizar rejillas sanitarias o de trama adecuada o con protección sanitaria en desagües de ambientes y sanitarios. En puertas y ventanas conviene colocar burletes donde queden hendijas. También puede utilizarse alambre tejido (mosquitero). Hacer lo mismo con las rejillas de desagües. Realizar aseo cuidadoso y periódico de las viviendas y alrededores y efectuar control de la basura para reducir la cantidad de insectos que sirven de alimento a escorpiones.

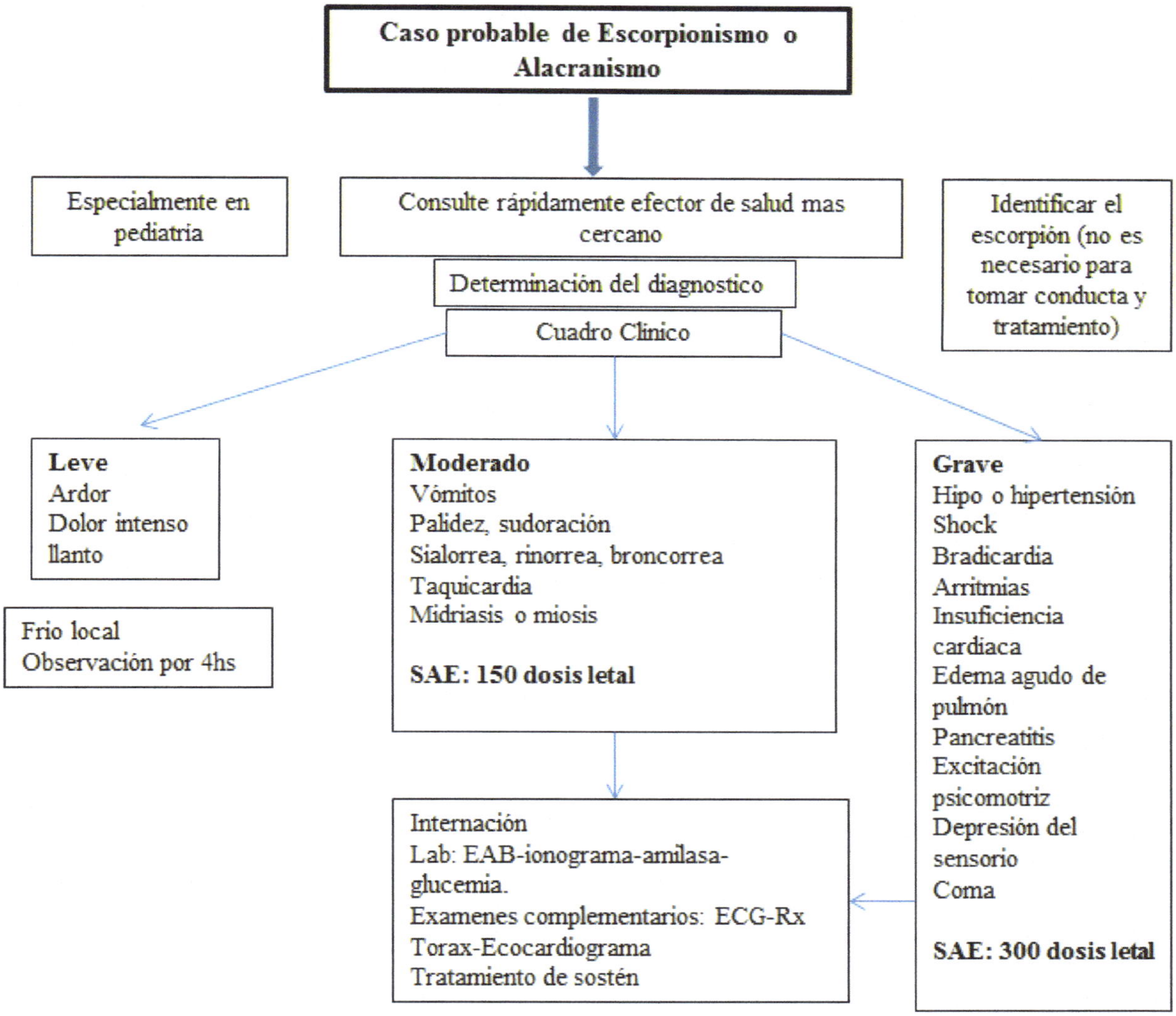

Gráfico 41.2: Algoritmo de Manejo Escorpionismo UCIP Hospital de Niños Orlando Alassia Santa Fe

El antiveneno específico es preparado por el Instituto Nacional de Producción de Biológicos – A.N.L.I.S. "Dr. Carlos G. Malbrán" y distribuido a las jurisdicciones a través de las Áreas de Epidemiología o de Zoonosis provinciales (Consultar "Guía de Centros Antiponzoñosos de la República Argentina", Ministerio de Salud de la Nación, Buenos Aires, 2011).

Se sugiere neutralizar no menos de 150 DL50 en los moderados y no menos de 300 DL50 en los casos graves. SIEMPRE leer en el prospecto la capacidad neutralizante (DL50) de cada frasco, pues es variable en cada lote.

Ofidismo

Se denomina "Ofidismo", al estado morboso provocado por la mordedura de ofidios, reptiles de cuerpo alargado sin miembros locomotores que tienen párpados inmóviles y que pertenecen al grupo Ophidia y su sinónimo en latín es Serpentum (serpientes).

Por su magnitud, representa un aspecto de impacto en la salud pública, incidiendo en la prestación de los servicios de salud de los hospitales pediátricos y en el desempeño laboral en áreas rurales, especialmente durante la estación de lluvias, cuando la frecuencia de incidentes ofídicos aumenta en forma notable.

La mayor incidencia sin dudas de las mordeduras se producen en determinadas áreas y regiones del mundo, correspondiendo a regiones tropicales y subtropicales. Principalmente constituye un importante problema de salud pública cuando ni se dispone de antiveneno o se encuentra escasamente distribuido.

En Argentina habitan más de 130 especies y subespecies de *serpientes,* de las que solamente 17 (13%) poseen sistemas eficientes para inocular venenos.

Las serpientes de importancia sanitaria poseen glándulas productoras de veneno (que es una secreción salival modificada de tipo serosa), conectadas por un conducto glandular a dientes especializados para la inoculación del mismo. La inyección de este veneno provoca serios disturbios en el organismo humano que pueden ocasionar incluso la muerte. El reconocimiento del ofidio agresor puede ser de gran ayuda, pero no imprescindible para la administración precoz y efectiva del tratamiento con el antiveneno específico. Por ello, el personal de salud debe poseer las herramientas básicas para diferenciar morfológicamente las serpientes venenosas de aquellas que no lo son.

Situación en Argentina

En nuestro país existen más de cien especies de las cuales son consideradas peligrosas para el hombre once (Crotalus durissus, Micrurus corallinus, M. frontalis, M pyrrhocryptus, Bothrops alternatus, B. diporus, B. ammodytoides, B. jararaca, B. jararacussu, B cotiara y B mojeni) pero entre todas ellas Bothrops (Yarará) por su amplia distribución y su agresividad, es responsable de la gran mayoría de los incidentes ofídicos que se registran en el país dándose unos 1200 casos por año de los cuales son provocados por Yarará chica, el 18% por la Yarará Grande y sólo el 2% por la Cascabel. Los accidentes por Corales son muy raros (uno por mil de los casos). Los envenenamientos producidos por Corales y Cascabeles son generalmente más graves.

Dada la situación epidemiológica en nuestro país, se detallará a continuación la clínica, manejo y uso de antiveneno para las tres especies nombradas.

Envenenamiento Botrópico (Yarará)

Envenenamiento potencialmente grave y letal, que se produce por la inoculación del veneno de distintas especies de ofidios del Género Bothrops ("yarará").

En nuestro país se han encontrado siete especies de este Género, más conocidas como *"yarará".* Tienen

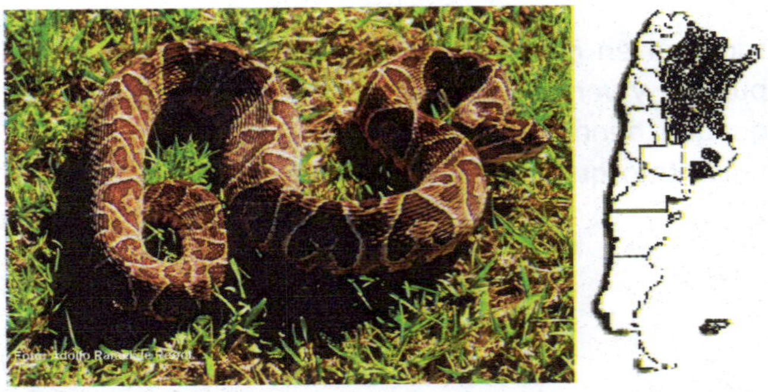

Figura 41.2: A la izquierda: Yarará grande. Autor Adolfo de Roodt. A la derecha: Distribución en Argentina

dimorfismo sexual muy marcado siendo la hembra de mayor tamaño que los machos.

Bothrops alternatus ("yarará grande", "urutú", "víbora de la cruz" o "crucera").

- Posee gran tamaño (entre 1,50 y 1,60 m de longitud)
- Dorso es de color pardo-grisáceo con dibujos semejantes a riñones o tubos de teléfono de color castaño oscuro bordeados de blanco.
- Posee un dibujo de líneas blancas con forma de cruz trunca en la cabeza. La cara ventral es blanquecina con pintas oscuras

Acción del veneno

El *veneno* tiene tres acciones principales:

- Inflamatoria aguda (potencialmente necrotizante): por destrucción celular directa, destrucción de la matriz extracelular y tejido muscular, e indirectamente por isquemia y activación y/o liberación de mediadores de procesos inflamatorios (leucotrienos, prostaglandinas, interleuquinas) producidas por diferentes componentes del veneno.
- Coagulante: por activación de la transformación de fibrinógeno a fibrina mediante la activación de factores de coagulación (X, V y otros) y/o por mecanismos de acción trombina –símil activando el fibrinógeno (factor I) de manera similar a la trombina. Paradójicamente, esta actividad coagulante conduce a la incoagulabilidad sanguínea debido a la afibrinogenemia que produce por consumo. La actividad coagulante puede conducir a un fenómeno de coagulación intravascular diseminada (C.I.D).
- Vasculotóxica: debida a metaloproteinasas ("hemorraginas") y otros componentes. Las hemorraginas degradan la matriz extracelular, estructuras vasculares, lesionan los endotelios y aumentan la permeabilidad vascular provocando la rexis.

También produce activación de sistemas hipotensores mediados por calicreína-bradiquinina y bloquea la acción de la enzima convertidora de angiotensina III, lo cual conjuntamente a la hipovolemia relativa producida por las hemorragias puede conducir al colapso hipovolémico irreversible.

Cuadro Clínico

El veneno de las Bothrops produce un cuadro clínico con alteraciones locales y sistémicas compatible con un síndrome histotóxico – hemorrágico que puede conducir a la muerte. Si bien el veneno de las distintas especies de Bothrops no es idéntico, el envenenamiento se traduce clínicamente en un cuadro similar.

Manifestaciones locales

Los signos locales comienzan inmediatamente tras la mordedura: inflamación, dolor muy intenso, edema que no deja signo de Godet, equimosis, ampollas de contenido sero-hemático y se observa la impronta de los dientes inoculadores del animal. Puede progresar a la necrosis en un porcentaje pequeño de casos, produciéndose una escara que al desprenderse deja una úlcera que evoluciona de manera tórpida. Las lesiones locales pueden ser de tal magnitud que dejen secuelas invalidantes.

Manifestaciones generales

Los signos sistémicos tienen un período de latencia de aproximadamente 30 minutos y consisten en trastornos de la coagulación sanguínea hasta incoagulabilidad, que se traducen en alteraciones en el coagulograma (tiempo de coagulación, tiempo de protrombina) con o sin hemorragia (gingivorragia, epistaxis, hematemesis, melena, hematuria, etc.). Pueden existir otras manifestaciones generales como: epigastralgia, náuseas, vómitos, taquicardia, hipotensión, que en muchas ocasiones son premonitorias de la evolución al shock. El compromiso renal puede evidenciarse por oliguria u oligoanuria, alteraciones hidroelectrolíticas y llevar a una insuficiencia renal aguda.

Clasificación del cuadro clínico

- Leve: hay dolor y edema local mínimo o ausente, manifestaciones hemorrágicas discretas o ausentes, con o sin alteración del tiempo de coagulación.
- Moderado: dolor y edema que afecta más de un segmento anatómico, acompañado o no de alteraciones hemorrágicas locales o sistémicas, con o sin alteración del tiempo de coagulación.
- Grave: edema extenso que puede comprometer todo el miembro acompañado de dolor intenso. Independientemente del cuadro local existen manifestaciones sistémicas como incoagulabilidad sanguínea, hipotensión arterial, oligoanuria, shock y hemorragias intensas.

Diagnóstico

En la mayoría de las oportunidades es fácil realizar el diagnóstico de envenenamiento botrópico dado que clínicamente es bien diferenciable de otros envenenamientos por serpientes. El diagnóstico se basa en el antecedente de la mordedura (de manera excepcional puede faltar este dato) asociado al cuadro clínico compatible y a la prolongación del tiempo de coagulación (TC).

Envenenamiento crotálico (Cascabel)

Es un síndrome neurotóxico, miotóxico y coagulante, potencialmente letal, que se produce por la inoculación del veneno de ofidios de la Familia Crotalidae, Género Crotalus, especie durissus, subespecie terrificus (“cascabel”, “mboi-chiní”).

Acción del veneno de la Cascabel

El veneno tiene tres acciones principales:

- Neurotóxica: por acción presináptica en las terminaciones neuromusculares inhibiendo la liberación de acetilcolina (Ach), lo que da origen a parálisis motoras.

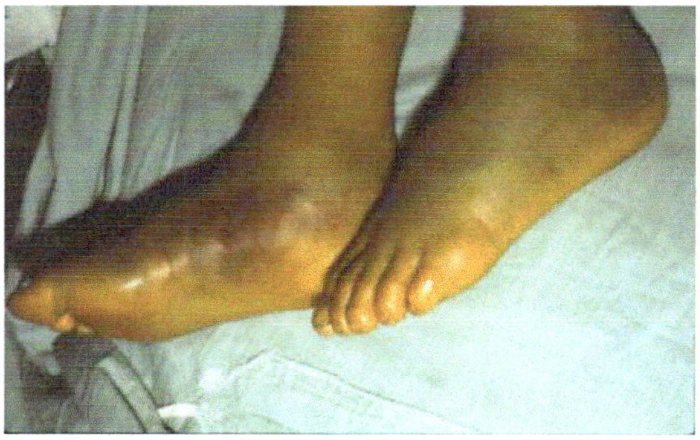

Figura 41.3: Envenenamiento por Yarará. Autor Adolfo de Roodt.

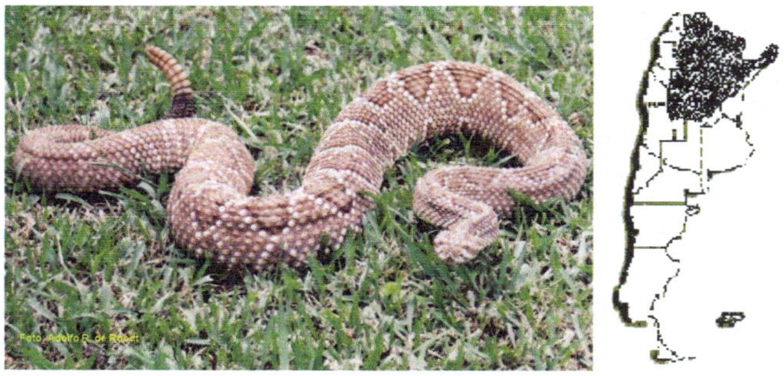

Figura 41.4: A la izquierda: Cascabel. Autor: Adolfo de Roodt. A la dercha: Distribución en Argentina

- Miotóxica: produce lesiones de fibras musculares esqueléticas (rabdomiólisis). La mioglobina liberada se hace evidente por la coloración oscura de la orina (mioglobinuria), típica de este envenenamiento. La precipitación de mioglobina en los túbulos renales puede conducir a insuficiencia renal aguda.
- Coagulante: alrededor de la mitad de los envenenamientos pueden coexistir con alteraciones de la coagulación por componentes coagulantes que producen desde prolongación del TC hasta incoagulabilidad sanguínea por consumo de fibrinógeno. Cuadro clínico El paciente puede presentar un síndrome neurotóxico, miotóxico y coagulante.

Manifestaciones locales

Mínimos signos locales : leve eritema, acompañado o no de discreto edema a nivel del sitio de hincamiento de los dientes inoculadores. En este caso no hay dolor, inclusive puede haber hipoestesia o anestesia de la zona mordida.

Manifestaciones generales

Instalación rápida con visión borrosa, diplopía, anisocoria, disminución de la agudeza visual, ptosis palpebral (facies miasténica), dificultad para hablar, mialgias y oscurecimiento de la orina (mioglobinuria). Casi 50%, trastornos de la coagulación sanguínea hasta incoagulabilidad y náuseas, vómitos, sudoración, somnolencia, inquietud y taquipnea.

Envenenamientos graves : parálisis respiratoria e insuficiencia renal aguda. Los signos y síntomas neurológicos se mantienen alrededor de 2 semanas desapareciendo gradualmente sin secuelas aparentes.

Clasificación del cuadro clínico Cascabel

- Leve: escasa signo-sintomatología neurotóxica de aparición tardía, sin mialgias ni alteración del color de la orina, con o sin alteración de la coagulación sanguínea.
- Moderado: presencia de signo-sintomatología neurotóxica de instalación precoz, mialgias discretas, con o sin alteración del color de la orina, con o sin alteración de la coagulación sanguínea.
- Grave: neurotoxicidad evidente e importante, facies miasténica, debilidad muscular, mialgias generalizadas, orina oscura, oligoanuria hasta la instalación de insuficiencia renal aguda, con o sin alteración de la coagulación sanguínea.

Diagnóstico El diagnóstico se basa en el antecedente de la mordedura (de manera excepcional puede faltar este dato) asociado al cuadro clínico compatible y a las alteraciones de los exámenes de laboratorio, principalmente la presencia de mioglobinuria y el aumento de las enzimas indicadoras de daño muscular (creatinin-fosfoquinasa, CPK).

Envenenamiento Elaptico (Serpiente Coral)

Envenenamiento grave que se produce por la inoculación de veneno de las especies de ofidios de la Familia Elapidae, Género Micrurus ("coral").

Acción del veneno

El veneno tiene una acción predominantemente neurotóxica debido a la presencia de neurotoxinas. Las de la mayoría de las especies de Argentina actúan a nivel post-sináptico, y solo las de M. corallinus actuarían a nivel pre y post-sináptico. A nivel post-sináptico bloquea la unión de la acetilcolina (Ach) a los receptores colinérgicos nicotínicos en la placa neuromuscular (efecto clínico curare-símil). A nivel pre-sináptico inhiben la liberación de la acetilcolina (Ach) de las terminaciones nerviosas (sólo M. corallinus).

Cuadro clínico

La sintomatología corresponde a un síndrome neurotóxico de aparición precoz, generalmente dentro de la primera hora de ocurrida la mordedura.

Manifestaciones locales

Dolor leve o sin él, leve edema, hipo o anestesia.

Manifestaciones generales

Compromiso neuro-muscular, motor y sensitivo, comprometiendo desde el sitio de la mordedura con parálisis de los músculos faciales, faringolaríngeos (crisis de sofocación, sialorrea, disfagia), oculares (ptosis palpebral, facies miasténica, oftalmoplejía, anisocoria), intercostales y diafragma. La parálisis de los músculos respiratorios puede llevar a la insuficiencia respiratoria y muerte.

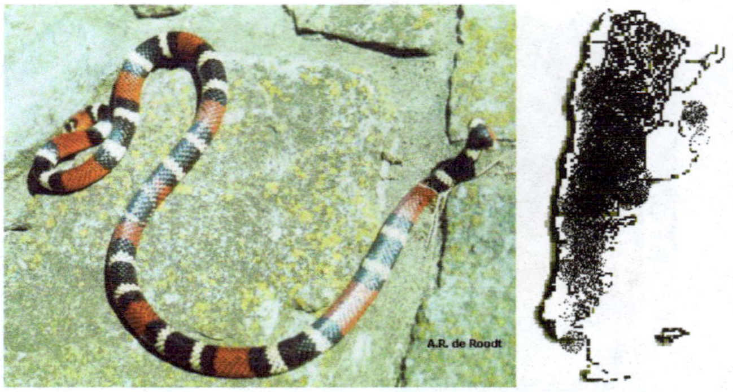

Figura 41.5: A la izquierda: Coral. Autor Afolfo de Roodt. A la derecha: Distribución en Argentina.

Clasificación del cuadro clínico

El envenenamiento por Micrurus debe ser considerado siempre como potencialmente grave.

Diagnóstico

En la mayoría de las oportunidades el diagnóstico se facilita porque el paciente refiere las características del animal agresor a lo que se asocia el cuadro clínico compatible.

No existen exámenes complementarios que faciliten el diagnóstico.

Manejo de las mordeduras por Yarará, Cascabel y Coral

Los pacientes deben ser internados según severidad en sala general o terapia intensiva en un centro sanitario con capacidad de resolver este tipo de incidentes ofídicos, caso contrario debe ser trasladado.

Las recomendaciones de la Organización Mundial de la Salud en su Guía:

- Aplicación de parche o presión sobre sitio de mordedura
- Inmovilización del miembro mordido
- Transporte del paciente para recibir tratamiento médico sin demora

Las piedras angulares del tratamiento consisten en:

- Tratamiento antiofídico
- Tratamiento del sangrado
- Manejo del dolor
- Intervención quirúrgica si fuera necesario

Medidas generales. Manejo inicial.

- Tranquilizar en lo posible al paciente (la mayoría de las mordeduras responden y se le coloca el suero antiofídico)
- Retirar anillos, pulseras, cadenas, tobilleras y zapatos que puedan comprometer la circulación sanguínea.
- Colocar un acceso venoso y asegurar las medidas generales de sostén.
- Realizar asepsia del área injuriada.
- Evaluar la necesidad de profilaxis antitetánica.
- Inmovilizar y elevar el miembro afectado.
- Evitar la administración de inyecciones innecesarias ya que existe el riesgo de hemorragias por defecto de coagulación.
- Vigilar la mecánica respiratoria, el estado hemodinámico, el equilibrio hidroelectrolítico y la función renal.
- Utilizar analgésicos si fuese necesario.
- Evitar la utilización de aspirina que podría favorecer las hemorragias.

¡¡Acciones que deben evitarse!!

- Usar torniquetes, podría agravar el bloqueo vascular, favoreciendo el síndrome isquémicoedematoso y la necrosis
- Realizar incisiones, amplias fasciotomías y cauterizaciones en el sitio de la mordedura, pues estas medidas destruyen tejidos y pueden limitar las funciones.
- Inyectar antiveneno en el sitio de la mordedura, pues aumenta el edema y con ello la isquemia. *Administrar agentes inhibidores de la fibrinólisis ante la presencia de síndrome hemorragíparo sugestivo de coagulación intravascular diseminada (C.I.D.) Esta medida agrava la coagulopatía, y provoca hemorragias intensas.

Atención especial a estas indicaciones:

- No intentar succionar el veneno
- No suministrar bebidas alcohólicas
- No colocar sustancias como vinagre. alcohol, kerosene, en la zona de la mordedura,
- No realizar cortes en la herida para succionar veneno

Test de laboratorio

La detección específica del veneno no se encuentra disponible en Argentina (sólo en algunas regiones de Australia)

- Estudio de coagulación RIN, PT, KPTT, dímero D, PDF y fibrinógeno.
- CPK para detección de miólisis
- Test de función renal para detección de mioglobinuria y si hay hipotensión
- Electrolitos por probables aumento de K+ y disminución del Ca+
- Conteo de glóbulos blancos
- Plaquetas
- Test de orina para detección de mioglobinuria y hemoglobina
- ECG y troponina cardiaca para detección de cardiotoxicidad

Manejo médico del envenenamiento

Los principios de manejo son resucitación, administración de antiveneno y tratamiento específico de los efectos del veneno. Se debe realizar una cuidadosa historia clínica intentando identificar el género de la serpiente involucrada, historia de alergias en el niño.

La clave en estos incidentes ofídicos consiste en determinar el grado de compromiso y nivel de gravedad del ofidismo para detallar los pasos a seguir.

Se han descripto usos y aplicaciones de scores predictores de severidad luego de la mordedura en niños, aunque no se ha logrado estandarizar ni validar, por lo que la observación clínica y la admisión del paciente constituyen la pieza fundamental. Algunos autores han descripto que con valores elevados de CPK y de Glóbulos Blancos, sumados a hipocalcemia, habría peor pronóstico.

La severidad variará por la localización, profundidad de la mordedura, cantidad de veneno, especie involucrada, tamaño de la víctima y sensibilidad al veneno.

Coagulopatía

Según diversos autores, la administración de factores de coagulación a través de plasma fresco congelado, transfusión de glóbulos rojos y plaquetas, es de manejo controvertido, incluso existiendo descripciones con agravamiento del cuadro.

Neurotoxicidad

La parálisis descendente, comenzando con ptosis, oftalmoplejía, y fallo respiratorio, se hará sostén con oxígeno y soporte ventilatorio mecánico, si está indicado. Si la administración del antiofídico fue demorada la recuperación puede ser prolongada.

Rabdomiólisis y fallo renal

Los factores que contribuyen al fallo renal son el shock, el efecto tóxico del veneno mismo, la rabdomiólisis y la CID.

Todas las víctimas deben recibir profilaxis antitetánica y antibióticos están indecados únicamente si existen altas sospechas de sobreinfección de la herida.

Debe proporcionarse analgésicos (tratando de evitar la morfina).

La rehabilitación y fisioterapia deben ser comenzados tan pronto como sea posible.

Tratamiento específico

El antiveneno es el tratamiento reconocido por la OMS, esencial y el único antídoto efectivo.

Los antivenenos, son soluciones de fragmentos F(ab´)2 de inmunoglobulinas o de inmunoglobulinas purificadas.

Pueden ser monovalentes, producidos con el veneno de una determinada serpiente, y polivalentes o poliespecíficos cuando son producidos con los venenos de varias serpientes.

El producto es valorado de acuerdo a la capacidad de neutralizar la acción letal de una cantidad determinada de veneno específico, siendo esto probado en ratones.

Cada lote lleva una indicación del poder neutralizante del antiveneno expresado en miligramos de veneno que son neutralizados. (Por ello este dato debe ser tomado en cuenta cuando se calculan las ampollas a administrar a cada paciente).

Su uso está indicado en todo paciente que presente un cuadro compatible con el envenenamiento, con o sin identificación del ejemplar ofídico.

La administración del antiveneno debe realizarse de manera precoz.

1. Vías de administración La vía de administración de elección es la endovenosa. De no poder utilizarse esta vía se puede optar por la vía intramuscular.
2. Dosis recomendada: Según guía adjunta

Dependerá de la gravedad del cuadro

Se recomienda la administración del total de la dosis en una única vez. Si luego de 12 horas de administrado el antiveneno no se observara mejoría, ejemplo: si no se corrige el tiempo de coagulación en el envenenamiento botrópico, puede repetirse la dosis del mismo.

La edad o peso del individuo no son variables que modifiquen la dosis a suministrar. Los niños deben recibir igual dosis que los adultos.

La dosis recomendada de antiveneno puede colocarse en un volumen de solución dextrosada o fisiológica de 200-250 ml y pasarse primero por goteo lento, y ante la ausencia de reacciones adversas en los primeros minutos, continuar pasando la dosis por goteo rápido

Recordar que el veneno SÓLO es neutralizado por el antiveneno específico, por lo tanto debe ser administrado en cualquier caso, pero con los recaudos mencionados.

Reacciones adversas

Puesto que todos los antivenenos se producen por medio de la inmunización de animales, existirá siempre el riesgo de hipersensibilidad, que puede ser de tipo I

ANTIVENENO	INMUNOGENOS	PRESENTACIÓN
Bothrops Bivalente (*)	*B. alternatus* (yarará grande o víbora de la Cruz) *B. neuwiedii* (yarará chica).	Vial x 10 ml, líquido o liofilizado
Tetravalente o Suero anti-yarará Misiones (*)	*B. alternatus, B. neuwiedii, B. jararaca* (yararaca), *B. jararacussu* (yararacusú).	Vial x 10 ml líquido o liofilizado
Botrópico – Crotálico o Trivalente (*)	Veneno del género *Bothrops (alternatus, neuwiedii, jararaca, jararacussu, ammodytoides y moojeni) y de Crotalus durissus terrificus.*	Vial x 10 ml líquido o liofilizado
Crotálico	*Crotalus durissus terrificus* (cascabel)	Vial x 10 ml líquido
Micrurus	Género *Micrurus* spp. (coral)	Vial x 5 ml líquido

Género	Clasificación clínica	Cantidad aproximada de veneno a neutralizar	Numero aproximado de ampollas (de acuerdo a la potencia neutralizante de cada lote) (1)	Observación
BOTHROPS	LEVE	75 a 100 mg	2 a 4 ampollas	Al dosificar considerar la capacidad neutralizante de los diferentes antivenenos botrópicos sobre el veneno de la especie involucrada.
	MODERADO	100 a 200 mg	4 a 8 ampollas	
	GRAVE	más de 200 mg	más de 8 ampollas	
CROTALUS	LEVE	50mg	(1)	Al dosificar considerar la capacidad neutralizante del lote de antiveneno. Son accidentes que pueden revestir mucha gravedad por las características neurotóxicas del veneno y por la complicación renal que puede producirse.
	MODERADO	100 mg	(1)	
	GRAVE	200 mg	(1)	
MICRURUS	Todos los cuadros son considerados como GRAVES por el riesgo de insuficiencia respiratoria debida a la parálisis muscular.		10 ampollas	Al dosificar considerar la capacidad neutralizante del lote de antiveneno. Pueden utilizarse otros fármacos de manera complementaria, como neostigmina (que inhibe la acetilcolinesterasa y permite una mayor concentración de Ach en biofase para estimular los receptores). Se debe usar asociada a atropina para disminuir el efecto muscarínico de la neostigmina.

Tabla 41.1: Antivenenos disponibles y dosis para distintas serpientes y grados de severidad

(inmediata) o de tipo III (reacción de Arthus, enfermedad del suero).

Las reacciones anafilactoides se relacionan con proteínas agregadas del antiveneno o con impurezas del mismo que activan la cascada del complemento y pueden producir un síndrome clínicamente similar al anafiláctico, pero desencadenado por causas no alérgicas. A diferencia de las reacciones anafilácticas, dependen de la dosis y retrogradan al suspenderse la administración del antiveneno.

Cuando se decide la administración de un antiveneno siempre deben considerarse los riesgos de anafilaxia. Antes de administrar sueros de origen equino el médico debe evaluar cualquier antecedente de asma, alergia, administraciones previas de suero equino o reacciones alérgicas por contacto o exposición a caballos. Los pacientes con estos antecedentes pueden generar serias reacciones anafilácticas luego de la administración del suero de origen equino por lo que siempre deben tenerse preparados los elementos necesarios para tratar un eventual shock anafiláctico (adrenalina, hidrocortisona, difenhidramina, ambú, laringoscopio, etc.).

Complicaciones y evolución

Feitosa y cols encontraron que la edad < de 15 años, demora en el tratamiento > 6 horas, y los trabajadores rurales fueron factoeres asociados con mayor riesgo de desarrollar seceridad y mortalidad.

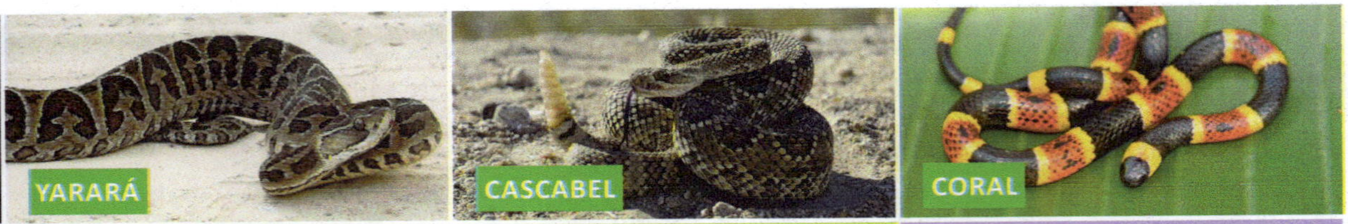

<table>
<tr><th colspan="2">Tipo</th><th>YARARÁ</th><th>CASCABEL</th><th>CORAL</th></tr>
<tr><td rowspan="2">LEVE</td><td>SÍNTOMAS</td><td>• Dolor
• Edema sin manifestaciones sistémicas</td><td>• Eritema
• Edema leve sin dolor
• Anestesia</td><td rowspan="6">TODOS LOS CASOS
son considerados como graves por el riesgo de insuficiencia respiratoria

SÍNTOMAS
• Locales mínimos: Dolor, edema y anestesia local.
• Generales: Veneno neurotóxico exclusivo de rápida acción.
• A los 5/20 min. de la mordedura produce parálisis muscular ascendente progresiva con insuficiencia cardiorespiratoria

ACCIÓN
• 10 ampollas antiveneno coral</td></tr>
<tr><td>ACCIÓN</td><td>Neutralizar:
• 75/100 mg. de veneno
• 2/4 ampollas</td><td>Neutralizar:
• 50 mg. de veneno
• 4/5 ampollas</td></tr>
<tr><td rowspan="2">MODERADO</td><td>SÍNTOMAS</td><td>• Afectación de más de un segmento anatómico
• Hemorragias locales</td><td>• Neurotoxicidad
• Mialgias con o sin alteración del color de la orina
• Alt. de la coagulación</td></tr>
<tr><td>ACCIÓN</td><td>Neutralizar:
• 100/200 mg. de veneno
• 4/8 ampollas</td><td>Neutralizar:
• 100 mg. de veneno
• 8/10 ampollas</td></tr>
<tr><td rowspan="2">GRAVE</td><td>SÍNTOMAS</td><td>Dolor / Edema con manif. sistémicas / Afectación de más de un segmento anatómico / Hemorragias / Alt. coagulación / hipertensión / Shock / Ira</td><td>Neurotoxicidad / Faciea miastémica / Orina oscura por rabdomiolisis oligianuria / Ira / Shock / Alt. de la coagulación</td></tr>
<tr><td>ACCIÓN</td><td>Neutralizar:
• + de 200 mg. de suero</td><td>Neutralizar:
• + de 200 mg. de veneno
• 20 ampollas</td></tr>
</table>

Figura 41.6: Algoritmo manejo de incidentes ofídicos y de aracnidismo. Ministerio de Salud. Gobierno de la Provincia de Santa Fe. Autorizado por Andrea Uboldi

Las complicaciones tales como celulitis, coagulación intravascular diseminada, edema pulmonar, fallo renal agudo, síndrome compartimental y muerte, pueden ocurrir. El síndrome compartimental es una rara complicación resultando en la pérdida de la función debido a isquemia y la amputación de la extremidad si no es tratado.

Las complicaciones más frecuentes son la insuficiencia respiratoria y el fallo renal.

Algunos autores reportan en otras áreas del mundo con mordeduras por Bothrops y otras especies una incidencia de síndrome compartimental de hasta el 28% en niños, no existiendo en Argentina esta estadística.

Ya hemos mencionado que no se han podido identificar factores de riesgo y pronósticos basados en laboratorios de manera de basarlos en evidencia, aunque fue reportado por Arkat, Campbell, Ouyang.

La mortalidad ha disminuido principalmente en los países y regiones con acceso a suero antiveneno, con sistemas de salud que permiten ´no solo el acceso a la distribución del suero, sino a la producción de suero de las especies reinantes en la región.

Tipo		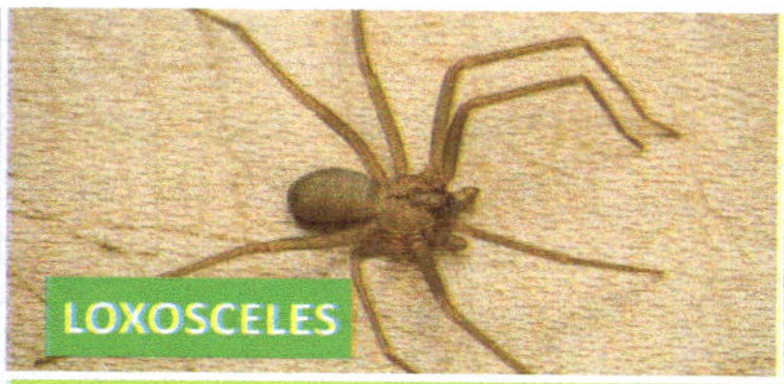	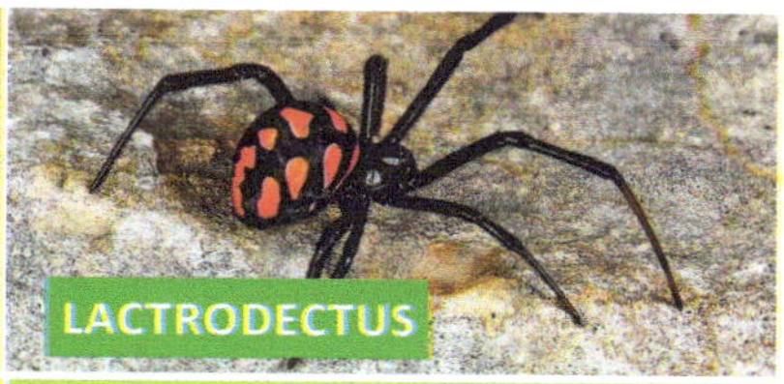
LEVE	SÍNTOMAS	LOCALES **Dolor / Edema / Papula y vesícula equimóticas / Placa marmorea / Escara**	**• Eritema • Edema leve sin dolor • Anestesia**
LEVE	ACCIÓN	**Suero malbran: • 5 ampollas**	**Suero malbran: • 1 ampollas**
MODERADO	SÍNTOMAS		**• Espasmos musculares • Taquicardia/bradicardia • HTA**
MODERADO	ACCIÓN		**Suero malbran: • 1 ampollas**
GRAVE	SÍNTOMAS	**SISTÉMICOS • Hemolisis intravascular • CID/IRA • Evaluar hemoglobinuria**	**• Arritmia • HTA/EAP • Alucinaciones • Abdomen en tabla**
GRAVE	ACCIÓN	**Suero malbran: • 10 ampollas**	**Suero malbran: • 2 ampollas**

Figura 41.6: Continúa de página anterior

Prevención

Resulta peligroso

Atravesar áreas poco conocidas (pajonales, bosques, selva, zonas inundadas, trepar por rocas o árboles, o caminar en zonas donde puedan ser poco visibles por la presencia de hierba alta, desniveles en el terreno u oquedades, introducir las manos en huecos de árboles, cuevas, nidos o fogones abandonados, así como intentar cazar o tomar serpientes con las manos cuando parecen muertas. No hostigar a una serpiente o manipularla.

Se recomienda

- No salir al campo sin zapatos.
- Para caminar por la hierba alta o en la maleza lo mejor es llevar pantalón de loneta, con botamanga ancha, botas altas de cuero o goma gruesa por debajo de los pantalones.
- No acercarse a las serpientes. Si no es posible alejarse a tiempo, abstenerse de hacer movimientos bruscos.
- No tocar nunca a una serpiente, ni siquiera aunque parezca muerta. Algunas se quedan quietas para que no las ataquen.

- Cuando se va a realizar una actividad en un área ofidiógena, informarse sobre las serpientes venenosas locales consultando con alguien medianamente conocedor. Aprender a distinguirlas y enterarse de dónde viven. La mayor parte de ellas viven a nivel del suelo en cuevas, bajo rocas, troncos o arbustos.
- Tomar precauciones por la noche, ya que es entonces cuando inician su actividad muchas serpientes. Indicar a los niños que no anden descalzos, que preferentemente lleven botas y que lleven una linterna cuando salgan por la noche (siempre es preferible que no salgan). También recomendarles que no hostiguen a ninguna serpiente.
- Los niños pequeños deben ser llevados en andas al atravesar zonas con potencial presencia de ofidios.
- En zonas con ofidios, colocar en las aberturas de las casas alambre tejido o similares a fin de impedir la entrada de los ofidios al domicilio.
- No levantar piedras o troncos con las manos desprotegidas, ni meter la mano o el pie en agujeros del terreno, en huecos de árboles, cuevas, nidos y fogones abandonados. Antes de pasar sobre un tronco examinar bien el otro lado por si hay serpientes y, si es posible, tantear con un palo.
- Mantener el espacio peridomiciliario con pasto corto, libre de malezas y residuos que puedan atraer roedores que constituyen uno de los alimentos de los ofidios.
- No dormir en el suelo. Durante el sueño la persona podría colocarse sobre una serpiente al cambiar de postura, ya que las serpientes podrían acercarse guiadas por el calor corporal.
- Tener precaución al atravesar áreas poco conocidas (pajonales, bosques, zonas inundadas, sendas, etc.), es recomendable hacerlo acompañado por perros lugareños (animal centinela).
- En el caso de *Micrurus*, tener cuidado al trabajar en el suelo, realizar pozos o cavar zanjas, sobre todo al levantar trozos de tierra. Tener especial cuidado con los niños los que son atraídos por sus colores vivos y su falta de agresividad.

En la citada página del ANLIS (http://www.anlis.gov.ar/inst/INPB/ofidios/ofidios.htm) se encuentran también las direcciones de los centros provinciales donde puede solicitarse asistencia y asesoramiento sobre casos de envenenamiento ofídico.

Bibliografía

3. http://www.msal.gob.ar/images/stories/bes/graficos/0000001164cnt-5_alacranismo.pdf Gait N. Envenenamiento por animal ponzoñoso. PRONAP 2010. Módulo 4. Buenos Aires: SAP; 2010.Págs.10-41.
4. De Roodt AR, García SI, Salomón OD, Segre L, et al. Epidemiological and clinical aspects of scorpionism by Tityus trivittatus in Argentina. Toxicon 2003;41(8):971-7.
5. AR. Comments on environmental and sanitary aspects of the scorpionism by Tityus trivittatus in Buenos Aires City, Argentina. Toxins (Basel) 2014;6(4):1434-52.
6. Veneno de escorpiones (alacranes) y envenenamiento. Scorpion (alacran) venom and envenomation. Veneno de escorpião (alacran) e envenenamento
7. Adolfo Rafael de RoodtActa bioquímica clínica latinoamericana versión impresa ISSN 0325-2957 Acta bioquím. clín. latinoam. vol.49 no.1 La Plata mar. 2015
8. Ministerio de Salud de la Nación. Guía de Prevención, Diagnóstico, Tratamiento y Vigilancia Epidemiológica del Envenenamiento por Escorpiones; Ministerio de Salud, Temas de Salud Ambiental No 4, Ministerio de Salud de la Nación, Buenos Aires, Argentina, 2011.
9. http://www.who.int/es/news-room/fact-sheets/detail/snakebite-envenoming
10. Revista Facultad de Medicina de la UNNE. Mordedura de yarará en pacuinetes pediátricos. Maria Luz Fernandez Eyke A. De Belas
11. http://www.msal.gob.ar/images/stories/bes/graficos/0000000802cnt-2012-07-11_anim-ponzoniosos-guia-ofidismo.pdf
12. de Roodt A. R., García S. I., Salomón O. D., Segre L., Dolab J. A., Funes R. F., de Titto E. H. (2003). "Epidemiological and clinical aspects of scorpionism by Tityus trivittatus in Argentina". Toxicon 41(8): 971-977..
13. de Roodt A. R., Coronas F. I. V., Lago N. R., González E., Laskowicz R. D., Beltramino J. C., Saavedra S., López R. A., Reati G., Vucharchuc M. G., Bazán E., Varni L., Salomon O. D., Possani LD. (2009). "General, biochemical and immunological characterization of the venom from the scorpion Tityus trivittatus of Argentina." Toxicon, 55 (2-3): 307-319.
14. Ministerio de Salud de la Nación: http://www.msal.gov.ar/determinantes/Programa Nacional de Prevención y Control de Intoxicaciones: http://www.msal.gov.ar/precotox Programa Nacional de Control de Enfermedades Zoonóticas: http://www.msal.gov.ar/zoonosis/ Asociación Toxicológica Argentina:
15. http://www.ataonline.org.ar/bibliotecavirtual/documentosutiles.htm
16. Instituto Nacional de Producción de Biológicos: www.anlis.gov.ar
17. Instituto Butantan (Sao Paulo, Brasil): www.butantan.gov.br Instituto Vital Brazil (Río de Janeiro, Brasil): http://www.vitalbrazil.rj.gov.br
18. Organización Mundial de la Salud: http://www.who.int/es/
19. Tibballs J, Winkell K, en Envenenomation syndromes. Pag 515-540 Roger´s Textbook of Pediatric Intensive Care. Fifth edition. 2016
20. de Roodt A, de Titto E, Envenoming by coral snakes (Micrurus) in Argentina during the period between 1979-2003. Rev. Inst. Med. Trop. Sao Paulo55(1); 13-18. January -February, 2013
21. Fernández, ML, Belaustegui, E, SServin R. Mordedura de yarará en pacientes pediátricos. Revista de Facultad de Medicina de la UNNEVol XXIX N°1 2009
22. Giraudo A, Arzamendia V, Serpientes venenosas del Nordeste argentino: Identificación y prevención de ofidismo. Instituto Nacional de Limnología (Conicet-UNL) Curso dictado en el Instituto Nacional de Limnología y Asoc. Cienc. NAt. Litoral. V. 2004. Santa Fe.
23. Vieira Tavares A, et col: The epidemiology of snakebite in the Rio Grande do Norte State, Northeastern Brazil. Revista do Instituto de Medicina Tropical de Sao Paulo. 2017, 59;e 52
24. Aktar F, et al: Evaluation of the risk factors and follow up criterio for severity of snakebite in children. Iran J Pediatr. 2016 August;26 (4) e 5212
25. www.santafe.gov.ar/salud
26. Simpson I. The pediatric management of snakebite: The national Protocol. Indian Pediatrics. Vol 44- March 17, 2007
27. Schulte J et al. Childhood victims of snakebites: 2000-2013. Pediatrics Volume 138, number 5. November 2016

5 MANIFESTACIONES SISTEMICAS

Capítulo 42

Biomarcadores en el trauma pediátrico

Corsino Rey Galán, Ana Vivanco Allende, Andrés Concha Torre

Introducción

Los *biomarcadores* surgen como moléculas habitualmente detectables en sangre, aunque también en otros líquidos orgánicos, con capacidad para ayudar al clínico en la toma de decisiones. Existen marcadores de múltiples procesos, pero en este capítulo nos vamos a referir a los biomarcadores inflamatorios. Más de 200 moléculas han sido consideradas marcadores inflamatorios con posible utilidad en la práctica diaria. Sin embargo, menos de un 20% han llegado a ser valorados en estudios apropiados. Las investigaciones se centran actualmente en campos de enorme potencial como la *genómica* y la *metabolómica*, comenzando a barajarse la aplicación de soluciones basadas en la nanotecnología para ayudar al médico clínico en su toma de decisiones. No obstante, mientras estos resultados llegan, necesitamos conocer muy bien como se comportan los marcadores más utilizados en clínica, para intentar sacarles el mayor rendimiento posible. Los dos marcadores más utilizados en la práctica asistencial son la *proteína C reactiva (PCR)* y la *procalcitonina (PCT)*, habiéndose incorporado en los últimos años la *interleucina 6 (IL-6)*. En el paciente politraumatizado estos biomarcadores nos pueden ayudar a monitorizar la evolución del proceso y especialmente, a detectar infecciones nosocomiales. Por otra parte, si desconocemos como se comportan en el paciente politraumatizado podríamos cometer errores importantes, especialmente realizando diagnósticos excesivos de *infección nosocomial bacteriana* y haciendo un uso inadecuado de los *antibióticos*. Por tanto, el objetivo de este capítulo será revisar la utilidad clínica de los biomarcadores en el contexto del paciente politraumatizado.

Biomarcadores en el paciente politraumatizado

Causas de su elevación

Los pacientes politraumatizados sufren una agresión externa, en ocasiones de una gran magnitud, que provoca un intenso daño al organismo. Como consecuencia de este daño, a través de los mecanismos de nuestro sistema defensivo, se produce una tormenta inflamatoria, clásicamente conocida como *síndrome de respuesta inflamatoria sistémica (SRIS)* no infeccioso, con liberación al torrente sanguíneo de diferentes tipos de marcadores. Recientemente esta denominación ha sido cambiada por algunos autores a la de *patrón molecular asociado a daño (PMAD)*. De esta forma, cualquier tipo de daño que reciba el organismo (politraumatismo, quemaduras, cirugía...) puede ser causa de elevación de biomarcadores. ¿Existen otras causas que hagan elevarse la PCR, PCT e IL-6? Por supuesto, de hecho la causa infecciosa ha sido la que ha llevado a desarrollar estos biomarcadores buscándoles una aplicación clínica. En este caso nos encontraríamos ante un SRIS infeccioso al que recientemente algunos denominan *patrón molecular asociado a un germen (PMAG)* (Figura 42.1).

El primer problema que nos plantea esta situación es como distinguir si en un paciente politraumatizado la elevación de biomarcadores es solo debida al trauma o puede haber también una infección asociada, es decir que parte de elevación del marcador es debida al PMAD y que parte es debida al PMAG. Existen pistas que nos pueden ayudar en la interpretación de esta elevación.

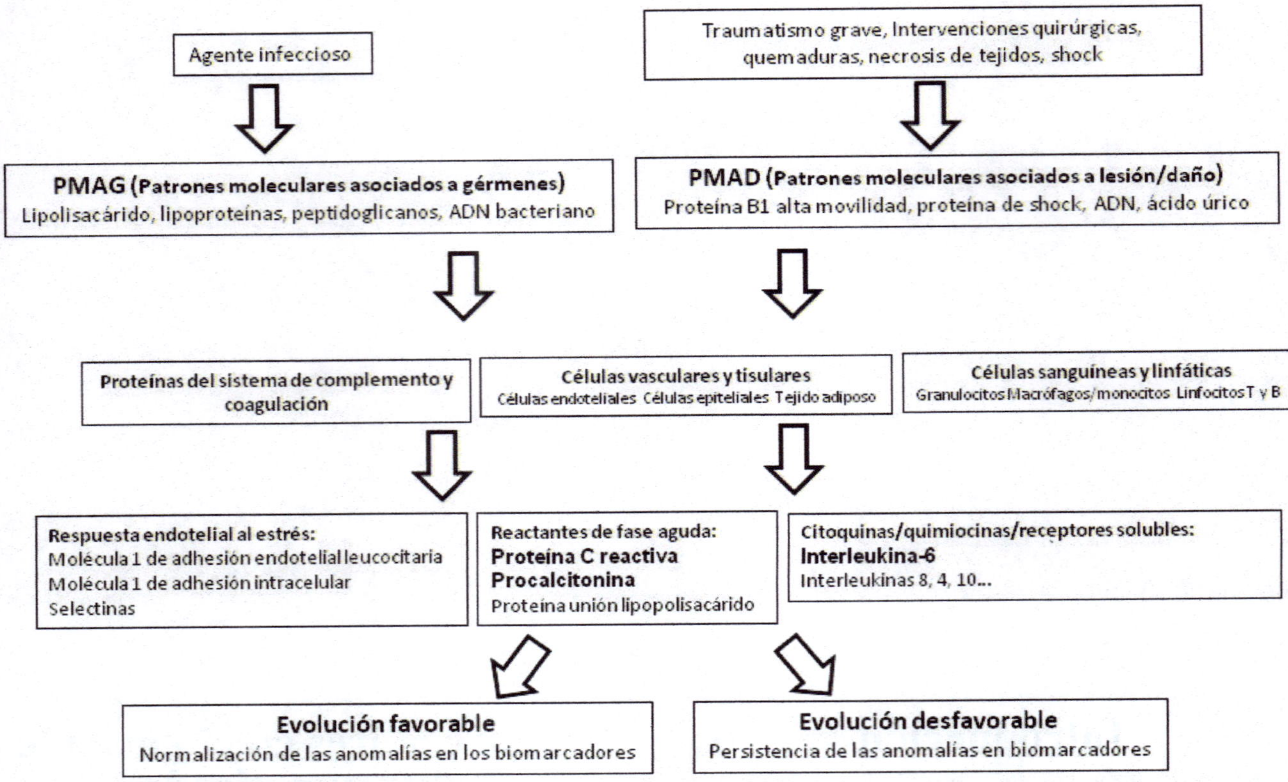

Figura 42.1. Causas de elevación de los biomarcadores y proceso de aumento y descenso de los mismos

Politraumatismo	Infección
A mayor intensidad del trauma mayor elevación	La sepsis produce mayor elevación que la infección localizada
La presencia de shock hipovolémico intenso aumenta la elevación	Las bacterias Gr negativas elevan más que las bacterias Gr positivas
Las transfusiones masivas aumentan la elevación	Los virus y los hongos producen menor elevación que las bacterias
Valorar la cinética de cada marcador para buscar el punto de mayor elevación	Valorar la cinética de cada marcador para buscar el punto de mayor elevación

Tabla 42.1: Factores que influyen en el nivel de elevación de los biomarcadores en caso de trauma o infección

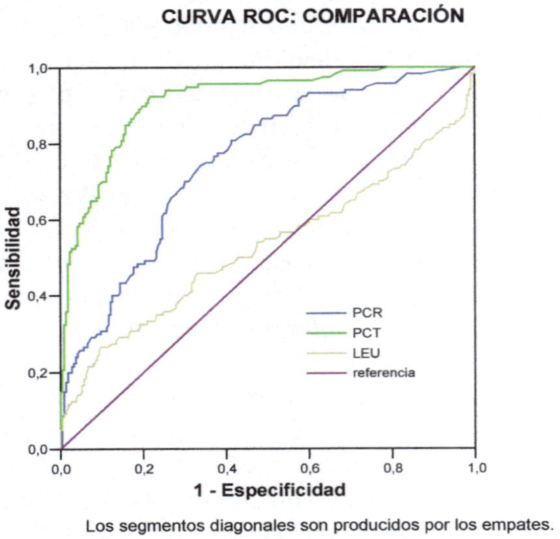

Figura 42.2: Curva ROC comparando la capacidad diagnóstica de PCR, PCT y leucocitos para diferenciar un síndrome de respuesta inflamatoria sistémica no infeccioso de una sepsis

Quien eleva más los biomarcadores ¿el trauma o la infección?

Los valores normales de PCT en población sana son inferiores a 0,1 ng/mL, los de PCR a 0,5 mg/dL y los de IL-6 a 15 pg/mL. En general, la elevación de biomarcadores es mayor como consecuencia de una infección bacteriana (PMAG) que como consecuencia de un traumatismo (PMAD). Sin embargo debemos de individualizar cada caso, teniendo en cuenta los aspectos que se muestran en la Tabla 42.1.

La siguiente pregunta que nos debemos hacer es si los 3 biomarcadores más usados en clínica tienen el mismo comportamiento. Se han publicado múltiples estudios comparando PCT y PCR y el hallazgo más consistente es que la PCT tiene mayor *especificidad* para diferenciar el SRIS no infeccioso de la sepsis. Por ejemplo, en nuestra experiencia, la PCT mostraba un área bajo la curva de

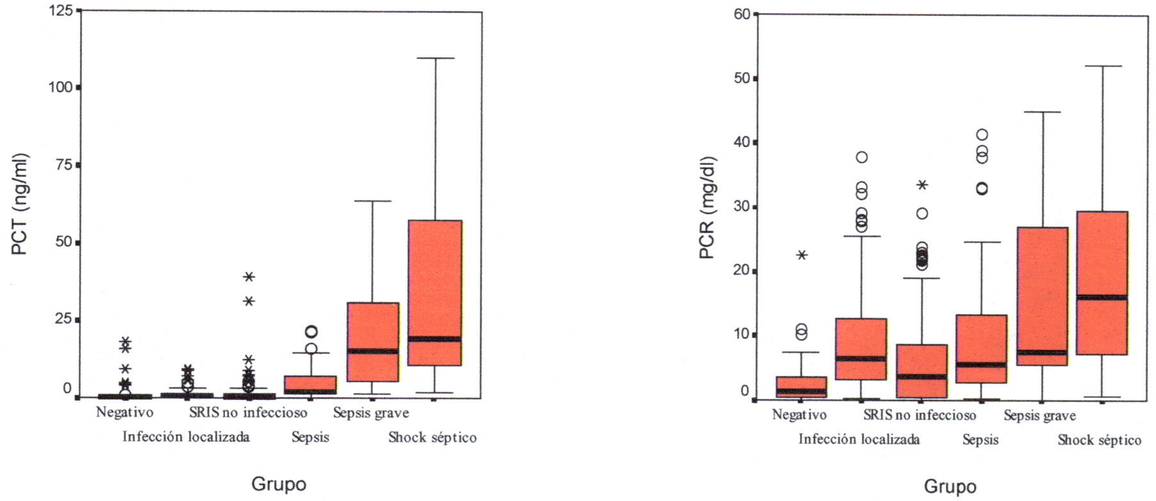

Figura 42.3. Niveles de Proteína C Reactiva (PCR) y procalcitonina (PCT) en diferentes grupos de pacientes ingresados en una Unidad de Cuidados Intensivos Pediátricos. SIRS: síndrome de respuesta inflamatoria sistémica

0,91 con un *punto de corte* de 1,1 ng/mL para diferenciar la sepsis del SIRS no infeccioso, mientras que en el caso de la PCR el área bajo la curva era de 0,75 con un punto de corte de 5,6 mg/dL (figura 2). El motivo, como vemos en la figura 3, es que los valores de PCR aumentan de forma significativa en el SRIS no infeccioso haciendo la diferenciación con la sepsis más problemática.

Por tanto, primer punto práctico a tener en cuenta: en un paciente politraumatizado una elevación de PCT hasta 1-2 ng/mL o de PCR hasta 5-10 mg dL podría estar justificado por el propio politraumatismo y no indicaría necesidad de instaurar antibióticos siempre que el paciente no presente otros signos clínicos que lo aconsejen.

Un marcador recientemente descrito, la presepsina, puede ser un buen marcador de sepsis nosocomial en los pacientes politraumatizados ya que parece que no sufre elevación como consecuencia del daño provocado por el trauma (PMAD).

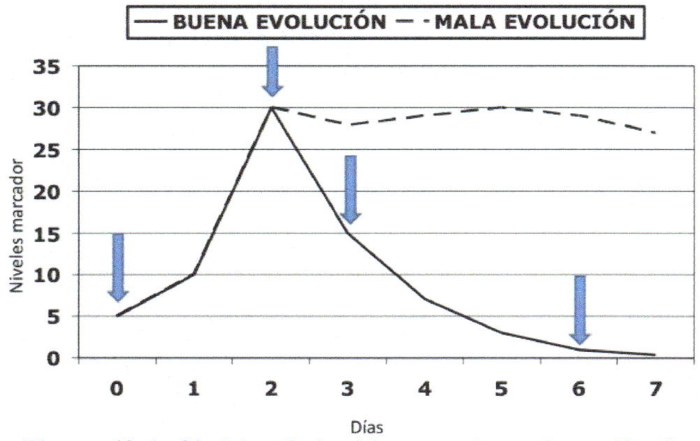

Figura 42.4: Cinética de los biomarcadores dependiendo de la buena o mala evolución de los pacientes. (Tomada de la referencia v)

Cinética

Uno de los motivos por los que estos biomarcadores pueden resultar de utilidad en la práctica clínica es porque su cinética sigue un curso similar a la evolución del paciente. Como se muestra en la Figura 42.4, si el paciente tiene una buena evolución, los biomarcadores se elevarán inicialmente durante las primeras 12 a 48 horas y posteriormente irán descendiendo hasta volver a sus valores normales, previos al momento que ocurrió el politraumatismo. Si por algún motivo, especialmente cuadros infecciosos que aparezcan durante los primeros días de ingreso de estos pacientes, la evolución no fuera favorable los biomarcadores no seguirían esta progresión y se mantendrían elevados.

Por tanto, en el paciente politraumatizado, más que una determinación aislada, es la cinética valorada con muestras sucesivas, lo que más puede aportar. Podríamos hablar de la existencia de 4 valores útiles (Figura 42.4):

1. Primer valor del marcador (será el que sirva de punto de partida para saber posteriormente donde estamos);
2. Valor máximo (marca el punto de peor evolución de la enfermedad);
3. Valor en descenso (confirma la buena evolución del proceso), y
4. Valor que confirma la resolución del proceso inflamatorio (final del proceso).

¿Existe diferencia en cuanto a la cinética de los 3 biomarcadores?. La respuesta es claramente afirmativa como vemos en la Figura 42.5. La IL-6 se comienza a elevar muy rápidamente (3-6 horas) pero también suele descender muy rápidamente, por lo que resulta útil para

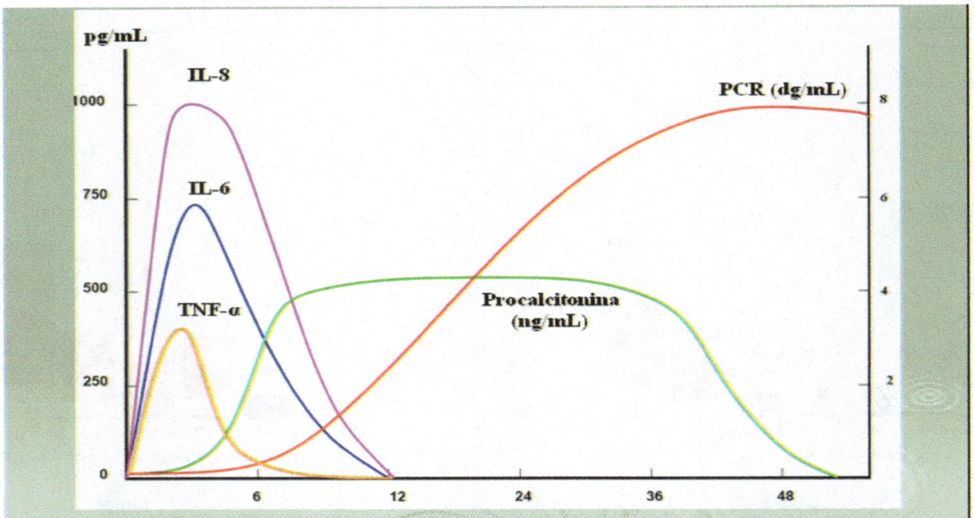

Secuencia de liberación de estos marcadores, tras administración iv de 4 ng/Kg de un extracto de endotoxina (Escherichia coli) en individuos sanos

Figura 5. Cinética de proteína C reactiva (PCR), procalcitonina e interleucina 6 (IL-6)

realizar un diagnóstico precoz pero no para monitorizar la evolución de los pacientes. La PCT se comienza a elevar bastante rápido (6-12 h), alcanza su valor máximo en 24-48 h, y si la evolución es favorable, comienza su descenso a partir de ese momento, reduciendo a la mitad su valor previo cada 24 h. Por ello, ha sido el biomarcador más estudiado para monitorizar esta evolución, ya que su cinética resulta apropiada. La PCR también es útil, aunque su cinética más lenta hace que ascienda y descienda unas 12- 24 horas más tarde que la PCT.

Nuestro grupo ha comprobado este comportamiento de PCR, PCT e IL-6 en pacientes postoperados de diversos tipos de cirugía.

Utilidad Clínica

Control de la evolución

Como hemos visto hasta ahora los biomarcadores inflamatorios más usados en la práctica clínica se elevan como consecuencia de un proceso inflamatorio (PMAD) (como puede ser un politraumatismo) y descienden cuando éste se controla. Por tanto, el seguimiento de su ascenso y posterior descenso (figura 4) nos va a proporcionar información adicional en cuanto al buen o mal control del proceso traumático. Debemos de tener en cuenta que durante la evolución del paciente se pueden producir situaciones como intervenciones quirúrgicas, desbridamientos, transfusiones... que provocarán una elevación de los marcadores cuando se encontraban en proceso de descenso. Si las intervenciones tienen éxito está elevación será transitoria y leve continuando la tendencia al descenso.

Diagnóstico de infección nosocomial en politraumatismo

Constituye uno de los aspectos en donde los biomarcadores podrían resultar de mayor utilidad. Es bien conocido que la infección nosocomial constituye una causa importante de aumento de morbilidad y mortalidad. Su diagnóstico precoz y tratamiento adecuado son fundamentales para evitar sus efectos devastadores en los pacientes gravemente politraumatizados.

Castelli et al investigaron el valor diagnóstico de PCR y PCT para detectar complicaciones sépticas en pacientes adultos ingresados por un politraumatismo. Encontraron que en los pacientes que sufrían una complicación séptica tenía lugar un incremento significativo de la PCT en comparación con el valor obtenido el día previo (0,85 vs 3,32 ng/mL; p<0,001). La PCR (13,5 vs 17,5 mg/dL) no mostró diferencias significativas probablemente debido a su cinética más lenta que le impide de elevarse en las primeras 24 horas. Además, aquellos pacientes con niveles de PCT más elevados al ingreso presentaron mayor riesgo de complicaciones sépticas. Otros estudios, han corroborado que niveles elevados de PCT al ingreso de los pacientes pueden indicar un mayor riesgo de mortalidad.

Diagnóstico de infección nosocomial en quemaduras

En niños que han sufrido quemaduras graves, los biomarcadores son de especial interés para el diagnóstico de infección nosocomial. La PCT podría ser de utilidad tanto para ayudar en el diagnóstico de una sobreinfección bacteriana como para predecir la buena o mala evolución del paciente. La PCR, debido a la menor especificidad previamente comentada (se eleva intensamente tanto por las quemaduras como por la infección nosocomial) es menos útil para esta aplicación.

Nuevos estudios deberán buscar marcadores relacionados con perfiles de transcripción relacionados con el ARN, marcadores epigenéticos y, como comentábamos en la introducción, avances en la proteómica y metabolómica. Muñoz B et al realizan una revisión de esta tema para aquellos lectores que quieran profundizar en el mismo.

Aplicación práctica

A nivel práctico, en un paciente politraumatizado grave ingresado en cuidados intensivos pediátricos puede ser útil la monitorización de biomarcadores (PCR y PCT) buscando los 4 valores que se han comentado. Si la evolución clínica es buena, los biomarcadores tras un leve ascenso entrarán en fase de progresivo descenso hasta alcanzar en pocos días las cifras normales que tenían previamente. Si durante el ingreso del paciente aparecen signos clínicos de infección, acompañados de una subida de biomarcadores que previamente estaban en descenso, las alertas deben de saltar ante la posible presencia de una infección nosocomial. El control de esta infección nosocomial con los antibióticos correctos y otras medidas necesarias, llevará a un nuevo rápido descenso de los biomarcadores.

Por cuestiones de cinética, la PCT será un poco más rápida (12-24 horas) en esta subida y posterior bajada con respecto a la PCR.

Bibliografía

5. Kaplan J, Wong H. Biomarkers discovery and development in pediatric critical care medicine. Ped Crit Care Med 2011; 12: 165-173.
6. Rey C, Fortenberry J. Prognostic markers for pediatric septic shock: Which ones, when, and how? Intensive Care Med 2013; 39:1851-3.
7. Konrad Reinhart, Michael Bauer, Niels C. Riedemann,and Christiane S. Hartog. New Approaches to Sepsis: Molecular Diagnostics and Biomarkers. Clinical Microbiology Reviews 2012; 25: 609-634.
8. Wacker C, Prkno A, Brunkhorst FM, Schlattmann P. Procalcitonin as a diagnostic marker for sepsis: a systematic review and meta-analysis. Lancet Infect Dis 2013;13:426-35.
9. Rey C, Los AM, Concha A, Medina A, Prieto S, Martinez P, Prieto B. Procalcitonin and C-reactive protein as markers of systemic inflammatory response syndrome severity in critically ill children. Intensive Care Med 2007; 33:477-84.
10. Hoshino K, Irie Y, Mizunuma M, Kawano K, Kitamura T, Ishikura H. Incidence of elevated procalcitonin and presepsin levels after severe trauma: a pilot cohort study. Anaesth Intensive Care. 2017;45:600-604.
11. Rey C. Biomarcadores de infección bacteriana grave: ¿ayudan en la práctica clínica? An Ped (Barc) 2016: 84: 247-248.
12. Sariego-Jamardo A, Rey C, Medina A, Mayordomo-Colunga J, Concha-Torre A, Prieto B, Vivanco-Allende A. C-reactive protein, procalcitonin and interleukin-6 kinetics in pediatric postoperative patients. J Crit Care. 2017; 41:119-123.
13. Castelli G, Pognani C, Cita M, Paladino R. Procalcitonin as a prognostic and diagnostic tool for septiccomplications after major trauma. Crit Care Med 2009; 37: 1845-49
14. Jensen JU, Heslet L, Jensen TH, Espersen K, Steffensen P, Tvede M. Procalcitonin increase in early identification of critically ill patients at high risk of mortality. Crit Care Med 2006; 34:2596-602.
15. Rey C, García-Hernández I, Concha A, Martínez-Camblor P, Botrán M, Medina A, Prieto B, López-Herce J. Pro-adrenomedullin, pro-endothelin-1, procalcitonin, C-reactive protein and mortality risk in critically ill children: a prospective study. Crit Care. 2013 Oct 16;17(5):R240
16. Lavrentieva A, Papadopoulou S, Kioumis J, Kaimakamis E, et al. PCT as a diagnosic and prognostic tool in burn patients. Whether time course has a role in monitoring sepsis treatment. Burns 2012; 38:356-63.
17. Neely AN, Fowler LA, Kagan RJ, Warden GD. Procalcitonin pediatric burn patients: an early indicator of sepsis? J Burn Care Rehabil 2004; 25:76-80
18. Cabral L, Afreixo V, Almeida L, Paiva JA. The use of procalcitonin (PCT) for diagnosis of sepsis in burn patients: a metaanalysis. PLoS ONE 2016: 11: e0168475.
19. Jeschke MG, Finnerty CC, Kulp GA, Kraft R, et al. Can we use C-reactive protein levels to predict severe infection or sepsis in severely burned patients? Int J Burn Trauma 2013; 3:137-43.
20. Muñoz B, Suárez-Sánchez R, Hernández-Hernánndez O, Franco-Cendejas R, Cortés H, Magaña JJ. From traditional biochemical signals to molecular markers for detection of sepsis after burn injuries. Burns. 2018 May 22.[Epub ahead of print]

Capítulo 43

Nutrición y trastornos metabólicos en el niño con trauma grave

Santiago Campos Miño, Rocío Yerovi Santos, Jorge A. Coss Bu

Introducción

El trauma es el daño infligido al organismo como resultado de una fuerza externa, directa o indirecta, con o sin disrupción de la continuidad estructural de los tejidos. El politrauma se refiere a las lesiones orgánicas múltiples que ocurren simultáneamente.

En este capítulo se revisa la respuesta fisiológica del organismo al trauma severo así como su tratamiento nutricional. La respuesta metabólica al trauma consiste en cambios agudos de diversa duración en las esferas neuroendocrinas, inmunológicas y metabólicas de la homeostasis. Ciertas enfermedades pre-existentes, entre ellas la malnutrición, pueden modificar esta respuesta adaptativa, agravándola.

Del conocimiento de estos cambios orgánicos surge el entendimiento suficiente para detectar todos los riesgos potenciales y las posibles oportunidades terapéuticas y de diagnóstico para, mediante un tratamiento nutricional apropiado, modificar o modular la respuesta al trauma y coadyuvar a la recuperación del paciente con la menor incidencia posible de complicaciones.

El soporte nutricional en el niño gravemente enfermo no ha sido bien investigado y sigue siendo un tema de controversias en el cuidado intensivo pediátrico. No existen guías clínicas claras en cuanto a la oportunidad o mejor método de nutrición en el niño con trauma grave. Se requieren urgentemente estudios de investigación, por lo que algunos temas de interés serán planteados al final del capítulo.

Respuesta metabólica al trauma

El trauma desencadena una respuesta metabólica coordinada y compleja cuyo propósito es la restauración de la homeostasis. El éxito de esta respuesta tiene un impacto directo en la sobrevida y, por ello, entenderla y ajustar individualmente la terapéutica general y nutricional tiene el potencial de mejorar el desenlace clínico.

Descrita inicialmente con las clásicas fases *"ebb y flow"* por Cuthbertson en 1942 y recientemente actualizada con 3 fenotipos fisiopatológicos, la respuesta metabólica al trauma se presenta en detalle en la Tabla 43.1.

La **fase *"ebb"*** es un periodo de inestabilidad circulatoria, shock y disminución de la vitalidad que ocurre inmediatamente después de la injuria y que dura unas 24 horas. La fisiopatología está dominada por un daño de isquemia y reperfusión que se suma a la injuria primaria del trauma. Se observa una disminución en el consumo de oxígeno y de la tasa metabólica basal de hasta un 50%. La segunda es la **fase *"flow"***, que corresponde a un fenotipo leucocítico inflamatorio con duración variable de días a semanas. Se caracteriza, desde el punto de vista metabólico, por un incremento en el consumo de oxígeno (de hasta un 25%) e hipermetabolismo con aumento de la producción de glucosa. El hipermetabolismo refleja un incremento en el consumo corporal de oxígeno por sobre el rango normal. Un paciente se considera hipermetabólico cuando el gasto energético en reposo está 10% o más sobre lo normal. La lesión por quemadura (mayor al 20% de superficie

Fase*	Estadío	Fenotipo	Fisiopatología	Metabolismo
Ebb	Inmediato	Isquemia y reperfusión. Duración desde < 12 horas hasta 24 – 48 horas. Propósito: recuperar una perfusión tisular normal y recuperar la homeostasis.	Respuesta neuroendocrina de estrés con vías sensoriales y motoras, sistema nervioso simpático, catecolaminas, cortisol, glucagón, hormona de crecimiento. Disminución del nivel de insulina. Activación de la circulación linfática. El shock traumático es causado por la hemorragia y el daño mecánico a los tejidos. Junto con la resucitación, explica el daño por isquemia/reperfusión; la situación se complica por los efectos inmunológicos de ciertos fluidos usados en la resucitación y por el trauma adicional a los tejidos causado por la cirugía.	Hipometabolismo, requerimiento energético bajo (de hasta 50%), requerimiento tisular bajo de oxígeno, glicolisis anaerobia, hiperlactacidemia, acidosis. "Hibernación celular" que incrementa la probabilidad de sobrevida. Incremento agudo en la captación cerebral de glucosa (dura hasta 30 minutos).
Flow	Intermedio	Leucocítico: activación de leucocitos como sistema neuroendócrino periférico con funciones autócrinas y parácrinas, estímulo de la circulación venolinfática y estímulo de hipermatebolismo causante de "General Wasting Syndrome". El hipermetabolismo dura al menos 7 días, alcanza su máximo entre el día 5 a 10, y puede extenderse hasta 3 semanas o más. En quemaduras severas puede extenderse hasta 1 – 2 años. Propósito: facilitar la entrega de substratos para la reparación tisular y, finalmente, la sobrevida.	Respuesta inmunológica e inflamatoria: infiltración tisular por células inflamatorias y bacterias. Las citoquinas estimulan la respuesta inflamatoria e inmunológica innata y adaptativa. Se desarrolla un síndrome de respuesta inflamatoria sistémica. Los fagocitos activados, también por vía adrenérgica, se adaptan a la glicolisis anaerobia. Al mismo tiempo, hay una activación colinérgica para modular la inflamación. Sin embargo, existe posibilidad de hiperinflamación o inmunoparálisis.	Hipermetabolismo e hipercatabolismo, incremento del consumo de oxígeno (hasta un 25% y, en quemados, hasta 40 – 80%) y aumento de la temperatura corporal. Las calorías que normalmente se usarían para crecimiento se direccionan a sustentar la respuesta hipermetabólica. Hasta un 40% de la energía se usa para compensar la disfunción de las bombas de membrana. Posible desacoplamiento de la fosforilación oxidativa (cuando el consumo mitocondrial de oxígeno supera la producción de ATP). El incremento del gasto energético se asocia con la severidad o el tipo de lesión, por ejemplo quemaduras, trauma craneal o contusión pulmonar. Metabolismo de hidratos de carbono: incremento de la producción endógena de glucosa (por glucógenolisis y neoglucogénesis), resistencia a la insulina, hiperglicemia ("diabetes de estrés") a pesar de niveles normales o altos de insulina. La producción endógena de glucosa se incrementa a un 150%. Disminución del metabolismo cerebral de glucosa que se relaciona con el grado de afectación de la conciencia. Hipopituitarismo en 16 a 61% de niños después de trauma craneal. Metabolismo proteico: proteólisis y reciclado fútil de substratos, canibalismo del tejido muscular somático y visceral. El hígado sintetiza proteínas de fase aguda (como proteína C reactiva) y elementos con función inmune y de cicatrización en lugar de proteínas constituyentes como albúmina. Depleción rápida de glutamina. Metabolismo de lípidos: lipolisis que incrementa los ácidos grasos libres para producir energía en el hígado. El glicerol actúa como substrato para la neoglucogénesis. Los ácidos grasos en exceso son re-esterificados a triglicéridos en el hígado con riesgo de esteatosis hepática.
	Tardío	Angiogénico: formación de nuevo endotelio en el tejido lesionado. Estímulo a cargo de factor vascular de crecimiento endotelial. Propósito: recuperación tisular, convalecencia.	Respuesta endócrina y anabólica, retorno al metabolismo oxidativo con angiogénesis para facilitar la regeneración tisular. Normalización de la función capilar.	Modulación de la inflamación y del estrés oxidativo por las células endoteliales. Finalización de la inflamación tisular regulada por linfocitos y macrófagos. Inicio de la convalecencia, disminución de hormonas de estrés y del hipercatabolismo, incremento de hormonas anabólicas, remodelación de órganos y tejidos con recuperación de su función.

Tabla 43.1: Respuesta metabólica al trauma. Adaptado de referencias 2-7. *Cuthbertson; &Aller

Clínica	Nutrición tisular	Intervención terapéutica
Inestabilidad hemodinámica, taquicardia, taquipnea, vasoconstricción, disfunción miocárdica, shock, hipotermia, paro cardiaco.	Edema celular e intersticial, acúmulo de substratos en el intersticio (glucosa, lactato, piruvato, triglicéridos, ácidos grasos, glicerol). La nutrición celular se cumple por difusión simple.	Resucitación convencional para restaurar la perfusión tisular. Control de daños, corregir quirúrgicamente la lesión traumática. Evitar objetivos suprafisiológicos ya que agentes vasoactivos pueden promover un hipercatabolismo por reducción de los niveles de hormonas anabólicas. Posibilidad de iniciar nutrición enteral en pequeños volúmenes incluso con cierto grado de inestabilidad hemodinámica. La alimentación "trófica" podría asociarse con mejor tolerancia posterior.
SIRS, hiperglicemia, disfunción de órganos, fiebre, pérdida peso, pérdida de masa muscular (dificultad de destete del ventilador, disfunción miocárdica, arritmias) y reservas de grasa, hipoproteinemia, balance nitrogenado negativo. Riesgo de desnutrición o sobrenutrición. La fiebre al inicio debe ser comprendida como parte de la respuesta metabólica al trauma. A partir del tercer día ya pueden interpretarse en el contexto de infección y sepsis.	Difusión. La glucosa difunde a tejidos cuya red capilar ha sido destruida, por ejemplo las heridas. Células que emplean glucosa como fuente de energía son, sobre todo, las neuronas, células inmunes, las células del tejido de granulación, y los fibroblastos, responsables del proceso de granulación.	Iniciar el soporte nutricional tan pronto se haya estabilizado al paciente. Implementar el "control metabólico" con detección y manejo oportuno de la hiperglicemia y de la hipoproteinemia. Provisión adecuada de calorías sin necesidad de corrección con "factores de estrés" para evitar sobrenutrición. Nutrición enteral precoz con proteína de suero y dosis altas de proteínas. Complemento con nutrición parenteral temprana sin la vía enteral no está disponible o no ofrece buena tolerancia. Uso juicioso de insulina. Los ácidos grasos omega-3 y la glutamina podrían tener un efecto inmunomodulador. La glutamina se vuelve esencial dado que se requiere para la glicolisis anaerobia en los fagocitos, como substrato páranla gluconeogénesis, para la formación de ácidos nucleicos, como combustible primario en enterocitos y linfocitos, y para la generación de glutatión. Posible efecto neuroprotector de la dieta cetogénica, levo-carnitina y ácidos grasos Ω-3. Efecto modulador de la inflamación de ácidos grasos Ω-3. La sedoanalgesia convencional (fentanyl, midazolam) podría disminuir el estímulo hipermetabólico de catecolaminas y otras hormonas de estrés. El propranolol podría reducir el hipermetabolismo y la pérdida de proteínas musculares especialmente en quemados.
Desaparición de la fiebre y de la inflamación, recuperación de la función de órganos. Debilidad muscular, inmovilidad, dependencia del ventilador.	Circulación capilar e intercambio normal de oxígeno, nutrientes y productos de desecho.	Nutrición enteral. Nutrición parenteral cuando esté indicada. Inmunonutrición: glutamina, ácidos grasos Ω-3.

corporal) es la forma más severa de trauma o de enfermedad crítica, en términos de la debilitante respuesta metabólica que provoca.

La respuesta metabólica gatilla un hipercatabolismo mediado por estímulo neuroendócrino y humoral para generar abundante substrato, especialmente glucosa, a partir de las reservas endógenas de proteínas y grasa, con el propósito de sostener la actividad celular incrementada, la reparación de los tejidos lesionados y la recuperación. El pobre control de la glicemia se asocia con mala cicatrización y exacerba el catabolismo muscular. La causa es una pérdida central (hepática) y periférica (músculo) de la sensibilidad a la insulina. Es decir, la insulina muestra una capacidad disminuida para suprimir la producción hepática de glucosa (resistencia central a la insulina), para estimular la captación de glucosa por parte del músculo esquelético (resistencia periférica a la insulina), o ambas. A diferencia de los niños sanos, en pacientes con trauma grave la infusión de glucosa no bloquea por completo su producción hepática.

Aunque las grasas generan el 80 – 90% de la energía después del trauma, el músculo esquelético juega un papel más importante durante la primera semana. El músculo esquelético actúa como el depósito corporal de nitrógeno; después del trauma, estas reservas son movilizadas y redistribuidas, fase conocida como autocanibalismo o catabolismo muscular. La salida de aminoácidos desde el músculo facilita otras funciones metabólicas como la respuesta de fase aguda, la gluconeogénesis y la cicatrización.

La lipolisis incrementa los ácidos grasos libres para producir energía en el hígado. El glicerol actúa, aunque en forma ineficiente, como substrato para la neoglucogénesis. Los ácidos grasos en exceso son re-esterificados a triglicéridos en el hígado, en donde pueden ser secuestrados produciendo esteatosis hepática.

La recuperación tisular se inicia con una fase tardía cuyo fenotipo ha sido descrito como angiogénico o de reparación del lecho vascular en las zonas lesionadas. Las alteraciones descritas en el metabolismo de hidratos de carbono, proteínas y grasas ofrecen oportunidades de intervención terapéutica para el intensivista y el equipo de soporte nutricional. La administración de suficientes nutrientes no es un asunto trivial dado que la provisión inadecuada de energía y macronutrientes puede impedir la recuperación. Por ejemplo, son intervenciones nutricionales de interés la nutrición enteral precoz, la modulación de la resistencia central y periférica a la insulina, y la administración apropiada de proteínas de alto valor biológico como fuente de gran cantidad de aminoácidos exógenos para atenuar el catabolismo muscular. Una intervención nutricional inadecuada, expresada tanto como subnutrición o como sobrenutrición, puede causar la prolongación de las fases hipermetabólica e hipercatabólica resultando en el síndrome de respuesta inflamatoria sistémica y disfunción multiorgánica.

Soporte nutricional en el niño con trauma grave

Después de la resucitación inicial, el tratamiento nutricional bien podría considerarse como el determinante más importante del desenlace en el niño víctima de trauma críticamente enfermo. La terapia nutricional ayuda a atenuar la respuesta metabólica al estrés, a prevenir la lesión oxidativa de las células, y a modular favorablemente la respuesta inmune. Una entrega inadecuada de energía y/o de proteínas debería verse como una forma diferente de shock, causante de catabolismo proteico, cicatrización lenta, infecciones y progresión o complicación de las lesiones.

La mejor manera de atenuar el catabolismo proteico es la reparación quirúrgica temprana de la lesión en conjunto con la estabilización respiratoria y hemodinámica (Tabla 43.1). Posteriormente, la administración adecuada de calorías y proteínas es de gran importancia para alcanzar el mejor resultado posible. La falla en el soporte nutricional consume la masa celular magra y ocasiona un balance nitrogenado negativo dado que el organismo intenta mantener las funciones vitales a expensas del catabolismo proteico. En presencia de un trauma significativo, nada, ni siquiera el sobreaporte de proteínas, podrá detener esta autofagia. Sin embargo, la provisión adecuada de proteínas y calorías puede disminuir el tiempo de recuperación y prevenir complicaciones tardías como infección, dehiscencia de suturas, úlceras de decúbito o cicatrización defectuosa. Al contrario, el sobreaporte nutricional también se asocia a complicaciones como disfunción hepática, pulmonar e inmunológica, con riesgos casi tan importantes como los de la desnutrición.

En esta sección se discutirá las técnicas de soporte nutricional (enteral, parenteral o mixto), el cálculo del requerimiento energético, las dosis apropiadas de hidratos de carbono, proteínas y lípidos, la monitorización metabólica y las complicaciones.

Nutrición Enteral

La vía enteral es la ruta de elección para el soporte nutricional de los niños críticamente enfermos con trauma severo a condición de que tengan un tracto gastrointestinal funcional. Los beneficios de la nutrición enteral (NE) se maximizan con el inicio precoz de la misma. Un estudio con niños quemados mostró que la NE precoz (dentro de las primeras 6 horas) se asoció a una estadía hospitalaria más corta y a una menor mortalidad en comparación con los niños que iniciaron su NE a partir de las 48 horas. La guía actual de soporte nutricional de ASPEN recomienda el inicio precoz de la NE (24 – 48 horas) y el aporte de al menos dos tercios del objetivo en la primera semana para alcanzar todos los beneficios que se explican en la Tabla 43.2.

Inicio de la Nutrición Enteral

El inicio precoz de la NE se relaciona con mejor pronóstico y con alcance más rápido de los objetivos nutricionales. El requisito es tener un tracto gastrointestinal funcionante. No existe consenso sobre cómo iniciar o mantener la NE en pacientes víctimas de trauma, especialmente cuando están recibiendo infusiones de vasoactivos, situación con riesgo de isquemia intestinal e, incluso, perforación intestinal. Esta susceptibilidad se debe a la distribución particular de los vasos sanguíneos en las vellosidades que causa una presión de oxígeno menor en el extremo distal de la vellosidad. Los vasoactivos y el shock se combinan para inducir vasoconstricción a este nivel con isquemia, necrosis y perforación. Existen estudios en los cuales se ha demostrado que pacientes con infusiones de vasoactivos (dopamina, epinefrina, norepinefrina, efedrina, vasopresina) presentan mayor incidencia de complicaciones o, por el contrario, pueden recibir NE sin complicaciones. Un dato interesante, sin embargo, es que, en pacientes con infusión de vasoactivos, el aporte nutricional puede ser hasta tres veces más bajo en comparación con pacientes sin necesidad de soporte vasoactivo. Aún faltan estudios randomizados donde se evalúen dosis o tipo de vasoactivos; por el momento, a condición de que el paciente esté estable, no hay contraindicación para el uso de la NE en pacientes con vasoactivos a dosis bajas. El inicio de la NE con infusiones a dosis altas de catecolaminas o vasopresina debe ser evaluado frente a sus efectos en la microcirculación esplácnica.

Una vez que se establece el funcionamiento del tracto gastrointestinal y se excluyen los pacientes con necesidad de intubación o que presenten inestabilidad hemodinámica, incremento de dosis de vasoactivos, sangrado gastrointestinal, riesgo de isquemia, u obstrucción intestinal, se inicia tan pronto sea posible la NE, idealmente mediante la aplicación de un algoritmo formal adaptado a las necesidades de cada UCIP (Figura 43.1). En este momento se debe calcular las necesidades calóricas y proteicas, decidir la vía (gástrica o postpilórica), el método de administración, el tipo de fórmula enteral, el volumen inicial y el plan de incrementos de acuerdo a la tolerancia y al cumplimiento del objetivo. Es muy importante definir los objetivos nutricionales para minimizar las múltiples interrupciones de la NE debido a las cuales el volumen objetivo diario no se alcanza en la mayoría de los casos.

Nutrición Enteral en Trauma Abdominal

Ciertas particularidades del trauma deben analizarse para decidir el inicio de la NE. Un ejemplo es el **abdomen abierto** como parte de la cirugía de control de daños. Un estudio retrospectivo en 11 centros de trauma encontró que, de 597 pacientes adultos, 230 (39%) recibieron NE con abdomen abierto al día 3.6 ± 1.2 después del trauma. La NE se asoció con una mayor frecuencia de cierre de la fascia (OR 5.3; p=0.01), menos complicaciones (OR 0.46; p=0.02), y menos mortalidad (OR 0.30; p=0.01). Estas asociaciones no se encontraron cuando los pacientes con abdomen abierto presentaron una lesión intestinal. Un estudio similar en adultos encontró que la NE en casos de abdomen abierto se asoció con cierre primario más rápido del abdomen, menos incidencia de fístulas y menos costos hospitalarios.

Beneficios	Riesgos potenciales
Optimización de la tolerancia gastrointestinal	Intolerancia gastrointestinal
Disminución de la permeabilidad intestinal	Permeabilidad intestinal anormal, translocación
Incremento de la insulina sérica	Enterocolitis
Disminución del catabolismo proteico	Necrosis intestinal
Balance nitrogenado positivo	Perforación intestinal
Disminución del déficit energético	Subnutrición: calorías y proteínas
Disminución de la estadía hospitalaria	
Disminución de la mortalidad	

Tabla 43.2: Beneficios y Riesgos de la Nutrición Enteral. Modificado de referencia 12

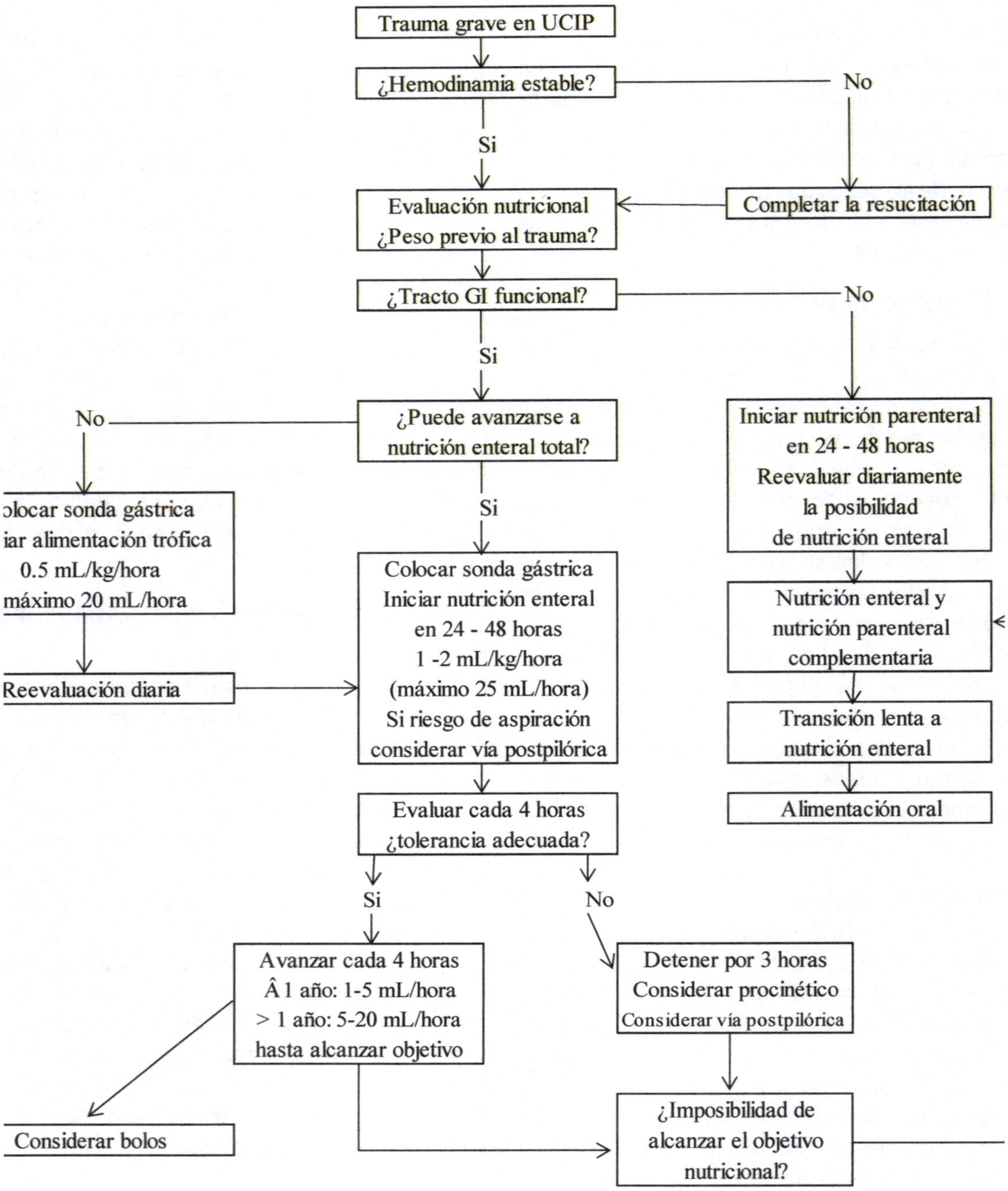

Figura 43.1: Algoritmo para el soporte nutricional del niño con trauma grave

Vías de Administración de la Nutrición Enteral

La vía de elección, en ausencia de contraindicaciones (por ejemplo, alto riesgo de broncoaspiración), es la gástrica. Únicamente en pacientes que no han tolerado la vía gástrica o presentan riesgo alto de aspiración (reflujo gastroesofágico severo, depresión del estado de consciencia, vómito recurrente, historia de aspiración), se instala una sonda transpilórica. Sin embargo, esta técnica exige de personal experimentado para su colocación y uso (Tabla 43.3).

No está demostrado que la vía postpilórica prevenga la broncoaspiración del contenido gástrico mediante estudios en busca de glucosa o azul de metileno, o de pepsina en el aspirado traqueal. En ambos estudios se encontró más problemas y complicaciones al momento de colocar y mantener en su sitio el acceso postpilórico.

Métodos de Administración de la Nutrición Enteral

Para la vía gástrica se recomienda la infusión continua o los bolos. Para la vía postpilórica necesariamente debe usarse la infusión (Tabla 43.4). El algoritmo que

Vía de administración	Ventajas	Desventajas
Gástrica	Más fisiológica	Riesgo de aspiración del contenido gástrico especialmente si presencia de gastroparesia, reflujo gastroesofágico severo o ausencia de protección de la vía aérea
	Inicio más rápido	
	Colocación más fácil de la sonda	
	Suele ser bien tolerada	
	Permite alcanzar el objetivo nutricional	
	Más opciones para su administración: infusión o bolos	
Postpilórica	Permite administrar más nutrientes	Colocación más difícil de la sonda
	El objetivo nutricional se alcanza en menor tiempo	Inicio más tardío
	Disminuye la interrupciones	Requiere personal con experiencia o procedimientos para su colocación
	Disminuye la necesidad de nutrición parenteral	Requiere más radiografías de control
	La tolerabilidad puede ser mejor	No necesariamente previene la aspiración
	Puede incidir la incidencia de neumonía	

Tabla 43.3: Ventajas y Desventajas de las Vías de Administración de la NE

se presenta en la Figura 43.1 puede ser adaptado a las necesidades de cada UCIP y guiar el soporte nutricional del niño con trauma severo.

Alimentación trófica

Se indica cuando el paciente no tolera la NE o tiene riesgo alto de complicaciones. El propósito es administrar hasta un 25% del objetivo nutricional calculado. Los beneficios de la alimentación trófica, en comparación con el ayuno, son la prevención de la atrofia de la mucosa intestinal, el mantenimiento de la altura y estructura de las microvellosidades intestinales, la estimulación de la secreción de enzimas digestivas, péptidos endógenos e inmunoglobulina A. Además aumenta la motilidad intestinal y promueve el flujo sanguíneo intestinal. Estos cambios locales logran un efecto sistémico al prevenir la translocación de las bacterias intestinales.

Selección de la fórmula enteral

Existen múltiples fórmulas para NE en niños pero ninguna ha sido fabricada específicamente para usarse en enfermedad crítica o para cicatrización de tejidos. Las fórmulas con suero de la leche, como fuente predominante de proteínas, aceleran el vaciamiento gástrico y podrían ser de mayor utilidad. Además, la proteína que proviene del suero de la leche entrega aminoácidos de cadena ramificada para la reparación tisular y puede mejorar la motilidad y absorción gastrointestinal.

Para cubrir los requerimientos de energía y proteína del niño con trauma grave se necesitan fórmulas modificadas con mayor contenido de proteínas o módulos de proteínas que se añaden a las fórmulas convencionales. El uso de fórmulas comunes pero preparadas con **menos agua para** incrementar su concentración, no ha podido entregar 2 - 3 g/kg/día de proteínas a menos de que se consiga aportar 140 kcal/kg/

Método	Inicio	Progresión
Infusión continua	1 mL/kg/hora Máximo 25 mL/hora	Incrementar cada 4 horas si la tolerancia es buena: < 1 año: 1-5 mL/hora > 1 año: 5-20 mL/hora
Bolos	50% del volumen objetivo dividido en alícuotas: < 6 meses: cada 3 horas > 6 meses: cada 4 horas	Incrementar cada alícuota en 25% si la tolerancia es buena

Tabla 43.4: Métodos de administración de la alimentación enteral por vía gástrica

día de la misma. En situaciones de catabolismo severo después de trauma grave, la situación empeora francamente con fórmulas convencionales. El uso de una fórmula con alto contenido de calorías y de proteínas (100 kcal y 2.6 g de proteína por 100 mL) en niños con bronquiolitis grave en ventilación mecánica, en comparación con una fórmula convencional, consiguió un mayor aporte nutricional y un mejor balance nitrogenado sin diferencias en los complicaciones aunque con un cociente respiratorio mayor. El uso de un suplemento proteico (1.1 g de proteína por cada 100 mL) a una fórmula enteral fue estudiado en niños críticamente enfermos; el aporte proteico fue mayor, el balance nitrogenado resultó positivo al día 5 únicamente cuando se usó el suplemento, y no se afectó la tolerabilidad. En niños con quemaduras graves las formulas con alto contenido de carbohidratos podrían ser beneficiosas al estimular la producción endógena de insulina. El uso de inmunonutrientes se revisará más adelante.

Interrupciones de la nutrición enteral

Existen algunas causas de interrupción de la NE como sucede antes de procedimientos como intubación o extubación, transporte para estudios de imagen o al quirófano, y datos de mala tolerancia a la NE, entre ellos incremento del residuo gástrico, vómito, distensión abdominal y diarrea. Causas adicionales son medicamentos (opiáceos, relajantes musculares), trastornos metabólicos (hiperglicemia) o electrolíticos (hipokalemia, hipofosfemia), hipoxia o hipertensión intracraneana (Tabla 43.4). Se ha observado que, debido a estas interrupciones, se administra del 25 al 50% del objetivo en el día.

Intolerancia a la nutrición enteral

El concepto de intolerancia a la NE no está unificada y por esta razón los estudios clínicos han mostrado resultados variables. Se considera que no hay tolerancia gástrica en la mayoría de los casos cuando hay incremento del residuo gástrico, distensión abdominal, diarrea o vómito. La presencia de residuo gástrico ha sido tomada como un signo indirecto de mala tolerancia a la NE especialmente si se asocia a otros hallazgos como distensión abdominal, vómito o diarrea. No hay consenso sobre el volumen residual patológico. Si el residuo gástrico es > 150 mililitros o 5 mL/kg, o corresponde a más de la mitad del volumen administrado previamente o al valor de 2 horas aportadas en infusión continua, se suspende la NE durante dos horas y se reinicia aportando el 50% del volumen previo. Frente a la persistencia de los signos de mala tolerancia o de distensión abdominal, la suspensión de la NE dura 4 horas.

La etiología de la disfunción motora del tracto gastrointestinal en el paciente crítico es multifactorial y se relaciona con inflamación, disturbios hidroelectrolíticos, hipoperfusión y ciertos medicamentos. Los procinéticos como eritromicina o metoclopramida podrían contribuir a aliviar el problema, pero no hay evidencia categórica sobre su uso de rutina. El shock, por ejem-

Barrera	Estrategia
Ausencia de acceso enteral	Entrenamiento, recursos tecnológicos
Vasoactivos	Si hemodinamia estable, perfusión y oxigenación adecuadas, iniciar infusión baja y titular lentamente
Relajantes musculares	Iniciar NE y monitorizar
Ayuno para procedimientos	Reducir el periodo de ayuno
Restricción de fluidos	Concentrar la fórmula
Residuo gástrico elevado	Usar medidas más objetivas de tolerancia a la NE, procinéticos, pasar a la vía postpilórica
Vómito	Elevar la cabecera de la cama, antiácidos, antieméticos, pasar a la vía postpilórica
Constipación	Reblandecedores de heces, laxantes, enemas, incrementar el aporte de fluidos, cambiar a fórmulas con fibra
Diarrea	Evitar laxantes, descartar infección intestinal o malabsorción, eliminar medicamentos con sorbitol, cambiar a fórmula isotónica o semielemental
Distensión abdominal	Tratar la constipación, eliminar aire del tracto gastrointestinal, usar fórmula más concentrada y menor volumen, pasar a la vía postpilórica

Tabla 43.4: Contraste entre las Causas de Interrupción de la NE y las Estrategias de Solución

plo hipovolémico después de trauma severo o séptico como complicación infecciosa del trauma, es una causa importante de intolerancia enteral y de complicaciones como enterocolitis necrotizante, perforación e, incluso, muerte.

La diarrea consiste en 3 o más deposiciones líquidas por día o un incremento de la frecuencia o el volumen de las mismas. La causa puede ser una osmolaridad alta de la fórmula, enteropatía por ayuno prolongado, colitis infecciosa, medicación que contenga sorbitol, o abstinencia a los opiáceos. Las acciones a tomar frente a la diarrea son la disminución del volumen de la NE, el cambio de fórmula o, incluso, la suspensión de la NE (Tabla 43.4). La constipación se presenta especialmente en pacientes que reciben altas dosis de opiáceos o en situaciones clínicas que producen íleo. En niños mayores de un mes que han recibido NE durante 48 horas sin presentar deposición, se iniciarán métodos para favorecer el tránsito intestinal como suavizantes de las heces, enemas, supositorios de glicerina, jugo de ciruela, entre otros.

Nutrición Parenteral

Aunque la NE es el método de elección para el soporte nutricional, la NP debe ser considerada cuando la función del tracto gastrointestinal está afectada. En el caso del trauma grave, las alteraciones digestivas pueden ser anatómicas (resecciones) o funcionales (gastroparesia, íleo, isquemia, efectos adversos de medicación).

Las indicaciones de NP en el trauma se presentan en la Tabla 43.5.

Inicio de la NP

Hay controversias en cuanto al momento oportuno para iniciar la NP. Recientemente se ha publicado un estudio comparativo entre NP temprana versus tardía (a partir del día 7) en niños críticamente enfermos afectos de varias enfermedades clínicas y quirúrgicas. Aunque la mortalidad fue similar en ambos grupos, hubo menos infecciones, menos duración del soporte ventilatorio, menos necesidad de terapias de reemplazo renal, menor estadía en la UCI, y más posibilidad de alta de la UCI en el grupo que inició la NP a partir del día 7. Los autores concluyen que, "en niños críticamente enfermos, evitar la NP durante la primera semana es clínicamente superior a la NP precoz". Los resultados de este estudio son consistentes con datos de adultos que han sustentado la recomendación de ASPEN de evitar la NP durante la primera semana *pero en pacientes con bajo riesgo nutricional*. De hecho, en el editorial que acompaña al estudio pediátrico de NP precoz versus tardía se concluye que el retraso de la NP en conjunto con una NE precoz parecería ser la estrategia más prudente *pero en niños sin malnutrición*.

Queda claro, en definitiva, que la NP podría retrasarse durante la primera semana solamente en niños sin malnutrición o sin riesgo nutricional. Teniendo en cuenta la intensa respuesta hipermetabólica e hipercatabólica que acompaña al trauma severo, *per se* una situación con riesgo nutricional, en niños con trauma severo la NP podría iniciarse tan pronto el paciente sea estabilizado y en presencia de contraindicación a la NE o tolerancia inadecuada a la misma. Es necesario enfatizar en la utilidad de la NP precoz cuando existe un factor de riesgo nutricional y en la conveniencia de la NP suplementaria cuando la NE no está siendo bien tolerada y es incapaz de entregar la energía y nutrientes necesarios. Esta recomendación toma más valor en niños con trauma en donde la nutrición precoz, enteral, parenteral o mixta, debe iniciarse tan pronto se haya completado la estabilización asegurando, si fuera posible, cierta forma de soporte nutricional al día 1 postrauma y nunca más tarde que el día 3.

Íleo persistente y progresivo
Obstrucción intestinal
Resección intestinal significativa refractaria a nutrición enteral
Fístula de alto flujo refractaria a nutrición enteral
Malabsorción
Alto riesgo de necrosis intestinal no-oclusiva
Hipoperfusión esplácnica
Intolerancia documentada a la nutrición enteral
Falla de la nutrición enteral en alcanzar los objetivos nutricionales

Tabla 43.5: Indicaciones de Nutrición Parenteral en Pacientes con Trauma Severo

Dosis de Macronutrientes para la NP

Las dosis de hidratos de carbono, lípidos y proteínas en la NP se presentan en la Tabla 43.5. La guía actual de adultos recomienda, sin embargo, que la NP aporte solamente hasta un 80% de las calorías objetivo junto con la cantidad necesaria de proteínas durante la primera semana con el propósito de reducir el potencial de hiperglicemia y resistencia a la insulina y, de acuerdo a algunos estudios, reducir las complicaciones infecciosas, la permanencia en ventilación mecánica y la estadía en el hospital. Una vez que se haya estabilizado al paciente, el aporte calórico se incrementa al 100% de los requerimientos.

Para iniciar la NP debe hacerse una evaluación cuidadosa de los riesgos y los beneficios. Los riesgos incluyen las complicaciones metabólicas, mecánicas (del catéter) e infecciosas. En todo caso, el niño debe haber sido estabilizado hemodinámicamente y del punto de vista hidroelectrolítico antes del inicio de la NP. Una contraindicación es el antecedente de alergia severa al huevo o a la soya debido a la presencia de fosfolípidos de la yema del huevo y de aceite de soya en las emulsiones de lípidos intravenosos. Hay preocupación sobre el uso de emulsiones lipídicas basadas en aceite de soya debido al papel proinflamatorio de sus ácidos grasos sobre todo en la primera semana después del trauma. Podría optarse en todo caso por otras formulaciones de lípidos, por ejemplo aquellas basadas en aceite de pescado. Tampoco se puede dejar de mencionar evidencia de estudios en adultos con trauma severo en los cuales el uso de NP precoz se ha asociado con mayor incidencia de complicaciones infecciosas (RR=1.6; 95% CI 1.2-2.1, P=0.005), en parte debido a mayor riesgo de bacteriemia (RR=2.8; 95% CI 1.5-5.3, P=0.002). La mortalidad tuvo tendencia a ser mayor cuando se usó NP suplementaria a la NE en comparación con NE sola (RR 2.3; 95% CI 1.0-5.2, P=0.06).

Acceso vascular

Se recomienda instalar un catéter venoso central para la administración de la NP en el niño con trauma grave. Debe dedicarse un puerto del catéter venoso central exclusivamente para la NP. La punta del catéter debe estar localizada en una vena central de tal manera que sea factible administrar soluciones hipertónicas de más de 900 mOsm/L. La NP por vía periférica, en general, no proporciona los nutrientes y energía suficientes para los pacientes con disfunción gastrointestinal y trauma severo con imposibilidad de tolerar adecuadamente la NE.

Transición de la NP a la NE

El equipo de soporte nutricional debe evaluar continuamente la posibilidad de iniciar la NE. Muchas unidades avanzan lentamente la NE según la tolerancia mientras que simultáneamente ajustan la dosis de NP para, en forma combinada, alcanzar el objetivo calórico y proteico. La NP podría suspenderse una vez que se haya alcanzado al menos un 60-75% del objetivo nutricional con la NE.

Determinación del Requerimiento Energético

Las necesidades totales de energía de un individuo sano corresponden a la suma de:

a. La tasa metabólica basal.

b. La termogénesis inducida por la dieta.

c. La actividad física; y

d. el crecimiento.

La tasa metabólica basal es la cantidad de energía necesaria para mantener los procesos fisiológicos vitales del organismo. Se mide en decúbito dorsal, en un ambiente térmico neutral y después de un ayuno de 12 a 18 horas. En la práctica se mide el requerimiento energético en reposo o gasto energético en reposo (GER) en lugar de la tasa metabólica basal (se requiere un ayuno más corto de 8 a 12 horas). Entre ambas mediciones hay una diferencia de 10%. La termogénesis inducida por la dieta corresponde al 10% de los requerimientos energéticos diarios y refleja la cantidad de energía necesaria para la digestión y absorción de los alimentos; puede ser afectada por la vía de administración de la nutrición (enteral versus parenteral).

En el niño críticamente enfermo se requiere aportar la energía necesaria para cubrir el GER y, en el caso de la nutrición enteral, la termogénesis inducida por

Edad	Hidratos de carbono (Desxtrosa)	Proteínas (Aminoácidos)	Lípidos
< 1 año	Inicio 5 mg/kg/min Máximo 10-14 mg/kg/min	Inicio 1-3 g/kg/día Incremento diario 1 g/kg Máximo 3 g/kg/día	Inicio 1 g/kg/día Incremento diario 1 g/kg Máximo 3g/kg/día
1-10 años	Inicio 5 mg/kg/min con dextrosa 10-125% Incrementos diarios de 5% Máximo 15 mg/kg/min	Inicio 1-2 g/kg/min Incremento diario 1 g/kg Máximo 2.5-3 g/kg/min	Inicio 1 g/kg/min Incremento diario 1 g/kg Máximo 3 g/kg/min
> 10 años	Inicio 5 mg/kg/min Incrementos diarios de 5% Máximo 85 mg/kg/min	Inicio 1-1.5 g/kg/min Incrementos diarios 1 g/kg Máximo 1.5-2 g/kg/min	Inicio 1 g/kg/día Incremento diario 1 g/kg Máximo 2 g/kg/día

Tabla 43.5: Dosis de macronutrientes para nutrición parenteral

la dieta. En la etapa aguda no se requiere energía para actividad física ni para crecimiento. El GER se incrementa en circunstancias clínicas que cursan con inflamación (el propio trauma, quemaduras, gran cirugía, sepsis como complicación del trauma), fiebre o enfermedades crónicas preexistentes (cardiacas, pulmonares); por el contrario, el GER disminuye en respuesta a la inanición, ventilación mecánica con sedoanalgesia, relajantes neuromusculares, coma barbitúrico, ECMO e hipotermia.

Con el propósito de evitar tanto la subnutrición como la sobrenutrición, el primer paso es **determinar las necesidades energéticas (calóricas) del paciente** lo cual puede hacerse mediante medición directa (por calorimetría indirecta) o mediante el uso de ecuaciones predictivas. El estándar de oro sigue siendo la **calorimetría indirecta**: se mide el consumo de oxígeno (VO_2) y la producción de CO_2 (VCO_2) y se aplica la fórmula de Weir (GER = [3.941 x VO_2 + 1.106 x VCO_2] x 1440). La prueba se realiza usualmente en niños sedados en ventilación mecánica y en condiciones de ayuno; el resultado es el GER en kcal/día y su interpretación depende del contexto clínico. Sin embargo, se ha observado que la calorimetría indirecta no está ampliamente disponible (6% de UCIP latinoamericanas de acuerdo a la encuesta ELAN-CIP2, 14% en países desarrollados), no se usa en forma rutinaria y se restringe sobre todo a estudios de investigación. Además no parece haber diferencia en los resultados cuando las calorías se administran en base a los datos obtenidos con la calorimetría indirecta o con las ecuaciones predictivas. En todo caso, las guías actuales de manejo nutricional del niño críticamente enfermo recomiendan el uso rutinario (ojalá durante la primera semana) y periódico de la calorimetría indirecta para guiar la prescripción diaria de calorías, especialmente en niños con cambios significativos de su estado clínico o a medida que transcurre el tiempo desde el traumatismo. De hecho, si bien no se han descrito cambios en el GER dentro de un mismo día, si se han documentado variaciones significativas a lo largo de días diferentes. La tabla 6 muestra algunos estudios en donde se determinó el GER por calorimetría indirecta en niños críticamente enfermos; con sombreado gris aparecen los estudios en niños con trauma.

En base a datos de ciertas enfermedades pediátricas que cursan con hipometabolismo y mortalidad reducida con el aporte de dos tercios del objetivo calórico, no sería necesario alcanzar el 100% del requerimiento energético en todos los pacientes sobre todo en la fase aguda. En población general de UCIP, un aporte de 54 – 58 kcal/kg/día, junto con un mínimo de 1.5 g/kg de proteína, se correlaciona con un balance nitrogenado positivo y anabolismo.

El GER también puede estimarse mediante ecuaciones predictivas (Tabla 43.7); las ecuaciones recomendadas por las guías actuales de manejo nutricional en

	Requerimiento energético (kcal/kg/día)	Variabilidad (kcal/kg/día)	Otros hallazgos de interés	Tipo de pacientes
Jotterand Chaparro	55	IC95% 54-57	RER estable en los primeros 10 días RER disminuye 6% con paralizantes (p=.031) RER sube 8% por cada grado centígrado (p=.003)	Ventilación mecánica
Dokken	37,2	Rango 16,8-67,4	CR < 0.85 sensibilidad 27% y especificidad 87% para subnutrición CR > 1 sensibilidad 21% y especificidad 98% para sobrenutrición	Ventilación mecánica
Mtaweh	ND	ND		Ventilación mecánica con TCE severo
Mehta	ND	ND	Mortalidad menor con aporte de 33.3% – 66.6% versus < 33.3% del objetivo (OR, 0.27 [95% CI 0.11–0.67]), y con > 66.7% versus < 33.3% (OR 0.14 [95% CI, 0.03 – 0.61]); p = .002	Ventilación mecánica
Mehta	ND	ND	Hipometabolismo en pacientes médicos Hipermetabolismo asociado a mayor estadía	UCIP
Framson	ND	ND	20% de las mediciones fueron > 110% del estimado 32% fueron < 90% del estimado y 45% estuvieron entre 90% y 110% del estimado El RER medido no se modificó mayormente en el tiempo La ecuación de White se aproximó en ± 10% al RER en solo 30% de las mediciones	UCIP
van der Kuip	752.86 kcal/día	654.88 - 850.86		Sepsis, shock séptico, después de cirugía por trauma

Tabla 43.6: Medición del requerimiento energético mediante calorimetría indirecta en niños críticamente enfermos*

Schofield (peso) (kcal/día)	Hombres	< 3 años	(59,512 x peso) - 30,4
		3-10 años	(22,706 x peso) + 504,3
		10-18 años	(17,686 x peso) + 658,2
	Mujeres	< 3 años	(58,317 x peso) - 31,1
		3-10 años	(20,315 x peso) + 485,9
		10-18 años	(13,384 x peso) + 692,6
Schofield (peso y talla) (kcal/día)	Hombres	< 3 años	(0,167 x peso) + (1517,4 x talla [m]) - 617,6
		3-10 años	(19,6 x peso) + (130,3 x talla [m]) + 414,9
		10-18 años	(16,25 x peso) + (137,2 x talla [m]) + 515,5
	Mujeres	< 3 años	(16,25 x peso) + (1023,2 x talla [m]) - 413,5
		3-10 años	(16,97 x peso) + (161,8 x talla [m]) + 371,2
		10-18 años	(8,365 x peso) + (465 x talla [m]) + 200
OMS/FAO (kcal/día)	Hombres	< 3 años	(60,9 x peso) - 54
		3-10 años	(95 x peso + 2071) ÷ 4,186
		10-18 años	(16,6 x peso) + (77 x talla [cm]) + 572
	Mujeres	< 3 años	(61 x peso) - 51
		3-10 años	(94 x peso - 2088) ÷ 4,186
		10-18 años	(7,4 x peso) + (482 x talla [cm]) + 217
White (kJ/día)	(17 x edad [meses]) + (48 x peso) + (292 x temperatura corporal [pC]) - 9677 1 kJ = 0,24 kcal		
Harris Benedict (kcal/día)	Hombres	66,437 + (5,0033 x talla [cm]) + (13,7516 x peso) - (6,755 x edad [años])	
	Mujeres	655,0955 + (1,8496 x talla [cm]) + (9,5634 x peso) - (4,6756 x edad [años])	
Caldwell Kennedy (kcal/día)	22 + (31,05 x peso) + (1,16 x edad [años])		
Fleisch (kcal/día)	Hombres	d 155 meses	(24 x SC [m²] x 154) - (0,855 x edad [años])
		> 155 meses	(24 x SC [m²] x 142,5) - (0,643 x edad [años]) - 13
	Mujeres	d 131 meses	(24 x SC [m²] x 154) - (1,045 x edad [años])
		> 131 meses	(24 x SC [m²] x 142,5) - (0,778 x edad [años]) - 11
Ecuación heurística (kcal/kg/día) **(Tomado de Cook)***	200 x $M^{-}p^{\cdot 4 \cdot}$ M = masa en kg		

Modificado de referencia 47. Nota: el peso siempre va expresado en kg.
*Cuando se usa NPT restar un 10 - 15% de este estimado que corresponde al consumo de oxígeno del intestino (o efecto termogénico de los alimentos); El cálculo no es válido para prematuros, desnutrición severa, obesidad, fiebre, convulsiones o parálisis.

Tabla 43.7: Ecuaciones predictivas para el cálculo del requerimiento energético

el niño críticamente enfermo son las de Schofield y la de Food Agriculture Organization (FAO)/World Health Organization (WHO)/United Nations University. No se recomienda la adición de factores de estrés o de actividad ya que podría sobreestimarse el GER. Si bien la guía ASPEN 2017 la rechaza, la guía de ESPEN/ESPGHAN recomienda el uso de la ecuación de Harris Benedict a partir de los 10 años de edad.

Se ha estudiado que, en niños gravemente enfermos, pueden existir variaciones de ± 10% entre estas ecuaciones y el GER medido por calorimetría indirecta. Así mismo, los requerimientos calóricos pueden variar dependiendo del tipo de trauma y del estadío clínico (fase aguda o fase de convalecencia). Por ejemplo, después del trauma craneal severo puede haber un incremento transitorio inicial del GER (1 – 5 días) que alcanza un 138 – 160% del estimado, mientras que, con el uso de sedación (midazolam), analgesia (fentanyl), parálisis o coma barbitúrico, el gasto energético puede ser del 89 – 120% del estimado. En el traumatismo raquimedular, por el contrario, el requerimiento energético es menor.

Al calcular el requerimiento energético mediante ecuaciones se recomienda una vigilancia cercana en busca de signos de sobrenutrición (hiperglicemia, hipertrigliceridemia, aumento de la producción de CO2 o ganancia rápida y excesiva de peso) o de subnutrición (pérdida de peso, disminución de la circunferencia braquial, desnutrición, dependencia del ventilador o estadía prolongada en la UCIP).

En ausencia de calorimetría indirecta y teniendo en cuenta la variabilidad de los resultados obtenidos con las ecuaciones predictivas, se ha desarrollado y se está evaluando la fiabilidad de una ecuación simplificada que utiliza la VCO_2 medida en algunos ventiladores (GER = 5.5 x VCO_2 x 1440). En niños mayores de 15 kg, esta ecuación demostró buena correlación con la calorimetría indirecta.

En definitiva, con el objetivo de calcular el requerimiento energético del paciente, el equipo de soporte nutricional debe guiarse en la calorimetría indirecta, en ciertas ecuaciones predictivas y, sobre todo, en su propio juicio clínico y experiencia. Al inicio, durante la fase de resucitación, se recomienda un aporte menor de calorías para luego liberalizar la entrega energética una vez que el paciente entra en la fase de rehabilitación. Al final de la primera semana la guía ASPEN 2017 propone alcanzar por lo menos dos tercios del GER. Como guía general, la Tabla 43.8 presenta los requerimientos energéticos en el niño críticamente enfermo.

Las fuentes de energía pueden clasificarse en proteicas y no proteicas. Estas últimas pueden provenir ya sea de los hidratos de carbono o de los lípidos. Teóricamente, las necesidades energéticas del niño sano pueden calcularse a partir de las calorías de origen no proteico ya que las proteínas se usan solamente para la síntesis de tejido nuevo y no como fuente de energía. Sin embargo, en este capítulo, consideraremos también las calorías de origen proteico. El aporte de calorías se distribuye aproximadamente en 50 – 60% como hidratos de carbono, 30 – 40% a partir de grasas y 15 – 20% como proteínas.

ESPEN/ESPGHAN	
Edad (años)	**kcal/kg/día***
0 - 1	90 - 100
1 - 7	75 - 90
7 - 12	60 - 75
12 - 18	30 - 60

*Incluye las calorías de origen proteico
Adaptado de referencia 50

ASPEN	
Edad (años)	**kcal/kg/día***
< 6 meses	85 - 105
e 6 - 12 meses	80 - 100
e 1 - 7 años	75 - 90
e 7 - 12 años	50 - 75
e 12 - 18 años	30 - 50

*Incluye las calorías de origen proteico
Adaptado de referencia 51

Tabla 43.8: Requerimientos energéticos en nutrición parenteral

Determinación del Requerimiento de Hidratos de Carbono

Los carbohidratos son la principal fuente de energía y usualmente llegan a los tejidos periféricos como glucosa. La glucosa es utilizada por las células como combustible especialmente en músculo, hígado, corazón, riñones e intestino. La glucosa es la fuente obligada de energía para cerebro, médula renal y eritrocitos. La fuente de glucosa en nutrición parenteral es la D-glucosa (dextrosa) en su forma monohidratada. La dextrosa es el componente que más contribuye a la osmolaridad de la solución de nutrición parenteral. La osmolaridad de la dextrosa al 5% es de 255 mOsm/L y de la dextrosa al 20% es de 1020 mOsm/L. Es usual utilizar soluciones de dextrosa de hasta 12.5% o con osmolaridad de hasta 900 mOsm/L a través de una vía venosa periférica. Cada gramo de dextrosa aporta 3.4 kcal.

En niños críticamente enfermos debe administrarse glucosa para cubrir aproximadamente un 60-75% de las calorías de origen no proteico o 50-60% de las calorías totales, a razón de 5 mg/kg/min. En lactantes hasta los 2 años de edad no se debe sobrepasar de 12 mg/kg/min o 18 g/kg/día. Debe evitarse la hiperglicemia por su asociación con complicaciones (sobre todo infecciosas); podría necesitarse insulina para regular la glicemia a niveles aceptables.

Determinación del Requerimiento de Lípidos

Los lípidos son una parte integral del soporte nutricional (especialmente parenteral) debido a que aportan altas cantidades de energía evitando la sobrecarga de carbohidratos y suplementando ácidos grasos esenciales. Los lípidos deben aportar un 25 – 40% de las calorías totales. Para evitar la deficiencia de ácidos grasos esenciales, el aporte de ácido linoleico debe alcanzar 4.5% de las calorías totales y el de ácido linolénico 0.5% de las calorías totales. La mayoría de centros inician con 1 g/kg/día y avanzan hasta 2 – 4 g/kg/día mientras monitorizan los niveles de triglicéridos. Los límites máximos son 3 - 4 g/kg/día (0.13 – 0.17 g/kg/hora) en lactantes y 2 – 3 g/kg/día (0.08 – 0.13 g/kg/hora) en niños mayores. Podría plantearse cierta restricción cuando se anticipa una dependencia a la nutrición parenteral por periodos extendidos debido a una posible relación entre lípidos intravenosos y enfermedad hepática.

La inmunomodulación a través de diferentes composiciones de ácidos grasos, especialmente los presentes en las formulaciones de lípidos intravenosos, ha ganado amplio interés recientemente a pesar de que los datos clínicos en niños son escasos (ver más adelante el apartado sobre inmunonutrición). La nutrición enteral enriquecida con ácido eicosapentanoico y ácido g-linolénico podría modular las concentraciones séricas de ácidos grasos y fosfolípidos reflejando, al menos teóricamente, un perfil antiinflamatorio. Las emulsiones en base a aceite de soya, usadas clásicamente en nutrición parenteral por años, se han asociado con afectación inmunológica y enfermedad hepática. En cambio, las emulsiones con aceite de pescado tienen el potencial de modificar el perfil sérico de ácidos grasos y el sistema antioxidante en niños. En concordancia con estos datos, algunas guías recomiendan evitar los lípidos basados en aceite de soya al menos durante la primera semana después del trauma.

Determinación del Requerimiento de Proteínas

La dosificación de cantidades adecuadas de proteína durante períodos de estrés es esencial para la provisión de suficiente substrato para propósitos metabólicos y de reparación de tejidos. Este cálculo deberá estar basado en un entendimiento completo del metabolismo proteico, ya que la mayoría de las recomendaciones están basadas en opinión de expertos. Además, este cálculo de necesidades proteicas deberá ajustarse en relación a la creciente incidencia de desnutrición en las unidades de cuidado intensivo pediátrico con valores reportados de 24% al 70%. Si bien no se conocen con precisión las necesidades proteicas en niños con trauma, se estima que estas necesidades podrían satisfacerse con el aporte de 2-3 g/kg/día en lactantes hasta los 2 años de edad, 1.5-2 g/kg/día en niños de 2 a 13 años de edad, y 1.5 g/kg/día entre los 13 y 18 años de edad. En grados severos de estrés, la Sociedad Europea de Nutrición Enteral y Parenteral (ESPEN, por sus siglas en inglés) recomienda incrementar el aporte hasta 3 g/kg/día en niños y 2 g/kg/día en adolescentes. En quemados se podría obtener un balance nitrogenado positivo con dosis de 3-4.5 g/kg/día en niños de hasta 6 años y 2.5-3 g/kg/día a partir de esa edad. La recomendación más reciente de la Sociedad Americana de Alimentación Enteral y Parenteral (ASPEN, por sus siglas en inglés) de ingesta proteica mínima para niños críticamente enfermos es de 1.5 g/kg/día. Esta cantidad pudiese ser mayor en lactantes y pre-escolares para alcanzar un balance proteico positivo y prevenir un balance negativo acumulado.

En condiciones normales, la proteína proveniente de la dieta contiene los aminoácidos necesarios y el valor de estos se cuantifica en base al contenido de nitrógeno. El nitrógeno constituye el 16% del peso de una proteína; por lo tanto un factor de 6.25 se utiliza para convertir gramos de nitrógeno a gramos de proteína. El proceso de recambio proteico ocurre constantemente e incluye tanto la degradación como la síntesis. En situaciones en las cuales el ingreso calórico es insuficiente para la demanda energética, las proteínas almacenadas en los tejidos corporales son oxidadas para producir energía. Por lo tanto, si el resultado del recambio proteico indica un valor negativo, esto sugeriría que las necesidades de proteína están aumentadas y que se requiere proveer cantidades suficientes en la dieta para mantener los depósitos de proteína.

El cálculo del requerimiento proteico en Pediatría debe tomar en cuenta la cantidad de aminoácidos utilizados durante el proceso de oxidación, además de la cantidad necesaria para promover un adecuado crecimiento y desarrollo. La ingesta proteica deberá estar basada en el factor de conversión de proteína en la dieta a proteína corporal o tisular y en el valor biológico de la proteína una vez se absorbe.

Catabolismo de proteínas y aminoácidos durante condiciones de estrés

El catabolismo de las proteínas almacenadas a consecuencia de trauma severo, inanición, inmovilidad, estrés y procesos inflamatorios, ha sido descrito en el paciente pediátrico críticamente enfermo. Los factores asociados a un incremento en el catabolismo proteico y, consecuentemente, a un balance nitrogenado negativo son: trauma, ventilación mecánica invasiva, trasplante de órganos, administración de esteroides, uso de sedantes, inmunosupresores, disfunción orgánica y modalidades terapéuticas de apoyo extracorpóreo (terapia de reemplazo renal continuo y oxigenación con membrana extracorpórea). La respuesta catabólica está mediada por factores de estrés principalmente de tipo hormonal, mediadores neurales y por sustancias como las citosinas (Tabla 43.1). Esta respuesta catabólica no disminuye con la ingesta adicional de proteínas en la dieta. Una vez se degrada la proteína, los aminoácidos se utilizan en procesos oxidativos de gluconeogénesis, como combustible y substrato para ciertas líneas celulares principalmente linfocitos y enterocitos. Además, estos aminoácidos circulantes se utilizan como substrato para sintetizar reactantes de fase aguda, produciendo una disminución en los niveles circulantes de aminoácidos en los pacientes críticamente enfermos, lo que resulta en una disminución en la producción de otras proteínas constitutivas como la albúmina y la prealbúmina. Los pacientes pediátricos críticamente enfermos se caracterizan por tener un recambio proteico (recambio = síntesis + degradación) elevado a consecuencia de una síntesis y degradación aumentadas de proteínas. Un desbalance sostenido en los procesos de síntesis y degradación de proteína, llevará a una pérdida de tejido corporal magro y, si es severo y persiste por mucho tiempo, a un estado de falla en el crecimiento.

Balance Nitrogenado

La técnica de balance nitrogenado ha sido reportada en la literatura para el cálculo de un estado anabólico o catabólico proteico en pacientes pediátricos ingresados a la UCIP. El cálculo de balance nitrogenado incluye: el nitrógeno contenido en la dieta menos las pérdidas de nitrógeno en orina, heces, piel y otros fluidos corporales (como el fluido de diálisis y drenajes abdominales o torácicos). Un balance nitrogenado positivo indica un estado de anabolismo pero no es un indicador de la utilización de proteínas y aminoácidos o del grado de reservas corporales de proteínas. Varios estudios en niños críticamente enfermos han reportado resultados de balances nitrogenados positivos que se asociaron a un ingesta proteica adecuada durante la primera semana de ingreso a la UCIP. La mejoría en el balance proteico (nitrogenado) como resultado de un incremento en la síntesis de proteína, ocurre a pesar de pérdidas de reservas corporales de proteína. Sin embargo, este balance proteico positivo no previene la pérdida de masa muscular. La técnica de balance nitrogenado tiene muchas limitaciones en la valoración del metabolismo proteico del paciente críticamente enfermo debido a que: 1) es una valoración estática; 2) el tipo de urea medido en orina influye en el resultado ya que la excreción de nitrógeno es muy errática en condiciones de estrés; y, 3) las variaciones en la metodología de los estudios reportados. Esto hace que la interpretación de los estudios en la literatura sea difícil en relación a los resultados y a las intervenciones nutricionales.

Método de isótopos estables

El método que utiliza isótopos marcados analiza el movimiento del aminoácido entre los órganos, la ruta metabólica, su destino metabólico final y el grado de incorporación en los tejidos o fluidos corporales. Esta metodología, que utiliza como marcadores los isótopos estables de carbono (^{12}C y ^{13}C), nitrógeno (^{14}N y ^{15}N) o hidrógeno (^{2}H), puede determinar el balance proteico así como el cálculo de síntesis de proteína, tanto en niños saludables como en pacientes hospitalizados. Éste método tiene limitaciones importantes en el estudio del metabolismo de proteínas, particularmente en el paciente ingresado en la UCIP. Varios estudios han reportado el uso de isótopos estables en el cálculo del balance proteico en pacientes pediátricos críticamente enfermos.

Vías de administración de substrato proteico

La vía enteral es la ruta de preferencia para la administración de proteína durante períodos de estrés, pero esto no previene el proceso catabólico que se acompaña de una pérdida de peso corporal magro. El inicio temprano de la alimentación enteral en el paciente pediátrico críticamente enfermo con fórmulas especiales que contienen cantidades adecuadas de proteína, ha sido utilizado con buena tolerancia y sin excesiva formación de nitrógeno de urea. Es importante mencionar que el tipo de proteína (ya sea como aminoácidos libres, hidrolizada, o intacta) contenida en la fórmula enteral pudiese afectar la tolerancia, absorción y utilización de la misma. La proteína del suero de la leche se digiere y absorbe de manera rápida para luego incorporarse al proceso anabólico. Por otro lado, la caseína es un tipo de proteína que tiene un proceso de digestión y absorción más prolongado, con una incorporación a la reserva de aminoácidos menos robusta.

La administración parenteral de aminoácidos está recomendada en el paciente pediátrico ingresado a la UCIP cuando el tracto gastrointestinal no está preparado para recibir substrato. Existen diferentes preparaciones de aminoácidos apropiadas para lactantes y niños pequeños que están enriquecidas con aminoácidos esenciales, aminoácidos de cadena ramificada o aminoácidos ricos en sulfuro. De acuerdo a un estudio de Verbruggen y col., no existe evidencia que demuestre la composición ideal de aminoácidos en el paciente pediátrico críticamente enfermo. Durante períodos de estrés, la relación de calorías a nitrógeno se recomienda en el rango de 130-150 kcal/g de nitrógeno (1 g de proteína = 6.25 g de nitrógeno). Ensayos clínicos en pacientes pediátricos críticamente enfermos han reportado un aporte proteico mucho menor en relación a la ingesta de calorías. Diversos factores deben tomarse en cuenta al momento de crear el plan nutricional como el déficit acumulado de proteína, prácticas nutricionales, cambios en los requerimientos del paciente y cambios en la utilización metabólica de los macronutrientes.

Ensayos clínicos

La meta del soporte nutricional durante la fase aguda de la enfermedad es la administración de cantidades adecuadas de substrato que sean suficientes para contrarrestar los efectos del proceso catabólico y que minimicen la pérdida de masa corporal. En el paciente pediátrico ésta situación es más compleja debido a que las necesidades de proteína varían en las diferentes edades de acuerdo a la tasa de crecimiento. Una revisión sistemática de Bechard y col. de pacientes pediátricos menores de 18 años en ventilación mecánica, concluyó que es necesaria una ingesta proteica de 1.5 g/kg/día, acompañado de un ingreso calórico de 57 kcal/kg/día para alcanzar un balance proteico positivo.

Varios ensayos clínicos han reportado resultados de balance proteico en pacientes pediátricos críticamente enfermos en diferentes grupos de edad, utilizando el método de balance nitrogenado o el uso de isótopos estables. Los ensayos clínicos en el grupo de edad de 0-2 años recibiendo alimentación enteral, reportaron que, en promedio, el balance proteico fue negativo con una ingesta de proteína < 1 g/kg/día y que este balance proteico fue positivo con una ingesta proteica > 3 g/kg/día. Un ensayo clínico de pacientes < 2 años de cirugía de cardiopatía congénita, reportó valores promedio de balance proteico negativo en pacientes que recibieron < 1 g/kg/día de proteína por vía parenteral. Varios estudios en el grupo de edad de 2-13 años, de pacientes recibiendo alimentación enteral reportaron que al menos 2 g/kg/día de proteína son necesarios para alcanzar un balance proteico positivo. Mientras que otros estudios de pacientes en este mismo rango de edad, recibiendo alimentación parenteral, reportaron balances proteicos negativos con una ingesta proteica de 2 g/kg/día. En el grupo de edad de 13-18 años, Verbruggen reportó en adolescentes con diagnóstico de sepsis y estado de choque séptico, valores positivos de balance proteico con una ingesta de 3 g/kg/día de proteína por vía parenteral. De todos los ensayos clínicos mencionados anteriormente, se pueden hacer las siguientes observaciones: 1) existe una asociación entre edad e ingesta de proteína, en el que los grupos de menor edad tienen un requerimiento mayor de proteína por kilogramo de peso que los de mayor edad; y, 2) hay una mejor eficiencia del uso de proteína por vía enteral que por vía parenteral.

Se han descrito en la literatura varias razones para la ingesta inadecuada de proteína en el paciente ingresado en la UCIP como restricción hídrica, prescripciones de proteína menor al requerimiento, la ausencia de protocolos y la presencia de insuficiencia o daño renal agudo. Un estudio prospectivo observacional de 500 pacientes pediátricos que recibieron ventilación mecánica al menos por 48 horas en 31 UCIP de hospitales docentes, reportó un promedio de prescripción proteica de 1.7 g/kg/día y un promedio de ingesta proteica del 61% por vía parenteral y enteral y 43% por vía enteral. El resultado más importante de este estudio fue la disminución de mortalidad a los 60 días en los pacientes que tuvieron una ingesta calórica > 33% a 66% de lo prescrito. Otro ensayo clínico de pacientes con diagnóstico de falla respiratoria aguda, reportó una reducción en la mortalidad en 107 pacientes con una edad media de 5.2 años, en el grupo de pacientes que recibió una mayor ingesta calórica (35% vs. 61%) y proteica (14% vs. 60%). Recientemente, Mehta, reportó en un ensayo clínico multicéntrico observacional de 1245 pacientes pediátricos que recibieron ventilación mecánica por > de 48 horas, un promedio de ingesta calórica, por vía enteral, de 69 kcal/kg/día y una ingesta proteica, por vía enteral, de 1.9 g/kg/día. El resultado más importante fue la disminución en la tasa de mortalidad a los 60 días en los pacientes que recibieron ≥ 60% de ingesta proteica en relación a lo prescrito. Otros hallazgos de este estudio fueron los factores asociados con una mayor ingesta proteica por vía enteral: 1) inicio temprano de la alimentación enteral; 2) uso de la vía postpilórica; 3) disminución en el número de interrupciones en la alimentación enteral; 4) presencia de una nutricionista en la UCIP; y, 5) un tamaño grande de la UCIP.

En resumen, la prescripción del requerimiento proteico de los pacientes pediátricos críticamente enfermos es difícil y representa un reto. Las necesidades proteicas de éstos pacientes están aumentadas durante el período agudo de la enfermedad, debido a un mayor recambio y degradación proteico, que pudiese llevar a una pérdida importante de peso corporal magro y retraso en el crecimiento. Las técnicas de balance nitrogenado y de isótopos estables nos han permitido establecer ingestas proteicas en diferentes grupos de edad que permiten alcanzar un balance proteico positivo. Recientes ensayos clínicos han demostrado una reducción en la tasa de mortalidad en pacientes pediátricos ingresados a la UCIP con una mayor ingesta calórica y proteica.

Inmunonutrición

El campo de la inmunonutrición surgió del concepto de que la función óptima del sistema inmune se encuentra alterada en presencia de desnutrición. En años recientes se han publicado muchos ensayos clínicos en pacientes críticamente enfermos, principalmente adultos, que han reportado resultados del uso de fórmulas o preparaciones con efecto inmunológico. Los efectos positivos de estas fórmulas incluyen reducción de complicaciones infecciosas, disminución en el uso del ventilador, reducción en el tiempo de estancia en la unidad de cuidados intensivos y hospital y disminución en la tasa de mortalidad.

La respuesta del sistema inmune se caracteriza por una reacción inflamatoria en el sitio de la lesión. Esta reacción inflamatoria es amplificada a través de la liberación de sustancias pro-inflamatorias y esto a su vez produce un estado conocido como síndrome de respuesta inflamatoria sistémica. Las condiciones clínicas asociadas con una respuesta inflamatoria exagerada incluyen síndrome de distrés respiratorio agudo, choque séptico, coagulación intravascular diseminada y síndrome de falla multiorgánica. La respuesta inmune adquirida ocurre días después e incluye la interacción entre células presentadoras de antígeno tales como macrófagos, células dendríticas y linfocitos que son los responsables de la inmunidad celular y de la producción de anticuerpos. Es durante esta respuesta inflamatoria en situaciones de estrés o de enfermedad crítica aguda cuando varios factores se convierten en indispensables o esenciales, entre estos: antioxidantes, oligoelementos, vitaminas, glutatión y glutamina. Recientes estudios en pacientes adultos han demostrado que algunos de estos factores se encuentran aumentados, particularmente en pacientes críticamente enfermos con falla multiorgánica, debido a la falta de metabolismo o excreción por la presencia de falla hepática y/o renal.

Ensayos Clínicos

La experiencia con el uso de inmunonutrientes en pacientes pediátricos críticamente enfermos ha sido limitada e incluye pocos ensayos clínicos con poblaciones pequeñas. En un estudio prospectivo aleatorio y controlado, Jordan I y col. estudiaron a 101 pacientes pediátricos con sepsis severa o estado postquirúrgico que requirieron alimentación parenteral por 5 días. El efecto de la suplementación de glutamina no mostró diferencia en los resultados en relación a la estadía en la UCIP y en el hospital en ambos grupos. No se reportaron efectos adversos. En otros dos estudios prospectivos, aleatorios y controlados, Larsen B y col., estudiaron el efecto de 2 emulsiones diferentes de lípidos en los niveles plasmáticos de fosfolípidos y de biomarcadores inmunes en 32 infantes con cardiopatías congénitas que estaban programados para cirugía cardíaca bajo condiciones de arresto circulatorio y uso de bomba extracorpórea. Los resultados indicaron que los pacientes que recibieron la emulsión lipídica que contenía ácidos grasos omega-3 tuvieron un mejor efecto antiinflamatorio y proinmunológico, comparado con los pacientes que recibieron la emulsión de lípidos omega-6. No se pudo demonstrar diferencias en cuanto a resultados clínicos. Otro estudio, por Nehra D y col., evaluó la eficacia en la reducción de la incidencia de colestasis con el uso de una emulsión de lípidos intravenosa a base de aceite de pescado, comparado con el uso de una emulsión a base de aceite de soya en 19 neonatos y lactantes menores de 3 meses de edad, con niveles de bilirrubina directa < 1 mg/dL y dependientes de alimentación parenteral. No hubo diferencia en la incidencia de colestasis en ambos grupos, probablemente porque el estudio incluyó una muestra muy pequeña y la incidencia de colestasis fue muy baja. En tres estudios prospectivos, aleatorios y controlados realizados por Briassoulis G y col., se estudiaron a 128 pacientes pediátricos críticamente enfermos, en estado de choque séptico, y trauma craneoencefálico severo, entre otros. El grupo experimental recibió una fórmula enriquecida con glutamina, L-arginina, antioxidantes, ácidos grasos omega-3, fibra, vitamina E, beta-caroteno, zinc, cobre y selenio. El grupo control recibió una fórmula estándar. Los resultados indicaron que es posible el uso de fórmulas enriquecidas con inmunonutrientes y no hubo diferencias significativas en ambos grupos en relación a la incidencia de infecciones por neumonía, duración de ventilación mecánica, estadía en la UCIP o estancia hospitalaria. Esto probablemente se debe a que estos estudios no incluyeron una muestra mayor de pacientes. Recientemente, Jacobs B y col. publicó un estudio prospectivo, aleatorio y controlado el cual incluyó a 26 pacientes pediátricos críticamente enfermos con daño pulmonar agudo o síndrome de distrés respiratorio en ventilación mecánica invasiva. El objetivo del estudio era determinar si era seguro alimentar a los pacientes por vía enteral con una fórmula enriquecida con ácido eicosapentanoico, acido gamma-linolénico y antioxidantes, o una fórmula estándar. Los resultados indicaron que si fue posible alimentar a estos pacientes con la fórmula que contenía inmunonutrientes y con adecuada tolerancia. No hubo diferencia entre ambos grupos en cuanto a resultados clínicos como duración de ventilación mecánica, estadía en la UCIP o estancia hospitalaria. El grupo experimental recibió una mayor ingesta proteica de 2.4 g/kg/día comparado con 1.6 g/kg/día en el grupo control. El estudio prospectivo, aleatorio y controlado más grande de pacientes pediátricos críticamente enfermos por Carcillo J y col., incluyó a 293 pacientes en ventilación mecánica y alimentación enteral en las primeras 48 horas de ingreso a la UCIP. El grupo experimental recibió una fórmula que contenía zinc, selenio, glutamina y metooclopramida, y el grupo control recibió una fórmula enteral con proteína a base de suero de la leche. Debido a que los resultados parciales del estudio no demostraron un efecto benéfico del uso de fórmulas con inmunonutrientes, se decidió suspender el ensayo clínico. No hubo diferencia significativa en la incidencia de mortalidad a los 28 días, duración de ventilación mecánica, estadía en la UCIP o complicaciones infecciosas. La única diferencia fue una reducción significativa en la incidencia de infecciones nosocomiales o en el número de episodios de sepsis en el grupo de pacientes inmunocomprometidos; estas diferencias no se dieron en el grupo de pacientes inmunocompetentes.

Basada en estos estudios, ASPEN, en conjunto con la Sociedad de Medicina Crítica (SCCM, por sus siglas en inglés) publicaron nuevas guías de soporte nutricional para el paciente crítico pediátrico en donde no recomiendan el uso de inmunonutrición.

Micronutrientes

El daño oxidativo es un elemento central en la fisiopatología de la lesión traumática, inflamación y enfermedad crítica (Tabla 43.1). Después de la lesión se generan especies reactivas de oxígeno las cuales tienen el potencial de dañar constituyentes intra y extracelulares que contribuyen a mayor daño tisular y falla orgánica. Las reservas de antioxidantes endógenos son rápidamente consumidas en estas circunstancias. No existen datos disponibles sobre la suplementación con micronutrientes o antioxidantes en niños críticamente enfermos con trauma. Aunque existen ciertos datos de beneficio en adultos.

Las vitaminas y los minerales juegan un papel esencial en la cicatrización de las heridas y en la función inmune. Muchos de estos micronutrientes se depletan después de una quemadura, entre ellos las vitaminas C, D, y E, y cobre, selenio y zinc. En niños solamente existe un estudio que reporta mejor cicatrización con un cóctel enteral de vitamina C, vitamina E y zinc.

Soporte Nutricional en Situaciones Especiales

Ciertas formas de trauma exigen un enfoque nutricional específico. En la sección sobre nutrición enteral se han mencionado las estrategias recomendadas en niños con inestabilidad hemodinámica, con uso de vasoactivos y con abdomen abierto. En esta sección se examinan estrategias a emplearse en otras condiciones postraumáticas.

Nutrición del Niño con Trauma Craneoencefálico

Se trata de una situación con claro riesgo nutricional. Se conoce que, después de un TCE, solamente un 25% de los niños podrá ingerir espontáneamente por boca la alimentación para cubrir sus requerimientos nutricionales al momento del alta. En otro estudio de niños después de TCE, las deficiencias nutricionales y la pérdida de peso fueron frecuentes 14 días después del trauma, situación que solo pudo modularse mediante un inicio precoz del soporte nutricional (antes de las 72 horas) con la intervención de un equipo dedicado de soporte nutricional.

Después del TCE la respuesta metabólica e hipercatabólica es severa; el gasto energético en reposo medido por calorimetría indirecta en las primeras 48 horas fluctúa entre 75 – 200% del esperado. A la cuarta semana después del trauma, el gasto energético es de 135 – 146% del esperado. Los pacientes con decorticación o descerebración muestran mayor gasto energético en comparación con aquellos afectos de parálisis fláccida. Estos datos sustentan la recomendación de iniciar precozmente el soporte nutricional una vez que se haya estabilizado la oxigenación, circulación y presión intracraneal (primeras 48 horas) y alcanzar el objetivo nutricional máximo al día 7 después del trauma. La cantidad de nutrición administrada durante los primeros 5 días es un factor que se asocia en forma independiente con mortalidad: por cada 10 kcal/kg de déficit en el aporte, la mortalidad puede aumentar 30-40%.

La NE suele ser difícil en niños con TCE; el uso de la NP puede mejorar el aporte proteico, mayor nivel de albúmina y lifocitos, mejor balance nitrogenado, menor mortalidad y mejor desenlace clínico a los 3 meses en comparación con la NE sin efectos negativos sobre la presión intracraneal. Otro estudio mostró equivalencia de la NP con la nutrición transpilórica en términos de costos hospitalarios e incidencia de complicaciones infecciosas.

El aporte hidrocarbonado debe vigilarse de cerca ya que la hiperglicemia ha sido asociada con mala evolución neurológica dado su potencial de incrementar la hipoxia neuronal. Es probable la necesidad de insulina para mantener la glicemia en valores seguros. Los niveles objetivo de glicemia recomendados actualmente son de 140 a 180 mg/dL.

Nutrición del Niño con Traumatismo Raquimedular

Estos pacientes muestran un comportamiento diferente en cuanto a su respuesta metabólica. Hay una fase inicial de letargia metabólica y luego una intensa proteólisis muy difícil de controlar con el soporte nutricional debido a que la fisiopatología radica en denervación y desuso en lugar de activación neuroendocrina. Otro problema es una gastroparesia persistente directamente relacionada con la severidad de la lesión. Estas mismas guías recomiendan un menor aporte energético para pacientes adultos con trauma espinal consistente con el hallazgo de un requerimiento energético menor determinado por calorimetría indirecta en niños.

Quemaduras

Debe iniciarse NE precoz, en lo posible en las primeras 12 horas después de la lesión, por vía gástrica, con una fórmula estándar con alto contenido de proteína. Una estrategia podría ser el uso de fórmulas para adultos que contienen más proteínas, electrolitos y micronutrientes que sus contrapartes pediátricas. Las interrupciones de la NE pueden ser frecuentes debido a los múltiples procedimientos que requieren estos niños; una estrategia puede ser la vía postpilórica para acortar el ayuno antes de los procedimientos. Algunos centros mantienen la NE postpilórica continua durante los procedimientos. La incidencia de eventos adversos de la NE es alta; una de las complicaciones de importancia es la necrosis intestinal. La NP suplementaria debe considerarse precozmente con bajo aporte calórico pero alto de proteínas. En este contexto, una relación calorías/gramos de nitrógeno de 85:1 y un flujo de glucosa limitado a 5 mg/kg/min son aceptables. Los lípidos deben mantenerse a un máximo de 30 – 35% del aporte calórico total teniendo en cuenta fuentes exógenas como las infusiones de propofol. Las guías de adultos recomiendan iniciar NE temprana (4 – 6 primeras horas) con alto aporte de proteínas y con aporte de energía guiada mediante calorimetría indirecta.

Las vitaminas y los minerales juegan un papel esencial en la cicatrización de las heridas y en la función inmune. Muchos de estos micronutrientes se depletan después de una quemadura, entre ellos las vitaminas C, D, y E, y cobre, selenio y zinc. En niños solamente existe un estudio que reporta mejor cicatrización con un cóctel enteral de vitamina C, vitamina E y zinc.

Hematoma Duodenal

Aparece en 2 – 10% de casos pediátricos de trauma abdominal contuso. Si la conducta es expectante, puede requerir reposo intestinal y NP por hasta 3 semanas, promedio 9 días. Si se ha evacuado durante una laparotomía exploratoria, el tratamiento es similar al de cualquier otra cirugía abdominal.

Fístula Enterocutánea

Ocurre en 1 – 2% de pacientes sometidos a laparotomía por trauma abdominal. Son factores de riesgo el trauma penetrante, las perforaciones múltiples de víscera hueca y el abdomen abierto. Otra posibilidad en este contexto es la fístula enteroentérica. La clínica es intolerania a la NE y diarrea refractaria. El tratamiento es el reposo intestinal, la estabilización hidroelectrolítica, la NP y, eventualmente, la reparación quirúrgica.

Otras Condiciones Clínicas en Pacientes con Trauma

En la Tabla 43.9 se presentan algunas recomendaciones provenientes de guías clínicas basadas en estudios principalmente de adultos.

Monitorización del soporte nutricional

La monitorización incluye la evaluación de la tolerancia al soporte nutricional, sobre todo a la NE, la evaluación diaria del cumplimiento del objetivo nutricional, la vigilancia de los accesos enteral o parenteral, y la monitorización bioquímica para medir los efectos del tratamiento y del estado nutricional. Durante los primeros días después del trauma, debido a los efectos de la resucitación y a la redistribución de fluidos, los estudios séricos y el peso corporal no son fidedignos como marcadores del estado nutricional o de la respuesta al tratamiento. El abordaje individual de cada niño es indispensable sobre todo en aquellos con soporte nutricional de más de 7 días; el objetivo es analizar si el aporte de energía y proteínas es suficiente para cubrir las demandas especialmente cuando se pasa de la fase catabólica a la anabólica de recuperación. Este cambio puede ocurrir en diferentes momentos después del trauma y no necesariamente son estáticos ya que la presencia de complicaciones o la necesidad de nuevas

Condición	Recomendación
Shock, objetivos hemodinámicos no alcanzados	Iniciar NE tan pronto se controle el shock con fluidos, vasopresores o inotrópicos
Hipoxemia, hipercapnea o acidosis descontroladas	Retrasar NE
Hipercapnea permisiva, acidosis compensada, hipoxemia leve estable	Iniciar NE
Uso de bloqueantes neuromusculares	Iniciar NE
Hipotermia terapéutica	Iniciar NE a dosis bajas, incrementar después del recalentamiento
ECMO	Iniciar NE
Decúbito prono	No retrasar NE solo por la posición del paciente
Pancreatitis aguda severa	Iniciar NE por vía gástrica o postpilórica
Hipertensión intrabdominal	Iniciar NE si no hay síndrome compartimental abdominal pero disminuir la dosis o suspender si se incrementa la presión durante la NE

Tabla 43.9: Recomendaciones nutricionales en ciertas condiciones clínicas en trauma

cirugías pueden generar una nueva fase catabólica. En todo caso, una vez iniciado el anabolismo se deberá incrementar los aportes para facilitar la fabricación de proteínas constitutivas, la cicatrización y la restauración de la masa muscular.

No existe evidencia de que la monitorización bioquímica para evaluar la respuesta al soporte nutricional mejore los resultados clínicos. La prealbúmina, medida a partir del día 7 puede reflejar un aporte adecuado o insuficiente de proteínas. La albúmina no debe utilizarse para este propósito. Una muestra de orina de 24 horas para medir el nitrógeno urinario total y realizar el balance nitrogenado se recomienda, de igual manera, después de la primera semana (ver la sección sobre proteínas más arriba). En este momento también debe realizarse una calorimetría indirecta ya que el gasto energético aumenta y llega a su máximo nivel usualmente en la segunda semana después del trauma.

Controversias y oportunidades de investigación

La disciplina que estudia las necesidades nutricionales del paciente pediátrico críticamente enfermo ha avanzado muy rápidamente en los últimos 5 años. Esto se refleja en la cantidad de estudios publicados en la Biblioteca Nacional de Medicina de los Estados Unidos y del Instituto Nacional de Salud, con un total de 439 estudios reportados, de un total de 823 estudios publicados en los últimos 40 años. A pesar de este importante avance en esta área, se carece de estudios de alta calidad metodológica que no han permitido la formulación de recomendaciones basadas en evidencia, con la mayoría de las recomendaciones de soporte nutricional basadas en estudios retrospectivos, estudios prospectivos observacionales y en consenso de expertos.

Importantes preguntas permanecen sin recomendaciones basadas en alta calidad de evidencia, entre éstas se encuentran:

- El uso de una definición uniforme de desnutrición.
- Un método validado de identificación de pacientes desnutridos al momento de ingresar a la UCIP.
- La cantidad ideal de ingesta calórica y su impacto en los resultados clínicos, así como la vía de administración.
- La cantidad óptima de ingesta proteica que tenga un beneficio positivo en el balance proteico, estado nutricional, preservación de masa corporal y resultados clínicos.
- El efecto del uso de alimentación por vía enteral con metas pre-definidas de ingesta calórica y proteica.
- Los resultados del uso de algoritmos para el avance de la nutrición enteral.
- La mejor ruta de administración de nutrientes por vía enteral, gástrica o postpilórica, intermitente o continua.
- Uso sistemático de una definición practica de intolerancia a la alimentación enteral.
- El uso de alimentación parenteral en casos de intolerancia a la vía enteral y el tiempo adecuado de inicio cuando la ingesta por vía enteral no es posible o es inadecuada.
- El uso de inmunonutrientes en grupos de pacientes, incluyendo desnutridos y pacientes inmunocomprometidos y sus efectos en los resultados clínicos.

Debido a esta falta de estudios de largo muestreo y de alta calidad metodológica, es importante la colaboración y coordinación de las diferentes organizaciones científicas y académicas para la planificación y desarrollo de la agenda de estudios de investigación en esta importante área de la nutrición del paciente pediátrico críticamente enfermo.

Conclusiones

El trauma es una condición con claro riesgo nutricional debido a los fenómenos de hipermetabolismo e hipercatabolismo descritos. En consecuencia, el soporte nutricional es un componente fundamental del tratamiento con potencial de reducir las complicaciones y la mortalidad. El tratamiento nutricional debe iniciarse precozmente, tan pronto se haya estabilizado al paciente. La vía de elección es la enteral, gástrica y en infusión continua. Cuando la NE está contraindicada o no aporta la cantidad requerida de energía y proteínas, deberá recurrirse rápidamente a la NP. La monitorización diaria incluye la evaluación de la suficiencia del aporte nutricional especialmente de proteínas. La calorimetría indirecta y el balance nitrogenado realizados después de la primera semana pueden guiar la nutrición. Se requieren estudios internacionales multicéntricos para profundizar en varios aspectos del tratamiento nutricional del niño traumatizado y críticamente enfermo en general.

Bibliografía

1. Campos Miño S, Fussell M, Meeting the Demands of Critical Illness in Children: The Importance of Nutrition in Pediatric Intensive Care. Pediatr Crit Care Med 2014; 15: 667-668.
2. Cuthbertson DP, Alterations in metabolism following injury: part I. Injury 1980; 11: 175-189.
3. Aller MA, Arias JI, Poza AA, Arias J. A review of metabolic staging in severely injured patients. Scand J Trauma Resus Emerg Med 2010; 18: 27-34.
4. Hasenboehler E, Williams A, Leinhase I, et al. Metabolic changes after polytrauma: an imperative for early nutritional support. World J Emerg Surg 2006; 1: 29-36.
5. Sritharan K, Thompson H. Understanding the metabolic response to trauma. Br J Hosp Med 2009; 70: M156-M158.
6. Stahel PF, Flierl MA, Moore EE. "Metabolic staging" after major trauma - a guide for clinical decision making? Scand J Trauma Resus Emerg Med 2010; 18: 34-37.
7. Porter C, Tompkins RG, Finnerty CC, Sidossis LS, Suman OE, Herndon DN. The metabolic stress response to burn trauma: current understanding and therapies. Lancet 2016; 388: 1417-1426.
8. McClave SA, Taylor BE, Martindale RG, et al. Guidelines for the Provision and Assessment of Nutrition Support Therapy in the Adult Critically Ill Patient: Society of Critical Care Medicine (SCCM) and American Society for Parenteral and Enteral Nutrition (A.S.P.E.N.). JPEN 2016; 40: 159-211.
9. Cook RC, Blinman TA. Nutritional support of the pediatric trauma patient. Sem Pediatr Surg 2010; 19: 242-251.
10. Khorasani EN, Mansouri F. Effect of early enteral nutrition on morbidity and mortality in children with burns. Burns 2010; 36: 260-276.
11. Mehta NM, Skillman HE, Irving SY, Coss-Bu JA, et al. Guidelines for the Provision and Assessment of Nutrition Support Therapy in the Pediatric Critically Ill Patient: Society of Critical Care Medicine and American Society for Parenteral and Enteral Nutrition. 2017, DOI: 10.1177/0148607117711387.
12. Skillman HE. Enteral Nutrition in the Critically Ill Child. En: Goday PS, Mehta NM (eds). Pediatric Critical Care Nutrition. McGraw Hill, New York, 2015, p. 111-124.
13. Canarie M. Risk Factors for Delayed Enteral Nutrition in Critically Ill Children. Pediatr Crit Care Med 2015; 16: 283-289.
14. King W, Petrillo T, Pettignano R. Enteral nutrition and cardiovascular medications in the pediatric intensive care unit. JPEN 2004; 28: 334-338.
15. Mehta NM. Approach to Enteral feeding in the PICU. Nutr Clin Pract 2009; 24: 377-387.
16. Burlew CC, Moore EE, Cuschieri J, et al. Who should we feed? A Western Trauma Association multi-institutional study of enteral nutrition in the open abdomen after injury. J Trauma Acute Care Surg 2012; 73: 1380Y1388.
17. Collier B, Guillamondegui O, Cotton B, et al. Feeding the open abdomen. JPEN 2007; 31: 410-415.
18. Kamat P, Favaloro-Sabatier J, Rogers K, et al. Use of methylen blue spectrophotometry to detect subclinical aspiration in enterally fed intubated pediatric patients. Pediatr Crit Care Med 2008; 9: 299-303.
19. Meert KL, Daphtary KM, Metheny NA. Gastric vs. Small bowel feeding in critically ill children receiving mechanical ventilation: a randomized controlled trial. Chest 2004; 126: 872-878.
20. Savage K, Kritas S, Davidson G, et al. Whey vs. Casein based enteral formulas and gastrointestinal function in children with cerebral palsy. JPEN 2012; 36 (suppl 1): S118-S123.
21. Abraho V. Nourishing the dysfunctional gut and whey protein. Curr Opin Clin Nutr Metab Care 2012; 15: 480-484.
22. Mehta NM, Compher C. ASPEN clinical guidelines: nutrition support of the critically ill child. JPEN 2009; 33: 260-276.
23. van Waardemburg DA, de Betue CT, Gouduever JB, et al. Critically ill infants benefit from early administration of protein and energy-enriched formula: a randomized controlled trial. Clin Nutr 2009; 28: 249-255.
24. Botrán M, López-Herce J, Mencía S, et al. Enteral nutrition in the critically ill child: comparison of standard and protein-enriched diets. J Pediatr 2011; 159: 27-32 e21.
25. Hart DW, Wolf SE, Zhang XJ, et al. Efficacy of a high carbohydrate diet in catabolic illness. Crit Care Med 2001; 29: 1318-1324.
26. Campos-Miño S, Gastrointestinal complications in the PICU: is disease the only culprit? Pediatr Crit Care Med 2015; 16: 882-883.
27. López-Herce J, Mencía S, Sánchez C, et al. Postpyloric enteral nutrition in the critically ill child with shock: a prospective observational study. Nutr 2008; 7: 6.
28. Martinez EE, Douglas K, Nurko SF. Gastric Dysmotility in Critically Ill Children: Pathophysiology, Diagnosis, and Management. Pediatr Crit Care Med 2015: 16: 828-836.
29. Floh AA, Slicker J, Schwartz SM. Nutrition and Mesenteric Issues in Pediatric Cardiac Critical Care. Pediatr Crit Care Med 2016: 17: S243-S249.
30. Todd SR, Kozar RA, Moore FA. Nutrition Support in Adult Trauma Patients. Nutr Clin Prac 2006; 21: 421-429.
31. Fivez T, Kerklaan D, Mesotten D, et al. Early versus Late Parenteral Nutrition in Critically Ill Children. N Eng J Med 2017; 374: 1111-1122.
32. Casaer MP, Mesotten D, Hermans G, et al. Early versus late parenteral nutrition in critically ill adults. N Engl J Med 2011; 365: 506-17. 4.
33. Doig GS, Simpson F, Sweetman EA, et al. Early parenteral nutrition in critically ill patients with short-term relative contraindications to early enteral nutrition: a randomized controlled trial. JAMA 2013; 309: 2130-8.
34. Mehta NM. Parenteral nutrition in critically ill children. New Eng J Med 2017; 374: 1190-1191.
35. Orellana RA, Coss-Bu JA. Energy and Macronutrient Requirements in the Critically Ill Child. En: Goday PS, Mehta NM (eds). Pediatric Critical Care Nutrition. McGraw Hill, New York, 2015, p. 33-58.
36. Worthington P, Balint J, Bechtold M, et al. When Is Parenteral Nutrition Appropriate? JPEN 2017; 41: 324-357.
37. Ariagno K, Duggan C. Parenteral Nutrition Support in the Critically Ill Child. En: Goday PS, Mehta NM (eds). Pediatric Critical Care Nutrition. McGraw Hill, New York, 2015, p. 99 - 110.
38. Erdman J, Oria M, Pillsbury L and the Committee on Nutrition, Trauma and the Brain, Food and Nutrition Board. Nutrition and Traumatic Brain Injury. Institute of Medicine of the National Academies. The National Academies Press. Washington DC, 2011.
39. Sena MJ, Utter GH, Cushcieri J, et al. Early Supplemental Parenteral Nutrition is Associated with Increased Infectious Complications in Critically Ill Trauma Patients. J Am Coll Surg 2008; 207: 459-467.
40. National Board of Physician Nutrition Specialists. Guidelines for Pediatric Parenteral Nutrition: http://www.nutritioncare.org/NBPNS/Curriculum_Guide_for_Physician_Nutrition_Specialists /Curriculum_Guide_Table_of_Contents/Nutrition_Support/Pediatric/GUIDELINES_FOR_PEDIATRIC_PARENTERAL_NUTRITION/).
41. Jacobs DG, Jacobs DO, Kudsk KA, et al. Practice Management Guidelines for Nutritional Support of the Trauma Patient. J Trauma 2004; 57: 660-679.
42. Campos-Miño S, Coss Bu JA, López Herce J, Comité de Nutrición de la Sociedad Latinoamericana de Cuidado Intensivo Pediátrico. Encuesta de Nutrición en Cuidado Intensivo Pediátrico (ELAN-CIP2). XIV Congreso Latinoamericano de Cuidado Intensivo Pediátrico. Asunción, Paraguay, 2017.
43. White MS, Shepherd RW, McEniery JA. Energy expenditure measurements in ventilated critically ill children: within-and between-day variability. JPEN 1999; 23: 300-4.
44. Jotterand Chaparro C, Laure Depeyre J, Longchamp D. How much protein and energy are needed to equilibrate nitrogen and energy balances in ventilated critically ill children? Clin Nutr 2016; 35: 460-467.
45. Bechard LJ, Parrott JS, Mehta NM. Systematic review of the influence of energy and protein intake on protein balance in critically ill children. J Pediatr 2012; 161: 333-339.e1.
46. Koletzko B, Agostoni C, Ball P, et al. ESPEN/ESPGHAN Guidelines on paediatric parenteral nutrition. J Pediatr Gastroenterol Nutr 2005; 41: S1-S87.
47. Campos-Miño S, Yerovi R. Tratamiento Nutricional del niño en Ventilación Mecánica. En: Carvalho WB, Jiménez HJ, Sasbón JS, Carrillo H. Ventilación Pulmonar Mecánica en Pediatría. Atheneu, Belo Horizonte 2012, p. 469
48. Havalad S, Quaid MA, Sapiega V. Energy expenditure in children with severe head injury: lack of agreement between measure and estimated energy expenditure. Nutr Clin Pract 2006; 21: 175-181.
49. Kerklaan D, Augustus ME, Hulst JM, van Rosmalen J, Verbruggen SC, Joosten KFM. Validation of ventilator-derived VCO2 measurements to determine energy expenditure in ventilated critically ill children. Clin Nutr 2017; 36: 452-457.
50. Fusch C, Bauer K, Böhles HJ, et al. Neonatology/Pediatrics-Guidelines on Parenteral Nutrition. GMS 2009; Vol 7; ISSN 1612-3174.

51. Mirtallo J, Canada T, Johnson D, et. al. Safe practices for parenteral nutrition. JPEN 2004; 28: S39.

52. Boullata JI, Gilbert K, Sacks G, et al. A.S.P.E.N. Clinical Guidelines: Parenteral Nutrition Ordering, Order Review, Compounding, Labeling, and Dispensing. JPEN 2014; 38: 334-377.

53. Joosten K, van Puffelen E, Verbruggen S. Curr Opin Clin Nutr Metab Care 2016; 19: 131-137.

54. Dylewski ML, Prelack K, Sheridan RL. Burns and Wound Healing. En: Goday PS, Mehta NM (eds). Pediatric Critical Care Nutrition. McGraw Hill, New York, 2015, p. 165-174.

55. de Oliveira Iglesias SB, Leite HP, Santana e Meneses JF, et al. Enteral nutrition in critically ill children: are prescription and delivery according to their energy requirements? Nutr Clin Pract 2007; 22: 233-239.

56. Hulst J, Joosten K, Zimmermann L, et al. Malnutrition in critically ill children: from admission to 6 months after discharge. Clin Nutr 2004; 23: 223-232.

57. Kyle UG, Akcan-Arikan A, Orellana RA, et al. Nutrition support among critically ill children with AKI. Clin J Am Soc Nephrol 2013; 8: 568-574.

58. Kyle UG, Akcan-Arikan A, Silva JC, et al. Protein Feeding in Pediatric Acute Kidney Injury Is Not Associated With a Delay in Renal Recovery. Journal of Renal Nutrition: the official journal of the Council on Renal Nutrition of the National Kidney Foundation 2017; 27: 8-15.

59. Kyle UG, Jaimon N, Coss-Bu JA. Nutrition support in critically ill children: underdelivery of energy and protein compared with current recommendations. J Acad Nutr Diet 2012; 112: 1987-1992.

60. Kyle UG, Lucas LA, Mackey G, et al. Implementation of Nutrition Support Guidelines May Affect Energy and Protein Intake in the Pediatric Intensive Care Unit. J Acad Nutr Diet 2016; 116: 844-851 e844.

61. Protein and Amino Acids. In: Dietary Reference Intakes for Energy, Carbohydrate, Fiber,Fat, Fatty Acids, Cholesterol, Protein, and Amino Acids (Macronutrients). Washington, DC: National Academies Press, 2005.

62. Kleinman RG, FR. Protein. In: Pediatric Nutrition. 7th ed. Elk Grove Village, IL: American Academy of Pediatrics, 2014. p. 369-383.

63. Delgado AF, Okay TS, Leone C, et al. Hospital malnutrition and inflammatory response in critically ill children and adolescents admitted to a tertiary intensive care unit. Clinics (Sao Paulo) 2008; 63: 357-362.

64. Hulst JM, van Goudoever JB, Zimmermann LJ, et al. The role of initial monitoring of routine biochemical nutritional markers in critically ill children. J Nutr Biochem 2006; 17: 57-62.

65. Leite HP, Fisberg M, de Carvalho WB, et al. Serum albumin and clinical outcome in pediatric cardiac surgery. Nutrition 2005; 21: 553-558.

66. Verbruggen SC, Coss-Bu J, Wu M, et al. Current recommended parenteral protein intakes do not support protein synthesis in critically ill septic, insulin-resistant adolescents with tight glucose control. Crit Care Med 2011; 39: 2518-2525.

67. Verbruggen SC, Schierbeek H, Coss-Bu J, et al. Albumin synthesis rates in post-surgical infants and septic adolescents; influence of amino acids, energy, and insulin. Clin Nutr 2011; 30: 469-477.

68. Edwards JD, Houtrow AJ, Vasilevskis EE, et al. Chronic conditions among children admitted to U.S. pediatric intensive care units: their prevalence and impact on risk for mortality and prolonged length of stay*. Crit Care Med 2012; 40: 2196-2203.

69. Hulst JM, van Goudoever JB, Zimmermann LJ, et al. The effect of cumulative energy and protein deficiency on anthropometric parameters in a pediatric ICU population. Clin Nutr 2004; 23:1381-1389.

70. Druml W, Heinzel G, Kleinberger G. Amino acid kinetics in patients with sepsis. Am J Clin Nutr 2001; 73: 908-913.

71. Hoffer LJ, Bistrian BR. Appropriate protein provision in critical illness: a systematic and narrative review. Am J Clin Nutr 2012; 96: 591-600.

72. Schreiber G, Howlett G, Nagashima M, et al. The acute phase response of plasma protein synthesis during experimental inflammation. J Biol Chem 1982; 257: 10271-10277.

73. Evans WJ, Morley JE, Argiles J, et al. Cachexia: a new definition. Clin Nutr 2008; 27: 793-799.

74. Wolfe RR. Regulation of skeletal muscle protein metabolism in catabolic states. Curr Opin Clin Nutr Metab Care 2005; 8: 61-65.

75. Briassoulis G, Filippou O, Hatzi E, et al. Early enteral administration of immunonutrition in critically ill children: results of a blinded randomized controlled clinical trial. Nutrition 2005; 21: 799-807.

76. Briassoulis G, Filippou O, Kanariou M, et al. Temporal nutritional and inflammatory changes in children with severe head injury fed a regular or an immune-enhancing diet: A randomized, controlled trial. Pediatr Crit Care Med 2006; 7: 56-62.

77. Briassoulis G, Tsorva A, Zavras N, et al. Influence of an aggressive early enteral nutrition protocol on nitrogen balance in critically ill children. J Nutr Biochem 2002; 13: 560.

78. Chaloupecky V, Hucin B, Tlaskal T, et al. Nitrogen balance, 3-methylhistidine excretion, and plasma amino acid profile in infants after cardiac operations for congenital heart defects: the effect of early nutritional support. J Thorac Cardiovasc Surg 1997; 114: 1053-1060.

79. Coss-Bu JA, Jefferson LS, Walding D, et al. Resting energy expenditure and nitrogen balance in critically ill pediatric patients on mechanical ventilation. Nutrition 1998; 14: 649-652.

80. Coss-Bu JA, Klish WJ, Walding D, et al. Energy metabolism, nitrogen balance, and substrate utilization in critically ill children. Am J Clin Nutr 2001; 74: 664-669.

81. Joosten KF, Verhoeven JJ, Hazelzet JA. Energy expenditure and substrate utilization in mechanically ventilated children. Nutrition 1999; 15: 444-448.

82. Jotterand Chaparro C, Laure Depeyre J, Longchamp D, et al. How much protein and energy are needed to equilibrate nitrogen and energy balances in ventilated critically ill children? Clin Nutr 2016; 35: 460-467.

83. Van den Berghe G, Vlasselaers D, Vanhorebeek I. Insulin therapy in very-low-birth-weight infants. N Engl J Med 2009; 360:535; author reply 536-537.

84. Zappitelli M, Juarez M, Castillo L, et al. Continuous renal replacement therapy amino acid, trace metal and folate clearance in critically ill children. Intensive Care Med 2009; 35: 698-706.

85. van Waardenburg DA, de Betue CT, Goudoever JB, et al. Critically ill infants benefit from early administration of protein and energy-enriched formula: a randomized controlled trial. Clin Nutr 2009; 28: 249-255.

86. Bier DM. Stable isotopes in biosciences, their measurement and models for amino acid metabolism. Eur J Pediatr 1997; 156 Suppl 1: S2-8.

87. de Betue CT, van Waardenburg DA, Deutz NE, et al. Increased protein-energy intake promotes anabolism in critically ill infants with viral bronchiolitis: a double-blind randomised controlled trial. Arch Dis Child 2011; 96: 817-822.

88. Geukers VG, Dijsselhof ME, Jansen NJ, et al. The effect of short-term high versus normal protein intake on whole-body protein synthesis and balance in children following cardiac surgery: a randomized double-blind controlled clinical trial. Nutr J 2015; 14: 72.

89. de Betue CT, Joosten KF, Deutz NE, et al. Arginine appearance and nitric oxide synthesis in critically ill infants can be increased with a protein-energy-enriched enteral formula. Am J Clin Nutr 2013; 98: 907-916.

90. Pennings B, Boirie Y, Senden JM, et al. Whey protein stimulates postprandial muscle protein accretion more effectively than do casein and casein hydrolysate in older men. Am J Cin Nutr 2011; 93: 997-1005.

91. Tang JE, Moore DR, Kujbida GW, et al. Ingestion of whey hydrolysate, casein, or soy protein isolate: effects on mixed muscle protein synthesis at rest and following resistance exercise in young men. J Appl Physiol 2009; 107: 987-992.

92. Verbruggen S, Sy J, Arrivillaga A, et al. Parenteral amino acid intakes in critically ill children: a matter of convenience. JPEN 2010; 34: 329-340.

93. Mehta NM, Bechard LJ, Cahill N, et al. Nutritional practices and their relationship to clinical outcomes in critically ill children--an international multicenter cohort study*. Crit Care Med 2012; 40: 2204-2211.

94. Mehta NM, Bechard LJ, Zurakowski D, et al. Adequate enteral protein intake is inversely associated with 60-d mortality in critically ill children: a multicenter, prospective, cohort study. Am J Clin Nutr 2015; 102: 199-206.

95. Bechard LJ, Parrott JS, Mehta NM. Systematic review of the influence of energy and protein intake on protein balance in critically ill children. J Pediatr 2012; 161: 333-339 e331.

96. Wong JJ, Han WM, Sultana R, et al. Nutrition Delivery Affects Outcomes in Pediatric Acute Respiratory Distress Syndrome. JPEN J Parenter Enteral Nutr 2016.

97. Beisel WR. History of nutritional immunology: introduction and overview. J Nutr 1992; 122 (3 Suppl): 591-596.

98. Mizock BA. Immunonutrition and critical illness: an update. Nutrition 2010; 26: 701-707.

99. Heyland DK, Elke G, Cook D, et al. Glutamine and antioxidants in the critically ill patient: a post hoc analysis of a large-scale randomized trial. JPEN 2015; 39: 401-409.

100. Jordan I, Balaguer M, Esteban ME, et al. Glutamine effects on heat shock protein 70 and interleukines 6 and 10: Randomized trial of glutamine supplementation versus standard parenteral nutrition in critically ill children. Clin Nutr

2016; 35: 34-40.

101. Larsen BM, Field CJ, Leong AY, et al. Pretreatment with an intravenous lipid emulsion increases plasma eicosapentanoic acid and downregulates leukotriene b4, procalcitonin, and lymphocyte concentrations after open heart surgery in infants. JPEN 2015; 39: 171-179.

102. Larsen BM, Goonewardene LA, Joffe AR, et al. Pre-treatment with an intravenous lipid emulsion containing fish oil (eicosapentaenoic and docosahexaenoic acid) decreases inflammatory markers after open-heart surgery in infants: a randomized, controlled trial. Clin Nutr 2012; 31: 322-329.

103. Nehra D, Fallon EM, Potemkin AK, et al. A comparison of 2 intravenous lipid emulsions: interim analysis of a randomized controlled trial. JPEN 2014; 38: 693-701.

104. Briassoulis G, Filippou O, Kanariou M, et al. Comparative effects of early randomized immune or non-immune-enhancing enteral nutrition on cytokine production in children with septic shock. Intensive Care Med 2005; 31: 851-858.

105. Jacobs BR, Nadkarni V, Goldstein B, et al. Nutritional immunomodulation in critically ill children with acute lung injury: feasibility and impact on circulating biomarkers. Pediatr Crit Care Med 2013; 14: e45-56.

106. Carcillo JA, Dean JM, Holubkov R, et al. The randomized comparative pediatric critical illness stress-induced immune suppression (CRISIS) prevention trial. Pediatr Crit Care Med 2012; 13: 165-173.

107. O'Keefe GE, Shelton M, Cuschieri J. Inflammation and the Host Response to Injury, a Large-Scale Collaborative Project: Patient-Oriented Research Core—Standard Operating Procedures for Clinical Care VIII—Nutritional Support of the Trauma Patient. J Trauma 2008; 65: 1520-1528.

108. Borzotta AP, Pennings J, Papasadero B, et al. Enteral versus parenteral nutrition after severe closed head injury. J Trauma 1994; 37: 459-468.

109. Malakouti A, Sookplung P, Siriussawaku A, et al. Nutrition support and deficiencies in children with traumatic brain injury. Pediatr Crit Care Med 2012; 13: e18-e24.

110. Foley N, Marshall S, Pikul J, et al. Hypermetabolism following moderate to severe traumatic acute brain injury: asystematic review. J Neurotrauma 2008; 25: 1415-1431.

111. Genton L, Romand JA, Pichard C. Basics in Clinical Nutrition: Nutritional support in trauma. e-SPEN 2010; 5: e107-e109.

112. Siddiqui S, Thatch K, Gadepalli SK. Trauma and Traumatic Brain Injury. En: Goday PS, Mehta NM (eds). Pediatric Critical Care Nutrition. McGraw Hill, New York, 2015, p. 99 - 110.

113. Young B, Ott L, Haack D, et al. Effect of total parenteral nutrition upon intracranial pressure in severe head injury. J Neurosug 1987; 67: 76-80.

114. Rapp RP, Young B, Twyman D, et al. The favorable effect of early parenteral feeding on survival in head injured patients. J Neurosurg 1983; 58: 906-912.

115. Kochanek, PM, Carney N, Adelson, PD, et al. Pediatr Crit Care Med 2012 Vol. 13, No. 1 (Suppl.): S68-S72.

116. Blesa Malpica AL, García de Lorenzo A, Robles González A. Guidelines for specialized nutritional and metabolic support in the critically-ill patient. Update. Consensus SEMICYUC-SENPE: Multiple trauma patient. Nutr Hosp 2011; 26 (Supl. 2): 63-66.

117. Havalad S, Quaid MA, Sapiega V. Energy expenditure in children with severe head injury: lack of agreement between measure and estimated energy expenditure. Nutr Clin Pract 2006; 21: 175-181.

118. Blaser AR, Starkopf J, Alhazzani W, et al. Early enteral nutrition in critically ill patients: ESICM clinical practice guidelines. Intensive Care Med 2017; 43: 380-398.

119. Uehara M, Plank LD, Hill GL. Components of energy expenditure in patients with severe sepsis and major trauma: a basis for clinical care. Crit Care Med. 1999; 27: 1295-1302.

Capítulo 44

Utilización de estudios de imágenes en el paciente politraumatizado pediátrico

Gattari Alejandro Hernán, Laporte María Constanza

Introducción

La radiología es un pilar fundamental en el manejo y tratamiento del paciente politraumatizado pediátrico. A través de los años, los estudios por imágenes han evolucionado de forma notable, siendo capaces de obtener estudios completos en pocos minutos.

El manejo del paciente politraumatizado según normas del "Soporte Vital Avanzado en Traumatismos" (ATLS por su nombre en inglés), establece tratar primero las heridas potencialmente mortales en ausencia de un diagnóstico preciso (evaluación primaria) y relega, para un segundo tiempo (evaluación secundaria), la realización de imágenes, dirigidas según la evaluación clínica para elegir el estudio más adecuado. Las lesiones graves, como el neumotórax a tensión, hemotórax masivo, u otras, pueden ser detectadas mediante el examen físico, pero, otras lesiones, como lesiones abdominales y pelvianas o cerebrales, pueden pasar inadvertidas en la evaluación primaria por lo que se requieren estudios complementarios para arribar a su diagnóstico y tratamiento adecuados.

En la década del 90, surge la ecografía FAST, para el manejo y diagnóstico de los pacientes politraumatizados, como un estudio rápido, de 3 a 5 minutos de duración, que suplanta a la punción-lavado peritoneal (PLP), en el diagnóstico, esta se limita a la identificación de líquido intraperitoneal, que se asume como hemoperitoneo.

En los pacientes adultos, ha surgido en los últimos años, el concepto de tomografía computada de cuerpo completo, como integrada en la evaluación primaria, debido a la rapidez con la cual puede obtenerse un saneo completo, debido a que se obtiene una imagen de gran resolución, con mayor sensibilidad y especificidad que la exploración clínica, la radiografía y la ecografía FAST, pero esta no está aún aprobada para su utilización rutinaria en pacientes pediátricos (menores de 16 años), en los cuales la utilización de la TC se limitará a las áreas donde sea útil o necesaria.

Radiografía simple

En la década del 80, las indicaciones de imágenes (aproximación radiológica básica) en el paciente politraumatizado incluían la radiografía de columna cervical lateral, la de tórax anteroposterior y la anteroposterior de pelvis. Estas imágenes, junto con la PLP, eran decisivas para el manejo del paciente, en función de la situación hemodinámica.

Esta triada clásica de imágenes, continúan siendo recomendadas por las guías ATLS en la evaluación primaria, debido a que son de realización rápida, de fácil acceso, pueden brindar información útil y son de fácil interpretación. Es importante remarcar, que su realización no debe retrasar la intervención ni la realización de estudios diagnósticos más precisos en el caso de ser necesario.

De la triada radiográfica, la radiografía de tórax frente puede considerarse la de mayor utilidad, ya que la misma nos podrá brindar información acerca de la presencia de neumotórax en un paciente con compromiso respiratorio, y, además, permite identificar de forma rápida, la posición de dispositivos (tubos y catéteres). En las guías del año 2011, El Royal Collage of Radiologíst, determina como estándar de atención, la presencia de la radiografía digital disponible en la sala de emergencias.

La radiografía de tórax puede considerarse útil en pacientes con traumatismos leves, sin indicios de lesión, en los cuales, un resultado normal evitará la realización de una TC. Además de ser un método accesible y de bajo costo, que puede evidenciar alteraciones en el 60 al 90% de los niños con lesiones torácicas importantes, por lo que se recomienda como evaluación inicial en la mayoría de los pacientes.

La Radiografía de tórax evaluará: tráquea, posición del Tubo endotraqueal, la presencia de hemotórax o neumotórax, la presencia de fracturas costales, el tórax inestable, las contusiones, la presencia de engrosamiento de la silueta cardíaca, el ensanchamiento mediastínico y la posición de los catéteres. Lamentablemente, la radiografía de tórax portátil presenta baja especificidad, por lo cual existen falsos negativos, como son el neumotórax pequeño y la contusión/laceración pulmonar. Es importante recordar que la aparición de enfisema subcutáneo debe hacer sospechar la presencia de lesión grave de la pleura, mediastino, tráquea y esófago. La presencia de ensanchamiento mediastínico obliga a descartar la lesión de grandes vasos.

La radiografía simple de cráneo no forma parte de los estudios radiológicos iniciales, su utilidad en el traumatismo de cráneo queda relegado a algunas situaciones clínicas, habitualmente en menores de 2 años. Su utilidad radica en que los pacientes con fractura de cráneo tienen riesgo aumentado de presentar lesión intracraneal, pero, como es sabido, existe posibilidad de lesión intracraneal sin la presencia de fractura de cráneo. Entre las indicaciones de radiografía de cráneo se incluyen la sospecha de lesión intencional o maltrato, la sospecha de fractura deprimida o herida penetrante, la portación de una VDVP, y además en pacientes menores de dos años pueden incluirse el hematoma de cuero cabelludo, mecanismo lesional de alta energía, la caída desde más de 50 cm o sobre superficies duras o en el caso de trauma de cráneo no presenciado en que no se pueda descartar un mecanismo de alta energía. La limitación de estos estudios radica también en las limitaciones en la visualización de las fracturas de cráneo en los niños pequeños, por lo que deberían ser evaluadas por médicos radiólogos con experiencia en pacientes pediátricos. En menores de 3 meses es necesaria la realización de una TC de cráneo.

La radiografía de columna cervical lateral puede detectar entre un 52 y un 70% de las fracturas cervicales, pero requiere la colaboración del paciente y tiene baja sensibilidad de identificar otras lesiones adicionales. Debido a esto, en el caso de que el paciente tenga indicación de TC de cerebro, se sugiere la realización de una TC cervical debido a que la sensibilidad puede ser cercana al 98%. La mayoría de las lesiones ocupan la unión de C1-C2 y de C6-C7.

En el caso de las radiografías de pelvis, la sensibilidad para detectar fracturas del anillo pelviano se encuentra entre el 50 y 60%. Las fracturas de pelvis pueden asociarse en un 11-20% a otras lesiones relevantes. Su presencia puede asociarse a hipotensión y shock hipovolémico. La fractura de pelvis puede sospecharse ante la falta de respuesta a las medidas de resucitación y FAST negativo.

Ecografía en trauma

La ecografía FAST surge en la década del 90. Esta técnica (FAST de Focussed Abdominal Sonography for Trauma) se impuso en el manejo del trauma abdominal debido a su rapidez y su gran sensibilidad para detectar líquido libre cavidad abdominal.

La ecografía FAST es un estudio que debe ser realizado en 3 a 5 minutos, y está centrado en detectar líquido libre en las 4P (pericardio, peri hepática, peri esplénico y pelvis), y sirvió para reemplazar la PLP en la mayoría de los centros del mundo a principios de los años 2000.

La utilización del FAST se limita a pacientes con sospecha de hemorragia e inestabilidad hemodinámica que no responde a la resucitación con volumen. Pero debemos recordar que la ecografía FAST es operador dependiente y que un FAST negativo no excluye hemorragia intraperitoneal o retroperitoneal y en el paciente que no presenta inestabilidad hemodinámica y que sufrió un trauma mayor la indicación es la realización de una TC.

Existen situaciones clínicas como la obesidad, la presencia de enfisema o la presencia de heridas que dificultan su realización. Además, es importante recordar que la sensibilidad de este estudio en la detección de lesión visceral es baja, alrededor del 50% y un FAST negativo no excluye una lesión abdominal relevante.

El FAST se ha ampliado a la cavidad pericárdica y pleural (Extended FAST o EFAST) para la detección de hemopericardio y hemo o neumotórax. En el caso de la detección del neumotórax, la ecografía presenta mayor sensibilidad que la clínica y la radiología convencional. En el caso de hemotórax la sensibilidad alcanza el 100%.

A pesar de lo descripto, la segunda edición de las guías para radiología en trauma en pacientes severamente enfermos, del Colegio Real de Radiólogos de Reino Unido, publicadas en el año 2015 resalta que la ecografía FAST no agregaría ninguna información que la obtenida en una TC y no debe ser realizada si esto generará un retraso en el traslado del paciente al tomógrafo. Si le otorga un importante rol en el triaje en el caso de escenarios de víctimas múltiples.

Podemos sugerir entonces, su utilidad en el paciente gravemente enfermo que no puede ser trasladado para la realización de una TC, en caso de seguimiento de lesiones diagnosticadas anteriormente, en el triaje en incidentes de víctimas múltiples y en el caso de traumatismos menores para evitar la utilización de la TC.

Tomografía computada (TAC) en el paciente politraumatizado.

TAC de cerebro

Los pacientes con TEC pediátrico leve, a nivel mundial, representan el 75% 80% de las consultas a nivel hospitalario, la mayoría de las lesiones son leves y no requieren intervención neuroquirúrgica, mientas que el 4-7% de los pacientes con TEC leve, presentaran algún tipo de lesión visible en la tomografía, solo el 0.5% tendrán algún tipo de lesión intracraneal que requiera intervención neuroquirúrgica urgente.

El uso de la TC en el diagnóstico de estas lesiones es fundamental, pero no por eso debemos realizar una imagen a todos los pacientes que presentan TEC leve. En varios estudios se vio un incremento en la realización de TC en pacientes pediátricos, que aumento de 15% en 1995 al 53% en 2005. Esto se debe a varios factores, y varía según el nivel de atención. Se observó mayor incidencia de utilización de TC en centros no pediátricos y que no realizan actividad académica constante, y que carecen de protocolos para la toma de decisiones. El mayor uso de la TAC produce una exposición a los efectos dañinos de la radiación ionizante, sumado a la falta de estandarización de la dosificación de la radiación en variación al tamaño del niño, puede resultar en radiación excesiva. Las dosis de radiación ionizante administradas por TC pueden causar daño en el ADN y aumentar el riesgo de desarrollo de cáncer en los niños, debido a que tienen mayor radiosensibilidad que los adultos y un mayor tiempo de vida posterior a la exposición. Un estudio de Paerce, demostró un aumento de 2 a 3 veces en la incidencia de leucemia y tumores cerebrales en niños expuestos a TAC durante su infancia. Todo esto sumado también a un mayor costo en la salud pública.

Por todo esto es importante realizarle TAC a aquel paciente con TEC leve que amerite según estado clínico y evolutivo, no en forma rutinaria. Para esto se han evaluado, numerosos estudios que se basan en la práctica clínica. Se realizo una revisión sistemática basadas en las reglas de decisión clínica, para realizar TAC en el TEC leve, esto fue publicado en el 2012, los tres estudios que mostraron tener la mejor calidad y precisión fueron CHALICE (Children's Head Injury Algorithm for the Prediction of Important Clinical Events), CATCH (Canadian Assessment of Tomography for Childhood Head Injury) y PECARN (Pediatric Emergency Care Applied Research Network).

Las normativas del CHALICE fueron creadas por el UK Emergency Medicine Research Group y publicadas en el 2006. Su objetivo es identificar qué niños menores de 16 años con TEC de cualquier gravedad tienen alto riesgo de lesión intracraneal clínicamente significativa, definida la muerte como resultado del trauma, necesidad de intervención neuroquirúrgica o anormalidad notable en la TAC. Poseen una sensibilidad del 98 % y una especificidad del 87 % para detectar lesión intracraneal clínicamente significativa y recomiendan la TAC en todo niño con TEC que cumpla con alguno de los puntos mencionados:

Pérdida evidenciada de la conciencia > de 5 minutos. • Amnesia > de 5 minutos • Somnolencia. • 3 o más episodios de emesis en 4 horas. • Sospecha de traumatismo intencional. • Convulsiones en un paciente sin epilepsia. • Mecanismo de lesión por colisión de vehículo motor de alta velocidad, caída de más de 3 m o golpe en la cabeza por un objeto de alta velocidad. • GCS menor de 14 (o <15 si es menor de 1 año). • Trauma penetrante o fractura deprimida. • Fontanela abombada. • Signos de fractura de base de cráneo. • Examen neurológico anormal. • Edema del cuero cabelludo, hematomas o laceraciones de más de 5 cm en el < de 1 año.

Las reglas de decisión clínica del PECARN fueron desarrolladas por el Pediatric Emergency Care Applied Research Network de los Estados Unidos y se publicaron en 2009. El objetivo es identificar los pacientes menores de 18 años con TEC leve con riesgo muy bajo de lesiones cerebrales clínicamente importantes y que por lo tanto no requieren TAC. Definen una lesión cerebral clínicamente importante como aquella que resultó en muerte, intervención neuroquirúrgica, intubación durante más de 24 horas o ingreso hospitalario durante 2 noches o más. Considera en forma separada a los pacientes menores y mayores de 2 años y plantea la posibilidad de la observación clínica teniendo en cuenta además el criterio médico. En los menores de 2 años las reglas tuvieron una sensibilidad de 100 % y especificidad de 53.7 % para lesión cerebral significativa. En mayores de 2 años la sensibilidad fue del 96.8 % y la especificidad de 58.5 %. Las variables consideradas son las siguientes (Figuras 44.1 y 44.2).

- Signos de alteración del estado mental: agitación, somnolencia, respuesta lenta a la comunicación verbal.
- Mecanismo severo de trauma: colisión vehicular con eyección del paciente, muerte de otro pasa-

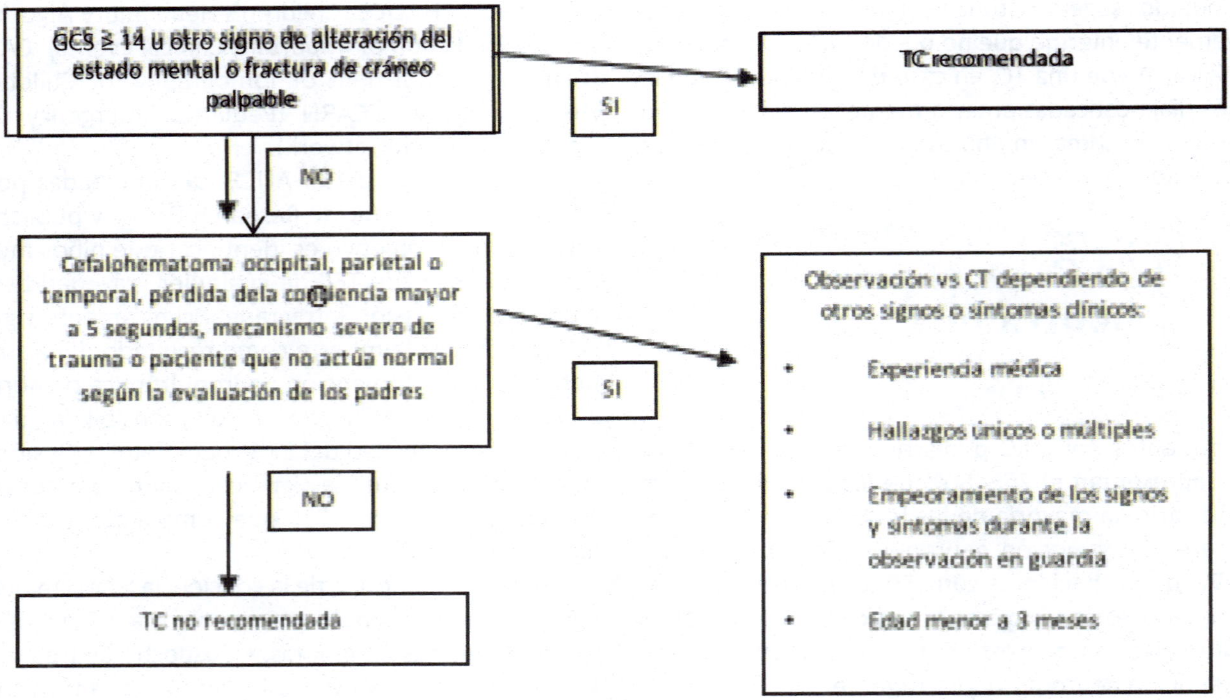

Figura 44.1: Algoritmo sugerido en pacientes menores de 2 años

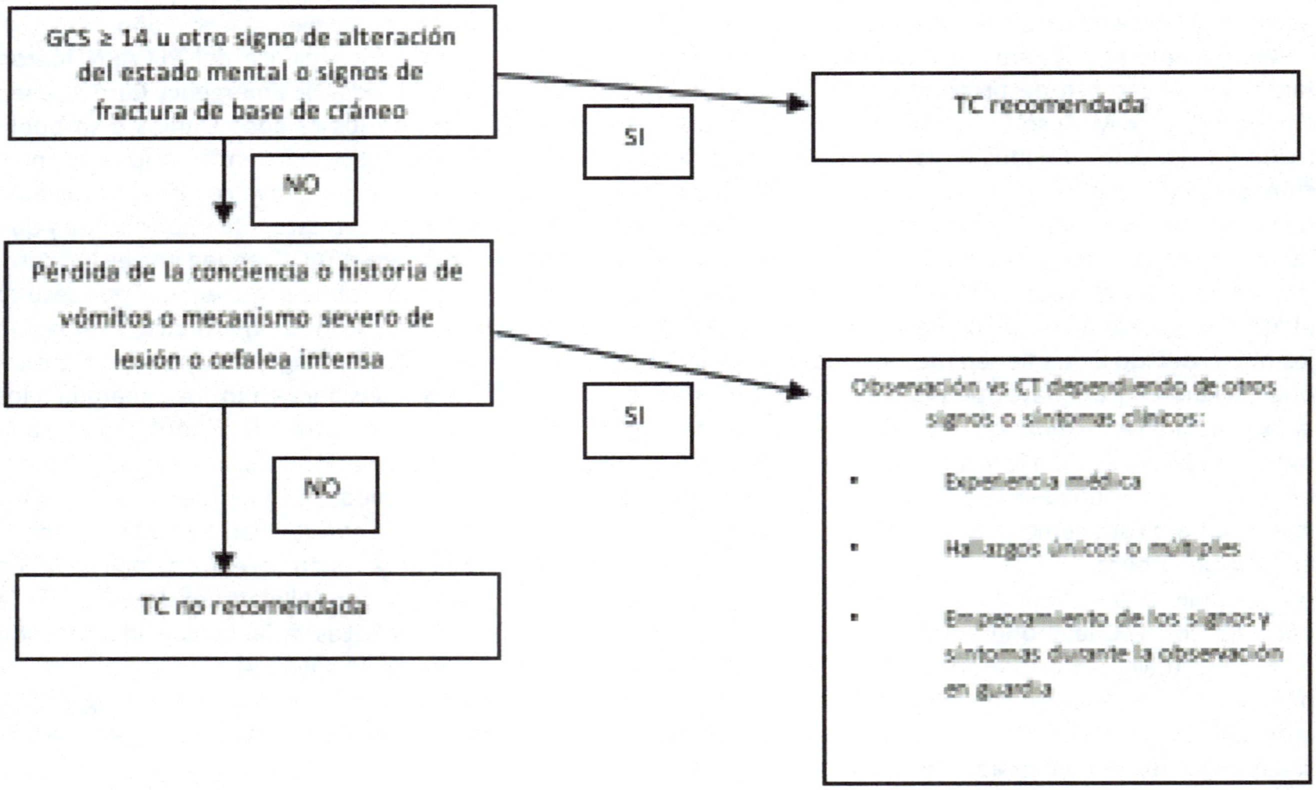

Figura 44.2: Algoritmo sugerido en pacientes mayores de 2 años.

jero, vuelco, impacto de peatón o ciclista por un vehículo motorizado; caídas de 0.9 metros o más en niños menores de 2 años o más de 1,5 metros en mayores de 2 años; golpe en la cabeza por un objeto de alto impacto.

- Pacientes con hallazgos aislados: vómitos aislados, cefalohematomas aislados, cefalea aislada, pérdida de conocimiento aislada, en pacientes mayores de 3 meses tienen bajo riesgo de lesión intracraneal clínicamente significativa (menor a 1%), por lo que la tomografía no está indicada en la mayoría de los pacientes de este grupo.

Las reglas de decisión clínica del CATCH fueron creadas por el Pediatric Emergency Research Canada Head Injury Study Group y Revalidadas en 2018, como CATCH 2. Su objetivo es determinar niños menores de 16 años con trauma craneoencefálico leve (historia de pérdida del estado de conciencia, amnesia o desorientación, más de 4 episodio de vómitos o irritabilidad persistente en menores de 2 años en un paciente con un puntaje por GCS de 13 a 15) dentro de las 24 horas de la presentación del mismo que requieren intervención neurológica. Estas resultaron 100 % sensibles para diagnosticar lesión que requiere intervención neuroquirúrgica y una sensibilidad del 99.5% para lesión intraparenquimatosa.

En el TEC moderado y grave, la indicación de TAC es ampliamente aceptada por la practicidad y rapidez para el diagnóstico de lesión intraparenquimatosa y necesidad de tratamiento neuroquirúrgico de urgencia, permite la detección temprana de lesiones intra-axiales (hematomas extradurales, subdurales) cuya evacuación precoz en forma quirúrgica, mejora significativamente los resultados. La determinación de lesiones extra-axiales, (como contusiones, hematoma cerebral), su localización, extensión y la presencia y magnitud de edema cerebral, que favorece la toma de decisiones tanto de evacuación como de monitoreo de la PIC para tratamiento médico y neuroquirúrgico, como la craniectomía descompresiva en forma adecuada y precoz.

Las imágenes que más comúnmente se observan en la TAC en paciente con TEC, son hemorragias, fracturas, edema cerebral o lesiones isquémicas, las ultimas, se pueden apreciar recién a partir de las 6 hs del traumatismo. SE utiliza la clasificación tomográfica del Traumatic Coma Data Bank (TCDB) (Tabla 44.1) la cual se relaciona con la probabilidad de desarrollo de HTE , la presencia de comprensión o la ausencia de las cisternas perimesencefalicas (LED III) o la aparición de una lesión ocupante de espacio (LOE) evacuable, así como la presencia de desviación de la línea media mayor a 5 mm (LED IV) o de LOE no evacuable, se relacionan en ese orden con mayor riesgo de HTE y peores resultados vitales y funcionales.

Tomografía de abdomen en pacientes politraumatizados

El traumatismo de abdomen en pediatría representa la tercera causa de muerte por traumatismo, luego del traumatismo craneal y torácico, sin embargo, es una situación, muchas veces de difícil diagnóstico, debido a

Lesión difusa grado I	Ausencia de lesiones visibles en la TAC
Lesión difusa grado II	Cisternas perimensensefalicas presentes y normales. Desplazamiento de línea media menor a 5 mm Ausencia de lesiones hiperdensas o mixtas mayor a 25 ml. Hemorragia subaracnoidea traumática como único hallazgo.
Lesión difusa grado III	Cisternas perimensecefalicas comprimidas o ausentes. Desplazamiento de la línea media menor a 5 mm Ausencia de lesiones hiperdensas o mixtas mayor a 25 ml
Lesión difusa grado IV	Desplazamiento de la línea media mayor a 5 mm Ausencia de lesiones hiperdensas o mixtas mayor a 25 ml
Lesión ocupante de espacio evacuada	Toda lesión evacuada quirúrgicamente
Lesión ocupante de espacio no evacuada	Toda lesión hiperdensa o mixta mayor a 25 ml no evacuada quirúrgicamente.

Tabla 44.1: Clasificación tomográfica de la Traumatic Coma Data Bank (TCDB)

la poca colaboración del paciente en el examen físico, siendo la principal causa de mortalidad por lesiones inadvertidas. La prevalencia no está bien estandarizada, se cree que corresponde al 6/ 12 % de los pacientes que acuden a hospital por traumatismo. En el traumatismo abdominal debemos buscar 2 tipos de lesiones altamente asociadas con mortalidad, la hemorragia (amenaza inmediata) como consecuencia de una lesión de vasos sanguíneos o de órganos sólidos y la peritonitis (menos urgente, pero también potencialmente mortal) como consecuencia de una lesión de vísceras huecas. En ambos casos es muy importante el tratamiento quirúrgico precoz para evitar la sepsis y el fallo multiorgánico. La mortalidad es del 5 al 14%.

En los pacientes inestables hemodinámicamente que no se pueden trasladar, o en la primera atención, se realiza en forma rutinaria en centros especializados, el examen FAST, que busca lesiones mediante ecosonografia, sin necesidad de trasladar al paciente hasta tomografía, teniendo una alta especificidad para detectar liquido libre, sin embargo, la contra de este método es que es operador dependiente y no puede identificar a veces cual es el origen del sangrado.

La presencia de signos y síntomas físicos no es muy fiable a la hora de descartar una lesión intraabdominal. Las lesiones de órganos sólidos (hígado 38%; bazo 26%) son las más frecuentes, seguidas de las del páncreas (10%) y el aparato genitourinario (3%). La lesión del tracto gastrointestinal es inferior al 1% (perforación localizada en yeyuno, fundamentalmente). La mortalidad puede ser de un 10% cuando se afectan vísceras sólidas, de hasta un 20% cuando hay perforación intestinal y se eleva al 50% en la lesión de los grandes vasos. La constitución anatómica del niño expone los órganos abdominales a un riesgo mayor de lesión traumática que en el adulto: las vísceras sólidas son relativamente mayores en comparación con los adultos, lo que incrementa el riego de lesión por traumatismo directo; La musculatura abdominal está menos desarrollada; hay menos grasa peri visceral y los ligamentos de sujeción son más elásticos; La vejiga rebasa la sínfisis del pubis y se coloca en la cavidad abdominal. Por otra parte, la cápsula esplénica parece ser más gruesa y resistente que en el adulto.

La tomografía axial computarizada helicoidal abdominal fue, considerada Gold estándar en el diagnóstico por imagen del traumatismo abdominal debido a que tiene como ventajas, que es rápida, de fácil acceso y un método diagnostico con alta sensibilidad y especificidad para evaluar lesiones abdominales. Sin embargo, actualmente, debido a diversos trabajos que muestran una asociación entre la radiación y el incremento de enfermedades por la misma en niños, ha habido una disminución en esta práctica. El grupo PECARN (Pediatric Emergency Care Applied Research Network) publicó una guía de predicción clínica basada en 7 hallazgos del examen físico y de laboratorio para identificar pacientes con bajo riesgo de lesión intraabdominal que requieren intervención inmediata, sugiriendo evitar la TAC si reúnen estos siete criterios (Tabla 44.2).

Si estuviese indicada la TAC, en pacientes con traumatismo moderado-grave que no requieran intervención neuroquirúrgica urgente y estabilizados hemodinámicamente (Tabla 44.3), si bien los nuevos tomógrafos permiten múltiples cortes en muy poco tiempo, hay que recordar que en pacientes inestables hemodinamicamentes la TAC está contraindicada, siendo el método más seguro de diagnóstico el FAST o la laparotomía exploradora, como diagnostico y tratamiento. La TAC ABDOMINAL muestra la anatomía de hígado, bazo, riñones, páncreas, cavidad peritoneal, mesenterio e intestino. En los casos de perforación intestinal identifica aire extraluminal sólo en la mitad de los casos, aunque la presencia de líquido libre, engrosamiento de la pared o dilatación intestinal pueden aparecer como signos indirectos. Hasta ahora se ha recomendado la TC abdominal con doble contraste (oral e intravenoso) para identificar las lesiones pancreáticas (con una sensibilidad del 85% en las primeras 24 horas) y las de la pared intestinal. Algunos autores no encuentran ventajas al uso de contraste oral sobre el intravenoso pues incrementa el tiempo de exploración y aumenta el riesgo de aspiración en los pacientes inconscientes). La TC posee una mayor sensibilidad y especificidad que la ecografía, define con claridad la localización y la magnitud de las lesiones y es muy útil para el estudio del retroperitoneo.

Criterios PECARN para NO realizar TAC abdominal
Escala Glasgow mayor a 14
No vómitos
No dolor abdominal
Sin defensa a la palpación abdominal
Sin lesión en pared torácica
Sin lesión en pared abdominal, ni signos de lesión en cinturón
Si los RHSA están conservados

Tabla 44.2: Criterios PECARN en TAC de abdomen

Indicaciones de tac en traumatismo abdominal
+ Ecofast positiva para identificar órgano sangrante.
+Ecofast negativa y sospecha clínica de sangrado o perforación. (caída del hto, inestabilidad hemodinámica, abdomen tenso)
+Ecofast positiva/ negativo con otras lesiones que implican traumatismo de alta energía (fractura pélvica/ fémur) por la elevada de prevalencia de lesiones ocultas.
+Hematuria microscópica
+Empeoramiento clínico
+Imposibilidad para poder evaluar abdomen.
+ Incremento de las transaminasas y/o de enzimas pancreáticas.

TABLA 44.3: Indicaciones de TAC en traumatismo de abdomen.

Bibliografía

1. Artigas Martín J.M., Martí de Gracia M., Claraco Vega L.M. y Parrilla Herranz P. Radiología e imagen en el traumatismo grave. Med Intensiva. 2015;39(1):49-59
2. Martí de Gracia M., Artigas Martín J.M., Vicente Bártulos A. y Carreras Ajá M. Manejo radiológico del paciente politraumatizado. Evolución histórica y situación actual. Radiología. 2010;52(2):105-114
3. NICE guideline. Major Trauma: assessment and initial management. Publishe: 17 february 2016. nice.org.uk/guidance/ng39
4. Enriquez G. Omar. Imagenología en trauma. REV. MED. CLIN. CONDES - 2013;24(1) 68-77
5. The Royal College of Radiologist. Standards of practice and guidance for trauma radiology in severely injured patients. Second edition. London. The Royal College of Radiologist, 2015.
6. Karla Moënne B. Urgencias torácicas en el niño: Rol de las imágenes. Rev Chil Enf Respir 2012; 28:222-228
7. Manrique Martínez I y Alcalá Minagorre P.J. Manejo del traumatismo cranial pediátrico. Protocolos diagnóstico-terapéuticos de Urgencias Pediátricas SEUP-AEP. Asociación Española de Pediatría. 2008. www.aeped.es/protocolos/
8. Schutzman S. Minor head trauma in infants and children: Evaluation. Editor: Willey J. UpToDate. Waltham, MA: UpToDate Inc. http://www.uptodate.com (Accessed on Apr 02, 2018.)
9. Martin H. Osmond MDCM, Terry P. Klassen MD , George A. Wells Phd, Jennifer Davidson RN, at al. Validation and refinement of a clinical decisión rule for the use of computed tomography in children with minor head injury in the emergency departament. CMAJ 2018 july 9;190:E816-22. Doi: 10.1503/CMAJ.170406
10. Klassen TP, Reed MH, Stiell IG, et al. Variation in utilization of computed tomography scanning for the investigation of minor head trauma in children:a Canadian experinece. Acad Emerg Med 2000;7:739-44.
11. Osmond MH, Klassen TP, Wells GA, et al; Pediatric Emergency Research Canada (PERC) Head Injury Study Group. CATCH : a CLINICAL DECISION RULE for the use of computed tomography in children with minor head injury. CMAJ 2010;182:341-8.
12. Brenner D. Elliston CD, Hall EJ. Et al. Estimated risk of radiation-induced fatal cancer from pediatric CT. AJR Am J Roentgenol 2001;176:289-96.
13. Hall P. Adami H, Trichopoulos D, et.al Effect of low doses of ionising radiation in infancy on congnitive function in adulthood: Swedish population based cohort study. BJM 2004;328:19.
14. Frush DP, Donnelly LF, Rosen NS. Computed tomography and radiation risk; what pediatric health care providers should know. Pediatrics 2003:112:951-7. Doi :https://doi.org/10.1542/peds.112.4.951
15. Sorantin E, Weissensteiner S, Hasenburger G, RiccabonaM. CT in children—dose protection and general considerations when plannig a CT in child, EUR J Radiol 2013; 82: 1043-9 DOI: https://doi.org/10.1016-/j.ejard.2011.11.041
16. Brenner DJ, Hall EJ. Computed tomography- an increasing source of radiation exposure. N Engl J Med 2007; 357: 2277-84. DOI: https://doi.org/10.1056/NEJMra072149
17. Pearce MS, Salotti JA, Little MP, McHugh K, Lee C ,Kim KP, et al. Radiation exposure from CT Scans in childhood and subsequent risk of leukaemia and brain tumours: a retrospective cohort study. Lancet 2012:380: 499-505
18. Mathews JD, Forsythe AV, Brady Z, Butler MW, Goergen SK, Byrnes GB, et al. Cancer risk in 680,000 people exposed to computed tomography scans in childhood or adolescence ; data linkage study of 11 millions australians. BMJ 2013 ;346: f2360
19. Wing R, James C. Pediatric Head Injury and Concussion. Emerg Med Clin N Am. 2013;31(3): 653-75. 21
20. Easter J, Bakes K, Dhaliwal J, Miller M, Caruso E, Haukoos J. Comparison of PECARN, CATCH, and CHALICE Rules for Children With Minor Head Injury: A Prospective Cohort Study. Ann Emerg Med. 2014;64(2):145-152.
21. Lyttle M, Crowe L, Oakley E, Dunning J, Babl F. Comparing CATCH, CHALICE and PECARN clinical decision rules for paediatric head injuries. Emerg Med J. 2012;29(10):785- 794.
22. Bressan S, Romanato S, Mion T, Zanconato S, Da Dalt L. Implementation of Adapted PECARN Decision Rule for Children With Minor Head Injury in the Pediatric Emergency Department. Acad Emerg Med. 2012;19(7):801-807.
23. Atabaki S. Updates in the General Approach to Pediatric Head Trauma and Concussion. Pediatr Clin N Am. 2013;60(5):1107-22. 49
24. Stengel D, Bauwens K, Schouli J et al. Algoritmos basados en la ecografía de urgencias para el diagnostico del traumatismo abdominal cerrado (Revista Cochrane traducida)
25. Brenner DJ, Elliston CD, Hall EJ, et al. Estimated risk of radiation-induced fatal cancer from pediatric CT. AJR Am J Roentgenol 2001; 176:289-296.
26. Kim PK, Zhu X, Houseknecht E, et al. Effective radiation dose from radiologic studies in pediatric trauma patients. World J Surg 2005;29:1557-1562
27. Holmes JF, Lillis K, Monroe D, et al; Pediatric Emergency Care Applied Research Network (PECARN). Identifying children at very low risk of clinically important blunt abdominal injuries. Ann Emerg Med 2013; 62:107-116.
28. Menaker, J.; Blumberg, S.;, Wisner,; et al.: Intra-abdominal Injury Study Group of the Pediatric Emergency Care Applied Research Network (PECARN). Use of the focused assessment with sonography for trauma (FAST) examination and its impact on abdominal computed tomography use in hemodinamycally stable children in blunt torso trauma. J Trauma Acute Care Surg. 2014, 77 (3): 427-432 21

Capítulo 45

Aspectos psicológicos en trauma

Paola Andrea Tejada Morales, Ángela Rocío Acero González

Introducción

Según la OMS, el trauma es un daño corporal que resulta de la exposición a variadas formas de energía en una magnitud que supera el umbral de tolerancia fisiológica, o que se produce por la insuficiencia de elementos esenciales para la vida. No necesariamente toda lesión traumática va a acompañarse de un trauma psicológico. Por este motivo, para este capítulo se considera como evento traumático aquel en el cual una persona experimenta o es testigo de una situación que constituye una amenaza para su vida, o una lesión grave o que pueda comprometer su integridad física o la de los demás.

El trauma como estresor psicosocial

Si un evento traumático sobrepasa la capacidad emocional para hacerle frente o si como resultado del trauma tanto la integridad física como psicológica del niño se ve amenazada, se requiere algún tipo de intervención médica.

La exposición a un trauma puede generar múltiples consecuencias para la salud como depresión, ansiedad, conductas de riesgo y condiciones físicas crónicas. La exposición al trauma también incrementa el riesgo de problemas sociales en los niños, por ejemplo, el abuso de sustancias, la desescolarización y las pobres habilidades ocupacionales. Otras secuelas como el Trastorno de Estrés Agudo y el Trastorno de Estrés Postraumático se han descrito en niños con diferentes tipos de trauma y se ha identificado que sus síntomas pueden ocurrir independientemente de la severidad del trauma.

Dentro de las condiciones físicas crónicas, los estudios epidemiológicos han encontrado una asociación entre la exposición al trauma en la niñez y la enfermedad cardiovascular en los adultos. La hipertensión arterial ha sido consistentemente relacionada con trauma en la niñez, lo cual podría estar dado por la reactividad de la tensión arterial ante el estrés.

De igual forma, los sobrevivientes de un trauma pueden tener discapacidad a largo plazo con aún mayor impacto en su vida y la de su familia, y con costos económicos y necesidad de cuidado especial que impone retos adicionales tanto prácticos como emocionales para todo el núcleo familiar. De forma tal que la atención no incluye solo al niño o adolescente sino que, en la mayoría de los casos, también a su familia y/o amigos más cercanos.

Tipos de trauma

La exposición a eventos traumáticos como abuso físico y sexual, violencia intrafamiliar y social y desastres naturales son comunes entre los niños. Se estima que uno de cada ocho niños sufre algún tipo de maltrato, uno de cada 12 algún tipo de violencia sexual y uno de cada tres es testigo de algún tipo de violencia.

A nivel mundial, las lesiones físicas no intencionales (caídas, colisiones vehiculares, ahogamiento, quemaduras, envenenamiento) están dentro de las principales causas de morbimortalidad en niños y adolescentes. Cada año cerca de 950 000 menores mueren a causa de traumas, la mayoría de ellos no intencionales (90%). En países con altos ingresos económicos, el 40% de todas las muertes en niños y adolescentes son debidas a lesiones no intencionales. Tanto en niños como adolescentes la mayoría de los pacientes con trauma pertenecen al género masculino. También se ha identificado que los niños y adolescentes que se encuentran en un contexto socioeconómico desfavorable son más susceptibles.

El trauma puede clasificarse de diversas maneras, como se muestra en la Figura 45.1. Es importante realizar una correcta anamnesis que permita identificar el tipo de trauma que se presenta en cada caso ya que cada uno representa diferentes riesgos, factores de resiliencia y consecuencias para la salud física. Existe una compleja interacción entre la cualidad y cantidad de la experiencia traumática, en el impacto que puede llegar a tener sobre el ajuste de niños y adolescentes. Esto es fundamental para identificar grupos de alto riesgo y para proveer tratamientos clínicos efectivos.

Por ejemplo, se sabe que, en general, los eventos traumáticos asociados con muertes en masa como la guerra, terrorismo y algunos desastres naturales tienen importantes consecuencias en la salud mental. Estos eventos se asocian con manifestaciones severas de duelo y depresión así como reacciones de estrés postraumático[4]. Específicamente en niños y adolescentes, cuando éstos experimentan eventos traumáticos como desastres naturales, violencia, abuso sexual y guerras, presentan más síntomas significativos de estrés en comparación con otros tipos de trauma[4,]. Estos estudios están en concordancia con hallazgos de varias investigaciones que indican que tanto el politrauma como el hecho de que el trauma sea producto de violencia interpersonal son aspectos potencialmente lesivos para la salud mental de niños y adolescentes.

Papel de la familia en el niño con trauma

El ambiente proporcionado por la familia juega un papel central en la salud física y mental de los niños. Es claro cómo la interacción padre-hijo se relaciona con el desarrollo socio-afectivo de los mismos, pero también con la aparición de trastornos afectivos y ansiosos. Un estudio realizado en niños y adolescentes con trauma raquimedular mostró que el funcionamiento de la familia en términos de afrontamiento predijo la aparición de trastorno de estrés postraumático. Otro estudio mostró que en niños con varios tipos de trauma, aquellos que se encontraban en familias con mayores niveles de expresividad presentaban síntomas menos severos de TEPT. El ambiente familiar también afecta la recuperación psicosocial y funcional de los niños posterior a procedimientos médicos complejos o a trauma craneoencefálico.

La familia del niño y adolescente se convierte en pieza fundamental tanto en la identificación de dificultades como en la intervención, por lo tanto la psicoeducación y el apoyo a la misma son claves. Aspectos tan sencillos como explicar que la enuresis, el insomnio y las rabietas pueden ser manifestaciones del estrés, favorecen la identificación de síntomas que pueden requerir atención y permiten que la familia entienda estos síntomas. De igual forma, cuando la familia completa experimenta el trauma o cuando es algún integrante de la familia el implicado como agente agresor, se debe reconocer esta situación y las necesidades particulares según su contexto.

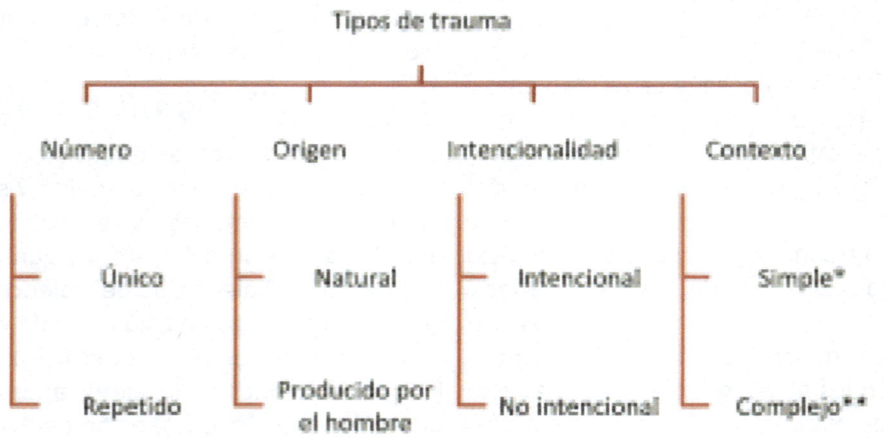

Figura 45.1: Tipos de trauma

***Un trauma simple se refiere a un evento único e impredecible que se relaciona de forma mínima con factores del niño y su contexto social (v.g. fractura en muñeca al caer de la bicicleta)**

****Lesiones que ocurren en el contexto de problemas preexistentes a nivel familiar, comunitario y social (v.g. herida por arma de fuego por enfrentamiento entre pandillas)**

Trastorno de estrés agudo y trastorno de estrés postraumático

La exposición a una lesión traumática, desde el punto de vista físico, puede tener sólo efectos transitorios o incluso no producir ningún daño aparente. Sin embargo, este mismo trauma puede tener efectos psicológicos como síntomas y trastornos de ansiedad, la aparición de un TEPT, trastornos depresivos, síntomas externalizantes (agresividad, impulsividad) o internalizantes (temor, tristeza), ideación suicida, abuso de sustancias y duelo complicado.

Las reacciones frente a un trauma pueden aparecer inmediatamente o incluso semanas, meses o años después. Muchos niños y adolescentes que han presentado algún tipo de trauma pueden perder la confianza en los adultos y tener miedo de que el evento vuelva a ocurrir.

El Trastorno de Estrés Agudo (TEA) y el TEPT son trastornos que pueden aparecer cuando una persona experimenta, es testigo, o se enfrenta a un evento que implica muerte, o lesión grave sobre sí mismo o sobre otros, o una amenaza a su integridad física.

La respuesta individual a un evento traumático puede incluir fenómenos de re-experimentación, hiperalertamiento y conductas evitativas. De acuerdo a los criterios de la Asociación Americana de Psiquiatría un individuo tiene un diagnóstico de TEA si los síntomas no duran más de cuatro semanas y cursa con un diagnóstico de TEPT si los síntomas persisten por más de 30 días. Esto implica que muchos niños víctimas de alguna lesión traumática van a presentar algunos síntomas de TEA, por lo cual debe explicarse a estas familias que estos síntomas pueden auto resolver. Pero de igual forma debe indicarse que si los síntomas persisten por más de un mes o son intensos, puede ser necesaria una consulta por salud mental.

Los modelos de condicionamiento del miedo, en los que un estímulo incondicionado (trauma) y una respuesta incondicionada (miedo) se condicionan a otros estímulos relacionados con el trauma, sugieren una asociación entre la excitación fisiológica y el desarrollo del TEPT. Específicamente, durante el trauma se liberan hormonas del estrés que aumentan la presión sanguínea y la frecuencia cardiaca para preparar la respuesta del individuo 'lucha o huida' en reacción a estímulos aversivos.

Epidemiología

Para la mayoría de los traumas, un número importante de los niños expuestos parecen no presentar ningún síntoma psicológico o sólo síntomas transitorios. Cuando en los estudios se incluyen diferentes tipos de lesiones traumáticas, del 14 al 34% de los niños desarrollan un TEPT posterior al trauma. Cualquier niño estará en riesgo de PTSD y TEA, no sólo aquellos con lesiones graves. El cuidado de los traumatismos debe incluir procedimientos que puedan identificar y prevenir las reacciones de estrés para minimizar el riesgo de consecuencias psicológicas asociadas.

Es importante tener en cuenta que incluso en niños que no cumplen con todos los criterios diagnósticos puede igualmente producirse un malestar significativo.

La probabilidad de presentar un TEPT o alguno de sus síntomas puede variar según el tipo de exposición traumática. Por ejemplo, un estudio mostró que el 60% de los niños expuestos a un ataque de francotirador cumplieron con criterios de TEPT un año después del evento; los jóvenes expuestos a violencia en sus comunidades reportan tasas de TEPT del 24% al 34% y el 60% de los niños víctimas de abuso sexual presentan síntomas del trastorno.

En el caso de incidentes viales se ha encontrado que el 25% de los pacientes pediátricos y el 15% de sus padres experimentan síntomas de TEPT después del evento. La prevalencia de TEPT se ha estimado en un 30% en un mes y un 13% en 3-6 meses. El 22% de los niños con traumas asociados a vehículos de motor presentaron criterios de TEPT. La gravedad de la amenaza percibida, altos niveles de malestar, síntomas de ansiedad y ser mujer se asociaron significativamente con la presencia de TEPT. La gravedad de la lesión se relacionó positivamente con el número de síntomas de TEPT.

Manifestaciones clínicas en niños

Usualmente los criterios del DSM para niños y adolescentes han sido adaptados de las manifestaciones clínicas de TEA y TEPT en adultos. En la última versión del DSM, se incluyeron criterios específicos para niños menores de 6 años, que tienen en cuenta las manifestaciones clínicas específicas en esta población. Sin embargo, muchos niños no desarrollan todos los criterios de TEA y TEPT después de traumas graves, y experimentan dificultades significativas y deterioro funcional. Es importante tener en cuenta algunas características que indicarían mayor compromiso y necesidad de valoración o intervención (Tabla 45.1).

Según el DSM, la expresión de síntomas traumáticos en los niños suele estar asociada con una compleja serie de síntomas verbales y conductuales. Los síntomas pueden incluirse en estos cuatro grupos: (a) reexperimentar el evento traumático a través de recuerdos recurrentes, intrusivos, juegos repetitivos o sueños angustiosos. A menudo, esto se ve a través de un juego repetitivo en el que se representan temas o aspectos del trauma, como romper repetidamente un

Edad	Signos
1-7	Temor a todo
	Dificultad para separase de sus padres/ familiares
	Pesadillas, sueño intranquilo
8-11	Preocupación y culpabilidad por el evento
	Problemas en concentración
12-18	Deseos de venganza
	Conductas autolesivas
	Desinterés por la vida
	Cambios drásticos en conducta y relaciones interpersonales
Todas las edades	Importante intensidad de los síntomas que dura más de un mes
	Rehúsa a comer con pérdida de peso
	Insomnio constante
	Habla sobre su muerte
	Inquietud extrema y baja tolerancia a la frustración
	Extremadamente ansioso
	Desinterés generalizado
	Fatigabilidad con deseo de permanecer constantemente en cama

Tabla 45.1. Signos que indican seguimiento y/o intervención

Nota fuente. Realizada y modificada con base en OPS/ OMS Protección de la Salud Mental en situaciones de desastre y emergencia, Washington, 2002

carro de juguete o dibujar la misma imagen una y otra vez; (b) evitar una nueva exposición o asociaciones con el evento a través de afecto restringido y sentimiento de desapego; los niños pueden evitar los estímulos asociados con el trauma o pueden experimentar entumecimiento emocional, un estado en el que una persona tiene dificultad para expresar emoción y se siente separado del mundo exterior y de su anterior estilo de vida (c) síntomas de hiperactividad tales como dificultades de sueño, concentración deficiente, irritabilidad, enuresis, agresión y reactividad fisiológica a eventos relacionados con el trauma. Además de los síntomas generales de la hiperalertamiento, los niños pueden quejarse de dolores de estómago y de cabeza; y (d) las cogniciones o emociones negativas como temor, tristeza, culpa, aislamiento social, menor interés en participar en actividades significativas como el juego. El impacto de estos síntomas puede resultar en disminuciones en el funcionamiento psicológico, social, cognitivo, físico y del sueño diario.

Cabe destacar que tanto los niños como los adultos pueden presentar algunos síntomas asociados con TEA o PTSD pero carecen de síntomas suficientes para justificar un diagnóstico formal. Esto se conoce como TEA subsindrómico o TEPT parcial. El TEPT subsindrómico o parcial se presenta frecuentemente. Los niños que cumplen los criterios diagnósticos para dos o tres grupos de síntomas de TEPT demuestran impedimentos funcionales equivalentes a los de los niños que cumplen con los criterios diagnósticos completos para el TEPT; por lo tanto, los médicos y profesionales de la salud deben enfocarse más que en el diagnóstico, en la gravedad de los síntomas de los pacientes. La identificación de trastornos emocionales, conductuales y del sueño es crítica durante la evaluación clínica y la intervención.

Diferencias según estadios de desarrollo

Los niños más pequeños tienden a presentar una gama más amplia de estados de ánimo, ansiedad y síntomas de comportamiento, mientras que las alteraciones psiquiátricas (por ejemplo, depresión y trastornos de ansiedad) de los adolescentes pueden parecerse mucho a las de los adultos.

En cuanto al comportamiento, en los niños pueden encontrarse frecuentemente conductas regresivas como enuresis, aferrarse a algo o a alguien y las rabietas, mientras que en los adolescentes son más comunes las conductas de riesgo y el consumo de alcohol y otras sustancias psicoactivas.

Los síntomas de evitación se encuentran más frecuentemente en los niños más pequeños, mientras que los niños más grandes reportan más síntomas de reexperimentación y alertamiento. Aunque los niños mayores y los adultos parecen sufrir de mayor malestar cuando se enfrentan con recuerdos traumáticos específicos, los niños más jóvenes experimentan con más frecuencia recuerdos y pensamientos intrusivos espontáneos. Los fenómenos de reviviscencia y la excitación fisiológica podrían aumentar con la edad, mientras que los pensamientos intrusivos son más propensos a ser experimentados por los niños más pequeños.

Predictores

Los factores de riesgo de TEPT en los niños incluyen la severidad de la exposición traumática, la proximidad temporal al evento traumático y la angustia parental relacionada con el trauma1. La capacidad de los padres y otros adultos significativos para hacer frente al trauma es un fuerte predictor de un resultado positivo para los niños con eventos traumáticos.

Un estudio de 401 adolescentes de 12-19 años demostró que el sexo femenino, la amenaza percibida para la vida y el mecanismo de lesión relacionado con la violencia eran predictivos del TEA En este estudio, factores relacionados con la lesión (v.g. amenaza percibida para la vida, la muerte de un miembro de la familia en el lugar de la escena, la falta de control sobre el evento de lesión y la lesión relacionada con la violencia) y algunas variables demográficas (sexo femenino, edad avanzada, bajo nivel socioeconómico, abuso de drogas y alcohol y otros problemas de comportamiento) predijeron el riesgo de TEPT a los 6-18 meses después de la lesión.

El diagnóstico de TEPT completo se asoció con psicopatología previa, sobrecarga aguda paterna y mayores tasas de abuso sexual previo, en comparación con un PTSD parcial o inexistente. Del mismo modo, la sintomatología del TEPT se correlacionó con la psicopatología previa y la afectación emocional, la angustia de los padres y la angustia aguda del niño.

En un meta-análisis reciente, de estudios en niños y adolescentes y TEPT, se evidencia que el elemento que más contribuye al potencial desarrollo de TEPT es el tipo de trauma, siendo el interpersonal el más implicado. De igual forma, se concluye que son las niñas/adolescentes son más propensas al desarrollo del mismo.

Escalas e instrumentos

Es necesario contar con evaluaciones completas y precisas en aquellos niños y adolescentes que han sufrido un trauma con el fin de implementar intervenciones adecuadas. Adicionalmente a la entrevista con el niño y su familia, se encuentran gran cantidad de escalas e instrumentos para la evaluación del TEPT y otras entidades relacionadas. Sin embargo, en salud mental, y especialmente cuando se evalúa ansiedad, es importante contar con herramientas con las propiedades psicométricas adecuadas teniendo en cuenta el impacto cultural y del lenguaje en el contexto donde serán aplicadas. Es por esto que en este apartado solo se describirán aquellas que hayan sido validadas en el idioma español. La Tabla 45.2 describe estas herramientas.

Escala	Población objetivo	Objetivo	Descripción	Comentarios adicionales
Child Trauma Questionnaire (CTQ)	Desde los 12 años	Evalúa rápidamente maltrato y abuso infantil	Instrumento de autoreporte de 28 ítems que evalúa 5 tipos de maltrato	Evalúa la historia de exposición al trauma. Es sencillo de administrar. Existe una versión corta validada en español.
Cuestionario de Estrés Agudo – Niños (CEA-N)'	Desde los 8 años leído por alguien, desde los 10 años se aplica independiente	Evalúa síntomas de estrés agudo, compromiso asociado y características clínicas	Instrumento de autoreporte de 29 ítems	Es diseñado para su uso práctico tanto en clínica como en investigación después de eventos traumáticos agudos
Entrevista Diagnóstica para Niños y Adolescentes – módulo de Trastorno de Estrés Agudo[12]	Desde los 7 años	Evalúa criterios diagnósticos para el trastorno de estrés agudo	Entrevista semiestructurada de 58 ítems	Debe ser aplicada por entrevistadores con experiencia en salud mental
Revised Children's Manifest Anxiety Scale [12]	No especifica	Mide síntomas generales de ansiedad	Escala de autoreporte de 37 ítems	
Child PTSD Symptom Scale[10, 11,]	8 a 18 años	Evalúa los criterios del DSM IV para TEPT	Escala de autoreporte que evalúa la frecuencia de síntomas de TEPT en el último mes	Es fácil de administrar y proporciona un diagnóstico.

Tabla 45.2: Escalas e instrumentos para la evaluación del trauma psicológico en niños

Intervenciones para reducir los efectos psicológicos del trauma

Las intervenciones para reducir los efectos psicológicos del trauma pueden dividirse entre las que pueden y deben ser aplicadas por el personal de salud en general y aquellas que requieren de una intervención especializada. En relación a las primeras, Gold y colaboradores dan una serie de recomendaciones para todos los profesionales de salud que trabajan con niños que han sobrevivido a algún tipo de trauma no intencional:

1. Explorar la presencia e intensidad de síntomas y cualquier deterioro funcional en el niño lesionado (Tabla 45.1)
2. Explorar el efecto que la lesión del niño ha tenido en la familia (recordar que los padres también experimentan síntomas de estrés postraumático después de las lesiones relacionadas con lo ocurrido, y estos síntomas pueden limitar la capacidad de los padres para cuidar al niño)
3. Proporcionar apoyo y dar a las familias la oportunidad de discutir el incidente y sus sentimientos actuales sin obligar a las familias a hablar sobre el evento si no quieren hacerlo
4. Prestar especial atención a los padres de niños peatones que son golpeados por vehículos de motor (estos padres experimentan síntomas postraumáticos más comúnmente que los padres de niños en otros incidentes viales).
5. Llamar a la familia entre una y dos semanas después del egreso para preguntar sobre síntomas comportamentales

Adicionalmente, las siguientes estrategias también son útiles y fácilmente aplicables.

- Brindar ayuda lo más pronto posible
- Establecer ambientes seguros
- Facilitar la expresión emocional
- Seguimiento y vigilancia a aparición de síntomas que indiquen complicación: comportamentales, depresivos, ansiosos (Tabla 45.1)
- En caso de vivencias colectivas (v.g. desastres naturales) puede involucrarse a adolescentes y niños voluntarios
- La familia/hogar y el colegio o la escuela pueden ser incluidos en el plan de abordaje como recursos terapéuticos
- Hacer énfasis en el retorno a la normalidad la reincorporación a la cotidianidad y, evitar la re-victimización
- Trabajar en grupos interdisciplinarios

La Figura 45.2 resume la aproximación para reducir los problemas psicológicos en niños y adolescentes sobrevivientes de un trauma.

Se han descrito múltiples intervenciones especializadas para el manejo de los síntomas y trastornos de los niños y adolescentes que han sufrido algún tipo de trauma. Estas incluyen la terapia de juego, arteterapia, técnicas psicodinámicas y abordajes farmacológicos. La revisión de la literatura sugiere que la evidencia más fuerte la muestran las intervenciones de tipo cognitivo comportamental ya sean individuales o grupales.

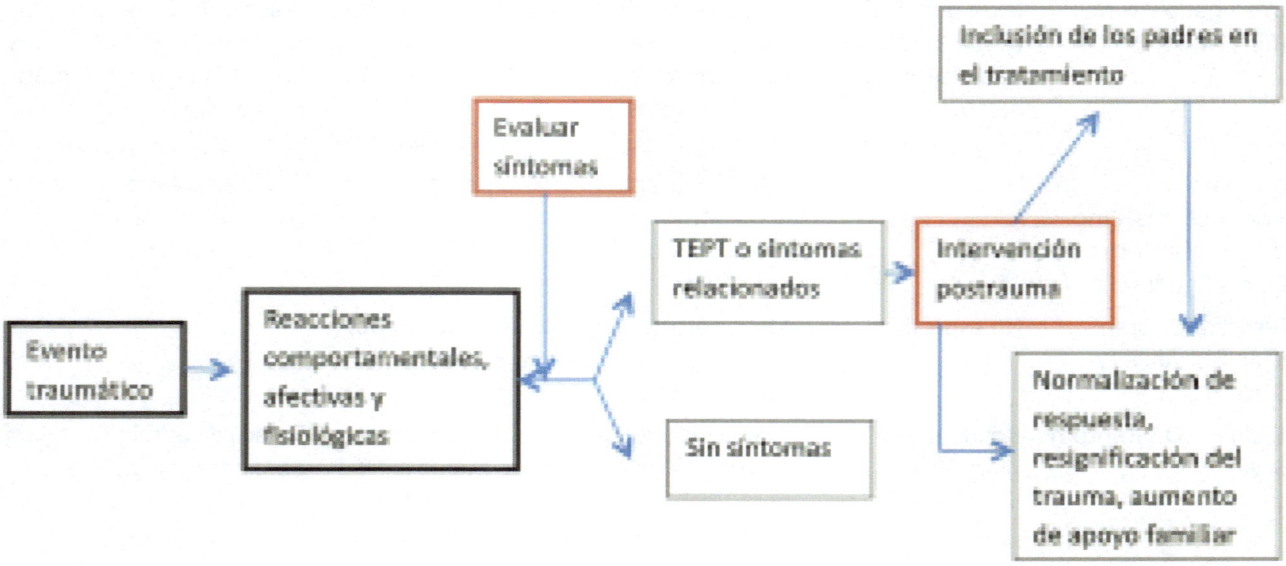

Figura 45.2: Aproximación a la reducción de los problemas psicológicos en trauma (adaptado de Wethington, 2008).

La terapia cognitivo comportamental suele combinar técnicas de exposición, manejo del estrés, técnicas de relajación, exploración cognitiva y corrección de distorsiones con el objetivo de superar el evento traumático. Esta terapia se basa en que las asociaciones entre un evento traumático y reacciones o sentimientos intensos (por ejemplo, temor, horror, impotencia, temor, pánico), que son provocados por estímulos no traumáticos (recuerdos), pueden ser reemplazadas por asociaciones más realistas cuestionando gradualmente las cogniciones inexactas y contraproducentes. En ocasiones la terapia cognitivo comportamental utiliza el juego o el juego de roles para facilitar la expresión entre los niños.

La terapia cognitivo-conductual se ha utilizado para niños sobrevivientes de diversos tipos de trauma: abuso sexual, abuso físico, violencia doméstica, desastres naturales, violencia comunitaria y enfermedades que amenazan la vida. Esta terapia para niños o adolescentes también puede ir acompañada de sesiones de terapia para o con los padres.

Los beneficios de la terapia cognitivo comportamental incluyen la disminución de la culpa, el aumento de la confianza y el fortalecimiento de las capacidades propias y de los padres. Es importante notar que este tipo de terapias deben ser proporcionadas por personas con entrenamiento en el área.

Recursos bibliográficos útiles

En las siguientes referencias puede encontrar material adicional con múltiples elementos sobre idetinficación e intervención psicosocial.

- World Health Organization. (2013). United Nations High Commissioner for Refugees (2013) Assessment and Management of Conditions Specifically Related to Stress: mhGAP Intervention Guide Module. *Geneva: WHO.*
- Organización Panamericana de la Salud (Ed.). (2002). *Protección de la salud mental en situaciones de desastres y emergencias* (No. 1). Pan American Health Org.
- Organización Mundial de la Salud, War Trauma Foundation y Visión Mundial Internacional (2012). *Primera ayuda psicológica: Guía para trabajadores de campo.* OMS: Ginebra. http://apps.who.int/iris/bitstream/10665/44837/1/9789243548203_spa.pdf

Conclusión

El trauma en niños y adolescentes tiene efectos emocionales en éstos y en su red más cercana. Estos efectos se encuentran dentro de un abanico amplio de manifestaciones conductuales, cognitivas y emocionales que van desde síntomas leves hasta alteraciones graves en la salud a corto, mediano y largo plazo. Existen múltiples factores que influyen, los cuales es importante conocer, identificar y abordar. Los profesionales de la salud pueden desarrollar diversas intervenciones para favorecer el afrontamiento y disminuir el potencial efecto negativo de los traumas en los niños y adolescentes y sus familias y, en otras ocasiones, reconocer la necesidad de mayor apoyo por equipos especializados de salud mental.

Bibliografía

1. Organización Mundial de la Salud. The Injury Chartbook. Geneva: WHO; 2002
2. Wethington, H. R., Hahn, R. A., Fuqua-Whitley, D. S., Sipe, T. A., Crosby, A. E., Johnson, R. L., ... & Kalra, G. (2008). The effectiveness of interventions to reduce psychological harm from traumatic events among children and adolescents: a systematic review. American journal of preventive medicine, 35(3), 287-313.
3. Gold, J. I., Kant, A. J., & Kim, S. H. (2008). The impact of unintentional pediatric trauma: A review of pain, acute stress, and posttraumatic stress. Journal of pediatric nursing, 23(2), 81-91.
4. Gooding, H. C., Milliren, C. E., Austin, S. B., Sheridan, M. A., & McLaughlin, K. A. (2015). Child abuse, resting blood pressure, and blood pressure reactivity to psychosocial stress. Journal of pediatric psychology, jsv040.
5. Peden, M., Oyegbite, K., Ozanne-Smith, J., Hyder, A., Branche, C., Rehman, A.K.M., Rivara, F., Bartolomeos, K. (2008). World report on child injury prevention. World Health Organization.
6. World Health Organization. (2005). Child and adolescent injury prevention: a global call to action.
7. Harvey, A., Towner, E., Peden, M., Soori, H., & Bartolomeos, K. (2009). Injury prevention and the attainment of child and adolescent health. Bulletin of the World Health Organization, 87(5), 390-394.
8. La Greca, A. M., Comer, J. S., & Lai, B. S. (2015). Trauma and Child Health: An Introduction to the Special Issue. Journal of pediatric psychology, jsv087.
9. Alisic, E., Zalta, A. K., Van Wesel, F., Larsen, S. E., Hafstad, G. S., Hassanpour, K., & Smid, G. E. (2014). Rates of post-traumatic stress disorder in trauma-exposed children and adolescents: meta-analysis. The British Journal of Psychiatry, 204(5), 335-340.
10. Gustafsson, P. E., Nilsson, D., & Svedin, C. G. (2009). Polytraumatization and psychological symptoms in children and adolescents. European child & adolescent psychiatry, 18(5), 274-283.
11. Alisic, E., Barrett, A., Bowles, P., Conroy, R., & Mehl, M. R. (2016). Topical review: Families coping with child trauma: A naturalistic observation methodology. Journal of pediatric psychology, 41(1), 117-127.
12. World Health Organization. (2013). United Nations High Commissioner for Refugees (2013) Assessment and Management of Conditions Specifically Related to Stress: mhGAP Intervention Guide Module. Geneva: WHO.
13. Organización Panamericana de la Salud (Ed.). (2002). Protección de la salud mental en situaciones de desastres y emergencias (No. 1). Pan American Health Org.
14. Olsson, K. A., Kenardy, J. A., De Young, A. C., & Spence, S. H. (2008). Predicting children's post-traumatic stress symptoms following hospitalization for accidental injury: Combining the Child Trauma Screening
15. Questionnaire and heart rate. Journal of anxiety disorders, 22(8), 1447-1453.
16. Olofsson, E., Bunketorp, O., & Andersson, A. L. (2009). Children and adolescents injured in traffic-associated psychological consequences: a literature review. Acta paediatrica, 98(1), 17-22.

17. Zink, K. A., & McCain, G. C. (2003). Post Traumatic Stress Disorder in Children and Adolescents With Motor Vehicle-Related Injuries. Journal for Specialists in Pediatric Nursing, 8(3), 99-106.

18. American Psychiatric Association. (2013). Diagnostic and statistical manual of mental disorders (DSM-5®). American Psychiatric Pub.

19. Strand, V. C., Sarmiento, T. L., & Pasquale, L. E. (2005). Assessment and Screening Tools for Trauma in Children and Adolescents A Review. Trauma, Violence, & Abuse, 6(1), 55-78.

20. Hawkins, S. S., & Radcliffe, J. (2006). Current measures of PTSD for children and adolescents. Journal of Pediatric Psychology, 31(4), 420-430.

21. Kassam Adams, N., Gold, J. I., Montaño, Z., Kohser, K. L., Cuadra, A., Muñoz, C., & Armstrong, F. D. (2013). Development and psychometric evaluation of child acute stress measures in Spanish and English. Journal of traumatic stress, 26(1), 19-27.

22. Kassam Adams, N., & Marsac, M. L. (2016). Brief Practical Screeners in English and Spanish for Acute Posttraumatic Stress Symptoms in Children. Journal of Traumatic Stress, 29(6), 483-490.

23. Meyer, R. M., Gold, J. I., Beas, V. N., Young, C. M., & Kassam-Adams, N. (2015). Psychometric evaluation of the Child PTSD Symptom scale in Spanish and English. Child Psychiatry & Human Development, 46(3), 438-444.

24. Sommer, K., Abufhele, M., Briceño, A. M., Dávila, A., Barreau, M., Castro, S., ... & Correa, A. (2013). Intervención de salud mental en niños expuestos a desastre natural. Revista chilena de pediatría, 84(1), 59-67.

25. Gillies, D., Taylor, F., Gray, C., O'Brien, L., & D'Abrew, N. (2013). Psychological therapies for the treatment of posttraumatic stress disorder in children and adolescents (Review). Evidence Based Child Health: A Cochrane Review Journal, 8(3), 1004-1116.

Capítulo 46

Aspectos legales en el manejo del trauma pediátrico

Ignacio Maglio

El impacto de la enfermedad Trauma en niños, niñas y adolescentes tiene alta incidencia y se presenta como un enorme desafío para establecer políticas activas de prevención, asistencia y rehabilitación, sobre todo considerando que el trauma es la primera causa de muerte entre el 1° año de vida y los 45 años.

Las políticas sanitarias y el andamiaje jurídico deben comprender la magnitud del fenómeno, considerando además la morbimortalidad asociada al trauma, la cantidad de años de vida y de trabajo potencialmente perdidos por ella, es mayor que la sumatoria de dicha pérdida por las enfermedades cardio y cerebrovasculares y cánceres.

Los escasos aportes legales concretos encaminados a la prevención efectiva de la enfermedad se limitan a algunas declaraciones de organismos internacionales, cuyo valor jurídico es precario y relativo; estas limitaciones pueden vincularse a que la enfermedad trauma ha sido considerada desde hace 40 años la enfermedad negada de la sociedad moderna y, desde hace 20 años, el principal problema de salud en América, aunque su consideración como enfermedad no tiene aún el debido arraigo en la comunidad.

Los primeros antecedentes de declaraciones internacionales acontecieron durante la Asamblea General del 2010 de las Naciones Unidas, cuando se proclamó para el período 2011-2020 el "Decenio de Acción para la Seguridad Vial", con el objetivo de estabilizar y, posteriormente, reducir las cifras previstas de víctimas mortales en incidentes de tránsito en todo el mundo aumentando las actividades de concientización en los planos nacional, regional y mundial.

Por otra parte, la Organización Mundial de la Salud ha dispuesto el Plan Mundial para el Decenio de Acción para la Seguridad Vial 2011-2020, con recomendaciones a los países miembros para mejorar la capacidad de los sistemas de salud y de otra índole para brindar a las víctimas tratamiento de emergencia apropiado y rehabilitación a largo plazo; además se establece la necesidad de crear sistemas de atención prehospitalaria y hospitalaria, como así también la evaluación de la calidad de atención mediante la aplicación de buenas prácticas sobre sistemas de atención del trauma y garantía de calidad.

Considerando la necesidad de concretar las recomendaciones descriptas y que se transformen en herramientas prácticas que optimicen la respuesta sanitaria al Trauma, se desarrollan en el presente capítulo recomendaciones vinculadas a buenas prácticas ético legales en el manejo del Trauma Pediátrico.

Traumaetica y responsabilidad profesional

La responsabilidad profesional en el manejo del trauma se asocia inmediatamente a deberes vinculados al prestación de atención inmediata o deber de socorro, como así también al compromiso y la solidaridad, como valores y principios rectores de una nueva forma de pensar en términos de "Traumaética".

El ejercicio de la profesión médica vinculada al trauma, importa un fuerte compromiso en términos de cooperación social; la elección de esta especialidad médica presupone una opción vocacional de fuerte impronta solidaria para el servicio comunitario, ya que, en general, trasciende la mera atención médica individual.

En ese sentido, Cortina ha definido a la profesión como el desempeño de una "actividad social cooperativa, cuya meta interna consiste en proporcionar a la sociedad un bien específico e indispensable para su supervivencia como sociedad humana, para lo cual se precisa el concurso de la comunidad de profesionales que como tales se identifican ante la sociedad y el desarrollo de las virtudes indispensables para alcanzar la meta, amén de encarnar determinados valores y principios".

En el desempeño de la especialidad médica vinculada al trauma coexisten deberes de naturaleza ética y jurídica, los primeros obligan en conciencia, los segundos se imponen por mandato legal.

Con relación a la responsabilidad legal, se presenta como una cuestión liminar la obligación denominada de socorro, en muchas ocasiones este deber jurídico no se conoce adecuadamente y flotan en el imaginario los fantasmas de los delitos de abandono de persona y omisión del deber de socorro.

En el delito de abandono de personas se sanciona la conducta de aquel que pusiere en peligro la vida o la salud de otro, sea colocándolo en situación de desamparo, sea abandonando a su suerte a una persona incapaz de valerse y a la que deba mantener o cuidar o a la que el mismo autor haya incapacitado; en algunas legislaciones se encuentra previsto un agravamiento de la pena si se produce un grave daño en el cuerpo o la salud de la víctima.

En cambio en el delito de omisión de socorro se condena a aquel que encontrando perdido o desamparado a un menor o a una persona herida o inválida o amenazada de un peligro cualquiera, omitiere prestarle el auxilio necesario, cuando pudiere hacerlo sin riesgo personal o no diere aviso inmediatamente a la autoridad.

El deber de socorro, como parte de las obligaciones legales impuestas a los médicos, se presentaría como deber legal cuando concurran las siguientes circunstancias:

a. Se esté en presencia de un niño perdido o desamparado.

b. Se esté en presencia de una persona herida, inválida o amenazada de un peligro.

c. Inexistencia de riesgo personal.

d. Si existiese riesgo, dar inmediato aviso a la autoridad.

Hasta aquí la responsabilidad en términos estrictamente legales, pero también podrían existir distintos deberes éticos frente a la atención de pacientes en determinadas circunstancias que ameritan la respuesta en situaciones de desastres y graves contingencias, en donde la compasión, la solidaridad y la cooperación social se presentan como valores y principios orientadores de la acción.

Desde la perspectiva ética socorrer siempre y en cualquier circunstancia, aún en riesgo de la propia vida o integridad, podrían considerase deberes de naturaleza supererogatoria, ya que no existe un imperativo ni legal ni moral de actuar en ese sentido; una forma de restringir esta apreciación se presenta en el caso de catástrofes naturales o humanas que ocasionen una elevada carga de daño y sufrimiento generalizado. El Código de Etica de la Asociación Médica Americana, resulta esclarecedor cuando establece que: "La respuesta local, regional y nacional a epidemias, ataques terroristas, y otras situaciones de desastre, exigen una amplia participación de los miembros de la comunidad médica. Debido al compromiso de cuidado con el enfermo y el herido, los médicos tienen la obligación de entregar cuidado médico de urgencia durante las situaciones de desastre. Esta obligación ética se mantiene incluso enfrentando un riesgo mayor que el usual, para la propia seguridad, la salud, o la vida. Sin embargo, la fuerza médica, no es un recurso ilimitado; por lo tanto, cuando se participa en la respuesta a las situaciones de desastre, el médico deberá balancear los beneficios inmediatos de los pacientes individuales con la habilidad de cuidar pacientes en el futuro".

En estos casos se invocan cuestiones de responsabilidad humanitaria, en donde la respuesta a la tragedia es parte inseparable de la condición humana, el Proyecto Esfera ha demandado que en situaciones límite "que afectan la existencia, debiesen constituir respuestas inmediatas y naturales del ser humano frente al otro frágil y sufriente. La solidaridad y la compasión no son limosnas, sino respuestas a una obligación que se nos impone, y nos despierta, y nos hace al fin y al cabo, seres humanos. El contenido presente en la Carta Humanitaria del Proyecto Esfera da cuenta de ello, ya que los fundamentos en torno a los principios, funciones, responsabilidades y normas mínimas se basan en «la convicción de que se deben adoptar todas las medidas posibles para aliviar o evitar el sufrimiento humano provocado por conflictos o calamidades».

Este primer enfoque de la responsabilidad en el manejo del trauma es de naturaleza general, y queda abierta la propuesta para ulteriores trabajos de indagación sobre los valores y principios fundantes de una auténtica "Traumaética".

El derecho de niños y adolescentes al cuidado de su cuerpo en atención de la enfermedad trauma

El origen causal de la enfermedad trauma, cualquier sea, debe valorarse desde el impacto que provoca en los distintos miembros de la comunidad afectada, en ese sentido el trauma hace visibles vulnerabilidades previas que agravan aún más las consecuencias dañosas de la propia enfermedad, en tal sentido merecen destacarse grupos vulnerados como pobres, población originaria, adultos mayores y en el caso que nos ocupa niños y adolescentes.

El derecho de los niños a disponer del cuidado de su propio cuerpo debe mensurarse y contextualizarse conforme el enclavamiento cultural de cada comunidad, la pobreza asociada a la niñez es una tragedia social que no debería dejarse de lado a la hora de valorar la responsabilidad en el manejo del trauma pediátrico.

En la Argentina, según UNICEF, en el año 2010, en la provincia de Buenos Aires el 25,8 % de los alumnos tuvieron un bajo rendimiento en Lengua, porcentaje que ascendió a más del 40 % en las provincias de Catamarca, Santiago del Estero, Chaco y Formosa (jurisdicciones pobres), estos datos desbaratan la idea inicial de promover comportamientos responsables en niños y adolescentes, a quienes se les ha expropiado el derecho elemental a poder leer y comprender, elementos esenciales del proceso de consentimiento informado en la atención del trauma.

Los contextos sociosanitarios deberían considerarse cada vez que el equipo de salud especialista en el manejo del trauma pediátrico se pregunte sobre los alcances de los derechos de niños y adolescentes en cuanto a su participación en el cuidado de su salud, y al mismo tiempo el modo de armonizarlos con el ejercicio de las responsabilidades parentales.

Con esa necesaria prevención contextual, los interrogantes giran alrededor de conocer cuáles son los límites al ejercicio del derecho de disponer del propio cuerpo durante la infancia; en especial sobre el derecho a ser informado, al develamiento, a participar activamente del proceso del consentimiento informado, a rechazar tratamientos, a la protección de la intimidad, al cuidado y a la adherencia del tratamiento.

Dentro de dicho contexto es preciso recordar que el primer instrumento normativo del Derecho Internacional de Derechos Humanos aplicable al trabajo con niños y adolescentes es la Convención Internacional de los Derechos del Niño (CIDN), ampliamente reconocida por casi la totalidad de los países del planeta.

La CIDN establece un principio central consistente en considerar a cada niño y adolescente como un sujeto de derecho, es decir titular de derechos esenciales, como el derecho al cuidado de la salud, que en algunos casos para poder ejercerlos precisaría de la ayuda de sus representantes legales, aunque cada niño reserve el ejercicio de los derechos de acuerdo a las capacidades progresivas, pudiendo ser protagonistas del disfrute del derecho en cualquier ámbito: en la casa, en la escuela, en el hospital.

Los médicos con trabajo en trauma pediátrico deben ejercer su profesión ajustándose al cumplimiento de tres reglas éticas esenciales, que al mismo tiempo conforman distintos deberes jurídicos: la veracidad, el consentimiento informado y la confidencialidad. El cumplimiento de esas reglas debe realizarse aún cuando los destinatarios sean niños o adolescentes; ya que como lo establecen tanto la Convención son sujetos de derecho. La obligación médica de informar, de decir la verdad, de aconsejar, de develar no es un proceso individual, sino sustancialmente dialógico que reconoce distintos momentos para promover una participación del niño libre y esclarecido.

Los procesos de comunicación requieren de distintos niveles, consistentes en promover la comprensión de la información suministrada y generar la formulación de un juicio propio en el niño, para que finalmente su opinión sea debidamente considerada.

El deber de decir la verdad y el proceso de develamiento deben a anclarse en las distintas capacidades progresivas del niño, en sus posibilidades de desarrollar un juicio razonado y consistente con sus valores y creencias.

La materialización del consentimiento, desde la perspectiva jurídica, constituye un mero acto lícito no negocial; ello significa que no se trata de un acto jurídico en sentido estricto; por ello, para aceptar su validez, en principio, no se aplican las reglas sobre capacidad requeridas para los actos jurídicos, de manera tal que correspondería dar participación activa a niños y adolescentes en el proceso de atención durante la enfermedad trauma.

Existen fundamentos de distinta índole para defender la participación de niños y adolescentes, especialmente, aquellos que se denominaban "menores adultos" (entre 14 y 18 años) en el derecho a disponer de su propio cuerpo. Los fundamentos jurídicos tienen que ver, en primer lugar con las prescripciones de la Convención sobre los Derechos del niño, que establece que el niño es sujeto de derecho; es decir portador de derechos y obligaciones; razón por la cual debe considerárselo siempre fin en sí mismo, nunca como medio, respetando su esencia como sujeto y no como objeto.

Además de los derechos propios de su condición de persona, los niños poseen derechos específicos que protegen su vulnerabilidad y tienden a favorecer su crecimiento y formación, el principio de más alto rango en la Convención es el del mejor interés del niño.

El proceso del consentimiento informado se considera desde un punto de vista como un derecho personalísimo vinculado a la disposición del propio cuerpo en las relaciones clínicas; como derecho personalísimo tiene las características de ser innato, vitalicio, necesario, extrapatrimonial, privado, absoluto y relativamente indisponible, entre otros rasgos. Estas características permiten inferir que dicho proceso es intransferible como principio general, salvo que manifiestas razones de inmadurez e incompetencia no permitan ejercerlo al niño por sí mismo; en algunos actos vinculados al ejercicio de derechos personalísimos, se establece que el consentimiento del niño es personal e indelegable, tales como el consentimiento matrimonial o el reconocimiento de hijos.

El criterio de capacidades progresivas de niños y adolescentes debe adaptarse en cada caso concreto, para ello UNICEF ha señalado como esenciales a la hora de definir la competencia del niño en el campo de la salud las siguientes observaciones:

- Capacidad de comprender y comunicar informaciones pertinentes. El niño debe ser capaz de comprender cuáles son las alternativas posibles, expresar sus preferencias, manifestar sus preocupaciones y plantear preguntas relevantes.
- Capacidad de pensar y elegir con un cierto nivel de independencia. El niño debe ser capaz de efectuar elecciones sin ser obligado ni manipulado y debe estar en condiciones de reflexionar por sí mismo sobre lo que significan las cuestiones en discusión.
- Capacidad de evaluar los beneficios, peligros y daños potenciales. El niño debe ser capaz de comprender las consecuencias de las diferentes líneas de conducta, cómo lo afectarán, a qué riesgos lo expondrán y cuáles serán las implicaciones a corto y largo plazo.
- Posesión de una escala de valores relativamente estable. El niño debe contar con un cierto sistema de valores en base al cual pueda tomar una decisión.

El niño o adolescente deben ejercer su derecho a participar en el proceso del CI, armónicamente con los deberes de los padres que emanan del ejercicio de la patria potestad, en tal sentido la Convención brinda pautas de orientación al precisar en el art. 5º, que las facultades conferidas a los padres o representantes les son otorgadas con el objetivo de "impartirlas en consonancia con la evolución de sus facultades, dirección y orientación apropiadas para que el niño ejerza los derechos reconocidos en la presente convención".

Los deberes emergentes de la patria potestad o de la representación legal, no pueden ejercerse abusivamente, se debe siempre respetar el mejor interés del niño y estimular su participación responsable, el artículo 12° de la Convención establece claramente que "Los Estados Partes, garantizarán al niño que esté en condiciones de conformarse un juicio propio, el derecho de expresar su opinión libremente, en todos los asuntos que afectan al niño, teniéndose debidamente en cuenta las opiniones del niño en función de la edad y madurez del niño".

Por último, solamente en aquellos casos en que en la relación triangular entre padres, hijos y equipo de salud se resquebraja por diversidad de posiciones que puedan afectar el mejor interés del niño, debe darse paso a la intervención de la autoridad de aplicación de la legislación vigente, debe interpretarse ello como la última alternativa de protección al niño o adolescente.

Evolución y antecedentes del derecho a la atención en niños y adolescentes

La concepción que vislumbraba la competencia de cualquier niño para tomar decisiones sobre su integridad física de acuerdo a una edad predeterminada ha ido mutando por la idea de la capacidad natural de juicio.

En distintos países europeos y americanos la evolución ha seguido ese horizonte, en Inglaterra desde 1969 se autoriza a los adolescentes de 16 y 17 años a consentir tratamientos quirúrgicos, médicos y odontológicos, dándose preeminencia a sus decisiones, independientemente de la opinión de sus padres o representantes. El Acta de los Derechos del Niño de 1989, permite a un niño con suficiente entendimiento, tomar decisión informada para rehusar someterse a valoraciones médicas psiquiátricas entre otras medidas judiciales.

En EE.UU. existen estatutos legales que atribuyen facultades a niños y adolescentes para consentir tratamientos médicos.

En Francia la Corte de Apelaciones de Nancy, reconoció a un adolescente de 14 años su derecho al "rechazo informado" de un tratamiento contra el cáncer por la gran cantidad de efectos nocivos de la terapéutica oncológica.

En distintas publicaciones científicas especializadas en la atención de niños se ha avalado el criterio de capacidad natural de comprensión por sobre los criterios de determinación cronológico-legal; indicado que "... el papel que le corresponde al niño en el plan de tratamiento depende más de su grado de crecimiento y aptitud personal que de su edad. Así, por ejemplo, aunque por lo general los niños de 10 años tienen menos capacidad para comprender conceptos abstractos que los adolescentes, algunos pueden pensar y actuar con mayor madurez... A medida que se hacen mayores y sus aptitudes aumentan, se les debe incluir de manera más plena en la toma de decisiones sobre su tratamiento. Los niños de más edad y adolescentes pueden tener valores religiosos o de otra índole que condicionen su respuesta a la enfermedad y al tratamiento...".

De modo análogo existen referencias vinculadas a que "...la ley y sus principios éticos subyacentes reconocen que el crecimiento y desarrollo de los niños desde la infancia a la adolescencia pasa por la maduración progresiva de la facultad participativa del niño en la toma de decisiones importantes, incluidas las que atañen al cuidado de su salud...Se debería respetar el derecho a la autodeterminación en aquellos pacientes adolescentes capaces de comprender en qué estado se encuentran y las consecuencias de sus decisiones, mediante invitarlos a participar en forma de decisiones...".

En el ámbito del derecho europeo continental, el Instituto Nacional de Salud Español estableció que "... es de subrayar que la prestación del consentimiento podrá otorgarla por sí mismo el menor de edad al tratarse de un acto relativo a derechos de la personalidad, conforme el artículo 162, inciso 1 del Código Civil... de acuerdo con sus condiciones de madurez... El incumplimiento de estas obligaciones por parte del médico y equipo médico dará lugar o podrá darlo, sin perjuicio de la responsabilidad disciplinaria, a las responsabilidades civiles o penales que hubiere lugar...". También en España, el Decano de Derecho de la Universidad Autónoma de Madrid señaló que "...en caso de conflicto entre la voluntad del paciente menor de edad, pero con capacidad natural de juicio y de discernimiento, y la del representante legal, el médico ha de atenerse a aquella (la voluntad del menor capaz de decidir), pues en el tratamiento médico, donde están en juego bienes tan personales como la salud o la vida del paciente, tiene carácter preferente la voluntad de éste, aunque sea menor de edad, si puede comprender el alcance del acto al que se va a someter y reúne las condiciones de madurez suficientes para consentir...".

En la Argentina existen antecedentes normativos que progresivamente fueron consagrando la necesidad de respetar el consentimiento informado de los niños y adolescentes, como por ejemplo la Ley Nacional de Sangre (22.990) en cuanto fija en dieciséis años la capacidad mínima para donar sangre; en el caso de la procuración y trasplante de órganos la ley 24.193 establece que la capacidad para donar órganos y tejidos se adquiere a los dieciocho años, mientras que para la dación de médula ósea no se requiere un mínimo de edad, basta con el consentimiento conjunto del representante del niño donante.

La ley de Derechos del Paciente (Nº 26.529) otorga un derecho de atención médica prioritaria a los niños y adolescentes, sin ningún tipo de distinción en base a sus ideas, creencias religiosas, condición socioeconómica o de cualquier otro tipo.

La ley de Protección integral de los Derechos de las Niñas, Niños y Adolescentes (Nº 26.061) establece además una serie de derechos y garantías entre ellos el derecho a la salud (art. 14º), el derecho a opinar y a ser oído (art. 24º), consistente en la posibilidad de participación y expresión libre de cada niño y que su opinión sea considerada conforme su madurez y desarrollo.

En la Ciudad de Buenos Aires, se ha modificado la reglamentación del artículo 4° de la ley básica de salud (Ley 153) en donde se introduce el respeto por el consentimiento informado de niños y adolescentes en las relaciones clínicas, debiendo los equipos de salud valorar para ello, en forma previa, los niveles de comprensión y madurez sin sujetarse a parámetros cronológicos; en especial en la atención de servicios especializados en VIH/sida y Salud Sexual y Reproductiva.

Más recientemente, el Código Civil y Comercial de la Nación, expresa que "...Se presume que el adolescente entre trece y dieciséis años tiene aptitud para decidir por sí respecto de aquellos tratamientos que no resultan invasivos, ni comprometen su estado de salud o provocan un riesgo grave en su vida o integridad física. Si se trata de tratamientos invasivos que comprometen su estado de salud o está en riesgo la integridad o la vida, el adolescente debe prestar su consentimiento con la asistencia de sus progenitores; el conflicto entre ambos se resuelve teniendo en cuenta su interés superior, sobre la base de la opinión médica respecto a las consecuencias de la realización o no del acto médico. A partir de los dieciséis años el adolescente es considerado como un adulto para las decisiones atinentes al cuidado de su propio cuerpo".

En algunos casos esta previsión del Código Civil se ha criticado ya que la ley presume capacidad para tomar decisiones en salud, independientemente del contexto cultural de los niños, que tal como se adelantara se encuentra inmerso en un elevado déficit educativo, algunos autores han manifestado: "Sostenemos que se ha legislado confusa y peligrosamente habilitando a adolescentes a la celebración de contratos médicos, lo que sí es necesario y prevé el Tratado Internacional es que sean informados y escuchados, pero... ¿asumir decisiones autónomamente? Nos parece que la sociedad y los adolescentes no están preparados para este salto cualitativo".

También se ha sugerido que "...una regulación ajustada al interés superior del niño y a los principios universalmente aceptados debió haber consagrado ciertamente el derecho de los niños a ser debidamente informados y oídos, según su grado de maduración, pero no delegar en ellos la responsabilidad de decidir someterse o no a un tratamiento por el solo hecho de haber alcanzado una determinada edad. Hubiera sido conveniente mantener el sistema general en materia de capacidad de menores, esto es un status básico de incapacidad con la posibilidad de que, en el caso concreto, se permita al adolescente ejercer el derecho en cuestión antes de alcanzar la edad establecida si es capaz de demostrar su competencia".

De todas formas, queda la posibilidad de aplicar las regulaciones previstas para el ejercicio de la responsabilidad parental, previstas en el artículo 639 del mismo Código que introduce las siguientes pautas de interpretación:

a. En todos los casos privilegiar siempre el interés superior del niño;
b. Evaluar contextualmente la autonomía progresiva del hijo conforme a sus características psicofísicas, aptitudes y desarrollo. A mayor autonomía, disminuye la representación de los progenitores en el ejercicio de los derechos de los hijos;
c. Promover el derecho del niño a ser oído y a que su opinión sea tenida en cuenta según su edad y grado de madurez.

Conclusión

En síntesis, debería respetarse siempre la opinión y el deseo del niño o adolescente con relación al procedimiento médico ofrecido en el manejo de la enfermedad trauma, el derecho a la información y develamiento, el consentimiento y la protección de la confidencialidad. Por otro lado, deben armonizarse adecuadamente el respeto por la autonomía del niño y el derecho a disponer del propio cuerpo, con las expectativas y deberes que surjan del ejercicio responsable de los deberes vinculados al ejercicio de la patria potestad.

En aquellos casos en donde la representación del niño y adolescente se ha judicializado, es preciso no perder el rumbo que marca la protección del interés superior del niño. En todos los casos se deberá valorar, previamente, criterios de autonomía y competencia en cada situación particular, ámbitos de contención familiar y social, y allí donde exista reducción de los mismos, la responsabilidad de los equipos de salud consistirá en promover la autonomía del niño o adolescente y en remover aquellos obstáculos que le impidan tomar decisiones libres, esclarecidas y responsables.

En un estudio realizado en 2011 entre Fundación Huésped y UNICEF en la Argentina, entre adolescentes de 14 a 19 años, se observa que en el transcurso de la adolescencia son menos frecuentes las consultas por prevención, debido a la autopercepción de esta población como sana y por el bajo funcionamiento de una cultura preventiva así como la escasez de "servicios amigables" específicamente orientados a la población adolescente, es común que en estos grupos los controles de salud se suspendan luego del periodo de la infancia y se retomen, especialmente en las mujeres, al momento de la etapa reproductiva. Esta tendencia se refleja en los resultados de la encuesta, ya que menos del 40% de los encuestados declara hacer consultas médicas referidas a su Salud Sexual y Reproductiva (SSR) ante alguna inquietud, y 8 de cada 10 no ha realizado ninguna consulta durante el último año. Casi el 60% de los adolescentes que integran la muestra se había iniciado sexualmente a la edad promedio de inicio de 15 años, con uso de preservativo en el 89% de los adolescentes.

Los resultados del estudio demuestran la importancia que todos los servicios de salud, incluidos aquellos que presten atención en trauma, estén debidamente capacitados para la atención de niños, niñas y adolescentes, para dar una efectiva respuesta a esta población que, como plantea el estudio mencionado, tiene un escaso contacto con el sistema de salud preventivo.

Para hacer realidad el goce de esos derechos y comenzar a revertir la situación develada por esos estudios es necesario que los equipos de salud tengan la convicción que un niño bien informado que participa en forma responsable y esclarecida en el proceso de salud-enfermedad-atención tiene amplias posibilidades de mejora en sus condiciones de vida y es la representación más cabal de ser un auténtico sujeto de derecho.

Bibliografía

1. Donoso Sabando, Claudia, "Deber de socorro del profesional sanitario en situaciones de desastre: ¿una obligación contractual? Revista Redbioética/UNESCO, Año 6, Vol. 2 No. 12, julio - diciembre de 2015
2. AMERICAN MEDICAL ASSOCIATION (AMA), 2012: Code of Medical Ethics en Donoso, op cit. (AMA 2012:349).
3. Cifuentes, Santos "Derechos Personalísimos" Edit. Astrea. Bs. As. 1995.
4. La evolución de las facultades del niño". En http://www.unicef.es/sites/www.unicef.es/files/EVOLVING-E.pdf.
5. Yznardo Figuerola C. "Menores maduros y consentimiento informado". Rev. Latinoam.Der.Méd.Medic.Leg. 1(2) / 2(1):31-37, 1996/1997.
6. Gorvein, Nilda Susana; Polakiewicz, Marta "El derecho del niño a decidir sobre el cuidado de su propio cuerpo" en "Bioética, Sociedad y Derecho", Instituto de Investigaciones Jurídicas y Sociales "Dr. Ambrosio L. Gioja" UBA. Editora LEMA. Buenos Aires 1995.
7. Caring For Gravely Ill Children. Oct.1994, Vol.94 Núm.4,433-9.
8. "Ethical Issues In Pediatric And Noenatal Resuscitation" en Annals Of Emergency Medicine. Vol. 22, Núm. 2 (II), pág. 236-41.
9. "Sobre la negativa de los enfermos pertenecientes a la confesión religiosa testigos de Jehova a recibir transfusiones de sangre. Asesoría Jurídica del Instituto Nacional de la Salud. Dictamen de enero de 1989, en Yznardo Figuerola C.
10. "Menores maduros y consentimiento informado". Rev. Latinoam.Der.Méd.Medic.Leg. 1(2) / 2(1):31-37, 1996/1997.
11. "Consentimiento Informado y Autonomía del paciente" JANO, 3-9, marzo 1995, Vol.48, Número 1114, Pág. 609.
12. El 20 de noviembre de 2003, se sancionó el decreto 2.316, modificatorio del art. 4°, inc. h, del reglamento de la ley 153, aprobado por decreto 208/2001, textualmente indica que "Toda persona que esté en condiciones de comprender la información suministrada por el profesional actuante, que tenga suficiente razón y se encuentre en condiciones de formarse un juicio propio, puede brindar su consentimiento informado para la realización de estudios y tratamientos. Se presume que todo/a niño/a o adolescente que requiere atención en un servicio de salud está en condiciones de formar un juicio propio y tiene suficiente razón y madurez para ello, en especial tratándose del ejercicio de derechos personalísimos (tales como requerir información, solicitar testeo de vih, solicitar la provisión de anticonceptivos)."
13. Ghersi, Carlos A. "Proyecto de Código Único. Derecho a la salud. Algunas cuestiones observables" Publicado en LA LEY 02/07/2012,
14. Pelle, Walter D, "El derecho a la disposición del propio cuerpo de los adolescentes en el nuevo Código Civil argentino: reflexiones críticas básicas para alentar el debate" Cita: MJ-DOC-7143-AR | MJD7143, 6-abr-2015

Capítulo 47

Intervencionismo en trauma pediátrico

Carlos Guillermo Eisele, Eduardo Miguel Galli, Erika Johannes, Walter Casagrande

Introducción

La Radiología Vascular Intervencionista (RVI) se ha incorporado progresivamente a la asistencia del trauma pediátrico para el control de lesiones agudas con sangrado en distintos territorios empleando técnicas de cateterismo vascular. De igual modo se emplean cada vez más procedimientos de RVI en alteraciones vasculares subagudas y crónicas del trauma o en lesiones no vasculares guiados radiológicamente con distintas finalidades.

La RVI derivada de la Radiología Diagnóstica y cada vez más emparentada con la Cirugía General y Vascular ha consolidado su aplicación en trauma pediátrico a partir de la miniaturización del material de cateterismo, de angioplastia y embolización al igual que del desarrollo de equipamiento radiológico de mayores posibilidades y precisión diagnóstica (Ecografía, Doppler Color, TAC Helicoidal y Angiografía Digital).

Paralelamente, el desarrollo de intervenciones de RVI en trauma de adultos ha permitido también su aplicación en el trauma pediátrico asociándose o complementándose con intervenciones quirúrgicas para reducir el daño tisular (Daño colateral).

La precisión diagnóstica y efectividad terapéutica, la baja morbilidad, repetibilidad, rápida implementación y constante evolución técnica de las intervenciones constituyen las sólidas ventajas de la aplicación de la RVI en trauma pediátrico actual y en los años futuros.

Lesiones vasculares del trauma

En el paciente politraumatizado suelen coincidir lesiones de distintos territorios anatómicos comprometiendo en cada uno diferentemente arterias, venas o menos frecuentemente vasos linfáticos. El tipo de alteración sufrida por el traumatismo vascular se circunscribe a 3 variedades principales de lesiones vasculares:

1. Rotura Vascular y su consecuencia inmediata que es el extravasado a cavidades (Peritoneo), a vísceras huecas (aparato digestivo), en tejido sólido (músculo) o al exterior (Figura 47.1).
2. Obstrucción Vascular y déficit circulatorio (Figura 47.2).

Comunicación Vascular Anómala o Fístula en general de tipo arterio-venosa (FAV) con o sin seudoaneurisma (SA) asociado. También se denomina fistula externa a las originadas por lesión de vasos linfáticos que quedan expuestos a la piel. La presentación, evolución y gravedad de los síntomas estarán en parte dado por este tipo de lesión vascular.

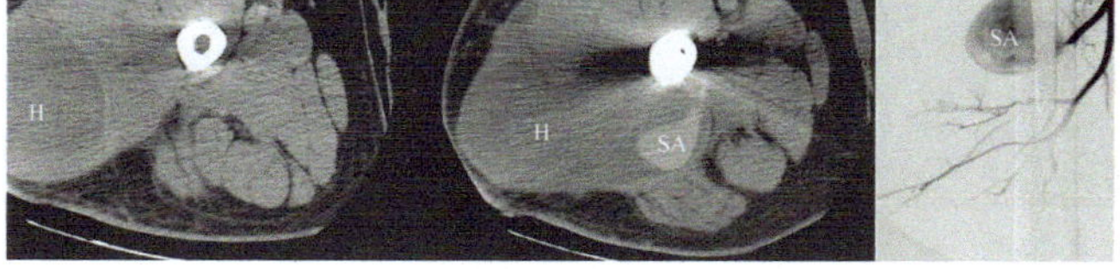

Figura 47.1: Rotura arterial postrauma contuso de muslo de rama muscular de femoral profunda con seudoaneurisma (SA) y hematoma intramuscular (H) detectado por TAC y confirmado por arteriografía selectiva

Así las ***roturas arteriales*** aorticas serán las de máxima importancia de sangrado y gravedad vital, y por contra las roturas de vasos linfáticos conllevaran quizás consecuencias crónicas aunque de muy alta complejidad en su detección y resolución.

Las roturas venosas tienen una importancia intermedia ya que su debito es más bajo que el arterial y suelen auto limitarse por los hematomas que ellas mismas generan. También se deberá tener en cuenta que la clínica variara con el número y extensión de las lesiones vasculares y territorios comprometidos.

En la ***oclusión arterial***, la disquisición entre desgarro parcial, completo, disección sub intimal no establece conductas diferentes de tratamiento. Importa sin embargo diferenciar la oclusión arterial simple del vaso espasmo ya que en el segundo caso existe reversibilidad con tratamiento médico e intervencionista. Esta oclusión vascular aguda tendrá consecuencias distintas según el territorio afectado y con posibilidad de espera de algunas horas en caso de los miembros o por el contrario cuando se trata de territorios vitales. En la isquemia aguda interesa conocer la existencia de circulación colateral que asegura la viabilidad de oclusiones vasculares no reparables en el momento inicial del politrauma. (Figuras 47.2 y 47.16).

Finalmente las ***lesiones vasculares crónicas***, típicamente el seudoaneurisma arterial y la FAV suelen ser resorte del tratamiento endovascular o percutáneo de la RVI.

Evaluación del trauma dirigido al empleo de la RVI

La aplicación de intervenciones de RVI puede realizarse en escenarios clínicos muy variados, tanto en términos de gravedad como de variedad de territorios afectados. El compromiso clínico general suele ser determinante en las posibilidades de prever el empleo de procedimientos de RVI y será preferente disponer de pacientes estables hemodinamicamente con control de sus parámetros vitales. Sin embargo, en casos donde se suponga una lesión profunda de complejo abordaje quirúrgico, la RVI podrá resultar de más rápida y específica resolución que la cirugía aun en pacientes en shock.

El empleo de RVI al igual que la cirugía y los cuidados de Terapia Intensiva resultaran de la permanente evaluación diagnóstica tanto en la recepción del paciente como en el seguimiento posterior analizando los resultados de los tratamientos realizados, en busca del control del daño, estabilización del enfermo y la reparación definitiva. Es necesario que el equipo tratante tenga en cuenta que la RVI está en condiciones de ofrecer tratamientos definitivos en forma urgente, emplearse en forma asociada a la cirugía o aplicar tratamientos diferidos de complicaciones del trauma.

A la estabilización del paciente (vía aérea, respiración y circulación) conjunta con la evaluación clínica (Score de severidad del daño) y de laboratorio inicial siguen los estudios de radiografías, ecografía y la Tomografía Axial Computada (TAC). Guiado por las lesiones contusas externas, la radiología y la ecografía tiene amplia indicación de empleo en columna, extremidades, abdomen y pelvis para detección de fracturas, líquido libre y daño estructural muscular y de vísceras macizas (hígado, bazo y riñones esencialmente). La TAC a realizar de preferencia con contraste iodado endovenoso permite precisiones en colecciones líquidas y lesiones de grandes arterias y venas al igual que el daño visceral, muscular y osteoarticular que pudiera escapar a la detección radiológica simple.

La Resonancia Magnética si bien de excelente capacidad de diferenciación lesional de tejidos blandos, suele ser poco práctica de implementar en agudo debido a los inconvenientes del empleo de materiales ferromagnéticos y al tiempo de duración de los estudios.

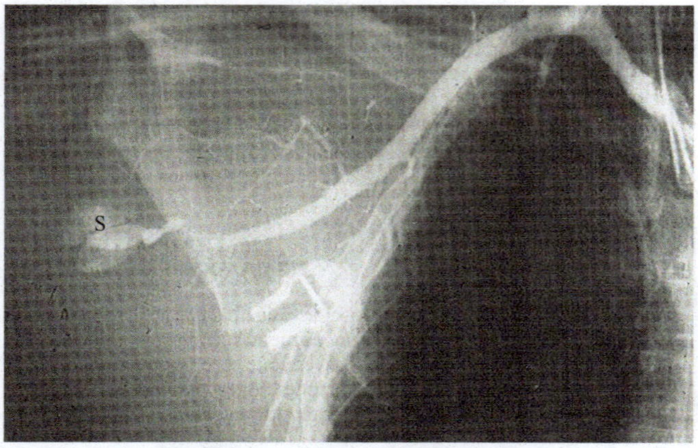

Figura 47.2: Trauma torácico contuso en incidente de la vía pública con signos de isquemia del miembro superior derecho. La arteriografía muestra con exactitud el sitio de rotura de arteria axilar derecha con sangrado activo (S) y sin desarrollo de circulación colateral

Causas y mortalidad en trauma pediatrico

El trauma es la principal causa de mortalidad en niños mayores de 1 año y donde el 65% es debido a colisiones vehiculares, homicidio, suicidio y ahogo. El trauma no fatal es debido principalmente a caídas, y en segundo término relacionado a vehículos todo terreno, a la actividad de campo, deportivas, incidente de peatones o ciclistas, abuso, lesiones del parto y a iatrogenia médica.

La mayoría son traumas contusos con alta incidencia de trauma encéfalo-craneano (TEC) al igual que de abdomen y politrauma. En el politrauma infantil la mortalidad está estrechamente relacionada al compromiso del TEC y varía entre 3 y 27%.

La RVI participa muy activamente en el poli trauma, trauma abdominal y pelviano y en trauma hepático contuso, junto al packing temprano con re-laparotomía y al manejo adecuado lesión venosa mayor, es responsable de mejora significativa en la sobrevida en los últimos 25 años.

Aspectos tecnicos, organizativos, practicas, cuidados y materiales de RVI pediatrica

El funcionamiento de los servicios de RVI infantil ligados a los de emergencias donde regularmente se asisten pacientes poli traumatizados deberá contar indispensablemente de una serie de requisitos que permitan dar respuesta adecuada a las distintas circunstancias que plantean los niños con trauma

Respecto del personal se requiere de una planta permanente de 24 horas de enfermería, técnico radiólogo y médico tanto intervencionista como anestesiólogo. Este personal médico y técnico deberá estar entrenado en las intervenciones de RVI de urgencia, en la interacción con las demás áreas hospitalarias involucradas y disponer del conocimiento de protocolos de actuación para casos y situaciones clínicas específicas.

Las prácticas más habituales son la arteriografía y embolización dirigidas a identificar y reparar roturas vasculares o parenquimatosas complejas de identificar y resolver por cirugía. Algunos tipos de rotura vascular en particular con FAV y/o SA pueden ser tratados mediante implante de stents cubiertos en forma rápida y sencilla (Figuras 3, 10, 17,18). En tales casos se deberá tener las mismas consideraciones a futuro que en los empleos de by pass quirúrgico respecto del crecimiento del niño y adecuación circulatoria del vaso tratado.

La arteriografía y flebografía también son empleadas en el trauma vascular de miembros para guiar intervenciones ortopédicas antes o después de las mismas y con vistas a reparar lesiones vasculares sintomáticas importantes. En los casos de trauma abdominal contuso con rotura u obstrucción de vía biliar o urinaria, la colocación de drenaje biliar y nefrostomía son excelentes opciones de tratamiento de baja morbilidad.

Según el estado clínico del enfermo, el tipo de daño sospechado, opciones de tratamiento médico y quirúrgicos disponibles, los procedimientos de RVI se podrán aplicar en algunos casos como primera línea sobretodo en el control de la hemorragia (embolización y bloqueo vascular) o sino para completar el control del daño en segundo tiempo luego de intervenciones quirúrgicas y/o tratamientos médicos dirigidos a estabilizar al paciente.

Otras consideraciones importantes se relacionan con la realización de embolizaciones parenquimatosas lo más selectivas posibles y disminuir la posible isquemia con liberación de factores inflamatorios con empeoramiento potencial de la acidosis. El uso de contraste iodado no iónico deberá intentar ajustarse al peso del paciente sin sobrepasar de 3 a 5ml/kg en lo posible. Cuidar la exposición de la radiación tanto gonadal como total recibida por el enfermo es un elemento no menor ya que estos enfermos suelen ser expuestos a múltiples controles radiológicos durante la asistencia del politrauma. Se deberá mantener la temperatura corporal con empleo de calefactores, entibiado de sueros y calefacción de la sala de RVI.

El servicio de RVI de urgencia deberá disponer de una importante variedad de materiales para las distintas prácticas. Los introductores y catéteres preformados más habituales son de 3 a 5 French con cuerdas metálicas de. 014 a. 035". Los micro catéteres varían desde luces de. 10 a. 029". El material de embolización mas usualmente empleado son las partículas de Gelfoam (gelatina bovina), PVA (poli vinil alcohol), embosferas, coils y microcoils de muy variadas características y también los agentes líquidos (cianoacrilato, ónix). Sera necesario disponer de balones de angioplastia al igual que de balones de oclusión y stents vasculares de variado calibre. Los sistemas de micro punción y catéteres de drenaje multipropósito y biliares al igual que filtros de vena cava serán necesarios según cada caso.

A continuación se harán detalles y ejemplos por regiones anatómicas del empleo de la RVI en trauma pediátrico.

Sistema nervioso central

El trauma vascular afecta al Sistema Nervioso en forma directa o indirecta. Basicamente el encéfalo requiere para su funcionamiento una correcta saturación de oxigeno y adecuada presión de perfusión y es el árbol vascular el responsible de dicho transporte. Por esta razón se incluyen frecuentemente en este capitulo el trauma de vasos cervicales.

A nivel del cuello, segmento de la columna vertebral con mayor movilidad, se producen dos tipos de traumatismos : cerrados y abiertos. Los primeros son dados por mecanismos de aceleración y desaceleración que provocan latigazos cervicales, al igual que la hiperrotación cervical que provocan disección de la arteria carótida en el segmento cervical o la arteria vertebral. Los traumatismos abiertos provocan rotura de una vena o arteria ocluyendola o provocando fístulas arerio-venosas cervicales.

Disecciones cervicales

Provocadas por lesión en una de las capas de la pared arterial, pueden ser subadventiciales o subintimales, ambas provocando un hematoma que al ser subadventicial puede generar estenosis arterial o por lacereción de la intima complicaciones tromoboembólicas.

El diagnóstico debe sospecharse por el mecanismo del trauma asociado a algún deficit neurológico. La confirmación suele hacerse por ecodoppler de vasos de cuello, angio TAC y angio RM que permiten analizar con claridad la anatomía de la pared arterial. La arteriografía digital de troncos supra aórticos y cerebral continua siendo el gold standard para el diagnóstico, permitiendo además evaluar la hemodinamia local, la anatomía encefálica, del polígono de Willis y su funcionalidad.

El tratamiento en general es antiagregación o anticoagulación evaluando el contexto del paciente politraumatizado. La colocación de stent en esta fase aguda solo está indicada cuando el vaso afectado no tiene anastomosis funcional para preservar el tejido encefálico.

En 20% de disecciones pueden persistir con estenosis del vaso y que requerirá angioplastia con eventual implante de stent. En caso de formar pseudoaneurisma debera ser embolizado o excluído (coils, stent y coils o stent cubierto).

Fistulas AV cervicales.

Se producen por una solución de continuidad y comunicación anormal entre la pared de la arteria y de la vena. El robo hemodinámico a la arteria con hipoperfusión distal a la misma, puede desencadenar un deficit neurológico por hiperflujo. También al trasmitirse la presión arterial a la vena esta tendrá hipertensión venosa.

El diagnóstico clínico muestra una tumoración cervical que pude presentar soplo o fremito. Los metodos complementarios para confirmar el diagnóstico son el ecodoppler, angio TAC, angio RM y angiografía digital cerebral.

El tratamiento consiste en el cierre de la fístula propiamente dicha. En la actualidad se ha intentado el uso de los stent cubiertos los que no son efectivos dado de que no se ocluye la fístula propiamente dicha persistiendo la misma y reclutando otros vasos cervicales.

Disección de arterias intracraneales

A nivel intracraneano, los traumas también pueden provocar disecciones de vasos cerebrales, dada la proximidad con estructuras rígidas como la hoz del cerebro, tienda del cerebelo, ala del esfenoides entre otros. Los vasos encefálicos se encuentran rodeado por cisternas teniendo movilidad en la misma y al impactar con estos elementos más rígidos pueden lesionar la pared vascular, mecanismo semejante al descripto previamente a nivel cervical. Estas disecciones pueden provocar la oclusión arterial aguda, la aparición tardía de pseudoaneurismas fusiformes que pueden provocar hemorragia subaracnoidea o aumentar de tamaño y dar efecto de masa.

El diagnóstico debe sospecharse ante una hemorragia subaracnoidea traumática o isquemia cerebral focal en un territorio vascular. Se confirma el mismo con angio TAC, angio RM o angiografía digital cerebral. Hoy en día los pseudoaneurismas puden tratarse ocluyendo el mismo, para lo cual en muchas ocaciones se debe ocluir el vaso portador también o reconstruir el vaso con endoprotesis diversoras de flujo.

Fístulas AV Intracraneales

Fístulas carótido-cavernosas

La complicación mas frecuente en las fracturas de base de craneo son las Fístulas Carótido-Cavernosas que se producen por mecanismos de lacereación de la carótida en su paso por el seno cavernoso y producen una comunicación anormal arteria-vena. Se manifiestan en etapa temprana con Inyección conjuntival, quemosis, ojo rojo con inyección periquerática y alteraciones de la motilidad ocultar extrínseca. La auscultación del globo ocular presenta un soplo que prácticamente confirma el diagnóstico.

En la TAC como en la RM se puede ver la vena oftálmica suerior o inferior muy dilatada, debido a la inversión de flujo por hipertensión venosa en el seno cavernoso. De perpetuarse este aumento de la presión intraocular puede conducer a la ceguera, por lo cual es imprescindible un diagnóstico precoz y tratamiento para preservar la visión.

El tratamiento es patrimonio exclusivo de la Neurocirugía Endovascular y consiste en cerrar la brecha fistulosa ya sea con empleo de balones o coils según corresponda.

Fístulas Durales

Otro tipos de fístulas intracraneanas pueden producirse a nivel de los senos venosos por oclusión de los mismos en forma traumática (proyectil de arma de fuego, fragmentos óseos, etc.). Con el tiempo en la pared del seno dada la vascularización normal que esta tiene se pueden producir fístulas durales, que provocan hipertensión venosa tardía y en casos deficit neurológico.

El diagnóstico en general es tardio y se manifiesta por Tinitus o soplos en el craneo.

La confirmación se realiza con RM y Angiografía digital.

El tratamiento de las Fistulas Durales puede ser con cirugía convencional o endovascular o ambas técnicas combinadas según la morfología y localización de las mismas.

Torax

Las intervenciones de RVI pueden asistir lesiones pleurales y parietales torácicas o de aorta.

La evacuación con tubos de aspiración de neumotórax y/o hemo neumotórax son realizados en general por cirujanos pero pueden requerir en casos especiales guía de imágenes para la localización exacta de la colección a drenar. En forma alejada del trauma, es posible requerir trombolísis pleural para evacuar hematomas pleurales en organización. Inusualmente es requerido en segundo tiempo el tratamiento de lesiones sangrantes intercostales, mamarias, frénicas, ramas axilo-subclavias (Figura 47.19) o menos aun bronquiales secundario a trauma contuso o penetrante. Las infrecuentes lesiones aórticas en pediatría sobrevienen en incidentes de tráfico afectando en 90% de los casos el istmo aórtico y más raro en aorta abdominal (5%) secundario al uso de cinturón de seguridad. Sin duda el diagnóstico de estas lesiones pasa por la TAC de gran precisión incluso en las posibilidades de planear el tratamiento endovascular con stent cubierto (Figura 47.3).

Hígado

Es uno de los órganos donde se ha apoyado sólidamente el manejo no quirúrgico del trauma no penetrante con éxito en 89 a 96% de casos y menos de 6% de complicaciones. Generalmente más del 80% de casos pueden recibir este manejo en tanto se mantenga la estabilidad hemodinámica sin grandes requerimientos transfusionales o signos de peritonismo.

En 3% de casos puede existir empeoramiento hemodinámico o de los requerimientos transfusionales y aquí la embolización arterial hepática ha demostrado ser útil resolviendo roturas arteriales con sangrado activo, SA, FAV o arterio-biliar (Figura 47.4).

La circulación portal asegura la viabilidad del hígado incluso en extensas embolizaciones arteriales y donde el control de hemostasia puede llegar al 98% con raras complicaciones.

Los resangrados arteriales hepáticos infrecuentes entre 3 y 6% según los autores, son mejor evaluados con TAC y arteriografía para precisar la causa exacta (Figuras 47.5 y 47.6).

En los daños traumáticos o quirúrgicos de vía biliar es posible drenar bilomas o fístulas biliares con em-

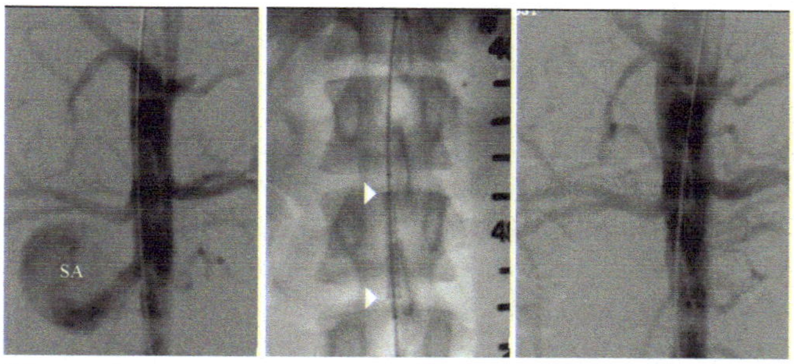

Figura 47.3: Trauma penetrante abdominal en paciente de 16 años y seudoaneurisma (SA) aórtico abdominal infrarenal resuelto mediante implante de stent cubierto (cabeza de flecha). En Argentina, el Dr. Claudio Schonhölz autor de este caso, es un precursor del empleo de la RVI en trauma (1995)

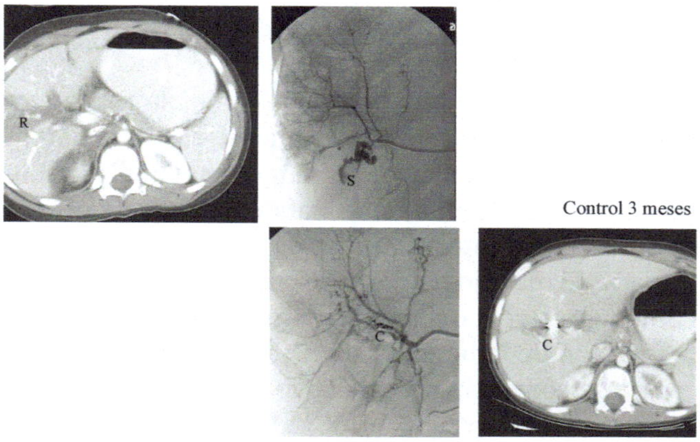

Figura 47.4: Trauma hepático cerrado en niña de 9 años. La TAC y arteriografía confirman rotura (R) de lóbulo derecho y sangrado activo (S) que es embolizado selectivamente con coils (C) con éxito en la hemostasia en TAC de control a 3 meses

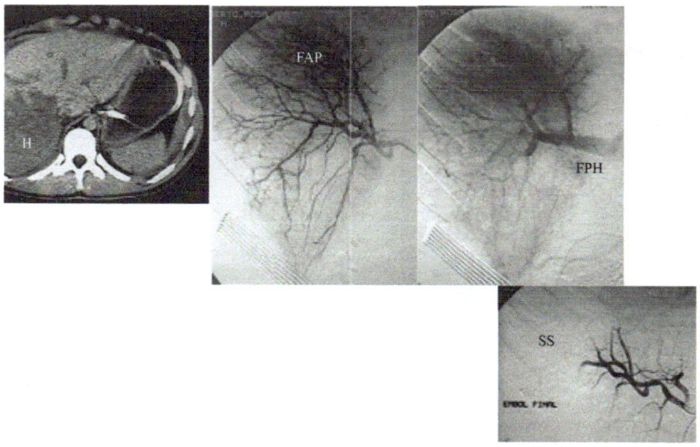

Figura 47.5: Trauma hepático cerrado tratado con drenaje y packing aunque con rápida reproducción del hematoma (H) en TAC, inestabilidad hemodinámica y necesidad de transfusiones. La arteriografía confirma múltiples fístulas arterio-portales (FAP) y flujo portal hepatofugo (FPH) que con embolización temporaria con fragmentos de spongostan (SS) resuelven tanto el sangrado como la hipertensión portal

pleo de drenaje externos o interno-externo evitando complejas cirugías hepáticas.

Bazo

Suele ser una de las vísceras más habitualmente afectadas en el trauma cerrado de abdomen pediátrico y donde el manejo no quirúrgico es la primera medida a tener en cuenta.

La embolizacion selectiva esplénica en caso de agravamiento de parámetros hemodinámicos o evidencia de hemorragia progresiva, permite controlar el sangrado en más de 90% de casos evitando la esplenectomía y la debilitación inmunológica.

Técnicamente esta embolizacion podrá realizarse selectivamente en las lesiones de la pulpa esplénica (Figura 47.7) o en la propia arteria esplénica cuando se desee disminuir la presión arterial sistólica sobre el bazo lesionado y a la vez permite la llegada de colaterales que previenen el infarto visceral.

Genito urinario

El trauma contuso renal en pediatría es la causa que más frecuente conlleva a la rotura arterial intra parenquimatosa con o sin FAV (ésta última más habitual luego de biopsia renal) determinando hematoma intra o peri renal y hematuria en caso de comunicar con la vía urinaria. El manejo no quirúrgico también es el más recomendable en caso de trauma renal, que en caso de progresión de la hemorragia, encuentra en la embolización selectiva rápido y efectivo control del sangrado arterial exitoso entre 80 y 100% de casos (Figura 47.8).

En algunos casos, los traumas contusos pueden complicar tumores prexistentes renales que los hacen más proclives a desarrollar voluminosos hematomas con sangrados importantes donde la embolización selectiva encuentra una excelente indicación para su empleo (Figura 47.9).

Más raramente las lesiones de arterias renales principales podrán ser tratadas con angioplastia e implante de stents (Figura 47.10).

El priapismo de hiperflujo generado por la rotura de arteria pudenda interna o cavernosa comunicada directamente con los cuerpos cavernosos son también tratables por embolización selectiva con excelente resultado.

Los urinomas, roturas u obstrucciones de la vía urinaria postraumáticas pueden ser resueltas mediante implante de nefrostomía o catéter doble J a fin de de-

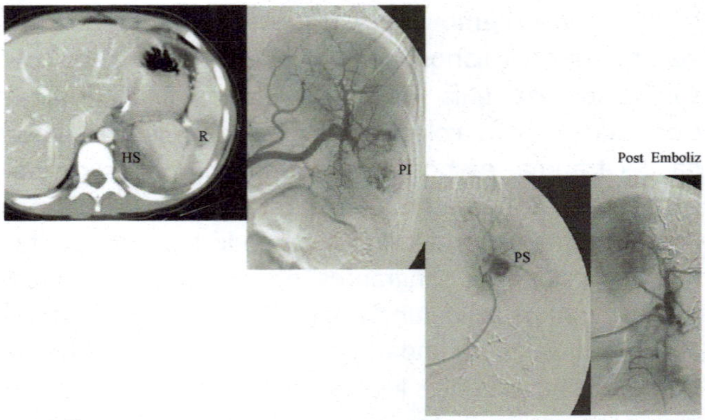

Figura 47.7: Niño de 7 años y trauma esplénico cerrado con rotura compleja (R) + hematoma subcapsular (SC) por TAC donde la arteriografía confirma las lesiones de la pulpa esplénica de polo inferior (PI) y polo superior (PS). Estabilización clínica definitiva del sangrado post embolización. La vacunación preventiva anti neumococcica de rutina es discutida

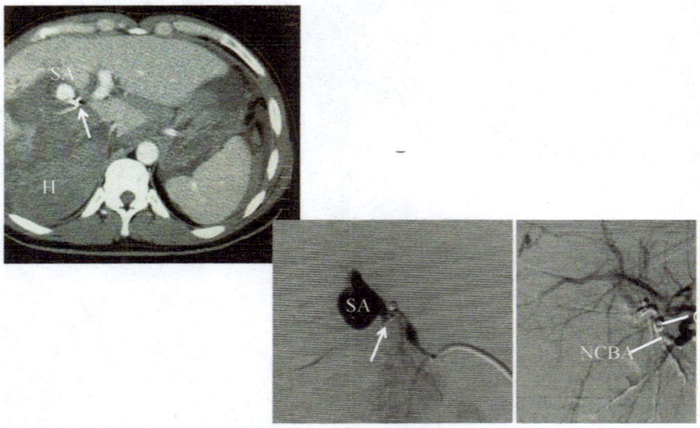

Figura 47.6: Trauma hepático cerrado en varón de 14 años con seudoaneurisma (SA) de arteria hepática derecha tratado con embolización con coils (flecha) 15 días previos, pero donde TAC y arteriografía muestran persistencia del SA coincidente con la clínica de resangrado. La oclusión y hemostasia definitiva se consiguen con coils fibrados (CF) y acrilato (NCBA)

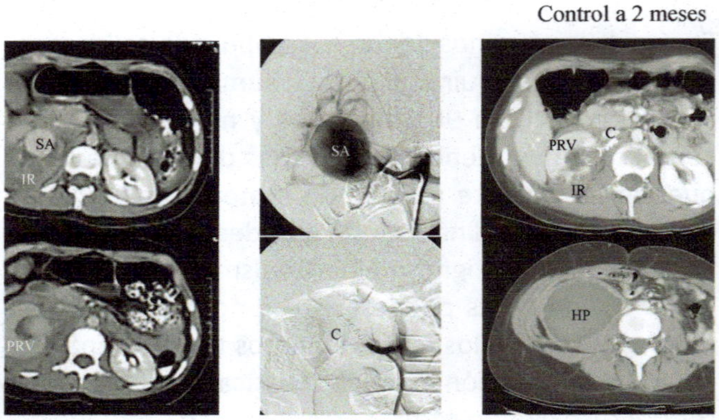

Figura 47.8: Seudoaneurisma (SA) voluminoso renal derecho postrauma contuso que en TAC muestra un sector de parénquima renal viable (PRV) y otro territorio de isquemia renal (IR) en valva posterior.

Arteriografía renal pre y post embolización de la rama retropiélica aferente con coils (C).

A 2 meses la TAC permite apreciar la exclusión del SA y del PRV al igual que del hematoma perirenal del polo inferior (HP)

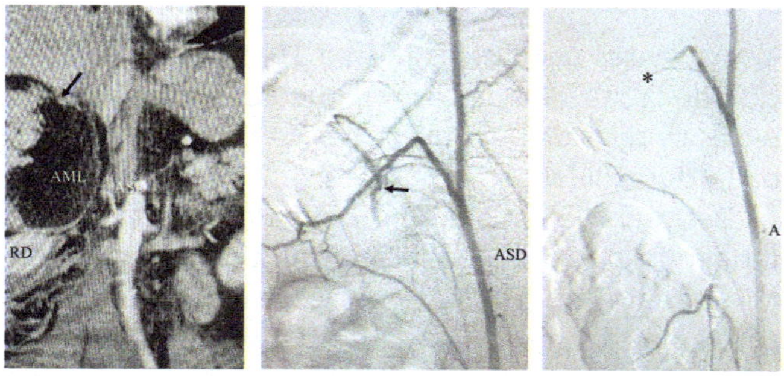

Figura 47.9: Paciente de 16 años con angiomiolipoma (AML) de desarrollo en polo superior del riñón derecho (RD) con voluminoso hematoma (H) perirenal y detección de sangrado puntual en ramos de arteria suprarrenal derecha (ASD) visto en TAC y arteriografía (flecha).

La arteriografía postembolización selectiva con spongostan muestra la ausencia de sangrado (*) que clínicamente se traduce en la estabilización hemodinámica y del descenso del hematocrito

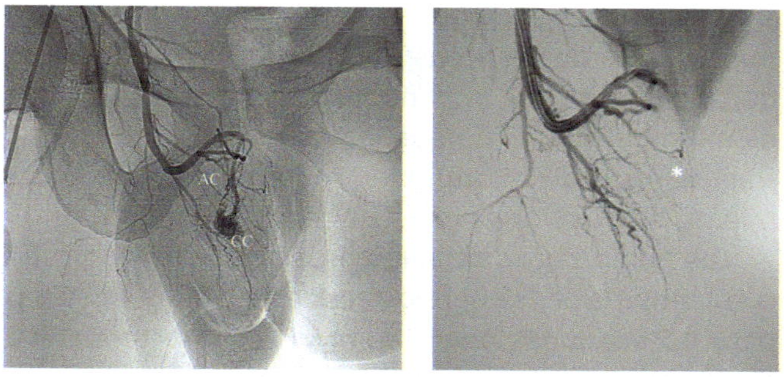

Figura 47.11: Paciente de 13 años con traumatismo iatrogénico de uretra durante sondaje vesical y sangrado persistente no controlable por maniobras habituales. La arteriografía pudenda interna derecha muestra rotura de terminación de arteria cavernosa (AC) en el cuerpo cavernoso (CC) determinando extravasado a uretra y sangrado severo.

Post embolización selectiva con fragmentos de spongostan se observa el control de la lesión angiográfica (*) y también del sangrado clínicamente

Figura 10

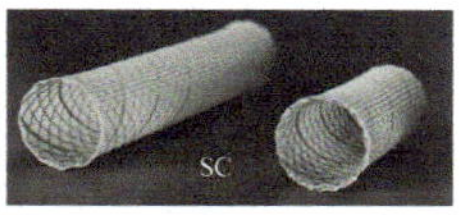

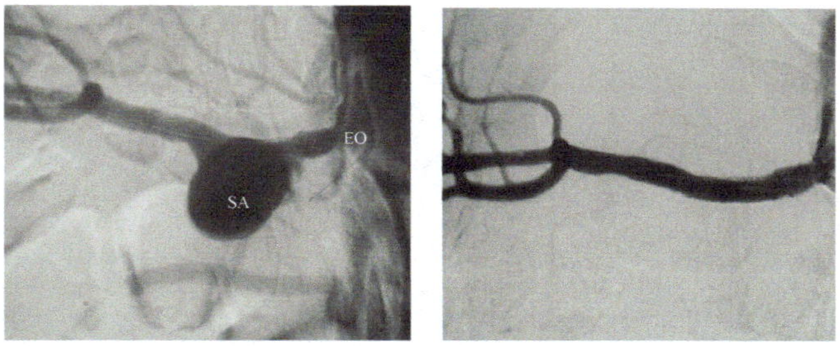

Figura 47.10: Paciente de 15 años y trauma contuso con seudoaneurisma (SA) renal derecho que asocia estenosis ostial (EO) de dicha arteria en el origen en aorta. El tratamiento de angioplastia y exclusión del SA es realizado empleando un stent cubierto (SC) de PTFE

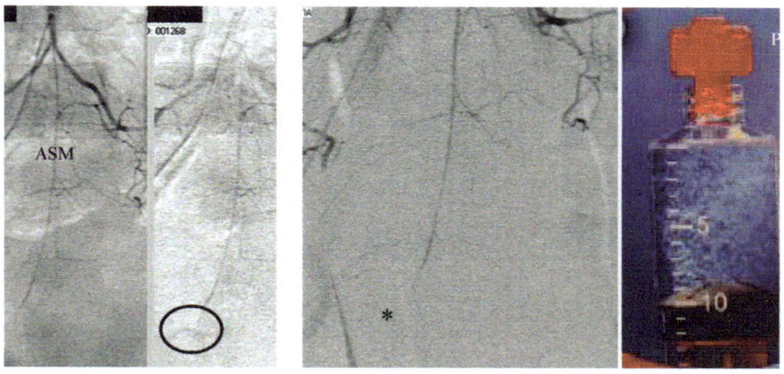

Figura 47.12: La arteriografía diagnóstica del trauma suele requerir la concurrencia de un examen práctico, expeditivo y con alta precisión de detalle ya que en ocasiones los sangrados a detectar son sutiles. En este caso se observa la opacificacion tardía de la arteria sacra media (ASM) con extravasado en su sector distal coincidente con la fractura sacra (circulo). La embolización selectiva y exitosa (*) con partículas de poli vinil alcohol (PVA) permite el control del sangrado rápida y definitivamente

rivar el flujo urinario y así controlar o prevenir el desarrollo de infecciones urinarias.

La lesión traumática o iatrogénica de uretra (Figura 47.11) o del tracto de salida vesical tienen en la colocación de drenaje vesical suprapúbico la posibilidad de solución rápida y efectiva. En raras ocasiones es necesaria la embolización arterias por sangrado uretral.

Pelvis

Es reconocida la alta morbimortalidad tanto del trauma contuso como penetrante a nivel pelviano cuando a las fracturas óseas (mortalidad 5 a 15%) se agrega la hemorragia (36 a 54% de mortalidad) (Figura 47.12).

Para peor, en este territorio la cirugía tradicional suele tener marcada dificultad en identificar y tratar el o los puntos de sangrado. Por el contrario la RVI puede realizarse conjuntamente con la fijación con tutores pelvianos y obtener hemostasia cercana al 90% de casos mediante embolización selectiva que además aprovecha la compresión generada por los hematomas.

El compromiso arterial más frecuente es de arterias glútea superior, obturatriz, pudenda interna y sacra lateral y suele realizarse embolización con partículas, coils o acrilato (Figura 47.14).

Miembros

Los traumas contusos de caída o relacionados a deportes suelen causar fracturas óseas y comprometer arterias o venas (raramente linfáticos) conduciendo a cuadros de hemorragia y/o isquemia de los miembros afectados. Secundariamente se pueden afectar articulaciones y músculos pero que solo ocasionalmente empeoran las hemorragias de grandes vasos gracias a los mecanismos de vasoconstricción reflejos de los vasos dañados de menor tamaño. Esto hace que el trauma de miembros de un tiempo mayor de resolución de las fracturas en 2 a 72 horas mientras se completa el tratamiento de otros órganos vitales en forma inicial.

Las hemorragias de miembros se suelen controlar con compresión, cirugía o reducción de las fracturas pero en ocasiones puede requerir de la arteriografía para localizar un sangrado persistente con su posterior embolización hemostática.

En cambio la isquemia aguda arterial es de compleja resolución ya que presenta una tolerancia no mayor a 6 horas conduciendo posteriormente a síndrome compartimental, gangrena, trastornos del crecimiento longitudinal óseo y de la sensibilidad térmica. Por otra parte, el rápido desarrollo de circulación colateral de los pacientes pediátricos (Figura 16) suele ser la solución de la mayoría de casos y que además evita complejas cirugías de puentes protésico de incierta viabilidad y durabilidad.

Derivado del empleo en trauma de adultos, la arteriografía permite identificar dicha circulación colateral arterial (Figura 2), lesiones obstructivas arteriales postraumáticas y diferenciarlas del vasoespasmo con administración local de vasodilatadores potentes. En casos seleccionados el empleo de la trombolísis (administración de medicación trombolítica intra arterial directa) y la angioplastia permiten revascularizar lesiones arteriales mejorando la perfusión de los miembros comprometidos.

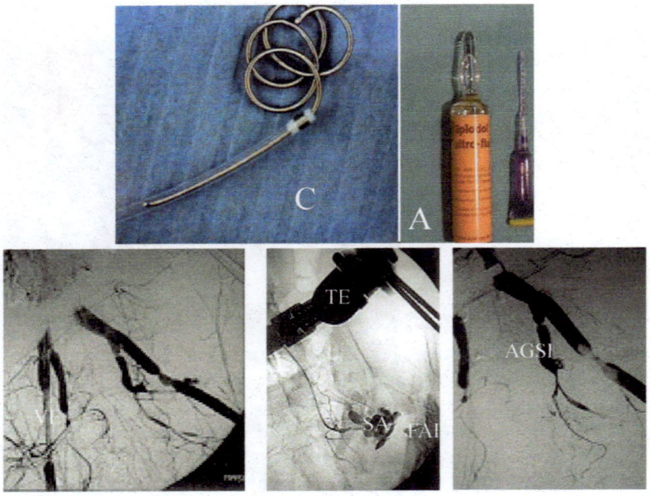

Figura 47.13: Severo trauma de ciclista atropellado en vía pública con fractura de pelvis y shock que en primer término junto a la reanimación recibe tutores externos. (TE)

La arteriografía inmediata posterior confirma importantes y múltiples vasoespasmos (VE) arteriales además de sangrado activo (SA) desde arteria glútea superior izquierda (AGSI) debido a fractura de acetábulo izquierdo (FAI). La compleja embolización de AGSI requirió del empleo de coils (C) y cianoacrilato (A) para lograr hemostasia

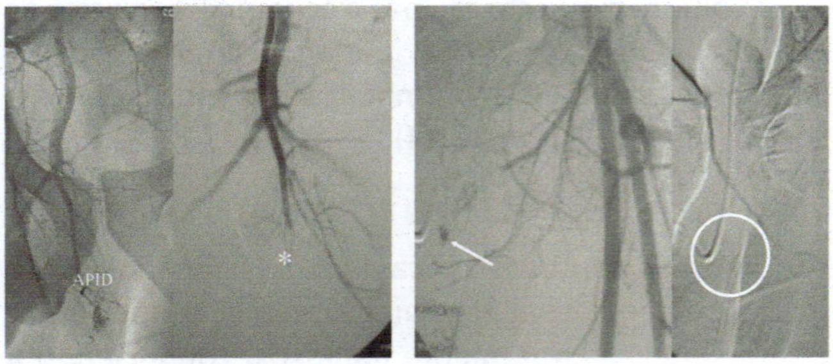

Figura 47.14: Politrauma pelviano frontal y hematoma pubiano importante con arteriografía de urgencia que muestra sangrado activo en sector terminal de arteria pudenda interna derecha (APID) y ramo pubiano izquierdo (flecha blanca) que son controlados mediante embolización selectiva con spongostan (* y círculo blanco) exitosamente

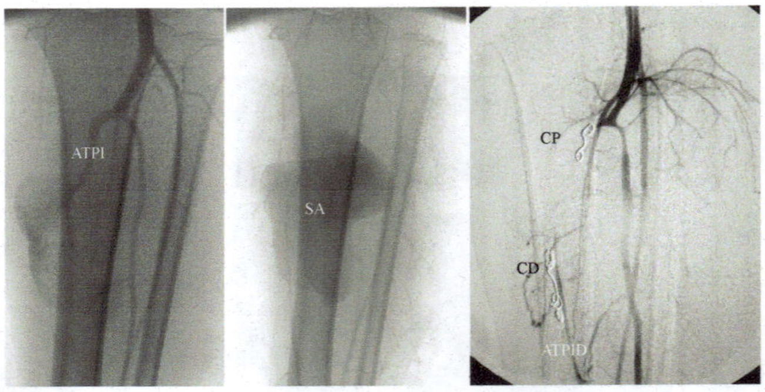

Figura 47.15: Trauma penetrante en pierna izquierda de paciente de 7 años y sangrado severo intermitente a pesar de compresión prolongada. La arteriografía confirma rotura del tercio medio de arteria tibial posterior izquierda (ATPI) con gran seusoaneurisma (SA).

Con empleo de microcoils distal (CD) y proximal (CP) la embolización consigue excluir el SA, detener el sangrado y reperfundir por colaterales el tercio distal de tibial posterior (ATPID)

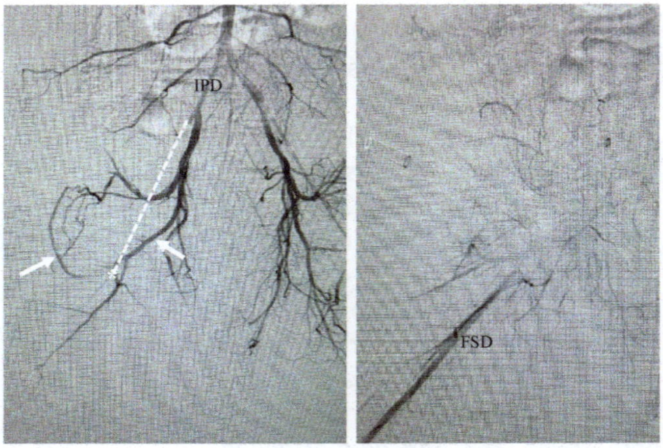

Figura 47.16: Trauma post cateterismo de arteria femoral común derecha en paciente de 1 mes de edad con oclusión extensa desde arteria ilíaca primitiva derecha (IPD) hasta el punto de entrada en femoral común (*).

Rápido desarrollo de circulación colateral (flechas) que permiten la perfusión del miembro inferior a través del llenado de arteria femoral superficial (AFS)

En tiempo tardío, los SA de miembros sin o con FAV secundario a trauma contuso o penetrante, son las lesiones más habituales y en gran parte resorte de tratamiento endovascular o percutáneo de la RVI (Figuras 47.17, 47.18 y 47.19).

Conclusiones

El manejo actual del trauma pediátrico incluye dentro de sus principales herramientas el empleo de la RVI en forma creciente. Gracias a sus buenas cualidades de poca invasión, alta precisión y efectividad permite brindar respuestas diagnósticas y terapéuticas en el mismo acto de numerosas situaciones de alta complejidad de resolución con técnicas quirúrgicas habituales.

Tanto el empleo de técnica endovasculares como percutáneas de RVI deben pensarse como integradas al equipo de asistencia de trauma pediátrico aplicables en tiempo y forma adecuado a fin de lograr el control del daño.

Es fundamental, por tanto, contar con un ordenamiento, planificación, entrenamiento y disponibilidad adecuados de los recursos humanos, materiales y equipamiento de RVI para poder brindar la óptima asistencia a las variadas y complejas situaciones de pacientes pediátricos con trauma.

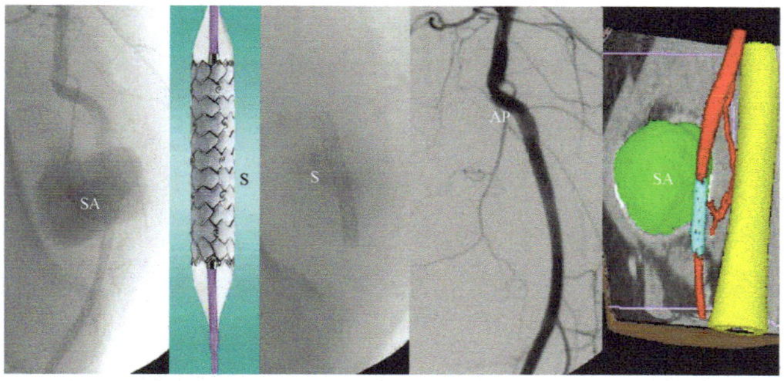

Figura 47.17: Trauma de arma blanca en arteria poplítea que muestra importante seudoaneurisma (SA) y deformidad de arteria femoral superficial en entrada hacia la poplítea (AP). El implante de urgencia de un stent cubierto (S) permite la exclusión del SA tanto en el control inmediato de arteriografía como la TAC alejada

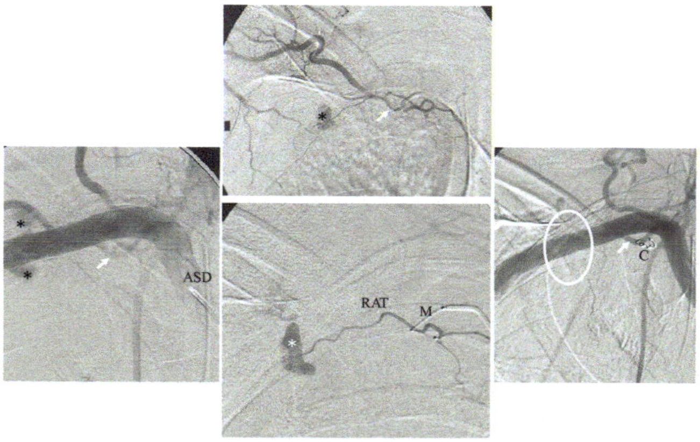

Figura 47.19: Herida penetrante cervical derecha con hematoma subclavio y hemotorax severo

La arteriografía subclavia derecha (ASD) muestra un sangrado activo (*) pero sin distinguir el origen exacto. La confirmación se hace con la opacificación de arteria acromio torácica (flecha) que muestra una rama de la misma (RAT) como responsable de la hemorragia. Con empleo de microcateter (M) y microcoil (C) se consigue la hemostasia selectiva (circulo)

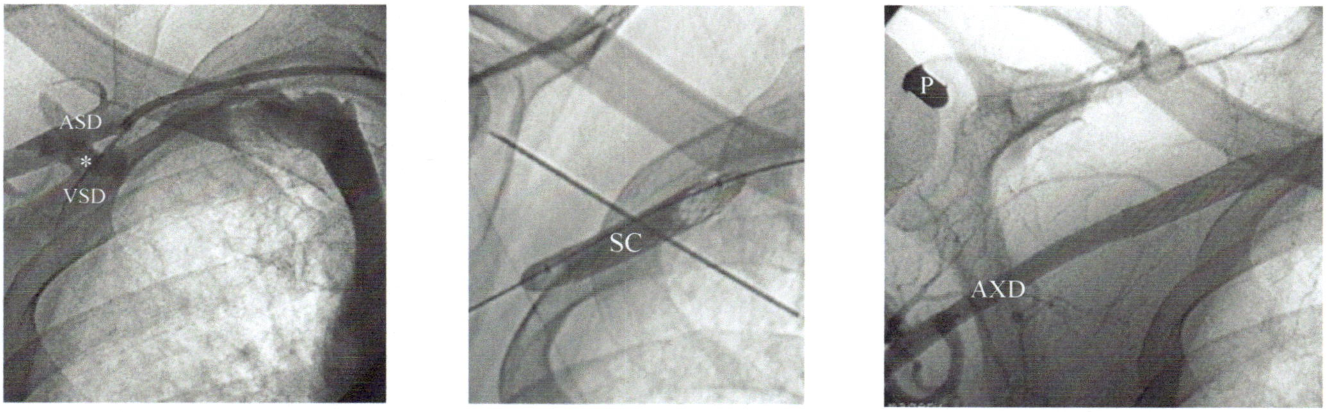

Figura 47.18: Fístula AV crónica (*) entre arteria subclavia derecha (ASD) y vena subclavia (VSD) post herida de arma de fuego con proyectil (P) aun alojado intra muscular. Se consigue la exclusión mediante implante de stent cubierto (S) mejorando la perfusión hacia arteria axilar derecha (AXD) y miembro superior derecho

Bibliografía

1. Sidhu MK, Hogan MJ, Shaw DW, Burdic T. Interventional radiology for pediatric trauma Pediatr Radiol (2009) 39:506-515
2. Sidhu MK, James CA, Harned RK 2nd et al (2007) Pediatric interventional radiology workforce survey summary. Pediatr Radiol 37:113-115)
3. Gould JE, Vedantham S. The Role of Interventional Radiology in Trauma. Semin Intervent Radiol 2006;23:270-278.
4. Sagraves S, Toschlog E, Rotondo M. Damage control surgery. The intensivist´s role. J Intensive Care Med 2006;21:5-16.
5. Kay RM, Skaggs D. Pediatric Polytrauma Management. J Pediatr Orthop 2006; 26: 268-277
6. Christensen R. Invasive Radiology for Pediatric Trauma. Semin Ped Surg, 2001; 10: 7-11
7. Goldstein BH, Hirsch R, Zussman ME et al. Percutaneous balloon-expandable covered stent implantation for treatment of traumatic aortic injury in children and adolescents. Am J Cardiol. 2012, 110(10):1541-5.
8. Kay R, Skaggs D. Pediatric polytrauma management. J Pediatr Orthop 2006;26:268-277.
9. Puapong D, Brown C, Katz M et al. Angiography and the pediatric trauma patient : a 10 years review. JPed Surg 2006; 41:1859-1863.

6 PROFILAXIS EN TRAUMA

Capítulo 48

Profilaxis antibiótica en trauma pediátrico

Pilar Rodríguez Guerra

Introducción

Trauma se define como el daño causado al organismo por la brusca exposición a concentraciones de energía que superan su margen de tolerancia, o bien a la ausencia de oxígeno. Es una disrupción de la homeostasis del cuerpo.

A pesar de los avances en la atención de salud, el trauma sigue siendo una importante causa de morbimortalidad y costos asociados a nivel global. Las lesiones causadas por el tránsito son la octava causa mundial de muerte, y la primera entre los jóvenes de 15 a 29 años. Las tendencias actuales indican que, si no se toman medidas urgentes, los incidentes de tránsito se convertirán en 2030 en la quinta causa de muerte.

Los países de ingresos medios son los que tienen mayores tasas de mortalidad por incidentes viales, es decir, 20.1 por 100.000, en comparación con 8.7 en los de ingresos elevados y 18.3 en los de ingresos bajos. En EE.UU al año 2010, el trauma era responsable de más de 2.5 millones de hospitalizaciones, 180.000 muertes y más de $149 billones de dólares en costos. En Chile el año 2000 de un total de 30.000 personas muertas entre 15 y 64 años un 26.6% fueron por causas traumáticas, como colisiones vehiculares, caídas de altura, heridas de bala, heridas por arma blanca y aplastamientos. Al año 2011 la tasa de mortalidad en Chile por accidentes de tránsito fue de 19.6% en hombres y 5,1% en mujeres.

Cuando uno toma el grupo etario de los niños, la mitad de los traumas suelen involucrar múltiples órganos o partes del cuerpo, lo que aumenta la morbimortalidad. En general las muertes por trauma en este grupo son asociadas a vehículos motorizados y la mayoría muere antes de la llegada al hospital, siendo la primera causa el traumatismo encéfalocraneano.

La mortalidad descrita en el paciente politraumatizado tiene un patrón trimodal, donde en la primera fase se encuentran aquellos que mueren en el lugar del accidente, en la segunda aquellos que mueren durante el cuidado agudo en la unidad de emergencia o en las unidades de paciente crítico (UPC) y en la tercera aquellos con estadías prolongadas en UPC o en salas básicas donde las infecciones tienen un rol protagónico.

El desarrollo de infecciones es frecuente en estos pacientes, debido a múltiples factores, como por ejemplo siendo el trauma impredecible suele ocurrir al aire libre, en lugares con altas cargas de patógenos, con destrucción severa de la piel y tejidos blandos que actúan como barrera natural a las infecciones y donde la resucitación puede generar una respuesta inflamatoria exacerbada con alteración de la inmunidad. Además, se deben considerar la predisposición a las infecciones asociadas a la atención de salud (IAAS) debido no solo al trauma sino a la edad, el sexo y las comorbilidades. Giamberardino *et al.* mostraron que aquellos pacientes con mayor riesgo de desarrollar una IAAS fueron los politraumatizados con más de un área comprometida, aquellos que requirieron ventilación mecánica por más de 3 días y los que fueron sometidos a más de un procedimiento quirúrgico y a más de 2 dispositivos invasivos.

La clínica de estos pacientes es desconcertante al momento de pensar en infección, ya que sin importar el exacto mecanismo del trauma la respuesta fisiológica es similar para lograr la supervivencia. Esta respuesta al estrés es adaptativa y usualmente autolimitada, pero cuando las lesiones son graves, puede ser profunda, lo que lleva a un estado hipermetabólico, con sobreconsumo de sustratos, con una lenta recuperación y un estado de inmunodeficiencia secundaria con riesgo de infección.

Al evaluar a un paciente post trauma en el que uno sospecha infección los signos clásicos, como la fiebre, no son específicos, ya que muchas veces están febriles por la respuesta inflamatoria secundaria a la injuria, o como consecuencia de desregulación central post TEC o como reacción inmune secundaria a transfusiones o medicamentos, por lo que es difícil la toma de decisiones. Eso sí, siempre se debe descartar la causa infecciosa antes de plantear estas otras alternativas. Siempre realizar un examen físico exhaustivo de pies a cabeza y se deben tomar cultivos de sangre, expectoración, orina y de todos los posibles focos. Luego de la toma de cultivos se deben iniciar antimicrobianos de amplio espectro que luego deben descalar según los cultivos y la condición clínica del paciente.

Entonces dada la alta prevalencia de infecciones en el paciente politraumatizado, es importante la prevención de éstas, sobre todo infecciones asociadas a las heridas e IAAS. Para lo primero es fundamental el aseo quirúrgico precoz con desinfección, desbridamiento, irrigación profusa, terapia con presión negativa, drenaje precoz y cierre adecuado de heridas. Además cobra importancia la terapia antimicrobiana profiláctica y la vacunación y prevención del tétanos. Respecto a la profilaxis antimicrobiana esta debe ser orientada según el tipo de herida presente. Para la prevención de IAAS son fundamentales los protocolos establecidos por cada unidad de atención de pacientes.

Infecciones comunes en el paciente politraumatizado

Tabla 48.1.

Infecciones en el paciente politraumatizado por sistemas

Traumatismo encefalocraneano (TEC)

El TEC se puede definir como el resultado de un intercambio brusco de energía mecánica causado por una fuerza externa que tiene como resultado una alteración a nivel anatómico y/o funcional cerebral. Se define como TEC grave aquel con un puntaje de escala de Glasgow menor de 9.

Es la primera causa de muerte y discapacidad infantil en EE.UU. Del total de niños hospitalizados por esta causa un 10% tiene diagnóstico de TEC grave. Datos del Reino Unido muestran una prevalencia de TEC grave de 5.4 por 100.000 habitantes a año. En Chile constituye el 3% de las consultas anuales a urgencia, con 280 casos por cada 100.000 pacientes y es la causa de muerte de un tercio de los menores de 18 años fallecidos por trauma en general.

Cuando se produce un trauma encéfalocraneano el daño se puede separar en primario y secundario. El primario es el que ocurre instantáneamente por las fuerzas mecánicas y el secundario es el que ocurre a las horas a días. El manejo del paciente con TEC tiene que ir orientado a la prevención del daño secundario endógeno, aquel que se produce minutos a días post evento debido a la excitotoxicidad, al estrés oxidativo y a la muerte neuronal programada, entre otros. Pero también se debe manejar el daño secundario exógeno, producido en pacientes en cuidados intensivos por hipoxemia, hipertermia, hiperglicemia e infecciones [6,14].

Una de las infecciones que significan mayor morbimortalidad en TEC grave son aquellas asociadas a la atención de salud (IAAS), debido a que estos pacientes son complejos, con invasión múltiple, suelen requerir ventilación mecánica, vía venosa central, monitorización invasiva con línea arterial y/o sonda Foley y además monitorización de la presión intracraneana por sonda o instalación de un drenaje ventricular externo (DVE).

Las infecciones en un paciente con TEC se definen: Tabla 48.2.

La monitorización invasiva de presión intracraneana alcanza tasas de infección asociadas de hasta 27%, sobre todo aquellos con drenaje ventricular externo (DVE). La incidencia de ventriculitis alcanza un 22%. Un metaanálisis mostró que de 752 infecciones la incidencia fue de 11.4 x 1000 días catéter. Los factores de riesgo fueron hemorragia intraventricular o subaracnoidea, fractura de cráneo con fístula LCR, irrigación del catéter, craneotomía y duración de cateterización mayor a 5 días. Siempre la tendencia histórica era el recambio de rutina de los DVE, la que se ha reemplazado por la adecuada inserción, el control de líquido cefalorraquídeo (LCR) seriado y la pregunta sobre si el uso de antimicrobianos profilácticos disminuye las tasas de infección o sólo aumenta el riesgo de desarrollo de patógenos resistentes.

Para la prevención de la infección de drenajes ventriculares externos, se recomienda lo detallado en tabla 48.3. [18, 23-27]

Clínicamente puede observarse cefalea, náuseas, letargia o cambios en el estado mental, eritema en sitio de inserción, bacteriemia sin otro foco. Además leucocitosis y aumento de parámetros inflamatorios. LCR normal no excluye y el anormal no lo confirma, dado los cambios postquirúrgicos o post trauma. Se deben tomar cultivos de LCR frente a la sospecha de infección, junto con hemocultivos, en caso de retiro mandar la punta del drenaje a cultivo. Un cultivo (+) en un paciente con pleocitosis y/o hipoglucorraquia con clínica sugerente es indicativo de infección de DVE. La pleocitosis creciente y la hipoglucorraquia aun con cultivos (-) deben hacer sospechar infección DVE. Es fundamental la neuroimagen, el estándar de oro es la resonancia nuclear magnética con gadolinio. Siempre se debe reemplazar el dispositivo infectado.

Los agentes más frecuentes aislados son *Staphylococcus* coagulasa negativo, *S. aureus*, *P. acnes* y Enterobacterias como *E. coli*, *Enterobacter* sp, *Citrobacter* sp, *Serratia* sp y *Pseudomonas aeruginosa*. El antimicrobiano seleccionado debe penetrar el SNC, alcanzar una adecuada concentración en LCR y debe tener actividad bactericida. Se recomienda como terapia empírica el

Infección	Características	Tratamiento
	NEUMONÍA	
Neumonía asociada a la atención de salud paciente no ventilado	Se define como neumonía que se inicia luego de 48 hrs de admitido al hospital. Es una de la infecciones más comunes en estos pacientes, sobre todo en aquellos con TEC, trauma torácico y abdominal. Los microorganismos más frecuentes aislados en neumonía asociada a la atención de salud son: *S. aureus* (28%) *P. aeruginosa* (21,8%) *Klebsiella* sp (9,8%) *E. coli* (6,9%) *Acinetobacter* sp (6,8%) *Enterobacter* sp (6,3%)	▶ ceftriaxona o cefotaxima + ▶ cloxacilina o vancomicina o linezolid ▶ En caso de sospecha de *P. aeruginosa* ceftazidima o cefepime
Neumonía asociada a ventilación mecánica (NAVM)	Se define como la presencia de infiltrado nuevo o progresivo más fiebre mayor a 38 ºC, leucocitosis o leucopenia y secreciones purulentas asociado a cultivo cuantitativo de aspirado de secreción traqueal o lavado broncoalveolar con un recuento de 10 UFC/ml para el primero y 10 UFC/ml para el segundo, respectivamente. Se puede dividir en NAVM temprana que ocurre en los primeros 4 días de ventilación mecánica y los microorganismo responsables suelen ser *S. aureus* y enterobacterias. Y la NAVM tardía después de 5º día se asocia a microorganismos multirresistentes. Los factores de riesgo para patógenos MDR son el uso de antimicrobianos los últimos 90 días, inicio de neumonía después del 4º día de hospitalización, circulación conocida de estos patógenos en la unidad correspondiente y paciente inmunocomprometido.	Las recomendaciones para NAVM temprana son: ▶ ceftriaxona ▶ fluoroquinolonas ▶ ampicilina/sulbactam ▶ ertapenem NAVM temprana con algún factor de riesgo o NAVM tardía: (Tratamiento triasociado) ▶ vancomicina o linezolid + ▶ amikacina + ▶ cefepime o ▶ ceftazidima o ▶ meropenem o ▶ piperacilina-tazobactam + ciprofloxacino

Tabla 48.1: Infecciones comunes en el paciente politraumatizado

Neumonía aspirativa	Mayor riesgo aquellos pacientes con politrauma severo con TEC con Escala de Glasgow baja. Miller et al. mostraron que el 11.7% de los traumas severos desarrollaron un evento clínico de macroaspiración.	▶ ceftriaxona + ▶ clindamicina
Infección tracto urinario asociada a catéter urinario	Se define como la presencia de bacteriuria significativa con valores sobre 10 UFC/ml con no más de 2 cepas de microorganismos en un paciente con síntomas y signos de infección urinaria. En el trauma abdominal puede ser necesaria la medición de presión intrabdominal, técnica que aumenta las infecciones sólo cuando es técnica abierta. Los agentes más aislados son *E. coli* en un 80%, luego otras Enterobacteriaceae, *Enterobacter* sp, P. aeruginosa, *Enterococcus* y *Candida* sp.	Se recomienda ▶ amikacina ▶ cefalosporinas de 3º gen. ▶ fluoroquinolonas Duración: ▶ 7 días en los casos no complicados ▶ 14 días en caso de pielonefritis u otras complicaciones.
INFECCIÓN TRACTO SANGUÍNEO		
Bacteriemia	2 hemocultivos periféricos (+) al mismo microorganismo en paciente sin acceso venoso central y en caso de microorganismos colonizadores de la piel como *Staphylococcus* coagulasa negativo, deben ser 2 hemocultivos tomados en diferentes ocasiones y con clínica de sepsis.	Depende del resultado de cultivos y la microbiología local
Bacteriemia asociada a catéter venoso central	Se definen como la presencia de 2 cultivos cuantitativos automatizados con un tiempo diferencial de más de 2 horas entre el central y el periférico o una relación mayor de 5:1 del central v/s el periférico en cultivos cuantitativos pareados.	Depende del resultado de cultivos y la microbiología local
INFECCIÓN HERIDA OPERATORIA	Se define como la infección que afecta la incisión o el tejido profundo que ocurre hasta 30 días post operatorio o hasta 1 año en aquellos que recibieron implantes. Es la infección asociada a la atención de salud más frecuente en el paciente politraumatizado.	Depende del resultado de cultivos y la microbiología local
INFECCIONES INTRA-ABDOMINALES	Son frecuentes en el trauma penetrante abdominal con disrupción de la pared abdominal y de órganos huecos como estómago e intestino. Se manifiesta como peritonitis e incluso evisceración que requieren cirugías de urgencia. En el caso del trauma cerrado hay daño en órganos sólidos, con compromiso de su circulación y riesgo de isquemia, que se manifiesta en las siguientes 48 horas. Cobra real importancia la ECO-fast. Los microorganismos más frecuentes en infecciones intra-abdominales adquiridas en la comunidad son enterobacterias, *Streptococcus* spp y anaerobios, en el caso de aquellas asociadas a la atención de salud además de los antes descritos se agregan *Enterococcus* spp y *Candida* spp.	Tratamiento puede ser conservador o quirúrgico, lo que depende del sitio de la infección, de la reserva fisiológica, de la respuesta séptica y de la inflamación peritoneal.

Cont. Tabla 48.1: Infecciones comunes en el paciente politraumatizado

Infección de drenaje ventricular externo / ventriculitis / meningitis	Catéter temporal que drena LCR y sirve para medir PIC, extremo proximal está en el ventrículo el distal está conectado a un sistema colector. Contaminación: cultivo (+) con LCR normal, sin clínica de ventriculitis ni meningitis. Colonización: Múltiples cultivos (+) con LCR normal sin clínica de ventriculitis ni meningitis. Infección: 1 o más cultivos (+) con pleocitosis y/o hipoglucorraquia o aumento de recuento celular y clínica de ventriculitis o meningitis. Procalcitonina > 1 ng/mL valor confiable de infección LCR.
Infección de herida operatoria post craneotomía / craniectomía	Si bien suelen ser IAAS, el mecanismo puede ser secundario al trauma inicial. Puede observarse cefalea, náuseas, letargia o cambios en el estado mental, eritema en sitio de inserción, bacteriemia sin otro foco. El diagnóstico es difícil dado que la cirugía y el trauma pueden alterar el LCR. Además pueden tener fiebre por otras causas diferentes a la infección, como central, drogas, tromboflebitis, meningitis química post operatoria. Se recomienda la profilaxis antimicrobiana preoperatoria, una hora antes de la incisión y sólo 24 horas post procedimiento, ya que ha demostrado disminuir las infecciones de herida operatoria, no así la meningitis post craniectomía.
Meningitis asociada a fístula LCR en fractura de base de cráneo	4% de los TEC se asocia a fractura de base de cráneo, los que tienen mayor riesgo de hacer meningitis por el contacto entre los senos paranasales, la nasofaringe o el oído medio con el sistema nervioso central. El riesgo aumenta cuando hay una fístula de LCR. La evidencia no recomienda la profilaxis. Si se recomienda la vacunación neumocócica.
Bacteriemia asociada a CVC	Se definen como la presencia de 2 cultivos cuantitativos automatizados con un tiempo diferencial de más de 2 horas entre el central y el periférico o una relación mayor de 5:1 del central v/s el periférico en cultivos cuantitativos pareados. Son fuentes frecuentes de infección en TEC.
Neumonía asociada a ventilación mecánica	Se define como la presencia de infiltrado nuevo o progresivo más fiebre mayor a 38 ºC, leucocitosis o leucopenia y secreciones purulentas asociado a cultivo cuantitativo de aspirado de secreción traqueal o lavado broncoalveolar con un recuento de 10 UFC/ml para el primero y 10 UFC/ml para el segundo, respectivamente. La ocurrencia de neumonía asociada a ventilación mecánica (NAVM) es frecuente en pacientes intubados por TEC grave, alcanzando entre un 6 a 40%. Esta aumenta significativamente la morbimortalidad, ya que asocia hipoxia, fiebre, hipotensión y aumento de la PIC (presión intracraneana). También aumenta los días de ventilación mecánica, de estadía en UCI, de hospitalización y mortalidad. En un estudio realizado en TEC moderado a grave en pacientes pediátricos que requirieron ventilación mecánica, un 36% tuvo diagnóstico de NAVM, resultando estadísticamente significativo su asociación con el manejo de la hipertensión endocraneana con barbitúricos, el bloqueo neuromuscular y el uso de manta termo reguladora para eutermia. Los microorganismos encontrados fueron *S. aureus*, *S. pneumoniae* y *H. influenzae*, no como el caso del resto de los pacientes de intensivo donde suele aislarse *P. aeruginosa* entre otros agentes con alta resistencia.
Infección de tracto urinario asociada a catéter urinario	Se define como la presencia de bacteriuria significativa con valores sobre 10 UFC/ml con no más de 2 cepas de microorganismos en un paciente con síntomas y signos de infección urinaria.

Tabla 48.2:

Medidas de prevención	Evidencia
Profilaxis antimicrobiana preoperatoria	Se recomienda. Múltiples metaanálisis concluyen que disminuye la tasa de infección en un 50%. Debe administrarse antes de la incisión y debe continuarse las primeras 24 horas.
Profilaxis prolongada	No se recomienda. La evidencia muestra que no reduce la tasa de ventriculitis y aumenta la tasa de infecciones asociadas a la atención de salud.
Profilaxis en TEC abierto penetrante	Alta tasa de infección hasta 58.8%. *S. aureus* y *S.* coagulasa negativo como microorganismos predominantes, también enterobacterias y *P. aeruginosa*. Se recomiendan antimicrobianos de amplio espectro como vancomicina + meropenem desde el ingreso manteniéndose por 7-14 días.
Cambio rutinario de DVE	No se recomienda. En un estudio de 103 pacientes que requirieron DVE por más de 5 días, la tasa de infección fue de 7.8% para aquellos que fueron sometidos a cambios cada 5 días, versus 3.8% para aquellos en los cuales no se cambió, estadísticamente significativo.
DVE impregnados con antimicrobianos	Se recomienda. Impregnados con minociclina o clindamicina + rifampicina. Estudio randomizado de 306 pacientes con DVE impregnado, la tasa de infección fue de 1.3% versus 9.4% en aquellos sin impregnar.
Bundles de instalación	Se recomiendan. La adherencia a un check list para la inserción, con lavado de manos, preparación de piel con povidona yodada, dejar secar la piel antes de la instalación, uso de 5 barreras estériles (guantes estériles, delantal estéril, gorro, mascarilla y revestimiento estéril amplio) y adherencia a su manejo, llevan a una disminución de la infección de 16 por 1000 días DVE a 4.5 por 1000 días DVE.

Tabla 48.3:

uso de Vancomicina más un agente antipseudomónico (Ceftazidima, Cefepime, Meropenem), según los patrones de resistencia locales. Como meta de niveles valle de vancomicina para este tipo de infección son valores entre 15-20 µg/mL. En aquellos en que la vancomicina está contraindicada se puede utilizar Linezolid, Daptomicina o Cotrimoxazol.

Cuando se conoce el microorganismo se deben ajustar según su sensibilidad. Para Enterobacterias sensibles a cefalosporinas la Ceftriaxona es la elección y para aquellas con betalactamasas de espectro extendido (BLEE (+)) el Meropenem es la elección. Aquellos microrganismos resistentes a carbapenémicos se debe considerar el colistín. Para los casos de ventriculitis por *Candida* sp la indicación es Anfotericina B liposomal y para casos de *Aspergillus* sp el voriconazol es la elección [18]. Las dosis recomendadas en infecciones del sistema nervioso central se resumen en la tabla 48.4.

Cuando la respuesta a terapia intravenosa es pobre se debe considerar el uso intratecal, los que se recomiendan y sus dosis se resumen en la Tabla 48.5.

Para evaluar la respuesta a tratamiento se deben controlar los parámetros clínicos, de laboratorio, cultivos de LCR seriados hasta cultivos negativos.

La duración de la terapia, Tabla 48.6.

Trauma torácico

A pesar de el gran desarrollo en el manejo del trauma torácico, sigue siendo una causa importante de muerte en niños. La tasa de trauma torácica en niños hospitalizados por trauma es de 0.1 a 12%. En general son bajas, ya que suele estar a asociado a politrauma en un 80% de los casos. Por si sólo tiene una mortalidad de un 5%, la que aumenta a 25% cuando se suma a trauma sistema nervioso central y/o abdominal.

Antimicrobiano	Dosis	Dosis máxima
Amikacina	15 mg/kg/día cada 24 horas	1 gr día
Ampicilina	300-400 mg/kg/día cada 6 horas	12 grs día
Cefepime	150 mg/kg/día cada 8 horas	6 grs día
Cefotaxima	300 mg/kg/día cada 6 horas	8-12 grs día
Ceftazidima	200 mg/kg/día cada 8 horas	6 grs día
Ceftriaxona	100 mg/kg/día cada 12 horas	4 grs día
Ciprofloxacino	30 mg/kg/día cada 8 horas	800-1200 mg día
Cloxacilina	200 mg/kg/día cada 6 horas	12 grs día
Daptomicina	6-10 mg/kg/día cada 24 horas	6-10 mg/kg/día
Fluconazol	12 mg/kg/día cada 24 horas	400-800 mg día
Gentamicina	7.5 mg/kg/día cada 24 horas	5 mg/kg día
Linezolid	<12 años: 30 mg/kg cada 8 horas ≥12 años: 20 mg/kg cada 12 horas	1200 mg día
Anfotericina B liposomal	3-5 mg/kg/día	3-5 mg/kg/día
Meropenem	120 mg/kg/día cada 8 horas (infusión 3 hrs)	6 grs día
Penicilina sódica	300.000 UI/kg/día cada 4-6 horas	24 millones día
Trimetoprim-sulfametoxazol	10–20 mg/kg/día cada 6-12 horas	10–20 mg/kg/día
Vancomicina	60 mg/kg/día cada 6 horas	30–60 mg/kg cada 8-12 horas
Voriconazol	16 mg/kg/día cada 12 horas	8 mg/kg/día cada 8 horas

Tabla 48.4:

Antimicrobiano	Dosis diaria intraventricular	Consideraciones
Amikacina	5-50 mg	30 mg día
Anfotericina B deoxicolato	0.01-0.05 mg en 2 ml de SG 5%	Suele no ser necesaria ya que tiene indicación de retiro de drenaje
Colistín (Colistimetato de sodio)	10 mg	
Daptomicina	2-5 mg	
Gentamicina	1-2 mg	
Vancomicina	5-20 mg	

Tabla 48.5:

Microorganismo	Duración
Staphylococcus coagulasa negativo	**10-14 días**
S. aureus	**14 días**
Bacilos gram negativos	**21 días**
Cultivos (+) mantenidos	**14 días desde cultivo (-)**

Tabla 48.6:

Dependiendo del compromiso torácico es la mortalidad asociada, por ejemplo cuando hay compromiso pulmonar o del espacio pleural la mortalidad alcanza 20%, cuando compromete el diafragma un 30%, cuando compromete el corazón cercano a un 40% y grandes vasos hasta 50%. Las complicaciones que llevan a la letalidad son la falla orgánica múltiple, la insuficiencia respiratoria persistente y el desarrollo de infecciones como neumonía.

Puede resultar ya sea de un trauma penetrante o de uno cerrado. En general el trauma cerrado es secundario a accidentes de tránsito y el trauma penetrante a heridas por arma blanca o armas de fuego. Las lesiones torácicas más frecuentes son neumotórax y contusión pulmonar, también están fracturas costales, hemotórax, ruptura del árbol tráqueobronquial e injurias cardíacas como contusión o taponamiento cardíaco.

Las lesiones en trauma torácico se dividen en:

1. **Riesgo vital inminente**: neumotórax a tensión, neumotórax abierto, hemotórax masivo, tórax volante o taponamiento cardíaco.
2. **Riesgo vital potencial**: contusión pulmonar, ruptura diafragmática, contusión miocárdica, ruptura esofágica, lesiones árbol traqueo-bronquial.
3. **Sin riesgo vital:** fracturas costales, neumotórax simple, hemotórax simple, contusión pared torácica.

Sólo alrededor de un 10% requiere toracotomía y el resto 90% suele ser manejado sólo con drenaje pleural o toracostomía.

La mayor consecuencia del trauma torácico es la alteración en el intercambio de oxigeno y/o en su transporte, que resulta en alteración de factores que determinan el intercambio gaseoso pulmonar, el gasto cardiaco, la concentración de hemoglobina y la afinidad de la hemoglobina por el oxígeno. Los niños, frente a este tipo de trauma, responden diferente al adulto ya que tienen una relación cabeza cuerpo mayor en el trauma, una menor capacidad de respuesta cardiovascular, una menor capacidad funcional residual, un mayor consumo de oxígeno por unidad de masa y un tórax más complaciente con mayor daño de estructuras contenidas en este.

La contusión pulmonar es por lejos la lesión más frecuente en niños con trauma torácico cerrado. Suele evolucionar en las primeras 48 horas. Genera hipoxemia, hipoventilación e insuficiencia respiratoria aguda, con alteración ventilación/perfusión y disminución de la compliance. Como complicaciones asociadas está la neumonía (20%) y el síndrome de distress respiratorio agudo (SDRA) (5-15%). El manejo debe ser precoz con euvolemia y ventilación mecánica selectiva para disminuir la morbilidad.

Es difícil la diferenciación entre sólo contusión y la asociación con neumonía post trauma y/o neumonía asociada a ventilación mecánica, ya que los pacientes con trauma torácico suelen desarrollar neumonía precozmente en ventilación mecánica. La NAVM se define como neumonía en un paciente en ventilación mecánica por más de 48 horas con cambios radiológico, evidencia sistémica de infección y/o aislamiento de microorganismo en cultivo de secreción traqueal. Para el desarrollo de neumonía post trauma se han descrito varios factores como son fracturas costales, contusión pulmonar e intubación fallida, es en este grupo particular de pacientes donde la diferencia con NAVM se complica.

Cuando hay disrupción del árbol bronquial se producen escapes aéreos como neumotórax o neumomediastino, que pueden acompañar a la injuria del parénquima pulmonar.

En el caso de trauma penetrante la lesión más frecuente es el neumotórax cuyo manejo es la toracotomía. En frecuencia le sigue, el hemotórax, cuyas consecuencias tienen una mayor fatalidad, se manifiesta como shock hipovolémico con compromiso de conciencia, agitación, taquicardia, sudoración, palidez y vasoespasmo periférico, con enlentecimiento del llene capilar.

La complicación infecciosa más frecuente por toracostomía es el empiema pleural, que puede ser secundario a infección en el momento de la instalación, a contaminación en el accidente por objetos penetrantes, a infección por contigüidad en trauma abdominal con disrupción diafragmática, a hemotórax insuficientemente drenados, a diseminación hematógena o linfática de infecciones subdiafragmáticas y/o a empiema paraneumónico secundario a neumonía post traumática o una contusión pulmonar.

Las infecciones en un paciente con trauma torácico se definen (Tabla 48.7).

Recomendaciones profilaxis (Tabla 48.8).

Como tratamiento el ideal es aquel orientado al microorganismo responsable, aislado en cultivo.

El trauma cerrado cardíaco es raro en niños, se manifiesta por arritmias, hipotensión no explicada o elevación de enzimas cardíacas. El manejo es de soporte.

Trauma abdominal

El trauma abdominal suele ser complicado debido a que puede generarse daño de órganos sólidos y/o de vísceras huecas. Puede presentarse como entidad clínica aislada o en el contexto de un politraumatismo. Las causas más comunes en niños son las caídas de altura y los accidentes de tránsito, con trauma cerrado. La anatomía del niño los expone a un riesgo mayor de lesiones intra abdominales. Sus vísceras son de mayor tamaño, su musculatura abdominal está menos desarrollada, tienen menos grasa pre visceral y ligamentos de sujeción más laxos y su vejiga sobresale la sínfisis del pubis, por lo que sus órganos sólidos se lesionan más que los adultos.

La incidencia de trauma abdominal cerrado en niños es de 9 por 100.000 niños al año, en países desarrollados. En EE.UU aproximadamente 8200 niños son hospitalizados al año por trauma hepático o espléni-

Infecciones trauma torácico		
Empiema pleural post toracostomía	La incidencia de empiema post trauma alcanza 8% en aquellos con toracostomía. Complicaciones: fibrotórax, atrapamiento pulmonar, neumonía recurrente, disminución capacidad pulmonar e incluso muerte. La inoculación puede ocurrir en la inserción del drenaje o por sobreinfección del hemotórax retenido. 50% casos *S. aureus*.	▶ Videotoracoscopía (VATS) ▶ cloxacilina o vancomicina o linezolid + ▶ ceftriaxona o cefotaxima ▶ En caso de sospecha de *P. aeruginosa* ceftazidima o cefepime
Neumonía asociada a la atención de salud paciente no ventilado	Se define como neumonía que se inicia luego de 48 hrs de admitido al hospital. Es una de la infecciones más comunes en estos pacientes, sobre todo en aquellos con TEC, trauma torácico y abdominal. Los microorganismos más frecuentes aislados en neumonía asociada a la atención de salud son: ▶ *S. aureus* (28%) ▶ *P. aeruginosa* (21.8%) ▶ *Klebsiella* sp (9.8%) ▶ *E. coli* (6.9%) ▶ *Acinetobacter* sp (6.8%) ▶ *Enterobacter* sp (6.3%)	▶ ceftriaxona o cefotaxima + ▶ cloxacilina o vancomicina o linezolid ▶ En caso de sospecha de *P. aeruginosa* ceftazidima o cefepime
Neumonía asociada a ventilación mecánica (NAVM)	Se define como la presencia de infiltrado nuevo o progresivo más fiebre mayor a 38 ºC, leucocitosis o leucopenia y secreciones purulentas asociado a cultivo cuantitativo de aspirado de secreción traqueal o lavado broncoalveolar con un recuento de 10 UFC/ml para el primero y 10 UFC/ml para el segundo, respectivamente. Se puede dividir en NAVM temprana que ocurre en los primeros 4 días de ventilación mecánica y los microorganismo responsables suelen ser *S. aureus* y Enterobacteriaceae. Y la NAVM tardía después de 5º día se asocia a microorganismos multirresistentes. Los factores de riesgo para patógenos MDR son el uso de antimicrobianos los últimos 90 días, inicio de neumonía después del 4º día de hospitalización, circulación conocida de estos patógenos en la unidad correspondiente y paciente inmunocomprometido.	Las recomendaciones para NAVM temprana son: ▶ ceftriaxona ▶ fluoroquinolonas ▶ ampicilina/sulbactam ▶ ertapenem NAVM temprana con algún factor de riesgo o NAVM tardía: (Tratamiento triasociado) ▶ vancomicina o linezolid + ▶ amikacina + ▶ cefepime o ▶ ceftazidima o ▶ meropenem o ▶ piperacilina-tazobactam + ciprofloxacino
Neumonía aspirativa	Mayor riesgo aquellos pacientes con politrauma severo con TEC con Glasgow coma scale bajo. Miller *et al.* mostraron que el 11.7% de los traumas severos desarrollaron un evento clínico de macroaspiración.	▶ ceftriaxona + ▶ clindamicina

Tabla 48.7:

Mediastinitis / Derrame pleural / Sepsis post perforación esofágica	Translocación de contenido esofágico al mediastino con neumomediastino, fiebre y derrame pleural con rápida progresión a sepsis. Los microorganismos más frecuentes son anaerobios Prevotella, Porphyromonas, Peptostreptococcus sp y Bacteroides fragilis (41%) o polimicrobiano con anaerobios más Streptococcus sp, S. aureus, and Klebsiella pneumoniae.	▶ Reposo digestivo ▶ clindamicina (metronidazol + ceftriaxona 10-14 días ▶ Toracostomía ▶ Manejo conservador en niños

Cont. tabla 48.7:

Profilaxis	
Inserción del drenaje pleural o Toracostomía	Se recomienda. Un metaanálisis demostró un efecto favorable del uso de profilaxis antimicrobiana, disminuyendo en 3 veces el desarrollo de empiema, con un mayor beneficio en el trauma penetrante. El antimicrobiano indicado es la Cefazolina, lo que genera una disminución de la incidencia de complicaciones infecciosas como empiema, su mayor efecto se ve en el trauma penetrante más que en el cerrado. La duración recomendada es sólo 24 horas.
Preoperatoria o Toracotomía	Se recomienda. El antimicrobiano indicado es la Cefazolina. La duración recomendada es sólo 24 horas.

Tabla 48.8:

co. Las lesiones de órganos sólidos (hígado 38%; bazo 26%) son las más frecuentes, seguidas de las del páncreas (10%) y el aparato genitourinario (3%). La lesión del tracto gastrointestinal es inferior al 1% (perforación localizada en yeyuno, fundamentalmente). La mortalidad puede ser de un 10% cuando se afectan vísceras sólidas, de hasta un 20% cuando hay perforación intestinal y se eleva al 50% en la lesión de los grandes vasos.

La dificultad que presenta el diagnóstico inicial de lesiones intra abdominales en los niños exige un alto índice de sospecha y una evaluación cuidadosa de la evolución del paciente. La clínica no es muy fiable a la hora de descartar una lesión intra abdominal. Se produce sensibilidad a la palpación abdominal, defensa involuntaria y distensión abdominal. La sensibilidad del examen físico para el diagnóstico de trauma abdominal significativo, en un paciente en Glasgow 15, es de 79%, pero con una especificidad de sólo 8%. La presencia de equimosis en la pared abdominal orienta a lesión pero su ausencia no la descarta. Los hematomas duodenales pueden dar signos de obstrucción intestinal y la hipotensión refractaria al tratamiento con fluidos sugiere sangrado abdominal.

Se debe examinar no sólo el abdomen sino también el área perineal, recto, flancos y espalda.

Se deben solicitar exámenes generales como hemograma, perfil hepático, amilasa y orina completa, para evaluar compromiso de los distintos órganos. La eco FAST (Focused assessment by sonography in trauma) determina si hay o no líquido libre intraperitoneal y visualiza los órganos sólidos. Con una sensibilidad de 90% y especificidad de 100% para hemoperitoneo, cuando es negativa se debe realizar una TC de abdomen para evaluar además el retroperitoneo. La radiografía de abdomen simple sirve para evaluar estructuras óseas y presencia de aire libre.

En general el manejo del paciente con lesión de órgano sólido es conservador, con una mortalidad para trauma hepático de 4,45 y esplénico de 2,9%. La falla en el manejo conservador, con necesidad de laparotomía, en general ocurre en las primeras 48 horas en un 94% de los pacientes y las causas son shock o hemorragia persistente (49%), peritonitis o lesión intestinal (42%), lesión pancreática (8%) y ruptura diafragmática (1%). Respecto al trauma renal, la falla del manejo conservador es baja, aproximadamente 3%, y las causas suelen ser lesión en el sistema colector, urinomas mayores de 4 cm, presencia de fragmentos renales disociados y extravasación interpolar. Las lesiones pancreáticas grado 1 y 2 pueden ser manejadas conservadoramente, pero ya cuando hay compromiso del conducto pancreático (grado 3) y para las lesiones grado 4 la cirugía es la opción. Las lesiones intestinales son raras, suelen ser de diagnóstico más tardío y de manejo quirúrgico, al igual que la ruptura diafragmática.

Las infecciones intra-abdominales (IIA) son un universo mucho más amplio que los pacientes politraumatizados en las unidades de cuidados intensivos, puede ir de infecciones no complicadas a peritonitis fecaloídea. Están entre las 3 primeras causas de sepsis severa. En general las patologías que las causan son no traumáticas como apendicitis, colecistitis y diverticulitis. Las asociadas a trauma son de suma importancia dada su asociación con mala evolución y alta mortalidad, cobrando mayor importancia aquellas secundarias a trauma penetrante.

Se pueden clasificar en:

1. **Infecciones de órganos únicos:** colecistitis, apendicitis, diverticulitis, colangitis, pancreatitis, salpingitis entre otras, que pueden o no complicarse con peritonitis.
2. **Peritonitis**
   a. Primaria: peritonitis difusa bacteriana sin perforación de órganos, suele ser producida por un solo patógeno.
   b. Secundaria: local o difusa, originada en un defecto de la pared de vísceras huecas (apendicitis), postoperatoria (asociada a la atención de salud) y postrauma (cerrado o penetrante). Polimicrobiana.
   c. Terciaria: ocurre posterior a peritonitis secundaria por microorganismos de baja patogenicidad como hongos o bacterias poco patogénicas.
3. **Abscesos:** se clasifican según su ubicación anatómica abdominal y si son de órganos sólidos.

Los pacientes que desarrollan IIA postrauma suelen complicarse con fístulas entero cutáneas, filtración de anastomosis, abscesos o peritonitis, dehiscencia de la fascia y/o obstrucción o necrosis intestinal. Los factores de riesgo asociados a estas complicaciones son peritonitis con contaminación severa del peritoneo al ingreso y el uso de profilaxis con un solo agente antimicrobiano al momento de la cirugía. También se han descrito otros factores como resección intestinal, realimentación antes de 48 horas de cirugía y re exploraciones frecuentes.

Una de las posibles causas de que un paciente desarrolle sepsis post trauma son las lesiones abdominales que pasas desapercibidas en un primer momento, como pequeñas perforaciones intestinales o trauma pancreático, por lo tanto un paciente politraumatizado con trauma abdominal que evoluciona séptico debe ser re explorado para descartar este tipo de lesiones.

Debido a que los pacientes con IIA suelen ser críticos, el diagnóstico por imágenes es complejo, la ecografía portátil ayuda al diagnóstico en forma racional sin los riesgos de un traslado para una tomografía computada (TC), es operador dependiente, alcanzando sensibilidad de un 90% para abscesos en manos expertas. Sí en estudios en sepsis post trauma la TC mostró una mayor sensibilidad y especificidad que la ecografía para IIA post trauma.

Por lo tanto la TC debe ser realizada en cuanto sea posible, ya que ayuda al cirujano a una laparotomía guiada por imágenes, lo que mejora el control de foco, la ecografía se recomienda sólo para aquellos pacientes inestables, conociendo que un resultado negativo no descarta el diagnóstico.

El tratamiento debe ser precoz para el control de la fuente de infección. Puede ser por laparoscopía, laparotomía y/o drenaje percutáneo. En general dada la gravedad de estos pacientes la laparotomía de urgencia suele ser perentoria, para determinar la causa de peritonitis, para el drenaje de colecciones y para el control de las lesiones que originaron las complicaciones. La decisión quirúrgica en estos pacientes se debate entre la cirugía de control de daños o la reparación completa inicial. En general es la primera la más recomendada con control de la fuente de infección, lavado peritoneal, debridamiento del material necrótico e infectado, resección intestinal con discontinuidad de tránsito y cierre temporal, cuando ya la estabilidad del paciente lo permita se realizan las anastomosis o las ostomías necesarias. La decisión sobre la laparotomía contenida o las reexploraciones según necesidad son decisión del cirujano tratante.

Respecto a la profilaxis antimicrobiana los datos son poco concluyentes, se recomienda su uso según la severidad del trauma, la lesión de vísceras huecas, el grado de contaminación de la herida y el examen físico. Es importante la selección de antimicrobianos, el tiempo de inicio y la duración de su uso. En la Tabla 48.9 se resumen las recomendaciones de profilaxis.

Respecto a las infecciones las más frecuentes post trauma abdominal se resumen en la Tabla 48.10.

Los agentes aislados con mayor frecuencia en las IIA adquiridas en la comunidad son Enterobacterias, *Streptococcus* spp y anaerobios (*Bacteroides fragilis*), aquellas asociadas a la atención de salud abarcan los mismos agentes sumando *Enterococcus* spp y *Candida* spp. Además de microorganismos multi resistentes. Se deben tomar de rutina cultivos aerobios y anaerobios en el momento de la cirugía, idealmente tomarlos en frascos de hemocultivos automatizados.

Profilaxis	
Trauma cerrado sin daño de víscera hueca y sin indicación de laparotomía	No se recomienda
Trauma cerrado con cirugía de control de daños	Se recomienda peri operatoria, ya que protege de infecciones pero el uso prolongado aumenta su riesgo con un OR 6.7 (IC 95% 1,33-33,8, p 0,44)
Trauma penetrante con daño víscera hueca	Se recomienda profilaxis peri operatoria, hasta 24 horas post cirugía. Se recomienda cobertura de aerobios y anaerobios.
Trauma penetrante con signos de peritonitis	Tratamiento antimicrobiano.

Tabla 48.9:

Infecciones Intra-Abdominales Postrauma		
Peritonitis post-trauma	El diagnóstico es clínico, basado en la anamnesis y el examen físico, con dolor abdominal, fiebre, taquicardia, íleo persistente y leucocitosis/leucopenia en un paciente con trauma abdominal o cirugía abdominal reciente. Se debe ajustar el tratamiento a los microorganismos aislados.	Quirúrgico + Aminoglicósido + Cefalosporina de 3-4ª generación + Metronidazol o Piperacilina-Tazobactam o Carbapenémicos Alergia a B-lactámicos uso de ciprofloxacino + metronidazol + aminoglucósido Sospecha de Hongos en IAAS: Equinocandinas
Absceso intra-abdominal o retroperitoneal	Se clasifican según su ubicación anatómica abdominal: ► Subfrénico ► Subhepático ► Pélvico ► Paracólico ► Mesentérico ► Retroperitoneal ► Parenquimatosos (órganos sólidos)	**Drenaje percutáneo** o Cirugía + Aminoglicósido + Cefalosporina de 3-4ª generación + Metronidazol o Piperacilina-Tazobactam o Carbapenémicos Alergia a B-lactámicos uso de ciprofloxacino + metronidazol + aminoglucósido Sospecha de Hongos en IAAS: Equinocandinas

Tabla 48.10

La terapia antimicrobiana debe ser iniciada frente al diagnóstico o frente a la sospecha de IIA, sobre todo en pacientes sépticos, en los que se recomienda su inicio en urgencia y la mantención de niveles de antimicrobianos adecuados durante las intervenciones para lo cual se debe administrar el tratamiento antes de pabellón. La selección en niños depende del origen de la infección, si es de la comunidad o asociada a la atención de salud, de la severidad del cuadro clínico y de la seguridad de los antimicrobianos. En la Tabla 48.10 se resumen las sugerencias de tratamientos empíricos en IIA post trauma.

Trauma osteoarticular

Las fracturas expuestas son una gran causa de morbimortalidad en el paciente politraumatizado y son las infecciones de heridas las complicaciones más frecuentes.

Se caracterizan por disrupción de la piel y del tejido blando subyacente debido ya sea debido a un trauma penetrante o a un fragmento óseo desplazado, que produce una comunicación entre la fractura y el ambiente externo. Son consideradas urgencias dado su gran riesgo de contaminación e infección. La mayoría de las fracturas expuestas en pediatría son el resultado de mecanismos de alta energía como caídas de altura o accidentes automovilísticos. Es muy importante la evaluación del riesgo de tétanos y la prevención necesaria.

Las metas para el manejo de una fractura expuesta son la prevención de la infección, la unión de la fractura y la restauración de la función. El manejo estándar de una fractura expuesta comprende la irrigación de la herida, el debridamiento quirúrgico y la estabilización de la fractura, que se recomiendan antes de 24 horas de la lesión, además de los antimicrobianos.

El riesgo de infección varía según el tipo de fractura expuesta según la clasificación de Gustilo y Anderson.

Las principales recomendaciones para la prevención de las infecciones en fracturas expuestas se resumen en la Tabla 48.12.

El riesgo de infección depende del tipo de fractura expuesta. En general los estudios están hechos con tratamiento pre-emtive de 10 días más que profilaxis, con cefalosporinas de primera o segunda generación, en donde se ha demostrado reducción en las infecciones.

La recomendaciones sobre la elección de antimicrobianos según el tipo de fractura se resumen en la Tabla 48.13.

En general el inicio precoz de antimicrobianos está bien consensuado, la duración es más controversial, siendo las recomendaciones en general de 48 horas post cierre de la herida.

Específicamente las fracturas de pelvis son poco frecuente en niños. Cuando se presenta una fractura de pelvis inestable y expuesta se debe manejar con antimicrobianos, debridación y fijación de la fractura, in-

Clasificación fracturas expuestas y porcentaje de infección

Tipo	Herida	Grado contaminación	Daño partes blandas	Daño óseo	% infección
I	< 1 cm	limpia	Mínimo	Simple, conminución mínima	0-2%
II	1-10 cm	moderada	Moderado, algún daño muscular	Conminución moderada	7%
III-A	> 10 cm	severa	Aplastamiento severo, pero partes blandas permiten cobertura ósea	Usualmente conminutivas	7%
III-B	> 10 cm	severa	Pérdida extensiva de partes blandas que no permite la cobertura ósea y la necesidad de cirugía plástica reconstructora	Conminución moderada a severa	10-50%
III-C	> 10 cm	severa	Además de lo anterior se asocia lesión vascular con necesidad de reparación	Conminución moderada a severa	25-50%

Tabla 48.11

Recomendaciones preevención infecciones fracturas expuestas

- Evaluación detallada del paciente para lesiones potencialmente fatales.
- Antimicrobianos sistémicos al momento del ingreso.
- Evaluación intraoperatoria de la severidad de las lesiones y clasificación de fracturas expuestas.
- Debridamiento quirúrgico con remoción del tejido necrótico y cuerpos extraños.
- Cierre primario si las condiciones de la herida lo permiten.
- Cierre secundario con reevaluaciones para lesiones más severas.
- Colgajos de músculos para el daño extenso de tejidos blandos.
- Estabilización de la fractura.

Tabla 48.12

cluso se puede requerir colostomías y cistotomía para evitar la infección de la fractura.

Quemados

La piel es el órgano más grande del cuerpo humano. Sus funciones son múltiples, incluyen barrera protectora, función inmunológica, termorregulación, neurosensorial, funciones metabólicas como producción de vitamina D, entre otras.

Las quemaduras son lesiones de la piel, producidas por la acción de diversos agentes físicos (fuego, agua caliente, electricidad, radiación, frío), químicos (cáusticos) y/o biológicos.

Son una causa frecuente y devastadora de trauma, siendo responsable de 195.000 muertes al año. Dada su alta tasa de incidencia global es un importante problema de salud. Son la cuarta causa de trauma a nivel mundial, después de los accidentes de tránsito, caídas de altura y violencia interpersonal. Cada lesión es un evento irreparable desde el punto de vista físico, mental, económico y social.

De acuerdo a la Organización Mundial de la Salud (OMS) en el año 2004 cerca de 11 millones de personas presentaron quemaduras serias que requirieron atención médica.

También datos aportados por la Sociedad Americana de Quemados (ABA) muestran un total de 183.036 pacientes admitidos por quemaduras entre el año 2002 y 2011, donde un 28,5% eran niños < 16 años. En el 64,4% el agente causal fue fuego o agua. El 72% presentó quemaduras < 10% superficie corporal quemada (SCQ). La mortalidad según SCQ varió entre 0,6% en quemaduras < 10% SCQ hasta 84,8% en aquellas > 90%, con una mortalidad global de 3,6% y de 4,6% para menores de 16 años.

En Chile desde 1954-1999, se observó una importante disminución de la tasa de mortalidad específica por quemaduras en los niños. El 2011, la Corporación de Ayuda al Niño Quemado (COANIQUEM) realizó una encuesta sobre la incidencia y prevalencia de quemaduras y factores asociados en menores de 20 años aplicada en 3 comunas del área occidente de la región metropolitana (Pudahuel, Cerro Navia y Lo Prado). La tasa de incidencia de quemaduras fue de 2.11% y la tasa de prevalencia fue de un 13.49%. El estudio concluye que hay una disminución de 44,3% de la tasa de incidencia por quemaduras en menores de 15 años en los últimos 20 años. La incidencia fue mayor en varones (52%) y el grupo etario más afectado fue el de 0 a 4 años (64,5 %).

Existen diversos factores descritos como de riesgo para sufrir una quemadura como son el nivel socioeconómico, la etnia, edad, género y comorbilidades. Respecto a la edad, los niños tienen más riesgo que un adulto y sobre todo lactantes y preescolares, estos tienen mayor posibilidad de morir incluso con quemaduras menores a un 30%. En EE.UU. se estimó 730 niños murieron en un año secundariamente a quemaduras.

La gravedad de la quemadura se mide según el porcentaje de superficie total quemada y la profundidad de ésta.

La gravedad en niños se mide con el índice de Garcés, también se utiliza como predictor de mortalidad, este índice gradúa según la edad, el porcentaje de superficie corporal quemada y el tipo de quemadura (A-AB-B), el riesgo de la quemadura en leve, moderado, severo y crítico.

Cuando la quemadura supera el 20% de superficie corporal, se genera una profunda respuesta inflamatoria, que muchas veces se perpetúa en el tiempo hacia la cronicidad, además se asocia a un importante hipermetabolismo que dobla el gasto energético basal, por lo tanto no existe ninguna otra injuria ni enfermedad que genere tal grado de compromiso sistémico lo que expone a estos pacientes a un alto riesgo de infecciones y sepsis.

En un reporte de la ABA se mencionó que en un período de 10 años se ingresaron 19.655 casos de complicaciones en quemados, siendo 17% infecciones de heridas y celulitis y 15% sepsis y otras complicaciones infecciosas. La principal causa de muerte en un gran

Tipo fractura	Cobertura	Antimicrobiano
Tipo I y II	Gram (+) Algunos autores recomiendan gram (-)	Cefalosporinas 1ª generación Asociación con aminoglicósidos o quinolonas
Tipo III	Gram (+) y Gram (-)	Cefalosporinas 1ª generación + aminoglicósidos o Piperacilina + Tazobactam
Contaminación potencial con C. tetani	Asociación cobertura de anaerobios	PNC + clindamicina o metronidazol

Tabla 48.13:

quemado, si sobrevive a las primeras 24 horas desde la injuria, es el síndrome de disfunción orgánica múltiple, proceso secundario a una mantenida respuesta inflamatoria generalizada generalmente secundaria a la injuria e infecciones asociadas. De las diez complicaciones más frecuentes en un quemado sobreviviente a la fase de resucitación, seis son infecciosas, destacando sepsis, infección de la quemadura, infección de catéteres venosos centrales (ITS/CVC), infección urinaria (ITU) y neumonía.

Las infecciones suelen ocurrir en el período agudo de la quemadura. La colonización de la piel es seguida de infección de los tejidos quemados y de la posterior diseminación sistémica de los microorganismos involucrados, ya que a las pocas horas de la quemadura, esta es colonizada por *S. aureus* o *S. epidermidis* y ya a los 5 a 7 días otros microorganismos como gram negativos y hongos, pueden encontrarse también.

Si bien la inflamación local inicial es necesaria para la curación de las heridas y la defensa contra infecciones, cuando supera cierta magnitud se genera una respuesta inflamatoria sistémica, que puede progresar a shock séptico generando daño celular y falla orgánica.

Esta respuesta inicial es pro-inflamatoria pero progresa a un estado anti-inflamatorio para alcanzar un estado fisiológico normal. Este estado anti-inflamatorio genera una inmunosupresión mantenida donde se hacen susceptibles a infecciones, sobre todo asociadas a la atención de salud y a microorganismos oportunistas.

La evaluación del desarrollo de infección, sepsis y shock séptico en estos pacientes es difícil, ya que la injuria generada produce una pérdida de la barrera primaria a los microorganismos, lo que se traduce en una constante y crónica exposición al medio ambiente, con una liberación continua de mediadores inflamatorios que alteran el patrón metabólico del paciente. Muchos de los pacientes con quemaduras reciben tratamiento antimicrobiano empírico durante la primera semana post injuria sin infección documentada, debido a que se encuentran febriles y con leucocitosis. Las herramientas habituales no son exactas. Por ejemplo, se cambia el *set point* de la temperatura a 38,5ºC, se produce taquicardia y taquipnea persistente, que puede durar incluso meses post injuria, también se altera el recuento de leucocitos lo que los inhabilita como criterios de infección. Por eso se hace necesario asociar otros elementos clínicos y de laboratorio para mejorar la evaluación de una probable infección asociada. Ayudan, por ejemplo, el aumento en requerimientos de volumen, la trombopenia, la alteración de estado mental, el deterioro respiratorio y renal, entre otros.

El consenso de la ABA sugiere el uso de la Procalcitonina como marcador de inflamación e infección en quemados, ayudando no sólo en el diagnóstico inicial sino que también en determinar la efectividad y la duración apropiada de la terapia antimicrobiana. Pero en niños un estudio de 20 pacientes quemados, Neely et al encontraron que no era tan útil como la proteína C reactiva (PCR) en el diagnóstico de sepsis y que retrasaba su diagnóstico en 0.8 días. Por lo tanto, en general la procalcitonina ha ido en desuso, dado su costo mayor que la PCR, pero es útil en conjunto con la clínica y otros marcadores.

La ABA define los distintos tipos de infecciones en pacientes quemados, se resumen en la Tabla 48.14.

Respecto a los factores de riesgo en niños, Lede et al realizaron un estudio prospectivo en pacientes pediátricos quemados entre junio 2007 y diciembre 2009, 110 pacientes entre 1 y 18 años. Sus resultados mostraron como factores de riesgo que a un mayor índice de Garcés mayor era el riesgo de infección, al igual que en las quemaduras con una superficie mayor al 30% y las quemaduras tipo B. La presentación de infección más frecuente fue la sepsis asociada a la quemadura. La profilaxis antibiótica y el uso de antibióticos tópicos aumentaron el desarrollo de infección, como también influyeron la presencia de vía venosa central, ventilación mecánica y requerimientos de injerto.

Infecciones en quemados	
Infección de la quemadura	Presencia de signos clínicos de infección como secreción purulenta, cambios en la coloración, dolor, eritema y profundización de la quemadura y/o pérdida del injerto, además cultivos de tejido tomados por biopsia con recuentos mayores a 10^5 UFC/grs de tejido y/o 10^6 UFC/ml en cultivos de superficie o también diagnóstico histológico de infección [12,15]. Es difícil decidir si la quemadura está infectada o no, dado que los signos de inflamación local pueden mimetizarse con los clásicos de infección, también es complicado interpretar los cultivos de superficie dada la colonización inmediata [12]. La infección de la quemadura retrasa su curación, extiende la escara y puede generar una infección sistémica, con la eventual mortalidad asociada [15].

Tabla 48.14

Bacteriemia asociada a quemadura	2 hemocultivos periféricos (+) al mismo microorganismo en paciente sin acceso venoso central y en caso de microorganismos colonizadores de la piel como *Staphylococcus* coagulasa negativo, deben ser 2 hemocultivos tomados en diferentes ocasiones y con clínica de sepsis.
Sepsis asociada a quemadura	Es una de las primeras causas de morbimortalidad en el paciente crítico, se han establecido muchos consensos para definir los criterios de diagnóstico, los cuales son difíciles de aplicar en los pacientes quemados, dado las alteración metabólicas, fisiológicas e inmunológicas que presentan sólo por la injuria recibida, por lo anterior en ellos es importante identificar los cambios en su estado clínico y de laboratorio. En general es un diagnóstico presuntivo que lleva al inicio empírico de antimicrobianos. Se define con: ▶ Fiebre sobre 39 ºC o temperatura menor a 36.5 ºC ▶ Taquicardia progresiva con aumento en 2 DS del normal para la edad ▶ Taquipnea progresiva con aumento sobre 2 DS del normal para la edad ▶ Trombocitopenia (desde el tercer día post resucitación) menos de 2 DS sobre el normal para la edad ▶ Hiperglicemia > 200 mg/dl ▶ Mala tolerancia a alimentación enteral en 24 horas, con distensión abdominal, residuos aumentados y diarrea ▶ Además se debe documentar la infección con cultivo positivo o tejido patológico o respuesta clínica a antimicrobianos
Shock séptico asociado a quemadura	Se define como la presencia de sepsis más compromiso hemodinámico claramente definido por la Campaña sobreviviendo a la sepsis y la Definición de sepsis del 2001.
Shock tóxico asociado a quemadura	Se define como la presencia de: 1. Fiebre > 38.9 ºC 2. Exantema macular difuso 3. Descamación 1-2 semanas tras el inicio, palmas y plantas en especial 4. Hipotensión menos 2 DS bajo normal para edad 5. Afectación multiorgánica con compromiso de 3 o más: a. Gastrointestinal: vómitos o diarrea b. Muscular: mialgia grave o CK > 2 veces lo normal c. Mucosas: vaginal, orofaríngea o conjuntival d. Renal creatinina > 2 veces normal para edad o sedimento orina con > 5 leucocitos/campo con urocultivo negativo e. Hepáticas: Bilirrubina total, GOT o GPT > 2 veces lo normal f. Hematológica: plaquetas < 100.000/mm^3 g. SNC: desorientación o alteración de conciencia sin focalidad, en ausencia de fiebre o hipotensión 6. Negatividad en las siguientes pruebas a. Cultivo de sangre, faríngeo o LCR, hemocultivo puede ser (+) *S. aureus*

Cont. tabla 48.14

Bacteriemia asociada a CVC	Se definen como la presencia de 2 cultivos cuantitativos automatizados con un tiempo diferencial de más de 2 horas entre el central y el periférico o una relación mayor de 5:1 del central v/s el periférico en cultivos cuantitativos pareados. Son fuentes frecuentes de infección en quemados. Alcanzando tasas de hasta 20 por 1000 días de catéter.
Neumonía asociada a ventilación mecánica	Se define como la presencia de infiltrado nuevo o progresivo más fiebre mayor a 38 ºC, leucocitosis o leucopenia y secreciones purulentas asociado a cultivo cuantitativo de aspirado de secreción traqueal o lavado broncoalveolar con un recuento de 10 UFC/ml para el primero y 10 UFC/ml para el segundo, respectivamente.
Infección de tracto urinario asociada a catéter urinario	Se define como la presencia de bacteriuria significativa con valores sobre 10 UFC/ml con no más de 2 cepas de microorganismos en un paciente con síntomas y signos de infección urinaria.

Cont. tabla 48.14

El espectro de microorganismos es amplio, bacterias, hongos y virus.

Cocos gram positivos

S. aureus meticilino sensible y resistente son los microorganismos predominantes en infecciones en quemados, con reportes de hasta 50% o más en algunas unidades de quemados. En un estudio Iraní se tomaron 135 muestras de cultivo de quemaduras y cuyos resultados fueron un 50% *S. aureus*, de estos 62% eran meticilino resistentes. Entre un 60 a un 98% eran productores de biofilms. Además de infecciones de la quemadura, produce neumonía, sepsis y sobre todo pérdida de injertos. El uso de vancomicina es frecuente y el alcanzar niveles adecuados es imperante debido a la difícil farmacocinética de estos pacientes. Respecto a *Streptococcus* es el pyogenes el más frecuente y con mayor gravedad. Enterococcus ha cobrado importancia dado su resistencia a Vancomicina, si bien no es un microorganismo frecuente tiene alta mortalidad, de hasta un 58%.

Bacilos gram negativos

El más importante, no sólo en frecuencia sino en ser el responsable de las muertes asociadas a quemados, es *Pseudomonas aeruginosa*. Sus fuentes de infección son el ambiente hospitalario y el tracto gastrointestinal. Además es responsable de las neumonías asociadas a ventilación mecánica en estos pacientes. En general el tratamiento de elección ha ido cambiando en el tiempo por la aparición de multi y pan resistencia, resurgiendo el uso de colistín. *Acinetobacter baumanii* también es causal de estas infecciones, tiene la capacidad de sobrevivir en el ambiente y de ser transferido de paciente en paciente, generando brotes. También su patrón de resistencia ha desarrollado multi y pan resistencia. Respecto a las Enterobacterias, se asocian más a infecciones asociadas a la atención de salud como neumonía e infección del tracto urinario, si bien su sensibilidad es mayor sus patrones de resistencia también han aumentado.

Hongos

La colonización ha ido en aumento por el uso de antibióticos tópicos y el uso de antimicrobianos de amplio espectro. Esta colonización puede pasar a infección sistémica. El microorganismo fúngico más aislado es la *Candida albicans*, pero las no albicans han ido en aumento, con resistencia a Fluconazol, por lo que son las Equinocandinas la elección al inicio del tratamiento. Las infecciones por *Aspergillus* sp o *Fusarium* sp son menos frecuentes pero con una altísima mortalidad, tiene indicación de Voriconazol, seguidos de Anfotericina B liposomal. Lo más eficiente para la prevención de estas infecciones es el cierre precoz de la quemadura.

Siendo el *Staphylococcus aureus* y la *Pseudomonas aeruginosa*, los más frecuentes en la era actual. Cabe destacar la presencia de microorganismos multi, extensa y panresistentes. Además en general los microorganismos que infectan las quemaduras tienen la capacidad de formar biofilms lo que los hace más difíciles de erradicar y más resistentes a los tratamientos habituales.

Además de la terapia intensiva, el manejo de volumen, el aseo quirúrgico precoz, la nutrición enteral precoz y el uso de insulina para restablecer el desequilibrio, la prevención de la infección requiere además de prácticas de control de infecciones estrictas y del uso de agentes antimicrobianos tópicos, de profilaxis de tétano y de profilaxis sistémica preoperatoria.

Elegir el antimicrobiano apropiado para tratamiento de un quemado depende del conocimiento de las cepas locales y sus patrones de susceptibilidad. En un estudio en pacientes quemados en India, se observó que el microorganismo más aislado en bacteriemias era la *P. aeruginosa*, seguido por *S. aureus* Meticilino resistente, *S. aureus* meticilino sensible, *E. coli*, *Klebsiella* sp y *Proteus* sp.

Como urgencia se reconoce la sepsis la cual requiere inicio inmediato de tratamiento empírico [14]. Se deben considerar la presencia de microorganismos multirresistentes y la colonización por hongos que sufren los grandes quemados.

La farmacocinética (PK) es una importante herramienta para la efectividad antimicrobiana ya que predice la exposición a drogas y al asociarla a la farmacodinamia (PD) que considera la susceptibilidad del

Recomendaciones prevención infecciones en quemados	
Control de infecciones	Lavado de manos y las medidas de precaución universal. Aislamiento individual con aislamiento de contacto de cada gran quemado para disminuir la colonización con agentes asociados a la atención de salud. Monitorización de los equipos utilizados en estos pacientes para evitar la infección cruzada. Cultivos de portación al ingreso y de vigilancia según correspondan a las normas locales. También deben participar el equipo de control de infecciones, con el seguimiento de las infecciones del equipo quirúrgico y de las infecciones asociadas a la atención de salud como infecciones del torrente sanguíneo asociadas a catéter venoso central, infección tracto urinario asociada a catéter urinario y las neumonías asociadas a ventilación mecánica, entre otras.
Profilaxis antimicrobiana tópica	Las quemaduras superficiales no tienen indicación de uso de antimicrobianos tópicos. Su uso debe ir asociados siempre al tratamiento quirúrgico precoz. Dentro de estos productos están el nitrato de plata y la sulfadiazina de plata, entre otros.
Cobertura quemadura precoz	La cobertura precoz de la quemadura reduce claramente el riesgo de infecciones, para lo que existen diversos métodos.
Profilaxis antimicrobiana sistémica	En adultos es reconocido que no tiene un rol, salvo preoperatoria, ya que aumenta la resistencia antimicrobiana y genera efectos adversos, como la diarrea asociada a *Clostridium difficile*. En niños pudiese recomendarse para prevenir el mayor riesgo de desarrollar un síndrome de shock tóxico, pero la evidencia al respecto se mantiene limitada, para recomendar esto ser requieren estudios multicéntricos. Uso inmediato post quemadura, en pediatría esto mostró que no prevenía ni la infección ni retrasaba la colonización de las quemaduras y que su uso era peligroso para el desarrollo de infecciones por *Pseudomonas aeruginosa*, por lo que no se recomienda. Profilaxis preoperatoria también existe controversia, sobre todo en grandes quemados, debido a que son sometidos a múltiples procedimientos con alto riesgo de bacteriemia asociado, en ellos si bien se recomienda el uso de antimicrobianos sistémicos durante la debridación, su eficacia no ha podido ser demostrada. Profilaxis durante los injertos, un estudio en adultos mostró que aquellos que recibieron profilaxis con cefalosporinas tuvieron una menor incidencia de infección del sitio donante y una menor, pero no significativa, menor incidencia de infección del injerto. En las unidades de quemados los microorganismos resistentes suelen ser endémicos y el uso de profilaxis aumenta la presión selectiva por lo que en general no se recomienda, salvo preoperatoria.

Tabla 48.15

patógeno, tenemos más probabilidad de un resultado deseado según la efectividad de la droga contra el patógeno documentado.

Es bien conocido que la injuria térmica afecta negativamente la farmacocinética (PK) de los antimicrobianos lo que hace difícil el cálculo de la dosis óptima, por eso la monitorización de niveles plasmáticos y el cálculo PK/PD cobran importancia.

En un paciente quemado crítico la elección de antimicrobianos es en general Vancomicina + Carbapenémicos, como infección asociada a la atención de salud.

Para la Vancomicina su PK se ve muy alterada en estos pacientes, requiriendo en general dosis elevadas, con importante variabilidad interpersonal y ajuste frecuente de dosis con niveles plasmáticos, para lograr el objetivo terapéutico conservando la seguridad. Las dosis empíricas diarias de 40-60 mg/kg recomendadas en pediatría resultan inadecuadas en el quemado, requiriendo alzas hasta 80-100 mg/kg para alcanzar los objetivos terapéuticos manteniendo la seguridad.

Para los carbapenémicos, sobretodo Meropenem, las dosis estándar de 60-80 mg/kg/día no son suficientes, recomendándose dosis de 90-120 mg/kg/día en tres dosis, para los microorganismos gram negativos con CIM > 2 mg/L.

Para la Amikacina su PK también se ve alterada en el paciente pediátrico quemado séptico con un aumento en el clearance y en el volumen de distribución, estudios en esta población has mostrado que dosis altas, sobre 25 mg/kg llevan a una mejor farmacodinamia (PD) alcanzando el objetivo de concentración sobre la CIM mayor a 8.

Conclusiones

Debido a que el paciente politraumatizado tiene mucha diversidad, el uso de antimicrobianos debe ser implementado en cada centro considerando los factores locales y las recomendaciones en guías y protocolos. Se debe considerar el surgimiento de bacterias resistentes reforzado por el uso de profilaxis sin medidas de control, por lo que cada paciente debe ser analizado al momento de las decisiones antimicrobianas. Además se debe introducir el seguimiento de niveles plasmáticos debido a la gran variabilidad farmacocinética en el paciente pediátrico.

Antimicrobiano	Dosis	Dosis máxima	Vía
Cefadroxilo	30-50 mg/kg/día cada 12 horas	1 gr cada 12 horas	vo
Flucloxacilina	150 mg/kg/día cada 8 horas	2 grs cada 8 horas	vo
Cloxacilina	200 mg/kg/día cada 6 horas	2 grs cada 6 horas	iv
Cefazolina	50-150 mg/kg/día cada 6-8 horas	2 grs cada 6 horas	iv
Clindamicina	20-40 mg/kg/día cada 6-8 horas oral: 30-50 mg/kg/día cada 8 horas	900 mg cada 8 horas	iv/vo
Cotrimoxazol	TMT 10-15 mg/kg/día cada 12 horas	TMT 320 mg cada 12 horas	iv/vo
Vancomicina	60 mg/kg/día cada 6 horas (hasta 100 mg/kg/día (medir niveles plasmáticos)	Según niveles Valle 15-20 µg/ml	iv
Linezolid	30 mg/kg/día cada 8 horas	600 mg cada 12 horas	iv/vo
Amikacina	15 mg/kg/día (medir niveles plasmáticos)	1 gr día	iv/im
Piperacilina/ Tazobactam	300 mg/kg/día cada 8 horas Sepsis: 400 mg/kg/día cada 8 horas	2 grs cada 8 horas	iv
Ertapenem	30 mg/kg/día cada 12 horas	1 gr día	iv/im
Meropenem	90 mg/kg/día cada 8 horas en infusión prolongada de 3 horas Sepsis: 120 mg/kg/día cada 8 horas en infusión prolongada de 3 horas	2 grs cada 8 horas	iv
Anidulafungina	Carga: 3 mg/kg/día luego 1.5 mg/kg/día	Carga: 200 mg/kg/día luego 100 mg/kg/día	iv
Fluconazol	12 mg/kg/día	400 mg/día	iv/vo

Tabla 48.16: Un resumen de los antimicrobianos más utilizados en infecciones en pacientes quemados

Bibliografía

1. Fiorentino J., Molise C. , Stach P., Cendrero P., Solla M., Hoffman E., Tomezzoli S., Fiorini S., Djourian C., Caorsi N., Fosco M., Dartiguelongue J., Barbaro C. y Rossi S. Trauma en pediatría. Estudio epidemiológico en pacientes internados en el Hospital de Niños "Ricardo Gutiérrez". Arch Argent Pediatr 2015;113(1):12-20 / 12
2. Baird JS, Cooper A. Multiple trauma. In: Nichols D, editor. Roger's Textbook of Pediatric intensive care. Fourth edition. Lippincott Williams & Wilkins. Philadelphia. 2008. Pages 384-407.
3. Centers for Disease Control and Prevention, N.C.f.I.P.a.C, Web-based Injury Statistics Query and Reporting System (WISQRS), 2010.
4. Ministerio de Salud. Series Guías Clínicas MINSAL Nª 59. Guía Clínica Politraumatizado. Santiago: Minsal, 2007.
5. http://www.deis.cl/defunciones-y-mortalidad-por-causas
6. Yuan, KC. & Huang, HC. Antimicrobial Prophylaxis in Patients with Major Trauma. Curr Trauma Rep (2017).
7. Coccolini, F., Rausa, E., Montori, G. et al. Risk Factors for Infections in Trauma Patients. Curr Trauma Rep (2017).
8. Giamberardino HI, Cesario EP, Carmes ER, Mulinari RA. Riskfactors for nosocomial infection in trauma patients. Braz J Infect. Dis. 2007;11(2):285-9.
9. J. David Roccaforte. C.S. Scher (ed.). Trauma Critical Care. Anesthesia for Trauma, chapter 18, pp 381-392.
10. Schellenberg, M. & Inaba, K. Pneumonia in Trauma Patients. Curr Trauma Rep (2017).
11. Wegener A, Céspedes P. Traumatismo encéfalocraneano en pediatría. Rev Chil Pediatr 2011; 82 (3): 175-190.
12. Tasker R. Head and Spinal Head Trauma. In: Nichols D, editor. Roger's Textbook of Pediatric intensive care. Fourth edition. Lippincott Williams & Wilkins. Philadelphia. 2008. Pages 887-911.
13. Parslow RC, Morris KP, Tasker RC, et al. Epidemiology of traumatic brain injury in children receiving intensive care in the UK. Arch Dis Child 2005; 90:1182-7.
14. Nalegach, M. Magnitude and epidemiology of trauma and accidents in Chile. Medwave, 2004. Dic, 4 (11:e).
15. Popernack P, Gray N, Reuter-Rice K. Moderate-to-Severe Traumatic Brain Injury in Children: Complications and Rehabilitation Strategies NCJ Pediatr Health Care. 2015 ; 29(3): e1-e7
16. Carney N, Totten A, O'Rilley C, Ullman J, Hawryluk G, Bell M, Bratton S, Chesnut R, Harris O, Kisson N, Rubiano A, Shutter L, Tasker R, Vavilala M, Wilberger J, Wright D, Ghajar J. Guidelines for the Management of Severe Traumatic Brain Injury . 4th Edition. Brain Trauma Foundation. September 2016.
17. Tunkel A, Hasbun R, Bhimraj A, Byers K, Kaplan S, Scheld M, van de Beek D, Bleck T, Garton H, and Zunt J. 2017. Infectious Diseases Society of America's Clinical Practice Guidelines for Healthcare-Associated Ventriculitis and Meningitis. CID 2017;64(6):e34-e65.
18. Hamele M, Stockmann C, Cirulis M, Riva-Cambrin J, Metzger R, Bennett T, and Bratton S. Ventilator-Associated Pneumonia in Pediatric Traumatic Brain Injury. JOURNAL OF NEUROTRAUMA 33:832-839 (May 1, 2016)
19. Lozier AP, Sciacca RR, Romagnoli MF, Connolly ES, Jr. Ventriculostomy-related infections: a critical review of the literature. Neurosurg. Jul 2002;51(1):170-181; discussion 181-172. PMID: 12182415.
20. Tunkel A, Hasbun R, Bhimraj A, Byers K, Kaplan S, Scheld M, van de Beek D, Bleck T, Garton H, and Zunt J. 2017. Infectious Diseases Society of America's Clinical Practice Guidelines for Healthcare-Associated Ventriculitis and Meningitis. CID 2017;64(6):e34-e65.
21. Ramanan M, Lipman J, Shorr A, Shankar A. A meta-analysis of ventriculostomy-associated cerebrospinal fluid infections. BMC Infect Dis 2015; 15:3.
22. Kubilay Z, Amini S, Fauerbach LL, Archibald L, Friedman WA, Layon AJ. Decreasing ventricular infections through the use of a ventriculostomy placement bundle: experience at a single institution. J Neurosurg. Mar 2013;118(3):514-520. PMID: 23259820.
23. Haines SJ, Walters BC. Antibiotic prophylaxis for cerebrospinal fluid shunts: ametaanalysis. Neurosurgery 1994; 34:87-92.
24. Murphy RK, Liu B, Srinath A, et al. No additional protection against ventriculitiswith prolonged systemic antibiotic prophylaxis for patients treated withantibiotic-coated external ventricular drains. J Neurosurg 2015; 122:1120-6.
25. Wong GK, Poon WS, Wai S, Yu LM, Lyon D, Lam JM. Failure of regular externalventricular drain exchange to reduce cerebrospinal fluid infection: result of arandomised controlled trial. J Neurol Neurosurg Psychiatry 2002; 73:759-61.
26. Zabramski JM, Whiting D, Darouiche RO, et al. Efficacy of antimicrobial-impregnated external ventricular drain catheters: a prospective, randomized, controlled trial. J Neurosurg 2003; 98:725-30.
27. Hill M, Baker G, Carter D, et al. A multidisciplinary approach to end external ventricular drain infections in the neurocritical care unit. J Neurosci Nurs 2012; 44:188-93.
28. Gilbert D, Chambers H, Eliopoulos G, Saag M, Pavila A. Sanford guide to Antimicrobial Therapy 2017. 47 Edition. Antimicrobial Therapy. INC.
29. Kerr M. and Maconochie I. Paediatric chest trauma (part 1) - Initial Lethal Injuries. Trauma 2008; 10: 183-194.
30. Lopez M.Evaluation and Management of Pediatric Chest Trauma. Emergency Medicine Reports - March 30, 2008.
31. Landeen C., Smith H. Examination of Pneumonia Risks and Risk Levels in Trauma Patients With Pulmonary Contusion. WWW.JOURNALOFTRAUMANURSING.COM Volume 21 | Number 2 | March-April 2014.
32. Ceran S, Sunama G, Ar□basa O, Gormusb N, Solak H. Chest trauma in children. European Journal of Cardio-thoracic Surgery 21 (2002) 57-59.
33. Tovar J., Vazquez J. Management of Chest Trauma in Children. Paediatric Respiratory Reviews 14 (2013) 86-91.
34. Maya Kerr and Ian Maconochie Paediatric chest trauma (part 2) - Hidden Injuries Trauma 2008; 10: 195-210.
35. Bliss D, Silen M. Pediatric thoracic trauma. Crit Care Med 2002;30(11):S409-s415.
36. Mangram A., Sohn J., Zhou N., Hollingworth A., Ali-Osman F., J. Sucher, Moyer M., Dzandu J. Trauma-associated pneumonia: time to redefine ventilator associated pneumonia in trauma patients. The American Journal of Surgery (2015) 210, 1056-1062
37. Allen G, Cox C. Pulmonary Contusion in children: Diagnosis and management. South Med J 1998;91:1099-1106.
38. Salcedo A., Henao C., Cardona A., Naranjo S., Villegas M, Morales C. Factores de riesgo para desarrollar empiema post traumático. Panamerican Journal Of Trauma, Critical Care & Emergency Surgery, September-December 2012; 1(13):163-167.
39. Schellenberg, M. & Inaba, K. Pneumonia in Trauma Patients. Curr Trauma Rep (2017).
40. Cross M, Greenwald M, and Dahhan A. Esophageal Perforation and Acute Bacterial Mediastinitis: Other Causes of Chest Pain That Can Be Easily Missed. Medicine (Baltimore). 2015 Aug; 94(32): e1232.
41. Garey C, Laituri C, Kaye A, Ostlie D, Snyder C, Holcomb III G, and St. Peter J. Esophageal Perforation in Children: A Review of One Institution's Experience. Journal of Surgical Research 164, 13-17 (2010)
42. Bosman A., Jong M.B, Debeij J, P. van den Broek J. and Schipper I.B. Systematic review and meta-analysis of antibiotic prophylaxis to prevent infections from chest drains in blunt and penetrating thoracic injuries. British Journal of Surgery 2012; 99: 506-513.
43. Crankson S, Fiscjer J, Al-Rabeeah AA, et al. Pediatric thoracic trauma. Saudi Medical J 2001;22:117-120.
44. Martino R., García MA. Traumatismo abdominal. Protocolos diagnóstico-terapéuticos de Urgencias Pediátricas SEUP-AEP.
45. Hom J. The Risk of Intra-abdominal Injuries in Pediatric Patients with Stable Blunt Abdominal Trauma and Negative Abdominal Computed Tomography. Academic Emergency Medicine 2010; 17:469-475
46. Terreros E., Tola M., Quizhpi G., Córdova-Neira F. Trauma abdominal en Niños. Rev Med HJCA 2013; 5(2): 157-61.
47. Suominen JS, Pakarinen MP, Kaariainen S, et al. In-hospital treated Pediatric injuries are increasing in Finland: a population based study between 1997 and 2006. Scand J Surg 2011; 100:129-135.
48. Notrica D. Pediatric blunt abdominal trauma: Current management. Curr Opin Crit Care 2015, 21:531-537.
49. Echavarria A, Medina et al. Lesiones hepáticas o esplénicas por trauma abdominal - Rev Chil Pediatr. 2017;88(4).
50. Adelgais KM, Kuppermann N, Kooistra J, et al. Accuracy of the abdominal examination for identifying children with blunt intra-abdominal injuries. J Pediatr 2014; 165:1230-1235; e5.
51. Reese JN, Fox JA, Cannon GM Jr, Ost MC. Timing and predictors for urinarydrainage in children with expectantly managed grade IV renal trauma. J Urol 2014; 192:512-517.
52. Iqbal CW, St Peter SD, Tsao K, et al. Operative vs nonoperative management

for blunt pancreatic transection in children: multi-institutional outcomes. J Am Coll Surg 2014; 218:157-162.

53. Raines A, Garwe T, Albrecht R, et al. Immediate versus delayed repair of destructive bowel injuries in patients with an open abdomen. Am Surg 2015; 81:458-462.

54. Vincent J, Rello J, Marshall J, et al. International study of the prevalence and outcomes of infection in intensive care units. JAMA. 2009;302:2323-9.

55. Ordoñez, C.A. & Manzano Núñez, R. Intra-abdominal Infections After Abdominal Organ Injuries. Curr Trauma Rep (2017).

56. Menichetti F., - Sganga G. Definition and Classification of intra-abdominal infections. Journal of Chemotherapy Vol. 21 - supplement n. 1 (3-4) - 2009.

57. Sung CK, Kim KH. Missed injuries in abdominal trauma. J Trauma. 1996;41:276-82.

58. Saber AA, LaRaja RD. Abdominal Abscess Workup. In: MEDSCAPE. 2016. http://emedicine.medscape.com /article/1979032-workup#c11.

59. Sartelli M, Catena F, Di Saverio S, et al. Current concept of abdominal sepsis: WSES position paper. World J Emerg Surg. 2014;9:22.

60. Solomkin J., Mazuski J., Bradley J., Rodvold K., Goldstein E., Baron E., O'Neill P., Chow A., Dellinger E., Eachempati S., Gorbach S., Hilfiker M., May A., Nathens A., Sawyer R. and Bartlett J. Diagnosis and Management of Complicated Intra-abdominal Infection in Adults and Children: Guidelines by the Surgical Infection Society and the Infectious Diseases Society of America. CID 2010:50 (15 January)

61. Trionfo A., Cavanaugh P., Herman M. Pediatric Open Fractures.Orthop Clin N Am 47 (2016) 565-578

62. Charalampos G. Zalavras. Prevention of Infection inOpen Fractures.Infect Dis Clin N Am (2017). Article in press.

63. Gustilo RB,Merkow RL, Templeman D. The management of open fractures. J Bone Joint Surg Am. 1990;72(2):299-304.

64. Rosenberg E et al. (eds.). Burn infections. The Prokaryotes - Human Microbiology. Chapter 16. 353-368.

65. MINISTERIO DE SALUD. Guía Clínica. Manejo del paciente gran quemado. Santiago: Minsal, 2016 ISBN: Fecha 1ª Edición: Julio 2007, Minsal Fecha publicación 2ª Edición: Marzo 2016.

66. Peck MD, Kruger GE, van der Merwe AE, Godakumbura W, Ahuja RB. Burns and fires from non-electric domestic appliances in low and middle income countries Part I. The scope of the problema. Burns. 2008;34(3):303

67. Institute for Health Metrics and Evaluation. The Global Burden of Disease: 2010 Update. IHME, Seattle, 2012.

68. Peck MD, Kruger GE, van der Merwe AE, Godakumbura W, Ahuja RB. Burns and fires from non-electric domestic appliances in low and middle income countries Part I. The scope of the problema. Burns. 2008;34(3):303

69. American Burn Association, National Burn Repository® 2012.

70. Greenhalgh et al. American Burn Association Consensus Conference to define sepsis and infection in Burns. Journal of Burn Care and Research. Volume 28, Number 6.

71. Danilla S, Pastén J, Fasce G, Díaz V, Iruretagoyena M. Mortality trends from burn injuries in Chile: 1954-1999. Burns J Int Soc Burn Inj. Junio de 2004; 30 (4): 348-56.

72. Rojas M, Saavedra R, Vicencio P, Solís F. Epidemiological changes in children with burns attending clinics in a district of Santiago, Chile, over a 10 year period. Rev Chil Pediatr. 16 de diciembre de 2015.

73. National SafeKids Burn Campaign (2004) Burn injury fact sheet. Washington, DC

74. Bolenbaucher R, Cotner-Pouncy T, Edwards C, Jackson B, McNabb W, Mann-Salinas E, Oliver J, Putz B, Rodgers K. Burn Clinical Practice Guideline. http://tetaf.org/wp-content/uploads/2016/01/Burn-Practice-Guideline.pdf.

75. Rosanova MT, Stamboulian D. and Lede R. Infections in burned children: epidemiological and risk factor analysis. Arch Argent Pediatr 2013;111(4):303-308.

76. Barajas-Nava LA, López-Alcalde J, Roqué i Figuls M, Solà I, Bonfill Cosp X. Antibiotic prophylaxis for preventing burn wound infection (Review). Cochrane Database of Systematic Reviews 2013, Issue 6. Art. No.: CD008738.

77. Appelgren P, Bjornhagen V, Bragderyd K, et al. A prospective study of infections in burn patients. Burns. 2002; 28: 39-46.

78. Tran S. and Chin A. Burn Sepsis in Children. Clinical Pediatric Emergency Medicine. Volume 15, Issue 2, June 2014, Pages 149-157

79. Shankar R, Melstrom KA Jr et al (2007) Inflammation and sepsis: past, present, and the future. J Burn Care Res 28(4):566-571.

80. Schultz L, et al. Identification of predictors of early infection in acute burn patients. Burns (2013)Nov;39(7):1355-66.

81. Lavrentieva, S. Papadopoulou, J. Kioumis, E. Kaimakamis, M. Bitzani. PCT as a diagnostic and prognostic tool in burn patients. Whether time course has a role in monitoring sepsis treatment. Burns 38 (2012) 356-363.

82. Neely AN, Fowler LA, Kagan RJ, et al. Procalcitonin in paediatric burnpatients: an early indicator of sepsis? J Burn Care Rehabil. 2004;25:76-80.

83. Dellinger RP, Carlet JM, Masur H, et al. Surviving sepsis campaign guidelines for management of severe sepsis and septic shock. Crit Care Med 2005;32:858-73.

84. Levy MM, Pronovost PJ, Dellinger RP, et al. Sepsis change bundles: converting guidelines into meaningful change in behavior and clinical outcome. Crit Care Med 2004;32 (Suppl 11):S595-S597.

85. Ramos GE, Bolgiani AN, Patino O, et al. Catheter infection risk related to the distance between insertion site and burned area. J Burn Care Rehabil 2001;23:266-71.

86. Moghadam S., Pourmand M., Aminharati F. Biofilm formation and antimicrobial resistance in methicillin-resistant Staphylococcus aureus isolated from burn patients, IranJ Infect Dev Ctries 2014; 8(12):1511-1517.

87. Infection in Burns William Norbury,1 David N. Herndon,1,2 Jessica Tanksley,1,2 Marc G. Jeschke,3 and Celeste C. Finnerty1,2,4 on Behalf of the Scientific Study Committee of the Surgical Infection Society. SURGICAL INFECTIONS Volume 17, Number 2, 2016.

88. Chipp E., Milner C., and Blackburn A. Sepsis in Burns A Review of Current Practice and Future Therapies. Ann Plast Surg 2010;65: 228-236)

89. Ramos G, Cornistein W, Cerino GT, Nacif G. Systemic antimicrobial prophylaxis in burn patients: systematic review. J Hosp Infect. 2017 Jun 16.

90. MohdAltafMir,MohammadFahudKhurram&ArshadHa□zKhan. What should be the antibiotic prescription protocol for burn patients admitted in the department of burns, plastic and reconstructive surgery. IntWoundJ2017;14:194-197.

91. Horvath EE, Murray CK, Vaughan GM, et al. Fungal wound infection (not colonisation) is independently associated with mortality in burns patients. Ann Surg. 2007;245:978 -985.

92. Santos S.R.C.J., Sanches-Giraud C, Silva Jr. C.V., Guimaraes W.V. and Gomez D.S. The Battle Against Nosocomial Pathogens for Sepsis Control in Paediatric Burn Patients: Vancomycin and Carbapenems Serum Monitoring for Target Attainment by PK/PD Analysis. The Battle Against Microbial Pathogens: Basic Science, Technological Advances and Educational Programs (A. Méndez-Vilas, Ed.).

93. Carter B, Damer K, Walroth T, Buening N, Foster D, Sood R. A Systematic Review of Vancomycin Dosing and Monitoring in Burn Patients. Journal of Burn Care & Research 642 Carter et al November/December 2015.

94. Yu T., Stockmann C., Healy D., Olson J., Wead S., Neely A., Kagan R., Spigarelli M., Sherwin C. Determination of Optimal Amikacin Dosing Regimens for Pediatric Patients With Burn Wound Sepsis. Journal of Burn Care & Research Volume 36, Number 4.

95. Gilbert D, Chambers H, Eliopoulos G, Saag M, Pavila A. Sanford guide to Antimicrobial Therapy 2017. 47 Edition. Antimicrobial Therapy. INC.

Capítulo 49

Profilaxis antitetánica en trauma pediátrico

Pilar Rodríguez Guerra

Introducción

El **tétanos** es una enfermedad infecciosa inmunoprevenible, potencialmente fatal, adquirida del ambiente, cuya clínica es originada por la toxina producida por *Clostridium tetani*.

Este microorganismo es ubicuo en el medio ambiente y en contacto con el tejido del hospedero, en condiciones de baja presión parcial de oxígeno, produce una potente neurotoxina que actúa a nivel del sistema nervioso central, generando la contracción muscular característica de esta enfermedad. Los diferentes escenarios clínicos se dividen en tétanos neonatal y accidental o no neonatal. Los casos neonatales ocurren en recién nacidos de madres no inmunizadas, con infección principalmente del cordón umbilical por malas prácticas higiénicas. Se estima que al año 2006 sólo un 69% de la embarazadas en países en vías de desarrollo habrían recibido al menos 2 dosis recientes de toxoide tetánico. Fuera del período de recién nacido, son muchas las condiciones que se han asociado al tétanos, en EE.UU hubieron 1805 casos reportados desde 1972 al 2001, donde las causas más frecuentes fueron heridas agudas en su mayoría (76%) y crónicas en un menor porcentaje (16%).

En la mayoría de los países desarrollados la mejoría de la higiene ambiental, la atención profesional del parto, las mejorías en el tratamiento de heridas y la inmunización activa han llevado a una continua declinación de la incidencia desde los años 50. Es por esto que la sospecha clínica es más difícil para médicos que no han tenido experiencia con esta enfermedad. Pero en países en vías de desarrollo donde los programas de inmunización no son adecuados el tétanos continua siendo endémico.

Historia

El tétanos fue descrito por primera vez por Hipócrates. Recién en 1884, Carle y Rattone inyectaron pus de una herida infectada en un paciente con tétanos a conejos, induciendo la clínica. En 1889 Kitasato logró cultivar *Clostridium tetani* y determinó que la enfermedad era originada por una toxina. Se logró el suero antitetánico el año 1897, pero su uso masivo comenzó sólo para la primera guerra mundial en soldados. En el año 1924 comenzó el programa de inmunización con toxoide tetánico para las fuerzas armadas. Ya en 1941 los aliados tenían un programa de inmunización sólo para soldados que se amplió a los civiles después de la guerra.

Epidemiología

En muchos países la vigilancia del tétanos no está establecida, siendo sí más frecuente en países altamente poblados, calurosos y húmedos. Como dato global la mortalidad descrita es de 20-45%. La incidencia descrita por la OMS desde el año 2000 en adelante se ha situado por debajo de 0.01 casos por 100.000 habitantes, en su mayoría en población adulta, sobre todo no vacunadas o parcialmente vacunadas. En el año 2015 se reportaron a la OMS 10.301 casos, siendo 3.551 neonatales, lo que evidencia la baja sensibilidad del reporte y la falta de datos de incidencia real. La Unión Europea (UE), donde existen sistemas de vigilancia e inmunización establecidos, reporta una tasa de incidencia el 2014 de 0.01 por 100.000 individuos, con más del 65% en mayores de 65 años. Datos de Estados Unidos (EE.UU) aportados por el CDC (Center of Disease Control and Prevention) muestran una marcada disminución de la incidencia y mortalidad desde la introducción del toxoide tetánico en 1940, pasando de 500-600 casos anuales a 29 casos en el año 2012, con una mortalidad de 13%, con sólo 2 casos reportados desde 1989 de tétanos neonatal. Datos de EE.UU aportados por la OMS muestran una incidencia anual promedio de 0.01 por 100.000 habitantes con un 10% en menores de 20 años, desde el 2001 al 2008.

La OPS (Organización Panamericana de Salud) gracias a la estrategia establecida para la eliminación del tétanos neonatal, ha reducido la incidencia general en forma dramática, de 7000 casos en 1980 a sólo 598 en el 2004. En Chile la tasa reportada por el Ministerio de Salud el año 2006 fue de 0,04 casos por cien mil habitantes, sin casos de tétanos neonatal desde 1996. El Ministerio de Salud Argentino reportó el año 2012, 10 casos de tétanos no neonatal , siendo el último caso de tétanos neonatal reportado el año 2002. Este año 2017, se publicó un estudio sobre mortalidad global del tétanos desde 1990 al 2015, realizado por la Universidad de Washington, donde recolectaron un total de 56.743 muertes por tétanos sólo en el 2015, de las que 19.937 eran en neonatos y muertes 36.806 en niños mayores y adultos. De las muertes neonatales 45% ocurrieron en Asia del sur y 44% en África Sub-sahariana. Desde 1990 al 2015 la mortalidad global de tétanos neonatal cayó en un 90% y la de casos no neonatales 81%. A pesar de esto todavía existen muchos países con altas tasas de mortalidad.

Fisiopatología

Clostridium tetani es un bacilo gram positivo, anaerobio obligado, que crece entre 33-37 ºC, puede crecer en diferentes medios anaerobios de laboratorio. Produce esporas, cuya formación está influida por factores de la composición del medio, temperatura y pH. Estas esporas son altamente resistentes a agentes ambientales y pueden mantenerse en la tierra incluso por años.

El principal reservorio es el tracto digestivo de humano y de animales, por lo que la tierra utilizada para agricultura con heces animales es la más contaminada. No hay transmisión de persona a persona. Hay descrito casos asociados al uso de drogas endovenosas, mordeduras de animales, cirugía intestinal, broncoaspiración de heces o tierra, incluso realización de tatuajes y piercing, puede no encontrarse la vía de entrada.

La incubación va desde 3 a 21 días, presentándose generalmente al día 8, tiempo que depende de la cercanía de la lesión con el sistema nervioso central. A menor tiempo de incubación mayor mortalidad. En recién nacidos la incubación va desde 4 a 14 días, con un promedio de 7 días.

Una vez adquiridas las esporas estas germinan a formas vegetativas al entrar en contacto con tejidos blandos del hospedero en condiciones de bajas presiones parciales de oxígeno con acumulación de ácido láctico, como por ejemplo heridas con necrosis. Las formas vegetativas producen dos exotoxinas: tétanolisina y tétanoespasmina. La primera, tétanolisina, es una hemolisina cuyo rol es limitado en la infección, se cree que daña los tejidos sanos peri lesión y reduce el potencial oxidación-reducción, promoviendo el crecimiento de microorganismos anaerobios. La tétanoespasmina causa la sintomatología clásica, es una potente neurotoxina que se acumula durante la fase de crecimiento logarítmico y se libera al medio por autólisis, su producción está controlada a través de un plasmidio. La toxina ingresa del músculo al sistema linfático y de ahí al torrente sanguíneo donde se disemina, sin embargo no cruza la barrera hemato-encefálica, su acceso a éste es a través del transporte neuronal desde los terminales nerviosos musculares hasta los cuernos ventrales de la médula espinal o a los núcleos motores de los pares craneanos. Una vez en su sitio de acción actúa como endopeptidasa uniéndose a la proteína de membrana de la vesícula sináptica alterando la liberación de neurotransmisores. Interfiere la liberación de neurotransmisores inhibitorios, como GABA, con lo que previene la inhibición de los arcos reflejos espinales, generándose una cadena de reflejos excitatorios que llevan a el clásico espasmo del tétanos. Además se inhibe la liberación de otros neurotransmisores como la acetilcolina en nervios autonómicos y somáticos, lo que genera los síntomas disautonómicos y la parálisis flácida de nervios craneanos en el caso del tétanos cervical.

Clinica

Tétanos accidental o no neonatal

3 formas presentación:

- TÉTANOS LOCALIZADO: raro, contracciones musculares persistentes en el área anatómica donde se ubica la herida. Se mantiene por semanas antes de desaparecer. Puede preceder la generalización de la enfermedad. Sólo 1% fatal.
- TÉTANOS CEFÁLICO: raro, se puede asociar a otitis media o heridas en la cabeza, donde se produce compromiso de los nervios faciales. En general la incubación es corta, produciéndose una parálisis atónica que compromete los nervios craneanos III, IV, VII, IX, X y XII.
- TÉTANOS GENERALIZADO: 80% de los casos. Presenta un patrón descendente, comenzando con tris-

mus, risa sardónica, luego rigidez de nuca, disfagia y rigidez de músculos abdominales, hiperreflexia e hipertonicidad, los espasmos clásicos son contracciones de grupos musculares múltiples, dolorosos, que llevan al opistótono, pueden durar minutos y pueden mantenerse en el tiempo por 3 a 4 semanas, donde la recuperación total lleva meses.

Los cambios cardiovasculares alteran la resistencia vascular periférica con disminución por vasodilatación masiva de los músculos con tormentas autonómicas con liberación de noradrenalina con hiperdinamia, hipertensión y depresión miocárdica. Además se producen espasmos laríngeos que pueden obstruir la vía aérea y ser fatales, requiriendo traqueotomía, presentan con frecuencia neumonía aspirativa por retardo del vaciamiento gástrico y aumento de presión intrabdominal por los espasmos. Se puede producir además insuficiencia renal por deshidratación, rabdomiolisis y exceso de catecolaminas.

La mayor mortalidad ocurre en los extremos de la vida.

Tétanos neonatal

Es una forma generalizada de la enfermedad, aparece entre 3 a 28 días post-parto y se manifiesta con cese de la lactancia y llanto excesivo, luego trismus, posteriormente toma una posición característica de extensión de piernas y flexión de brazos sobre el tórax con inclusión del pulgar, finalmente llega al opistótono con crisis de minutos de duración, entre los espasmos el recién nacido se ve normal. La mortalidad alcanza un 80% en países en vías de desarrollo.

Tétanos pediátrico

Existen pocos reportes sobre tétanos en pediatría. Se realizó un estudio de tétanos pediátrico en Nepal entre los años 2004-2006, se incluyeron 24 casos, 5 neonatales y 19 pediátricos, donde el 62.5% fueron entre 6 a 14 años, sólo un 31.6% habían recibido 3 dosis de DPT, 36.8% no habían recibido ninguna dosis. Sólo un 10.5% recibió profilaxis con toxoide tetánico. Un 32% resultó de heridas y un 16% fue secundario a otitis media. El promedio de días de incubación fue de 7.7 días (2-17). Respecto a la clínica un 75% fue generalizado. Todos presentaron espasmos generalizados, llegando a un 100% opistótono y trismus. El 96% presentó disfunción disautonómica, con fiebre, taquicardia, hipotensión, hipertensión, arritmias y sudoración profusa. Como complicaciones del cuadro, en orden de relevancia, los casos presentaron insuficiencia respiratoria, neumonía aspirativa, rabdomiolisis, encefalopatía hipóxica, convulsiones, falla renal aguda, hemorragia digestiva alta, anemia, apnea, coagulación intravascular diseminada, hemorragia pulmonar, hipoglicemia. La tasa de sobrevida fue de 40% y la principal causa fue falla respiratoria.

Otro de los pocos reportes mostró los datos del Hospital Civil de Karachi, Pakistán, desde julio 2013 a junio 2015, con 23 casos, en su mayoría entre 2 a 6 años. 17/23 no estaban vacunados y ninguno tenía esquema completo. Su mortalidad registrada fue de 26%.

Clasificación de gravedad

Se utiliza la escala de Veronesi (Tabla 49.1).

1 punto por cada uno de los siguientes parámetros:

- Incubación menor a 7 días.
- Comienzo menor a 48 horas.
- Puerta de entrada de riesgo (cordón umbilical, procedimientos quirúrgicos, fracturas compuestas, aborto séptico, inyecciones musculares, heridas punzantes).
- Tétanos generalizado.
- Temperatura corporal mayor de 38 ºC en niños mayores.
- Taquicardia.
- El tétanos cefálico se considera grave y el neonatal muy grave.

Diagnóstico

El diagnóstico es clínico, cuadro con rigidez generalizada, hiperreflexia, trismus y espasmos clásicos, sin compromiso de conciencia. Es importante también la historia de herida contaminada previa y los antecedentes de vacunación incompleta. La vacunación completa debe hacer pensar en otras causas.

Valores de antitoxina circulante menor de 0.01 UI/ml medidos por ELISA puede aportar al diagnóstico. El aislamiento de microorganismo en la herida es altamente significativo.

Como diagnóstico diferencial se pueden plantear diferentes cuadros según la manifestación clínica presente (Tabla 49.2).

Puntaje	Clasificación del tétanos
0-1	Leve
2-3	Moderado
4	Grave
5-6	Muy grave

Tabla 49.1: Escala de Veronesi para gravedad del tétanos.

Manifestación clínica	Diagnóstico diferencial
Trismus	Caries dentales, absceso peritonsilar, parotiditis, disfunción témporo-mandibular
Hiperreflexia	Rabia, encefalitis
Espasmos	Encefalitis, rabia, intoxicaciones, alteraciones metabólicas, histeria
Distonías	Intoxicación fenotiazinas

Tabla 49.2: Diagnóstico diferencial según manifestación clínica.

Profilaxis preexposición

Inmunización activa

La vacunación completa con toxoide tetánico (TT) alcanza niveles protectores de antitoxina en el 100% de los vacunados, estos niveles duran al menos 10 años.

El TT se encuentra disponible en varias presentaciones:

- DTP o DTwP (difteria, pertussis celular, tétanos)
- DTaP (difteria, tétanos, pertussis acelular)
- DT (difteria, tétanos) uso en menores de 7 años
- DTaP-Hib-HepB-IPV (hexavalente: difteria, tétanos, pertussis acelular, *Haemophilus influenzae*, hepatitis B, polio inyectable)
- Td (Tétanos, con menor concentración de toxoide diftérico) uso mayores de 7 años
- Tdap (Tétanos, reducido en antígeno pertussis y toxoide diftérico) licenciadas el 2005, BOOSTRIX y ADACEL, 11 a 64 años, pueden usarse como inmunización en heridas.

Se recomienda un esquema de 5 dosis, con una serie primaria de 3 dosis de DPT (DTwP o DTaP) con un booster a los 4-7 años y uno a los 12-15 años. Si han completado este esquema suelen no requerir nuevas dosis. En la Tabla 49.3 se presentan las recomendaciones de la OMS sobre la inmunización para a protección contra el tétanos en niños y en diferentes escenarios de riesgo, como no vacunados y embarazadas.

Profilaxis postexposición

Importante es conocer el tipo de herida y el estado de inmunización del paciente, según eso son las recomendaciones.

Se debe realizar un aseo quirúrgico profuso y desbridar de ser necesario para remover el tejido desvitalizado las heridas con riesgo de tétanos.

La intervención más exitosa para el tétanos es la **inmunoprofilaxis**, pasiva y la activa previa y postexposición, ya que el tratamiento de la enfermedad en sí es poco eficiente.

Respecto a la **inmunización pasiva** para la neutralización de la toxina circulante, sabemos que la toxina antitetánica es una preparación de plasma fraccionado de adultos hiper inmunizados, cuya vía única es intramuscular. Tiene una vida media de 28 días. Supera a la toxina equina, utilizada previamente, por tener menos reacciones alérgicas. La dosis es de 250 UI x 1 vez (250 UI / ml) en el brazo contrario al toxoide tetánico.

Es de suma importancia su indicación precoz, antes de que la toxina ingrese vía nerviosa al SNC, ya que una vez en su sitio de acción su acción es irreversible. Por lo anterior se plantea su uso intratecal. Se reportan resultados sobre su uso intratecal, se compararon 2 grupos iguales, y se vio que aquellos que la recibieron tuvieron una significativa menor mortalidad. Si bien se recomienda, la evidencia no es consistente y se debe evaluar caso a caso.

Se recomienda inicio en la infancia	DTP	DTP	DTP	Td	Td	Td
	Desde las 6 semanas y antes de año de edad, intervalo 4 semanas			4-7 años	12-15 años	Adulto jóven
Adolescentes y adultos no vacunados	Td	Td	Td	Td	Td	
	Lo antes posible	4 semanas	6 meses	1 año	1 año	
Embarazadas no vacunadas o dudoso esquema	Td	Td	Td	Td	Td	
	Lo antes posible en primer embarazo	4 semanas	6 meses o en siguiente embarazo	1 año o en siguiente embarazo	1 año o en siguiente embarazo	
Embarazada con sólo 3 dosis en la infancia	Td	Td	Td			
	Lo antes posible en el primer embarazo	4 semanas	1 año			

Tabla 49.3: Recomendaciones de la OMS para inmunización con DTP y Td para obtener protección a largo plazo para tétanos. 2008.

Además de la inmunoglobulina intramuscular, dado que la toxina no produce inmunidad en la enfermedad, los pacientes deben recibir toxoide tetánico como parte del tratamiento según sus antecedentes de inmunización previos.

Las conductas a tomar según el estado de Estado de inmunización son:

- **No vacunados**: esquema primario con la vacuna correspondiente por edad.
- **Antecedente desconocido**: esquema primario con vacuna correspondiente por edad.
- **Esquema con 3 dosis o más completo:**
    - Última dosis < 5 años, se considera protegido y no requiere refuerzo.
    - Última dosis > 5 años, debe recibir refuerzo.

En la siguiente tabla podemos ver las recomendaciones de la Asociación Americana de Pediatría (AAP) para la profilaxis postexposición según tipo de herida (Tabla 49.4).

Manejo tétanos

Una vez sospechada la enfermedad el tratamiento comprende varios puntos:

Toxina antitetánica

Indicación precoz, frente a la sospecha de riesgo. La deben recibir todos aquellos pacientes no vacunados o con calendario incompleto y aquellos pacientes VIH o inmunocomprometidos severos sin importar sus antecedentes de vacunación.

Manejo de soporte en cuidados intensivos

Dado el requerimiento de ventilación mecánica en la mayoría de estos pacientes y la inestabilidad autonómica asociada, con compromiso hemodinámico, es fundamental el manejo precoz en Unidades de Paciente Crítico. Es este factor el que ha disminuido la mortalidad global.

Sedación y parálisis para control de espasmos y disfunciones autonómicas

Para la sedación se usan desde **benzodiacepinas** (midazolam o diazepam) hasta anestésicos como Propofol junto con parálisis con **bloqueo neuromuscular** (vecuronio, pancuronio, rocuronio) siempre con apoyo de ventilación mecánica. Las **benzodiacepinas** son el eje central del tratamiento del tétanos severo. Se utiliza sulfato de magnesio como adyuvante para manejo de los espasmos. Otras terapias exitosas como el uso de baclofeno intratecal, dantroleno, toxina Botulínica A localizada son de utilidad, pero de alto costo para países con recursos limitados donde se ven los casos de tétanos severos. Otros tratamientos descritos para el manejo de la inestabilidad autonómica son dexmedetomedina, clonidina, bloqueos intrarraquídeos con bupivacaína, labetalol, todos los cuales son recomendaciones en reporte de casos.

Manejo de la fuente de infección

Se administran antibióticos junto con el aseo quirúrgico de la herida causante, para disminuir la proliferación de *C. tetani* en la lesión, la sensibilidad del microorganismo es en general amplia a penicilina o metronidazol, pero hay reporte de casos con desarrollo de resistencia intratratamiento por lo que debe haber control seriado. La elección en general es Metronidazol seguida de Penicilina.

Conclusiones

El **tétanos** es una enfermedad infecciosa INMUNOPREVENIBLE, potencialmente fatal . Es poco frecuente en países con esquemas de vacunación establecidos, por lo que su reconocimiento puede ser tardío. Las medidas de inmunización activa y pasiva y todas aquellas adicionales de mejoría de la higiene ambiental, de atención profesional del parto, de tratamiento de heridas han llevado a una continua declinación de la incidencia desde los años 50.

Dado la gravedad de los casos es importante la educación poblacional y del equipo médico sobre la prevención, la clínica y el manejo postexposición y ya de la

Antecedentes de dosis toxoide tetánico	Heridas menor limpias		Todas otras heridas	
	Vacuna con componente tetánico dependiente de la edad	Toxina antitetánica	Vacuna con componente tetánico dependiente de la edad	Toxina antitetánica
Desconocida o < 3 dosis	Sí	No	Sí	Sí
Más de 3 dosis	No	No	No	No

Tabla 49.4: Guía de prevención de tétanos en manejo de heridas

enfermedad propiamente tal. Es fundamental el apoyo de unidades de paciente crítico en la terapia de sostén de estos pacientes, pero sobre todo es fundamental la cobertura de los programas de vacunación ya que es la medida fundamental para su prevención.

Bibliografía

1. Duerden BI, Brazier JS. Tetanus and other clostridial diseases. Medicine (Baltimore) 2009;37 (December (12)):638-40.
2. Wassilak S.G.F and Kretsinger K. Tetanus. In: Evans A.S, Brachman P.S, editors. Bacterial Infections of Humans. Springer Science+Business Media; LLC 2009. p 813-832.
3. Lisboa T, Ho Y, Henriques G, Salles J, dos Santos JL, Verdeal JC, Ribeiro F. Guidelines for the management of accidental tetanus in adult patients. Rev Bras Ter Intensiva. 2011; 23(4):394-409
4. World Health Organization, World Health Organization vaccinepreventable diseases: Monitoring system 2007 report. World Health Organization, Geneva, 2008. Available at: http://www.who.int/immunization/documents/ WHO'I-VB'2007/en/index.html.
5. Srivastava, P., Brown, K., Chen, J., Kretsinger, K., and Roper, M. H. Trends in tetanus epidemiology in the United States, 1972-2001. Workshop 27; 39th National Immunization Conference, Washingon, DC. March 21-24, 2005. Available at:http://cdc.confex.com/cdc/nic2005/techprogram/paper'7813.htm.
6. Naseem F, Mahar IA, Arif F. Two years' study of Tetanus cases in a Paediatric Intensive Care Unit. Pak J Med Sci. 2016;32(3):641-645. doi: http://dx.doi.org/10.12669/pjms.323.9165
7. Rhee P, Nunley M, Demetriades D, Velmahos G and Doucet J. Tetanus and Trauma: A Review and Recommendations. J Trauma. 2005;58:1082-1088.
8. Tetanus. Chapter 21.Epidemiology and Prevention of Vaccine-Preventable Diseases. The Pink Book: Course Textbook - 13th Edition (2015). P. 341-352.
9. Bleck TP: Clostridium tetani (tetanus). In Principles and Practice of Infectious Diseases. 5th edition. Edited by Madell GL. New York: Churchill Livingstone; 2000:2537-2543.
10. Tetanus vaccines: WHO position paper - February 2017. Weekly epidemiological record. 10 FEBRUARY 2017, 92th YEAR /, 53-76 http://www.who.int/wer.
11. Control of Diphtheria, Pertussis, Tetanus, Haemophilus influenzae type b, and Hepatitis B FIELD GUIDE. Pan American Health Organization (2005).
12. Fichas Técnicas para las Enfermedades Inmunoprevenibles contempladas en el Plan Nacional de Inmunización. Unidad de Inmunizaciones/ Departamento de Enfermedades Transmisibles / DIPRECE / Subsecretaría de Salud Pública / MINSAL. 2011.
13. Alerta Tétanos. Programa Nacional de Control de Enfermedades Inmunoprevenibles. Ministerio de Salud. Presidencia de la Nación. 17/10/2012.
14. Kyu H., Mumford J, Stanaway J, Barber R, Hancock J, Vos T, Murray C, Naghavi M. Mortality from tetanus between 1990 and 2015: findings from the global burden of disease study 2015BMC Public Health (2017) 17:179.
15. Gergen P.J, McQuillan G.M., Kiely M., Ezzati-Rice T.M, Sutter R.W and Virella G. A population-based serologic survey of immunity to tetanus in the United States. N. Engl. J. Med. 332: 761-766 (1995).
16. Tétanos. Manual de vacunas en línea de la AEP. Publicado en Comité Asesor de Vacunas (http://vacunasaep.org). SECCIÓN IV. Vacunas de la A a la Z Capítulo 38. Página 1-11.
17. Hatheway C.L and Johnson EA. Clostridium: the spore-bearing anaerobes. In Collier L, Balows A and Sussman M (eds.). Topley and Wilson's Microbiology and Microbial Infections (9th ed, Vol.2). Arnold, London, pp. 731-782, 1998.
18. Kryzhanovsky G.N. Pathophysiology. In Veronesi, R. (ed). Tetanus: Important New Concepts. Excerpta Medica, Amsterdam, pp. 109-182, 1981.
19. Collins S, Amirthalingam G, Beeching N.J, Chand M.A, Godbole G. 3, Ramsay M.E, Fry N.K, and White N.J. Current epidemiology of tetanus in England, 2001-2014. Epidemiol. Infect. (2016), 144, 3343-3353.
20. Srivastava, P., Brown, K., Chen, J., Kretsinger, K., and Roper,M. H. Trends in tetanus epidemiology in the United States, 1972-2001. Workshop 27; 39th National Immunization Conference, Washingon, DC. March 21-24, 2005. Available at: http://cdc.confex.com/cdc/nic2005/techprogram/paper'7813.htm.
21. Arango S, Betancur L, Aguirre C, Quevedo A. Tétanos :¡Todavía un problema de salud pública!. Iatreia/vol21/No.2/JUNIO/2008
22. Cook TM, Protheroe RT, Handel JM. Tetaun: a review of the literatura. Br J Anaesth 2001 ; 447-487
23. Quddus, A., Luby, S., Rahbar, M., Pervaiz Y., Neonatal tetanus: Mortalityrate and risk factors in Loralai District, Pakistan, Int. J. Epidemiol.31:648-653 (2002).
24. Poudel P, Singh R, Raja S and Budhathoki S. Pediatric and neonatal tetanus: a hospital based study at eastern Nepal. Nepal Med Coll J 2008; 10(3): 170-175.
25. Bleck TP. Clostridium tetani (Tetanus). In mandell GL, Bennet JE, Dolin R, eds. Bennett's Principles and practices of Infectious Diseases, 6º edition. Philadelphia: Churchill Livingstone; 2005, página 2891.
26. Halsey, N. A., and Galazka, A., The efficacy of DPT and oralpoliomyelitis immunization schedules initiated from birth to 12weeks of age, Bull. WHO 63:1151-1169 (1985).
27. Immunization surveillance, assessment and monitoring: tetanus. http://www.who.int/immunization_ monitoring/diseases/tetanus/en/index.html.
28. Chaturaka R, Deepika F and Senaka R. Pharmacological management of tetanus: an evidence-based review. Critical Care 2014, 18:217.
29. Sun KO, Chan YW, Cheung RT, So PC, Yu YL, Li PC: Management of tetanus: a review of 18 cases. J R Soc Med 1994, 87:135 -137.
30. Campbell JI, Lam TM, Huynh TL, To SD, Tran TT, Nguyen VM, Le TS, Nguyen VV, Parry C, Farrar JJ, Tran TH, Baker S: Microbiologic characterization and antimicrobial susceptibility of Clostridium tetani isolated from wounds of patients with clinically diagnosed tetanus. Am J Trop Med Hyg 2009, 80:827 -831.
31. Duerden BI, Brazier JS. Tetanus and other clostridial diseases. Medicine (Baltimore) 2009;37 (December (12)):638-40.
32. Wassilak S.G.F and Kretsinger K. Tetanus. In: Evans A.S, Brachman P.S, editors. Bacterial Infections of Humans. Springer Science+Business Media; LLC 2009. p 813-832.

Capítulo 50

Profilaxis de hemorragia digestiva

Simons Adriana, Gattari Alejandro

Introducción

La hemorragia digestiva alta se define como un sangrado generado por encima del ligamento de Treitz. Tiene mayor incidencia que la hemorragia digestiva baja. Puede manifestarse de diferentes maneras, ya sea como hematemesis (vómito de sangre roja fresca), melena (materia fecal negra, maloliente, como alquitrán), hematoquezia (paso de sangre de color rojo brillante o granate a través del recto, la cual generalmente se debe a hemorragia digestiva baja, pero también puede deberse a una hemorragia severa y abundante del tracto digestivo superior o a la presencia de rápido tránsito intestinal); por último en pacientes que portan una sonda nasogástrica, puede evidenciarse la presencia de sangre fresca o débito tipo granos de café (borráceo).

En estudios recientes realizados en la población adulta, se ha demostrado que el Sangrado gastrointestinal (SGI) tiene un riesgo bajo (menor al 1%) el cual puede no verse alterado por la utilización de profilaxis de úlceras por estrés (PUS), a diferencia de lo que se pensaba anteriormente.

Este riesgo se mantiene también en los casos de traumatismo raquimedular, en los cuales la presencia de hemorragia digestiva se observa en el 1,3% de los mismos, aunque en estos pacientes la mortalidad es mayor que en los que no presentan dicha complicación.

Estudios realizados en la población pediátrica muestran diferente incidencia de SGI en los pacientes en UCI. En estos pacientes la incidencia de SGI puede estimarse en aproximadamente el 10%, aunque la presencia de un sangrado clínicamente significativo puede rondar entre el 1.6 y 5,3%. No está claro que los pacientes pediátricos se beneficien de la utilización de PUS para la prevención del SGI, además de que puede existir una aumento del riesgo de la NAV asociado a la utilización de dicho tratamiento, por lo que sería racional su utilización en pacientes con la presencia de factores de riesgo (ventilación mecánica, utilización de corticoides sistémicos y alteración del estado de la conciencia).

La patogénesis de las úlceras por estrés se relaciona a diversos factores, como la hipovolemia, la disminución del gasto cardíaco, el aumento de la vasoconstricción gástrica y esplácnica, la presencia de hipoperfusión esplácnica, lo que lleva a menor secreción de bicarbonato, disminución del flujo sanguíneo de la mucosa gástrica y disminución de la motilidad gastrointestinal.

El sangrado gastrointestinal (SGI) debido a la presencia de úlceras por estrés, se ha asociado a mayor mortalidad y a prolongación de la estadía en las Unidades de Cuidados Intensivos. Estudios anteriores mostraron que la PUS reducía la aparición de sangrado gastrointestinal, por lo que la utilización de PUS se convirtió en un estándar de cuidado en la UCIs. Esta evidencia en los últimos años se ha cuestionado debido a la limitación de los datos, a defectos metodológicos en ciertos estudios, y además al posible aumento de la incidencia de Neumonía Asociada a la Ventilación Mecánica (NAV) y al aumento de la enteritis por Clostridium Difficile debido a uso de PUS.

Se estima que a las pocas horas del ingreso de un paciente a UCI ya tienen erosiones en la mucosa gástrica y hemorragias subepiteliales. Se ha demostrado que la utilización de PUS disminuye el grado de ulceración del tracto digestivo superior. De todos modos, la manifestación clínica de esto tiene un espectro de presentación muy variable, que va desde el sangrado oculto al SGI grave.

Se define a un SGI clínicamente significativo (SGICS) al que deteriora el estado hemodinámico del paciente, requiere transfusiones de hemoderivados o cirugía para su tratamiento y estabilización. Es obvio pensar que, para que sea de utilidad la PUS, ésta debería afectar el resultado clínico de los pacientes en la UCI. Esto no está claro y los resultados de los diferentes trabajos no son concluyentes. Se ha observado que la mortalidad y la morbilidad de los pacientes con SGICS es mayor, pero éstos pacientes también presentan scores de gravedad y mortalidad mayores al ingreso a la UCI, lo que sugiere que la mayor tasa de mortalidad de los pacientes con SGICS resulta en la mayoría de los casos de su enfermedad primaria y no directamente de la hemorragia gastrointestinal.

Se estima que aproximadamente el 70% de los pacientes que ingresan a una terapia intensiva reciben profilaxis de úlceras por estrés, sin que existan diferencias en los distintos tipos de Unidades de cuidados intensivos, ya sean quirúrgicas, neuroquirúrgicas, polivalentes, de atención de quemados, etc.

Los medicamentos utilizados para la PUS incluyen principalmente a los bloqueantes de receptores de histamina (BRH2), a los inhibidores de la bomba de protones (IBP) y al sucralfato, el cual es una sal de aluminio no absorbible. La mayoría de los intensivistas consideran como más apropiado el uso de BRH2 como agentes de primera línea apropiados, aunque en un porcentaje importante inicia con IBP a pesar de que se cuenta con limitada información acerca de que esto genere mejores resultados.

Fármacos utilizados en la prevención de úlceras por estrés

Los Bloqueantes de los Receptores de Histamina (BRH2) son fármacos usado para el bloqueo de las acciones de la histamina a nivel de los receptores sobre las células parietales en el estómago, conllevando a una disminución en la producción de ácido del jugo gástrico

La lesión aguda de la mucosa gástrica es frecuente en los pacientes internados en terapia intensiva. Se han utilizado diferentes drogas para la profilaxis en adultos, sin evidencia de que alguna sea más efectiva. En pediatría, hay poco descripto, pero el fármaco más utilizado son los Antagonistas de receptores histamínicos H2 (Ranitidina). La dosis recomendada para PUS en pediatra es de 2-5mg/kg/día administrado vía oral, con un intervalo de 12hs. Esta recomendación no sería adecuada en los pacientes críticos debido a la alteración de la absorción a nivel gastrointestinal.

En un estudio realizado con pacientes internados en cuidados críticos pediátricos, se intentó definir la dosis adecuada, intervalo y vía de administración de este grupo de antiácidos. Incluyeron 40 pacientes menores de 17 años con factores de riesgo de SGI establecido por el Indice de Zinner modificado (Tabla 50.1), secundario a úlceras por stress. Estos pacientes fueron divididos en 4 grupos, recibieron PUS con Ranitidina a diferentes dosis, intervalos y vías de administración durante el período de ayuno. Concluyeron que podía alcanzarse un 80% de efectividad con la administración de Ranitidina, a una dosis de 1,5 mg/k por vía endovenosa, con un intervalo de 6hs.

Los inhibidores de la bomba de protones (IBP) tienen como acción principal, la reducción prolongada de las secreciones gástricas. Estos medicamentos están entre los más aceptados en el mundo debido a su eficacia y seguridad. Estos fármacos son los más potentes inhibidores de la secreción ácida. Son de elección en el caso de los pacientes con riesgo de resangrado y en el caso de pacientes con enfermedad por úlcera péptica.

Estos fármacos son de elección en el tratamiento de los pacientes con reflujo gastroesofágico y úlcera gastroduodenal. Podrían presentar ciertas ventajas en comparación con los BRH2, ya que su duración de acción es mayor, inhiben la secreción ácida basal y la generada luego de la estimulación de las células parietales, no producen tolerancia y tienen un amplio perfil de seguridad. En los casos de pacientes críticos, con hemorragia digestiva grave su administración es por vía intravenosa. La dosis oscila entre 1 y 2 mg/k/día (en dos dosis), aunque la dosis de 1 mg/k cada 12 horas ha demostrado mantener el Ph gástrico superior a 4 durante más tiempo por lo que sería más apropiada en pacientes críticos.

Existe consenso de que los pacientes críticos requieren tratamiento para la prevención de úlceras por estrés. Debido a esto y a otras medidas, se ha logrado disminuir el porcentaje de hemorragia digestiva en este grupo de pacientes, que en algunos trabajos llega a ser tan solo del 3%. Pero dicho esto, también cabe aclarar que el riesgo no es idéntico en todos los pacientes, por lo que no todos requerirán tratamiento preventivo. Se debe utilizar la profilaxis de úlceras por estrés en los pacientes que presenten un Índice de Zinner modificado superior a 2. Cada parámetro computado corresponderá a un punto (Tabla 50.1).

Recientemente se publicó una revisión sistemática y metanálisis con el fin de comparar la efectividad entre IBP vs ARH2. Concluyeron que el uso de IBP en pacientes crítico podría ser más efectivo en la profilaxis de úlceras por estrés, y, consecuentemente en la prevención de hemorragia digestiva. No evidenciaron diferencias significativas con respecto al riesgo de Neumonía Asociada a la Ventilación Mecánica (NAV), estadía en unidad de cuidados intensivos ni mortalidad.

Otro fármaco frecuentemente utilizado en la prevención de la hemorragia digestiva es el sucralfato. Éste es un complejo de sacarosa y aluminio. Carece de efecto en la producción de ácido por el estómago. Su función se relaciona con la formación de una barrera que protege la mucosa gástrica del ácido, pepsina y sales biliares. No produce modificación del Ph gástrico por lo que no produciría un aumento de la incidencia de NAV, pero tiene efectos adversos relacionados con la alteración de la biodisponibilidad de ciertos fármacos con son la digoxina, la Difenilhidantoina, el ketoconazol, las tetraciclinas, levotiroxina y las quinolonas. Además, en el caso de insuficiencia renal puede producirse un aumento de los niveles de aluminio y generar toxicidad. Su administración requiere la interrupción de la alimentación y puede generar obstrucción de las sondas para alimentación, además se ha asociado a la presencia de bezoares.

Conclusión

Actualmente podemos considerar que la profilaxis de úlceras por estrés debe ser indicada en pacientes con factores de riesgo y no en todo paciente que ingresa a una UCI. Entre los factores de riesgo que se han relacionado mejor con el desarrollo de hemorragia digestiva encontramos a la ventilación mecánica, la coagulopatía, la coagulación intravascular diseminada, el trauma de cráneo y el uso de esteroides sistémicos. Puede ser de utilidad la utilización del Índice de Zinner modificado para pediatría para la elección de los pacientes que recibirán dicho tratamiento. De acuerdo a los fármacos utilizados, la mayoría de los autores, así como la mayoría de los intensivistas comienzan tratamiento con BRH2, pero ha también aumentado en gran medida la utilización de IBP como medida inicial, sin un adecuado soporte bibliográfico. Es importante remarcar que una medida que puede ser efectiva para aumentar el Ph gástrico por encima de 4 y además mejorar las condiciones globales del tracto gastrointestinal es la alimentación por vía gástrica precoz. La alimentación por vía gástrica dentro de las primeras 24 horas del ingreso del paciente ha mostrado riesgo de sangrado similar entre grupos tratados con drogas para prevenir las úlceras por estrés en comparación con placebo. Esto no se aplica en pacientes alimentados por vía transpilórica, la cual estimula la liberación de ácido por el estómago.

Índice de Zinner Modificado	
Respiratorio	Insuficiencia respiratoria que requiere VNI o AVM. AVM por más de 24hs en el posoperatorio.
Shock	Hipotensión (TA sistólica menoa a 2DS para la edad), oliguria, hipoperfusión periférica. Necesidad de drogas vasomotoras para mantener presión arterial o gasto cardíaco.
Sepsis	Clínica compatible, leucocitosis, leucopenia, hemocultivos positivos. (al menos dos)
Insuficiencia cardíaca	Insuficiencia cardíaca aguda o arritmia que requiera drogas o arritmias para su control
Insuficiencia renal aguda	Creatinina y BUN (Nitrógeno Uréico Sanguíneo) más de 2 veces el valor normal para la edad
Alteración neurológica	Obnubilación o coma. Crisis convulsivas
Coagulopatía	Plaquetas menores a 50.000mm3. Tiempo de Protrombina menor 50%. Coagulación Intravascular diseminada
Alteración hepática	GOT ó GPT mayor a 100 y/o bilirrubina mayor a 5 mg/dl
Acidosis metabólica	Ph menor 7,30 con bicarbonato menor a 17meq/l
Administración de esteroides	Metilprednisolona 2 mg/k/día o equivalente.

Tabla 50.1: Índice de Zinner modificado para pediatría

Bibliografía

1. Pimentel M, Roberts DE, Bernstein CN, Hoppensack M, Duerksen DR. Clinically significant gastrointestinal bleeding in critically ill patients in an era of prophylaxis. Am J Gastroenterol. 2000 Oct;95(10):2801-6. DOI: 10.1111/j.1572-0241.2000.03189.x
2. Marik PE, Vasu T, Hirani A, Pachinburavan M. Stress ulcer prophylaxis in the new millennium: a systematic review and meta-analysis. Crit Care Med. 2010 Nov;38(11):2222-8. doi: 10.1097/CCM.0b013e3181f17adf.
3. Matsumura JS, Prystowsky JB, Bresticker MA, Meyer PR Jr, Joehl RJ, Nahrwold DL. Gastrointestinal tract complications after acute spine injury. Arch Surg. 1995 Jul;130(7):751-3. PMID: 7611864
4. Costarino AT, Dai D, Feng R, Feudtner C, Guevara JP. Gastric Acid Suppressant Prophylaxis in Pediatric Intensive Care: Current Practice as Reflected in a Large Administrative Database. Pediatr Crit Care Med. 2015 Sep;16(7):605-12. doi: 10.1097/PCC.0000000000000427.
5. Daley RJ, Rebuck JA, Welage LS, Rogers FB. Prevention of stress ulceration: current trends in critical care. Crit Care Med. 2004 Oct;32(10):2008-13. PMID:15483408
6. Krag M, Perner A, Wetterslev J, Wise MP, Hylander Møller M. Stress ulcer prophylaxis versus placebo or no prophylaxis in critically ill patients. A systematic review of randomised clinical trials with meta-analysis and trial sequential analysis. Intensive Care Med. 2014 Jan;40(1):11-22. doi: 10.1007/s00134-013-3125-3. Epub 2013 Oct 19.
7. Faisy C, Guerot E, Diehl JL, Iftimovici E, Fagon JY.Clinically significant gastrointestinal bleeding in critically ill patients with and without stress-ulcer prophylaxis. Intensive Care Med. 2003 Aug;29(8):1306-13. Epub 2003 Jun 26.
8. Daley RJ, Rebuck JA, Welage LS, Rogers FB. Prevention of stress ulceration: current trends in critical care. Crit Care Med. 2004 Oct;32(10):2008-13.
9. Lopez-Herce Cid J, Albajara Velasco L, Codoceo R, Delgado Dominguez MA, Jimenez E, Ruza Tarrio F. Ranitidine prophylaxis in acute gastric mucosal damage in critically ill pediatric patients. Crit Care Med. 1988 Jun;16(6):591-3. PMID: 3371023
10. Maria José Solana García, Jesús López-Herce Cid, César Sánchez Sánchez Gastroesophageal Reflux in Critically Ill Children: A Review. ISRN Gastroenterol. 2013; 2013: 824320. PMCID: PMC3572643 PMID: 23431462. doi: 10.1155/2013/824320
11. Alhazzani W, Alenezi F, Jaeschke RZ, Moayyedi P, Cook DJ. Proton pump inhibitors versus histamine 2 receptor antagonists for stress ulcer prophylaxis in critically ill patients: a systematic review and meta-analysis. Crit Care Med. 2013 Mar;41(3):693-705. doi: 10.1097/CCM.0b013e3182758734.

Capítulo 51

Profilaxis del evento tromboembólico venoso

Pablo Neira, Alejandro Gattari, María Gabriela Sheehan

Introducción

Se define evento tromboembólico venoso (ETV) a la aparición de un trombo localizado en una vena profunda que afecta el drenaje de los miembros, trombosis de vena cava, aurícula derecha y/o tromboembolismo pulmonar. Se estima que actualmente 1/200 niños hospitalizados desarrollarán ETV. En los últimos años esta incidencia se ha incrementado. *Raffini y col.* reportaron un 70% de incremento de incidencia de trombosis venosa clínicamente aparente en niños hospitalizados en 35-40 hospitales pediátricos de Estados Unidos en el período 2001/2007. Este incremento del número de casos se ha denominado "la nueva epidemia" y se considera que su aparición es la expresión de varios factores que incluyen tratamientos de soporte enérgicos suministrados a los niños en especial en las Unidades de Cuidados Intensivos Pediátricas (UCIP) y neonatales, mayor reconocimiento de la entidad por parte de la comunidad médica y un mejor diagnóstico facilitado por medio de técnicas no invasivas (ecografía Doppler color; angioTC, RNM). El problema es serio debido a que su presencia se asocia con un aumento de la morbilidad aguda y crónica así como de la mortalidad. De hecho *the Childrens Hospitals Solutions for Patient Safety*, un consorcio de más de 135 hospitales en EEUU y Canadá, ha determinado que los ETV son la segunda causa más común de daño prevenible en sus 135 hospitales pediátricos asociados. Sin embargo, la incidencia reportada desde junio de 2011- diciembre 2018 continúa en ascenso.

Epidemiología

La incidencia global de ETV en adultos es de 69 episodios cada 100000, la cual es superior a la de la población pediátrica. En USA la tasa de ETV global es de 0.9 por cada 100000 niños por año según el Registro Nacional de Altas Hospitalarias de los Estados Unidos. El registro canadiense informa una incidencia de 0.07 a 0.14 cada 10000 niños en la población general que puede elevarse hasta 5.3 por cada 10000 en pacientes internados de 1 mes a 18 años. En Holanda la tasa reportada de eventos es similar, 0.14/10000 en la población pediátrica general. En un estudio retrospectivo reciente en 30 centros de Estados Unidos *Raffini* encontró una incidencia de 34 a 58 ETV cada 10000 admisiones hospitalarias en neonatos, niños y adolescentes. La mayoría de los mismos (63 %) tenían enfermedades crónicas complejas.

Se estima que los ETV idiopáticos o primarios, sin factores de riesgo conocidos, son muy poco frecuentes en niños y representan aproximadamente <5% del total de los ETV. Como contracara, los niños con condiciones críticas y/o traumatizados tienen un riesgo desproporcionadamente mayor a cualquier otra cohorte de niños a presentar ETV debido a la presencia de múltiples factores de riesgo que incluyen: lesión endotelial (ocasionado por el traumatismo con lesión vascular, colocación de catéter venoso central, cirugías), alteración en el flujo sanguíneo (por alteraciones de la perfusión, requerimiento de drogas vasoactivas, inmovilidad) e hipercoagulabilidad (asociada a sepsis, trauma, transfusiones etc.). La contribución de cada uno de estos factores es poco clara aunque la presencia de

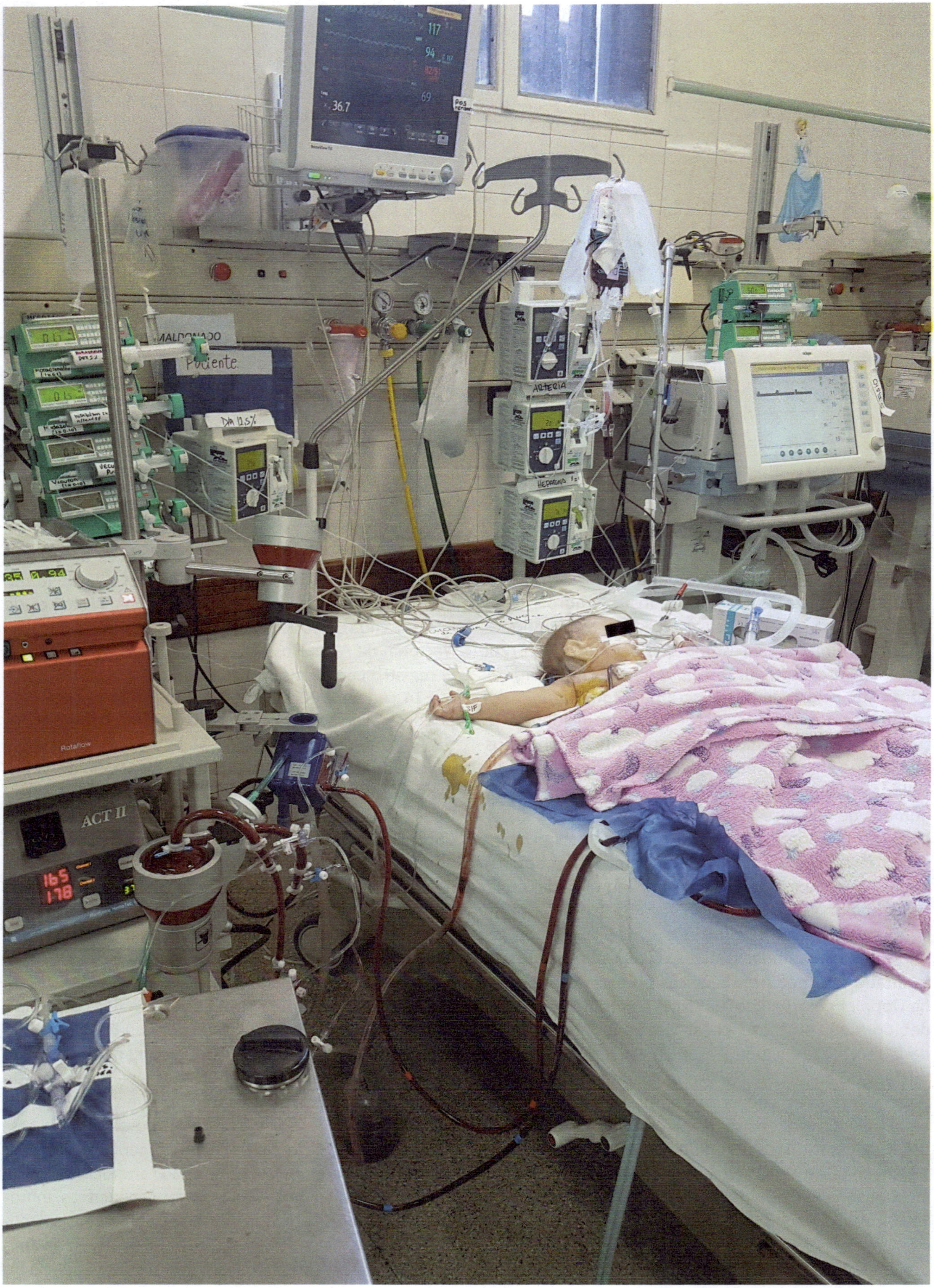
MALDONADO
Paciente
ARTERIA
ACT II

CVC parece ser uno de los más importantes. Aproximadamente el 80-90% de los episodios en UCIP tienen factores predisponentes reconocibles como enfermedad cardiovascular, neoplasia, traumatismo, infección asociada y la inmovilización. La presencia de CVC es considerado el factor de riesgo más común. El riesgo de trombosis es mayor si se utilizan la venas femorales[14] en comparación con las yugulares e intermedio en el caso de las venas subclavias. Al menos el 63-96% de los ETV tienen al menos dos factores de riesgo asociados.[6] En cuanto a la edad de presentación de los ETV, se describe un patrón de distribución bimodal con un primer pico de frecuencia en los menores de un año y un segundo pico en la adolescencia.

En cuanto a los factores de riesgo hereditarios, la asociación de 2 o más condiciones aumentan el riesgo de desarrollar ETV (Tabla 51.1). Las alteraciones más frecuentes son el factor V de Leiden y la mutación del gen de la protrombina (PG20210A). Debido a que en la edad pediátrica los ETV son en su mayor frecuencia adquiridos, la investigación de trombofilia congénita en este escenario si bien controversial, no se recomienda de rutina, restringiendo el estudio a las trombofilias primarias, sin factores de riesgo conocidos, o a los pacientes con antecedentes familiares de trombofilia asociado a situaciones de riesgo protrombótico (cirugías, inmovilización, neoplasias etc).

Hemostasia del desarrollo y riesgo de ETV en lactantes y niños

La relativa rareza de los ETV en la infancia, se debe probablemente a que la hemostasia en la edad pediátrica provee de una cierta protección innata, ya que la capacidad de generar trombina, el suceso más importante de la hemostasia, es menor (cercana al 50%) en comparación con la capacidad del adulto. Así, los pacientes con deficiencias congénitas de antitrombina (AT), proteína C o S, o con resistencia a la proteína C usualmente no presentan ETV hasta la adolescencia tardía. A su vez los ETV secundarios a factores de riesgo adquirido ocurren con mucha menor frecuencia que en la población adulta por lo que para el mismo factor de riesgo, sea heredado o adquirido, el riesgo de trombosis está reducido en forma sustancial sugiriendo que existen mecanismos protectores en juego.

El concepto de hemostasia del desarrollo acepta que sistema de coagulación en la niñez es complejo y cambiante presentando diferencias cuantitativas y cualitativas del sistema de coagulación con la edad. Por ejemplo, los factores de coagulación K dependientes, la generación de trombina y la lisis del coágulo están reducidas en neonatos comparado con niños mayores. El nivel de AT es menor en neonatos llegando a los valores de adultos a los 6 meses de vida. En contraste las proteínas C y S se incrementan a lo largo de la niñez y no alcanzan los niveles de adultos hasta la adolescencia.[18] Otra proteína de la coagulación, la alfa-2macroglobulina (un inhibidor mayor de la trombina), presenta niveles dos o tres veces mayores en neonatos y en niños y permanecen elevados hasta la adultez.

La magnitud de estos cambios y las implicancias de los mismos en el niño en crecimiento permanece incierta. Sin embargo se acepta que esta hemostasia del desarrollo provee un mecanismo de protección a neonatos y niños, contribuyendo a disminuir el riesgo de ETV en esta edad.

Factores de riesgo de ETV en trauma pediatrico

El ETV es una causa de morbilidad mayor en adultos traumatizados. Este evento ocurre hasta en un 50% de los pacientes sin profilaxis. En niños esta incidencia es menor, y ronda el 0.1-1.2% en la población general de trauma aunque varía según la población estudiada.[18–25] En el caso de los pacientes traumatizados que ingresan a PICU la incidencia reportada es mayor (0.3-6.2%.). Un estudio en 718 centros de trauma de Estados Unidos en 3 años observó un importante incremento de ETV en adolescentes de 16 años, no observándola en ni-

A Asociación establecida	A Asociación no bien establecida
D Deficiencia de PC	H Hiperhomocisteinemia
D Deficiencia de PS	D Deficiencia del cofactor 2 de la heparina
D Deficiencia de Antitrombina	Anormalidades en el mecanismo fibrinolítico H HHipoplasminogenemia, aumento del PAI-1
Factor V de Leiden	A Aumento del factor VIII y XI
Mutación del gen de la protrombina (G20210A)	D Deficiencia de TFPI
D Disfibrinogenemias	AAlteracion de la trombomodulina

Tabla 51.1: Condiciones congénitas asociadas a la aparición de fenómenos tromboembólicos

ños menores de 13 años. Este incremento en los 16 años fue independiente de otros factores de riesgo como obesidad, escala de Glasgow, índice de severidad lesional (ISS), trasfusiones, colocación de catéter venoso central o cirugía mayor. En otro estudio Candrili muestra una incidencia de ETV de 2.7 cada 1000 niños traumatizados (72.8 % TVP, 22 % EP, y 4.6 % ambos). En este estudio los pacientes con ETV eran más grandes (16.6 años vs 12.2 años) y con ISS mayor (20.7 vs 10.5). El costo fue de 68.865 dólares vs 10843 dólares, todas diferencias significativas. En una serie del Hospital de Niños de Pittsburgh de 10 años de 753 pacientes admitidos a la UCI por trauma 65 pacientes desarrollaron ETV (0.4 % de todas las admisiones y 8.9 % de los admitidos a UCI. En comparación los que tuvieron ETV tuvieron mayor ISS y menos escala de Glasgow, más TEC severo y más TEC intencional. Esta rareza relativa de los ETV en el paciente pediátrico traumatizado hizo suponer que la profilaxis de ETV era innecesaria. Sin embargo, aunque raros, los ETV son eventos potencialmente muy serios, que en el período agudo pueden manifestarse como trombosis venosa profunda (TVP), tromboembolismo pulmonar (TEP) o accidente cerebral por migración paradojal del embolo, y en forma crónica con síndrome post-trombótico con incidencia reportada del 20-46.7%, riesgo de sangrado por la anticoagulación prolongada y ETV recurrente. La mortalidad ocurre en 2.2% de los casos pediátricos por lo que uno de los desafíos centrales con respecto de los ETV en el paciente pediátrico traumatizado es identificar el subgrupo de niños que tengan un riesgo suficientemente elevado como para beneficiarse de la profilaxis. Aunque en general los factores de riesgo son similares a los de adultos, el riesgo conferido por cada factor es diferente en los niños.

Un importante factor de riesgo es la edad. Estudios muestran una incidencia mayor de ETV en los adolescentes mayores comparados con los niños más pequeños. No obstante no hay un acuerdo sobre la edad en la que el riesgo de desarrollar ETV se vuelve mayor. Por regla general se acepta que los menores de 12 años no deberían recibir profilaxis en forma rutinaria pero no existe un acuerdo en la edad en la que sí debería instalarse. El riesgo parece incrementarse en la adolescencia y continúa aumentando en la juventud. El catéter venoso central es otro factor de riesgo trombogénico per se. Factores como el ingreso a UCIP, la cirugía mayor torácica, abdominal, neurocirugía o cirugía ortopédica, pueden ser subrogados de un número de otros riesgos combinados como la severidad lesional, el mecanismo de lesión, la intubación, inmovilidad y bloqueo neuromuscular. Otros factores de riesgo descriptos en niños traumatizados incluyen el traumatismo de cráneo severo, uso de inotrópicos, nutrición parenteral, bloqueo neuromuscular, sedación profunda, obesidad, la administración de factor VIIa recombinante, y la coagulopatía aguda traumática. La probabilidad de ETV aumenta a medida que se suman factores de riesgo. Es para destacar que varios de los factores de riesgo descriptos son modificables, promoviendo el uso de protocolos dirigidos a minimizar el peligro de desarrollar ETV (ej. vacaciones de sedación, destete de la asistencia ventilatoria mecánica cuando sea posible, iniciación precoz de la alimentación enteral y la remoción oportuna de los catéteres venosos centrales).

Lamentablemente, a pesar de lo expuesto, los factores de riesgo citados no ayudan en forma aislada a establecer una definición de alto riesgo a desarrollar ETV. Para resolver esta limitación se han propuesto modelos de evaluación de riesgo. *Connelly y col.* desarrollaron una herramienta clínica para la predicción de ETV en pacientes pediátricos traumatizados generando un modelo basado en información del Banco Nacional de Datos de Trauma de EEUU (NTDB) en el período 2007- 2012, con el objetivo de estratificar el riesgo de ETV que sirva de base para el desarrollo de protocolos específicos de profilaxis en esta población. En el modelo se incluyeron las siguientes variables: escala de Glasgow, edad, sexo, admisión a UCIP, intubación, transfusión, colocación de catéter venoso central, fractura de pélvis o de miembros inferiores y cirugía mayor. El riesgo se definió como bajo (<1%), moderado (1-5%) y alto (>5%). Este modelo tuvo buen desempeño con un área bajo la curva de 93-94%. Los autores sugieren mantener una vigilancia activa en pacientes de riesgo moderado y profilaxis farmacológica a los de alto riesgo. En otro estudio *Yen y col.* del centro de trauma nivel I del hospital John Hopkins identificaron los factores de riesgo para ETV y desarrollaron otro modelo de predicción de riesgo para los pacientes pediátricos traumatizados. El desarrollo de ETV estuvo independientemente asociado con los pacientes de mayor edad, sometidos a cirugía y transfusión de hemoderivados, con mayor índice de severidad lesional (ISS>25) y puntaje más bajo de la escala de Glasgow. Este modelo también mostró buen desempeño con un área bajo la curva de 91%. Un escore mayor a 17 (riesgo> 2%) señala el umbral para la profilaxis. Ambos estudios refuerzan la evidencia que la población pediátrica de mayor riesgo de desarrollar ETV son los adolescentes con lesiones múltiples en estado crítico. El uso de estos modelos, si bien promisorios, requieren validación, por lo que por el momento la predicción del riesgo y su estratificación permanecen elusivos.

Prevención

Las dificultades existentes en el diagnóstico y en el tratamiento oportuno de esta enfermedad hacen de la prevención la herramienta de intervención más adecuada. La deambulación precoz y el tiempo mínimo de exposición al catéter venoso central son parte de la estrategia. Los métodos de profilaxis pueden ser mecánicos y farmacológicos. Los métodos mecánicos comprenden las medias de compresión gradual, los dispositivos de compresión neumática intermitente, y los filtros de vena cava inferior, mientras que entre los farmacológicos se describirán las heparinas de bajo peso molecular (HBPM) que son los anticoagulantes de elección para la profilaxis de ETV en niños.

Profilaxis mecánica

No existen estudios pediátricos que evalúen la profilaxis mecánica, sin embargo los metanálisis de Cochrane de pacientes adultos apoyan la eficacia de la profilaxis mecánica en pacientes en riesgo de ETV, por lo que su uso en pediatría se basa en la evidencia de adultos y en la seguridad y tolerancia del método. La profilaxis mecánica es apropiada para niños con riesgo aumentado de ETV comparado al riesgo basal, especialmente en los pacientes que tienen alto riesgo de ETV asociado a alto riesgo de sangrado. La Sociedad de Trauma Pediatrico Norteamericana (PTS) y la asociación oriental de cirugía del trauma norteamericana (EAST) recomiendan considerar la profilaxis mecánica sola o asociada a profilaxis farmacológica en niños mayores de 15 años y en menores de 15 años postpuberales si tienen un ISS mayor a 25 y si se cuenta con dispositivos de tamaño adecuado. Esta recomendación es condicional dada la escasez de datos publicados en niños y la baja calidad de evidencia disponible.

Debido a que no existen tamaños pediátricos de medias de compresión o dispositivos de compresión neumática intermitente (botas) su uso está limitado a los adolescentes y los niños más grandes (peso >40 kg). Debe corroborarse el tamaño y uso correcto regularmente. Mal puestos pueden hacer un efecto torniquete (medias) y aumentar el riesgo de trombosis. Deben removerse diariamente para higiene y evaluación de la piel. Los eventos adversos de su uso son menores y raros e incluyen disconfort, intolerancia y abrasiones en la piel. El disconfort puede llevar a una disminución de la adherencia. La utilización de dispositivos mecánicos está contraindicada en las siguientes condiciones: edema masivo del miembro, edema pulmonar, enfermedad vascular periférica severa o neuropatía, DVT diagnosticada o sospechada (en esta situación se pueden utilizar las medias), fractura del miembro, lesión de piel (ej quemados, heridas, infección), acceso venoso periférico en el miembro, tamaño inadecuado del dispositivo.

Medias de compresion graduadas (MCG)

Las MCG actúan ejerciendo presión mecánica, favoreciendo de esta manera el retorno venoso. La presión ejercida por las medias es máxima en los tobillos disminuyendo gradualmente hacia proximal (ver Figura 51.2). Un metanálisis reciente de Cochrane demostró con alta calidad de evidencia la efectividad que las MCG en reducir el riesgo de ETV en pacientes hospitalizados que requieren cirugías ortopédicas solas o combinadas otros métodos de tromboprofilaxis, moderada calidad de evidencia en la reducción de la TVP proximal y una baja calidad de evidencia en la reducción del riesgo de TEP. Por el contrario, la evidencia es pobre acerca de la efectividad de las MCG en disminuir el riesgo de ETV en pacientes no quirúrgicos.

Dispositivos de compresión neumática intermitente (DCNI)

Los DCNI son Instrumentos que generan fuerzas intermitentes, uniformes o graduadas, para facilitar el vaciamiento venoso (Figura 51.3). En una revisión sistemática de adultos, en su mayoría pacientes de artroplastia, los DCNI fueron comparables a la anticoagulación. También los datos sugieren que el uso combinado de anticoagulación con DCNI puede disminuir el riesgo de ETV comparado con la coagulación aislada, y que los DCNI comparados con la anticoagulación pueden disminuir el riesgo de sangrado mayor. Un estudio de adultos comparó el SCD con las medias de compresión

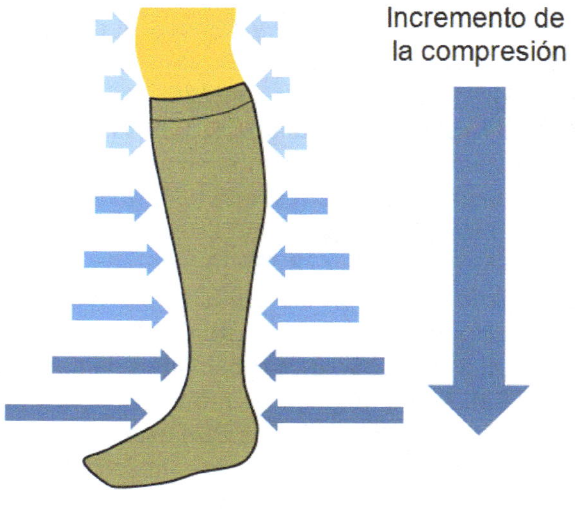

Figura 51.1: Ilustración de MCG y mecanismo de acción

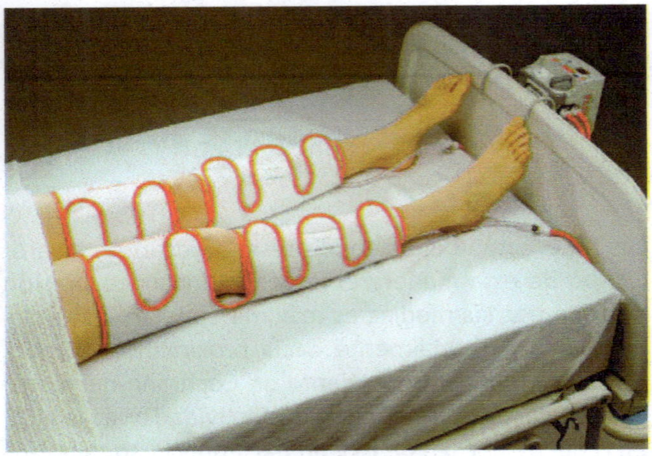

Figura 51.2: Tomado de Morris RJ. Dispositivos de compresion pneumática intermitente. Sistemas y aplicaciones. J Med Eng Technol. junio de 2008;32(3):179-88. Disponible en: https://www.semanticscholar.org/paper/Intermittent-pneumatic-compression-systems-and-Morris/11e64603492a8f6059b53c2b2f5b49de711d1c11/figure/2.

graduadas, sugiriendo que el DCNI tiene una eficacia superior en prevenir ETV (RR= 0,48).

Filtro de vena cava inferior (FVCI)

La colocación de filtros de vena cava inferior (FVCI), introducidos en la década de 1970 como un tratamiento adjunto o alternativo a la anticoagulación, constituye una intervención bien descripta en pacientes adultos traumatizados de alto riesgo para la profilaxis del tromboembolismo pulmonar (TEP). El filtro actúa como una obstrucción mecánica al trombo impidiendo su desplazamiento a la vasculatura pulmonar. La experiencia con FVCI en niños está limitada a reporte de casos aislados y serie de casos. En un estudio trasversal de la base del banco de datos de trauma de EEUU (TCDB) que incluyó a niños de edad ≤17 años, se analizó la prevalencia de trombosis venosa profunda, TEP y colocación de FVCI. De 116357 niños incluidos en el NTDB en 214 se colocó FVCI (0.18%). Los pacientes con FVCI tuvieron mayor tiempo de estadía hospitalaria (23.99 vs. 4.12 días), mayor estadía en cuidados intensivos (13.65 vs 1.12 días) y mayor severidad lesional (ISS media 30.89 vs 9.04) que los pacientes sin FVCI. 65 pacientes desarrollaron TVP (0.06%) y 28 TEP (0.02%). En el análisis multivariado, fueron predictores significativos del uso de FVCI: trombosis venosa profunda (OR 33.13), lesión medular (OR, 15.28), probabilidad de sobrevida (OR, 10.52), Fractura grave de fémur (OR, 3.39), mayor edad (OR, 1.99), ISS (OR, 1.05), estadía en cuidados intensivos (OR, 1.04) y estadía hospitalaria (OR, 1.02). La frecuencia de uso de FVCI fue diferente de acuerdo al tipo de institución estudiada (hospital universitario 72.4%) vs centros de trauma nivel I (46.3%). Estos datos revelan que en los pacientes pediátricos traumatizados el uso de FVCI es un hecho poco común y está asociado a características del paciente, del tipo de lesión y de la institución tratante.

En un estudio retrospectivo de 10 años en un hospital universitario con centro de trauma nivel I, se revisaron los registros médicos de niños y adolescentes con colocación de FVCI. 59 pacientes con edad promedio de 16 años fueron sometidos a la colocación, en todos los casos exitosa, de FVCI extraíbles. 47 de los pacientes fueron traumatizados (79.7%), en ellos la indicación primaria para la colocación fue la profilaxis de ETV basada en la valoración clínica (ej. alto riesgo). En 8 pacientes (13.5%) los filtros fueron colocados debido a contraindicación de la anticoagulación con TVP concomitante o TEP. La media de ISS fue 31 ± 10.43 (rango 13-50). Otras indicaciones para la postura fueron la colocación previa a trombolisis dirigida por catéter de TVP de miembros inferiores y la postura perioperatoria. 10 pacientes (17%) presentaron al menos una complicación relacionada (penetración, infección endovascular relacionada al filtro, migración, estenosis, complicaciones trombóticas tardías). Se intentó el retiro del filtro en 18 pacientes (36.7%) y fue exitoso en 12 (66.7%). Las razones del fallo en la extracción del filtro fueron adherencia a la pared de la vena, trombosis del filtro, migración a la vena renal, penetración del filtro a la aorta y posición anormal.

Los autores concluyen que si bien la evidencia es limitada, la baja tasa de extracción exitosa y la alta frecuencia de complicaciones cuestionan su extensa utilización en niños.

Las guias de tratamiento del ETV en niños de la Sociedad Norteamericana de Trombosis publicadas recientemente manifiestan que no hay actualmente una evidencia clara sobre la eficacia y seguridad de los FVCI en pacientes con contraindicación para la profilaxis farmacológica sometidos a cirugías o procedimientos con alto riesgo trombótico (Evidencia grado B). Las complicaciones asociadas al uso de FVCI a menudo son mayores que cualquier beneficio potencial. Por lo tanto, se considera que su uso debería estar reservado para ciertos casos (ej. pacientes con TVP y contraindicación absoluta de anticoagulación o niños con fallo del tratamiento estándar (ej. nuevo TEP con anticoagulación adecuada) en los cuales el filtro podría reducir el riesgo embólico). Los filtros deberían ser temporarios, y necesitan contar siempre con un plan claro para su remoción. Una vez superada la contraindicación absoluta, la anticoagulación debería ser reiniciada y el filtro removido. No es posible colocar FVCI a niños menores a 10 kilos.

Profilaxis farmacológica (PF)

El rol de la profilaxis farmacológica en la prevención de ETV en el traumatismo pediátrico es controversial debido a la escasa evidencia disponible por lo que no existe una recomendación unívoca. Un enfoque restringido de su uso se focaliza en la rareza de ETV en la niñez y la eficacia no probada de estas medicaciones en esta población, a diferencia de la población adulta donde sí se ha comprobado su eficacia. Askegar-Giesmann y col analizaron la base de datos de PHIS (Pediatric Health Information System) para el uso de enoxaparin. Del año 2001 al 2008 el uso de enoxaparin se duplicó pero la incidencia de ETV permaneció estable cuestionando la efectividad de la PF en ETV en niños traumatizados. En otro escenario, la PF no ha probado ser efectiva en prevenir la ETV en niños con enfermedad oncológica y colocación catéteres venosos centrales. Por el contrario, un enfoque más amplio justificaría la utilización de profilaxis enfatizando el escaso reconocimiento de ETV en niños, en especial con respecto al uso de la angioTC de torax en la evaluación de la disnea en pacientes hospitalizados, en la morbilidad y mortalidad de ETV, y que su ocurrencia se toma como un marcador de calidad de atención. Este enfoque amplio se apoya en la relativa seguridad del uso en dosis profilácticas de las heparinas de bajo peso molecular (HBPM). *Hanson y col.* demostraron que el uso de una guía clínica de profilaxis en niños con traumatismos severos en UCIP se asoció a una menor incidencia de ETV. Esta guía tuvo en cuenta para indicar PF y PM la valoración del riesgo a desarrollar ETV, la evaluación del riesgo de sangrado y la vigilancia activa de los pacientes con ecografía doppler en los pacientes con contraindicación para la profilaxis. El estudio demostró una disminución de la incidencia de ETV clínica y de la detectada por un proceso activo de detección. Lamentablemente, el beneficio particular de la PF con respecto a otros componentes de la guía no pudo determinarse en forma directa.

Por último, la PF introduce un elemento de consideración que es el riesgo asociado de sangrado. Cuando se usa en dosis profilácticas el riesgo de sangrado mayor es aproximadamente 0.4 a 0.8%, y de sangrado menor en el 3%. Este riesgo de sangrado es menor que con dosis de tratamiento.

Una encuesta realizada a expertos en hemostasia y trombosis de EEUU con el objetivo de conocer las prácticas de tromboprofilaxis en niños hospitalizados, evidenció una amplia variabilidad en la práctica clínica. La mayoría de los expertos consideró útil la PF para la prevención de ETV, sin embargo no apoyaron la adopción universal (que implica a todos los niños críticamente enfermos y expuestos a factores de riesgo para ETV como obesidad, inmovilización prolongada, catéter venoso central, uso de anticonceptivos, bacteriemias y trombofilia heredada), restringiendo la prescripción de PF a los casos de historia personal de trombosis, condiciones trombofílicas heredadas severas y en la adolescencia. Los encuestados expresaron contar con políticas institucionales de profilaxis en un bajo porcentaje (profilaxis mecánica 45%; Profilaxis farmacológica 32%), poniendo en evidencia la incertidumbre que acompaña la toma de decisiones en el mundo real. *Faustino* en un estudio multinacional sobre la práctica de la profilaxis de ETV en niños demostró que la prescripción de tromboprofilaxis fue infrecuente y muy variable. De los 2484 niños estudiados, 2,159 (86.9%) tenían uno o más factores de riesgo para ETV. Solo 308 niños recibieron PF (ej. Aspirina, HBPM o HNF). De los 430 pacientes con indicación de PF basadas en las recomendaciones de consenso, solo la recibieron 149 (34.7%). La TM fue utilizada en 156/655 niños (23.8%).

En un esfuerzo para proporcionar una guía para las decisiones complejas relacionadas con la profilaxis de ETV en el traumatismo pediátrico se han publicado algunos consensos. Todos se basan en una estratificación de factores de riesgo. (Tabla 51.2)

HEPARINAS DE BAJO PESO MOLECULAR: Las HBPM (enoxaparina, dalteparina, nadroparina y tinzaparina) se han convertido el pilar de la profilaxis y el tratamiento de los ETV tanto en niños como en adultos, ya que ofrecen beneficios potenciales sobre la heparina no fraccionada y la warfarina: farmacocinética predecible, monitoreo mínimo, menor alteración de sus niveles con medicaciones concurrentes y fácil administración por vía subcutánea. La HBPM se obtiene de la despolimerización de la heparina con selección de multímeros de bajo peso molecular. Su efecto anticoagulante radica en la unión a la antitrombina con la inhibición de la trombina y el factor Xa radicando en este su mayor inhibición. Se metaboliza en hígado y una fracción de droga activa se elimina por riñon por lo que los niveles de droga son dependientes del aclaramiento renal. Una vez administrada por vía subcutánea presenta un pico de acción a las 4-6 horas y una duración de la acción hasta 7 horas aunque dos estudios han mostrado que el nivel pico de HBPM en niños se alcanza más tempranamente (2-4 horas post dosis). Algunos estudios sugieren que en neonatos y lactantes la administración de HBPM podría ser efectiva aún sin lograr las metas de dosaje recomendados, debido a una disminución en la generación de trombina con respecto a la población adulta. La HBPM más utilizada es la enoxaparina. La dosis recomendada para profilaxis de ETV es 0.5 mg/kg cada 12 horas con una dosis máxima diaria de 40 mg. Los neonatos y lactantes pueden requerir de dosis mayores. La actividad anticoagulante se monitoriza

Publicación	Año	Pais	Recomendación
Prevención de ETV perioperatorio en pacientes pediátricos. Guía de la Asociación de anestesia(34)	2018	Gran Bretaña e Irlanda	No indicar PF de rutina. Adolescentes (aproximadamente 13 años y mayores) + uno o más factores de riesgo agregados. Postpúberes sometidos a cirugía mayor considerar movilización precoz y profilaxis mecánica En pacientes con múltiples factores de riesgo considerar HBPM En quemados adolescentes con lesiones extensas (recomendación grado D)
Profilaxis de ETV en trauma pediátrico. Guía de EAST y PTS (33)	2017	EEUU	PF en pacientes con bajo riesgo de sangrado en >15 años o niños menores de 15 años postpuberales con ISS>25 Profilaxis mecánica en mayores de 15 años o postpuberales con ISS>25 con o sin PF. No se recomienda vigilancia activa de ETV.
Profilaxis de ETV en trauma pediátrico (23)	2016	EEUU	Profilaxis mecánica en adolescentes que no puedan deambular. PM y PF en adolescentes +2 factores de riesgo adicionales: ISS>16, Cateter venoso central, Fractura compleja de ms inferiores, traumatismo raquimedular, fractura de pelvis, historia personal de ETV, Cirugía mayor, transfusión, intubación, estadía en UCIP>=36 horas
Profilaxis ETV en trauma pediátrico- consenso multidisciplinario nacional (40)	2016	EEUU	Menores de 12 años no requieren PF Pmecánica en los pacientes que no pueden recibir PF No hubo consenso en la edad para indicar PF. Historia personal de ETV debería ser considerada para PF Ningún factor de riesgo por sí mismo logró consenso para el uso de PF

Tabla 51.2

con la medición de los niveles de anti-Xa calibrado para enoxaparina con la toma de la muestra realizada 4-6 horas posteriores a su administración. El nivel de anti Xa aconsejado para profilaxis es de 0.1 a 0.4 unidades/ ml (evidencia GRADE 2C). El monitoreo de los niveles de antiXa se recomienda en niños pequeños debido a las variaciones del peso y maduración en esta edad, así también como los pacientes con compromiso de la función renal y/o con enfermedad crítica.

Los efectos adversos referidos a su uso como la trombocitopenia inducida por heparina y la osteoporosis ocurren muy raramente en niños. El efecto adverso de mayor consideración relacionado al uso de HBPM es el sangrado mayor definido de acuerdo a los criterios de la Sociedad Internacional de Trombosis y Hemostasia (ISTH) como: sangrado fatal, sangrado masivo asociado con una disminución de la hemoglobina de al menos 20 g/dl en un período de 24 horas; sangrado pulmonar, intracraneal y sangrado que requiere hemostasia quirúrgica. En una reciente revisión sistemática el uso de HBPM en niños con dosis profilácticas la complicación hemorrágica mayor ocurrió en 0.6% de los pacientes, 90 % llegaron al rango de antiXa deseado y 2.2% (95%IC: 1.3-3.1), presentaron un nuevo episodio de ETV (% (95% CI: 0.2-1.0%), revelando ser una herramienta segura y efectiva para profilaxis y tratamiento de ETV en niños(43)there is an increasing off-label use of low-molecular-weight heparin (LMWH).

La profilaxis farmacológica está contraindicada en las siguientes situaciones: hemorragia activa, hemorragia aguda intracraneana y neurocirugía (36-48 hs.), traumatismo raquimedular (36-48 hs.) y el escenario perioperatorio.

Bibliografía

1. Mitchell LG, Goldenberg NA, Male C, Kenet G, Monagle P, Nowak-Göttl U, et al. Definition of clinical efficacy and safety outcomes for clinical trials in deep venous thrombosis and pulmonary embolism in children: Outcomes in pediatric VTE clinical trials. Journal of Thrombosis and Haemostasis. septiembre de 2011;9(9):1856-8.
2. Raffini L, Huang Y-S, Witmer C, Feudtner C. Dramatic Increase in Venous Thromboembolism in Children's Hospitals in the United States From 2001 to 2007. PEDIATRICS. 1 de octubre de 2009;124(4):1001-8.
3. Aversa A, Bruzziches R, Francomano D, Rosato E, Salsano F, Spera G. Penile involvement in Systemic Sclerosis: New Diagnostic and Therapeutic Aspects. International Journal of Rheumatology [Internet]. 2010 [citado 14 de abril de 2019];2010. Disponible en: https://www.ncbi.nlm.nih.gov/pmc/articles/PMC2958513/
4. Faustino EVS, Lawson KA, Northrup V, Higgerson RA. Mortality-adjusted duration of mechanical ventilation in critically ill children with symptomatic central venous line-related deep venous thrombosis. Crit Care Med. mayo de 2011;39(5):1151-6.
5. Higgerson RA, Lawson KA, Christie LM, Brown A-M, McArthur JA, Totapally BR, et al. Incidence and risk factors associated with venous thrombotic events in pediatric intensive care unit patients. Pediatr Crit Care Med. noviembre de 2011;12(6):628-34.
6. Andrew M, David M, Adams M, Ali K, Anderson R, Barnard D, et al. Venous Thromboembolic Complications (VTE) in Children: First Analyseosf the Canadian Registryof VTE. :8.
7. SPS-Recommended-Bundles.pdf [Internet]. [citado 14 de abril de 2019]. Disponible en: http://www.solutionsforpatientsafety.org/wp-content/uploads/SPS-Recommended-Bundles.pdf
8. Solutions For Patient Safety | Our Results [Internet]. [citado 14 de abril de 2019]. Disponible en: https://www.solutionsforpatientsafety.org/our-results/
9. Stein PD, Kayali F, Olson RE. Incidence of venous thromboembolism in infants and children: Data from the National Hospital Discharge Survey. The Journal of Pediatrics. octubre de 2004;145(4):563-5.
10. van Ommen CH, Heijboer H, Büller HR, Hirasing RA, Heijmans HS, Peters M. Venous thromboembolism in childhood: a prospective two-year registry in The Netherlands. J Pediatr. noviembre de 2001;139(5):676-81.
11. Goldenberg NA, Bernard TJ. Venous Thromboembolism in Children. Pediatric Clinics of North America. abril de 2008;55(2):305-22.
12. Chima RS, Hanson SJ. Venous Thromboembolism in Critical Illness and Trauma: Pediatric Perspectives. Front Pediatr [Internet]. 13 de marzo de 2017 [citado 13 de abril de 2019];5. Disponible en: https://www.ncbi.nlm.nih.gov/pmc/articles/PMC5346591/
13. Journeycake JM, Manco-Johnson MJ. Thrombosis during infancy and childhood: what we know and what we do not know. Hematology/Oncology Clinics of North America. diciembre de 2004;18(6):1315-38.
14. Derderian SC, Good R, Vuille-Dit-Bille RN, Carpenter T, Bensard DD. Central venous lines in critically ill children: Thrombosis but not infection is site dependent. J Pediatr Surg. 27 de diciembre de 2018;
15. Takemoto CM, Sohi S, Desai K, Bharaj R, Khanna A, McFarland S, et al. Hospital-Associated Venous Thromboembolism in Children: Incidence and Clinical Characteristics. The Journal of Pediatrics. febrero de 2014;164(2):332-8.
16. Aversa L. Eventos trombóticos en Pediatría. En: Estenssoro Elisa (Ed). Terapia Intensiva. Buenos Aires. Ed. Med. Panamericana. 2015. 5° Ed.1316-19. En.
17. Ignjatovic V, Mertyn E, Monagle P. The coagulation system in children: developmental and pathophysiological considerations. Semin Thromb Hemost. octubre de 2011;37(7):723-9.
18. Favaloro EJ, Lippi G. Translational aspects of developmental hemostasis: infants and children are not miniature adults and even adults may be different. Ann Transl Med [Internet]. mayo de 2017 [citado 12 de abril de 2019];5(10). Disponible en: https://www.ncbi.nlm.nih.gov/pmc/articles/PMC5451626/
19. Van Arendonk KJ, Schneider EB, Haider AH, Colombani PM, Stewart FD, Haut ER. Venous thromboembolism after trauma: when do children become adults? JAMA Surg. diciembre de 2013;148(12):1123-30.
20. Candrilli SD, Balkrishnan R, O'Brien SH. Effect of injury severity on the incidence and utilization-related outcomes of venous thromboembolism in pediatric trauma inpatients. Pediatr Crit Care Med. septiembre de 2009;10(5):554-7.
21. Leeper CM, Vissa M, Cooper JD, Malec LM, Gaines BA. Venous thromboembolism in pediatric trauma patients: Ten-year experience and long-term follow-up in a tertiary care center. Pediatr Blood Cancer. agosto de 2017;64(8).
22. Hanson SJ, Punzalan RC, Greenup RA, Liu H, Sato TT, Havens PL. Incidence and risk factors for venous thromboembolism in critically ill children after trauma. J Trauma. enero de 2010;68(1):52-6.
23. Petty JK. Venous thromboembolism prophylaxis in the pediatric trauma patient. Semin Pediatr Surg. febrero de 2017;26(1):14-20.
24. Sol JJ, Knoester H, de Neef M, Smets AMJB, Betlem A, van Ommen CH. Chronic Complications After Femoral Central Venous Catheter-related Thrombosis in Critically Ill Children. J Pediatr Hematol Oncol. agosto de 2015;37(6):462-7.
25. Creary S, Heiny M, Croop J, Fallon R, Vik T, Hulbert M, et al. Clinical course of postthrombotic syndrome in children with history of venous thromboembolism. Blood Coagul Fibrinolysis. enero de 2012;23(1):39-44.
26. Monagle P, Adams M, Mahoney M, Ali K, Barnard D, Bernstein M, et al. Outcome of pediatric thromboembolic disease: a report from the Canadian Childhood Thrombophilia Registry. Pediatr Res. junio de 2000;47(6):763-6.
27. Faustino EVS. Central Venous Catheter-Associated Deep Venous Thrombosis in Critically Ill Children. Semin Thromb Hemost. febrero de 2018;44(1):52-6.
28. Connelly CR, Laird A, Barton JS, Fischer PE, Krishnaswami S, Schreiber MA, et al. A Clinical Tool for the Prediction of Venous Thromboembolism in Pediatric Trauma Patients. JAMA Surg. enero de 2016;151(1):50-7.
29. Askegard-Giesmann JR, O'Brien SH, Wang W, Kenney BD. Increased use of enoxaparin in pediatric trauma patients. J Pediatr Surg. mayo de 2012;47(5):980-3.
30. Cyr C, Michon B, Pettersen G, David M, Brossard J. Venous Thromboembolism after Severe Injury in Children. Acta Haematologica. 2006;115(3-4):198-200.
31. O'Brien SH, Candrilli SD. In the absence of a central venous catheter, risk of venous thromboembolism is low in critically injured children, adolescents, and young adults: evidence from the National Trauma Data Bank. Pediatr Crit Care Med. mayo de 2011;12(3):251-6.
32. Yen J, Van Arendonk KJ, Streiff MB, McNamara L, Stewart FD, Conner G KG, et al. Risk Factors for Venous Thromboembolism in Pediatric Trauma Patients and Validation of a Novel Scoring System: The Risk of Clots in Kids with Trauma (ROCKIT score). Pediatr Crit Care Med. mayo de 2016;17(5):391-9.
33. Mahajerin A, Petty JK, Hanson SJ, Thompson AJ, O'Brien SH, Streck CJ, et al. Prophylaxis against venous thromboembolism in pediatric trauma: A practice management guideline from the Eastern Association for the Surgery of Trauma and the Pediatric Trauma Society. J Trauma Acute Care Surg. 2017;82(3):627-36.
34. Morgan J, Checketts M, Arana A, Chalmers E, Maclean J, Powis M, et al. Prevention of perioperative venous thromboembolism in pediatric patients: Guidelines from the Association of Paediatric Anaesthetists of Great Britain and Ireland (APAGBI). Paediatr Anaesth. 2018;28(5):382-91.
35. Sachdeva A, Dalton M, Lees T. Graduated compression stockings for prevention of deep vein thrombosis. Cochrane Database Syst Rev. 03 de 2018;11:CD001484.
36. Pavon JM, Adam SS, Razouki ZA, McDuffie JR, Lachiewicz PF, Kosinski AS, et al. Effectiveness of Intermittent Pneumatic Compression Devices for Venous Thromboembolism Prophylaxis in High-Risk Surgical Patients: A Systematic Review. J Arthroplasty. febrero de 2016;31(2):524-32.
37. Cook A, Shackford S, Osler T, Rogers F, Sartorelli K, Littenberg B. Use of vena cava filters in pediatric trauma patients: data from the National Trauma Data Bank. J Trauma. noviembre de 2005;59(5):1114-20.
38. Rottenstreich A, Revel-Vilk S, Bloom AI, Kalish Y. Inferior vena cava (IVC) filters in children: A 10-year single center experience. Pediatr Blood Cancer. noviembre de 2015;62(11):1974-8.
39. Monagle P, Cuello CA, Augustine C, Bonduel M, Brandão LR, Capman T, et al. American Society of Hematology 2018 Guidelines for management of venous thromboembolism: treatment of pediatric venous thromboembolism. Blood Adv. 27 de noviembre de 2018;2(22):3292-316.
40. Hanson SJ, Punzalan RC, Arca MJ, Simpson P, Christensen MA, Hanson SK, et al. Effectiveness of clinical guidelines for deep vein thrombosis prophylaxis in reducing the incidence of venous thromboembolism in

critically ill children after trauma. J Trauma Acute Care Surg. mayo de 2012;72(5):1292-7.

41. Faustino EVS, Hanson S, Spinella PC, Tucci M, O'Brien SH, Nunez AR, et al. A Multinational Study of Thromboprophylaxis Practice in Critically Ill Children*: Critical Care Medicine. mayo de 2014;42(5):1232-40.

42. Radulescu VC. Anticoagulation Therapy in Children. Semin Thromb Hemost. noviembre de 2017;43(8):877-85.

43. Klaassen ILM, Sol JJ, Suijker MH, Fijnvandraat K, van de Wetering MD, Heleen van Ommen C. Are low-molecular-weight heparins safe and effective in children? A systematic review. Blood Rev. enero de 2019;33:33-42.

7

TRANSPORTE

Capítulo 52

Traslado médico aéreo de pacientes críticos

Gustavo Gonzalez

Introducción

La vida de un paciente que sufrió un trauma o se encuentra críticamente enfermo depende generalmente del tiempo transcurrido hasta lograr los cuidados definitivos, en algunas oportunidades serán realizados en centros especializados que no siempre son los más cercanos. La rapidez con la que se realice el traslado es de vital importancia para la evolución del paciente, entonces, ante grandes distancias, la evacuación por vía aérea es el método más rápido, siendo rgo el medio ambiente aéreo peligroso y cambiante.

El éxito de los traslados dependerá del equipo apropiado y de la planificación adecuada.

La mayor diferencia con relación a los cuidados a nivel del mar, está en los efectos de la altura, ya que un incrementó en la altitud resultará en una disminución de la presión parcial de oxígeno, aumento del volumen de los gases, disminución de la temperatura y menor humedad ambiente.

Todos estos factores afectaran no solo la clínica del paciente sino también el funcionamiento de los equipos.

La evacuación aeromédica es un eslabón en la cadena sanitaria y podemos definirla como: **"el traslado de pacientes por modo aéreo, bajo supervisión medica, hacia o entre centros asistenciales, formando parte de la cadena terapéutica, no debiendo ofrecer nunca un cuidado menor al que recibe el paciente en tierra".**

En este capítulo revisaremos brevemente la historia de traslado aéreo, los diferentes tipos de aeronaves utilizados, la fisiología de la altura y las condiciones clínicas para el traslado.

Historia

La medicina de la aviación puede comprenderse con los avances científicos e innovaciones tecnológicas que hicieron posible el desarrollo de la aviación a partir de los globos aerostáticos en el Siglo XVIII, los planeadores en el Siglo XIX, y los aviones tal cual los conocemos actualmente a partir del Siglo XX.

La descripción de la sintomatología referida a la altura fue realizada por el jesuita J A de Acosta en el siglo XVI durante su estadía en los andes, mucho tiempo antes los chinos refirieron síntomas asociados a la hipoxia mientras trabajadores cruzaban las montañas de Hindukush y Karokorum.

En 1643 el evangelista Torricelli desarrollo el barómetro de Mercurio.

Un esbozo de cámara hipobárica fue realizado por R. Hook y R. Boyle en 1677, donde experimentaron los efectos de la altura a 2400 metros durante 15 minutos.

En 1878 Paul Bert, en su obra *"La Pression Barometriqué; recherches de Physiologie expérimental"* define los riesgos relacionados a la altitud, al descenso de la presión barométrica, a la hipoxia, determinando los mecanismos que la produce y corrigiendo sus efectos con el aporte de oxígeno.

En 1870, durante la guerra franco prusiana, 160 soldados heridos fueron trasladados en globo desde el campo de batalla hasta zonas donde pudieran recibir atención médica, siendo el primer registro de evacuación aeromédica.

En diciembre de 1903, los hermanos Wright, logran el primer vuelo controlado con motor en EE.UU.

Al igual que otros avances de la medicina, la medicina aeronáutica está relacionada al desarrollo de la aviación y las guerras.

En 1910, Gosman y Rhoades diseñan la primera ambulancia aérea.

En la primer guerra Mundial(1914-1918) los aviones comenzaron a utilizarse, en forma rudimentaria para la evacuación de los soldados heridos, los mismos eran trasladados cerca del piloto, con oxígeno suplementario y en cabinas no presurizadas, siendo el objetivo principal la evacuación rápida para la atención en lugares seguros.

En la segunda guerra mundial (1939-1945), comenzó a trasladarse pacientes a gran escala, adaptando aviones para la evacuación de múltiples víctimas, con camillas especiales, oxígeno, aspiración y profesionales de la salud. En 1943 se trasladaron aproximadamente 1000000 de pacientes con una mortalidad global de 4/100000.

Aproximadamente 20,000 militares heridos fueron rescatados en helicóptero durante la guerra de Corea, mientras en la guerra de Vietnam se evacuaron más de 800000 soldados. La utilización de los helicópteros permitió disminuir el tiempo de llegada para el tratamiento médico definitivo de 6 a 12 hs en la II Guerra Mundial a 2-4 hs en la Guerra de Corea, disminuyendo la mortalidad de 5.8 a 2.4%. En la guerra de Vietnam el tiempo de llegada de los heridos al hospital para el tratamiento definitivo fue de aproximadamente 35 minutos, lo que permitió disminuir la mortalidad al 1.7 %. El concepto de estabilizar al soldado en el campo, prestar atención en el traslado, llevar al paciente al cirujano de trauma en menos de una hora, disminuyendo la extensión y el impacto de las lesiones, tomaba cada vez más fuerza.

Toda esta experiencia, permitió el desarrollo de la evacuación de víctimas traumatizadas en EE.UU. por medio aéreo a partir de la década del 60.

Tipos de transporte

El objetivo del traslado aéreo de un paciente puede ser:

- El acceso rápido a la víctima y su traslado al puesto sanitario adecuado para su mejor tratamiento, en este caso, el helicóptero sería el vehículo principal, ya que me permitiría llegar en forma rápida a la víctima, a lugares que por vía terrestre sería imposible, hablamos de un traslado primario.
- O de un centro de menor complejidad a un centro de mayor complejidad o especializado, para el tratamiento definitivo, que de acuerdo a la distancia podría realizarse en helicóptero o avión, hablamos de un traslado secundario.

Tipos de vehículos

- **Helicóptero:** es útil para arribar en poco tiempo a zonas donde otros medios de transporte tardarían demasiado. Vuelan a baja altura (300-400 metros), tienen ascenso y descenso vertical en poco espacio y necesitan de un helipuerto en el hospital de arribo. Tiene un costo alto, se ve influenciado su uso por las condiciones climáticas, poseen un espacio interior reducido y su autonomía está limitada a 200-250 km. Se considera útil su uso para 2 o más víctimas, áreas rurales o suburbanas, o en zonas urbanas con atascamiento de tránsito.
- **Avión:** es útil para el traslado de pacientes a un centro de mayor complejidad luego de la estabilización inicial, se utilizan para distancias mayores, pueden ser con cabinas presurizadas o no, a hélice o turbina, poseen un mayor espacio interior, pueden trasladar mayor cantidad de equipo y menos limitación técnica. Necesitan pista de despegue y aterrizaje y un medio de transporte desde el aeropuerto hasta el hospital (ambulancia o helicóptero).

El modelo tipo rosca, fue usado para demostrar la utilización y eficacia de diferentes tipos de transporte de acuerdo a las distancias. En la Figura 52.1 se observa dicho modelo.

Fisiología de la altura

En esta sección describiremos los principios básicos de la atmósfera, las leyes de los gases y los estresores a los que son sometidos las personas que se trasladan por vía aérea.

Atmósfera

La atmósfera es una capa gaseosa, que rodea a la tierra, con una composición uniforme, que se extiende hacia arriba y disminuye en su densidad. Está compuesta por nitrógeno en un 78,08 %, oxígeno 20,95% y diferentes gases como el argón, dióxido de carbono, hidrógeno, neón y helio en proporciones mucho menores.

La atmósfera puede dividirse desde el desde el punto de vista fisiológico en tres zonas:

- **Zona fisiológica:** hasta los 10000 pies (1 pie= 30 cm) Aproximadamente 3000 metros. No se necesita Oxigeno suplementario, pueden presentarse disbarismos en el oído.
- **Zona fisiológica deficiente:** Desde los 10000 hasta los 50000 pies, en esta zona se necesita oxígeno. Hay que preocuparse por las bajas temperaturas.
- **Zona equivalente al espacio:** a partir de los 50000 pies, se necesita oxígeno al 100%, trajes especiales. A los 65000 pies los líquidos corporales se gasi-

fican, la presión barométrica es menor a la presión de vapor de agua.

Leyes de los gases

Ley de Boyle

Establece que a temperatura constante, el volumen de un gas varía inversamente a su presión. Significa que cuando ascendemos, disminuye la presión del gas y aumenta su volumen. En esta situación todo aire atrapado en una cavidad tiende a expandirse con la altura, a tener en cuenta en neumotórax, balón de tubos endotraqueales, posoperatorios de cirugía abdominal sin descompresión, neumoencéfalo. En la Figura 52.2 podemos observar como a medida que disminuye la presión aumenta el volumen de los gases.

$P1/P2 = V2/V1$

De acuerdo al descenso de la presión atmosférica los gases aumentan su volumen, a una altura de 8000 pies (aproximadamente 2400 metros) los gases expanden un 30% su volumen, mientras a 18000 pies (5400 metros) duplican su volumen.

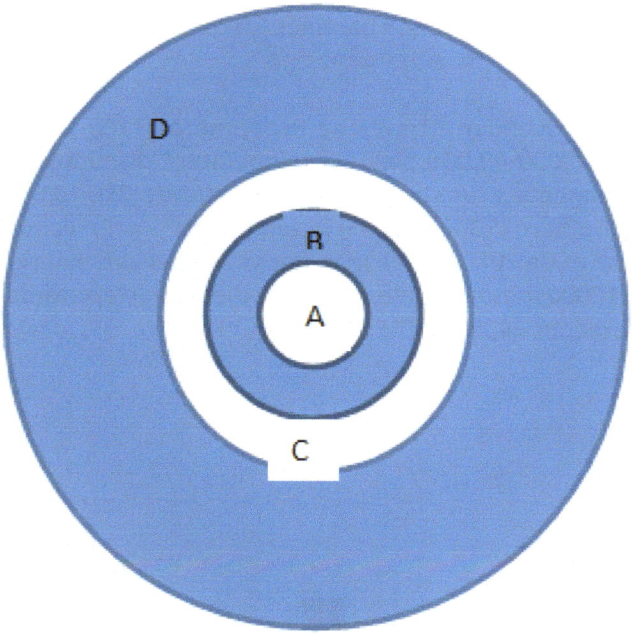

Figura 52.1. Modelo de rosca

El área A demuestra la distancia donde habrá escaso beneficio en el traslado aéreo.

El área B, es la zona en la cual un vehículo dentro de ala rotatoria puede beneficiar a una proporción de pacientes.

El área C muestra la distancia donde siempre habrá un beneficio al transportar al paciente en helicóptero. El límite exterior del anillo C se determinará por el tipo de aeronave de ala giratoria utilizada y la distancia de transferencia secundaria cuando se usa una aeronave de ala fija.

El área D muestra las distancias donde los aviones ofrecen el mayor beneficio.

Ley de Dalton:

La presión ejercida por cada gas en una mezcla gaseosa es independiente de otros gases, siendo la presión total igual a la suma de las presiones parciales.

$PT = P1+P2+P3+Pn$

Entonces, estas dos leyes nos permiten inferir que la presión total de los gases es igual a la suma de la presión de cada gas, pero a medida que ascendemos, desciende la presión barométrica, la presión de los gases disminuye, expandiéndose el volumen del mismo, por lo tanto la PPO2 también disminuye, manteniéndose la fracción inspirada.

En la tabla 52.1 podemos observar la presión barométrica (Pb), la altura, la PpO2 y la P alveolar de O2.

Las cabinas de las aeronaves se presurizan a 8000 pies, con una presión atmosférica de 560 mmHg, una P alveolar de O2 de 65 mmHg y una saturación de 90/92%. Esto permite volar mucho más alto, haciendo eficiente la utilización de combustible. Hay una diferencia de presión entre el interior de la aeronave y el exterior de hasta 9 libras por pulgada cuadrada (psi).

En caso de pérdida de presurización de la cabina, es necesario el aporte de oxígeno para evitar hipoxemia severa ya que pasaríamos a Pb de 228 mmHg y PpO2 de 48 mmHg. Es importante tener en cuenta pacientes con patología respiratoria porque pueden requerir oxígeno en el avión.

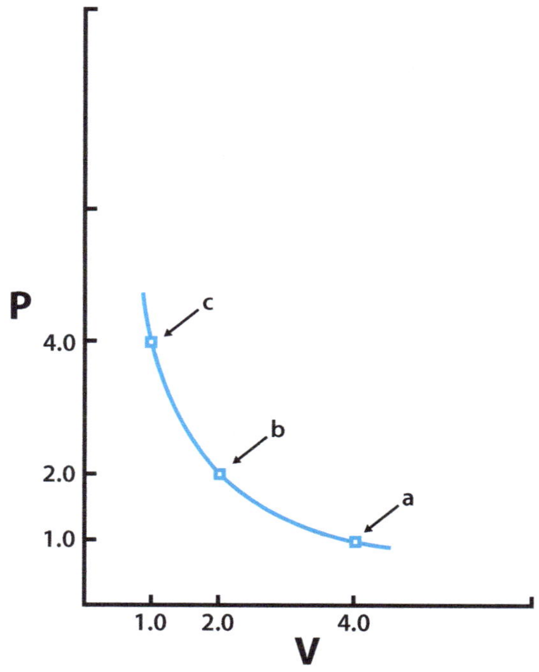

Figura 52.2

Lugar	Altura	P. Barométrica	Pp Oxígeno	Palveolar de O_2
Boston	43 mts	760 mmHg	148 mmHg	103 mmHg
Lima	101 mts	752 mmHg	147 mmHg	102 mmHg
Denver	1500 mts	625 mmHg	121 mmHg	80 mmHg
La Paz	3640 mts	485 mmHg	92 mmHg	59 mmHg
Everest	8848 mts	253 mmHg	43 mmHg	35 mmHg

Tabla 52.1

Para calcular la presión alveolar de oxígeno a una determinada PB utilizamos la siguiente fórmula:

PAO2= (Pb- Pv H2O) x FIO2 – PaCO2 mmHg/R

Donde la Pb es la presión barométrica en mmHg

Pv H2O es la presión de vapor de agua.

FiO2 es la fracción inspirada de oxígeno.

PaCO2 es el valor arterial

R es el cociente respiratorio= 0.8

A nivel de cabina y presurización de 2400 metros,

PAO2= (565 mmHg- 47 mmHg) x 0.21 – 35 mmHg/0.8

PAO2= 65 mmHg

Para conocer si un paciente necesita oxígeno en el avión se puede utilizar esta fórmula:

FIO2 necesaria= FIO2 a NM. Pb NM/ Pb en altura

FIO2 a NM= fracción inspirada de oxígeno a nivel del mar

PbNM= presión barométrica a nivel del mar.

Pb en altura= presión barométrica en la altura.

Entonces, un paciente que en el hospital está con una FIO2 de 0.3% en la altura necesitaría:

FIO2: 0.3 x 760/565

FIO2= 0.4%. Necesitaría una fracción inspirada de oxígeno de 0.4%.

Ley de Henry:

La cantidad de un gas disuelto en un líquido es proporcional a la presión de ese gas sobre ese líquido. Adquiere importancia en la transferencia de los gases entre el alveolo y la sangre.

Ley de Charles

Para una cierta cantidad de gas a una presión constante, al aumentar la temperatura, el volumen del gas aumenta y al disminuir la temperatura, el volumen del gas disminuye. Esto tiene importancia para los gases almacenados, por ejemplo tubos de oxígeno, frascos, etc.

Estresores en aviación

Los estresores son las situaciones desencadenadas por diferentes estímulos, que afectan de manera directa o indirecta, el equilibrio dinámico del organismo.

En la aviación son varios, pasaremos a describirlos brevemente.

Descenso de la presión barométrica

De acuerdo a lo descripto en los párrafos anteriores, el descenso de la presión barométrica con la altura, lleva a:

Disminución de la temperatura

Al ascender a través de los primeros 9100-18,300 m (30,000-40,000 pies), la temperatura disminuye linealmente a una velocidad promedio de 2ºC (3.6ºF) por 305 m (1000 pies). Si la temperatura del nivel del mar es de 20ºC (68ºF), la temperatura del aire exterior a 10000 metros de altura (30000 pies) es de aproximadamente - 40ºC (-40ºF).

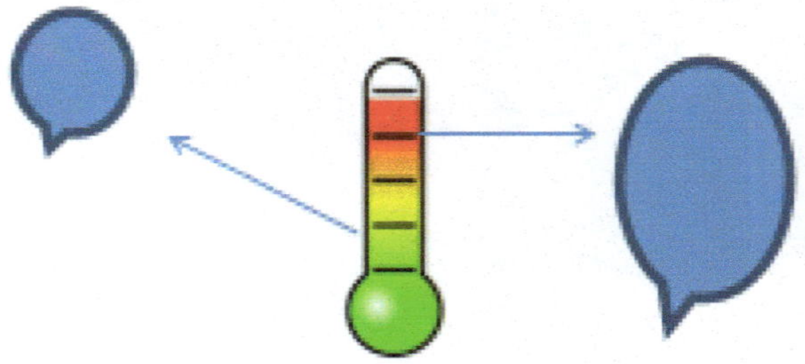

Figura 52.3

En el gráfico podemos observar como el aire atrapado en un globo a una temperatura baja (izquierda de la imagen) aumenta su volumen al incrementar la temperatura (imagen de la derecha)

Hipoxia

La Hipoxia es un estado de deficiencia de oxígeno en la sangre, las células y los tejidos, lo suficientemente grande para causar trastornos funcionales.

En términos aeroespaciales la hipoxia se define como una deficiencia de oxígeno que resulta de la reducción en la presión parcial de oxígeno en el aire inspirado a una altitud.

A medida que disminuye la presión barométrica y ascendemos, varios mecanismos compensadores aparecen en respuesta a la hipoxia, primero aparece un incremento en el volumen tidal y posteriormente aumenta la frecuencia respiratoria. En sanos, el volumen corriente comienza a aumentar a partir de los 1500 metros (5000 pies).

La sintomatología de la hipoxia depende de:

- Altura absoluta
- Velocidad de ascenso
- Permanencia en la altura
- Temperatura ambiente
- Actividad física
- Factores individuales
  - a. Tolerancia personal
  - b. Buen estado físico
  - c. Emotividad
  - d. Aclimatación

Además, la sintomatología de la hipoxia puede ser dividida en cuatro etapas relacionadas con la altura, la presión parcial de oxígeno y la saturación de la hemoglobina.

Etapa indiferente

Solo se afecta la visión nocturna. Alcanza hasta los 3000 metros. se produce ligera taquicardia y a veces trastornos electrocardiográficos. La persona no nota alteraciones

Etapa de compensación

Va de los 3000 a los 4500m. Los mecanismos compensadores fisiológicos son suficientes, a menos que intervengan factores adversos: ejercicio, fatiga o exposición prolongada. Aumenta la frecuencia y profundidad de la respiración.

Etapa de alteraciones

Se extiende desde los 4.500 a 6.000 m. En esta etapa, los mecanismos fisiológicos son insuficientes para proveer una cantidad adecuada de oxígeno a los tejidos, la deuda de oxígeno aparece. Los síntomas subjetivos son: fatiga, cefalea, taquipnea y euforia. Ocasionalmente se incluyen:

a. Alteraciones en la visión (campo visual periférico primero)

b. Alteración de la capacidad de juicio. El pensamiento se hace lento.

c. Alteraciones de la personalidad: puede haber liberación de personalidad reprimida.

d. Incoordinación motriz.

e. Síndrome de hiperventilación.

f. Cianosis

Etapa crítica

En esta etapa se pierde el conocimiento. Este puede producirse por colapso circulatorio o falla del sistema nervioso central. El primer caso es más común en la exposición prolongada a la hipoxia. Con cualquiera de los dos tipos puede haber convulsiones y eventualmente falla del centro respiratorio.

La Tabla 52.2 resume las etapas, su altura y la saturación de O2 respirando aire ambiente.

Disbarismo

Se producen por la expansión y compresión de los gases atrapados en las cavidades corporales como oído medio, senos paranasales, tracto gastrointestinal y pulmones.

En personas con procesos infecciosos de vías aéreas superiores o cuadro gripales se produce el barotrauma, debido a la diferencia de presión entre la cavidad y el medio ambiente.

La barodoltalgia afecta dientes con caries y tratamientos de endodoncia incompletos, donde puede haber quedado una burbuja de aire, la cual se expande con la altura, produciendo intenso dolor.

El aire contenido en un neumotórax no drenado o en bullas, así como la distención abdominal por íleo, si no tienen un drenaje o sonda abierta pueden expandirse y producir complicaciones.

Etapa	Aire ambiental	SAT O_2
Indiferente	0-3000 metros	95-90%
Compensación	3000-4500 metros	90-80%
Alteración	4500- 6000 metros	80-70%
Crítica	6000- 7000 metros	70-60%

Tabla 52.2

Ruidos

Es un stresor importante, pudiendo afectar tanto al paciente como a los tripulantes. Produce fatiga, cefalea, disminución en la capacidad de atención, y si es intenso y sostenido puede producir sordera.

En lo que nos compete, dificulta la auscultación del paciente así como interfiere con los sonidos de las alarmas. El personal debe utilizar protectores auriculares y sistema de comunicación.

Vibraciones

Las fuentes más comunes de vibración en una aeronave son los motores y la turbulencia. A mayor frecuencia de vibración menor es el daño, son biológicamente peligrosas las vibraciones entre 4-12 Hz, teniendo efectos negativos en traumatismo craneoencefálico y accidente cerebro vascular.

Los helicópteros presentan vibraciones entre 12-28 Hz, y según número de palas varía la frecuencia (a mayor número de palas, vibraciones de más alta frecuencia y menos dañinas), los aviones tienen vibraciones menos nocivas.

Las ambulancias terrestres presentan vibraciones entre 4-16 Hz (en la zona más peligrosa).

La exposición a una vibración moderada ocasiona un incremento de la tasa metabólica (aumento de la frecuencia cardíaca, frecuencia respiratoria y tensión arterial); las vibraciones de baja frecuencia pueden ocasionar fatiga, dolor torácico y abdominal, visión borrosa y vértigo, también afectan el funcionamiento de los equipos médicos.

Humedad

Con el ascenso, como vimos la temperatura disminuye 2°C cada 1000 pies, al igual que el vapor de agua, las cabinas de los aviones presentan humedad muy baja, haciendo las secreciones más espesas pudiendo obstruir el tubo endotraqueal.

Aceleración

Es la modificación del grado de desplazamiento de un objeto por unidad de tiempo. El desplazamiento de un objeto va a estar dado por la velocidad y la dirección, de esta forma la aceleración puede clasificarse en:

- Lineal: variación de la velocidad por unidad de tiempo a lo largo de una trayectoria rectilínea. En nuestro caso la encontramos en despegues y aterrizajes.
- Radial: no se modifica la velocidad pero sí la dirección, generando una fuerza centrípeta hacia el centro de donde se produce el movimiento. La encontramos en los giros de los aviones.
- Angular: se modifica tanto la velocidad como la dirección, se encuentra en vuelos acrobáticos, variaciones bruscas de la trayectoria, vuelo entre nubes.

La mayor aceleración se encuentra en el despegue, la dirección es desde la trompa del avión hacia la cola, es importante a tener en cuenta en pacientes con traumatismo de cráneo y en shock, ya que si el paciente con traumatismo de cráneo se encuentra con la cabeza hacia la cola, en el momento del despegue la aceleración desplazará la sangre hacia ese sector aumentando la presión intracraneana, en cambio si el paciente está en shock y se encuentra con la cabeza hacia la trompa del avión la sangre será desplazada hacia las extremidades inferiores agravando el cuadro clínico.

Hasta aquí hemos aprendido las características de los transportes y la fisiología relacionada a la altura, a partir de ahora aplicaremos estos conocimientos a los pacientes.

Preparación del paciente para el traslado

Todo traslado aéreo comienza con la evaluación del caso clínico, para ello debemos conocer si hay alguna contraindicación por la cual el paciente no pueda volar. La única contraindicación absoluta es que las condiciones del vuelo sean inseguras (clima), en cuanto a las condiciones clínicas, el paciente terminal, la agitación incontrolable y la enfermedad infectocontagiosa sin tratamiento pueden ser una contraindicación absoluta, el resto son contraindicaciones relativas, ya que muchas veces es necesario encontrar el momento adecuado para el traslado, por ejemplo un neumotórax pequeño puede transformarse en un gran problema, sin embargo con un drenaje al exterior se soluciona, un paciente con inestabilidad hemodinámica una vez estabilizado puede ser trasladado, y así en varias situaciones clínicas.

Una vez que tenemos la decisión del traslado, debemos respondernos cuál es el medio adecuado para realizar el transporte? debemos conocer la distancia y la rapidez de arribo al centro de derivación, considerando la distancia y el tránsito, el medio aéreo aparece como solución?, si esta respuesta es afirmativa, nos queda definir cuál es el momento adecuado.

Debemos contactarnos con el lugar de derivación, ver la disponibilidad, comunicarles las condiciones clínicas del paciente y si están en condiciones de recibirlo, además es necesario contactarse con el equipo de traslado y coordinar la logística acorde al tipo de aeronave, ya que si es en avión hay que coordinar traslado hospital aeropuerto en ambulancia o helicóptero de acuerdo a la distancia, como aeropuerto hospital de

Contraindicaciones absolutas	Contraindicaciones relativas
Condiciones inseguras de vuelo	Neumotórax pequeño sin drenaje
Paciente terminal	Enfermedad por descompresión
Agitación incontrolable del paciente	Toda situación no resuelta ni estable al momento del traslado
Enfermedad infectocontagiosa sin tratar	
Enfermedad infectocontagiosa sin tratar	
Paciente que rechaza el traslado	

Tabla 52.3: Contraindicaciones absolutas y relativas de transporte aéreo de pacientes

derivación, toda esta programación puede llevar varias horas. Ver Figura 52.4.

El equipo de traslado debe poseer las habilidades necesarias para el manejo del paciente en el medio aéreo, la utilización de un equipo no entrenado se relaciona con aumento de la mortalidad y morbilidad prevenibles.

El equipo de traslado debería estar compuesto como mínimo por dos profesionales, un médico y un enfermero y en caso de traslados de victimas múltiples por cada paciente crítico debería agregarse un profesional más.

Consideraciones generales

El equipamiento utilizado debe estar de acuerdo a las necesidades del paciente, tener en cuenta, que el espacio de una aeronave es limitado (Figura 52.5), y no es igual al espacio disponible en un hospital.

El espacio es diferente tratándose de un helicóptero o un avión, debe haber un equipo mínimo indispensable para el traslado de todos los pacientes y agregarle las necesidades individuales.

Todo el equipo debe ser portátil, para que pueda usarse dentro y fuera de la aeronave, para ello debe poder adaptarse a la energía de la aeronave y poseer batería para su uso externo.

Todos los equipos deben estar bien fijos, para evitar que actúen como proyectiles ante alguna turbulencia (Figuras 52.6, 52.7, 52.8 y 52.9).

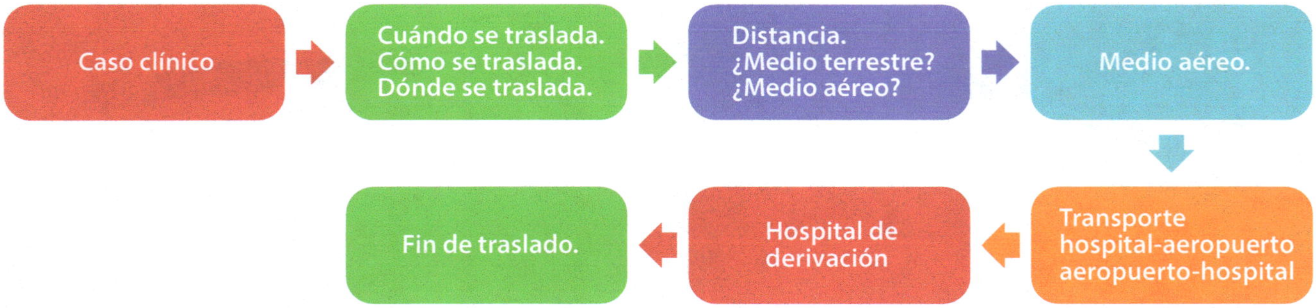

Figura 52.4

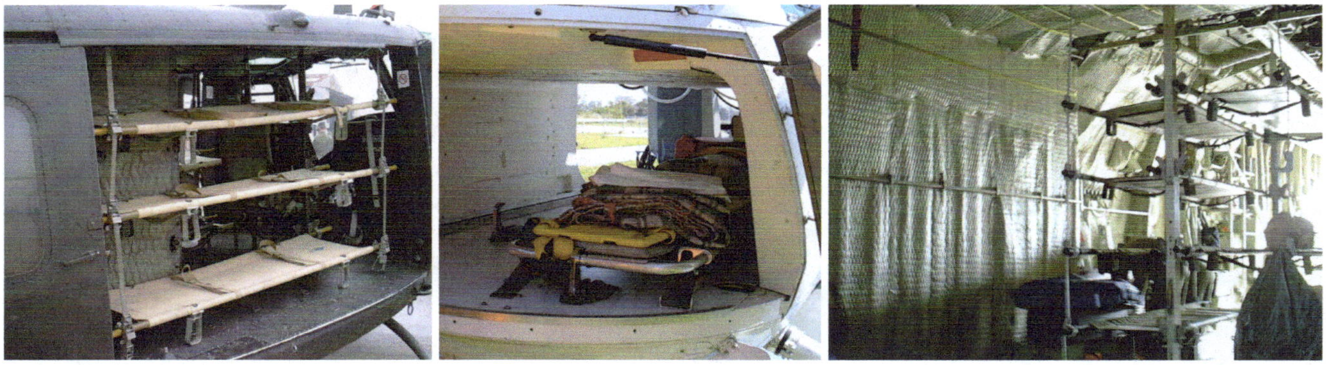

Figura 52.5: A. Espacio disponible en helicóptero para uno paciente y varios pacientes. B. Cabina interior de un Hércules para traslado de victimas múltiples

Situaciones clínicas

Respiratorio

Tal como explicamos anteriormente un neumotórax pequeño puede transformarse en un gran problema en la altura, ante tal situación es necesario el drenaje previo al vuelo y la colocación de tubo de drenaje con válvula Heimlich. En aquellos pacientes que durante la internación tuvieron un drenaje pleural y este fue retirado, se recomienda no viajar durante las primeras 72 horas, debido a que puede permanecer alguna burbuja de aire no observada en la radiografía de tórax.

Los paciente con bullas, deben considerarse de cuidado, debido a que una perdida brusca de la presión de la cabina puede desencadenar un neumotórax con compromiso de la vida.

Como a la altura de cabina, el gas se expande un 30 %, aquellos pacientes que se transportan en asistencia respiratoria mecánica con tubos endotraqueales con manguito pueden sufrir daño isquémico de la mucosa

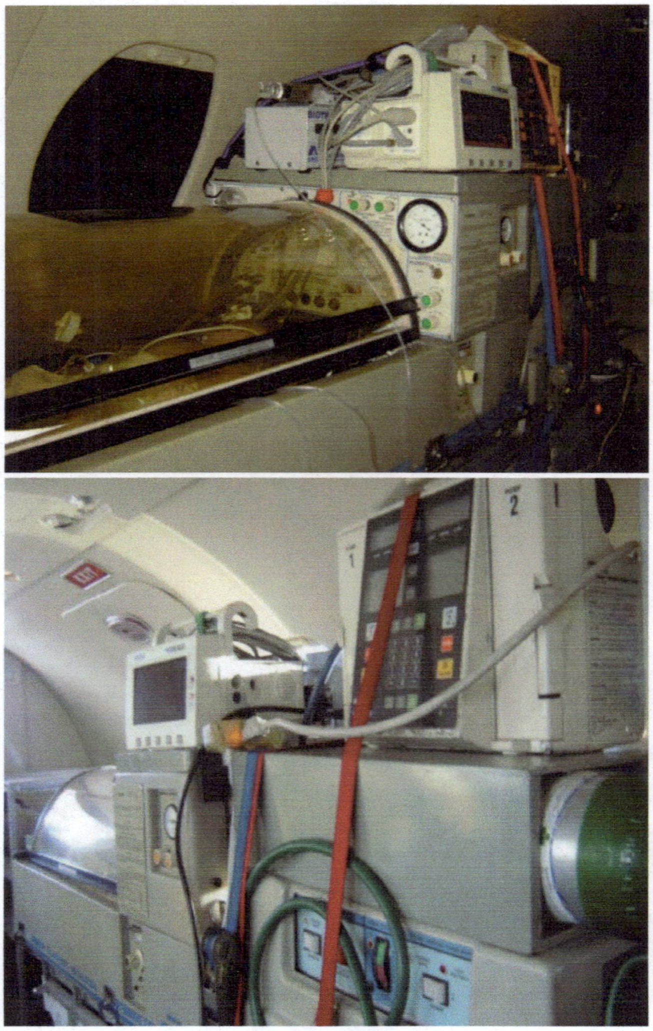

Figura 52.6

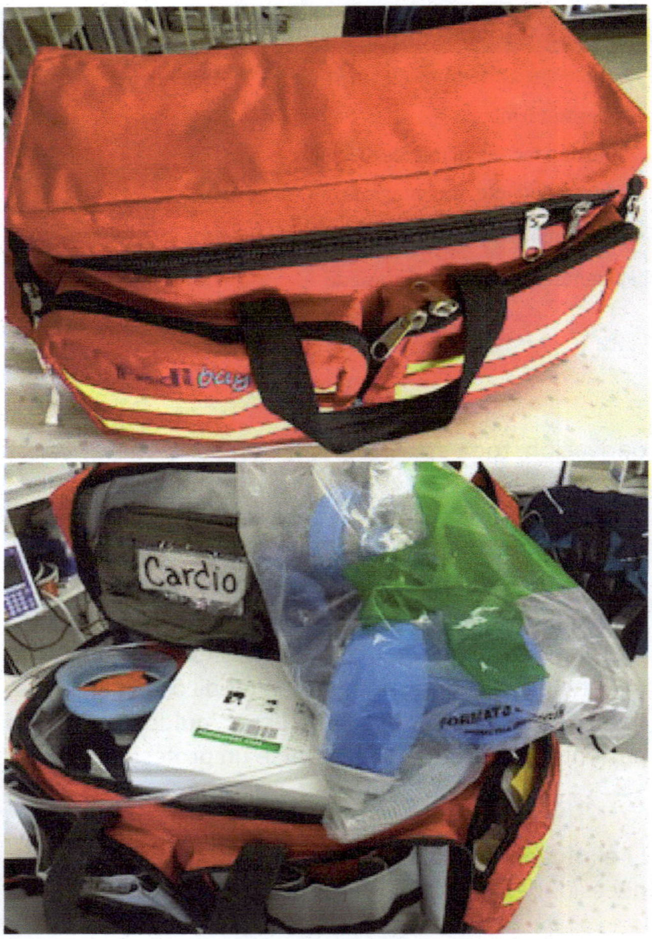

Figura 52.7; Bolso de traslado

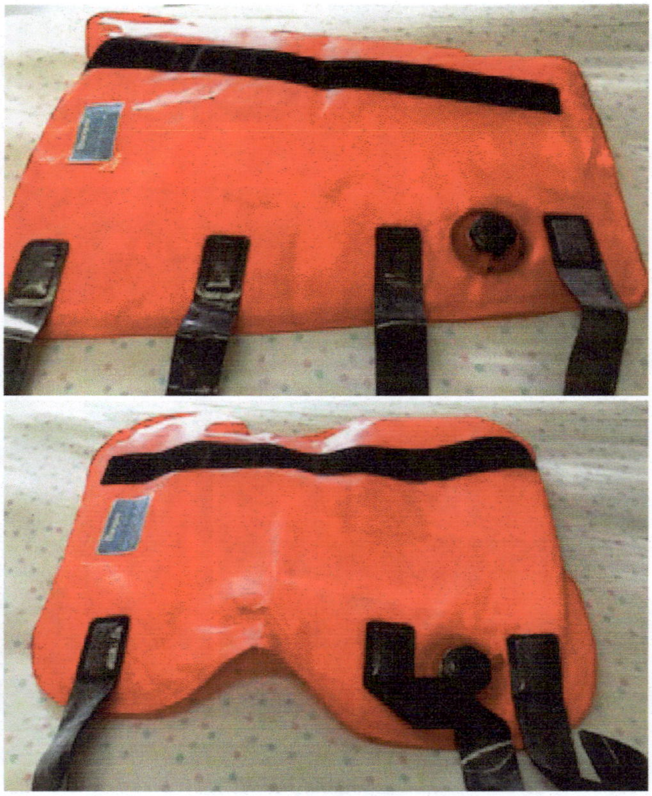

Figura 52.8: Férulas de vacío de diferentes tamaños

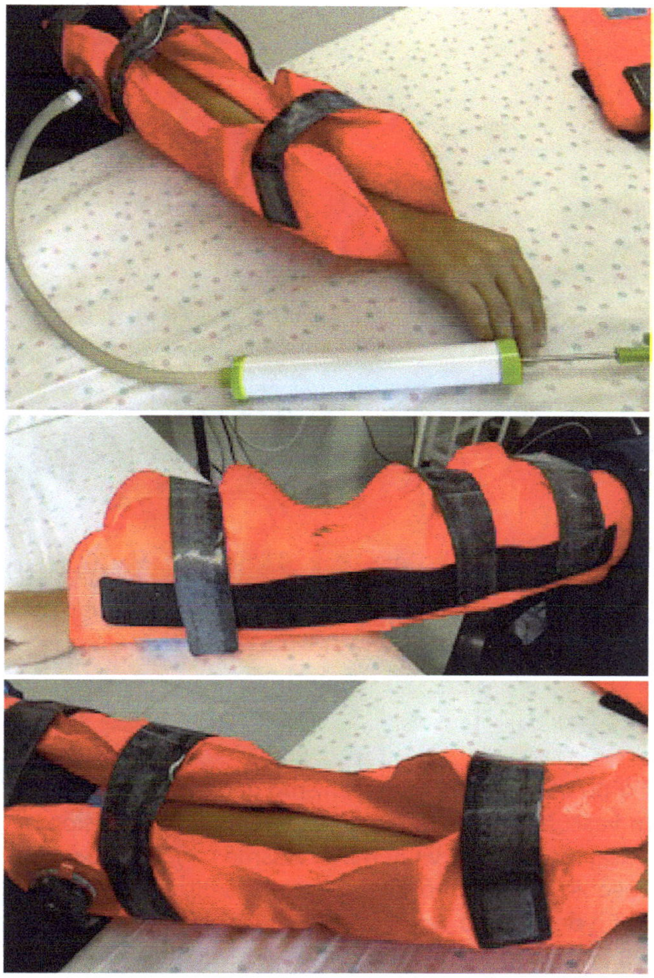

Figura 52.9: Férula colocada para inmovilizar miembro superior

si no se controla la presión de inflado del mismo (30 mmhg) a nivel del mar será mucho mayor en la altura. En una serie de casos de pacientes trasladados por vía aérea en transporte de ala rotatoria, Bassi y col observaron que entre 114 pacientes intubados, a altitud media de 2,260 pies la presión del manguito aumentó de 28,7 cm de H_2O a 62.6 cm H_2O, siendo estas presiones muy peligrosas.

Algunos recomiendan utilizar solución salina para inflar el manguito, Britton y col en un estudio experimental, midieron la presión de tubos endotraqueales número 7,5 y 8 durante el vuelo en varias oportunidades y con diferentes métodos y comprobaron que con la insuflación del manguito con solución fisiológica la presión mediad a nivel del mar fue superior a las de inflado con aire y que a 8000 pies de altura aumentaba en menor medida que el inflado con aire.

Es muy importante en aquellos pacientes que reciben oxígeno el cálculo de la concentración del mismo que usara en altura y la cantidad de litros necesarios, para ello hay fórmulas que nos ayudan.

Como vimos al hablar de las leyes de los gases, para conocer si un paciente necesita oxígeno en el avión se puede utilizar esta fórmula:

FIO2 necesaria en vuelo= FIO2 del paciente a Nivel del mar x Pb a nivel del mar/ Pb en altura

FIO2 a NM= fracción inspirada de oxígeno a nivel del mar

PbNM= presión barométrica a nivel del mar.

Pb= presión barométrica en la altura.

Entonces un paciente que en el Hospital requiere una fracción inspirada de oxígeno del 45% para mantener una saturación de 94%, en vuelo requerirá:

FIO2 necesaria en vuelo= FIO2 del paciente a Nivel del mar x Pb a nivel del mar/ Pb en altura

FIO2 necesaria en vuelo= 0.45 x 760/ 565

FIO2 necesaria en vuelo = 0.6

Ya conocemos la fracción inspirada de oxígeno que requerirá el paciente, debemos calcular la cantidad de litros de oxígeno que consumirá durante el traslado, para ello es imperioso conocer la duración del mismo.

El manómetro de los tubos de oxígeno (Figura 52.7) nos indica la presión del gas en dicho continente, la medida se encuentra en PSI o bar. Para conocer la cantidad de litros que tengo a una determinada presión debo utilizar la siguiente fórmula:

Capacidad en litros= PSI x factor de conversión

Hay tubos de diferentes tamaños, obviamente con diferente capacidad en litros, para identificarlos se le asigna una letra y un factor de conversión, que es la relación entre la carga máxima del tubo y la presión máxima del mismo, así por ejemplo el tamaño M tiene una capacidad total de 3455 litros a una Presión máxima de 2216 PSI, dividiendo ambos valores obtenemos el factor de corrección que es de 1.56, en la tabla 52.4 podemos observar los tamaños de los tubos y el factor de corrección correspondiente.

Una vez que tenemos los datos anteriores, teniendo un tubo M, con una PSI de 1100, podemos calcular la cantidad de oxígeno en litros que disponemos:

- Capacidad en litros = PSI x factor de conversión
- Capacidad en litros = 1100 x 1.56
- Capacidad en litros = 1716 litros.

Ya conocemos la cantidad de litros de oxígeno que tenemos, ahora debemos calcular cuántos litros consume nuestro paciente?

Tubo	Factor de conversión
D	0.16
E	0.28
G	2.41
H	3.14
K	3.14
M	1.56
Q	0.94

Tabla 52.4

Supongamos que tenemos que trasladar a un niño de 18 meses, con un peso de 12 kg, que se encuentra respirando a 30 x min, considerando que el volumen tidal es de 10 ml/k, podemos calcular que nuestro paciente utiliza 3600 ml (3.2 litros) x min, 192 litros x hora de oxígeno. Realizando el cociente entre los litros de oxigeno disponible y el consumo en litros minutos, obtendremos el tiempo restante de oxígeno disponible:

- Tiempo restante de oxígeno: Capacidad en litros/ litros minutos que utilizo
- Tiempo restante de oxígeno: 1716/ 3.2
- Tiempo restante de oxígeno: 536, 25 minutos= 8 horas 56 min.

Cardiovascular

Todo paciente con patología cardíaca debería utilizar oxígeno en vuelo, aunque a nivel del mar no lo necesite, ya que sufrirán los efectos de la hipoxia y podrían desencadenar eventos de isquemia.

Debemos consideras las fuerzas gravitacionales en el despegue fundamentalmente, en los pacientes que se trasladan sentados, estas fuerzas se dirigen a través del eje sagital, es decir en sentido anteroposterior durante el despegue y en sentido vertical, desde la cabeza hacia los pies durante los giros, no teniendo demasiada influencia; en cambio, en los pacientes en camilla, las fuerzas de aceleración durante el despegue se manifiestan, cuando el paciente se encuentra con la cabeza hacia la trompa del avión, en dirección antero posterior, dirigiendo todo el flujo sanguíneo hacia los miembros inferiores, disminuyendo la precarga, empeorando la situación clínica de los pacientes inestables.

Durante el aterrizaje estas fuerzas gravitacionales son de menor incidencia debido a que la trompa del avión se mantiene más elevada y compensa en parte la desaceleración.

Es importante conocer el nivel de hemoglobina, valor menor a 7 gr/dl-7.5 gr/ dl podría comprometer el aporte de oxígeno a los tejidos.

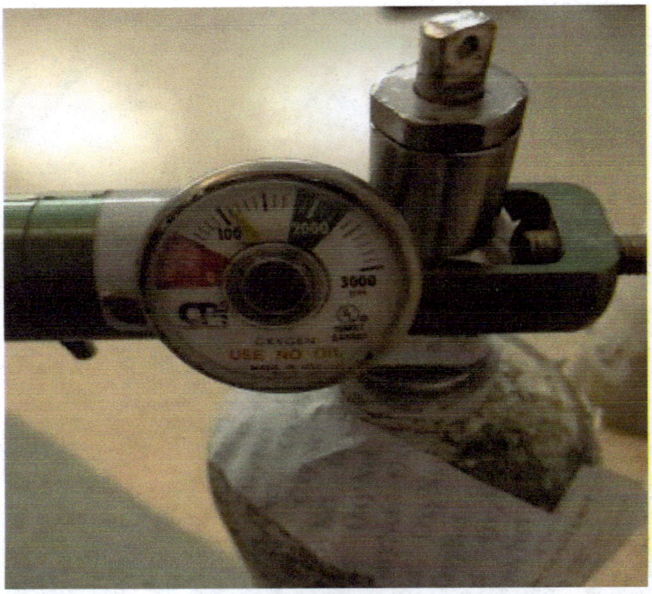

Figura 52.7: Podemos observar que el manómetro del tubo de oxígeno nos marca 1100 PSI.

Neurológico

Como conocemos, el mecanismo de autorregulación de la vasculatura cerebral es proporcional a la presión arterial media, intervienen mecanismos miogénicos, neurogénicos y metabólicos, entre estos últimos la Paco2 y el Ph del líquido cefalorraquídeo y del espacio extracerebral tienen un rol importante. A nivel de la presión de cabina, hay una disminución de la PCO2 lo que favorece la vasoconstricción cerebral y la isquemia.

Al igual que con el neumotórax, la presencia de aire dentro de la bóveda craneana puede expandirse y provocar efecto de masa, prestar especial atención a aquellos pacientes que sufrieron fractura, tuvieron una craneotomía y presentan pérdida de líquido cefalorraquídeo por narinas, oído, etc.

Cuando se ubica a un paciente en la camilla dentro de la aeronave, tener en cuenta las fuerzas gravitacionales y orientar al paciente de acuerdo a la patología, por ejemplo, un paciente que tiene hipertensión endocraneana si lo ubicamos con la cabeza hacia la cola del avión sufrirá mayor hipertensión durante el despegue, en el caso de un paciente que sufre de hipoflujo cerebral, colocándolo con la cabeza hacia la trompa del avión estaríamos incrementando la isquemia.

Oftalmología

Cuando trasladamos pacientes con sospecha de lesión del globo ocular o postcirugía, debemos descartar la presencia de aire, evitando el posible aumento de la presión intraocular durante el vuelo.

Gastrointestinal

Los pacientes con patología gastrointestinal como isquemia, diverticulitis, infecciones gastrointestinales, enfermedades inflamatorias, cirugías, tienen la pared intestinal debilitada y ante una disminución de la presión barométrica, el cuadro clínico puede empeorar por la expansión de los gases, ante esta eventualidad es necesario la descompresión por sonda nasogástrica y o rectal.

Aquellos pacientes en postoperatorio intestinal que sufren íleo, pueden sufrir dehiscencia de sutura.

Otorrinolaringológica

Todos aquellos que alguna vez viajamos en avión sufrimos los disbarimos del oído, apareciendo síntomas de dolor, disminución de la audición. Este fenómeno se produce porque durante el ascenso se distiende el aire acumulado en la cavidad pudiéndose escaparse a través de la trompa de Eustaquio, por el contario en el descenso no ingresa fácilmente para compensar. Fisiológicamente, la trompa de Eustaquio debe ventilar el oído medio e igualar la presión. Los movimientos de bostezar, abrir y cerrar la mandíbula, tragar, etc favorecen la apertura de la trompa de Eustaquio.

Conclusión

Para lograr un traslado aéreo sin complicaciones es necesario:

- Comunicación adecuada entre el médico que deriva, el médico de transporte, médico receptor y la tripulación.
- Conocer la hora de salida, el tiempo estimado de vuelo, la hora de arribo y coordinar los medios de traslado móviles.
- Conocer y controlar el equipamiento y la medicación de la aeronave, si es acorde a la patología del paciente.
- No trasladar pacientes inestables. Primero estabilizarlos
- Establecer una vía aérea permeable y segura, de ser necesario inmovilizar columna cervical.
- Comprobar la ubicación del tubo endotraqueal previo al traslado y fijarlo para evitar el desplazamiento, controlar presión de insuflado del manguito o inflarlo con solución fisiológica..
- Disponer de acceso vascular, en caso de colocarse vía central en sitio yugular o subclavio descartar posible neumotórax con radiografía de tórax.
- En caso de neumotórax drenaje pleural a recipiente plástico.
- Administrar líquidos intravenosos y drogas a través de bombas de infusión.
- Sonda nasogástrica abierta.
- Sonda vesical, inflar el balón con solución fisiológica o agua destilada.
- Utilizar férulas de vacío, no inflables, en caso de utilizar estas últimas controlar la presión para evitar síndrome compartimental e isquemia.
- Sedación y analgesia al paciente.
- Asegurar el paciente a la camilla.
- Calcular la cantidad de oxígeno necesaria, en lo posible, el doble por imprevistos.
- Abrigar al paciente.
- Humidificar el oxígeno.
- Aspirar secreciones.
- Monitorizar al paciente durante todo el traslado. Es muy difícil la auscultación en el vuelo por lo que el monitoreo con aparatos en primordial.
- Realizar breve Historia Clínica con los datos del monitoreo (signos vitales y diuresis), indicando los procedimientos realizados (expansiones, medicación, etc).
- Preveer las posibles complicaciones, no dejar nada para hacer en vuelo, el espacio reducido, las turbulencias, el movimiento dificultan cualquier procedimiento.

Bibliografía

1. Viana Gomes Marco Antonio el al. Historical aspects of aeromedical transport and aerospace medicine - Review. Rrev med Minas Gerais 2013; 23(1): 113-120
2. Davi Jeffrey, et al. Fundamentals of aerospace medicine. 4° edición. 2008.
3. Curdt-Christiansen Claus,, Jürgen Kriebel Jörg Draeger. Principles and practice of aviation medicine. 2009
4. Munford B; Beehan S. Development of a model for air rescue services. in: adac/ international society of aeromedical services airmed 1996 congress report. munich: wolfsfellner medizin verlag; 1997. p. 597e602.
5. Rajdl Eduardo. Aerotransporte: aspectos básicos y clínicos, rev. med. clin. condes - 2011; 22(3) 389 - 396
6. Darwish A. Aerospace medicine. The internet journal of pulmonary medicine. volume 3 number 2
7. West John B. The physiologic basis of high-altitude diseases. Ann intern med. 2004;141:789-800.
8. Inoriza, Jose M et al. Fisiología en situaciones especiales: buceo, grandes alturas y vuelos aeronáuticos y espaciales.(2012)
9. Hernández N M et al. Transporte aeromédico del paciente crítico. Medicina crítica y terapia intensiva. Vol. xxi, núm. 4 / oct.-dic. 2007. núm. 4 / oct.-dic. 2007 pp 200-206
10. Colyer Emily. The effect of team configuration on the incidence of adverse events in pediatric critical care transport. Air medical journal 37 (2018) 186-198.
11. Dean S A, el al. Interhospital transport in the management of acute trauma. Aust nz j surg 1990;60:441e6.
12. Gentleman D; Jennett B. Hazards of interhospital transfer of a comatose head injured patients. Lancet 1981;2:853e5.
13. Beyer Iiird A J et al. Non-physician transport of intubated paediatric patients: a system evaluation. Crit care med 1992;20:961e6
14. Bassi Marco et al. Endotracheal tube intracuff pressure during helicopter transport. Annals of emergency medicine. volume 56, n° 2.
15. Britton Tyler et al. Managing endotracheal tube cuff pressure at altitude: a comparison of four methods. Trauma acute care surg volume 77, number 3, supplement 2

Capítulo 53

Transporte de pacientes pediátricos críticos

Facundo Jorro Barón, Pedro Taffarel

Introducción

El objetivo y la función de una unidad de **transporte pediátrico** es optimizar el tratamiento del paciente crítico que se encuentra en un lugar en el cual no se le puede proporcionar los cuidados adecuados para su estado, y por lo tanto mejorar su evolución y pronóstico. El proceso de transporte debe ofrecer al paciente grave un estándar de cuidado similar al que se le ofrece en la Unidad de Terapia Intensiva.

Los pacientes pueden ser transportados para obtener cuidados adicionales o para procedimientos diagnósticos o terapéuticos. La decisión de transportar un paciente dentro del mismo hospital o a otra institución debe evaluar los potenciales beneficios sopesados contra potenciales riesgos; los pacientes críticos en particular, tienen un incremento de la morbilidad y mortalidad durante el transporte. El riesgo puede ser minimizado cuando los cuidados son planificados y personal calificado efectúa una selección adecuada del equipamiento.

El **traslado** adecuado de pacientes pediátricos críticos hacia centros terciarios debe cumplimentar una serie de pasos necesarios para lograr un transporte de calidad:

A. El transporte debe ser realizado en forma rápida sin descuidar la seguridad del equipo que realiza el traslado, el paciente y su familiar; por personal que sea capaz de proveer cuidados antes y durante el mismo.

B. El **equipo** de transporte debe estar previamente constituido y organizado, con un coordinador calificado. Debería ser capacitado en traslado pediátrico y funcionar las 24 horas del día, los 365 días del año.

C. La Institución que deriva el paciente debe realizar el tratamiento de la enfermedad, dentro de sus posibilidades, y con la mayor celeridad posible; tomando registro de los procedimientos realizados en forma escrita y remitiéndolos al Centro Receptor.

D. La Institución que recibe al paciente debe ser capaz de resolver la patología del paciente trasladado, contando con la infraestructura y el personal acorde a cada situación.

Las potenciales complicaciones durante el transporte, deberían ocurrir raramente y estar relacionadas a la gravedad del paciente y no al traslado en sí mismo. Un estudio evalúo a los pacientes antes y durante el transporte, evidenciando durante el traslado la presentación de hipotermia en el 11,2%, cambios en la frecuencia cardíaca en el 15,7%, cambios en la tensión arterial en el 21,3%, en la frecuencia respiratoria en el 23,6%, y en la saturación de O2 en el 5,6% de los 180 traslados analizados (ICU. En este sentido, un estudio retrospectivo realizado en Canadá, reporto que eventos críticos en tránsito ocurrieron en 1094 (12,3%) de 8889 transportes, siendo los más comunes la hipotensión (3,6%), taquicardia (3,7%) y bradicardia (3,3%) (12.3%; mientras que en el Reino Unido la proporción de EA fue del 4.5% sobre 8,167 registros.

Durante el traslado de pacientes se producen dos tipos de impactos fisiológicos:

1. Los producidos por el movimiento,
2. Los producidos por el cambio de medio ambiente. Estos dos componentes deben ser anticipados y gestionados a toda costa, tanto antes como durante el transporte (estabilizar el paciente de antemano, anticipar la sedación), para limitar la aparición de cualquier deterioro fisiológico que pueda conducir a un evento adverso (EA) (relacionado con el paciente o de otro tipo).

La incidencia global de EA (graves o no) alcanza el 68%, pero si solo se contabilizan los EA graves la incidencia oscila entre el 4,2% y el 8,9%; el paro cardíaco varía de 0,34% a 1,6% en las diferentes series.

Se han identificado factores protectores efectivos para limitar los EA, como el chequeo frecuente del paciente y el equipo, la meticulosa preparación del paciente, sedación adaptada, acompañantes experimentados y especializados, el uso correcto de protocolos; y unidades diagnósticas y terapéuticas que se encuentren cercanas a la UTIP.

La implementación de protocolos de control de riesgo puede disminuir la frecuencia de eventos adversos durante el transporte. En este sentido, la estandarización en el proceso de traslado mediante la incorporación de listas de verificación multidisciplinarias, la enseñanza didáctica y de simulación, permiten una mejoras en calidad de entrega. El uso de una lista de verificación que resuma los principales puntos que deben ser verificados antes, durante y después del traslado:

1. Evaluación de la tolerancia del paciente a la posición plana y al ventilador mecánico de transporte;
2. Sedación óptima ante un transporte;
3. Establecimiento de un procedimiento para garantizar la fiabilidad del monitoreo; y
4. El uso de una tabla espinal para la transferencia entre superficies $p<0.001$; puede ayudar a reforzar el cumplimiento de las recomendaciones y mejorar aún más la gestión del transporte de pacientes críticos. El paciente siempre debe tener una pulsera identificatoria antes de iniciar cualquier tipo de transporte.

Anticipación, organización y planificación del Transporte

La anticipación juega un papel clave en la gestión de pacientes críticamente enfermos durante el transporte. Antes de iniciar el traslado se debe:

1. Anticipar un posible deterioro en el estado del paciente (utilización de scores de deterioro).
2. Asegurar las reservas adecuadas de oxígeno y un número suficiente de acompañantes en el transporte.

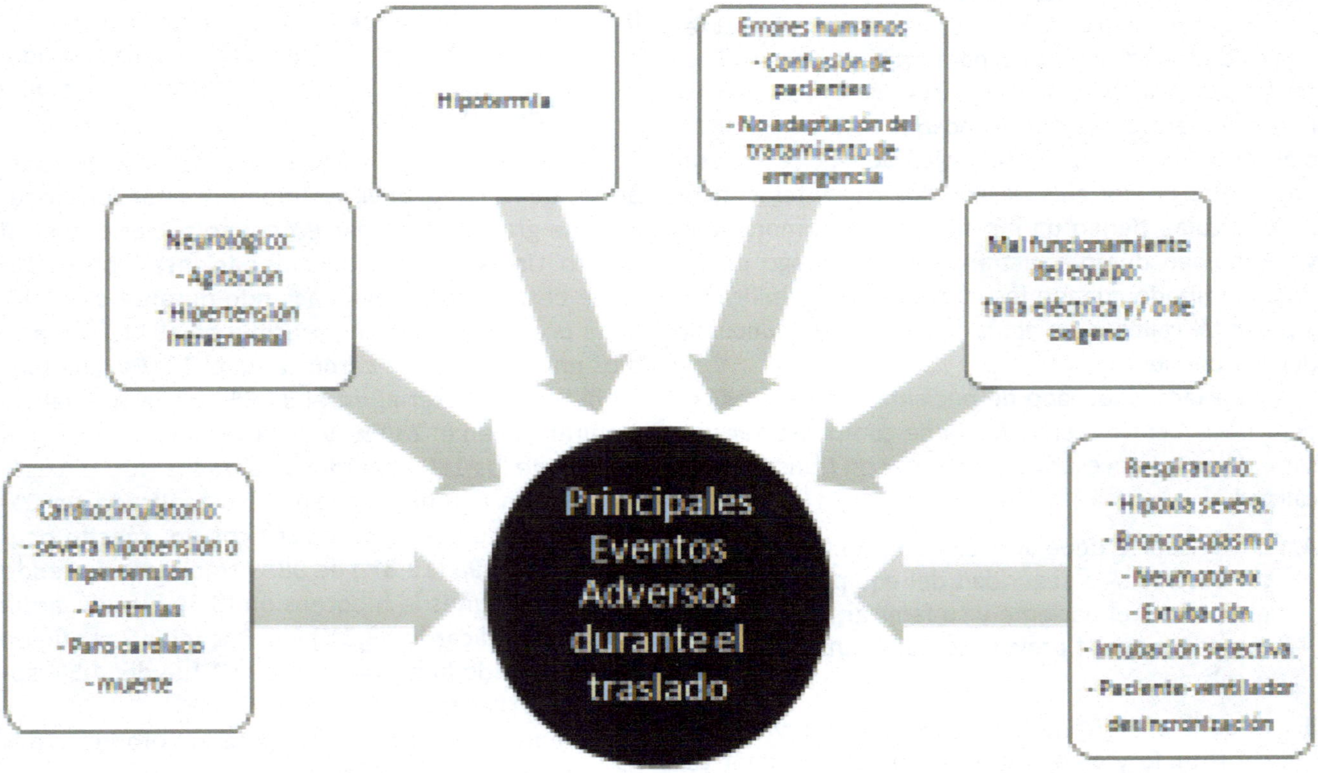

Figura 53.1. Principales Eventos Adversos durante el traslado de pacientes críticos.

3. Comprobar que el equipo de recuperación (unidad de aspiración de pared, conectores de oxígeno, desfibrilador, cables de extensión, espacio suficiente para que el personal de transporte pueda mover al paciente) sea el adecuado.
4. Verificar que el sitio de destino esté operativo y listo para recibir al paciente en las condiciones óptimas.

Equipo de transporte

La composición del equipo depende de varios factores entre los que se incluyen los recursos disponibles, el diseño del programa, el volumen de pacientes a transportar y los tipos de transporte. Se recomienda que, además del operador vehículo, un mínimo de 2 personas deben acompañar al paciente crítico. La conformación habitual en nuestro país es un médico entrenado en transporte pediátrico crítico, junto a un enfermero con similar entrenamiento, y un chofer.

Es recomendable seleccionar a los integrantes del equipo en base a sus atributos personales, tales como: facilidad para la comunicación, experiencia en el manejo de emergencias, habilidad para funcionar individualmente y formando parte de un equipo multidisciplinario. El médico de transporte debería ser un pediatra con certificación en emergentología o en terapia intensiva, con entrenamiento en traslado de pacientes críticos. La incidencia de morbilidad relacionada al transporte se ve incrementada, cuando este es realizado por personal sin el adecuado entrenamiento, siendo necesaria la práctica frecuente para mantener las habilidades cuya evaluación y supervisión estarán a cargo del director o responsable del programa de transporte. Se ha observado una mejor toma de decisiones cuando el director médico tiene mayor experiencia y pericia en el despacho de equipos de transporte. Es adecuado que el chofer del vehículo tenga entrenamiento certificado en RCP básico, además de capacitación en el manejo vehicular para evitar los trastornos producidos durante el traslado en lo que refiere a aceleraciones verticales, horizontales y transversales. Así como las disposiciones en el uso de sirena y balizas.

Todo el personal profesional debe tener entrenamiento certificado en RCP avanzado. Además de conocimiento en las distintas posiciones de la camilla según patología a trasladar, así como adecuar el habitáculo en lo que refiere a temperatura y protección de trauma acústico. Debe entrenarse en forma permanente en el anclaje de diversos sistemas de camilla que se utilicen.

Es indispensable mantener actualizado el esquema de vacunas recomendado para los trabajadores de salud.

El equipo de traslado debería poseer una estructura que le permita un funcionamiento coordinado con roles claros y concisos. Una de las estructuras más utilizadas es la siguiente:

- Director o Coordinador Médico de traslados;
- Médico de guardia de traslados;
- Enfermera de guardia de traslados;
- Chofer o Piloto de traslados;
- Asistente Administrativo.

Equipamiento

Vehículos

El factor decisivo en la elección de un tipo u otro de transporte generalmente se relaciona con la eficacia, debiendo considerar la velocidad, accesibilidad, entrenamiento de la tripulación y rango de distancia a recorrer. En la actualidad existen dos medios de transporte que son utilizados en el traslado de pacientes pediátricos:

A. Terrestres: Ambulancias
- Baja complejidad (traslados programados o de bajo riesgo)
- Alta complejidad (traslado de pacientes críticos o de alto riesgo)

B. Aéreos:
- Ala fija: aviones
- Ala móvil: helicópteros

La posibilidad de transferir a un paciente por aire debe considerarse cuando no pueda hacerse por tierra, o cuando el tiempo empleado en el transporte aéreo es sensiblemente menor al terrestre.

Tecnología médica

Antes de la partida del equipo de traslado se debe comprobar el correcto funcionamiento de todo el equipo.

- **Se recomienda que todo el equipamiento sea de uso exclusivo para transporte.**
- **Los equipos y aparatos electrónicos deben estar homologados y autorizados para el uso en traslados terrestres o aeronáuticos con el fin de evitar anomalías en el funcionamiento de los propios aparatos o interferencias con el instrumental de la aeronave.**
- **Tener en cuenta el peso total y el volumen del equipo transportado.**

- **Todos los equipos deben estar debidamente sujetados con cinturones, correas o anclados, para impedir su desplazamiento y evitar así su posible deterioro o daños a terceros.**
- **Las mangueras de los ventiladores deben contar con acoples rápidos para facilitar su conexión al tubo de oxígeno. Aquellos con necesidad de energía eléctrica deben contar con baterías con autonomía de tres horas aproximadamente, aunque se pueda utilizar la energía del vehículo de traslado.**
- **Convertidor de energía y adaptadores para aquellos aparatos que funcionen con electricidad o baterías, lo que permite el buen funcionamiento y prolonga el tiempo útil de las baterías.**
- **Separar los kits para facilitar su control y localización (kit de vía aérea, kit de estabilización cardiocirculatoria, kit de trauma).**
- **Llevar una incubadora que cuente con doble carcaza para impedir la pérdida de calor, con acceso al paciente sin necesidad de abrir la puerta, la cual debe ser rebatible o abrirse hacia afuera, con batería de alimentación propia y posibilidad de conectarla a cualquier vehículo terrestre o aéreo, si el paciente fuera un neonato o lactante pequeño,.**
- **Oxígeno durante el traslado: conocer la cantidad de oxígeno que debe transportar para ser utilizado en vuelo. Se debe llevar entre 2,5 a 3 veces la cantidad de oxígeno a utilizar. Conocer el volumen de carga de cada cilindro de oxígeno, el tipo de tubo con su índice, su presión de servicio (psi/bar), las escalas de los manómetros, si estos son de alta o baja presión. Para calcular la cantidad de oxígeno utilizamos la siguiente fórmula(para un tubo de aluminio tipo E):**

Minutos restantes de O2 en tubo = PSI (p del cilindro) – (p de reserva) x 0,28 (índice) "litros por minuto indicados para el paciente"

La falta de oxígeno nunca debería ser la causa de un daño para el paciente. No improvisar ni dejar la responsabilidad a un tercero.

Ventiladores mecánicos

La ventilación mecánica durante el traslado ha demostrado ser superior a la ventilación manual en términos de oxigenación, entrega constante de volumen tidal (VT), y ciclos respiratorios más regulares. Sin embargo, los ventiladores portátiles revelaron su inferioridad en comparación con los ventiladores de la UTIP, en particular debido a las diferencias entre sus sistemas de activación, volúmenes atrapados y su dificultad para mantener un VT. La elección del ventilador portátil impacta en los pacientes, y en sus posibilidades de adaptación y nivel de sedación utilizado. Con respecto a la exactitud del VT, la sensibilidad del trigger y la presurización, los ventiladores de turbina muestran una superioridad significativa. Por otra parte, los ventiladores de turbina han optimizado su tamaño y la duración de su batería; y son comparables en modos de volumen control a los ventiladores usados habitualmente en las terapias intensivas. Los ventiladores utilizados para el transporte deben estar equipados con alarmas visuales o sonoras para los parámetros de la ventilación principal que están siendo monitoreados. Existen tres categorías de ventiladores de transporte según sus capacidades:

- Ventiladores básicos o de emergencia (Modo control de volumen (VC), PEEP, monitoreo reducido).
- Ventilador intermedio (Modo de volumen asistido (VAC), PEEP, flujo ajustable o relación I: E, espirometría), ajuste de FiO_2 al 100% o mezcla aire / oxígeno.
- Ventilador de alto rendimiento (Modos de ventilación volumétricos y presométricos, incluidos los espontáneos; Modo control y asistidos, PEEP), amplia gama de ajustes para FiO_2, flujo inspiratorio ajustable, apropiados disparadores, espirometría, idealmente con circuito, compensación de circuito y modo de ventilación no invasiva (NIV).

Mención especial requiere la posibilidad de VNI durante el transporte, su disponibilidad permite el sostén y arribo de los pacientes con dificultad respiratoria a centros de mayor complejidad, evitando la progresión en el tratamiento invasivo y otorgando eficacia y seguridad durante el trasporte, como lo refleja un reciente estudio que analizo 858 pacientes (705 en VNI y 150 en CAFO), reportando que solo el 0,4% (n=3) requirió intubación durante el traslado.

Para comprobar la tolerancia al ventilador portátil y si la estabilidad del paciente es adecuada, debe estar conectado al paciente 5 a 10 minutos antes de abandonar la habitación del paciente, utilizando el suministro de gas de la pared y el suministro eléctrico principal. Para el transporte de niños <15 kg, es obligatorio tener un ventilador que pueda entregar bajos volúmenes, asegurar altas frecuencias y mantener PEEP.

Cánulo de alto flujo nasal de oxígeno (CAFO)

En un trabajo retrospectivo con más de 700 transportes interhospitalarios evaluados, se evidenció un uso creciente de CAFO. Su uso se asoció con una disminución en el uso de VM invasiva, siendo no inferior al uso de VNI y cánula de bajo flujo de oxígeno.

Instrumentos de Monitoreo en el Transporte del Paciente Crítico

Las distintas guías establecen que todo paciente crítico debe ser trasladado con monitoreo electrocardiográfico con desfibrilador, oxímetro de pulso, monitor de presión arterial y capnógrafo pero gran parte de lo publicado los datos provienen de revisiones retrospectivas y informes anecdóticos (Tabla 53.1).

Se debe utilizar el monitoreo de capnografía para detectar la extubación no planeada y la hiperventilación. Durante el transporte de pacientes pediátricos, un kit completo de reanimación debe acompañar al paciente, en particular una bolsa autoinflable, mascarilla y un kit de intubación, así como un equipo de cateterización intraóseo.

A través de la monitorización de la temperatura central, debe lograrse un control normotérmico en todos los pacientes y tratar en forma enérgica la hipertermia, dado que incrementa la demanda metabólica pudiendo agravar el desbalance entre oferta y demanda de O_2 en el paciente con bajo gasto, o dar lugar a lesiones neurológicas secundarias en el paciente con TEC. Así también, la hipotermia inducida y controlada en el transporte de pacientes es una opción terapéutica factible y segura como lo refleja un estudio de que compara 136 pacientes neonatales con encefalopatía hipóxico-isquémica enfriados activamente con 78 controles, proporcionando un beneficio adicional.

Particular importancia reviste la gasometría y el equilibrio acido base en el peritransporte, no solo valorando el estado de oxigenación y ventilación, sino también como guía frente a intervenciones. Vos y col evaluaron la influencia de los resultados de gasometría sobre las intervenciones terapéuticas durante el transporte interhospitalario. Objetivaron que dichos análisis influyeron en el manejo del 86% de los pacientes transportados y el 43% de todas las intervenciones se basó solo en los resultados de laboratorio (calcio iónico, potasio, sodio, glucosa, hematocrito y hemoglobina). Ante la imposibilidad de contar con análisis invasivos del estado de oxigenación en en el trasporte, el análisis de la relación **$SatO_2/FIO_2$**, impresiona ser una alternativa válida.

Requerimientos mínimos indispensables para Monitoreo Hemodinámico
Monitor de ECG
Monitor de presión arterial invasiva y no invasiva
Oxímetro de pulso
Capnógrafo
Cardio-desfibrilador

Tabla 53.1. Requerimientos mínimos para transporte paciente pediátrico crítico

Medicación

Debido a que desconocemos que medicaciones pueden estar disponibles en los distintos hospitales o centros de atención, es fundamental que la unidad porte la medicación y, es conveniente, separarla en un carro o maletín según grupos de drogas como presentamos a continuación (Tabla 53.2).

Documentación

Es fundamental que se lleve un registro de todos los eventos ocurridos por el paciente, desde que el equipo de transporte se hace cargo de su cuidado. Esta información debe acompañar al paciente hasta su lugar de destino. También debería incorporarse la información desarrollada por el centro de referencia, así como también los estudios complementarios más significativos. Se recomienda el uso de herramientas tales como historias clínicas de traslado, listas de chequeo y formulario de consentimiento informado. Sería recomendable contar con protocolos de transferencia y acuerdos entre los distintos lugares. Previo al inicio del traslado, se recomienda obtener el consentimiento informado para el transporte y facilitar el contacto de los padres con su hijo. En relación a la comunicación con el centro receptor, la misma requiere la descripción de la situación clínica del paciente, que incluya los aspectos del tratamiento instituido y los incidentes acaecidos; en cualquier caso la anticipación de información contribuye a lograr un traslado y recepción del paciente óptimas.

Comunicación

Las comunicaciones deben ser sobre la base de "necesita saber", especialmente cuando se usa la comunicación por radio porque otros pueden estar en la misma frecuencia. Los equipos de transporte deben estar bien informados acerca de qué información puede divulgarse legalmente. El uso de una comunicación estandarizada a través del uso de herramientas de traspaso y mnemotecnias (e.g.: I-PASS, SBAR, I PASS THE BATON), así como el uso de equipos especializados junto al trabajo en equipo, se ha asociado a un mejoramiento en el pronóstico de los pacientes.

En lo referente al equipo que transporta sería adecuado practicar y observar los siguientes 8 elementos de una dinámica de equipo eficaz:

3. Circuito cerrado de comunicación.
4. Mensajes claros.
5. Funciones y responsabilidades claras.
6. Conocer las propias limitaciones.
7. Compartir los conocimientos.

Fármacos			
Ácido Valproico	Dipirona	Metilprednisolona	Morfina, fentanilo
Adenosina	Dobutamina	Noradrenalina	Lorazepam, midazolam
Adrenalina	Dopamina	Naloxona	Propofol, ketamina
Albúmina	Fenobarbital	Nitroprusiato	
Amiodarona	Furosemida	Omeprazol	Atracurium, o pancuronio, o vecuronio, succinilcolina
Ampicilina	Flumazenil	Potasio (cloruro)	
Atropina	Gentamicina	Prostaglandina E1	
Bicarbonato de Na	Dexametasona	Ranitidina	Soluciones glucosadas 5%, 10% y 25%
Calcio (Cloruro y gluconato)	Heparina	Salbutamol	
Ceftriaxona	Hidrocortisona	Sulfato de Magnesio	Agua destilada
Cloruro de Sodio 20%	Isoproterenol	Tiopental Sódico	Solución Fisiológica
Difenhidramina	Lidocaína	Vancomicina	
Difenilhidantoina	Levetiracetam	Vitamina K	Carbón activado
Digoxina	Milrinona		

Material estéril y descartable para procedimientos		
Guantes estériles (3 c/ tamaño). Gasas, jeringas. Frascos para hemocultivos. Tubos para muestras de sangre Sondas (orogástrica, aspiración y vesical). Tijeras, pinzas hemostáticas, bisturí. Estetoscopio, termómetro, linterna. Alcohol gel y al 70%, Clorhexidina 2%.	Camisolín y compresas, telas adhesivas, tegaderm, material de sutura. Guías para perfusión. Electrodos. Destrostix. Gel para desfibrilador. Bolsas de presurización. Agujas, butterfly, teflonadas e intraóseas.	Recipiente p/descartable. Llaves de 3 vías. Catéteres venosos centrales y kit estéril para su colocación. Caja instrumental para cateterización y toracocentesis. Set de monitoreo arterial invasivo.

Materiales para manejo vía aérea y trauma		
Mango laringoscopio y ramas curvas y rectas. Pilas y lámparas de repuesto. Tubos endotraqueales con (3,5 a 8) y sin manguitos (2,5 a 3,5) y mandriles o facilitadores. Máscaras Laríngeas. Bolsas de reanimación con reservorio, manómetro y válvula de PEEP. Máscaras de distintos tamaños.	Tubo de O2 portátil (2 fijos y 1 portátil con manómetro). Mezclador (Aire comprimido y O2) para proveer FiO2 (0,21-1), con medidores de flujos y tubos de reserva. Máscaras para administrar O2 (incluida reservorio) y para nebulizar, cánulas nasales. Tubuladuras para conexión de O2.	Tabla espinal, collares cervicales y férulas para inmovilizar miembros. Equipo para drenaje de neumotórax.

Materiales de comunicación
Celulares o radios de 2 vías

Tabla 53.2: Botiquín sugerido para transporte de pacientes pediátricos críticos

8. Intervención constructiva.
9. Reevaluación con resumen.
10. Respeto mutuo.

En relación a la comunicación el advenimiento de tecnología aplicada al transporte, como la telemedicina, permite una atención más eficaz, lo que podría contribuir a mejores resultados, como se refleja en un estudio con pacientes con hemorragia intracraneana.

Estabilización clínica previa al traslado

Rara vez el traslado de un paciente de una institución a otra representa una urgencia absoluta, de manera que su previa **estabilización** resulta una prioridad, la misma comprende todas las acciones de soporte vital que se realicen previas al traslado y su fin es activar sobre el paciente todos los procedimientos de soporte clínico que converjan en la situación ideal donde el mismo presente parámetros vitales próximos a la normalidad y sostenibles en el tiempo, para iniciar un traslado seguro. Existen situaciones críticas en donde la tiempo-dependencia es mandatoria y por ende la estabilización no debe prolongarse inútilmente. Todos los procedimientos se realizarán en el mejor lugar disponible del centro emisor.

Una vez instaurada la monitorización clínica e instrumental, la estabilización prosigue la sistemática ABCDE (vía aérea, buena ventilación, circulación, discapacidad y exposición).

Estabilización Respiratoria

El primer aspecto a tener en cuenta es la necesidad de asistencia ventilatoria y del requerimiento de intubación en escena o la asistencia con bolsa y máscara, dicha decisión converge de la situación clínica del paciente y la pericia del tratante, en este sentido, un trabajo realizado en el área pre-hospitalaria no encontró diferencias significativas con respecto a la sobrevida y los resultados neurológicos entre ambos métodos mientras que otro estudio demostró que los eventos adversos durante el manejo de la vía aérea en el hospital de origen son similares en comparación con intubaciones en la UCIP, por lo que la utilización de ambos métodos acarrea los mismos beneficios y complicaciones. En este apartado la máscara laríngea es una opción válida.

Se debe considerar la opción de ofrecer soporte ventilatorio no invasivo (VNI o CAFO), tratar las situaciones desencadenantes o concomitantes, como hemo o neumotórax, y realizar las siguientes acciones:

- Aspirar secreciones, de ser necesario
- Realizar gasometría con el ARM de transporte
- Realizar radiografía de tórax para evaluar TET y lesiones acompañantes
- Colocar capnografía en pacientes intubados

Estabilización Hemodinámica

Instaurada la monitorización clínica e instrumental, evaluado el grado de insuficiencia cardiovascular y la intensidad de los mecanismo compensatorios, se arriba a la decisión de la necesidad de fluidoterapia y / o soporte vasoactivo. Para este fin es indispensable contar con un acceso vascular, la vía intraósea es una opción segura como lo refleja un estudio que evaluó 58 colocaciones en 47 pacientes pediátricos transportados, objetivando una tasa de éxito en el primer intento cercana al 80% para los distintos efectores con una duración media de 5,2 horas. Ante la necesidad de infundir drogas vasoactivas y la imposibilidad de acceder a un acceso venoso central, la administración por vía periférica es una alternativa segura durante el transporte.

La hidratación debe perseguir la restitución de la volemia, con adecuado aporte de electrolitos y flujo de glucosa según las necesidades.

Ante la existencia de sangrado activo, se debe valorar la hemoglobina y el estado de oxigenación, y corregir con glóbulos rojos desplasmatizados en alícuotas de 10 ml/kg/dosis. Se debe estabilizar la coagulopatía previo al traslado.

El registro continuo o casi continuo de TA durante el transporte conlleva a mayores toma de decisiones durante el mismo y se asocia a mejor pronóstico, como lo demuestra un estudio que determinó el impacto de un mejor monitoreo de la TA durante el transporte, comparando un dispositivo de monitoreo casi continuo (cada 12-15 contracciones cardíacas) versus un monitoreo intermitente en pacientes con SIRS y/o TEC moderado a severo. Este trabajo evidenció que los pacientes del grupo de intervención recibieron más fluido endovenoso, desarrollaron menor incidencia de síndrome de falla multiorgánica y presentaron menor estancia hospitalaria.

En este apartado de estabilización hemodinámica, mención especial reviste la situación de paro cardiorrespiratorio (PCR), se considera que el transporte de un paciente en PCR no es aceptado y que el mismo debería acaecer una vez que el paciente presenta un ritmo estable sostenido (pulsos centrales palpables o circulación espontanea mayor a 20 min luego de la reanimación. Sin embargo Noje y col., describen que el 30% de equipos de transporte de 13 estados de EEUU encuestados transportan pacientes en PCR, con resultados variados. Esta acción podría sustentarse si el traslado permita el acceso a recursos como el soporte extracorpóreo, aunque puede poner en riesgo la seguridad del personal de transporte.

Estabilización Neurológica y Sedoanalgesia

Valoración continúa del nivel de conciencia, tamaño y reactividad pupilar. Primar tiempo y necesidad de estudios complementarios que guíen terapéutica vital, como neuroimagenes en el TEC.

El tratamiento del dolor es prioritario, así como la sedación ente la ARM, la utilización de guías validadas se impone en busca de objetivos deseados. La asociación recomendada es fentanilo y midazolam en infusión continua, de ser necesario se relajara al paciente.

Estabilización Traumatológica

Como herramienta para categorizar a este tipo de pacientes, orintar pronostico y destinoexiste el Índice de Trauma Pediátrico, que contempla las siguientes variables; peso, vía aérea, estado circulatorio, estado de conciencia, herida y fracturas.

Se requiere:

- Accesos vasculares seguros
- Radiografía cervical, tórax y pelvis
- Adecuada inmovilización
- Tratamiento del dolor

Estabilización Térmica, Metabólica y Renal

- Buscar la normtermia, tratar en forma enérgica la hipertermia y considerar la hipotermia en casos que lo ameriten
- Adecuar aporte de líquidos, electrolitos y glucosa
- Considerar sonda vesical ante la necesidad estricta de control de diuresis y ritmo

Claves del traslado

- el medio de traslado es una extensión natural de la Terapia Intensiva, continuando el tratamiento iniciado en la institución que deriva en forma ininterrumpida hasta el lugar de destino.
- El objetivo del traslado es llevar al paciente a un lugar en donde se le puedan brindar todos los cuidados necesarios para su recuperación. Sería inconveniente tener que realizar nuevas traslados con el mismo paciente.
- Siempre garantizar una vía aérea segura durante el traslado.
- Todos los pacientes a ser trasladados deben contar con uno o más accesos venosos confiables, correctamente asegurados. Si esto no es posible, antes de salir se deberá colocar un catéter de inserción percutánea en una vena central.
- El médico de traslado debe informar de forma fehaciente a los profesionales de la Institución receptora el estado clínico del paciente, parámetros vitales, peso, drogas que se están infundiendo, setting de ARM y cualquier otra información que pueda resultar útil para que el tratamiento continúe en forma ininterrumpida en el lugar de destino.
- Se debería asegurar que todas las condiciones del lugar receptor estén preparadas y listas al arribo del paciente.
- El equipo derivante debe confeccionar un resumen completo de la historia clínica.
- Es requisito indispensable la firma del consentimiento informado por el paciente o un familiar directo, previo a iniciar la derivación, firmen.
- **Escores para determinar el triaje de los pacientes pediátricos transportados**

La evolución inicial de la gravedad de un paciente y la posterior decisión de eventual transporte pueden ser facilitadas con un sistema de puntuación estandarizado. Existen distintas escalas para evaluar al paciente transportado, una de ellas incluye ocho variables (frecuencia cardiaca y respiratoria, tensión arterial sistólica, FiO_2 requerida, relleno capilar, pulso, temperatura y escala de Glasgow). Esta escala es una herramienta objetiva de evaluación del transporte pediátrico y puede ayudar en las decisiones de triaje, sin embargo no es un escore validado. No se encontraron escores validados de triaje pretransporte, sin embargo los scores Canadian Pediatric Triaje and Acuity Scale (PedCTAS); Transport Pediatric Early Warning Scores (TPEWS); and Transport Risk Assessmentin Pediatrics (TRAP) se asocian fuertemente con la necesidad de admisión a la UCIP durante el transporte. Un reciente estudio evaluó el sistema de alerta temprana para el trasporte entre instituciones, sobre 546 pacientes, objetivando que el mismo es una medida útil de la gravedad de la enfermedad reflejada por la provisión posterior de una intervención significativa de peritransporte y el destino de la transferencia.

Recomendaciones para el transporte de pacientes críticos pediátricos (40)	
Equipo	▶ Pacientes con ventilación, al menos un médico y una enfermera de la UTIP ▶ Paciente no ventilado y: ▶ ≤ 1 inotrópico, una enfermera de la UTIP ▶ o ≤ 1 inotrópico, insuficiencia respiratoria y arritmia, un médico y una enfermera de la UTIP
Educación	▶ Enfoque educativo sobre cómo operar los equipos de transporte. ▶ Más educación para los médicos y enfermeras de la UTIP para ejecutar el transporte.
Equipamiento y materiales	▶ El equipo en el carro es igual al equipo en la UTIP. ▶ Verifique el equipo y los materiales. ▶ Verifique la longitud adicional de las líneas intravenosas para obtener imágenes de resonancia magnética. ▶ Verificar y calcular el nivel de oxígeno en el tanque de oxígeno. ▶ El desfibrilador es un equipo estándar en el carro de transporte. ▶ Verifique todos los equipos en el carro de transporte. ▶ Las baterías deben estar completamente cargadas antes del transporte.
Organización y proceso	▶ Introducción de una lista de verificación ▶ Formación formal en el procedimiento de transporte a resonancia magnética. ▶ Procedimiento operativo estándar de transporte
Comunicación	▶ Confirmar cita con el otro departamento antes del transporte. ▶ Mejorar la comunicación con el otro departamento para prevenir incidentes durante el transporte. ▶ Discutir con el médico y la enfermera de la UTIP después del transporte.
Medicación	▶ Compruebe y prepare la medicación intravenosa antes del transporte ▶ Medicamentos y fluidos intravenosos extras.

Tabla 53.3

Bibliografía

1. Brandstrup Azuero Kay Boris, Ferrer Esteban M. Cristina, Doncel Laguna Vanesa, Garrido Conde Beatriz, Iglesias López Maribel, Pozo Rodriguez M. Carme. Manual de Estabilización y Transporte de niños y neonatos críticos [Internet]. Palma de Mallorca; 2013 [cited 2018 Dec 1]. 17-23 p. Available from: http://formacion222.es/anexos-hems/MANUAL_transporte_pediatrico-r.pdf
2. Enfermos NC, Dras R, Castellano S, Codermatz M, Orsi MC, Del M, et al. Consenso sobre Traslado de. Arch Argent Pediatr. 2000;98(6):415–26.
3. Saá G, Del Barco M BP et al. Recomendaciones para la Práctica del Traslado Neonatal. Dirección Nacional de Maternidad e Infancia, Ministerio de Salud, Presidencia de la Nación - República Argentina, 2012.
4. Stroud MH, Trautman MS, Meyer K, Moss MM, Schwartz HP, Bigham MT, et al. Pediatric and neonatal interfacility transport: results from a national consensus conference. Pediatrics. 2013 Aug;132(2):359–66.
5. Jorro Barón F. Consenso sobre el traslado de niños críticamente enfermos Consensus on transport of critically ill children Comité Nacional de Emergencias y Cuidados Críticos*. Arch Argent Pediatr [Internet]. 2019 [cited 2018 Dec 27];117. Available from: http://dx.doi.org/10.5546/aap.2019.S1
6. Wallen E, Venkataraman ST, Grosso MJ, Kiene K, Orr RA. Intrahospital transport of critically ill pediatric patients. Crit Care Med [Internet]. 1995 Sep [cited 2019 Sep 15];23(9):1588–95. Available from: https://insights.ovid.com/crossref?an=00003246-199509000-00020
7. Singh JM, Gunz AC, Dhanani S, Aghari M, MacDonald RD. Frequency, Composition, and Predictors of In-Transit Critical Events During Pediatric Critical Care Transport. Pediatr Crit Care Med [Internet]. 2016 Oct [cited 2019 Sep 15];17(10):984–91. Available from: http://insights.ovid.com/crossref?an=00130478-201610000-00010
8. Ramnarayan P, Dimitriades K, Freeburn L, Kashyap A, Dixon M, Barry PW, et al. Interhospital Transport of Critically Ill Children to PICUs in the United Kingdom and Republic of Ireland. Pediatr Crit Care Med [Internet]. 2018 Jun [cited 2018 Nov 14];19(6):e300–11. Available from: http://insights.ovid.com/crossref?an=00130478-201806000-00028
9. Fanara B, Manzon C, Barbot O, Desmettre T, Capellier G. Recommendations for the intra-hospital transport of critically ill patients. Crit Care [Internet]. 2010 [cited 2018 Dec 10];14(3):R87. Available from: http://www.ncbi.nlm.nih.gov/pubmed/20470381
10. Sochet AA, Ryan KS, Bartlett JL, Nakagawa TA, Bingham L. Standardization of Pediatric Interfacility Transport Handover. Pediatr Crit Care Med [Internet]. 2018 Feb [cited 2018 Nov 15];19(2):e72–9. Available from: http://insights.ovid.com/crossref?an=00130478-201802000-00021
11. Bérubé M, Bernard F, Marion H, Parent J, Thibault M, Williamson DR, et al. Impact of a preventive programme on the occurrence of incidents during the transport of critically ill patients. Intensive Crit Care Nurs [Internet]. 2013;29(1):9–19. Available from: http://dx.doi.org/10.1016/j.iccn.2012.07.001
12. Blakeman TC, Branson RD. Inter- and intra-hospital transport of the critically ill. Respir Care [Internet]. 2013 Jun 1 [cited 2018 Dec 3];58(6):1008–23. Available from: http://www.ncbi.nlm.nih.gov/pubmed/12078656
13. Edge WE, Kanter RK, Weigle CG, Walsh RF. Reduction of morbidity in interhospital transport by specialized pediatric staff. Crit Care Med. 1994

Jul;22(7):1186-91.

14. Rajapreyar P, Marcdante K, Zhang L, Simpson P, Meyer MT. Decision-Making in Pediatric Transport Team Dispatch Using Script Concordance Testing*. Pediatr Crit Care Med [Internet]. 2017 Nov [cited 2019 Sep 20];18(11):e530-5. Available from: http://www.ncbi.nlm.nih.gov/pubmed/28922270

15. Orr RA, Felmet KA, Han Y, McCloskey KA, Dragotta MA, Bills DM, et al. Pediatric Specialized Transport Teams Are Associated With Improved Outcomes. Pediatrics [Internet]. 2009 Jul 1 [cited 2018 Dec 1];124(1):40-8. Available from: http://www.ncbi.nlm.nih.gov/pubmed/19564281

16. Boussen S, Gainnier M, Michelet P. Evaluation of Ventilators Used During Transport of Critically Ill Patients: A Bench Study. Respir Care [Internet]. 2013 Nov 1 [cited 2018 Dec 1];58(11):1911-22. Available from: http://www.ncbi.nlm.nih.gov/pubmed/23592785

17. Cheema B, Welzel T, Rossouw B. Noninvasive Ventilation During Pediatric and Neonatal Critical Care Transport: A Systematic Review. Pediatr Crit Care Med [Internet]. 2019 Jan [cited 2019 Sep 15];20(1):9-18. Available from: http://insights.ovid.com/crossref?an=00130478-201901000-00002

18. Quenot J-P, Milési C, Cravoisy A, Capellier G, Mimoz O, Fourcade O, et al. Intrahospital transport of critically ill patients (excluding newborns) recommendations of the Société de Réanimation de Langue Française (SRLF), the Société Française d'Anesthésie et de Réanimation (SFAR), and the Société Française de Médecine d'Urgence (SFMU). Vol. 2, Annals of Intensive Care. 2012.

19. Schlapbach LJ, Schaefer J, Brady AM, Mayfield S, Schibler A. High-flow nasal cannula (HFNC) support in interhospital transport of critically ill children. Intensive Care Med. 2014;40(4):592-9.

20. Warren J, Fromm RE, Orr RA, Rotello LC, Horst HM, American College of Critical Care Medicine. Guidelines for the inter- and intrahospital transport of critically ill patients. Crit Care Med [Internet]. 2004 Jan [cited 2018 Dec 1];32(1):256-62. Available from: https://insights.ovid.com/crossref?an=00003246-200401000-00038

21. Szakmar E, Kovacs K, Meder U, Nagy A, Szell A, Bundzsity B, et al. Feasibility and Safety of Controlled Active Hypothermia Treatment During Transport in Neonates With Hypoxic-Ischemic Encephalopathy. Pediatr Crit Care Med [Internet]. 2017 Dec [cited 2019 Sep 20];18(12):1159-65. Available from: http://insights.ovid.com/crossref?an=00130478-201712000-00009

22. Vos G, Engel M, Ramsay G, van Waardenburg D. Point-of-care blood analyzer during the interhospital transport of critically ill children. Eur J Emerg Med [Internet]. 2006 Oct [cited 2019 Sep 15];13(5):304-7. Available from: http://www.ncbi.nlm.nih.gov/pubmed/16969239

23. Ray S, Rogers L, Pagel C, Raman S, Peters MJ, Ramnarayan P. PaO2/FIO2 Ratio Derived From the SpO2/FIO2 Ratio to Improve Mortality Prediction Using the Pediatric Index of Mortality-3 Score in Transported Intensive Care Admissions. Pediatr Crit Care Med [Internet]. 2017 Mar [cited 2019 Sep 15];18(3):e131-6. Available from: http://insights.ovid.com/crossref?an=00130478-201703000-00024

24. Jarden RJ, Quirke S. Improving safety and documentation in intrahospital transport: development of an intrahospital transport tool for critically ill patients. Intensive Crit care Nurs. 2010 Apr;26(2):101-7.

25. Ajizian SJ, Nakagawa TA. Interfacility transport of the critically ill pediatric patient. Chest. 2007 Oct;132(4):1361-7.

26. VanGraafeiland B, Foronda C, Vanderwagen S, Allan L, Bernier M, Fishe J, et al. Improving the handover and transport of critically ill pediatric patients. J Clin Nurs [Internet]. 2018 Aug 14 [cited 2018 Nov 14]; Available from: http://doi.wiley.com/10.1111/jocn.14627

27. Jackson EM, Costabile PM, Tekes A, Steffen KM, Ahn ES, Scafidi S, et al. Use of Telemedicine During Interhospital Transport of Children With Operative Intracranial Hemorrhage. Pediatr Crit Care Med [Internet]. 2018 Nov [cited 2019 Sep 15];19(11):1033-8. Available from: http://insights.ovid.com/crossref?an=00130478-201811000-00003

28. Gausche M, Lewis RJ, Stratton SJ, Haynes BE, Gunter CS, Goodrich SM, et al. Effect of Out-of-Hospital Pediatric Endotracheal Intubation on Survival and Neurological Outcome. JAMA [Internet]. 2000 Feb 9 [cited 2019 Sep 20];283(6):783. Available from: http://www.ncbi.nlm.nih.gov/pubmed/10683058

29. Nishisaki A, Marwaha N, Kasinathan V, Brust P, Brown CA, Berg RA, et al. Airway management in pediatric patients at referring hospitals compared to a receiving tertiary pediatric ICU. Resuscitation [Internet]. 2011 Apr [cited 2019 Sep 20];82(4):386-90. Available from: https://linkinghub.elsevier.com/retrieve/pii/S0300957210011172

30. Fiorito BA, Mirza F, Doran TM, Oberle AN, Vince Cruz EC, Wendtland CL, et al. Intraosseous access in the setting of pediatric critical care transport. Pediatr Crit Care Med [Internet]. 2005 Jan [cited 2019 Sep 20];6(1):50-3. Available from: http://www.ncbi.nlm.nih.gov/pubmed/15636659

31. Turner DA, Kleinman ME. The Use of Vasoactive Agents Via Peripheral Intravenous Access During Transport of Critically III Infants and Children. Pediatr Emerg Care [Internet]. 2010 Aug [cited 2019 Sep 20];26(8):563-6. Available from: https://insights.ovid.com/crossref?an=00006565-201008000-00006

32. Valentine SL, Bembea MM, Muszynski JA, Cholette JM, Doctor A, Spinella PC, et al. Consensus Recommendations for RBC Transfusion Practice in Critically Ill Children From the Pediatric Critical Care Transfusion and Anemia Expertise Initiative. Pediatr Crit Care Med [Internet]. 2018 Sep [cited 2019 Sep 20];19(9):884-98. Available from: http://insights.ovid.com/crossref?an=00130478-201809000-00013

33. Stroud MH, Prodhan P, Moss M, Fiser R, Schexnayder S, Anand K. Enhanced Monitoring Improves Pediatric Transport Outcomes: A Randomized Controlled Trial. Pediatrics [Internet]. 2011 Jan 1 [cited 2019 Sep 20];127(1):42-8. Available from: http://pediatrics.aappublications.org/cgi/doi/10.1542/peds.2010-1336

34. Noje C, Bembea MM, Nelson McMillan KL, Brunetti MA, Bernier ML, Costabile PM, et al. A National Survey on Interhospital Transport of Children in Cardiac Arrest. Pediatr Crit Care Med [Internet]. 2019 Jan [cited 2019 Sep 20];20(1):e30-6. Available from: http://insights.ovid.com/crossref?an=00130478-201901000-00032

35. Noje C, Fishe JN, Costabile PM, Klein BL, Hunt EA, Pronovost PJ. Interhospital Transport of Children Undergoing Cardiopulmonary Resuscitation: A Practical and Ethical Dilemma. Pediatr Crit Care Med [Internet]. 2017 Oct [cited 2019 Sep 20];18(10):e477-81. Available from: http://insights.ovid.com/crossref?an=00130478-201710000-00032

36. Harris J, Ramelet A-S, van Dijk M, Pokorna P, Wielenga J, Tume L, et al. Clinical recommendations for pain, sedation, withdrawal and delirium assessment in critically ill infants and children: an ESPNIC position statement for healthcare professionals. Intensive Care Med [Internet]. 2016 Jun 15 [cited 2019 Sep 20];42(6):972-86. Available from: http://link.springer.com/10.1007/s00134-016-4344-1

37. Kandil SB, Sanford HA, Northrup V, Bigham MT, Giuliano JS. Transport disposition using the transport risk assessment in pediatrics (TRAP) score. Prehospital Emerg Care. 2012;16(3):366-73.

38. Holt T, Prodanuk M, Hansen G. Utilizing Pediatric Scoring Systems to Predict Disposition During Interfacility Transport. Prehospital Emerg Care [Internet]. 2018 Aug 17 [cited 2018 Nov 14];1-5. Available from: https://www.tandfonline.com/doi/full/10.1080/10903127.2018.1491658

39. Page-Goertz CK, Dasgupta M, Hoffmann RG, Parshuram C, Forbes ML, Meyer MT. Correlation of Bedside Pediatric Early Warning System Score to Interventions During Peritransport Period. Pediatr Crit Care Med [Internet]. 2018 Nov [cited 2018 Nov 14];19(11):e618-26. Available from: http://insights.ovid.com/crossref?an=00130478-201811000-00025

40. Brunsveld-Reinders AH, Arbous MS, Kuiper SG, de Jonge E. A comprehensive method to develop a checklist to increase safety of intra-hospital transport of critically ill patients. Crit Care [Internet]. 2015 May 7 [cited 2018 Dec 5];19(1):214. Available from: http://www.ncbi.nlm.nih.gov/pubmed/25947327

GESTIÓN

Capítulo 54

Cuidados de enfermería en el niño traumatizado

Cristiane de Alencar Domingues, Lilia de Souza Nogueira, Regina Marcia Cardoso de Souza

Problema del trauma pediátrico

Ya en 1966 el trauma se consideraba la enfermedad negada de la sociedad moderna, un problema de salud pública responsable del mayor número de muertes en las primeras décadas de la vida. Más de cinco décadas después, estos números no han cambiado y los niños continúan sufriendo las consecuencias de esta enfermedad que también afecta a sus familias.

Según los datos de la Organización Mundial de la Salud, más de 2000 familias son destruidas diariamente debido a una lesión no intencional que podría haberse evitado. El trauma es la principal amenaza para la supervivencia de los niños y también uno de los principales responsables de las discapacidades que afectan su crecimiento y desarrollo. Además, si consideramos los países de bajos ingresos, el impacto es mucho mayor dadas las limitaciones al acceso a la prevención y los recursos para una atención óptima.

Atención inicial del niño traumatizado

La atención inicial de la víctima infantil sigue los mismos principios que el cuidado de cualquier paciente traumatizado: Trauma ABCDE (A- Vía aérea con restricción del movimiento de la columna cervical; B - Respiración y ventilación; C - Circulación con control de hemorragia; D - Disfunción neurológica, y E - Exposición / control ambiental). El gran desafío es considerar que el niño no es un adulto pequeño, sino un individuo con peculiaridades anatómicas, fisiológicas y emocionales, y que el cuidado también debe extenderse a su familia.

El primer paso es comprender que el trauma, es decir, la transferencia de energía que causa lesiones, tiene características específicas en el niño. La cinemática y los patrones de lesiones se manifiestan de manera diferente a los adultos, y estas diferencias dirigirán la atención para la identificación temprana de lesiones y el tratamiento adecuado de esta población.

Cinemática del trauma y patrones de lesiones

Las caídas son el principal mecanismo de trauma en los niños, sin embargo, rara vez provocan lesiones graves y muerte. La mortalidad se asocia principalmente con eventos automovilísticos en los que el niño puede ser el peatón, el ciclista o el ocupante del automóvil. Los ahogamientos, los incendios domésticos y los homicidios también son responsables de la muerte de niños, pero en menor medida.

La violencia que afecta a los pacientes pediátricos se manifiesta en forma de abuso. Entre los niños y adolescentes, destaca la violencia urbana, especialmente como resultado de heridas de bala.

El pequeño tamaño de los pacientes pediátricos hace que el trauma multisistémico sea común debido a la proximidad de los órganos y la pequeña cantidad de tejido adiposo. Las lesiones en la cabeza son muy comunes en niños pequeños debido a la desproporción entre la cabeza y el tamaño del cuerpo. En contraste, las fracturas son menos comunes debido a calcificación incompleta y flexibilidad ósea; sin embargo, cuando afectan núcleos de crecimiento activos, afectan el crecimiento y desarrollo.

Conocer los mecanismos y patrones de trauma más frecuentes encontrados en pediatría nos permite instituir las mejores campañas de prevención y presumir las lesiones que estos pacientes pueden presentar.

Evaluación primaria

La sistematización de la atención a niños traumatizados tiene como objetivo la identificación temprana y el tratamiento de lesiones que ponen en riesgo sus vidas. La evaluación primaria sigue la secuencia ABCDE, prestando atención a las peculiaridades anatómicas y fisiológicas que pueden interferir en cada ítem.

Es importante que los equipos y dispositivos de tamaño apropiado para diferentes grupos de edad estén disponibles y probados. Se pueden usar algunas herramientas para ayudar a elegir el dispositivo ideal, como la cinta de emergencia pediátrica Broselow®, que es útil para determinar el peso, la dosis de medicamentos y el tamaño de los dispositivos y equipos del niño.

Si la cinta no está disponible, el peso de los niños mayores de un año puede estimarse mediante la fórmula:

Peso aproximado: [2 x edad (en años)] + 10

Para niños menores de esta edad, considerar que el peso al nacer es de 3-4 kg, que se duplica a los seis meses y se triplica a los 12.

A - Vía aérea con restricción del movimiento de la columna cervical

En los niños, como con cualquier paciente traumatizado, la prioridad principal es mantener la permeabilidad de las vías respiratorias para garantizar que el aire llegue a los pulmones. Si el niño habla o llora, su vía aérea es permeable y el oxígeno debe administrarse a través de una máscara sin reinhalación con un flujo de 10 a 15 l / min.

Si el niño no habla ni llora, deberán identificarse signos de obstrucción de las vías respiratorias:

- Estridor
- Ronquido
- Enfisema subcutáneo en la región del cuello
- Uso de músculos accesorios
- Sospecha de quemaduras en el área

En este caso utilizan maniobras de apertura de la vía aérea: elevación de la barbilla o empuje de la mandíbula (Figura 54.1).

Una vez que se ha abierto la vía aérea, identifique si hay signos de obstrucción y presencia de sangre, vómitos u otros cuerpos extraños en la región. Si hay líquido presente, aspire con una sonda de punta rígida (Figura 54.2). Los cuerpos extraños en la cavidad oral deben extraerse con pinzas Magill (Figura 54.3).

Si incluso después de estas maniobras el niño no puede mantener la permeabilidad de la vía aérea, entonces deben utilizarse técnicas de mantenimiento de la vía aérea:

- Cánula de Guedel + ventilación con dispositivo bolsa-válvula-máscara com reservorio.
- Dispositivos supraglóticos (tubo o máscara laríngea).
- Intubación orotraqueal.
- Vía aérea quirúrgica.

Es muy importante que todos estos dispositivos sean de tamaño pediátrico. En el caso de la intubación orotraqueal, además de los materiales de rutina (tu-

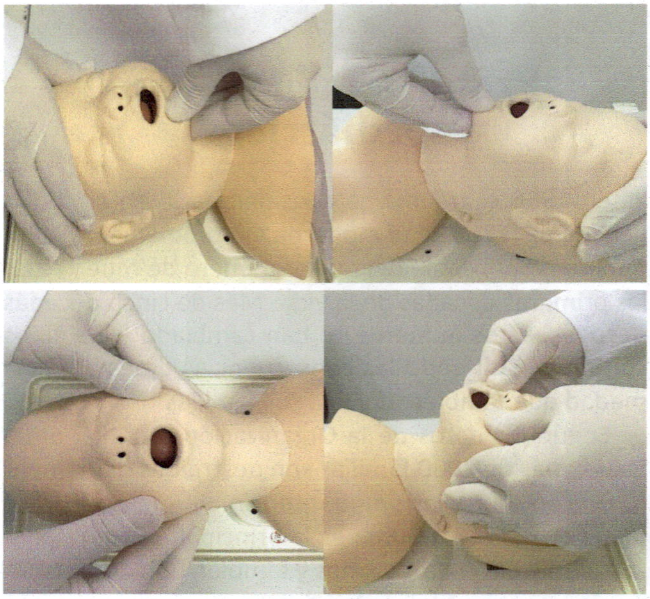

Figura 54.1: Maniobras de elevación del mentón (A) y tracción de la mandíbula (B)

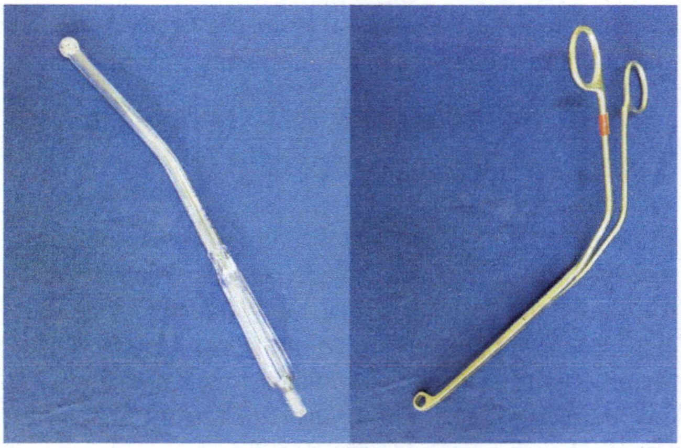

Figura 54.2: Sonda de aspiración de punta rígida. Figura 3. Pinza de Magill

bos de varios tamaños, con y sin manguito; laringoscopio con ramas rectas) la disponibilidad inmediata de material pediátrico para anticipar una vía aérea difícil puede beneficiar al paciente cuando se presenta esta situación.

La vía aérea quirúrgica es la última opción y debe ser realizada por un profesional experimentado. La cricotiroidotomía por punción debe permanecer durante un máximo de 45 minutos debido a la retención de dióxido de carbono (CO2) y la cricotiroidotomía quirúrgica solo se puede realizar en niños mayores de 12 años debido a la inmadurez laríngea.

Todos estos procedimientos deben realizarse asegurando la restricción del movimiento de la columna. Si la posición neutral de la cabeza del niño culmina en la posición de olor (flexión pasiva de la columna cervical) debido al tamaño más grande del occipucio, se debe colocar un cojín de aproximadamente 2.5 cm de espesor debajo del tronco del niño (Figura 54.4).

Mantenga la inmovilización de la columna cervical en posición neutral con la estabilización manual o el uso de dispositivos (collarín cervical, protector de cabeza y tabla larga). Teniendo en cuenta el tamaño del niño (especialmente los bebés), son necesarias algunas adaptaciones para garantizar esta alineación, como el uso de cojines o el dispositivo de extrusión Kendrick invertido (KED) (Figura 54.5).

La Tabla 54.1 muestra las diferencias en la vía aérea de los niños en comparación con los adultos que pueden interferir con el manejo de la vía aérea.

Dadas las particularidades de las vías respiratorias del niño, la posibilidad de desplazamiento del tubo endotraqueal es alta. La falta de identificación temprana de este evento es la causa más común de deterioro de la condición clínica del niño intubado. Para evitar tal ocurrencia, el posicionamiento del tubo debe reevaluarse con frecuencia, especialmente después de la movilización del niño, considerando el mnemotécnico DOPE para identificar posibles problemas (Tabla 54.2).

B - Respiración y ventilación

La segunda prioridad de la atención es garantizar el intercambio de gases en los alvéolos. Una vez que el oxí-

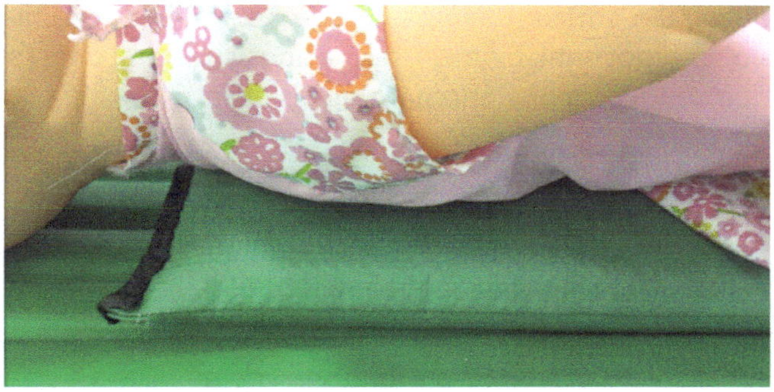

Figura 54.4: Posicionamiento con apoyo de cojín para mantenimiento de permeabilidad de la vía aérea

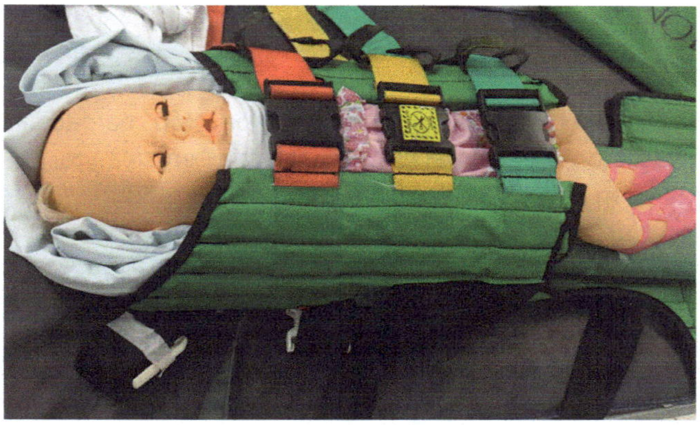

Figura 54.5: Aplicación de KED invertido y cojines para la inmovilización del lactante

Diferencias	Implicancias
Vía aérea más corta y más estrecha Laringe y cuerdas vocales anteriores en bebés Lenguaje relativamente más grande Epiglotis más larga y flexible El punto más cercano a la vía aérea está debajo del cartílago cricoides.	Las diferencias en la anatomía de la orofaringe hacen que la intubación orotraqueal sea más difícil, ya que requieren tubos orotraqueales de diferentes tamaños, con y sin manguito, y laringoscopios específicos.
El occipucio más grande provoca flexión pasiva de la columna cervical y posible obstrucción de la vía aérea	Colocar el cojín, de aproximadamente 2.5 cm de grosor, debajo del tronco del niño (como se describió anteriormente)
Estructuras de tejidos blandos de la cavidad oral en niños aún en formación, lo que aumenta el riesgo de sangrado.	Insertar la cánula orofaríngea directamente en la cavidad oral (sin rotación) con el apoyo de un depresor de lengua (Figura 6)
Los niños menores de un año a menudo tienen respuesta vagal durante la laringoscopía para intubación endotraqueal	Considere la administración de 0.1 - 0.3 mg de sulfato de atropina antes de la sedación en la intubación asistida por medicamentos. En la bradicardia por hipoxia, no se recomienda la administración de atropina.

Tabla 54.1: Diferencias anatómicas y fisiológicas en la vía aérea de los niños en comparación con los adultos y sus implicancias

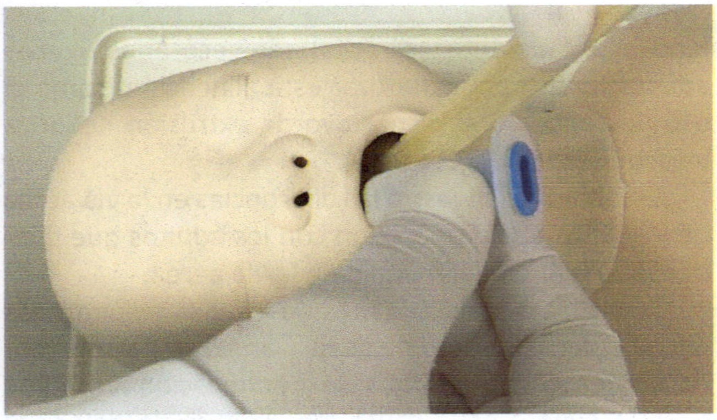

Figura 54.6: Técnica de inserción de la cánula orofaríngea en el niño

D	Desplazamiento
O	Obstrucción
P	Neumotórax
E	Equipo con fallas

Diferencias	Implicancias
Los lactantes son respiradores nasales obligados.	Las obstrucciones nasales evitan la ventilación.
La pared torácica más compatible	Las fracturas del arco costal y las lesiones externas pueden no estar presentes a pesar de lesiones intratorácicas significativas.

Tabla 54.2: Diferencias anatómicas y fisiológicas en la respiración y ventilación de los niños en comparación con los adultos y sus implicaciones

geno ha alcanzado los alvéolos (es decir, la vía aérea es permeable), es imperativo que ingrese a los capilares y salga el CO_2.

El tórax se evalúa mediante inspección, palpación, percusión y auscultación. La simetría torácica y la expansión torácica deben investigarse en cada inspiración-espiración, frecuencia respiratoria, presencia de lesiones y deformidades, uso de músculos accesorios, presencia de crepitación óseo y enfisema subcutáneo, así como soplos vesiculares. El cuello también debe ser evaluado por la presencia de desviación traqueal, distensión de la vena yugular y enfisema subcutáneo.

Los signos de insuficiencia respiratoria incluyen:

- Uso de músculos accesorios
- Gruñidos
- Bradi o taquipnea
- Capacidad de expansión torácica disminuida o asimétrica
- Cianosis

Las diferencias anatómicas y fisiológicas que interfieren en la evaluación de la respiración y ventilación del niño traumatizado se presentan en la Tabla 54.2.

La oximetría de pulso, la capnografía y la radiografía de tórax son medidas complementarias útiles en la evaluación de la ventilación y la respiración de niños traumatizados. Si la ventilación no es adecuada, se debe proporcionar soporte ventilatorio mediante un dispositivo de máscara de bolsa de depósito con un depósito.

Las lesiones potencialmente mortales que deben diagnosticarse de inmediato mediante un examen clínico son el neumotórax hipertensivo, el neumotórax abierto y el hemotórax masivo, todos tratados mediante drenaje pleural en el quinto espacio intercostal, anterior a la línea axilar media. En el caso del neumotórax hipertensivo, antes del drenaje, y como medida de emergencia, la descompresión con aguja torácica (calibre 14 o 18) debe realizarse en el segundo espacio intercostal en la línea hemiclavicular. Para el neumotórax abierto, caracterizado por una "herida torácica por aspiración", se debe aplicar un vendaje de tres puntas a la lesión hasta que se realice el drenaje torácico.

La hipoxia es la principal causa de paro cardíaco en niños; Sin embargo, antes de que ocurra este resultado, la hipoventilación causará acidosis respiratoria, lo que conduce a una anomalía ácido-base.

C - Circulación con control de hemorragia

Una vez que el oxígeno alcanza los alvéolos y los capilares, se requiere sangre para transportarlo a todas las células del cuerpo, asegurando el metabolismo aeróbico.

La falta de oxígeno y la consiguiente falla en la producción de energía celular conduce al metabolismo anaeróbico, con una producción de energía 18 veces menor y la liberación de ácido láctico como metabolito. Este metabolismo ineficiente conduce a un ciclo de destrucción celular con acidosis y muerte.

Por lo tanto, controlar el sangrado es fundamental para garantizar que el oxígeno llegue a todas las células. El glóbulo rojo de cada niño es importante y debe preservarse. El cuidado de la circulación se produce a través de la evaluación de las dos "H" y las tres "P".

La hemorragia externa se identifica fácilmente y debe controlarse mediante compresión manual, uso de hemostáticos y, cuando no se logra el control en las extremidades, la aplicación de torniquetes.

La hemorragia interna debe identificarse mediante un examen físico detallado y medidas complementarias, como la ecografía dirigida por trauma (FAST). Los

2 "H"	3 "P"
Hemorragia externa Hemorragia interna	Piel Pulso Perfusión

compartimentos que acumulan grandes cantidades de sangre y pueden conmocionar al niño son el tórax, el abdomen, el retroperitoneo, la pelvis y los huesos largos. Se debe realizar la inmovilización de fracturas de huesos largos y pélvicos para reducir el sangrado.

Teniendo en cuenta el aumento del volumen de sangre circulante de los niños (Tabla 54.3), necesitan perder más del 30% de su volumen de sangre para iniciar la caída de la presión arterial sistólica y el estrechamiento de la presión del pulso (Presión del pulso = presión arterial sistólica - presión arterial diastólica). . Por lo tanto, la taquicardia y los signos de alteración de la perfusión de la piel (piel fría, pálida, pegajosa y disminución del tiempo de recarga capilar) son los primeros signos de identificación del shock (evaluación de las tres "P").

La importancia de la taquicardia relacionada con el shock no debe minimizarse debido al dolor, el miedo o el estrés psicológico. Pulsos periféricos rápidos y débiles, tiempo de llenado capilar superior a 3 segundos, presión de pulso inferior a 20 mmHg, piel húmeda (pegajosa) y / o moteada, extremidades frías en comparación con la espalda y disminución del nivel de conciencia corroboran al estado de shock y la severidad de la condición en niños traumatizados.

Como no se identifica y trata la pérdida de sangre, se pierde la capacidad de compensación de choque y el niño comienza a desarrollar hipotensión [presión arterial sistólica menor de 70 mmHg + 2 veces la edad (años)]. Si el niño no recibe tratamiento inmediato, progresará a bradicardia y consecuente muerte.

El tratamiento definitivo del sangrado es su control, con mayor frecuencia en la sala de operaciones. Las mediciones en la sala de trauma incluyen control de sangrado y reemplazo de volumen. El acceso venoso periférico es la primera opción. Después de dos intentos fallidos, se debe considerar la punción intraósea. Si esta técnica no es posible, se debe elegir el acceso percutáneo. La disección venosa debe considerarse la última opción.

El reemplazo de volumen incluye la administración restringida de cristaloides asociados con la infusión temprana de componentes sanguíneos (glóbulos rojos, plasma y plaquetas):

> 1 bolo de 20 mL/Kg de cristaloide isotônico calentado a 39ºC.
>
> *Em caso de que el niño no presente respuesta al volumen infundido, iniciar el tratamento com hemocomponentes.:*
>
> 10-20 mL/Kg de concentrado de glóbulos rojos
>
> 10-20 mL/Kg de plasma fresco congelado y plaquetas

Esta estrategia está en línea con el Protocolo de Transfusión Masiva Pediátrica; Sin embargo, los estudios aún no han demostrado una mejor supervivencia pediátrica con el uso de este protocolo.

La respuesta de los niños al tratamiento inicial debe ser monitoreada de cerca y el objetivo es restaurar los patrones cardiovasculares alterados y lograr una diuresis de 1 a 2 ml / kg / hora. Por lo tanto, en el niño traumatizado severo, es imperativo insertar un catéter vesical retrasado durante la evaluación primaria.

D - Disfunción neurológica

El cuidado inicial de la disfunción neurológica, como en los adultos, comienza con un cuidado óptimo de las vías respiratorias, la respiración, la ventilación y la circulación. Estas condiciones proporcionan el ambiente adecuado para la oxigenación y la perfusión cerebral.

La lesión primaria ocurre en el momento del trauma y solo puede prevenirse mediante la prevención y el uso de dispositivos de seguridad como los cascos. La lesión secundaria debida a hipovolemia y la consiguiente disminución de la perfusión cerebral, hipoxia, convulsiones e hipertermia empeoran drásticamente el pronóstico de los niños. Sin embargo, los niños pueden recuperarse mucho mejor que los adultos de una lesión cerebral traumática.

Diferencias	Implicancias
Aumento del volumen de sangre circulante (aproximadamente 70-80 mmHg) La presencia de hipotensión indica una pérdida de sangre superior al 45% del volumen circulante del niño.	El niño permanece normotensivo durante un largo período a pesar de la pérdida de sangre, lo que refuerza la importancia de identificar los primeros signos de shock.

Tabla 54.3: Diferencias anatómicas y fisiológicas en la circulación de los lactantes en comparación con los adultos y sus implicancias

La hipovolemia no ocurre en adultos debido a un traumatismo craneoencefálico; Sin embargo, en niños pequeños, debido a la apertura de las suturas y fontanelas, los hematomas subgaleales, intraventriculares o epidurales pueden causar una pérdida de sangre significativa.

El enfoque de la disfunción neurológica en los niños debe considerar las diferencias anatómicas y fisiológicas presentadas en la Tabla 54.4.

En esta etapa, se debe evaluar la simetría, el tamaño y la fotorreactividad de las pupilas de los niños, además de aplicar la Escala de coma de Glasgow (ECG1) para verificar el nivel de conciencia. El ECGL pediátrico es una forma adaptada para su uso en niños menores de cuatro años y lo que difiere del original son los ajustes en los ítems de evaluación en la mejor respuesta verbal (Tabla 54.5). Los estímulos aplicados son presión en la punta de los dedos, sujeción del trapecio y / o presión de muesca supraorbital.

E - Exposición / control ambiental

Durante la exposición, el niño debe estar completamente desnudo para que se identifiquen otras lesiones menos obvias y potencialmente fatales. Asegúrese de que se respete la privacidad del niño y que este no sea un momento de mayor estrés para un paciente que ya se encuentra en una situación muy desfavorable.

Al exponer al niño, tenga en cuenta el riesgo de hipotermia, ya que el paciente pediátrico traumatizado es más susceptible a la pérdida de calor. Por lo tanto,

Diferencias	Implicancias
Musculatura cervical poco desarrollada Cuerpos vertebrales con articulaciones horizontalmente orientadas Segmentos cervicales hipermóviles durante la flexión Presencia de fontanelas en lactantes	Las diferencias anatómicas resultan en diferentes patrones de lesiones de los adultos (cabeza y columna), incluso con fuerzas similares. Gran potencial para lesión de la médula espinal sin anormalidad radiográfica - SCIWORA Signos más sutiles de aumento de la presión intracraneal antes de que ocurra la hernia

Tabla 54.4: Diferencias anatómicas y fisiológicas en la disfunción neurológica de los niños en comparación con los adultos y sus implicaciones

Adulto	Pediátrica (lactentes y niños)	Puntaje
Apertura Ocular		
Espontánea	Espontánea	4
Al sonido	Al sonido	3
Al dolor	Al dolor	2
Ausente	Ausente	1
No evaluable	No evaluable	NT
Respuesta Verbal		
Orientado	Palabras apropriadas o sonrisa social	5
Confuso	Llora, pero es consolable	4
Inapropiado	Persistentemente irritable	3
Incomprensible	Inquieto y agitado	2
Ausente	Ausente	1
No evaluable	No evaluable	NT
Respuesta Motora		
A la orden	A la orden	6
Localiza	Localiza	5
Flexión normal	Flexión normal	4
Flexión anormal	Flexión anormal	3
Extensión anormal	Extensión anormal	2
Ausente	Ausente	1
No evaluable	No evaluable	NT

Tabla 54.5: Escala de Coma de Glasgow Adulto y Pediátrica

debe asegurarse de que el niño permanezca normotérmico mediante la aplicación de una manta térmica, una manta o cualquier otro dispositivo de calentamiento.

Las diferencias anatómicas y fisiológicas entre niños y adultos que interfieren con la exposición se presentan en la Tabla 54.6.

Si está indicado, se pueden insertar sondas gástricas y vesicales. El catéter gástrico ayudará en la descompresión estomacal, la disminución del riesgo de aspiración y la identificación del sangrado gastrointestinal. Si existe un mecanismo de trauma con posibilidad de fractura de la base del cráneo, la sonda debe insertarse por vía oral. Como se mencionó anteriormente, el catéter de vejiga permitirá el monitoreo de la perfusión del tejido renal cuantificando el gasto urinario.

Evaluación secundaria

Se debe realizar una evaluación secundaria de los niños traumatizados después de la identificación y el tratamiento de todas las lesiones potencialmente mortales; y no debe retrasar la transferencia al tratamiento definitivo.

Después de la reevaluación de ABCDE, comienza la evaluación secundaria:

- Reevaluación / Medición de signos vitales
- Examen físico cefalopodálico
- Historia usando el método mnemotécnico AMPLA

Examen físico cefalopodálico

Este es el momento en que se evalúan todos los órganos y sistemas del niño. Se debe realizar una evaluación cuidadosa de la cabeza a los pies del niño:

- Cabeza, cuero cabelludo y rostro en busca de laceraciones, abrasiones, fracturas faciales, lesiones oculares, cambios pupilares, lesiones en los oídos, hemotímpano, licorrea y otorrea, signos de fractura de la base del cráneo y evaluación del nivel de conciencia.
- Cuello en busca de lesiones medulares, enfisema subcutáneo y lesiones vasculares.
- Pecho buscando lesiones que no fueron identificadas en la evaluación primaria; Si no se hace, la radiografía de tórax puede ser muy útil para identificar lesiones.
- Abdomen en busca de cambios en la función gastrointestinal y presencia de sangrado.
- Genitales en busca de lesiones, laceraciones y hemorragias.
- Los extremos deben palparse para detectar crepitaciones óseas; prestar atención a la presencia de lesiones de tejidos blandos y alteraciones de la perfusión; Si se sospecha una fractura, haga una radiografía de los segmentos involucrados.

Historia AMPLA

La historia del niño traumatizado se puede obtener mediante el uso de la mnemónica AMPLA e incluye la investigación de los aspectos de la Tabla 7.

Consideraciones especiales

Control del dolor

El dolor del niño traumatizado no debe pasarse por alto. Pequeñas dosis de narcóticos titulados no comprometerán el estado neurológico del niño o la estabilidad hemodinámica y proporcionarán comodidad.

Familia

Siempre se debe considerar la presencia de uno o varios miembros de la familia durante la reanimación de niños traumatizados, ya que esta estrategia tiene beneficios positivos para el tratamiento y el resultado. Es un recurso para transformar el ambiente desconocido en uno familiar para el niño, compartiendo con los miembros de la familia la información fundamental sobre las condiciones de salud del niño, permitiendo al pariente identificar que se está haciendo todo lo posible, manteniendo una relación familia-niño y comenzando temprano participación de los padres en el cuidado y tratamiento del niño. Además, la presencia de un miembro de la familia durante la evaluación primaria puede consolar al niño y facilitar su evaluación y cuidado.

Diferencias	Implicancias
Relación entre superficie y volumen corporal mayor Piel fina	La hipotermia se desarrolla más rápido. La energía transmitida da como resultado una mayor fuerza aplicada a la superficie del cuerpo. Alta frecuencia de lesiones múltiples.

Tabla 54.6: Diferencias anatómicas y fisiológicas en la exposición de los niños en comparación con los adultos y sus implicaciones

A	Alergias
M	Medicamentos en uso
P	Pasado (antecedentes médicos); posibilidad de embarazo em adolescentes
L	Líquidos y alimentos ingeridos recientemente
A	Ambiente en que el trauma acontece y factores asociados

Tabla 54.7

Abuso

El abuso infantil es una triste realidad en el cuidado de pacientes pediátricos traumatizados. La sospecha del profesional y su conducta pueden ser la mayor protección para el niño para que el abuso no se vuelva recurrente y culmine en su muerte.

Las siguientes situaciones deberían alertar a los profesionales de la salud sobre la posibilidad de abuso:

- Discrepancia entre el historial de lesiones y la gravedad: el trauma es la transferencia de energía, los eventos que implican poca transferencia de energía no causan lesiones graves;
- Retraso en la búsqueda del servicio de salud;
- Cada miembro de la familia o cuidador cuenta una versión diferente del trauma;
- Los miembros de la familia no responden las preguntas del profesional adecuadamente;
- Visitas frecuentes al servicio de salud por trauma;
- Los padres o cuidadores no dejan al niño en ningún momento, incluso cuando se lo solicitan; o lo contrario: deje al niño solo durante largos períodos en el departamento de emergencias.

Prevención

El mayor desafío de la atención traumatológica es la prevención, la medida más efectiva de cuidar a la comunidad para que no tenga pacientes traumatizados. En la atención de trauma pediátrico, la prevención es la clave para disminuir las estadísticas de morbilidad y mortalidad. El ABCDE para la prevención del trauma incluye las siguientes medidas:

A. Análisis - Análisis de datos de trauma para mecanismos comunitarios comunes.
B. Construir - Construir asociaciones hospital-comunidad.
C. Comunicar - ¡Revelar el problema y advierte que el trauma se puede prevenir!
D. "Desarrollar" - Desarrollo de acciones preventivas para crear ambientes seguros.
E. Evaluar - Evaluar intervenciones y cambiar estrategias hasta lograr resultados satisfactorios.

La enfermera en el cuidado de un niño traumado

De todas las especificidades y cuidados descritos anteriormente relacionados con el cuidado infantil traumatizado, destacamos el importante papel de las enfermeras en las diferentes etapas de la evaluación primaria y secundaria. Por lo tanto, este profesional debe estar preparado y calificado para que pueda intervenir en el cuidado del niño traumatizado severo utilizando el razonamiento clínico basado en la mejor evidencia científica, actuar de manera rápida y segura, lidiar con la situación de estrés y presentar una comunicación efectiva, tanto con tanto el equipo como la familia.

Bibliografía

1. National Research Council 1966. Accidental Death and Disability: The Neglected Disease of Modern Society. Washington, DC: The National Academies Press. https://doi.org/10.17226/9978.
2. World Health Organization. Injuries and Violence: The Facts 2014. Geneva; 2014.
3. American College of Surgeons Committee on Trauma. Advanced Trauma Life Support (ATLS) Student Course Manual. 10th ed. Chicago; 2018.
4. Society of Trauma Nurses. Advanced Trauma Care for Nurses (ATCN) Student Manual. 8th ed. Lexington; 2018.
5. National Association of Emergency Medical Technicians. Prehospital Trauma Life Support (PHTLS). 9th ed. Burlington: Jones and Bartlett; 2018.
6. Fein DM, Fagan MJ. Overall approach to trauma in the Emergency Department. Pediatr Rev. 2018;39(10):479-89. doi: 10.1542/pir.2017-0246.
7. Pearson EG, Fitzgerald CA, Santore MT. Pediatric thoracic trauma: current trends. Semin Pediatr Surg. 2017;26(1):36-42. doi: 10.1053/j.sempedsurg.2017.01.007.
8. American Heart Association. Pediatric Advanced Life Support (PALS) Provider Manual. 1st ed. Dallas: American Heart Association; 2016.
9. Maw G, Furyk C. Pediatric massive transfusion: a systematic review. Pediatric Emerg Care. 2018;34(8):594-8. doi: 10.1097/PEC.0000000000001570.
10. Leetch AN, Wilson B. Pediatric major head injury: not a minor problem. Emerg Med Clin N Am. 2018;36(2):459-72. doi: 10.1016/j.emc.2017.12.012.
11. Teasdale G, Maas A, Lecky F, Manley G, Stocchetti N, Murray G. The Glasgow Coma Scale at 40 years; standing the test of time. Lancet Neurol. 2014;13(8):844-54. doi: 10.1016/S1474-4422(14)70120-6.
12. Leske JS, McAndrew NS, Brasel KJ, Feetham S. Family presence during resuscitation after trauma. J Trauma Nurs. 2017;24(2):85-96. doi:10.1097/JTN.0000000000000271.
13. Magruder KM, McLauglin KA, Borbon DLE. Trauma is a public health issue. Eur J Psychotraumatol. 2017;8(1):1375338. doi: 10.1080/20008198.2017.1375338

Capítulo 55

Mejora de la calidad en trauma

Ezequiel Monteverde, Jorge Neira

¿Qué es la calidad?

De acuerdo con el diccionario de la lengua castellana, calidad es la (1) propiedad o conjunto de propiedades inherentes a algo, que permiten juzgar su valor; (2) buena calidad, superioridad o excelencia; (3) adecuación de un producto o servicio a las características especificadas.

Para el enfoque que vamos a usar en esta presentación del tema, la tercera acepción es la más apropiada.

MC en medicina

La mejora de la calidad (MC) es un enfoque sistemático y formal para el análisis del desempeño y de los esfuerzos para mejorarlo. Esta estrategia consiste en acciones sistemáticas y continuas que conducen a una mejora medible en los servicios de salud y en el estado de salud de grupos de pacientes seleccionados. En algunos textos, se la menciona como "una correlación directa entre el nivel de mejora de los servicios de salud y los desenlaces deseados de individuos y poblaciones", definición que guarda relación con la tercera entrada en la RAE para la definición genérica del término.

Panorama actual de la MC

La evaluación y monitorización de la calidad en atención de la salud ha evolucionado considerablemente en los últimos 100 años, recibiendo diversos nombres, cada uno de los cuales muestra dónde se ponía el foco en cada momento:

- 1900s Auditoría médica (AM)
- 1920s Seguro de calidad (AC)
- 1980s Gestión total de la calidad (GC)
- Mejora continua de la calidad (MCC)
- 1990s Mejora del desempeño (MD)
- 2000s Mejora de la calidad (MC)

¿Qué es mejora de la calidad en trauma?

La aplicación de MC en trauma (MCT) tiene algunas características especiales:

- Brinda una mirada administrativa
- Refuerza la atención del trauma
- Está demostrado que disminuye la mortalidad en trauma, siendo económico y sustentable
- Es parte integral de programas y sistemas de trauma bien desarrollados
- Aún no se aplica globalmente

Las primeras aproximaciones a la mejora de la calidad estaban dirigidas hacia:

- Definir los estándares de desempeño en la atención médica
- Identificar niveles de desempeño inaceptables, que no alcanzaban dichos estándares

Estas primeras aproximaciones a menudo involucraban la culpabilización de una persona luego de descubrir una falta. Avedis Donabedian, un reconocido experto en Salud Pública, fue pionero en el esfuerzo por cambiar el enfoque de los miembros individuales del equipo y sus errores, apuntando a una perspectiva global del sistema. Donabedian dejó de lado la evaluación de la garantía de la calidad, centrado en el desempeño del "médico o ser humano", generando un modelo más sofisticado, basado en dos conceptos fundamentales: (1) mediciones de sistemas y (2) mediciones de personas para alcanzar resultados óptimos en los pacientes.

Los programas de MCT mostraron mejorar los desenlaces y bajar los costos asociados a la atención. Esto es especialmente relevante en países de ingresos medios y bajos, donde ocurre más del 90% de las muertes por esta causa, una gran proporción de las cuales se estima prevenible. Los programas de MCT incluyen ateneos de morbimortalidad (AMM), paneles revisores de muertes prevenibles (PMP) y el uso de técnicas avanzadas, como filtros de auditoría (FA). Estas estrategias se vuelven posibles gracias al uso de registros de trauma (RT), a través de los cuales se pueden identificar las muertes prevenibles y diseñar estrategias de mejora dirigidas y adecuadas a los ámbitos específicos.

La Organización Mundial de la Salud (OMS) ha jugado un rol sumamente relevante en este aspecto a través de la difusión de guías de práctica clínica (GPC) e historias de éxito 1 gratuitas sobre el tema . La Sociedad Panamericana de Trauma adaptó esta herramienta a las necesidades regionales y ha ofrecido el curso de mejora de la calidad en trauma durante los últimos 8 años en diferentes ciudades del continente. En el año 2016 este curso fue dictado por primera vez en Argentina, donde se formó a los primeros instructores locales. Desde ese momento, el curso se brinda en forma ininterrumpida, siendo Fundación Trauma la institución responsable de su administración en el país.

Componentes de la MC

Los tres componentes de la MC son [6]:

Estructura

Hace referencia a características materiales, estables (infraestructura, herramientas, tecnología) y los recursos de la organización que proveen atención o financiamiento de la atención (personal, entrenamiento, habilidades, niveles de financiación, esquemas de pago, incentivos).

Proceso

Es la interacción entre los proveedores de atención y los pacientes, durante el cual los insumos estructurales del sistema de atención de la salud se transforman en resultados de salud. El proceso es la prestación de atención médica al paciente.

Resultados

Pueden ser medidos en términos de estado de salud, muertes, o años de vida ajustados por incapacidad – una medida que abarca la morbilidad y mortalidad de los pacientes o grupos de pacientes. Los resultados también incluyen la satisfacción del paciente o su respuesta al sistema de atención de la salud.

Para poder llevar a cabo esta tarea es imprescindible contar con datos adecuados. Esto implica:

- Mejor registro de datos al momento de la presentación de los pacientes.
- Mejor manejo y disponibilidad de datos desde el standard de los sistemas médicos de registro.
- En ciertas circunstancias, establecer un registro formal de trauma.

Una mejor documentación significará un mejor manejo cotidiano de los pacientes y ayudará al monitoreo de MC en el largo plazo.

Términos y definiciones

A continuación se exponen una serie de conceptos centrales de la estrategia de MC:

- **Complicación.** Resultado inesperado, no planificado y no deseado, tal como una infección de herida quirúrgica o una trombosis venosa profunda. Puede ser secundaria a un proceso habitual de enfermedad o a un evento adverso.
- **Evento adverso.** Una lesión que es causada por el tratamiento médico en lugar de la enfermedad subyacente y que prolonga la hospitalización, produce una discapacidad al alta o ambas cosas.
- **Error.** Fracaso para completar de manera esperada una acción planificada o utilización de un plan erróneo para alcanzar un objetivo.
- **Evento centinela.** Un subtipo de evento adverso con un potencial particularmente alto para causar daño. Un acontecimiento inesperado que resulta en muerte o lesiones físicas o psicológicas graves o el riesgo de las mismas.
- **Filtro de auditoría.** Norma pre-identificada rutinariamente seguida y señalada si no se cumplen los criterios particulares de normas aceptadas. Cualquiera de los puntos mencionados también se puede utilizar como filtro de auditoría.

Monitoreo de errores

Para comenzar con el estudio de los errores, desde el punto de vista del momento en el cual se producen, se distinguen tres tipos de errores (Figura 1) 5.8%:

- **Error en el diagnóstico.** La información se interpreta incorrectamente, lo que motiva una intención equivocada, realizándose una acción errónea.
- **Error en la intención.** La información es interpretada correctamente, pero se formula una intención equivocada, lo cual lleva a realizar una acción errónea.
- **Error en la ejecución.** Los datos son interpretados correctamente, la intención formulada es correcta, pero se realiza una acción errónea o no intencionada.

Clasificación de errores

Más allá de la definición conceptual que ya expusimos ("fracaso de una acción planificada para llevarse a cabo –error en la ejecución– o el uso de un plan equivocado para alcanzar un objetivo –error de planificación), un enfoque más operativo lo define como "el tratamiento que no cumplió con el estándar de atención".

De acuerdo al impacto del error se consideran 6 niveles de preocupación:

- Nivel 0 = no hay preocupaciones evidentes sobre la calidad de la atención.
- Nivel 1 = preocupación por la calidad, que no afectó el bienestar del paciente y es poco probable que cause un efecto adverso en éste.
- Nivel 2 = preocupación por la calidad, que no afectó al bienestar del paciente pero que tiene potencial para causar un efecto adverso.
- Nivel 3 = preocupación por la calidad, que causó un efecto adverso pero no fue mortal.
- Nivel 4 = preocupación por la calidad, que causó un gran efecto físico permanente o fue una amenaza potencial para la vida.
- Nivel 5 = preocupación por la calidad, que fue una amenaza para la vida.

De acuerdo a esta relación entre errores y eventos adversos puede establecerse esta taxonomía (Figura 2).

Indicadores / Filtros de Auditoría

Los indicadores son variables predefinidas que se monitorean en forma rutinaria para identificar si se están alcanzando los estándares de atención. Pueden construirse sobre: complicaciones, eventos adversos o errores y suelen definirse para cada área de atención de los pacientes.

Atención prehospitalaria

- Tiempo en la escena > 20 minutos.
- Falta de disponibilidad de procedimientos específicos.

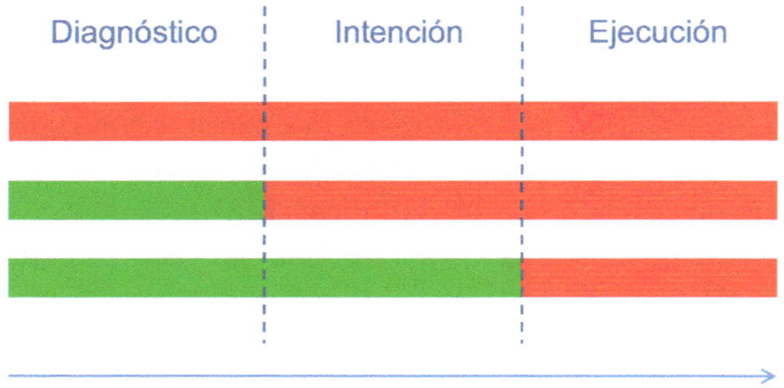

Figura 1: Clasificación de errores de acuerdo con la causa

Departamento de Emergencias

- Paciente con puntaje en la escala de coma de Glasgow <13 y sin tomografía computada de cerebro dentro de las 2 primeras horas de ingreso al hospital.
- Paciente con puntaje en la escala de coma de Glasgow <8 y sin tubo endotraqueal o sin vía aérea quirúrgica antes de salir del área de reanimación.

Tiempos quirúrgicos

- Paciente con lesiones abdominales e hipotensión (TAS <90 mmHg) sin laparotomía dentro de 1 hora de ingreso al hospital.
- Retraso en la realización de laparotomía (desde 4 hasta 24 horas post-ingreso).
- Craniotomía luego de 4 horas en HED o HSD.

Atributos de los programas de MC

Los programas formales de MC deben tener los siguientes atributos:

- El programa debe ser planificado y organizado.
- Se requiere un profesional con liderazgo que goce de poder y autoridad otorgados por la administración del hospital (la autoridad y responsabilidad son componentes esenciales de la MC).
- El equipo debe ser multidisciplinario en naturaleza y todos los participantes deben participar, aportando su punto de vista.
- El proceso de revisión por pares debe ser uniforme, evitar los conflictos derivados del trabajo cotidiano, honesto e incorporar medicina basada en la evidencia.

El director y asistente administrativo del programa de MCT son los responsables de la logística, procesamiento de datos, asignación de recursos y comunicación al conjunto de médicos, enfermeros y servicios de apoyo que estén involucrados. La participación activa y el compromiso de todo el equipo de trauma son requisitos básicos para el proceso de MCT. Las reuniones tienen que ser en el horario de trabajo, de duración predeterminada, respetando la agenda y con orden del día preciso.

Seguimiento de MC

Hasta acá hablamos de diagnóstico: de acuerdo a definiciones precisas, cómo identificar los desvíos de lo proyectado (recordar la definición inicial de calidad). Ahora, cuando estos desvíos fueron identificados, ¿cuál es la acción siguiente?

1. En ocasiones, el proceso de MCT identifica un mal resultado que no había sido previsto ni advertido durante la atención del paciente.

	Evento adverso = Sí	Evento adverso = No
Error = Sí	Problema Discutir en el ateneo de morbilidad y mortalidad y reportar al comité de MC	Casi falla Reportar al comité de MC y discutir como una oportunidad para la mejora
	Puntuación MC 3 = efecto adverso sin amenaza para la vida 4 = efecto físico con amenaza potencial para la vida 5 = amenaza para la vida o muerte	Puntuación MC 1 = los efectos adversos son poco probables 2 = potenciales a tener efectos adversos
Error = No	Se puede revisar en los ateneos de morbilidad y mortalidad y decidir que un tratamiento diferente pudo haber dado mejores resultados, pero se cumple con el estándar de atención o un tratamiento diferente no hubiera cambiado el curso del resultado. Puntuación MC 0 = no hay preocupaciones evidentes sobre la calidad de la atención	Sin problema, sin errores, sin eventos adversos. Lo que siempre se intenta alcanzar.

Figura 2: Taxonomía de eventos adversos y errores

2. El comité de MCT convoca a un ateneo de morbilidad y mortalidad (AMM) para la discusión del caso. Identifica a los actores relevantes y los invita a formar parte de la discusión, enviándoles un resumen del caso.
3. La respuesta esperada del AMM es que, una vez identificados los errores y los sitios donde se produjeron, se genere un comité ad hoc para formular una acción correctiva basada en evidencia para mejorar la atención. En el mejor de los casos, el cierre del ciclo quedará formalizado con el desarrollo y aplicación de un protocolo de trabajo adecuado a las necesidades y recursos de la institución.
4. Este tipo de metas se alcanzan mejor cuando se incorporan a una reunión preexistente en un horario planificado (los AMM deberían realizarse con una periodicidad mensual por lo menos).

Estrategias correctivas

Desde el punto de vista estructural, ¿cuáles son los recursos que podría usar una institución para mejorar su desempeño?

Guías y protocolos

- Implementación de guías y protocolos preexistentes.
- Desarrollo original.
- Modificación, adecuación.

Educación dirigida

- Rondas.
- Ateneos clínicos.
- Ateneos bibliográficos.
- Lectura enfocada.
- Presentación de casos.
- Boletines informativos.
- Pósters.
- Videos.

Acción dirigida a miembros individuales (un pequeño componente del MC)

- Asesoramiento.
- Entrenamiento adicional.
- Reasignación de funciones.

Mejora de los recursos

- Instalaciones.
- Equipamiento.
- Comunicación.

Cierre del círculo

Confirmar y documentar el impacto que tienen las estrategias correctivas se denomina comúnmente “cerrar el ciclo” (Figura 3). Como puede verse, el proceso de MCT es continuo. Una vez iniciado, no debería detenerse. Si bien este mismo proceso puede generar datos que pueden usarse para investigaciones, el modelo de trabajo se parece más a la estrategia de vigilancia, como ocurre con algunas enfermedades infecciosas que al de una investigación científica, donde los datos se recolectan con un fin específico y la estrategia tiene una duración determinada.

El proceso de MCT debería ser sensible tanto para detectar inicialmente los desvíos del estándar de tratamiento como para identificar posteriormente las mejoras derivadas de las estrategias correctivas implementadas.

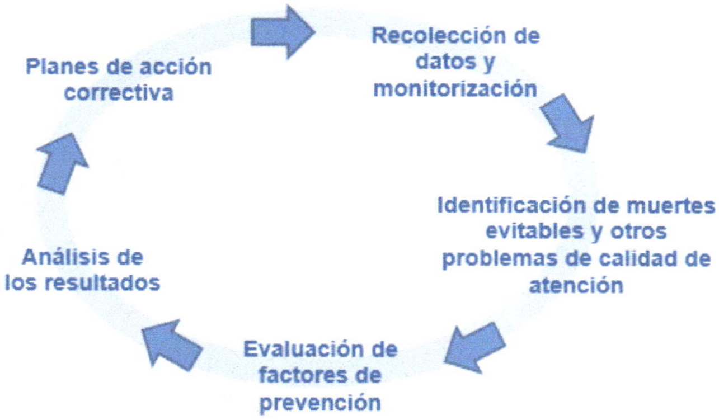

Fig. 3. Cierre del ciclo

Bibliografía

1. ASALE R-. «Diccionario de la lengua española» - Edición del Tricentenario. «Diccionario Leng Esp - Ed Tricentenario n.d. https://dle.rae.es/ (accessed July 15, 2019).
2. Institute of Medicine (US) Committee on Assessing the System for Protecting Human Research Subjects. Preserving Public Trust: Accreditation and Human Research Participant Protection Programs. Washington (DC): National Academies Press (US); 2001.
3. Institute of Medicine (US) Committee on Quality of Health Care in America. Crossing the Quality Chasm: A New Health System for the 21st Century. Washington (DC): National Academies Press (US); 2001.
4. Peabody JW, Taguiwalo MM, Robalino DA, Frenk J. Improving the Quality of Care in Developing Countries. In: Jamison DT, Breman JG, Measham AR, Alleyne G, Claeson M, Evans DB, et al., editors. Dis. Control Priorities Dev. Ctries. 2nd ed., Washington (DC): World Bank; 2006.
5. Mock C, Juillard C, Brundage S, Goosen J. Guidelines for trauma quality improvement programmes. Geneva: World Health Organization; 2009.
6. Donabedian A. The effectiveness of quality assurance. Int J Qual Health Care J Int Soc Qual Health Care 1996;8:401–7. doi:10.1093/intqhc/8.4.401.
7. Juillard CJ, Mock C, Goosen J, Joshipura M, Civil I. Establishing the evidence base for trauma quality improvement: a collaborative WHO-IATSIC review. World J Surg 2009;33:1075–86. doi:10.1007/s00268-009-9959-8.
8. Gholipour C, Rad BS, Vahdati SS, Ghaffarzad A, Masoud A. Evaluation of preventable trauma death in emergency department of Imam Reza hospital. World J Emerg Med 2016;7:135–7. doi:10.5847/wjem.j.1920-8642.2016.02.009.
9. Yeboah D, Mock C, Karikari P, Agyei-Baffour P, Donkor P, Ebel B. Minimizing Preventable Trauma Deaths in a Limited-Resource Setting: A Test-Case of a Multidisciplinary Panel Review Approach at the Komfo Anokye Teaching Hospital in Ghana. World J Surg 2014;38:1707–12. doi:10.1007/s00268-014-2452-z.
10. Mock C, Arreola-Risa C, Quansah R. Strengthening care for injured persons in less developed countries: a case study of Ghana and Mexico. Inj Control Saf Promot 2003;10:45–51. doi:10.1076/icsp.10.1.45.14114.
11. Sociedad Panamericana de Trauma. Mejoramiento de la Calidad del Trauma (QI). Descripción del curso. n.d.
12. Mejora de la calidad en trauma n.d. https://fundaciontrauma.org.ar/curso-de-calidad-en-trauma.php.
13. Institute of Medicine (US) Committee on Quality of Health Care in America. To Err is Human: Building a Safer Health System. Washington (DC): National Academies Press (US); 2000.
14. Gruen RL, Jurkovich GJ, McIntyre LK, Foy HM, Maier RV. Patterns of errors contributing to trauma mortality: lessons learned from 2,594 deaths. Ann Surg 2006;244:371–80. doi:10.1097/01.sla.0000234655.83517.56.
15. Maier RV, Rhodes M. Trauma performance improvement. Inj. Control Guide Res. Program Eval., New York: Cambridge; 2001, p. 236–49.

Capítulo 56

Capacitación en trauma

Pablo Pratesi, Eduardo Eskenazi, Roberto Jaborniski, Rocío Fidalgo Alvite, Juan C. Vassallo, Verónica Dimarco, Lorenzo Sambuelli

Advanced trauma care for nurses

El cuidado del paciente traumatizado debe ser realizado por un equipo multidisciplinario y siguiendo los principios del trabajo en equipo. Para ello, cada integrante debe estar preparado para desarrollar sus funciones de la mejor manera posible, asegurando el mejor resultado para el paciente.

El curso Advanced Trauma Care for Nurses (ATCN) fue desarrollado por la Society of Trauma Nurses (STN) en Estados Unidos y está dirigido a enfermeros interesados en mejorar sus conocimientos y sus habilidades en el cuidado del paciente traumatizado. Este curso se imparte junto con el curso de soporte vital avanzado en trauma (ATLS) y cuenta con el apoyo del Comité de Trauma del Colegio Americano de Cirujanos (COT ACS).

Dado que el enfermero debe contar con el apoyo teórico necesario para brindar la mejor atención de enfermería posible y que toda conducta debe basarse en evidencia científica, el programa ATCN es ideal porque proporciona el contenido teórico y práctico que los enfermeros necesitan para cuidar a estos pacientes. Los principales temas incluidos en el curso son la evaluación y el cuidado inicial, el manejo de la vía aérea y la ventilación, la evaluación de la circulación y el control de hemorragias, la lesión encefálica, el trauma espinal y musculoesquelético, y el trauma pediátrico. La modalidad incluye clases interactivas, discusiones de casos y escenarios simulados.

Todo este contenido permite al enfermero sistematizar la atención de los pacientes, priorizando la identificación y tratamiento de las lesiones que ponen en riesgo la vida. El ABCDE del trauma es la base del curso y en cada una de estas etapas se exploran las técnicas más indicadas, tanto en la teoría como en la práctica.

El contenido de los programas ATLS y ATCN se actualiza cada 4 años para asegurar que la evidencia científica sea la más adecuada.ATCN ha estado en funcionamiento durante más de 15 años y desde entonces se lo ha reconocido por su excelente programa de educación. Se ofrece en más de 20 estados de EEUU y en varios países del mundo. En América Latina, el programa comenzó a tener una amplia difusión en 2009 y hoy está presente en Brasil, Colombia, Ecuador, Uruguay, Argentina y México.

Fundamentos e Historia del Curso ATLS (Advanced Trauma Life Support)

Fundamentos del ATLS

Cuando nos referimos a la formación esencial en Trauma, no podemos dejar de mencionar al ATLS (Advanced Trauma Life Support). Este curso de 2 días de duración, del Colegio Americano de Cirujanos (ACS), ofrece una sistemática (ABCDE), fácil de entender y dirigida por prioridades, que permite a los alumnos incorporar los fundamentos teóricos y prácticos para la asistencia de los pacientes traumatizados en la etapa inicial desde su llegada a los centros asistenciales.

La Sistemática ABCDE consiste en una forma de aproximación al paciente, dando prioridad a las situaciones que comprometen la vida del mismo, con el objetivo de detectarlas y resolverlas en el menor tiempo posible. La misma se define por:

- A: (Airway). Vía Aérea. Mantenimiento de la misma con protección de la columna cervical.
- B: (Breathing). Respiración y Ventilación.
- C: (Circulation). Circulación y control de la hemorragia.
- D: (Disability). Evaluación del estado neurológico.
- E: (Exposure). Exposición completa con control del entorno y prevención de hipotermia.

Historia del ATLS

El curso ATLS se originó en los Estados Unidos de America en 1976. En ese año en el estado de Nebraska, un cirujano ortopédico llamado James K. Styner y su familia sufren la caída de su avioneta durante un vuelo. Su esposa murió en el acto y tres de sus cuatro hijos sufrieron heridas de diferente gravedad. Las dificultades y falencias que el Dr. Styner encontró durante la asistencia inicial en el hospital regional más cercano pusieron en evidencia la falta de organización del sistema para la asistencia de pacientes traumatizados.

Una famosa frase define las consecuencias del desgraciado evento sufrido por la familia Styner:

"Si puedo proporcionar una mejor atención en el campo con recursos limitados con respecto a la que mis hijos y yo recibimos en la instalación primaria, hay algo mal con el sistema y el sistema debe ser cambiado"

Esta situación llevó al Dr. Styner a intentar generar cambios en el sistema. Se reunió con expertos en técnicas de soporte vital avanzado, y junto con su colega el Dr. Paul Collicott y la Lincoln Medical Education Foundation desarrollaron una sistemática que pronto se convirtió en el primer curso ATLS, dictado en 1978.

El curso se convirtió en un estándar de cuidado para la asistencia de pacientes traumatizados, incorporándolo en 1980 el Colegio Americano de Cirujanos (ACS) a través de su Comité de Trauma (COT) como un curso formal, lo que llevo a su rápida difusión en todo el país.

Desde la Primera Edición de 1978 hasta la actual (Décima Edición, 2018), el curso y el correspondiente manual al sufrido múltiples modificaciones, haciéndolo más dinámico, comprensible y adaptado a la tecnología médica moderna y a los medios de comunicación, existiendo hoy formatos de aplicación para dispositivos electrónicos incluyendo teléfonos celulares.

Historia del ATLS en la Argentina

El ATLS se diseminó a través de los 5 continentes, llegando a la Argentina a fines de los ´80s.

En el año 1989 se dictó el primer curso para Instructores ATLS en la Argentina, contando con 20 alumnos Argentinos y 2 provenientes de Chile. A partir de 1990 se comenzó a dictar el curso en nuestro país.

El promotor y primer Chairman del ATLS en la Argentina fue el Dr. Miguel Angel Gómez (1989/1995), seguido sucesivamente por los doctores: José Nallar (1995/1996), Martín Odriozola (1996/2003), Eduardo Eskenazy (2003/2009), Gustavo Tisminetzky (2009/2015) y Alejandro De Gracia (2015/actualidad). Cada uno de los médicos que asumieron la responsabilidad de ser Chairman del ATLS en nuestro país le dio una impronta especial al curso y a la comunidad del ATLS, como ser la selección de instructores, el desarrollo del Comité de Trauma, la integración con el COT, la participación en la traducción al español del manual del curso, la incorporación de instructoras y la interrelación con diferentes Sociedades Científicas a través de convenios específicos.

El ATLS en la Argentina se lleva adelante a través del dictado de los cursos en todas las provincias. Para facilitar esta tarea, se ha dividido al país en tres regiones: Norte, Centro y Sur. Cada región cuenta con instructores y material para el dictado de cursos.

Hasta la actualidad en la Argentina se han dictado más de 450 cursos, siendo hoy un verdadero estándar de cuidado para la asistencia de pacientes traumatizados en la etapa inicial de su tratamiento. Dada su calidad, forma parte de la curricula obligatoria de los programas de residencia de diferentes especialidades médicas (ej: cirugía, terapia intensiva, medicina de emergencias).

Desde nuestra óptica es un curso de jerarquía internacional, y todo médico que trata pacientes traumatizados debe tenerlo dentro de sus herramientas de formación.

International Trauma Life Support (ITLS)

International Trauma Life Support-ITLS es una organización sin fines de lucro, dedicada a la educación para la atención del trauma, con el fin de mejorar la prevención y disminuir la mortalidad y las discapacidades de causa traumática. ITLS fue fundada en 1982, como Basic Trauma Life Support (BTLS). El curso BTLS comenzó como un proyecto local del capítulo Alabama del Colegio Americano de Medicos de Emergencia (American College of Emergency Physicians – ACEP).

Después de años de trabajo de instructores voluntarios de todos los niveles de la medicina de emergencia, el curso BTLS fue aceptado internacionalmente como el curso de entrenamiento de atención pre-hospitalaria del trauma.

En octubre de 2005, y con mas de 75 capítulos en todo el mundo, BTLS decidió cambiar su denominación por ITLS, dado el alcance internacional de sus recomendaciones y su programa de formación en trauma.

En EEUU los cursos de ITLS están aprobados y sancionados por el ACEP y la National Association of EMS Physicians (NAEMSP).

En la Argentina, la entidad responsable de ITLS es la Sociedad Argentina de Medicina y Cirugía del Trauma (SAMCT).

A través de ITLS, más de 600.000 profesionales de la salud dedicados al Trauma pudieron aprender técnicas de diferente complejidad y nivel de competencia, todas avaladas por la ACEP. Es por esto que ITLS es aceptado como un curso de entrenamiento para cuidado pre-hospitalario del trauma, tanto para EMT como para médicos y paramédicos.

Los cursos de ITLS dan a los cursantes conocimientos y herramientas para poder brindar una adecuada atención a los pacientes traumatizados.

Dentro de sus contenidos incluye evaluaciones rápidas, intervenciones e identificación precoz de las situaciones que ponen en riesgo la vida.

Preparación, contexto, diagnostico precoz y adecuado y efectividad en el cuidado conforman el marco de referencia de los cursos ITLS. Las herramientas que utiliza para conseguir estos objetivos son las clases teóricas combinadas con estaciones de destrezas prácticas. Completan el curso evaluaciones con casos simulados que ponen a prueba el conocimiento de los alumnos, buscando evaluar su desempeño frente a casos reales.

Los cursos de ITLS son diseñados, gestionados y llevados a cabo por directores de curso, coordinadores e instructores, experimentados en EMS, cuidados pre-hospitalarios y enfoques de ITLS. Cada curso de ITLS incluye un manual exhaustivo del curso que se envía a los alumnos por adelantado. Este manual mejora la experiencia educativa, ya que tiene contenidos elaborados en profundidad, fotos e ilustraciones.

Estos manuales son escritos por expertos en el manejo del trauma, y revisados por el consejo editorial de ITLS. Sirven no solo para el desarrollo del curso, sino también como un libro de referencia para la práctica cotidiana una vez concluido el ITLS.

ITLS en un proovedor acreditado por la Continuing Education Coordination Board for Emergency Medical Services (CECBEMS) y todos los cursos de ITLS son certificados por la CECBEMS.

ITLS ofrece una variedad de cursos diseñados y diferenciados para cumplir con las distintas necesidades educacionales.

Los cursos disponibles del ITLS son:

- **ITLS avanzado:** es un curso exhaustivo para EMTs avanzados, paramédicos, enfermeras, médicos y otro personal avanzados en trauma. ITLS avanzado cubre las necesidades técnicas para el asesoramiento rápido del trauma, incluyendo resucitación, estabilización y transporte de los pacientes del trauma. Este curso de 16 horas remarca los pasos en la evaluación del paciente, secuencias y técnicas de resucitación y empaquetamiento del paciente. Las estaciones practicas incluyen: vía aérea básica y avanzada, descompresión de pecho y resucitación con fluidos, restricción de movimientos espinales (rápida liberación, tabla corta, manejo de cascos, rodamiento de tronco y tabla larga, férulas de tracción, evaluación y asesoramiento del paciente).
- **ITLS básico:** les permite al personal de EMT básico un completo entrenamiento de las habilidades que necesitan para la rápida evaluación, resucitación, estabilización y traslado de pacientes de trauma. Este curso de 16 horas esta diseñado para el personal que será el primero en evaluar y estabilizar al paciente de trauma. Las estaciones practicas incluyen: vía aérea básica, restricción de movilidad espinal (liberación rápida, tabla corta, manejo de casco, rodamiento de tronco y tabla larga, férulas de tracción, evaluación y manejo del paciente).
- **ITLS militar:** combina los fundamentos de la evaluación y el tratamiento del trauma del ITLS con innovaciones militares recientes utilizadas en las actuales zonas de guerra. El curso adapta técnicas comprobadas enseñadas en los cursos ITLS a civiles, al entorno militar en el que los recursos son escasos.
- **eTrauma:** el ITLS eTrauma incluye 8 horas de curso ITLS básico o avanzado de modalidad online, permitiendo un entrenamiento en los principios básicos de evaluación rápida, resucitación, estabilización y traslado de pacientes traumatizados. Debido al enfoque exhaustivo del programa, ITLS eTrauma está disponible tanto en el nivel básico como en el avanzado.
- **eTrauma Curso Más Completo (ITLS Completer Course):** estudiantes que completaron exitosamente eTrauma pueden tomar un curso mas completo de 8 horas extra para obtener el certificado de ITLS. El curso mas completo ofrece un entrenamiento de habilidades, evaluación del paciente y pruebas.
- **ITLS de acceso (ITLS Access):** el ITLS de acceso les permite a los equipos de EMS y primeros respondedores tener el entrenamiento necesario para alcanzar, estabilizar y extraer a pacientes atra-

pados. Este curso de 8 horas se focaliza en utilizar las herramientas manuales que se encuentran usualmente en ambulancias y unidades de primeros respondedores.

- **ITLS pediátrico:** ITLS pediátrico continua el aprendizaje de los cursos básicos y avanzados – haciendo énfasis en comprender y responder al trauma en niños. Este curso de 8 horas enseña la correcta evaluación, estabilización y empaquetamiento de los pacientes traumatizados pediátricos. También resalta técnicas para la comunicación con pacientes jóvenes y sus padres. Las estaciones de practicas incluyen manejo de la vía aérea y descompresión de pecho, resucitación con fluidos, restricción de movilidad espinal y evaluación y manejo de los pacientes.
- **Cursos de ITLS para Instructores:** estos cursos preparan a profesionales en EMS para enseñar cursos de ITLS. Para participar, los potenciales instructores deben completar el curso que quieren enseñar exitosamente, demostrar potencial de instructor y cumplir con los requerimientos del capitulo correspondiente.

Programas de ITLS

ITLS provee sus cursos a través de sus capítulos y sus centros de entrenamiento. ITLS determina las políticas y procedimientos esenciales para sus cursos, sin embargo, cada capitulo y centro de entrenamiento tiene flexibilidad para adaptar el contenido educativo a su programa individual. ITLS alienta a personas interesadas en establecer un capitulo de ITLS a buscar patrocinio de alguna gran organización como puede ser un hospital o agencia de EMS.

Aplicación para tener un capitulo de ITLS

ITLS considerará las aplicaciones para capítulos de organizaciones sin fines de lucro (voluntarios), organizaciones no gubernamentales y agencias gubernamentales, incluyendo ramas militares. Un capitulo e ITLS es responsable de la administración de ese programa de ITLS, incluyendo la emisión de tarjetas y certificados, colección de matriculas, informes a ITLS internacional y representación en el Congreso Internacional Anual de ITLS (organización delegada). los capítulos de ITLS son también responsables de promover y alentar el desarrollo de nuevos cursos de ITLS y coordinación de cursos en ese área. Cada capitulo requiere de un Coordinador del Capitulo y Director Medico del Capítulo.

Aplicación para tener un Centro de Entrenamiento de ITLS

ITLS internacional considerará las aplicaciones para ser un centro de entrenamiento de ITLS de organizaciones que desean entrenar a su propio personal o clientes, pero que no desean tener la responsabilidad de la administración del programa de ITLS en su área geográfica. Convertirse en un centro de entrenamiento puede ser una buena opción para organizaciones que quieren involucrarse con ITLS gradualmente.

Simulación en trauma pediátrico

Generalidades de la simulacion

Introducción

El trauma es la causa más común de muerte en niños de un año o más y en general es la principal causa de discapacidades permanentes. En la Argentina las lesiones por trauma siguen siendo la principal causa de defunción de los niños entre 1 y 18 años. El tratamiento de lesiones y emergencias potencialmente mortales en los niños es un reto cognitivo importante y una carga emocional para los equipos de tratamiento que brindan atención en la sala de trauma, incluso en centros de trauma con amplia experiencia en niños. Varios estudios han sido capaces de identificar deficiencias importantes en la atención clínica inicial, así como en la sala de trauma de cirugía pediátrica y en la atención traumatológica pediátrica. Los déficits descritos en la atención de emergencia se encuentran no solo en el área de especialidad médica, sino también en el área de las llamadas habilidades no técnicas. Estos errores no médicos representan aproximadamente el 70 por ciento de los errores según un informe publicado en 2000 titulado "Errar es humano" . Por lo tanto, los conceptos de capacitación en equipo se implementan cada vez más en muchos campos médicos de alto riesgo como una herramienta para garantizar que los equipos interdisciplinarios de atención médica estén mejor preparados para situaciones de emergencia. Estas actividades educativas permiten que los profesionales médicos reciban capacitación y algunas habilidades de especialidad médica y aprendan técnicas orientadas al trabajo en equipo, comunicación efectiva y manejo de los recursos en situación de crisis o comportamiento en crisis. La división europea de la OMS demostró que la atención traumatológica de alta calidad puede reducir la tasa de mortalidad después del trauma hasta en un 30 por ciento [1] Numerosos estudios han podido demostrar que se producen demoras en la atención del trauma cuando las actividades no se llevan a cabo en una sucesión coordinada.

Concepto de Simulación

La simulación clínica es la **imitación o representación de un acto** o de un sistema por otros. Constituye una metodología que ofrece al estudiante la posibilidad de realizar de manera **segura y controlada**, una práctica análoga a la que realizará en la práctica profesional. A través de ella, el estudiante interactúa en el entorno que simula la realidad, con una serie de elementos, a través de los cuales resolverá una situación o caso clínico. La simulación clínica tiene 4 objetivos principales: educación, evaluación, investigación e integración. Cada uno de estos propósitos se puede alcanzar mediante la combinación de role play, herramientas de alta y baja tecnología y una variedad de configuraciones, desde sesiones en el aula hasta un entorno real.

La simulación en cuidados de salud combina una serie de actividades que comparten un propósito general: mejorar la seguridad, eficacia y eficiencia de los servicios de salud.

Tipos de simuladores

Simulador por computadora o de pantalla

Este tipo de simulador incluye tanto el uso de programas informáticos no interactivos como programas más complejos para realizar ejercicios simulados a los que dar solución generalmente mediante la ayuda de la computadora.

Dependiendo del tipo de soporte informático que se emplee, puede ser usado por el alumno fuera del centro docente, siempre que cuente con acceso a Internet. Esto hace que el participante pueda aprender a distancia sin necesidad de la presencia de ningún docente mientras practica.

Es útil para facilitar y comprobar la adquisición de conocimientos, siendo también muy válido para mejorar en la capacidad de tomar decisiones y en pro del razonamiento clínico (sobre todo a nivel fisiológico), facilitando el feed-back.

El principal inconveniente del uso de este tipo de simulación es la escasa similitud con la realidad. No obstante, es muy adecuado para el ejercicio de habilidades cognitivas previas al paso a simulaciones más realistas.

Simulador de realidad virtual

Se puede definir como una simulación tridimensional interactiva a través de una computadora, en la que el usuario se siente introducido en un ambiente artificial que percibe como real debido al estímulo de los órganos sensoriales. En su mayor parte se aplica en el campo de la medicina y, sobre todo, en el campo de la cirugía (laparoscopia, endoscopia o navegación endovascular). Se compone de una máquina de realidad (Hardware) que puede ser desde una simple PC a estaciones de trabajo, dispositivo de entrada (Joysticks 3D entre otros) y dispositivos de salida, que pueden ser visuales, de sonido y los modernos dispositivos hápticos, que son elementos para la manipulación que aportan una sensación táctil.

Pacientes estandarizados, juego de role-play

En este caso no se emplea ningún objeto como simulador. Intervienen personas que fingen ser pacientes sobre los que desarrollar la simulación. Empleada de manera controlada, bien estructurada y con la sensibilidad suficiente, puede ser una poderosa herramienta de aprendizaje. No es útil para mejorar habilidades de tipo técnico, pero sí para cambiar actitud en los alumnos, en el trabajo en grupo fomenta el aprendizaje activo, mejora el pensamiento crítico y fomenta la síntesis y la evaluación en la recogida de información.

El papel de paciente estandarizado puede ser tomado por uno de los propios estudiantes (para que tome conciencia de cómo se puede sentir un paciente a la hora de ser evaluado por el personal sanitario) o algún integrante del equipo docente. Como aspectos negativos los participantes pueden sentirse incómodos, no ser capaces de desempeñar el papel de enfermo y el hecho de conocerse entre sí, puede quitar realismo al escenario.

Otra opción que podríamos denominar como rolplay profesional es el uso de “actores” externos. Si bien conlleva costos de selección y entrenamiento previos, su eficiencia es alta. Estos “pacientes” se sitúan dentro de un escenario simulado para practicar anamnesis, evaluación clínica y para la practica en la toma de decisiones. Son muy válidos para la práctica de situaciones que requieren especial sensibilidad como exámenes íntimos o transmitir y hablar de malas noticias. Si el paciente estandarizado realiza bien su papel (está entrenado adecuadamente) y participa en el escenario de forma adecuada, este tipo de simuladores aporta un feedback muy útil para el estudiante.

Simulación con animales

Este tipo de simulación está actualmente ligado únicamente a la práctica de técnicas quirúrgicas. Hay una tendencia a ir abandonando este tipo de práctica por varios motivos como son las reticencias que surgen por parte de algunas instituciones a usarlos, las limitaciones anatómicas respecto de los animales usados y conflictos de carácter ético que pueden surgir en el empleo de estos métodos.

Simulación con maniquíes o modelos anatómicos

Este tipo de simulación se refiere al uso de réplicas anatómicas para realizar los ejercicios de simulación clínica. En función de qué tipo de simulador se use, se pueden distinguir dos subgrupos:

Simuladores por partes o part-task trainers

Por este tipo de simulación se entiende a la que se realiza con equipos que permiten la replica y el ensayo de habilidades técnicas básicas en ausencia de un modelo anatómico completo, es decir, usando únicamente aquella parte concreta del cuerpo que es necesaria para la ejecución de esa práctica (brazo, cabeza, tórax, etc.). Son medios más baratos si se comparan con un modelo anatómico completo, tienen una fidelidad razonable en cuanto a que tienen bastante similitud con la realidad, y permiten la practica segura sin riesgo alguno para el paciente. Su fidelidad o realismo va en función de la complejidad del mecanismo que use el dispositivo. Ejemplos de habilidades que se pueden simular con este método son la inserción de catéteres intravenosos o urinarios, la técnica de inyección, el masaje cardiaco, suturas, intubación, etc.

Cabe destacar el uso de los denominados “modelos híbridos”, que consisten en adjuntar aquella parte inanimada usada para la práctica a una persona real. Esto permite practicar simultáneamente las habilidades técnicas básicas con las habilidades no técnicas, por ejemplo el cómo informar al paciente de una técnica que se le va a realizar (inyección) y después llevarla a cabo sin riesgo alguno.

Modelos anatómicos de tamaño completo o casi completo

Son maniquíes completos o casi completos y de proporciones similares a una persona, tanto infantil como adulta. Estos pueden ser simples, sin ningún mecanismo que lo haga ser más complejo, útiles para la práctica de habilidades de baja complejidad como aseo de pacientes, cambios posturales, traslado de pacientes, etc. En un nivel intermedio, están los maniquíes dotados de algunas capacidades de retroalimentación y pueden tener un programa informático que simule algún signo clínico específico como el ritmo cardiaco que puede ser valorado mediante la monitorización. Los de mayor complejidad, también llamados simuladores integrados, presentan un software más complejo que aporta avanzadas características no sólo físicas sino fisiológicas (cardiovasculares y respiratorias principalmente), incluyen altavoces para comunicarse con los participantes en la simulación, permiten la realización de varias técnicas de manera simultánea, canalización de vías y drenajes, administración de drogas, intubación, etc. Todos los parámetros que simulan se manejan a distancia, normalmente desde una sala contigua, tanto mediante conexión con cables o de forma inalámbrica, siendo posible la modificación “in situ” de los parámetros fisiológicos como el ritmo cardiaco, respiración, apertura y cierre ocular en función de transcurso del escenario de la simulación.

Ejemplos de estos modelos son el PediaSim (niño) o el BabySim (recién nacido) para la simulación pediátrica el adulto Human Patient Simulator, de la empresa Medical Education Technologies Incorporated. El SimMan, SimJunior (niño) y SimMom (simulador de parto interactivo avanzado) de la empresa Laerdal.

Tipos de simulación clínica

Esta clasificación viene determinada por la fidelidad o realismo del ejercicio de simulación. Podemos definir la fidelidad como la credibilidad o grado en que una simulación se aproxima a la realidad. A medida que aumenta la fidelidad, aumenta el realismo. Este nivel de fidelidad lo determina el medio en el que se desenvuelve el ejercicio, factores asociados a los participantes y los equipos humanos y materiales utilizados. Así mismo la fidelidad incluye una serie de dimensiones:

- Factores físicos: como el medio ambiente y los equipos y herramientas relacionadas.
- Factores psicológicos: como emociones, creencias y actitud de los participantes.
- Factores sociales: como la motivación del instructor y los objetivos planteados.
- La cultura del grupo, su grado de apertura y confianza, y el modo de pensar de los participantes.

Teniendo en cuenta la fidelidad, podemos hablar de tres tipos de simulación:

Simulación de baja fidelidad

Se caracteriza por el uso de simuladores estáticos, que no presentan ningún tipo de parámetro fisiológico, sin complejidad tecnológica. Las sensaciones de realidad que aportan a los participantes son escasas. Este tipo de simulación no requiere gran cantidad de recursos para su desarrollo aunque es útil y perfectamente válida como primera toma de contacto con la práctica.

El tipo de habilidades que se pueden ejercitar son aquellas de tipo técnico y con baja complejidad como técnicas de higiene, inyecciones, masaje cardiaco, etc.

Simulación de mediana fidelidad

Incluye simuladores que replican algunos parámetros fisiológicos (mediante el empleo de software) o características anatómicas más realistas. Este tipo de simulación tiene como objetivo la práctica de todas aquellas habilidades técnicas más complejas, que requieren mayor interacción entre el alumno y el simulador, aportando al participante mayor sensación de realismo tanto visual como de tipo táctil.

Ejemplos son el brazo para entrenar la toma de la tensión arterial, brazo para la canulación de vías venosas, modelos de tamaño completo con posibilidad de monitorización y desfibrilación, etc. También están incluidas dentro de este tipo de simulación las actividades de juegos de rol o role-playing.

Simulación de alta fidelidad

También llamada simulación de alto realismo o simulación a escala real. Consiste en reproducir situaciones que pueden darse en la realidad en menor o mayor grado tanto de frecuencia como de gravedad y en ambientes diversos tanto clínicos como quirúrgicos. Incluye el uso de simuladores integrados con mediana o elevada complejidad funcional y tecnológica situados en un contexto y entorno que simule un escenario de actuación real o muy similar a la realidad como una habitación de hospital, un consultorio de un centro de salud o una sala de quirófano, con los materiales que sean necesarios.

Este tipo de simulación aporta mayor sensación de realismo a los participantes y permite trabajar y poner en práctica habilidades de tipo técnico y no técnicas como el pensamiento crítico, reflexión sobre la experiencia vivida, trabajo en equipo multidisciplinar, comunicación interprofesional, liderazgo y la capacidad de tomar decisiones. Requiere de una metodología específica para la creación de escenarios o ambientes de simulación. Es muy útil para el desarrollo de casos que requieren el trabajo multidisciplinar y en equipo, para trabajar sobre todo situaciones de urgencia, situaciones pre-críticas o críticas, emergencias o en complicaciones vitales.

Como hemos descripto previamente, estos tres niveles de simulación no se excluyen entre ellos. Cada uno tiene su momento de aplicación basándose en la experiencia del participante. De esta forma, un participante novato se beneficiará mucho más de unos

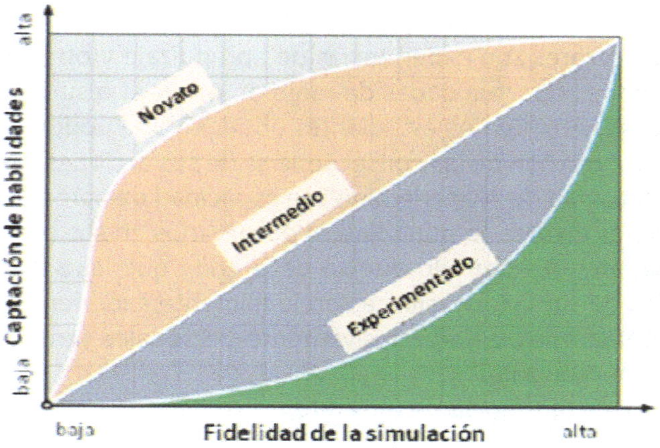

Figura 56.1: Relación entre el nivel de experiencia y el tipo de simulación

ejercicios de simulación de baja fidelidad que de unos ejercicios de simulación de alta fidelidad, ocurriendo lo contrario con un experimentado profesional.

Simulación como estrategia docente

El aprendizaje por simulación constituye un puente entre el aprendizaje en clase y la experiencia clínica real. Los ejercicios de simulación pueden ir desde lo más simple a situaciones complejas.

¿Por qué utilizar la simulación?

El aprendizaje en la atención sanitaria se basa con frecuencia en un modelo de aprendiz. En muchas disciplinas, se espera que los estudiantes encuentren situaciones y oportunidades para aprender y practicar, para asegurar que llegan a ser competentes. Esto es en última instancia, una manera casual de aprender, que pone, tanto a los alumnos como a los pacientes en situación de desventaja.

La simulación sin embargo, ofrece valiosas experiencias programadas de aprendizaje, que son difíciles de obtener en la vida real. Los estudiantes tienen una dirección práctica y desarrollan las habilidades de pensamiento, incluyendo el conocimiento en acción, procedimientos, toma de decisiones y comunicación efectiva. Comportamientos de trabajo en equipo, se pueden enseñar y practicar.

Debido a que cualquier situación clínica puede ser interpretada desde múltiples puntos de vista, estas oportunidades de aprendizaje se pueden programar en horas y lugares convenientes y se pueden repetir cuantas veces sea necesario.

La simulación permite **Aprender de los errores:** Trabajar en un entorno simulado permite a los estudiantes cometer errores, sin la necesidad de intervención de los expertos para detener el daño al paciente. Los errores son experiencias de aprendizaje y ofrecen grandes oportunidades de mejorar. Al ver el resultado de sus errores, los estudiantes obtienen una poderosa comprensión de las consecuencias de sus acciones y la necesidad de "hacerlo bien". La capacidad de aprender de los errores se multiplica al observarlos en sus compañeros. Es por ello que se desprende que las sesiones de simulación clínica son idealmente experiencias compartidas y no exclusivamente personales (grupos de aprendizaje).

La experiencia de aprendizaje se puede personalizar: La simulación se puede acomodar a toda una gama de estudiantes, desde principiantes hasta expertos.

Los principiantes/novatos podrán desarrollar y/o reforzar habilidades e incrementar su confianza. Los expertos podrán mantener sus conocimientos y competencias. Algunos procedimientos complejos y las enfermedades raras, no presentan suficientes oportunidades para la práctica, incluso para los especialistas. Los ejemplos incluyen el tratamiento de una reacción alérgica severa, el ataque al corazón en un entorno ambulatorio, o el manejo de un caso de hipertermia maligna en la sala de operaciones. La utilización en estos casos de la simulación, puede ayudar para el entrenamiento de los profesionales en la resolución de situaciones poco frecuentes en su práctica diaria, pero que representan un potencial riesgo para el paciente.

Información detallada y la evaluación: los acontecimientos reales y el ritmo de la asistencia sanitaria no permiten la mejor crítica y aprender acerca de por qué las cosas se llevaron a cabo, o cómo mejorar el rendimiento. Las simulaciones controladas pueden ser inmediatamente seguidas por reuniones informativas con apoyo visual o revisiones posteriores a la acción, con detalle de lo sucedido. La simulación avanzada permite recopilar muchos datos sobre lo que el alumno está haciendo en realidad. Estos mapas de rendimiento y los registros que proporcionan ofrecen un mecanismo de retroalimentación sólida y necesaria para los alumnos y ayudan a los instructores hacia las mejoras necesarias.

En conclusión, el cambio de patrón del aula al laboratorio de simulación permite una participación más activa del estudiante, generar confianza en él para enfrentarse a la realidad como profesional y mejorar las competencias en esta área especifica que el sistema de salud, los pacientes y el mismo profesional esperan.

Simulación y trauma en Pediatria

La atención inicial de los niños con traumatismos es crucial para un buen pronóstico de los mismos, al igual que el manejo de pacientes críticos con otras entidades nosológicas. Una atención inoportuna e inadecuada es directamente proporcional a la rapidez con que los niños pueden deteriorarse. Sin embargo, aún en los Sistemas de Trauma más avanzados, un tercio de los errores ocurren en la evaluación y resucitación inicial aumentando el número de defunciones evitables.

La capacidad de un equipo para tratar de manera efectiva a pacientes con trauma, depende de la frecuencia con la cual sus integrantes son expuestos a dichas situaciones y a la preparación que tengan sus integrantes en el manejo de calidad en el trauma. Sin embargo, las oportunidades para mejorar las competencias del equipo que atiende a un niño traumatizados generalmente se encuentran limitadas por la menor frecuencia de la entidad con respecto a la del adulto.

Los equipos de algunas instituciones, sobre todo las intermedias u hospitales más pequeños, pueden llegar a tener contactos esporádicos con un trauma grave obstaculizando la apropiada adquisición de competencias. Muchas veces esto es debido a que los pacientes más graves son derivados a Centros de Alta Complejidad para su mejor atención. Sin embargo, a pesar de la concentración de los politraumatizados graves en Centros de Trauma u Hospitales Pediátricos, en el momento inicial, posterior al evento, alrededor del 90% de los pacientes pediátricos no son atendidos dichos centros especializados, probablemente debido a la cercanía de los centros intermedios al incidente, probablemente a la escasez de recursos humanos especializados en algunos centros, como ser cirujanos o especialistas pediátricos. Todo ello conlleva a una desigual atención al no ser atendidos estos niños por equipos especializados en la entidad. Este inconveniente se acentúa cuando se comparan las áreas urbanas y las áreas rurales.

A pesar del esfuerzo realizado por distintas entidades para formar el recurso humano que realiza la atención inicial de los pacientes con trauma y disminuir dichas desigualdades sigue habiendo disparidad entre las instituciones y las regiones de Argentina en lo que respecta al desarrollo continuo de las competencias de los equipos.

Entre los problemas principales se encuentran la comunicación ineficaz del equipo, deficiencias en el trabajo en equipo, déficits en las habilidades para realizar procedimientos, etc. El mejoramiento de estos puntos permite optimizar el trabajo en equipo y de esa manera mejorar la seguridad del paciente traumatizado.

Como hemos señalado, uno de los dispositivos de enseñanza utilizados para mejorar la capacitación de los equipos es la Simulación médica. La misma permite no sólo el entrenamiento del equipo sino también la evaluación del desempeño del mismo, así como actuaciones a través de retroalimentación directa y debriefing en un ambiente de aprendizaje seguro con profesores expertos. Más aún, mejora la dinámica del equipo de trabajo.

Luego del informe del Instituto de Medicina de los EEU "Errar es Humano", elaborado en 1999, la Simulación Médica ha tomado un gran impulso sobre todo en la formación de recursos humanos en el manejo del Trauma. Entre otras cosas, el informe señalaba la necesidad de la implementación de nuevos enfoques para la capacitación de los equipos médicos, como por ej. el uso de la tecnología de simulación, para ayudar a reducir las 98,000 muertes por errores médicos que ocurren cada año en los Estados Unidos.

En base a todo lo anterior, a continuación analizaremos diferentes formas de aplicar la Simulación a la capacitación en trauma.

Cursos de Trauma basados en la Simulación

Unos 40 años atrás, la atención de los pacientes politraumatizados no se hacía de un modo sistematizado. En 1976 el Cirujano Ortopédico estadounidense Jim Steiner tuvo una caída con su avioneta en el cual falleció su mujer y sus 4 hijos presentaron lesiones severas. Inmediatamente luego del incidente tuvo que parar un coche para llevar a los sobrevivientes al hospital más cercano, el cual a su llegada estaba cerrado. Luego de abrirlo se encontró que la atención de emergencia prestada fue insuficiente e inadecuada.

Posteriormente a esta terrible experiencia Steiner, junto a un grupo de médicos del estado de Nebraska (Estados Unidos), identificaron la falta de formación de los médicos en la atención inicial al paciente politraumatizado e instauraron un programa educativo que constituyó el primer curso de ATLS (Advanced Trauma Life Support o Apoyo Vital Avanzado en Trauma) para médicos en 1978. Dos años después, el Comité de Traumatología del Colegio Americano de Cirujanos lo incorporó a su programa de formación y actualmente se ha difundido por gran parte del mundo.

El propósito original del curso era entrenar a médicos que no atendían a pacientes politraumatizados de forma continua, pero luego demostró ser un muy buen dispositivo de enseñanza no sólo para los equipos en hospitales rurales o en hospitales intermedios sino también en los Centros de Trauma más modernos y sofisticados.

El modelo de enseñanza, incorporó estaciones de prácticas de habilidad en maniquíes y estaciones de habilidad quirúrgica con animales de experimentación, además de ofrecer la posibilidad de trabajar con pacientes simulados mediante actores maquillados y previamente entrenados para simular lesiones traumáticas.

Si bien el ATLS siempre incluyó un módulo pediátrico, en el la última década del siglo pasado, encabezados por el Dr Alberto Iñón se desarrolló un Curso enteramente dedicado al Trauma Pediátrico, AITP (Atención Inicial del Trauma Pediátrico) con bases pedagógicas similares al ATLS (prácticas en maniquíes y animales y trabajo con pacientes simulados).

Distintos estudios han reportado los beneficios de este tipo de enseñanza. Ali y cols señalaron que luego de la realización del programa ATLS en un Centro de Alta Complejidad de Trinidad Tobago la mortalidad de los pacientes politraumatizados disminuyó del 68 al 34%.

En un estudio retrospectivo tendiente a valorar el impacto del ATLS en la atención inicial Vestrup y cols no observaron diferencias entre la mortalidad previa al Curso y posterior al mismo. Sin embargo, algunas competencias necesarias en la atención inicial del trauma y enseñadas en la capacitación ATLS mostraron un mejor rendimiento. Un ejemplo de ello es el examen rectal que se realizó de forma más sistemática después del entrenamiento con ATLS. Pero además, Los errores fatales en la administración de la vía aérea no ocurrieron después del entrenamiento ATLS.

En el año 2001 Kennedy y Gentlemann realizaron una encuesta entre aquellos que habían realizado el Curso ATLS en Escocia. Los autores reportaron que el 97% de los participantes sentía que su práctica clínica había sido mejorada, y el 25% de ese grupo declaró que esta mejoría fue grande.

Iñón y cols reportaron una disminución de una mortalidad del 14,1% previo a la realización del Curso AITP a una del 5.9% luego del desarrollo mismo en Hospitales de Argentina que formaban parte del Programa de Trauma Pediátrico.

Ali y cols se preguntaron cuáles eran los factores, además del volumen de atención de pacientes con trauma, que afectaban la pérdida de las competencias adquiridas durante el Curso ATLS. Para ello evaluaron las competencias cognitivas mediante un examen de preguntas de opción múltiple (POM) de 40 preguntas y las habilidades clínicas mediante cuatro estaciones de un Examen Clínico Objetivo Estructurado de trauma (ECOE). Señalaron que las habilidades cognitivas adquiridas en el Curso ATLS medidas por las POM y las habilidades clínicas medidas por ECOE mostraban un desgaste significativo que comienza a los 6 meses de la finalización del entrenamiento y que esta tasa de desgaste se ve afectada principalmente por la exposición al volumen del paciente traumatizado. Las habilidades globales de organización y priorización de la atención del trauma están bien preservadas durante al menos 8 años después de la capacitación ATLS. El entrenamiento especializado, la edad y el sexo no afectan la tasa de desgaste de las habilidades adquiridas por ATLS.

Por lo tanto, si bien esto tipo de metodología de adquisición de competencias por parte de los equipos han demostrado tener su impacto positivo, existe la necesidad de una educación continua para no perder las habilidades adquiridas.

Uno de los puntos más importante de este tipo de cursos es el impacto emocional y la confianza que produce en aquellos que los realizan. Ortiz Figueroa y cols señalaron que el desarrollo de un curso en trauma de un día para estudiantes de medicina, que incluía habilidades prácticas, didáctica, y escenarios de simulación, demostró un aumento en la confianza en el manejo de situaciones relacionadas a crisis, los principios de la delegación de roles, liderazgo y desempeño en la evaluación primaria y secundaria. Miyaki y cols reportaron una mejoría en la confianza de los residentes de cirugía luego de un curso en trauma que incluía habilidades prácticas, didáctica y escenarios de simulación.

Simulación de Alta Fidelidad

En los últimos años se han desarrollo nuevos simuladores asistidos con softwares pre-programados que pueden maximizar la fidelidad física y psicológica con programas de simulación in situ, unidos a una enseñanza de pensamiento crítico, en trabajo de equipos y en el manejo de incidentes críticos como el trauma. Los mismos pueden incluir, por ej, cambios de parámetros fisiológicos, ruidos cardíacos, pulso, respiración, sonidos pulmonares, etc.

El médico que se está entrenando y hace tareas de médico tratante puede hablar con el maniquí y obtener una respuesta del operador de dicho maniquí a través de un altavoz en la cabeza del maniquí; controlar las pupilas (que reaccionan a la luz); sentir pulsos arteriales; escuchar sonidos cardiacos y pulmonares; y recoger información sobre la frecuencia cardíaca, la presión arterial, la frecuencia respiratoria y la saturación de oxígeno. Los medicamentos y fluidos se pueden administrar al simulador, que responde apropiadamente, basado en una interacción entre el maniquí la fisiología subyacente actual y la dosis y la farmacocinética y farmacodinámica de la medicación.

Steinemann y cols describieron los resultados en un programa basado la Simulación de Alta Fidelidad realizado con equipos multidisciplinarios de Trauma. Los escenarios eran desarrollados en las Salas de emergencias donde habitualmente trabajaban de los miembros del equipo. A pesar de un tiempo relativamente corto (cuatro horas) basado en la Simulación de Alta Fidelidad, se pudo mejorar el trabajo en equipo y el rendimiento clínico de los equipos de trauma multidisciplinarios. La mejoría se evidenció tanto en situaciones de trauma simuladas como en aquellas reales aún con equipos de distinta composición. Por todo ello los autores concluyen que la Simulación de Alta Fidelidad parece ser un método educativo pertinente para el entrenamiento en trabajo del equipo de trauma que puede mejorar el cuidado del paciente.

Los maniquíes computarizados o simuladores de pacientes humanos datan de antes de la creación del ATLS y eran utilizados sobre todo en entrenamiento de los anestesistas. La utilización de los mismos ha sido de un gran impacto en el entrenamiento de los equipos de trauma, sobre todo porque los alumnos los prefieren al poder integrar los datos de monitores hemodinámicos a la toma de decisión clínica.

Simulación de Baja y Mediana Fidelidad

Desde hace unos años existen una gran cantidad de simuladores de estas características para la enseñanza de destrezas en el manejo del trauma.

Existen simuladores para manejo de la vía aérea, para el trauma de tórax, para la colocación de vías endovenosas e intraóseas, para la evaluación del trauma de cráneo y recientemente para el uso de la ecografía en el trauma.

El uso de este tipo de simuladores de entrenamiento se ha hecho muy común en el entrenamiento de equipos médicos, observándose una buena adquisición de competencias. En la capacitación de atención de trauma, varios dispositivos de enseñanza se usan para enseñar a los miembros de los equipos de trauma procedimientos relacionados con el trauma como por ejemplo la inserción de drenaje torácico, cricotiroidotomía y o el uso de la ecografía abdominal por trauma. La inserción de emergencia de un drenaje torácico para neumotórax a tensión o hemotórax después de un traumatismo se considera seguro cuando lo realizan médicos entrenados.

Simulación por Computadoras

La utilización de "pacientes virtuales" mediante softwares que simulan escenarios clínicos reales también es una buena opción para el entrenamiento de los equipos. Los estudiantes emulan las funciones de los proveedores de atención médica como ser realizar un examen físico, proponer diagnósticos y decisiones terapéuticas. Esto permite desarrollar habilidades clínicas cognitivas esenciales.

Cook y cols observaron que el uso de este tipo de dispositivos de enseñanza, asociado pacientes virtuales, se asociaba con mejores resultados en comparación a si no había ningún tipo de intervención, sobre todo en estudiantes de medicina, estudiantes de odontología, estudiantes de enfermería y un variedad de otros profesionales de la salud en una amplia gama de temas clínicos.

La evidencia no indica superioridad del dispositivo respecto a otros métodos de entrenamiento, aunque tampoco señala que son inferiores en algunas instancias. Así, en la medida que el paciente virtual resuelve las barreras logísticas pueden justificarse su utilización para mejorar las habilidades cognitivas clínicas del equipo de trauma.

Dispositivos de enseñanza como el aprendizaje por multimedia, el razonamiento analítico y no analítico, la práctica deliberada, y el feedback formativo pueden ser útiles. El objetivo sobre todo es hacer un paciente virtual cada vez más realista, cuestión que genera una serie de interrogantes aún, como ser, ¿en qué contextos? ¿a quién van dirigidos? ¿para qué se los generan?.

En este sentido, una de las opciones incipientes es la enseñanza basada en internet. La misma facilita la incorporación de aspectos cognitivos del aprendizaje y a la vez incorpora tareas y exámenes para los estudiantes.

Gamificación en Trauma

En los últimos 40 años los videojuegos han ido aumentando su popularidad como una forma de entretenimiento. La intención de la industria de llegar a todas las personas no alcanzó su objetivo hasta hace no mucho. El sistema de consola Wii y los juegos sociales de Facebook, ambos con millones de usuarios en todo el mundo permitieron que los videojuegos sean actualmente la industria del entretenimiento más poderosa en términos económicos, y también se la considere una forma incipiente de arte.

También en los últimos años los investigadores de la educación han visto este tipo de entretenimiento con gran interés. Los videojuegos son actividades interactivas que continuamente proporcionan desafíos y metas a los jugadores, involucrándolos en un proceso de aprendizaje activo para dominar la mecánica del juego. Al mismo tiempo, los videojuegos proporcionan un contexto ficticio en forma de narrativa, gráficos y música, que si se usan adecuadamente, pueden alentar el interés de los jugadores en temas que no son de juego, como por ejemplo, la historia. Debido a este potencial, se ha trabajado mucho para tratar de revelar cómo los videojuegos podrían usarse con éxito con fines educativos.

Para crear un sistema de gamificación que aumente la motivación de los estudiantes, es necesario enfocarse en los elementos fundamentales que hacen que los videojuegos sean atractivos para sus jugadores. Según Lee y Hammer, los juegos son motivadores debido a su impacto en las áreas cognitiva, emocional y social de los jugadores; y entonces, la gamificación en educación también debería enfocarse en esas tres áreas.

En el área cognitiva, un juego proporciona un sistema complejo de reglas junto con una serie de tareas que guían a los jugadores a través de un proceso para dominar esas reglas. Estas tareas están diseñadas como ciclos de experiencia. Un ciclo consiste en una serie de tareas a corto plazo que los jugadores intentan completar repetidamente en un proceso de prueba y falla hasta que se adquiere el nivel de habilidad necesario. Cuando el jugador está involucrado en este proceso de aprendizaje, los juegos intentan asegurar que los jugadores siempre sepan qué hacer y que tengan los conocimientos necesarios para hacerlo.

El impacto en el área emocional funciona principalmente en torno al concepto de éxito y fracaso. Por un lado, cuando los jugadores completan tareas, se espera que tengan emociones positivas por el solo hecho de superar las dificultades. Los juegos intentan asegurar e incrementar esos sentimientos con sistemas de recompensa que otorgan reconocimiento inmediato al éxito de los jugadores, otorgándoles puntos, trofeos o elementos para completar las tareas. Por otro lado, cuando los jugadores fallan, se espera que sientan ansiedad. Mientras que cierto grado de ansiedad es aceptable, no es deseable que se transforme en frustración. Para evitar eso, las secuencias de tareas están cuidadosamente diseñadas para adaptarse a las habilidades de los jugadores en cualquier nivel, e incluyen bajas penalizaciones por no promover la experimentación y la repetición de tareas. Si la dificultad de las tareas está correctamente equilibrada, puede llevar a los jugadores a un estado de flujo que es altamente motivador.

Cuando varios jugadores interactúan a través del juego, estas interacciones tienen un impacto en el área social de los jugadores. Los videojuegos ofrecen una amplia gama de mecanismos de interacción multijugador integrados en las reglas del sistema. Estos mecanismos hacen posible que los jugadores cooperen ayudándose mutuamente para alcanzar un objetivo común, competir tratando de perjudicar a otros jugadores o desempeñarse mejor que ellos, o simplemente para interactuar socialmente hablando, coqueteando, intercambiando o regalando, por ejemplo. Todos estos tipos de interacción permiten a los jugadores construir diferentes identidades dentro del juego que toman roles significativos y obtienen reconocimiento de otros jugadores.

Todas estas tres áreas (cognitiva, emocional y social) parecen ser la base para la motivación del jugador, pero sus límites son borrosos y la mecánica del juego generalmente cubre más de uno al mismo tiempo.

En el contexto de la microsimulación, se han desarrollado los llamados "videojuegos serios" (o "videojuegos formativos", es decir, videojuegos diseñados para un propósito principal distinto al de la pura diversión). En este caso, algunos son realizados para recrear diferentes situaciones de emergencias vitales. En el caso de la Atención Inicial del Trauma se ha desarrollado el HemoSims Trauma®. Si bien aún no se ha desarrollado casos pediátricos es un campo muy importante a ser desarrollado en el futuro.

El HemSims Trauma, basado en la observación de casos reales, es un programa creado por médicos para profesionales de la salud que cumple con las especificaciones particularmente complejas redactadas por el Comité Científico Nacional Francés. En apoyo de un caso clínico contextualizado, una colisión en una carretera que involucra a un motociclista, los participantes pueden interactuar en el escenario durante dos secuencias. El primero corresponde a la escena prehospitalaria. Implica llevar al paciente herido al hospital en las mejores condiciones: evaluación, primeros auxilios, transporte, etc. El manejo de la persona traumatizada dentro del hospital, hasta su ingreso al bloque, constituye la segunda vez. Al final, un informe permite volver al progreso de la totalidad de la asunción de responsabilidad. Es una oportunidad para resaltar para cada paso posibles errores y acciones que deben coordinarse perfectamente. También es un momento de intercambio para que los participantes discutan sus prácticas. Para completar el dispositivo, la sesión de capacitación continúa con un recordatorio exhaustivo sobre el manejo del trauma severo, en apoyo de cuestionarios interactivos y conocimientos teóricos sobre el tema.

El dispositivo es complementario a las sesiones de capacitación de otros cursos presenciales.

Para ver el avance de este programa, vaya a: https://youtu.be/Gwpk8qDehzs.

Competencias no técnicas del trauma

La complejidad que representa el Trauma como entidad nosológica, además de la imperiosa necesidad de un trabajo multidisciplinario urgen que los equipos desarrollen competencias para el trabajo en equipo, cuestión que muchas veces no son desarrolladas en profundidad en la mayoría de los Cursos de Trauma. Más aún, cada vez más, es necesario un currículo en la formación de personas en la atención de pacientes críticos enfocado en el liderazgo y en estrategias de comunicación efectiva. Esto último es muy importante habida cuenta que, acorde a la Comisión Conjunta de Acreditación de la Atención de la Salud de EEUU (Joint Commission on Accreditation of Health Care Organizations) dos tercios de los casi 3.000 eventos centinelas o errores médicos graves, informados entre 1995 y 2004 se atribuyeron a problemas en la comunicación del equipo. Uno de los principales inconvenientes en la comunicación de los equipos de trauma es el escaso intercambio de información entre los miembros del mismo. Blum y cols reportaron que sólo el 27% de la información destacada era compartida por los equipos.

Entre las características que debiera tener un equipo de trabajo de alto rendimiento están:

a. La conciencia situacional (la evaluación continua del entorno compartiendo información actual que permite una toma de decisiones efectiva).
b. El liderazgo (con valores fuertes de los líderes de todos los miembros del equipo, asimilando y procesando su conciencia situacional).
c. El accionar de los miembros no líderes (quienes entienden su rol y contribuyen a la función del equipo verbalizando las observaciones y cambios en su entorno).
d. La comunicación en círculo cerrado dentro del equipo (asegura que un mensaje fue enviado, entendido y reconocido por el destinatario).
e. Las prácticas críticas de lenguaje y estandarización (mediante el uso de frases atrapadas únicas para una organización que requiere una acción o respuesta específica.
f. La comunicación asertiva (es decir, la capacidad de un miembro del equipo poder hablar, llamar la atención de otros miembros del equipo, y comunicar un problema).
g. El comportamiento adaptativo (mediante la flexibilidad necesaria para optimizar función del equipo, como solicitar asistencia, activa monitoreando el desempeño de cada uno, y tomando el iniciativa para proporcionar respaldo o asistencia a otros miembros).
h. La adecuada gestión del peso del trabajo (mediante la adecuada asignación y priorización de tareas que evitan sobrecargas de trabajo y minimizan actividades no esenciales.
i. El debriefing (o proceso de revisión de un evento real o simulación para desarrollar lecciones que puedan aprenderse).

Holocomb y cols desarrollaron para evaluar estos puntos tanto durante la atención real como la simulada. La misma consiste en la puntuación de los siguientes items:

a. identificación del líder que delega e instruye a otros miembros del equipo la resucitación,
b. visibilización de los roles funcionales por otros miembros en los que todo el personal son participantes activos,
c. demostración de una comunicación verbal clara y bidireccional instrucciones dentro del equipo, d- evaluación sistemática y ordenada del paciente usando una estructura de equipo horizontal, y e- capacidad para manejar distracciones y administrar distractores por ya sea utilizándolas o desechándolas.

También se han desarrollado otras herramientas para evaluar las competencias no técnicas. Una de ellas evolució inicialmente a partir escalas de habilidades no técnicas utilizadas para la aviación y fueron modificadas para su uso en sala de operaciones como ser el OTAS (Observational Teamwork Assessment for Surgery o Evaluación Observacional del Trabajo en Equipo para Cirugía). Posteriormente se la adaptó para el trauma y se la llamó T-NOTECHS.

Al igual que el OTAS y el NOTECHS, el T-NOTECHS se basa en cinco dominios de comportamiento que podrían servir para evaluar los equipos de trauma (Liderazgo, Cooperación y gestión de recursos, Comunicación e Interacción, Evaluación y toma de decisiones y Conciencia de la situación y hacer frente al estrés).

Nuevas herramientas surgirán en el futuro para entrenar a los equipos en este tipo de competencias. En el área pediátrica en nuestro pais se han dscripto algunas experiencias alentadoras. la integración de videos o la filmación del accionar del equipo servirá para adquirirlas y mantenerlas en el tiempo.

Conclusiones

En la Argentina las lesiones por trauma siguen siendo la principal causa de defunción de los niños entre 1 y 18 años y una causa importante de discapacidad. El tratamiento de lesiones y emergencias potencialmente mortales en los niños es un desafío importante, y se han descripto severas fallas en el proceso de atención del paciente traumatizado pediátrico, que pueden ser mejoradas. La simulación clínica provee una estrategia de capacitación que, de manera segura, permite el entrenamiento de los profesionales no solo en las prácticas y procedimientos necesarios en la atención de estos pacientes, sino también en adquirir y mantener las competencias menos técnicas pero igualmente relevantes como la capacidad de trabajo e n equipo, o la comunicación efectiva, entre otras competencias que impactan en la calidad de atención.

Bibliografía

AITP

1. Castillo Lamas,L y Cabrera Reyes J Apuntes históricos de la cirugía del trauma. Rev.Med.Electron.v32 n 2.Matanzas mar-abr 2010.
2. Tepas JJ III, Ramenofsky ML, Barlow B, Gans BM, Harris BH, DiScala C, Butler K. National pediatric trauma registry. J. Pediatr. Surg. 1989; 24 (2) : 156-8.
3. Advanced Trauma Life Support® Manual Library of Congress ,2012
4. Gómez MA; Benaím F Girado M; Neira J; Faraoni H; Rubianes C; y col "Comisión de Trauma de la Asociación Argentina de Cirugía: Experiencia de 10 años". Rev.Argent.Cirug.1995; 68:163-173.
5. Iñón AE and Haller A.Caring for the Injured Children of Our World: A Global Perspective. SurgClin N Am 2002; 82: 435-445.
6. Iñón AE; Soler S.; Iglesias N, Boscarino G, Fontana A, Frontera D y colaboradores "Formación de Recursos Humanos para la Atención de Víctimas Pediátricas Traumatizadas: Cursos A.I.T.P.: una experiencia docente.": Rev. Argent. Cirug. 1998 ; 74:8490
7. Iñón,AE Editor Trauma en Pediatría: prevención, diagnóstico y tratamiento. Una perspectiva integral. Buenos Aires Argentina AKADIA 2009.
8. Estadísticas Vitales DEIS Ministerio de Salud. República Argentina 2016.
9. Iñón, A.E; Roca Rivarola R.; Herscovici, C. y Alessandria, J. C., " Morbilidad de los accidentes en pacientes pediátricos y sus familias ". Arch. Arg. Pediatr. 1993 .91; 202-210.
10. Iñón AE; Soler SS y Zárate L. "Registro de Trauma Pediátrico". Rev. Argent. Cirug. Relato. 1993. 65:52-55.
11. Manual del Curso A.I.T.P.. Buenos Aires Argentina 4ta. Ed. AKADIA 2009
12. Arago Domingo J, Delgado Muñpz MD, Fernández Gallego V, Garcia-Sala Viguer C, LlunaGonzalez J y VázuqzEstevez J; Asistencia Inicial al Trauma Pediátrico 3ra ed. Madrid ARÁN 2017

ATCN

1. Society of Trauma Nurses. Advanced Trauma Care for Nurses (ATCN) Student Manual. 8th ed. Lexington; 2018.
2. American College of Surgeons Committee on Trauma. Advanced Trauma Life Support (ATLS) Student Course Manual. 10th ed. Chicago; 2018.

ATLS

1. ATLS ®. Student Course Manual. Tenth edition. 2018.
2. Veinte años del ATLS en la Argentina. Dr. Eduardo Eskenazi, en el 80° Congreso Argentino de Cirugia. Buenos Aires, octubre de 2009.
3. The Birth of Advanced Trauma Life Support by James K. Styner, MD, Journal of Trauma Nursing, Vol. 13 No.2, April - June 2006

ITLS

1. International Trauma Life Support. Manual para Proveedores de los Servicios de Emergencias Médicas. 3° edición en español, 2014
2. The ITLS Approach. www.itrauma.org/education/itls-approach/

Simulación en trauma pediátrico

3. D. Sethi, F. Racioppi, I. Baumgarten, and R. Bertollini, "Reducing inequalities from injuries in Europe," Lancet, vol. 368, no. 9554, pp. 2243-2250, 2006.
4. Estadísticas vitales de Argentina. DEIS, 2016.
5. T. J. Esposito, N. D. Sanddal, J. M. Dean, J. D. Hansen, S. A. Reynolds, and K. Battan, "Analysis of preventable pediatric trauma deaths and inappropriate trauma care in Montana," Journal of Trauma, vol. 47, no. 2, pp. 243-253, 1999.
6. L. T. Kohn, J. M. Corrigan, and M. S. Donaldson, To Err is Human. Building a Safer Health System, National Academy of Sciences, 2000
7. M. D. Patterson, G. T. Blike, and V. M. Nadkarni, "In situ simulation: challenges and results," in Advances in Patient Safety: New Directions and Alternative Approaches (Volume 3: Performance and Tools), K. Henriksen, J. B. Battles, M. A. Keyes, and M. L. Grady, Eds., Agency for Healthcare Research and Quality, Rockville, Md, USA, 2008. Oakley, S. Stocker, G. Staubli, and S. Young, "Using video recording to identify management errors in pediatric trauma resuscitation," Pediatrics, vol. 117, no. 3, pp. 658-664, 2006.
8. D. Yeboah, C. Mock, P. Karikari, P. Agyei-Baffour, P. Donkor, and B. Ebel, "Minimizing preventable trauma deaths in a limited-resource setting: a test-case of a multidisciplinary panel review approach at the KomfoAnokye Teaching Hospital in Ghana," World Journal of Surgery, vol. 38, no. 7, pp. 1707-1712, 2014
9. Maran NF and Glavin RJ: Low-to high-fidelity simulation - a continuum of medical education? Medical Education 2003;37(Suppl. 1):22-28
10. Tepas JJ, Leaphart CL, Pieper P, y cols. The effect of delay in rehabilitation on outcome of severe traumatic brain injury. J Pediatr Surg. 2009;44(2):368-72.
11. Tasker RC. Severe head injury in children: Emergency access to neurosurgery in the United Kingdom. Emerg Med J. 2006;23(7):519-522.
12. MacLeod JB, Cohn SM, Johnson EW, McKenney MG. Trauma deaths in thefirsthour: Are theyallunsalvageable injuries? Am J Surg. 2007;193:195-9.
13. L. M. Jacobs, K. J. Burns, J. M. Kaban. Development and evaluation of the advanced trauma operative management course. Journal of Trauma-Injury Infection Critical Care, 2005; 58 (6): 1140-3,
14. Densmore JC, Lim HJ, Oldham KT, y cols. Outcomes and delivery of care in pediatricinjury. J PediatrSurg 2006; 41: 92-8.
15. Bergs EA, Rutten FL, Tadros T, Krijnen P, Schipper IB. Communicationduring trauma resuscitation: Do weknowwhatis happening? Injury. 2005;36:905-11.
16. Sugrue M, Seger M, Kerridge R, Sloane D, Deane S. A prospective study of the performance of the trauma team leader. J Trauma. 1995;38:79-82.
17. Gruen RL, Jurkovich GJ, McIntyre LK, Foy HM, Maier RV. Patterns of errors contributing to trauma mortality: Lessons learned from 2,594 deaths. Ann Surg. 2006;244: 371-380.
18. D. J. Angelini. Interdisciplinary and interprofessional education: What are the key issues and considerations for the future? The Journal of Perinatal & Neonatal Nursing, 2011; 25 (2):175-9
19. Cherry R, Ali J. Current Concepts in Simulation-Based Trauma Education. J Trauma. 2008;65:1186-1193.
20. Kohn LT, Corrigan JM, Donaldson MS, eds. To Err is Human. Institute of Medicine. Washington DC: National Academy Press; 1999.
21. Inón AE, Soler SS, Iglesias N. Formacio´n de recursos humanos para la atencio´n de víctimas pediátricas traumatizadas: cursos AITP. Una experiencia docente. Rev Argent Cirug 1998;74:84-90
22. Ali JA, Adam R, Butler AK, y cols. Trauma outcome improves following the Advanced Trauma Life Support program in a developing country. J Trauma, 34 (1993), pp. 890-9
23. Van Olden DJ, Dik J, Bolhuis HW, Boxma H, y cols. Advanced Trauma Life Support study: quality of diagnostic and therapeutic procedures. J Trauma, 57 (2004), pp. 381-4
24. Van Olden G, Meeuwis J, Bolhuis H, Boxma H, y cols. ClinicalImpact of Advanced Trauma LifeSupport. Am J Emerg Med. 2004; 22 (7):522-5
25. Kennedy D W G, Gentleman D. The ATLS course, a survey of 228 ATLS providers. Emerg Med J 2001;18:55-58
26. Iñón A, Haller Jr J. Caring for the injured children of our world. A global perspective. SurgClin N Am 82 (2002) 435-445
27. Ali JA, Mary H, Ivan WJ. Do factors other than trauma volume affect attrition of ATLS acquired skills? J Trauma, 54 (2003), pp. 835-41
28. F. Ortiz Figueroa, Y.Moftakhar, A. LDobbins IV y cols. Trauma boot camp: a simulation-based pilot study. Cureus; 2016, 8 (1).
29. K.W. Miyasaka, N. D. Martin, J. L. Pascual, J. Buchholz, y R. Aggarwal. Asimulation curriculum for management of trauma and surgical critical care patients. Journal of Surgical Education 2015, 72 (5): 803-10.
30. Berkenstadt H, Erez D, Munz Y, Simon D, y cols. Training and Assessment of Trauma Management: The Role of Simulation-Based Medical Education. Anesthesiology Clin 25 (2007) 65-74
31. Steinemann S, Berg B, Skinner A, DiTulio A, y cols. In Situ, Multidisciplinary, Simulation-Based Teamwork Training Improves Early Trauma Care. Journal of Surgical Education, 2011; 68 (6): 472-6
32. Cherry RA, Williams J, George J, Ali J. The effectiveness of a human patient simulator in the ATLS shock skills station. J Surg Res. 2007;139:229 -235.
33. Barsuk D, Ziv A, Lin G, et al. Usingadvancedsimulationforrecognition and correction of gaps in airway and breathingmanagementskills in prehospital trauma care. AnesthAnalg. 2005;100:803- 809.
34. Knudson MM, Sisley AC. Training residents using simulation technology: experience with ultrasound for trauma. J Trauma. 2000;48:659 - 665.
35. Anderson BD, Nordquist MS, Skarman E, Boies MT, Anderson GB, Carmack DB. Integrated lower extremity trauma simulator. Stud Health Technol Inform. 2007;125:19 -24.
36. Anastakis DJ, Regehr G, Reznick RK, et al. Assessment of technical skills transfer from the bench training model to the human model. Am J Surg 1999;177(2):167-70.
37. Collop NA, Kim S, Sahn SA. Analysis of tube thoracostomy performed by pulmonologists at a teaching hospital. Chest 1997;112(3):709-13.
38. Association of American Medical Colleges Effective Use of Educational Technology in Medical Education: Summary Report of the 2006 AAMC Colloquium on Educational Technology. Washington, DC; 2007.
39. McGee JB, Neill J, Goldman L, Casey E. Using multimedia virtual patients to enhance the clinical curriculum for medical students. Stud Health Technol Inform. 1998; 52 (2):732-735.
40. Cook D, Erwin PJ, Triola M. Computerized Virtual Patients in Health Professions Education: A Systematic Review and Meta-Analysis. Academic Medicine, 2010; 85 (10) :1589-1602
41. Huang G, Reynolds R, Candler C. Virtual patient simulation at US and Canadian medical schools. Acad Med. 2007;82:446-451.
42. Ellaway R, Poulton T, Fors U, McGee JB, Albright S. Building a virtual patient commons. Med Teach. 2008;30:170 -174.
43. Mayer RE. Cognitive theory of multimedia learning. In: Mayer RE, ed. The Cambridge Handbook of Multimedia Learning. New York, NY: Cambridge

University Press; 2005:31-48.

44. Cook DA, Triola MM. Virtual patients: A critical literature review and proposed next steps. Med Educ. 2009;43:303-311.

45. Ericsson KA. Deliberate practice and the acquisition and maintenance of expert performance in medicine and related domains. Acad Med. 2004;79(10 supl): S70 -S81.

46. Ende J. Feedback in clinical medical education. JAMA. 1983;250:777-781.

47. BritannicaKnowledgeSystems. Disponible en: https://www.britannica-ks.com Accedido el 10 de abril de 2018.

48. Lee, J.J. y Hammer, J., 2011. Gamification in Education: What, How, Why Bother? Definitions and Uses. Exchange Organizational Behavior Teaching Journal, 15(2), 1-5.

49. Gee, J.P., 2003. What video games have to teach us about learning and literacy. Computers in Entertainment, 1(1), 20-20.

50. Csikszentmihalyi, M., 2008. Flow: The Psychology of Optimal Experience. New York: HarperCollins.

51. Lee, J.J. &Hoadley, C., 2007. Leveraging identity to make learning fun: Possible selves and experiential learning in massively multiplayer online games (MMOGs). Journal of Online education. Disponible en: http://www.innovateonline.info/index.php?view=article&id=348 Accedido el 9 de abril del 2018

52. Domínguez, A., Saenz-de-Navarrete, J., de-Marcos, L., Fernández-Sanz, L., Pagés, C.,

53. Martínez-Herráiz, J.J. Gamifying learning experiences: Practical implications and outcomes. Computers&Education. 63: 380-392.

54. HemoSims Trauma®, de Medusims®. Disponible en: http://www.medusims.com/en/traumasims/ Accedido el 9 de abril de 2018

55. Teaserseriousgame - Traumatologie. Disponible en: https://www.youtube.com/watch?v=Gwpk8qDehzs&feature=youtu.be Accedido el 9 de abril de 2018

56. Steinemann S, Berg B, Di Tullio A, Skinner A. Assessing teamwork in the trauma bay: introduction of a modified "NOTECHS" scale for trauma. The American Journal of Surgery, 2012; 203: 69-75

57. Khobrani A, Patel N, George R, McNinch N y cols. Pediatric Trauma Boot Camp: A SimulationCurriculum and PilotStudy, Emergency Medicine International, 2018. Disponible en: https://www.ncbi.nlm.nih.gov/pmc/articles/PMC5817262/pdf/EMI2018-7982315.pdf Accedido el 9 de abril del 2018

58. Joint Commission on Accreditation of Healthcare Organizations. The Joint Commission Guide to Improving Staff Communication. Second Edition Disponible en: http://www.jcrinc.com/assets/1/14/GISC09_Sample_Pages1.pdf Accedido el 10 de abril de 2018

59. Blum RH, Raemer DB, Carroll JS, Dufresne RL, Cooper JB. A method for measuring the effectiveness of simulation-based team training for improving communication skills. Anesth Anal. 2005; 100:1375-1380.

60. Holcomb JB, Dumire RD, Crommett JW. Evaluation of trauma team performance using an advanced human patient simulator for resuscitation training. J Trauma. 2002;52:1078 -1086.

61. AbadieY, BattollaJ, ZubietaA, DartiguelongueJ, PascualC, Costa C2, Vassallo JC, Rodriguez S. Uso de descriptores durante la implementación de Mini-CEX en la residencia de pediatría. Medicina de Buenos Aires, 2015; 75 (5): 289-296.

62. VassalloJC ,Gouguenheim B, GhiglioneA et al . Entrenamiento en punción lumbar utilizando estrategias educativas de simulación. Experiencia en una residencia de clínica pediátrica. Lumbar puncture training usingsimulation-basededucationalstrategies. Experience in a clinicalpediatricresidency. Arch Argent Pediatr 2015; 113(6):544-549

Capítulo 57

Atención pediátrica en desastres

Susan M. Briggs, David L. Lawlor

Introducción

Nadie puede predecir el momento, la localización o la complejidad de los futuros desastres. El manejo de los efectos médicos de los desastres contemporáneos, sean producidos por fenómenos naturales o por el hombre, es uno de los desafíos más significativos que enfrenta hoy el equipo de respuesta médica. La atención médica en los desastres no es lo mismo que la atención convencional. La atención médica en los desastres requiere un cambio fundamental (**"GESTIÓN DE CRISIS EN LA ATENCIÓN"**) en la atención de las víctimas de desastres para lograr el objetivo de proveer **"el mayor bien para el mayor número de víctimas**." La demanda de recursos excede siempre la oferta en un Incidente con Víctimas Masivas (IVM).

La mayoría de los desastres involucra un número significativo de niños, así como de adultos. Es crítico desarrollar un plan exhaustivo para la preparación y respuesta que se oriente a la estabilización inicial y la atención definitiva de las lesiones y las enfermedades pediátricas. Las diferencias en los patrones de lesión, enfermedades, anatomía, fisiología y desarrollo psicosocial en los niños requieren una evaluación específica acorde a la edad y una gestión para la atención exitosa de las víctimas pediátricas en desastres. La deshidratación, las enfermedades infecciosas y las relacionadas con el clima son patologías frecuentes en niños afectados por desastres.

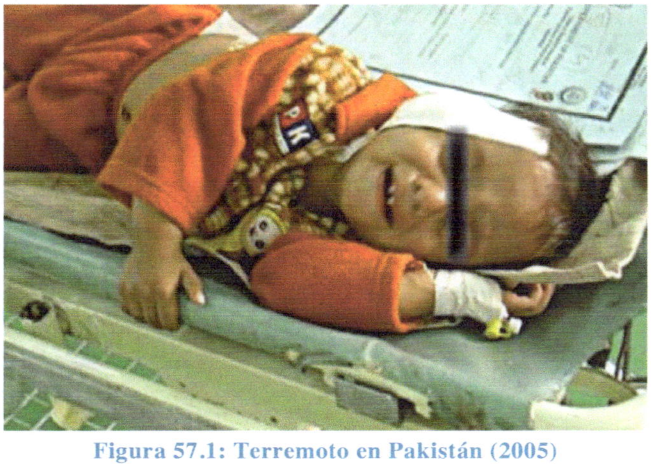

Figura 57.1: Terremoto en Pakistán (2005)

Un abordaje consistente a los desastres, basado en el conocimiento de sus características comunes y la respuesta experta que ellos requieren constituye la práctica aceptada en todo el mundo. Esta estrategia, denominada, **Respuesta a los Incidentes con Víctimas Masivas (IVM)**, Tiene el objetivo primario de disminuir la mortalidad y la morbilidad causada por el desastre.

Epidemiología de los desastres

Las demandas de atención en desastres han cambiado desde la década pasada, no solo en la mirada hacia la atención sino también en el espectro de las amenazas y el campo de operaciones. Muchos de los desastres actuales ocurren o resultan en ambientes "austeros". El acceso, el transporte, los recursos u otros aspectos físicos, sociales, económicos y políticos del ambiente pueden imponer severas restricciones en la adecuación de la atención inmediata de las necesidades de la población.

Los desastres producidos por fenómenos naturales pueden ser clasificados como desastres de impacto súbito (agudo) o de comienzo crónico (lento). Los desas-

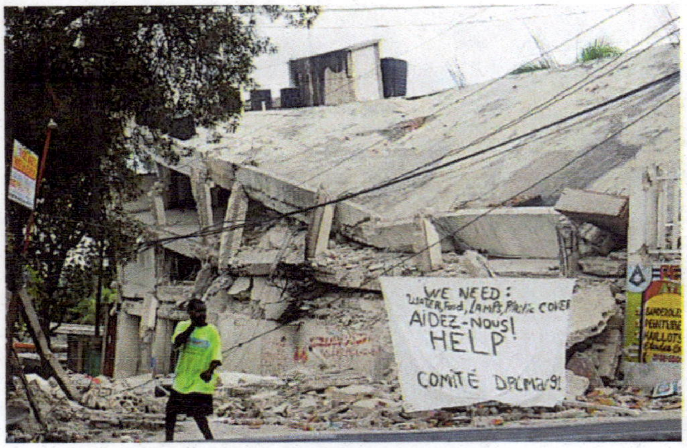

Figura 57.2: Terremoto de Haití (2010)

tres producidos por fenómenos naturales de impacto súbito generalmente causan, inmediatamente, mortalidad y morbilidad significativa como resultado del evento primario (ej; lesiones traumáticas, lesiones por aplastamiento, ahogamiento). Los desastres de comienzo crónico causan mortalidad y morbilidad significativa a través de los efectos secundarios prolongados (ej; brotes de enfermedades infecciosas, deshidratación y malnutrición). Los niños son particularmente susceptibles a los efectos secundarios de los desastres de comienzo crónico.

Los desastres producidos por el hombre pueden ser no intencionales o intencionales (terrorismo) y varían desde desastres tecnológicos a IVM que involucran armas de destrucción masiva (agentes radioactivos, biológicos y químicos). Los desastres que involucran armas de destrucción masiva (ADM), ya sea no intencionales o producidos por el hombre constituyen un desafío significativo para el equipo de respuesta médica. Es más probable que los niños sean los primeros en manifestar síntomas de agentes biológicos, radioactivos o químicos aerosolizados a causa de su frecuencia respiratoria y volumen minuto incrementados. Además, muchos de estos agentes, particularmente las partículas radioactivas y los gases nerviosos son más densos que el oxígeno y, así, se ubican más cerca del suelo al nivel donde los niños respiran. Las capas cutáneas más finas y la mayor superficie corporal en relación con su masa también aumentan la exposición. En el neonato y los niños muy pequeños, un sistema inmune inmaduro y las inmunizaciones incompletas aumentan el riesgo de enfermedades serias producidas por agentes biológicos.

Principios clave en la respuesta a desastres

Principio #1

El equipo de respuesta médica **no puede** utilizar las estructuras de comando tradicionales cuando participan en la respuesta un desastre. El Sistema de Comando de Incidente (SCI) es un sistema modular/adaptable para todos los incidentes e instalaciones, incluyendo a los hospitales y es el estándar aceptado para todas las respuestas a desastre. Los **Requerimientos Funcionales y no los títulos determinan la jerarquía del SCI.** La estructura organizativa del SCI se basa en cinco actividades mayores de gestión: Comando de Incidente, Operaciones, Planificación, Logística y Finanzas/Administración. Operaciones conduce a **todo** el personal del equipo de respuesta médica en desastres. **La estructura del SCI es la misma independientemente de la naturaleza del desastre.** La diferencia radica en la experiencia particular del personal clave.

Principio #2

En forma similar al ABC de la atención del trauma, la respuesta del equipo médico en desastre incluye los conceptos médicos básicos que son similares en todos los desastres. El ABC de la atención de los desastres incluye lo siguiente:

- Búsqueda y rescate
- Triaje
- Atención definitiva
- Evacuación

Cada desastre varía en el grado en el cual ciertas capacidades son necesarias en un desastre específico y la cantidad de asistencia externa (regional, nacional e internacional) requerida para atender necesidades no satisfechas. La evaluación rápida por personal experimentado determina qué equipamiento pediátrico es

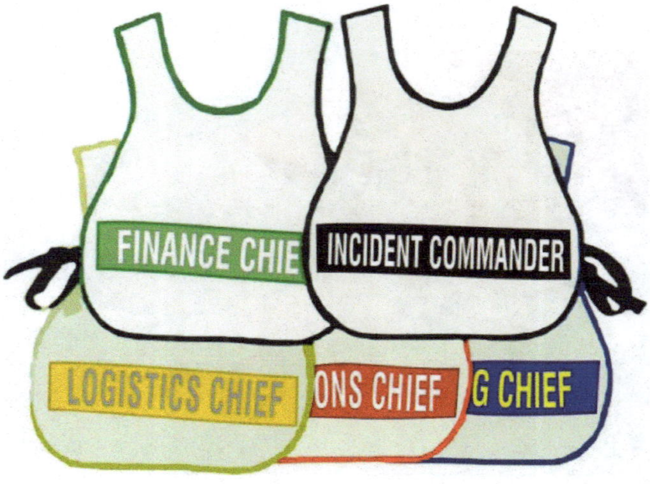

Figura 57.3: Sistema de Comando de Incidente (SCI)

necesario para aumentar la capacidad local en la fase aguda de los desastres.

Principio #3

La "**capacidad de reacción**" efectiva no se basa en voluntarios bien intencionados y rápidamente disponibles. El equipo de respuesta a desastres debe conocer los principios básicos de respuesta (SCI, triaje, descontaminación gruesa) para ser miembros efectivos de un equipo de desastre. El equipo de respuesta médica debe estar dispuesto a atender enfermedades/emergencias no relacionadas al desastre tanto como lesiones relacionadas con él. **El entrenamiento pre-desastre es una parte esencial de la preparación en desastre.** Los simulacros prácticos, no los ejercicios de mesa, son esenciales.

Preparacion para desastres

La preparación para la respuesta a desastres pediátricos comienza mucho antes que el desastre ocurre. Los equipos médicos de desastre deben incluir personal de salud entrenado en la atención de los niños con lesiones y enfermedades críticas. Debe incluir a los que se especializan en medicina de emergencia pediátrica, cirugía general, ortopedia, anestesia y otras subespecialidades pediátricas. Los requerimientos de personal pediátrico se basan en el número esperado de niños que requieren evaluación diaria, con una relación de aproximadamente 5 enfermeras/os y 2 médicos/as entrenados en pediatría cada 100 niños.

Equipamiento pediatrico

El equipamiento comúnmente utilizado incluye:

- Monitor cardiorrespiratorio
- Nebulizador
- Oxímetro de pulso

Suministros pediatricos

- Suministros para el cuidado de las heridas
- Vendajes
- Máscaras faciales, cánulas nasales
- Agujas intraóseas (IO) (preferentemente, con dispositivo automático)
- Suministros de cateterización intravenosa (IV), (catéteres calibre 20, 22, 24)
- Sondas nasogástricas, orogástricas ≥ 8 French (Fr), frascos de succión
- Equipo de resucitación neonatal
- Otoscopio/oftalmoscopio/espéculo de oído
- Cámaras para inhaladores de dosis medida
- Catéteres de aspiración (≥ 6 Fr)
- Suministros para sutura
- Catéteres urinarios (≥ 6 Fr)
- Capnógrafo
- Tubos torácicos ≥ 10 Fr, aspiración pleural
- Collares cervicales
- Equipo de intubación:
  - Tubos endotraqueales (TET) con mandril (con manguito, ≥ 3.0 Fr y sin manguito, 2.5-3.5 Fr)
  - Laringoscopio/hojas (Miller 0, 1, 2, 3) (Macintosh o Wis-Hipple 2, 3)
- Vía aérea naso/orofaríngea

Equipamiento deseable

- Ultrasonido
- Laringoscopio videoasistido

Liquidos pediatricos

Fluidos comúnmente utilizados

- Solución salina normal
- Solución de Ringer Lactato
- D5 1/2 Solución salina normal

Líquidos comúnmente no utilizados

- Hemocomponentes

Medicamentos pediatricos

Medicamentos comúnmente utilizados

- Aciclovir
- Antibióticos
- Antipiréticos
- Analgésicos
- Broncodilatadores
- Corticosteroides
- Soluciones de rehidratación IV/oral
- Anestésicos locales
- Sedantes (Menores)
- Vacunas

Medicamente comúnmente no utilizados

- Anticonvulsivantes
- Diuréticos
- Glucosa
- Sedantes mayores

Medicamentos raramente utilizados

- Antídotos
- Antihipertensivos
- Antipsicóticos
- Insulina

Triaje y evaluacion inicial

El triaje inicial de las víctimas pediátricas en desastres se lleva a cabo utilizando los mismos principios que para los adultos, pero con parámetros diferentes. Ambos, el triaje y la evaluación pediátrica, requieren conocimiento de los signos vitales, los hallazgos del examen físico, el estado mental, el desarrollo cognitivo y las habilidades motoras apropiados para cada edad. El triaje y la evaluación pediátrica son habilidades cruciales que deberían tener un foco central en los programas de entrenamiento en desastre. Requiere conocimiento de las lesiones y las enfermedades a las cuales lo niños son más vulnerables como resultado de los desastres. En pacientes pediátricos, la presentación inicial puede no reflejar la severidad de la lesión o de la enfermedad y su condición puede deteriorarse rápidamente. No siempre es obvio, particularmente para el personal con limitada experiencia pediátrica que un niño está cursando o se encuentra en el comienzo de desarrollar una dificultad respiratoria o encontrarse in extremis. La anticipación de la reevaluación frecuente y las intervenciones proactivas son esenciales para revertir e idealmente prevenir el deterioro.

Triaje en desastre

El triaje médico en desastres es la misión más importante, y psicológicamente más difícil, de la respuesta médica en desastres. El triaje es el proceso de priorización de las víctimas de acuerdo con el nivel de atención que requieren, tanto en las fases prehospitalaria como la hospitalaria del desastre. **El triaje en desastre requiere un cambio fundamental en el abordaje de la atención de los pacientes pediátricos.** El objetivo del triaje civil convencional es hacer lo mejor para el paciente individual. La severidad de la lesión/enfermedad es el mayor determinante para la atención médica. En contraste, el objetivo del triaje en desastre es hacer lo mejor para el mayor número de pacientes. Los determinantes del triaje en desastre se basan en tres parámetros:

- Severidad de las lesiones
- Probabilidad de sobrevida
- Recursos disponibles (logística, personal, suministros de evacuación)

El mayor objetivo y desafío del triaje es distinguir rápidamente la pequeña minoría de pacientes críticamente lesionados que requieren intervenciones salvadoras de vida urgentes, incluyendo intervenciones quirúrgicas, de la gran mayoría de víctimas no críticas que caracterizan la mayoría de los desastres. **En una situación de víctimas en masa, los pacientes críticos pediátricos con las mayores chances de sobrevida con el menor gasto de tiempo y recursos son priorizados para ser tratados primero.**

El triaje es un proceso dinámico de toma de decisiones para nivelar las necesidades con los recursos disponibles. Los incidentes con víctimas masivas pueden tener diferentes niveles de triaje **dependiendo de la relación entre las víctimas (lesiones) y las capacidades (recursos),** a medida que el paciente se mueve desde la escena del desastre hacia el cuidado definitivo.

Triaje de campo

El triaje de campo, a menudo, el sistema de triaje utilizado en la escena del desastre o en los centros de recolección de víctimas es la categorización rápida de víctimas que potencialmente necesitan atención médica inmediata donde “ellas se encuentran tendidas” o en los sitios de triaje cerca de la escena del desastre. **Las víctimas son designadas como “agudas” o “no agudas”.** Una codificación simplificada de color puede ser utilizada. Una vez que las víctimas son transportadas a un centro de recolección (instalaciones médicas móviles o fijas), se lleva a cabo el triaje de acuerdo con la severidad de las lesiones.

Triaje médico

El triaje medico es la rápida categorización de víctimas, en un sitio de recolección, o a una instalación médica fija o móvil por el personal del equipo de salud más experimentado disponible para identificar el nivel de atención médica basado en la severidad de las lesiones/enfermedades. El personal de triaje debe tener conocimiento de las consecuencias médicas de varias lesiones (ej; quemaduras, lesiones por explosión, lesiones por aplastamiento) o exposición a agentes químicos, biológicos y radioactivos. Se puede utilizar un código de colores.

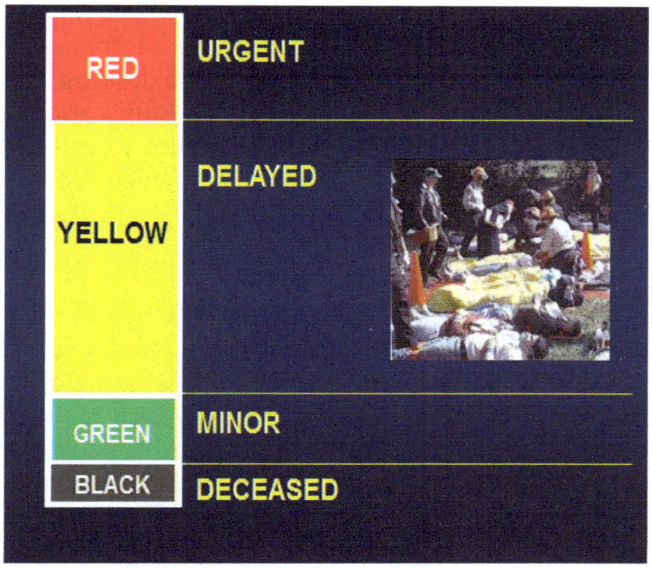

Figura 57.4: Triaje médico

Triaje de Evacuación

El triaje de evacuación asigna prioridades a las víctimas pediátricas de desastre para el traslado a instalaciones de atención médica definitiva. Las víctimas pediátricas de desastre con quemaduras y lesiones por aplastamiento se encuentran entre las prioridades principales para el traslado precoz debido a la complejidad de las lesiones, los inevitables requerimientos de gran cantidad de recursos escasos y la necesidad de equipos pediátricos quirúrgicos multidisciplinarios.

Resuscitacion pediatrica

Los principios de resucitación son similares a los de los adultos. Sin embargo, las causas de compromiso cardiopulmonar/paro difieren. **A diferencia de los adultos, en los niños 95% de los paros cardíacos son el resultado del compromiso respiratorio.** El reconocimiento temprano y el manejo agresivo del compromiso respiratorio son críticos para prevenir las descompensaciones con riesgo de muerte. La taquipnea es un signo temprano de dificultad respiratoria y puede acompañarse de aleteo nasal, retracciones torácicas y/o gruñidos. **La bradipnea es un hallazgo tardío y un signo ominoso de paro respiratorio inminente seguido de paro cardiorrespiratorio.** El pronóstico del paro en pediatría, particularmente fuera de las instituciones de salud, es extremadamente pobre. Esta realidad debe ser considerada cuando se adjudican los escasos recursos humanos y físicos durante un desastre.

Los niños, particularmente los neonatos y los infantes, se deshidratan más rápidamente que los adultos, aunque tienen una remarcable reserva cardiovascular. La taquicardia es un indicador de deshidratación moderada a severa y uno de los primeros indicadores de shock. **La hipotensión es un hallazgo tardío de shock, que no aparece hasta que se pierde al menos 20-25% o más de la volemia.**

Se recomienda una resucitación inicial con líquidos con salina normal o Ringer Lactato, 10 mL/kg para los neonatos o 20 mL/kg para infantes y niños. Si el estado hemodinámico no se restaura con 40-60 mL/kg de cristaloides debería administrarse presores, y/o si hubo pérdida significativa de sangre, glóbulos rojos desplasmatizados. Deben colocarse dos vías IV de gran calibre en todos los niños críticamente lesionados o enfermos con compromiso circulatorio.

Opciones para el acceso venoso:

- Venas periféricas
  - Los sitios preferidos son las venas antecubitales, safenas, las de la mano y las del pie. Las venas del cuero cabelludo son una opción en los infantes.
  - La vena umbilical puede ser una opción en los neonatos durante la primera semana de vida.
- Acceso venoso central
  - Los sitios preferidos para las vías centrales, particularmente en niños pequeños son la vena femoral y luego la vena yugular interna.
- Infusión intraósea (IO)

Luego de la falla de dos intentos de acceso periférico, debería optarse por una aguja intraósea. No se debe retardar el acceso IO en un niño in extremis cuando los intentos IV no han sido exitosos. El sitio IO preferido es en la tibia anteromedial, 1-3 cm por debajo del cartílago de crecimiento y dirigido hacia afuera del mismo. Si los miembros inferiores están lesionados, o si la colocación

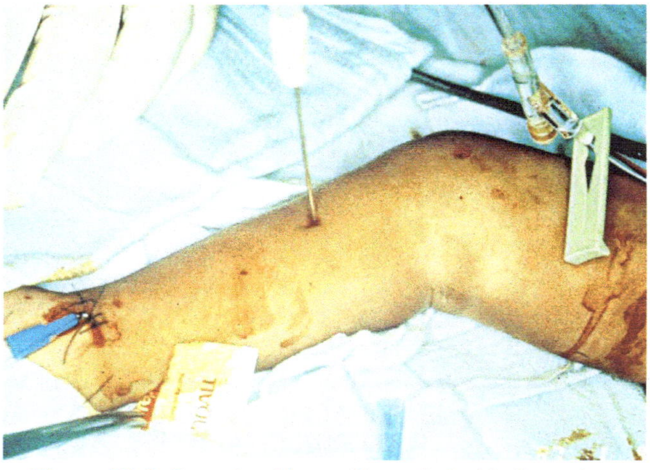

Figura 57.5: Resucitación mediante infusión Intraósea

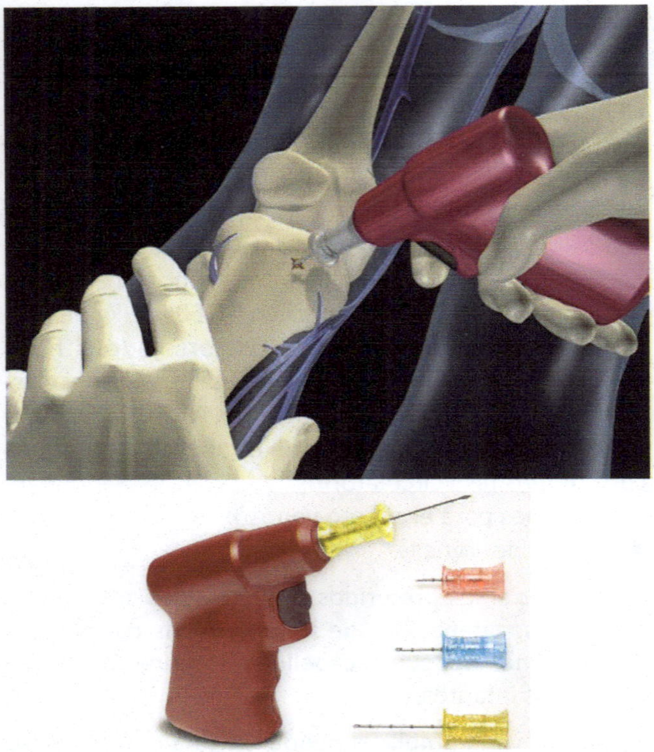

Figuras 57.6 y 57.7: Sistema de infusión IO EZ, Cortesía de VIDACARE

IO o su funcionamiento han fallado, la vía IO debería colocarse en la línea media anterior del fémur, 1-3 cm proximal al borde superior de la rótula dirigida hacia afuera del cartílago de crecimiento. **Todos los medicamentos que pueden ser administrados por vía IV pueden ser administrados por infusión intraósea.**

La resucitación en pacientes pediátricos se hace más desafiante por el requerimiento de equipamiento, suministros y medicación basados en la edad o en el peso. Las cintas de dosificación, como la cinta de Broselow-Luten, provee tamaños de equipamiento y dosis de medicación basados en la longitud del paciente como un reemplazo del peso. La cinta de Broselow-Luten es particularmente útil cuando no se conoce la edad, hecho común en los ambientes de desastre. Las tablas con información similar y variadas aplicaciones móviles que calculan tamaños apropiados y dosis basadas en la edad o el peso también pueden proveer esta información.

Atención médica definitiva

La atención médica definitiva refiere a la atención que mejorará, más que simplemente estabilizará, la condición clínica de una víctima. Ambos tipos de desastre (de pequeña y gran escala) pueden requerir la movilización de equipos clínico-quirúrgicos para participar en la respuesta médica o suplementar las capacidades médicas en la región del desastre. Alternativamente, puede requerirse la evacuación de víctimas de desastre a las instalaciones de salud regionales fuera de la región del desastre para suministrar atención médica definitiva (instalaciones fijas o móviles).

La atención que el equipo de respuesta médica proporciona en incidentes con víctimas numerosas es significativamente más austera que la atención médica habitual, en situaciones de normalidad el día a día. En los incidentes con víctimas numerosas, solo es usualmente posible suministrar una ***"atención mínimamente aceptable"*** en las fases iniciales del desastre debido al gran número de víctimas, en contraste con la "atención máxima aceptable" que se proporciona en situaciones sin desastres.

La cirugía de control de daños es empleada con frecuencia en los ámbitos de desastre y es un componente importante de la gestión de crisis en la atención. En muchos desastres, los hospitales locales están destruidos, el transporte a las instalaciones médicas puede no estar inmediatamente disponible o el medioambiente puede estar contaminado. La cirugía de control de daños limita las intervenciones quirúrgicas al control de la hemorragia y la contaminación. Proporciona la oportunidad de

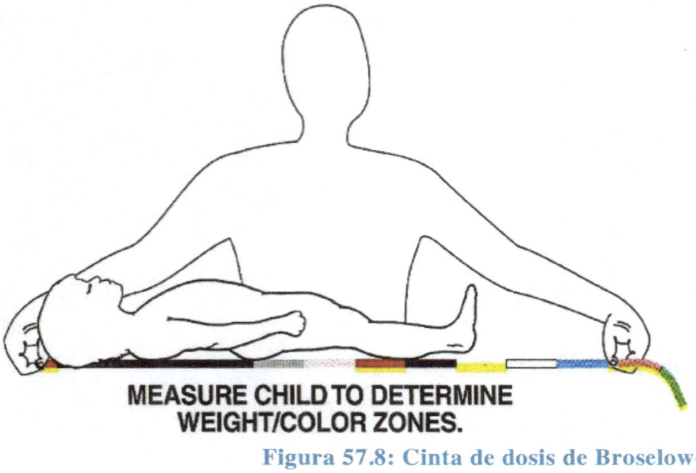

3 kg 4 kg 5 kg	
PINK	6-7 kg
RED	8-9 kg
PURPLE	10-11 kg
YELLOW	12-14 kg
WHITE	15-18 kg
BLUE	19-23 kg
ORANGE	24-29 kg
GREEN	30-36 kg

Broselow-Luten Zones

Figura 57.8: Cinta de dosis de Broselow-Luten, Cortesía de Broselow estabilizar hemodinámicamente al paciente y corregir la hipotermia, la acidosis y la coagulopatía. El reparo definitivo de las lesiones de los pacientes pediátricos quirúrgicos puede efectuarse en una fecha posterior.

Equipos de gestion de desastre

La preparación y su respuesta en los desastres actuales enfatiza la necesidad de un abordaje de "Todos los riesgos" *("All Hazard")*. Equipos de desastre móviles y multidisciplinarios que puedan suministrar una respuesta graduada y flexible son los factores clave en la respuesta efectiva a los desastres, especialmente si los hospitales están destruidos o contaminados. Los equipos de gestión de desastres están diseñados y entrenados para proporcionar áreas *"funcionales"* específicas como la atención crítica de pacientes pediátricos, la cirugía pediátrica y la medicina de emergencia pediátrica.

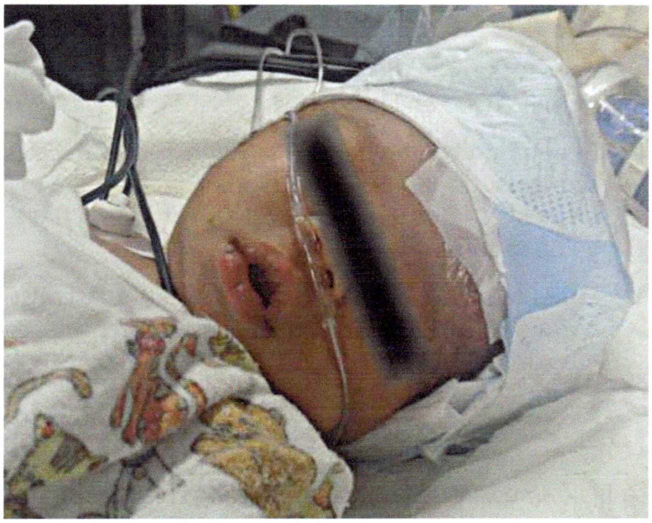

Figura 57.9: Niño con lesión de aplastamiento cefálico, Terremoto de Haití (2010)

Patrones específicos de lesiones pediátrica en los desastres

Lesiones neurologicas

Los traumatismos de cráneo (TEC), solos o asociados con otras lesiones, son responsables de la mayoría de las lesiones traumáticas fatales en los niños. El tamaño cefálico desproporcionadamente grande de la cabeza en los niños pequeños aumenta el riesgo de TEC. La masa craneana más grande y la musculatura cervical más débil aumenta el riesgo de lesiones por aceleración/desaceleración. El mayor flujo sanguíneo cerebral en los niños aumenta el riesgo de edema cerebral debido a hipoxia, hipovolemia e hipertermia.

La Escala de Coma de Glasgow para niños puede ser usada como una guía de severidad lesional que correlaciona directamente con el resultado:

- 13-15 = leve
- 9-12 = moderado
- 5-8 = severo
- 3-4 = muy severo

Los pacientes pediátricos que han sufrido un TEC aislado, aun si están alertas y despiertos en el momento del examen debería ser clasificados para observación continua y observar, tempranamente, cualquiera de las siguientes modificaciones:

- Pérdida de la conciencia
- Nivel alterado de conciencia, somnolencia, confusión y/o agitación
- Convulsiones
- Déficit neurológico focal

Apertura Palpebral (E)	Respuesta verbal (V)	Respuesta verbal (V)	Respuesta motora (M)
	< 4 años	≥ 4 años	
4 = Espontánea	5 = Palabras apropiadas o sonrisas sociales, fija la voz o un objeto	5 = Conversación normal	6 = Normal
3 = A la voz	4 = Llora, pero es consolable	4 = Conversación desorientada	5 = Localiza al dolor
2 = Al dolor	3 = Persistentemente irritable	3 = Palabras incoherentes	4 = Retira al dolor
1 = Ninguna	2 = Intranquilo, agitado 1=Ninguna	2 = Sin palabras, solo sonidos	3 = Postura de decorticación
		1 = Ninguna	2 = Descerebra
			1 = Ninguna
TOTAL = E+V+M			

Tabla 57.1: Escala de Coma de Glasgow para niños

- Evidencia de fistula de líquido cefalorraquídeo (LCR)
- Vómitos persistentes

Lesiones de columna cervical

Las lesiones traumáticas de la médula cervical son raras en los niños, particularmente en los neonatos y los bebés, aun cuando hayan presentado TEC leve. Para los niños con lesiones más severas que leves y/o nivel de conciencia disminuido luego del traumatismo, son necesarias precauciones estrictas hasta que la lesión de la columna cervical haya sido descartada.

Los niños > 15 años, generalmente, presentan patrones del adulto en las lesiones de la médula espinal y puede efectuarse una evaluación similar a la del adulto. **Sin embargo, los niños menores de 8 años son particularmente susceptibles al SCIWORA (Spinal Cord Injury Without Radiographic Abnormality - Lesión Medular Cervical Sin Alteraciones Radiológicas).** Los ligamentos inmaduros y relativamente laxos, la osificación incompleta de los huesos, y las carillas articulares orientadas horizontalmente de los cuerpos vertebrales en los niños generan un alto riesgo en los niños pequeños de subluxación y lesión medular cervical. Además, la cabeza relativamente grande y la musculatura cervical inmadura en los niños produce el efecto de un fulcro (punto de apoyo de una palanca), en el área de C_1 a C_3. Los niños pequeños, entonces, presentan a menudo niveles más altos de lesión de columna cervical que los adultos.

Lesiones torácicas

El traumatismo torácico es la segunda causa más común de mortalidad en el paciente con trauma pediátrico.[16] Más de dos tercios de los pacientes con lesiones torácicas tiene otras lesiones sistémicas asociadas. La mayoría de las lesiones torácicas en los niños son secundarias a fuerzas romas, aunque la incidencia de trauma torácico aumenta en los adolescentes. Las particularidades anatómicas en los niños generan diferencias en los patrones lesionales y en su tratamiento.

Fracturas costales

Los niños tienen la pared torácica mucho más complaciente. Las fracturas costales, en consecuencia, son mucho menos comunes y las lesiones torácicas severas pueden presentarse sin evidencia externa de traumatismo. Cuando las fracturas costales están presentes, es un indicador probable de lesiones más severas subyacientes. Deberían ser monitoreadas cuidadosamente, con un bajo umbral para estudios subsiguientes, si están disponibles y un manejo agresivo de la dificultad respiratoria. El tratamiento de las fracturas costales involucra el control del dolor y el reposo. La mayoría de las fracturas costales cura en seis semanas.

Contusión pulmonar

La contusión pulmonar es una de las lesiones más comunes en el trauma torácico cerrado en la población pediátrica. Aunque los pacientes pueden presentar abrasiones, contusiones o fracturas costales superpuestas, la lesión puede no estar clínicamente presente, en los períodos iniciales.

Neumotorax y Hemotorax

La elevación asimétrica del tórax o la alteración de la auscultación respiratoria pueden indicar la presencia de un posible neumotórax o hemotórax y deben ser diagnosticados antes del comienzo de la dificultad respiratoria.

- Las estructuras mediastínicas son más móviles en los niños que en los adultos.
- El neumotórax a tensión, causado por el desplazamiento de las estructuras mediastínicas puede producir compromiso cardiorrespiratorio con riesgo de muerte.
- El neumotórax a tensión debe ser siempre considerado como un posible diagnóstico en el paciente hipóxico e hipotenso.

Lesiones abdominales

La lesión abdominal en los niños está frecuentemente asociada a traumatismos cerrados. **Los órganos de los niños son relativamente más grandes en relación con el abdomen, haciéndolos más vulnerables a las lesiones.** El bazo, el hígado y el riñón, son los órganos más frecuentemente lesionados, seguido por el intestino, el páncreas y la vejiga. Los niños son también más propensos a las lesiones abdominales que los adultos debido a que su caja costal es más pequeña y más plegable ofreciendo de esta manera menos protección a las vísceras abdominales altas. Por otra parte, la fina musculatura la pared abdominal proporciona menor protección al traumatismo, ya sea cerrado o penetrante.

Los exámenes seriados son esenciales ya que los niños pequeños a menudo no son capaces de proporcionar una historia completa o cooperar con el examen inicial. Lesiones intraabdominales sutiles pueden llevar un tiempo en producir signos peritoneales detectables. El examen con ultrasonido (FAST) para diagnosticar trauma intraabdominal no es tan sensible en los niños como en los adultos. El diagnóstico se basa en la presencia de líquido libre intraabdominal que es menos probable que esté presente en los niños debido a las cápsulas más distensible de los órganos sólidos.

Lesiones ortopédicas

En el paciente con trauma múltiple, las lesiones ortopédicas a menudo coexisten con otras lesiones. Aunque a veces es difícil, es esencial obtener una historia completa y llevar a cabo un examen neurovascular cuidadoso. Las mayores diferencias entre los huesos de los adultos y los niños son:

- Presencia de la fisis, ej; "cartílago de crecimiento"
- Menor densidad ósea
- Mayor plasticidad y mayor capacidad de remodelación

Estas diferencias resultan en fracturas que son propias de los niños. Las fracturas en los niños curan con mayor capacidad de restaurar la alineación anatómica y menor riesgo de no unión. **Es esencial suministrar tracción adecuada y estabilización con férulas en la atención pediátrica en desastres para prevenir daño adicional de los tejidos blandos y dolor previamente a la evaluación del traumatismo.** La longitud de la inmovilización depende de la edad del niño y de la fuerza específica en el hueso involucrado. Es importante dibujar la fractura y anotar la fecha de la inmovilización sobre el yeso o la férula y, si está disponible, dar a los pacientes copia de sus radiografías.

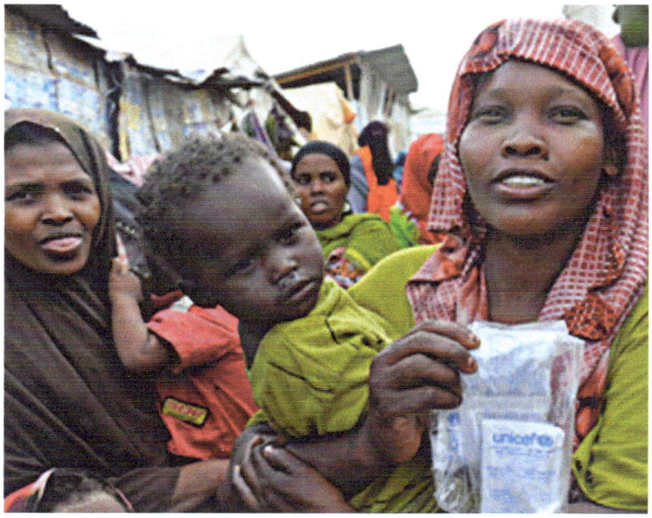

Figura 57.10: Líquido de rehidratación oral (Cortesía de UNICEF)

Enfermedades críticas

Enfermedades infecciosas

El ambiente no sanitario y las condiciones de hacinamiento en un área de desastre incrementan el riesgo de enfermedades bacterianas serias, particularmente en los niños menores de dos años y en aquellos que no han sido inmunizados. A menudo, los pacientes pediátricos son los primeros en exhibir manifestaciones de enteritis. **Debería intentarse la rehidratación oral como terapéutica inicial en niños con deshidratación leve a moderada.**

La meningitis puede resultar como consecuencia del TEC asociado a fracturas de base de cráneo y/o a condiciones sanitarias de hacinamiento. Debe administrarse tratamiento antibiótico empírico y, cuando está clínicamente indicado, soporte cardiorrespiratorio. Los miembros de la familia de los pacientes con meningitis deberían recibir profilaxis antibiótica en base al patógeno probable.

Medicación de emergencia

El ambiente desorganizado del desastre con supervisión limitada resulta a menudo en ingesta de medicamentos, particularmente en los centros de refugio hacinados.

Además, los niños dependientes de medicación para controlar sus enfermedades pueden no tener acceso a ella, resultando en emergencias tales como status asmático o epiléptico.

Emergencias por Calor y Frío

Un ambiente desorganizado sin protección adecuada de los elementos expone a los niños a un riesgo significativo de sufrir enfermedades por calor o hipotermia. Mantener la temperatura corporal es esencial para la hemostasia, para mantener la función cardíaca y neurológica y prevenir la coagulopatía. En comparación con los adultos, los niños pequeños tienen mayor superficie corporal en relación con su masa. La piel más fina, menor tejido subcutáneo y mayor superficie corporal producen un mayor impacto del frío y del calor en los niños. Los niños son más susceptibles a las enfermedades por el calor ya que se deshidratan más rápidamente que los adultos.

La atención de las víctimas pediátricas de desastre debe incluir el enfriamiento y el calentamiento cuando su condición lo requiera. Mantener y restaurar la temperatura corporal normal puede ser un desafío cuando los recursos son limitados, particularmente en ambientes austeros. Como mínimo, las enfermedades producidas por calor deberían ser tratadas con vestimenta húmeda y fresca y, si están disponibles, con hielo y ventiladores. Las enfermedades producidas por el frío deben ser tratadas con líquidos tibios intravenosos calentados cerca de generadores y mantas espaciales (papel de aluminio).

Parto y resucitación del recién nacido

A menudo, los nacimientos a aumentan durante una situación de desastre debido a factores estresantes físicos psicosociales y ambientales que inducen un parto precoz. Las Guías Neonatales de Apoyo Avanzado de Vida, desarrolladas por la AHA (American Heart Association, Asociación Americana del Corazón), deben ser utilizadas para la atención del recién nacido en el parto. La resucitación neonatal requiere calentamiento, permeabilización de la vía aérea, secado, estimulación y administración de vitamina K para prevenir la enfermedad hemorrágica del recién nacido y ungüento ocular de eritromicina para prevenir la infección ocular transmitida sexualmente. El cuidado adicional está determinado por la historia de la madre y la condición del recién nacido.

Resumen

El objetivo de la atención pediátrica en desastres es reducir la mortalidad crítica asociada con el desastre. **Se define mortalidad crítica al porcentaje de los sobrevivientes lesionados críticos que fallecen posteriormente.** Numerosos factores influyen en la mortalidad crítica, incluyendo:

- Exactitud del triaje, particularmente, la incidencia de sobretriaje de las víctimas
- Movilización rápida de los pacientes para la atención definitiva
- Implementación de procedimientos de control del daño
- Preparación para desastres coordinada regionalmente

Bibliografía

1. Briggs SM. Advanced Disaster Medical Response Manual for Providers. Second Edition. Woodbury, CT: Cine-Med Publishing, Inc., 2014.
2. Briggs SM and Guy Lin. Disasters, In: Textbook of Global Surgery, (Ed) John Meara et al. CRP Press, 2014; 443-453.
3. Kyle KC, Milton J et al. Pediatric disaster preparedness and response and the nation's childrens hospitals. American Journal of Disaster Medicine 2015;10(2): 83-91.
4. Romig LE. (May 29, 2012.) The JumpSTART pediatric MCI triaje tool and other pediatric disaster and emergency medicine resources. JumpSTART Triaje. Retrieved July 15, 2014, from www.jumpstarttriaje.com.
5. Born CT, Cullison TR, Dean JA et al: Partnered disaster preparedness: lessons learned from international events. J Am Acad Orthop Surgery 2011;19 (1Suppl): S44-S48.
6. Briggs, SM. Natural Disasters: An Overview, In Oxford Handbook of Disaster Medicine, (Ed) Partridge, Robert et al. Oxford University Press, 2012.
7. Weiner DL, Manzi SF, Briggs SM and Fleisher GR, Response to challenges and lessons learned from hurricanes Katrina and Rita: a national perspective. Pediatrics 2011; 128; S31
8. Quintura DA. Spectrum of pediatric injuries after a bomb blast. J. of Pediatric Surgery 1997;32(2): 307-10.
9. Harete M, Poss WB, Sweney, J. Disaster preparedness, pediatric considerations in primary blast injury, chemical and biological terrorism. World J. Crit Care Med, 2014 Feb 4 (3): 15-23.
10. Federal Emergency Management Agency (FEMA) National Incident Management System (NIMS), 2016
11. https://www.fema.gov/national-incident-management-system
12. Briggs SM, Role of civilian surgical teams in response to international disasters, ACS Bulletin 2010; 95(1):14-17.
13. Lin G, Lavon H, Gel fond R et al. Hard times call for creative solutions: medical Improvisations at the Israel Defense Forces Field Hospital in Haiti. Am J Disaster Med. 2010 May-June; 5(3); 188-92.
14. Kragh J, Walters T, Baer D et al: Survival with emergency tourniquet use to stop bleeding in major limb trauma. Ann Surg. 2009: 249: 1-7.
15. Sechriest, VF, Wing, V et al. Healthcare delivery aboard US Navy hospital ships following earthquake disasters: Implications for future disaster relief missions. Am J of Disaster Med 2012; 7(4): 281-294.
16. Bartal C, Zeller L, Miskin I et al. Crush Syndrome: Saving more Lives in Disasters, Lessons learned from the Early-Response Phase in Haiti, Arch Intern Med. 2011; 171(7): 694-696
17. Advanced Trauma Life Support (Ninth Edition), American College of Surgeons, 2012.

Capítulo 58

Categorización de víctimas múltiples pediátricas. Experiencia en Latinoamérica en desastres

Hunìades Urbina-Medina

Un **desastre** tiene lugar cuando se produce un evento natural o provocado por el hombre en una situación humana vulnerable y las necesidades desbordan la capacidad de respuesta local. Sin una planificación adecuada, la respuesta más frecuente a este tipo de incidentes se limita a rescatar a las **víctimas** y trasladarlas a un hospital lo antes posible, Esto significa transferir el problema del lugar del incidente al hospital, lo que genera el desborde y la alteración de la capacidad de atención del sistema de salud.

Algunos desastres se producen repentinamente, con escasa o ninguna advertencia. Otros, como las inundaciones o los huracanes, por lo general se pueden prever o tienen un desarrollo gradual que permite poner en marcha medidas preparatorias antes de llegar a la fase crítica. En cualquier caso, la planificación y la preparación específicas son particularmente importantes para atenuar el sufrimiento de la población y, en especial, de los niños. Éstos se encuentran entre los grupos más vulnerables ante los desastres.

La evaluación del **riesgo** es el resultado del análisis de la **amenaza** y la **vulnerabilidad**, por lo tanto, permite identificar y analizarlas características de las posibles amenazas a una comunidad y determinar de qué modo se vería afectada. Todas las comunidades deberían desarrollar su propio plan de emergencias con la participación de las distintas instituciones locales y los actores sociales.

Se deben identificar claramente las responsabilidades de cada institución y los métodos de coordinación y colaboración. Es fundamental analizar los riesgos que afectan a los distintos sectores de la comunidad y llevar a cabo intervenciones inmediatas, en función de la situación geográfica y las características climáticas de cada región.

Sistema de Administración de Suministros Humanitarios (SUMA)

La atención de **víctimas en masa**, como puede ocurrir en una situación de desastre, requiere un cambio en el enfoque tradicional de la atención de emergencia. En el enfoque tradicional, se entrena a las primeras personas que llegan al lugar del incidente para que efectúen el *triaje* básico de las víctimas y les proporcionen atención médica antes de que sean evacuadas al establecimiento de atención de salud más cercano. Se desarrolló un sistema que permite brindar una respuesta adecuada a los incidentes con víctimas múltiples. Este sistema, denominado **sistema de atención de víctimas en masa**, incluye procedimientos preestablecidos para la movilización de recursos, el manejo en el lugar del siniestro y la recepción en los hospitales. Se basa en el entrenamiento específico del personal de respuesta en sus diversos niveles, y considera los vínculos entre el lugar del incidente y las instalaciones de atención sanitaria mediante un puesto de mando. Reconoce la necesidad de una respuesta multisectorial para el ***triaje***, estabilización en el foco y evacuación de víctimas. El desarrollo de este sistema requiere la disponibilidad de una gran cantidad de recursos humanos y materiales y, por lo tanto, deberá ser adaptado a los recursos existentes en el lugar del desastre para mantener el mismo grado de eficacia en la implementación.

El sistema de atención de víctimas en masa se basa en:

- Procedimientos preestablecidos que se deben emplear en las situaciones de **emergencia** diarias y adaptar para responder a incidentes de grandes proporciones
- Aprovechamiento máximo de los recursos existentes
- Preparación y respuesta multisectoriales
- Estricta coordinación, planificada y probada de antemano.

Este sistema se implementa para:

- Agilizar y ampliar los procedimientos cotidianos para aprovechar al máximo los recursos existentes
- Establecer una cadena de socorro multisectorial bien coordinada
- Restablecer con prontitud y eficiencia las operaciones habituales de los servicios de emergencia y atención de salud tras el disturbio originado por el incidente.

La administración de desastres es parte del sistema social encargado de la planificación, organización, dirección y control durante todas las fases y las etapas del ciclo de los **eventos adversos**. El plan define el propósito, los objetivos y las estrategias, y describe las actividades para lograrlos. Los productos de la planificación son el plan, el cronograma de actividades y el presupuesto. La preparación para desastres implica elaborar el plan, capacitar a los responsables de su ejecución y asegurar la disponibilidad de los recursos necesarios.

El plan elaborado en esta etapa se denomina genéricamente plan de respuesta. Corresponde la denominación de plan de emergencias o desastres, cuando se planifica para diversos eventos adversos, y de plan de contingencia, cuando se refiere a un evento adverso específico. El pediatra se inserta, en primer lugar, como agente de gestión de riesgo en el sistema local de emergencias y desastres y, en caso de un desastre, como especialista en la atención de los niños. Debe conocer los planes ya elaborados en su ciudad o distrito para poder actuar en forma coordinada con otros miembros del sistema de respuesta.

La **cadena de socorro**, factor esencial del sistema de atención de víctimas en masa, está integrada por el Ministerio de Salud, los hospitales privados, la policía, los bomberos, organizaciones no gubernamentales (ONG), los servicios de transporte y las comunicaciones.

Esta cadena comienza en el lugar donde se produjo el desastre (con actividades como evaluación inicial, comando y control, búsqueda y **rescate**, atención en foco), continúa con el traslado de las víctimas a establecimientos preparados (empleando procedimientos para controlar la evacuación y el tráfico de ambulancias), pasa por la recepción en los hospitales (con la activación del plan hospitalario para desastres) y concluye sólo cuando todas las víctimas han recibido la atención de emergencia requerida para su estabilización.

Para poner en marcha esta cadena de socorro se requieren los siguientes componentes:

- Un departamento de emergencias eficiente
- Una red básica de comunicaciones
- Procedimientos de coordinación entre todos los sectores involucrados
- Equipos multisectoriales de socorro bien adiestrados.

La unidad de evaluación inicial debe identificar las áreas que se deben establecer en el lugar del incidente:

- Zona de impacto
- Área del puesto de mando
- Área del puesto médico de avanzada
- Área de evacuación
- Área de personalidades y periodistas
- Caminos de acceso
- Áreas restringidas.

Seguridad: En las actividades de rescate en una situación de desastre se deben contemplar medidas para garantizar la seguridad de las víctimas, de los miembros de las unidades de rescate y de la población general.

Comunicación y documentación En situaciones de desastre, tanto los teléfonos de línea como los celulares pueden estar sobrecargados. Los sistemas de elección de las unidades de emergencias son las radios de corta (UHF) y larga (VHF) distancia. Las primeras son empleadas por los trabajadores para comunicarse en el lugar del evento y las últimas sirven para comunicarse con centros estratégicos para la coordinación y el traslado.

Atención de las víctimas: Cuerpos capacitados, como los bomberos y las unidades especializadas, deben realizar las actividades de búsqueda y rescate, antes de permitir el acceso de los rescatistas a la **zona de impacto**, se debe verificar si necesitan equipos especiales de ropa o para respirar, de modo de protegerse de riesgos ambientales. Estas unidades de búsqueda y rescate, una vez que localizan y rescatan a las víctimas, deben llevarlas hasta una zona de acopio, sin riesgo, para que sean evaluadas (*triaje* en foco). Después de esta evaluación inicial, las víctimas, según su estado, reciben primeros auxilios y, si es necesario, son trasladadas al puesto médico de avanzada. En una situación de emergencia en la que no es posible el transporte directo a los hospitales debido a la gran cantidad de víctimas o a la distancia entre el lugar del incidente y los centros de atención, se debe establecer un hospital de campaña para la atención avanzada de emergencia, aledaño al sitio del incidente pero fuera de éste.

En el puesto médico de avanzada se efectúa el *triaje* médico a todas las víctimas ingresadas para identificar a las que necesitan atención inmediata. Una vez clasificadas, las víctimas son derivadas a las áreas de tratamiento aledañas, donde se realizan los procedimientos de estabilización. Estos incluyen intubación, traqueostomía, reanimación con fluidos para mantener la circulación y tratar el shock, y analgesia. Se debe documentar la terapia en el registro de **evacuación**. Se debe documentar la terapia en el registro de evacuación del paciente que se envía al hospital. El personal del puesto médico debe clasificar y estabilizar a las víctimas, revaluar su estado y organizar su traslado a los hospitales adecuados. Todas estas funciones pueden resumirse en el "principio de las tres T": Tipificar (clasificar), Tratar y Trasladar. El puesto médico de avanzada debe contar con médicos y enfermeras de un departamento de emergencias hospitalario, además de otros médicos, cirujanos, anestesiólogos y enfermeras, si se cuenta con ellos y se los necesita.

Triaje: Fundamentos

El *triaje* es un sistema que permite establecer prioridades de atención y que, en general, se efectúa en el terreno. Se realiza durante la fase de rescate y aporta una serie de criterios de prioridad para la atención de pacientes, a partir de los cuales es posible distinguir quiénes necesitan estabilización inmediata y traslado a un centro de salud y quiénes pueden esperar. El *triaje* primario en un incidente con víctimas en masa es una evaluación rápida de las víctimas con el objeto de examinarlas en un lapso breve y llegar a conclusiones iniciales relacionadas con la posibilidad de salvar vidas. Sobre la base de esta evaluación, los rescatistas asignan a cada víctima una tarjeta con un color codificado que indica al prestador de salud qué atención necesita. El *triaje* primario se basa en la premisa de que todas las víctimas tienen igual importancia, independientemente de la edad, el sexo, la profesión o cualquier otro factor. Las decisiones se toman exclusivamente en función del estado clínico de la víctima.

Se clasifica a los pacientes por color de acuerdo con su gravedad: verde (no lesionado), amarillo (atención demorada), rojo (atención inmediata) y negro (no recuperable o muerto).

Triaje en foco

Su objetivo es categorizar a las víctimas para identificar quiénes necesitan traslado inmediato al puesto médico de avanzada. Los rescatistas o los técnicos en emergencias médicas suelen realizar este *triaje*.

Triaje médico

Determina el nivel de atención necesario. Este nivel de *triaje* debe estar a cargo de un médico de emergencias, un anestesiólogo o un cirujano.

Clasificación del triaje médico

Rojo

Necesita estabilización inmediata. Esta categoría incluye a las víctimas con estado de shock por cualquier causa**,** Dificultad para respirar con posible insuficiencia respiratoria, Hemorragia externa profusa, traumatismo craneoencefálico con signos de alteración del estado de conciencia, pupilas asimétricas. Se debe estabilizar a estos pacientes, para que posteriormente puedan recibir atención. Tras la estabilización, hay que reclasificarlos.

Amarillo:

Requiere vigilancia directa y una vía de acceso endovenosa si el estado circulatorio es incierto, pero puede diferirse la atención inicialmente. Esta categoría incluye a las víctimas que, sin cumplir los criterios de inclusión en el grupo rojo, presentan: Riesgo de shock.

Verde:

Pacientes estables, conscientes, con lesiones mínimas, que deambulan, pueden ayudar a cuidar a otros pacientes.

Negro

Muertos o pacientes tan severamente lesionados que no lograrán recuperarse, no deben abandonarse, se separan del resto del grupo y se les asiste en la muerte.

Al término de la atención en foco, las víctimas de los grupos amarillo y rojo deben ser trasladadas a un hospital. Al llegar, deben ser sometidas a un nuevo *triaje*.

Triaje de evacuación

Su objetivo es clasificar a las víctimas según su prioridad para el traslado a un hospital cercano.

Rojo

Estas víctimas necesitan ser trasladadas cuanto antes a un hospital de tercer nivel en una ambulancia con tripulación especializada porque: necesitan cirugía para sobrevivir o para salvar sus funciones vitales, deben ser internadas en la unidad de terapia intensiva.

Amarillo

Una vez evacuadas todas las víctimas con código rojo, se debe trasladar a los pacientes con código amarillo en ambulancia a un hospital de tercer nivel. En esta categoría se incluye a quienes están en observación por problemas potencialmente mortales y pueden necesitar atención hospitalaria.

Verde

Si es posible, se les puede dar el alta en foco a estas víctimas, tras chequearlas y revaluarlas.

Las víctimas con heridas y quemaduras menores deben ser trasladas a un centro de salud primario si está disponible.

Triaje de niños

El sistema de *triaje* pediátrico JumpSTART se basa en la toma de decisiones según criterios fisiológicos adaptados a rangos de valores pediátricos normales. Independientemente del sistema que se utilice para el *triaje*, toda víctima debe recibir por lo menos una evaluación secundaria cuidadosa en el escenario y después nuevamente en el departamento de emergencias. El *triaje* es un proceso dinámico y continúa hasta que el paciente llega a un ámbito donde recibe una evaluación definitiva y tratamiento.

Organización del traslado

La organización del traslado comprende los procedimientos que se implementan para trasladar a las víctimas de manera segura, rápida y eficiente a los hospitales preparados para recibirlas en los vehículos adecuados. El traslado está organizado según diferentes principios, como mantener un control estricto del número y el destino de las víctimas evacuadas para no sobrecargar los hospitales. Una de las funciones de las primeras brigadas de socorristas que llegan a la escena es detener la evacuación espontánea organizada por los testigos. Esta evacuación sin control es insegura y el acceso a hospitales no preparados de víctimas no estables pone en riesgo la vida de los lesionados, altera la implementación del sistema de atención de víctimas en masa y, de este modo, compromete la vida de los que llegan posteriormente.

Ninguna víctima se trasladará del puesto médico de avanzada a los hospitales antes de que esté en la condición más estable posible, esté adecuadamente equipada para el traslado, el hospital que la recibirá esté debidamente informado y listo para la recepción se disponga del mejor vehículo y tripulación asequibles.

Control del flujo de víctimas: el principio de la Noria

El movimiento del paciente (caminando, en camilla o en vehículo) debe ser "en un solo sentido" y sin cruzarse. La trayectoria que recorran las víctimas, de la zona del impacto a la **zona de acopio**, de ésta a la entrada del puesto médico de avanzada y seguidamente a las áreas de tratamiento, evacuación, recepción en el hospital y áreas definitivas de atención médica, debe asemejarse a una "banda transportadora", en la cual el paciente pasa progresivamente de los primeros auxilios básicos hasta el nivel más complejo de atención médica.

Los pediatras pueden facilitar la recuperación de su comunidad tras un desastre ayudando a evaluar las condiciones de la población local. Es importante obtener tanta información concreta como sea posible y no depender de la especulación. Con mucha frecuencia, los esfuerzos de ayuda en el desastre se ven obstaculizados y los recursos son derrochados por personas bien intencionadas que empiezan a actuar sin evaluar antes la verdadera situación.

Experiencias de la aplicación del enfoque de procesos en la gestión del riesgo de desastres en la subregión andina

En la subregión andina, con apoyo del Proyecto PREDECAN, se desarrollaron tres experiencias bajo perspectivas diferentes en materia de análisis y mejora de los procesos relacionados con la gestión del riesgo. El primer caso, en Colombia, se orientó hacia el levantamiento y análisis de los procesos clave o misionales de la Dirección de Gestión del Riesgo del Ministerio del Interior y de Justicia de Colombia (DGR), como órgano encargado de la coordinación del Sistema Nacional para la Prevención y Atención de Desastres en ese país. El segundo caso se refiere a Perú, donde el Instituto Nacional de Defensa Civil (INDECI) lideró y orientó su trabajo al análisis y mejora de los procesos del Sistema Nacional de Defensa Civil (SINADECI), definiendo su misión en términos de la Gestión de Riesgo de Desastres; y por último, el caso de Ecuador, que enfocó su análisis de los procesos de gestión de riesgo en la región del Guayas, y particularmente en los procesos de Preparación y enmarcados en la Estrategia Nacional para la Reducción de Riesgos y Atención de Desastres liderada por la Secretaría Técnica de Gestión de Riesgos (STGR).

Las tres experiencias coinciden en un propósito compartido: identificar los procesos del sistema de gestión de riesgo y su interrelación al nivel nacional, regional y local, con el fin de mejorarlos y fortalecerlos partiendo, en el primer caso (Colombia), de la comprensión de los procesos internos del ente coordinador, responsable del diseño y dirección del sistema; en el segundo caso (Perú), se partió de la comprensión y análisis global de los procesos del sistema, detallando las interrelaciones entre las instituciones que lo integran; y por último (Ecuador), se planteó el análisis de un caso particular referido al nivel regional, con opciones de aprendizaje y réplica en otras regiones y, por extensión, hacia el nivel nacional.

La experiencia en Latinoamérica de atención de víctimas múltiples ha sido exitosa en los casos de desastres naturales en países como Nicaragua y Chile, quienes tienen en sus sistemas de gobierno presupuestos destinados para estos casos y equipos de atención en constante preparación, antes, durante y después del evento. Muy tristes y desesperanzadoras las experiencias de Haití y Venezuela, países donde los desastres naturales han dejado miles de afectados, desplazados, albergados, sin dar una respuesta eficiente a ese grupo de personas indefensas, de manera satisfactoria y definitiva y donde se han repetido otros eventos adversos sin haber aprendido la lección.

Bibliografía

1. Asistencia humanitaria en caso de desastres Guía para proveer ayuda eficaz. Programa de Preparativos para Situaciones de Emergencia y Coordinación del Socorro en Casos de Desastre. Organización Panamericana de la Salud Oficina Regional de la Organización Mundial de la Salud. Washington D.C. 1999
2. Louguee D, Gentile A. **Pediatric Education in Disasters,** Modulo 2: Medicina Preventiva en Emergencias Humanitarias, Center for Global Health at the Colorado School of Public Health and the Pan American Health Organization 38-56.2012.
3. Farmer JC, Jiménez EJ, Rubinson L, Talmor DS (editores). Catástrofes, bases para su manejo. Manual de entrenamiento. Edición en español. Society of Critical Care Medicine. Buenos Aires: Editorial Médica A.W.W.E., 2004.
4. Ugarte C, Tieffenberg J, Roming L. **Pediatric Education in Disasters,** Modulo 3: Planificaciòn y triaje en la escena del desastre. Center for Global Health at the Colorado School of Public Health and the Pan American Health Organization 67-90,2012
5. Markenson D, Reynolds S. The Pediatricians an Disaster Preparedness. Pediatrics. 2006 Feb;117(2):e340-62. Disponible en: https://www.ncbi.nlm.nih.gov/pubmed/16452341. (consultado 18 de julio 2017).
6. Organización Panamericana de la Salud. Asistencia humanitaria en caso de desastres. Guía para proveer una ayuda eficaz. Disponible en: www.paho/spanish/ped/pedsres.htm. (Consultado 15 de junio 2017).
7. Organización Panamericana de la Salud. Planeamiento hospitalario para desastres. Material de capacitación: Curso de planeamiento hospitalario para desastres (PHD) y taller para la formación de instructores del curso PHD. Washington DC, 2005.
8. Carrasco P. Vaccines in Disaster Situations: Recommendations of the PAHO/WHO Special Program for Vaccines and Immunizations. Disponible en: http://www.paho.org/English/DD/ped/te_vacc.htm (consultado 15 de junio de 2007).
9. Noji E. ABC of Conflict and Disaster: Public Health in the Aftermath of Disasters. BMJ 2005;330:1379-1381.
10. Redmond A. ABC of Conflict and Disaster: Needs Assessments of Humanitarian Crises. BMJ 2005;330:1320-1322.
11. Farmer JC, Jiménez EJ, Rubinson L, Talmor DS (editores). Catástrofes, bases para su manejo. Manual de entrenamiento. Edición en español. Society of Critical Care Medicine. Buenos Aires: Editorial Médica A.W.W.E., 2004.
12. Jacob J. Disaster Plan Can Safeguard Your Practice, records. American Medical Association Web Site. Disponible en: http://www.ama-assn.org/scipubs/amnews/pick_01/bica1022.htm.8. (consultado 9 de mayo 2017).
13. Markenson D, Reynolds S. The Pediatricians an Disaster Preparedness. Pediatrics 117(2):e340-e362. Disponible en: http://aappolicy.aappublications.org/ cgi/content/full/pediatrics; 117/2/e340.(consultado 20 julio 2017).
14. Romig LE. Pediatric Triaje: A System to JumpSTART Your Triaje of Young Patients at MCIs. JEMS 2002;27(7):52-63.
15. Cannon, T. (2007) Análisis de la Vulnerabilidad, los Medios de Vida y los Desastres. Tecnología y Sociedad. Intermediate Technology, Lima, Perú. 8 pages.
16. Gellert, G. y L. Gamarra (2003) La trama y el drama de los riesgos a desastres: dos estudios a diferente escala sobre la problemática en Guatemala. Ciudad de Guatemala: FLACSO.
17. Lavell, A. (2000) "Desastres y Desarrollo: Hacia un Entendimiento de las Formas de Construcción Social de un Desastre: El Caso del Huracán Mitch en Centroamérica." En Garita, Nora y J.Nowalski. Del Desastre al Desarrollo Sostenible: Huracán Mitch en Centroamérica. BID-CIDHCS. Ministerio del Interior y de Justicia de Colombia (2009). Grupo SIGI (Sistema Integrado de Gestión Institucional). Publicados en: www.mij.gov.co. (Consultado 20 de julio2017)
18. Oliver Smith, A. (1994) "Perú: 31 de mayo de 1970: Quinientos Años de Desastre". Desastres y Sociedad. Enero-Julio 1994 / No.2 / Año 2.Lima, Perú.
19. Narváez L, Lavell A, Pérez Ortega G. Gestión del Riesgo en Desastres. Un enfoque basado en procesos. La gestión del riesgo de desastres: un enfoque basado en procesos. Proyecto Apoyo a la Prevención de Desastres en la Comunidad Andina - PREDECAN. Primera Edición, Lima Perù. p:2-29, 2009.

Capítulo 59

Procuración y trasplante

Mariana Cyunel

Introducción

La medicina avanza permanentemente junto al desarrollo de la tecnología, logrando una sobrevida de los pacientes cada vez mayor, y en este contexto, el trasplante de órganos y tejidos se cuenta entre los avances más importantes, constituyendo en la actualidad una opción terapéutica para un número creciente de patologías orgánicas. Permitir la sobrevida del ser humano mediante el reemplazo de un órgano enfermo por uno sano de otro individuo, muerto o vivo, puede ser considerado el evento más revolucionario del siglo XX en el campo de la ciencia médica.

Sin embargo, uno de los aspectos que habitualmente se olvidan es que sin donación de órganos no hay trasplante posible, y para que el proceso de donación-trasplante pueda llevarse a cabo tiene que existir un donante y un receptor.

Los órganos que se trasplantan en la Argentina son: riñón, hígado, corazón, pulmón, páncreas e intestino y los tejidos son córneas, piel, huesos y válvulas cardíacas. Además se puede donar placenta (membrana amniótica y células hematopoyéticas de sangre de cordón). En Argentina la autoridad nacional responsable es el INCUCAI (Instituto Nacional Central Único Coordinador de Ablación e Implante) y sus 24 Organismos Provinciales de Ablación e Implante que forman parte de las estructuras de la salud pública nacional y provincial. Estas organizaciones trabajan en articulación con los hospitales públicos y privados de distintos niveles de complejidad de todo el país y los centros de trasplante de órganos y tejidos habilitados para dar respuesta a los miles de pacientes que necesitan este tratamiento.

Todos los pacientes que fallecen son potenciales donantes de órganos y tejidos, y los que fallecen con muerte encefálica y están internados en áreas críticas, son los "donantes a corazón batiente", que pueden donar órganos y tejidos. Los que presentan paro cardiorrespiratorio pueden donar tejidos.

Situación legal en Argentina

A partir de 3 de agosto del 2018 entró en vigencia la nueva Ley 27.447 de Órganos, Tejidos y Células de Argentina, que regula las actividades relacionadas a la obtención y utilización de órganos, tejidos y células de origen humano en nuestro país.

Como artículos importantes, cabe destacar el artículo 33, que establece que en el caso de los mayores de 18 años, luego del fallecimiento se debe verificar la expresión de voluntad del mismo, y de no encontrarse restringida la voluntad afirmativa, se procede a la evaluación del caso para comenzar con la donación.

Para los menores de 18 años fallecidos, el artículo 34 expresa que la autorización para la obtención de los órganos y tejidos debe ser efectuada por ambos progenitores o por aquél que se encuentre presente, o el representante legal del menor. La oposición de uno de los padres elimina la posibilidad de la donación.

El paciente con muerte encefálica en terapia intensiva pediátrica

Los primeros pacientes sin funciones encefálicas fueron descriptos por Mollaret y Goulon en 1959. Más tarde se definió el concepto de muerte bajo criterios neurológicos o muerte encefálica (ME), que es reconocida como la muerte del individuo por la comunidad científica desde el año 1968 cuando se publicó el Consenso del *Comité Ad Hoc* de la Escuela de Medicina de la Universidad de Harvard.

El diagnóstico de ME se basa en la demostración de un coma arreactivo, ausencia de reflejos troncoencefálicos y ausencia de respiración espontánea. Además del diagnóstico clínico, existen una serie de pruebas instrumentales que son obligatorias, que pueden variar según cada país. Los criterios diagnósticos se han recogido en múltiples recomendaciones internacionales. La ME se ha aceptado en la legislación de la mayoría de los mismos, independientemente de sus condicionamientos culturales o religiosos.

La certificación de ME es un diagnóstico de gran responsabilidad, con trascendencia médica, ética y legal ya que permite retirar todas las medidas de soporte de funciones vitales y proceder a realizar la extracción de órganos para trasplante.

Las principales causas de muerte encefálica en pacientes pediátricos son el traumatismo de cráneo grave, infecciones, tumores, accidentes cerebrovasculares o lesión hipóxico-isquémica global aguda después de una insuficiencia respiratoria grave, shock o paro cardíaco.

La incidencia de ME registrada en dos estudios multicéntricos realizados en Argentina representaron entre 11 y 13,4% de la mortalidad global, proporciones similares a las observadas en otros estudios internacionales. Con frecuencia, la primera sospecha del fallecimiento del paciente la advierte el/la enfermero/a de cabecera ante la falta de períodos de despertar espontáneos, ausencia de tos durante la aspiración del tubo endotraqueal o traqueostomía y pupilas dilatadas fijas.

Todos los medicamentos sedantes, incluidos los fármacos anticonvulsivantes y los agentes bloqueantes neuromusculares, deben suspenderse en ese momento, y el paciente debe continuar recibiendo el tratamiento de apoyo intensivo de máxima asistencia para preservar la homeostasis, comenzando los preparativos para establecer o refutar el diagnóstico de ME según el protocolo local.

Mantenimiento del potencial donante

Introducción

A pesar de los avances en la medicina de trasplantes, existe una escasez de órganos disponibles para la donación en todas partes del mundo, ya que la demanda supera ampliamente la oferta. La donación de órganos de pacientes pediátricos puede salvar vidas de pacientes más jóvenes, dependiendo del tamaño de los órganos trasplantados; esta es una situación que no se ve reflejada en la pacientes adultos.

La mortalidad en la lista de espera para el trasplante sigue siendo alta. Con el fin de aumentar las tasas de donación de órganos en la población, existen leyes y campañas para promover el consentimiento de donación. Otros elementos importantes incluyen la identificación temprana de potenciales donantes, y ofrecen la donación de órganos como una opción en el cuidado al final de la vida. En este punto no se puede dejar de nombrar el modelo español, pionero en el mundo con una cifra de 40 donantes por millón de habitantes (40 DPMH), que además de los puntos mencionados anteriormente se agregan tres objetivos específicos: promover la identificación y la derivación temprana de posibles donantes fuera de la unidad de terapia intensiva (UTI) para considerar los cuidados electivos no terapéuticos intensivos e incorporar los opción de la donación de órganos al cuidado al final de la vida, facilitar el uso de órganos a partir de criterios ampliados y donantes de riesgo no estándar (donantes con criterios expandidos) y desarrollar el marco para la práctica de la donación después de la muerte circulatoria (donación en asistolia controlada).

Por otro lado, los órganos de donantes fallecidos a menudo se rechazan debido a una calidad subóptima. El manejo óptimo de los donantes de órganos y tejidos fallecidos en las UTI puede aumentar sustancialmente la disponibilidad de órganos y tejidos para trasplantes y mejorar los resultados en los receptores.

El intervalo de tiempo entre el diagnóstico de ME y el traslado al quirófano para su ablación brinda una oportunidad para aplicar intervenciones que pueden preservar e incluso mejorar la función de los órganos. El papel de los intensivistas en este proceso es clave.

Cuidado del potencial donante

El objetivo del tratamiento es alcanzar variables de la funcionalidad de los órganos dentro de un rango considerado como fisiológico, para lo cual es monitoreo debe seguir siendo fundamental.

Se debe colocar un acceso venoso central, vía arterial y sonda urinaria, en la medida de lo posible. En el paciente adulto los valores a alcanzar son los siguientes:

- Tensión arterial sistólica > 90mmHg
- Tensión arterial media > 60mmHg
- Frecuencia cardíaca: 60-110 latidos/min
- Presión venosa central: 8-10 mmHg
- Diuresis: 1ml/kg/hora

En el paciente pediátrico los valores de frecuencia cardíaca y tensión arterial considerados fisiológicos dependen de la edad (Tabla 59.1).

Las pautas de manejo del potencial donante en ME están recomendadas para pacientes adultos, y se utilizan los mismos criterios para la población pediátrica. Es necesario definir en futuras investigaciones los objetivos a alcanzar en los pacientes pediátricos y si la aplicación de paquetes o *"bundles"* de medidas influyen en la calidad y cantidad de órganos trasplantados, así como también la función final de los órganos en el receptor.

Manejo Hemodinámico

La inestabilidad hemodinámica es probablemente el principal desafío en el manejo del potencial donante. Una lesión devastadora en el cerebro y/o en el tronco cerebral da como resultado una activación inmediata y masiva del sistema nervioso simpático, que lleva a un aumento de la tensión arterial y de la poscarga cardíaca, seguida de un aumento de la presión en lecho capilar pulmonar, vasoconstricción pulmonar y daño endotelial. Esta tormenta simpática puede provocar daño muscular cardíaco y contribuir a problemas respiratorios.

A partir de entonces, la vasoplejía es la característica hemodinámica más importante, requiriendo expansión con volumen e infusión de vasopresores. Para el monitoreo hemodinámico deben realizarse mediciones invasivas de la presión arterial, niveles de lactato y saturación venosa mixta de oxígeno, además de ecocardiografía para evaluar la contractilidad miocárdica y excluir otras patologías cardíacas.

En pacientes adultos, la monitorización invasiva con catéter con balón en la arteria pulmonar (Swan-Ganz) puede ser útil. Sin embargo, en el potencial donante pediátrico no es recomendado de rutina y se limita para quienes tengan experiencia en su uso e interpretación. Para la reevaluación de la función miocárdica el método recomendado es el ecocardiograma seriado.

El hallazgo más habitual en el potencial donante es la hipotensión. La primera medida frente a esta situación es la administración rápida y enérgica de fluidos (ver punto Fluidos y electrolitos más adelante).

Cuando los objetivos de perfusión no se alcanzan con la expansión y el potencial donante no presenta otras causas a corregir se deben indicar vasopresores. Se comienza utilizando dopamina o noradrenalina (hasta las dosis máximas habituales, siendo la de dopamina 10mcg/kg/min y la de noradrenalina 0,25mcg/kg/min). En la actualidad no hay consenso sobre cual fármaco es superior en este contexto. Se recomienda usar noradrenalina con moderación debido a que puede aumentar la permeabilidad capilar pulmonar, inducir vasoconstricción coronaria y mesentérica, y aumentar la poscarga del corazón izquierdo. El uso de dobutamina está indicado ante la disminución del volumen minuto cardiaco a pesar de una precarga adecuada y ante la sospecha de contusión miocárdica.

Algunos esquemas recomiendan el uso de vasopresina como vasopresor de primera línea, en un rango de dosis pediátricas de 0,0003 U/kg/min a 0,0007 U/kg/min, con una dosis máxima de 2,4 U/hora. No hay datos concluyentes para recomendar su uso de manera rutinaria.

Fluidos y electrolitos

La hipovolemia es un hallazgo frecuente en el potencial donante de órganos, tanto como hipovolemia absoluta (pérdida por orina debido a diabetes insípida central) o relativa (relacionada con la pérdida del tono vasomotor, que causa vasodilatación y disminución de la contractilidad miocárdica). El primer paso en el tratamiento es, como se mencionó previamente, la reposición de la volemia.

Hay que tener en cuenta que previamente a la expansión deben controlarse las hemorragias con reposición de sangre y/o hemoderivados para mantener un hematocrito mayor de 30% y discontinuar la medicación hipotensora si se estaba administrando. Siempre

Edad	Frecuencia cardíaca (l/min)	Tensión arterial sistólica (mmHg)	Tensión arterial diastólica (mmHg)
0-3 meses	100-150	65-85	45-55
3-6 meses	90-120	70-90	50-65
6-12 meses	80-120	80-100	55-65
1-3 años	70-110	90-105	55-70
3-6 años	65-110	95-110	60-75
6-12 años	60-95	100-120	60-75
>12 años	55-85	110-135	65-85

Tabla 59.1: Rangos fisiológicos de signos vitales según edad

debe obtenerse una muestra de sangre para procedimientos diagnósticos (por ejemplo, serologías) antes de transfundir o expandir con hemocomponentes o hemoderivados.

La corrección de la hipovolemia debe iniciarse con soluciones cristaloides isotónicas: solución salina normal 0,9%, solución de Ringer Lactato, o coloides: albumina al 5% o gelatinas del tipo de la poligelina. No se recomienda el uso de almidón (HES) o dextran 40 porque pueden inducir injuria de las células epiteliales renales.

El objetivo es conseguir una tensión arterial media no menor a 65mmHg, con PVC óptima entre 8 a 12 mmHg y diuresis alrededor de l ml/k/hora. Una vez recuperado el déficit de volumen se debe mantener en forma continua el aporte de fluidos, con soluciones acordes al ionograma sérico y la glucemia.

Manejo respiratorio

Luego de realizar el diagnóstico clínico de ME, se recomienda reevaluar la estrategia ventilatoria. El manejo debe estar dirigido a mantener el intercambio de gases para proteger otros órganos, mientras se preserva el pulmón y se evita el barotrauma y el volutrauma. En el pulmón del paciente en ME se pueden encontrar lesiones pulmonares primarias, edema pulmonar neurogénico o edema por otras complicaciones y daño pulmonar por isquemia-reperfusión o asociado a respuesta inflamatoria sistémica.

Los objetivos de la ventilación mecánica incluyen saturación de oxígeno mayor a 90% con la menor fracción inspirada de oxígeno (idealmente menor a 40%), pH arterial dentro del rango fisiológico (7.35–7.45) y presión parcial de dióxido de carbono (PaCO2) de 35–40 mmHg. Se recomienda ventilación controlada por volumen, con un volumen corriente de 8 ml/kg y patrón de flujo desacelerado, presión positiva al final dela espiración (PEEP) de 5-7 cmH2O, para mantener una presión meseta en un valor menor a 30 cmH2O (parámetros de ventilación protectora). Cuando la presión meseta es mayor de 30 cmH2O se sugiere utilizar ventilación controlada por presión. Se recomienda prevenir activamente las atelectasias, con maniobras kinésicas, circuito cerrado para aspiración del tubo endotraqueal y maniobras de reclutamiento alveolar después de cualquier desconexión del circuito del respirador.

Manejo endocrinológico

Reemplazo de hormona tiroidea

Las alteraciones en el eje tiroideo son comunes después de la ME. Como el hipotiroidismo prolongado o grave puede llevar a disfunción miocárdica, se ha planteado la hipótesis que los niveles bajos de T3 provocan inestabilidad hemodinámica en el potencial donante. Sin embargo, sigue sin estar claro si se debe tratar una enfermedad no tiroidea en el paciente con ME.

Tratamiento con corticoides

El tratamiento con corticoides en estos pacientes ha sido recomendado para tratar la presunta falla del eje hipotálamo-hipófisis-suprarrenal, que podría contribuir a la descompensación hemodinámica. Las indicaciones para el tratamiento con corticoides no están claras, pero podrían considerarse en caso de inestabilidad hemodinámica.

Es importante destacar que pueden reducir la expresión del antígeno leucocitario humano por lo que deben administrarse después de la extracción de las muestras de sangre para su tipificación.

Hiperglucemia

Al igual que en los pacientes críticamente enfermos, los pacientes con ME suelen tener hiperglucemia debido a resistencia periférica a la insulina, gluconeogénesis no suprimida, menor secreción de insulina por el páncreas y drogas administradas. Puede inducir diuresis osmótica que conduce a grandes pérdidas de volumen, acidosis metabólica y alteraciones electrolíticas. Cuando la glucemia supera persistentemente los 250 mg/dl, el tratamiento consiste en retirar las soluciones glucosadas e iniciar tratamiento con insulina subcutánea o en infusión continua endovenosa con una dosis inicial de 0,1 U/kg/hora, monitoreando la glucemia en forma horaria. Es recomendable utilizar un acceso vascular exclusivo y bomba de infusión. Ante al aparición de hipoglucemia, con valores inferiores a 75mg/dl se deberá corregir con 0,5-1gr/kg de dextrosa endovenosa en bolo.

Nutrición

La estrategia de alimentación para los potenciales donantes aún no está clara ya que faltan estudios clínicos. Las pautas de consenso recomiendan continuar con el apoyo nutricional. No se recomienda la nutrición parenteral.

Diabetes insípida

Es un signo temprano y bastante frecuente de endocrinopatía relacionada con la ME. La diabetes insípida es una consecuencia del fracaso de la función hipofisaria posterior y el agotamiento de la hormona antidiurética (ADH). Se caracteriza por poliuria (diuresis 300 ml/hora o >4 ml/k/hora), hipernatremia (sodio plasmático >150mEq/l), osmolaridad plasmática > 300 mOsm/l, osmolaridad urinaria < 200 mOsm/l o densidad urinaria menor a 1005 g/L.

El tratamiento es con desmopresina, un análogo de la vasopresina con mayor afinidad para el receptor V2, que tiene una acción antidiurética primaria. La dosificación es empírica, siendo habitual una dosis inicial de 1-4 mcg por vía endovenosa, que se puede repetir según sea necesario hasta que el volumen de orina y la natremia lleguen a los valores deseados. Si se requiere una mayor corrección de la hipernatremia una vez que se estabiliza el estado del volumen, se pueden considerar los líquidos hipotónicos, como la dextrosa al 5% o solución salina al medio normal. Se debe considerar reponer volumen a volumen la cantidad orina excretada.

Manejo de la temperatura

La desregulación de la temperatura después de la muerte por criterios neurológicos es inevitable. Este fenómeno es secundario a una combinación de pérdida de control hipotalámico, disminución de la tasa metabólica, ausencia de actividad muscular y aumento de la pérdida de calor debido a la vasoplejía que se mencionó previamente. Las consecuencias son negativas porque puede activar la coagulación intravascular y producir daño en los órganos, disminuir la contractilidad miocárdica y aumentar la susceptibilidad cardiaca a arritmias.

Es recomendable registrar la temperatura central, ya sea a través de un catéter en la arteria pulmonar, temperatura esofágica, vesical o rectal. Se requiere una temperatura central mayor a 32ºC para realizar el diagnóstico de ME.

Para el manejo de la hipotermia se debe minimizar la superficie expuesta del cuerpo, adecuar la temperatura ambiente (evitar el aire acondicionado a bajar temperaturas) y usar como tratamiento de calentamiento mantas térmicas o múltiples mantas con bolsas de agua caliente o sueros entre ellas (cuidando no provocar quemaduras locales), líquidos endovenosos calientes hasta 41°C (solamente los cristaloides) y calentamiento de los humidificadores de cascada del respirador hasta 38.5°C.

La hipertermia es menos frecuente, si bien en la fase final de destrucción del centro termorregulador del hipotálamo pueden aparecer picos febriles transitorios. Se tratan retirando los medios de calentamiento y, si persiste, se puede administrar paracetamol a dosis habituales por SNG cada 4 hs.

Anemia

En los pacientes pediátricos y adultos en estado crítico, los resultados clínicos y con respecto a la función de los órganos, son similares con las estrategias de transfusión de glóbulos rojos tanto restrictivas y como liberales. No está claro si el mismo objetivo se puede extender a los potenciales donantes.

El objetivo es mantener el hematocrito por encima de 30%. El control del hematocrito debe realizarse a los 60 minutos y se debe repetir la transfusión si es menor de 30%. Si persiste bajo se deben analizar las posibles causas de pérdida o hemólisis.

Coagulación

La ME está asociada con una importante respuesta inflamatoria sistémica junto con activación de la coagulación. Este estado protrombótico puede contribuir a la formación de microtrombos en órganos trasplantables y, potencialmente, a un deterioro de su función.

El objetivo terapéutico es alcanzar valores normales: tiempo protrombina menor 14,4 seg, recuento de plaquetas > 150.000/mm3, tiempo parcial de tromboplastina 35.6 seg, fibrinógeno 150 – 350 mg/dl.

Se deben transfundir plaquetas, protamina o plasma fresco congelado (si recibió heparina endovenosa y el KPTT es prolongado) y crioprecipitados (si descendió el fibrinógeno).

Manejo de Electrolitos

Sodio

Hipernatremia: Sodio plasmático mayor a 145 o 150 mEq/l, según los diferentes autores.

Es la anomalía más frecuente y se asocia a poliuria, que lleva a hipovolemia. La poliuria puede ser consecuencia no sólo de diabetes insípida sino que puede obedecer a la diuresis posterior a la expansión, diuresis osmótica inducida por manitol, hiperglucemia o diuréticos.

El tratamiento consiste en la administración de desmopresina en caso de diabetes insípida, y corrección factores que la condicionan sumado a la administración de agua libre.

El cálculo del déficit de agua libre se realiza a través de la fórmula: 4ml/kg x $[Na^+]$ real – 145= ml de agua libre (como solución de Dextrosa 2.5%) a infundir en 24hs por vía endovenosa.

El delta máximo de $[Na^+]$ real – $[Na^+]$ deseado (145) no debe superar los 10 mEq.

Hiponatremia: sodio plasmático por debajo de 130 mEq/l.

En general se debe a disminución del líquido extracelular o al aporte de soluciones hipotónicas. El tratamiento se realiza con la reposición de 3 a 5 ml/kg de cloruro de sodio al 3% en 20 minutos. Puede ser necesario la infusión continua de ClNa 3%.

Preparación del ClNa3%: Agua destilada 85ml + ClNa 20% 15ml.

Potasio

Hiperkalemia: potasio plasmático mayor a 6 mEq/l en menores de un año y 5,5 mEq/l en pacientes mayores. Debe tratarse cuando superan estos valores.

Se asocia a hemólisis de la muestra de sangre (hiperkalemia ficticia o pseudohiperkalemia), destrucción tisular en los pacientes politraumatizados o con insuficiencia renal.

El tratamiento consiste en administrar insulina corriente 0.1 U/kg (máximo 10 U) en solución glucosada al 10% (5–10 ml/kg) endovenosa en 30 min a 1 hora. Se puede adicionar bicarbonato de sodio 1-2 mEq/kg endovenoso en 5-10 minutos.

Hipokalemia: potasio plasmático menor a 3,5 mEq/l. Debe tratarse con valores inferiores al mencionado. Está asociado a poliuria y déficit en el aporte. De debe reponer con cloruro de potasio endovenoso, y se repite la dosis hasta alcanzar el nivel deseado.

Cálculo del flujo: ClK 1 mEq/kg a pasar en dos horas, diluido en solución fisiológica a una concentración de 150 mEq/l por vía central y 60 mEq/l por vía periférica.

Magnesio

Hipomagnesemia: debe tratarse cuando sea menor a 1.5 mg/dl. Se asocia al uso de diuréticos, hipokalemia y pérdidas por SNG. Se trata con sulfato de magnesio endovenoso. Dosis: 0.8- 1.6 mEq/kg/dosis (100-200 mg/kg/dosis de sulfato) cada 4-6 hs. Dosis máxima: 2000 mg de sulfato/dosis).

Fósforo

Hipofosfatemia: debe tratarse cuando la fosfatemia es menor a 2.2 mg/dl con de fosfato de sodio o de potasio endovenoso, a una dosis de 0.08 – 0.16 mmol/kg/dosis (2.5 – 5 mg/kg/dosis) a infundir en 2–6 hs por vía endovenosa. Dilución: 1,56 mg (0.05 mmol)/ 1 ml de ClNa 0.9 g%.

Calcio

Preferentemente se debería tratar sólo hipocalcemia en base al dosaje de calcio ionizado, dado que el calcio total puede descender por sobrecarga de volumen, hemodilución o hipoproteinemia.

Hipocalcemia: iniciar el tratamiento cuando el calcio iónico es menor a 4.4 mg/dl. Administrar gluconato de calcio al 10% endovenoso a una dosis de 1-2 ml/kg/dosis (dosis máxima: 10-20 ml = 1-2 ampollas). Puede repetirse hasta lograr los valores deseados. Puede requerirse una infusión continua de 4 ml/kg/día.

Alteraciones del estado ácido-base

Se recomienda mantener el pH sanguíneo dentro de parámetros normales (7.35-7.45). En caso de acidosis metabólica se puede administrar bicarbonato de sodio a una dosis de 0.5-1 mmol/kg endovenoso, diluido al medio, en bolo, similar a la dosis usada en reanimación cardiopulmonar.

Otras formas de corrección son la corrección rápida, según la fórmula 0.3 x peso (en kg) x (bicarbonato deseado – bicarbonato real) = ml de bicarbonato de sodio al sexto molar (1/6) en 1 a 2 hs, endovenoso.

También se puede requerir corrección lenta, con la fórmula 0.6 x peso (en kg) x (bicarbonato deseado - bicarbonato real) = ml de bicarbonato de sodio al sexto molar (1/6) en 12 a 24 hs, endovenoso.

El delta de bicarbonato en estos casos es de 10-15 mEq/l. Se diluye en agua destilada o dextrosa 5%.

Consideraciones especiales para la donación de tejidos

Los pacientes que fallecen en paro cardiorespiratorio en las salas de internación, y los internados en las UCI con muerte bajo criterios neurológicos, son potenciales donantes de tejidos.

Hay que tener en cuenta que el cuerpo no debe ser enviado a la morgue para la ablación, la cual debe ser realizada dentro de las 6hs de constatado el fallecimiento. En todos los casos se debe tomar muestra de 10ml de sangre en tubo seco para serologías.

En el caso particular de las córneas, de debe colocar la cabecera del paciente a 45º y aplicar sobre los párpados gasas embebidas en solución fisiológica.

Reflexión final

Al momento de terminar esta escritura (fin de junio de 2019), 7.363 personas en Argentina necesitan un trasplante para salvar su vida. Este año hasta la fecha se han realizado 944 trasplantes gracias a los 443 personas que han donado sus órganos.

Como personal de salud conformamos un eslabón muy importante en el proceso de donación-trasplante, tanto en la detección del potencial donante como en el mantenimiento del paciente con muerte bajo criterios neurológicos.

Sin donación no hay trasplante.

Bibliografía

1. Ad Hoc Committee of the Harvard Medical School. A definition of irreversible coma. Report of the Ad Hoc Committee of the Harvard Medical School to Examine the Definition of Brain Death. JAMA. 1968 Aug 5. 205(6):337-40
2. Catellano Molera, ML. Donación y Trasplante de Órganos: Aspectos éticos. Tesina para la obtención del Master de Bioética. España: Instituto para la Consulta y Especialización Bioética (ICEB), y Universidad Internacional de Catalunya (UIC). Cursos 2007-2008
3. INCUCAI. Sitio web oficial. Disponible en: https://www.argentina.gob.ar/salud/incucai
4. Ley 27.447 de Órganos, Tejidos y Células de Argentina. Artículos 33 y 34. Argentina, 2018.
5. Mollaret P., Goulon M. Le coma depasse. Rev. Neurol. 1959; 101:3-15
6. Escudero D., Matesanz R., Soratti C.A., Flores J.I. y en nombre de la Red/Consejo Iberoamericano de Donación y Trasplante. Muerte encefálica en Iberoamérica. Med Intensiva. 2009;33(9):415-423
7. Bonetto G., Taffarel P., Gamerman M., et al. Brain death and organ donation in Argentine pediatric intensive care units. A multicenter study. Arch Argent Pediatr 2018;116(1):e54-e60
8. Althabe M.,Cardigni G.,Vassalo J.,et al. Dying in the Intensive Care Unit: collaborative multicenter study about forgoing life-sustaining treatment in Argentine Pediatric Intensive Care Units. Pediatr Crit Care Med 2003;4(2):164-9
9. Joffe A.R., Shemie S.D., Farrell C., Hutchison J., McCarthy□Tamblyn L. Brain death in Canadian PICUs: Demographics, timing, and irreversibility. Pediatric Critical Care Medicine. 2013;14:1-9
10. Burns P.J., Sellers E.D., Meyer C.E., Lewis□Newby S., Truog R.D. Epidemiology of death in the pediatric intensive care unit at five U.S. teaching hospitals. Critical Care Medicine. 2014;42(9):2101-2108
11. Spanish Society of Intensive and Critical Care and Units Coronary. Transplants: Percentage of Patients Diagnosed with Brain Death. NQMC:008518; 2011 March. Disponible en: http://www.qualitymeasures.ahrq.gov/summaries/summary/43713/
12. Volakli E.A., Mantzafleri P., Kalamitsou S., et al. Brain Death in Children, Intensive Care, Nissar Shaikh, IntechOpen, DOI: 10.5772/intechopen.68468. Disponible en: https://www.intechopen.com/books/intensive-care/brain-death-in-children
13. Ellis M.K., Sally M.B., Malinoski D. The development and current status of Intensive Care Unit management of prospective organ donors. Indian J Urol. 2016 Jul-Sep;32(3):178-85
14. Meyfroidt G., Gunst J., Martin-Loeches I., et al. Management of the brain-dead donor in the ICU: general and specific therapy to improve transplantable organ quality. Intensive Care Med. 2019 Mar;45(3):343-353
15. Ream R.S., Clark M.G., Armbrecht E.S. Pediatric Donor Management Goals in Use by US Organ Procurement Organizations. Prog Transplant. 2019 Jun;29(2):150-156
16. Matesanz R., Domínguez-Gil B., Coll E., et al. How Spain Reached 40 Deceased Organ Donors per Million Population. Am J Transplant. 2017 Jun;17(6):1447-1454
17. INCUCAI. Comisión de selección y mantenimiento del donante de órganos. Manual; 2015
18. INCUCAI. Procurar para curar. Manual de tratamiento del donante a corazón batiente; 2011
19. Medicina interna Pediátrica. Guía Práctica. Montero D., Mirón L., Cheistwer A., et al. Buenos Aires; 2016

Índice analítico

R

S

T

U

V